HANDBUCH DER INNEREN MEDIZIN

BEGRÜNDET VON
L. MOHR UND R. STAEHELIN

VIERTE AUFLAGE

HERAUSGEGEBEN VON

G. v. BERGMANN † MÜNCHEN | W. FREY BERN | H. SCHWIEGK MÜNCHEN

NEUNTER BAND

HERZ UND KREISLAUF

SECHSTER TEIL

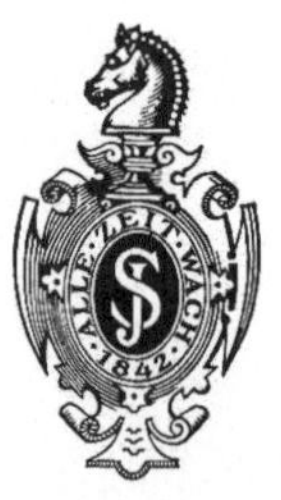

SPRINGER-VERLAG BERLIN HEIDELBERG GMBH 1960

KRANKHEITEN DER GEFÄSSE

BEARBEITET VON

ERNST WOLLHEIM
DR. MED. O. Ö. PROFESSOR
DIREKTOR DER
MEDIZINISCHEN UNIV.-KLINIK
WÜRZBURG

JOSEF ZISSLER
DR. MED PRIVATDOZENT
OBERARZT DER
MEDIZINISCHEN UNIV.-KLINIK
WÜRZBURG

MIT 79 ABBILDUNGEN

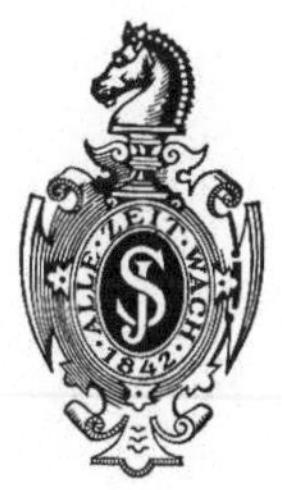

SPRINGER-VERLAG BERLIN HEIDELBERG GMBH 1960

ISBN 978-3-662-35714-9 ISBN 978-3-662-36544-1 (eBook)
DOI 10.1007/978-3-662-36544-1

Ursprünglich erschienen bei Springer-Verlag OHG / Berlin · Göttingen · Heidelberg 1960
Softcover reprint of the hardcover 4th edition 1960

Inhaltsübersicht.

Erster Teil.

Pathophysiologie der Herzinsuffizienz. Von Professor Dr. H. SCHWIEGK und Dr. G. RIECKER München. Mit 107 Abbildungen.

Therapie der Herzinsuffizienz. Von Professor Dr. H. SCHWIEGK und Dr. H. JAHRMÄRKER-München. Mit 31 Abbildungen.

Wirkung und Indikation der Bäderbehandlung bei Herzkranken. Von Professor Dr. R. KNEBEL-Bad Nauheim. Mit 24 Abbildungen.

Die pathologische Anatomie der Herzinsuffizienz. Von Professor Dr. A. J. LINZBACH-Göttingen. Mit 37 Abbildungen.

Physiologische und pathophysiologische Grundlagen der Größen- und Formänderungen des Herzens. Von Professor Dr. H. REINDELL, Dozent Dr. K. MUSSHOFF-Freiburg i. Br. und Dozent Dr. H. KLEPZIG-Königstein (Taunus). Mit 37 Abbildungen.

Das Sportherz. Von Professor Dr. H. REINDELL-Freiburg i. Br., Dozent Dr. H. KLEPZIG-Königstein (Taunus) und Dozent Dr. K. MUSSHOFF-Freiburg i. Br. Mit 21 Abbildungen.

Schock und Kollaps. Von Dozent Dr. E. BUCHBORN-München. Mit 24 Abbildungen.

Zweiter Teil.

Die Rhythmusstörungen des Herzens (einschließlich der intramuralen Leitungsstörungen und des Alternans). Von Professor Dr. M. HOLZMANN-Zürich. Mit 168 Abbildungen.

Herzschädigung durch stumpfe Gewalteinwirkung. Von Professor Dr. F. GROSSE-BROCKHOFF und Dozent Dr. K. KAISER-Düsseldorf. Mit 33 Abbildungen.

Erkrankungen des Endokard. Von Professor Dr. P. SCHÖLMERICH-Marburg. Mit 78 Abbildungen.

Myokarditis und weitere Myokardiopathien. Von Professor Dr. P. SCHÖLMERICH-Marburg. Mit 33 Abbildungen.

Erkrankungen des Perikard. Von Professor Dr. P. SCHÖLMERICH-Marburg. Mit 71 Abbildungen.

Herz- und Perikardtumoren. Von Professor Dr. P. SCHÖLMERICH-Marburg. Mit 18 Abbildungen.

Spezielle Untersuchungsmethoden bei angeborenen und erworbenen Herzfehlern. Von Professor Dr. F. GROSSE-BROCKHOFF, Dozent Dr. F. LOOGEN-Düsseldorf und Professor Dr. A. SCHAEDE-Bonn. Mit 18 Abbildungen.

Erworbene Herzklappenfehler. Von Professor Dr. F. GROSSE-BROCKHOFF, Dozent Dr. K. KAISER und Dozent Dr. F. LOOGEN-Düsseldorf. Mit 115 Abbildungen.

Dritter Teil.

Pathologische Anatomie der angeborenen Herzfehler. Von Professor Dr. W. DOERR-Kiel. Mit 20 Abbildungen.

Angeborene Herz- und Gefäßmißbildungen. Von Professor Dr. F. GROSSE-BROCKHOFF, Dozent Dr. F. LOOGEN-Düsseldorf und Professor Dr. A. SCHAEDE-Bonn. Mit 233 Abbildungen.

Die Coronarerkrankungen (Coronarinsuffizienz, Angina pectoris und Herzinfarkt). Von Professor Dr. G. SCHIMERT, Dr. W. SCHIMMLER, Dr. H. SCHWALB und Dr. J. EBERL-München. Mit 122 Abbildungen.

Vierter Teil.

Herz und Kreislauf bei atmosphärischem Unterdruck und Überdruck. Von Professor Dr. K. MATTHES-Heidelberg.

Cor pulmonale. Von Professor Dr. K. MATTHES-Heidelberg, Privatdozent Dr. W. ULMER-Bochum und Privatdozent Dr. D. WITTEKIND-Heidelberg. Mit 14 Abbildungen.

Herz und Kreislauf bei chronischer Unterernährung. Von Dr. K.-D. BOCK-Basel und Professor Dr. K. MATTHES-Heidelberg.

Herz und Kreislauf bei Störungen der Schilddrüsenfunktion. Von Professor Dr. K. MATTHES-Heidelberg.

Herz und Kreislauf bei Hypophysenvorderlappeninsuffizienz und nach Hypophysektomie. Von Privatdozent Dr. D. WITTEKIND-Heidelberg.

Herz und Kreislauf bei Erkrankungen des Stoffwechsels. Von Privatdozent Dr. H.-G. LASCH und Professor Dr. K. MATTHES-Heidelberg. Mit 1 Abbildung.

Mineralstoffwechsel und Kreislauf. Von Dr. A. GRUNDNER-CULEMANN-Heidelberg. Mit 10 Abbildungen.

Herz- und Kreislaufstörungen in der Schwangerschaft. Von Professor Dr. O. H. ARNOLD-Essen.

Herz- und Kreislaufstörungen bei Infektionskrankheiten. Von Professor Dr. O. H. ARNOLD-Essen. Mit 7 Abbildungen.

Herz und Kreislauf bei Operationen. Von Professor Dr. H. HARTERT und Professor Dr. K. MATTHES-Heidelberg. Mit 1 Abbildung.

Herz und Kreislauf bei Erkrankungen des Blutes und der blutbildenden Organe. Von Professor Dr. A. LINKE und Professor Dr. K. MATTHES-Heidelberg. Mit 1 Abbildung.

Vegetative Herz- und Kreislaufstörungen. Von Professor Dr. K. MECHELKE und Professor Dr. P. CHRISTIAN-Heidelberg. Mit 41 Abbildungen.

Fünfter Teil.

Hypertonie. Von Professor Dr. E. WOLLHEIM-Würzburg und Professor Dr. J. MOELLER-Würzburg, jetzt Hildesheim. Mit 299 Abbildungen.

Hypotonie. Von Professor Dr. E. WOLLHEIM-Würzburg und Professor Dr. J. MOELLER-Würzburg, jetzt Hildesheim. Mit 20 Abbildungen.

Sechster Teil.

Krankheiten der Gefäße. Von Professor Dr. E. WOLLHEIM und Privatdozent Dr. J. ZISSLER-Würzburg. Mit 79 Abbildungen.

Sachverzeichnis für Teil 1—6.

Inhaltsverzeichnis.

Sechster Teil.

Seite

Krankheiten der Gefäße. Von Professor Dr. Ernst Wollheim und Privatdozent Dr. Josef Zissler-Würzburg. Mit 79 Abbildungen 1

A. Allgemeine Angiologie 1

I. Anatomische und physiologische Vorbemerkungen (Bau und Funktion der Gefäße) 1

1. Blutgefäße 1
a) Arterien 1
b) Venen 3
c) Arteriovenöse Anastomosen 5
α) Nachweis 5
β) Morphologische Varianten 6
γ) Funktion 7
d) Capillaren 9
e) Terminale Strombahn 13
2. Lymphgefäße 20

II. Allgemeine Ätiologie 22

1. Endogene Faktoren 22
a) Stoffwechsel 22
b) Blutveränderungen 23
c) Kreislaufveränderungen 23
d) Neurogene Faktoren 23
e) Psychoneurotische Faktoren 24
f) Vegetative Faktoren 24
2. Exogene Faktoren 24
a) Physikalische Einwirkungen 24
α) Mechanische Faktoren 24
β) Thermische Einwirkungen 25
αα) Unterkühlung 25
ββ) Überwärmung 26
γ) Strahlenwirkungen 26
δ) Elektrische Ströme 26
b) Chemische Einwirkungen 27
c) Infekte und Allergien 29
d) Ernährung 30

Anhang: Begutachtung 30

III. Allgemeine Symptomatologie 32

1. Subjektive Wahrnehmungen 32
a) Schmerz 32
b) Parästhesien 34
c) Hyperästhesie 35
d) Hypästhesie 35
e) Kältegefühl 35
2. Objektive Inspektions-, Palpations- und Auskultationsbefunde 36
a) Hautfarbe 36
b) Hauttemperatur 38
c) Dermographie 38
d) Reflektorisches Hauterythem 42
e) Die dreifache Reaktion (Ebbecke 1923; Lewis 1927) 43
f) Reflektorische Hautblässe 43

Seite
g) Schweißsekretion . . . 43
h) Atrophie . . . 44
i) Sklerosierungen . . . 44
k) Hautinfektionen . . . 45
l) Thrombophlebitis superficialis migrans . . . 45
m) Gangrän . . . 45
n) Deformitäten . . . 46
o) Störungen des Haarwachstums . . . 47
p) Störungen des Fingernagelwachstums . . . 47
q) Veränderungen der Knochenstruktur . . . 48
r) Arterienpalpation . . . 48
s) Auskultation der Gefäße . . . 50
α) Allgemeines . . . 50
β) Vorwiegend strömungsbedingte Gefäßgeräusche . . . 50
γ) Vorwiegend wandabhängige Gefäßgeräusche . . . 52
δ) Spezielle klinische Beobachtungen . . . 53
αα) Arteriengeräusche . . . 53
ββ) Venengeräusche . . . 54
t) Reflexausfälle . . . 54
u) Muskelfibrillieren . . . 55

3. Prüfungen der Anpassungsbreite der Durchblutung . . . 55
a) Körperliche Belastung . . . 55
b) Lagerungsprobe . . . 55
c) Reaktive Hyperämie . . . 57
α) Historisches . . . 57
β) Theorie der reaktiven Hyperämie . . . 57
αα) Metabolische Wirkungen . . . 57
ββ) Druckwirkungen . . . 58
γ) Untersuchungstechnik . . . 59
d) Weitere Hyperämieteste . . . 61
α) Erwärmungsverfahren . . . 61
β) Abkühlungsverfahren . . . 62
γ) Eingriffe an der nervösen Versorgung . . . 63
δ) Mechanische arterielle Drosselung . . . 64
e) Spezielle Teste am Venensystem . . . 65

4. Apparative Untersuchungsmethoden . . . 67
a) Arterieller Druck . . . 67
b) Venendruck . . . 68
Methodik . . . 69
c) Volumenregistrierung (Plethysmographie) . . . 69
d) Rheographie . . . 74
Technik . . . 74
e) Oscillographie und Oscillometrie . . . 76
Technik . . . 76
Auswertung von Oscillogrammen . . . 78
Oscillographische Befunde bei pathologischen Zuständen . . . 80
f) Piezographie . . . 80
g) Pulswellengeschwindigkeitsmessung . . . 81
h) Ballistokardiographie . . . 83
i) Hautoberflächenthermometrie . . . 83
Verhalten der Hauttemperatur . . . 85
Anwendung der Hautthermometrie am Krankenbett . . . 86
k) Calorimetrie . . . 87
α) Calorimetrie im stehenden Medium . . . 89
β) Strömungscalorimetrie . . . 90
γ) Gradientencalorimetrie . . . 91
δ) Gewebscalorimetrie mit Sonden . . . 92
ε) Messung der Scheinleitfähigkeit der Haut . . . 93
l) Elektrodermatographie . . . 93
m) Messung der Dehnbarkeit der Haut . . . 94
n) Bestimmung des Hb-Gehalts der Haut . . . 95
o) Untersuchung der Empfindlichkeit für Schwingungen (Vibrometrie) . . . 95
p) Elektromyographie . . . 95
q) Untersuchungen am Capillarsystem . . . 96

Seite

α) Capillarmikroskopie . . . 96
αα) Untersuchungen an Tieren . . . 96
ββ) Untersuchungen am Menschen . . . 96
β) Capillardruckmessung . . . 98
γ) Capillarresistenz . . . 102
αα) Stauungsmethoden . . . 102
ββ) Saugmethoden . . . 102
γγ) Stoßverfahren . . . 103
δ) Capillarpermeabilität . . . 105
ε) Capillarplethysmographie . . . 108
ζ) Cantharidenblasen-Methode . . . 109
r) Bestimmung der Kreislaufzeit . . . 110
s) Stromvolumen-Bestimmungen . . . 111
t) Untersuchungen im extravasalen Grenzgebiet . . . 113
α) Gewebsclearance mit radioaktiven Substanzen . . . 113
β) Histaminquaddelprobe . . . 114
γ) Kochsalzquaddeltest . . . 114
δ)Messung des Gewebsinnendruckes . . . 115
ε) Untersuchungen der Lymphzirkulation . . . 115
u) Photographie . . . 116
v) Röntgenuntersuchungen . . . 117
α) Allgemeines über Angiographie . . . 117
β) Arteriographie . . . 121
αα) Untersuchungen an Leichen und Amputationspräparaten . . . 121
ββ) Untersuchungen am Patienten . . . 122
γγ) Technik der Extremitäten-Arteriographie . . . 122
δδ) Ergebnisse der Arteriographie . . . 126
γ) Aortographie . . . 130
αα) Technik . . . 131
ββ) Indikation . . . 133
γγ) Komplikationen . . . 134
δδ) Kontraindikationen . . . 135
εε) Untersuchungsergebnisse . . . 136
δ) Phlebographie . . . 138
αα) Phlebographie im Bereich der oberen Extremitäten . . . 139
ββ) Phlebographie im Bereich der unteren Extremitäten . . . 139
γγ) Ergebnisse der Extremitäten-Phlebographie . . . 141
δδ) Becken-Phlebographie . . . 141
εε) Komplikationen . . . 145
ε) Angiographie der terminalen Strombahn . . . 146

IV. Allgemeine Therapie . . . 147
1. Behandlung der arteriellen Insuffizienz . . . 147
a) Allgemeinmaßnahmen . . . 148
α) Körperliche Ruhe . . . 148
β) Aktive Bewegungs-Therapie . . . 148
b) Physikalische Therapie . . . 149
α) Intermittierender Venenverschluß . . . 149
β) Synkardiale Massage . . . 150
γ) Alternierende Saug-Druckbehandlung . . . 154
δ) Oscillationsbett . . . 155
ε) Wärmeanwendung (allgemein) . . . 155
ζ) Bäderbehandlung . . . 156
η) Anderweitige Wärmeanwendungen . . . 158
ϑ) Röntgenbestrahlung . . . 159
ι) Elektrotherapie . . . 160
ϰ) Iontophorese . . . 160
λ) Massage . . . 160
μ) Aktive Übungsbehandlung . . . 161
ν) Kryotherapie . . . 162
c) Medikamentöse Behandlung . . . 162
α) Sympathicomimetica . . . 162
Butylsympatol (Vasculat) . . . 163
Phenyl-iso-butyl-nor-Suprifen (Dilatol) . . . 165

Seite

Arlidin . . . 166
β) Sympathicolytica . . . 166
αα) Mutterkornalkaloide . . . 166
ββ) Imidazole . . . 169
Benzylimidazolin (Priscol) . . . 169
Phentolamin (Regitin) . . . 170
γγ) β-Halo-Alkylamine . . . 171
Dibenamin . . . 171
Phenoxybenzamin (Dibenzylin) . . . 171
δδ) Azapetin (Ilidar) . . . 172
γ) Ganglienblockierende Substanzen . . . 173
αα) Methoniumsalze . . . 173
Tetraäthylammonium (Etamon) . . . 173
Pentamethonium (C 5) . . . 174
Hexamethonium (C 6) . . . 174
ββ) Pendiomid . . . 175
γγ) Antrenyl (Oxyphenoniumbromid) . . . 176
δ) Parasympathicomimetica . . . 176
ε) Histamin und Antihistaminica . . . 176
αα) Histamin . . . 176
ββ) Kombinierte Anwendung von Histidin und Ascorbinsäure . . . 177
γγ) Antihistaminica . . . 177
ζ) Andere gefäßerweiternde Substanzen . . . 177
αα) Papaverin und andere Alkaloide der Benzylisochinolinreihe . . . 177
ββ) Cyclospasmol . . . 178
γγ) Khelline . . . 178
δδ) Nitroverbindungen . . . 178
εε) Nicotinsäure . . . 179
ζζ) Gallensäuren . . . 181
ηη) Äther . . . 181
ϑϑ) Alkohol . . . 181
ιι) Phenylessigsaures Natrium . . . 182
κκ) Zucker . . . 182
λλ) Hydralazine . . . 183
μμ) Theophyllin-Präparate . . . 184
η) Organextrakte . . . 184
αα) Adenylverbindungen . . . 184
ββ) Weitere Organextrakte . . . 185
γγ) Kallikrein (Padutin) . . . 186
δδ) Therapie mit Gewebszellen . . . 186
ϑ) Anderweitige medikamentöse Therapie . . . 186
αα) Jod . . . 186
ββ) Kobalt . . . 187
γγ) Magnesium . . . 187
δδ) Schwefelverbindungen . . . 187
εε) Glycin, Glykokoll . . . 188
ζζ) Cocarboxylase . . . 188
ηη) Strychnin . . . 188
ϑϑ) Piperidin . . . 189
ιι) Roßkastanienextrakte . . . 189
κκ) Rauwolfiaalkaloide . . . 189
ι) Hormone und Vitamine . . . 189
αα) Sexualhormone . . . 189
ββ) ACTH . . . 190
γγ) Cortison . . . 190
δδ) Tocopherol . . . 191
εε) Vitamin A . . . 192
κ) Antikoagulantien . . . 192
αα) Lokale Therapie . . . 192
ββ) Allgemeine Antikoagulantienbehandlung . . . 193
Heparin S. 193. — Heparinoide S. 195. — Cumarine S. 195. — Weitere gerinnungshemmende Stoffe S. 197. — Routinemäßige Therapie S. 197.
λ) Fibrinolyse . . . 199

Seite

μ) Neuraltherapie . . . 201
αα) Chlorpromazin . . . 201
ββ) Novocain . . . 201
γγ) Segmenttherapie . . . 202
δδ) Blockade sympathischer Nerven . . . 202
ν) Intraarterielle Therapie . . . 203
αα) Intraarterielle Applikation von Flüssigkeiten . . . 203
ββ) Intraarterielle Gasinsufflation . . . 208
ξ) Einbringung von Gasen in die Gewebe . . . 212

d) Chirurgische Therapie . . . 213
α) Umschneidung und Scarifikation . . . 213
β) Periarterielle Sympathektomie . . . 213
γ) Splanchnicotomie . . . 213
δ) Eingriffe an den Ganglien und Verbindungen des sympathischen Grenzstranges . . . 213
ε) Embolektomie . . . 216
ζ) Arterienresektion . . . 216
η) Desobstruktion von Arterien . . . 216
ϑ) Arterienplastik . . . 217
ι) Anlegung künstlicher arteriovenöser Fisteln . . . 218
ϰ) Amputation . . . 219
λ) Weitere chirurgische Methoden . . . 220

2. Therapie bei Venenkrankheiten . . . 220
a) Allgemeinmaßnahmen . . . 220
b) Physikalische Therapie . . . 221
c) Medikamentöse Therapie . . . 221
d) Percutane Therapie . . . 222
e) Operative Therapie . . . 222

3. Therapie bei Capillaropathien . . . 223

B. Spezielle Angiologie . . . 223

I. Krankheiten der Arterien . . . 223

1. Spastische Arteriopathien . . . 223

a) Morbus Raynaud . . . 223
α) Historisches . . . 223
β) Definition und Nomenklatur . . . 223
γ) Vorkommen . . . 224
δ) Symptomatologie . . . 224
ε) Diagnose . . . 226
ζ) Differentialdiagnose . . . 227
η) Ätiologie . . . 227
ϑ) Pathophysiologie . . . 228
ι) Morphologie . . . 230
ϰ) Prognose . . . 231
λ) Therapie . . . 231

b) Sekundäre arteriospastische Zustände . . . 234
α) Arterienspasmen bei organischen Gefäßkrankheiten . . . 235
β) Arterienspasmen nach traumatischen Gefäßschädigungen . . . 235
αα) Arterienspasmen nach Verletzungen . . . 235
ββ) Arterienspasmen nach Operationen . . . 236
γγ) Arterienspasmen nach Einwirkung vibrierender Werkzeuge und Kälte . . . 237
γ) Arterienspasmen bei neuralen Störungen . . . 239
αα) Neuromuskuläre Schultergürtelsyndrome . . . 239
ββ) Organische Nervenaffektionen . . . 242
δ) Arterienspasmen nach toxischen Einwirkungen . . . 243
αα) Bleiintoxikation . . . 243
ββ) Arsenintoxikation . . . 244
γγ) Einwirkungen von Phenol und Oxalsäure . . . 244
δδ) Ergotaminintoxikation . . . 245
ε) Arterienspasmen bei Blutveränderungen . . . 246
αα) Kältehämagglutinine . . . 246
ββ) Kryoproteine . . . 247

Seite
ζ) Arterienspasmen bei Gewebsveränderungen 248
αα) Diffuse Sklerodermie 248
ββ) Akrosklerose 249
Anhang: Vasomotorische Kopfschmerzen 249
2. Entzündliche Arteriopathien 254
a) Endangitis obliterans 254
α) Historisches 254
β) Nomenklatur 255
γ) Definition 256
δ) Vorkommen 256
Häufigkeit S. 256. — Geschlechtsverteilung S. 256. — Verteilung bei verschiedenen Völkern und Rassen S. 257. — Geographische Verteilung S. 258. — Beruf S. 258.
ε) Ätiologie 258
Vererbung S. 258. — Konstitution S. 259. — Endokrine Störungen S. 259. — Allergie S. 262. — Infektionen S. 263. — Blutgerinnungsstörungen S. 265. — Toxische Einwirkungen S. 265. — Physikalische Schädigungen S. 268. — Jod S. 268 — Neurogene Einwirkungen S. 271.
ζ) Morphologie 271
η) Pathogenese 277
ϑ) Anamnese 278
ι) Symptomatologie 279
Blutveränderungen S. 279. — Gefäß- und Organveränderungen S. 281.
κ) Diagnose 295
λ) Differentialdiagnose 295
μ) Verlauf 296
ν) Prognose 297
ξ) Therapie 298
Allgemeine Behandlung S. 298. — Physikalische Therapie S. 299. — Medikamentöse Therapie S. 300. — Chirurgische Behandlung S. 303.
b) Periarteriitis nodosa (Panangitis) 305
α) Historisches 305
β) Nomenklatur 305
γ) Definition 305
δ) Vorkommen 306
Alter S. 306. — Einflüsse der Zivilisation S. 307. — Häufigkeit S. 307.
ε) Ätiologie 307
ζ) Morphologie 311
η) Pathogenese 312
ϑ) Anamnese 313
ι) Symptomatologie 313
Allgemeines S. 313. — Organveränderungen S. 315.
κ) Diagnose 330
λ) Differentialdiagnose 331
μ) Verlauf und Prognose 332
ν) Therapie 332
c) Riesenzellenarteriitis 335
α) Historisches 335
β) Definition 335
γ) Vorkommen 335
δ) Ätiologie 336
ε) Morphologie 337
ζ) Symptomatologie 338
Allgemeinsymptome S. 338. — Lokalsymptome S. 339.
η) Diagnose 341
ϑ) Verlauf 341
ι) Therapie 342
d) Disseminierte Arteriitis 343
e) Arteriitis bei Lupus erythematodes disseminatus 344
f) Arteriitis bei Rheumatismus 345

Seite
g) Arteriitis bei Allgemeininfektionen 346
h) Tuberkulose der Arterien 347
i) Syphilis der Arterien 347
k) Aortitis syphilitica 348
α) Historisches 348
β) Vorkommen 349
γ) Morphologie 351
Makroskopischer Befund S. 352. — Mikroskopischer Befund S. 352.
δ) Pathogenese 353
ε) Symptomatologie 354
Allgemeinsymptome S. 354. — Lokalsymptome S. 355.
ζ) Therapie 357
3. Thromboembolische Arteriopathien 361
a) Akuter Arterienverschluß 361
α) Ätiologie 361
β) Symptomatologie 363
γ) Diagnose 364
δ) Therapie 365
ε) Prognose 368
b) Arterielle Thrombose 369
α) Thrombosen der Digitalarterien 370
β) Thrombosen im Beinbereich 370
γ) Beckenarterienthrombosen 370
δ) Thrombosen der Bauchaorta 371
ε) Aortenbogensyndrom 375
4. Deformierende Arteriopathien 380
a) Ulcus cruris ischaemicum bei Hypertonie 380
α) Historisches 380
β) Morphologie und Pathogenese 380
γ) Symptomatologie 380
δ) Therapie 381
b) Arteriosklerose 381
α) Historisches 381
β) Nomenklatur und Definition 382
γ) Morphologie und Pathogenese 383
δ) Verlaufsformen 387
ε) Ätiologie 387
Alter S. 388. — Geschlecht S. 390. — Konstitution S. 390. — Geographische Faktoren S. 391. — Lebensweise S. 392. — Mechanische Einwirkungen S. 396. — Thermische Einwirkungen S. 396. — Zirkulationsstörungen S. 397. — Toxische Einwirkungen S. 400. — Stoffwechselfaktoren S. 403. — Hormonale Faktoren S. 412. — Arterioskleroseförderndе oder -hemmende Krankheiten S. 415.
ζ) Allgemeine Diagnostik 418
η) Prophylaxe und Therapie 420
Symptomatische Therapie S. 420. — Diät S. 420. — Medikamentöse Behandlung S. 422.
ϑ) Arteriosclerosis obliterans 429
Vorkommen S. 430. — Pathophysiologie der Arteriosclerosis obliterans S. 430. — Symptomatologie S. 431. — Diagnostik S. 432. — Komplikationen S. 434. — Therapie S. 435. — Prognose S. 437.
ι) Arteriosklerose bei Diabetes mellitus 437
Morphologie S. 437. — Pathogenese S. 438. — Symptomatologie S. 439. — Therapie S. 440. — Prognose S. 441.
κ) Die Mediasklerose (MÖNCKEBERG 1903) 441
c) Arterielle Aneurysmen 441
Morphologie S. 442. — Ätiologie S. 442.
α) Aneurysmen der Aorta 444
αα) Aneurysmen der Aorta thoracica 444
ββ) Bauchaortenaneurysmen 451
γγ) Intramurales Aortenhämatom 453

Seite
β) Arterielle Aneurysmen der kranialen Körperbereiche 462
γ) Arterielle Aneurysmen der Hirnbasis 463
δ) Miliare Hirnarterienaneurysmen 465
ε) Aneurysmen der Arteria pulmonalis 465
ζ) Arterielle Aneurysmen im Abdominalbereich 467
η) Arterielle Aneurysmen im caudalen Körperbereich 468
d) Arteriovenöse Fistel 469
α) Angeborene arteriovenöse Fistel 469
Pathologie S. 469. — Lokalisation S. 469. — Symptomatologie S. 470. — Diagnose S. 471. — Therapie S. 472. — Arteriovenöse Fistel im Schädelbereich S. 472.
β) Erworbene arteriovenöse Fistel. 473
Pathologie S. 473. — Pathophysiologie und Symptomatologie S. 474. — Diagnose S. 478. — Differentialdiagnose S. 479. — Therapie S. 479. — Arteriovenöse Fisteln im Carotis cavernosus-Bereich S. 480.
II. Krankheiten der Venen 481
1. Thrombophlebitis und Phlebothrombose 481
a) Historisches 481
b) Definition und Nomenklatur 482
c) Morphologie 482
α) Thrombose 482
β) Phlebitis 483
d) Ätiologie 483
α) Örtliche Schädigung der Venenwand 483
β) Veränderungen des Blutes 485
γ) Änderungen der Hämodynamik 486
e) Pathophysiologie 488
f) Klinik 490
α) Thrombophlebitis im Bereich der Extremitäten 491
αα) Thrombophlebitis superficialis 491
ββ) Thrombophlebitis profunda 491
γγ) Überlastungsthrombosen im Beinbereich 494
δδ) Thrombophlebitis im Axillaris-Subclavia-Bereich 494
β) Thrombosen im Bereich von Abdomen und Thorax 496
αα) Thrombosen und Stenosen der Vena cava caudalis und ihrer Zuflußgebiete 496
ββ) Thrombosen der Vena portae und ihrer Zuflußgebiete 497
γγ) Thrombosen und Stenosen im Gebiet der Vena cava cranialis . . 499
γ) Thrombosen im Kopfbereich 500
αα) Thrombosen der venösen Sinus durae matris 500
ββ) Thrombosen der Vena jugularis 501
γγ) Thrombosen der Vena centralis retinae 501
g) Diagnostik 501
h) Therapie 503
α) Thrombophlebitis superficialis der Extremitäten 503
β) Thrombophlebitis profunda der Extremitäten 504
γ) Überlastungsthrombosen 506
δ) Thrombosen im Bereich der Vena axillaris, der Vena subclavia und im Gebiet der Vena cava caudalis 506
ε) Thrombosen im Pfortaderbereich 506
ζ) Thrombosen im Kopfbereich 506
i) Prophylaxe 506
k) Komplikationen der Thrombophlebitiden 507
α) Lungenembolie. 507
Vorkommen S. 507. — Therapie S. 509. — Embolieprophylaxe S. 509.
β) Chronische venöse Insuffizienz (postthrombotisches Syndrom) . . . 509
Vorkommen S. 509. — Klinik S. 510. — Diagnose und Differentialdiagnose S. 512. — Therapie S. 513.
2. Phlebektasien und Varicen 515
a) Ätiologie 515
α) Endogene Faktoren. 515
β) Exogene Faktoren 516

Seite

b) Morphologie 517
c) Vorkommen 518
d) Pathophysiologie 518
e) Klinik 519
f) Therapie 521

III. Krankheiten der Capillaren 524

1. Lumenveränderungen der Capillaren 524

a) Vorwiegend funktionell bedingte Lumenveränderungen 524
α) Erweiterungen der Capillaren 525
αα) Erythromelalgie (Erythermalgie) 525
ββ) Erythralgien 527
γγ) Sekundäre Erythromelalgie 528
δδ) Andersartige Capillarerweiterungen 528
εε) Cyanosen 530
β) Verengerungen der Capillaren 536
αα) Kälteeinwirkung 536
ββ) Mechanische Einwirkungen 536
γγ) Hormonale Einwirkungen 537
δδ) Toxische Einwirkungen 537
εε) Neurogene Einflüsse 537
ζζ) „Weiße Flecken" (Bier 1898) 538
ηη) Anderweitige Einflüsse 538

b) Vorwiegend organisch fixierte Lumenveränderungen 538
α) Erweiterungen 538
αα) Teleangiektasien 538
ββ) Gefäßspinnen 543
γγ) Andere capilläre Aneurysmen 545
β) Verengerungen 545

2. Wandveränderungen der Capillaren 546

a) Änderungen der Durchlässigkeit der Capillarwand für Wasser und gelöste Stoffe (Änderungen der Capillarpermeabilität) 546
α) Urticaria, Oedema Quincke 546
β) Capilläre Permeabilitätsstörungen bei Entzündungen 547
γ) Steigerung der Capillarpermeabilität bei Diabetes mellitus 548
Retinopathia diabetica S. 550. — Nephropathia diabetica S. 550.
δ) Zirkulatorisch bedingte Permeabilitätsstörungen 551
ε) Permeabilitätsstörungen im Bereich von Endstrombahn und Capillaren durch thermische Einwirkungen 553
αα) Unterkühlung 553
Kälteurticaria und Kälteüberempfindlichkeit S. 553. — Der örtliche Unterkühlungsschaden S. 554. — Perniosis S. 558. — Schützengrabenfuß und Eintauchfuß S. 560.
ββ) Überwärmung 561
Wärmeurticaria und Wärmeüberempfindlichkeit S. 561. — Örtliche Überwärmungsschäden (Verbrennung) S. 562.

b) Änderungen der Durchlässigkeit der Capillarwand für corpusculäre Elemente (erhöhte Capillarfragilität; verminderte Capillarresistenz; Gruppe der vasogenen Purpuraformen) 563
α) Purpura rheumatica (Schönlein) 564
β) Purpura bei Infektionskrankheiten 567
αα) Bakterielle Infektionen 567
ββ) Rickettsiosen 568
γγ) Spirochätosen 568
δδ) Virusinfektionen 568
εε) Pilzinfektionen 569
γ) Purpura fulminans 569
δ) Purpura bei Blutkrankheiten 570
ε) Thrombotische Mikroangiopathie 570
ζ) Purpura bei Hautkrankheiten 574
η) Capillarresistenzabnahme bei Stoffwechselkrankheiten 574
ϑ) Purpura bei anderweitigen Krankheiten 575
ι) Purpura bei Kreislaufkrankheiten 576

Seite

κ) Neurogene Purpuraformen 576
λ) Verminderung der Capillarresistenz bei Avitaminosen 577
μ) Purpura senilis 580
ν) Einfache hereditäre familiäre Purpura 581
c) Änderungen der Durchlässigkeit der Capillarwand unter der Einwirkung von Giften 581
α) Tierische Gifte 583
β) Pflanzliche Gifte 584
d) Therapeutische Beeinflussung der Durchlässigkeit der Capillarwand . . 585
α) Maßnahmen zur Verminderung der Durchlässigkeit 585
β) Maßnahmen zur Steigerung der Durchlässigkeit 587
IV. Mißbildungen und Fehlbildungen der Blutgefäße 587
1. Kongenitale Angiektasien mit dystrophischen Veränderungen 587
a) Klippel-Trénaunay-Syndrom 587
b) Maffucci-Syndrom 589
c) Progressive Osteolyse bei Angiomatosis 589
d) Sturge-Weber-Syndrom 590
e) v. Hippel-Lindau-Syndrom (Angiomatosis cerebri et retinae) 590
2. Pathologische Veränderungen der arteriovenösen Anastomosen 591
a) Angeborene Fehlbildungen der arteriovenösen Anastomosen 591
b) Regressive Veränderungen im Bereich der Glomusorgane 591
c) Arteriovenöse Anastomosen in Verbindung mit Gefäßspinnen 592
d) Glomustumoren 592
3. Tumoren der Blutgefäße 595
a) Hämangiome 596
b) Hämangioendotheliome 600
c) Hämangiosarkome 601
d) Kaposi-Sarkom 602
V. Krankheiten der Lymphgefäße 603
1. Lymphangitis 603
2. Lymphgefäßinsuffizienz 605
a) Lymphoedema simplex 608
b) Lymphoedema praecox 609
c) Kongenitales Lymphödem 610
α) Familiäres kongenitales Lymphödem 610
β) Einfaches kongenitales Lymphödem 610
d) Sekundäres Lymphödem 611
α) Lymphödem bei Malignomen 611
β) Lymphödem nach chirurgischen Eingriffen 612
γ) Lymphödem bei Entzündung (primär entzündliches Lymphödem) . 612
δ) Sekundär entzündliches Lymphödem 613
3. Tumoren der Lymphgefäße 616
a) Lymphangioma simplex 616
b) Lymphangioma cavernosum 616
c) Lymphangioma cysticum (Hygroma) 617
d) Lymphangioblastoma malignum 617

C. Schluß 618

Literatur 618

A. Allgemeine Angiologie. I. Anatomische und physiologische Vorbemerkungen. II. Allgemeine Ätiologie. III. Allgemeine Symptomatologie 618
IV. Allgemeine Therapie 668

B. Spezielle Angiologie. I. Krankheiten der Arterien 701
1. Spastische Arteriopathien S. 701. — 2. Entzündliche Arteriopathien S. 714. — Endangitis obliterans S. 714. — Periarteriitis S. 740. — Andere Arterienentzündungen S. 755. — 3. Thromboembolische Arteriopathien S. 767. — 4. Deformierende Arteriopathien S. 776. — Ulcus cruris ischaemicum bei Hypertonie S. 776. — Arteriosklerose S. 777. — Arterielle Aneurysmen S. 811. — Arteriovenöse Fistel S. 827.
II. Krankheiten der Venen 833
III. Krankheiten der Capillaren 858
IV. Mißbildungen und Fehlbildungen der Blutgefäße 882
V. Krankheiten der Lymphgefäße 890

Sachverzeichnis für Teil 1—6 896

C. Schluß.

Obgleich der periphere Kreislauf mit seinen einzelnen Teilabschnitten, und insbesondere das Capillargebiet, einen wichtigen funktionellen Abschnitt des Gesamtkreislaufs darstellt, gibt es auffallend wenig neue Darstellungen der Funktion und der Pathologie der Gefäße. Die von uns versuchte Beschreibung hat sich an die traditionelle Gliederung in Arterien, Venen und Capillaren gehalten. Man könnte dagegen vielleicht einwenden, daß die funktionelle Verknüpfung im Kreislauf so eng ist, daß gerade in der Pathologie eine solche Trennung nicht durchführbar erscheint und wichtige Zusammenhänge gefährdet werden. Wir versuchten trotzdem, von dieser traditionellen Gliederung auszugehen, da es uns damit am ehesten möglich erschien, auf die vielen noch offenen Probleme hinzuweisen. Insbesondere was die Funktion und Pathologie des Capillar- und des Lymphgefäßsystems betrifft, scheinen uns viele grundsätzliche Fragen der Bearbeitung mit modernen Methoden zu bedürfen. Der Hinweis auf diese Problematik erscheint uns als die wesentlichste Aufgabe eines Handbuchbeitrages. Die Einsicht, wie große Lücken unser Wissen auf bestimmten Gebieten hat, ist stets die beste Anregung für die weitere Forschung.

Literatur[1].

A. Allgemeine Angiologie.

I. Einleitung: Bau und Funktion der Gefäße.

II. Allgemeine Ätiologie.

III. Allgemeine Symptomatologie.

Abeatici, S., e L. Campi: Dell'influenza del nervo satellite sulle modificazioni vascolari successive alla legatura della corrispondente arteria; ricerche arteriografiche sperimentali. Arch. ital. Chir. **73**, 3 (1950). — Abeshouse, B. S., and M. E. Ruben: Prostatic and periprostatic phlebography. J. Urol. (Baltimore) **68**, 640 (1952). — Abramson, D. I.: Vascular responses in the extremities of man in health and diseases. Chicago: University Chicago Press 1944. — Abramson, D. I., S. M. Fierst and K. Flachs: Rate of peripheral blood flow in the presence of edema. Amer. Heart J. **25**, 328 (1943). — Abramson, D. I., K. H. Katzenstein and E. B. Ferris: Observation on reactive hyperemia in various portions of the extremities. Amer. Heart J. **22**, 329 (1941). — Abramson, D. I., H. Zazula and J. Marrus: Peripheral blood flow in man; criteria for obtaining accurate plethysmographic data. Amer. Heart J. **17**, 194 (1939). — Plethysmographic studies of the peripheral blood flow in man. II. Physiological factors affecting resting blood flow in the extremities. Amer. Heart J. **17**, 206 (1939). — Ackner, B.: The relationship between anxiety and the level of peripheral vasomotor activity. An experimental study. J. psychosom. Res. **1**, 21 (1956). — Adair, F. E.: Glomus tumor; a clinical study with a report of 10 cases. Amer. J. Surg. **25**, 1 (1934). — Adams-Ray, J.: Photometrical studies on viscerocutaneous reflexes with vasoconstriction in venous capillaries (Wernoe's symptom) in gall bladder diseases. Angiology **2**, 51 (1951). — Studies on a cutaneous pallor reflex in the fourth cervical segment in cardiac pain. Acta med. scand. **146**, 457 (1953). — Adams-Ray, J., and H. Nordenstam: A system of chromaffin cells in the human skin. Lyon chir. **52**, 125 (1956). — Adson, A. W., and G. E. Brown: Treatment of Raynaud's disease by lumbar ramisectomy and ganglionectomy and perivascular sympathetic neurectomy of the common iliacs. J. Amer. med. Ass. **84**, 1908 (1925). — The treatment of Raynaud's disease by resection of the upper thoracic and lumbar sympathetic ganglia and trunks. Surg. Gynec. Obstet. **48**, 577 (1929). — Albrecht, K., u. W. Dressler: Die Darstellung der Hirngefäße mit viskösem Per-Abrodil M (35%). Fortschr. Röntgenstr. **74**, 689 (1951). — Aldinger, F. P., C. M. Behrend u. K. H. Möser: Über die zerebrale Angiographie. Erfahrungen, Einschränkung von Zwischenfällen, Strahlenschutz. Medizinische **1958**, 1948. — Alella, A.: Effetti dell'ipossia sulla velocitá dell'onda sfigmica in arterie di tipo muscolare. Riv. Med. aero. **13**, 432 (1950). — Alexander, R. S., W. St. Edwards and J. L. Ankeney: The distensibility characteristics of the portal vascular bed. Circulat. Res. **1**, 271 (1953). — Allen, Barker and Hines: Peripheral vascular diseases. Philadelphia and London **1946** and 1955. — Allen and Camp: Arteriography: a roentgenographic study of the peripheral arteries of the living subject following their injection with a radiopaque

[1] Ergänzung s. a. S. 894.

substance. J. Amer. Med. Ass. **104**, 618 (1935). — ALLEN and CRAIG: Vascular clinics; effect of lesions of the nervous system on circulation; report of a case of spinal cord tumor which produced disturbances of circulation. Proc. Mayo Clin. **9**, 131 (1938). — ALLEN, E. V.: Thromboangiitis obliterans: methods of diagnosis of chronic occlusive arterial lesions distal to the wrist with illustrative cases. Amer. J. med. Sci. **178**, 237 (1929). — Roentgenography of the arteries of the extremities with thorotrast. Proc. Mayo Clin. **8**, 61 (1933). — ALLEN, E. V., and R. K. GHORMLEY: Lymphedema of the extremities: Etiology, classification and treatment; report of 300 cases. Ann. intern. Med. **9**, 516 (1935/36). — ALLEN, W. J., H. BARCROFT and O. G. EDHOLM: On the action of adrenaline on the blood vessels in human skeletal muscle. J. Physiol. (Lond.) **105**, 255 (1946). — ALLWOOD, M. J.: Foot blood-flow records in the erect posture. J. Physiol. (Lond.) **127**, 6 P (1955). — The „after-drop" in venous occlusion plethysmograms. Circulat. Res. **4**, 268 (1956). — ALLWOOD, M. J., and H. S. BURRY: The effect of local temperature on blood flow in the human foot. J. Physiol. (Lond.) **124**, 345 (1954). — ALTENBURGER, E., u. H. PETZOLD: Über die Wirkung des Nikotins auf die Hauttemperatur und ihre Beeinflussung durch Sexualhormone. Klin. Wschr. **20**, 394 (1941). — ALYEA, E. P., and C. E. HAINES: Intradermal test for sensitivity to iodopyracet injection, or „diodrast". J. Amer. med. Ass. **135**, 25 (1947). — AMANN, G.: Methodisches zur Gefäßoszillographie. Medizinische **12**, 416 (1956). — AMSLER, M., u. A. HUBER: Methodik und erste klinische Ergebnisse einer Funktionsprüfung der Blut-Kammerwasser-Schranke. Ophthalmologica (Basel) **111**, 155 (1946). — ANDERSSON: Venography in a case of so-called traumatic thrombosis of the axillary vein. Acta radiol. (Stockh.) **19**, 126 (1938). — ANITSCHKOW, S. W.: Zur Pharmakologie der Venen. Pflügers Arch. ges. Physiol. **202**, 139 (1924). — ANREP, G. v.: On the part played by the suprarenals in the normal vascular reactions of the body. J. Physiol. (Lond.) **45**, 307 (1912). — The circulation in striated and plain muscles in relation to their activity. Harvey Lect. **30** (1936). — Lane medical lectures: Studies in cardiovascular regulation. California: Stanford University Press 1936. — ANREP, G. v., and H. N. SEGALL: The central and reflex regulation of the heart rate. J. Physiol. (Lond.) **61**, 215 (1926). — ANSCHÜTZ, F.: Über die Grenzen der auskultatorischen Methode zur Blutdruckmessung beim Kreislaufkollaps. Compt. Rend. du IIe Congr. Internat. d'angéiologie, Fribourg/Suisse, September 1955. — ANSCHÜTZ, F., u. W. SCHROEDER: Die Wirkung verschiedener pharmakologischer Substanzen auf die Durchblutung der Kapillaren bzw. der arteriovenösen Anastomosen in der Extremität des Hundes. Z. ges. exp. Med. **116**, 291 (1950/51). — ANTON, H., u. F. ELSÄSSER: Das Verhalten der Hauttemperaturen verschiedener Körperstellen — besonders der Schulter — im Abkühlungsversuch. Arch. Hyg. (Berl.) **120**, 63, 105 (1938). — ANTONI, N., and E. LINDGREN: Steno's experiment in man as complication in lumbar aortography. Acta chir. scand. **98**, 230 (1949). — APITZ, K.: Über die Ursachen der Arterienthrombose. Virchows Arch. path. Anat. **313**, 28 (1944). — ARCHER, V. W., and I. D. HARRIS: An ocular test for sensitivity to diodrast prior to intravenous urography. Amer. J. Roentgenol. **48**, 763 (1942). — ARMENTANO, L., A. BENSÁTH, T. BÉRES, ST. RUSZNYÁK u. A. SZENT-GYÖRGYI: Über den Einfluß von Substanzen der Flavongruppe auf die Permeabilität der Kapillaren. Vitamin P^1. Dtsch. med. Wschr. **62**, 1325 (1936). — ARMSTRONG, E. L., W. L. ADAMS, L. J. TRAGERMAN and E. W. TOWNSEND: The Cruveilhier-Baumgarten-syndrome: Review of the literature and report of 2 additional cases. Ann. intern. Med. **16**, 113 (1942). — ASCHIERI, F., and G. BOUNOUS: The respiratory digital volume waves in patients with arterial diseases following surgical sympathetic interventions. Minerva cardioangiol. (Torino) **5**, 113 (1957). — ASCHOFF, J.: Grundversuche zur Temperaturregulation. Über vergleichende Meßwerte zur Beurteilung der Wärmeabgabe an Wasser. Pflügers Arch. ges. Physiol. **247**, 469 (1944). — Der Anstieg der Rectaltemperatur bei umschriebener Abkühlung der Körperoberfläche. Pflügers Arch. ges. Physiol. **248**, 149 (1944). — Mitteilung zur spontanen und reflektorischen Vasomotorik der Haut. Pflügers Arch. ges. Physiol. **248**, 171 (1944). — Die Vasodilatation einer Extremität bei örtlicher Kälteeinwirkung. Pflügers Arch. ges. Physiol. **248**, 178 (1944). — Über die Kältedilatation der Extremität des Menschen in Eiswasser. Pflügers Arch. ges. Physiol. **248**, 183 (1944). — Einige allgemeine Gesetzmäßigkeiten physikalischer Temperaturregulation. Pflügers Arch. ges. Physiol. **249**, 125 (1947). — Zur Regulationsbreite der physikalischen Temperaturregulation. Pflügers Arch. ges. Physiol. **249**, 137 (1948). — Die obere Extremität im Dienst der physikalischen Temperaturregulation. Pflügers Arch. ges. Physiol. **249**, 148 (1948). — ASCHOFF, J., u. R. WEVER: Fortlaufende Bestimmung des Wärmestroms und der Wärmedurchgangszahl am Menschen mit einfacher Methode. Naturwiss. **43**, 261 (1956). — ATLAS, L. N.: Oscillometry in diagnosis of arteriosclerosis of the lower extremities. Arch. intern. Med. **63**, 1158 (1939). — AUSPITZ, A.: Studie über capilläre Hautblutungen. Arch. Derm. Syph. (Berl.) **6**, 275 (1874). — AUSTIN, D. W.: Peripheral vascular disease. J. nat. Ass. Chiropod. **41**, 21 (1951). — AXHAUSEN, W.: Thermoelektrische Hauttemperaturmessungen und Priscoltest (Habelmann). Zbl. Chir. **76**, 55 (1951).

BACQUART, Y.: Considérations sur le syndrome de Lériche. Thèse de Lyon 1952. — BÄTZNER, K.: Gewebsschädigung durch Thorotrast bei der Arteriographie. Med. Rdsch.

(Mainz) **1**, 187 (1947). — Die Arteriographie der Gliedmaßen mit Joduron. Langenbecks Arch. klin. Chir. **263**, 14 (1949). — Die Arteriographie der Gliedmaßen. Dtsch. Z. Nervenheilk. **162**, 67 (1950). — BÄTZNER, K., u. H. BAYER: Arteriographische Beobachtungen über die Kreislaufgeschwindigkeit in zirkulationsgestörten Beinen. Z. Kreisl.-Forsch. **40**, 74 (1951). — BÄTZNER, K., u. B. VIERNEISEL: Hauttemperaturmessungen bei Arteriographien der Gliedmaßen mit Joduron. Bruns' Beitr. klin. Chir. **182**, 377 (1951). — BÄUMLER, CHR.: Klinische Beobachtungen über Abdominaltyphus in England. Dtsch. Arch. klin. Med. **3**, 278, 365, 488, 529 (1867). — BAILEY, O. T.: The cutaneous glomus and its tumor-glomangiomas. Amer. J. Path. **11**, 915 (1935). — BAILLIART, P.: La perméabilité capillaire. Ann. Oculist. (Paris) **183**, 361 (1950). — BAINBRIDGE, F. A.: The influence of venous filling upon the rate of the heart. J. Physiol. (Lond.) **50**, 65 (1915). — The physiology of muscular exercise. Monographie Cambridge 1923. — BAITSCH, H.: Zur biometrischen Analyse der Versuchsergebnisse. Z. klin. Med. **154**, 184 (1956). — BALAS, A.: Oscillometric examinations with the injection therapy of varicose veins. The role of venous and reflex arterial spasm in late complications. J. int. Chir. **10**, 420 (1950). — BARCLAY, A. E.: Micro-Arteriographie. Blackwell 1951. — BARCROFT, H.: Peripheral circulation. Ann. Rev. Physiol. **16**, 215 (1954). — BARCROFT, H., K. D. BOCK, H. HENSEL u. A. H. KITCHIN: Die Muskeldurchblutung des Menschen bei indirekter Erwärmung und Abkühlung. Pflügers Arch. ges. Physiol. **261**, 199 (1955). — BARCROFT, H., W. McK. BONNAR, O. G. EDHOLM and A. S. EFFRON: On sympathetic vasoconstrictor tone in human skeletal muscle. J. Physiol. (Lond.) **102**, 21 (1943). — BARCROFT, H., and A. C. DORNHORST: The blood flow through the human calf during rhythmic exercise. J. Physiol. (Lond.) **109**, 402 (1949). — BARCROFT, H., and O. G. EDHOLM: The effect of temperature on blood flow and deep temperature in the human forearm. J. Physiol. (Lond.) **102**, 5 (1943). — On vasodilatation in human skeletal muscle during post-hemorrhagic fainting. J. Physiol. (Lond.) **104**, 161 (1945). — BARCROFT, H., O. G. EDHOLM, J. McMICHAEL and E. P. SHARPEY-SCHAFER: Post haemorrhagic fainting; study by cardiac output and forearm flow. Lancet **1944 I**, 489. — BARCROFT, J., A. BENATT, E. GREESON and Y. NISIMARU: The rate of blood flow through cyanosed skin. J. Physiol. (Lond.) **73**, 344 (1931). — BARDY, H.: Über Hemmung inflammatorischer Symptome. Skand. Arch. Physiol. **32**, 198 (1915). — BARGMANN, W.: Die Morphologie der Kapillaren und des Interstitiums. In BARTELHEIMER u. KÜCHMEISTER, Kapillaren und Interstitium, S. 3. Stuttgart: Georg Thieme 1955. — Histologie und mikroskopische Anatomie des Menschen. 2. Aufl. Stuttgart: Georg Thieme 1956. — BARKER, N. W.: Vasoconstrictor effects of tobacco smoking. Proc. Mayo Clin. **8**, 284 (1933). — BARKER, N. W., G. E. BROWN and G. M. ROTH: Effect of pancreatic tissue extract on muscle pain of ischemic origin (intermittent claudication). Trans. Amer. ther. Soc. **33**, 115 (1933). — BARKER, N. W., and J. D. CAMP: Direct venography in obstructive lesions of the veins. Amer. J. Roentgenol. **35**, 485 (1936). — BARNES, R. H.: Capillary fragility studies in diabetes mellitus and the use of rutin in diabetic retinitis. Amer. J. med. Sci. **219**, 368 (1950). — BARNETT, A. J.: Blood flow in gout. Brit. med. J. **1951**, 734—736. — BARNETT, A. J., and J. R. E. FRASER: Peripheral vascular disease. Melbourne: University Press, London and New York: Cambridge University Press 1955. — BARNETT, A. J., and G. R. WIGLEY: Calorimetry: a method of estimating peripheral blood flow. Med. J. Aust. **2**, 326 (1953). — BARRÉ, J. A.: Troubles sympathiques étendus et violents du membre supérieur par tumeur de la dernière phalange de médius. Congr. de aliénistes et neurologistes, Strasbourg, 1920. — Sur certaines sympathalgies de la périphérie des membres. Leur traitement chirurgical simple. Presse méd. **12**, 311 (1922). — BARRÉ, J. A., et P. MASSON: Étude anatomo-clinique de certaines tumeurs sous-unguéales douloureuses (tumeurs du glomus neuro-myoartériel des extremités). Bull. Soc. franç. Derm. Syph. **31**, 148 (1924). — BARSOUM, G. S., and F. H. SMIRK: Observations on the increase in the concentration of a histamine-like substance in human venous blood during a period of reactive hyperemia. Clin. Sci. **2**, 353 (1936). — BARTELHEIMER, H.: Die Capillardichte in der Hypoglykämie. Klin. Wschr. **1947**, 815. — Diabetes und Schwangerschaft. Ärztl. Wschr. **5**, 541 (1950). — Fraktionierte Gewebssaftuntersuchung. Z. ges. exp. Med. **117**, 364 (1951). — Die fraktionierte Gewebssaftuntersuchung als Modell zur Beobachtung extrazellulärer Stoffwechselabläufe. In BARTELHEIMER u. KÜCHMEISTER, Kapillaren und Interstitium, S. 202. Stuttgart: Georg Thieme 1955. — BARTELHEIMER, H., u. H. HANSEN: Fraktionierte Gewebssaftuntersuchung. III. Mitteilung. Direkte Prüfung der Capillarpermeabilität durch Vergleich eines Salicyl-Spiegels im Blut und im Gewebssaft. Z. ges. exp. Med. **119**, 476 (1952). — BARTELHEIMER, H., u. H. KÜCHMEISTER: Kapillaren und Interstitium. Stuttgart: Georg Thieme 1955. Ref. Symposion in Hamburg-Eppendorf vom 29.—31. Oktober 1954. Zur Funktion der Kapillaren. Dtsch. med. Wschr. **80**, 1655 (1955). — BARTELHEIMER, H., u. W. SCHWARTZKOPFF: Fraktionierte Gewebssaftuntersuchungen. V. Mitt. Vergleichende quantitative und elektrophoretische Eiweißbestimmungen bei Normo-, Hypo- und Hyperproteinämien. Z. ges. exp. Med. **122**, 478 (1954). — BARTELMEZ, G. W.: Premenstrual and menstrual ischemia and the myth of endometrial arteriovenous

anastomoses. Amer. J. Anat. 98, 69 (1956). — BARTELS: Das Lymphgefäßsystem, S. 280. Jena: Gustav Fischer 1909. — BARTELS, E. D., G. C. BRUN, A. GAMMELTOFT and P. A. GJØRUP: Acute anuria following intravenous pyelography in a patient with myelomatosis. Acta med. scand. 150, 297 (1954). — BARTELS, H., u. G. RODEWALD: Die alveolar-arterielle Sauerstoffdruckdifferenz und das Problem des Gasaustausches in der menschlichen Lunge. Pflügers Arch. ges. Physiol. 258, 163 (1953). — BARTHÉLEMY, T.: Du dermographisme. Derm. Kongr. Wien 1892, S. 545. — Étude sur le dermographisme. Paris 1893. — Dermographisme. La pract. dermat. (Besnier, Brocq, Jacquet) 1, 892 (1900). — BARTHOLOMEW, R. A., E. D. COLVIN, W. H. GRIMES and J. S. FISH: Incidence and effects of vascular disease in 1000 consecutive pregnancies in private practice. Amer. J. Obstet. 61, 431 (1951). — BARTMANN, K., u. A. KRAUTWALD: Die Prüfung der Reflexdilatation an den oberen Extremitäten. Z. ges. inn. Med. 4, 502 (1949). — BARTMANN, K., A. KRAUTWALD u. D. KOLMAR: Zur Prüfung der reaktiven Hyperämie und der reaktiven Erwärmung an den oberen Extremitäten. Z. klin. Med. 146, 666 (1950). — BARTMANN, K., A. KRAUTWALD u. B. WACHE: Prüfung der Reflexdilatation an den unteren Extremitäten durch heiße Sitzbäder unter wechselnden Umgebungsbedingungen. Z. ges. inn. Med. 4, 329 (1949). — BARTMANN, K., A. KRAUTWALD u. V. WANDTKE: Vergleich verschiedener Verfahren zur Auslösung der Reflexdilatation an den unteren Extremitäten. Z. ges. inn. Med. 4, 94 (1949). — BARTORELLI: La régulation sympathique des vaisseaux des membres. Minerva cardioangiol. europ. (Torino) (Suppl. Minerva cardioangiol.) 1, 213 (1955). — BARTSTRA, D. S.: Série de recherches par artériographie aortique des extrémités inférieures avec des appareils nouveaux. Compt. Rend. du IIe Congr. Internat. d'Angéiologie, Fribourg/Suisse, Sept. 1955. Editions Universitaires, Fribourg 1956, S. 501. — BASCH, S. RITTER V.: Über den Einfluß des gereizten Nervus splanchnicus auf den Blutstrom usw. Verh. sächs. Akad. Wiss., Math.-physik. Kl. 27, 373 (1875). — Über die Messung des Blutdrucks am Menschen. Z. klin. Med. 2, 6 (1880). — Ein Metallsphygmomanometer. Wien. med. Wschr. 1883, 673. — Erfahrungen über den Venendruck des Menschen. Arch. Sci. biol. Pétersbourg 11, Suppl., 117 (1904). — Ein Apparat zum Messen des Venendrucks beim Menschen. Wien. med. Presse 45, 962 (1904). — BASLER, A.: Untersuchungen über den Druck in den kleinsten Gefäßen in der menschlichen Haut. Pflügers Arch. ges. Physiol. 147, 393 (1912). — Untersuchungen über den Druck in den kleinsten Blutgefäßen der menschlichen Haut. II. Mitt. Pflügers Arch. ges. Physiol. 157, 345 (1914). — Über die Blutbewegung in den Kapillaren. Pflügers Arch. ges. Physiol. 171, 134 (1918). — Untersuchungen über den Druck in den kleinsten Blutgefäßen der menschlichen Haut. III. Mitteilung: Ein Apparat zur Messung des Blutdruckes in den Kapillarschlingen der Cutispapillen. Pflügers Arch. ges. Physiol. 173, 389 (1919). — BATTEZZATI, M.: New early symptom in peripheral arterial diseases; inversion of the oscillometric index. Minerva med. (Torino) 41, 254 (1940). — Su di un nuovo sintomo precoce delle affezioni arteriose periferiche: L'inversione dell'indice oscillometrico. Minerva med. (Torino) 1950, 254. Sull'interpretazione dei dati dell'oscillometria nelle affezioni vasali periferiche Minerva chir. (Torino) 5, 371 (1950). — Semeiological and physiopathological considerations on the tone and permeability of arteries of the extremities in diseases of the peripheral arteries. Arch. Sci. med. 89, 540 (1950). — BATTEZZATI, M., and A. TAGLIAFERRO: Alterazioni venose nelle arteriopatie degli arti inferiori. Chir. Pat. sper. 2, 314 (1954). — BAUER, G.: Venographic study of thrombo-embolic problems. Acta chir. scand. 84, Suppl. 61, 6 (1940). — The question of phlebography in thrombosis of the lower extremities. Svenska Läk.-Tidn. 48, 894 (1951). — BAUER, G. A.: Etiology of the leg ulcers and their treatment by resection of popliteal vein. J. internat. Chir. 8, 937 (1948). — BAUER, JUL.: Zur Funktionsprüfung des vegetativen Nervensystems. Dtsch. Arch. klin. Med. 107, 39 (1912). — BAUER, K. H.: Handbuch der ärztl. Begutachtung. Leipzig 1931. — BAUER, K. H.: Das Krebsproblem. Springer 1949. — BAUMANN, D. P.: The specificity of the Allen test in obliterative vascular disease. Angiology 5, 36 (1954). — BAUMANN, R.: Die peripheren Durchblutungsstörungen. Z. Haut.- u. Geschl.-Kr. 13, 344 u. 370 (1952). — Die peripheren Durchblutungsstörungen. II. Teil. Z. Haut- u. Geschl.-Kr. 17, 113 (1954). — BAUMGARTEN: Infarction of the heart. Amer. J. Physiol. 2 (1899). —BAUMGARTEN, P. V.: Über die bindegewebsbildende Fähigkeit des Blutgefäßendothels. Verh. dtsch. path. Ges. 6, 115 (1904). — BAUX, R., et J. POULHÈS: Technique de la phlébographie pelvienne. Presse méd. 58, 451 (1950). — La phlébographie pelvienne. J. Radiol. Électrol. 31, 7 (1950). — BAYER, O.: Untersuchungen über das Verhalten von Venendruck und Muskelinnendruck bei verschiedenen Körperstellungen. Z. ges. exp. Med. 112, 624 (1943). — Die Bedeutung der morphologischen Struktur für die Kreislaufdynamik. Arch. Kreisl.-Forsch. 15, 284 (1949). — BAYER, W.: Das Endothelsymptom und seine Beeinflußbarkeit: Die ,,Endothel-Asthenie". Jb. Kinderheilk. 128, 311 (1930). — BAYLISS, W. M.: On the local reactions of the arterial wall to changes of internal pressure. Physiology 28, 220 (1902). — BAZY, HUGUIER, REBOUL, LAUBRY et AUBERT: Sur quelques aspects techniques de l'artériographie. Arch. Mal. Coeur 41, 97 (1948). — BEAN: A note on fingernail growth. J. invest. Derm. 20, 27 (1953). — BEAN and EICHNA: Performance in relation to environmental temperature. Fed. Proc. 2,

144 (1943). — BECHER, H.: Das Elektrodermatogramm der Headschen Zonen bei Baucherkrankungen. Med. Mschr. 6, 176 (1952). — BECK, G. J., H. E. SEANOR, A. L. BARACH and D. GATES: Effects of pressure breathing on venous pressure; a comparative study of positive pressure applied to the upper respiratory passageway and negative pressure to the body of normal individuals. Amer. J. med. Sci. 224, 169 (1952). — BECKMANN, A.: Blutdruck-Seitendifferenzen an den oberen Extremitäten. Dtsch. med. Wschr. 78, 218 (1953). — BEECHER, H. K., M. E. FIELD and A. KROGH: Method of measuring venous pressure in human leg during walking. Skand. Arch. Physiol. 73, 7 (1936). — BEIGLBÖCK, W., u. H. JUNK: Der Muskeltonus und seine Beziehungen zum peripheren Kreislauf. Z. klin. Med. 131, 241 (1937). BEIGLBÖCK, W., u. F. ODENTHAL: Kreislaufstudien mit radioaktivem Jod zur Untersuchung gefäßwirksamer Mittel. Dtsch. med. Wschr. 79, 944 (1954). — BELLMAN, S.: Microangiography. Acta radiol. (Stockh.) Suppl. 102, (1953). — BENDA, L., and H. I. ELLEGAST: Das Verhalten der Kapillärpermeabilität bei Virushepatitis. Klin. Med. (Wien) 7, 193 (1952). BENDA, L., u. A. LOCKER: Die Funktion der Kapillare im Ablauf der Entzündung. In BARTELHEIMER u. KÜCHMEISTER, Kapillaren und Interstitium. S. 150. Stuttgart: Georg Thieme 1955. BENDA, L., A. LOCKER u. K. MOSER: Das Peritoneum als Capillarmodell. Untersuchungen über die experimentelle Beeinflussung seines Stoffwechsels. Z. ges. exp. Med. 127, 345 (1956). BENDA, R., et E. ORINSTEIN: Depitre: Injections intra-médullaires osseuses de substances opaques chez l'homme. (Étude comparée des images radiologiques obtenues sur les pièces anatomiques et sur le vivant.) Sang 14, 172 (1940). — BENITEZ, M. E.: Exploración fotopletismografica en las vasopatias periféricas. Rev. clin. esp. 52, 85 (1954). — BENJAMIN, F. B., and O. BAILEY: Effect of sweating and changes in blood flow on heating of human skin. Proc. Soc. exp. Biol. (N.Y.) 92, 243 (1956). — BENNHOLD, H.: Zur Frage der Durchlässigkeit der Kapillaren für Eiweiß. In BARTELHEIMER u. KÜCHMEISTER, Kapillaren und Interstitium, S. 148. Stuttgart: Georg Thieme 1955. — BENNINGHOFF, A.: Blutgefäße und Herz. In Handbuch der mikroskopischen Anatomie des Menschen, Bd. 6/1. 1930. — BENSTZ: Strömungscalorimetrische Untersuchungen zur Beeinflussung der peripheren Wärmeabgabe und des Energieumsatzes durch synthetische Hibernatoren. Naunyn-Schmiedebergs Arch. exp. Path. Pharmak. 226, 377 (1955). — BERBERICH u. HIRSCH: Die röntgenographische Darstellung der Arterien und Venen am lebenden Menschen. Klin. Wschr. 2, 2226 (1923). — BERDAL, P., and L. EMBLEM: Percutaneous carotid angiography. Acta psychiat. (Kbh.) 26, 1 (1951). — BERG, JW. VAN DEN, and A. J. ALBERTS: Limitations of electric impedance plethysmography. Circulat. Res. 2, 333 (1954). — BERGHAUS u. VELTEN: Neurologische Ausfälle bei peripheren Durchblutungsstörungen. Langenbecks Arch. klin. Chir. 278, 434 (1954). — BERGMANN, G. v.: Das vegetative Nervensystem und seine Störungen. In Handbuch der inneren Medizin, Berlin-Göttingen-Heidelberg: Springer Bd. 5/II. 1953. — BERGSTRAND, H.: Über die sog. Glomustumoren. Nord. med. T. 1937, 361. — Multiple glomic tumors. Amer. J. Cancer 29, 470 (1937). — BERNDT, E. v.: Die Verwendung einer „entlasteten Membran" zur Sphygmographie und Tonographie. Wien. klin. Wschr. 1906, 39. — BERNHARD, P.: Sichere Schäden des Zigarettenrauchens bei der Frau. Med. Mschr. 3, 58 bis 60 (1949). — BERNSMEIER, A.: Zur quantitativen Bestimmung der Hirndurchblutung am Menschen. Verh. Dtsch. Ges. Kreisl.-Forsch. 19, 88 (1953). — BERRY, M. R.: A plethysmokymographic method for determining quantitative blood flow through the extremities of humans. Thesis, Grad. School of the Univ. of Minnesota, Minneapolis, Minnesota, Nov. 1941. — BERSON, S. A., R. S. YALOW, S. S. SCHREIBER and J. POST: Tracer experiments with J^{131} labeled human serum albumin: Distribution and degradation studies. J. clin. Invest. 32, 746 (1953). — BERSON, S. A., and R. S. YALOW: The distribution of J^{131} labeled human serum albumin introduced into ascitic fluid: Analysis of the kinetiecs of a three compartment altenary transfer system in man and speculations on possible sites of degradation. J. clin. Invest. 33, 377 (1954). — BERSON, G. A., R. S. YALOW, J. POST, L. H. WISHAM, K. N. NEWERLY, M. J. VILLAZON and O. N. VASQUEZ: Distribution and fate of intravenously administered modified human globin and its effect on blood volume. Studies utilizing J^{131} tagged globin. J. clin. Invest. 32, 22 (1953). — BETTMANN: Zur Capillarmikroskopie. Klin. Wschr. 5, 2066 (1926). — BETZ, E.: Hautwasserabgabe und periphere Durchblutung. Arch. phys. Ther. (Lpz.) 7, 317 (1955). — Über Untersuchungen der peripheren Durchblutung beim primär chronischen Rheumatismus. Z. Rheumaforsch. 14, 152 (1955). — Die Störungen der peripheren Durchblutung beim chronischen Rheumatismus und deren Beeinflussung durch balneotherapeutische Maßnahmen. Arch. phys. Ther. 7, 141 (1955). — BETZ, E., u. R. MAULER: Über Funktionsstörungen im peripheren Kreislauf bei Herzklappenfehlern. Z. Kreisl.-Forsch. 45, 2 (1956). — BETZ, E., u. G. PROLL: Veränderungen elektrooszillographischer Ausschlaghöhen und deren Beurteilung. Cardiologia (Basel) H. 1 (1957). — BEXELIUS, G.: Studien über die Blutungstendenz der Hautcapillaren bei künstlicher venöser Störung. Acta med. Scand. 80, 281 (1933). — BIANCHI, F., R. VECCHIATI and E. ZERBINI: L'aortografia translombare nella diagnosi delle vasculopatie periferiche e delle affezioni renali. Boll. Soc. med.-chir. Modena 54, 152 (1954). — BICK u. JUNGMANN:

Zur Differentialdiagnose der peripheren Durchblutungsstörungen. (Beitrag zum Problem der angiopathischen Reaktionslage.) Klin. Wschr. **31**, 149 (1953). — BIER, A.: Die Entstehung des Collateralkreislaufes. Theil I: Der arterielle Collateralkreislauf. Virchows Arch. path. Anat. **147**, 256, **444** (1897). — Theil II: Der Rückfluß des Blutes aus ischämischen Körpertheilen. Virchows Arch. path. Anat. **153**, 306, 434 (1898). — Hyperemia als Heilmittel. Leipzig: F. C. W. Vogel 1905. — BIERMAN, KELLY, WHITE, COBLENTZ and FISHER: Transhepatic venous catheterization and venography. **158**, 1331 (1955). — BIERMAN, H. R., E. R. MILLER, R. L. BYRON jr., S. DOD, K. H. KELLY and D. H. BLACK: Intra-arterial catheterization of viscera in man. Amer. J. Roentgenol. **66**, 555—568 (1951). — BIGELOW, N., L. L. BRYAN, G. H. CAMERON, V. J. FERRERI, S. A. KOROLJOW and G. I. MANUS: A preliminary report on a study of a correlation between emotional reactions and peripheral blood circulation, using a strain gauge plethysmograph. Psychiat. Quart. **29**, 193 (1955). — BILECKI, G., u. E. SCHILF: Neuzeitliche Vergiftungen. Z. ärztl. Fortbild. **45**, 130 (1951). — BILTON, J. L.: Peripheral vascular disease. J. Amer. Inst. Homoeop. **43**, 127 (1950). — BINET, L., F. BOURLIÈRE et D. COULLAUD: Les variations avec l'age de la résistance capillaire. Presse méd. **1952**, 1527. — BINET, L., et M. BURSTEIN: Sur les réactions vasculaires au cours de l'hémorrhagie expérimentale. (Les facteurs nerveux et humoraux de la vasoconstriction périphérique post-hémorragique chez le chien.) Rev. Hémat. **2**, 168 (1947). — Action du CO_2 sur le tonus des vaisseaux périphériques. C. R. Soc. Biol. (Paris) **141**, 488 (1947). — BING, H. J.: Ein Apparat zur Messung des Blutdrucks bei Menschen. Berl. klin. Wschr. **44**, 690 (1907). — BING, J.: Investigation on the value of Landis' capillary-permeability test in the clinic. Acta med. scand. **94**, 254 (1938). — BING, R. J.: Diseases of the cardiovascular system. Ann. Rev. Med. **4**, 55 (1953). — BIRO, L., u. A. SZÉKELY: Vergleichende Untersuchung der auf die peripheren Gefäße wirkenden gefäßerweiternden Mittel. (Kritik der Methoden zur Untersuchung der peripheren Gefäße. II. Teil.) Orv. Hetil. **91**, 292 (1950) [Ungarisch]. — BLAICH, W.: Die Bedeutung der Spontanrhythmik der peripheren Blutgefäße für die Frühdiagnose dystrophischer Hautveränderungen. Hautarzt **7**, 216 (1956). — BLAICH, W., u. U. GERLACH: Durchblutungsgröße der Haut und Heilungsverlauf bestimmter dermatologischer Krankheitsbilder als Kriterium für die periphere Kreislaufwirkung des Peripherin. Ärztl. Wschr. **7**, 525 (1952). — Die diagnostische Leistungsfähigkeit verschiedener Funktionsprüfungen der peripheren Blutgefäße bei bestimmten dermatologischen Krankheitsbildern. Derm. Wschr. **126**, 1046 (1952). — Die Reaktionsweise einiger dermatologischer Krankheitsbilder bei den üblichen Prüfungsmethoden der peripheren Blutzufuhr. Derm. Wschr. **127**, 343 (1953). — Plethysmographische Untersuchungen über die Funktionsfähigkeit der peripheren Blutbahnen bei Acrocyanose. Arch. Derm. Syph. (Berl.) **196**, 473 (1953). — BLAKEMORE: Angiography — an evaluation of its usefullness. Surg. Clin. N. Amer. **26**, 326 (1946). — BLASCHKO, A.: Dermographismus albus oder negativer Dermographismus. Zit. nach S.-B. der Berl. Dermat. Ges. Derm. Z. **6**, 384 (1899). — BLOCK, W.: Die Durchblutungsstörungen der Gliedmaßen. Monogr. Berlin 1951. — BLOOM, H. J. G.: Venous hums in hepatic cirrhosis. Brit. Heart J. **12**, 343 (1950). — BLUHM, J. L.: The arterial oxygen saturation. A. Clinical investigation. Acta med. scand. **110**, 282 (1942). — BLUMGART, H. L., and S. WEISS: Studies on the velocity of blood flow. II. The velocity of blood flow in normal resting individuals, and a critique of the method used. J. clin. Invest. **4**, 15 (1927). — VII. The pulmonary circulation time in normal resting individuals. J. clin. Invest. **4**, 399 (1927). — Clinical studies on the velocity of blood flow. XI. The pulmonary circulation time, the minute volume blood flow through the lungs, and the quantity of blood in the lungs. J. clin. Invest. **6**, 103 (1928/29). — BLUMGART, H. L., and O. C. YENS: Studies on the velocity of blood flow. J. clin. Invest. **4**, 1 (1927). — BOAS, E. P., and S. FRANT: Capillary blood pressure in arterial hypertension. Arch. intern. Med. **30**, 40 (1922). — BOCK, H. E.: Die Bedeutung der allergischen Pathogenese bei der Arteriitis. Verh. dtsch. Ges. inn. Med. **60**, 391 (1954). — BOCK, H. E., P. GRUNER and G. SEYBOLD: Die praktisch-klinische Bedeutung von Oszillographie und Combitonographie, besonders bei Endocarditis lenta. Z. ges. inn. Med. **6**, 30 (1951). — BOCK, K. D., u. H. MÜLLER: Die Wirkung von Reserpin auf die Haut- und Muskeldurchblutung bei gesunden Menschen und Hochdruckkranken. Klin. Wschr. **34**, 318 (1956). — BODE, H. G.: Über spektralphotometrische Untersuchungen an menschlicher Haut unter besonderer Berücksichtigung der Erythem- und Pigmentierungsmessung. Strahlentherapie **51**, 81 (1934). — BÖDECKER, H.: Zur Methodik der Capillarresistenzbestimmung. Z. Kreisl.-Forsch. **39**, 540 (1950). — BOEKE, J.: Problems of nervous anatomy. London 1940. — BOHNENKAMP, H.: Das Grundgesetz des Energiewechsels in der Biologie. Klin. Wschr. **10**, 1745 (1931). — BOHNENKAMP, H., u. H. W. ERNST: Untersuchungen zu den Grundlagen des Energie- und Stoffwechsels. I. Mitt. Über die Strahlungsverluste des Menschen. Das energetische Oberflächengesetz. Pflügers Arch. ges. Physiol. **228**, 40 (1931). — BOLTON, B., E. A. CARMICHAEL and G. STÜRUP: Vaso-constriction following deep inspiration. J. Physiol. (Lond.) **86**, 83 (1936). — BONDI, S.: Die Entstehung der Herzgeräusche. Ergebn. inn. Med. Kinderheilk. **50**, 308 (1936). — BONJER, F. H., JW. VAN DEN BERG and M. N. J. DIRKEN: The

origin of the variations of body impedance occurring during the cardiac cycle. Circulation 6, 415 (1952). — BONNAL, J.: A propos de 56 artériographies cérébrales; projections. Marseille chir. 2, 623 (1950). — BONNEY, G. L. W., R. A. HUGHES and O. JANUS: Blood flow trough the normal human knee segment. Clin. Sci. 11, 167 (1952). — BONSE, G.: Anwendungsmöglichkeiten röntgenologischer Weichteildiagnostik ohne Kontrastmittel. Fortschr. Röntgenstr. 74, 450 (1951). — BONTE, G., et F. MARCQ: Clichés multiples en aortographie et artériographie. J. Radiol. Électrol. 31, 456 (1950). — BORBELY, F. v.: Über die Blutungsbereitschaft der Haut. Münch. med. Wschr. 77, 886 (1930). — BORDLEY, J. III, C. A. R. CONNOR, W. F. HAMILTON, W. J. KERR and C. J. WIGGERS: Recommendations for human blood pressure determinations by sphygmomanometers. Circulation 4, 503 (1951). — BORNSTEIN, A.: Über die Messung der Kreislaufzeit in der Klinik. Verh. dtsch. Kongr. inn. Med. 29, 457 (1912). — BORRIES, B. v.: Die Erweiterung des menschlichen Sehvermögens durch das Elektronenmikroskop. Glückauf 91, 1273 (1955). — Fortschritte und Grenzen der Übermikroskopie. Radex-Rdsch. 4, 200 (1956). — BORST, J. G. G., and J. A. MOLHUYSEN: Exact determination of the central venous pressure by a simple clinical method. Lancet 1952 II, 304—309. — BOSTROEM, B., u. J. PIIPER: Über arterio-venöse Anastomosen und Kurzschlußdurchblutung in der Lunge. Pflügers Arch. ges. Physiol. 261, 165 (1955). — BOSTROEM, B., u. P. W. SCHNEIDER: Über die Wirkung depressorischer Reflexe auf die Durchblutung der arterio-venösen Anastomosen der Hundeextremität. Pflügers Arch. ges. Physiol. 257, 241 (1953). — BOSTROEM, B., u. W. SCHOEDEL: Über die Durchblutung der arterio-venösen Anastomosen in der hinteren Extremität des Hundes. Pflügers Arch. ges. Physiol. 256, 371 (1953). — BOTTIGLIONI, E.: L'oscillografia differenziale nella stenosi mitralica. Riv. Pat. Clin. 3, 1—24 (1948). — BOTTIGLIONI, E., and P. L. STURANI: Studio clinico e rilievi spermentali sulla risposta del circolo periferico alle alte dosi di tocoferolo. Arch. pat. Clin. med. 29, 403 (1951). — BOUCKE, H., u. K. BRECHT: Ein neuer elektrischer Pulsschreiber und seine einfache Anwendung in der ärztlichen Praxis. Dtsch. med. Wschr. 77, 562 (1952). — BOURNE, W. A.: Capillary resistance test: simple negative pressure method. Brit. med. J. 1951 II, 1322. — BOUST, J. W. L., and M. E. SALNA: A stroboscopic method for estimating nailfold capillary blood flow in the skin of man. J. nerv. ment. Dis. 121, 511 (1955). — BOYARSKY, S.: Paraplegia following translumbar aortography. J. Amer. med. Ass. 156, 599 (1954). — BOYCE, W. H., J. H. DETAR and S. A. VEST: A new technique of venography of the lower extremities with Urokon. Surg. Gynec. Obstet. 96, 471 (1953). — BRADLEY, S. E.: Variations in hepatic blood flow in man during health and disease. New Engl. J. Med. 240, 456 (1949). — BRANDMAN, O., M. WAID and W. REDISCH: Quantitative measurements of responses to vasodilators. A critical study. Angiology 2, 293 (1951). — BRANDT, F.: Venendruck und Kreislauffunktion. Dtsch. med. Wschr. 56, 909 (1930). — Die Abhängigkeit des Venendruckes von der Größe der zirkulierenden Blutmenge. Z. klin. Med. 116, 398 (1931). — BRANDT, F., u. G. KATZ: Über den hohen Venendruck beim Hypertonus. Dtsch. med. Wschr. 57, 879 (1931). — Z. ges. exp. Med. 77, 247 (1931). — Paradoxe Atemschwankungen des Venendruckes beim Menschen. Z. exp. exp. Med. 76, 158 (1931). — BRASCHE, H.: Ein Beitrag zur Technik der Aortographie. Fortschr. Röntgenstr. 88, 669 (1958). — BRASS u. SANDRITTER: Über die Zunahme fulminanter Lungenembolien seit der Währungsreform in Frankfurt a. M. Ärztl. Forsch. 4, 662 (1950). — BRAUNER, F.: Eine neue Methode zur Bestimmung der Kreislaufzeit und zur Diagnostik von Durchblutungsstörungen der Extremitäten. Vorl. Mitt. Wien. med. Wschr. 104, 97 (1954). — BRAUNER, F., u. G. NIEBAUER: Die Bestimmung der Durchströmungsgeschwindigkeit mittels Fluoreszein bei peripheren Durchblutungsstörungen. Wien. med. Wschr. 105, 338 (1955). — BRECHT, K.: Fern- und Dauerregistrierung des Pulses mit dem „Infratonsystem“. Münch. med. Wschr. 95, 459 (1953). — BRECHT, K., u. H. BOUCKE: Neues elektrostatisches Tiefton-Mikrophon und seine Anwendung in der Sphygmographie. Pflügers Arch. ges. Physiol. 256, 43 (1952). — Die „Infraton-Oscillographie“, eine neue Methode zur Kontrolle der peripheren Durchblutung. Klin. Wschr. 31, 1051 (1953). — Zur Abnahme des Arterienpulses am Menschen mit dem Infraton-Mikrophon. Pflügers Arch. ges. Physiol. 257, 490 (1953). — Ein neuer Pulsabnehmer für Kleintiere. Naunyn-Schmiedeberg's Arch. exp. Path. Pharmak. 217, 399 (1953). — BREITNER, B.: Über Arteriographie bei Frostschäden. Chirurg 16, 8 (1944). — BREMER, F. W.: III. Zentralnervensystem und perniciöse Anämie. Ergebn. inn. Med. Kinderheilk. 41, 143 (1931). — BREMER, L.: Die Nerven der Kapillaren, der kleinen Arterien und Venen. Arch. mikr. Anat. 21, 663 (1882). — BRESLAUER, FR.: Die Pathogenese der trophischen Gewebsschäden nach der Nervenverletzung. Berl. klin. Wschr. 55, 1073 (1918). — Die Pathogenese der trophischen Gewebsschäden nach der Nervenverletzung. Dtsch. Z. Chir. 150, 50 (1919). — BRETT, R., u. H. THEISMANN: Medikamentöse Beeinflussung verschieden bedingter Erytheme. Naunyn-Schmiedeberg's Arch. exp. Path. 220, 295 (1953). — Zur Messung der Blutfülle in der lebenden menschlichen Haut. Naunyn-Schmiedeberg's Arch. exp. Path. Pharmak. 220, 437 (1953). — BRIGDEN, W., W. HOWARTH and E. P. SHARPEY-SCHAFER: Postural changes in the peripheral blood-flow of normal subjects with observations on vasovagal fainting reactions as a result of tilting, the lordotic posture, pregnancy and spinal anaesthesia. Clin. Sci. 9,

79 (1950). — BROCK, J., u. A. MALCUS: Über die Capillarresistenz im Kindesalter. Z. Kinderheilk. 56, 237 (1934). — BRODÉN, B., G. JÖNSSON and J. KARNELL: Thoracic aortography. Observations on technical problems connected with the method and various risks involved in its use. Acta radiol. (Stockh.) 32, 498 (1949). — BRODIE, B. C.: Lectures illustrative of various subjects in pathology and surgery. London: Longman, Brown, Green and Longmans. 1846. — BRODIE, T. B., and A. E. RUSSELL: On the determination of the rate of blood-flow through an organ. J. Physiol. (Lond.) 32, (1905). — BROEMSER, PH., u. O. F. RANKE: Die physikalische Bestimmung des Schlagvolumens des Herzens. Z. Kreisl.-Forsch. 25, 11 (1933). BROMAN, T.: Supravital analysis of disorders in the cerebrovascular permeability; a critical analysis of the technique and results obtained in experimental animals. Acta psychiat. (Kbh.) 25, 19 (1950). — BROMAN, T., B. FORSSMAN and O. OLSSON: Further experimental investigations of injuries from contrast media in cerebral angiography; summation of various injurious factors. Acta radiol. (Stockh.) 34, 135 (1950). — BROOKS, : Intra-arterial injection of sodium iodide. J. Amer. med. Ass. 87, 1016 (1924). — BROUET, G., et M. CASTILLON DU PERRON: Application de l'oxymètre de Brinkman à l'étude de la vitesse de circulation sanguine. Presse méd. 1953, 1479—1480. — BROUHA, L.: Action des acides aminés sur les veines et les capillaires. C. R. Soc. Biol. (Paris) 92, 202 (1925). — BROWN, A. E., and N. LEARNER: Analysis of blood flows in digital plethysmographs. Angiology 8, 109 (1957). — BROWN, E., C. S. WISE and E. O. WHEELER: Effect of local cooling on filtration and absorption of fluid in human forearm. J. clin. Invest. 25, 1031 (1947). — BROWN, E. E.: Evaluation of new capillary resistometer, petechiometer. J. Lab. clin. Med. 34, 1714 (1949). — BROWN, G. E.: Calorimetric studies of the extremities. III. Clinical data on normal and pathologic subjects with localized vascular disease. J. clin. Invest. 3, 369 (1926). — BROWN, G. E., and CH. SHEARD: Measurements of the skin capillaries in cases of polycythemia vera and the role of these capillaries in the production of the erythrosis. J. clin. Invest. 2, 423 (1926). — BROWN, N. W.: A simple method for the determination of venous pressure. Bull. Hopk. Hosp. 29, 93 (1918). — BRUCE, A.: Quart. J. exp. Physiol. 6, 339 (1913). Zit. nach KOHLER u. G. v. D. WETH, Z. klin. Med. 99, 205 (1924). — BRUCE, A. N.: Über die Beziehung der sensiblen Nervenendigungen zum Entzündungsvorgang. Naunyn-Schmiedeberg's Arch. exp. Path. Pharmak. 63, 424 (1910). — BRÜCK, K., u. H. HENSEL: Wärmedurchgang und Innentemperatur der menschlichen Extremitäten. Pflügers Arch. ges. Physiol. 257, 70 (1953). — BRÜCK, K., H. HENSEL, R. POCHE, A. ROTZLER u. K. SPANG: Strömungscalorimetrische Untersuchungen über die Beeinflußbarkeit der normalen und gestörten peripheren Durchblutung. Klin. Wschr. 30, 889—893 (1952). — BRÜDIGAM, B., u. J. MOELLER: Über ein atypisches Plasmocytom mit einer schweren Überempfindlichkeitsreaktion auf Perabrodil. Klin. Wschr. 35, 280 (1957). — BRÜGEL, H.: Die Messung der portalen Hypertension. III. Mitteilung. Die transduodenale Ätherzeit. Klin. Wschr. 31, 33 (1953). — BRÜNING, H.: Richtlinien für die Entsendung von Kindern in Bäder- und Klimaorte. Balneologe 6, 65 (1939). — BRÜSCHKE, G.: Untersuchungen über die Altersabhängigkeit der Kapillarresistenz beim Menschen. Z. ges. inn. Med. 6, 292 (1955). — BRUGSCH u. SCHITTENHELM: Klinische Diagnostik und Untersuchungsmethodik. Wien 1921. — BRUNSCHWIG, A., u. TH. S. WALSH: Resection of great veins on lateral pelvic wall. Surg. 88, 498 (1949). — BUCCIANTE, L.: Sulla struttura dei vasi prostatici dell'uomo. Atti Soc. med.-chir. Padova 23 (1945). — Anastomosi artero-venose e dispositivi regolatori del flusso sanguigno. Monit. zool. ital. 57, Suppl., 3 (1949). — BUCHANAN, WALLS and WILLIAMS: Studies in radiosodium clearance from the skin in man. Clin. Sci. 31, 321 (1954). — BUCHBINDER, H.: Die medizinischen Meßgeräte zur Kreislaufbestimmung und Entwicklung eines neuen Gerätes zur Blutdruckmessung. Diss. T. H. Dresden 1936. — BUCHBINDER, W. C., and H. SUGARMAN: Arterial blood pressure in cases of auricular fibrillation measured directly. Arch. intern. Med. 66, 625 (1940). — BUCHTALA, V., u. J. GERLACH: Mandrinkanülen zur Arteriographie. Zbl. Neurochir. 14, 118 (1954). BUCHTALA, V., u. H.-P. JENSEN: Die Probleme der zerebralen Angiographie. Fortschr. Röntgenstr. 82, 76 (1955). — BÜCHSEL, H., B. DUMSCHAT u. E. MEIER: Über das Muskelfibrillieren bei peripheren Durchblutungsstörungen. Z. ges. inn. Med. 8, 617 (1953). — BÜCHSEL, H., u. B. SCHMIDT: Untersuchungen über die Lagerungsprobe in der Diagnostik der peripheren Durchblutungsstörungen. Z. Kreisl.-Forsch. 40, 100 (1951). — BUERGER, L.: The circulatory disturbances of the extremities; including gangrene, vasomotor and trophic disorders. Philadelphia; W. B. Saunders Company 1924. — BÜRGER, M.: Die C-Hypovitaminose. In Handbuch der inneren Medizin, 3. Aufl., Band VI/2, S. 766. 1944. — BÜRGER, M., u. H. KNOBLOCH: Physiologischer Wert und nosologische Bedeutung der Manuvolumetrie. Münch. med. Wschr. 99, 581 (1957). — BUFF: Effect of cigarette smoking in the normal person. J. Amer. med. Ass. 157, 569 (1955). — BUGÁR-MÉSZÁROS, K. K., u. G. OKOS: Untersuchung der statischen Tonusveränderungen der Arterien unter normalen Umständen und bei Gefäßerkrankungen. Acta med. Acad. Sci. hung. 4, 35 (1953). — Investigations on changes of the static arterial tone in hypertension. Acta med. Acad. Sci. hung. 4, 177 (1953). — Untersuchung der Arteriolen mittels einer neuen Methodik der Messung der reaktiven Er-

wärmung. Acta vet. Acad. Sci. hung. 5, 47 (1954). — BUGUARD, L., P. GLEY et R. NONGUES: Nouvel appareil de mesure de la press. artér. basé sur l'emploi du quartz piézoelectrique. J. Physiol. Path. gén. 32, 5 (1934). — BURCH, G. E.: A new sensitive portable plethysmograph. Amer. Heart J. 33, 48 (1947). — Digital Plethysmography. New York 1954. — A method for measuring venous tone in digital veins of intact man. Evidence for increased digital venous tone in congestive heart failure. A.M.A. Arch. intern. Med. 94, 724 (1954). — The George E. Brown memorial lecture. Digital rheoplethysmography. Circulation 13, 641 (1956). — Selected quantitative applications of digital rheoplethysmography. Amer. Heart J. 52, 388 (1956). — Hepatojugularometer. An apparatus for quantitative control of pressure and force applied over the hepatic area for the hepatojugular reflex test. J. Amer. med. Ass. 165, 1274 (1957). — BURCH, G. E., A. E. COHN and C. NEUMANN: A study by quantitative methods of the spontaneous variations in volume of the finger tip, toe tip and postero-superior portion of the pinna of the resting normal white adults. Amer. J. Physiol. 136, 433 (1942). — BURCH, G. E., and J. A. CRONVICH: A new electrorheoplethysmograph. Zit. nach BURCH 1956, The George E. Brown memorial Lecture: Digital rheoplethysmography. Circulation 13, 641 (1956). — BURCH, G. E., and W. A. SODEMAN: A tonometer for measurement of tissue turgor in the human finger tip. Proc. Soc. exp. Biol. (N.Y.) 39, 125 (1938). — BURCH, G. E., and T. WINSOR: Phlebomanometer; a new apparatus for direct measurement of venous pressure in large and small veins. J. Amer. med. Ass. 123, 91 (1943). — BURCH, G. M., and MURTADHA: A study of the venomotor tone in a short intact venous segment of the forearm of man. Amer. Heart J. 51, 807 (1956). — BURCHELL, H. B.: Variations in the clinical and pathologic picture of patent ductus arteriosus. Med. Clin. N. Amer. 32, 911 (1948). — BURCKHARDT, W.: Über die Beziehungen der peripheren Zirkulation zur inneren Sekretion und zum Stoffwechsel an Hand von Hauttemperaturmessungen. Arch. Derm. Syph. (Berl.) 191, 137 (1950). — BURG, A. P. J. VAN DER: Changes in the capillary resistance. Acta med. scand. (Stockh.) 46, 448 (1953). — BURGER, H.: Über die Beeinflussung der Kapillarresistenz und der Kapillarpermeabilität in der Schwangerschaft durch Rutin. Z. Geburtsh. Gynäk. 135, 182 (1951). — BÜTTNER, K.: Physikalisches zum Wärmehaushalt des Menschen, insbesondere über die Wärmeabgabe durch Leitung. Klin. Wschr. 11, 1508 (1932). — Zur Physik der Bestimmung der menschlichen Energiebilanz im Zimmer und im Freien. Verh. dtsch. Ges. inn. Med. 45, 369 (1933). — Die Wärmeübertragung durch Leitung und Konvektion, Verdunstung und Strahlung in Bioklimatologie und Meteorologie. Berlin 1934. — Über den Einfluß der Blutzirkulation auf die Wärmeverfrachtung in der Haut. Strahlentherapie. 55, 333 (1936). — Über die Wärmestrahlung und die Reflexionseigenschaften der menschlichen Haut. Strahlentherapie 58, 345 (1937). — Bioklimatische Beobachtungen auf einer Afrikareise. 2. Reisebericht. (Über Ultraviolettstrahlung, Erythem, Hauttemperatur und Schwüle.) Dtsch. med. Wschr. 65, 472 (1939). — BURT, C. C.: Peripheral skin temperature in normal pregnancy. Lancet 1949 II, 787—790. — BURTON, A.C.: The range and variability of the blood flow of the human fingers and the vasomotor regulation of body temperature. Amer. J. Physiol. 127, 437 (1939). — BUSSE u. LENDLE: Nikotingewöhnung und Nebenwirkungen des Nikotins beim Rauchen. Medizinische 1954, 593. — BUSTAMANTE, R., E. PEREZ-STABLE, R. GUERRA y B. MILANES: Opacificacion de la aorta toracica por el cateterismo de la arteria humeral. Rev. cubana Cardiol. 11, 96 (1950).

CABRERA, E. C., y E. A. HERNÁNDEZ: Medicion del grado de desenrollamiento aortico a los rayos x y su relacion con el electrocardiograma. Arch. Inst. Cardiol. Méx. 23, 73 (1953). CACHERA, R., et F. DARNIS: Étude de la perméabilité capillaire chez le sujet normal. Ann. Méd. 51, 509 (1950). — CALLEBAUT, LEQUIME et DENOLIN: Determination oxymétrique de la vitesse circulatoire chez l'homme. Acta cardiol. (Brux.) 5, 137 (1950). — CAMP and ALLEN: Angiography. In GOLDEN, Ross, Diagnostic roentgenology. New York: Thomas Nelson and Sons 2, 1143 (1941). — CAMPBELL, D. A., and R. G. SMITH: The arteriographic examination of the lower extremity. Angiology 1, 100 (1950). — CAMPI, L., and S. ABEATICI: Latest experimental research on the histological lesions of the arterial walls caused by organ-iodate products used in arteriography. Radiol. med. (Torino) 36, 312 (1950). — CARINCI, M. P., A. ABBATI e A. T. FAGGIONI: Aspetti morfologici e funzionali dei piccoli vasi cutanei nell'età senile. Nota I. Modificazioni indotte dall'adrenalina e dall'istamina. Riv. med. Bologna 2, 69—84 (1956). — CARRIER, E. B.: Observation of living cells in the bat's wing. Physiol. pepers. Dedicated to Prof. A. KROGH, S. 1—9. Copenhagen: Levin und Numksgaard 1926. — CARRIER, E. B., and P. B. REHBERG: Capillary and venous pressure in man. Skand. Arch. Physiol. 44, 20 (1923). — CASTAGNA, R., et G. IMPALLOMENI: La phlébographie percutanée rétrograde sous effort. Tableaux phlébographiques dans le syndrome post-phlébitique. Compt. Rend. du IIe Congr. Internat. d'Angéilogie, Fribourg/Suisse, Sept. 1955. Editions universitaires, Fribourg 1956, S. 510. — CASTELLANOS, M., and W. C. GIBSON: Abnormality of the capillary nail bed. Arch. Neurol. Psychiat. (Chicago) 63, 140 (1950). — CASTELLANOS, A., and P. PEREIRAS: La cavografia inferior. Arch. Med. int. 4, 362 (1938). — Retrograde or counter-current aortography. Amer. J. Roentgenol. 63, 559 (1950). — CASTELLANOS, A.,

P. PEREIRAS y O. GARCIA: Evolucion historica de la aortografia. Rev. cubana Cardiol. **11**, 1 (1950). — CASTRO: La temperatura cutanea en algunos estados patologicos: arterioscelerosis obliterante, enfermedad de Leo-Buerger, y Sindrome de Lériche. Rev. argent. Cardiol. **21**, 197 (1954). — CATCHPOLE, B. N., and R. P. JEPSON: An evaluation of certain vasodilator drugs by a heat flow technic. Circulation **9**, 408 (1954). — CAVAZZANA, P.: Dispositivi di blocco e cellule epitelioidi nei vasi della cute ascellare e perianale dell'uomo. Atti Soc. med.-chir. Padova **23**, 3 (1945). — Disposizioni di chiusura, anastomosi arterovenose e cellule muscolo-epitelioidi nei vasi cutanei. Riv. Morf. **22**, 1 (1946). — CERETTI, A.: Methoden der Plethysmographie und Strömungsgeschwindigkeitsmessung beim Menschen. Compt. Rend. der IIe Internat. Congr. d'Angéiologie, Fribourg 1956, p. 191. — CHAMBARD: Dermatoneurose stéréograph. chez un imbécile alcool. Arch. Neurol. (Paris) **5**, 8 (1889). — CHAMBERS, R.: Blood capillary circulation under normal conditions and in traumatic shock. Nature (Lond.) **162**, 835 (1948). — Ann. N. Y. Acad. Sci. **4**, 549 (1948/49). — CHAMBERS, R., and B. W. ZWEIFACH: Endothelial cement in relation to permeability. J. cell. comp. Physiol. **15**, 255 (1940). — Topography and function of the mesenteric capillary circulation. Amer. J. Anat. **75**, 173 (1944). — Intercellular cement and capillary permeability. Physiol. Rev. **27**, 436 (1947). — CHAMBRAUD, M. R.: La phlébographie pelvienne par voie transosseuse. Gynéc. et Obstét. **50**, 447 (1951). — CHAPMAN, D. G.: Peripheral vascular disease. Virginia med. Monthly **68**, 247 (1941). — CHARCOT: Compt. rend. et Memoires de la Soc. de Biologie, 2. Sér. Progrès méd. (Paris) 1887, Nr. 32 et 33. Zit. nach ERB. — CHATTON, P., H. LATOUR et L. CONSTANTIN: Étude tomographique de l'aorte et de l'artère pulmonaire gauche au cours de différentes affections cardiovasculaires. J. Radiol. Électrol. **31**, 347 (1950). — CHIAVACCI, L. V., and T. J. PUTNAM: Capillaroscopic observations in cases of multiple sclerosis. Arch. Neurol. Psychiat. (Chicago) **61**, 577 (1949). — CHIAVERINI, P.: Ricerche di oscillografia simultanea e bilaterale degli arti nel vacchio. G. Geront. **2**, 115 (1954). — CHILD, C. G., W. O'SULLIVAN, M. PAYNE and MCCLURE: Portal venography. Radiology **57**, 691 (1951). — CHINARD, F. P., and L. B. FLEXNER: Capillary permeability. Bull. Johns Hopk. Hosp. **88**, 489 (1951). — CHOBOT, R.: Significance of tobacco reactions in allergic children. J. Allergy **6**, 383 (1935). — CLARA, M.: Die arteriovenösen Anastomosen der Vögel und Säugetiere. Ergebn. Anat. Entwickl.-Gesch. **27**, 246 (1927). — Arteriovenöse Nebenschlüsse. Verh. dtsch. Ges. Kreisl.-Forsch. **11**, 226 (1935). — Über arterio-venöse Anastomosen. Münch. med. Wschr. **83**, 651 (1936). — Bau und Bedeutung der arterio-venösen Anastomosen. Zbl. Chir. **64**, 642 (1937). — Die arteriovenösen Anastomosen, 1. Aufl. Leipzig 1939. — Über die morphologischen Grundlagen der peripheren Kreislaufregulation mit besonderer Berücksichtigung der arterio-venösen Anastomosen. Nova Acta Leopoldina, N. F. **10**, 532 (1942). — Die morphologischen Grundlagen der peripheren Kreislaufregulation mit besonderer Berücksichtigung der arterio-venösen Anastomosen. 73. Internat. Fortbildungskurs Salzburg 1944. — Untersuchungen über den feineren Bau des Grundhäutchens bei den Blutcapillaren des Gehirns. Dtsch. Z. Nervenheilk. **171**, 62 (1953). — Die arteriovenösen Anastomosen, 2. Aufl. Wien: Springer 1956. — CLARK, E. R.: Arterio-venous anastomoses. Physiol. Rev. **18**, 229 (1938). — COBET, R.: Die Hauttemperatur des Menschen. Ergebn. Physiol. **25**, 439 (1926). — COBET, R., u. F. BRAMIGK: Über Messung der Wärmestrahlung der menschlichen Haut und ihre klinische Bedeutung. Dtsch. Arch. klin. Med. **144**, 45 (1924). — COHEN, L.: A new instrument for determination of venous pressure by direct method. J. Lab. clin. Med. **22**, 94 (1936). — COHNHEIM, J.: Über Entzündung und Eiterung. Virchows Arch. path. Anat. **40**, 1 (1867). — Untersuchungen über die embolischen Prozesse. Berlin 1872. Zit. nach LEWIS 1927. — COLLENS, W. S., M. A. ALTMAN and A. B. STERN: A motorized treatmill: a method for quantitating intermittent claudication. Amer. J. med. Sci. **230**, 190 (1955). — COLLENS, W. S., and N. D. WILENSKY: Two quantitative tests of peripheral vascular obstruction. Amer. J. Surg. **34**, 71 (1936). — Peripheral vascular diseases. Springfield, Ill.: Thomas 1953. — COLLENS, W. S., J. D. ZILINSKY and L. C. BOAS: Clinical vibrometer. Amer. J. Med. **1**, 636 (1946). — CONTI, G.: Disposizioni di chiusra e decorso glomerulare nelle arteriole nutritive della parete dell'aorta e della carotide interna. Atti Soc. med.-chir. Padova **23**, 1 (1945). — Arterie di blocco anastomosi arterio-venose nel cuore dell'uomo. Atti Soc. med.-chir. Padova **23**, 5 (1945). — Contributi alla conoscenza dei dispositivi regolatori del flusso sanguigno lungo i vasi arteriosi e venosi del pene dell'uomo. Boll. Soc. ital. Biol. sper. **26**, 1 (1950). — Indagini morfologiche e considerazioni funzionali sull'albuginea dei corpi cavernosi del pene e dell'uretra dell'uomo. Boll. Soc. ital. Biol. sper. **26** (1950). — CONWAY, H., B. ROSWIT, R. B. STARK and R. YALOW: Radioactive sodium clearance as a test of circulatory efficiency of tubed pedicles and flaps. Proc. Soc. exp. Biol. (N. Y.) **77**, 348 (1951). — COOPER, F. W., D. C. ELKIN, P. C. SHEA and E. W. DENNIS: The study of peripheral vascular disease with radioactive isotopes. Part II. Surg. Gynec. Obstet. **88**, 711 (1949). — COOPER, J. F.: Translumbar aortography. Bull. New Engl. med. Cent. **12**, 199 (1950). — COOPER, K. E., K. W. CROSS, A. D. M. GREENFIELD, D. MCK. HAMILTON and H. SCARBOROUGH: A comparison of methods for ganging the blood flow trough the hand. Clin. Sci. 8, 127 (1949). — COOPER, K. E., O. G. EDHOLM, G. J. FLETCHER, R. H. FOX and R. K.

MACPHERSON: J. Physiol. (Lond.) **125**, 56 P (1954). — COOPER, K. E., and D. M. KERSLAKE: Abolition of nervous reflex vasodilatation by sympathectomy of heated area. J. Physiol. (Lond.) **119**, 18 (1953). — COOPER, K. E., and D. WOODMAN: Diffusion of antiseptics through agar gels, with special reference to agar cup assay method of estimating activity of penicillin. J. Path. Bact. **58**, 75 (1946). — COOPER, W. M.: Clinical experiences in use of radioactive phosphorus. Amer. Practit. **2**, 852 (1951). — COPE, O., and F. D. A. MOORE: A study of capillary permeability in experimental burns and burn shock using radioactive dyes in blood and lymph. J. clin. Invest. **23**, 241 (1944). — COPLEY, A. L.: The ecchymotic test for capillary hemorrhagic diathesis. Science **107**, 201 (1948). — COPLEY, A. L., and R. CHAMBERS: Experimentally-induced petechial hemorrhage and white embolization in the rabbit's nictitating membrane. Amer. Heart J. **45**, 237 (1953). — CORBOZ, J. R.: Contribution à l' étude de la vitesse du courant sanguin dans les artères. Experientia (Basel) **3**, 377 (1947). — CORONINI: Über die gefäßregulatorischen Einrichtungen im Periportalfeld der Leber. Zbl. allg. Path. path. Anat. **82**, 241 (1944). — COTRIM, E. S.: Cardiac, blood pressure and respiratory effects of some contrast media. The dangers of overdosis. Vortr. VII. Internat. Radiol. Kongr. Kopenhagen, Juli 1953. — COXE, W. S., H. B. SHUMACKER jr. and L. W. FREEMAN: Impedance plethysmography in study of peripheral circulation. Arch. Surg. (Chicago) **65**, 611 (1952). — CRANLEY jr., J. J. and coworkers: A critique of laboratory methods in peripheral vascular disease. Surgery **31**, 74 (1952). — CRAWFORD, J. H., and H. ROSENBERGER: An apparatus for cinematographic observation of human skin capillaries. J. clin. Invest. **2**, 343 (1926). — CREGG, SMITH, WILSON and BULL: Cardioangiography. Radiology **65**, 368 (1955). — CREVASSE, L. E., and R. B. LOGUE: Carotid artery murmurs. J. Amer. med. Ass. **167**, 2177 (1958). — CRUCHAUD, S.: Relation entre l'activité thérapeutique des antihistaminiques de synthèse et leur action sur la permeabilité capillaire. Praxis S. 775—777 (1951). — CRUVEILHIER, J.: Anatomie pathologique du corps humain, tome 1, part 16, p. 6. Paris: J. B. Ballière 1829—1835. — CSURDA, O.: Angiomatöse Tumoren des Schläfenbeines. Mschr. Ohrenheilk. **82**, 164 (1948). — CURRI S. B., and F. TISCHENDORF: Ricerche sperimentali sull'istofisiologia e istopatalogia delle anastomosi arterovenose. Riv. Anat. path. **10**, 741 (1956). — CURRI, S. B., F. TISCHENDORF u. G. C. MAGGI: Experimentelle Untersuchungen zur Histophysiologie und -pathologie der arterio-venösen Anastomosen (nach Lebendbeobachtungen am Kaninchenohr). II. Mitteilung: Der Einfluß venöser Stauung, kreislaufwirksamer Pharmaka und der Vagotonie auf das Mikrooszillogramm. Acta neuroveg. (Wien) **14**, 149 (1956). — CURTILLET, E.: Les anastomoses artério-veineuses (Glomus neuro-vasculaire de Masson). Ann. Anat. path. méd.-chir. **16**, 327 (1939). — CURTIS, J. B.: Cerebral angiography. Brit. J. Surg. **38**, 295 (1951). — CUTTER, I. S., and C. A. JOHNSON: Studies on capillary fragility: a device for the study of capillary hemorrhage. J. Amer. med. Ass. **105**, 505 (1935).

DACK, S., and D. H. PALEY: Electrokymography. II. The great vessel and auricular electromykograms. Amer. J. Med. **12**, 447 (1952). — DALE, H. H.: J. Pharmacol. exp. Ther. **6**, 147 (1914). — DALE, H. H., and P. LAIDLAW: Histamine shock. J. Physiol. (Lond.) **52**, 355 (1919). — DALE, H. H., and A. N. RICHARDS: The vasodilator action of histamine and of some other substances. J. Physiol. (Lond.) **52**, 110 (1918). — DALLDORF, G.: A sensitive test for subclinical scurvy in man. Amer. J. Dis. Child. **46**, 794 (1933). — DAMÉ, Z. A.: Kreislauffunktionsstörungen beim Hirninsult. Ter. Arh. **23**, 39 (1951) [Russisch]. — DANZER u. D. R. HOOKER: Determination of the capillary blood pressure in man with the micro capillary tonometer. Amer. J. Physiol. **52**, 136 (1920). — DARNIS, F.: Les méthodes de mesure de la permeabilité capillaire. Presse méd. **44**, 917 (1951). — Untersuchungen über die Kapillarpermeabilität bei Gesunden und Leberkranken. In BARTELHEIMER u. KÜCHMEISTER, Kapillaren und Interstitium, S. 139. Stuttgart: Georg Thieme 1955. — DASTRE et MORAT: Système nerveux vasomoteur, p. 330. Paris 1884. — DAVIS and LANDAU: Capillary microscopy in rheumatic fever. A.M.A. Arch. intern. Med. **97**, 51 (1956). — DAVIS, E.: Proc. roy. Soc. Med. **39**, 314 (1945). — Capillary microscopy, with special reference to capillary petechiae. Amer. J. med. Sci. **212**, 192 (1946). — Clinical method for measuring capillary blood pressure and its application in hypertension. Arch. intern. Med. **91**, 715 (1953). — DAVIS jr., F. W., W. R. SCARBOUROUGH, R. E. MASON, M. L. SINGEWALD and B. M. BAKER jr.: The effects of exercise and smoking on the electrocardiograms and ballistocardiograms of normal subjects and patients with coronary artery disease. Amer. Heart J. **46**, 529 (1953). — DAWYDOWSKIE: Die pathologische Anatomie und Pathologie des Fleckfiebers. Ergebn. allg. Path. path. Anat. **20**, 723 (1923). — DE BAKEY, M. E., G. BURCH, TH. RAY and A. OCHSNER: The „borrowing-lending" hemodynamic phenomenon (hemometakinasia) and its therapeutic application in peripheral vascular disturbances. Ann. Surg. **126**, 850 (1947). — DECKER, H.: Bioklin. Beibl. meteorol. Z. **2**, 5 (1935). — DECKER, K.: Percutane Vertebralis-Arteriographie. Nervenarzt **22**, 32 (1951). — Entwicklung und Bedeutung der Vertebralisangiographie. Fortschr. Röntgenstr. verein. mit Röntgenprax. **83**, 301 (1955). — DECKER, K., u. E. HOLZER: Gefäßverschlüsse im Carotis- und Vertebralisangiogramm. Fortsch. Röntgenstr. verein. mit Röntgenprax. **80**, 565 (1954). — DECOURT, P., et R. DUCROT: Étude sur la perméabilité

capillaire; action de la callicréine; actions antagonistes. C. R. Soc. Biol. (Paris) **145**, 353 (1951). — DEGKWITZ, R.: Zur Technik der klinischen Venendruckmessung. Z. klin. Med. **149**, 46 (1952). — DELIUS, L., F. ODENTHAL u. G. HOMANN: Untersuchungen zur Regulation des venösen Rückstroms. II. Mitt. Über den Einfluß der Skeletmuskulatur auf den venösen Rückfluß. Z. klin. Med. **146**, 237 (1950). — DELIUS, L., F. ODENTHAL, C.-H. KELLER u. I. SCHLEIP: Untersuchungen zur Regulation des venösen Rückstroms. I. Mitt. Über Eigenfunktionen im Bereich des Venensystems. Z. klin. Med. **146**, 224 (1950). — DEMBOWSKI, U., H. M. HASSE u. H. KÖBLE: Zwischenfälle bei Angiographien. Z. Kreisl.-Forsch. **44**, 959 (1955). — DEMEL, R., u. M. SGALITZER: Zur diagnostischen Bedeutung der Venographie. Chirurg **6**, 611 (1934). — DEMLING, L.: Arterielle Durchblutung des Magens. 61. Kongr. Inn. Med. 1955. Ref. Münch. med. Wschr. **97**, 617 (1955). — DEMLING, L., u. R. GROMOTKA: Aussprache zu W. TRUTSCHEL. Kongr. inn. Med. **63**, 564 (1957). — DEMLING, L., F. WACHSMANN u. F. WOLF: Die Bestimmung des Kapillardruckes an der Rektumschleimhaut zur Beurteilung des Pfortaderdruckes. Dtsch. med. Wschr. **81**, 1153 (1956). — DENECKE, K.: Symptomatische Aufteilung der Endarteriitis obliterans. Zugleich ein Versuch zur Klärung der Ätiologie. Langenbecks Arch. klin. Chir. **201**, 339 (1941). — DENISON jr., A. B., M. P. SPENCER and H. D. GREEN: A square wave electromagnetic flowmeter for application to intact blood vessels. Circulat. Res. **3**, 39 (1955). — DENSTAD, T.: Abdominal aortography. Acta radiol. (Stockh.) **38**, 187 (1952). — D'ERRICO, G., e L. PISCITELLI: Aortografia abdominale retrograda per via femorale; ricerche sperimentali. Rif. med. **64**, 699 (1950). — DETERLING jr., R. A.: Direct and retrograde aortography. Surgery **31**, 88 (1952). — DEUTSCH, F.: Thus speaks the body. II. A psychosomatic study of vasomotor behaviour (capillaroscopy and plethysmography). Acta med. orient. (Tel-Aviv) **9**, 199 (1950). — DIAZ-RUBIO, M., y V. PLANAS-HEVIA: La topografia normal de la resistencia capilar. Rev. clin. esp. **37**, 13 (1950). — DICKSON, J. A.: The effect of limb position on the vasodilator response to cold in the finger. J. Physiol. (Lond.) **135**, 93 (1957). — DIEM, E.: Die Beeinflussung der Kapillarresistenz durch exogene und endogene Faktoren. Cardiologia (Basel) **9** (1945). — DILLON, J. B., and A. B. HERTZMAN: Form of volume pulse in finger pad in health, arteriosclerosis and hypertension. Amer. Heart J. **21**, 172 (1941). — DIMTZA, A.: Arteriographie und Venographie mit Joduron. Radiol. clin. (Basel) **16**, 2 (1947). — Technique et indication de la phlébographie. Méd. et Hyg. (Genève) **15**, 9 (1959). — Technik und Bedeutung der Venographie der Extremitäten. Radiol. clin. (Basel) **20**, 198 (1951). — DIMTZA, A., u. W. JAEGER: Arteriographie nach Unfällen. Z. Unfallmed. Berufskr. **10** (1937). — Zur Technik der Extremitätenarteriographie. Ein neues Zusatzgerät: Die Schiebeblende. Radiol. Rdsch. **7**, 203 (1938). — Über die Indikation der Arteriographie. Fortschr. Röntgenstr. **58**, 40 (1938). — Zur Technik der Arteriographie der unteren Extremitäten. Zbl. Chir. **65**, 355 (1938). — Zur Arteriographie der Extremitäten. Langenbecks Arch. klin. Chir. **196**, 631 (1939). — DITTMAR, F., u. E. HENNIG: Kapillarmikroskopische Untersuchungen von Novocain und anderen gefäßwirksamen Substanzen. Z. ges. inn. Med. **6**, 496 (1951). — DITZEL, J., and R. W. CLAIR: Clinical method of photographing the smaller blood vessels and the circulating blood in the bulbar conjunction of human subjects. Circulation **10**, 277 (1954). — DOBLER, T.: Vergleichende kapillarmikroskopische Untersuchungen bei der Behandlung peripherer Durchblutungsstörungen. Ther. Umsch. **10**, 89 (1953). — DOBSON, E. L., G. F. WARNER, C. R. FINNEY and M. E. JOHNSTON: The measurement of liver circulation by means of the colloid disappearance rate. I. Liver blood flow in normal young men. Circulation **7**, 690 (1953). — DÖRING, G. K., u. H. RIECKE: Über tagesperiodische Schwankungen der Capillarresistenz. Klin. Wschr. **30**, 1098 (1952). — DÖRNER, J.: Zur Ursache der primären Mehrdurchblutung der Skeletmuskulatur nach Injektion von Adrenalin und Arterenol. Pflügers Arch. ges. Physiol. **257**, **464** (1953). — Tierexperimentelle Studien zur Frage der Kreislaufwirkungen des Adrenalins und Arterenols. Arch. Kreisl.-Forsch. **21**, 88 (1954). — DÖRNER, J., u. H. J. KUSCHKE: Handelt es sich bei der auf nervösem Wege ausgelösten Gefäßdilatation nach Injektion von Adrenalin und Arterenol um eine Senkung des Sympathicotonus oder um eine Erregung vasodilatatorischer Nervenfasern? Naunyn-Schmiedeberg's Arch. exper. Path. Pharmakol. **222**, 199 (1954). — DOGLIOTTI u. TAGLIONE: Die Durchgängigkeit der menschlichen Capillaren nach den Konzentrationskurven für Glykose, die in die Art. humeralis injiziert und aus der V. mediana entnommen wurde. Boll. Soc. ital. Biol. sper. **9**, 859 (1934). Zit. nach DARNIS, Presse méd. **59**, **44**, 917 (1951). — DOLAN, L. P.: Allergic death due to intravenous use of diodrast. J. Amer. med. Ass. **114**, 138 (1940). — DOMINI, G., u. H. REIN: Kommt Kohlensäure als physiologisches Regulans im peripheren Kreislauf in Frage. Pflügers Arch. ges. Physiol. **246**, 608 (1943). — DONAT, K., u. R. PIRTKIEN: Eine neue Methode zur Bestimmung der peripheren Kreislaufzeit. Klin. Wschr. **31**, 670 (1953). — DONATI, G. S.: Arteriography; localization of embolus of common iliac artery by means of retrograde abdominal aortography, embolectomy; restored permeability of the iliac artery. Atti Accad. Fisiocr. Siena **18**, 128 (1950). — DONDERS: Lehrbuch der Physiologie. Leipzig 1859. Zit. nach KNEBEL u. WICK 1958. — DONEGAN, J. F.: The physiology of the veins. J. Physiol.

(Lond.) **55**, 226 (1921). — DONEGAN, J. M., and W. A. THOMAS: Capillary fragility and cutaneous lymphatic flow in relation to systemic and retinal vascular manifestations; rutin therapy. Amer. J. Ophthal. **31**, 671 (1948). — DONZELOT, E., A. MEYER-HEINE y I. BENZECRY: La piezografia arterial. Prens. méd. argent. **37**, 816 (1950). — Interes práctico de la piezografia arterial indirecta en el ánalisis de las hipertensiones leves. Rev. clin. esp. **41**, 378 (1951). — DONZELOT, E., A. MEYER-HEINE et E. CHARTRAIN: La piézographie artérielle. Son intérêt dans l'hypertension et les atteintes artérielles. Presse méd. **1954**, 379—381. — DONZELOT, E., A. MEYER-HEINE, KOLOSY et E. CHARTRAIN: Le piézogramme carotidien, reflêt des résistances et de l'atteinte artérielle dans la maladie hypertensive. Arch. Mal. Coeur **45**, 224 (1952). — DONZELOT, E., J. B. MILOVANOVICH et A. MEYER-HEINE: Piézographie et diagraphie artérielles chez l'homme normal. Arch. Mal. Coeur **43**, 1013 (1950). — DORNHORST, A. C., and R. F. WHELAN: The blood flow in muscle following exercise and circulatory arrest: the influence of reduction in effective local blood pressure, of arterial hypoxia and of adrenaline. Clin. Sci. **12**, 33—40 (1953). — DORSCHEID: Beitrag zum Elektrodermatogramm nach REGELSBERGER. Z. ges. inn. Med. **8**, 813 (1953). — DORTENMANN, S.: Der „oszillographische Stautest", ein neues Untersuchungsverfahren zur Beurteilung des Gefäßreaktionsvermögens im Bereich der Extremitäten. Medizinische **1953**, 682. — DOSS, A. K.: Translumbar aortography: its diagnostic value in urology. J. Urol. (Baltimore) **55**, 594 (1946). — DOSS, A. K., G. C. THOMAS and T. B. BOND: Renal arteriography. Its clinical value. Tex. State J. Med. **38**, 277 (1942). — DOTTER, PAYNE and O'SULLIVAN: Catheterization of the portal vein in man following portocaval anastomosis. Ann. Surg. **132**, 310 (1950). — DOTTER, CH. T., and F. S. JACKSON: Death following angiocardiography. Radiology **54**, 527 (1950). — DOTTER, CH. T., D. J. ROBERTS and I. STEINBERG: Aortic length: angiocardiographic measurements. Circulation **2**, 915 (1950). — DOTTER, CH. T., and I. STEINBERG: Clinical angiocardiography: a critical analysis of the indications and findings. Ann. intern. Med. **30**, 1104 (1949). — The angiocardiographic measurement of the normal great vessels. Radiology **52**, 353 (1949). — Angiocardiographic study of the pulmonary artery. J. Amer. med. Ass. **139**, 566 (1949). — Rapid serial contrast angiography. Angiology **2**, 173 (1951). — DOTTER, CH. T., I. STEINBERG and R. P. BALL: Angiography. Circulation **3**, 606 (1951). — DOUPE, J., and R. M. CHERNIACK: The use of priscoline (2-benzylimidazoline hydrochloride) as a test in occlusive arterial disease. Canad. J. Res., **28**, 222 (1950). — DOUTRE, L. P., et BOUYSSOU: Phlebographie par injection dans l'artère tibiale posterieure. Presse méd. **59**, 737 (1951). — DRASNAR: Intraspongiöse Dauertropfinfusion. Schweiz. med. Wschr. **76**, 36 (1946). — DUBNOFF, M. v., u. R. TAUGNER: Sonnenbestrahlung und Kapillarabdichtung. Vergleichende Untersuchungen über die Stärke der kapillarabdichtenden Wirkung des Sonnenlichtes in Heidelberg, St. Moritz und auf der Corviglia. Z. Vitamin-, Hormon- u. Fermentforsch. **5**, 272 (1953). — DUCUING, P.: La phlébographie pelvienne. Par voies veineuse, osseuse et utérine. Application à l'étude des phlébites et des cancers. Paris: Masson & Cie. 1954. — DUCUING, J., P. GUILHEM, A. ENJALBERT, R. BAUX and J. PAILLÉ: Les différentes voies d'exploration pelvienne par la phlébographie. J. Radiol. Électrol. **32**, 713 (1951). — DUCUING, J., P. GUILHEM, A. ENJALBERT, J. POULHÈS et R. BAUX: Le point de départ des phlébites postopératoires. Presse méd. **21**, 353 (1950). — DUCUING, J., H. PONS et A. ENJALBERT: L'aortographie abdominale (Technique, incidents et accidents, indications, isonographie). J. Radiol. Électrol. **30**, 497 (1949). — DUFF, PATTERSON and WHELAN: The effect of intra-arterial antihistamines on the hyperaemia following temporary arrest of the circulation in the human forearm. Clin. Sci. **14**, 267 (1955). — DUMM, J. F.: Dermografismo y pruebas intracutaneas con alergenos. Alergia (Méx.) **6**, 64 (1952). — DUMSCHAT: Inaug.-Diss. Rostock 1952. — DUNSMORE, R., W. B. SCOVILLE and B. B. WHITCOMB: Complications of angiography. J. Neurosurg. **8**, 110 (1951). — DURYEE, A. W.: Methods of examination of the peripheral vessels. Med. Clin. N. Amer. **34**, 887 (1950). — Symposium on differential diagnosis of internal disease; some diagnostic tests for peripheral vascular disease. Med. Clin. N. Amer. **38**, 781 (1954). — DZIALLAS, P.: Über das Vorkommen von Klappen in kleinsten Venen beim Menschen. Z. Anat. Entwickl.-Gesch. **114**, 309 (1949).

EBBECKE, U.: Über die chemische Regulierung der Blutverteilung. Zbl. Physiol. **28**, 725 (1914). — Die lokale vasomotorische Reaktion der Haut und der inneren Organe. Pflügers Arch. ges. Physiol. **169**, 1 (1917). — Einfache Beobachtungen zur Erfassung der Kapillarfunktionen. In BARTELHEIMER u. KÜCHMEISTER, Kapillaren und Interstitium, S. 63. Stuttgart: Georg Thieme 1955. — ECKERT, H., J. GLEISS u. F. KÜSTER: Beiträge zur Pathogenese des akuten Rheumatismus. 1. Mitt. Die Bedeutung der Permeabilitätsstörung. Z. Kinderheilk. **72**, 452 (1953). — ECKL, E., u. A. JARISCH: Die Temperaturempfindungen bei der reaktiven Hyperämie. Festschrift Prof. SIEGLBAUER. Forschungen und Forscher der Tiroler Ärzteschule 1945—1947. — EDHOLM, O. G.: The peripheral circulation. Ann. Rev. Physiol. **12**, 311 (1950). — EDHOLM, O. G., and SH. HOWARTH: Studies on the peripheral circulation in osteitis deformans. Clin. Sci. **12**, 277 (1953). — EDHOLM, P., and S. I. SELDINGER: Percutaneous catheterization of the renal artery. Acta radiol. (Stockh.) **45**, 15 (1956). —

EDWARDS, E. A.: The status of vasography. New Engl. J. Med. 209, 1337 (1933). — Functional anatomy of the portasystemic communications. A.M.A. Arch. intern. Med. 88, 137 (1951). — EDWARDS, E. A., and J. E. EDWARDS: The effect of thrombophlebitis on the venous valves. Surg. Gynec. Obstet. 65, 310 (1937). — EDWARDS, E. A., and H. D. LEVINE: Auscultation in the diàgnosis of compression of the subclavian artery. New Engl. J. Med. 247, 79 (1952). — Peripheral vascular murmurs: Mechanisms of production and diagnostic significance. Arch. intern. Med. 90, 284 (1952). — EDWARDS, E. A., and N. L. ZIMMERMAN: Evaluation of intermittent claudication by direct stimulation ergometry. II. Results after arterial reconstruction or sympathectomy. Circulation 14, 930 (1956). — EHARDT, K., u. P. KNEIP: Geburtsh. u. Frauenheilk. 1 (1943). Zit. nach W. H. HILSCHER 1955. — EHRHARDT, L.: Maligne entarteter Glomustumor der Großzehe. Zbl. allg. Path. path. Anat. 88, 208 (1952). — EHRING, F.: Resistenz und Permeabilität der terminalen Hautstrombahn. Z. Haut- u. Geschl.-Kr. 10, 341—342 (1951). — Capillarmikroskopische Bestimmung konstitutioneller Permeabilitätsstörungen an der terminalen Hautstrombahn. Ärztl. Wschr. 5, 45 (1950). — EHRLICH, P.: Dtsch. med. Wschr. 8, 21, 35, 54 (1882). — EICHLER, O., F. LINDER u. K. SCHMEISER: Untersuchungen des peripheren Kreislaufs mit radioaktivem Natrium. Klin. Wschr. 27, 480 (1949). — EICHNA, L. W., and J. BORDLEY: Studies of cutaneous capillary blood pressure in man. J. clin. Invest. 18, 491 (1939). — III. Capillary blood pressure in man. Comparison of direct and indirect methods of measurement. J. clin. Invest. 18, 695 (1939). — EJRUP, B.: Tonoszillography after exercise. Diss. med. Stockholm, Karolinska Inst. 19. Mai 1948. — Tonoscillography after exercise as an early diagnostic method in organic peripheral arterial disease. Acta med. scand. 138, Suppl. 239, 347—355 (1950). — Fluorescein after exercise: a method of investigation in peripheral arterial diseases. Angiology 4, 253—267 (1953). — Europäisches Gespräch in Darmstadt 11./12. November 1955 über Angiologie im Rahmen der Gesamtmedizin. — EKBOM, K. A.: Restless legs. A report of 70 new cases. Acta med. scand. 138, Suppl. 246, 64—68 (1950). — EKBOM, K. A., B. JERNELIUS and E. KUGELBERG: Notes on variations in muscle stretch reflexes in relation to tremor in parkinsonism. Acta med. scand. 141, 301 (1952). — ELIAS, H.: Histology and dynamics of capillares and arteries. Part III. Dent. Dig. 56, 536 (1950). — ELIASSON, S., B. FOLKOW, P. LINDGREN and B. UVNÄS: Activation of sympathetic vasodilator nerves to skeletal muskles in cat by hypothalamic stimulation. Acta physiol. scand. 23, 333 (1951). — ELIASSON, S., P. LINDGREN and B. UVNÄS: Representation in the hypothalamus and the motor cortex in the dop of the sympathetic vasodilator outflow to the skeletal muscles. Acta physiol. scand. 27, 18 (1952). — ELKIN, D. C., F. W. COOPER jr., R. H. ROHRER, W. B. MILLER, P. C. SHEA jr. and E. W. DENNIS: The study of peripheral vascular disease with radioactive isotopes. Part I. Surg. Gynec. Obstet. 87, 1 (1948). — ELLEGAST, H.: Die Bedeutung der Rhodanmethode für die Klinik. In BARTELHEIMER u. KÜCHMEISTER, Kapillaren und Interstitium, S. 179. Stuttgart: Georg Thieme 1955. — ELLINGER, P., u. A. HIRT: Mikroskopische Untersuchungen an lebenden Organen: Zur Funktion der Froschniere. Naunyn-Schmiedeberg's Arch. exp. Path. Pharmak. 145, 193 (1929). — ELLIOT, R. V., and M. E. PECK: Thrombotic occlusion of aorta as demonstrated by translumbar aortograms. Amer. med. Ass. 148, 426 (1952). — ELLIS, L. B., and S. WEISS: The local and systemic effects of arterio-venous fistula on the circulation in man. Amer. Heart. J. 5, 635 (1930). — Measurement of capillary pressure under natural conditions and after arteriolar dilatation in normal subjects and in patients with arterial hypertension and with arteriosclerosis. J. clin. Invest. 8, 47 (1930). — ELSCHNIG, A.: Diabetes und Augenerkrankungen. Med. Klin. 25, 49 (1929). — EMMELIN, K., and N. EMMELIN: Histamine and reactive hyperemia. Acta physiol. scand. 14, 16 (1947). — EMMRICH, R.: Verhandlungsbericht 17. Jahrestagung der dtsch. Gesellsch. für Kreislaufforschung 30. 3. bis 1. 4. 1951 in Bad Nauheim. Dtsch. med. Wschr. 76, 781 (1951). — ENRIA, G.: Curve pletismografiche di arti trattati con l'arterioterapia. Pat. sper. 38, 89-(1949). — Latermometria cutanea nella di scriminazione diagnostica e prognostica delle arteriopatie croniche periferiche. Valore della prova di Malan e Enria. Minerva chir. (Torino) 7, 664 (1952). — EPPINGER, H.: Die seröse Entzündung. Wien 1935. — Über Permeabilitätsänderungen im Kapillarbereiche. Verh. dtsch. Ges. Kreisl.-Forsch. 11, 166 (1938). — Die Permeabilitätspathologie als Lehre vom Krankheitsbeginn. Wien: Springer 1949. — EPPINGER, H., u. L. HESS: Die Vagotonie. Berlin 1910. — EPPINGER, H., F. KISCH u. H. SCHWARZ: Das Versagen des Kreislaufs. Berlin: Springer 1927. — ERB, W.: Über Dysbasia angiosclerotica („intermittierendes Hinken"). Münch. med. Wschr. 51, 905 (1904). — Zur Ätiologie der Endarteriitis obliterans. 101. Tagg Ver.igg Niederrhein.-Westfäl. Chirurgen. Zbl. Chir. 75, 254 (1950). — ERLANGER, J.: Johns Hopkins Hospital Reports XI u. XII, 1904. — ESSEN, K. W., u. K. H. CAPPELL: Über das zeitliche Verhalten des Dermographismus bei Kranken mit Störungen im vegetativen Nervensystem. Z. klin. Med. 135, 476 (1939). — EULER, H. E.: Die perösophageale bzw. pertracheale Kontrastmitteldarstellung des Aortenbogens und des absteigenden Aortenschenkels. Arch. Ohr-, Nas.- u. Kehlk.-Heilk. 155, 649 (1949). — Technische Bemerkungen zur peroesophagealen Aortographie. Röntgenblätter 3, 117 (1950). — EULER, U. S. v.: A specific sympathicomimetic

ergone in adrenergic nerve fibers (Sympathin) and its relations to adrenaline and nor-adrenaline, Acta physiol. scand. **12**, 73 (1946). — EVANS, A. T.: Translumbar arteriography . Preliminary report. Cincinn. J. Med. **32**, 47 (1951). — EYSTER, J. A. E., and W. S. MIDDLETON: Clinical studies on venous pressure. Arch. intern. Med. **34**, 228 (1924).

FALCONER, E. H., N. N. EPSTEIN and G. K. WEVER: Purpura haemorrhagica following administration of neoarsphenamine; reaction to neoarsphenamine compared with reaction to mapharsen. Arch.intern. Med. **58**, 495 (1936). — FALK, H.: Beitrag zum Studium der Dermographie. Inaug.-Diss. München 1901. — FANTA, H.: Ergebnisse der Blutdruckmessung im Gefäßgebiet der Arteria centralis retinae. Klin. Med. (Wien) **4**, 401 (1949). — FARINAS: Retrograde abdominal aortography. Radiology **47**, 344 (1946). — Abdominal venography. Amer. J. Roentgenol. **58**, 599 (1947). — FARINAS, R. L.: New technic for arteriographic examination of abdominal aorta and its branches. Amer. J. Roentgenol. **46**, 641 (1941). — FATHERREE, T. J., and E. V. ALLEN: Sympathetic vasodilator fibers in the upper and lower extremities; observations concerning the mechanism of indirect vasodilatation induced by heat. Arch. intern. Med. **62**, 1015 (1938). — FAUDA, C.: Rilievi statistico-clinici sui rapporti tra pressione arteriosa ed ampiezza delle oscillazioni sfigmografische. Folia cardiol. (Milano) **10**, 463 (1951). — FEINBERG, A. W., and H. LAX: Studies of the arterial pulse wave. Circulation **18**, 1125 (1958). — FEJFAR, Z., and F. ZAJÍC: Impedance plethysmography. Compt. Rend. du IIe Internat. Congr. d'Angéiologie, Fribourg 1956, p. 203. — FELDAKER, HINES and KIERLAND: Livedo reticularis with summer ulcerations. Arch. Derm. Syph. (Chicago) **72**, 31 (1955). Livedo reticularis with ulcerations. Circulation **13**, 196 (1956). — FELDBERG, W.: The action of histamine on the blood vessels of the rabbit. J. Physiol. (Lond.) **63**, 211 (1927). — FELDER, D. A.: A method of venography. Radiology **54**, 516 (1950). — FELLMANN, H., u. H. U. ZOLLINGER: Endangiitis obliterans v. Winiwarter-Buerger der Niere und Hypertonie. Schweiz. med. Wschr. **1953**, 556—559. — FERABOLI, P. C.: Variazioni della temperatura cutanea nelle vascolapatie periferiche. Arch. Sci. med. **78**, 1 (1953). — FÉRÉ et LAMY: La dermographie. Nouv. Iconogr. Salpêt. **1889 II**, 283. — FERRIS jr., E. B., and D. I. ABRAMSON: Description of a new plethysmograph. Amer. Heart J. **19**, 233 (1940). — FETCHER, E. S., F. HALL jr. and H. G. SHAUB: The skin temperature of an extremity as a measure of its blood flow. Science **110**, 422 (1949). — FEYRTER, F.: Über neurovasculäre Fibromatose. Nach Untersuchungen am menschlichen Magen-Darmschlauch. Virchows Arch. path. Anat. **317**, 221 (1949). — FIELD, M. E., and C. K. DRINKER: Permeability of capillaries of dog to protein. Amer. J. Physiol. **97**, 40 (1931). — Conditions governing the removal of protein deposited in the subcutaneous tissue of the dog. Amer. J. Physiol. **98**, 66 (1931). — The rapidity of interchanges between the blood and lymph in the dog. Amer. J. Physiol. **98**, 378 (1931). — FILOCAMO e ANGRISANI: Sulla documentazione fonoarteriografica dei „toni spontanei" in soggetti con particolare labilità vascolare. Folia angiol. (Firenze) **2**, 21 (1955). — FINE, J., and A. M. SELIGMAN: Traumatic shock, study of problem of "lost plasma" in hemorrhagic shock by use of radioactive plasma protein. J. clin. Invest. **22**, 285 (1943). — VII. A study of the problem of the "lost plasma" in hemorrhagic tourniquet and burn shock by the use of radioactive iodo-plasma proteins. J. clin. Invest. **23**, 720 (1944). — FINSEN, N. R.: Neue Untersuchungen über die Einwirkung des Lichtes auf die Haut. Mitt. aus Finsen's Lichtinstitut 1900. — FISCH, S., B. GILSON and R. E. TAYLOR: Capillary circulation in human arms studied by venous congestion. A cutaneo-muscular vasomotor reflex. J. appl. Physiol. **3**, 113 (1950). — FISCHER, H., u. K. FELDT: Der Priscoltest als Verlaufssymptom bei peripheren arteriellen Durchblutungsstörungen. Dtsch. Z. Verdau.- u. Stoffwechselkr. **14**, 114 (1954). — FISHER, M. M.: Trauma and peripheral vascular disease. Industr. Med. Surg. **21**, 538 (1952). — FISHER, M. M., E. R. MAMLOK, A. TENDLAU, H. E. TEBROOK, A. E. DRUMM and A. SPIEGELMAN: Isonicotinic acid hydracide and its derivatives in tuberculosis: evaluation of side-effects in relation to peripheral circulation; preliminary report. N. Y. St. J. Med. **52**, 1519 (1952). — FITZPATRICK, R. J., u. L. M. ORR: Pelvioprostatic venography: Preliminary report. J. Urol. (Baltimore) **68**, 647 (1952). — FLASHER, J., D. R. DRURY and D. GORDON: The effect of physiologic variables on the diameter of small and large arterial vessels. Angiology **2**, 302 (1951). — FLASHER, J., R. H. VAN SCOYAC, D. V. MA HONEY and G. C. GRIFFITH: Priscoline: skin temperature and electrocardiographic studies. Angiology **2**, 199 (1951). — FLEISCH, A.: Experimentelle Untersuchungen über die CO_2-Wirkung auf die Blutgefäße. Pflügers Arch. ges. Physiol. **171**, 86 (1918). — Der normale Blutdruck. 6. Der Blutdruck in den Capillaren. In BETHE-v. BERGMANN-EMBDEN-ELLINGERS Handbuch der normalen und pathologischen Physiologie, Bd. VII/2, S. 1292ff. Berlin 1927. — Die Regulierung des Stromvolumens nach dem Blutbedarf. In Handbuch der normalen und pathologischen Physiologie, Bd. 16 (II), S. 1235. 1931. — Le rôle physiologique des substances vasodilatatrices et vasoconstrictrices. Schweiz. med. Wschr. **68**, 81 (1938). — FLEISCH, A., u. P. WEGER: Die gefäßerweiternde Wirkung der phosphorylierten Stoffwechselprodukte. Pflügers Arch. ges. Physiol. **239**, 362 (1937). — FLOREY, H.: Observations on the resolution of stasis in the finer blood vessels. Proc. roy. Soc. B. **100**, 269 (1926). — FOERSTER, O.: Über die Vasodilatatoren in den

peripheren Nerven und hinteren Rückenmarkswurzeln beim Menschen. Dtsch. Z. Nervenheilk. **107**, 41 (1929). — Handbuch der Neurologie, Bd. 5, S. 1. Berlin 1936. — FOLKOW, B.: Intravascular pressure as a factor regulating the tone of the small vessels. Acta physiol. scand. **17**, 289 (1949). — FOLKOW: Peripheral circulation. Ann. Rev. Physiol. **18**, 159 (1956). — FOLKOW, B., J. FROST, K. HAEGER and B. UVNÄS: Cholinergic fibres in sympathetic outflow to heart in dog and cat. Acta physiol. scand. **15**, 421 (1948). — FOLKOW, B., and B. GERNANDT: An electrophysiological study of the sympathetic vasodilator fibers of the limb. Amer. J. Physiol. **169**, 622 (1952). — FOLKOW, B., K. HAEGER and G. KAHLSON: Observations on reactive hyperemia as related to histamine, on drugs antagonizing vasodilatation induced by histamine and on vasodilator properties of adenosine-triphosphate. Acta physiol. scand. **15**, 264 (1948). — FOLKOW, B., K. HAEGER and B. UVNÄS: Cholinergic vasodilator nerves in sympathetic outflow to muscles of hind limbs of cat. Acta physiol. scand. **15**, 401 (1948). — FOLKOW, B., and B. UVNÄS: Chemical transmission of vasoconstrictor impulses to hind limbs and splanchnic region of cat. Acta physiol. scand. **15**, 365 (1948). — Do adrenergic vasodilator nerves exist? Acta physiol. scand. **20**, 329 (1950). — FONTAINE, R.: Angiographie der Gliedmaßen. Langenbecks Arch. klin. Chir. **282**, 413 (1955). — Europ. Gespräch 11./12. XI. 1955 über: Angiologie im Rahmen der Gesamtmedizin. Darmstadt 1955. — FONTAINE, R., P. FRANK et V. CHORWATH: Contribution à l'étude des gangrènes limitées des orteils avec conservation du pouls et des oscillations. Arch. Mal. Coeur **42**, 240 (1949). — FONTAINE, R., P. WARTER, W. MONTORSI and C. RABER: Tecnica e risultati della indagine radiologica delle arterie. Minerva chir. (Torino) **7**, 619 (1952). — FORKER, L. L., J. L. CHAIKOFF and W. O. REINHARDT: Circulation of plasma proteins: their transport to lymph. J. Biol. Chem. **197**, 625 (1952). — FORMEL, P. F., and J. T. DOYLE: Rationale of venous occlusion plethysmography. Circulation **14**, 936 (1956). — FORSLUND, G.: Stereoscopic capillaroscopy. A method for photogramm etric investigation and registration of the peripheral bloodvessel system, with special regard to the gingiva and oral mucosa. Acta odont. scand. **11**, 1 (1953). — FRANCHEBOIS, P.: Artériographie et phlébographie. Compt. Rend. du IIe Congr. Internat. d'Angéiologie, Fribourg/Suisse, Sept. 1955. Editions universitaires, Fribourg 1956, p. 456. — FRANK, A., J. HAMM u. D. METZ: Untersuchungen über den peripheren Kreislauf bei Ulcuskranken. Klin. Wschr. **32**, 671 (1954). — FRANK, O.: Der Puls in den Arterien. Z. Biol. **46**, 441 (1905). — Ein neues optisches Federmanometer. Z. Biol. **82**, 49 (1925). — Die Theorie der Pulswellen. Z. Biol. **85**, 91 (1926). — Zur Methodik der Bestimmung der Blutgeschwindigkeit. S.-B. Ges. Morph. Physiol. München **39**, 79 (1930). — FRANKE, H.: Die Wirkung von Vitamin C, Vitamin P und Fruchtsaftkuren auf die Capillarresistenz bei verschiedenen Erkrankungen. Z. klin. Med. **135**, 283 (1939). — Die Capillardichte bei hepato-lienalen Erkrankungen und der Einfluß der Splenektomie. Z. klin. Med. **137**, 86 (1940). — Die Veränderung der Capillarfestigkeit der Haut als reflektorisches Krankheitszeichen innerer Organe. Z. klin. Med. **138**, 620 (1940). — Infektion und Capillarwanddichte. Z. klin. Med. **140**, 343 (1942). — Untersuchungen über die Capillarwanddichte des Menschen in gesunden und kranken Tagen. Z. klin. Med. **142**, 316 (1943). — Das Verhalten der peripheren Durchblutung beim vorübergehenden Herzstillstand. Z. ges. exp. Med. **124**, 432 (1954). — FRANKE, H., ELSDÖRFER u. H. G. VOGELSANG: Die Wirkung des Rauchens auf das periphere Gefäßsystem, geprüft mittels fortlaufender Strömungskalorimetrie. Verh. dtsch. Ges. inn. Med., Kongr. **60**, 560 (1954). — FRANKE, H., u. J. SCHRÖDER: Zum Problem der Wirkung des Rauchens auf das periphere Gefäßsystem bei Gesunden und Kranken. Dtsch. Arch. klin. Med. **202**, 320 (1955). — Über synchrone strömungscalorimetrische Messungen im Rectum und an der Hautoberfläche. Klin. Wschr. **33**, 833 (1955). — FRANKLIN, K. J.: The pharmacology of the isolated vein ring. J. Pharmacol. exp. Ther. **26**, 215 (1926). — FREEMAN, N. E., TH. M. FULLENLOVE, E. J. WYLIE and R. S. GILFILLAN: An aid for the contrast visualization of the aorta and great vessels. Ann. Surg. **130**, 398 (1949). — FREEMAN and MILLER: Retrograde aortography in the diagnosis of cardiovascular lesions. I. Visualization of aneurysms and peripheral arteries. Ann. intern. Med. **30**, 330 (1949). — FREY, E. K., u. W. HARTENBACH: Experimentelle Grundlagen der Wirkung von Depot-Padutin. Dtsch. med. Wschr. **78**, 5 (1953). — FREY, E. K., W. HARTENBACH u. F. SCHULZ: Depot-Padutin und seine therapeutische Verwendbarkeit. Münch. med. Wschr. **95**, 11 (1953). — FREY, E. K., H. KRAUT u. E. WERLE: Kallikrein. Stuttgart 1950. — FRIEDELL, M. T.: Effect of cigarette smoke on the peripheral vascular system. Radioactive iodinated albumin used as indicator of volumetric change. J. Amer. med. Ass. **152**, 897—900 (1953). — FRIEDELL, M. T., W. INDECK and F. SCHAFFNER: Radioactive isotopes in the study peripheral vascular disease. Arch. intern. Med. **85**, 667 (1950). FRIEDELL, M. T., F. SCHAFFNER, W. J. PICKELT and I. F. HUMMON jr.: Radioactive isotopes in the study of peripheral vascular disease. I. Derivation of a circulatory index. Arch. intern. Med. **83**, 608 (1949). — FRIEDLANDER, M., S. SILBERT, W. BIERMAN and N. LASKEY: Differences in temperature of skin and muscles of the lower extremities following varicus procedures. Proc. Soc. exp. Biol. (N. Y.) **38**, 150 (1938). — FRIEDMAN, N. B., K. LANGE u. D. WEINER: The pathology of experimental frostbite. Amer. J. med. Sci. **213**, 61 (1947). — Pathology

of experimental immersion foot. Arch. Path. (Chicago) **49**, 21 (1950). — FRIEDMAN, J., L. H. OTT and A. W. OUGHTERSON: A new sensitive recording oscillometer. Amer. Heart J. **16**, 575 (1938). — FRIEDRICH: Zit. nach TÖRÖK, Diskussion zu SCHWIMMER. Arch. Derm. Syph. (Berl.) **46**, 129 (1898). — Kalorimetrische Untersuchungen zur Frage einer gefäßerweiternden Wirkung von Thrombocid. Ärztl. Wschr. **1956**, 368. — FRISCHKNECHT, W.: Über die Prüfung der Capillarresistenz beim Menschen. Cardiologia (Basel) **9**, 76 (1945). — FRÖHLICH, A., u. E. ZAK: Mikroskopische Studien am peripheren Kreislauf von Kalt- und Warmblütern. Z. ges. exp. Med. **42**, 41 (1924). — FROMENT, M. R.: Claudication intermittente douloureuse d'origine artérielle. Rev. Prat. (Paris) **1954**, 875—885. — FROMMEYER, W. B., and R. D. EPSTEIN: Medical progress; hemorrhagic diseases. New Engl. J. Med. **241**, 700 (1949). — FUCHS, M.: Zur Wirkung der syncardialen Massage bei peripheren Durchblutungsstörungen. Verh. dtsch. Ges. Kreisl.-Forsch. **15**, 229 (1949). — Die Pulswellengeschwindigkeit unter normalen und pathologischen Zuständen der Gefäße. Arch. Kreisl.-Forsch. **18**, 152 (1952). — Über die diagnostische Bedeutung von vergleichenden Messungen der Pulswellengeschwindigkeit an symmetrischen Stellen der Extremitäten. Compt. Rend. du IIe Congr. Internat. d'Angéiologie, Fribourg/Suisse, Sept. 1955. — FULTON, G. P., R. BRENTON, PH. D. LUTZ and A. B. ROMA KAGAN: Effect of X-irradiation and Beta emanation on circulation in the hamster cheek pouch. Circulat. Res. **4**, 133 (1956). — FUNAOKA: Der Mechanismus der Lymphbewegung. Arb. III. Abt. anat. Inst. Kyoto D **1**, 1 (1930). — FUNAOKA and SKIRAKAWA: Über die Entstehung der kollateralen Lymphbahnen nach Ausschaltung des Stammstroms. Arb. III. Abt. anat. Inst. Kyoto D **1**, 15 (1930).

GADERMANN, E., u. E. A. SCHRADER: Zur Technik und Indikation der lumbalen Aortographie. Fortschr. Röntgenstr. **75**, 617 (1951). — Bemerkungen zur Methodik und klinischen Bedeutung der Aortographie. Münch. med. Wschr. **1953**, 348. — GÄNSSLEN, M.: Über die Durchlässigkeit der Haargefäßwand beim Menschen. Münch. med. Wschr. **69**, 263 (1922). — Der Einfluß veränderter Nahrung auf den peripheren Gefäßabschnitt. Klin. Wschr. **1927 I**, 786. — GAERTNER, G.: Die Messung des Drucks im rechten Vorhof. Münch. med. Wschr. **50**, 2038 (1903); **51**, 212 (1904). — GAHLEN u. KLÜKEN: Über Variation, Norm und Labilität der Hauttemperatur. II. Mitt. Das Verhalten der Hauttemperatur im Kindesalter. Klin. Wschr. **32**, 1007 (1954). — GALMICHE, P.: La résistance des capillaires et la vitamine de permeabilité. Sem. Hôp. Paris **22**, 1463 (1946). — GANSAU, H.: Retrograde Füllung der Beckenvenen durch perkutane Punktion der Vena cava inferior. Chirurg **26**, 375 (1955). — Cavographie. Fortschr. Röntgenstr. **84**, 575 (1956). — GARLOCK, J. H.: Parathyroidectomy for Raynaud's disease and scleroderma. Surg. Clin. N. Amer. **16**, 771 (1936). — GASKELL, P.: The nature of the after-drop in the plethysmographic tracing during venous occlusion plethysmography with the veins distended. J. Physiol. (Lond.) **127**, 5 P (1955). — The significance of the „after-drop" in venous occlusion plethysmography. J. Physiol. (Lond.) **131**, 627 (1956). — GASKELL, P., and A. C. BURTON: Local postural vasomotor reflexes arising from the limb veins. Circulat. Res. **1**, 27 (1953). — GASPARINI, F.: Contributi allo studio delle arterie del miometrio. Atti Soc. med.-chir. Padova **23**, 3 (1945). — Anastomosi artero-venose e dispositivi di blocco nel velo del palato dell'uomo. Mon. zool. ital. **56**, 281 (1948). — GASPERONI, G.: Variazione dell'indice oscillometrico per somministrazione endoarteriosa di sostanze vasoattive. G. Clin. med. **31**, 421—429 (1950). — GAUER, O.: Über Pulswellengeschwindigkeit in Aorta und Beinarterien des Menschen. Z. Kreisl.-Forsch. **28**, 7 (1936). — GAYLIS, H.: The value of auscultation in obliterative arterial disease of the lower extremities. S. Afr. med. J. **30**, 562 (1956). — GEBERT, W.: Capillarfunktion und Menstruation. Klin. Wschr. **15**, 828 (1936). — GEHRKE, R., u. D. SCHULZ-FINCKE: Über die physiologische Schwankungsbreite des „oscillometrischen Quotienten". Dtsch. Arch. klin. Med. **201**, 74 (1954). — GERMAN, W. J., and S. P. W. BLACK: A clinical and experimental determination of pressure within the carotid arteries. Yale J. Biol. Med. **25**, 245—249 (1953). — GESENIUS, H.: Beitrag zur Frage der Gangrän beim Fleckfieber. Z. ges. inn. Med. **1**, 16 (1946). — Die Diagnostik der Gefäßkrankheiten. Med. Klin. **42**, 517 (1947). — Oszillographie und Arteriographie. Dtsch. med. Wschr. **74**, 1 (1949). — Die abdominale Aortographie. Fortschr. Röntgenstr., Beih. zu **76**, 23 (1952). — Oszillographischer und arteriographisch-röntgenologischer Nachweis der Arteriosklerose. Dtsch. med. J. 8, 291 (1957). — GEYER, G., E. KEIBL u. H. KÖLBL: Über Beziehungen zwischen Permeabilität und Eiweißdurchlässigkeit der Capillaren. Z. ges. exp. Med. **122**, 1 (1953). — GIANINI, R.: Ricerche sulla senescenza. Determiazoni sfigmo-oscillografiche, angio-dilatomeriche e capillaroscopiche nei vecchi normali. G. Clin. med. **20**, 119 (1939). — GIBBON, J. H., and E. M. LANDIS: Vasodilatation in lower extremities in response to immersing forearms in warm wather. J. Clin. Invest. **11**, 1019 (1932). — GIBBS, F. A.: Thermoelectric blood flow recorder in form of needle. Proc. Soc. exp. Biol. (N.Y.) **31**, 141 (1933). — GIBERSON, WAUGH, HINES and FAULCONER: Chronic occlusive disease of the terminal aorta and its surgical treatment. Proc. Mayo Clin. **29**, 137 (1954). — GIBIAN, H.: Der Beitrag des Chemikers zur Struktur- und Funktionsaufklärung der mesenchymalen Grundsubstanz mit besonderer Bezugnahme auf die Hyaluronidase und ihre Substrate.

In BARTELHEIMER u. KÜCHMEISTER, Kapillaren und Interstitium, S. 107. Stuttgart: Georg Thieme 1955. — GIDLUND: A new apparatus for direct cineroentgenography. Acta radiol. (Stockh.) **32**, 81 (1949). — GIFFORD, R. W., and E. A. HINES: Proc. Mayo Clin. **26**, 241 (1951). GIGGLBERGER, H., u. F. KLEIBEL: Beeinflussung erhöhter Kapillarbrüchigkeit bei Hypertonie und hämorrhagischen Diathesen durch Roßkastanienextrakt. Dtsch. med. Wschr. **77**, 462 (1952). — GIGLI, DONATO, MUIESAN and ROSSI: Gli isotopi radioattivi nella determinazione dei tempi di circolo. Minerva med. (Torino) **1955 I**, 1836—1843. — GILCHRIST, M. L., and L. H. D. BUXTON: Relation of finger-nail growth to nutritional status. J. Anat. (Lond.) **73**, 575 (1939). — GILDEMEISTER, M., u. M. SCHEFFLER: Beobachtungen und Versuche über Dermographismus. Klin. Wschr. **1**, 1411 (1922). — GILFILLAN, R. S., FREEMAN and F. H. LEEDS: A clinical estimation of the blood pressure in the minute vessels of the human skin by the method of elevation and reactive hyperemia. I. The treatment and prognosis of necrotic lesions of the foot. Circulation **9**, 180 (1954). — GITELSON, S.: The variations of the antecubital venous pressure following changes in the position of the arm. Cardiologia (Basel) **17**, 15 (1950). — GLOGGENGIESSER, W.: Die Glomustumoren. Zbl. Chir. **72**, 1 (1947). — GÖBEL, J.: Über die Schwankungen im Capillardruck. Klin. Wschr. **2**, 2279 (1923). — GÖTHLIN, G.: Methode zur Bestimmung der Festigkeit der Hautcapillaren und zu indirekter Beurteilung des individuellen C-Vitaminstandards. Klin. Wschr. **11**, 1469 (1932). — GOETZ, R. H.: Zur Analyse der Blutfülle peripherer Gefäßgebiete des Menschen. Klin. Wschr. **44**, 1717 (1933). — Der Fingerplethysmograph als Mittel zur Untersuchung der Regulationsmechanismen in peripheren Gefäßgebieten. Pflügers Arch. ges. Physiol. **235**, 271 (1934). — Control of bloodflow through intestine as studied by effect of adrenaline. Quart. J. exp. Physiol. **29**, 321 (1939). — Plethysmography of skin in investigation of peripheral vascular diseases. Brit. J. Surg. **27**, 506 (1940). — Clinical plethysmography. S. Afr. med. J. **22**, 391 (1948). — The diagnosis and treatment of vascular diseases. With special consideration of clinical plethysmography and the surgical physiology of the autonomic nervous system. Part I. Brit. J. Surg. **37**, 25 (1949). La diagnosi delle malattie dei vasi periferici col sussidro della pletismografia. Minerva med. (Torino) **1950 II**, 847—859. — Effect of changes in posture on peripheral circulation, with special reference to skin temperature readings and the plethysmogram. Circulation **1**, 56 bis 75 (1950). — GOETZ, R. H., and F. AMES: Reflex vasodilatation by body heating in diagnosis of peripheral vascular disorders. A critism of methods. Arch. intern. Med. **84**, 396 (1949). — GOLDBLATT, H.: Observations upon reactive hyperemia. Heart **12**, 281 (1926). — GOLDMANN, E. E.: Die äußere und innere Sekretion des gesunden und kranken Organismus im Lichte der „vitalen Färbung". Beitr. klin. Chir. **64**, 1 (1909). — Beeinflussung des Blutdruckes in den Capillaren der Haut durch verschiedene Temperaturen. Pflügers Arch. ges. Physiol. **159**, 51 (1914). — GOLDSCHEIDER, A., u. H. HAHN: Über Dermographie. Dtsch. med. Wschr. **51**, 424, 465, 508 (1925). — GOLENHOFEN, K., H. HENSEL u. J. RUEF: Über die Wirkung von Adrenalin und Noradrenalin auf die Muskeldurchblutung des Menschen und ihre Beeinflussung durch Regitin. Naunyn-Schmiedeberg's Arch. exp. Path. Pharmak. **225**, 269 (1955). GOLENHOFEN, K., u. G. HILDEBRANDT: Psychische Einflüsse auf die Muskeldurchblutung. Pflügers Arch. ges. Physiol. **263**, 637 (1957). — GOLLMANN, G.: Eine Modifizierung der Seldingerschen Kathetermethode zur isolierten Kontrastfüllung der Aortenäste. Fortschr. Röntgenstr. **87**, 211 (1957). — GOLLWITZER-MEIER, KL.: Venomotoren und Kreislaufregulierung. Verh. 41. Kongr. Inn. Med., 1929, S. 361. — Rhythmische venöse Blutdruckwellen zentralen Ursprungs. Pflügers Arch. ges. Physiol. **222**, 245 (1929). — Die zentrale Regulierung des Herz-Minutenvolumens. Pflügers Arch. ges. Physiol. **222**, 124 (1929). — Venensystem und Kreislaufregulierung. Ergebn. Physiol. **34**, 1241 (1932). — Zur Wirkung des Acetylcholins auf die Reaktion des Skeletmuskelblutes. Pflügers Arch. ges. Physiol. **249**, 44 (1947). — GOMEZ, D. M.: Décroissance en fonction du temps d.l. pression artérielle. Sa détermination chez l'homme par un dispositif pièzoeléctrique. C. R. Acad. Sci. (Paris) **202**, 1814 (1936). — GOODMAN, L. S., and A. GILMAN: The pharmacological basis of therapeutics. New York: Macmillan Company 1955. — GOODWIN, W. E., P. L. SCARDINO, W. SCOTT: Translumbar aortic puncture and retrograde catheterization of the aorta in aortography and renal arteriography. Ann. Surg. **132**, 944 (1950). — GORDON, D. B., F. FLASHER and D. R. DRURY: Size of largest arterio-venous vessels in various organs. Amer. J. Physiol. **173**, 275 (1953). — GOTSCH, K., u. E. KRESBACH: Zur Früherkennung einer fokalen Streuung. Wien. klin. Wschr. **63**, 401 (1951). — GOTTLOB, R.: Zur Hämodynamik des arteriovenösen Aneurysmas. Wien. klin. Wschr. **60**, 16 (1948). — Über Strahlenschäden der großen Blutgefäße. Wien. klin. Wschr. **64**, 361 (1952). — Die arteriellen Durchblutungsstörungen der unteren Extremität. Langenbecks Arch. klin. Chir. **272**, 1 (1952). — Zur Prognose der organisch-arteriellen Durchblutungsstörungen. Wien. klin. Wschr. **64**, 839 (1952). — Über Thrombosen der Aorta und der Iliakalarterien. Langenbecks Arch. klin. Chir. **272**, 408 (1952). — Über Amputationen wegen chronischer Durchblutungsstörungen. Wien. klin. Wschr. **67**, 245 (1955). — Angiographie und Klinik. Wien: Verlag für Medizinische Wissenschaften 1956. — GOTTLOB, R., u. O. BAYER: Über die Kontrastdarstellung der Baucharterien

durch retropleurale Aortenpunktion. Chirurg **25**, 346 (1954). — GOTTRON, H. A.: Skleromyxödem. Arch. Derm. Syph. (Berl.) **199**, 71 (1954). — GOTTRON, H. A., u. G. W. KORTING: Zur Pathogenese des Myxoedema circumscriptum tuberosum. Arch. Derm. Syph. (Berl.) **195**, 625 (1953). — GOTTSTEIN, M., H. HILLE u. A. OBERDORF: Die Wirkung von Adrenalin und Noradrenalin auf die Durchblutung der Skeletmuskulatur und der Haut. Über die Ursachen unterschiedlicher Reaktionen. Pflügers Arch. ges. Physiol. **261**, 78 (1955). GRABKE: Experimentelle Untersuchungen über die Beziehungen zwischen Kapillar- und Gewebsinnendruck. Inaug.-Diss. Hamburg 1953. — GRADENWITZ, H. M.: Über die Wirkung einiger Pharmaka auf den Muskelinnendruck des Musculus biceps brachii des Menschen. Inaug.-Diss. Hamburg 1951. — GRAFFLIN, A. L., and E. H. BALGEY: Studies of peripheral blood vascular beds. Bull. Johns Hopk. Hosp. **92**, 47 (1953). — GRAFFLIN, A. L., and E. G. CORDDRY: Note on peripheral blood vascular beds in bulbar conjunctiva of man. Bull. Johns Hopk. Hosp. **92**, 423 (1953). — GRAMIAK, R., J. S. WATSON, G. H. RAMSEY and S. WEINBERG: Cineangiocardiography in congenital heart disease — a study of 100 consecutive cases. N.Y. St. J. Med. **53**, 1761 (1953). — GRANT, R. T.: Observations on direct communications between arteries and veins in the rabbit's ear. Heart **15**, 281 (1930). — Further observations on vessels and nerves of rabbits ear, with special reference to effects of denervation. Clin. Sci. **2**, 1 (1935). — GRANZ, K.: Über die Capillar-Resistenz bei Hautkrankheiten. Arch. Derm. Syph. (Berl.) **194**, 565 (1952). — GRATZL, K., u. U. MARTIN: Das Vegetonogramm; eine elektrische Diagnosemöglichkeit des neurovegetativen Gesamtstatus und seiner Segmente; allgemeine Methodik. Med. Mschr. **6**, 507 (1952). — GRAUER, R. C., and J. C. BURT: Unusual location of glomus tumor. J. Amer. med. Ass. **112**, 1806 (1939). — GRAYSON, J.: Cold and warmth vasoconstrictor responses in the skin of man. Brit. Heart J. **13**, 167 (1951). — Internal calorimetry in the determination of thermal conductivity and blood flow. J. Physiol. (Lond.) **118**, 54 (1952). — GRAYSON, J., and D. H. JOHNSON: Effect of adrenaline and noradrenaline on liver blood flow. J. Physiol. (Lond.) **120**, 73 (1953). — GREEN, H. D., W. PERKINS and J. ABERNETHLY: Circulation **1**, 1277 (1950). — GREENFIELD, A. D. M., and H. SCARBOROUGH: An improved calorimeter for the hand. Clin. Sci. **8**, 211 (1949). — GREENFIELD, A. D. M., and J. T. SHEPHERD: A controlled temperature plethysmograph for the index finger. J. Physiol. (Lond.) **111**, 40 (1950). — A quantitative study of the response to cold of the circulation through the fingers of normal subjects. Clin. Sci. **9**, 323 (1950). — GREENFIELD, A. D. M., J. T. SHEPHERD and R. F. WHELAN: The average internal temperature of fingers immersed in cold water. Clin. Sci. **9**, 349 (1950). — The part played by the nervous system in the response to cold of the circulation through the finger tip. Clin. Sci. **10**, 347—360 (1951). — GREENWALD, LEFEVRE, ROOT and HUMPHRIES: Femoral arteriography in diagnosis of segmental arteriosclerosis obliterans. J. Amer. med. Ass. **158**, 1498 (1955). — GREISMAN, SH. E.: The reactivity of the capillary bed of the nailfold to circulating epinephrine and nor-epinephrine in patients with normal blood pressure and with essential hypertension. J. clin. Invest. **31**, 782 (1952). — GREWE, H. E.: Untersuchungen über medikamentöse Gefäßerweiterung bei peripheren Durchblutungsstörungen. Ärztl. Wschr. **1956**, Nr 39. — GRIVAUX, M.: Quelques applications récentes de l'angiographie. Sem. Hôp. Paris **26**, 2860 (1950). — GROSS, CH. F.: Essai sur la structure microscopique du rein. Diss. Strasbourg 1868. — GROSS, D.: Über das Verhalten der Venen nach lokaler Gewebsschädigung und Anästhesie. Z. ges. exp. Med. **126**, 203 (1955). Der oscillometrische Quotient, seine Berechnung und Wertung. Compt. Rend. du IIe Congr. Internat. d'Angéiologie Fribourg/Suisse, 1955, 144. Editions universitaires — Fribourg 1956. Übersicht der angiologischen Untersuchungsmethoden. Med. Klin. **1958**, 1062. — GROSS, D., u. M. RIEDEL: Oscillographische Untersuchungen bei Narbenanästhesien. Dtsch. Arch. klin. Med. **200**, 497 (1953). — GROSS, D., u. D. SCHULZ-FINCKE: Die Reaktion der peripheren Strombahn auf Reiz. Verh. dtsch. Ges. inn. Med.**59**, 236—241 (1953). — GROSSE-BROCKHOFF, F.: Einführung in die pathologische Physiologie. Berlin-Göttingen-Heidelberg 1950. — Diskussion 1. Hauptthema 20. Tagg Pharmakol. Ges. Bonn 4.—7. 10. 1953. Naunyn-Schmiedeberg's Arch. exp. Path. Pharmak. **222**, 63 (1954). — GROSSE-BROCKHOFF, F., u. K. KAISER: Zur Anwendung der sphygmographischen Methoden der Kreislauf-Minutenvolumen-Bestimmung bei plötzlichen Kreislaufumstellungen. Z. Kreisl.-Forsch. **39**, 489 (1950). — GROSSE-BROCKHOFF, F., u. K. O. VORLAENDER: Die reaktive Erwärmung der Haut bei verschiedenen Gefäßkrankheiten. Dtsch. Arch. klin. Med. **194**, 17 (1949). — GROSSER, O.: Zur Anatomie und Entwicklungsgeschichte des Gefäßsystems der Chiropteren. Anat. H. **17**, 203 (1901), — Über arterio-venöse Anastomosen an den Extremitätenenden beim Menschen und den krallentragenden Säugetieren. Arch. mikr. Anat. **60**, 191 (1902). — GROTERJAHN, A., u. R. SEYSS: Arteriographie bei dem varicösen Symptomenkomplex. Hautarzt **3**, 159 (1952). — GRUHZIT, C. C., W. A. FREIBURGER and G. M. MOE: The nature of the reflex vasodilatation induced by epinephrine. J. Pharmacol. exp. Ther. **112**, 138 (1954). — GRUHZIT, C. C., and G. K. MOE: Reflex vasodilatation induced by epinephrine. Amer. J. Physiol. **171**, 730 (1952). — GRUNER, P., u. K. BRECHT: Über einige Anwendungsmöglichkeiten des Infraton-Pulsabnehmers in der

klinischen Praxis. Medizinische **1953**, Nr 38. — GÜNTHER, H.: X. Die mechanische Erregbarkeit der Hautmuskeln und Hautgefäße. Physiologische und klinische Studie. Erg. inn. Med. Kinderheilk. **15**, 620 (1917). — GÜNTERT, W., u. E. A. ZIMMER: Grundlagen für die Messung der Strömungsgeschwindigkeit des Blutes mittels einer röntgenkymographischen Meßmethode. (Bibl. Cardiologica, Red.: R. HEGGLIN u. I. MAHAIM. Fasc. 7.) Basel u. New York: S. Karger 1957. VIII. Ref. Kongr.-Zbl. ges. inn. Med. **179**, 223 (1957). — GUILHEM, P., R. BAUX, J. FOURNIE et J. PAILLÉ: Exploration radiologique des veines du bassin chez la femme. Gynéc. et Obstét. **49**, 432 (1950). — GULL, W.: On factitious urticaria. Guy's Hosp. Rep. **5**, 316 (1859). Ref. Schmidts Jb. **106**, 181 (1860). — GUMRICH u. KÜBLER: Das phlebographische Bild der Beckenvenensperren und deren Ursachen. Fortschr. Röntgenstr. verein. mit Röntgenpraxis **82**, 757 (1955). — GUPTA, T. C., and C. J. WIGGERS: Basic hemodynamic changes produced by aortic coarctation of different degrees. Circulation **3**, 17 (1951). — GUYTON and GREGANTI: A physiologic reference point for measuring circulatory pressures in the dog, particularly venous pressure. Amer. J. Physiol. **185**, 137 (1956). — GUZZETTI, G. C.: Nouvelle méthode sphygmo-oscillographique pour les artères digitales. (Technique et résultats.) Acta cardiol. (Brux.) **6**, 963 (1951). — GVOZDANOVIĆ u. HAUPTMANN: Die perkutane lieno-portale Venographie und ihre klinische Bedeutung. Verh. dtsch. Ges. inn. Med. **60**, 644 (1954).

HAAR, H., u. W. WERITZ: Untersuchungen am peripheren sympathischen Nervengewebe mit Hilfe des Phasen-Kontrastverfahrens. Acta neuroveg. (Wien) **1**, 87 (1950). — HABELMANN, G.: Noxine. In Experiment und Klinik. Leipzig: Georg Thieme 1948. — HAEBERLIN, C., u. FR. ROELOFF: Die Meeresheilkunde in Deutschland, S. 9. Hamburg 1938. — HAEFELI: Die Fluoresceinpermeabilität der Blutkammerwasserschranke des gesunden Auges. Ophthalmologica (Basel) **112** (1946). — HAHN, W., u. M. HETTLER: Die Kreislaufzeitbestimmung mit Farbstoffen. Klin. Wschr. **1949**, 773—777. — HALES, ST.: Statical essays, containing heamostatics, etc. London 1733. — HALES, S.: Statistical essays. London 1769. Zit. nach FRIEDBERG, Diseases of the heart, second edit. Philadelphia and London 1956. — HALPERT, A.: Über Mikrokapillarbeobachtungen bei einem Fall von Raynaudscher Krankheit. Z. ges. exp. Med. **11**, 125 (1920). — HALSE, TH.: Phlebographische Funktionsdiagnostik bei venöser Insuffizienz der unteren Extremitäten. Z. Kreisl.-Forsch. **41**, 481 (1952). — Pathologie, Diagnostik und Therapie der Erkrankungen des Venensystems unter besonderer Berücksichtigung der unteren Extremitäten. Therapie-Kongreß Karlsruhe 1958. — HAMM, J., u. D. METZ: Zur Bewertung von Hauttemperaturdifferenzen bei Durchblutungsstörungen an den Extremitäten. Dtsch. Arch. klin. Med. **202**, 67 (1955). — HAMMOND, E. C., and D. HORN: The relationship between human smoking habits and death rates. J. Amer. med. Ass. **155**, 1316 (1954). — HANSEN, K., u. H. v. STAA: Reflektorische und algetische Krankheitszeichen der inneren Organe. Leipzig: Georg Thieme 1938. — WANKE, O., u. J. HILDEBRANDT: Über die Bedeutung eines „Zweiten oszillometrischen Quotienten". Z. Kreisl.-Forsch. **44**, 404 (1955). — HARDERS: Eine Apparatur zur Mikroskopie und Photographie der Gefäße und des zirkulierenden Blutes beim kranken Menschen. Med. Klin. **51**, 1181 (1956). — HARE, F. W., u. A. J. MILLER: Capillary resistance tests. Arch. Derm. Syph. (Chicago) **64**, 449 (1951). — HARKAVY, J., S. HEBALD and S. SILBERT: Tobacco sensitiveness in thromboangiitis obliterans. Proc. Soc. exp. Biol. (N. Y.) **30**, 104 (1932). — HARTNETT: Arterial visualization in the diagnosis of placenta previa. Amer. J. Obstet. Gynec. **55**, 940 (1946). — HASCHEK, E., u. O. T. LINDENTHAL: Ein Beitrag zur praktischen Verwerthung der Photographie nach Röntgen. Wien. klin. Wschr. **9**, 63 (1896). — HASSE: Europ. Gespräch in Darmstadt 11./12. XI. 1955 über: Angiologie im Rahmen der Gesamtmedizin. 1955. — HATFIELD, C. A., and M. V. TRONCELLITI: Some phases of diagnosis in peripheral vascular disease. Surg. Clin. N. Amer. **30**, 1585 (1950). — HATFIELD, H. S.: A heath-flow meter. J. Physiol. (Lond.) **111**, 10 P (1950). — HAUSCHILD, W.: Peridurale Kontrastmittelinjektion bei der Aortographie. Fortschr. Röntgenstr. **88**, 154 (1958). — HAUSER, W.: Atrophien. In GOTTRON-SCHÖNFELD, Dermatologie und Venerologie, Bd. II/2. Stuttgart: Georg Thieme 1958. — HAVLICECK, H.: Vasa privata und Vasa publica. Neue Kreislaufprobleme. Hippokrates (Stuttgart) **2**, 105 (1929/30). — HAVLICECK, H.: Anatomische und physiologische Grundlagen der Thromboseentstehung und deren Verhütung. Langenbecks Arch. klin. Chir. **180**, 74 (1934). — Neue Wege der Thrombosenausbreitung. Verh. dtsch. Ges. Kreisl.-Forsch. **7** (1934). — Les nouvelles connaissances sur la circulation de la veine porte et leur importance en chirurgie. Assoc. franç. Chir. 1935,3. — Die Leistungszweiteilung des Kreislaufes in Vasa privata und Vasa publica. Verh. dtsch. Ges. Kreisl.-Forsch. **8**, 237 (1935). — HAYASI, K., and K. OOTANI: A new device for the estimation of the circulation time of the blood. Okayama Igakki Zasshi **41**, 2093 (1929) [Japanisch]. Ref. Kongr.-Zbl. ges. inn. Med. **56**, 839 (1930). — HAYEK, H. v.: Über einen Kurzschlußkreislauf (arteriovenöse Anastomosen) in der menschlichen Lunge. Z. Anat. Entwickl.-Gesch. **110**, 412 (1940). — Über verschlußfähige Arterien in der menschlichen Lunge. Anat. Anz. **89**, 216 (1940). — Die menschliche Lunge und ihre Gefäße, ihr Bau unter besonderer Berücksichtigung der Funktion. Ergebn. Anat. Entwickl.-Gesch. **34**, 143 (1952). — HEAD, H., u. J. SHERREN:

Injury to the peripheral nerves in man: Changes in the nails associated with nerve injuries. Brain **28**, 263 (1908). — HECHT, A. F.: Experimentell-klinische Untersuchungen über Hautblutungen im Kindesalter. Jb. Kinderheilk. **65**, Erg.-H., 113 (1907). — HECHT, H., A. NEUMAYR and B. THURNHER: Die indirekte Wirkung einer Röntgenbestrahlung der Hypophysen-Zwischenhirnregion auf die Permeabilität der Kapillaren des Menschen. Strahlentherapie **91**, 261 (1953). — HECTOR, A.: Valeur et signification des tracés oscillographiques dans l'exploration des artères. Étude expérimentale. Arch. Mal. Coeur **46**, 1095—1108 (1953). — HEGGLIN, R.: Rauchervergiftungen. Schweiz. med. Wschr. **86**, 1401 (1956). — HEIDELMANN, G.: Die klinische Prüfung der akralen Arteriolenfunktion. Z. Kreisl.-Forsch. **41**, 611 (1952). — Die Bedeutung der individuellen Kälteempfindlichkeit für die Krankheitsbereitschaft. Z. ges. inn. Med. **8**, 1016 (1953). — Sudecksyndrom als Folge obliterierender Angiopathien. **64**. Tagg Dtsch. Ges. Inn. Med. **14**. **4**.—17. 4. 1958. — HEIDELMANN, G., H. ENGER and H. KROSCH: Überdruckplethysmographie am menschlichen Finger. I. Mitt. Problemstellung und Methodik. Z. Kreisl.-Forsch. **43**, 234 (1954). — HEIDELMANN, G., H. PETZOLD u. B. TASCHEN: Untersuchungen über die Nicotin- und Alkoholwirkung auf die acrale Arteriolenfunktion. Dtsch. Arch. klin. Med. **199**, 431 (1952). — HEIDELMANN, G., u. H. H. SCHMIDT: Vergleichende Untersuchungen über die Hautgefäßreaktionen am Stamm und an den Acren des Menschen unter pathophysiologischen Bedingungen. Z. klin. Med. **154**, 405 (1957). — HEIDELMANN, G., u. H. ZUR HORST-MEYER: Hypophyse und acrale Durchblutung. Z. klin. Med. **149**, 461 (1952). — HEIDENHAIN, R.: Beiträge zur Histologie und Physiologie der Dünndarmschleimhaut. Pflügers Arch. **43**, Suppl.-Heft, 15 (1888). — Versuche und Fragen zur Lymphbildung. Pflügers Arch. ges. Physiol. **49**, 209 (1891). — HEIKINHEIMO, R.: Capillary resistance in rheumatoid arthritis. Ann. Med. intern. Fenn. **42**, 15 (1953). — HEILMEYER, L., u. G. RIEMSCHNEIDER: Gleichzeitige Bestimmung von Blutmenge, Blutströmungsgeschwindigkeit und Durchmischungsgeschwindigkeit bei Blut- und Kreislaufkranken. Verh. dtsch. Ges. inn. Med. **42**, 232 (1930). — HEIMBECKER, R., V. THOMAS and A. BLALOCK: Experimental reversal of capillary blood flow. Circulation **4**, 116 (1951). — HEIMBERGER, H.: Über die Contraktilität der kleinsten Venen. Z. ges. exp. Med. **48**, 179 (1925). — HEIMBERGER, H.: Beiträge zur Physiologie der menschlichen Capillaren. VI. Mitt. Gefäßnerven, sensorische Nerven und kleinste Gefäße. Z. ges. exp. Med. **73**, 488 (1930). — Mikrokapillarpuls und arteriovenöse Verbindungen. Z. Kreisl.-Forsch. **22**, 313 (1930). — HEIN, B.: Beziehungen zwischen Dermographia rubra und peripherer Durchblutung. Inaug.-Diss. Würzburg **1937**. — HEIN, H.: Die Capillarresistenzverminderung bei Hypertension und der Versuch einer Behandlung mit Rutin. Klin. Wschr. **26**, 466 (1948). — HEINICKE, H.: Akrale Hautwiderstandsmessung bei Angioorganopathie der unteren Extremitäten. Verh. dtsch. Ges. Kreisl.-Forsch. **22**, 345 (1956). — Akrale Hautwiderstandsmessung bei Angioorganopathie der unteren Extremitäten. Inaug.-Diss. Halle 1956. — Verh. dtsch. Ges. Kreisl.-Forsch. **22**, 345 (1956). — HEINICKE, H. u. G. HEIDELMANN: Akrale Hautwiderstandsmessungen zur Erkennung trophischer Störungen bei Angioorganopathien. Z. Kreisl.-Forsch. **46**, 527 (1957). — HEINTZ, R., G. POLLMANN u. G. HANSTEIN: Über die nichteitrige Panarteriitis bei Ratten unter unspezifischer Reizbehandlung. Z. ges. exp. Med. **126**, 45 (1955). — HELMSWORTH, J. A., J. MCGUIRE and B. FELSON: Arteriography of the aorta and its branches by means of the polythylene catheter. Amer. J. Roentgenol. **64**, 196 (1950). — HENDERSON, Y.: The relation of venous pressure to cardiac efficiency. Amer. J. Physiol. **31**, 352 (1913). — The volume of the circulation and its regulation by the venopressor mechanism. J. Amer. Med. Ass. **97**, 1265 (1931). — Adventures in respiration. Übersetzt von O. KLIMMER. Leipzig 1941. — HENDERSON, Y., and H. W. HAGGARD: The circulation and its measurement. Amer. J. Physiol. **73**, 193 (1925). — HENDERSON, Y., and S. C. HARVEY: VIII. The venopressor mechanism. Amer. J. Physiol. **46**, 533 (1918). — HENRY, J. P., and O. H. GAUER: The influence of temperature upon venous pressure in the foot. J. clin. Invest. **29**, 855 (1950). — HENRY, J., J. GOODMAN, J. MEEHAN and R. FRANKEL: Capillary permeability in relation to acute anoxia and to venous oxygen saturation. J. clin. Invest. **26**, 1119 (1947). — HENSEL, H.: Ein Strömungscalorimeter für beliebige Körperstellen. Z. ges. exp. Med. **117**, 587 (1951). — Ein neues Verfahren zur peripheren Durchblutungsregistrierung an beliebigen Körperstellen. Z. Kreisl.-Forsch. **41**, 251 bis 261 (1952). — Physiologie der Thermoreception. Ergebn. Physiol. **47**, 166 (1952).—Fortlaufende Wärmeleitfähigkeits- und Durchblutungsmessung im Gewebe mit einer Differential-Calorimetersonde. Dtsch. Physiologentagg Homburg/Saar 1953. Ber. ges. Physiol. **162**, 360 (1953/54). — Recording of muscle blood flow with thermo-electric needle recorders. J. Physiol. (Lond.) **124**, 56 P (1954). — Über die Steuerung der peripheren Durchblutung. Arch. phys. Ther. (Lpz.) **7**, 60 (1955). — Untersuchungsmethoden des Muskelkreislaufs am Menschen. Comp. Rend. IIe Congr. Internat. d'Angéiologie, Fribourg 1955, p. 539. — Kritische Betrachtungen zur Messung der Hautdurchblutung mit thermischen Methoden. Klin. Wschr. **34**, 1273 (1956). — Fortlaufende Bestimmung der Hautdurchblutung am Menschen mit einem neuen Wärmeleitmesser. Naturwiss. **43**, 477 (1956). — HENSEL, H., u. F. BENDER: Fortlaufende Bestimmung der Hautdurchblutung am Menschen mit einem elektrischen

Wärmeleitmesser. Pflügers Arch. ges. Physiol. **263**, 603 (1956). — HENSEL, H., u. K. D. BOCK: Pflügers Arch. ges. Physiol. **260**, 361 (1955). — HENSEL, L., u. R. GROMOTKA: Über eine unblutige kalorimetrische Methode zur fortlaufenden Bestimmung der entero-portalen Durchblutung. Dtsch. med. Wschr. **82**, 1826 (1957). — HENSEL, H., u. J. RUEF: Fortlaufende Registrierung der Muskeldurchblutung am Menschen mit einer Calorimetersonde. Pflügers Arch. ges. Physiol. **259**, 267 (1954). — HENSEL, H., J. RUEF u. K. GOLENHOFEN: Die Muskel- und Hautdurchblutung des Menschen bei Einwirkung vasoaktiver Substanzen. Z. Kreisl.-Forsch. **43**, 756 (1954). — HERING, A. E.: Der Blutdruck regelt vermittelst der Blutdruckzügler (die Aortennerven und die Sinusnerven) den Tonus des Parasympathicus. Dtsch. med. Wschr. **57**, 528 (1931). — HERING, ED.: Tiedemann-Treviranus. Z. Physiol. **3**, 85 (1829). — HIEROLD, L.: Das Verhalten der Kapillarpermeabilität unter der Geburt und post partum. Z. Geburtsh. Gynäk. **134**, 241 (1951). — HERRMANNSDORFER, A.: Anlage und äußere Krankheitsursachen. Med. Klin. **50**, 477 (1955). — HERRNRING, G., u. H. KÜCHMEISTER: H-Ionenkonzentration und Capillarpermeabilität bei der Dekompensation des Herzens. Klin. Wschr. **28**, 269 (1950). — HERRNRING, G., H. KÜCHMEISTER and R. PIRTKIEN: Eine neue Methode der Capillarphotographie. Klin. Wschr. **30**, 897 (1952). — HERTZMAN, A. B.: Photoelectric plethysmography of nasal septum in man. Proc. Soc. exp. Biol. (N. Y.) **37**, 290, 529 (1937). — The blood supply of various skin areas as estimated by the photoelectric plethysmograph. Amer. J. Physiol. **124**, 328 (1938). — HERTZMAN, A. B., and J. B. DILLON: Selective vascular reaction patterns in the nasal septum and skin of the extremities and head. Amer. J. Physiol. **127**, 671 (1939). — Photoelectric plethysmography of animal tissues. J. Lab. clin. Med. **25**, 295 (1939). — Distinction between arterial, venous and flow components in photoelectric plethysmography in man. Amer. J. Physiol. **130**, 177 (1940). — HERTZMAN, A. B., W. C. RANDALL and K. E. JOCHIM: Relations between cutaneous blood flow and blood content in the finger pad, forearm and forehead. Amer. J. Physiol. **150**, 122 (1947). — HERZ: Zit. nach BEUTTENMÜLLER, Berl. klin. Wschr. **1908**, 1001. — HERZOG, F.: Funktionsprüfung der Arteriolen bei Polyarthritis chronica. Z. Kreisl.-Forsch. **34**, 205 (1942). — HESS, A. F., and M. FISH: Infantile scurvy; the blood, the blood-vessels and the diet. Amer. J. Dis. Child **8**, 386 (1914). — HESS, H.: Eine Methode zur Messung des Bluteinstroms in die Extremitäten. Klin. Wschr. **1954**, 175—177. — Über die Wirkung vasodilatierender Maßnahmen auf den Bluteinstrom in die untere Extremität bei obliterierenden Gefäßerkrankungen. Z. klin. Med. **153**, 35 (1955). — Klinische Erfahrungen mit der Venenstauungsplethysmographie. Compt. Rend. du IIe Internat. Congr. d'Angéiologie, Fribourg, 1956, p. 207. — HESS, H., u. KÖNIGSTEIN: Über Neurosen der Hautgefäße. Wien. klin. Wschr. **1911**, 1400. — HESS, H., u. L. SCHLICHT: Die Arteriopneumographie. In H. HESS, Die obliterierenden Gefäßerkrankungen, S. 223. München u. Berlin: Urban & Schwarzenberg 1959. — HESS, W. R.: Die Regulierung des peripheren Blutkreislaufs. Ergebn. inn. Med. Kinderheilk. **23**, 1 (1923). — Die Regulierung des Blutkreislaufes. Leipzig 1930. — Aussprachen zum Vortrag 14: Arteriovenöse Nebenschlüsse von M. CLARA, dieselbe Z. **11**, 226 (1938). Verh. dtsch. Ges. Kreisl.-Forsch. **11**, 253 (1938). — HETT: Zur feineren Innervation der arterio-venösen Anastomosen in der Fingerbeere des Menschen. Z. Zellforsch. **33**, 151 (1943). — HEUBNER, W.: Über Vergiftung der Blutcapillaren. Naunyn-Schmiedeberg's Arch. exp. Path. Pharmak. **56**, 370 (1907). — HEUPKE, W., and H. FISCHER: Der hydrodynamische Druck in den Kapillaren der Beine. Ein Beitrag zur Entstehung der kardialen Ödeme. Z. Kreisl.-Forsch. **40**, 656 (1951). — HEUSINGER: Merkwürdiger Hautaffekt. Virchows Arch. path. Anat. **39**, 337 (1867). HEWLETT, A. W., and J. G. VAN ZWALUWENBURG: The rate of blood flow in the arm. Heart **1**, 87 (1909). — Method for estimating the flow blood in the arm. Arch. intern. Med. **3**, 254 (1909). — HICKAM, J. B., R. P. MCCULLOCH and R. J. REEVES: Normal and impaired function of the leg veins. Amer. Heart J. **37**, 1017 (1949). — HIESTAND, R. F., and R. L. MORRIS: Note on the transmission of aortic systolic murmurs on the abdominal aorta. Amer. Heart J. **8**, 249 (1932). — HILDEBRANDT u. HANKE: Zur Bewertung der Oszillographie nach Gesenius und Keller. Ärztl. Wschr. **9**, 970 (1954). — HILDEBRANDT, SCHOLZ u. WIETING: Sammlung von stereoskopischen Röntgenbildern: Das Arteriensystem des Menschen. Wiesbaden: J. F. Bergmann 1904. — HILDEBRANDT, G.: Arch. phys. Ther. (Lpz.) **4**, 385 (1952). — HILDEBRANDT, G., u. O. HANKE: Über spontane Erkrankungen des oszillometrischen Quotienten (GROSS). Ein Beitrag zur funktionellen Asymmetrie der Extremitätendurchblutung. Z. Kreisl.-Forsch. **44**, 89 (1955). — Über die Sicherheit des oscillographischen Befundes bei peripheren Durchblutungsstörungen. Arch. phys. Ther. (Lpz.) **7**, 150 (1955). — HILL und MCQUEEN: Measurement of the capillary pressure in man. J. Physiol. (Lond.) **54**, 133 (1921). HILL, L., and J. M. MCQUEEN: The measurement of capillary blood-pressure in man. Brit. J. exp. Path. **2**, 1 (1921). — HILLER, E.: Klinische und oszillographische Untersuchungen über die Wirksamkeit eines neuen wasserlöslichen Theophyllinderivates (DHT). Dtsch. med. Wschr. **1953**, 17—19. — HILSCHER: Die Phlebographie der tiefen Beckenvenen einschließlich der V. cava inferior. (Ein Erfahrungsbericht.) Fortschr. Röntgenstr. verein. mit Röntgenpraxis **82**, 741 (1955). — HINES, L. E., J. CATLIN and D. L. KESSLER: Tests for so-called

capillary fragility of the skin and the significance of positive tests in vascular disease. Amer. J. Med. **15**, 175 (1953). — HINTZE, A.: Die Füllungszustände der Blutcapillaren und die auf sie einwirkenden Ursachen. Langenbecks Arch. klin. Chir. **118**, 361 (1921). — Die Verteilung des Gefäßinhaltes beim überlebenden menschlichen Organismus und beim Versuchstier unter verschiedenen physikalischen und chemischen Bedingungen. Virchows Arch. path. Anat. **281**, 526, 613 (1931). — HIRSCHHEYDT, B. v.: Abweichungen des Hautleitwertes bei peripheren Gewebsschäden. Langenbecks Arch. klin. Chir. **275**, 205 (1953). — HOCHREIN, M., u. B. SINGER: Untersuchungen über den Bau der Venenwand. Naunyn-Schmiedeberg's Arch. exp. Path. Pharmak. **125**, 301 (1927). — HÖFER, R., A. NEUMAYR, O. PARZER u. H. VETTER: Die Bestimmung der Leberdurchblutung beim Menschen. Klin. Wschr. **1955**, 792. — HÖJENSGÅRD: Phlebography in chronic venous insufficiency of the lower extremity. Acta radiol. (Stockh.) **32**, 375 (1949). — HOFF, F.: Über Dermographia elevata. Z. ges. exp. Med. **57**, 253 (1927). — Vegetatives Nervensystem und Haut. In L. R. MÜLLER, Lebensnerven und Lebenstriebe, S. 700. Berlin: Springer 1931. — Klinische Studien über dermographische Erscheinungen. Dtsch. Z. Nervenheilk. **133**, 98 (1933). — HOHMANN, H. G., R. K. ZAHN u. H. LANGENDORF: Photo-elektrisches Meßverfahren zur Bestimmung einer Maßzahl für die Gefäßbreite einzelner Capillaren und deren Durchströmung mit Erythrocyten im intakten Tier. Z. ges. exp. Med. **120**, 509—525 (1953). — HOLLDACK, K.: Lehrbuch der Auskultation und Perkussion. Stuttgart: Georg Thieme 1955. — HOLLDACK, K., u. E. KUHN: Gefäßgeräusche und periphere Durchblutung. Die Bedeutung der Gefäßgeräusche in der Aorta abdominalis und den Iliacae für die Diagnose der peripheren Durchblutungsstörungen. Dtsch. med. Wschr. **1953**, 842—844. — HOLLE, F.: Der Syncardontest, eine klinische Methode zur Funktionsprüfung der Gefäße bei peripheren Durchblutungsstörungen sowie zur Verfeinerung der Indikation für die Grenzstrangresektion. Ärztl. Wschr. **1951**, 535—538. — HOLMGREEN-LYTTKENS: Étude sur la fragilité vasculaire. Acta med. scand. **80**, 575 (1933). — HOLTZ, P.: Wirkstoffe des vegetativen Nervensystems. Klin. Wschr. **31**, 578 (1953). — HOLZAPFEL, M.: Untersuchungen über die wirksame Substanz bei dermographischen Erscheinungen. Z. ges. exp. Med. **72**, 269 (1930). — HOLZER, W., K. POLZER u. A. MARKO: Rheocardiographie. Wien 1945. — HOLZLÖHNER, E.: Aussprachen zum Vortrag 14: Arteriovenöse Nebenschlüsse von M. CLARA, dieselbe Z. **11**, 226 (1938). Verh. dtsch. Ges. Kreisl.-Forsch. **11**, 254 (1938). — HOMANS: Phlegmasia alba dolens and the relation of the Lymphatics to thrombophlebitis. Amer. Heart J. **7**, 415 (1932). — HOOBLER, MALTON, BALLANTINE, COHEN, NELIGH, PEET and LYONS: Studies on vasomotor tone. I. The effect of the tetraethylammonium ion on the peripheral blood flow of normal subjects. J. clin. Invest. **28**, 638 (1949). — HOOKER, D. R.: The functional activity of capilliares and venules. Physiol. Rev. **1**, 112 (1921). — HORIUCHI, K.: Beiträge zur Frage der Venodilatatoren. Pflügers Arch. ges. Physiol. **206**, 473 (1924). — HORST, A.: Über das Wesen des Pulses. Schweiz. med. Wschr. **1949**, 219—221. — HORST, W.: Neue Ergebnisse der Anwendung von J^{131} in Diagnostik und Therapie von Schilddrüsenerkrankungen. Strahlentherapie **94**, 169 (1954). — HORST, W., E. FISCHER, G. HANKEN und T. O. LINDENSCHMIDT: Resultate der Gewebsclearancebestimmung am Menschen mit J^{131} markiertem Jodid (Elektrolytclearance) und J^{131} markiertem Albumin (Proteinclearance). In BARTELHEIMER u. KÜCHMEISTER, Kapillaren und Interstitium, S. 199. Stuttgart: Georg Thieme 1955. — HORTON, B. T.: Hemihypertrophy of extremities associated with congenital arteriovenous fistula. J. Amer. med. Ass. **98**, 373 (1932). — HORTOPANU: The forms of gangrene exanthematic typhus. Rev. Stiintelor Med. Buckarest 1947. Zit. nach Trop. Diss. Bull. **45**, 166 (1948). — HORVAT, A.: Arteriographie und Phlebographie unterer Extremitäten mittels eines Serien-Angiographen. Compt. Rend. du IIe Congr. Internat. d'Angéiologie, Fribourg/Suisse, Sept. 1955. Editions universitaires, Fribourg 1956, p. 516. — HOWARTH, J. C., and J. G. KLOTZ: The diagnostic value of carotid arteriography, a preliminary report. Cleveland Clin. Quart. **18**, 179 (1951). — HOYER, H.: Über die unmittelbare Verbindung zwischen Arterien und Venen. Tagebl. der Naturforscher-Verslg zu Leipzig, 1872, S. 149. — Über unmittelbare Verbindungen zwischen Arterien und Venen. Denkschr. der Warschauer Ärztl. Ges. 1873, S. 51 [Polnisch]. — Über den unmittelbaren Übergang von Arterien in Venen und über eine geeignete Corrosionsmasse. Tagebl. der Naturforscher-Verslg zu Breslau, 1874, S. 207. — Über unmittelbare Anastomosen zwischen Arterien und Venen. Arb. med. Fak. Warschau **3**, 113 (1876) [Russisch]. — Über unmittelbare Einmündung kleinster Arterien in Gefäßäste venösen Charakters. Arch. mikr. Anat. **13**, 603 (1877). — HOYOS, M J. et C. GOMEZ DEL CAMPO: Angiographie de l'aorte thoracique par ponction directe. Arch. Mal. Coeur **43**, 996 (1950). — Cardiologia (Basel) **18**, 156 (1951). — HUBBARD, J. P., W. N. PRESTON and R. A. ROSS: Velocity of blood flow in infants and young children, determined by radioactive sodium. J. clin. Invest. **21**, 613 (1942). — HUBER, P.: Starkstromverletzung und Gefäßsystem. Wien. klin. Wschr. **49**, 771 (1936). — Die Bedeutung des Zirkulationssystems für den Verlauf von Starkstromunfällen. Mitt. Grenzgeb. Med. Chir. **44**, 234 (1936). — HUDACK, S. S., and P. D. MCMASTER: The gradient of permeability of the skin vessels as influenced by heat, cold and light. J. exp.

Med. 55, 431 (1932). — The lymphatic participation in human cutaneous phenomena. J. exp. Med. 57, 751 (1933). — Hübner: Nordwestdtsch. Kongr. Inn. Med., Göttingen, 1949. Zit. nach Küchmeister 1952. — Hueck: Über die Neubildung des Grundhäutchens in den Blutcapillaren. Virchows Arch. path. Anat. **296**, 416 (1936). — Huff, St. E., and H. L. Taylor: Observations on peripheral circulation in psoriasis. Arch. Derm. Syph. (Chicago) 58, 385 (1953). — Humble, J. G.: Mechanism of petechial hemorrhage formation. Blood 4, 69 (1949). — Hunt: The Raynaud phenomena: a critical review. Quart. J. Med. 5, 399 (1936). — Hunt, R.: Vasodilator reactions. Amer. J. Physiol. 45, 197, 231 (1918). — Hürlimann, A., u. K. Bucher: Die Wirkung von Adrenalin auf arterio-venöse Anastomosen verschiedener Kaliber. Helv. physiol. pharmacol. Acta 8, 331 (1950).

Ibrahim, J.: Neurosen und Psychoneurosen des Kindesalters. In E. Feer, Lehrbuch der Kinderheilkunde, S. 507. Jena 1944. — Illig, L.: Die Kreislaufmikroskopie am Mesenterium und Pankreas des lebenden Kaninchens. Z. ges. exp. Med. **126**, 249 (1955). — Capillar-„Contractilität", Capillar-„Sphincter" und „Zentralkanäle" („A.-V.-Bridges"). Ein tierexperimenteller Beitrag zur motorischen Funktion und zum Aufbau des Capillarbettes. Klin. Wschr. **35**, 7 (1957). — Illig, L., u. H. W. Weber: Zur Entstehung, Benennung und Einteilung der örtlichen Kreislaufstörungen. Ein gemeinsamer Diskussions-Beitrag. Klin. Wschr. **36**, 183 (1958). — Inally, Campbell, Robertson and Douglas: The clearance of radiosodium from the subcutaneous tissues of the leg. Clin. Sci. **11**, 183 (1952). — Ingegno, A. P., and B. F. Merrill: Red goggle examination of superficial venous collaterals. A simple clinical substitute for the infrared photograph. Gastroenterology **15**, 670 (1950). — Ipsen, J.: Les artères et l'anesthésie. Acta chir. scand. **65**, 487 (1929). — Hauttemperaturen. Kopenhagen u. Leipzig 1936. — Issekutz jr., B., I. Lichtneckert, Z. Gáspár-Németh and G. Hetényi jr.: Tissue metabolism and peripheral circulation. II. Effect of iodoacetic acid on peripheral circulation. Arch. int. Physiol. **59**, 116 (1951). — Issekutz jr., B., I. Lichtneckert Z. Gáspár-Németh, G. Hetényi jr., A. Diosy, and G. Palko: Tissue metabolism and peripheral circulation. IV. Factors affecting local vascular responses. Arch. int. Physiol. **59**, 191 (1951). — Issekutz jr., B., I. Lichtneckert, G. Hetényi jr., Z. Gáspár-Németh and A. Diosy: Tissue metabolism and peripheral circulation. III. Effect of fluoroacetic acid on the metabolism and circulation of muscles „in vivo". Arch. int. Physiol. **51**, 116 (1951). — Ivins, J. C., and J. M. Janes: Technic of arteriography. In Allen, Barker and Hines, Peripheral vascular diseases, p. 38. Philadelphia and London: W. B. Saunders Company 1955. — Iwanow: Die Lymphgefäße der Wände der Blutgefäße. Z. Anat. Entwickl.-Gesch. **99**, 669 (1933).

Jabonero, V.: Innervation efférente des vaisseaux sanguins. Cardiologia (Basel) **19**, 209 (1951). — Jacobj, W.: Beobachtungen am peripheren Gefäßapparat unter lokaler Beeinflussung desselben durch pharmakologische Agentien. Naunyn-Schmiedeberg's Arch. exp. Path. Pharmak. **86**, 49 (1920). — Pharmakologische Wirkungen am peripheren Gefäßapparat und ihre Beeinflussung auf Grund einer spezifischen Veränderung der Permeabilität der Zellmembranen durch Hydroxylionen. Naunyn-Schmiedeberg's Arch. exp. Path. Pharmak. 88, 333 (1921). — Jacquet, M.: Piézographie, électro-phonocardiographie combinées et exploration analytique de l'état régional des artères. Part I. Technique et morphologie. Arch. Mal. Coeur **43**, 247 (1950). — Piézographie, électro-phonocardiographie combinées et exploration analytique de l'état régional des artères. II. Caractéristiques artérielles régionales calculées d'après nos courbes et conséquences. Arch. Mal. Coeur **43**, 343 (1950). — Artériopléthysmographie et artériopiezographie. Angéiologie 58, 11 (1951). — Jadassohn: Demonst. Urtic. pigm. Verh. der Dtsch. Derm. Ges., IV. Kongr. 1894, S. 380. — Jäger, E.: Zur pathologischen Anatomie der Thrombangiitis obliterans bei juveniler Extremitätengangrän. I. u. II. Mitt. Virchows Arch. path. Anat. **284**, 526 (1932). — Jalili, M. A.: Continuous venous hum and thrill in cirrhosis of the liver. J. Fac. Med. Iraq. **16**, 50 (1952). — Jamin u. Merckel: Stereoskopische Röntgenbilder des Herzens. Jena: Gustav Fischer 1907. — Jamin, Fr.: Allgemeine Diagnostik der Nervenkrankheiten. In P. Krause, Lehrbuch der klinischen Diagnostik innerer Krankheiten, S. 513, 1924. — Janes, J. M.: Arteriography. Amer. Practit. 2, 569 (1951). — Janker u. Friedman: Serien-Leuchtschirmaufnahmen unter Schirmkontrolle als Methode der Funktionsuntersuchung peripherer Gefäße. Fortschr. Röntgenstr. **83**, 342 (1955). — Jankofsky, G.: Vasomotorische Reizphänomene. Inaug.-Diss. Breslau 1887/88. — Jantsch, H.: Die Rheosphygmographie. Ein neues Verfahren zur Diagnostik peripherer Gefäßerkrankungen. Wien. med. Wschr. **1950**, 478. — Jarisch, A.: Hautkrankheiten. In Nothnagel, Spezielle Pathologie und Therapie, Bd. 24, S. 161, 180, 235 (1900). — Jarløv, N.: Peripheral vascular reactions during smoking tobacco. Acta med. scand. **138**, Suppl. 239, 337—341 (1950). — Jayle, G. E., J. Pierron et G. Blet: Une technique nouvelle d'exploration de la circulation périphérique avec enregistrement photographique. Presse méd. **64**, 770 (1956). — Jellinek, S.: Histologische Veränderungen im menschlichen und tierischen Nervensystem teils als Blitz-, teils als elektrische Starkstromwirkung. Virchows Arch. path. Anat. **170**, 56 (1902). — Studien über die Wirkung elektrischer Starkströme

auf die einzelnen Organsysteme im Tierkörper. Pflügers Arch. ges. Physiol. **124**, 271 (1908). — Klinik und Histopathologie der elektrischen Verletzung. Dtsch. med. Wschr. **1932**, 1677. — Jenny: Über die Venographie an der unteren Extremität. Klinische Bedeutung und Technik. Schweiz. med. Wschr. **77**, 1195 (1947). — Jenny, F.: Der elektrische Unfall. Bern: H. Huber **1945**. — Über Blutgefäßschädigungen nach elektrischen Unfällen. Praxis **35**, 126 (1946). — Jensen, H. P.: Die cerebrale Seriographie mit dem Gerät nach Buchtala. Ärztl. Wschr. **9**, 468 (1954). — Jepsen, G.: Untersuchungen über die Beeinflussung des Capillardrucks durch die Präparate Tactocut, Ichthyol, Leukichthyol, Plesiocid, Neo-Plesiol und Praecutan. Inaug.-Diss. Hamburg 1951. — Jepsen, R. P.: The effects of vascular occlusion and local cooling on finger skin blood flow. Clin. Sci. **13**, 259 (1954). — Jersild, T.: Therapeutic effect of vitamin P in Schönlein-Henoch purpura. Lancet **1938 I**, 1445. — Jersild, T., u. A. Elmby: Vergleichende Untersuchungen über Methoden zur Bestimmung der Capillarresistenz. Klin. Wschr. **17**, 1359 (1938). — Jönsson, G.: Thoracic aortography by means of a cannular inserted percutaneously into the common carotid artery. Acta radiol. (Stockh.) **31**, 376 (1949). — Johnson, C. A.: Studies in peripheral vascular phenomena. I. A new device for the study of peripheral vascular phenomena in health and disease. Surg. Gynec. Obstet. **55**, 731 (1932). — Johnson, R. L., E. D. Freis and H. W. Schnaper: Hemodynamic changes in the small vessels in man as analyzed by digital plethysmography. Angiology **2**, 412 (1951). — Johow, R.: Die Bekämpfung der Kapillarschäden und der dadurch bedingten Blutungen bei der Behandlung der Thrombose mit Dicumarinen. Med. Klin. **40**, 1288 (1949). — Jones, C., and R. E. Steiner: Investigation and treatment of arterial disturbances in the lower limbs. Brit. J. Surg. **36**, 286 (1949). — Josenhans, G.: Über die Beeinflußbarkeit der reaktiven Hyperämie. Z. Kreisl.-Forsch. **45**, 561 (1956). — Jossifow, G. U.: Das Lymphgefäßsystem des Menschen. (Russisch; übersetzt von J. W. Avtokratow.) Jena: Gustav Fischer 1909. — Judmaier, F.: Über den Hyperämie-Test als Diagnosticum bei Durchblutungsschäden, verursacht durch Frosteinwirkung. Berl. med. Z. **1950**, 410—412. — Alte Frostschäden und ihre Gefäßveränderungen. Schweiz. med. Wschr. **80**, 180 (1950). — Die reaktive Hyperämie bei morphologischen Gefäßveränderungen. Med. Klin. **47**, 213 (1952). — Jürgens, R.: Über Beeinflussung der experimentellen Hypoprothrombinämie durch Vitamine. Zbl. Vit.-Forsch. **19**, 342 (1948). — Hämorrhagische Diathesen. Schweiz. med. Wschr. **79**, 817 (1949). — Jung, F.: Eigenartige Erkrankung der Pulmonalarterie. Verh. dtsch. path. Ges. (36. Tagg) 278 (1953). — Justin-Besançon, L., et P. Maurice: La pression veineuse périphérique. Préface de C. Laubry. Paris: Masson & Cie. 1952.

Kabisch, G., u. M. Kabisch: Untersuchungen über Dermographie bei Hypertonie. Z. ges. exp. Med. **113**, 689 (1944). — Kadatz, R.: Über die Wirkung neuer Adrenalinderivate auf die kleinsten oberflächlichen Hautgefäße des Menschen. Naunyn-Schmiedeberg's Arch. exp. Path. Pharmak. **207**, 263 (1949). — Kahr, E.: Darstellung der Beckenvenen mittels transossärer Serienphlebographie. Fortschr. Röntgenstr. **78**, 449 (1953). — Kaindl, F.: Diagnostik peripherer arterieller Durchblutungsstörungen. Wien. klin. Wschr. **1954**, 533. — Rheographie peripherer Arterien. Eine neue Methode zur Beurteilung arterieller Gefäße. Arch. Kreisl.-Forsch. **20**, 247 (1954). — Kaindl, F., E. Mannheimer u. B. Thurnher: Lymphangiographie und Lymphadenographie am Menschen. Fortschr. Röntgenstr. **89**, 1 (1958). — Kaindl, F., u. J. Pärtan: Zur Veränderung der Hautgefäße und der subkutan gelegenen Arterien nach Unterkühlung bei Gefäßgesunden und Patienten mit Angiopathien. Wien. Z. inn. Med. **36**, 485 (1955). — Kaindl, F., K. Polzer u. F. Schuhfried: Mehrfach- und Differentialrheographie peripherer Arterien. 21. Tagg der Dtsch. Ges. für Kreislaufforsch. vom 15.—17. 4. 1955 in Bad Nauheim. — Rheographie. Eine Methode zur Beurteilung peripherer Gefäße. Darmstadt 1959. — Kaindl, F., J. Schmid u. B. Thurnher: Venendruck und Phlebographie bei venösen Thrombosen. Med. Klin. **45**, 1436 (1950). — Kappert, A.: Die Diagnostik der peripheren Durchblutungsstörungen mit Hilfe des Ruhe- und Arbeits-Oscillogramms. Oszillograph zur qualitativen und quantitativen Beurteilung der arteriellen Erkrankungen. Praxis **1952**, 980—983. — Zur Diagnostik und Therapie der peripheren Durchblutungsstörungen. Schweiz. med. Wschr. **83**, 629 (1953). — Klinische Plethysmographie. Cardiologia (Basel) **24**, 353 (1954). — Plethysmographische Untersuchungen in der angiologischen Praxis. Praxis **1955**, 894. — Plethysmographische Untersuchungen in der angiologischen Praxis. Compt. Rend. du IIe Congr. Internat. d'Angéiologie, Fribourg, 1956, p. 212. Kasner, E., and J. B. Hersh: The electronic oscillometer. Angiology **1**, 391 (1950). — Katz, L. N., E. Lindner and H. Landt: On the nature of the substance (s) producing pain in contracting skeletal muscle: Its bearing on the problem of angina pectoris and intermittent claudication. J. clin. Invest. **14**, 807 (1935). — Kauffmann, F.: Über den Diureseversuch unter Hochlagerung der Beine und seine diagnostische Bedeutung. Berl. klin. Wschr. **42**, 1246 (1921). — Krankh.-Forsch. **2**, 372, 448; **3**, 263 (1926). — Entzündung und Körperverfassung. Klin. Wschr. **7**, 1309 (1928). — Einfluß des hydrostatischen Druckes auf die Blutbewegung, Anpassung der Gefäße. In Handbuch der normalen und pathologischen Physiologie (Bethe-Bergmann-Embden-Ellinger), Bd. VII/2, S. 1414ff. Berlin: Springer 1927. —

Funktion der Venenklappen. (Einschließlich der Beziehungen der Venenklappen zur Entstehung der Varicen.) In Handbuch der normalen und pathologischen Physiologie (BETHE-BERGMANN-EMBDEN-ELLINGER), Bd. VII/2, S. 1440ff. Berlin: Springer 1927. — KAUFMANN, G., u. R. HEGGLIN: Verwendung des Ohr-Oxymeters zur Bestimmung des Herzminutenvolumens. Cardiologia (Basel) **28**, 207 (1956). — KAUS, H.: Genese und diagnostischer Wert von unter Saugglocken entstandenen Hautblutungen. Z. ges. exp. Med. **124**, 448 (1954). — KAUTZKY, R.: Zur normalen und pathologischen Physiologie des Kreislaufs. Pflügers Arch. ges. Physiol. **171**, 386 (1918). — IV. Die arteriographische Diagnose intrakranialer Erkrankungen. Ergebn. inn. Med. Kinderheilk. N. F. **1**, 99 (1949). — KAUTZKY, R., u. E. A. SCHRADER: Die Wiederherstellung der arteriellen Gefäßbahn als Therapie der Claudicatio intermittens. Dtsch. med. Wschr. **1953**, 464. — KEGEREIS, R.: Calorimetric studies of the extremities. II. Experimental apparatus and procedures. J. clin. Invest. **3**, 357 (1926). — KEINING: Durchblutungsstörungen und Hautorgan. Europ. Gespräch über Angiologie im Rahmen der Gesamtmedizin, Darmstadt, 1955. — KEINING, E., u. O. BRAUN-FALCO: Zur Klinik und Pathogenese des Skleromyxoedems. Acta derm. venereol. (Stockh.) **36**, 37 (1956). — KEISER, G.: Statistische Untersuchungen über den Einfluß des Rauchens auf die Angina pectoris. Diss. Zürich 1954. — Cardiologia (Basel) **24**, 285 (1954). — KEITH, J. D., and C. FORSYTH: Aortography in infants. Circulation **2**, 907 (1950). — KELLER, C.: Konstrukteur in Firma Bosch & Speidel. Zit. nach RECKLINGHAUSEN 1940. — KERSCHNER, W.: Wien. Z. inn. Med. **31**, 264 (1950). — KERSLAKE, D. McK.: The effect of the application of an arterial occlusion cuff to the wrist on the blood flow in the human forearm. J. Physiol. (Lond.) **108**, 451 (1949). — KESTNER, O.: Die Pathologie und Physiologie des Seeklimas. In C. HAEBERLIN, Lehrbuch der Meeresheilkunde. Berlin u. Wien 1935. — KETTNER, M. G., C. FERRERO and P. W. DUCHOSAL: Clinical investigation by the oscillogram of peripheral arteries. Amer. Heart J. **49**, 485 (1955). — KETY, S. S.: Measurement of regional circulation by the local clearance of radioactive sodium. Amer. Heart J. **38**, 321 (1949). — KETY, J. S., and C. F. SCHMIDT: Determination of cerebral blood flow in man by use of nitrous oxide in low concentrations. Amer. J. Physiol. **143**, 53 (1945). — Nitrous oxide method for quantitative determination of cerebral blood flow in man; theory, produce and normal values. J. clin. Invest. **27**, 476 (1948). — KEY, J. A.: Blood vessels of a gastric ulcer. Brit. med. J. **1950**, 1464. — KILLMANN, S. A., S. GJÖRUP and J. H. THAYSEN: Fatal acute renal failure following intravenous pyelography in a patient with multiple myeloma. Acta med. scand. **158**, 43 (1957). — KINMONTH, J. B.: Lymphangiography in man. Method of outlining lymphatie trunks at operation. Clin. Sci. **11**, 13 (1952). — KINMONTH, J. B., G. W. TAYLOR, G. D. TRACY and J. D. MARSH: Primary lymphedema. Clinical and lymphangiographic studies of a series of 107 patients in which the lower limbs were affected. Brit. J. Surg. **45**, 1 (1957). — KIRCHMAIR, H.: Die Blutstromregulationseinrichtungen im peripheren Kreislauf unter besonderer Berücksichtigung ihrer Bedeutung für die Klinik. Wien. klin. Wschr. **1953**, 812—815. — KISCH, B.: Der ultramikroskopische Bau von Herz und Kapillaren. Darmstadt: Dr. Dietrich Steinkopff 1957. — KISSIN, M., J. I. STEIN and R. I. ADLEMAN: A two-step test of exercise tolerance in intermittent claudication. Angiology **1**, 141 (1950). — KLAUS, D.: Über die Differenz der Blutdruckwerte an Arm und Bein. Z. ges. inn. Med. 8, 570 (1953). — KLEIN, K.: Gefäßerkrankungen und Begutachtung. Ärztl. Wschr. **1954**, 111. — KLEINSASSER: Peripheral arteriography. Surgery **22**, 930 (1947).— KLEINSORG u. SCHMIER: Künstliche Veränderungen der Drosselungstoleranz im Gefäßsystem des quergestreiften Muskels. Pflügers Arch. ges. Physiol. **254**, 430, 441 (1952). — KLENSCH, H.: Einführung in die biologische Registriertechnik. Stuttgart 1954. — KLINGHARDT, G. W.: Zur Pathogenese des Muskelfibrillierens, des Muskelwogens und der Crampi. Dtsch. Z. Nervenheilk. **163**, 416 (1950). — KLINGMÜLLER, M.: Capillarstudien. Zur Frage der Capillarperistaltik. Z. exper. Med. **46**, 94 (1925). — Über Capillardruck. Capillarstudien. Z. ges. exp. Med. **47**, 244 (1925). — KLINGMÜLLER, M., u. H. NEVERMANN: Capillarstudien. V. Mitteilung. Zur Capillarmorphologie des Scharlachs, der Nephritiden, der Hypertonie der genuinen Schrumpfniere. Z. ges. exp. Med. **66**, 734 (1929). — KLOSTERMEYER, W.: Die arteriographische Diagnostik der peripheren arteriellen Durchblutungsstörungen. Fortschr. Röntgenstr. **66**, 103 (1942). — Über arteriographische und pathologisch-anatomische Schlagaderveränderungen bei peripheren Durchblutungsstörungen. Neue med. Welt **1950**, 948—950. — KLÜKEN, N.: Die Wirkung des Rauchens auf die Hauttemperatur und ihre Beeinflussung durch gefäßaktive Substanzen. Klin. Wschr. **1950**, 96—98. — Zur Frage der Tagesrhythmik der Hauttemperaturen. Pflügers Arch. ges. Physiol. **260**, 148 (1954). — Berufliche Zusammenhangsfragen bei peripheren Durchblutungsstörungen. Berufsdermatosen **2**, 243, 303 (1954). — Die Bedeutung der Hautthermometrie bei der Beurteilung der peripheren Durchblutung. Ärztl. Wschr. **10**, 356 (1955). — KNEBEL, R., u. E. WICK: Über den Einfluß der Atmung auf den zentralen Venendruck. Z. Kreisl.-Forsch. **47**, 623 (1958). — KNESSE DE MELO, H., L. LOSSO, E. AZEVEDO, DE E. JESUS ZERBINI, V. SCHUBSKY y A. CAPUTO: Aortografia (desçricáo de técnica e apresentacao de resultados). Arch. bras. Cardiol. **5**, 219 (1952). — KNISELY, M. H.: Annotated bibliography on sludged blood. Postgrad.

Med. **10**, 15 (1951). — KNISELY, M. H., E. H. BLOCH, TH. S. ELIOT and L. WARNER: Blood: circulating methods and apparatus. In OTTO GLASSER, Medical Physics, vol. 2, p. 129. Chicago: Year Book Publ. 1950. — Sludged blood. Science **106**, 431 (1947). — The fused quartz-rod method of illuminating living structures for microscopic study. In C. E. MCCLUNG, Handbook of microscopic technique for workers in animal and plant tissues, edit. 3, Chapt. 8, p. 477. New York: Paul B. Hoeber 1950. — KNISELY, M. H., E. H. BLOCH and L. WARNER: Selective phagocytosis. I. Microscopic observations concerning the regulation of the blood flow through the liver and other organs and the mechanism and rate of phagocytic removal of particles from the blood. Kgl. danske Vidensk. Selsk. biol. Skr. **4**, Nr 7 (1948). — KNISELY, N. H., W. M. SATTERWHITE jr. and J. M. WALLACE: An attempt to demonstrate pulmonary arteriovenous anastomoses in rabbits, cats and dogs, and discussion of literature pertaining to such shunts. Circulation **14**, 960 (1956). — KNISELY, M. H., W. K. STRATMAN-THOMAS, T. S. ELIOT and E. H. BLOCH: Knowlesi malaria in monkeys. I. Microscopic pathological circulatory physiology of rhesus monkeys during acute plasmodium knowlesi malaria. J. nat. Malar. Soc. **4**, 285 (1945). — KNOLL, H., u. W. WILBRANDT: Was bedeuten kurzfristige Änderungen der Capillarresistenz? Helv. med. Acta **16**, 316 (1949). — KNOLL, H., W. WILBRANDT u. F. WYSS: Was bedeuten kurzfristige Capillarresistenz-Änderungen? Helv. med. Acta **16**, 443 (1949). — KNUTSON, TAYLOR, ELLIS and WOOD: Studies on circulation time with the aid of the oximeter. Proc. Mayo Clin. **25**, 405 (1950). — KOBRAK, E.: Studie über Tonus und Gefäßtonus, insbesondere seine Beziehungen zu Kreislauffragen. Z. ges. inn. Med. **4**, 577 (1949). — KOCH u. NORDMANN: Mikroskopische Beobachtungen am Blutkreislaufe des Säugetieres mit gleichzeitiger Verzeichnung des Blutdruckes. Z. ges. exp. Med. **61**, 505 (1928). — KOCH, E.: Die Stromgeschwindigkeit des Blutes. Ein Beitrag zur Arbeitsprüfung des Kreislaufes. Dtsch. Arch. klin. Med. **140**, 39 (1922). — Die Selbststeuerung des Kreislaufs. Dresden 1933. — KÖHLMEYER, W.: Über glomusartige Tumoren im Bereiche des Ohres. Mschr. Ohrenheilk. **82**, 158 (1948). — KÖLLIKER: Zit. nach FRANKLIN, J. Pharmacol. exp. Ther. **26**, 215 (1926). — KÖLLING, E.: Kritik der Methoden zur Bestimmung der Kapillarresistenz. Mitt. I. Z. ärztl. Fortbild. S. 647 (1952). — Kritik der Landisschen Methode zur Bestimmung der Kapillarpermeabilität. Mitt. II. Z. ärztl. Fortbild. S. 681 (1952). — KÖNIG, F.: Inaug.-Diss. Kiel 1951. — KOEPPE, H.: Muskeln und Klappen in den Wurzeln der Pfortader. Arch. f. Physiol. Suppl. 168 (1890). — KOEPPEN, S., u. F. PANSE: Klinische Elektropathologie. I. Kritische Sammlung elektropathologischer Gutachten aus interner Sicht. II. Die Neurologie des elektrischen Unfalls und des Blitzschlags. Stuttgart: Georg Thieme 1955. — KOHL, H.: Die Einwirkung einzelner und kombinierter Aminosäuren auf die Kapillarfunktion. Dtsch. Z. Verdau.- u. Stoffwechselkr. **10**, 246 (1950). — KOHLER, R., u. G. VON DER WETH: Die Wirkung der cervicalen Sympathektonie auf die Angina pectoris und die Ausfallserscheinungen nach diesem operativen Eingriff. Z. klin. Med. **99**, 205 (1924). — KOHLRAUSCH, F.: Praktische Physik, Bd. I. Leipzig 1953. — KOLIN, A.: An electromagnetic flowmeter, principle of the method and its application to blood flow measurements. Proc. Soc. exp. Biol. (N.Y.) **35**, 54 (1936). — KOLIN, A., J. L. WEISSBERG and L. GERBER: Electromagnetic flowmeter. Proc. Soc. exp. Biol. (N.Y.) **47**, 314 (1941). — KOLLER, F.: Ärztl. Mh. berufl. Fortb. S. 381—400 (1946). — KONCZ, J.: Die Untersuchung peripherer Durchblutungsstörungen mittels thermoelektrischer Registrierung der Hauttemperatur und photoelektrischer Aufzeichnung der peripheren Volumenpulse. Langenbecks Arch. klin. Chir. **266**, 555 (1950). — KONCZ, J., u. E. BÜCHERL: Tierexperimentelle Untersuchungen zur Kreislaufwirkung des synthetischen Antiocoagulans Thrombocid. Langenbecks Arch. klin. Chir. **271**, 27 (1952). — KONDO, B., T. WINSOR, P. YAMAUNCHI, R. E. MORRISON and B. O. RAULSTON: Five-minute arterial occlusion technique for the determination of vascular insufficiency. Amer. Heart J. **39**, 99 (1950). — KONRAD, R.: Untersuchungen über die Kapillarresistenz. (Eine neue Methode zur Bestimmung der Kapillarfragilität.) Z. Kreisl.-Forsch. **45**, 734 (1956). — KORNER, P. I.: The normal human blood pressure during and after exercise, with some related observations on changes in the heart rate and the blood flow in the limbs. Aust. J. exp. Biol. med. Sci. **30**, 375 (1952). — KOROTKOFF: Ber. mil.ärztl. Akad. St. Petersburg **5** (1905). Zit. nach STRAUB 1922. — KOSCHEWNIKOW, P. W.: Der blaue Dermographismus. Arch. Derm. Syph. (Berl.) **171**, 238 (1935). — KRAEPELIN: Psychiatrie, 4. Kap.: Hysterie. Leipzig: Johann Ambrosius Barth 1915. — KRAHL, E., G. H. PRATT and L. M. ROUSSELOT: Arterial angiography in the diagnosis, prognosis and treatment of occlusive vascular disease. Bull. N.Y. Acad. Med. **30**, 122 (1954). — KRAMÁR, J., V. W. MEYERS and D. J. PEETZ: Correlation between capillary resistance and circulating eosinophils. J. Lab. clin. Med. **43**, 395 (1954). — KRAMÁR, J., V. W. MEYERS and M. SIMAY-KRAMÁR: Contribution to the physiology of capillary resistance in the human. J. Lab. clin. Med. **47**, 423 (1956). — KRAMER, D. W.: Manual of peripheral vascular disorders. Philadelphia: Blakiston 1940. — KRAMER, D. W., and E. B. ABRAMSON: Fluorescein studies in peripheral vascular disorders. Amer. J. med. Sci. **214**, 368 (1947). — KRAMER, K., u. W. QUENSEL: Untersuchungen über den Muskelstoffwechsel des Warmblüters. I. Mitt.

Der Verlauf der Muskeldurchblutung während der tetanischen Kontraktion. Pflügers Arch. ges. Physiol. **239**, 620 (1938). — KRAUSS, H.: Der Capillardruck. Samml. klin. Vortr. **13**, 315 (1914/18). — KRAUTWALD, A., u. D. KOLMAR: Zur Prüfung der reaktiven Hyperämie an den unteren Extremitäten. Z. klin. Med. **147**, 341 (1950). — KREFFT, FR.: Über Dermographismus. Inaug.-Diss. Leipzig 1897. — KREUZIGER, H., R. HEINECKER u. F. KEMPER: Über den Einfluß des Zigarettenrauchens auf den Kreislauf. Z. Kreisl.-Forsch. **44**, 879 (1955). — KRIEG, A.: Fluorescenzanalyse und Fluorochromie in Biologie und Medizin. Klin. Wschr. **31**, 350 (1954). — KRIEGER, H., J. P. STORAASLI, W. J. MACINTYRE, W. D. HOLDEN and H. L. FRIEDELL: The use of radioactive iodinated human serum albumin in evaluating the peripheral circulation. Trans. Amer. surg. Ass. **70**, 44 (1953). — KRIES, v.: Über den Druck in den Blutcapillaren der menschlichen Haut. Verh. Ges. Wiss. Berlin, math.-phys. Kl. **27** (1875). — KROEKER, E. J., and E. H. WOOD: Comparison of simultaneous ly recorded central and peripheral arterial pressure pulses during rest, exercise and tilted position in man. Circulat. Res. **3**, 623 (1955). — KROETZ, CH.: Die Koeffizienten des klinisch meßbaren Venendruckes. Dtsch. Arch. klin. Med. **139**, 325 (1922). — Örtliche periphere Durchblutungsstörungen. Ther. d. Gegenw. **76**, 341 (1935). — KROGH, A.: The regulation of the supply of blood to the right heart. Skand. Arch. Physiol. **27**, 227 (1912). — Anatomie und Physiologie der Kapillaren. Berlin: Springer 1928. — Anatomie und Physiologie der Kapillaren. Übersetzt von W. FELDBERG. Berlin 1924 u. 2. Aufl., Berlin 1929. — Reminiscences of work on capillary circulation; a lecture to the students in the Harvard Medical School, 1946. Isis (New Haven) **41**, 14 (1950). — KROGH, A., E. M. LANDIS and A. H. TURNER: The movement of fluid through the human capillary wall in relation to venous pressure and to the colloid osmotic pressure of the blood. J. clin. Invest. **11**, 63 (1932). — KROGH, A., and P. B. REHBERG: Kinematographic methods in the study of capillary circulation. Amer. J. Physiol. **68**, 153 (1924). — KROH: Frische Schußverletzungen des Gefäßapparates. Beitr. klin. Chir. **108**, 61 (1917). — KROMPECHER: Die funktionell bedingte Verschiedenheit der Intimabildungen. Zbl. allg. Path. path. Anat. **76**, 357 (1941). — KUCSKO, L.: Über eigentümliche Gefäßveränderungen in der Lunge („Anastomositis"). Wien. klin. Wschr. **61**, 1 (1949). — Über arteriovenöse Verbindungen in der menschlichen Lunge und ihre funktionelle Bedeutung. Frankfurt. Z. Path. **64**, 54 (1953). — KÜCHMEISTER, H.: Die Wirkung des Rutins auf die Capillarpermeabilität. I. Mitt. Klin. Wschr. **27**, 297 (1949). — Experimentelle Untersuchungen über die Beziehungen zwischen Capillarwand und Gewebe. Verh. dtsch. Ges. inn. Med. **55**, 640 (1949). — Die Pathogenese des Ödems. Med. Klin. **47**, Nr 21 (1952). — Die Kapillarpermeabilitäts- und -resistenzprüfung in der Diagnostik und therapeutischen Erfolgsbeurteilung innerer Erkrankungen. Arch. Kreisl.-Forsch. **18**, 395 (1952). — Die Bestimmung des Muskelinnendrucks zur besseren Erfassung der Adynamie im Rahmen der Nebennierenfunktionsdiagnostik. Acta endocr. (Kbh.) **13**, 177 (1953). — Die Klinik der Capillarfunktionen. Erg. inn. Med. Kinderheilk., N.F. **4**, 463 (1953). — Die Klinik des Muskelinnendruckes. Arch. Kreisl.-Forsch. **21**, 339 (1954). — Die Methoden der Kapillarpermeabilitätsprüfung und ihre klinische Anwendung. In BARTELHEIMER u. KÜCHMEISTER, Kapillaren und Interstitium, S. 125. Stuttgart: Georg Thieme 1955. — Klinische Funktionsdiagnostik. Stuttgart: Georg Thieme 1956. — KÜCHMEISTER, H., u. H. HARMS: Unveröffentlicht: Zit. nach BARTELHEIMER u. KÜCHMEISTER: Kapillaren und Interstitium. Stuttgart: Georg Thieme 1955. — KÜCHMEISTER, H., u. G. HERRNRING: Eine neue Apparatur zur Capillardruckmessung und ihre klinische Anwendung. Verh. dtsch. Ges. Kreisl.-Forsch. **16**, 240 (1950). — KÜCHMEISTER, H., J. MEINICKE u. H. W. MEYER: Der 24-Stundenrhythmus des Muskelinnendruckes und seine Beziehungen zum Wasserhaushalt. Z. ges. exp. Med. **118**, 296 (1952). — KÜCHMEISTER, H., u. H. PIEL: Über Messung der Lymphstromgeschwindigkeit nach intrakutanen Adrenalininjektionen. Ärztl. Forsch. **2**, 141 (1948). — KÜCHMEISTER, H., u. R. PIRTKIEN: Die Wirkungen der Nebennierenrindenhormone im Capillarbereich. Tagg Nordwestdtsch. Ges. Inn. Med., Hamburg 1953. Folia clin. int. (Barcelona) 1953. — Die Bedeutung der Nebennierenrindenfunktionen für den Kapillarbereich. Z. Kreisl.-Forsch. **43**, 39 (1954). — KÜCHMEISTER, H., u. W. SCHÄRFE: Das Capillarresistometer, ein Apparat zur Messung der Capillarresistenz, und seine klinische Anwendung. Dtsch. med. Wschr. **75**, 317 (1950). — KÜCHMEISTER, H., u. I. TAUBE: Kapillarpermeabilität bei Mangelernährung. Ärztl. Forsch. **1**, 278 (1947). — KÜGELGEN, A. v.: Über das Verhältnis von Ringmuskulatur und Innendruck in menschlichen großen Venen. Z. Zellforsch. **43**, 168 (1955). — KÜHN, G.: Vergleichende Kapillarresistenzbestimmungen in den verschiedenen Altersklassen. Z. Alternsforsch. **5**, 363 (1951). — KÜHN, R.: Vergleichende Messungen bei peripheren Durchblutungsstörungen und deren klinische Bedeutung. Z. ges. inn. Med. **9**, 91 (1954). — KÜHN, R. A.: Kritische Betrachtungen und Untersuchungen zur Analyse oszillographischer Untersuchungsbefunde. Z. Kreisl.-Forsch. **43**, 549 (1954). — KÜHNAU, J.: Steuerungsmechanismen für den Stoffaustausch durch die Kapillarwand. In BARTELHEIMER u. KÜCHMEISTER, Kapillaren und Interstitium, S. 99. Stuttgart: Georg Thieme 1955. — KÜHNS, K.: Die Hautthermometrie als Methode zur klinischen Prüfung vasoaktiver Substanzen. Untersuchung eines neuen vasodilatatorischen

Mittels (Präparat 7337 Ciba) sowie der Nicotinsäurepräparate Niconacid, Ronicol und Trafuril. Helv. med. Acta **17**, 215 (1950). — KÜLZ, F., u. M. SCHNEIDER: Über neue gefäßerweiternde Sympathicomimetica. Klin. Wschr. **28**, 535 (1950). — KÜTTNER, H. v., u. M. BARUCH: Der traumatische segmentale Gefäßkrampf. Beitr. klin. Chir. **120**, 1 (1920). — KUNLIN, J., C. BITRY-BOELY et B. VOLNIE: Remarques sur l'aortographie. Rev. Chir. (Paris) **69**, 286 (1950). — KVALE, W. F., and E. V. ALLEN: The rate of the circulation in the arteries and veins of man. I. Studies of normal subjects and of those with occlusive arterial disease and hyperthyreoidism. Amer. Heart J. **18**, 519 (1939). — KWIATKOWSKI, H.: Observations on the relation of histamine to reactive hyperemia. J. Physiol. (Lond.) **100**, 147 (1941). KYLIN, E.: Studien über das Verhalten des Capillardruckes im besonderen bei arteriellen Blutdrucksteigerungen. Zbl. inn. Med. **41**, 505 (1920). — Eine Modifikation meines Capillardruckmessers sowie Referat der Secherschen Nachuntersuchungen mit diesem Messer. Zbl. inn. Med. **42**, 785 (1921). — On clinical determination of capillary tension. Acta med. scand. **57**, 566 (1923).

LAEWEN, A.: Untersuchungen über Durchblutung des Fußes bei Frontsoldaten usw. Dtsch. Mil.arzt **7**, 479 (1942). — LAGERLÖF, H., ELIASCH, L. WERKÖ and E. BERGLUND: Orthostatic changes of the pulmonary and peripheral circulation in man. A preliminary report. Scand. J. clin. Lab. Invest. **3**, 85 (1951). — LAMBERT, J., et CH. NEVEN: Réponses vasculaires locales à l'ischémie momentanée d'un membre chez l'homme. Arch. int. Physiol. **58**, 287 (1950). — LANDERER, A.: Die Gewebsspannung. Leipzig 1884. — LANDERER, R.: Zur Frage des Capillardruckes. Z. klin. Med. **78**, 91 (1913). — LANDIS, E. M.: The capillary pressure in frog mesentery as determined by microinjection methods. Amer. J. Physiol. **75**, 548 (1925/26). — Micro-injection studies of capillary permeability. III. The effect of lack of oxygen on the permeability of the capillary wall to fluid and to the plasma proteins. Amer. J. Physiol. **83**, 528 (1927/28). — Microinjection studies of capillary blood pressure in human skin. Heart **15**, 209 (1930). — LANDIS, E. M., L. JONAS, M. ANGEVINE, and W. ERB: The passage of fluid and protein through the human capillary wall during venous congestion. J. clin. Invest. **11**, 717 (1932). — LANDIS, H. R. M., and J. KAUFMAN: The occurence of venous hums in children. Arch. Pediat. **29**, 88 (1912). — LANDOWNE, M., and L. N. KATZ: A critique of the plethysmographic method of measuring blood flow in the extremities of man. Amer. Heart J. **23**, 644 (1942). — LANDOWNE, M., and W. S. THOMPSON jr.: Failure of antihistaminic drugs to reduce reactive hyperemia in man. Proc. Soc. exp. Biol. (N. Y.) **69**, 537 (1948). — LANG, H.: Die Behandlung der Endangitis obliterans. Ärztl. Wschr. **5**, 729 (1950). — LANGE: Capillary permeability in myxedema. Amer. J. med. Sci. **208** (1944). — The use of fluorescein in the study of the physiology and pathology of the vascular tree. Proc. of the Rudolf Virchow Med. Soc. **2**, 50 (1944). — LANGE, WEINER u. BOYD: Frostbite. Physiology, pathology and therapy. New Engl. J. Med. **237**, 383 (1947). — The functional pathology of experimental immersion foot. Amer. Heart J. **35**, 238 (1948). — LANGE, F.: Über Thromboangiitis obliterans (BUERGER) der Organe. Verh. dtsch. Ges. Kreisl.-Forsch. **9**, 311 (1936). — Durchblutungsstörungen der Gliederspitzen. Münch. med. Wschr. **84**, 121 (1937). — LANGE, K.: A recording sphygmotonograph: A machine for the continuous recording of systolic and diastolic arterial pressure in man. Ann. intern. Med. **18**, 367 (1943). — LANGE, K., and L. J. BOYD: The use of fluorescein to determine the adequacy of the circulation. Med. clin. N. Amer. S. 943 (1942). — The technique of the fluorescein test to determine the adequacy of circulation in peripheral vascular diseases, the circulation time and capillary permeability. Bull. N. Y. med. Coll. **6**, 78 (1943). — LANGE, K., and KREWER: The dermofluorometer. J. Lab. clin. Med. **28**, 1746 (1943). — LANGE, K., D. SCHWIMMER and L. J. BOYD: Alternations in capillary permeability in meningeal irritations. An aid to differential diagnosis. Amer. J. Med. Sci. **211**, 611 (1946). — LANGE, K. J.: The use of fluorescent dyes as tracers in biology and medicine. J. electrochem. soc. **95**, 131 (1949). — DE LANGEN, C. D.: Thrombosis and embolism as a geographical pathological nutritional problem. Voeding **19**, 572 (1958). — LANGENDORF, H., G. H. HOHMANN u. R. K. ZAHN: Untersuchungen über die Reaktionen individueller Blutcapillaren der Froschschwimmhaut unter der Wirkung kreislaufaktiver Substanzen mit Hilfe einer objektiven Registriermethode. Z. ges. exp. Med. **122**, 178 (1953). — LANGENDORF, H., G. SCHÖNBACH u. R. K. ZAHN: Das Verhalten der kleinen Blutgefäße der Schwimmhaut des Frosches bei erhöhtem Außendruck. Z. ges. exp. Med. **126**, 82 (1955). — LANGEVIN, A., et D. M. GOMEZ: Nouvelle méthode piézo-électrique pour la mesure et l'enregistrement de la pression artér. chez l'homme. C. R. Soc. Biol. (Paris) **113**, 1126 (1933).— LANIER, J. T., H. HARADAWAY, H. D. JOHNSON and W. B. DONALD: Fundamental difference in the reactivity of the blood vessels in the skin compared with those in muscle. Circulat. Res. **1**, 40 (1953). — LARSSON, H., and A. PALMLÖV: Abdominal aortography with special reference to its complications. Acta radiol. (Stockh.) **38**, 11 (1952). — LASZT, L., u. A. MÜLLER: Über die Druckverhältnisse im Bereich des Aortenbogens. Helv. physiol. pharmacol. Acta **9**, 442 (1951). — Vergleich der Druckverhältnisse in den Gefäßen des Halses und der oberen Extremitäten mit dem Drucke in der Aorta ascendens. Helv. physiol. pharmacol. Acta **10**, 469 (1952). —

LAUBRY, C. H., P. COTTENOT, D. ROSITIER and R. HEIM: Clinical radiology of the heart and great vessels. Paris: Masson & Cie. 1939. — LAUDAHN, G.: Lagerungsprobe und Histaminhautreaktion als Untersuchungsverfahren zur objektiven Diagnose peripherer Durchblutungsstörungen. Ärztl. Wschr. 8, 244 (1953). — LEB, A.: Die Röntgen-Serienvasographie des periarticulären Gefäßapparates bei der rheumatischen Polyarthrose. Fortschr. Röntgenstr. 75, 251 (1951). — Die Röntgendiagnostik peripherer Durchblutungsstörungen bei rheumatischen Erkrankungen. Z. Rheumaforsch. 14, 65 (1955). — LEEDE, C.: Hautblutungen durch Stauung hervorgerufen als diagnostisches Hilfsmittel beim Scharlach. Münch. med. Wschr. 58, 293 (1911). — LÉGER, J. L.: Artériographies cérébrales. Un. méd. Can. 79, 951 (1950). — LEGER, L., et C. FRILEUX: Mém. Acad. Chir. 75, 213 (1949). — La phlébographie par injection intramédullo-osseuse du produit de contraste. Presse méd. 58, 29 (1950). — Les Phlebites. Masson & Cie. 1950. — LEHNARTZ, E.: Einführung in die chemische Physiologie, 9. Aufl. Berlin: Springer 1940. — LEHR, A.: Dermographismus unter besonderer Berücksichtigung des weißen Dermographismus. Inaug.-Diss. Tübingen 1948. — LEIGH, T. F., and J. V. ROGERS jr.: Visualization of the abdominal aorta and its branches following intravenous injection of contrast medium. A report of four cases. Amer. J. Roentgenol. 64, 945 (1950). — LÉRICHE, R.: De la résection cu carrefour aortique-iliaque avec double sympathectomie lombaire pour thrombose artérique de l'aorte. Presse méd. 48, 601 (1940). — Le probleme de l'impuissance sexuelle chez l'homme. A propos d'une thrombose de la terminaison aortique traitée par double gangliectomie lombaire et réexaminée au bout de cinq ans. Presse méd. 1949, 157. — LÉRICHE, R., P. BEACONSFIELD and C. BOELY: Aortography: Its interpretation and value. Surg. Gynec. Obstet. 94, 83 (1952). — LÉRICHE, R., and J. KUNLIN: Zit. nach E. A. SCHRADER 1955, Die Klinik der arteriellen Thrombosen im Beckenbereich. Springer 1955. — LÉRICHE, R., J. KUNLIN and C. BOÉLY: Lessons of aortography. Angiology 1, 109 (1950). — LÉSCHKE, E.: Die wichtigsten Vergiftungen. München: J. F. Lehmann 1933. — LESCHLY JACOBSEN, H. E., and J. RAUNBYBERG: Arteriography of the lower extremities. Nord. med. 45, 840 (1951). — LETTERER: Acta allerg. (Kbh.) Suppl. 3, 79 (1953). — LEUN, W.: Über die Venendarstellung im Röntgenbild. Fortschr. Röntgenstr. 71, 12 (1949). — LEVENE, G., E. N. BURKE and D. C. ARNOIS: Roentgenologic diagnosis of aneurysm of thoracic aorta with particular reference to study in right posterior oblique position. Amer. J. Roentgenol. 72, 1004 (1954). — LEVINE, S. A., and P. HARVEY: Clinical auscultation of the heart. Philadelphia: W. B. Saunders Company 1949. — LÉVY-SOLAL, E., et A. MINKOWSKI: La fragilité vasculaire de la femme en travail. Sem. Hôp. Paris 1950, 1270—1271. — LEWIN: Zur Kenntnis der individuellen Strukturabweichungen der Aortenintima. Virchows Arch. path. Anat. 295, 33 (1935). — LEWIS and PICKERING: Circulatory changes in the fingers in some diseases of the nervous system, with special reference to the digital atrophy of peripheral nerve lesions. Clin. Sci. 2, 149 (1936). — LEWIS, A. J., and W. REDISCH: Effect of smoking on circulatory measurements. Circulation 14, 967 (1956). — LEWIS, J. K., and A. W. HEWLETT: The cause of increased vascular sounds after epinephrin injection. Heart 10, 1 (1923). — LEWIS, L. A., R. W. SCHNEIDER and E. P. MCCULLAGH: Tiselius electrophoresis studies of plasma proteins in diabetes mellitus. J. clin. Endocr. 4, 535 (1944). — LEWIS, TH.: Blood vessels of the human skin and their responses. London: Shaw and Sons 1927. — Blutgefäße der menschlichen Haut und ihr Verhalten gegen Reize. Übersetzt von E. SCHILF. Berlin 1928. — Observations upon reactions of vessels of human skin to cold. Heart 15, 177 (1929). — Early signs of cardiac failure of the congestive type. Brit. med. J. 1, 849 (1930). — Supplementary notes upon reactions of vessels of human skin to cold. Heart 15, 351 (1931). — Ichaemia of muscle as cause of anginal pain. Lancet 1931, 1138. — Pain in muscular ischemia. Arch. Int. Med. 49, 713 (1932). — Clinical observations and experiments relating to burning pain in the extremities, and to so-called "Erythromelalgia", in particular. Clin. Sci. 1, 175 (1933). — Gefäßstörungen der Gliedmaßen. Stuttgart 1938. — LEWIS, TH., and R. T. GRANT: Vascular reactions of the skin to injury. Part II. The liberation of a histamin-like substance in injured skin; the underlying cause of factitious urticaria and of wheals produced by burning; and observations upon the nervous control of certain skin reactions. Heart 11, 209 (1924). — Observations upon reactive hyperemia in man. Heart 12, 73 (1925). — LEWIS, TH., G. W. PICKERING and P. ROTHSCHILD: Observations upon muscular pain in intermittent claudication. Heart 15, 359 (1931). LEZIUS, A., u. E. GADERMANN: Chirurgische und cardiologische Probleme bei der operativen Beseitigung stenosierter Mitralklappen. Dtsch. med. Wschr. 16, 491 (1952). — LIAN, C.: Intérêt de la mesure pression veineuse brachiale et cave supérieure dans le diagnostic des compressions veineuses médiastinales. Acta med. scand. 142, Suppl. 266, 681 (1952). — LICHTMAN, S. S.: Diseases of the liver, 2. Aufl. Philadelphia 1949. — LIEBESNY, P.: Untersuchungen über die Capillardruckmessung. Pflügers Arch. ges. Physiol. 198, 215 (1923). — LILLY, G. D., D. W. SMITH, CH. F. BIGGANE and J. T. JANA: An evalution of "high" lumbar sympathectomy in arteriosclerotic circulatory insufficiency of the lower extremities. Surgery 35, 1 (1954). — LINDBLOM, K.: Phlebographische Untersuchungen des Unterschenkels bei Kontrastinjektionen in eine subcutane Vene. Acta radiol. (Stockh.) 22,

125 (1941). — Mediastinal phlebography. Acta radiol. (Stockh.) **27**, 523 (1946). — LINDBOM, A.: Arteriosclerosis and arterial thrombosis in the lower limb. Acta radiol. (Stockh.) Suppl. **80** (1950). — Angiographie. Lehrbuch der Röntgendiagnostik von H. R. SCHINZ, W. E. BAENSCH, E. FRIEDL, E. UEHLINGER, Bd. II, Teil 2, S. 1800—1828. Stuttgart 1952. — LINDGREN, E.: Percutaneous angiography of the vertebral artery. Acta radiol. (Stockh.) **33**, 389 (1950). — Technique of abdominal aortography. Acta radiol. (Stockh.) **39**, 205 (1953). LINDQVIST, T.: Is spinal anaesthesia always a reliable method of inducing vaso-dilatation in the toes? Acta chir. scand. **97**, 354 (1949). — Värdet av olika undersökningsmetöder vid diagnostiken av perifera artärsjukdomar. Svenska Läkt.-Tidn. **52**, 2144 (1955). — Intermittent claudication and vascular spasm. III. A new theory to explain some phenomena in intermittent claudication often interpreted as being due to vasospasm. Acta med. scand. **136**, 447 (1950). — LINDQVIST, T., and K. SIGROTH: Reflex dilatation of the toe vessels in connection with elevation of the body temperature. II. Results in 100 cases with circulatory disturbances due to organic arterial disease. Acta med. scand. **144**, 137 (1952). — LINKE, H.: Differentialdiagnose des Venenschmerzes an den unteren Extremitäten. Medizinische **1959**, 522. — LINZBACH: Europ. Gespräch Darmstadt 11./12. XI. 1955. Über: Angiologie im Rahmen der Gesamtmedizin. — LINZELL, J. L.: Internal calorimetry in the measurement of blood flow with healed thermocouples. J. Physiol. (Lond.) **121**, 390 (1953). — LIPPERT, H.: Capillarfunktion und Hypertonie. Klin. Wschr. **14**, 645 (1935). — LIPPROSS, O.: Vergleichende Gewebsthermometrie. Klin. Wschr. **20**, 49 (1941). — Gewebetemperaturen. Z. klin. Med. **140**, 379 (1942). — LITTLE and WELLS: Capillary permeability to intravenously administered gelatine. Amer. J. Physiol. **138**, 495 (1943). — LÖFSTEDT, S.: Nord. Med. **31**, 1536 (1946). — LÖHR, W.: Gefäßkrankheiten und traumatische Gefäßveränderungen in arteriographischer Darstellung. Z. ges. Neurol. Psychiat. **158**, 347 (1937). — Arteriographie mit Thorotrast. Klin. Fortbild. **1937**, 653. — LÖHR, W., u. R. TÖLLE: Über die Blutströmung in gesunden und kranken Blutadern. Langenbecks Arch. klin. Chir. **189**, 321 (1937). — LOMBARD, W. B.: The blood pressure in the arterioles, capillaries and small veins of the human skin. Amer. J. Physiol. **29**, 335 (1912). — LOOSE, K. E.: Beitrag zur Röntgenkontrastdarstellung peripherer Gefäße. Chirurg **21**, 666 (1950). — Die Aortographie in der Diagnostik peripherer Gefäßleiden. Chirurg **22**, 394 (1951). — Zur Arteriographie. Serienarteriographie, lumbale, subdiaphragmale Aortographie. Fortschr. Röntgenstr. **76**, 173 (1952). — Die Bedeutung der Serien-Aortographie für die angiologische Diagnostik und Therapie. 2. Congr. Internat. Soc. of Angiology, Lissabon, 1953. — LOOSE, K. E., u. J. HARMS: Fortschrittliche Gefäßdiagnostik des Beckens und der Nieren. Chirurg **25**, 158 (1954). — LORENZ, F.: Beitrag zur Frage der Gehirnanämie bei künstlich erzeugter Epilepsie. Z. ges. exp. Med. **96**, 18 (1934). — LORENZ, R.: Die venöse Phase der Angiographie. 1. Neurochir. Tagg, Freiburg i. Br., 2.—4. IX. 1948. Dtsch. Z. Nervenheilk. **162**, 66 (1950). — LOSSEN, H.: Kontrastmittel. Röntgenärztliche Rezeptsammlung für Ärzte, Zahnärzte, technische Assistentinnen und Apotheker. München u. Berlin: J. F. Lehmann 1939. — LOTTENBACH, K., u. N. STUCKI: Die Pulswellenverzögerung bei peripheren Durchblutungsstörungen. Cardiologia (Basel) **17**, 7 (1950). — LOVSHIN, L. L., and J. W. KERNOHAN: Peripheral neuritis in periarteritis nodosa; a clinicopathologic study. Arch. intern. Med. **82**, 321 (1948). — LOWENTHAL, M., K. HARPUDER and ST. D. BLATT: Peripheral and visceral vascular effects of exercise and postprandial state in supine position. J. appl. Physiol. **4**, 689 (1952). — LUCKNER, H.: Die Funktionen der arterio-venösen Anastomosen. In BARTELHEIMER u. KÜCHMEISTER, Kapillaren und Interstitium, S. 78. Stuttgart: Georg Thieme 1955. — LUCKNER, H., u. J. STAUBESAND: Die inkretorische Funktion des Glomus coccygicum. Z. ges. exp. Med. **117**, 96 (1951). — LUDWIG, C.: Beiträge zur Kenntnis des Einflusses der Respirationsbewegungen auf den Blutlauf im Aortensystem. Müllers Arch. Anat. Physiol. S. 242 (1847). — LUDWIGS, N., u. W. RÖSSEL: Die periphere Durchblutung während der Hypoglykämie. Pflügers Arch. ges. Physiol. **257**, 137 (1953). — LUISADA, A. A.: On the pathogenesis of the signs of Traube and Duroziez in aortic insufficiency: A graphic study. Amer. Heart J. **26**, 721 (1943). — LUISADA, A. A., and F. FLEISCHNER: Attempts at clinical measurement of pulmonary arterial pressure. Exp. Med. Surg. 8, 251 (1950). — LUKE: Thromboendoarterectomy in the treatment of lower aortic occlusion. Arch. Surg. (Chicago) **69**, 205 (1954). — LUND, F.: Plethysmographic investigations of the blood circulation in fingers and toes by means of the condenser manometer. Particularly morphological studies of the digital volume pulse. Acta med. scand. **135**, 399 (1949). — LUND, F.: Harmonisk analys av volympulskuroor fran fingar och tan medelst mechanisk analysator. Nord. med. **43**, 640 (1950) [Schwedisch]. — Morphological analysis of the digital volume pulse as a diagnostic method. Compt. Rend. du IIe Internat. Congr. d'Angéiologie, Fribourg 1956, p. 223.

MACGREGOR, A. G.: and E. J. WAYNE: Fluorescein test of circulation time in peripheral vascular disease. Brit. Heart J. **13**, 80 (1951). — MADDOCK, W. G., and F. A. COLLER: Peripheral vasoconstriction by tobacco demonstrated by skin temperature changes. Proc. Soc. exp. Biol. (N. Y.) **29**, 487 (1932). — MÄRK, W.: Über arterio-venöse Anastomosen, Gefäßsperren und Gefäße mit epitheloiden Zellen beim Menschen. Z. mikr.-anat. Forsch.

50, 392 (1941). — Arterio-venöse Anastomosen in Lippen und Nase der Säugetiere. Z. mikr.-anat. Forsch. **52**, 1 (1942). — Zur Kenntnis der sogenannten Arterienwülste beim Menschen und bei einigen Säugern. Anat. Nachr. **1**, 305 (1951). — Über Arterienwülste bei den Vögeln. Z. Zellforsch. **37**, 1 (1952). — MAGOS, L., and G. OKOS: Raynaud's syndrome and cold dilatation Acta med. (Budapest) **7**, 323 (1955). — MAGRO, G.: La photopléthysmographie dans ses applications cliniques. Arch. Mal. Coeur **45**, 40 (1952). — MAHORNER, H. R., and A. OCHSNER: The modern treatment of varicose veins as indicated by the comparative tourniquet test. Ann. Surg. **107**, 927 (1938). — MAIONE, P.: L'importanza della oscillografia nella diagnosi precore dei disturbi del circolo arterioso degli arti. Rass. int. Clin. Ter. **34**, 190 (1954). — MAKAROFF: Changes in the arterial vascular tone of athletes under the influence of physical exercise (russ. Text). Sovetsk. Med. **6**, 44 (1955). — MAKAY, J. F. S., and O. R. PICKLES: Volume changes in forearm and hand following release of obstruction to venous return. J. appl. Physiol. **2**, 261 (1949). — MALAN, E., u. A. PUGLIONISI: La pletismografia digitale della diagnostica e nella prognostica delle arteriopatie periferiche. Medicina (Parma) **1**, 497 (1951). — MALAN, E., A. PUGLIONISI, G. TATTONI, F. ASCHIERI and C. MALCHIODI: Arterial circulation in obliterative arterial disease of limbs. Angiology **6**, 144 (1955). — MALLERY jr., O. T.: Capillary fragility tests in diabetes mellitus. Proc. Amer. Fed. Clin. Res. **2**, 34 (1945). — MALMÉJAC, J., et G. CHARDON: Origine vaso-motrice nerveuse et humorale des oscillations de troisième ordre de la pression artérielle. C. R. Soc. Biol. (Paris) **147**, 1349 (1953). — MARATKA, Z.: Über die Bestimmung der Kapillarresistenz auf den Schleimhäuten des Menschen. Acta med. scand. **146**, 230 (1953). — MARCHAND, F.: Handbuch der allgemeinen Pathologie von KREHL-MARCHAND, Bd. II/1, S. 225. Leipzig 1912. — Über die Contractilität der Capillaren und die Adventitialzellen. Münch. med. Wschr. **70**, 385 (1923). — Handbuch der allgemeinen Pathologie von KREHL-MARCHAND, Bd. IV/1, S. 145. 1924. — MARDER, L., G. H. BECKER, B. MAIZEL and H. NECHELES: Fat absorption and chylomicronemia. Gastroenterology **20**, 43 (1952). — MAREY, M. J.: La contract. vascul. Ann. Sci. natur., N. s. Zool. **9**, 53 (1858). — Recherches sur le pouls au moyen d'un nouveau apparail enregisteur: le sphygmographe. Gaz. méd. Paris 1860. — MARION, P., et J. PAPILLON: Aortographie thoracique rétrograde intracarotidienne. (Application à l'artériographie des coronaires.) Presse méd. **1950**, 1474. — MARK, R. E.: Die Klinik der vegetativen Dystonie. Wien. klin. Wschr. **63**, 25, 40 (1951). — MARLEY, A., e M. SOLDATI: Contributi all'innervazione dell'ovaio: innervazione delle anastomosi arterio-venose. Boll. Soc. ital. Biol. sper. **27**, 640 (1951). — MARTIN and MCCLEERY: Surgery **28**, 322 (1950). — MARTINET, J. D.: Résultats de la phlébographie dynamique (fémorale et poplitée) comme moyen d'investigation veineuse physiologique. Compt. Rend. du IIe Congr. Internat. d'Angéiologie, Fribourg/Suisse, Sept. 1955. Editions universitaires, Fribourg 1956, p. 487. — MARTINI, G. A., u. J. E. HAGEMANN: Über Fingernagelveränderungen bei Lebercirrhose als Folge veränderter peripherer Durchblutung. Klin. Wschr. **34**, 25 (1956). — MARTINI, G. A., u. J. STAUBESAND: Zur Morphologie der Gefäßspinnen ("vascular spiders") in der Haut Leberkranker. Virchows Arch. path. Anat. **324**, 147 (1953). — MARX, H., u. W. SCHOOP: Über das Verhalten der peripheren Strombahn in der reaktiven Hyperämie. Z. Kreisl.-Forsch. **44**, 186 (1955). — MARXER, H.: Klinische Studien über Hautgefäßreflexe. Diss. München 1915. — MASSON, P.: Le glomus neuro-myo-artériel des regions tactiles et ses tumeurs. Lyon chir. **21**, 257 (1924). — Étude sur les glomus. Arch. Sci. med. **50**, 1 (1927). — Les glomus cutanés de l'homme. Bull. Soc. franç. Derm. Syph. **42**, 1174 (1935). — Innervation des glomus cutanés de l'homme. Trans. roy. Soc. Can., Sect. V **30** (1936). — L'appareil nerveux des glomus cutanés. Bull. Histol. appl. **13**, 209 (1936). — Les glomus neuro-vasculaires. Paris 1937. — Les glomus cutanées de l'homme. Progr. Med. Istanbul **2**, 59 (1948). — MASSON, P., et L. GERY: Les tumeurs glomiques sous-cutanées en dehors des diogts. Ann. anat. path. **4**, 153 (1927). — MASSOPUST, L. C., and W. D. GARDNER: Infrared photographic studies of the superficial thoracic veins in the female; anatomical considerations. Surg. Gynec. Obstet. **91**, 717 (1950). — MASTER, A. M., E. DONOSO, L. PORDY and K. CHESKY: The ballistocardiogram in peripheral vascular disease. Amer. Heart J. **46**, 180 (1953). — MASY, S.: Un nouvel opacifiant pour l'angiographie. J. Radiol. Électr. **31**, 449 (1950). — L'angiography. J. belge Radiol. **33**, 7 (1950). — MATAS, R.: Testing the efficiency of the collateral circulation as a preliminary to the occlusion of the great surgical arteries. J. Amer. med. Ass. **63**, 1441 (1914). — MATERA y DE LU LÁCSKA: El valor de los estudios aortográficos en los trastornos arteriales de las extremidades inferiores. Pren. méd. argent. **1955**, 496. — MATTHES, K.: Untersuchungen über die Sauerstoffsättigung des menschlichen Arterienblutes. Naunyn-Schmiedeberg's Arch. exper. Path. Pharmak. **179**, 698 (1935). — Kreislaufuntersuchungen am Menschen mit fortlaufend registrierenden Methoden. Stuttgart: Georg Thieme 1951. — MATTHES, K., u. F. GROSS: Zur Methode der fortlaufenden Registrierung der Farbe des menschlichen Blutes. Naunyn-Schmiedeberg's Arch. exp. Path. Pharmak. **191**, 523 (1938). — MATTHES, K., F. GROSS u. H. GÖPFERT: Untersuchungen am peripheren Kreislauf beim Menschen. Z. ges. exp. Med. **107**, 228 (1940). — MAUER, E. F.: Amer. Heart. J. **34**, 852 (1947). — MAUL, G.:

Klinische Erfahrungen mit der Syncardonbehandlung. Münch. med. Wschr. **49**, 2483, 2531 (1952). — MAURER, H.-J.: Zur Ätiologie und Therapie von Kontrastmittel-Zwischenfällen. Fortschr. Röntgenstr. **92**, 60 (1960). — MAUTNER, S. K.: Über Hautreaktionen bei gesunden und ekzematischen Kindern. Diss. Leipzig 1913. — MAY, A. M.: Tongue sign for high venous pressure. Amer. Heart J. **26**, 685 (1943). — MAY, E., and R. HEYBLON: Les phases de Korotkow chez les hypertendus. Bull. Soc. méd. Hôp. Paris **68**, 570 (1952). — MAY, R., u. R. NISSL: Über die „Venoskopie" der unteren Extremität. Fortschr. Röntgenstr. verein. mit Röntgenpraxis **76**, 774 (1952). — Die Phlebographie der unteren Extremität. Archiv und Atlas der normalen und pathologischen Anatomie in typischen Röntgenbildern, Bd. 84. Stuttgart 1959. — MAYER, S.: S.-B. Akad. Wiss. Wien, 3. Abt. **79**, 104 (1879). — Z. wiss. Mikr. **6** (1889). — Naturwiss. Jb. „Lotos" N. T. **14** (1893). — MCCARRELL, J. D., and C. K. DRINKER: Cervical lymph production during histamine shock in dog. Amer. J. Physiol. **133**, 64 (1941). — MCCARRISON, R.: Nutrition and national health. London 1944. — MCCLURE, W. B., and C. A. ALDRICH: Intracutaneous salt solution wheel test, value in Nephritis and edema. J. Amer. med. Ass. **82**, 735 (1924). — MCDONCLD, L., and R. SEMPLE: An exercise test in intermittent claudication. Brit. Heart J. **14**, 91 (1952). — MCGIRR, E. M.: The value of intermittent venous occlusion. Its effect on local muscle circulation as determined by the clearance of radioactive sodium (sodium 24). Glasg. med. J. **33**, 83 (1952). — The rate of removal of radioactive sodium following its injection into muscle and skin. Clin. Sci. **11**, 91 (1952). — MCLEAN, R. A.: Arterial volume pulses and peripheral vascular responses to drugs. Proc. Soc. exp. Biol. (N. Y.) **75**, 585 (1950). — MECCHERI, L. A.: Semiologia de los capilares. Symptomatology of the capillary system. Sem. méd. (B. Aires) **104**, 775 (1954). — MECHELKE, K.: Über die Atemschwankungen des Blutdrucks und der Pulsfrequenz beim Menschen. Arch. Kreisl.-Forsch. **19**, 204 (1953). — Über die Beziehungen der Amplitude peripherer Volumenpulse zu den arteriellen Druckänderungen. Z. Kreisl.-Forsch. **42**, 298 (1953). — MEDA, E.: Comportamento della circolazione periferica dell'uomo nella iperventilazione forzata. Arch. Fisiol. **54**, 17 (1954). — MEESSEN, H.: Experimentelle Untersuchungen zum Kollapsproblem. Beitr. path. Anat. **102**, 191 (1939). — MEGIBOW, R. S., H. NEUHOF and S. FEITELBERG: Microplethysmography as a criterion for sympathectomy in hypertension. Surg. Gynec. Obstet. **88**, 170 (1949). — MEIER, E.: Die Wertigkeit des Dermographismus in gesunden und kranken Tagen. Acta neuroveg. (Wien) **10**, 179 (1954). — MEINERTZ, J.: Das Venenphänomen. Verh. dtsch. Ges. inn. Med. **25**, 317 (1908). — Etwas über Druck und Strömung in den Venen. Verh. dtsch. Ges. inn. Med. **26**, 221 (1909). — MELLEROWICZ, H.: Untersuchungsergebnisse über das Verhalten der Kapillarpermeabilität für Plasma-Eiweiß bei der Polyarthritis chronica vor und nach der Einwirkung von Desoxycorticosteronazetat und Askorbinsäure. Z. Rheumaforsch. **11**, 199 (1952). — MELLEROWICZ, H., and A. PETERMANN: Untersuchungen über die Pulswellengeschwindigkeit in der Aorta beim Trainierten in verschiedenen Altersstufen. Z. Kreisl.-Forsch. **45**, 716 (1956). — MELLICK, W. F., and A. E. VITT: Present status of aortography. J. Urol. (Baltimore) **60**, 312 (1948). — MENDLOWITZ, M.: Some observations on clubbed fingers. Clin. Sci. **3**, 387 (1938). — Measurements of blood flow and blood pressure in clubbed fingers. J. clin. Invest. **20**, 113 (1941). — Clubbing and hypertrophic osteoarthropathy. Medicine (Baltimore) **21**, 269 (1942). — Digital circulation in peripheral vascular diseases. J. clin. Invest. **21**, 547 (1942). — The digital circulation. New York: Grune & Stratton 1954. — MENDLOWITZ, M., and H. A. ABEL: Quantitative blood flow measured calorimetrically in the human toe in normal subjects and in patients with residua of trench foot and frostbite. Amer. Heart J. **39**, 92 (1950). — Great toe calorimetry in peripheral vascular diseases. Circulation **4**, 120 (1951). — MENGLER, O.: Die Prüfung der mechanischen Capillarresistenz der Haut bei hämorrhagischen Diathesen. Klin. Wschr. **9**, 1301 (1930). — MENKIN, Y.: Effect of adrenal cortex extract on capillary permeability. Amer. J. Physiol. **129**, 691 (1940). — MERCKER, H.: Über die Wirkung der Kohlensäure auf entnervte Gefäßgebiete. Pflügers Arch. ges. Physiol. **246**, 577 (1943). — MERKEL: Über verschlußfähige Bronchialarterien. Virchows Arch. path. Anat. **308**, 303 (1941). — MERLEN, J. F.: Die Wirkung der Hyaluronidase auf den subkutanen Gewebsdruck. In BARTELHEIMER u. KÜCHMEISTER, Kapillaren und Interstitium, S. 215. Stuttgart: Georg Thieme 1955. — Siehe BARTELHEIMER-KÜCHMEISTER u. II. Congr. Internat. d'Angéiologie, Fribourg, 1955. — MERLEN, J. F., J. P. CACHERA u. C. DUSSAUSSY: Der subkutane Gewebsdruck in der Klinik. In BARTELHEIMER u. KÜCHMEISTER, Kapillaren und Interstitium, S. 217. Stuttgart: Georg Thieme 1955. — MERLEN, J. F., MILBLED, BOUVIER u. J. P. CACHERA: Theoretischer und praktischer Wert der Kapillarresistenzmessungen. In BARTELHEIMER u. KÜCHMEISTER, Kapillaren und Interstitium, S. 163. Stuttgart: Georg Thieme 1955. — MERRINGTON, W. R., and P. W. NATHAN: A study of post-ischaemic paraesthesie. J. Neurol. Psychiat. **12**, 1 (1949). — MERTENS: Zur Physiologie der peripheren Durchblutungsregulation. Abh. dtsch. Akad. Wiss. Berlin, Kl. med. Wiss. Jg. **1954**, 29 1955). — MESSENT, D., R. E. STEINER and J. F. GOODWIN: Investigation of obliterative arterial disease of the lower limb. Lancet **1953 II**, 1324—1329. — METZ, D.: Beobachtungen über lokale Veränderungen der Pulswellenge-

schwindigkeit bei peripheren Durchblutungsstörungen. Klin. Wschr. **32**, 812 (1954). — Zur diagnostischen Anwendung der photoelektrischen Plethysmographie mit reflektiertem Licht. Klin. Wschr. **33**, 838 (1955). — MEYER, F., u. G. HOLLAND: Die Messung des Druckes in Geweben. I. Mitt. Naunyn-Schmiedeberg's Arch. exp. Path. Pharmak. **168**, 580 (1933). — MEYER, N.: Relation of growth of hair on digits to the severity of ischemia. New Engl. J. Med. **248**, 179 (1953). — MEYER, W.: Etiology of thromboangiitis obliterans (BUERGER). J. Amer. med. Ass. **71**, 1268 (1918). — Etiology of thromboangiitis obliterans. Med. Rec. (N. Y.) **95**, 901 (1919). — Further contribution to etiology of thromboangiitis obliterans. Med. Rec. (N. Y.) **97**, 425 (1920). — MEYER-BRODNITZ u. E. WOLLHEIM: Kapillarfunktionsstörungen als Berufskrankheit durch Schuhanklopfmaschinen. Zbl. Gew.-Hyg. **16**, 270 (1929). MEYER-HEINE, A., y I. BENZECRY: El piezograma normal y el piezograma patologico. Conclusiones sobre 400 cases. Pren. méd. argent. **38**, 1824 (1951). — MICHEL, D., u. O. HARTLEB: Über Blutdruckdifferenzen zwischen oberen und unteren Extremitäten. Ärztl. Wschr. **9**, 745 (1954). — MICHEL, H.: Physiologie und Pathologie der menschlichen Capillaren. Zugleich ein Beitrag zum Wert der Capillarmikroskopie. Grenzgeb. Med. **2**, 61 (1949). — MICHELSON, P.: Über Dujardin-Beaumetz's „femme autographique". Berl. klin. Wschr. **84**, 101 (1884). — MIGLIORINI, G., e L. GARELLO: Contributo allo studio oscillografico del tono delle arterie. Cuore e Circol. **34**, 31 (1950). — MILANES, B., E. PÉREZ-STABLE, R. CASANOVA y R. BUSTAMANTE: Estudio radiologico de la aorta abdominal y sus ramas. Rev. cubana Cardiol. **11**, 109 (1950). — MILLER, H., u. G. M. WILSON: The measurement of blood flow by the local clearance of radioactive sodium. Brit. Heart J. **13**, 227 (1951). — MILLER, R. D., M. H. KALSER, Ch. W. FRYE and A. S. GORDON: Measurement of atropine-induced vascular pooling. Circulation **10**, 423 (1954). — MILLER, G., E. J. WYLIE and F. HINMAN: Renal complication from aortography. Surgery **35**, 885 (1954). — MITCHELL, S. W.: Clinical lecture on certain painful affections of the feet. Philad. Med. Times **3**, 81, 113 (1872). — MITTELDORF, E. FR., u. W. SCHOLZ: Zum Nachweis peripherer Kreislaufregulationsstörungen. Z. ärztl. Fortbild. **44**, 368 (1950). — MOEYS, E. J., u. A. VALK: Aortography. Ned. T. Geneesk. **95**, 1653—1654. — MONIZ, E., A. PINTO and A. LIMA: Die Vorzüge des Thorotrast bei arterieller Enzephalographie. Röntgenpraxis **4**, 90 (1932). — MONIZ, E. L., DE CARVALLO et A. LIMA: Angiopneumographie. Presse méd. **39**, 996 (1931). — MONOD, O., et KATEB: Angiographie rapide sur bande de papier. J. franç. Méd. Chir. thor. **5**, 285 (1951). — MONTGOMERY, H.: Capillary fragility in rheumatic fever. U. S. nav. med. Bull. **46**, 1708 (1946). — MONTORSI, GHIRINGHELLI e GASPARINI: Sull' importanza dell'arteriografia nella diagnosi radiologica delle vasculopatie degli arti inferiori. Minerva cardioangiol. (Torino) **2**, 255 (1954). — MOORE: An evaluation of venography and venous pressures in the study of the leg veins. Brit. J. Surg. **41**, 633 (1954). — MOORE, G. E., and R. B. BRIDENBAUGH: Portal venography. Surgery **28**, 827 (1950). — MOORE, T. C.: Arch. Surg. (Chicago) **72**, 122 (1956). — MOREL, F.: Les isotopes radioactifs dans l'étude de la perméabilité capillaire. Praxis **1951**, 27. — MOREL, F., et M. MARVIS: Actions de l'histamine sur le système vasculaire du lapin étudiées au moyen du radiosodium. C. R. Soc. Biol. (Paris) **143**, 464 (1949). — MORITZ, F., u. D. v. TABORA: Über eine Methode, beim Menschen den Druck in oberflächlichen Venen exakt zu bestimmen. Dtsch. Arch. klin. Med. **98**, 475 (1910). — MORRISON, H.: A study of the dorsalis pedis and posterior tibialis pulses in one thousand individuals without systems of circulatory affections of the extremities. New Engl. J. Med. **208**, 438 (1933). — MOSCATO, V., and A. PRIVITERA: Nuova tecnica per la cateterizzazione dell'aorta nell'indagine radiologica. Nota III. Primi risultati sperimentali. Riv. Pat. Clin. **9**, 151 (1954). — MOSSO, A.: Sphygmomanomètre pour mesurer la pression du sang chez l'homme. Arch. ital. Biol. **23**, 177 (1895). — MOSZKOWICZ, L.: Die Diagnose des Arterienverschlusses bei Gangraena pedis. Mitt. Grenzgeb. Med. Chir. **17**, 216 (1907). — MOUQUIN, REBOUL, LAUBRY et VERGOZ: Artériophlébographie et aortographie en série dans les thrombo-artérites des membres. Déductions thérapeutiques. Arch. Mal. Coeur **47**, 705 (1954). — MÜLLER, A.: Über die direkte und indirekte Blutdruckmessung beim Menschen. Bull. schweiz. Akad. med. Wiss. **7**, 402 (1951). — MÜLLER, E.: Pathologische Anatomie der Koronarthrombose unter besonderer Berücksichtigung der Koronarsklerose und Atheromatose. Verh. dtsch. Ges. Kreisl.-Forsch. **21**, 3 (1955). — MÜLLER, E. M.: Über den „roten Hof" und sein Verhalten bei trophischen Störungen. Dtsch. med. Wschr. **74**, 400 (1949). — MÜLLER, L. R.: Studien über den Dermographismus und dessen diagnostische Bedeutung. Dtsch. Z. Nervenheilk. **47**, 413 (1913). — MÜLLER, O.: Die Kapillaren der menschlichen Körperoberfläche in gesunden und kranken Tagen. Stuttgart 1922. — (1) Atlas der Kapillarmikroskopie. (2) Die feinsten Blutgefäße des Menschen in gesunden und kranken Tagen. Stuttgart: Ferdinand Enke 1939. — MUFSON, I.: Study of capillary pressure in nephritis and hypertension. Amer. J. med. Sci. **183**, 632 (1932). — MUNDINGER, F., K. PHILIPP u. W. UMBACH: Wert und Anwendbarkeit radioaktiver Clearance-Methoden zur Beurteilung peripherer Durchblutungsstörungen. Ärztl. Forsch. 8, 547 (1954). — MURPHY, R. A.: Ballistocardiographic patterns in intraluminal aortic obstructions. Amer. Heart J. **39**, 174 (1950). — MURRAY, M. R., and A. P. STOUT: The glomus tumor. Investigation of

its distribution and behaviour, and the identity of its epitheloid cell. Amer. J. Path. **18**, 183 (1942). — Myers, J. D., H. V. Murdaugh, H. D. McIntosh and R. K. Blaisdell: Observations on continuous murmurs over partially obstructed arteries. Arch. intern. Med. **97**, 726 (1956). — Myers, S. G., J. G. Scannell, S. M. Wyman, E. Grey-Dimond and J. W. Hurst: A typical patent ductus arteriosus with absence of the usual aortic pulmonary pressure gradient and of the characteristic murmur. Amer. Heart J. **41**, 819 (1951). — Myrhe, J. R., and E. K. Brodwall: Kidney function studies in myelomatosis. J. Lab. clin. Invest. **9**, 80 (1957). — Myrhe, J. R., E. K. Brodwall and S. B. Knutsen: Acute renal failure following intravenous pyelography in cases of myelomatosis. Acta med. scand. **156**, 263 (1956).

Natali, Pozzi e Marabini: Analisi del pletismogramma e del fotopletismogramma digitale e dei polsi arteriosi periferici in relazione al elettrocardiogramma, al fonocardiogramma e al balistocardiogramma. Riv. crit. Clin. med. **54**, 493 (1954). — Naterman, H. I., and S. A. Robins: Cutaneous test with diodrast to predict allergic systemic reactions. J. Amer. med. Ass. **119**, 491 (1942). — Necchi, Silva A. della: Rapporto fra rilievi oscillografici e controllo anatomica del sistema arterioso peripherico. Atti Soc. ital. Cardiol. S. 284 (1940). — Nelson, O. A.: Arteriography of abdominal organs by aortic injection. Surg. Gynec. Obstet. **74**, 655 (1942). — Arteriography in renal and abdominal conditions. J. Urol. (Baltimore) **53**, 521 (1945). — Netzer, C. O.: Die Wirkung von Vaskulat auf die Extremitätendurchblutung. Klin. Wschr. **30**, 408 (1952). — Die Deutung der oszillographischen Kurve und ihre Formänderungen durch lokale und allgemeine Gefäßbeeinflussung. Zbl. Chir. **78**, 1554 (1953). Neumayr, A.: Die diagnostischen Methoden und internen Behandlungsmöglichkeiten der peripheren arteriellen Durchblutungsstörungen. Wien. Z. inn. Med. **32**, 182 (1951). — Neumayr, A., G. Brichta u. H. Vetter: Über die Messung der peripheren Durchblutung durch Bestimmung der Gewebsclearance von radioaktivem Jod. Wien. klin. Wschr. **1953**, 892. — Nicolai, G. Fr.: Die Mechanik des Kreislaufs. In Nagels Handbuch der Physiologie, Bd. I, S. 680. Braunschweig 1909. — Niekau, B.: Anatomische und klinische Beobachtungen mit dem Hautkapillarmikroskop. Dtsch. Arch. klin. Med. **132**, 301 (1920). — Nieth, H., E. Zeh u. W. Jensbach: Hydergin-Behandlung bei Durchblutungsstörungen. Medizinische **1952**, Nr 35/36. — Nieveen, J., L. B. van der Slikke and W. J. Reichert: Photo-electric plethysmography by the action of reflected light. Ned. T. Geneesk. **99**, 1810 (1955). — Nikolsky: Le dermographisme blanc sur la peau rouge. J. Mal. cut. et syph. S. 492 (1908). — Noceti: Prove farmaco-dinamiche con cloridato di fenil-metil-amino-propando nelle arteriopatie croniche periferiche. Rass. ital. Chir. Med. **3**, 861 (1954). — Nocito, F. J.: Prueba vasomotora con el cloruro de tetraetilamonio. Arev. Asoc. méd. argent. **64**, 322 (1950). — Noguès, P.: La mesure de la pression artérielle. C. R. Acad. Sci. (Paris) **200**, **1357** (1935). — Nolf, V., P. Langeron, J. Rohart and P. Labbé: Les techniques actuelles de phlébographie du membre inférieur. Avantages et inconvénients. J. Sci. méd. Lille **71**, 281 (1953). — Nordmann: Europ. Gespräch Darmstadt 1955. — Nothhaas, R.: Experimentelle Beiträge zur Physiologie der dermographischen Erscheinungen. Z. ges. exp. Med. **102**, 728 (1938). — Nuvoli: Presse méd. **61**, 358 (1953). Zit. nach W. Schulze 1956. — Nyboer, J., M. Kreider and L. Hannapel: Electrical impedance plethysmography. A physical and physiologic approach to peripheral vascular study. Circulation **2**, 811 (1950).

Ochsner, A., and H. Mahorner: Varicose veins. St. Louis: C. V. Mosby Comp. 1939. — Odman, P.: Percutaneous selective angiocardiography of the main branches of the aorta. Acta radiol. (Stockh.) **45**, 1 (1956). — Oehme, J., u. R. Haberland: Die Kapillarresistenz bei Kindern und älteren Erwachsenen. Ärztl. Wschr. **12**, 673 (1957). — Oka, M.: A nicotinic acid ester („Trafuril") skin test in rheumatic diseases. Acta med. scand. **145**, 258 (1953). — Olivier, C.: Technique de la phlébographie pelvienne par injection perosseuse. Presse méd. **58**, 985 (1950). — Olovson, Th.: Beitrag zur Kenntnis der Verbindung zwischen A. ilica interna und A. femoralis beim Menschen nebst tierexperimentellen Studien über die Morphologie des Kollateralkreislaufs nach Unterbindung der A. iliaca externa und A. femoralis. Acta chir. scand. **86**, Suppl. 67 (1941). — Olsson, O.: Abdominal wall varices secondary to thrombosis of ilica vein. Acta chir. scand. **97**, 148 (1949). — Onnis, M., N. Galante and M. Acquaviva: A new method of abdominal aortography. Compt. Rend. du IIe Congr. Internat. d'Angéiologie, Fribourg/Suisse, Sept. 1955. Editions universit., Fribourg 1956, p. 519. — Opie: Thrombosis and occlusion of lymphatics. J. med. Res. **29**, 131 (1913). — Ortner: Zur Klinik der Angiosklerose der Darmarterien. Wien. klin. Wschr. **1902**, Nr 44. — Abdominal aortography. Sth. Surg. **16**, 157 (1950). — Oshlag, J. A., and A. W. Duryee: Recording and visual oscillometry by a new standardized technic. Circulation **1**, 662 (1950). — Osterchrist, W.: Die klinischen Untersuchungsmethoden bei der operativen Behandlung der peripheren Durchblutungsstörungen. Chirurg **21**, 325 (1950). — Ostwald, E.: Klinische Untersuchungen über den Einfluß der Gemütsverfassung auf Blutdruck und periphere Durchblutung. Med. Klin. **1949**, 861—864. — Otto, H., u. G. Hahn: Erkennung von Bleifrühschäden mit Hilfe der Lebendbeobachtung der Hauthaargefäße. Z. klin. Med. **136**, 61 (1939). —

DUDOT, J.: La greffe vasculaire dans les thromboses due carrefour aortique. Presse méd. **59**, 234 (1951). — OUDOT, J., J. NATALI, G. MARCEAU et M. PELLOJA: Étude simultanée des températures cutanées te musculaires en pathologie vasculaire. Presse méd. **61**, 1055 (1953). — OVERMAN, J.: Permeability alterations and diseases. J. Lab. clin. Med. **31**, 1170 (1946). —

PABST, H. W.: Über die Wirkung des Acetylcholins auf die periphere Durchblutung. (Untersuchungen mit radioaktivem Jod.) Verh. dtsch. Ges. inn. Med. **61**, 87 (1955). — PABST, H. W., and W. WALCHNER: Kreislauftest mit radioaktivem Jod. Klin. Wschr. **30**, 1011 (1952). PACHON, V.: Sur la méthode des oscillations et les conditions correctes de son emploi en sphygmomanométrie. C. R. Soc. Biol. (Paris) **66**, 733 (1909). — PÄSSLER, H. W.: Die Angiographie zur Erkennung, Behandlung und Begutachtung peripherer Durchblutungsstörungen. Fortschr. Röntgenstr. verein. mit Röntgenpraxis, Erg.-Bd. **67** (1952). — The present status of arteriography in Germany. Angiology **3**, 345 (1952). — PÄSSLER, H. W., u. H. BERGHAUS: Begutachtung peripherer Durchblutungsstörungen. Stuttgart: Georg Thieme 1958. — PAGE, HICKAM, SIEKER, MCINTOSH and PRYOR: Reflex venomotor activity in normal persons and in patients with postural hypotension. Circulation **11**, 262 (1955). — PAGE, J., and G. M. BROWN: Effect of heating and cooling the legs on hand and forearm blood flow in the eskimo. J. appl. Physiol. **5**, 753 (1953). — PAL, J.: Ein Sphygmoskop zur Bestimmung des Pulsdrucks. Zbl. inn. Med. **27**, 121 (1906). — PANČENKO, D. J.: Über die Veränderungen in den sympathischen Ganglien bei Spontangangrän. Virchows Arch. path. Anat. **306**, 606 (1940). — Versuch der konservativen Behandlung der spontanen Gangrän. Langenbecks Arch. klin. Chir. **199**, 607 (1940). — Histologische Veränderungen der peripheren Nerven bei Spontangangrän. Virchows Arch. path. Anat. **307**, 327 (1941). — Ischialgie als ein Symptom der obliterierenden Endarteriitis. Med. Klin. **37**, 163 (1941). — PANSE, F.: Schädigungen des Nervensystems durch technische Elektrizität. Berlin: S. Karger 1930. — PAOLUCCI, R., and E. TOSATTI: Method for the terminal veno-venous and veno-arterious anastomoses. J. Mt. Sinai Hosp. **17**, 506 (1951). — PAPPENHEIMER, J. R., and A. SOTO-RIVERA: Effective osmotic pressure of plasma proteins and other quantities associated with capillary circulation in hindlimbs of cats and dogs. Amer. J. Physiol. **152**, 471 (1948). — PARROT, J. L.: Action de la vasopressine sur la résistance capillaire du cobaye. IIe Congr. Internat. de Angéologie, Friebourg, 1955, p. 695. — Présentation d'un appareil destiné à mesurer la résistance des capillaires chez l'homme et chez l'animal „L'angiosterromètre". IIe Congr. Internat. de Angéologie, Friebourg, 1955, p. 743. — PASQUALE, E. L. DI, and A. A. SCHILLER: Effect of hypoxemia on edema formation in perfused isolated rat hind limb. Proc. Soc. exp. Biol. (N.Y.) **78**, 567 (1951). — PASQUALE, N. DE, and G. E. BURCH: The hepatojugular reflux. A.M.A. Arch. intern. Med. **102**, 426 (1958). — PATEL, D. J., and A. C. BURTON: Reactive hyperemia in the human finger. Circulat. Res. **4**, 710 (1956). — PATRASSI u. D'AGNOLO: Anwendung und Deutung der percutanen lienoportalen Phlebographie. Verh. dtsch. Ges. inn. Med. S. 658 (1954). — PATTERSON, G. C.: The role of intravascular pressure in the causation of reactive hyperaemia in the human forearm. Clin. Sci. **15**, 17 (1956). — PATTERSON, G. C., and R. F. WHELAN: Reactive hyperaemia in the human forearm. Clin. Sci. **14**, 197 (1955). — PAYLING-WRIGHT, H., S. B. OSBORN and D. G. EDMONDS: Changes in the rate of flow of venous blood in the leg during pregnancy, measured with radioactive sodium. Surg. Gynec. Obstet. **90**, 481 (1950). — PEARCE, J. W., and D. WHITTERIDGE: The relation of pulmonary arterial pressure variations to the activity of afferent pulmonary vascular fibres. Quart. J. exp. Physiol. **36**, 177 (1951). — PECK, S. M., N. ROSENTHAL u. L. A. ERF: The value of the prognostic venom reaction in thrombocytopenic purpura. J. Amer. med. Ass. **106**, 1783 (1936). — PÉGOT, M.: Tumeur variqueuse avec anomalie du système veineux et persistance de la veine ombilicale: Developpement des veines sous-cutanées abdominales. Bull. Soc. anat. Paris **8**, 49 (1833). — PEIRCE, E. C.: Percutaneous femoral artery catheterization in man with special reference to aortography. Surg. Gynec. Obstet. **93**, 56 (1951). — Temporary hemiplegia from cerebral injection of diodrast during catheter aortography. Report of two cases. Circulation **7**, 385 (1953). — PELLEGRINI, P., e S. LOSURDA: La permeabilità capillare, esplorata con la prova di Landis, nella ipoglicemia insulinica. Minerva med. (Torino) **1953 II**, 195—198. — PEÑA, A. DE LA: Röntgendarstellung der Gefäße des Beckens beim Manne. Z. Urol. **43**, 474 (1950). — PENDERGRASS, E. P., CHAMBERLIN, GODFREY and BURDICK: Survey of deaths and unfavorable sequelae following the administration of contrast media. Amer. J. Roentgenol. **48**, 741 (1942). — PENDERGRASS, E. P., PH. J. HODES, R. L. TONDREAU, C. C. POWELL and E. D. BURDICK: Amer. J. Roentgenol. **74**, 262 (1955). — PENTSCHEW: Die granuläre Atrophie der Großhirnrinde. Arch. Psychiat. Nervenkr. **101**, 80 (1934). — PEREIRAS, R., A. CASTELLANOS, J. M. VIAMONTE, R. HERNANDEZ-BEGUERIE, J. J. CENTURION y E. GONZALEZ PENÁ: Aortografia retrograda superior desde la arteria carotida primitiva en el nino y en el adulto. Arch. Med. infant **21**, 1 (1952). — PEREIRAS, R., A. CASTELLANOS, J. M. VIAMONTE, R. HERNÁNDEZ-BEGUERIE, J. J. CENTURIÓN, E. GONZÀLEZ-PEÑA, OTTO GARCÍA, D. GARCÍA-NUŃEZ y LINO BOUDET: Aortografia retrograda superior desde la arteria carotida primitiva en el nino y en el adulto. Rev. cubana Cardiol.

11, 65 (1950). — PERLOW, S., and A. ROTH: Amputation for gangrene due to occlusive arterial disease. Surgery 25, 547 (1949). — PERTHES, G.: Über die Operation der Unterschenkelvaricen nach TRENDELENBURG. Dtsch. med. Wschr. 1, 253 (1895). — PETERSEN, W. F., u. E. F. MÜLLER: Über Änderungen in der Permeabilität nach Insulin. Z. ges. exp. Med. 54, 415 (1927). — PETKOVIĆ, S.: Darstellung der Beckenvenen durch verschiedene Wege. Fortschr. Röntgenstr. 79, 739 (1953). — PETROFF: Über die Vitalfärbung der Gefäßwandungen. Beitr. path. Anat. 71, 115 (1923). — PFEIL, E.: Aussprache zu KOELSCH: Kreislaufschädigungen durch gewerbliche Vergiftungen. Verh. dtsch. Ges. Kreisl.-Forsch. 9, 139 (1936). — PFLEIDERER, H.: Das Grundgesetz des Energiewechsels in der Biologie. — Bemerkungen zu der gleichnamigen Arbeit von H. BOHNENKAMP in Jg. 1931, S. 1745 dieser Wochenschrift. Klin. Wschr. 11, 896 (1932). — Studien über den Wärmehaushalt des Menschen. Z. ges. exp. Med. 90, 245 (1933). — Meteorophysiologie des Wärmehaushaltes. Verh. Dtsch. Ges. inn. Med. 47, 492 (1935). — PFLEIDERER, H., u. K. BÜTTNER: Die physiologischen und physikalischen Grundlagen der Hautthermometrie. Leipzig 1935. — Methodik der thermoelektrischen Hauttemperaturmessung. In ABDERHALDENS Handbuch der biologischen Arbeitsmethoden, Abt. IV, Teil 13, S. 767—794. Berlin 1937. — PHILIPPIDES, D.: Zur Diagnostik peripherer Gefäßerkrankungen. Zbl. Chir. S. 2302 (1938). — Klinische Untersuchungsmethoden bei peripheren Gefäßstörungen. Chirurg 13, 129 (1941). — PHILLPS, F. A., S. H. BRIND and M. N. LEVY: The immediate influence of increased venous pressure upon resistance to flow in the dog's hind leg. Circulat. Res. 3, 357 (1955). — PICARD, D.: Titres et travaux scientifiques. 1953. — PICCOLI, B.: La prova della fluoresceina nelle sindromi ischemiche degli arti. G. ital. Chir. 6, 236 (1950). — PICKERING, G. W.: On the clinical recognition of structural disease of the peripheral vessels. Brit. med. J. 1933, 1106. — PICKERING, G. W., and W. HESS: Vasodilatation in the hands and feet in response to warming the body. Clin. Sci. 1, 213 (1933/34). — PICKLES, V. R.: Baroplethysmography: a method of estimating blood flow. Quart. J. exp. Physiol. 37, 175 (1952). — PIERCE, V. K., C. P. BOYAN and J. G. MASTERSON: Studies on venous blood pressure in patients undergoing major surgical procedures. Surg. Gynec. Obstet. 96, 310 (1953). — PIERRON, J., and G. E. JAYLE: Résultats de l'exploration à la fluorescéine dans 150 cas d'affections vasculaires diverses. Déductions pratiques. Results of fluorescein exploration in 150 cases of various vascular affections. Practical deductions. Arch. Mal. Coeur 45, 815 (1952). — PIIPER, J., P. W. SCHNEIDER u. W. SCHOEDEL: Kurzschlußdurchblutung. Klin. Wschr. 32, 540 (1954). — PIIPER, J., u. W. SCHOEDEL: Untersuchungen über die Durchblutung der arteriovenösen Anastomosen in der hinteren Extremität des Hundes mit Hilfe von Kugeln verschiedener Größe. Pflügers Arch. ges. Physiol. 258, 489 (1954). — PINKUS, F.: Allgemeine Pathologie der Zirkulationsstörungen der Haut. In MRACEKS Handbuch der Hautkrankheiten, S. 297. Wien 1902. — Circumscripte cutis anser. Arch. Derm. Syph. (Berl.) 81, 69 (1906). — PIRTKIEN, R.: Die Rolle des Gefäßfaktors in der Genese und Therapie der primär chronischen Polyarthritis. Medizinische 1954, 816. — Über den intrakapillären Druck und den elastischen Widerstand der Haut. In BARTELHEIMER u. KÜCHMEISTER, Kapillaren und Interstitium, S. 169. Stuttgart: Georg Thieme 1955. — PIRTKIEN, R., u. H. KÜCHMEISTER: Capillaroskopie und Capillardruck nach perkutaner Applikation von Hormonen. Z. ges. exp. Med. 124, 1 (1954). — PIRTKIEN, R., H. STEEGE, K. DONAT u. L. KRAUSE: Über Gewebswäsche und Capillarpermeabilität. Klin. Wschr. 31, 672 (1953). — PLESCH, J.: „Graphotonometer" ein neuer Blutdruckapparat. Verh. dtsch. Ges. inn. Med. 34, 428 (1922). — Tonoszillograph. Verh. dtsch. Ges. inn. Med. 41, 400 (1929). — Studien über blutdruckregistrierende Apparate einschließlich des „Tonoscillographen" und über die Deutung der Blutdruckkurve. Z. ges. exp. Med. 69, 255 (1930). — POGÁNY, J.: Der Venendruck und seine klinische Bedeutung. Ergebn. inn. Med. Kinderheilk. 41, 257 (1931). — Die Wirkung des Histamins auf die Blutgefäße des Menschen. Z. ges. exp. Med. 75, 133 (1931). — Die Kontraktion der Hautvenen bei der Kreislaufinsuffizienz. Dtsch. Arch. klin. Med. 171, 185 (1931). — POGÁNY, J., u. G. PILAU: Die Wirkung des Histamins auf die Adrenalinempfindlichkeit des Menschen. Z. ges. exp. Med. 75, 140 (1931). — POISEUILLE, J. L. M.: Recherches sur la force du coeur aortique. Thèse Paris 1828. Zit. nach GALLAVARDIN 1921. — POKER, N., N. FINBY and I. STEINBERG: The subclavian arteries: Roentgen study in health and disease. Amer. J. Roentgenol. 80, 193 (1958). — POKORNÝ, J.: Beeinflussung des Fingerplethysmogramms durch die exogenen Faktoren. Compt. Rend. du IIe Congr. Internat. d'Angéiologie, Fribourg/Suisse, Sept. 1955. Editions universit. Fribourg 1956. — POLLACK, A. A., B. E. TAYLOR, TH. T. MYERS and E. H. WOOD: The effect of exercise and body position on the venous pressure at the ankle in patients having venous valvular defects. J. clin. Invest. 28, 559 (1949). — POLLACK, A. A., and E. H. WOOD: Venous pressure in the saphenous vein at the ankle in man during exercise and changes in posture. J. appl. Physiol. 1, 649 (1949). — POLLAK, O. J.: An etiologic concept of atherosclerosis based on study of intimal alterations after shock. Circulation 5, 539 (1952). — POLONSKAJA: Zur Frage der Klappen in den Lymphgefäßen der unteren Extremitäten des Menschen. Anat. Anz. 74, 395 (1932). — POLONSKY, A.: Das vasomotorische

Nachröten. Diss. Berlin 1911. — POLZER, K., u. F. SCHUHFRIED: Rheographie mit Widerstands- und Kapazitätsmessung. Z. Kreisl.-Forsch. 44, 631 (1955). — PONS, H.: Les possibilités de l'angiographie. J. Radiol. Électrol. 31, 106 (1950). — POPKIN, R. J.: A systolic murmur heard over the lower abdominal aorta: Its significance in peripheral vascular diseases. Angiology 1, 244 (1950). — POPOFF, N. W.: The digital vascular system. Arch. Path. (Chicago) 18, 295 (1934). — Recherches sur l'histologie des anastomoses artérioveineuses des extrémités et sur leur rôle en pathologie vasculaire. Bull. Histol. appl. 12, 156 (1935). — POPPER: Über Drosselvorrichtungen an Lebervenen. Klin. Wschr. 10, 2129 (1931). — PORJÉ, I. G.: Diagnosis of arteriostenosis (Arterial occlusion) with the aid of pulse wave recordings. Scand. J. clin. Lab. Invest. 1, 177 (1949). — PORPORIS, A. A., G. V. ELLIOTT, G. L. FISCHER and C. B. MUELLER: The mechanism of urokon excretion. Amer. J. Roentgenol. 72, 995 (1954). — PRATESI, F., et A. SALOTTI: Morphodynamie radiologique des maladies des vaisseaux: son appréciation clinique. Compt. Rend. du IIe Congr. Internat. d'Angéiologie, Fribourg/Suisse, Sept. 1955. Editions universit. Fribourg 1956. p. 523. — PRATESI, G.: Ricerche capillaroscopiche in soggetti microcitemici. Policlinico, Sez. med. 57, 103 (1950). — PRATESI, G., and C. GAROLOFI: Alterazioni della morfologia e della permeabilità dei capillari nel reumatismo articolare acuto. Policlinico, Sez. prat. 59, 469 (1952). — PRATT, G. H.: Test for incompetent communicating branches in the surgical treatment of varicose veins. J. Amer. med. Ass. 117, 100 (1941). — PRENGOWSKI: Beschreibung eines Dermographen usw. Arch. Psychiat. Nervenkr. 41, 746 (1906). — PRESSMAN, D., R. F. HILL and F. W. FOOTE jr.: Zone of localization of anti-mouse-kidney serum as determined by radioautographs. Science 109, 65 (1949). — PRICE, A., and F. WAGNER: Complete occlusion of the abdominal aorta. Report of two patients, diagnosed by aortography. Surg. Gynec. Obstet. 84, 619 (1947). — PRINZMETAL, M.: Studies of mechanism of circulatory insufficiency in Raynaud's disease in association with sclerodactylia. Arch. intern. Med. 58, 309 (1936). — PRINZMETAL, M., E. CORDAY, R. J. SPRITZLER and W. FLIEG: Radiocardiography and its clinical applications. J. Amer. med. Ass. 139, 617 (1949). — PRINZMETAL, M., E. M. ORNITZ, B. SIMKIN and H. C. BERGMAN: Arterio-venous anastomoses in liver, spleen, and lungs. Amer. J. Physiol. 152, 48 (1948). — PRINZMETAL, M., B. SIMKIN, H. C. BERGMAN and H. KRÜGER: Studies on coronary circulation; collateral circulation of normal human heart by coronary perfusion with radioactive erythrocytes and glass spheres. Amer. Heart J. 33, 420 (1947). — PRYM, O.: Zur Messung des Druckes im rechten Vorhof. Münch. med. Wschr. 51, 60 (1904). — PUGLIONIST, A., and F. ASCHIERI: Metodo clinico per la determinazione del gradiente pressorio nelle obliterazioni arteriose degli arti. Minerva chir. (Torino) 9, 50 (1954).

RADNER, ST.: Subclavian angiography by arterial catheterization. Visualization of metastic tumor in the upper thoracic aperture. Acta radiol. (Stockh.) 32, 359 (1949). — RADTKE, H.: Die Arteriographie des Fußes. Fortschr. Röntgenstr. 85, 580 (1956). — RANDERATH, E.: Die Bedeutung der allergischen Pathogenese bei der Arteriitis. Verh. dtsch. Ges. inn. Med. 60, 359 (1954). — RAPAPORT, S. J., H. A. FRANK and TH. B. MASSELL: The effect of smoking upon blood flow in the sympathectomized limb. Circulation 2, 850 (1950). — RAPAPORT, S. J., A. SAUL, CH. HYMAN and M. E. MORTON: Tissue clearance as a measure of nutritive blood flow and the effect of lumbar sympathetic block upon such measures in calf muscle. Circulation 5, 594 (1952). — RAPPAPORT, M. B., and H. B. SPRAGUE: The graphic registration of the normal heart sounds. Amer. Heart J. 23, 591 (1942). — RATCLIFFE, A. H.: Clinical grades of intermittent claudication. Angiology 1, 438 (1950). — RATSCHOW, M.: Uroselectan in der Vasographie unter spezieller Berücksichtigung der Varicographie. Fortschr. Röntgenstr. 42, 37 (1930). — Klinische Dosierung und Wirkungsbreite des Atropins und eines synthetischen Tropasäureesters (Syntropan). Klin. Wschr. 13, 8 (1934). — Periphere Durchblutungsstörungen und Berufsschaden. Verh. dtsch. Ges. Kreisl.-Forsch. S. 220 (1936). — Der Arbeitsversuch, eine einfache Methode zur Erkennung und Beurteilung peripherer arterieller Durchblutungsstörungen. Münch. med. Wschr. 1937, 1128. — Leistung und Bedeutung der Vasographie als Funktionsprüfung peripherer Blutgefäße. Fortschr. Röntgenstr. 55, 253 (1937). — Die peripheren Durchblutungsstörungen, S. 22, Dresden u. Leipzig 1946. — Die peripheren Durchblutungsstörungen, 4. umgearb. u. erg. Aufl., Bd. 27. Dresden u. Leipzig: Theodor Steinkopff 1949. — Zur Therapie von Permeabilitätsstörungen bei Gefäßkrankheiten. Ther. d. Gegenw. 1951, 129—132. — Die Durchblutungsstörungen vor dem Gutachter. Med. Welt 20, 415 (1951). — Über den Gefäßschmerz. Acta neuroveg. (Wien) 7, 328 (1953). — Die Bedeutung von Gefäßreflexen für die Prognose innerer Erkrankungen. Acta neuroveg. (Wien) 8, 202—210 (1953). — Grundsätzliches zum Problem der Sensibilisierung. Med. Klin. 35, 1249 (1953). — Grundsätzliches zum Problem der Fokalintoxikation vom Standpunkt des Internisten. Therapie der Herderkrankungen. Nauheimer Tagung 1953, S. 14. München: Carl Hanser 1954. — Auswirkungen und Rückwirkungen beginnender Gefäßerkrankungen. Regensburg. Jb. ärztl. Fortbild. 3, 480 (1954). — Kritisches zur Fokuslehre. Ber. der Dtsch. Ges. für Herdforschung, April 1954 in Bad Nauheim. — Die problematische Ätiologie der Angiopathien. Münch. med. Wschr. 1954, 510—515. — Die patho-

logische Physiologie der peripheren Durchblutung. Arch. phys. Ther. (Lpz.) **7**, 74 (1955). — Die Rolle der peripheren Durchblutungsstörungen bei rheumatischen Erkrankungen. Z. Rheumaforsch. **14**, 76 (1955). — RATSCHOW, M., u. AHRENS: Über Störungen der Wärmeregulation bei rheumatischen Erkrankungen. Z. Rheumaforsch. **2**, 430 (1939). — RATSCHOW, M., u. HASSE: Zur Indikation der Angiographie der Gliedmaßen. Münch. med. Wschr. **1955**, 518—521, 543. — RATSCHOW, M., G. HEIDELMANN u. N. KLÜKEN: Z. Rheumaforsch. 8, 10 (1945). — RAYNAUD: De l'asphyxie locale et de la gangrène symétrique des extrémités. Paris: Rignoux 1862. — REBOUL, A.: L'artériographie des membres et de l'aorte abdominale. Paris: Masson & Cie. 1935. — REBOUL, A., and P. LAUBRY: Endarteriectomy in the treatment of chronic endarteritis obliterans of the limbs and abdominal aorta. Proc. roy. Soc. Med. **43**, 33 (1950). — REBOUL, H., et P. LAUBRY: Comparison de la vitesse d'opacification, des signes cliniques et de l'anatomie pathologique au cours de l'évolution spontanée des artérites chroniques périphériques. Arch. Mal. Coeur **44**, 209—218 (1951). — REBOUL, H., P. LAUBRY and L. VERGOZ: Mesure contrôle en enregistrement de la pression au point d'injection d'un liquide dans une cavité. Application a l'artériophlébographie et aux injections intra-artérielles thérapeutiques. Arch. Mal. Coeur **46**, 845 (1953). — RECKLINGHAUSEN, H. v.: Unblutige Blutdruckmessung. Naunyn-Schmiedeberg's Arch. exp. Path. Pharmak. **55**, 490 (1906). — Blutdruckmessung und Kreislauf in den Arterien des Menschen. Dresden u. Leipzig: Theodor Steinkopff 1940. — REDISCH, W., E. SHECKMAN and J. M. STEELE: Skin temperature response of normal human subjects to various conditions. Circulation **6**, 862 (1952). — REDISCH, W., L. WERTHEIMER, C. DELISLE, J. M. STEELE and H. REITER: Comparison of various vascular beds in man. Their responses to a simple vasodilator stimulus. Circulation **9**, **63** (1954). — REEDY, W. J., B. KOSZEWSKI and P. MURPHY: Evaluation of aortic occlusion by aortography. Ann. intern. Med. **44**, 283 (1956). — REESE, H. L., M. L. CULLEN and F. D. BEYER: Local shifting of blood in the lower extremities. J. Amer. med. Ass. **149**, 821 (1952). — REEVES, R. J., and J. E. MORGAN: The retention of thorium dioxide by the reticuloendothelial system. Radiology **29**, 612 (1937). — REGELSBERGER, H.: Der bedingte Reflex und die vegetative Rhythmik des Menschen dargestellt am Elektrodermatogramm. Monographie. Suppl.-Bd. I der Acta Neuroveg. Wien: Springer 1952. — Über elektrographische Organdiagnostik auf Grund der Headschen Zonen. Verh. Dtsch. Ges. Inn. Med., Kongr. 56, 1950, S. 234—236. Acta neuroveg. (Wien) **3**, 459 (1952). — REGELSBERGER jr., H. S.: Führt eine Störung der vegetativen Rhythmik zu trophischen Gewebsdefekten. Dargestellt an 44 Fällen von Querschnittslähmung mit Hilfe des Elektrodermatogramms. Acta neuroveg. (Wien) **8**, 119 (1953). REICHERT: The recognition of elephantiasis and elephantoid conditions by soft tissue roentgenograms with a report on the problem of experimental lymphedema. Arch. Surg. (Chicago) **20**, 543 (1930). — REICHERT, F. L.: Intermittent claudication without gangrene controlled by sympathetic nerve block. Ann. Surg. **97**, 503 (1933). — REID, J.: Capillary resistance test. Glasg. med. J. **136**, 49 (1941). — REIN, H.: Die Thermo-Stromuhr; Arbeitsbedingungen u. Arbeitsmöglichkeiten im Tierversuch. Z. Biol. **89**, 195 (1929). — Vasomotorische Regulationen Ergebn. Physiol. **32**, 28 (1931). — Kreislauf und Stoffwechsel. Verh. dtsch. Ges. Kreisl.-Forsch. **14**, 9 (1941). — Lehrbuch der Physiologie des Menschen. Berlin: Springer 1941. — REIN, H., K. E. LOOSE u. O. ULLRICH: Blut-Sauerstoff und Blutverteilungs-Regelung. Z. Kreisl.-Forsch. **33**, 241 (1941). — REIN, H., u. M. SCHNEIDER: Die Auswirkung künstlicher Mangeldurchblutung auf den lokalen Stoffwechsel. Pflügers Arch. ges. Physiol. **239**, 451 (1937). REINÄCKER, L.: Über den Einfluß gefäßerweiternder und gefäßverengernder Stoffe auf die dermographische Latenzzeit. Diss. Würzburg 1939. — REINHARDT, E., u. G. RICKER: Kritik der Lehre von der cellularen und der humoralen Reizung der Hautstrombahn. Virchows Arch. path. Anat. **288**, 393 (1933). — REISER: Über die Endausbreitung des vegetativen Nervensystems. Z. Zellforsch. **17**, 610 (1933). — REMKY, H.: Die Änderungsgröße des Mitteldruckes der Arteria centralis retinae als Indicator für den Tonus der cerebralen Gefäße. Klin. Wschr. **1949**, 101—102. — RENAUT: Traité d'histolog. Paris. Méd. mod. **163** (1911). — REUTER, P.: Über die Intensität des Dermographismus bei Dermatosen. Inaug.-Diss. München 1933. — REUTERWALL: Zur Frage der Arterienelastizität. Virchows Arch. path. Anat. **239**, 363 (1922). — REWERTS, G.: Areflexie und periphere Durchblutungsstörung. (Zugleich ein Beitrag zur therapeutischen Wirkung des Hydergin.) Med. Klin. **47**, 437 (1952). — REYNOLDS, S. R. M.: Non-dilatation of arteries with pulsating blood flow. Science **115**, 485 (1952). RICALDONÍ, A., et J. C. PLA: Le diagnostic des côtes cervicales. Sôc. méd. Hôp. Paris. Juli 1896. Zit. nach VILLARET, Monogr. — RICKER, S., u. REGENDANZ: Beiträge zur Kenntnis der örtlichen Kreislaufstörungen. Virchows Arch. path. Anat. **231**, 1 (1921). — RICKLEN, P.: Percutane retrograde Aortographie. Helv. chir. Acta **21**, 358 (1954). — RIECHERT: Diagnose und Therapie der Hirndurchblutungsstörungen. Regensb. Jb. ärztl. Fortbild. **3**, 494 (1954). — RIECHERT, T.: Die Arteriographie und Ventrikulographie. Dieses Handbuch Bd. V/1, S. 1161 bis 1202. Berlin-Göttingen-Heidelberg 1953. — RIEDER, W.: Arterio-venöse Anastomosen im Bereiche von Hals, Nase und Ohr. Arch. Ohr-, Nas.- u. Kehlk.-Heilk. **159**, 298 (1951). — Zur Bedeutung der postkapillaren Venen der Tonsillen. Mschr. Ohrenheilk. **85**, 47 (1951). —

RIES: Die Osmotherapie als biorheutisches Grenzflächenproblem. Therapiewoche 5, 476 (1955). — RIES, W.: Zur Altersabhängigkeit der Kapillarpermeabilität. II. Kapillarfiltrat und Eiweißverlust unter künstlicher Stauung (Landis-Verfahren). Z. Alternsforsch. **10**, 160 (1956). — RILEY, R. L., and A. COURNAND: ,,Ideal" alveolar air and the analysis of ventilation-perfusion relationships in the lungs. J. appl. Physiol. **1**, 825 (1949). — RIMPAU, A.: Zur Morphologie der Carotispunktion. Virchows Arch. path. Anat. **330**, 156 (1957). — RIMPAU, A., u. H. SEILS: Pathologisch-anatomische Befunde an der Punktionsstelle bei der Hirnarteriographie und Betrachtungen zur Punktionstechnik. Fortschr. Röntgenstr. **87**, 191 (1957). — RISSEL, E.: Die klinische Bedeutung der Kapillarpermeabilität unter Berücksichtigung des Eppingerschen inneren Kreislaufs. In BARTELHEIMER u. KÜCHMEISTER, Kapillaren und Interstitium, S. 118. Stuttgart: Georg Thieme 1955. — RIVA ROCCI: Un nuovo sfigmomanometro. Gazz. med. (Torino) 1896. — ROBERTS jr., D. J., CH. T. DOTTER and I. STEINBERG: Superior vena cava and innominate veins. Angiocardiographic study. Amer. J. Roentgenol. **66**, 341 (1951). — ROBB, G. P., and J. STEINBERG: Visualization of chambers of heart, pulmonary circulation and great blood vessels in man; practical method. Amer. J. Roentgenol. **41**, 1 (1939). — Visualization of chambers of heart, pulmonary circulation and great blood vessels in heart disease; preliminary observations. Amer. J. Roentgenol. **42**, 14 (1939). — ROCHA, P., O. DE MORAES DANTAS, E. JUAREZ and N. MORAES BARROS jr.: O tempo de circulacão duodeno-pulmao. Sua aplicacão na sindrome de hipertensão porta. Rev. paul. Med. **43**, 18 (1953). — RODBARD, S., and J. MARGOLIS: The significance of the intensity and time of appearance of the Korotkoff sounds in auricular fibrillation. Circulation **13**, 510 (1956). — ROECKELEIN, R.: Ein neues Verfahren zur Messung der Capillarresistenz. Klin. Wschr. **1953**, 751—754. — RÖCKL, H., M. METZGER u. H. W. SPIER: Zur Frage der dissoziierten Eiweißpermeabilität der Capillaren. Untersuchungen mit Hilfe des Landis-Tests in Kombination mit Serum-Eiweiß-Elektrophorese. Klin. Wschr. **32**, 253 (1954). — RODBARD, S.: The significance of the intermediate Korotkoff sounds. Circulation 8, 600 (1953). — RODBARD, S., and F. JANNOTTA: An analysis of oscillometric pulsations. Circulation **7**, 922 (1953). — RODBARD, S., and J. MARGOLIS: The significance of the intensity and time of appearance of the Korotkoff sounds in auricular fibrillation. Circulation **13**, 510 (1956). — RODBARD, S., and H. RUBINSTEIN: Arteriophonography: A new measure of cardiovascular function. J. Lab. clin. Med. **40**, 933 (1952). — RÖHRL: Radiographische Untersuchungen am Gefäßsystem des Kaninchenohres. Strahlentherapie 88, 276 (1952). —RÖHRL, W.: Die radiographische Darstellung von arterio-venösen Anastomosen. Klin. Wschr. **29**, 307 (1951). — RÖNTGEN, W. C.: Über eine neue Art von Strahlen. S.-B. phys.-med. Ges. Würzburg **1895**, 132; und **1896**, 10. — ROLLER, D., u. B. SCHOBER: Über ,,Begleitstreifen" der Lebergefäße bei ,,seröser Entzündung". Z. ges. exp. Med. **100**, 547 (1937). — ROMBERG, V., u. O. MUELLER: Über Bedeutung und Technik der plethysmographischen Funktionsprüfung gesunder und kranker Arterien. Z. klin. Med. **75**, 93 (1912). — ROMINGER, E.: Über den arteriellen Blutdruck und den Capillardruck im Kindesalter. Arch. Kinderheilk. **73**, 81 (1923). — Untersuchungen über den Capillardruck bei Kindern. Mschr. Kinderheilk. **24**, 631 (1923). — RONDELL, P. A., W. F. KEITZER and D. F. BOHR: Distribution of flow through capillaries and arteriovenous anastomoses in the rabbit ear. Amer. J. Physiol. **183**, 523 (1955). ROQUES, L.: Fluoreszeintest bei Gefäßleiden. Presse méd. **62**, 1212 (1954). — ROSKAM, J., u. Mitarb.: Thrombose veineuse. Paris 1950. — ROSS, C. F., and K. D. KEELE: Post mortem arteriography in ,,normal" lower limbs. Angiology **2**, 374 (1951). — ROSS, J. P., and C. J. LONGLAND: The value of arteriography in the diagnosis of peripheral vascular disease. Practitioner **164**, 518 (1950). — ROSS, R. S., and W. G. WALKER: Decreased permeability of capillaries to protein in chronic congestive heart failure. Circulation **14**, 991 (1956). — ROSSELLI, M., e G. MICHELI-PELLEGRINI: Significato e importanza pratica delle prove da sforzo nelle claudicazioni arteriose. (Osservazioni oscillometriche.) G. Clin. med. **30**, 83 (1949). — ROSSELLO, G., and M. SERVELLO: Sul valore pratico dell'esame fotosfigmografico nella valutazione diagnostica e nell'indirizzo terapeutico delle angiopatie periferiche. Pat. sper. Chir. (Milano) **1**, 837 (1953). — ROSSI, E., u. A. PRADER: Die Angiokardiographie bei angeborenen Herzfehlern. Schweiz. med. Wschr. **78**, 1054 (1948). — ROSSIER: Durchblutungskrankheiten in der inneren Medizin. Europ. Gespräch, Darmstadt 11./12. Nov. 1955 über: Angiologie im Rahmen der Gesamtmedizin. — ROSWIT, B., L. H. WISHAM and J. SORRENTINO: The circulation of radiation damaged skin; radiosodium clearance studies. Amer. J. Roentgenol. **69**, 980 (1953). — ROTH, G. M., and C. SHEARD: Relation of basal metabolic rate to vasodilatation and vasoconstriction of the extremities of normal subjects as measured by skin temperatures. Circulation **1**, 1142 (1950). — ROTHLIN, E.: Über die adrenergischen Funktionen am Herz und an Gefäßen. Bull. schweiz. Akad. med. Wiss. **1**, 194 (1945). — ROTHLIN, E., u. H. J. BLUNTSCHLI: Helv. physiol. Acta **2**, 149 (1944). — ROTHLIN, E., H. J. BLUNTSCHLI u. A. CERLETTI: Helv. physiol. Acta **3**, 373 (1945). — ROTTER, W.: Die Sperr- (Polster- bzw. Drossel-) Arterien der Nieren des Menschen. Z. Zellforsch. **37**, 101 (1952). — Zur pathologischen Anatomie der arterio-venösen Anastomosen, epitheloiden Gefäßwandzellen und

Sperrarterien. Verh. dtsch. Ges. Kreisl.-Forsch. **18**, 278 (1952). — ROTTER, W., u. R. SCHÜRMANN: Die Blutgefäße des menschlichen Penis. Virchows Arch. path. Anat. **318**, 352 (1950). — ROTZLER, A.: Über klinische Belastungsoscillographie. Z. Kreisl.-Forsch. **43**, 110 (1954). — ROUGET, CHARLES: Mémoire sur le developpement, la structure et les properiétés physiologiques des capillaires sanguins et lymphatiques. Arch. physiol. norm. et path. **5**, 603 (1873). ROWE, G. G., J. H. HUSTON, H. TUCHMAN, G. M. MAXWELL, A. B. WEINSTEIN and CH. W. CRUMPTON: The physiologic effect of contrast media used for angiocardiography. Circulation **13**, 896 (1956). — RUDEL, J.: Die Capillarresistenz und ihre Beziehungen zur Menstruation bei der Frau. Klin. Wschr. **20**, 226 (1941). — RUEF, J., K. D. BOCK u. H. HENSEL: Über die Wirkung des Rauchens auf die Muskeldurchblutung. Z. Kreisl.-Forsch. **44**, 272 (1955). — RUEGSEGGER, P.: Die Fluoresceinpermeabilität der Blut-Kammerwasserschranke bei hämorrhagischen Diathesen. Inaug.-Diss. Zürich 1947. — RUIZ LEIRO, A., and R. PONS CONDIS: The flicker photometer test for the evaluation of the arteriolar state. Rev. Confed. méd. panamer. **4**, 142 (1957). — RUMPEL, T.: Ärztl. Verein Hamburg, Sitzung vom 15. 6. 1909: Vorkommen von Hautblutungen bei Scharlach. Münch. med. Wschr. **27**, 1404 (1909). — RUNGE, H.: Über den Venendruck in Schwangerschaft, Geburt und Wochenbett. Arch. Gynäk. **122**, 142 (1924). — RUSSEK, ZOHMAN and DORSET: Effects of tobacco and whiskey on the cardiovascular system. J. Amer. med. Ass. **157**, 563 (1955). — RUTISHAUSER, E., u. W. BLANC: Anastomoses artério-veineuses glomiques du poumon avec syndrome d'insuffisance droite et cyanose. Schweiz. Z. allg. Path. **13**, 61 (1950). — RUTLEDGE: Studies on venous pressure. Thesis, Graduate School, University of Minnesota, 1941.

SACK, A.: Beiträge zur Kenntnis der Hautblutungen. Mh. Derm. **20**, 193 (1895). — SAHLI, H.: Lehrbuch der klinischen Untersuchungsmethoden, 5. Aufl. Leipzig u. Wien 1908. — SALLERAS, V.: La phlébographie dans les varices essentielles. Compt. Rend. du IIe Congr. Internat. d'Angéiologie, Fribourg/Suisse, Sept. 1955. Editions universit., Fribourg 1956, p. 530. — SAMUELS, P. S.: Prognostic value of the electronic oscillometer in peripheral arterial diseases. Angiology **4**, 496 (1953). — Valor de la prueba de Samuels en el diagnóstico precoz de las enfermedades arteriales periféricas. Angiologia **6**, 167 (1954). — SANDSTRÖM, C.: Contrast media for the kidneys, heart and vessels, and their toxicity. Acta radiol. (Stockh.) **39**, 281 (1953). — SANGSTER: Anomal. mottled rush, accomp. by pruritus, factit. urtic. and pigment. Trans. clin. Soc. Lond. **11**, 161 (1878). — SANNICANDRO, G.: Tumore glomico dell' orecchio con particolari aspetti istologici. Dermosifilografo **11** (1936). — SANTE, L. R.: Evaluation of aortography in abdominal diagnosis. Radiology **56**, 183 (1951). — SANTOS, J. C. DOS: La phlebographie directe. Conception, technique, premiers résultats. J. int. Chir. **3**, 1 (1938). SANTOS, R. DOS, A. C. LAMAS y Z. P. CALDAS: Arteriografia da aorta e dos vasos abdominalis. Med. contemp. **47**, 93 (1929). — Artériographie des membres et de l'aorte abdominale. Paris: Masson & Cie. 1931. — L'aortographie dans les tumeurs rénales et pararénales. Arch. Mal. Reins **8**, 313 (1934). — SARRE, H.: Die Bedeutung der allergischen Genese bei der Arteriitis. Verh. dtsch. Ges. inn. Med. **60**, 413 (1954). — SARRE, H., u. H. SOSTMANN: Capillarpermeabilität bei akuter und chronischer Nephritis. Klin. Wschr. **21**, 8 (1942). — SASSA, K., and H. MIYAZAKI: The influence of venous pressure upon the heart rate. J. Physiol. (Lond.) **54**, 203 (1920). — SAUNDERS, R. L. DE C. H., J. LAWRENCE, D. A. MACIVER and N. NEMETHY: Part V. The anatomic basis of the peripheral circulation in man. Or the concept of the macromesh and micromesh as illustrated by the blood supply of muscle in man. In: Peripheral circulation in health and disease, by WALTER REDISCH, FRANCISCO F. TANGCO with a special section by R. L. DE C. H. SAUNDERS, p. 113. New York: Grune & Stratton 1957. — SCHADE, H., F. HÄBLER, O. HEPP, H. PICH u. H. v. PEIN: Die Pulsationsübertragung von der Arterie auf die Vene und ihre Bedeutung für den Blutkreislauf. Z. Kreisl.-Forsch. **28**, 131, 153 (1936). SCHADE, H., u. T. WOHLLEBEN: Über den Röntgennachweis der Pulsationsübertragung von Arterie auf Vene. Klin. Wschr. **12**, 296 (1933). — SCHAFFNER, F., M. T. FRIEDELL, W. J. PICKETT and I. F. HUMMON jr.: Radioactive isotopes in the study of peripheral vascular disease. II. Method of evaluation of various forms of treatment. Arch. intern. Med. **83**, 620 (1949). — SCHEIFFARTH: Experimentelle Untersuchungen zur hyperergischen Entzündung (mit besonderer Berücksichtigung des Nervensystems). Z. ges. exp. Med. **119**, 373 (1952). — SCHEINBERG, P.: The effect of nicotinic acid on the cerebral circulation, with observations on extracerebral contamination of cerebral venous blood in the nitrous oxide procedure for cerebral blood flow. Circulation **1**, 1148 (1950). — Cerebral blood flow in vascular disease of the brain. With observations on the effects of stellate ganglion block. Amer. J. Med. **8**, 139 (1950). — SCHEITLIN, W., G. MARTZ u. M. BRUNNER: Akutes Nierenversagen nach intravenöser Pyelographie bei multiplem Myelom. Schweiz. med. Wschr. **90**, 84 (1960). — SCHELLONG, O.: Zur Bewertung der Neurasthenie-Diagnose nach objektiven Merkmalen. Z. klin. Med. **80**, 200 (1914). — SCHETTLER: Handbuch der inneren Medizin, Kapitel: Stoffwechselkrankheiten. Springer 1955. — SCHEURER, O.: Die Temperaturen der menschlichen Haut. Ergebn. inn. Med. Kinderheilk. **59**, 753 (1940). — SCHEURER, O., u. G. RIEMERSCHMIDT: Zur Wirkung des Zigarettenrauchens auf die Hauttemperatur. Z. ges. exp. Med.

107, 391 (1940). — SCHIEFFERDECKER: S.-B. Niederrhein. Ges. Natur- u. Heilkunde, Bonn, 16. 2. 1896. — SCHILLER: Clinical physiology of the capillary circulation. Med. Clin. N. Amer. **36**, 201 (1952). — SCHILLER, W.: Über den Einfluß der Temperatur auf den Druck in den Capillaren der Haut. Zbl. Physiol. **24**, 391 (1911). — SCHIMERT, G.: Die Wirkung des Nikotins auf die Durchblutung des Magens. Klin. Wschr. **23**, 164 (1944). — SCHINDLER-BAUMANN, J.: Zirkulationsstörungen bei Erkrankungen des Zentralnervensystems. Schweiz. med. Wschr. **1950**, 1068—1070. — SCHINZ u. Mitarb.: Lehrbuch der Röntgendiagnostik. Stuttgart: Georg Thieme 2915 (1952). — SCHINZ, H. R., u. E. FRIEDEL: Zur Frage der Knochenatrophie. Ergebn. med. Strahlenforsch. **97**, 1 (1925). — SCHLEGEL, H., u. R. HENTSCHEL: Zur Bewertung des Rumpel-Leedeschen Phänomens. Z. ges. inn. Med. **6**, 207 (1951). — SCHLICHT, L.: Über das Kymogramm degenerativer Wandprozesse der Ilikalarterie bei lumbaler Aortographie. Fortschr. Röntgenstr. **88**, 680 (1958). — SCHLIEPHAKE, E., F. BAHLMANN and K. H. LUKAS: Blutdruckstudien. Z. Kreisl.-Forsch. **42**, 379 (1953). — SCHLORHAUFER, W.: Hauttemperaturmessungen bei Arteriographien. Z. Kreisl.-Forsch. **38**, 546 (1949). — SCHMERMUND, H. J.: Die Bedeutung der Isotopenuntersuchungen zur Erfassung der Kapillarpermeabilität und der Funktion des Interstitiums. In BARTELHEIMER u. KÜCHMEISTER, Kapillaren und Interstitium, S. 188. Stuttgart: Georg Thieme 1955. — SCHMERMUND, H. J., H. A. KÜNKEL u. H. KÜCHMEISTER: Gewebsclearance-Untersuchungen mit Na^{24} beim Schwangerschaftsödem. Klin. Wschr. **32**, 33 (1954). — SCHMID, A.: Die Kapillarresistenz und ihre Beeinflussung durch das Höhenklima, nebst einer Theorie des Meßverfahrens. Helv. physiol. Acta **7**, 267 (1949). — SCHMIDT, E.: Mitt. Forsch.heim für Wärmeschutz, München 1923. Heft 3. Zit. nach ASCHOFF-WEVER 1956. — SCHMIDT-VOIGT: Tabak und Kreislauf. Orion, Z. Natur u. Technik **10**, H. 3/4 (1955). — SCHMITT, F.: Beitrag zur Frage der Reflexionsbedingungen und Existenz stehender Wellen im arteriellen Kreislaufsystem. Zugleich ein Vorschlag zur Bestimmung der Wellenlänge bei örtlich verschiedener Wellenfortpflanzungsgeschwindigkeit. Z. Biol. **101**, 259 (1943). — SCHNABEL jr., T. G., H. F. FITZPATRICK, L. H. PETERSON, W. J. RASHKIND, D. T. ILL and R. L. RAPHAEL: A technic of vascular catheterization with small plastic catheters. Its utilization to measure the arterial pulse vave velocity in man. Circulation **5**, 257 (1952). — SCHNEEWIND: The walking venous pressure test and its use in peripheral vascular disease. Ann. Surg. **140**, 137 (1954). — SCHNEEWIND, J. H., CH. N. MANSOUR and W. J. GROVE: The walking venous pressure test in relation to occlusive arterial disease in the lower extremities. Surg. Gynec. Obstet. **100**, 697 (1955). — SCHNEIDER, M.: Durchblutungsstörungen der Organe. Darmstadt: B. Steinkopff 1953. — Die Messung der Gehirndurchblutung. Compt. Rend. du IIe Cong. Internat. d'Angéiologie, Fribourg/Suisse, Sept. 1955. Editions universit., Fribourg 1956. — SCHNEIDER, R.: Der Arbeitsversuch als Methode zur Prüfung der arteriellen Durchblutung der unteren Extremitäten. Schweiz. med. Wschr. **1940**, 830. — SCHNEIDER, W.: Über das Verhalten der reaktiven Hyperämie bei Kreislaufkranken und Hochdrucklern. Inaug.-Diss. Halle 1940. — SCHOEDEL, W.: Nachweismethoden der arterio-venösen Anastomosen. Compt. Rend. du IIe Congr. Internat. d'Angéiologie Fribourg/Suisse, Sept. 1955, p. 416. Editions universit. Fribourg 1956. — SCHOEN, H.: Medizinische Röntgentechnik. Georg Thieme 1951. — SCHÖNBACH, G.: Der „Kennquerschnitt" als Maß für Änderungen des wirksamen Querschnittes der Blutstrombahn. Z. exp. Med. **127**, 517 (1956). — SCHOENBERGER, J. A., G. KROLL, A. SAKAMOTO and R. KARK: Investigation of the permeability factor in ascites and edema using albumin tagged with I^{131}. Gastroenterology **22**, 607 (1952). — SCHOENMACKERS u. GIAMPALMO: Über die angiektatische Alveolarkompression bei Morbus caeruleus. Verh. dtsch. Ges. Path. **36**, 234 (1952). — SCHOENMACKERS, J., u. H. VIETEN: Atlas postmortaler Angiogramme. (Archiv und Atlas der normalen und pathologischen Anatomie in typischen Röntgenbildern.) Hrsg. von H. HOLTHUSEN u. R. GLAUNER, Erg.-Bd. 69. Stuttgart: Georg Thieme 1954. — SCHOLZ, W.: Über die Wertigkeit der Symptome der vegetativen Dystonie. Acta neuroveget. (Wien) **2**, 329 (1951). — SCHOOP, W., u. H. MARX: Studien zur Regulation der spontanen Capillardruckschwankungen. Z. ges. exp. Med. **126**, 425 (1955). — SCHORN, J.: Arterio-venöse Anastomosen und Hypertonie. Verh. dtsch. Ges. Path. **1950**, 242. — Zur normalen und pathologischen Anatomie der Hoyer-Grosserschen Organe, der sogenannten „Arterio-venösen Anastomosen" in den Endgliedern der Finger und Zehen des Menschen. Habil.-Schr. Gießen 1955. — SCHRADER, E. A.: Glutaeus-Parästhesien, ein wichtiges Symptom zur Höhen-Diagnose von Stenosen der Beckenarterien. Medizinische **1955**, Nr 9, 317. — Das Phänomen der paradoxen Dissoziation von Leisten- und Fußpulsen. Ein Beitrag zur Symptomatologie des Verschlusses der Arteria ilica externa. Ärztl. Wschr. **10**, 197 (1955). — Die Komplikationen der translumbalen Aortographie; ihre Erklärung und Vermeidung. (Erfahrungen mit dem neuen Kontrastmittel Urografin.) Fortschr. Röntgenstr. verein. mit Röntgenpraxis **83**, 476 (1955). — SCHRADER, R.: Über das Endothelsymptom. Mitt. Grenzgeb. Med. u. Chir. **34**, 260 (1922). — SCHREUS, H. T., u. C. CARRIÉ: Weitere Mitteilungen zur quantitativen Porphyrinbestimmung im Harn. Klin. Wschr. **12**, 146 (1933). — SCHROEDER, H.: Gefäßkrankheiten durch übermäßige seelische und körperliche Belastung; allgemeines Adaptationssyndrom von SELYE. Berl. med. Z. **2**, 257 (1951). —

SCHROEDER, W.: Methodik der fortlaufenden Messung des Venen-, Kapillar- oder Arteriolendrucks in der vorderen Extremität des wachen Hundes. Z. Biol. **103**, 389 (1950). — Neue Untersuchungsmethoden kreislaufwirksamer Substanzen. Ärztl. Forsch. S. 165 (1950). — Ein einfaches Gerät zur fortlaufenden Blutdruckregistrierung am Oberarm des Menschen. Z. ges. exp. Med. **117**, 645 (1951). — Zur Physiologie der arterio-venösen Anastomosen. Verh. dtsch. Ges. Kreisl.-Forsch. **18**, 289 (1952). — Die Bedeutung haemodynamischer Faktoren für den Stoffaustausch durch die Kapillarwand. In BARTELHEIMER u. KÜCHMEISTER, Kapillaren und Interstitium, S. 65. Stuttgart: Georg Thieme 1955. — SCHROEDER, W., u. F. ANSCHÜTZ: Zur Kreislaufwirkung des Arterenols. Untersuchungen am wachen Hund. Naunyn-Schmiedeberg's Arch. exp. Path. Pharmak. **212**, 230 (1951). — SCHROEDER, W., u. E. STEIN: Zit. nach W. SCHROEDER 1955. — SCHUBERT, G., u. G. HÖHNE: Strahlenschädigungen. In Handbuch der inneren Medizin, 4. Aufl., Bd. VI/2. Berlin-Göttingen-Heidelberg: Springer 1954. — SCHULZE: Anwendung und diagnostische Bedeutung der Tomographie bei Gefäßanomalien und -erkrankungen im Brustraum. Fortschr. Röntgenstr. **84**, 164 (1956). — SCHULZE, W.: Beitrag zur Funktionsprüfung der peripheren Gefäße und zur Prüfung gefäßerweiternder Substanzen. Z. ges. exp. Med. **116**, 522—534 (1951). — SCHULZE-BERGMANN, G.: Zur Aortographie in der Urologie. Z. Urol. **46**, 432 (1953). — SCHUMACHER, H.: Glomustumor und Angiomyom der Haut. Frankfurt. Z. Path. **66**, 90 (1955). SCHUMACHER, S. v.: Über das Glomus coccygicum des Menschen und die Glomeruli caudales der Säugetiere. Arch. mikr. Anat. **71**, 58 (1907). — Arterio-venöse Anastomosen in den Zehen der Vögel. Arch. mikr. Anat. **87**, 309 (1915). — Zur Kenntnis der arterio-venösen Anastomosen. Bruns' Beitr. klin. Chir. **159**, 335 (1934). — Über die Bedeutung der arterio-venösen Anastomosen und der epitheloiden Muskelzellen (Quellzellen). Z. mikr.-anat. Forsch. **43**, 107 (1938). — SCHUSTER, A.: Kontrolle des Behandlungseffektes bei Ulcus cruris und Thrombophlebitis mittels Infrarotphotographie. Med. Klin. **51**, Nr 23 (1956). — SCHWARTZ: Zit. nach SCHERF u. BOYD 1955. — SCHWIMMER: Dermograph. (Ver. ungar. Dermat.) Arch. Derm. Syph. (Berl.) **46**, 129 (1898). — SCOTT, W. G.: The development of angiocardiography aortography. Radiology **56**, 485 (1951). — SEAMAN, W. B., and H. G. SCHWARTZ: Cerebral arteriography with sodium acetrizoate (Urokon Sodium) 30%. Arch. Surg. (Chicago) **67**, 741 (1953). SECHER, K.: Klinische Capillaruntersuchungen. III. Ugeskr. Laeg. **83**, 899 (1921). — Acta med. scand. **56**, 295 (1922). — SELDINGER, S. J.: Catheter replacement of the needle in percutaneous arteriography, a new technique. Acta radiol. scand. **39**, 368 (1953). — SELVAAG, O., E. GLEDITSCH and I. LØNNUM: Diagnostic value of palpation of arteries evaluated on the basis of a "normal" material. J. Oslo Cy Hosp. **5**, 149 (1955). — SEMPLE, R., L. McDONALD and R. P. EKINS: Radioactive sodium (Na^{24}) in the measurement of local blood flow. [Radionatrium (Na^{24}) bei Messung des lokalen Blutflusses.] Amer. Heart J. **41**, 803 (1951). — SERKIN, L. G.: Neuer Typ eines Alkohol-Arterien-Oscillometers. Klin. Med. **28**, 80—81 (1950). [Russisch]. — SERRA, CL., L. AMANTEA and L. COVELLO: Muscle action potentials in chronic arterial diseases of lower limbs. Boll. Soc. ital. Biol. sper. **33**, 433 (1957). — SERRA PERALBA, A., and P. BARCELÓ: La fragilidad capilar en la poliartritis cronica progresiva y en la espóndiloartritis anquilopoyética. Rev. esp. Reum. **4**, 226 (1952). — SETO, F.: Studien über die pharmakologische Reaktion der Venen. Folia jap. pharmacol. **2**, 305 (1926). — Ref. Ber. ges. Physiol. **37**, 445 (1926). — SEWALL, H., and E. SANFORD: Plethysmographic studies of the human vasomotor mechanism when excited by electrical stimulation. J. Physiol. (Lond.) **11**, 179 (1890). — SEYDERHELM, R., u. M. HEINEMANN: Die Bedeutung des Endothelsymptoms für die Diagnostik und Therapie endokriner Störungen, insbesondere der ovariellen Insuffizienz. Dtsch. med. Wschr. **56**, 860 (1930). — SGALITZER, M.: Unterscheidung funktioneller und organischer Erkrankungen der Extremitätenarterien durch die Röntgenuntersuchung. Das Doppelinjektionsverfahren. Fortschr. Röntgenstr. **56**, 387 (1937). — SGALITZER, M., V. KOLLERT u. R. DEMEL: Kontrastdarstellung der Venen im Röntgenbild. Klin. Wschr. **10**, 1659 (1931). — SHEARD, CH.: Calorimetric studies of the extremities. I. Theory and practice of methods applicable to such investigations. J. clin. Invest. **3**, 327 (1926). — The electromotive thermometer; an instrument and a method for measuring intramural, intravenous, superficial and cavity temperatures. Amer. J. clin. Path. **1**, 209 (1931). — SHEARD, CH., B. T. HORTON and M. M. D. WILLIAMS: Rates of cooling and warming of the extremities in normal circulatory conditions and in peripheral vascular diseases. Proc. Mayo Clin. **14**, 541 (1939). — SHEARD, CH., G. M. ROTH and B. T. HORTON: Relative roles of extremities in body heat dissipation — normal circulation and peripheral vascular disease. Arch. phys. Ther. **20**, 133 (1939). — SHEARD, CH., and M. M. D. WILLIAMS: Skin temperatures of the extremities and basal metabolic rates in individuals having normal circulation. Proc. Mayo Clin. **15**, 758 (1940). — SHEARD, CH., M. M. D. WILLIAMS and B. T. HORTON: Investigation on the exchanges of energy between the body and its environment. Trans. Amer. Soc. Heat. Vent. Engr. **43**, 115 (1937). — The skin temperatures of the extremities and effective temperature. Trans. Amer. Soc. Heat. Vent. Engr. **45**, 153 (1939). — SHEPHERD, J. T.: The blood flow through the calf after exercise in subjects with arteriosclerosis and claudication.

Clin. Sci. **9**, 49 (1950). — Evaluation of treatment in intermittent claudication. Brit. med. J. **1950**, 1413—1418. — SHERLOCK, SH., A. G. BEARN, B. H. BILLING and J. C. S. PATERSON: Splanchnic blood flow in man by the bromsulfalein methode the relation of peripheral plasma bromsulfalein level to the calculate flow. J. Lab. clin. Med. **35**, 923 (1950). — SHIPLEY, R. E., D. E. GREGG and E. J. SCHROEDER: An experimental study of flow patterns in various peripheral arteries. Amer. J. Physiol. **138**, 718 (1943). — SHUMACKER, MOORE and CAMPBELL: Functional venography of the lower extremities. Surg. Gynec. Obstet. **98**, 257 (1954). — SICARD u. FORESTIER: Zit. nach LÖHR 1937. Die Arteriographie der Hirngefäße. Neue dtsch. Klin. **14**, 653 (1937). — SIDO, O. H.: Anlage und äußere Krankheitsursachen. [HERMANNSDORFER, H., Med. Klin. **50**, 477 (1955).] Med. Klin. **50**, 1793 (1955). — SIEGMUND: Zur Pathogenese und Pathologie von örtlichen Kälteschädigungen. Münch. med. Wschr. **1942**, 827. — SILVA-MELLO, A. DA: Die Wandresistenz der Blutcapillaren (Eine einfache, klinische Methode zu ihrer genauen Messung.) Münch. med. Wschr. **76**, 1717 (1929). — SILVERSTEIN, A.: Occlusive disease of the carotid arteries. Circulation **20**, 4 (1959). — SIMMONS, H. T.: Intermittent claudication and its quantitative measurement. Lancet **1936**, 73. — SIMONS: Essai d'application, au membre inférieur, des techniques de mesure du temps circulatoire. Scalpel (Brux.) **108**, 1299 (1955). — SIMONSON, E., SH. KOFF, A. KEYS and J. MINCKLER: Contour of the toe pulse, reactive hyperemia, and pulse transmission velocity: group and repeat variability, effect of age, exercise and disease. Amer. Heart J. **50**, 260 (1955). — SINGER, R.: Die Bedeutung des Tastbefundes für die Diagnose peripherer arterieller Zirkulationsstörungen an den Extremitäten. Wien. med. Wschr. **104**, 79 (1954). — SINGER, R., u. K. ECKELBERG: Über eine diagnostische Methode zur Feststellung peripherer arterieller Durchblutungsstörungen zugleich ein Beitrag zur Kenntnis der normalen und pathologischen Gefäßfunktion nach Arbeitsversuch. Wien. med. Wschr. **1949**, 238—241, 262—265. — SKOP, V., et Z. REINIS: Expériences sur l'aortographie lombaire. Compt. Rend. du IIe Congr. Internat. d'Angéiologie, Fribourg/Suisse, Sept. 1955. Editions universit. Fribourg 1956, p. 525. — SMIRK, F. H.: Observations on capillary permeability in cases of nephritis and of hepatic cirrhosis with hypoproteinaemia. Clin. Sci. **2**, 57, 317 (1935). — SMITH, B. C., and E. QUIMBY: The evaluation and treatment of gangrene in diabetes mellitus. Proc. Amer. Diabetes Ass. **6**, 231 (1946). — The use of radioactive sodium in the study of peripheral vascular disease. Ann. Surg. **125**, 360 (1947). — SMITH, D. J.: Variations in vascular reactivity produced by season, cold stress and immaturity; role of thyroid and adrenal cortex. Amer. J. Physiol. **172**, 118 (1953). — SMITH, H. W.; The kidney, structure and function in health and disease. New York 1951. — SMITH, P. G., T. W. RUSH and A. T. EVANS: Interpretation of translumbar arteriograms. J. Urol. (Baltimore) **66**, 145 (1951). — SODEMAN, W. A.: Direct venous pressure determinations by use of a new instrument. Amer. Heart J. **43**, 687 (1952). — SODEMAN, W. A., and G. E. BURCH: A direct method for the estimation of skin distensibility with its application to the study of vascular states. J. clin. Invest. **27**, 785 (1938). — SOTGIU u. CACCIARI: Splenoportographie und Splenomanometrie. Verh. dtsch. Ges. inn. Med. S. 649 (1954). — SOULIER, J. P.: Introduction à l'étude de la perméabilité capillaire par les colorants vitaux. Paris méd. **36**, 28 (1946). — SPALTEHOLZ: Die Arterien der Herzwand. Leipzig: Hirzel 1924. — SPALTEHOLZ, W.: Persönliche schriftliche Mitteilung an WOLLHEIM 1927. — SPANG, K., V. OBRECHT u. W. EY: Über den Wert einer Messung der Temperatur des Magens für die Beurteilung seiner Durchblutung. Klin. Wschr. **30**, 210 (1952). — SPANNER: Der Abkürzungskreislauf der Glandula submaxillaris. Z. Anat. **107**, 124 (1937). — SPANNER, R.: Die arteriovenösen Anastomosen im Darm. Anat. Anz. **71** (Erg.-Bd.), 24 (1931). — Neue Befunde über die Blutwege der Darmwand und ihre funktionelle Bedeutung. Morph. Jb. **69**, 394 (1932). — Zur Anatomie der arterio-venösen Anastomosen. Verh. dtsch. Ges. Kreisl.-Forsch. **18**, 257 (1952). — SPECKMANN, K. D.: Über einige Beobachtungen bei Reihenuntersuchungen der konsensuellen Fingerblutgefäßreaktionen an Gesunden. Z. ges. exp. Med. **116**, 454 (1950). — Über vasomotorisch-vegetative Ausfallserscheinungen bei neuritischen Erkrankungen peripherer Nerven. Dtsch. Arch. klin. Med. **197**, 231 (1950). — SPENCER, M. P., u. A. B. DENISON jr.: Measurement of blood flow through intact vessels with the square-wave electromagnetic flowmeter. Compt. Rend. du IIe Congr. Internat. d'Angéiologie Fribourg/Suisse, Sept. 1955, p. 263. Editions universit. Fribourg 1956. — SPENCER, M. P., F. R. JOHNSTON and J. H. MEREDITH: The origin and interpretation of murmurs in coarctation of the aorta. Amer. Heart J. **56**, 722 (1958). — SPICKMANN, F.: Änderungen der Capillarfunktion durch Rohkost und salzarme Kost. Klin. Wschr. **15**, 1271 (1936). — SPIESS, G.: Bedeutung der Anästhesie in der Entzündungstherapie. Münch. med. Wschr. **1906**, 345. — SPRENGER, F.: Über die lumbale Aortographie. Helv. chir. Acta **18**, 358 (1951). — SPRINGORUM, W.: Die Bedeutung der Hautgefäße für den Gesamtkreislauf. Klin. Wschr. **17**, 11 (1938). — SPURR, G. B., B. K. HUTT and S. M. HORVATH: The effects of age on finger temperature responses to local cooling. Amer. Heart J. **50**, 551 (1955). — STAEDTLER: Diagnostischer Wert des Dermographismus. Diss. Erlangen 1907. — STAEMMLER: Die Erfrierung. Leipzig: Georg Thieme 1944. — STAMM, H.: Probleme des venösen Rücktransportes. Wien.

med. Wschr. **107**, 404 (1957). — STARER, F., u. D. SUTTON: Aortic thrombosis. Brit. med. J. **1958**, 1255. — STARLING, E. H.: The influence of mechanical factors on lymph production. J. Physiol. (Lond.) **16**, 224 (1894). — On the absorption of fluid from the connective tissue spaces. J. Physiol. (Lond.) **19**, 312 (1896). — The fluids of the body. Chicago: Herter Lectures, W. T. Keener & Co. 1909. — STARR, J.: The value of the cutaneous histamine reaction in the prognosis of pedal lesions in diabetes mellitus. Amer. J. med. Sci. **188**, 538 (1934). — STAUBESAND, J.: Über den Wandbau der arterio-venösen Anastomosen und die Bedeutung der epitheloiden Zellen. Ärztl. Forsch. **3**, 78 (1949). — Über verschiedene Typen arterio-venöser Anastomosen und Glomusorgane im Hahnenkamm. Z. Zellforsch. **35**, 265 (1950). — Über verschiedene Typen arterio-venöser Anastomosen. Verh. anat. Ges. **48** (1950). — Zur Anatomie menschlicher Glomusorgane. Verh. anat. Ges. **49**, 174 (1951). — Ein Glomusorgan in der menschlichen Kniegelenkkapsel. Frankfurt. Z. Path. **62**, 223 (1951). — STAUBESAND, J.: Zur Morphologie der arterio-venösen Anastomosen. In BARTELHEIMER u. KÜCHMEISTER, Kapillaren und Interstitium, S. 18. Stuttgart: Georg Thieme 1955. Hamburger Symposion vom 29. bis 31. Oktober 1954. — STEAD jr., E. A., and P. KUNKEL: A plethysmographic method for the quantitative measurement of the blood flow in the fort. J. clin. Invest. **17**, 711, 715 (1938). — STEAD jr., E. A., and J. V. WARREN: The protein content of the extracellular fluid in normal subjects after venous congestion and in patients with cardiac failure, anoxemia, and fever. J. Clin. Investigation **23**, 283 (1944). — STECKEN, A.: Über Varizen der Lunge. Fortschr. Röntgenstr. **82**, 54 (1955). — STEIN u. LAMMERT: Kältereflex und Kreislauf. Arch. phys. Ther. (Lpz.) **7**, 377 (1955). — STEIN, E.: Die spontane vasomotorische Aktivität der peripheren Strombahn des Menschen. Z. Kreisl.-Forsch. **43**, 73 (1954). — STEIN, E., u. W. SCHROEDER: Der Einfluß lokaler Erwärmung auf die arteriovenösen Anastomosen in der vorderen Extremität des wachen Hundes. Z. ges. exp. Med. **123**, 481 (1954). — STEIN, I. D.: Arlidin: a clinical evaluation of a peripheral vasodilator with selective action on muscle vessels. Ann. intern. Med. **45**, 185 (1956). — STEINACH, E.: S.-B. Akad. Wiss. Wien, math.-nat. Kl. **90** (1884). — STEINACH, E., u. R. H. KAHN: Echte Contractilität und motorische Innervation der Blutcapillaren. Pflügers Arch. ges. Physiol. **97**, 105 (1903). — STEPHAN, R.: Über das Endothel-Symptom. Berl. klin. Wschr. **14**, 317 (1921). — STERLING, K.: The turnover rate of serum albumin in man as measured by J^{131}-tagged albumin. J. clin. Invest. **30**, 1228 (1951). — STEWARD, G. N.: Studies on the circulation in man. I. The measurement of the blood flow in the hands. Heart **3**, 33 (1911). — Studies on the circulation in man. VI. Observations on the blood flow in the hands (mainly) in cases of anemia. J. exp. Med. **18**, 113 (1913). — STOCKERT, F. G. v.: Die neuropathologischen Syndrome des Fleckfiebers. Dtsch. Mil.arzt **8**, 327 (1943). — STÖHR jr., PH.: Zur Nervenversorgung der Blutgefäße. Dtsch. med. Wschr. **59**, 1625 (1933). — Die mikroskopische Innervation der Blutgefäße. Ergebnisse der Anatomie und Entwicklungsgeschichte, Bd. 32. Berlin: Springer 1938. — Über den Aufbau und die Endausbreitung des vegetativen Nervensystems. Klin. Wschr. **18**, 41 (1939). — Lehrbuch der Histologie und der mikroskopischen Anatomie des Menschen. Springer 1951. — STOLLREITER, H.: Die Beziehungen des Venendruckes zum arteriellen System. Dtsch. Arch. klin. Med. **197**, 1 (1950). — STOLZENBURG, H. J.: Experimentelle Untersuchungen über das Verhalten der arterio-venösen Anastomosen. Z. mikr.-anat. Forsch. **41**, 348 (1937). — STONER, H. B., and H. N. GREEN: Experimental limb ischemia in man with especial reference to the role of adenosine triphosphate. Clin. Sci. **5**, 159 (1945). — STORSTEEN, K. A., and M. JANES: Arteriography and vascular studies in Paget's disease of bone. J. Amer. med. Ass. **154**, 472 (1954). — STOUT, A. P.: Tumors of the neuro-myo-arterial glomus. Amer. J. Canc. **24**, 255 (1935). — Solitary cutaneous and subcutaneous leiomyoma. Amer. J. Canc. **29**, 435 (1937). — STOUT, A. P., and M. R. MURRAY: Hemangiopericytoma. A vascular tumor featuring Zimmermanns pericytes. Ann. Surg. **116**, 26 (1942). — STRANO, A.: Demonstration de l'importance de la méthode phlébotensiographique de Condorelli pour l'examen fonctionnel de la circulation veineuse. Compt. Rend. du IIe Congr. Internat. d'Angéiologie, Fribourg/Suisse, Sept. 1955, p. 342. Editions universit. Fribourg 1956. — STRANO, A., e MIANO: Ricerche emodinamiche venose e velocità circolotoria destrettuale nelle sindromi acrocianotiche et acroasfittiche. Minerva cardioangiol. (Torino) **3**, 675 (1955). — STRANO, A.: and R. MONACO: Phonoarteriographic registration of the autochthonic murmurs on peripheral arteries due to organic arteriopathies. Cardiologia (Basel) **32**, 230 (1953). — STRAUB, H.: Bestimmung des Blutdrucks. Sphygmographie. Dynamische Pulsuntersuchung. Plethysmographie. Bestimmung der Geschwindigkeit des Blutstroms. In ABDERHALDENS Handbuch der biologischen Arbeitsmethoden, H. 5/4, S. 135. 1922. — STRICHT, J. VAN DER: L'aortographie directe et rétrograde. Acta chir. belg. **49**, 620 (1950). — STRICKER: S.-B. Wien. Akad. Wiss., math.-nat. wiss. Kl. 51 u. 52 (1876). — STRICKER, S.: Studien über Bau und Leben der capillaren Blutgefäße. S.-B. Akad. Wiss. Wien, math.-nat. Kl. II **52**, 379 (1865). — Untersuchungen über die Contractilität der Capillaren. S.-B. Akad. Wiss. Wien, math.-nat. Kl. III **74**, 313 (1879). — STRÖDER, J.: Untersuchungen über Permeabilitätsprobleme bei diphtherischer Intoxikation. Ergebn. inn. Med. Kinder-

heilk. **62**, 532 (1942). — STROOMANN, G.: Über Adrenalinvermehrung im menschlichen Blute nach Nikotin. Verh. dtsch. Ges. inn. Med. **37**, 418 (1925). Ref. klin. Wschr. **4**, 1186 (1925). — STURSBERG, H.: Über die Bedeutung der Dermographie für die Diagnose funktioneller Neurosen. Dtsch. Arch. klin. Med. **83**, 586 (1905). — SÜNDERHAUF, R.: Untersuchungen über den Permeabilitätsquotienten mittels der Walterschen Brommethode. Z. ges. exp. Med. **55**, 378 (1927). — SÜSSE, H. J.: Angiographische Untersuchungen bei der Ostitis deformans Paget. Fortschr. Röntgenstr. verein. mit Röntgenpraxis **83**, 498 (1955). — SUGAR, O.: Pathological anatomy and angiography of intracranial vascular anomalies. J. Neurosurg. 8, 3 (1951). — SULLIVAN, B. J., and I. D. DEFENNARO: Microscopical observations of peripheral circulation at simulated high altitudes. J. Aviat. Med. **24**, 131 (1953). — SULZBERGER, M. B.: Studies in tobacco hypersensitivity; comparison between reactions to nicotine and to denicotinized tobacco extract. J. Immunol. **24**, 88, 265 (1933). — SUNDER-PLASSMANN, P.: Der Nervenapparat des Sinus caroticus und des Glomus caroticum vom Menschen der verschiedenen Altersstufen und Foetus humanus von verschiedenen Tieren und von Kaninchen vor und nach Durchschneidung des Sinusnerven. Verh. Kreisl.-Forsch. **69** (1933). — Durchblutungsschäden und ihre Behandlung. Stuttgart: Ferdinand Enke 1943. — Klinik und Neuro-Morphologie der Glomustumoren. Acta neuroveg. (Wien) **1**, 474 (1950). — Langenbecks Arch. klin. Chir. **265**, 115 (1950). — SUNDER-PLASSMANN, P., and K. MULLER: Raynaud's disease and the neurovegetative hormone system. Klin. Wschr. **16**, 145 (1937). — SYLLA, L., u. J. PANKOW: Der Dermographismus und die Hautreaktivität beim Fleckfieber. Klin. Wschr. **22**, 57 (1943). — SZARDURSKI: Diss. Zürich 1948. — SZÉCSÉNY, A.: Abdominal arteriography by segments. Mag. Sebész. **3**, 219 (1950). — SZONELL, W.: Capillarfunktion und Fieber Klin. Wschr. **15**, 1127 (1936).

TACKE: Die Zunahme der Blutdruckamplitude an den unteren Extremitäten bei Aorteninsuffizienz. Ärztl. Wschr. **9**, 1120 (1954). — TACKENBERG, U.: Die Wirkung des Calciums auf die Capillarpermeabilität und -resistenz. Inaug.-Diss. Hamburg 1951. — TAGLIAFERRO, A.: Sulle modificazioni dei dati oscillometrici dopo somministrazione di un nor-adrenalino-simile, negli arteriopatici degli arti inferiori. Inform. med. (Genova) **6**, 120 (1952). — TAGLIAFERRO, A., NOCETI and ZACCONE: Sulle sindromi ischemiche acute degli arti. Arch. E. Maragliano Pat. Clin. **10**, 193 (1955). — TAKATS, G. DE: Clinical and angiographic correlations in arterial stenosis. J. Amer. med. Ass. **158**, 1502 (1955). — TANNENBERG, J.: Bau und Funktion der Blutcapillaren. Frankfurt. Z. Path. **34**, 1 (1926). — TARDIEU, G., et M. GAROIT: Intérêt de la thermométrie cutanée pour l'examen de diverses affections et spécialement des troubles vasculaires des membres. Presse méd. **61**, 866 (1953). — TAYLOR, F. A., A. B. THOMAS and H. G. SCHLEITER: Direct method for estimation of venous blood pressure. Proc. exp. Biol. (N. Y.) **27**, 867 (1930). — TERRY, R.: White nails in hepatic cirrhosis. Lancet **1954 I**, 757. — TETI, M., e G. MESSORE: Azione della mesomucinasi testicolare sulla permeabilità capillare. Nota I. Eliminazione di un colorante vitale inoculato endovena con jaluronidasi. Riv. Ist. sieroter. ital. **27**, 363 (1952). — TEXTER jr., E. C., W. REDISCH and M. STEELE: Induced intermittent claudicatio. Amer. J. med. Sci. **222**, 653 (1951). — TEY, A.: Fragilidad capilar normal humana. Barcelona, Salvat. Editores 1940. — Die normale Kapillarfragilität beim Menschen. Eine neue Methode zu ihrer Bestimmung. Schweiz. med. Wschr. **71**, 685 (1941). — THIEME, J.: Untersuchungen über die capillardrucksteigernde Wirkung von Mineralöl- und Schwefelölsulfonaten. Inaug.-Diss. Hamburg 1951. — THIES, H. A.: Zur Therapie arterieller Spritzenschäden. Münch. med. Wschr. **95**, 584 (1953). — Zur Verhütung von Gefäßwandschäden unter Dikumarin, Cumarin und seltenen Erden. Ther. d. Gegenw. **93**, 105 (1954). — Die Methoden der Kapillarresistenz- und Kapillarfragilitätsprüfung (unter Berücksichtigung der Antikoagulantien). In BARTELHEIMER u. KÜCHMEISTER, Kapillaren und Interstitium, S. 158. Stuttgart: Georg Thieme 1955. — THOMAS, E., u. W. ARNOLD: 1. Blaseninhaltsstoffe über spezifischen Reaktionen. 2. Hautblasenfüllung. Münch. med. Wschr. **69**, 196 (1922). — THOYER-ROZAT, P., H. REBOUL, P. LAUBRY et J. PIEQUET: Les règles essentielles de l'artério-phlébographie en circulation libre et série chronographiée. J. Radiol. Électrol. **31**, 493 (1950). — THREEFOOT, H. K.: The response of the venous pressure of man to a hot and humid environment. Amer. J. med. Sci. **224**, 643 (1952). — THRON: Zur Methodik der kalorimetrischen Messung der Hautdurchblutung. Arch. phys. Ther. (Lpz.) **7**, 160 (1955). — TIETZE, K.: Über die Strömungsgeschwindigkeit des Blutes. Experiment, Physiologie und pathologische Physiologie. Leipzig: Georg Thieme 1954. — TIMMER, G. T.: Sympathicusausschaltung und Oszillometrie. Chirurg **22**, 23 (1951). — TISCHENDORF, F., u. S. B. CURRI: Le anastomosi arteriovenose e í dispositiví di blocco nella morfologia normale e patologica. Riv. Anat. pat. 8, 285 (1954). — TIWISINA, TH.: Indikation Fehler und Gefahren der Vertebralis-Angiographie. Langenbecks Arch. klin. Chir. **282**, 459 (1955). — Angiographische Studien bei gutartigen Geschwülsten der Gliedmaßen. I. Mitt. Fortschr. Röntgenstr. **87**, 199 (1957). — TOBIN, C. E., u. M. O. ZARIQUIEY: Arteriovenous shunts in human lung. Proc. Soc. exp. Biol. (N. Y.) **75**, 827 (1950). — TOMSA, W.: Nerven der Blutgefäßkapillaren. Zbl. med. Wiss. **7**, 562 (1869). — TRASOFF, A., G. BLUMSTEIN and

M. MARKS: Immunulogic aspects of tobacco in thromboangiitis obliterans. J. Allergy 7, 250 (1936). — TRENDELENBURG, F.: Über die Unterbindung der Vena saphena magna bei Unterschenkelvaricen. Beitr. klin. Chir. 7, 195 (1890). — TREUTING, TH. F.: The effect of emotions on the peripheral circulation. Amer. J. med. Sci. **227**, 94 (1954). — TROUT: Ulcers due to varicose veins and lymphatic blockage; a new principle in treatment. Arch. Surg. (Chicago) **18**, 2281 (1929). — TURNER, R. H.: Studies in physiology of blood vessels in man; apparatus and methods. I. A sensitive plethysmograph for portion of the finger. J. clin. Invest. **16**, 777 (1937). — TURNER, R. H., G. E. BURCH and W. A. SODEMAN: Studies in the physiology of blood vessels in man. III. Some effects of raising and lowering the arm upon the pulse volume and blood volume of the human finger tip in health and in certain diseases of the blood vessels. J. clin. Invest. **16**, 789 (1937). — TWEEL, L. H. VAN DER: Dynamische Blutdruckmessungen. Ned. T. Geneesk. **1952**, 1459—1465 u. franz., dtsch. u. engl. Zus.fass. 1465. — TYTGAT, H.-A.: L'examen thermométrique dans le diagnostic des affections vasculaires périphériques. Acta chir. belg. **49**, 599 (1950).

UHLENBRUCK, P.: Plethysmographische Untersuchungen am Menschen. III. Teil: Eine plethysmographische Bestimmung des maximalen Blutdrucks. Z. Biol. **80**, 343 (1924). — Über die schematische Darstellung des peripheren Gefäßbefundes. Med. Klin. **47**, 312 (1952). UNGEHEUER: Die Bedeutung der Portographie bei der Behandlung des Pfortaderdruckes. Verh. dtsch. Ges. inn. Med. S. 662 (1954). — UNNA, P.: Über ein papulo-pustulöses Exanthem in einem Fall von Diphtheritis septica. Vjschr. Derm. u. Syph. (Wien) **5**, 193 (1878). — UNNA, P. G.: Histopathologie der Hautkrankheiten. Berlin: August Hirschwald 1894.

VANČURA, A.: Klinisch-experimentelle Beobachtungen über die Veränderungen der Permeabilität der Kapillarwände bei Herzkranken und Nephritikern. Verh. dtsch. Ges. Kreisl.-Forsch. **5**, 230 (1932). — VEAL, J. R., and W. M. MCCORD: Blood oxygen changes in intermittent claudication. Proc. Soc. exp. Biol. (N. Y.) **37**, 692 (1938). — VENTURA, M., N. TESSAROLO et E. POZZI-MUCELLI: La phlébographie des membres inférieurs. Compt. Rend. du IIe Congr. Internat. d'Angéiologie, Fribourg/Suisse, Sept. 1955. Editions universit., Fribourg 1956, p. 533. — VIAMONTE, J. M., R. HERNANDEZ BEGUERIE, R. PEREIRAS, J. CENTURION, E. GONZALEZ PENA, D. GARCIA NUNEZ y LINO BOUDET: Aortografia de la aorta toracica y sus ramos por el levo-angiocardiograma en el adulto. Rev. cubana Cardiol. **11**, 35—56 (1950). — VIERORDT, K.: Die Lehre vom Arterienpuls. Braunschweig 1855. — VILJANSKIJ, M. P.: Vasographie als Methode zur Feststellung eines ausreichenden Kollateralkreislaufes im Experiment und in der Klinik. Chirurgija **1949**, H. 7, 12 [Russisch.] — VILLARET, M., et L. JUSTIN-BESANÇON: La préssion veineuse périphérique. (Monographie.) Paris: Masson & Cie. 1930. — VILLARET, M., et SALASC: La tension veineuse périphérique dans les varices des membres inférieurs. Ann. Méd. **18**, 87 (1925). — Tension veineuse et varices. C. R. Soc. Biol. (Paris) **93**, 230 (1925). — VIMTRUP, BJ.: Beiträge zur Anatomie der Capillaren. I. Über contractile Elemente in der Gefäßwand der Blutcapillaren. Z. Anat. **65**, 150 (1922). — VISCHER, W., u. H. STAUB: Über den Wert der Oszillometrie zur Feststellung einer vasokonstriktorischen Komponente und zur Beurteilung des Therapieerfolges bei peripheren arteriellen Durchblutungsstörungen. Radiol. clin. (Basel) **22**, 379 (1953). — VOELKEL, A.: Bestimmung des Hautcapillartonus nach Provokation durch intravenöse Novocaininjektionen. Z. ges. inn. Med. **4**, 243 (1949). — Über das Verhalten der Kapillarresistenz und der Kapillarpermeabilität unter Einwirkung von Diäthylaminoäthanol. Z. ges. inn. Med. **6**, 684 (1951). — Beitrag zur Wirkung kapillaraktiver Substanzen. Ärztl. Forsch. **7**, I/228—I/234 (1953). — VÖLKER: Veränderte Gefäßreaktionen bei Ermüdung. Z. ges. exp. Med. **109**, 88 (1941). — VÖLKER, R.: Die Spontanrhythmik der Hautdurchblutung beim Gesunden und bei Gefäßstörungen der Gliedmaßen. Dtsch. Arch. klin. Med. **194**, 719 (1949). — Paradoxe Gefäßreaktionen bei Endangitis obliterans. Dtsch. Arch. klin. Med. **196**, 1 (1950). — Die funktionelle Diagnostik peripherer Durchblutungsstörungen. Dtsch. Arch. klin. Med. **196**, 639 (1950). — Herz- und Gefäßerkrankungen. Neue Wege einer funktionellen Differentialdiagnose. Darmstadt: Steinkopff 1957. — VÖLPEL, H. W.: Zur Indikation der Aortographie. Verh. dtsch. Ges. Kreisl.-Forsch. **17**, 305 (1951). — VOGLER, E.: Die arterio-venösen Anastomosen im Röntgenbild. Fortschr. Röntgenstr. verein. mit Röntgenpraxis **78**, 322 (1953). — Die ursächliche Bedeutung arterieller Gefäßschäden für die Entstehung der Venenerweiterungen. Fortschr. Röntgenstr. **79**, 354 (1953). — Angiographische Beiträge zur Entstehung von Gefäßerkrankungen und Durchblutungsstörungen unter besonderer Berücksichtigung der terminalen Strombahn. Fortschr. Röntgenstr. **81**, 479 (1954). — Angiographisch nachweisbare Veränderungen der Gefäße und der Durchblutung der Nieren bei Erkrankungen derselben. Compt. Rend. du IIe Congr. Internat. d'Angéiologie, Fribourg/Suisse, Sept. 1955, p. 674. — VOGLER, E., and F. GOLLMAN: The significance of the terminal circulation in the development of vascular disease and disturbances of blood flow. Angiology **6**, 540 (1955). — VOGT, K. E.: Ernährungsspätschäden und Kreislaufbeschwerden. Dtsch. med. Wschr. **76**, 1265 (1951). — VOLHARD, F.: Die doppelseitigen hämatogenen Nierenerkrankungen. In Handbuch der inneren Medizin, 2. Aufl., Bd. VI/1, S. 247. Berlin 1931. — VONWILLER, P.: Neue Mikro-

skopiermethode für Beobachtung lebender Organismen. Z. wiss. Mikr. **41**, 190 (1924). — Lebendige Gewebelehre. Eine Histophysiologie auf neuer Grundlage. St. Gallen: Verlag Zollikofer 1945. — Die Sichtbarmachung des Stoffdurchtrittes durch die Kapillarwand. In BARTELHEIMER u. KÜCHMEISTER: Kapillaren und Interstitium, S. 60. Stuttgart: Georg Thieme 1955. — VONWILLER, P., u. A. VANNOTTI: Capillaroskopie mit starken Vergrößerungen. In ABDERHALDENS Handbuch biologischer Arbeitsmethoden, Abt. V, S. 1529. 1929. — VRIES REILINGH, D. DE: Die Blutdruckmessung. München 1918. — VULPIAN, A.: Leç. sur l'appareil vasomoteur, tome I, p. 46. Paris: Baillière 1875.

WAGENER, H. P.: Retionopathy in diabetes mellitus. Proc. Amer. Diab. Ass. **5**, 201 (1946).—WAGNER: Arteriography in renal diagnosis: preliminary report and critical evaluation. J. Urol. (Baltimore) **56**, 625 (1946). — WAGNER, PRICE and SEVENSON: Abdominal arteriography; technic and diagnostic application. Amer. J. Roentgenol. **58**, 591 (1947). — WAGNER jr., F. B.: Complications following arteriography of peripheral vessels. J. Amer. med. Ass. **125**, 958 (1944). — Present status of arteriography of peripheral vessels. Angiology **2**, 499 (1951). — WAGNER jr., F. B., and A. H. PRICE: Fatality after abdominal arteriography. Prevention by new modification of technique. Surgery **27**, 621 (1950). — WAGNER, R.: Methodik und Ergebnisse fortlaufender Blutdruckschreibung am Menschen. Leipzig: Georg Thieme 1942. — WAGNER, R., u. W. BUCHHOLZ: Zur Frage der diagnostischen Bedeutung des peripheren Venendrucks bei intrathorakalen Tumoren. Dtsch. med. Wschr. **1952**, 837 bis 840. — WAKIM, K. G., G. A. PETERS, J. C. TERRIER and B. T. HORTON: The effects of intravenously administered histamine on the peripheral circulation in man. J. Lab. clin. Med. **34**, 380 (1949). — WALDER, D. N.: Arteriovenous anastomoses of human stomach. Clin. Sci. **11**, 59 (1952). — The local clearance of radio-active sodium from muscle in normal subjects and those with peripheral vascular disease. Clin. Sci. **12**, 153 (1953). — WALLACE, J. M.: Pressure relationships among arteries and large and small veins. Circulation **14**, 1013 (1956). — WALTER, FR. K.: Urämie und Permeabilität der Meningen. Münch. med. Wschr. **72**, 54 (1925). — Permeabilität der Meningen und die Systemerkrankungen des Rückenmarks. Münch. med. Wschr. **72**, 677 (1925). — Theorie und Praxis der Permeabilitätsprüfung mittels der Brommethode. Arch. Psychiat. Nervenkr. **79**, 363 (1927). — WALTERHÖFER, G.: Experimentelle Untersuchungen über das Endothelsystem. Münch. med. Wschr. **72**, 1819 (1925). — WANNAGAT, L.: Die laparoskopische Splenoportographie. Klin. Wschr. **33**, 750 (1955). — Bedeutet die laparoskopische Splenoportographie einen Fortschritt? Fortschr. Röntgenstr. **84**, 514 (1956). — WARNER, G. F., E. L. DOBSON, N. PACE, M. E. JOHNSTON and C. R. FINNEY: Studies of human peripheral blood flow: the effect of injection volume on the intramuscular radiosodium clearance rate. Circulation **8**, 732 (1953). — WARREN, R., E. A. WHITE and CH. D. BELCHER: Venous pressures in the saphenous system in normal, varicose, and postphlebitic extremities. Alterations following femoral vein ligation. Surgery **26**, 435 (1949).— WASER, P., u. W. HUNZINGER: Bestimmung von Kreislaufgrößen und radioaktiven Substanzen (Radiocirculographie). Schweiz. med. Wschr. **1951**, 216—221. — WASSERMAN, K., and H. S. MAYERSON: Exchange of albumin between plasma and lymph. Amer. J. Physiol. **165**, 15 (1951). — Plasma, lymph and urine studies after dextran infusions. Amer. J. Physiol. **171**, 218 (1952). — WATZKA, M.: Über Gefäßsperren und arterio-venöse Anastomosen des Menschen. Klin. Wschr. **21**, 263 (1942). — WEATHERALL, M.: The pharmacological action of some contrast media and a comparison of their merits. Brit. J. Radiol. **15**, 129 (1942). — WEAVER, J. C., and D. F. BOHR: The digital blood pressure. I. Values in normal subjects. Amer. Heart J. **39**, 413 (1950). — II. The brachial-to-digital systolic pressure gradient in hyperthyreoidism. Amer. Heart J. **39**, 423 (1950). — WEBB jr., R. C., and T. E. STARZIL: The effect of blood vessel pulsations on lymph pressure in large lymphatics. Bull. Johns Hopkins Hosp. **93**, 401 (1953). — WEDLER, H. W., u. K.-D. BOCK: Untersuchungen zur Vasolabilität Hirnverletzter. Dtsch. Arch. klin. Med. **199**, 206 (1952). — WEICKER, B.: Kreislaufschäden und Nikotin. Dtsch. Arch. klin. Med. **185**, 393 (1940). — WEIS, J.: Erfahrungen und Beobachtungen bei 400 Arteriographien. Fortschr. Röntgenstr. **75**, 145 (1951). — WEISS, E.: Eine neue Methode zur Suffizienzprüfung des Kreislaufs. Z. exp. Path. Ther. **19**, 390 (1918). — Blutdruckmessung und Kapillarbeobachtung. Med. Klin. **1920**, 577. — Capillarbeobachtung und Suffizienzprüfung. Med. Klin. **17**, 473 (1921). — WEISSWANGE, W., u. A. FRIEDRICH: Versuche mit Infrarotaufnahmen in der Medizin. Dtsch. med. Wschr. **62**, 1540 (1936). — WELLAUER, J.: Die abdominale Aortographie. In: Röntgendiagnostik, Ergebnisse 1952—1956, (SCHINZ-GLAUNER-UEHLINGER), S. 161—209. Stuttgart 1957. — Arteriographie der Extremitäten. In Röntgendiagnostik, Ergebnisse 1952—1956 (SCHINZ-GLAUNER-UEHLINGER), S. 210—240. Stuttgart 1957. — Venographie. In: Röntgendiagnostik, Ergebnisse 1952—1956 (SCHINZ-GLAUNER-UEHLINGER), S. 241—281. Stuttgart 1957. — WELCH, C. E., H. H. FAXON and C. E. MCGAHEY: The application of phlebography to the therapy of thrombosis and embolism. Surgery **12**, 163 (1942). — WELLS, B. G., M. B. RAPPAPORT and H. B. SPRAGUE: The sounds and murmurs in coarctation of the aorta. Amer. Heart J. **38**, 69 (1949). — WELLS, H. S., and J. J. THOMPSON: Portable apparatus for esti-

mating the peripheral blood flow in shock. J. Lab. clin. Med. 28, 1850 (1943). — WENDE, S.: Elektrodermatologische Untersuchungen an durchblutungsgestörten Gliedmaßen nach paravertebraler Sympathektomie. Ärztl. Wschr. **1953**, 100—105. — WENDENBURG, W., u. E. ZILLMER: Klinisch-experimentelle Untersuchungen bei Dystrophie mit besonderer Berücksichtigung der capillaren Resistenz. Z. klin. Med. **146**, 561 (1950). — WENDT, L.: Über die Pathogenese verschiedener Diabetesformen. Arch. inn. Med. **1**, 273 (1949). — WENGER, R.: Schädigungen von Herz und Kreislauf durch Nikotin. Wien. med. Wschr. **1954**, 89—92. — WENGER, R., E. WICK u. H. KUHN: Untersuchungen über die Durchblutung der Extremitäten nach dem Rauchen gewöhnlicher und mit Nikotinsäureamid vorbehandelter Zigaretten. Z. Kreisl.-Forsch. **44**, 29 (1955). — WERTHEIMER, REDISCH, HIRSCHHORN and STEELE: Patterns of surface temperature response to various agents. Circulation **11**, 110 (1955). — WESSLER, S., and M. J. SCHLESINGER: Studies in peripheral arterial occlusive disease; methods and pathologic findings in amputated limbs. Circulation **7**, 641 (1953). — WESTCOTT u. WRIGHT: Tobacco allergy and thromboangiitis obliterans. J. Allergy **9**, 555 (1938). — WETTERER, E.: New Method of registering rate of blood circulation in unopened vessels. Z. Biol. **98**, 26 (1937). — WEXLER and WHITTENBERGER: Objective method for determining circulation time from pulmonary to systemic capillaries by use of oximeter. J. clin. Invest. **25**, 447 (1946). — WEYDE, R.: Abdominal aortography in kidney tuberculosis. Preliminary report. J. Oslo Cy Hosp. **1**, 269 (1951). — WEZLER, K.: Die Funktion der peripheren Strombahngebiete. Regensb. Jb. ärztl. Fortbild. **3**, 462 (1954). — WEZLER, K., u. A. BÖGER: Die Dynamik des arteriellen Systems: Der arterielle Blutdruck und seine Komponenten. Ergebn. Physiol. **41**, 292 (1939). — WEZLER, K., u. G. NEUROTH: Die Koordinierung von physikalischer und chemischer Wärmeregulation. Z. ges. exp. Med. **115**, 127 (1949). — WEZLER, K., u. W. SINN: Das Strömungsgesetz des Blutkreislaufs. Aulendorf i. Württ. 1953. WHITE, H. L.: Observations on venous pressure and skin blanching pressure by a modified method. Amer. J. Physiol. **69**, 10 (1924). — WHITESELL, F. B., and A. M. SNELL: Thrombopenia and increased capillary fragility in hepatic disease. J. Amer. med. Ass. **140**, 1071 (1949). — WHITNEY, R. J.: The measurement of volume changes in human limbs. J. Physiol. (Lond.) **121**, 1 (1953). — WICKBOM, J.: Angiography of the carotid artery. Acta radiol. (Stockh.) Suppl. **72** (1948). — Thoracic aortography after direct puncture of the aorta from the jugulum. Acta radiol. (Stockh.) **38**, 343 (1952). — Death following contrast injection into the thoracic aorta. Case report. Acta radiol. (Stockh.) **38**, 350 (1952). — WICKE, G.: Eine neue Methode zur doppelseitigen Oszillographie. Z. Kreisl.-Forsch. **43**, 163 (1954). — WIEMER, P.: Das Endothelsymptom. Z. ges. exp. Med. **78**, 229 (1931). — WIEMERS, K.: Über gefäßerweiternde Aralkyle der Adrenalin-Benzedrinreihe; Analyse der peripheren Kreislaufwirkungen. Naunyn-Schmiedeberg's Arch. exp. Path. Pharmak. **213**, 314 (1951). — WILBRANDT, W.: Physiologie der Zell- und Kapillarpermeabilität. Helv. med. Acta **13**, 143 (1946). — WILKINS, R. W., and S. E. BRADLEY: Changes in arterial and venous blood pressure and flow distal to a cuff inflated on the human arm. Amer. J. Physiol. **147**, 260 (1946). — WILKINS, R. W., J. DOUPE and H. W. NEWMAN: The rate of blood flow in normal fingers. Clin. Sci. **3**, 403 (1938). — WILKINS, R. W., and L. W. EICHNA: Blood flow to the forearm and calf. I. Vasomotor reactions; role of the sympathetic nervous system. Bull. Johns Hopk. Hosp. **68**, 425 (1941). — WILSON, G. M.: The blood flow to the lower limbs in peripheral arterial disease and coarctation of the aorta. Edinb. med. J. **58**, 125 (1951). — Local circulatory changes associated with clubbing of the fingers and toes. Quart. J. Med., N. s. **21**, 201 (1952). — WINDUS, H., u. H. G. MERTENS: Oszillographische Funktionsprüfungen der Arterien bei peripheren Durchblutungsstörungen. Dtsch. med. Wschr. **78**, 60 (1953). — WINGFIELD and GOLDFOOT: Med. Press **58**, 237 (1957). — WINSOR, TR.: Influence of arterial disease on the systolic blood pressure gradients of the extremity. Amer. J. med. Sci. **220**, 117 (1950). — Vasomotor reactions to heat among patients with arterial diseases. Circulation **1**, 670 (1950). — Simplified determination of arterial insufficiency. Plethysmographic observations of reactive hyperemia following fifteen minute arterial occlusion at the ankle. Circulation **3**, 830 (1951). — Influence of peripheral arterial disease on the initial changes in digital volume during reactive hyperemia. Angiology **2**, 243 (1951). — Clinical plethysmography. Angiology **4**, 149 (1953). — Skin temperatures in peripheral vascular disease. J. Amer. med. Ass. **154**, 1404 (1954). — WINSOR, TR., W. ADOLPH, W. C. RALSTON and G. M. LEIBY: Objective clinical procedure for determination of circulation velocity using fluorescent tracer substances. Amer. Heart J. **33**, 704 (1947). — WINSOR, TR., R. E. MORRISON, B. O. KONDO and P. YAMAUCHI: Arterial insufficiency studied by several plethysmographic techniques employing occlusion of the arteries of the extremity. Amer. J. med. Sci. **219**, 473 (1950). — WINSOR, TR., and W. A. SELLE: The effect of venous compression on the circulation of the extremities. Arch. phys. Med. **34**, 559 (1953). — WINTERNITZ: The blood supply of the vessel wall. Symposium on atherosclerosis — Publication 338. National Academy of Sciences — National Research Council, Washington D. C., 14. 1954. — WISE, CH. S.: The effect of diathermy on blood flow. Plethysmographie studies. Arch. phys. Med. **29**, 17 (1948). — WITTNEBEN: Kasuistik und

Therapie archicapillärer Zustandsbilder bei Jugendlichen. Z. Kinderforsch. **32**, 361. — Wodzicki, K.: La vascularisation des appendices cutanés de la tête chez les oiseaux. Bull. Acad. polon. sci. et lettr. 1929. — Wolff, U.: Beitrag zur Prüfung der Kapillarresistenz. Z. ges. inn. Med. **5**, 107 (1950). — Wolff, W. A., M. A. Hawkins u. W. E. Giles: Nicotine in blood in relation to smoking. J. Pharmacol. **95**, 145 (1949). — Wollheim, E.: Zur Funktion der subpapillären Gefäßplexus in der Haut. Klin. Wschr. **6**, 2134 (1927). — Zur funktionellen Bedeutung der Cyanose. Z. klin. Med. **108**, 248 (1928). — Kompensation und Dekompensation des Kreislaufes. Klin. Wschr. **7**, 1261 (1928). — Zum Problem der Kompensation und Dekompensation des Kreislaufes. Dtsch. med. Wschr. **56**, 556 (1930). — Die zirkulierende Blutmenge und ihre Bedeutung für Kompensation und Dekompensation des Kreislaufs. Z. klin. Med. **116**, 269 (1931). — Kreislauf und Wasserhaushalt bei Hepatitis. Der Sechs-Stunden-Wasserversuch als Leberfunktionsprüfung. Dtsch. med. Wschr. **76**, 789 (1951). — Klinik embolischer Organerkrankungen. Regensb. Jb. ärztl. Fortbild. **2**, 300 (1952). — Wollheim, E., u. K. Lange: Die Kreislaufzeit und ihre Beziehung zu anderen Kreislaufgrößen. Verh. dtsch. Ges. inn. Med. **43**, 134 (1931). — Wollheim, E., u. H. Moral: Kapillarmikroskopische Untersuchungen über die Temperaturreaktionen der peripheren Gefäße. Med. Klin. **22**, 1999 (1926). — Wood and Paulett: The effect of digitalis on the venous pressure. Brit. Heart J. **11**, 83 (1949). — Wood, J. E., J. Litter and R. W. Wilkins: The mechanism of limb segment reactive hyperemia in man. Circulat. Res. **3**, 581 (1955). — Peripheral venoconstriction in human congestive heart failure. Circulation **13**, 524 (1956). — Wright, H. P.: Adhesiveness of platelets. J. Path. Bact. **53**, 255 (1941). — Wright, G. W., and K. Phelps: A comparison of procedures for increasing blood flow to limbs using an improved optical plethysmograph. J. clin. Invest. **19**, 273 (1940). — Wright, I. S.: Vascular diseases in clinical practice. The Year book publishers. Inc. 304 South Dearborn Street, Chicago, 1948. — Wright, I. S., and A. Lilienfeld: Pharmacologic and therapeutic properties of crystalline Vitamin C (cevitamic acid), with especial reference to its effects on the capillary fragility. Arch. intern. Med. **57**, 241 (1936). — Wright, I. S., and D. Moffat: Effects of tobacco on peripheral vascular system. J. Amer. med. Ass. **103**, 318 (1934). — Wylie, E. J.: Thromboendarterectomy for arteriosclerotic thrombosis of major arteries. Surgery **32**, 275 (1952). — Wylie, E. J., and L. Goldman: The role of aortography in the determination of operability in arteriosclerosis of the lower extremities. Amer. Surg. **148**, 325 (1958). — Wylie, E. J., and J. S. McGuinness: The recognition and treatment of arteriosclerotic stenostisis of major arteries. Surg. Gynec. Obstet. **97**, 425 (1953). — Wyss, F., u. H. Matti: Über eine neue Apparatur zur Bestimmung der Kapillarresistenz (mit Verwendbarkeit auch zu Pleurapunktion und Inhalation von Aerosolen). Schweiz. med. Wschr. **79**, 644 (1949).

Yasargil, G.: Vertebralisangiographie. In: Röntgendiagnostik, Ergebnisse 1952—1956 (Schinz-Glauner-Uehlinger), S. 282—306. Stuttgart 1957.

Zanetti, M. E.: Significance of elevated portal vein pressure in etiology of hemorrhagic shock. Amer. J. Physiol. **171**, 538 (1952). — Zannini, G.: Méthodes d'exploration de la circulation lymphatique. Comptes rendus du IIe. Congr. Internat. d'Angéiologie, Fribourg 1955, p. 436. — Zdansky: Röntgendiagnostik des Herzens und der großen Gefäße. Wien: Springer 1949. — Zeman, W., u. H. Finkemeyer: Erfahrungen mit Hydergin bei der Behandlung arteriosklerotisch bedingter Durchblutungsstörungen. Dtsch. med. Wschr. **76**, 1207 (1951). — Zimmermann: Über den Bau des Glomerulus der menschlichen Niere. Z. mikr.-anat. Forsch. **18**, 520 (1929). — Über den Bau des Glomerulus der Säugerniere. Z. mikr.-anat. Forsch. **32**, 176 (1933). — Zimmermann, K. W.: Der feinere Bau der Blutcapillaren. Z. Anat. **68**, 29 (1923). — Zimmermann, L.: Wien. med. Wschr. **102**, 841 (1952). Zit. nach Schuster, Kontrolle des Behandlungseffektes bei Ulcus cruris und Thrombophlebitis mittels Infrarotphotographie. Med. Klin. **51**, Nr 23 (1956). — Zink, O., u. W. Kuhnke: Wetter- und Krankheitserscheinungen vom vegetativen System her gesehen. Ärztl. Forsch. **5**, 485 (1951). — Zinnitz, F.: Vom humoralen Kreislauf und seinen Stufen. Z. klin. Med. **145**, 87 (1949). — Zipp, H.: Über das Verhalten der peripheren Arterien vom muskulären Typ bei Wärme- und Kältereizen. Z. Kreisl.-Forsch. **45**, 488 (1956). — Zipp, H., u. G. Proll: Elektrooszillographische Studien in der Kreislaufperipherie. Arch. phys. Ther. (Lpz.) H. 5 (1955). — Zissler, J. u. R.: Zur Kreislaufzeitbestimmung mit Fluoresceinnatrium und mit Decholin. Klin. Wschr. **31**, 548 (1953). — Zondek, B.: Tiefenthermometrie. Münch. med. Wschr. **66**, 1315, 1379 (1919. — Tiefenthermometrie. Münch. med. Wschr. **67**, 255, 810, 1041 (1920). — Tiefenwirkung bei thermischen Behandlungsmethoden. Klin. Wschr. **1**, 1745 (1922). — Zothe, H.: Zur Pathogenese des Ödems. Dtsch. Arch. klin. Med. **189**, 253 (1942). — Zweifach, B. W.: Structure and reactions of small blood vessels in amphibia. Amer. J. Anat. **60**, 473 (1937). — Character and distribution of blood capillaries. Anat. Rec. **73**, 475 (1939). — The structural basis of permeability and other functions of blood capillaries. Cold. Spr. Harb. Symp. quant. Biol. 8, 216 (1940). — Factors regulating blood pressure. J. Macy Found. Caldwell, N. J. 1949. — Basic mechanisms in peripheral vascular homeostasis. 3. Conference

of factors regulating blood pressure, New York 1949. — Functional deterioration of terminal vascular bed in irreversible hemorrhagic shock. Ann. N.Y. Acad. Sci. **55**, 370—380 u. Diskussion 380 (1952). — ZWEIFACH, B. W., R. CHAMBERS, E. E. LEE and C. HYMAN: Reactions of peripheral blood vessels in experimental hemorrhage. Ann. N. Y. Acad. Sci. **4**, 553 (1948/49).

IV. Allgemeine Therapie.

ABARBANEL, A. R.: The spasmolysant action of magnesium ions on the tetanically contracting human gravid uterus. Amer. J. Obstet. Gynec. **49**, 473 (1945). — ABRAHAMS, D. G., and L. E. GLYNN: Heparin tolerance in rheumatic fever. Clin. Sci. 8, 171 (1949). — ABRAMSON, D. J., H. ZASEELA and N. SCHKLOVEN: The vasodilating action of various therapeutic procedures which are used in the treatment of peripheral vascular disease; a plethysmographic study. Amer. Heart J. **21**, 756 (1941). — ACHESON, G. H., and MOE: Tetraethylammonium. J. Pharmacol. exp. Ther. **84**, 189 (1945); **87**, 220 (1946). — ACHESON, G. H., and PEREIRA: Tetraethylammonium. Fed. Proc. **1**, 4 (1942). — Cervical ganglion. J. Pharmacol. exp. Ther. **87**, 273 (1946). — ADDIS, H. S. C. C., R. P. JEPSON and J. H. KELLGREN: On the effect of arterial occlusion and venous congestion upon limb pain. Clin. Sci. **9**, 271 (1950). — ADLER, V., u. J. BARÁTH: Vergleichende Untersuchungen über den Mechanismus der peripher gefäßerweiternden Wirkung des Hydergins. Acta med. (Budapest) **3**, 379 (1952). — ADSON, A. W., and G. E. BROWN: Treatment of Raynaud's disease by lumbar ramisection and ganglionectomy and perivascular sympathetic neurectomy of the common iliacs. J. Amer. med. Ass. **84**, 1908 (1925). — ÁGUEDA DE AZEVEDO, C., and M. CASTRO HENRIQUES: Vasodilatadores em perfusao intra-arterial na terapêutica das insuficiências de circulacao dos membros inferiores. (Nota prévia.) Portugal méd. **36**, 31 (1952). — ALBERT, E.: Direkte Sauerstoffzufuhr als Behandlung bei Geschwüren und Kreislaufstörungen. Z. Orthop. **78**, 493 (1949). — ALBONICO, P.: Terapia delle sindromi vascolari periferiche con cloridrato dell'1-metil-4-femil-piridin-4-carbonato di etile per via endoarteriosa. Gazz. med. ital. **110**, 320 (1951). — ALDENHOVEN: Therapiewoche H. 23/24, 596 (1953). — ALLARY, M.: Traitement chirurgical des artérites des membres inférieurs. France méd. **13**, 22 (1950). — Les examens de complément et les indications chirurgicales dans les artérites chroniques des membres inférieurs. Rev. Prat. (Paris) 909 (1954). — ALLEN and SMITHWICK: Use of foreign protein in the treatment of peripheral vascular diseases. J. Amer. med. Ass. **91**, 1161 (1928). — ALLEN, A. W., and G. A. DONALDSON: Venous thrombosis and pulmonary embolism. Bull. N. Y. Acad. Med. **24**, 619 (1948). — ALLEN, E. V.: Clinical use of anticoagulants; report of treatment with dicumarol in 1686 postoperative cases. J. Amer. med. Ass. **134**, 323 (1947). — ALLEN, E. V., N. W. BARKER and E. A. HINES: Peripheral vascular diseases, II. edit. Philadelphia and London: W. B. Saunders Company 1955. — ALLEN, E. V., N. W. BARKER and J. M. WAUGH: A preparation from spoiled sweet clover (3.3' methylenebis-(4-hydroxy-coumarin) which prolongs coagulation and prothrombin time of the blood: a clinical study. J. Amer. med. Ass. **120**, 1009 (1942). — ALLEN, E. V., E. A. HINES jr., W. F. KVALE and N. W. BARKER: The use of dicumarol as an anticoagulant: experience in 2307 cases. Ann. intern. Med. **27**, 371 (1947). — ALLEN, E. V., and R. E. MCKECHNIE: Effect of intermittent venous occlusion on the circulation of the extremities. J. Lab. clin. Med. **22**, 1260 (1937). — ALLEN, F. M.: Reduced temperatures in surgery. I. Surgery of limbs. Amer. J. Surg. **52**, 225 (1941). — ALLGÖWER, M.: Erfahrung mit der synkardialen Massage. Z. Unfallmed. Berufskr. **4**, 313 (1950)· — AMANN, A., K. H. JAEGER u. A. JARISCH: Vergleichende Untersuchungen über Strychnin und Strychninderivate. Naunyn-Schmiedeberg's Arch. exp. Path. Pharmak. **201**, 161 (1943). — AMSLER, E.: Prophylaxie de la thrombose par la panthésine-hydergine en urologie. Communication Soc. Suisse Urologie, Oct. 1956. — AMSLER, M., F. VERREY u. A. HUBER: Zur Physiopathologie einer Gewebsflüssigkeit. Klinische Studien am Augenkammerwasser. Schweiz. med. Wschr. **77**, 1321 (1947). — ANDERSSON, ST.: J. Anat. Physiol. **17**, 89 (1883). — ARNETH, J. E., J. JACOBI u. F. NORTHOFF: Zur Diagnose und Therapie der peripheren Durchblutungsstörungen. Ärztl. Wschr. **7**, 761 (1952). — ARON, E.: Experimentelle Versuche zur Beurteilung der therapeutischen Wirksamkeit des Chlorpromazin. Anesth. et Analg. **11**, 399 (1954). — ARQUINT, A., u. A. HAUSER: Therapeutische Mitteilung über den Placentaextrakt Biostimulin Bema. Schweiz. med. Wschr. **84**, 648 (1954). — ARTHOLD, M. K.: Die intraarterielle Injektion. Wien. med. Wschr. **101**, 339 (1951). — Die synkardiale Massage als Therapie der peripheren Gefäßerkrankungen. Wien. klin. Wschr. **65**, 200 (1953). — ARTHOLD, M. K., R. GOTTLOB and O. MEISZNER: Ergebnisse der synkardialen Therapie bei organischen arteriellen Durchblutungsstörungen der unteren Extremität. Wien. klin. Wschr. **66**, 558 (1954). — ATLAS: Conservative amputations for ischemic gangrene of the foot. West J. Surg. **43**, 555 (1955). — ATLAS, L. N.: Production of collateral circulation and relief vasospasm in peripheral vascular disease. Ohio St. med. J. **34** (1938). — AUBERT, A., and O. SELVAAG: Treatment of arterial insufficiency of the lower extremities with intra-arterial infusions of histamine and papaverine. Acta med. scand. **142**, Suppl. 266, 191 (1952). — AUSMAN, D. C., and J. J. ARNETH: Treatment

of vasospastic conditions with bentyl hydrochloride. A preliminary report. Wis. med. J. **50**, 1089 (1951).

BAER, M.: Zur Vitamin E-Behandlung der Otosklerose. Schweiz. med. Wschr. **71**, 202 (1941). — BAILA, M. R.: Therapeutic progress in internal medicine during 1950; angiology. Pren. méd. argent. **38**, 988 (1951). — BAKEY, M. E. DE, G. BURCH, T. RAY and A. OCHSNER: The „borrowing-lending" hemodynamic phenomenon (hemometakinesia) and its therapeutic application in peripheral vascular disturbances. Ann. Surg. **126**, 850 (1947). — BAKEY, M. E. DE, E. S. CRAWFORD, D. A. COOLEY and G. C. MORRIS jr.: Surgical considerations of occlusive diseases of the abdominal aorta and iliac and femoral arteries: Analysis of 803 cases. Ann. Surg. **148**, 297 (1958). — BAKEY, M. E. DE, O. CREECH jr., D. A. COOLEY and B. HALPERT: Structural changes in human aortic homografts; Study of 10 cases. Arch. Surg. (Chicago) **69**, 472 (1954). — BAKKAL, S. A., u. I. I. VERKOV: Die Heilung der spontanen Gangrän durch die Gewebetherapie des Akademikers P. F. Filatov. Chirurgija H. 9, 65—69 (1949). [Russisch.]

BANNON, W. G., C. A. OWEN jr., and N. W. BARKER: The comparative effects of menadione sodium bisulfite and vitamin K_1 on the hypoprothrombinemia induced by dicumarol. J. Lab. clin. Med. **41**, 393 (1953). — BARCROFT, H., and O. G. EDHOLM: Effect of temperature on blood flow and deep temperature in human foream. J. Physiol. (Lond.) **102**, 5 (1943). — BARCROFT, H., H. KONZETT and H. J. C. SWAN: Observations on the action of the hydrogenated alkaloids of the ergotoxine group on the circulation in man. J. Physiol. (Lond.) **112**, 273 (1951). — BARCROFT, H., and H. J. C. SWAN: Sympathetic control of human blood vessels. Baltimore: Williams & Wilkins 1953. — BARKER, N. W.: The diagnosis and treatment of chronic occlusive disease of the peripheral arteries. Wis. med. J. **49**, 470 (1950). — Current status of the problem of thrombosis. Circulation **17**, 487 (1958). — BARKER, N. W., G. E. BROWN and G. M. ROTH: Effect of pancreatic tissue extract on muscle pain of ischemic origin (intermittent claudication). Trans. Amer. ther. Soc. **33**, 115 (1933). — Effect of tissue extracts on muscle pains of ischemic origin (intermittent claudication). Amer. J. med. Sci. **189**, 36 (1935). — BARKER, N. W., H. H. HANSEN and F. D. MANN: Bishydroxycoumarin, ethyl biscoumacetate and 4-hydroxycoumarin anticoagulant No. 63. J. Amer. med. Ass. **148**, 274 (1952). — BARKER, N. W., and G. M. ROTH: The treatment of occlusive arterial disease of the legs by means of the Sanders vasoscillator (Sanders bed). Amer. Heart J. **18**, 312 (1939).

BARTH, E.: Über die Behandlung peripherer Durchblutungsstörungen und anderer interner Leiden mit dem FAS-Strömungsapparat. Ther. d. Gegenw. 242—246, 282—288, 314—322 (1949). — BARTH, E.: Über die Wirkung und die therapeutischen Erfolge mit Diäthylaminoäthanol (Dehydasal) bei peripheren Durchblutungsstörungen und artverwandten Leiden. Dtsch. Gesundh.-Wes. **1950**, 1288. — BARRIEU, M.: L'artérite des membres inférieurs. Son traitement par les injections sous-cutanées de gaz thermaux de Royat. Arch. Mal. Coeur **40**, 239 (1947). — BARTORELLI: La régulation sympathique des vaissaux des membres. Minerva cardioangiol. europ. (Torino) (Suppl. Min. Cardioangiol.) **1**, 213 (1955). — BARTSCH, W., A. BOROFFKA u. E. KETZ: Indikationen für die Hydergin- und Ultraschalltherapie beim klinischen Halswirbelsäulensyndrom. Ärztl. Wschr. **10**, 661 (1955). — BATTEZZATI, M.: Indicazioni agli interventi sul simpatico nelle affezioni vasali periferiche. Precisazioni sulla simpatectomia lombare. Minerva chir. (Torino) **5**, 161 (1950). — L'azione della ganglionectomia lombare sul meccanismo di coagulazione del sangue nelle affezioni vasali periferiche. Arch. Maragliano pat. clin. **5**, 1255 (1950). — BAUER, G.: Nine years' experience with heparin in acute venous thrombosis. Angiology **1**, 161 (1950). — BAUER, G., H. BOSTRÖM, E. JORPES and S. KALLNER: Intramuscular administration of heparin. Acta med. scand. **136**, 188 (1950).

BAUER, R.: Die Beeinflussung der peripheren Durchblutung durch *Pendiomid*. Inaug.-Diss. Würzburg 1952. — BAUMGARTNER, J.: Les troubles veineux des membres inferieurs. (Varices et sequelles des thromboses veineuses). Med. et Hyg. (Genève) **11**, 8 (1953). — BAY, R.: Traitement des claudications intermittentes et des gangrènes des membres inférieurs par le carbogène. (Méthode des Professeurs CASTEX et DI CIO.) Sem. Hôp. Paris **1950**, 3297. — BAYRD, E. D.: Unpublished data. Zit. nach ALLEN, BARKER u. HINES 1955. — BAZY, L.: L'endartériectomie pour artérite oblitérante des membres inférieurs. J. int. Chir. **9**, 95 (1949). — Deux cas d'artériectomie pour artérite oblitérante segmentaire. Bull. Soc. med. Chir. Paris **61**, 70 (1935). — BAZY, L., H. REBOUL et P. LAUBRY: Des indications dans les thérapeutiques des artérites localiséés aux membres et à l'aorte abdominale. Les limites actuelles de l'endartériectomie désoblitérante et de la neuro-endartériectomie intra-murale. Soc. Franc. de Cardiol., 15. 5. 1949. Arch. Mal. Coeur **42**, 589 (1949). — BEACONSFIELD, P.: A. Effect of exercise on muscle blood flow in normal and sympathectomized limbs. B. Collateral circulation before and after sympathectomy. Ann. Surg. **140**, 786 (1954). — BEACONSFIELD, P., and J. GINSBURG: Effect of changes in limb posture on peripheral blood flow. Circulat. Res. **3**, 478 (1955). — BEATTIE, J. W., and A. WOODMANSEY: Effect of ACTH on the peripheral blood flow in rheumatiod arthritis. Ann. rheum. Dis. **12**, 43 (1953). — BEAUMONT, G. E.: The medical treatment of threatened gangrene. Practioner **164**, 502 (1950). — BECKER, K., u. F. KAISER: Behandlung von peripheren Durchblutungsstörungen mit Vasculat. Med. Klin. **46**, 640 (1951). — BECKER,

V.: Erfahrungen mit einem Kombinationspräparat von Theophyllin-Ephedrin und Deriphyllin (Peripherin „Homburg") bei der Kollapsbehandlung. Med. Mschr. **3**, 842 (1949). — BEIGLBÖCK, W.: Über die Beeinflussung der Ergotamingangrän bei der Ratte durch Butylsympatol (-Vasculat). Naunyn-Schmiedeberg's Arch. exp. Path. Pharmak. **217**, 430 (1953). — BEIGLBÖCK, W., u. H. JUNK: Der Muskeltonus und seine Beziehungen zum peripheren Kreislauf. Z. klin. Med. **131**, 241 (1937). — BEIN, H. J.: Zur pharmakologischen Charakterisierung von ganglionär-blockierenden Stoffen, mit besonderer Berücksichtigung der Kreislaufwirkung des Pendiomid. Verh. dtsch. Ges. Kreisl.-Forsch. **17**, 196 (1951). — BEIN, H. J., u. R. MEIER: Pharmakologische Untersuchungen über Pendiomid, eine neuartige Substanz mit ganglienblockierender Wirkung. Schweiz. med. Wschr. **81**, 446 (1951). — BELCHER, E. H., and J. TETLEY: A criticalevaluation of syncardial massage. Ann. pyhs. Med. **2**, 207 (1955). — BELLUCCI, G.: Terapia delle angiopatie periferiche con associazione di curaro e priscol per via endoarteriosa. Settim. med. **39**, 476 (1951). — BENATT, A.: Das Verhalten der Hautcapillaren unter dem Einfluß von kohlensauren Gasbädern. Z. klin. Med. **126**, 485 (1934). — BENATT, A., u. L. HÖNIGHAUS: Der Einfluß natürlicher kohlensaurer Solbäder auf die subpapillären Venenplexus der Haut. Z. klin. Med. **126**, 202 (1934). — BENNETT-JONES, N., and A. F. MURPHY: Intermittent claudication. A survey of two hundred patients and an assessment of the value of intra-arterial therapy. Angiology 8, 291 (1957). — BENTHAUS, J., u. H. SCHENK: Über die Wirkung peripherer Kreislaufmittel bei peroraler Verabreichung. Ärztl. Wschr. **6**, 438 (1951). — BERNARDI u. VERGANI: Rilievi sulla terapia endoarteriosa delle arteriopatie obliteranti croniche degli arti inferiori con 2-fenil-aminoametil-imidazolo. Folia angiol. (Milano) **2**, 15 (1955). — BERNASCHEK, W.: Zur Kenntnis des Einflusses vasoaktiver Stoffe auf die Kallusbildung. Arch. orthop. Unfall-Chir. **48**, 209 (1956). — BERNHARD, FR.: Die Resektion der Arteria femoralis bei Durchblutungsstörungen am Bein. Chirurg **19**, 193 (1948). — BERNHARD, H.: Magnesiumtherapie. Verh. dtsch. Ges. inn. Med. **58**, 350 (1952). — BERNHEIM, A. R., and J. M. LONDON: The treatment of spasmodic vascular disease of the extremities of the Raynaud type. Amer. Heart J. **7**, 588 (1932). — BERNSMEIER, A., and J. BECKER: Über die Wirksamkeit sympathicolytischer Substanzen am Menschen. III. Die Beeinflussung der Wirkung von Noradrenalin und Adrenalin durch Sympathicolytica und die Beurteilung des antiadrenergischen Effektes. Dtsch. Arch. klin. Med. **200**, 629 (1953). — Über die Wirksamkeit sympathicolytischer Substanzen am Menschen. IV. Untersuchungen über die Hemmung und Umkehr der adrenalinbedingten Blutdruckreaktionen durch sympathicolytische Substanzen. Dtsch. Arch. klin. Med. **200**, 636 (1953). — BERRY, M. R., E. J. BALDES, H. E. ESSEX and K. G. WAKIM: A compensating plethysmokymograph for measuring blood flow in human extremities. J. Lab. clin. Med. **33**, 101 (1948). BERTHOUD, ED., and TH. MOTTU: Le traitement des troubles ischémiques des membres inférieurs par les infusions intra-artérielles d'histamine. Acta cardiol. (Brux.) **9**, 189 (1954).— BERTHRONG, M., A. R. RICH and P. C. GRIFFITH: A study of the effects of adrenocorticotropic hormone (ACTH) upon the experimental cardiovascular lesions produced by anaphylactic hypersensivity. Bull. Johns Hiopk. Hosp. **86**, 131 (1950). — BETHELL, F. H., M. MEYERS, ST. MILLER and W. H. BULLOCK: Effects of ACTH and cortisone on idiopathic thrombocytopenic purpura. Trans. Ass. Amer. Phycns **64**, 199 (1951). — BETTS, J. W.: Intra-arterial therapy in occlusive vascular disease. Brit. med. J. **1954**, 1360. — BETZ, E.: Hautwasserabgabe und periphere Durchblutung. Arch. phys. Ther. (Lpz.) **7**, 317 (1955). — BEYELER, K.: Die synkardiale Therapie nach Fuchs als Hilfsmittel zur parodontalen Reaktivierung. Dtsch. zahnärztl. Z. **7**, 416 (1952). — BIEGELEISEN, H. I.: Treatment of peripheral vascular disease with controlled disintegration capsules of pentaerythritol tetranitrate. Clin. Med. **2**, 1005 (1955). — BIEHLER, W.: Über die Wirkung steigender, überhoher Dauergaben von Veritol im Tierversuch. Naunyn-Schmiedeberg's Arch. exp. Path Pharmak. **210**, 105 (1950). — BIER, A.: Handbuch der ärztlichen Erfahrungen im Weltkrieg 1914 bis 1918. Bd. II: Chirurgie Teil II. 1922. — BIERMAN, H. R., R. L. BYRON jr., K. H. KELLY, F. CORDES, L. P. WHITE and A. LITTMAN: The influence of intra-arterial administration of histamine upon the circulating leukocytes of man. Blood 8, 315 (1953). — BIERMAN, W.: Diagnosis and treatment of peripheral vascular disease by physical agents. N. Y. St. J. Med. **36**, 19 (1936). — Physical medicine in peripheral vascular disease. J. Amer. med. Ass. **141**, 318 (1949). — BISOTTI, P. L., e C. CAVALLINI-FRANCOLINI: Ricerche sperimentali sull'azione degli ormoni sessuali feminili nelle lesioni da ischemia. Riv. Pat. Clin. **4**, 309 (1949). — BISOTTI, P. L., e G. DOZIO: L'associazione procamide-antistin endoarteria nella terapia della arteriti periferiche. Boll. Soc. med.-chir. Pavia **68**, 679 (1954). — BITTNER, W.: Medikamentöse Therapie (Regitin und Dilatol) im Vergleich mit chirurgischer (Blockade und Sympathektomie) bei Durchblutungsstörungen. Bruns' Beitr. klin. Chir. **185**, 1 (1952). — Ein modernes Sympathicolyticum (Hydergin) im Vergleich zur Sympathektomie. Dtsch. med. J. **1954**, 527. — BJÖRCK, G., and B. EJRUP: Experiences with tetraethylammoniumbromide. Acta med. scand. **133**, 299 (1949). — BLAKEMORE, A. H., and J. W. LORD: Blood vessel anastomosis by means of a nonsuture vitallium tube method. Experimental studies and clinical applications. Advanc. Surg. **1**, 336 (1949). —

BLAICH, W.: Die therapeutische Nutzanwendung des gefäßerweiternden Penicillineffektes. Derm. Wschr. 122, 869 (1950). — Periphere Durchblutungsstörungen unter dem Bild einer Akroasphyxia chronica nercroticans beim Kind. Hautarzt 3, 262 (1952). — BLAICH, W., u. U. GERLACH: Klinische und experimentelle Beobachtungen über die Gefäßwirksamkeit des Penicillins. Ärztl. Wschr. 6, 385 (1951). — Die stimulierende Wirkung eines neuartigen Alkohol-Laevulose-Gemisches auf die periphere Durchblutung. Münch. med. Wschr. 94, 1889 (1952). — Durchblutungsgröße der Haut und Heilungsverlauf bestimmter dermatologischer Krankheitsbilder als Kriterium für die periphere Kreislaufwirkung des Peripherin. Ärztl. Wschr. 7, 525 (1952). — Medikamentös erzielte Steigerung der peripheren Durchblutung unter Berücksichtigung der Wirkung von Zuckergemischen. Ärztl. Forsch. 9, 447 (1955). — BLANCHI, V., e G. GALLO: Basidottrinali e valore pratico dell'impiego dell' adenosin-trifosfato (ATP) nel trattamento della claudicazione intermittente e degli altri fenomeni vascolari delle arteriopathie periferiche obliteranti. Minerva med. (Torino) 44, 1053 (1953). — BLAUSTEIN, A., N. SHNAYERSON u. R. WALLACH: Clinical use of a new anticoagulant, phenylindandione; report of 400 cases. Amer. J. Med. 14, 704 (1953). — BLAUSTEIN, A. U., J. J. CROCE jr., M. ALBERTIAN and N. RICHEY: Preliminary report on the clinical use of a new anticoagulant, phenylindandione. Circulation 1, 1195 (1950). — BLECKMANN, K. H.: Antistin in der kinderärztlichen Diagnostik. Zugleich ein Beitrag zur Reaktion der feinsten Gefäße bei gleichzeitiger Anwendung von Histamin und Antistin. Dtsch. med. Rdsch. 1949. 1173. — BLOCK, W.: Sympathicusblockade bei akuten Durchblutungsstörungen. Chirurg 17, 635 (1947). — BLÖMER, H., u. G. SCHIMERT: Die Wirkung eines totalen Herzextraktes auf die Durchblutung der Herzkranzgefäße. Schweiz. med. Wschr. 81, 1108 (1951). — BLOOM, N.: Sympatholytic drugs in peripheral vascular disease. Virginia med. Monthly 78, 364 (1951). — BLUMENTHAL, L. S., y M. FUCHS: Histamina endovenosa en el tratamiento de cefaleas vasculares. Rev. méd. Córdoba 38, 439 (1950). — BLUNTSCHLI, H. J., u. H. STAUB: Über die Bedeutung der Nierentätigkeit für die Blutdruckwirkungen eines dehydrierten Ergotdcrivats, Dihydroergocornin. Experienta (Basel) 5, 46 (1949). — BOARD, O. P.: Passive vascular exercrises in treatment of obliterative vascular disease. Sth. Surg. 5, 255 (1936). — BOAS, J., u. VANGGARD: Nord. Med. 1943, 593. — BODE, G.: Behandlung mit Bogomoletz Serum. Deutsche Therapiewoche Karlsruhe 28. 8.—3. 9. 1955. — BØE, J.: Diagnose und Behandlung bei chronischen, peripheren Arterienkrankheiten. T. norsk. Laegeforen. 73, 295 (1953). [Norwegisch.] — BÖGER, A., B. DEPPE u. K. WEZLER: Die Dynamik des menschlichen Kreislaufes unter der Wirkung von Kreislaufmitteln. Naunyn-Schmiedeberg's Arch. exp. Path. Pharmak. 189, 480 (1938). — BÖHLAU: Die Wirkung der Osmotherapie auf den Gasstoffwechsel. Therapiewoche 5, 473 (1955). — BOLT, W., u. L. WULLEN: Beitrag zur Strychnintherapie in der Herzklinik. Dtsch. med. Wschr. 75, 990 (1950). — BORGHETTI, MORGUTTI e POZZI: I ganglioplegici come terapia e come test di indicazione sul simpatico nelle arteriopatie periferiche. Folia angiol. (Milano) 2, 104 (1955). — BORGO, V., e DAL: Premesse teoriche per lo studio fisico dell'aorta normale e patologica. Riv. Biol. 42, 471 (1950). BORON, R., H. REBOUL, P. LAUBRY et L. SCARBONCHI: Technical and anatomo-pathological principles of endarteriectomy. Lyon méd. 183, 113 (1950). — BORRIE, P.: Heparin tolerance test in lupus erythematosus. Brit. J. Derm. 63, 21 (1951). — BOTTENBERG, H.: Indikationserweiterung der Blutegelbehandlung. Münch. med. Wschr. 83, 127 (1936). — BOUCOMONT, R.: Le traitement thermal des artérites obliterantes des membres. Acta phyiother. rheum. belg. 6, 30 (1951). — BOVET, D., et F. BOVET-NITTI: Structure et activité pharmacodynamique des médicaments du système nerveux végétatif. Basel: S. Karger 1948. — BOYD, A. M.: Surgery. Intermittent claudication. Brit. Encyclop. Med. Pract., p. 35, 1952. — BRANDIS, H. J., v., u. J. SCHILLING: Zur funktionellen Behandlung der posttraumatischen Blutumlaufstörungen und anderer Stauungsschäden am Unterschenkel und Fuß. Chirurg 22, 149 (1951). BRANDT: Apparatur zur Behandlung peripherer Durchblutungsstörungen mittels arterieller Überdruckinfusion. Dtsch. Gesundh.-Wes. 10, 555 (1955). — BRAUN, K., and C. H. FRYD: The effect of priscol on the peripheral venous pressure. Brit. Heart J. 13, 294 (1951). — BRAUN-FALCO, O.: Der Heparintolerranztest in vitro und in vivo bei verschiedenen Dermatosen. Hautarzt 5, 25 (1954). — BRILL, SH., and L. B. LAWRENCE: Changes in temperature of the lower extremities following the induction of spinal anesthesia. Proc. Soc. exp. Biology (N. Y.) 27, 728 (1929—30). — BROGLIE, M., u. G. JÖRGENSEN: Über die Anwendung von Phenothiazinkörpern in der inneren Medizin. Dtsch. med. Wschr. 79, 1564 (1954). — BROWN: The treatment of peripheral vascular disturbances of the extremities. J. Amer. med. Ass. 87, 379 (1926). — BROWN, HUFNAGEL, PATE and STRONG: Freeze-dried arterial homografts; clinical application. Surg. Gynec. Obstet. 97, 657 (1953). — BROWN, B. B., C. R. THOMPSON, G. R. KLAHM and H. W. WERNER: Pharmacological studies on the antispasmodic β-diethylaminoethyl 1-cyclo-hexyl-cyclohexanecarboxylate hydrochloride. J. Amer. pharm. Ass., sci. Ed. 39, 305 (1950). — BROWN, J. J. M., and W. M. ARNOTT: Intermittent venous occlusion in the treatment of obliterative vascular disease. Brit. med. J. 1937, 1106. — BRUNN, F., u. F. MANDL: Die paravertebrale Injektion zur Bekämpfung visceraler Schmerzen. Wien.

klin. Wschr. **37**, 511 (1924). — BRUNSTING, L. A., C. H. SLOCUMB and J. W. DIDCOCT: Effects of cortisone on acute disseminated lupus erythematosus. Arch. Derm. Syph. (Chicago) **63**, 29 (1951). — BRUZELIUS, S.: Dicumarin in clinical use. Acta chir. scand. **92**, Suppl. C (1945). — BUCHRUCKER, E.: Synkardon-Behandlung. Dtsch. med. Wschr. **80**, 288 (1955). — BUCHTALA, V.: Der Ultraschall in der Medizin. Schweiz. med. Wschr. **79**, 412 (1949). — BUCHTALA, V., u. J. GERLACH: Mandrinkanülen zur Arteriographie. Zbl. Neurochir. **14**, 118 (1954). — BÜCHSEL, H.: Zur Kurzwellenbehandlung von Durchblutungsstörungen der unteren Extremitäten. Arch. phys. Ther. **3**, 237 (1951). — BUERGER, L.: The circulatory disturbances of the extremities; including gangrene, vasomotor and trophic disorders. Philadelphia: W. B. Saunders Company 1924. — BÜRGER, M.: Altern und Krankheit. Stuttgart: Georg Thieme 1954. — Angiopathia diabetica. Konservative Behandlung des Zuckerbrandes. Stuttgart: Georg Thieme 1954. — BÜRGER, M., u. M. BAUR: Versuche über die physiologischen Grundlagen der Osmotherapie. I. Mitt. Die Wirkung hypertonischer Zucker- und Salzlösungen auf Wasserbewegung und Muskelfunktion im Durchströmungsversuch. Z. ges. exp. Med. **42**, 296 (1924). — Die Wirkungen hypertonischer Zucker-Ringerlösungen auf die mechanischen und elektrischen Vorgänge im überlebenden Froschherzen. II. Mitt. Versuche über die physiologischen Grundlagen der Osmotherapie. Z. ges. exp. Med. **44**, 568 (1925). — Über die Wirkungen hypertonischer Dextroselösungen auf Herzstromkurve, Atmung und Blutdruck des Kaninchens. III. Mitt. Versuche über die physiologischen Grundlagen der Osmotherapie. Z. ges. exp. Med. **49**, 147 (1926). — BUGÁR-MESZAROS, K.: On the therapy of peripheral vascular diseases. Ther. hung. **2**, 3 (1956). — BUMM, E.: Zur Frage der Intensivierung durchblutungsfördernder Maßnahmen. Dtsch. med. Wschr. **75**, 1627 (1950). — BURCH, G. E.: A method for measuring venous tone in digital veins of intact man. A.M.A. Arch. intern. Med. **94**, 724 (1954). — BURCKHARDT, W., et M. MEIER: Étude des traitements médicamenteux des troubles de la circulation périphérique. (Contrôle de l'activité des médicaments par la mesure de la température cutanée. Epxériences avec des corps sympatholytiques et parasympathomimétique.) Presse méd. **1951**, 293. — BURDZIK, G.: Zit. nach E. A. SCHRADER, Die Klinik der arteriellen Thrombosen im Beckenbereich. Berlin-Göttingen-Heidelberg: Springer 1955. — BURGESS, J. F.: Vitamin E (tocopherols) in collagenoses. Lancet **1948**, 215. — BURGESS, J. F., and J. E. PRITCHARD: Tocopherols (vitamin E). Arch. Derm. Syph. (Chicago) **57**, 953 (1948). — BURT, C. C.: Anticoagulants. Heparin. Methods of administration and control of dosage. Edinb. med. J. **54**, 632 (1947). — In T. KOLLER, Proceedings of the international conference on thrombosis and embolism. Basel, 20.—24. Juli 1954. Basel: Benno Schwabe & Co. 1955. — BURT, C. C., and A. J. P. GRAHAM: Pentamethonium and hexamethonium iodide in investigation of peripheral vascular disease and hypertension. Brit. med. J. **1950**, 455. — BUTT, H. R., E. V. ALLEN and J. L. BOLLMAN: A preparation from spoiled sweet clover (3.3'-methylene-bis-(4-hydroxy-coumarin) which prolongs coagulation and prothrombin time of the blood: Preliminary report of experimental and clinical studies. Proc. Mayo Clin. **16**, 388 (1941). — BUZZARD: The aetiology and treatment of gangrene of the extremities. Med. Press **234**, 291 (1955).

CAHAN, W. G., and A. BRUNSCHWIG: Transection and ligation of the abdominal aorta. Surgery **28**, 950 (1950). — CAITHAML, W.: Erfahrungen mit Hydergin bei peripheren Durchblutungsstörungen. Langenbecks Arch. klin. Chir. **278**, 396 (1954). — Über die Behandlung der Lungenembolie. Kongreßreferatbd. der I. Internat. Tagg über Thrombose und Embolie, Basel, 1955. — CAITHAML, W., A. BENZER, A. GROSSSCHEDL u. E. WILLOMITZER: Neurovegetative Dämpfung in der Chirurgie. Langenbecks Arch. klin. Chir. **280**, 105 (1954). — CALI, A., e. M. ADINOLFI: L'influenza della vitamina „E" sulle lesioni vascolari prodotte nel coniglio con trattamento associato colesterolo-jaluronidasi. Atti Soc. ital. Pat. **4**, 691 (1955). — CAMELIN, A., H. REBOUL, R. BORON et L. SCARBONCHI: Perfect arterial permeability seven months after de-obliterating endarteriectomy. Lyon méd. **183**, 55 (1950). — CAMPBELL, H. A., and K. P. LINK: Studies on the hemorrhagic sweet clover disease. IV. The isolation and crystallization of the hemorrhagic agent. J. biol. Chem. **138**, 513 (1941). — CAMPBELL, J. A.: Changes in the tensions of CO_2 and O_2 in gases injected under the skin and into the abdominal cavity. J. Physiol. (Lond.) **59**, 1 (1924). — CANONGE, GEORGES: La place de la physiothérapie pneumatique synchrone a l'ondée sanguine dans le traitement des artérites oblitérantes. These pour le doctorat en médecine (diplôme d'etat). Paris 1956. — CAPPELLINI, E., e G. ALLOISIO: I sali di esametonio nelle arteriopatie da ipercorticosurrenalismo sperimentale. Rass. ital. Chir. Med. **3**, 839 (1954). — CAREY, R. A., A. M. HARVEY u. J. E. HOWARD: Effect of adrenocorticotropic hormone (ACTH) and cortisone on course of disseminated lupus erythematosus and periarteritis nodosa. Bull. Johns Hopk. Hosp. **87**, 425 (1950). — CAREY, R. A., A. M. HARVEY, J. E. HOWARD and P. F. WAGLEY: Effect of adrenocorticotropic hormone (ACTH) and cortisone on drug hypersensitivity reactions. Bull. Johns Hopk. Hosp. **87**, 354 (1950). — CARRILLO, P., B. MILANÉS-LÓPEZ and G. MCCOOK: Vasodilatation and regional heparinization by arterial catheterization in peripheral vascular disorders. Angiology **8**, 537 (1957). — CARSTENSEN, G.: Kombinationstherapie bei obliterierenden

Gefäßerkrankungen. Therapiewoche **6**, 355 (1956). — CARTER, S. A., E. McDEVITT, B. W. GATJE and I. S. WRIGHT: Analysis of factors affecting the recurrence of thromboembolism off and on anticoagulant therapy. Amer. J. Med. **25**, 43 (1958). — CASTEX, M. R.: Die Gangrän der Extremitäten; einige Betrachtungen über ihre Behandlung. Schweiz. med. Wschr. **70**, 1206 (1940). — CASTEX, M. R., et A. V. DI CIO: Gangrène des extrémités d'origine artérielle. Ann. Méd. **50**, 72 (1949). — CASTRO, C. M., y L. DE SOLDATI: Acción de Beta-Piridil Carbinol (Roniacol) sobre la circulación periférica en sujetos normales y en algunos estados patólogicos. Rev. argent. Cardiol. **19**, 93 (1952). — Action of beta-pyridil carbinol (Roniacol) on the peripheral circulation of normal persons and in certain pathologic states. Angiology **4**, 165 (1953). — CASTRO, C. M., u. G. STRITZLER: Long-term treatment of some arteriopathies with tromexan. Angiology **6**, 442 (1955). — CATCHPOLE, B. N., and R. P. JEPSON: An evaluation of certain vasodilator drugs by a heat flow technic. Circulation **9**, 408 (1954). — CATCHPOLE, B. N., R. P. JEPSON and KELLGREN: Peripheral vascular effect of cortisone in rheumatoid arthritis, scleroderma, and other related conditions. Ann. rheum. Dis. **13**, 302 (1954). — CATTANEO u. FERABOLI: La cocarbossilasi nella terapia delle vascolopatie periferiche. Arch. Sci. med. **101**, 247 (1956). — CECIL: Non specific protein therapy. Amer. med. Ass. **105**, 1846 (1935). — CHARGAFF, E., and K. B. OLSON: Studies on the chemistry of blood coagulation. VI. Studies on the action of heparin and other anticoagulants: the influence of protamine on the anticoagulant effect in vivo. J. biol. Chem. **122**, 153 (1937). — CHIASSERINI, A.: Simpatectomia lombare o lombo-sacrale? Policlinico, Sez. prat. **57**, 287 (1950). — CHOTT, F., u. R. KÜHLMAYER: Experimentelle Untersuchungen über die Beeinflussung der Geschwindigkeit des venösen Blutstromes durch Venostasin. Münch. med. Wschr. **97**, 1309 (1955). — Experimentelle Beobachtungen über die analeptische Wirkung von Venostasin. Wien. klin. Wschr. **68**, 16 (1956). — CHRISTIANI, A. v., u. H. MORTH: Über den Entaktivator, ein biologisch wirksames Oxydationsprodukt des Ergosterins. Z. Krebsforsch. **54**, 379 (1944). CHRISTOPHE, L., u. P. VAN DER LINDEN: La greffe du carrefour aortique chez le chien. Acta chir. belg. **49**, 851 (1950). — CHYLA, G.: Clinical and experimental experiences with hirudoid. Dtsch. med. Wschr. **79**, 372 (1954). — CID, DOS, SANTOS et HORTA: Régénération de l'intima après désobstruction artérielle chez l'homme. Mém. Acad. Chir., Séance, 26. Mars 1952. — CIO, A. V. DI, and G. A. LISTA: Treatment of diseases of the peripheral arteries with tetraethylammonium chloride. Pren. méd. argent. **37**, 1494 (1950). — CIÓ, A. V. DI, M. SCHTEINGART and L. KLEIN: Efecto de la sociacióndel citrato fosfato de sodio con el ácido nicotínico en algunas enfernedades vasculares periféricas. Pren. méd. argent. **39**, 1566 (1952). — Efectos de la asociación del citrato y fosfato de sodio con el ácido nicotinico en algunas enfermeda des vasculares periféricas. Clin. lat. (Torino) **3**, 141 (1953). — CIOCATTO, E., A. CATTANEO e L. BIANCHETTI: Il pendiomid nella terapia delle vasculopatie periferiche. Minerva chir. (Torino) **7**, 570 (1952). — CLARKE jr., CH. W., D. R. HAYS jr., TH. B. VAN ITALLIE and I. M. THOMPSON: Clinical appraisal of a new adrenergic blocking agent: effect of regitine on digital blood flow in normal subjects and patients with peripheral arterial diseases. Circulation **8**, 715 (1953). — CLATANOFF, O. V., P. O. TRIGGS u. O. O. MEYER: Klinische Erfahrungen mit den Kumarin-Antikoagulantien Warfarin und Warfarin-Natrium. Arch. intern. Med. **94**, 213 (1954). — CLAUSEN, J., E. THERNØE u. P. THERNØE: Intraarterielle Histamininfusion bei Arterieninsuffizienz in der unteren Extremität. Nord. Med. **47**, 119 und engl. Zus.fass. 122—123 (1952). [Dänisch.] — COBET, R.: Zur konservativen Behandlung der Extremitätengangrän. Verh. dtsch. Ges. inn. Med. **41**, 480 (1929). — Wundbehandlung mit gasförmiger Kohlensäure. Chirurg 8, 549 (1936). — COBET, R., u. T. v. HAEBLER: Über den Einfluß der Kohlensäuregasbäder auf den Menschen. Z. klin. Med. **112**, 134 (1930). — COGSWELL, H. D., and C. A. THOMAS: Treatment of traumatic thrombosis of the brachial artery by intermittent venous occlusion. J. Amer. med. Ass. **114**, 1863 (1940). — COLE, W. R., J. A. HELMSWORTH and L. G. HERRMANN: Ivalon tubes for by-pass of long segments of aorta. Circulation **14**, 919 (1956). — COLLENS, W. S., and N. D. WILENSKY: The treatment of peripheral obliterative arterial diseases by the use of intermittent venous occlusion: a report of the results in twenty-nine cases. J. Amer. med. Ass. **107**, 1960 (1936). — Intermittent venous occlusion in treatment of peripheral vascular disease: an experience with twenty-four cases. J. Amer. med. Ass. **109**, 2125 (1937). — COLLER, A., N. CAMPBELL, M. HARRIS and E. L. BERRY: The early results of sympathectomy in far-advanced arteriosclerotic peripheral vascular disease. Surgery **26**, 30 (1949). — COLLER, F. A., K. N. CAMPBELL, R. E. L. BERRY, M. R. SUTLER, R. H. LYONS and G. K. MOE: Tetra-ethyl-ammonium as an adjunct in the treatment of peripheral vascular disease and other painful states. Ann. Surg. **125**, 729 (1947). — CONDORELLI, L.: Über die Wirkung der Nikotinsäure auf ein besonders dyspeptisch-enterokolitisches Syndrom und auf angiospastische Erscheinungen im Schädelbereich. Med. Klin. **36**, 131 (1940). — Die Nikotinsäure in der Gefäßtherapie. Schweiz. med. Wschr. **78**, 923 (1948). — CONTI, A., and G. FERRANTE: A study of the fluid of blisters provoked by cantharides plasters, in the determination of the mechanism of action of trypsin in the treatment of chronic peripheral arteriopathy. Minerva cardioangiol. (Torino) **5**, 300 (1957). — CONWAY, J. H.: Obliterative

vascular disease: Report of fifty-one cases treated with passive vascular exercise. J. Amer. med. Ass. **106**, 1153 (1936). — COOGAN, T. J., J. A. DAVIS and E. S. PETERSEN: Experiences with the long range use of anticoagulant therapy. Quart. Bull. Northw. Univ. med. Sch. **27**, 189 (1953). — COOK, E. N., and G. E. BROWN: The vasodilating effects of ethyl alcohol on the peripheral arteries. Proc. Mayo Clin. **7**, 449 (1932). — COOPER, F. W., R. L. ROBERTSON, P. C. SHEA and E. W. DENNIS: The experimental production of gradual occlusion of large arteries with polythene and tantalum. Surgery **25**, 184 (1949). — COOPER, K. E., and D. MC. K. KERSLAKE: Abolition of nervons reflex vasodilatation by sympathectomy of the heated area. J. Physiol. (Lond.) **119**, 18 (1953). — COSGRIFF, S. W., R. J. CROSS and D. V. HABIF: The management of venous thrombosis and pulmonary embolism. Surg. Clin. N. Amer. **28**, 324 (1948). — COTTIER, P., u. F. REUBI: Die Nierenfunktion während und nach Anwendung der syncardialen Massage nach Fuchs. Cardiologia (Basel) **20**, 26 (1952). — CRAFOORD, CL., and T. HIERIONN: Surgical treatment of thrombotic obliteration of the aortic bifurcation. Acta chir. scand. **104**, 81 (1952). — CRAIG: Sympathectomy for occlusive arterial disease. Proc. Mayo Clin. **29**, 143 (1954). — CRANLEY, J. J., and R. J. KRAUSE: Clinical grading of the severity of obliterative arterial disease of the lower extremities: II. Clinical and laboratory correlations. Circulation **14**, 923 (1956). — CRAWFORD, E. S., and M. E. DE BAKEY: The by-pass operation in the treatment of arteriosclerotic occlusive disease of the lower extrimities. Surg. Gynec. Obstet. **101**, 529 (1955). — CRAWFORD, E. S., M. E. DE BAKEY, O. CREECH and D. A. COOLEY: Use of arterial homografts in 90 peripheral arterial lesions. Tex. J. Med. **51**, 700 (1955). — CROMER jr., H. E., and N. W. BARKER: The effect of large doses of menadione bisulfite (synthetic vitamin K) on excessive hypoprothrombinemia induced by dicumarol. Proc. Mayo Clin. **19**, 217 (1944). — CSERNA, ST.: Thromboangiitis obliterans. Verh. dtsch. Ges. inn. Med. **42**, 344 (1930).

DAFGARD, T.: Treatment of thrombosis and thrombophlebitis with butazolidine. Svenska Läk.-Tidn. **55**, 1859 (1958). — DALCO, C.: Contributo alla terapia delle gangrene ischemiche periferiche mediante acido ascorbico associato ad istidina. Minerva med. (Torino) **1950 II**, 1038. — DALE, H. H., and P. P. LAIDLAW: Histamine shock. J. Physiol. (Lond.) **52**, 355 (1919). — DALEM, J.: La greffe du carrefour aortique chez le chien. Acta chir. belg. **49**, 759 (1950). — DALHAMN, T., and P. LINDGREN: A vasodilator effect of cobalt. Cardiologia (Basel) **23**, 45 (1953). — DALLA TORRE, L., e R. BALDRINI: L'acetado ni alfa-tocoferolo nel trattamento delle vascolopatie periferiche. Clin. nuova **12**, 617 (1951). — DALMADY, Z. v.: Studien über Kohlensäuregasbäder. Z. phys. diätet. Ther. **25**, 49 (1921). — DANIEL, W., and L. SOMLOI: Five years thromboembolic prophylaxis with hirudoid. Wien. med. Wschr. **108**, 512 (1958). — DAVIES, O. F., A. L. GROPPER u. H. A. SCHROEDER: Circulatory and respiratory effects of adenosine triphosphate in man. Circulation **3**, 543 (1951). — DAVIS, O. F., Y. T. OESTER and B. FRIEDMAN: Influence of adenosine triphosphate, adenosine monophosphate and heparin in experimental arteriopathy. Circulat. Res. **3**, 374 (1955). — DEL BELLO, P.: I sonno provocato protratto nella terapia delle arteriti. Rass. ital. Chir. Med. **1**, 173 (1952). — DELEZENNE, C.: Action vaso-dilatatrice de la strychnine. Arch. Physiol. (Paris) (3), IV **4**, 899 (1894). Ref. Zbl. Physiol. 8 (1895). — DELIUS, L., D. HAMMERSCHMIDT u. F. ODENTHAL: Klinisch-experimentelle Untersuchungen über die kreislaufdynamischen Wirkungen der dihydrierten Mutterkornalkaloide. Klin. Wschr. **27**, 33 (1949). — DENECKE, K.: Das Schicksal der an Arteriitis Erkrankten. Langenbecks Arch. klin. Chir. **268**, 506 (1951). — Behandlung der Arteriitis mit einer Blockade des neurovegetativen Systems. Verh. dtsch. Ges. inn. Med. **60**, 152 (1954). — DENK, W.: Zur Behandlung der arteriellen Embolie. Münch. med. Wschr. **81**, 437 (1934). — DETERLING jr., R. A.: Recent advances in vascular surgery. A review of the literature. Arch. Surg. (Chicago) **55**, 31—50 (1947). — The use of dioxyline phosphate in peripheral vascular disorders. Angiology **4**, 397 (1953). — DETERLING jr., R. A., and H. E. ESSEX: Studies on peripheral circulation and epinephrine sensitization following sympathectomy. Amer. Heart J. **38**, 248 (1949). — DEUTSCH, E., H. ELLEGAST u. D. HOFMANN-CREDNER: Zur Behandlung des postthrombotischen Symptomenkomplexes mit Vasculat. Wien. klin. Wschr. **66**, 743 (1954). — DEWITZ, A.: Poliklinischer Beitrag zur Behandlung von arteriellen peripheren Durchblutungsstörungen. Z. ges. inn. Med. **12**, 298 (1957). — DICKE, E.: Meine Bindegewebsmassage. Stuttgart: Hippokrates-Verlag 1953. — DIECKMANN, C.: Hirudoid zur Behandlung thrombotischer Prozesse in der Schwangerschaft und im Wochenbett. Med. Klin. **46**, 798 (1951). — DIETRICH, S., u. H. SCHWIEGK: Angina pectoris und Anoxie des Herzmuskels. Z. klin. Med. **125**, 195 (1933). — Neue Anschauungen über Pathogenese und Therapie der Angina pectoris. Dtsch. med. Wschr. **60**, 967 (1934). — DIXON, J. A., W. J. M. SCOTT and M. A. EPSTEIN: Intra-arterial histamine in the treatment of occulsive peripheral arterial disease. Circulation **5**, 661 (1952). — DOBLER, T.: Vergleichende kapillarmikroskopische Untersuchungen bei der Behandlung peripherer Durchblutungsstörungen. Ther. Umsch. **10**, 89 (1953). — DONZELOT, E., et H. KAUFMANN: Le traitement anticoagulant et ses indications cardiovasculaires. Rev. Prat. (Paris) **1953**, 2483. — DORNBUSCH: Die Beeinflussung der experimentellen Chole-

sterin-Sklerose durch Siccazell-Plazenta. III. Tagg Forschungsgemeinsch. für Zellulartherapie, Heidelberg, 3. u. 4. März 1956. — DORNHORST, A. C.: Sympathectomy in occlusive vascular disease. Practitioner **164**, 497 (1950). — DOTTI, F., e R. LEONI: Alcune considerazioni sulla terapia eparinica. Rass. int. Clin. Ter. **32**, 320 (1952). — DOUTHWAITE, A. H., and T. R. L. FINNEGAN: Vasodilators in peripheral vascular disease. Brit. med. J. **1950**, 869. — DOWD, G. C.: Massive dosage of alpha-tocopherol in alleviation of multiple sclerosis. Ann. N.Y. Acad. Sci. **52**, 422 (1949). — DRURY, A. N., u. A. SZENT GYÖRGYI: Physiological activity of adenine compounds with especial reference to their action upon mammalian heart. J. Physiol. (Lond.) **8**, 213 (1929). — DUBOUCHER, G., et P. DUCHÊNE-MARULLAZ: Sur les propriétés vasculaires du bromure de tétraéthylammonium; étude expérimentale. Arch. Mal. Coeur **43**, 358 (1950). — DUBOST, C., N. CECONOMOS, M. DURAND u. C. METIANU: Greffe d'aorte humaine conservée; (présentation d'un cas). Sem. Hôp. Paris **26**, 4497 (1950). — DÜRÜSKEN, Ö. S.: Modern telàkkilere göre histaminin tedavide degeri. Sagl. Derg. (Ankara) **27**, 327 (1953). — DUESBERG, R.: Vasodilatierend und depressorisch wirksame Adrenalinkörper. Dtsch. med. Wschr. **74**, 529 (1949). — Über die Zentralisation des Kreislaufs. Nauheimer Fortbild.-Lehrg. **15**, 66 (1950). — DUFF, MCINTYRE and BUTLER: Cardiovascular actions of chlorpromazine, with particular reference to peripheral vascular diseases. Brit. med. J. **1956**, No 4961, 264. — DUFF, F., A. D. M. GREENFIELD, J. T. SHEPHERD, I. D. THOMPSON and R. F. WHELAN: The response to vasodilator substances of the blood vessels in fingers immersed in cold water. J. Physiol. (Lond.) **121**, 46 (1953). — DUFF, F., A. D. M. GREENFIELD, and R. F. WHELAN: Vasodilatation produced by experimental arterial gas embolism in man. Lancet **1953**, 230. — DUFF, I. F.: The effectiveness of anticoagulant therapy as observed in 303 cases. Angiology **1**, 170 (1950). — DUFF, I. F., J. W. LINMAN and R. BIRCH: The administration of heparin. Surg. Gynec. Obstet. **93**, 343 (1951). — DUFF, R. S.: Circulatory changes in the forearm following sympathectomy. Clin. Sci. **10**, 529 (1951). — DULACSKA, J. DE: Nuevo tratamiento de la claudicación intermitente por bloqueo de novocaína. Día méd. **23**, 1752 (1951). — DURYEE, A. W.: The medical management of acute and chronic arterial occlusion. Bull. N.Y. Acad. Med., ser. II, 241 (1952).

EBHARDT, K.: Über Dauerergebnisse der Chirurgie der Durchblutungsstörungen und ihre Voraussetzungen. Neue med. Welt 1686 (1950). — EBNER, M.: Peripheral circulatory disturbances. Treatment by massage of connective tissue in reflex zones. Brit. J. phys. Med. **19**, 8, 176 (1956). — EDLING, N. P. G., C. G. HELANDER, F. PERSSON and A. ASHEIM: Renal function after aortography with large contrast medium doses. An experimental study in dogs. Acta radiol. (Stockh.) **50**, 351 (1958) — EDWARDS, E. A., J. B. HAMILTON and S. Q. DUNTLEY: Testosterone propionate as a therapeutic agent in patients with organic disease of the peripheral vessels: Preliminary report. New Engl. J. Med. **220**, 865 (1939). — EGERER, H.: Der Wert der Bindegewebsmassage und der Saug-Druckbehandlung bei peripheren Durchblutungsstörungen. Med. Klin. **49**, 1179 (1954). — EHREN, H.: Behandlung peripherer Durchblutungsstörungen mit hydrierten Mutterkornalkaloiden (Hydergin). Dtsch. med. Wschr. **76**, 1334 (1951). — EICHENBERGER, E.: Acta neuroveg. (Wien) **11**, 201 (1954). — EICHENBERGER, E., M. SCHMIDHAUSER-KOPP, H. HURNI, M. FRICSAY u. O. WESTPHAL: Biologische Wirkungen eines hochgereinigten Pyrogens (Lipopolysaccharids) aus Salmonella abortus equi. Schweiz. med. Wschr. **85**, 1190, 1213 (1956). — EICHENBERGER, E., u. G. SCHÖNHOLZER: Fibrinolyse als Form der unspezifischen Reizbeantwortung. Verh. dtsch. Ges. inn. Med. **62**, 200 (1956). — EICHLER, O.: Neuere Arzneimittel. Lokalisierte Durchblutungsstörungen. Ther. d. Gegenw. 141 (1956). — EICHLER, O., u. J. HEINZEL: Langfristige Erfahrungen mit Hydergin bei peripheren Durchblutungsstörungen. Medizinische **1954**, 1443. — Die Behandlung peripherer Durchblutungsstörungen mit Hydergin. Aulendorf i. Wttbg.: Editio Cantor 1954. — EICHLER, O., J. HEINZEL u. F. LINDER: Anwendung dihydrierter Mutterkornalkaloide (CCK 179 = Hydergin) bei peripheren Durchblutungsstörungen und anderen sympathicotonen Krankheitsbildern. Versuch einer Analyse. Klin. Wschr. **28**, 298 (1950). — EICHLER, O., F. LINDER u. K. SCHMEISER: Untersuchungen des peripheren Kreislaufs mit radioaktivem Natrium. Klin. Wschr. **27**, 480 (1949). — EISEMAN, B., W. G. RAINER, M. G. MALETTE and E. R. HUFFMAN: Indications for direct arterial and aortic surgery in obliterative disease. Arch. Surg. (Chicago) **73**, 411 (1956). — EJRUP, B.: Europäisches Gespräch in Darmstadt 11. u. 12. Nov. 1955 über ,,Angiologie im Rahmen der Gesamtmedizin". — ELKIN, D. C., and F. W. COOPER jr.: The effect of vasodilator drugs on the circulation of the extremities. Surgery **29**, 323 (1951). — ELLIS, L. B., and J. M. FAULKNER: Circulatory effects of intravenous injection of 50 per cent dextrose and sucrose solutions in patients with heart disease. Amer. Heart J. **17**, 542 (1939). — ELSNER, W.: Segmenttherapie peripherer Durchblutungsstörungen. Med. Klin. **52**, 1410 (1957). — EMRICH, H.: Gefäßerkrankungen und ihre Behandlung in den letzten 20 Jahren an der Chirurgischen Klinik der Medizinischen Akademie in Düsseldorf. Diss. Düsseldorf 1939. — EMMRICH, R., u. E. G. PREUSS: Nekrose und Nekrose-Behandlung bei peripheren arteriellen Durchblutungsstörungen. Ärztl. Wschr. **9**, 1109 (1954). — ENGBAEK, L.: The pharmacological actions of magnesium ions with particular reference to the neuromuscular

and the cardiovascular system. Pharmacol. Rev. **4**, 396 (1952). — ENGELBERG, H.: Heparin therapy of severe coronary atherosclerosis, with observations of its effect on angina pectoris, the two-step electrocardiogram and the ballistocardiogram. Amer. J. med. Sci. **224**, 487 (1952). — ENGELBERG, H., and T. B. MASSELL: Heparin in the treatment of advanced peripheral atherosclerosis. A preliminary report. Amer. J. med. Sci. **225**, 14 (1953). — ENGELHARDT, A.: Schmerzbekämpfung durch Gewebstrainage mit Hirudin-Salbe-Itting. Colloquium Medicum **4**, Nr 10, 1 (1957). — ENRIA, G., E. CIOCATTO, S. ABEATICI e R. FERRERO: Medicazione curarica per via arteriosa nelle arteriopatie periferiche; dati clinici e ricerche sperimentali. Arch. ital. chir. **73**, 219 (1950). — ENVOY, M. H., and G. DE TAKATS: Place of intermittent venous hyperemia in the treatment of obliterative vascular disease. Arch. intern. Med. **1**, 292 (1948). — EPPINGER, SERGIO: L'azione del Regitin nei soggetti normali e nelle arteriopatie obliteranti croniche periferiche. Minerva med. (Torino) **1956 I**, 1940. — EPSTEIN, S.: The history of a group of American leg amputés before 1900; some of them forgotten, some of them celebrated. Angiology **1**, 351 (1950). — ERLER, K.: Über einige Behandlungsmethoden peripherer Durchblutungsstörungen. Colloquium Medicum **2**, Nr 5, 1 (1955). — ERMISCH: Behandlung der männlichen Impotenz als periphere Durchblutungsstörung. Z. ärztl. Fortbild. **48**, 829 (1954). — ESPINO VELA, J., and E. BELLI CORTES: Hipoplasia de la aorta. Presentación de dos casos clínicos. Revisión de la literatura. Arch. Inst. Cardiol. Méx. **22**, 183 (1952). — EYSHOLDT, K. G.: Thrombosebehandlung in der Chirurgie. In BECKERMANN, JÜRGENS u. SCHUBERT, Thrombose und Embolie, S. 81. Stuttgart: Georg Thieme 1954. — EVANS, J. A.: Choice of patients for sympathectomy in the field of peripheral vascular disease. Canad. med. Ass. J. **63**, 545 (1950). — EVANS, R. S., and C. K. LIU: Effect of corticotropin on chronic, severe primary thrombocytopenic purpura. Arch. intern. Med. 88, 503 (1951). — EYLAU, O.: Durchblutungsstörungen. Materia Med. Nordmark X/2, (1958).

FAVRE-GILLY, J., J. SAUTOT, R. GAUTHIER and M. F. MILHET: Heparinization in therapy of arterial obstruction. Lyon chir. **45**, 798 (1950). — FELDER, D. A., F. A. SIMEONE, R. R. LINTON and C. E. WELCH: Evaluation of sympathetic neurectomy in Raynaud's disease. Surgery **26**, 1014 (1949). — FELLER, H.: Sudeck-Syndrom und Durchblutungsverbesserung mit Progresin. Münch. med. Wschr. **100**, 1663 (1958). — FERABOLI, P. C.: Trattamento delle vasculopatie periferiche con tocoferoli ed eupaverina. Gazz. med. ital. **111**, 285 (1952). — FERRAND u. GOVAERTS (1953): Zit. nach J. KUNLIN. In HESS, Die obliterierenden Gefäßerkrankungen, S. 322. München u. Berlin: Urban & Schwarzenberg 1959. — FERRAND u. NATTER (1957): Zit. nach J. KUNLIN. In HESS, Die obliterierenden Gefäßerkrankungen, S. 323. München u. Berlin: Urban & Schwarzenberg 1959. — FERRAND, J.: Surrénalectomie bilatérale totale chez un artéritique. Mém. Acad. Chir. **80**, 284 (1954). — FERRAND, J., et C. ELBAZ: La surrénalectomie bilatérale dans le traitement des artérites malignes. I vol. Expansion Scientifique Française, Paris 1958. — FERRAND, J., J. KUNLIN et C. ELBAZ: Bilan actuel de la surrénalectomie bilatérale pour artérite des membres inférieurs (14 observations). Mém. Acad. Chir. **83**, 202 (1957). — FEY; Kneipptherapie bei peripheren Durchblutungsstörungen. Arch. phys. Ther. (Lpz.) **7**, 107 (1955). — FICHER, F., and C. S. GILLMOR: Periarteritis nodosa. Case report with review of the literature. J. Amer. med. Ass. **49**, 320 (1952). — FIECHTER, N.: Eine Mikromethode zur Bestimmung der Prothrombinzeit. Schweiz. med. Wschr. **70**, 259 (1940). — FILATOW, W. P.: Nachr. Akad. Wiss. UdSSR., Biol. **6**, 23 (1951). Übersetzt in: Sowjetwissenschaft (Nat.) **37** (1952). Optische Keratoplastik und Gewebetherapie. Berlin 1954. — FINNERTY jr., F. A., and E. D. FREIS: Experimental and clinical evaluation in man of hexamethonium (C 6), a new ganglionic blocking agent. Circulation **2**, 828 (1950). — Clinical appraisal of hexamethonium (C 6) in peripheral vascular disease. New Engl. J. Med. **245**, 325 (1951). — FISHER. M. M., and N. D. WILENSKY: Trypsin intravenously in peripheral vascular and thromboembolic diseases. Abstract of paper pressented before the section of experimental medicine and therapeutics at the scientific session of the American Medical Association, New York City, June 1—5, 1953. — FLANDERS, J. F., G. B. HECKLER, and R. E. JONES: Intra-arterial histamine in peripheral vascular diseases. Delaware St. med. J. **24**, 17 (1952). — FLASHER, J., A. E. WHITE and D. R. DRURY: Sympathetic denervation in the treatment of acute arterial occlusion. Circulation **9**, 238 (1954) .— FLEISCHHACKER, H.: Zur Prophylaxe von Gefäßerkrankungen. Wien. med. Wschr. **103**, 493 (1953). — FLOTHOW, P. G.: Diagnostic and therapeutic injections of sympathetic nerves. Amer. J. Surg. **14**, 591 (1931). — FÖRSTER, W., G. KUSCHINSKY u. H. LÜLLMANN: Über adrenolytische Wirkungen von d,1,1-(4-oxyphenyl)-1-oxy-2-n-butylamino-aethan. Naunyn-Schmiedeberg's Arch. exp. Path. Pharmak. **210**, 23 (1950). — FOLEY, W. T.: Treatment of gangrene of the feet and legs by walking. Circulation **14**, 936 (1956). — FOLEY, W. T., and I. S. WRIGHT: Long term anticoagulant therapy for cardiovascular diseases. Amer. J. med. Sci. **217** 136 (1949). — Medical management of arterial occlusion and thrombophletitis. Mod. Conc. cardiov. Dis. **22**, 162 (1953). — FONTAINE, R.: Die konservativ-chirurgische Behandlung der arteriellen Gefäßverstopfungen mittels Thrombendarteriektomie, arteriovenösen Fisteln und freien Gefäßverpflanzungen. Med. Welt **20**, 336 (1951). — Europ. Ge-

spräch 11.—12. XI. 1955 über „Angiologie im Rahmen der Gesamtmedizin". Darmstadt 1955. — FONTAINE, R., u. J. HUBINONT: La chirurgie restauratrice dans les artérites. Acta chir. belg. **49**, 580 (1950). — FONTAINE, R., J. HUBINONT, P. BLICK, R. RIVEAUX et M. KIM: Le traitement des oblitérations artérielles par autogreffes fraîches et segmentaires de veines. A propos de 14 observations personnelles. Acta chir. belg. **49**, 397 (1950). — FONTAINE, R., M. KIM u. KIENY: Die chirurgische Behandlung der peripheren Durchblutungsstörungen. Helv. chir. Acta **21**, 499 (1954). — FORNO, C., H. MONTGOMERY and O. HORWITZ: Influence of an oscillating bed on cutaneous temperature and oxygen tension of ischemic toes. Circulation **17**, 277 (1958). — FOWLER, E. F., and G. DE TAKATS: Side effects and complications of sympathectomy for hypertension. Arch. Surg. (Chicago) **59**, 1213 (1949). — FRANCACIGLIO, A., et A. TURCHETTI: L'acido nicotinico quale farmaco dell'apparato cardiovascolare. Indicazioni cliniche e meccanismo d'azione. Folia cardiol. (Milano) **3**, Nr 1 (1942). — FRANCO: Criteri seguiti e risultati ottenuti nel trattamento endoarterioso delle vascolopatie periferiche Minerva cardioangiol. (Torino) **2**, 77 (1954). — FRANK, N., J. A. STRAZZA jr. and J. T. HELSPER: The effects of priscol (2-benzyl-4,5-imidazoline hydrochloride) in the treatment of peripheral vascular diseases. Ann. intern. Med. **35**, 19 (1951). — FRANKE, W.: Weitere klinische Anwendungsmöglichkeiten von Oxyaethyltheophyllin (Cordalin). Landarzt **31**, 596 (1955). — FRANZ, F.: Über den die Blutgerinnung aufhebenden Bestandteil des medizinischen Blutegels. Naunyn-Schmiedeberg's Arch. exp. Path. Pharmak. **49**, 342 (1903). — FREEMAN, N. E.: Influence of temperature on the development of gangrene in peripheral vascular disease. Arch. Surg. (Chicago) **40**, 326 (1940). — FREEMAN, N. E., F. H. LEEDS and R. E. GARDNER: Arterectomy in the treatment of intractable pain following recovery from acute arterial occlusion. Amer. Heart J. **38**, 329 (1949). — FREUND, J., L. W. WISHAM and R. S. YALOW: The effect of priscoline on the clearance of radiosodium from muscle and skin of man in normal and diseased limbs. Circulation **8**, 89 (1953). — FREY, E. K.: Zusammenhänge zwischen Herzarbeit und Nierentätigkeit. Arch. klin. Med. **142**, 663 (1926). — FREY, E. K., u. H. KRAUT: Über einen von der Niere ausgeschiedenen, die Herztätigkeit anregenden Stoff. Z. physiol. Chem. **157**, 32 (1926). — Nachweis und Wirkung eines Kreislaufhormons. Münch. med. Wschr. **75**, 763 (1928). — Ein neues Kreislaufhormon und seine Wirkung. Naunyn-Schmiedeberg's Arch. exp. Path. Pharmak. **133**, 1 (1928). — FREY, E. K., H. KRAUT u. E. WERLE: Kallikrein, Padutin. Stuttgart: Ferdinand Enke 1950. — FRIDERICH, H. H., u. M. THURN: Klinische Beobachtungen und experimentelle Untersuchungen mit einer blutgerinnungshemmenden, durchblutungsfördernden Salbe. Medizinische **1953**, 1366. — FRIEDELL, M. T., W. INDECK and F. SCHEFFNER: Radioactive isotopes in the study of peripheral vascular disease. III. Further studies on the circulation index with an evaluation of the diagnostic and therapeutic value of priscoline (R.). Arch. intern. Med. **85**, 667 (1950). — FRIEDLAND, C. K., J. S. HUNT and R. W. WILKINS: Effects of changes in venous pressure upon blood flow in the limbs. Amer. Heart J. **25**, 631 (1943). — FRIEDRICH, H. W.: Calorimetrische Untersuchungen zur Frage einer gefäßerweiternden Wirkung von Thrombocid. Ärztl. Wschr. **5**, 368 (1950). — FRIEND, D. G., and E. A. EDWARDS: Use of „dibenzyline" as a vasodilator in patients with severe digital ischemia. Arch. intern. Med. **93**, 928 (1954). — FROEHLICH, F., et M. CONRATH: Indications des ligatures veineuses dans le traitement des troubles artériels periphériques. Lyon chir. **45**, 614 (1950). — FROMHERZ, K.: Wirkungen des β-Pyridylcarbinols (Ronicol „Roche") im Tierexperiment. Schweiz. med. Wschr. **79**, 521 (1949). — FUCHS, M.: Neue Methode zur Förderung der lokalen Blutzirkulation: „Synkardiale Massage". Schweiz. med. Wschr. **24**, 542 (1945). — Das Prinzip der synkardialen Massage und seine Anwendung. Schweiz. med. Wschr. **44**, 971 (1945). — Die Wirkung der synkardialen Massage bei peripheren Zirkulationsstörungen. Gynaecologia (Basel) **122**, fasc. 5 (1946). — Die Wirkung der synkardialen Massage bei Zirkulationsstörungen der Extremitäten. Dermatologica (Basel) **94**, 3 (1947). — A new method of treating peripheral vascular diseases. Compte rendu général du XIe Congr. Internat. de Médecine et Pharmacie militaires, Bâle, du 2 au 7 juin, vol. II, p. 134, 1947. — Die synkardiale Massage als Methode zur Verbesserung der Blutzirkulation. Helv. med. Acta **15**, 386 (1948). — Le traitement des artérites par la méthode syncardiale. Journées Therapeutiques de Paris, p. 297, 1948. — Zur Wirkung der synkardialen Massage bei peripheren Durchblutungsstörungen. Verh. dtsch. Ges. Kreisl.-Forsch. **15**, 229—235 u. Diskussion 250—251 (1949). — The syncardial method of treating peripheral vascular diseases. Proc. of the Internat. Congr. of Physical Medicine, London Juli 1952. — Die Pulswellengeschwindigkeit unter normalen und pathologischen Zuständen der Gefäße. Arch. Kreisl.-Forsch. **18**, 152 (1952). — Über das Prinzip und die Wirkungsweise der synkardialen Behandlungsmethode bei peripheren Durchblutungsstörungen. Medizinische **35**, 1109 (1953). — Die synkardiale Behandlungsmethode bei alternden Gefäßen. Therapiewoche **4**, 375 (1954). — Klinische und experimentelle Untersuchungen über die Wirkung der synkardialen Behandlung auf die Blutzirkulation. Therapiewoche **6**, 288 (1956). — FUCHSIG, P., H. JANTSCH and E. MEISTER: Ambulante Behandlung arterieller Durchblutungsstörungen mit dihydrierten Mutterkornalkaloiden. Wien. med.

Wschr. **102**, 921 (1952). — FURTADO, D., H. MOUTINHO, V. CHICHÔRRO et M. FERREIRA: Etude expérimentale de l'action vasodilatatrice de l'acide nicotinique et de ses dérivés, en particulier du Ronicol. Schweiz. Arch. Neurol. Psychiat. **64**, 83 (1949).

GÄDECKE, R.: Experimentelle Untersuchungen über das Gehirnödem nach ACTH-Gabe unter besonderer Berücksichtigung der therapeutischen Effekte gefäßabdichtender und blutdrucksenkender Substanzen. Mschr. Kinderheilk. **102**, 65 (1954). — Weitere experimentelle Untersuchungen über die Gehirngefäßpermeabilität nach ACTH-Gabe sowie deren Beeinflussung durch gefäßabdichtende und blutdrucksenkende Substanzen. Z. Kinderheilk. **75**, 512 (1954). — GAIER, H., u. H. JANTSCH: Beitrag zur therapeutischen Leistung und Wirkungsweise des Vitamin B_1-haltigen Roßkastanienextrakts Venostasin bei peripheren arteriellen Durchblutungsstörungen. Wien. klin. Wschr. **68**, 16 (1956). — GALLEGO TEJEDOR, M.: Problemas de la cirurgia del simpatico en las affeciones vasculares perifericas. Acta neurochir. (Wien) **1**, 326 (1950). — GALLEY, A. H.: Caudal analgesia. Clinical applications in vasospastic diseases of the legs and in diabetic neuropathy. Proc. roy. Soc. Med. **45**, 748 (1952). — GALM, H.: Über die Anwendung und Erfolge der Kurzwellen bei spastischen Gefäßerkrankungen. Bruns' Beitr. klin. Chir. **164**, 235 (1936). — GARBINI, G. C., e G. C. CATTINI: Contributo alla terapia delle vasculopatie periferiche. Minerva cardioangiol. (Torino) **4**, 90 (1956). — GASKELL, P., and A. C. BURTON: Local postural vasomotor reflexes arising from the limb veins. Circulat. Res. **1**, 27 (1953). — GATZEK, H., u. K. MECHELKE: Zur Kreislaufwirkung des Beta-Pyriylcarbinols (Ronicol „Roche"). Schweiz. med. Wschr. **79**, 526 (1949). — GESENIUS, H.: Unentschiedene Fragen in der Gefäßchirurgie. Chirurg **21**, 284 (1950). — GIGGLBERGER, H., u. F. KLEIBEL: Beeinflussung erhöhter Kapillarbrüchigkeit bei Hypertonie und hämorrhagischen Diathesen durch Roßkastanienextrakt. Dtsch. med. Wschr. **77**, 462 (1952). — GILBERT u. GOLDZIEHER: The mechanism and prevention of cardiovascular changes due to insulin. Ann. intern. Med. **25**, 928 (1946). — GILBERT, N. C., and L. A. NALEFSKI: The effect of heparin and dicumarol in increasing the coronary flow volume. J. Lab. clin. Med. **34**, 797 (1949). — GILFILLAN, R. S., N. E. FREEMAN and F. H. LEEDS: A clinical estimation of the blood pressure in the minute vessels of the human skin by the method of elevation and reactive hyperemia. I. The treatment of prognosis of necrotic lesions of the foot. Circulation **9**, 180 (1954). — GILLHESPY, R. O.: Treatment of senile obliterative arteritis with cytochrome „C". Med. Press **228**, 517 (1952). — Treatment of peripheral vascular disease with „cyclospasmol". Angiology **7**, 27 (1956). — GINZEL, K. H., and S. R. KOTTEGODA: A study of the vascular actions of 5-hydroxy-tryptamine, tryptamine, adrenaline and noradrenaline. Quart. J. exp. Physiol. **38**, 225 (1953). — GITMAN, L., and J. D. GREENBLATT: Effect of intravenously administered estrogen in cardio-vascular disease. Angiology **4**, 502 (1953). — GITSCH, E.: Adeninverbindungen in der Behandlung des klimakterischen Symptomenkomplexes unter besonderer Berücksichtigung der Gonadotropinausscheidung. Wien. klin. Wschr. **66**, 354 (1954). — GIUSEPPE, F. DI, D. CHECCHIA, L. FIORINI jr. e R. RABINI: L'azione della kellina sul circolo periferico. (Centro per la lotta contro il reumatismo e le cardiopatie, Ancona.) Atti Soc. ital. Cardiol. **12**, 209 (1954). — GLASER, V.: Behandlung der Gefäßerkrankungen unter dem Gesichtswinkel der Ganzheitsmedizin. Berl. med. Z. **2**, 248 (1951). — GLASSER, HERRLIN jr. and POLLOCK: Intra-arterial injection of penicillin for infections of the extremities. J. Amer. med. Ass. **128**, 798 (1945). — GODDEN, J. O., and E. A. HINES jr.: Studies of intermittent claudication. II. Effect of androgen and an androgen-estrogen combination in the treatment of intermittent claudication. Proc. Mayo Clin. **30**, 491 (1955). — GODDEN, J. O., R. E. HANSEN, E. A. HINES jr. and N. A. CHRISTENSEN: Studies of intermittent claudication. I. The effect of heparin in the treatment of intermittent claudication. Proc. Mayo Clin. **30**, 437 (1955). GOETZ, R. H.: The action of dihydroergocornine on the circulation, with special reference to hypertension. Lancet **1949**, 519. — The diagnosis and treatment of vascular disease. With special consideration of clinical plethysmography and the surgical physiology of the autonomic nervous system. Part II. Brit. J. Surg. **37**, 146 (1949). — On the measurement of the collateral circulation, with special reference to the indications for sympathectomy. Angiology **1**, 201 (1950). — The effect of intra-arterial injections of hydergine and dihydroergocornine on the peripheral circulation in man. Circulation **13**, 63 (1956). — GOHRBANDT, E.: Periphere Durchblutungsstörungen und ihre operative Behandlung. Zbl. Chir. **72**, 1371 (1947). — GOKSEL, F. M.: Les effets sur la circulation de différents dérivés de la pyridine: la niacine, la niacinamide la nikethamide et le ronicol. Acta cardiol. (Brux.) **7**, 630 (1952). — GOLDMAN, R., W. S. ADAMS, W. S. BECK, M. LEVIN and S. H. BASSETT: The effect of ACTH on one case of periarteritis nodosa. In J. R. MOTE, Proc. of the first clinical ACTH conference. Philadelphia: Blakiston Company 1950, p. 437. — GOLDSCHEIDER: Zur physiologischen Wirkung der Kohlensäurebäder. Med. Klin. **7**, 766 (1911). — GOLENHOFEN, K., G. HILDEBRANDT u. F. SCHERER: Die Wirkung der intraarteriellen Sauerstoffinsufflation auf die Muskeldurchblutung des Menschen. Klin. Wschr. **34**, 829 (1956). — GOLLWITZER-MEIER, KL.: Wissenschaftliche Grundlagen der Balneotherapie peripherer Durchblutungsstörungen. Dtsch. med. Wschr. **77**, 853 (1952). — Ann. Schweiz. ges. Baln. H. **42**, 37 (1952). —

GOODMAN, L. S., and A. GILMAN: The pharmacological basis of therapeutics. II. edit. New York: Macmillan Company 1955. — GOODWIN, J. F.: Medical treatment of peripheral vascular disease. The pharmacological approach. Brit. med. Bull. 8, 371 (1952). GOODWIN, J. F., and S. KAPLAN: „Priscol" in treatment of peripheral vascular disease. Brit. med. J. **1951**, 1102—1107. — GOTTLOB, R.: Die arteriellen Durchblutungsstörungen der unteren Extremität. Langenbecks Arch. klin. Chir. **272**, 1 (1952). — GOTTLOB, R., R. MAY and W. ROHM: Über den Einfluß der Synkardonbehandlung auf den Kreislauf. Arch. Kreisl.-Forsch. **21**, 70 (1954). — GOTZ, A.: Severe spontaneous hypersensitivity to heparin. Ann. intern. Med. **35**, 919 (1951). — GRABOWSKI, ST.: Der Einfluß von Priscol auf krankhafte Veränderungen der Kreislaufgefäße. Pol. Tyg. lek. **5**, 173, 218 (1950). — GRAHAM: Effect of tetraethylammonium bromide on the return of blood-pressure in the femoral artery distal to an acute occlusion. Brit. J. Surg. **38**, 519 (1951). — GREEN, H. D., and H. H. DU BOSE: Clinical trial of ilidar, a new dibenzazepine adrenergic blocking drug, in the treatment of peripheral vascular diseases and miscellaneous complaints. Circulation **10**, 374 (1954). — GREEN, H. D., W. K. GOBEL, M. J. MOORE and TH. C. PRINCE: An evaluation of the ability of priscoline, regitine, and roniacol to overcome vasospasm in normal man. Estimation of the probable clinical efficacy of these drugs in vasospastic peripheral vascular disease. Circulation **6**, 520 (1952). — GREEN, H. D., and W. T. GRIMSLEY: Effects of regitine (C-7337) in patients, particularly those with peripheral arterial vascular disease. Circulation **7**, 487 (1953). — GREENBLATT, I. J., S. FELDMAN and J. M. LINDER: Use of histamine in a retarding menstruum in peripheral vascular disease. J. Amer. med. Ass. **141**, 260 (1949). — GRIMMEISEN, H.: Bäderbehandlung bei peripheren Durchblutungsstörungen. Wissenschaftl. Beibl. zur Materia Medica Nordmark Nr 18, März 1956. — GROB, D., and A. MCG. HARVEY: Observations on the effects of the autonomic blocking agent, bis-trimethylammonium pentane dibromide (C_5) in normal subjects and in patients with peripheral vascular disease and hypertension, and comparison with tetraethylammonium chloride. Bull. Johns Hopk. Hosp. **87**, 616 (1950). GROEDEL, F. M., u. R. WACHTER: Der Gaswechsel im indifferent temperierten Sandor-Schaumbad. Z. phys. Ther. **36**, 189 (1929). — Experimentelle Studien über die physiologische Wirkung der kohlensauren Kochsalzthermen: Gasstoffwechsel beim Herzkranken. Z. wiss. Bäderk. **3**, 718 (1929). — GROSS, D.: Sensibilitätsstörungen bei Gefäßschäden. Nervenarzt **20**, 361 (1949). — GROSS, D., G. MATTHIESSEN u. A. LEUTERER: Aktive Apoplexiebehandlung. Münch. med. Wschr. **94**, 1734 (1952). — GROSS, F., u. E. MERZ: Pharmakologische Eigenschaften des Trafuril, eines neuen Nikotinsäureesters mit hyperämisierender Wirkung. Schweiz. med. Wschr. **78**, 1151 (1948). — GROSS, H.: Zur Frage der Prüfung der Wirksamkeit einiger Kreislaufmittel in der Kinderheilkunde. Z. Kreisl.-Forsch. **44**, 45 (1955). — GROSS, R. E., and E. C. PIERCE: Methods of preservation and transplantation of arterial grafts. Surg. Gynec. Obstet. **88**, 689 (1949). — GROSSE-BROCKHOFF, F., u. K. KAISER: Zur Anwendung der sphygmographischen Methoden der Kreislauf-Minutenvolums-Bestimmung bei plötzlichen Kreislaufumstellungen. Z. Kreisl.-Forsch. **39**, 489 (1950). — GRÜNING: Der heutige Stand der Anaesthesieverfahren in der Chirurgie. Langenbecks Arch. klin. Chir. **267**, 55 (1951). GRUNER, R.: Zur Frage der Wärmetiefenwirkung bei Teilbädern. Z. ges. exp. Med. **104**, 554 (1938). — GUAGLIANO, G., and L. STOPPANI: Hi-Nicotinamide in the treatment of degenerative arteriopathy. Minerva med. (Torino) **48**, 85, 3544 (1957). — GUBNER, R., J. R. DI PALMA and E. MOORE: Specific dynamic action as a means of augmenting peripheral blood flow. Use of aminoacetic acid. Amer. J. méd. Sci. **213**, 46 (1947). — GUGGISBERG: Mutterkorn. Vom Gift zum Heilstoff. Basel u. New York: S. Karger 1954. — GUSTAFSON, J. R., K. N. CAMPBELL, B. M. HARRIS and D. S. MALTON: The use glycine in the treatment of peripheral vascular disease. Surgery **25**, 539 (1949). — GUTSCHMIDT, G.: Zur Vasculat-Therapie ulzeröser Hautprozesse an den Unterschenkeln. Hautarzt **4**, 78 (1953).

HABENICHT, J.: Zur Frühbehandlung des Schlaganfalles mit Nicotinsäure-Natrium. Dtsch. Gesundh.-Wesen **1953**, 601. — HAIMOVICI, H.: Clinical applications of adrenergic blockade in vascular diseases with special reference to dibenamine and 688 A. Angiology **2**, 531 (1951). — HALPERIN, M. H., C. K. FRIEDLAND and R. W. WILKINS: The effect of local compression upon blood flow in the extremities of man. Amer. Heart J. **35**, 221 (1948). — HALSE, TH.: Die Fibrinolyse. Freiburg: Editio Cantor 1948. — Fortschritte bei der Behandlung der akuten Thrombose, Thrombophlebitis und Embolie mit Heparin, Dicumarol und Thrombocid. Dtsch. med. Wschr. **74**, 1326 (1949). — Heparin, Heparinoide, Dicumarol. Stuttgart u. Zürich: S. Hirzel 1950. — Warum kausale Thrombosebehandlung? Allgemeine pathogenetische Voraussetzungen und Ergebnisse. Medizinische **1953**, 1642. — Das postthrombotische Syndrom. Darmstadt: Steinkopff 1954. — HALSE, TH., K. PHILIPP u. F. RUF: Tierexperimentelle Untersuchung über intravasale Thrombolyse mit Heparin und Thrombocid. Langenbecks Arch. klin. Chir. **263**, 459 (1950). — HALSE, TH., u. M. SCHMITZ: Thrombostatische und thrombolytische Wirkung eines synthetischen Heparinpräparates. Experimentelle und klinische Erfahrungen mit dem Heparinoid Thrombocid. Med. Klin. **44**, 857 (1949). — HAMILTON, M., and G. M. WILSON: The treatment of intermittent claudication.

Quart. J. Med., N. s. **21**, 169 (1952). — HAMILTON, M., G. M. WILSON, P. ARMITAGE and J. T. BOYD: The treatment of intermittent claudication with vitamin E. Lancet **1953 I**, 367—370. — HARPUDER, K.: Rehabilitation of the patient with arterial disease of the limbs. Geriatrics **10**, 451 (1955). — HARRIS, WILLIAMS and BUCKLER: Local vascular effects of histamine iontophoresis and of the direct current. A comparative study. Ann. phys. Med. **2**, 153 (1955). — HARTENBACH, W.: Zur Behandlung des Sudeckschen Syndroms mit Padutin. Dtsch. med. Wschr. **75**, 751 (1950). — Die Einwirkung von Depot-Padutin auf verschiedene Zirkulationsstörungen. Dtsch. med. Wschr. **76**, 1064 (1951). — Vergleichende Untersuchungen über die Wirkung der gebräuchlichsten gefäßdilatierenden Stoffe. Dtsch. med. Wschr. **78**, 1061 (1953). — Über den heutigen Stand der experimentellen und klinischen Untersuchungen der Wirkung und Anwendungsmöglichkeiten von Padutin. Münch. med. Wschr. **96**, 429 (1954). — HARTERT, H.: Die Thrombelastographie. Z. ges. exp. Med. **117**, 189 (1951). — HARTMANN, M., u. H. ISLER: Chemische Konstitution und pharmakologische Wirksamkeit von in 2-Stellung substituierten Imidazolinen. Naunyn-Schmiedeberg's Arch. exp. Path. Pharmak. **192**, 141 (1939). — HASSE, A. M., H. KÖBLE u. G. LINKER: Zur intraarteriellen Sauerstoffbehandlung peripherer Durchblutungsstörungen. Medizinische **1955**, 380. — HAUFFE, G.: Die Schweninger-Hauffeschen ansteigenden Teilbäder, ihre Anwendungs- und Wirkungsweise. Balneologe **4**, 359 (1937). — HAUSAMMANN, E.: Pathogenetische und therapeutische Probleme der Gliedmaßendystrophie. Z. Unfallmed. Berufskr. **1** (1953). — Zur Prophylaxe der thromboembolischen Komplikationen in der Chirurgie mit PH 203 (Panthesin-Hydergin). Schweiz. med. Wschr. **87**, 219 (1957). — HAUSS, W. H., u. H. KREUZIGER: Über die Wirkung neuer Sympathikolytika bei Hypertonikern. Wien. med. Wschr. **101**, 544 (1951). HAXTON: Chemical sympathectomy. Brit. med. J. **1949**, 1026. — HAXTON, H. A.: Paravertebral block with aqueous phenol in the treatment of vascular disease. Angiology **4**, 268 (1953). — HAYCRAFT, J. B.: Über die Einwirkung eines Sekretes des officinellen Blutegels auf die Gerinnbarkeit des Blutes. Naunyn-Schmiedeberg's Arch. exp. Path. Pharmak. **18**, 209 (1884). — HAYES, D. W., K. G. WAKIM, B. T. HORTON and G. A. PETERS: The effects of dihydroergocornine on the circulation in the extremities of man. J. clin. Invest. **28**, 615 (1949). — HEDIGER, St.: Experimentelle Untersuchungen über die Resorption der Kohlensäure durch die Haut. Klin. Wschr. **7**, 1553 (1928). — HEGER, N.: Grundlagen zur Therapie peripherer Durchblutungsstörungen mit Acetylcholin, Nikotinsäurederivaten und Cholinesteraseblocker. Wien. med. Wschr. **107**, 590 (1957). — HEIDELMANN, G., H. PETZOLD u. B. TASCHEN: Untersuchungen über die Nicotin- und Alkoholwirkung auf die acrale Arteriolenfunktion. Dtsch. Arch. klin. Med. **199**, 431 (1952). — HEINICKE, H.: Behandlung peripherer Durchblutungsstörungen im Stadium der Nekrose mit Periston „N". Münch. med. Wschr. **99**, 1308 (1957). — HEINSEN, H. A., u. H. SCHEFFLER: Vitamin E und periphere Durchblutungsstörungen. Med. Klin. **46**, 909 (1951). — HEINZEL, F., K. MATTHES, K. MECHELKE u. E. NUSSER: Die Kreislaufwirkung des Regitin beim gesunden Menschen. Cardiologia (Basel) **21**, 743 (1952). — HELLENS, v.: Artero-venous anastomosis in organic obliterative arterial diseases of the lower extremities. Ann. Chir. Gynaec. Fenn. **43**, Suppl. 5, 87 (1954). — HELMER, OSCAR: Französische Patentanmeldung Nr 421187, 1909; Nr 14151, 1910. — HEMINGWAY, A., and C. W. LILLEHEI: Thermal cutaneous vasomotor response. Amer. J. Physiol. **162**, 301 (1950). — HENDERSON, F. G., R. E. SHIPLEY and K. K. CHEN: Pharmacologic studies of 6,7-dimethoxy-1-(4′-ethoxy-3′-methoxybenzyl)-3-methyl-isoquinoline. J. Amer. pharm. Ass. sci. Ed. **40**, 207 (1951). — HENDRICKX, J. P.: Vasodilator drugs. Acta clin. belg. **5**, 309 (1950). — HENRY, J. P., O. L. SLAUGHTER and T. GREINER: A medical massage suit for continuous wear. Angiology **6**, 482 (1955). — HENSEL, H., J. RUEF and K. GOLENHOFEN: Human muscle and skin blood flow. Angiology **6**, 190 (1955). — HENSSGE, E.: Schmerzbekämpfung und Behandlung von Durchblutungsstörungen durch selektive Reizung von Fasergruppen des autonomen Systems. Ärztl. Forsch. **3**, 69 (1949). — HEPBURN, J. S., G. W. BOERICKE, R. RICKETTS and E. D. BOONE: A laboratory study of 20 drugs on normal human beings with comments on their symptomatology and therapeutic use. J. Amer. Inst. Hemoeop. **43**, 130 (1950). — HERGET, R.: Über den Einfluß der Resektion eines thrombosierten Arterienabschnittes auf periphere Durchblutungsstörungen. Langenbecks Arch. klin. Chir. **268**, 266 (1951). — HERRMANN and REID: Passive vascular exercises; treatment of peripheral obliterative arterial diseases by rhythmic alternation of environmental pressure. Arch. Surg. (Chicago) **29**, 697 (1934). — HERRMANN, L. D., J. J. CRANLEY and R. M. PREUNINGER: Importance of collateral circulation in obliterative arterial disease of the lower extremities. Geriatrics **9**, 1 (1954). — HESS, H.: Eine Methode zur Messung des Bluteinstroms in die Extremitäten. Klin. Wschr. **32**, 175 (1954). — Über die Wirkung vasodilatierender Maßnahmen auf den Bluteinstrom in die untere Extremität bei obliterierenden Gefäßerkrankungen. Z. klin. Med. **153**, 35 (1955). — Die Wirkung von Adenylverbindungen auf die Durchblutung des ruhenden Skeletmuskels des Menschen. Klin. Wschr. **33**, 525 (1955). — Über die Wirkung vasodilatierender Maßnahmen auf den Bluteinstrom in die untere Extremität bei obliterierenden Gefäßerkrankungen. II. Z. klin. Med. **154**, 165 (1956). — Zur Behandlung

peripherer organischer Durchblutungsstörungen. Med. Klin. **51**, 1031 (1956). — HESS, H., u. R. BARTELMESS: Untersuchungen zur Wirkung intraarterieller Sauerstoffinsufflationen bei Patienten mit obliterierenden Gefäßerkrankungen. Medizinische **1956 I**, 374. — HESS, H., J. KUNLIN, A. MITTELMEIER, L. SCHLICHT u. B. STAMPFL: Die obliterrierenden Gefäßerkrankungen. München u. Berlin 1959. — HEYNEMANN, TH.: Der Rückgang der postoperativen Lungenembolien in den Nachkriegsjahren. Med. Klin. **1947**, 671. — Zur Bekämpfung der postoperativen Thrombose und Embolie. Geburtsh. u. Frauenheilk. **9**, 8 (1949). HIGGINS, A. R., H. A. HARPER, B. R. MCCAMPBELL, J. R. KIMMEL, T. W. D. SMITH, R. E. JONES jr., L. R. CLARK, L. E. SUITER, M. E. HUCHIN, C. J. ROGERS, B. EDWARDS and P. H. DIRSTINE: The effect of cortisone on frostbite injury. U.S. armed Forces med. J. **3**, 369 (1952). — HILLER, E.: Klinische und oszillographische Untersuchungen über die Wirksamkeit eines neuen wasserlöslichen Theophyllinderivates (DHT). Dtsch. med. Wschr. **78**, 17 (1953). — HINES jr., E. A., and N. W. BARKER: Symposium on treatment of long-term illness; anticoagulant therapy in chronic cardiovascular diseases. Med. Clin. N. Amer. **33**, 335 (1949). — HINES, H. M., and B. F. RANDALL: The effect of temperature and various methods used in physical medicine to increase temperature on local circulation. Phys. Ther. Rev. **30**, 504 (1950). — HOCHREIN, M.: Folgen von Wandveränderungen im Anfangsteil der Aorta mit besonderer Berücksichtigung der Angina pectoris. Klin. Wschr. **10**, 690 (1931). — Coronarkreislauf. Berlin 1932. — HOCHREIN, M., u. I. SCHLEICHER: Herz-Kreislauferkrankungen. 2 Bde. Darmstadt 1959. — HOCKERTS, TH., u. R. ZABKA: Kreislaufeffekte des Roßkastanienextraktes. Ärztl. Forsch. **5**, 133 (1952). — HOENE, R.: Die Angriffspunkte des synthetischen Polysaccharidschwefelsäureesters Thrombocid im Gerinnungssystem. Klin. Wschr. **30**, 105 (1952). — HÖRDER, M. H., B. KICKHÖFEN u. F. WENDT: Aktivierung der Fibrinolyse beim Menschen durch ein bakterielles Pyrogen. Der Einfluß von Phenylbutazon und Heparin auf Fibrinolyse, Blutgerinnung und Fieberreaktion. Klin. Wschr. **36**, 164 (1958). — HOFF, H. E.: Physiologic problems in peripheral vascular disease. Anaesthesiology **13**, 474, 628 (1952). — HOFFMANN-MARTINOT, R.: Quels résultats fonctionnels peut-on espérer obtenir des ultrasons dans le traitement des artérites des membres inférieurs? Sem. méd. (Paris) (Suppl. à Sem. Hôp.) 496—502 (1952). — HOFMANN-CREDNER, D.: Die quantitative Veränderung der Serumeiweißfraktionen des Menschen unter dem Einfluß jodhaltiger Kurmittel. Wien. Z. inn. Med. **35**, 119 (1954). — HOFMANN-CREDNER, D., u. H. SIEDEK: Die Hautquaddel-Resorption von J^{131} unter Jodbehandlung bei Claudicatio intermittens. Z. Kreisl.-Forsch. **42**, 2 (1953). — HOHF, R. E., W. S. DYE, J. H. OLWIN and D. C. JULIAN: Low thoracic-high lumbar sympathectomy for vascular diseases of the legs. J. Amer. med. Ass. **156**, 1238 (1954). — HOLLE, F.: Die synkardiale Massage in der Chirurgie. Ärztl. Wschr. **5**, 926 (1950). — Der Synkardontest, eine klinische Methode zur Funktionsprüfung der Gefäße bei peripheren Durchblutungsstörungen sowie zur Verfeinerung der Indikation für die Grenzstrangresektion. Ärztl. Wschr. **6**, 535 (1951). — HOLTZ, P.: Über die Entstehung von Histamin aus Histidin durch Ascorbinsäure und Sulfhydrylkörper. Naunyn-Schmiedeberg's Arch. exp. Path. Pharmak. **186**, 684 (1937). — HOLZKNECHT, F.: Klinische und experimentelle Erfahrungen mit der Hirudoidsalbe. Schweiz. med. Wschr. **84**, 254 (1954). — HOOBLER, S. W., S. D. MALTON, H. TH. BALLANTINE jr., S. COHEN, R. B. NELIGH, M. M. PEET and R. H. LYONS: Studies on vasomotor tone. I. The effect of the tetraethylammonium ion on the peripheral blood flow of normal subjects. J. clin. Invest. **28**, 638 (1949). — HORWITZ, O., H. MONTGOMERY, E. DOWNS LONGAKER and A. SAYEN: Effects of vasodilator drugs and other procedures on digital cutaneous blood flow, cardiac output, blood pressure, pulse rate, body temperature, and metabolic rate. Amer. J. med. Sci. **218**, 669 (1949). — HOWARD jr., G. T.: Recent advances in the treatment of peripheral vascular diseases. Sth. Surg. **16**, 1016 (1950). — HOWELL, W. H.: Heparin. Bull. Johns Hopk. Hosp. **42**, 199 (1928). — Blood coagulation. J. Amer. med. Ass. **117**, 1059 (1941). — Arch. intern. Med. **13**, 76 (1914). — HOWELL, W. H., and E. HOLT: Two new factors in blood coagulation; heparin and proantithrombin. Amer. J. Physiol. **47**, 328 (1918). — HUDSON, O. C., W. C. FREESE and D. E. JANELLI: Lumbar sympathectomy in peripheral vascular diseases. Med. Tms (Lond.) **79**, 204 (1951). — HUMPHRIES, A. W., V. G. DE WOLFE and F. A. LE FEVRE: Analysis of one hundred twenty consecutive cases of major arterial grafts. J. Amer. med. Ass. **161**, 953 (1956). — HUNGER: Über die Diurese fördernde Wirkung des Testosterons. Inaug.-Diss. Halle 1941. — HUNTER, J. I.: The influence of the sympathetic nervous system in the genesis of the rigidity of striated muscle in spastic paralysis. Surg. Gynec. Obstet. **39**, 721 (1924). — HUNTER, R. B., and G. R. HUDHOPE: Mode of action of tromexan. Lancet **1953**, 821.

IKAWA, MIYOSKI, M. A. STAHMANN and K. P. LINK: Studies on 4-hydroxycoumarins. V. The condensation of α, β-unsaturated ketones with 4-hydroxycoumarin. J. Amer. chem. Soc. **66**, 902 (1944). — INNERFIELD, I., A. ANGRIST and J. W. BENJAMIN: Studies on trypsin. I. The anticoagulant action of trypsin. Gastroenterology **20**, 630 (1952). — INNERFIELD, I., A. SCHWARZ and A. ANGRIST: Intravenous trypsin: its anticoagulant, fibrinolytic and thrombolytic effects. J. clin. Invest. **31**, 1049 (1952). — Fibrinolytic and anticoagulant

effects of intravenous crystalline trypsin. Bull. N.Y. Acad. Med. **28**, 537 (1952). — Parenteral administration of trypsin. Clinical effects in 538 patients. J. Amer. med. Ass. **152**, 597 (1953). — IRONS, E. N., J. P. AYER, R. G. BROWN and S. H. ARMSTRONG jr.: ACTH and cortisone in diffuse collagen disease and chronic dermatoses; differential therapeutic effects. J. Amer. med. Ass. **145**, 861 (1951). — ITALLIE, TH. B. VAN, and CH. W. CLARKE jr.: The effect of priscoline on peripheral blood flow in normal subjects and patients with peripheral vascular disorders. Circulation **3**, 820 (1951).

JABLONS, B.: Diskuss.-Bemerkung zu ABRAMSON u. Mitarb. (1941.) Amer. Heart J. **21**, 765 (1941). — JABLONS, B., A. GRUDZINSKY, M. CANO, A. JODY and E. MALABANAN: Effect of tubulin upon chronic indolent ulcers. Angiology **6**, 260 (1955). — JACONO, A., G. JULIANI e G. NIGRO: Effetti sul circolo periferico del 2-benzil-4-5-imidazolina-HCl (Priscol) e del N-N-N'-3-pentametil-N'N' dietil 3-azo-pentilen (15) di-ammonio di-bromuro (Pendiomid) in soggetti normali ed arteriopatici. Minerva cardioangiol. (Torino) **4**, 577 (1956). — JACQUES, R. H.: Thrombo-angiitis obliterans treated with cortisone: Report of a case. Ohio St. med. J. **48**, 620 (1952). — JACQUET, M.: Le benzène sulfonate de cobalt, hypotenseur artériel et hypoconstrictant périphérique. Arch. Mal. Coeur **45**, 633 (1952). — JAEGER, W.: Experimentelle Untersuchungen über Fibrinolyse im Kammerwasser. Bericht über die 59. Zusammenk. der Dtsch. Ophthalmol. Ges. in Heidelberg, S. **163**, 1955. — Klinische Erfahrungen mit der intraarteriellen Injektion eines Vasodilatans. Dtsch. med. J. **76** (1956). — JAEGER, W., u. H. HONEGGER: Der Ablauf der Fibrinolyse nach intravenöser Injektion bakterieller Pyrogene (Klinische und experimentelle Beobachtungen zur Fiebertherapie bei Iritis fibrinosa). Vortr. auf der Verslg Dtsch. Ophthalm. Ges. Heidelberg, 1956. — JAHN, H. J.: Die Behandlung peripherer Durchblutungsstörungen mit Depot-Padutin. Medizinische **1953**, Nr 3, 91. — JAMES, D. F., I. L. BENNETT jr., P. SCHEINBERG and J. J. BUTLER: Clinical studies on dicumarol hypoprothrombinemia and vitamin K preparations. I. Superiority of vitamin K_1 oxide over menadione sodium bisulfite U.S.P. and synkayvite in reversing dicumarol hypoprothrombinemia. Arch. intern. Med. **83**, 632 (1949). — JANTSCH, H.: Über die Behandlung peripherer Durchblutungsstörungen mit Kurzwellen und Tetraäthylammoniumbromid. Wien. klin. Wschr. **65**, 355 (1953). — JAQUET, E. u. H.: Untersuchungen an einem Kreislaufmodell zur Ermittlung der hydrodynamischen Wirkung des Synkardons nach Dr. M. Fuchs. Z. ges. exp. Med. **127**, 631 (1956). — JAYNE, H. W., P. SCHEINBERG, M. RICH, M. S. BELLE and J. BLACKBURN: The effect of intravenous papaverine hydrochloride. J. clin. Invest. **31**, 111 (1952). — JESSAR, R. A., O. HORWITZ and H. MONTGOMERY: The vasodilator effects of intravenous procaine in patients with ischemic extremities. Amer. J. med. Sci. **224**, 300 (1952). — JEWELL, P., R. PILKINGTON and B. ROBINSON: Heparin and ethyl biscoumacetate in prevention of experimental venous thrombosis. Brit. med. J. **1954 I**, 1013. — JIRASEK, A.: Periarterial sympathectomy to improve vascularization of lower extremity; report of a case. J. int. Coll. Surg. **13**, 520 (1950). — JÖTTEN, J.: Die Beeinflussung der paroxysmalen Durchblutungsstörungen und des Auftretens provozierter Krämpfe durch sympathikolytische Stoffe. Arch. Psychiat. Nervenkr. **187**, 153 (1951). — JONES and STEINER: Investigation and treatment of arterial disturbances in the lower limbs. Brit. J. Surg. **36**, 286 (1949). — JONES, G. E.: Recent advances in the treatment of peripheral vascular diseases. Physiol. Rev. 1945. — JONGH, D. K. DE, and K. KOK: Anticoagulant activity of series of 2-2-bis-(4-hydroxycoumarinyl-3) ethanol ethers. Arch. int. Pharmacodyn. **94**, 470 (1953). — JORPES, E.: Heparin. Biochem. J. **29**, 1817 (1935). — Über die Wirkungsweise des Heparins. Skand. Arch. Physiol. **80**, 202 (1938). — Heparin; its chemistry, physiology and application in medicine. New York and London: Oxford Univ. Press 1939. — JORPES, J. E.: Heparin excretion. Z. physiol. Chem. **278**, 7 (1943). — Heparin in the treatment of thrombosis. Oxford: Medical Publ. 1946. — Anticoagulant therapy in thrombosis. Surg. Gynec. Obstet. **84**, 677 (1947). — I. Die Behandlung der Thrombose mit gerinnungshemmenden Mitteln. Ergebn. inn. Med. Kinderheilk., N. F. **2**, 6 (1951). — JOSENHANS, W.: Über Wirkung und Wert der O_2-Drucke. Dtsch. med. Wschr. **81**, 1928 (1956). — JUDMAIER, F.: Ergebnisse der Sauerstofftherapie bei peripheren Durchblutungsstörungen. Med. Klin. **48**, 816 (1953). — Die kombinierte Therapie peripherer Durchblutungsstörungen. Wien. klin. Wschr. **66**, 116 (1954). — Die Sauerstoffbehandlung peripherer Durchblutungsstörungen. Wien u. Innsbruck: Urban & Schwarzenberg 1956. — JÜRGENS, J.: Anticoagulantien in der Beeinflussung von Gefäßkrankheiten. Z. ges. inn. Med. **5**, 568 (1950). — Erfahrungen mit Dicumarol in der inneren Medizin. Ärztl. Wschr. **5**, 405 (1950). — JULIAN, O. C., and E. J. SHABART: Lumbar sympathectomy in peripheral vascular disease. Arch. Surg. (Chicago) **61**, 804 (1950). — JULIANI, G., e A. JACONO: Contributo alla terapia delle vasculopatie periferiche col N-N'-N'-3-pentametil-N-N-dietil-3-azopentilen (1,5) diammonio di-brumoro (Pendiomid). Rif. med. **1956**, 960. — JUNG, A., u. H. FELL: Arteriographie, Sympathicusinfiltration und Sympathektomie bei Erfrierungsschäden. Dtsch. Z. Chir. **255**, 249 (1942).

KABAT, H., E. F. STOHLMAN and M. J. SMITH: Hypoprothrombinemia induced by administration of indantione derivatives. J. Pharmacol. exp. Ther. **80**, 160 (1944). — KÄRCHER,

K. H., u. Cl. Thelen: Zur Adenylsäurebehandlung von peripheren Durchblutungsstörungen. Fortschr. Med. **72**, 167 (1954). — Kaindl, F.: Intraarterielle Dauerinfusion bei Durchblutungsstörungen. Wien. klin. Wschr. **65**, 611 (1953). — Kaindl, F., u. J. Pärtan: Eine neue Kombinationsbehandlung bei arteriellen Durchblutungsstörungen. Wien. Z. inn. Med. **34**, 292 (1953). — Kaindl, F., J. Pärtan u. F. Warum: Interferenzstrombehandlung bei peripheren Durchblutungsstörungen. Wien. Z. inn. Med. **34**, 465 (1953). — Kaindl, F., u. B. Watschinger: Die Wirkung eines totalen Herzextraktes auf die Beindurchblutung beim Menschen. Wien. Z. inn. Med. **34**, 230 (1953). — Kaiser, F., E. Reich u. H. Sarre: Klinische Erfahrungen mit einem neuen ganglienblockierenden Mittel (Pendiomid). Dtsch. med. Wschr. **76**, 1443 bis 1448 (1951). — Kaiser, K., u. P. Martini: Über die Wirkung der Dihydroalkaloide des Mutterkorns bei der Hypertonie. Dtsch. med. Wschr. **75**, 1516 (1950). — Kaiser, K., u. H. Maurer: Ein Beitrag zur Behandlung peripherer Durchblutungsstörungen unter Berücksichtigung einer neuen vasodilatatorischen Substanz Dilatol. Ärztl. Wschr. **6**, 677 (1951). — Kappert, A.: Zur Behandlung mit intraarteriellen Injektionen. Helv. med. Acta **14**, 25 (1947). — Untersuchungen über die Wirkungen neuer dihydrierter Mutterkornalkaloide bei peripheren Durchblutungsstörungen und Hypertonie. Helv. med. Acta **16**, Suppl. 22 (1949). — Über einige neuere Entwicklungen in der Behandlung peripherer Durchblutungsstörungen. Praxis **1949**, 727—729. — Klinische Erfahrungen mit rhythmischer Gefäßmassage der Extremitäten. Praxis **45**, 40, 915 (1956). — Kappert, A., and W. Hadorn: Experimental and therapeutic investigations with certain new hydrogenated ergot alkaloids in peripheral vascular disorders. Angiology **1**, 520 (1950). — Karasek: Einfluß der Sexualhormone auf den Blutkreislauf. Cas. Lék. česk. **1940**, Nr. 35, 725. — Katz, R. A.: Impending ischemic gangrene; new non-surgical therapeutic suggestions (preliminary report). New Orleans med. surg. J. **98**, 542 (1946). — A preliminary report of a medical treatment of diabetic ischemic gangrene with diethyl ether. Proc. Amer. Diabetes Ass. **6**, 471 (1946). — Diethyl oxide: New therapy in impending gangrene. Clin. Med. **54**, 92 (1947). — Kaugman, J., A. Iglauer and G. K. Herwitz: Effect of priscolin (2-benzyl-4, 5-imidazoline hydrochloride) on circulation and skin temperature in normal man. Angiology **1**, 515 (1950). — Kaulla, K. N. v.: Die klinische Bedeutung der Fibirinolyse und ihre Beziehung zu den Antikoagulantien. Klin. Wschr. **30**, 667 (1952). — Kautzky, R., u. E. A. Schrader: Die Wiederherstellung der arteriellen Gefäßbahn als Therapie der Claudicatio intermittens. Dtsch. med. Wschr. **78**, 464—467, 475—476 (1953). — Kautzsch, E.: Über Wirkungsweise und Anwendung eines neuen Heparinkörpers. Dtsch. med. Wschr. **81**, 1846 (1956). — Kay, J. H., G. H. Balla, S. B. Button and A. Ochsner: Prophylaxis of intravascular clotting by use of alpha tocopherol and calcium. New Orleans med. surg. J. **103**, 116 (1950). — Kekwick, A., and A. M. Boyd: Discussion on the treatment of intermittent claudication. Proc. roy. Soc. Med. **44**, 983 (1951). — Keller: Versuche mit Venogal-Wirksubstanz in vitro. Gynaecologia (Basel) **140**, 387 (1955). — Kesting, A.: Über die Behandlung der angiospastischen Gangrän mit intraarteriellen Injektionen von Apertase. Vorläufige Mitteilung. Med. Klin. **48**, 1152 (1953). — Kety, S. S.: Measurement of regional circulation by local clearance of radioactive sodium. Amer. Heart J. **38**, 321 (1949). — Keyssler, H.: Beitrag zum Problem des postoperativen Tonus der Extremitätengefäße nach Sympathektomien. Langenbecks Arch. klin. Chir. **272**, 511 (1952). — Keyssler, H., u. J. Schmier: Reaktionen der peripheren Durchblutung nach Entnervung. Pflügers Arch. ges. Physiol. **253**, 301 (1951). — Killian, J. A., and Ch. A. Oclassen: Comparative effect of water baths and mustard baths at varying temperatures in the rate of peripheral blood flow in man. Amer. Heart J. **15**, 425 (1938). — Kirtley, Riddell and Hamilton: Indications and late results of inferior vena cava ligation. Ann. Surg. **141**, 633 (1955). — Kistner, R. W., and G. V. Smith: A ten year analysis of thromboembolism and dicumarol prophylaxis. Surg. Gynec. Obstet. **98**, 437 (1954). — Klahn, J.: Erfahrungen mit einem neuen Heparinkörper in der Gynäkologie. Ther. Gegenw. **96**, H. 3 (1957). — Klare, V.: Die Iontophorese mit dem neuen Hyperämisierungsmittel Trafuril. (Ein Beitrag zur gezielten lokalen Durchblutungsförderung.) Wien. med. Wschr. **102**, 796 (1952). — Klausgraber, F.: Die Behandlung der thrombotischen Gefäßerkrankungen mit Panthesin. Wien. med. Wschr. **106**, 945 (1956). — Kleckner jr., M. S., E. V. Allen and K. G. Wakim: The effect of local application of glyceryl trinitrate (nitroglycerine) on Raynaud's disease and Raynaud's phenomenon; studies on blood flow and clinical manifestations. Circulation **3**, 681 (1951). — Kleibel, F.: Vasculat zur Behandlung verschiedener Krankheitsbilder mit peripheren Durchblutungsstörungen. Ärztl. Forsch. 8, 374 (1954). — Venostasin als Vasoregulans bei Durchblutungsstörungen. Z. ges. inn. Med. **10**, 97 (1955). — Kleinsorge: Die Plazenta-Therapie bei Durchblutungsstörungen. III. Tagg Forschungsgemeinsch. für Zellulartherapie, Heidelberg, 3. u. 4. März 1956. — Klima, R., u. I. Beyreder: Die Bedeutung der Gallensäuren in der Therapie der coronaren und peripheren Durchblutungsstörungen. Med. Klin. **46**, 1333 (1951). — Klosa, J.: Ist eine langdauernde ambulante Behandlung mit synthetischen Antikoagulantien möglich? Ärztl. Praxis **8**, Nr 26 (1956). — Klüken, N.: Blutverteilungsstörungen und deren Beeinflussung durch künstliches Fieber. Cardiologia (Basel) **22**, 372 (1953). — Nebenwirkungen des Isonikotinsäurehydracid und ihre

Beziehungen zum peripheren Kreislauf. Münch. med. Wschr. **97**, 398 (1955). — KNEBEL, R.: Über die Kreislaufwirkung des Peripherins. I. Mitt. Naunyn Schmiedebergs Arch. exp. Path. Pharmak. **204**, 615 (1947). — KOCH, W.: Beeinflussung der Kapillarresistenz durch Vitamin B_1-haltigen Roßkastanienextrakt (Venostasin-Salbe). Medizinische **1956**, Nr 9, 326. — KÖHLER, H.: Klinische Erfahrungen mit Dehydasal. Ther. d. Gegenw. **89**, 177 (1950). — KÖNIGS, J.: Thromboemboliеtherapie mit Panthesin-Hydergin. Med. Klin. **52**, 1 (1957). — KÖSTLER, H.: Thrombose-Therapie und -Prophylaxe mit einem neuen Antikoagulans der Heparinreihe. Med. Klin. **51**, 646 (1956). — KOHAN, M.: Über Quecksilbervergiftungen bei gleichzeitiger Hirudinwirkung. Naunyn-Schmiedeberg's Arch. exp. Pat. Pharmak. **61**, 132 (1909). — KOHEN et MOLINE: Le sérum ortho-biotique de Bardach appliqué à douze cas d'affections vasculaires des membres avec un récul de plus de deux ans. Angéiologie (Suppl. Gaz. méd. France) **59**, 15 (1952). — KOHLSTAEDT, E., u. O. W. LÜRMANN: Über das Theophyllin und seine Lösungsvermittler. Pharmazie **2**, 305 (1947). — KOLLER, F.: Comptes rendus du troisième congrès de la Société internationale européenne d'hématologie. E.M.E.S. Roma 1952. — Thrombose und Embolie; Antikoagulantientherapie. Klin. d. Gegenw. **6**, 151 (1957). — KOLLER, F., u. H. JAKOB: Über ein neues, hochaktives Anticoagulans mit protrahierter Wirkung (Marcumar). Schweiz. med. Wschr. **83**, 476 (1953). — KOLLER, TH.: Schweiz. med. Wschr. **73**, 85 (1943). — KOLFF, W. J.: Intermittent venous reclusion. A modified apparatus. Lancet **1939**, 1381. — KONCZ, J.: Zur Pathophysiologie der Thromboemboliekrankheit. Bruns' Beitr. klin. Chir. **185**, 349 (1952). — KONCZ, J., u. E. BÜCHERL: Tierexperimentelle Untersuchungen zur Kreislaufwirkung des synthetischen Anticoagulans Thrombocid. Langenbecks Arch. klin. Chir. **271**, 27 (1952). — KONZETT, H.: Sympathicomimetica und Sympathicolytica am isoliert durchströmten Ganglion cervicale superius der Katze. Helv. physiol. pharmacol. Acta **8**, 245 (1950). — KONZETT, H., and E. ROTHLIN: Investigations on the hypotensive effect of the hydrogenated ergot alkaloids. Brit. J. Pharmacol. **8**, 201 (1953). — KORACH: Erfahrungen über die kausale Herzhormontherapie mit dem Muskelextrakt „Myoston" bei Angina pectoris und essentieller Hypertonie. Münch. med. Wschr. **78**, 473 (1931). — KOTHE, M., u. G. A. SCHOGER: Der Einfluß von Nikotinsäure auf die periphere Durchblutung. Dtsch. med. Wschr. **79**, 503 (1954). — KOTSOVSKY, D.: Abriß der Therapie des Zirkulationssystems im Alter. Med. Mschr. **4**, 401 (1950). — KOUNTZ, W. B., and J. R. SMITH: Observations on passive vascular exercise and other forms of treatment of peripheral vascular disease. Amer. Heart J. **16**, 55 (1938). — KOVACS, J., L. L. SAYLOR and J. S. WRIGHT: The pharmacological and therapeutic effects of certain choline compounds; results in the treatment of hypertension, arthritis, organic occlusive vascular disease, Raynaud's disease, scleroderma and varicose ulcers. Amer. Heart J. **11**, 53 (1936). — KOVÁCS, R.: Electrotherapy and light therapy. 2. Edit. Philadelphia. Lea and Febiger 1938. 696 pp. — KOWALSKA: Results of the treatment of peripheral vascular diseases with syncardial massages. Pol. Arch. Med. wewnet. **25**, 411 (1955). — KOWARSCHIK, J.: Physikalische Therapie, 2. Aufl. Wien: Springer 1957. — KRAMER, D. W.: Periodic or intermittent venous compression in the treatment of peripheral vascular disease. Med. Rec. **147**, 99 (1938). — Intermittent venous compression in treatment of peripheral vascular disorders; a report on 103 cases. Amer. J. med. Sci. **197**, 808 (1939). — KRAMER, D. W., P. K. PERILSTEIN and A. DE MEDIEROS: Evaluation of the medical (conservative) treatment for peripheral vascular disorders. A survey of 1000 treated cases occurring in a series of 2300 consecutive records of patients with circulatory distrurbances. Angiology **8**, 129 (1957). — KRAMER, K.: Untersuchungen über die Kohlensäurediffusion durch die Haut. Balneologe **2**, 4 (1935). — KRAUCHER, G. K.: Zur Behandlung peripherer Durchblutungsstörungen mit Tetraäthylammoniumnitrit. Acta neuroveg. (Wien) **8**, 158 (1953). — Über experimentelle Ergebnisse und klinische Erfahrungen mit einem neuen ganglienblockierenden Mittel. Med. Mschr. **7**, 165 (1953). — Zur Behandlung von Durchblutungsstörungen mit Adeninverbindungen. Wien. med. Wschr. **105**, 303 (1955). — KRAUSS u. MIEHLKE: Die Behandlung des operativen Spannungskollapses mit „Vasculat". Dtsch. med. Wschr. **75**, 1524 (1950). — KREBS, P.: Ein Beitrag zur Behandlung der peripheren Durchblutungsstörungen mit Progresin. Münch. med. Wschr. **99**, 783 (1957). — KREUZIGER, H., u. E. VEIT: Klinische Untersuchungsergebnisse über die Wirkung von Vasculat auf den Kreislauf. Neue med. Welt **1950**, 921. — KRUG, G., u. R. PEPER: Zur Behandlung peripherer Durchblutungsstörungen. Ärztl. Praxis **3**, 4, 10 (1951). — KRUMMEL, W., u. O. POPP: Praktische Erfahrungen mit der intraarteriellen Acetylcholin-Therapie bei peripheren Durchblutungsstörungen. Wien. med. Wschr. **1951**, 855. — KRUSEN jr., E. M., K. G. WAKIM, U. M. LEDEN, G. M. MARTIN and E. C. ELKINS: Effect of hot packs on peripheral circulation. Arch. phys. Med. **31**, 145 (1950). — KRYLE, L. S., E. CALVELLI, D. T. BONHAM and H. S. KUPPERMAN: Clinical studies on the use of parenteral trypsin and chymotrypsin in peripheral vascular disease. Angiology **7**, 287 (1956). — KUCK, H.: Steigerung der Nierendurchblutung unter Nikotinsäureeinwirkung. Med. Klin. **49**, 371 (1954). — KÜCHMEISTER, H.: Läßt sich die Wirkung des Roßkastanienextraktes auf die Kapillarwandfunktionen objektivieren? Ärztl. Forsch. **7**, 102 (1953). — KÜHLE,

E.: Über eine zentrale Wirkung einiger Sympathicomimetica mit peripher gefäßerweiternder Wirkung. Arzneimittel-Forsch. **2**, 529 (1952). — KÜHNS, K.: Klinisch experimentelle Untersuchungen über ein neues Sympathicolyticum Präparat 7337-Ciba (Regitin). Schweiz. med. Wschr. **1951**, 357. — KÜLZ, F., u. N. SCHNEIDER: Über neue gefäßerweiternde Sympathikomimetica. Klin. Wschr. **28**, 535 (1950). — KÜNG, H. L.: Wirkung von Butazolidin auf eine artefizielle sterile Thrombophlebitis im Tierversuch. Schweiz. med. Wschr. **85**, 262 (1955). — KUHN, W., u. F. KNÜCHEL: Zur Wirkung von Placenta-Trockengewebe auf arteriosklerotische Veränderungen. Med. Klin. **49**, 1363 (1954). — KUNKEL, P., u. E. A. STEAD jr.: Blood flow and vasomotor reactions in the foot on heath, in arteriosclerosis and in thrombangiitis obliterans. J. clin. Invest. **17**, 715 (1938). — KUNKEL, P., u. SOMA WEISS: Blood flow and vasomotor reactions in the hand, forearm, foot and calf in response to physical and chemical stimuli. J. clin. Invest. **18**, 225 (1939). — KUNLIN, J.: Die chirurgische Behandlung der obliterierenden Gefäßerkrankungen an den Extremitäten. In H. HESS, Die obliterierenden Gefäßerkrankungen, S. 320. München u. Berlin: Urban & Schwarzenberg 1959. — KUNTZ, A.: The neuroanatomic basis of surgery of the autonomic nervous system. Springfield, Ill.: Ch. C. Thomas **1949**. — KUROW, G., u. A. v. LUTZKI: Cyren-A-Implantation nach lumbaler Sympathektomie wegen peripherer Durchblutungsstörungen. Med. Klin. **45**, 1079—1081 (1950). — KUSCHINSKY, G.: Pharmakotherapie der Gefäßerkrankungen. Regensburg. Jb. ärztl. Fortbild. **2**, 111 (1951). — KUSCHKE, H. J.: Zur qualitativen und quantitativen Charakterisierung der Gefäßwirksamkeit des Khellin. Arch. int. Pharmacodyn. **106**, 100 (1956). — KUSCHKE, H. J., u. E. PAAS: Beitrag zur Wertbestimmung der gefäßerweiternden Wirkung des Khellin, vergleichende Untersuchung mit Papaverin. Naunyn-Schmiedeberg's Arch. exp. Path. Pharmak. **228**, 215 (1956).

LABADIE, P.: Les ganglioplégiques. J. Méd. Bordeaux **129**, 996 (1952). — LABEY (1911): Zit. nach E. KEY, Embolectomy in the treatment of circulatory disturbances in the extremities. Surg. Gynec. Obstet. **36**, 309 (1923). — LACASSIE, R.: Behandlung des cerebralen apoplektischen Insults bei Gefäßerkrankungen mit alleiniger intravenöser Chlorpromazin-Injektion. Presse méd. **62**, 383 (1954). — LADEBURG, H.: Klinische Ergebnisse der synkardialen Behandlungsmethode. Heilkunst, Z. prakt. Med. u. die Synthese aller Heilverfahren, Heft 12, Dez. 1954. — LÄWEN, A.: Weitere Erfahrungen über paravertebrale Schmerzaufhebung zur Differentialdiagnose von Erkrankungen der Gallenblase, des Magens, der Niere und des Wurmfortsatzes, sowie zur Behandlung postoperativer Lungenkomplikationen. Zbl. Chir. **50**, 461 (1923). — LAMBERTIE, G.: Contribution à l'étude du traitement des oblitérations arteriélles aigues des membres. Diss. Bordeaux 1953, 78 S. — LAMPERT, H.: Das Kohlensäuregasbad. Colloquium Medicum **2**, Nr 4, 1 (1955). — LANDES, G., u. O. SARDEMANN: Untersuchungen über die Kreislaufwirkung der Strychninsäure (Movellan). Klin. Wschr. **27**, 596 (1949). — LANDGRAF u. PRÜSS: Erfahrungen bei der Behandlung peripherer Durchblutungsstörungen mit über 700 intraarteriellen Injektionen von Acetylcholin, Acetylcholin-Ronicol, Acetylcholin-Ronicol-Mestinon. Medizinische **1955**, 1475. — LANDGREN, S., G. LILJESTRAND u. Y. ZOTTERMAN: Wirkung von Alkohol, Aceton, Äther und Chloroform auf die Chemoreceptoren des Glomus caroticum . Naunyn-Schmiedeberg's Arch. exp. Path. Pharmak. **219**, 185 (1953). — LANDIS, E. M., and J. H. GIBBON jr.: Effects of alternate suction and pressure on circulation in the lower extremities. Proc. Soc. exp. Biol. (N. Y.) **30**, 593 (1933). — LANDIS, E. M., and L. H. HITZROT: Treatment of peripheral vascular disease by means of suction and pressure. Ann. intern. Med. **9**, 264 (1935). — LANDMESSER, INGRID: Sauerstoffinsufflation beim Gefäßgesunden. Inaug.-Diss. Marburg 1955. — LANG, W., H. W. PABST u. H. SCHWALB: Über Wirkungsweise und klinische Bedeutung des Theophyllins. Münch. med. Wschr. **96**, 1331 (1954). — LANGENDORF, H., H. G. HOHMANN und R. K. ZAHN: Untersuchungen über die Reaktionen individueller Blutkapillaren der Froschschwimmhaut unter der Wirkung kreislaufaktiver Substanzen mit Hilfe einer objektiven Registriermethode. Z. ges. exp. Med. **122**, 178 (1953). — LASSER, R. P., N. ROSENTHAL and L. LOEWE: Death following use of tetraethylammonium chloride. J. Amer. med. Ass. **139**, 153 (1949). — LAVOLLAY, J.: Sur la vitamine P. Action de l'esculoside et de l'escurlétol sur la résistance des capillaires. S.-B. Soc. biol. Paris **139**, 270 (1945). — LAWRENCE jr. and DODDS: The effect of venous occlusion on peripheral blood flow during acute arterial insufficiency. Surgery **38**, 333 (1955). — LAWRENCE, E. D., D. DOKTOR and J. SALL: Muscle adenylic acid: a clinical study of its effect. Angiology **2**, 405 (1951). — LAZZARINI, M. D.: Blood vessel bank-its possibilities. Angiology **4**, 516 (1953). — LEARMONTH, J.: Collateral circulation, natural and artifical. Surg. Gynec. Obstet. **90**, 385 (1950). — LAERY, H. J., G. E. KELLEY and R. O. GREGG: Branched arterial homografts. Surgery **38**, 476 (1955). — LECOMTE, J., et V. TALMAS: Effects des infusions intraveineues d'histamine sur l'appareil cardio-vasculaire de l'homme. Arch. int. Physiol. **59**, 395 (1951). — LEE, R. J., and P. D. WHITE: Clinical study of the coagulation time of blood. Amer. J. med. Sci. **145**, 495 (1913). — LE FEVRE: Management of occlusive arterial diseases of the extremities. J. Amer. med. Ass. **147**, 1401 (1951). — LE GOFF, J. M.: Un nouveau vaso-dilatateur: le cobalt. Presse méd. **1934**, 231. — LEGRAIN, C.: Indications et contre-

indications de la cure thermale a Vichy. Concours méd. **72**, 1717 (1950). — LEHMANN, H.: Zur Frage der Unterbrechung oder Ausrottung des Sympathicus bei Angiospasmen der Extremitäten. Wien. med. Wschr. **1949**, 112—115. — LEIBLEIN, H.: Megaphenbehandlung organischer Gefäßkrankheiten. Ther. d. Gegenw. **93**, 413 (1954). — LEMAIRE, A.: Neue Erkenntnisse auf dem Gebiete der Arterienentzündungen der Extremitäten. Wien. klin. Wschr. **62**, 11 (1950). — 8. Dtsch. Therapiewoche in Karlsruhe: Erfolge in der Behandlung peripherer Durchblutungsstörungen. Münch. med. Wschr. **98**, 1305 (1956). — LEMAIRE, A., et E. HOUSSET: Le traitement des affections vasculaires périphériques par les sels biliaires intraveineux. Thérapie **9**, 401 (1954). — LEMAIRE, A., J. LOEPER et E. HOUSSET: Les injections intra-artérielles d'oxygène dans les artérites des membres. Bull. Acad. nat. Méd. (Paris) **132**, 384 (1948). — Nouveaux résultats thérapeutiques des injections intra-artérielles d'oxygène dans les arterites des membres inferieurs. Presse méd. **1953**, 1439. — LENGGENHAGER, K.: Über die Entstehung, Erkennung und Vermeidung der postoperativen Fernthrombose, 2. Aufl. Stuttgart: Georg Thieme 1948. — LENG-LÉVY, J., J. DAVID-CHAUSSÉ, A. SERRES, G. LABORIE et R. VEAUX: Contribution au traitement des artérites chroniques oblitérantes: intérêt d'une association de produits vaso-dilatateurs. J. Méd. Bordeaux **134**, 1218 (1957). — LENTRODT, H. W.: CO_2-Trockengasbäder und Kohlensäurewasserbäder. Med. klin. **49**, 130 (1954). — LÉRICHE, R.: De l'elongation et de la section des nerfs perivasculaires dans certains syndromes douloureux d'origine arterielle et dans quelques troubles trophiques. Lyon chir. **10**, 378 (1913). — Progrès dans la chirurgie vasculaire. Lyon chir. **43**, 134, 266 (1948). — Progrès dans la chirurgie vasculaire. J. Chir. (Paris) **66**, 5 (1950). — Du minimum circulatoire vital dans les membres en voie de gangrène artéritique. Presse méd. **1955**, 153. — LE ROY and KLEINSASSER: Raynauds phenomen and atypical causalgie; the role of sympathectomy. Ann. Surg. **127**, 720 (1948). — LEUBE, H. u. E. DICKE: Massage reflektorischer Zonen im Bindegewebe, 4. Aufl. Jena 1950. — LEVIN, M. H., W. S. ADAMS, W. S. BECK, R. GOLDMAN and S. H. BASSETT: Prolonged treatment of a case of periarteritis nodosa with ACTH; the effective dose as measured by metabolic balances. J. clin. Endocr. **11**, 375 (1951). — LEVIN, S. J.: ACTH in gelatin. (Clinical results with repository adrenocorticotropic hormone in allergic diseases.) Ann. Allergy **11**, 157 (1953). — LEVINSON, J. E., M. HORWITZ, J. P. KULKA, L. PAGE and W. BAUER: Response of Schoenlein-Henoch syndrome to ACTH: Report of a case with serial skin biopsies. Ann. rheum. Dis. **10**, 255 (1951). — LEWIS, TH., and R. GRANT: Observations upon reactive hyperemia in man. Heart **12**, 73 (1925). — LIAN, C.: A propos du traitement médical des spasmes artériels et des artérites oblitérantes. Presse med. **65/66**, 1477 (1957). — LICHERI, G., e G. C. RICCI: Un farmaco simpaticolitico in terapia circolatoria. Esperienze terapeutiche con cloruro (e bromuro) di tetraetilammonio nella ipertensione arteriosa ed in alcune vascolopatie. Rass. Fisiopat. clin. ter. **22**, 731 (1950). — LICHTENBERG, J., and A. BENEŠ: Activation of the collateral circulation in cases of arterial obliteration of the extremities by high-pressure intraarterial transfusion. Čas. Lék. čes. **94**, 1153 (1955). — LICHTENSTEIN, L., and S. SEWELL: Pulmonary and cerebral fat embolism following intravenous administration of ether therapeutically. J. Amer. med. Ass. **136**, 827 (1948). — LILJESTRAND, G., u. G. NYLIN: Über die Wirkung von Digitalis, Cardiazol, Coramin, Hexeton und Strychnin auf Kreislauf und Atmung des gesunden Menschen. Acta physiol. scand. **1**, 328 (1940). — LINDER, F.: Klinische Erfahrungen mit Dibenamin bei peripheren Durchblutungsstörungen und Schmerzzuständen. Dtsch. Arch. klin. Med. **195**, 184 (1949). — Moderne Sympathicolytica bei peripheren Durchblutungsstörungen. Langenbecks Arch. klin. Chir. **264**, 421 (1950). — LINDER, P.: Periphere Gefäßstörungen und ihre Behandlung. Therapiewoche **5**, 272 (1951). — LINK, K. P.: Dicoumarol. Fed. Proc. **4**, 176 (1945). — LINTON, R. R.: Treatment of acute arterial occlusion by means of intermittent venous occlusion. Arch. Surg. (Chicago) **46**, 395 (1943). — LINTON, R. R., P. J. MORRISON, H. ALFELDER and A. L. LIBBY: Therapeutic venous occlusion. Its effect on the arterial inflow to an extremity, as measured by means of the Rein thermostromuhr. Amer. Heart J. **21**, 721 (1941). — LIPPMAN, H. J.: Intraarterial priscoline therapy for peripheral vascular disturbances. Angiology **3**, 69 (1952). — LIPS, A. C. M., and L. DE SONNAVILLE: Heparin in the treatment of peripheral circulatory disturbances. Ned. T. Geneesk. **1953**, 1448—1456 mit engl. Zus.fass. [Holländisch.]. — LIVINGSTONE, P. D., and C. JONES: Treatment of intermittent claudication with vitamin E. Lancet **1958**, 602. — LÖHR, H.: Untersuchungen und Ergebnisse zur Physiologie des sympathektomierten Armes. Ergebn. Chir. Orthop. **36**, 361 (1950). — LOOMIS, T. A., and J. E. JESSEPH: A clinical study of prolonged anticoagulant effect with repository butacaine heparin. J. Pharmacol. exp. Ther. **106**, 83 (1952). — LOOSE, K. E.: Technik und Ergebnisse gehäufter Stellatumblockaden. Neue med. Welt 1594 (1950). — Die Arterienresektion im Rahmen sympathicuschirurgischer Therapie bei peripheren Durchblutungsstörungen. Chirurg **21**, 352 (1950). — LOOSEN, H., W. HEINEN and M. CREISCHER: Blutgerinnung bei Belastung und peripherer Stauung als Beitrag zum Trainingsproblem. Z. ges. inn. Med. **7**, 520 (1952). — LORD, GROSS, HUFNAGEL and LAZZARINI: Report of Committee on Blood Vessel Banks. Recommendations for the establishment and

maintenance of a blood vessel bank. Circulation **13**, 270 (1956). — LOSADA TRULOCK, E. R.: Tratamiento de los sindromes vasculares periféricos. Rev. clin. esp. **40**, 406 (1951). — LOTTENBACH, K., u. N. STUCKI: Die Pulswellenverzögerung bei peripheren Zirkulationsstörungen. Cardiologia (Basel) **17**, H. 1 (1950). — LÜHR: Der Effekt von Oxyaethyltheophyllin an der Strombahn. Arzneimittel-Forsch. **4**, 622 (1954). — LUETH, H. C., and T. G. HANKS: Unusual reaction of patients with hypertension to glyceryl trinitrate. Arch. intern. Med. **62**, 97 (1938). LUKE, J. C., and B. N. MARIEN: Hydrogenated ergot alkaloids in treatment of intermittent claudication. Canad. med. Ass. J. **68**, 221 (1953). — LUND, F.: Percutaneous nitroglycerin treatment in cases of peripheral circulatory disorders. Acta med. scand. **130**, Suppl. 206, 196 (1948). — LUND, J.: Peripheral occlusive arterial disease. Treatment with transplantation. Månedsskr. prakt. Laegegern. **36**, 213 (1958). — LYNN, R. B.: Effects of priscol on the peripheral circulation. Lancet **1950 II**, 676. — LYNN, R. B., and H. BARCROFT: Circulatory changes in the foot after lumbar sympathectomy. Lancet **1950**, 1105. — LYNN, R. B., S. M. SANCETTA and F. A. SIMEONE: A new ganglionic blocking agent. Angiology **3**, 241 (1952). — LYONS, R. H., and V. L. LOVE: Clinical aspects of ganglionic and adrenergic blocking agents. Advanc. intern. Med. **5**, 303 (1952). — LYONS, MEADOWS and FUCHS: A new method for the treatment of peripheral vascular disease. Sth. med. J. (Bgham, Ala.) **48**, 811 (1955).

MAGIERA, T., u. ST. SOKOL: Die Novocaintherapie der Krankheiten der peripheren Arterien. Vorl. Mitt. Pol. Tyg. lek. **5**, 491 (1950). [Polnisch.] — MAGIERA, T., u. S. Z. SOKÓL: Dalsze spostrzezenia nad dzialaniem dozylnego stosowania nowokainy w chorobach tetnic obwoduwych. Pol. Tyg. lek. **6**, 840 (1951). — MAINZER, FR.: Bemerkungen zur Frühbehandlung des Schlaganfalles mit Aminophyllin. Med. Klin. **1951**, 938. — MAKOUS, N., and J. B. VAN DER VEER: Severe drug sensitivity reaction to phenindione (phenylindandione). J. Amer. med. Ass. **155**, 739 (1954). — MALAN, E.: Considerazioni sulle arteriopatie obliteranti giovanili a patogenesi infiammatoria e sulla possibilità, di un loro trattamento con fondamento eziologico. J. int. Chir. **10**, 183 (1950). — MALMÉJAC, J., G. NEVERRE et R. POULAIN: C. R. Soc. Biol. (Paris) **145**, 1512 (1951). — MANDL, F.: Zur Klassifikation, Untersuchungsmethodik und Therapie der chronisch stenosierenden peripheren Gefäßerkrankungen. Wien. med. Wschr. **1949**, 309. — Die akute Gefäßkrise nach Sympathicusoperationen. Wien. klin. Wschr. **1949**, 449. — MANDL, F., and R. GOTTLOB: Some experiences in the management of peripheral vascular disorders. Acta med. orient. (Tel-Aviv) **12**, 155 (1953). — MANFREDI, D., e A. DAURI: Il blocco del simpatico con novocaina ad azione ritardata. Minerva cardioangiol. (Torino) **3**, 280 (1955). — MANSELL, R. V.: Antepartum dicumarol therapy. Amer. J. Obstet. Gynec. **64**, 155 (1952). — MANTHEY, U.: Die Verbesserung der Heilungstendenz des Ulcus cruris durch Roßkastanienextrakt. Z. Haut- u. Geschl.-Kr. **16**, 52 (1954). — MARCHE, J.: Le traitement des syndromes vasculaires (artériolaires en particulier) par la penta-erythrite tétranitrée. Gaz. méd. Fr. **59**, Suppl., 45 (1952). — MARIA, G. DI, e L. SOLINAS: L'azione sul circolo periferico arterioso e venoso di sostanze adrenalinosimili. Studio comparativo tra sostanze con gruppo metilico, (Beta p. ossifenil) (isopropil-metil-amina) e sostanze demetilizzate (p. ossifenil-etanolamina). Clin. nuova **12**, 167 (1951). — MARMASSE, J.: Oblitération artérielle aiguë des deux membres inférieurs. Traitement par injections intra-artérielles. Cicatrisation des zones cutanées sphacelées. Arch. Mal. Coeur **48**, 706 (1955). — MARTIN, D. J.: Intra-arterial oxygen in the management of ischaemic gangrene in the elderly. Postgrad. med. J. **33**, 459 (1957). — MARTIN, G. H.: Surgical aspects of peripheral vascular disease. Amer. J. Surg. **77**, 624 (1949). — MARTIN, W. B., H. LAUFMAN and ST. W. TUELL: Rationale of therapy in acute vascular occulsions based upon micrometric observations. Ann. Surg. **129**, 476 (1949). — MARTORELL, F.: Medical treatment of aortoiliac obliteration. Angiology **6**, 28 (1955). — MARX, H.: Kritische Untersuchungen über einige sogenannte periphere Kreislaufmittel. Verh. dtsch. Ges. Kreisl.-Forsch. **16**, 245 (1950). — MARX, R.: Über einige Ergebnisse und Probleme klinisch-enzymologischer Fibrinolysestudien. Blut **1**, 275 (1955). — Ein neues Anticoagulans und Antithromboticum vom Typ der Heparin-Körper. Arzneimittel-Forsch. **6**, H. 11 (1956). — MARX, R., u. H. BAYERLE: Über die Bestimmung der Prothrombinzeit in kleinen Mengen Kapillarblut. Hoppe-Seylers Z. physiol. Chem. **283**, 243 (1949). — MARX, W.: Die Behandlung von Kreislaufstörungen mit Rulun. Ärztl. Sammelbl. H. 3, 65 (1953). — MARXER, A., u. K. MIESCHER: Über die stufenweise Quaternisierung von aliphatischen Polyaminen. Neue Verbindungen mit ganglienblockierender Wirkung. Helv. chim. acta **34**, 924 (1951). — MASSELL, TH. B., W. E. ADOLPH and J. B. FRENCH: The use of tetraethylammonium chloride as a vasodilator in peripheral vascular disease; its effect on sympathectomized extremities. Circulation **1**, 655 (1950). — MATIS, P., u. J. SCHEELE: Zur Vasoaktivität der Anticoagulantia. Wien. klin. Wschr. **65**, 102 (1953). MATIS, P., J. SCHEELE u. S. DORTENMANN: Beitrag zur Wirkungsweise und Anwendung des Venostasin (Roßkastanienextrakt mit Vitamin B 1) unter besonderer Berücksichtigung seiner membranabdichtenden und durchblutungsfördernden Wirkung. Medizinische **1953**, 223, Nr. 21. MATTEO, G. DI, and D. MANFREDI: A newer method for the experimental replacement of the aortic arch.

Policlinico, Sez. prat. 63, 105 (1956). — MAUL, G.: Klinische Erfahrungen mit der Synkardonbehandlung. Münch. med. Wschr. 94, 2483, 2531 (1952). — MAVOR, G. E.: Intermittent claudication and sympathectomy. Lancet 1955 II, 794. — MAY, R.: Klinische Erfahrungen mit der lokalen Heparinbehandlung von Thrombosen. In: KOLLER u. MERZ, Thrombose und Embolie, S. 770. Basel: Benno Schwabe & Co. 1954. — MAYALL: Results obtained with B-piridilcarbinol applied intra-arterially in the treatment of peripheral vascular diseases. Rev. bras. Med. 11, 833 (1954) mit engl. Zus.fass. [Portugiesisch.] — MAYER, S.: Su di una particulare reazione a medicamento on arto paralitico e sulle sue possibilitè terapeutiche. (ricerche cliniche e spermentali.) Rif. med. 68, 119 (1954). — McCLURE, R. D , and C. R. LAM: Experiences in heparin administration. J. Amer. med. Ass. 114, 2085 (1940). McGRATH: Experimental peripheral gangrene. J. Amer. med. Ass. 105, 854 (1935). — McINTYRE, CH. H., R. L. MARSH and J. D. BRIGGS: Tetraethylammonium chloride in evaluation of lower extremity arterial disorders. Surgery 25, 348 (1949). — McKITTRICK, L. S.: The diagnosis and management of chronic obliterative vascular disease. J. Amer. med. Ass. 113, 1223 (1939). — McKITTRICK, L. S., J. B. McKITTRICK and T. S. RISLEY: Transmetatarsal amputation for infection or gangrene in patients with diabetes mellitus. Ann. Surg. 130, 826 (1949). — McLEAN, J.: The thromboplastic action of cephalin. Amer. J. Physiol. 41, 250 (1916). — McLEAN, J., and A. G. JOHNSON: Gangrene following fracture treated with heparin, papaverine and intermittent venous occlusion. Surgery 20, 324 (1946). — MEAD, S.: Physical treatment of peripheral vascular disease. J. Amer. med. Ass. 139, 1059 (1949). — MECHELKE, K., u. F. HEINZEL: Zur Kreislaufwirkung des Vasculat beim gesunden Menschen. Z. ges. exp. Med. 116, 193 (1950). — MEIER, M.: Zur Therapie peripherer Durchblutungsstörungen durch medikamentöse Beeinflussung des vegetativen Nervensystems. (Erfahrungen mit Hydergin und Dilvasène.) Praxis 1950, 569. — MEISTER, TH.: Behandlungsergebnisse der synkardialen Massage bei peripheren Zirkulationsstörungen (Med. Univ. Polikl. Basel). Schweiz. med. Wschr. 79, 61 (1949). — MEITUS, M. L., and P. WASSERMAN: Influence of longterm bishydroxycoumarin (dicumarol) therapy on liver function. A.M.A. Arch. intern. Med. 91, 464 (1953). — MENDLOWITZ, M.: Observations on calorimetric method for measuring digital blood flow. Angiology 1, 247 (1950). — MENEGHINI, P.: La shock-vaccino terapia nella cura di un caso di trombosi traumatica della vena carva inf. Arch. E. Maragliano Pat. Clin. 4, 771 (1949). — Inform. méd. (Habana) 4, 139 (1950). — Le traitement fibrinolytique des thromboses et des embolies. Thrombose und Embolie, I. Internat. Tagg Basel. Basel: Benno Schwabe & Co. 1954, S. 873. — Terapia fibrinolitica e profilassi anticoagulante nelle malatie tromboemboliche. Minerva med. (Torino) 46, 393 (1955). — MENG, J., and W. RIEBEN: Oxygen therapy of peripheral vascular disease. Schweiz. med. Wschr. 87, 525 (1957). — MENTHA, C., and J. BAUMGARTNER: A propos du traitement des artérites pa le massage syncardial. Praxis 40, 603 (1951). — MERLEN et WEITZ: L'action de la vitamine E dans les troubles circulatories périphériques. Presse méd. 58, 252 (1950). — MERZ, W. R.: Die Behandlung der Thrombose und Lungenembolie mit Antikoagulantien. Basel: S. Karger 1950. — MERZ, W. R., M. ETTERICH u. C. SCACCHI: Die konservative Behandlung der Thrombose und Embolie in der Gynäkologie und Geburtshilfe; verglichen mit der antikoagulierenden Therapie. Schweiz. med. Wschr. 81, 565 (1951). — METZGER, M., u. H. W. SPIER: Ulcus cruris und Eiweißpermeabilität der Gefäße. Dtsch. med. Wschr. 78, 1068 (1953). — MEYER, H.: Frischhormonbehandlung bei Kreislaufstörungen und Hochdruck. Dtsch. Therapiewoche Karlsruhe 28. 8.—3. 9. 1955. — MEYER, K.: Biological significance of hyaluronic acid and hyaluronidase. Physiol. Rev. 27, 335 (1947). — MEYER, O. O., J. B. BINGHAM and VELMA H. AXELROD: Studies on the hemorrhagic agent, 3.3'-methylene-bis (4-hydroxycoumarin). II. The method of administration and dosage. Amer. J. med. Sci. 204, 11 (1942). — MEYER, TH., u. R. MEIER: Über den peripheren Angriffspunkt des Priscols am Gefäßsystem. Schweiz. med. Wschr. 71, 1206 (1941). — MEYER, W. W.: Interstitielle fibrinöse Entzündung im Formenkries dysorischer Vorgänge. Klin. Wschr. 1950, 697. — Die Eiweißablagerung im Werdegang der Arteriosklerose. Klin. Wschr. 30, 244 (1952). — MEYER-BISCH, R.: Der Einfluß peroral gegebener Lävulose und Dextrose auf den Wassergehalt des Blutes. Klin. Wschr. 13, 60 (1924). — MEYER-BURGDORFF, G.: Die Bedeutung der intraarteriellen Sauerstoffinsufflation für die Muskeldurchblutung bei arteriellen Gefäßverschlüssen. Dtsch. med. Wschr. 84, 73 (1959). — MICHANS, J. R.: Tratamiento de las arteritis de los miembros. Dia. méd. 22, 3268 (1950). — MILCH, E., L. BERMAN and R. EGAN: Use of bishydroxycoumarin (dicumarol) for prevention of postoperative thromboembolism; a study of twenty-seven hundred consecutive surgical patients. A.M.A. Arch. Surg. 67, 142 (1953). — MILLERET: Cobaltothérapie intraartérielle. Phlébologia Bull. Soc. franç. 8, 95 (1955). — MILLOT, J., et J. MAGNE: Diagnostic et traitement des artérites des membres inférieurs. Concours méd. 73, 2591 (1951). — MITCHELL, R. H., A. H. RUTLEDGE and E. DAVENPORT: Autonomic blocking agents in the treatment of peripheral arterial vascular diseases. Amer. Practit. 2, 311 (1951). — MOE, G. K., and W. A. FREYBURGER: Ganglionic blocking agents. Pharmacol. Rev. 2, 61 (1950). — MÖLLER, W.: Therapie der peripheren

Durchblutungsstörungen unter Berücksichtigung einer verbesserten Methodik der intraarteriellen Sauerstoffinsufflation. Therapiewoche **3**, 231 (1953). — Intravasale Sauerstofftherapie (einschließlich der intravenösen). Therapiewoche **4**, 433 (1954). — MOLLY: Erfahrungen mit Depot-Padutin mit schweren Durchblutungsstörungen. Ther. d. Gegenw. **93**, 381 (1954). MOORE, H. D.: The replacement of blood vessels by polythene tubes. Surg. Gynec. Obstet. **91**, 593 (1950). — MOORE, P. E., A. W. RICHARDSON and H. D. GREEN: Effects of a new dibenzazepine derivative Ro 2-3248, 6-allyl-6, 7-dihydro-5H-dibenz (c, e) azepine phosphate, upon the blood flow, the peripheral resistance and the response to injections of epinephrine, of the innervated hind limb of the dog. J. Pharmacol. exp. Ther. **106**, 14 (1952). — MOREL, A.: A propos de l'action de l'injection intra-artérielle de procaine après résection artérielle. Presse méd. **58**, 1332 (1950). — MORTENSEN, J. D., J. H. GRINDLAY and J. W. KIRKLIN: The arterial homograft bank. Proc. Mayo Clin. **28**, 713 (1953). — MOSER, F.: Fortschritte in der Behandlung peripherer Durchblutungsstörungen. Med. Klin. **25**, 887 (1953). — Zur Frühbehandlung akuter peripherer Gefäßverschlüsse. Med. Klin. **49**, 1390 (1954). — MOSER, K. M.: Effects of intravenous administration of fibrinolysin (Plasmin) in man. Circulation **20**, 42 (1959). — MOSER, M., A. G. PRANDONI, J. A. ORBISON and TH. W. MATTINGLY: Clinical experience with sympathetic blocking agents in peripheral vascular disease. Ann. intern. Med. **38**, 1245 (1953). — MOSER, M., D. WATKINS, N. MORRIS, A. G. PRANDONI and TH. W. MATTINGLY: Effect of dibenzyline on skin temperature, peripheral blood flow, and vasomotor responses in normal patients with increased vasoconstrictor tone. Circulation **8**, 224 (1953). — MÜHLBÄCHER, W.: Zur Behandlung der beginnenden Phlebitiden im Bereich beider Rosenadern. Med. Klin. **53**, 1061 (1958). — MÜLLER, E.: Das Saug- und Druckverfahren und seine Kombination mit Trockengasbehandlung in der Therapie der peripheren Durchblutungsstörungen. Colloquim Medicum **3**, Nr 6, 1 (1956). — MÜLLER, E. A.: Die Anwendung der Frischzellentherapie nach Dr. Niehans bei Endangiitis obliterans (Bürger-Winiwarter). Therapiewoche **4**, 252 (1954). — MUFSON: A new treatment for the relief of obliterative diseases of peripheral arteries. Ann. intern. Med. **29**, 903 (1948). — MUFSON, J.: Responses of the abnormal arterial circulation to various stimuli, as studied by the use of radioactive sodium. II. Intraarterial histamine, papaverine, aminophylline and adrenaline; sympathectomy and etamonpain. Ann. intern. Med. **34**, 428 (1951). — Treatment of peripheral arterial obliterative diseases and their complications by arterial infusions of histamine. Amer. J. Med. **12**, 680 (1952). — Diagnosis and treatment of neural complications of peripheral arterial obliterative disease. Angiology **3**, 392 (1952). — Peripheral vascular diseases and their cure. J. Amer. med. Ass. **155**, 1559 (1954). — MUFSON, I., L. GOLDMAN, S. HIRSCHMAN, M. SHEIMAN, J. BLIER and G. STEINBERG: An evaluation of priscoline by artery in the treatment of peripheral arterial obliterative disease. N.Y.St. J. Med. **52**, 2651 (1952). — MUIR, J. D.: Activity of heparin in Pitkin's menstruum. Lancet **1950**, 671. — MUNDINGER, F., K. PHILIPP u. W. UMBACH: Wert und Anwendbarkeit radioaktiver Clearance-Methoden zur Beurteilung peripherer Durchblutungsstörungen. Ärztl. Forsch. 8, 547 (1954). — MUNK, F.: Die Ursache der peripheren Haut-Hyperämie im Kohlensäurebade. Z. Balneol. **123** (1913). — MURPHY, R. A., J. N. MCCLURE, F. W. COOPER and L. G. GROWLEY: The effect of priscoline, papaverine, and nicotinic acid on blood flow in the lower extremity of man. A comparative study. Surgery **27**, 655 (1950). — MURRAY, D. G. W., and C. H. BEST: Heparin and thrombosis: The present situation. J. Amer. med. Ass. **110**, 118 (1938). — MUSSGNUG, G.: Behandlungsergebnisse mit dem Adreno- und Sympathicolyticum Ilidar bei organischen und funktionellen Durchblutungsstörungen. Medizinische **35**, 1334 (1958). — MUTH, H.-W.: Magnesiumnikotinat bei arteriellen Durchblutungsstörungen. Dtsch. med. J. **1956**, 563.

NABATOFF, R. A., A. S. W. TOUROFF and M. GROSS: Four year studies concerning the fate of experimental vena cava autografts used to bridge aortic defects. Surg. Gynec. Obstet. **101**, 20 (1955). — NAEGELI, TH., u. P. MATIS: Zur Problematik der thromboembolischen Krankheit. Schweiz. med. Wschr. **86**, Beih. zu Nr 20, 588 (1956). Festschrift Jentzer. — NAIDE, M.: Intermittent claudication treated by reducing demand of calf muscles for blood. J. Amer. med. Ass. **143**, 968 (1950). — Diphenhydramine (benadryl[R]) for nocturnal leg cramps. J. Amer. med. Ass. **142**, 1140 (1950). — NAIDE, M., and A. SAYEN: Primary influence of basal vascular tone on development of postocclusive collateral circulation and in selecting patients for sympathectomy. Amer. J. med. Sci. **209**, 478 (1945). — NALLAPA, J. S.: Hypnosis in intermittent claudication. Report of a case. Indian med. Gaz. **87**, 43 (1952). — NEEDLEMAN, H. L., and O. HORWITZ: A comparative study of the effects of three vasodilator drugs, pentamethonium bromide (C-5), dilatol (SFK-1700-A) and pendiomide (BA-9295) on the digital cutaneous blood flow. Amer. J. med. Sci. **22**, 164 (1953). — NEILL, E. C., R. Y. MOON and J. B. VAN DER VEER: Clinical evaluation of a new oral anticoagulant „Sintrom". Circulation **15**, 713 (1957). — NETZER, C. D.: Die Wirkung von Vasculat auf die Extremitätendurchblutung. Klinische Untersuchungs- und Behandlungsergebnisse. Klin. Wschr. **30**, 408 (1952). — NEUMAIER, H.: Über die Verwendung von Sauerstoff in Klinik und Praxis.

Med. Mschr. H. 3, 129 (1957). — Newman, H. C., and A. J. Barnett: A comparison of placebo and heparin treatment in intermittent claudication. Aust. Ann. Med. 4, 195 (1955). — Nicolosi, G.: Der Lösungscocktail in der Behandlung chronisch obliterierender Arteriopatien des Jugendalters. Minerva med. (Torino) 1953, 497. — Niemeier, W.: Die Behandlung von Durchblutungsstörungen mit Organextrakten (Embran). Zbl. Chir. 73, 99 (1948). — Nieth, N., E. Zeh u. W. Jensbach: Behandlung arterieller Durchblutungsstörungen mit Hydergin. Medizinische 1952, 1116. — Nieveen, J., J. A. Rodbard and Th. W. van Wijk: The diagnosis and treatment of peripheral angiopathies. Data on cyclospasmol. Ned. T. Geneesk. 1954, 205—216 mit engl. Zus.fass. [Holländisch.] — Nissen, R.: Der Wert chirurgischer Methoden zur Verbesserung arterieller Durchblutung. Med. Welt 20, 419 (1951). — Noceti e Mel: Terapia vasotonica nelle arteriopatie croniche periferiche. Minerva med. (Torino) 1954 II, 944. — Nogueira-da Silva, W.: Carbogen (95% Sauerstoff und 5% Kohlensäure) und andere Methoden der Therapie der peripheren Gefäßerkrankungen. Rev. Ass. méd. Minas Gerais 1, 417 mit engl. Zus.fass. (1950). [Portugiesisch.] — Nordmann, M.: Die Behandlung der Thromboangiitis mit dem Kreislaufhormon nach Frey. Z. Chir. 227, 145 (1930). — Norman, A.: Behandlung von Thrombophlebitiden und Ulcus cruris mit Hirudoid. Svenska Läk.-Tidn. 52, 1369 (1955).

Obrist, W.: Oscillographische Untersuchungen über die Wirkungsweise der synkardialen Massage. Cardiologia (Basel) 19, 34 (1951). — Obrist, W., u. W. Pulver: Klinische Erfahrungen mit synkardialer Massage bei peripheren Durchblutungsstörungen. Ther. Usch. 7, 3 (1950). — Ogilvie, T. A., J. B. Penfold and D. R. T. Clendon: Gangrene following intraarterial injection of myanesin with a study of blood and myanesin mixtures. Lancet 1948 I, 947. — Olim, Charles B.: Surgical management of arteriosclerotic obstruction of the aorta and peripheral vessels. Trans. Amer. Coll. Cardiol. 6, 117 (1956). — Olivet, J., u. G. Grund: Zur Therapie mit Follikelhormon und aglandulären Hormonen. Medizinische 1952, Nr 27/28. — Olivier, G.: Étude expérimentale et clinique des injections intraartérielles d'acétylcholine dans les plaies vasculaires (avec 5 observations). Mém. Acad. Chir. 76, 698 (1950). — Olson, K. C., and B. L. Leming: Lumbar sympathectomy in peripheral vascular diseases. Amer. J. Surg. 84, 202 (1952). — Olwin, J. H.: Control of dicumarol therapy. Amer. J. med. Sci. 217, 427 (1949). — Ostapowicz, G.: Zur Behandlung peripherer Durchblutungsstörungen mit Progresin. Med. Klin. 51, 1637 (1956). — Osten, W.: Vitamin E + Magnesium-Therapie bei peripheren Durchblutungsstörungen. Berl. Med. 7, 9 (1956). — Osten, W., u. H.-J. Zademack: Diagnose peripherer Durchblutungsstörungen und ihre Behandlung mit Hydergin. Ärztl. Wschr. 9, 437 (1954). — Beeinflussung peripherer Durchblutungsstörungen durch sympathikolytische, parasympathikolytische und ganglienblockierende Mittel. Zbl. Chir. 79, 49 (1954). — Ostwald, E.: B-Vitaminkomplex, geistige Funktion und periphere Durchblutung. Med. Klin. 45, 1371 (1950). — Über die Behandlung von peripheren Durchblutungsstörungen mit einer neuen gefäßerweiternden Substanz. Med. Klin. 45, 733 (1950). — Otto, W.: Durchblutungsänderungen bei segmenteller Ultraschall-Behandlung im Vergleich zu hyperthermischen Behandlungsmethoden. Z. Kreisl.-Forsch. 42, 530 (1953). — Oudot, J.: Greffe de la bifurcation aortique depuis les artères rénales jusqu'aux artères iliaques externes pour thrombose artéritique. Mém. Acad. Chir. 77, 642 (1951). — Oudot, J., and P. Beaconsfield: Thrombosis of the aortic bifurcation treated by resection and homograft replacement: Report of five cases. A.M.A. Arch. Surg. 66, 365 (1953). — Oudot, J., et J.-M. Cormier: Traitement des oblitérations chroniques de la fémorale superficielle au cours des artérites. Presse méd. 1953, 1512. — Oudot, J., et M. Pelloja: Therapeutique par voie intraartérielle dans les maladies vasculaires peripheriques. Presse méd. 1952, 869. — Overman, R. S., M. A. Stahmann, C. F. Huebner, W. R. Sullivan, Leonard Spero, D. G. Doherty, Miyoshi Ikawa, Graf, Lloyd, Roseman, Saul and K. P. Link: Studies on the hemorrhagic sweet clover disease. XIII. Anticoagulant activity and structure in the 4-hydroxycoumarin group. J. biol. Chem. 153, 5 (1944). — Owren, P.-A., and K. Aas: The control of dicumarol therapy and the quantitative determination of prothrombin and proconvertin. Scand. J. clin. Lab. Invest. 3, 201 (1951).

Pabst, H. W.: Elektrotherapie peripherer Durchblutungsstörungen. Dtsch. Therapiewoche Karlsruhe 28. 8.—3. 9. 1955. — Über die Wirkung des Acetylcholins auf die periphere Durchblutung. Untersuchungen mit radioaktivem Jod. Helv. med. Acta, Ser. A 23, 285 (1956). — Pabst, H. W., A. Aufdermaur u. W. Pulver: Über die Wirkung der synkardialen Massage bei Störungen der arteriellen Durchblutung. Dtsch. med. Wschr. 81, 880 (1956). — Pabst, H. W., u. H. Feindt: Elektrotherapie peripherer Durchblutungsstörungen. Münch. med. Wschr. 97, 637 (1955). — Pässler, H. W.: Die Anzeigestellung zur chirurgischen Behandlung von Durchblutungsstörungen der Gliedmaßen. Dtsch. med. Wschr. 78, 772 (1953). Ferner Diskussion mit Ratschow 1953. Dtsch. med. Wschr. 78, 1478 (1953). — Chirurgische Behandlung peripherer Gefäßerkrankungen. Regensburg. Jb. ärztl. Fortbild. 3, 501 (1954). — Palumbo, L. T., L. F. Quirin and R. W. Conkling: Lumbar sympathectomy in the treatment of peripheral vascular diseases. Surg. Gynec. Obstet. 96, 162 (1953). —

PAOLUCCI DI VALMAGGIORE, R.: Congr. Français de Chirurgie, Oct. 1933. — Die Therapie der Endarteriitis obliterans bei vorhandener Gangrän. Wien. med. Wschr. **1942**, 711. — PARADE, G. W.: Heilwirkungen des Kohlensäuregases. Fortschr. Ther. **8**, 230 (1932). — Kohlensäuregasbäder und periphere Durchblutungsstörungen. Arch. phys. Ther. **7**, 118 (1955). — PARKIN, T. W., and W. F. KVALE: Neutralization of the anticoagulant effects of heparin with protamine (Salmine). Amer. Heart J. **37**, 333 (1949). — PARODI, L., M. MIGLIETTA e L. CAVALLERI: La refrigerazione nella terapia della gangrena ischemica degli arti. Riv. Chir. **2**, 438 (1950). — PARSONS, H. G., F. GERBODE and A. J. COX: Studies in aortic autografts and homografts. Do homografts survive? Angiology **3**, 306 (1952). — PASCHOUD, H.: Thrombose und Embolie. Referate der 1. Internat. Tagung. Basel: Benno Schwabe & Co., S.883 1955. — PASCOE, S. C.: Skin necrosis due to levarterenol and the effects of intraarterial tolazoline (priscoline). Med. Ann. D. C. **24**, 592 (1955). — PATON, W. D. M., and E. J. ZAIMIS: Clinical potentialities of certain bisquaternary salts causing neuromuscular and ganglionic block. Nature (Lond.) **162**, 810 (1948). — The pharmacological actions of polymethylene bistrimethylammonium salts. Brit. J. Pharmacol. **4**, 381 (1949). — PEARSE, H. E., and P. R. SCHLOERB: The effect of rotation of the circulation of the lower extremities. Ann. Surg. **126**, 243 (1947). — PEIROTTI, M. J., u. A. JUANEDA: Sympathetic block in the treatment of cerebral arteriopathies. Dia. méd. **22**, 2421 (1950). — PEMBERTON, H. S., and D. C. WATSON: Iontophoresis in the treatment of peripheral vascular disease. Brit. med. J. **1949**, 633. — PENDE (1924): Zit. nach J. KUNLIN. In HESS, Die obliterierenden Gefäßerkrankungen, S. 326. München u. Berlin: Urban & Schwarzenberg 1959. — PÉREZ ELIZALDE, U.: Use of ethyl ether in the treatment of obliterating arterial diseases of the extremities. Rev. méd. Hosp. esp. (B. Aires) **20**, **43** (1950). — PERLICK, E., u. H. BÖDECKER: Die Beeinflussung der Erythrocyten- und Kapillarresistenz, der Permeabilität und der Plasma-Antithrombin-Aktivität durch Venostasin. Münch. med. Wschr. **93**, 1465 (1951). — PERLOW, S.: U.S. nav. med. Bull. **4**, 433 (1944). — PERLOW, S., and H. A. ROTH: Amputation for gangrene due to occlusive arterial disease. Surgery **25**, 547 (1949). — PETZOLD, H., u. K. HOFFMEISTER: Die Beeinflussung der experimentellen Endoangiitis durch hydrierte Mutterkornalkaloide. Z. ges. exp. Med. **129**, 471 (1958). — PETZOLD, H., u. J. HUTH: Klinische Erfahrungen mit dem Zweiphasen-Heilschlaf und mit Phenothiazin-Derivaten. II. Mitteilung. Z. ges. inn. Med. **9**, 742 (1954). — PEZOLD, F. A.: Der Einfluß der Ultraschallwellenenergie auf ätiologisch verkannte neuralgische Beschwerden. Ärztl. Wschr. **6**, 440 (1951). — PEZZUOLI, MONTORSI, GHIRINGHELLI e GALLO: A proposito delle variazioni dissociate della temperatura cutanea e muscolare degli arti inferiori in arteriopatici sottoposti ad interventi di gangliectomia lombare. Minerva cardioangiol. (Torino) **3**, 645 (1955). — PFAHLER, G. E.: Roentgen therapy of thromboangiitis obliterans (Buergers disease). Amer. J. Roentgenol. **34**, 770 (1935). — PFLEIDERER, H.: Klimatherapie der peripheren Durchblutungsstörungen. Arch. phys. Ther. **7**, 97 (1955). — PHILIPPIDES, D.: Die gezielte Punktion des ganglion stellatum. Chirurg **12**, 239 (1940). — Klinische Untersuchungsmethoden bei peripheren Gefäßstörungen. Chirurg **13**, 129 (1941). — PICHOTKA, J., u. K. MAYER: Experimentelle Untersuchungen über die perkutane Wirksamkeit gerinnungshemmender Substanzen. Arzneimittel-Forsch. **4**, H. 4 (1954). — PIEPER, K.: Die konservativen Behandlungsmethoden der peripheren Durchblutungsstörungen. I. Eine kritische Zusammenfassung der therapeutischen Maßnahmen. Ther. d. Gegenw. **89**, 74 (1950). — III. Eine kritische Zusammenfassung der therapeutischen Maßnahmen. Ther. d. Gegenw. **89**, 185 (1950). — PIERI, G.: Vasocostrizione consecutiva a interventi sul simpatico lombare. Chir. ital. **4**, 9 (1950). — PIERI, J., M. WAHL, J. CASALONGA, G. AMBROSI et R. DOUCET: Résultats de l'étude d'un nouvel alcaloide sympatholytique, la raubasine, dans le traitement des artérites. Presse med. **65**, 1569 (1957). — PIERRON: Traitement des troubles vasomoteurs périphériques. Concours méd. **77**, 4207 (1955). — PLANCHEREL, P.: Klinische und gerinnungsphysiologische Untersuchungen mit einem neuen Heparindepotpräparat. Z. klin. Med. **150**, 213 (1952). — POCIDALO, J. J., et C. TARDIEU: Prévention par la chlorpromazine (4560 RP) des accidents vasculaires graves après lésion expérimentale des pédoncules cérébraux. Presse méd **62**, 24, 515 (1954). — POMERANZE, GADEK, PITMAN and SCHERL: Therapy in intermittent claudication. Angiology **6**, 271 (1955). — POPKIN, R. J.: Nicotinic acid: Its action on the peripheral vascular system. Amer. Heart J. **18**, 697 (1939). — The rationale of the use of physical therapy in peripheral vascular diseases. Physiother. Rev. **20**, 5 (1940). — An evaluation of some dihydrogenated alkaloids of ergot in the management of chronic peripheral vascular diseases. Angiology **2**, 114 (1951). — The arteriolar circulation as a factor in the results obtained in sympathectomy for peripheral arterial occlusive disease. Angiology **4**, 210 (1953). — The role of the venous circulation in the treatment of occlusive peripheral arterial disease. Angiology **6**, 513 (1955). — Sympathectomies in peripheral vascular diseases: follow-up studies to twenty years. Angiology 8, 156 (1957). — POSTERNAK, J. M., and M. G. LARRABEE: Depression of synaptic transmission through sympathetic ganglia following temporary occlusion of the aorta: an effect of endogenous adrenalin. Bull. Johns Hopk. Hosp. **87**, 144 (1950). — PRANDONI, A. G.: The use and abuse of physical medi-

cine in the treatment of peripheral vascular diseases. Arch. phys. Med. **32**, 100 (1951). — Prandoni, A. G., and M. Moser: Clinical appraisal of intra-arterial priscoline therapy in the management of peripheral arterial diseases. Circulation **9**, 73 (1954). — Pratesi, Bozza, Nuti, Sciagrà, Ascione e Marra: Contributo allo studio della farmacologia endoarteriosa. Folia angiol. (Milano) **2**, 37 (1955). — Pratesi, F.: La terapia endoarteriosa nelle malattie vascolari periferiche. Nuove indicazioni: gli antistaminici nella m. di Raynaud e nella m. di Buerger-Gli estratti postipofisari nell'acrocianosi. Riv. crit. Clin. med. **51**, 99 (1951). — Intra-arterial therapy and neuro-vegetative system in peripheral vascular diseases. Minerva cardioangiol. (Torino) **1**, 270 (1955). — Therapeutique intra-artérielle des maladies vasculaires périphériques. Angéiologie, N. s. **7**, Nr 4, 8 (1955). — Pratt, G. H.: Surgery of vascular diseases. Philadelphia: W. B. Saunders Company 1949. — The present status of sympathectomy in the treatment of vascular diseases. Angiology **1**, 9 (1950). — Prausnitz, C.: Untersuchungen über die Einwirkung höherer Kohlensäurekonzentration der Atemluft. Med. Klin. **24**, 282 (1928). — Probst, J. Y.: Nouvelles précisions sur le massage syncardial. Praxis **1955**, 873. — Prosperi, P.: Criticism of therapeutic use of vitamin E in vascular disease. Athena (Roma) **16**, 187 (1950). — Prussak, G.: Versuche mit Quecksilber und Hirudin. Naunyn-Schmiedeberg's Arch. exp. Path. Pharmak. **62**, 201 (1910). — Puente-Dominguez, J., y R. Dominguez: Estudio experimental del effecto de la vitamina E (alfa-tocoferol) sobre la circulación colateral en las obstrucciones arteriales. Angiologia **5**, 51 (1953). — Pulver, W.: Die Synkardonbehandlung der peripheren Durchblutungsstörungen. Untersuchungen mit radioaktivem Jod. Ther. Umsch. **10**, 181 (1954). — Puttinger, A.: Mitteilung über Priscol-Iontophorese bei peripheren Zirkulationsstörungen. Praxis **1952**, 316.

Quadbeck, G., u. H. Helmchen: Die Blut-Hirnschranke. Dtsch. med. Wschr. **82**, 1377 (1957). — Quick, A.: The physiology and pathology of hemostasis, p. 125. London: Henry Klimpton 1951. — Quick, A. J.: On quantitative estimation of prothrombin. Amer. J. clin. Path. **15**, 560 (1945).

Randall, L. O., and T. H. Smith: The adrenergic blocking action of some dibenzazepine derivatives. J. Pharmacol. exp. Ther. **103**, 10 (1951). — Rappert, E.: Therapie der Thrombose mit Procain, Panthesin und Hydergin. Zbl. Chir. **77**, 1 (1952). — Eingriffe an den Gefäßen bei Durchblutungsstörungen der Extremitäten. Wien. klin. Wschr. **1953**, 969. — Die intravenöse Anwendung der Lokalanästhetika in der Chirurgie. Acta neuroveg. (Wien) **10**, 357 (1954). — Thromboseprophylaxe mit Panthesin und Hydergin. Klin. Med. **10**, 133 (1955). — Ratschow, M.: Vergleichende experimentelle und therapeutische Erfahrungen mit Sexualhormonen und dem östrogen wirksamen Stoff der Stilbenreihe Diäthyldioxystilben. Dtsch. med. Wschr. **67**, 96 (1941). — III. Über die nichtsexualspezifischen Wirkungen der Keimdrüsenstoffe, ein Beitrag zu ihrer therapeutischen Anwendung in der inneren Medizin. Ergebn. inn. Med. Kinderheilk. **60**, 138 (1941). — Leistungen und Leistungsgrenzen der Sexualhormone als Kreislaufmittel. Endokrinologie **26**, 157 (1949). — Zur Genese und Therapie der Angioneuropathien. Z. Kreisl.-Forsch. **39**, 296 (1950). — Grundlagen zur Therapie der peripheren Durchblutungsstörungen. Dtsch. Gesundh.-Wes. **1950**, 1533. — Zur Wärmeanwendung bei arteriellen peripheren Durchblutungsstörungen. Arch. phys. Ther. **2**, 142 (1950). — Zur Therapie von Permeabilitätsstörungen bei Gefäßkrankheiten. Ther. d. Gegenw. **90**, 129 (1951). — Die Genese der peripheren Durchblutungsstörungen und ihre Behandlung. Wien. med. Wschr. **44**, 821 (1953). — Der Heilschlaf mit Phenothiazin-Derivaten (Atosil und Megaphen). Medizinische **1953**, Nr 42, 281. — Neue Verfahren zur Behandlung der Angiopathien. Ther. d. Gegenw. **93**, 121 (1954). — Untersuchungen zur Wirkung des Sauerstoffgases in der Behandlung von Angiopathien. Med. Klin. **49**, 691 (1954). — Die Behandlung chronisch-arterieller Durchblutungsstörungen mit intraarteriell gegebenem Sauerstoffgas. Internat. Kongr. für Angiologie in Edinburgh 1954. Minerva med. (Torino). — Auswirkungen und Rückwirkungen beginnender Gefäßerkrankungen auf den Gesamtorganismus. Regensburg. Jb. ärztl. Fortbild **3**, 480 (1954) — Die konservative Therapie des Sympathicus. Internat. Kongr. der ges. Medizin, Turin, Mai 1954. Internat. Z. Angiologie (Edizioni Minerva Medica, Torino, 1954). — The action of the sympathetic in vascular affections of the members. II. Medical and surgical treatment. Minerva cardioangiol. (Torino) **1**, 265 (1955). — Wirkungen der Phenothiazinderivate auf den Kreislauf. Dtsch. med. Wschr. **80**, 1234 (1955). — The treatment of peripheral circulatory disturbances by the insufflation of oxygen gas. Angiology **7**, 61 (1956). — Klinische Erfahrungen mit einem neuen Hemmungsstoff der Phenothiazinreihe. Ärztl. Praxis **10**, 96 (1958). — Ratschow, M., u. H. Bödecker: Die parenterale Venostasin-Therapie. Münch. med. Wschr. **94**, 1368 (1952). — Ratschow, M., u. M. L. Steckner: Weitere Befunde zur Gefäßwirkung der Sexualhormone. Z. klin. Med. **136**, 140 (1939). — Ratschow, M., u. Zurhorst-Meyer: Grundlagen der Therapie mit Sexualhormonen in der Inneren Medizin. Stuttgart 1952. — Reboul, H., et P. Laubry: Présentation de quatre malades aux 18., 10., 8. et 7. mois après endarteriectomies pratiqueés sur les iliaques et l'aorte abdominale. Arch. Mal. Coeur **42**, 930 (1949). — Quelques précisions sur la techniques et les résultats immédiats et éloignés des endartériectomies; déductions sur

leurs indications. Acta chir. belg. **49**, 569 (1950). — REBOUL, H., P. LAUBRY et TH. VERGOZ: L'artério-phlébographie en circulation libre et en serie. Quelques deductions nosologiques et thérapeutiques au sujet des arterites peripheriques. Bull. Soc. méd. Hôp. Paris **156**, 123 (1952). Les injections intra-artérielles périphériques; traitement des lésions tissulaires d'origine vasomotrice. Arch. Mal. Coeur **45**, 619 (1952). — REDISCH, W., C. T. TEXTER jr., R. M. HOWARD, P. H. STILLMAN and J. M. STEELE: The action of SKF 688A (phenoxyethyl derivative of dibenamine) upon certain functions of the sympathetic nervous system in man. Circulation **6**, 352 (1952). — REEDY, W. J.: Comparative effects of ether, alcohol, tetraethylammonium, and priscoline in producing vasodilatation in peripheral vascular conditions. J. Lab. clin. Med. **37**, 365 (1951). — REESE, H. L., M. L. CULLEN and F. D. BEYER: Local shifting of blood in the lower extremities. J. Amer. med. Ass. **149**, 821 (1952). — REICHERT, F. L.: The neuralgias of the head and face. Amer. J. med. Sci. **187**, 362 (1934). — REID, M. R., and L. G. HERRMANN: Treatment of obliterative vascular diseases by means of intermittent negative pressure environment. J. Med. **14**, 200 (1933). — REINIS, Z., v. u. M. KUBIK: Klinische Erfahrungen mit einem neuen Präparat der Cumarinreihe. Schweiz. med. Wschr. **78**, 785 (1948). — REINSTEIN, H.: Über medikamentöse Beeinflussung des peripheren Kreislaufs. Dtsch. Gesundh.-Wes. **1950**, 1475. — REMY, M., C. CADIOT et CL. PERNOT: L'héparine dans le traitement des artérites des membres inférieurs. Presse méd. **61**, 961 (1953). — REYMOND, J. C.: Sur la sympathectomie préganglionnaire; son principle anatomique; sa technique. J. prat. (Paris) **64**, 235 (1950). — Technique de l'infiltration du sympathique pelvien. J. prat. (Paris) **64**, 354 (1950). — REYNOLDS, S. R. M., and F. J. FOSTER: Peripheral vascular action of estrogen, observed in ear of rabbit. J. Pharmacol. **68**, 173 (1940). — REYNOLDS, T. B., A. PATON, M. FREEMAN, F. HOWARD and S. SHERLOCK: The effect of hexamethonium bromide on splanchnic blood flow, oxygen consumption and glucose output in man. J. clin. Invest. **32**, 793 (1953). — RICHARDS, R. L.: Some observations on vasodilation after sympathectomy. Glasg. med. J. **34**, 245 (1953). — RIECHERT, W., u. H. KLEIN: Zur Beeinflussung der Ödemphase der Hühnereiweißentzündung der Ratte durch Ergotamin, Dihydroergotamin (DHE) und Hydergin (CCK). Naunyn-Schmiedeberg's Arch. exp. Path. Pharmak. **213**, 425 (1951). — RIEDER: Capillarmikroskopische Untersuchungen bei periarterieller Sympathektomie. Langenbecks Arch. klin. Chir. **150**, 136 (1928). — Periphere Gefäßstörungen und ihre Behandlung. Korreferat zum Vortrag LINDER. Therapiewoche **5**, 277 (1951). — RIGHINI, A.: Contribution to the knowledge of endarterial therapy with penicillin-novocaine. Riv. Clin. pediat. **48**, 281 (1950). — RIMPAU, A., u. H. SEILS: Pathologisch-anatomische Befunde an der Punktionsstelle bei der Hirnarteriographie und Betrachtungen zur Punktionstechnik. Fortschr. Röntgenstr. **87**, 191 (1957). — ROBACK, G. S., and A. C. IVY: The circulatory effects of roniacol. A physiological study in normal man. Circulation **6**, 90 (1952). — ROBERTS, J. E., L. L. ANDERSON and TH. M. PARRY: The clinical effectiveness of certain of the hydrogenated alkaloids of ergot in peripheral vascular disorders. Amer. J. med. Sci. **224**, 431 (1952). — RODRIGUEZ-ARIAS, A., A. S. PALAZZI u. F. VIDAL-BARRAQUER: Tratamiento de algunos ascorbico. Angiologia **2**, 1 (1950). — RÖHRICHT, W. J.: Zur Therapie schwerer, cerebral-vasospastisch bedingter Krankheitsbilder. Dtsch. med. Wschr. **75**, 327 (1950). — RÖSSING, P., and M. GRUBER: Die Behandlung koronarer und peripherer Durchblutungsstörungen mit Nor-Adrenalin. Medizinische **1952**, 1563. — ROGERS, M. P.: Use of a sympatholoytic drug (priscol). From the point of view of a general surgical practitioner. J. Amer. med. Ass. **140**, 272 (1949). — ROLAND, O.: Unsere Erfahrungen mit Depot-Padutin. Zbl. Chir. **77**, 1147 (1952). — ROMANO, G., e E. VINDIGNI: Lestere tetraidrofurfurilico dell'acido nicotinico in terapia vascolare. Gazz. med. ital. **111**, 330 (1952). — ROOT, H.: In Joslin's treatment of diabetes mellitus. 7. Edit., p. 627. Philadelphia: Lea and Febiger 1940. — ROSE and EBEL: Intra-arterial vasodilator agents in the treatment of advanced occlusive arterial disease of the extremities. A preliminary report of a new vasodilator drug. J. Amer. Geriat. Soc. **4**, 142 (1956). — ROSE, W. M.: Anticoagulants in the management of cerebral infarction; a record of the poor result obtained. Med. J. Aust. **1**, 503 (1950). — ROSE, W. M., and V. J. KRIEGER: Observations on ethylidene dicoumarin as anticoagulant with special reference to puerperal patients. Med. J. Aust. **2**, 813 (1951). — ROSENFELD, M.: Zur Symptomatologie u. Therapie peripherer Zirkulationsstörungen. Ärztl. Wschr. **3**, 21/24 (1948). — ROSENZWEIG, J.: The effect of the position of the arm on the oxygen saturation of the effluent blood. J. Physiol. (Lond.) **129**, 281 (1955). — ROSOLLECK, H.: Behandlungsergebnisse bei arteriellen Durchblutungsstörungen. Zbl. Chir. **76**, 291 (1951). ROSSELLI e MICHELI-PELLEGRINI: Ulteriori esperienze con la terapia iodioacidificante nel campo delle arteriopatie periferiche. Minerva cardioangiol. (Torino) **3**, 407 (1955). — ROTTENSTEIN, H., O. HORWITZ, H. MONTGOMERY, A. SAYEN and L. L. SIEMS: The vasodilator effects of priscoline in patients with ischemic extremities. Amer. J. med. Sci. **221**, 661 (1951). — ROYLE, N. D.: A new operative procedure in the treatment of spastic paralysis and its experimental basis. Med. J. Aust. **1**, 77 (1924). — RUBEN, J. E.: Continuous lumbar sympathetic block for the treatment of acute arterial occlusion and other vascular

diseases of the lower extremity. Ann. Surg. **131**, 194 (1950). — Rüschemeyer, R.: Die Wirkungsweise der Gallensäuren bei Coronarinsuffizienz. Inaug.-Diss. München 1952.

Sachs, J. J., and R. R. Henderson: Use of bishydroxy coumarin (dicumarol) in the presence of impaired renal function. J. Amer. med. Ass. **148**, 839 (1952). — Sagall, E. L., and H. J. Lewenstein: Prolonged cardiac pain following the intraarterial injection of priscoline. Report of a case. New Engl. J. Med. **248**, 278 (1953). — Sampson, J. Ph., and F. G. Kirby: Evaluation of a new apparatus for the treatment of peripheral vascular disease. Arch. phys. Med. **36**, 779 (1955). — Samuels, S. S.: Clinical experience with tensodin, a vasodilator. N.Y. St. J. Med. **56**, 1804 (1956). — Samuels, S. S., and E. D. Padernacht: A new vasodilator (Roniacol). A preliminary report. Angiology **1**, 236 (1950). — Sanders, C. E.: Cardiovascular and peripheral vascular diseases; treatment by motorized oscillating bed. J. Amer. med. Ass. **106**, 916 (1936). — Sanger, P. W., F. H. Taylor, R. E. McCall, R. Duchesne and G. Lepage: Seamless synthetic arterial grafts. Preliminary report on experimental and clinical experiences. J. Amer. med. Ass. **160**, 1403 (1956). — Santos, J. C. dos: Sur la désobstruction des thromboses artérielles anciennes. Mém. Acad. Chir. **73**, 409 (1947). — Satinsky, V. P., H. P. R. Ramirez, L. Gilbert: Transthoracic, thoracoabdominal portocaval anastomosis. J. thorac. Surg. **20**, 272 (1950). — Sauerbruch, F., u. A. Jung: Die Behandlung funktionell oder anatomisch bedingter Durchblutungsstörungen durch Umschneidung und Skarifikationen. Dtsch. Z. Chir. **258**, 319 (1943). — Sausse, W.: Der Einfluß des weiblichen Sexualhormons auf das Gefäßsystem der Haut bei perkutaner Anwendung. Inaug.-Diss. Berlin. 1939. — Saxon, L.: Management of gangrene of the lower extremities. J. Amer. Inst. Hemeop. **43**, 155 (1950). — Sayen, Horwitz and Stroud: III. Digital cutaneous blood flow, cardiac output, blood pressure and pulse rate immediately following the administration of four potential vasodilators. Amer. J. med. Sci. **221**, 667 (1951). — Schaer: Zur Arteriektomie bei Endoangiitis obliterans. Chirurg **12**, 730 (1940). — Schedel, D.: Vortr. Bayr. Chirurg.-Tagg 20. 7. 1951 München. — Schedel, F.: Über den Versuch einer Thromboemboliepropyhlaxe mit Hirudoidsalbe. Dtsch. med. Wschr. **77**, 685 (1952). — Schedel, F., u. F. Eisenreich: Über periphere Durchblutungsstörungen und ihre Behandlung mit Padutin. Langenbecks Arch. klin. Chir. **269**, 168 (1951). Scheele, J., u. P. Matis: Zur Frage der Venostasinwirkung unter Berücksichtigung der Therapie und Prophylaxe der thromboembolischen Krankheit. Medizinische **1952**, Nr 20. — Schell, L. D., D. Wu and K. P. Link: 4-hydroxycoumarin anticoagulant. Abstracts of papers, 116th meeting. Amer. Chem. Soc. Atlantic City, New Jersey, Sept. 18—23, 1949. — Scherer, F.: Die Behandlung peripherer Durchblutungsstörungen mit der Sauerstoffinsufflation. Berlin-Göttingen-Heidelberg: Springer 1957. — Scherf, D., and J. Weissberg: Hypertonie glucose solution in angina pectoris. Amer. Heart J. **18**, 411 (1939). — Scherer, F., H. B. Wuermeling u. K. H. Löw: Die Behandlung peripherer Durchblutungsstörungen mit Sauerstoffinsufflationen. Dtsch. med. Wschr. **79**, 1619 (1954). — Schimert, G.: Über das Wesen der vegetativen Kreislaufstörung und ihre therapeutische Beeinflussung durch vegetativ wirkende Pharmaka. Münch. med. Wschr. **95**, 950 (1953). — Schimert, G., u. S. Schmidt: Über die Wirkung des Strychnins auf das arterielle Kreislaufstromgebiet. Ärztl. Forsch. **5**, 200 (1951). — Schimert, G., u. K. Schwarz: Über medikamentöse Beeinflussung des Cholesterinstoffwechsels; ein Beitrag zum Problem der Therapie der Arteriosklerose. Klin. Wschr. **31**, 1068 (1953). — Schimert, G., K. Schwarz u. H. Lauter: Experimentelle Untersuchungen zur Therapie der Arteriosklerose. Verh. dtsch. Ges. inn. Med. **60**, 878 (1954). — Schimert, G., u. Struppler: Über perkutane Beeinflussung der Blutgerinnung. Münch. med. Wschr. **93**, 278 (1951). — Schlesinger, H.: Zur Klinik und Therapie des intermittierenden Hinkens. Med. Klin. **17**, 1507 (1921). — Schlicht, L.: Zur Behandlung von Verschlüssen der Beinarterien mittels Kunststofftransplantaten. In H. Hess, Die obliterierenden Gefäßerkrankungen, S. 385. München u. Berlin: Urban & Schwarzenberg 1959. — Schliephake: Physikalische Therapie der peripheren Durchblutungsstörungen. Arch. phys. Ther. **7**, 87 (1955). — Schliephake, E., u. L. Hofmann: Neue Möglichkeiten zur Behandlung des Hochdruckes und peripherer Gefäßspasmen. Med. Mschr. **5**, 327 (1951). — Schlüter, A.: Therapeutische Erfahrungen. Kombinierte Behandlung peripherer Kreislaufstörungen mit Kurzwellen und Hydrotherapie. Hippokrates (Stuttgart) **21**, 511 (1950). — Schmauss, A. K.: Die Gewebetherapie nach Filatow. Therapiewoche **5**, 174 (1955). — Schmid, A.: Günstige Beeinflussung arterieller Zirkulationsstörungen durch Hydrazinophthalazin (Apresolin). Schweiz. med. Wschr. **83**, 429 (1953). — Schmid, A., F. Reubi, V. Stettler u. P. Cottier: Herzminutenvolumen unter synkardialer Therapie (Fuchs). Cardiologia (Basel) **24**, 8 (1954). — Schmid, H. H.: Diagnostische und therapeutische Fehler in der Geburtshilfe. Med. Klin. **32**, 1097 (1936). — Schmidt, G.: Klinische Erfahrungen mit Hirudoid. Ärztl. Wschr. **7**, 92 (1952). — Schmitt, A.: Vorläufige Mitteilung über die praktische Weckwirkung des „Peripherin". Med. Klin. **46**, 1371 (1951). — Schmitter, H., u. Gehentges: Ein Beitrag zur Behandlung von schwersten Durchblutungsstörungen. Medizinische **1956**, 292. — Schmitz, R.: Zur Therapie peripherer arterieller Durchblutungsstörungen. Medizinische **1953**, Nr 23, 877. —

SCHNAPER, H.W., R. L. JOHNSON, E. B. TUOHY and E. D. FREIS: The effect of hexamethonium as compared to procaine or metycaine lumbar block on the blood flow to the foot of normal subjects. J. clin. Invest. **30**, 786 (1951). — SCHNEIDER, D.: Über die vasomotorische Benervung der Extremitäten. Naunyn-Schmiedeberg's Arch. exp. Path. Pharmak. **176**, 111 (1934). — SCHNEIDER, FR.-W.: Dauertropfinfusion von Priscol. Med. Mschr. **3**, 134 (1949). — SCHNEIDER, K. W.: Über die Beeinflussung des Ekg durch intravenöse Zucker-Injektionen. Ärztl. Wschr. **7**, 885 (1952). — SCHNETZ, H., u. M. FLUCH: Priscol, ein neues gefäßerweiterndes Mittel. Z. klin. Med. **137**, 667 (1940). — SCHOEN, R., W. TISCHENDORF u. W. WEPLER: Schäden durch Dicumarol. Münch. med. Wschr. **93**, 21 (1951). — SCHOGER, G. A.: Beitrag zur Therapie der Brachialgia paraesthetica nocturna. Münch. med. Wschr. **95**, 295 (1953). — SCHOLTZ, H.-G.: Die Behandlung peripherer arterieller Durchblutungsstörungen mit niederfrequenten Sinusströmen. Arch. phys. Ther. **4**, 102 (1952). — SCHOLZ, O. A., u. N. W. BARKER: Preliminary studies of a new anticoagulant drug. Proc. Mayo Clin. **27**, 332 (1952). — SCHOOP, W.: Zum Verhalten der Muskeldurchblutung distal eines chronischen Arterienverschlusses. Klin. Wschr. **34**, 1276 (1956). — SCHOOP, W., u. H. MARX: Periphere Kreislaufänderungen im Arm nach Stellatumanaesthesie. Klin. Wschr. **34**, 545 (1956). — SCHRADER, R.: Beitrag zur Behandlung peripherer Durchblutungsstörungen. Med. Mschr. **3**, 55 (1949). — SCHROEDER, W.: Methodik der fortlaufenden Messung des Venen-, Kapillar- oder Arteriolendrucks in der vorderen Extremität des wachen Hundes. Z. Biol. **103**, 389 (1950). — Neue Untersuchungsmethoden kreislaufwirksamer Substanzen. Ärztl. Forsch. **4**, 165 (1950). — SCHUBERT, E. G.: Behandlung von Funktionsstörungen der Haut. Ärztl. Praxis **7** (1955). — SCHUBERT, G., u. G. UHLMANN: Thromboseprophylaxe und -therapie in der Frauenheilkunde. In BECKERMANN, JÜRGENS u. SCHUBERT, Thrombose und Embolie, S. 65. Stuttgart: Georg Thieme 1954. — SCHULTZ-FRIESE: Neue Gesichtspunkte und Erfahrungen mit der Blutegelbehandlung. Ther. Kongr. Karlsruhe 4. 9. 1953. — SCHULZE, W.: Sind die Nicotinsäurepräparate geeignet für die Behandlung von Durchblutungsstörungen an den Extremitätenenden? Klin. Wschr. **30**, 8 (1952). — SCHWARTZ, M. S.: Use of hyaluronidase by iontophoresis in treatment of lymphedema. Arch. intern. Med. **95**, 662 (1955). — SCOTT, R. A. M.: Dicoumarol in general practice. Lancet **1952 I**, 488. — SECKFORT, H.: Behandlung von Durchblutungsstörungen mit einem Inosit-Nicotinsäureester. Med. Klin. **10**, 416 (1959). — SEGERS, M., and J. P. WALSH: Modification of cardiac output after intravenous injection of hypertonic glucose solution. Amer. J. med. Sci. **271**, 494 (1949). — SELVAAG, O.: Perifer arteriell insuffisiens. I. Den kliniske diagnose. Nord. Med. **50**, 1251 (1953). — Intermittent claudication. Treatment with hydergine. T. norske Laegeforen. **74**, 5—7 u. 28 mit engl. Zus.fass. (1954). [Norwegisch.] — SELVAAG, O., and R. HOLMBOE: Intraarterial treatment of obliterative peripheral vascular diseases with tetraethylammoniumbromide. Acta med. scand. **142**, 132 (1952). — SELVAAG, O., and H. KJORSTAD: Sympathetic block with aqueous phenol in the treatment of peripheral vascular diseases. J. Oslo City Hosps **7**, 207 (1957). — SELVAAG, O., and S. RIISER: Experiences with regitin. (A new vasodilator compound.). Acta med. scand. **146**, 209 (1953). — SEMRAU, S.: Kreislaufstörungen und ihre Behandlung mit Hydergin. Medizinische **1954**, 1318, Nr 39. — SEOLJAGINA, M. I.: Die pharmacodynamische Wirkung der Geschlechtshormone auf die Gefäße. II. Mitt. Klin. Med. (Mosk.) **28**, 61 (1950). [Russisch.] — SERRA, C., L. AMANTEA and L. COVELLO: The influence of cytochrome C on the muscular electric activity of patients suffering from arteriopathy. Boll. Soc. ital. Biol. sper. **33**, 1221 (1957). — SEWELL S.: Fatality following the use of intravenous ether in the treatment of peripheral vascular disease. Bull. Hosp. Jt. Dis. **8**, 33 (1947). — SHAPIRO, S., M. H. REDISH and H. A. CAMPBELL: Prothrombin studies. III. Effect of vitamin K upon hypothrombinemia induced by dicumarol in man. Proc. Soc. exp. Biol. (N.Y.) **52**, 12 (1943). — SHAW, L. A., A. C. MESSER and SOMA WEISS: Cutaneous respiration in man. I. Factors affecting the rate of carbon dioxide elimination and oxygen absorption. Amer. J. Physiol. **90**, 107 (1929). — SHAW, W. M., E. M. PAPPER and E. A. ROVENSTINE: The influence of dibenamine upon circulatory reactions to ephedrine and neosynephrine in normal man. J. Lab. clin. Med. **34**, 669 (1949). — SHICK, R. M., A. H. BAGGENSTOSS, B. F. FULLER and H. F. POLLEY: Effects of cortisone on ACTH and periarteritis nodosa and cranial arteritis. Proc. Mayo Clin. **25**, 492 (1950). — Effects of cortisone and ACTH on periarteritis nodosa. Minn. Med. **34**, 852 (1951). — SHICK, R M., A. H. BAGGENSTOSS and H. F. POLLEY: The effects of cortisone and ACTH on periarteritis nodosa and cranial arteritis: Preliminary report (Abstr.). Proc. Mayo Clin. **25**, 135 (1950). — SHICK, R. M., and W. F. KVALE: Periarteritis nodosa; polyarteritis; panarteritis; necrotizing arteritis; Kussmaul-Maier disease. In F. A. KYSER: Therapeutics in internal medicine, p. 505. New York: Paul B. Hoeber 1953. — SHILLINGFORD, J. P.: Apparatus for intermittent venous occlusion Lancet **1949 II**, 154. — SHUMACKER jr., H. B.: Treatment of peripheral vascular disorders. Illinois med. J. **98**, 6 (1950). — SHUMACKER jr., H. B., L. W. FREEMAN, L. M. HUTCHINGS and L. RADIGAN: Studies in vascular repair. VI. Further observations on the growth of anastomoses and free vascular transplants in growing animals. Angiology **2**, 263 (1951). —

Shumacker jr., H. B., and G. E. Stokes: Studies of combined vascular and neurologic injuries. I. The effect of somatic and sympathetic denervation upon the results of arterial ligation in the rat. Trans. Amer. surg. Ass. 68, 66 (1950). — Shute, E., and W. Shute: Peripheral thrombosis treated with alpha tocopherol (Vit. E.). Amer. J. Surg. 84, 187 (1952). — Shute, E. V.: Notes on use of alpha-tocopherol in management of acute and subacute vascular obstructions, as well as in burns. Ann. N.Y. Acad. Sci. 52, 358 (1949). — Shute, E. V., A. B. Vogelsang, F. R. Skelton and W. E. Shute: The influence of vitamin E on vascular disease. Surg. Gynec. Obstet. 86, 1 (1948). — Siedek, H.: Über die Wirkung des Jods auf den Kreislauf und die Gefäße. Arch. phys. Ther. 6, 153 (1954). — Siedentopf, H., u. A. Krüger: Die Wirkung hoher Vitamin E-(α-Tocopherol-)Gaben auf Gefäßerkrankungen, im besonderen auf das Ulcus cruris. Med. Klin. 1949, 1060—1062. — Sievert, W.: Über die toxischen Eigenschaften des Hirudins mit Rücksicht auf die Quecksilberhirudinvergiftung. Z. exp. Path. Ther. 7, 532 (1909). — Sigg, K.: Die ambulante Behandlung der Phlebitis. Schweiz. med. Wschr. 80, 33 (1950). — Über die Behandlung der Phlebitis mit Butazolidin. Praxis 43, 172 (1954). — Varizen, Ulcus cruris und Thrombose. Neue Wege zur nichtoperativen Behandlung. Berlin-Göttingen-Heidelberg: Springer 1958. — Silberman, E. D., L. G. Rowntree and H. B. Orenstein: Recovery from Addison's disease due to diffuse vascular disease with subsequent development of hypertension and glomerulonephritis. Ann. intern. Med. 32, 760 (1950). — Simeone, F. A., H. C. Grillo and F. Rundle: On the question of ligation of the concomitant vein when a major artery is interrupted. Surgery 29, 932 (1951). — Simon: Neue Anwendungsgebiete des Heparins. Med. Klin. 50, 535 (1955). — Singer, R.: Über die Behandlung von arteriellen Durchblutungsstörungen mit Azetylcholin, Priscol, Eupaverin (intraarteriell verabreicht). Wien. klin. Wschr. 59, 514 (1947). — Neue Erfahrungen mit intraarteriell anwendbaren Heilmitteln bei peripheren arteriellen Zirkulationsstörungen. Wien. med. Wschr. 1950, 469. Siris, J. H., and J. W. Kahn: Management of intractable pain in peripheral vascular diseases. Amer. J. Surg. 82, 260 (1951). — Skinner, H. L., and E. F. Parson: Arteriovenous anastomosis for peripheral vascular disease. N.Y. St. J. Med. 51, 1843 (1951). — Skoog, T.: Ganglia in the communicating rami of the cervical sympathetic trunk. Lancet 1947, 457. — Smith, E. L., and R. A. Huggins: Effect of dibenamine on blood flow and cardiac output in the dog. Proc. Soc. exp. Biol. (N.Y.) 71, 106 (1949). — Smithwick, R., and Ch. W. Robertson: Surgical methods of treatment. In W. S. Collens u. N. D. Wilensky, Peripheral vascular diseases, p. 297. 1953. — Snábl, P., Z. Fiala u. F. Polak: Eine neue intraarterielle Behandlung von Arterienerkrankungen der unteren Extremitäten. Z. ges. inn. Med. 11, 660 (1956). — Snábl, P., F. Polak and Z. Fiala: Experience in the treatment of organic arterial diseases of the lower extremities with tolazoline, phentolamine, N-(2-chloroethyl)-dibenzylamine nicotinic acid, tetraethylammonium bromide, dihydralazine and baths. Z. ges. inn. Med. 13, 622 (1958). — Soffer, A., and R. B. Sweet: Effect of position changes of the lower extremities during vasomotor block. J. Amer. med. Ass. 151, 1191 (1953). — Sommariva, V.: Influenza dell'eparina nell'edema polmonare acuto sperimentale. Minerva chir. (Torino) 8, 73 (1953). — Soulier, J. P., et J. Gueguen: Action hypoprothrombinémiante (anti-K) de la phénylindane-dione étudiée expérimentalement chez le lapin. Son application chez l'homme. C. R. Soc. Biol. (Paris) 141, 1007 (1947). — Speckmann, K., u. I. Darge: Über die Dosierung von Priscol und Histamin bei der intraarteriellen Behandlung peripherer Durchblutungsstörungen. Z. Kreisl.-Forsch. 42, 916 (1953). — Spier, H. W., u. K. Hegewald: Studie über die Steigerung der Hautdurchblutung bei peripheren Durchblutungsstörungen durch einen neuen Herzextrakt. Med. Klin. 48, 960 (1953). — Spies, T. D., W. B. Beau and R. E. Stone: Treatment of subclinical and classic pellagra; use of nicotinic acid, nicotinic acid amide and sodium nicotinate, with special reference to vasodilator action and effect on mental symptoms. J. Amer. med. Ass. 111, 584 (1938). — Spitzbarth, H., u. O. Merz: Über die Behandlung peripherer Durchblutungsstörungen mit Butyl-sympatol. Dtsch. med. Wschr. 75, 615 (1950). — Spohn, K.: Thromboembolie-Kongr. Basel 1955. Basel: Benno Schwabe & Co. 1955. S. 963. — Spohn, K., u. G. Peschel: Kritische Betrachtungen zur percutanen Beeinflußbarkeit der Blutgerinnung durch Hirudoid. Chirurg 22, 481 (1951). — Spühler, O.: Ortin, ein Biphosphat des Triäthanolamin-Trinitrats zur Behandlung angiospastischer Zustände. Schweiz. med. Wschr. 79, 518 (1949). — Stabel, W.: Zur Hormontherapie bei Durchblutungsstörungen und stenokardischen Beschwerden. Schweiz. med. Wschr. 81, 1270 (1951). — Stallworth, J. M., and J. V. Jeffords: Clinical effects of azapetine (Ilidar) on peripheral arterial disease. J. Amer. med. Ass. 161, 840 (1956). — Stamm, H.: Therapiebedingte Embolie bei postpartaler Afibrinogenämie. Ars medici 46, 695 (1956). — Stark-Mittelholzer, O.: Klinische und experimentelle Untersuchungen über das Hyperämiemittel Trafuril. Dermatologica (Basel) 100, 23 (1950). — Starr, I.: Physiologic considerations concerned with the pathogenesis and treatment of obstructive vascular disease. Circulation 6, 643 (1952). — Steele, J. M.: Persönliche Mitteilung. Zit. nach Allen, Barker u. Hines 1955. — Stefanini, M., E. P. Santiogo, J. B. Chatterjea,

W. DAMESHEK and L. SALOMON: Corticotropin (ACTH) and cortisone in idiopathic thrombocytopenic purpura. J. Amer. med. Ass. **149**, 647 (1952). — STEINBERG: J. Amer. med. Ass. **116**, 25 (1941). — STEINDL, H.: Zur Wertigkeit der Behandlungsverfahren in der Therapie arterieller Gefäßerkrankungen an den unteren Extremitäten. Wien. med. Wschr. **1949**, 530. — ŠTEINER, P.: New treatment of peripheral vascular disturbances. Bratisl. lek. Listy **30**, 3 (1950). — STENGEL, F.: Behandlung von Durchblutungsstörungen und Sauerstoffmangelschaden mit Oxydans. Med. Klin. **46**, 796 (1951). — STERLING, J. A.: Use of antibiotics and adjuvant agents in peripheral vascular disease. Amer. Practit. **5**, 259 (1954). — STERN, E. L.: Alcohol injection of nerve roots for thromboangiitis obliterans: A preliminary report of three cases definitely improved. Amer. J. Surg. **10**, 107 (1930). — STEWART, H. J., and H. B. JACK: The effect of aminophyllin on peripheral blood flow. Amer. Heart J. **20**, 205 (1940). — STEWART u. ROBOFF: Zit. bei FERRAND u. ELBAZ 1958. — STIRNEMANN, H.: Experimentelle Untersuchungen über die Wirkungsweise der Fuchsschen Synkardialmassage. Medizinische **1955**, 1342. — STOLTE, J. B.: Singer's treatment of stenosing processes of arteries. Acta med. scand. **138**, 341 (1950). — STONER, E. K.: The effect of microwave radiation on the peripheral pulse volume, digital skin temperature and digital blood flow in man. Arch. phys. Med. **32**, 408 (1951). — STRAUB, W.: Zwei Präzisionsspritzen. Naunyn-Schmiedeberg's Arch. exp. Path. Pharmak. **185**, 456 (1937). — STRAUSS, H. L.: Klinische Erfahrungen mit „Hydergin" (CCK 179). Med. Welt **1951**, 113. — Klinische Erfahrungen mit Hydergin. Therapiewoche **2**, 652 (1952). — Klinische Erfahrungen mit Hydergin. Cardiologia (Basel) **25**, 1 (1954). — STREHLER, E.: Die wichtigsten Kreislaufstörungen und deren Behandlung mit Syncardon und Vasotron. Der Heilmasseur-Physiopraktiker, H. 140, S. 5—10. 1955. — STROEBEL, C. F., D. C. CAMPBELL and A. B. HAGEDORN: The problem of essential thrombocytopenic purpura. Med. Clin. N. Amer. **33**, 1027 (1949). — STUBINGER, H. G., and H. HAUPTMEIER: Über weitere Erfahrungen mit der temporären Sympathicusausschaltung in der inneren Medizin. Dtsch. med. Wschr. **76**, 1531 (1951). — SUNDER-PLASSMANN, P.: Durchblutungsschäden und ihre Behandlung. Stuttgart: Ferdinand Enke 1943. — Sympathicus-Chirurgie. Stuttgart: Georg Thieme 1953. — SUNDER-PLASSMANN, P., H. J. HILLENBRAND u. A. SCHÜRHOLZ: Unsere Erfahrungen in der Behandlung der Durchblutungssschäden. Münch. med. Wschr. **96**, 1—4, 13 (1954). — SURIYOMG, R., et A. VANNOTTI: Observations cliniques sur l'utilisation thérapeutique d'un extrait de coeur. Schweiz. med. Wschr. **80**, 208 (1950). — SUZMAN, M. M.: An evaluation of long-term anticoagulant therapy. Postgrad. med. J. **32**, 178 (1956). — SWAN, H., and F. B. HARPER: The ligation of major arteries; experimental division of the aorta. Surgery **28**, 958 (1950). — SWETLOW, G. I.: Angina pectoris; paravertebral alcohol block for relief of pain. Amer. J. Surg. **9**, 88 (1930). — SYMMERS, W. ST. C.: Pathological findings in cases of polyarteritis nodosa after treatment with adrenocorticotropic hormone. J. Path. Bact. **66**, 109 (1953). — SZALONTAY, K.: Unsere zehnjährigen therapeutischen Erfahrungen mit Priscol. Praxis **1951**, 700.

TAGLIAFERRO, A.: Trattamento delle arteriopatie periferiche con estratti corico-surrenalici. Minerva med. (Torino) **1951 II**, 1005—1008. — TAGLIAFERRO, A., e L. CARRATINO: La noradrenalina nel trattamento delle arteriopatie croniche periferiche. Rass. ital. Chir. Med. **2**, 345 (1953). — TAKÁTS, G. DE: Obliterative vascular disease; preliminary report on treatment by alternating negative and positive pressure. J. Amer. med. Ass. **103**, 1920 (1934). Intermittent venous hyperemia for the treatment of peripheral vascular disease. Physiother. Rev. **18**, 7 (1938). — The subcutaneous use of heparin; a summary of observations. Circulation **2**, 837 (1950). — Diagnosis and management of peripheral vascular disease. Med. Clin. N. Amer. 141—158 (1952). — TAKÁTS, G. DE and N. C. GILBERT: A test of the clotting mechanism. J. Amer. med. Ass. **121**, 1246 (1943). — TAKÁTS, G. DE, F. K. HICK and J. S. COULTER: Intermittent venous hyperemia in the treatment of peripheral vascular disease. J. Amer. med. Ass. **108**, 1951 (1937). — TATTONI, G., e F. ASCHIERI: Variazioni delle velocità di circolo segmentaria dopo ganglionectomia lombare nelle arteriopatie croniche obliteranti. Minerva chir. (Torino) **8**, 398 (1953). — TATTONI, G., e C. MALCHIODI: La terapia anticoagulante nelle arteriopatie obliteranti periferiche croniche. Arch. ital. Chir. **77**, 169 (1954). — TAYLOR, A., J. LIEBERMAN, R. OBERMAN and I. S. WRIGHT: Unpublished data. Zit. ALLEN, BARKER u. HINES 1955. — TEITELBAUM, M.: The use of ether intravenously in peripheral arterial occlusive disease. (Preliminary report.) Grace Hosp. Bull. (Detroit) **26**, 3 (1948). — Intravenous ether in peripheral arterial occlusive disease. Proc. Amer. Diabetes Ass. Ann. **9**, 365 (1949). — TEITGE, H.: Die Behandlung der Endangiitis obliterans und des Ulcus cruris mit Sexualhormon. Med. Klin. **33**, 1153 (1937). — THAUER, R., u. W. CRISPENS: Fingertemperatur bei Änderung des hydrostatischen Druckes. Ein Beitrag zur Frage der Druck-Stromstärke-Beziehungen. Pflügers Arch. ges. Physiol. **261**, 470 (1955). — THEIS, F. V., and M. R. FREELAND: Peripheral circulatory diseases. Effect of alternating positive and negative pressure treatment on venous blood and the skin temperatures. J. Amer. med. Ass. **107**, 1097 (1936). — THIES, H. A.: Antiphlogistische Hirudoidtherapie. Neue med. Welt **1**, 1709 (1950). Zur Verhütung und Behandlung von Hautnekrosen bei Oberschenkelfrakturen im Greisen-

alter. Chirurg 24, 200 (1953). — THOMPSON, J. E., N. BROSE and R. H. SMITHWICK: Patterns of electrical skin resistance following sympathectomy. Arch. Surg. (Chicago) 50, 431 (1950). — THURNHERR, A., u. H. HELLER: Klinische Erfahrungen über die Vasodilatation durch Beta-Pyridylcarbinol (Ronicol „Roche"). Schweiz. med. Wschr. 79, 522 (1949). — TIEMANN: Die Behandlung der Angina pectoris und des intermittierenden Hinkens. Münch. med. Wschr. 78, 475 (1931). — TIMONEN, S., and K. A. SCHRODERUS: The effect of papaverin on the circulation of preeclamptic and eclamptic patients. Acta obstet. Gynec. scand. 29, 377 (1950). — TINGAUD, R.: Les méthodes thérapeutiques médicales récentes des artérites des membres. J. Méd. Bordeaux 128, 567 (1951). — TISCHENDORF, W.: Prophylaxe und Therapie der Thrombose in der Inneren Medizin. In BECKERMANN, JÜRGENS u. SCHUBERT, Thrombose und Embolie, S. 105. Stuttgart: Georg Thieme 1954. — TOLEDO, O. M. DE, G. SALLES COLONNESE, W. DA SILVA PRADO, P. LEAO, M. DEGNI y N. MORAES BARROS FILHO: Simpósio sôbre tratamento das moléstias arterials periféricas. An. paul. med. cir. 61, 409 (1951). — TORSOLI, A., e A. FABBRINI: Modificazioni circolatorie distrettuali indotte dagli ultrasuoni. Ricerche nel soggetto normale. Rass. Fisiopat. clin. ter. 25, 755 (1953). — TRENDELENBURG, F.: Zur Operation der Embolie der Lungenarterien. Zbl. Chir. 35, 92 (1908). — TULLOCK, J., and J. S. WRIGHT: Long term anticoagulant therapy: further experiences. Circulation 9, 828 (1954). — TURCHETTI, A.: Note di aggiornamento sull'impiego dell'acido nicotinico in terapia vascolare. Rif. med. 66, 729 (1952).

UHLENBRUCK, P.: Die Gefäßkrankheiten. II. Therapie. Ärztl. Praxis 7, H. 29 (1955). — UMBACH, PHILIPP u. MUNDINGER: Zur Behandlung vago-dystoner Durchblutungsstörungen. Dtsch. med. Wschr. 80, 1251 (1955). — UNNA, K.: Pharmakologische Untersuchungen neuer Sympatolabkömmlinge. Naunyn-Schmiedeberg's Arch. exper. Path. Pharmak. 213, 207 (1951). — URICCHIO, J. F., D. G. CALENDA and F. B. CUTTS: Ulceration of the skin following intravenous use of arterenol. J. Amer. med. Ass. 152, 607 (1953).

VALORY, F. A.: De l'intérêt des infiltrations perifemorales dans certaines artérites. Ann. Soc. angéiol. histopath. 3, 9 (1950). — VAN DER VEER, J. B., E. H. FUNK jr., F. R. BOYER and E. A. KELLER: Clinical evaluation of ethyl biscoumacetate (tromexan). Amer. J. Med. 14, 694 (1953). — VEAL, J. R., and W. M. MCCORD: Blood oxygen changes following intermittent venous occlusion. Amer. Heart J. 17, 401 (1939). — VECCHI, G. P., e V. RUBBIANI: Alcuni casi di vasculopatie periferiche trattati con estere tetraidrorfurfurilico dell'acido nicotinico. Minerva med. (Torino) 1953 I, 975. — VIDA, F., u. D. SCHOEN: Über die Behandlung von peripheren Durchblutungsstörungen unter besonderer Berücksichtigung des Radio-Jod-Resorptions-Tests. Medizinische 39, 1378, 1381 (1955). — VIGLIOGLIA, P. A., and R. O. LINARES: Fenilbutazona en el tratamiento de algunas afecciones vasculares periféricas. Sem. méd. (B. Aires) 108, 185 (1956). — VODOPIVEC, M.: Kurze Mitteilung zur Frage der Heparin-Allergisierung. Beil. z. Dtsch. med. Wschr. „Allergie", S. 23, 1954. — VODOPIVEC, M., u. R. BAUMGARTNER: Zur Behandlung der Hypertonie mit Thrombocid. Praxis 44, 938 (1954). — VÖLKER, R.: Über die Wirkung der Saugdruckmassage bei Gefäßstörungen der Gliedmaßen. Arch. phys. Ther. 2, 81 (1950). — Prüfung peripherer Kreislaufmittel am gesunden und kranken Menschen. Naunyn-Schmiedeberg's Arch. exp. Path. Pharmak. 212, 149 (1950). — Kreislaufwirkungen des Dihydroergocristin. Klin. Wschr. 30, 899 (1952). — Physikalische und balneologische Therapie peripherer Gefäßleiden. Kongreßber. über die 41. Tagg der Nordwestdtsch. Ges. für Innere Med., 24.—25. 7. 1953 in Kiel. — VÖLKER, R., u. E. KACZMAREK: Die Kreislaufwirkungen des Hydergins (CCK 179). Z. Kreisl.-Forsch. 39, 85 (1949). — VÖLKER, R., E. KACZMAKEK u. H. PUPPE: Über die Verwendung von Fernreaktionen des Kreislaufs bei der physikalischen Therapie peripherer Durchblutungsstörungen. Arch. phys. Ther. 6, 417 (1954). — VÖLKER, R., E. KACZMAREK u. H. PUPPE: Untersuchungen über die Wirkung von Novadral. Dtsch. med. Wschr. 79, 812 (1954). — VÖLKER, R., u. E. ROSTOSKY: Über den therapeutischen Wert der Bindegewebsmassage bei Gefäßstörungen der Gliedmaßen. Z. Rheumaforsch. 8, 192 (1949). — VOGT, H., u. R. MONTEIL: Zur Frage der Beeinflußbarkeit des Elektrokardiogramms durch synkardiale Massage der Arteriae carotides und der Unterschenkelarterien. Helv. Acta 18, 547 (1951). — VOLKMANN, E.: Beitrag zur Behandlung peripherer Durchblutungsstörungen mit Nikotinsäure. Zbl. Chir. 78, 1972 (1953). — VOLTA, A. D.: L'insulina nel trattamento delle arteriti degli arti inferiori. Arch. Pat. Clin. med. 27, 283 (1949). — VOSSSCHULTE: Europäisches Gespräch am 11./12. XI 1955 „Angiologie im Rahmen der Gesamtmedizin". Darmstadt 1955. — VOSSSCHULTE, K.: Grundlagen der Schmerzbekämpfung durch Sympathicusausschaltung. Berlin u. München: Urban & Schwarzenberg 1949. — Welche Erfahrungen sind mit Novocain und Panthesin bei postoperativen Thrombosen gemacht worden? Dtsch. med. Wschr. 79, 645 (1954). — Aussichten der Trendelenburgschen Operation unter Berücksichtigung neuerer Untersuchungen über die pathophysiologischen Grundlagen. Dtsch. med. Wschr. 83, 57 (1958).

WAIBEL, P.: Restoration surgery of peripheral organic affections of the vessels. Schweiz. med. Wschr. 89, 391 (1959). — WAKIM, K. G., J. F. K. LEHMANN, N. C. BIRKHEAD, F. H. KRUSEN and E. V. ALLEN: The influence of syncardial massage on the peripheral circulation.

Arch. phys. Med. **37**, 538 (1956). — WAKIM, K. G., G. M. MARTIN and F. H. KRUSEN: Influence of centripetal rhythmic compression on localized edema of an extremity. Arch. phys. Med. **36**, 98 (1955). — WAKIM, K. G., G. M. MARTIN, J. C. TERRIER, E. C. ELKINS, F. H. KRUSEN and A. N. PORTER: The effects of massage on the circulation in normal and paralyzed extremities. Arch. phys. Med. **30**, 135 u. Diskussion 144 (1949). — WAKIM, K. G., G. A. PETERS, B. T. HORTON and A. N. PORTER: The effects of a new sympatholytic drug (priscol) on the peripheral circulation in man. J. Lab. clin. Med. **35**, 50 (1950). — WALDER, D. N.: Dilatal in the treatment of intermittent claudication in the calf muscles. Lancet **1956**, 257. — WALKER, T. C.: The use of testosterone propionate and estrogenic substance in cardiovascular disease: Preliminary report. Med. Rec. (Houston) **34**, 667 (1940). — Use of testosterone propionate and estrogenic substance in treatment of essential hypertension, angina pectoris and peripheral vascular disease. J. clin. Endocr. **2**, 560 (1942). — WALTON, K. W.: The biological behaviour of a new synthetic anticoagulant (dextran sulphate) possessing heparin-like properties. Brit. J. Pharmacol. **7**, 370 (1952). — WARREN, R., and R. R. LINTON: The treatment of arterial embolism. New Engl. J. Med. **238**, 421 (1948). — WAYNE, E. J.: Anticoagulant therapy in peripheral vascular disease. Practitioner **164**, 509 (1950). — WEICKER, B.: Über den Chemismus des tätigen Herzmuskels. Naunyn-Schmiedeberg's Arch. exp. Path. Pharmak. **174**, 383 (1934). — WEISMAN, S. J., and E. V. ALLEN: The failure of histidine and vitamin C, and of ether to improve the peripheral circulation. Circulation **1**, 127 (1950). — WEISSBECKER, L.: Die Kobalttherapie. Dtsch. med. Wschr. **75**, 116 (1950). — WENNER, W.: 6,7-Dihydro-5H-Dibenz (c, e) Azepine derivatives, a new class of epinephrine antagonists. J. org. Chem. **16**, 1475 (1951). — WERNITZ, W., u. P. DÖRKEN: Die intraarterielle Sauerstoffinsufflation. I. Mitt. Die physiologischen Vorgänge bei der intraarteriellen Sauerstoffinsufflation. Ärztl. Forsch. **8**, 308 (1954). — WERTHEIMER, L., W. REDISCH and J. M. STEELE: Effects of an adrenergic blocking agent (Dibenzyline upon clinical manifestations of arterial insufficiency in the extremities). Circulation **10**, 366 (1954). — WERTHEIMER, P. and J. SAUTOT: Conservative surgery in obliteration of arteries. Lyon chir. **45**, 845 (1950). — WESSLER, St.: Studies of intravascular coagulation. II. A comparison of the effect of dicumarol and heparin on clot formation in isolated venous segments. J. clin. Invest. **32**, 650 (1953). — WESSLER, St., J. D. BALLON and J. H. KATZ: Studies in intravascular coagulation. V. A distinction between the anticoagulant and antithrombotic effects of dicumarol. New Engl. J. Med. **256**, 1223 (1957). — WETHMAR, A.: Über den Einfluß gefäßerweiternder Mittel auf die Gefäße der Netzhaut. Klin. Mbl. Augenheilk. **129**, 231 (1956). — WEZLER, K.: Die kombinierte Wirkung von Theophyllin und Ephedrin am Kreislauf. Pharmazie **2**, 300 (1947). — WEZLER, K.: Die Funktion der peripheren Strombahngebiete. Regensb. Jb. ärztl. Fortbild. **3**, 462 (1954). — Angiologie im Rahmen der Gesamtmedizin. Darmstadt 1955. — WEZLER, K., u. W. SINN: Das Strömungsgesetz des Blutkreislaufes. Aulendorf i. Württ. 1953. — WEZLER, K., u. R. THAUER: Beiträge zur Frage der Auswertung kreislaufaktiver Stoffe im Tier- und Menschenversuch. Naunyn-Schmiedeberg's Arch. exp. Path. Pharmak. **201**, 105 (1943). — WHITFIELD, A. G. W., W. T. COOKE, P. JAMESON-EVANS and C. RUDD: Temporal arteritis and its treatment with cortisone and ACTH. Lancet **1953**, 408. — WHITNEY, R. J.: The measurement of volume changes in human limbs. J. Physiol. (Lond.) **121**, 1 (1953). — WICK E.: Klinische und experimentelle Beobachtungen über die Einwirkung der jodhaltigen Kurmittel Bad Halls auf die Durchblutungsverhältnisse an den Extremitäten. Wien. klin. Wschr. **67**, 571 (1955). — WICKE, G.: Oszillographische Beobachtungen bei der Anwendung des Synkardon-Gerätes. Z. Kreisl.-Forsch. **43**, 861 (1954). — WIDMER, L. K.: Zur Wirkungsweise der synkardialen Massage. I. Z. Kreisl.-Forsch. **46**, 750 (1957). — WIDMER, L. K., u. J. GREENSHER: Synkardiale Massage und Kapillardurchblutung. Cardiologia (Basel) **33**, 415 (1958). — WIDMER, L. K., u. H. STAUB: Zur Wirkungsweise der synkardialen Massage. II. Z. Kreisl.-Forsch. **47**, 773 (1958). — Synkardiale Massage-Wirkungsmechanismus. III. Congr. Mondial de Cardiologie, Bruxelles 14 au 21 sept. 1958. S. 562. — WIEDEMAN, M. P.: Effect of denervation on diameter and reactivity of arteries in the bat wing. Circulat. Res. **3**, 618 (1955). — WIEDHOPF: Der Verlauf der Gefäßnerven in den Extremitäten und deren Wirkung bei der periarteriellen Sympathektomie. Münch. med. Wschr. **72**, 413 (1925). — WIEMERS, K.: Über gefäßerweiternde Stoffe aus der Adrenalinreihe. Med. Klin. **45**, 453 (1950). — Über gefäßerweiternde Aralkyle der Adrenalin-Benzedrinreihe. Naunyn-Schmiedeberg's Arch. exp. Path. Pharmak. **213**, 283 (1951). — WIJK, TH. W. VAN: The treatment of peripheral vascular diseases with cyclospasmol. (Mandelic acid ester of 3,5,5-trimethylcyclohexanol.) Angiology **4**, 103 (1953). — WILHELMJ, CH. M.: The specific dynamic action of food. Physiol. Rev. **15**, 202 (1935). — WILKE, G., u. P. CONRATH: Studien über Adrenalinausschüttung aus den Nebennieren. Naunyn-Schmiedeberg's Arch. exp. Path. Pharmak. **203**, 178 (1944). — WILKINS, R. W., M. H. HALPERIN and J. LITTER: The effects of various physical procedures on the circulation in human limbs. Ann. intern. Med. **33**, 1232 (1950). — WILKINS, R. W., G. MIXTER jr., J. R. STANTON and J. LITTER: Elastic stockings in the prevention of pulmonary embolism: A preliminary report. New

Engl. J. Med. **246**, 360 (1952). — WILLIAMS, O. C.: Intravenous ether (diethyloxide); use in treatment of cases of impending gangrene and impaired circulation. New Orleans med. surg. J. **100**, 470 (1948). — WILSON, H., and N. W. ROOME: Passive vascular exercise; observations on its value in treatment of peripheral vascular disease. J. Amer. med. Ass. **106**, 1885 (1936). — WILSON, J. L., and E. T. ONASH: Intra-arterial and oral priscoline. Amer. J. Surg. **81**, 336 (1951). — WINDESHEIM, J. H., G. M. ROTH and R. W. GRIFFORD jr.: The use of hexamethonium in treatment of arteriosclerosis obliterans. Circulation **11**, 604 (1955). — WINDFELD, P.: Some experiences concerning the use of the tetraethyl-ammonium in the diagnosis and treatment of peripheral vascular diseases. Acta chir. scand. **98**, 118 (1949). — The use of ethylon in the diagnosis and treatment of peripheral arterial diseases. Trans. N. Surg. Ass. **348**—353 (1950). — WINSOR, TR.: Vasomotor reactions to heat among patients with arterial disease. Circulation **1**, 670 (1950). — Effects of SC 1950 (2,6 dimethyl diethyl piperidinium bromide) on peripheral circulation. Proc. Soc. exp. Biol. (N. Y.) **73**, 417 (1950). — Effects of hydrogenated alkaloids of ergot on vasomotor reflexes. Amer. J. med. Sci. **224**, 42 (1952). — WINSOR, TR., and R. OTTOMAN: Influence of benzyl-imidazoline on the peripheral circulation of man. Proc. Soc. exp. Biol. (N. Y.) **70**, 647 (1949). — WINSTON, B. J.: The use of tetraethylammonium chloride in treatment of phantom limb. Circulation **1**, 299 (1950). — WINTERNITZ, H.: Über die Wirkung verschiedener Bäder (Sandbäder, Soolbäder, Kohlensäurebäder usw.) insbesondere auf den Gaswechsel. Dtsch. Arch. klin. Med. **72**, 258 (1901). — WIRTSCHAFTER, Z. T., and R. WIDMAN: The elaboration of histamine in vivo. J. Amer. med. Ass. **133**, 604 (1947). — WISE, C. S.: Physical medicine in diseases of peripheral circulation. Phys. Ther. Rev. **30**, 499 (1950). — WISE, W. D., F. F. LOKER and C. E. BRAMBEL: Effectiveness of dicumarol prophylaxis against thromboembolic complications following major surgery. A four year survey: 3304 cases. Surg. Gynec. Obstet. **88**, 486 (1949). — WISHAM, L. H., A. S. ABRAMSON and A. EBEL: Value of exercise in peripheral arterial disease. J. Amer. med. Ass. **153**, 10 (1953). — WITZLEB, E.: Über die Balneotherapie der peripheren Durchblutungsstörungen. Arch. phys. Ther. **7**, 101 (1955). — Die Wirkung einer molekular gelösten Schwefelverbindung auf Durchblutung und Sauerstoffverbrauch von Warmblüter-Extremitäten. Arzneimittel-Forsch. **6**, 202 (1956). — WOBBE, J.: Klinische Erfahrungen über die perkutane Therapie des varicösen Symptomenkomplexes in der Gynäkologie und Geburtshilfe. Wien. med. Wschr. **106**, 828 (1956). — WOLF, H. F.: Syncardial therapy in the treatment of gangrene and frostbites. N.Y. St. J. Med. **53**, No 9 (1953). — WOLFF, J. M., N. W. BARKER, R. W. GIFFORD jr. and F. D. MANN: Experience with a new intravenous coumarin anticoagulant (Warfarin, sodium derivative). Proc. Mayo Clin. **28**, 489 (1953). — WOLLHEIM, E.: Die zirkulierende Blutmenge und ihre Bedeutung für Kompensation und Dekompensation des Kreislaufs. Z. klin. Med. **116**, 269 (1931). — Therapie des Myokardinfarktes. Dtsch. med. Wschr. **81**, 2080 (1956). — WOLLHEIM, E., u. F. BRANDT: Zur Wirkung intravenöser Injektion kleinster Wassermengen. I. Mitt. Veränderungen der Blutzusammensetzung. Z. klin. Med. **106**, 257, 275 (1927). — WOODWARD, D. J., S. W. HOOBLER and M. NICKERSON: Effect of dibenzyline (SKF 688-A) on peripheral blood flow in man. Fed. Proc. **11**, 404 (1952). — WOOLLING, K. R., and CL. WILSON: Heat therapy for ischemia in the lower extremities. The use of a new thermostatically controlled therapeutic heating box. Diabetes **4**, 389 (1955). — WRETE, M.: Die Entwicklung und Topographie der intermediaren vegetativen Ganglien bei gewissen Versuchstieren. Z. mikr.-anat. Forsch. **49**, 503 (1941). — WRIGHT, BOURGAIN, FOLEY, MCDEVITT, GROSS, BURKE, SIMON, LIEBERMANN, SYMONS and HUEBNER: Long term anticoagulant therapy. Circulation **9**, 748 (1954). — WRIGHT, I. S.: Vascular diseases in clinical practice. The Year Book Publ., Inc. 304 South Dearborn Street Chicago 1948. — The use of the anticoagulants in the treatment of diseases of the heart and blood vessels. Ann. intern. Med. **90**, 80 (1949). — The pathogenesis and treatment of thrombosis; with a clinical and laboratory guide to anticoagulant therapy. Modern medical monographs. New York: Grune & Stratton 1952. — Modern medical monographs; the pathogenesis and treatment of thrombosis, p. 78. New York: Grune & Stratton 1952. — WRIGHT, I. S., u. W. T. FOLEY: Use of anticoagulants in the treatment of heart disease; with special reference to coronary thrombosis, rheumatic heart disease with thromboembolic complications and subacute bacterial endocarditis. Amer. J. Med. **3**, 718 (1947). — WRIGHT, I. S., and E. MCDEVITT: Cerebral vascular diseases. Their significance, diagnosis, and present treatment including the selective use of anticoagulant substances. Lancet **1954 II**, 825. — WRIGHT, L. T., and M. ROTHMAN: Deaths from dicumarol. A.M.A. Arch. Surg. **62**, 23 (1951). — WYSE and PATTEE: Effect of the oscillating bed and tilt table on calcium, phosphorus and nitrogen metabolism in paraplegia. Amer. J. Med. **17**, 645 (1954).

ZAK, E.: Ein weiterer Beitrag zur Kenntnis des Gefäßkrampfes beim intermittierenden Hinken. Med. Klin. **19**, 454 (1923). — Über das intermittierende Hinken. Wien. klin. Wschr. **48**, 1390 (1935). — ZEMANN, W., u. H. LÜSSENHOP: Über die Wirksamkeit des Vasculat bei arteriosklerotisch bedingten Durchblutungsstörungen der Beine. Med. Klin. **46**, 1366 (1951). — ZENKER: Europäisches Gespräch „Angiologie im Rahmen der Gesamtmedizin“ am 11./12.

XI. 1955. Darmstadt 1955. — ZICKGRAF, H.: Über die Kreislaufwirkung der Lumbal- und Periduralanästhesien und die Frage der Prophylaxe und Therapie der dabei auftretenden Kollapse. Dtsch. med. Wsch. **75**, 380 (1950). — Über die Kreislaufwirkungen des Beta-Pyridylcarbinols (Ronicol „Roche"). Z. klin. Med. **148**, 25 (1951). — Vergleichende Untersuchungen über die Wirkung moderner peripherer Kreislaufmittel auf die arterielle Strombahn. Z. Urol., Sonderh. 208—214 (1952). — Möglichkeiten und Grenzen der Therapie mit den peripheren vom Adrenalin abstammenden Kreislaufmitteln. Ärztl. Forsch. **7**, 246 (1953). ZIERZ, P., u. U. PACZYNSKI: Klinische und experimentelle Untersuchungen über die Beeinflussung peripherer Durchblutungsstörungen. Arch. klin. exp. Derm. **202**, 369 (1956). — ZIPF, K., u. W. GIESE: Über die Wirkung adenosinartiger Stoffe und einiger Organextrakte auf die Kapillaren. Naunyn-Schmiedeberg's Arch. exp. Path. Pharmak. **171**, 111 (1933). — ZÖLLNER u. Mitarb.: Ein antilipämisches, nicht gerinnungshemmendes Abbauprodukt des Heparins. Klin. Wschr. **32**, 1096 (1954). — ZOLLINGER, R., and W. H. TEACHNOR: Late results of inferior vena caval ligations. Arch. Surg. (Chicago) **65**, 31 (1952). — ZONDEK, S. G.: Die Elektrolyte. Berlin: Springer 1927. — ZOZAYA, R. G.: Traitement des troubles circulatoires périphériques par les alcaloides hydrogenées de l'ergot de seigle. Presse méd. **1956**, 1086. — ZRUBECKY, G., u. O. WRUHS: Curare zur Behandlung von peripheren Durchblutungsstörungen und Unterschenkelgeschwüren. Med. Klin. **47**, 485 (1952). — ZUELZER, G.: Diskussionsvortrag: Angina pectoris. Verh. dtsch. Ges. inn. Med. **43**, 350 (1931). — ZUKSCHWERDT, L., u. H. A. THIES: Die Thromboembolie. Dtsch. med. Wschr. **83**, 1001 (1958). — ZWEIFACH, B. W., E. SHORR and M. M. BLACK: The influence of the adrenal cortex on behaviour of terminal vascular bed. Ann. N. Y. Acad. Sci. **56**, 626 (1953).

B. Spezielle Angiologie.

I. Krankheiten der Arterien.

1. Spastische Arteriopathien[1].

ABRAMS, A., P. P. COHEN and O. O. MEYER: The physical properties of a cryoglobulin obtained from lymph nodes and serum of a case of lymphosarcoma. J. biol. Chem. **181**, 237 (1949). — ADSON, A. W., and G. E. BROWN: The treatment of Raynauds' disease by resection of the upper thoracic and lumbar sympathetic ganglia and trunks. Surg. Gynec. Obstet. **48**, 577 (1929). — ADSON, A. W., and J. R. COFFEY: Cervical rib: a method of anterior approach for relief of symptoms by division of the scalenus anticus. Ann. Surg. **85**, 839 (1927). — AGATE: An outbreak of Raynaud's phenomenon of occupational origin. Brit. J. industr. Med. **6**, 144 (1949). — AHLQVIST, R. P.: Action of various drugs on arterial blood flow of pregnant, canine uterus. J. Amer. pharm. Ass. sci. Ed. **39**, 370 (1950). — ALLEN, E. V.: The peripheral arteries in Raynaud's disease: an arteriographic study of living subjects. Proc. Mayo Clin. **12**, 187 (1937). — ALLEN, E. V., N. W. BARKER and E. A. HINES jr.: Peripheral vascular diseases. Philadelphia u. London: W. B. Saunders Company 1955. — ALLEN, E. V., and G. E. BROWN: Thrombo-angiitis obliterans: a clinical study of 200 cases. I. Etiology, pathology, symptoms, diagnosis. Ann. intern. Med. **1**, 535 (1928). — Raynaud's disease affecting men. Ann. intern. Med. **5**, 1384 (1932). — Raynaud's disease: a critical review of minimal requisites for diagnosis. Amer. J. med. Sci. **183**, 187 (1932). — ALLEN, E. V., and W. McK. CRAIG: Vascular clinics; effect of lesions of the nervous system on circulation: report of a case of spinal cord tumor which produced disturbances of circulation. Proc. Mayo Clin. **9**, 131 (1938).

BAADER, E. W.: Die Erkennung der chronischen Bleivergiftung. Z. ärztl. Fortbild. **25**, 205 (1928). — Arsenvergiftungen bei der Schädlingsbekämpfung mit Flugzeugen. Med. Welt **3**, 1285 (1929). — BABINSKI, J., et J. HEITZ: Oblitérations artérielles et troubles vasomoteurs d'origine réflexe ou centrale. Bull. Soc. méd. Hôp. Paris **40**, 570 (1916). — BAKEY, M. DE, and A. OCHSNER: Phlegmasia cerulea dolens and gangrene associated with thrombophlebitis. Case reports and review of the literature. Surgery **26**, 16 (1949). — BALOCH, G. M.: Pathogenesis of sclerodermia and acrosclerosis and their association with Raynaud's phenomenon. Pakist. J. Hlth **2**, 116 (1952). — BARGER, G.: Secale, ergot and ergotism. London u. Edinburgh 1931. — BARGER, G., u. F. H. CARR: Notiz über Mutterkornalkaloide. Chem. News **94**, 89 (1906). — Die Alkaloide des Mutterkorns. Chem. Zbl. **78**, 1435 (1907 I). — BARKER, N. W., and E. A. HINES jr.: Arterial occlusion in the hands and fingers associated with repeated occupational trauma. Proc. Mayo Clin. **19**, 345 (1944). — BARNET: Occlusive arterial disease of the hands. Med. J. Aust. **1**, 455 (1955). — BARR, D. P., G. G. READER and C. H. WHEELER: Cryoglobulinemia. I. Report of two cases with discussion of clinical manifestations, incidence and significance. Ann. intern. Med. **36**, 6 (1950). — BARRITT, D. W., and W. O'BRIEN: Heart disease in scleroderma. Brit. Heart J. **14**, 421 (1952). — BARTSCH, W.: Frühstadien der

[1] Siehe Ergänzung, S. 711 und 713.

spinalen Mangeldurchblutung. Nervenarzt **25**, 481 (1954). — BARTSCH, W., A. BOROFFKA u. E. KETZ: Indikationen für die Hydergin- und Ultraschalltherapie beim klinischen Halswirbelsäulensyndrom. Ärztl. Wschr. **10**, 661 (1955). — BATTEZZATI, M., F. SOAVE e A. TAGLIAFERRO: Innesto di ipofisi nella malattia di Raynaud. Accad. med. **65**, 417 (1950). — BATTEZZATI, M., e A. TAGLIAFERRO: Terapia con nor-adrenalino-simili nella mallattia di Raynaud. Nuove ipotesi patogenetiche. Minerva med. (Torino) **1951 II**, 697. — BAUMGARTL, F., H. GREMMEL and K. H. WILLMANN: Arteriographic study of the blood circulation in fractured lower legs during healing. Zbl. Chir. **83** (28), 1386 (1958). — BECHGAARD, P., and S. HAMMARSTRÖM: Surgical treatment of arterial hypertension. Acta chir. scand. Suppl. **155** (1950). — BELKNAP, E. L.: Lead poisoning; criteria for diagnosis. Industr. Med. Surg. **9**, 505 (1940). — BENTE, D., M. KRETSCHMER u. C. SCHICK: Die Krankheitsbilder bei cervicaler Osteochondrose und das Reizsyndrom des oberen Körperviertels. Arch. Psychiat. Nervenkr. **190**, 342 (1953). — BERNHEIM, A. R., and J. H. GARLOCK: Parathyroidectomy for Raynaud's disease and scleroderma. Ann. Surg. **101**, 1012 (1935). — BERNHEIM and LONDON: Treatment of spasmodic vascular disease of extremities of Raynaud's type. Amer. Heart J. **7**, 588 (1932). — BEYER and WRIGHT: The hyperabduction syndrome. With special reference to its relationship to Raynaud's syndrome. Circulation **4**, 161 (1951). — BIERLING, G., u. D. REISCH: Über das Sudecksche Syndrom nach Frakturen. Fortschr. Röntgenstr. **82**, 1 (1955). — BIFANI, I., e F. SFORZA: Sulla sofferenza del circolo arterioso in corso di trombosi venosa degli arti. (Ricerche sperimentali.) Pat. sper. **43**, 3 (1955). — BINET, L., H. BOUR et F. COTTENOT: Sur un processus vasculaire purpurique, siderocurable apparu au cours d'une maladie de Raynaud. Presse méd. **64**/40, 933 (1956). — BLADES, A. N.: Cryoglobulinaemia in multiple myelomatosis. Brit. med. J. **1951**, 169. — BLAIN, A., F. A. COLLER and G. B. CARVER: Raynaud's disease. A study of criteria for prognosis. Surgery **29**, 387 (1951). — BLOCH: Raynaudsche Krankheit und Hypophyse. Klin. Wschr. **1**, 457 (1927). — BLOCK, W.: Über die Rolle der sympathischen Ganglien in der Pathogenese der Durchblutungsschäden. Zbl. Chir. **72**, H. 9 (1947). — Die Haut bei Durchblutungsstörungen. Dtsch. med. J. 360 (1954). Die Durchblutungsstörungen der Gliedmaßen. Berlin: W. de Gruyter & Co. 1951. — BLUMENSAAT, C.: Der heutige Stand der Lehre vom Sudeck-Syndrom. (Hefte z. Unfallheilkunde, Hrsg. von A. HÜBNER. 4. 51.) Berlin-Göttingen-Heidelberg 1956. — BOCK, H. E., P. GRUNER u. G. SEYBOLD: Die praktisch-klinische Bedeutung von Oszillographie und Combitonographie, besonders bei Endocarditis lenta. Z. ges. inn. Med. **6**, 30 (1951). — BRAGA: La sindrome dello scaleno al controllo pletismografico concomitante alla manovra di Adson. Folia angiol. (Firenze) **2**, 346 (1955). — BRAUMAN, J., F. GREGOIRE, P. P. LAMBERT, F. KLEYNTJENS et P. DANIS: Un cas de myeloma à cryoglobulin: Étude clinique, chimique, et physiologique. Acta chir. belg. **8**, 333 (1953). — BRAUNSTEINER, H., R. FALKNER, A. NEUMAYER u. F. PAKESH: Makromolekulare Kryoglobulinaemie. Klin. Wschr. **32**, 722 (1954). — BROWN, G. E., and E. V. ALLEN: Thrombo-angiitis obliterans: a clinical study of 200 cases; etiology, pathology, symptoms, diagnosis. Ann. intern. Med. **1**, 535 (1928). — BROWN, G. E., W. McK. CRAIG and A. W. ADSON: The selection of cases of thromboangiitis obliterans and other circulatory diseases of the extremities for sympathetic ganglionectomy. Amer. Heart J. **10**, 143 (1934). — BROWN, G. E., P. A. O'LEARY and A. W. ADSON: Diagnostic and physiologic studies in certain forms of scleroderma. Ann. intern. Med. **4**, 531 (1930). — BRUNSTING, H. A.: Raynaud's disease of the hands with sclerodactylia. Arch. Derm. Syph. (Chicago) **61**, 880 (1950). — BÜRKLE DE LA CAMP: Über die Erkrankungen der Muskeln, Knochen und Gelenke durch Arbeiten mit Preßluftwerkzeugen. Med. Welt **1937**, 1348. — BURTON, A. C.: On the physical equilibrium of small blood vessels. Amer. J. Physiol. **164**, 319 (1951). — Peripheral circulation. Ann. Rev. Physiol. **15**, 213 (1953). — BUTLER, K. R., and J. A. PALMER: Cryoglobulinaemia in polyarteritis nodosa. Canad. med. Ass. J. **72**, 686 (1955).

CALO, A.: Enregistrement chez l'homme, de quelques dyscinésies artérielles par compression. Cardiologia (Basel) **24**, 180 (1954). — CALVERT, R. J., S. G. NARDELL and C. RAEBURN: Angiopathies in acrosclerosis. Angiology **6**, 129 (1955). — CANDIANI, G., e G. VALENTE: Alterazioni vasali in soggetto con fenomeni di ipersensibilità. Riv. Anat. pat. **3**, 42 (1950). — CASSIRER, R.: Die vasomotorisch-trophischen Neurosen, S. 506. Berlin: S. Karger 1912. — CASSIRER, R., u. R. HIRSCHFELD: Vasomotorisch trophische Erkrankungen. In Handbuch für Neurologie, Bd. 17, S. 246 (1935). — CHAPMAN, E. M.: Observations on effect of paint on kidneys with particular reference to role of terpentine. Industr. Hyg. Toxicol. **23**, 277 (1941). — CHASANOW, M.: Ein Beitrag zur Klinik des Ergotismus. Nervenarzt **4**, 694 (1931). COHEN: Traumatic arterial spasm. Lancet **1944**, 1. — COMFORT, M. W., and C. W. ERICKSON: Untoward effects from the use of ergot and ergotamine tartrate. Ann. intern. Med. **13**, 46 (1939). — COOMBS, G. A.: Two cases of the Thibierge-Weissenbach syndrome. Proc. roy. Soc. Med. **45**, 254 (1952). — COOTE (1861): Zit. nach A. W. ADSON u. J. R. COFFEY, Cervical rib: a method of anterior approach for relief of symptoms by division of the scalenus anticus. Ann. Surg. **85**, 839 (1927). — COSGROVE, K. E., and K. A. LA TOURETTE: Multiple myeloma simulating hyperparathyroidism. Amer. J. Med. **15**, 863 (1953). — COTTINGHAM: Zit. in:

The president's monthly report. Stonecutter's J. **32**, 5 (1917). — CRAIG, A. B., C. WATERHOUSE and L. E. YOUNG: Auto-immune hemolytic disease and cryoglobulinemia associated with chronic lymphatic leukemia. Amer. J. Med. **13**, 793 (1952). — CRAIG, W. MCK., and B. Y. HORTON: Diagnosis and treatment of vascular disorders of extremities. S. Clin. N. Amer. **18**, 899 (1938). — CRAIG, W., MCK., and P. A. KNEPPER: Cervical rib and the scalenus anticus syndrome. Ann. Surg. **105**, 556 (1937). — CUGUDDA, E.: Plasmacitoma con cryoglobulinemia e trombosi arteriose e venose multiple. Minerva med. (Torino) **43**, 205 (1952). — CUNEO, H. M.: Peripheral vascular disorders caused by industrial occupations. Industr. Med. Surg. **22**, 525 (1953). — CURSCHMANN, H. d. J.: Münch. med. Wschr. **1907**, 2519. — Vasomotorische und trophische Neurosen. In Handbuch der inneren Medizin (MOHR-STÄHELIN), Berlin: Springer 1912. — Vasomotorische und trophische Neurosen. In Lehrbuch der Nervenkrankheiten. Herausgeg. v. H. CURSCHMANN u. KRAMER 1925.

DAUDEN u. MORA: Über zwei Fälle von Raynaudscher Krankheit. Act. dermo-sifiliogr. (Madr.) **40**, 817 (1949). [Spanisch.] — DESCHAMPS, P. N.: Les sympathoses artérielles. Presse méd. **58**, 557 (1950). — DESMOND, A. M.: Industrial Raynaud's phenomenon with gangrene. Proc. roy. Soc. Med. **47**, 19 (1954). — DEWAR,: Averting incipient gangrene in Raynaud's disease. Canad. med. Ass. J. **72**, 848 (1955). — DONI e VACCUCCHI: Su di alcune manifestazioni microangiopatiche in protidoplasmopatie. Nota II. A proposito di un caso di plasmocitosi midollare e iperglobulinemia, con fenomeno di Raynaud e necrosi ischemica delle estremità. Riv. crit. Clin. med. **54**, 461 (1954). — DOPPLER: Zur Pathogenese und Therapie der angiospastischen Diathese der Extremitätengefäße. Med. Klin. **26**, 158 (1930). — DOUPE, J., C. H. CULLEN and G. Q. CHANCE: Post-traumatic pain and the causalgic syndrome. J. Neurol. Neurosurg. Psychiat. **7**, 33 (1944). — DRENCKHAHN: Vasospastic disease of the hands of miners due to vibration. Illinois med. J. **70**, 354 (1936). — DREYFUSS, F., and G. LIBRACH: Cold precipitable serum globulins („cold fractions", „cryoglobulins") in subacute bacterial endocarditis. J. Lab. clin. Med. **40**, 489 (1952). — DUESBERG: Zit. in RATSCHOW, Die peripheren Durchblutungsstörungen, S. 236. Dresden u. Leipzig: Theodor Steinkopff 1953. — DUFF, R. S.: Effect of sympathectomy on the response to adrenaline of the blood vessels of the skin in man. J. Physiol. (Lond.) **117**, 415 (1952). — DUJOVICH, A., and E. SAPISOCHIN: Arterial vasomotor disorders and sequelae in chronic vascular diseases. Pren. méd. argent. **37**, 2604 (1950). — DURYEE, A. W., and I. S. WRIGHT: Treatment of scleroderma by means of acetyl beta methylcholine chloride (mecholyl) iontophoresis. Amer. Heart J. **14**, 603 (1937). DUSTIN, J. P.: Isolément d'une cryoglobuline dans un sang myelomateux. Arch. int. Physiol. **61**, 256 (1953).

EDWARDS, E. A.: Nonarterial disorders simulating disease of the peripheral arteries. New Engl. J. Med. **225**, 91 (1941). — EICHLER, O., u. J. HEINZEL: Ergebnisse langjähriger konservativer Therapie peripherer Durchblutungsstörungen mit Hydergin. Langenbecks Arch. klin. Chir. **278**, 568—584 (1954). — ELSCHNIG, A.: Diabetes und Augenerkrankungen. Med. Klin. **25**, 49 (1929). — EMMRICH: Zur Genese der Skleropathie. Urban & Schwarzenberg 1952. — ENGLE, R. L., and D. P. BARR: Multiple myeloma treated with ACTH. Proc. 2nd Clin. ACTH. Conf. (therapeutics), vol. 2, p. 209. Edit. by J. R. MOTE. New York: Blakiston Co. 1951. — EPPINGER, H., u. L. HESS: Zur Pathologie des vegetativen Nervensystems. Z. klin. Med. **67**, 345; **68**, 206 (1910). — ESTES, J. E.: Vasoconstrictive and vasodilative syndromes of the extremities. Mod. Conc. cardiov. Dis. **25** (11), 355 (1957). — EVANS: Reflex sympathetic dystrophy; report on 57 cases. Ann. intern. Med. **26**, 417 (1947).

FALCONER, M. A., and G. WEDDELL: Costoclavicular compression of the subclavian artery and vein. Lancet **1943**, 539. — FATHERREE, T. J., and E. A. HINES jr.: Symmetrical gangrene of the extremities associated with purpura; report of a case in which ergotism was suspected. Amer. Heart J. **12**, 235 (1936). — FERRIMAN, D. G., J. V. DACIE, K. D. KEELE and JANE M. FULLERTON: The association of Raynaud's phenomena, chronic haemolytic anaemia, and the formation of cold antibodies. Quart. J. Med., N.S. **20**, 275 (1951). — FINALY, R.: Acute gangrene resulting from cramp in the calf of traumatic origin. Ned. T. Geneesk. **70**, 1038 (1926). — FOLEY, W. T., E. MCDEVITT, J. A. TULLOCH, M. TUNIS and I. S. WRIGHT: Studies of vasospasm. I. The use of glyceryl trinitrate as a diagnostic test of peripheral pulses. Circulation **7**, 847 (1953). — FONTAINE, R., and L. G. HERRMANN: Post-traumatic painful osteoporosis. Ann. Surg. **97**, 26 (1933). — FONTAINE, R., L. ISRAEL et S. PEREIRA: A propos d'un cas de thrombose de la veine cave inférieure. Thrombophlebitis simulant les embolies arterielles et gangrènes d'origine veineuse. Dosuments anatomocliniques et expérimenteux. J. Chir. (Paris) **47**, 928 (1936). — FOX, M. J., and C. L. LESLIE: Treatment of Raynaud's disease with nitroglycerins. Wis. med. J. **47**, 855 (1948). — FREEMAN, N. E.: Acute arterial injuries. J. Amer. med. Ass. **139**, 1125 (1949). — FREITAS, J. F. T. DE, and R. MAYALL: Raynaud's phenomenon in the left hand by „Dirofilaria spectans". Rev. bras. Med. **10**, 463—467 mit engl. Zus.fass. (1953). [Portugiesisch.] — FUCHSIG, P.: Über die Kombination pharmakologischer und chirurgischer Behandlung bei peripheren Durchblutungsstörungen. Wien. klin. Wschr. **1949**, 952. — FÜHNER, H.: Medizinische Toxikologie. Leipzig

1943. — FÜHNER, H., u. W. BLUME: Medizinische Toxikologie. Leipzig: Georg Thieme 1947. FÜHNER, H., WIRTH u. HECHT: Medizinische Toxikologie, 3. Aufl. Stuttgart 1951.

GAGEL, O.: Die Erkrankungen des vegetativen Systems. In Handbuch der inneren Medizin, Bd. V, Teil 2, S. 777. Berlin-Göttingen-Heidelberg: Springer 1953. — GAGEL, O., u. J. W. WATTS: Zur Pathogenese der Raynaudschen Gangrän. Z. klin. Med. **122**, 110 (1932). GÉLIN, G.: Hypersplénisme et syndrome de Raynaud. Sang **24**, 392 (1954). — GELMANN, J.: Zur Klinik und Genese der Bleikrisen (Enzephalopathien). Dtsch. Arch. klin. Med. **163**, 1 (1929). — GERBIS: Amtl. Jahresberichte d. Gewerbemedizinalräte 1926. Zit. MEYER-BRODNITZ u. WOLLHEIM, Kapillarfunktionsstörungen durch Schuhanklopfmaschinen. Zbl. Gew.-Hyg. **6**, 270 (1929). — GESENIUS, H.: Über den Spasmus größerer Arterien. Berl. med. Z. **1**, 302 (1950). — GIFFORD jr., R. W., and E. A. HINES jr.: Raynaud's disease among women: A clinical and follow-up study. Circulation **14**, 941 (1956). — Raynaud's disease among women and girls. Circulation **16**, 1012 (1957). — GIFFORD jr., R. W., E. A. HINES jr. and W. McK. CRAIG: Sympathectomy for Raynaud's phenomenon: Follow-up study of seventy women with Raynaud's disease and fifty-four women with secondary Raynaud's phenomenon. Circulation **14**, 941 (1956). — Sympathectomy for Raynaud's phenomenon. Follow-up study of 70 women with Raynaud's disease and 54 women with secondary Raynaud's phenomenon. Circulation **17**, 5 (1958). — GIGANTE, D., A. CAJANO e A. GUARINO: Contributo allo studio della malattia di Raynaud. Policlinico, Sez. med. **58**, 65 (1951). — GLASER, W.: Innervation der Blutgefäße. In L. R. MÜLLER, Das vegetative Nervensystem. Berlin: Julius Springer 1920. — GÖCKE: Das Verhalten spongiösen Knochens im Druck -und Schlagversuch. Z. orthop. Chir. (20. Kongr.) **47**, 114 (1926). — LE GOFF: Zit. nach RATSCHOW, Die peripheren Durchblutungsstörungen, S. 237. Dresden u. Leipzig: Theoror Steinkopff 1953. — GRAHAM: Chronic arterial occlusion of the extremities. Ann. intern. Med. **7**, 431 (1933). — GRIFFITHS, L. L. and L. GILCHRIST: Cryoglobulinaemia in alcoholic cirrhosis. Lancet **1953**, 882. — GRIPONISSIOTIS, B.: The contribution of the upper thoracic sympathectomy to the treatment of Raynaud's disease. Acta chir. hellenica A, 305—317 mit engl. Zus.fass. (1954). [Griechisch.] — GROLNICK, M.: Case of early gangrene due to oxalic acid immersion. N.Y. St. J. Med. **29**, 1461 (1929). — GROSS, D.: Sensibilitätsstörungen bei Gefäßschäden. Ein Beitrag zur Topographie des Sympathicus. Nervenarzt **20**, 361 (1949). — GROTJAHN, M.: Untersuchungen bei Anklopfern in der Schuhindustrie. Arch. Gewerbepath. Gewerbehyg. **1**, 687 (1931). — GRUBER, G. B.: Gefäß-Störung und Gangrän. Z. Kreisl.-Forsch. **23**, 537 (1931). — GOULD, PRICE and GINSBERG: Gangrene and death following ergotamine tartrate (Gynergen) therapy. J. Amer. med. Ass. **106**, 1631 (1936). — GUALANDI, G., e R. LORENZINI: Sindrome di Raynaud da grande autoagglutinazione ,,a frigore" delle emazie. Minerva med. (Torino) **1951 II**, 927. — GURD, F. B.: Post-traumatic acute bone atrophy (Sudeck's atrophy). Ann. Surg. **99**, 449 (1934). — GURDIJAN and WALKIE: Traumatic vasospastic disease of the hand (white fingers). J. Amer. med. Ass. **129**, 669 (1945).

HAGEN, J.: Erkrankungen durch Preßluft-Werkzeugarbeit. Arbeitsmedizin, Abhandlungen über Berufskrankheiten und deren Verhütung, H. 22, 1947. — HAMILTON, A.: Effect of the air hammer on the hands of stonecutters. Publ. Hlth Rep. (Wash.) **33**, 488 (1918). — A vasomotor disturbance in the fingers of the stonecutters. Arch. Gewerbepath. Gewerbehyg. **348** (1930). — HAMILTON, A., and R. T. JOHNSTONE: Industrial toxicology. New York: Oxford University Press 1945. — HANDLER, J. J.: Acute arterial spasm complicating accidental haemorrhage in late pregnancy. Lancet **1949 II**, 514. — HANSEN, P. F., and M. FABER: Raynaud's syndrome originating from reversible precipitation of protein. Acta med. scand. **129**, 81 (1947). — HANSEN, P. F., and N. A. THORN: Viscosity of the blood in vitro at various temperatures in 26 patients with Raynaud's phenomenon. Amer. J. med. Sci. **231** (6), 665 (1956). — HARDGROVE, M. A. F., and N. W. BARKER: Pneumatic hammer disease: a vasospastic disturbance of the hands in stone-cutters. Proc. Mayo Clin. 8, 345 (1933). — HAVEN, H. VAN: Neurocirculatory scalenus anticus syndrome in the presence of developmental defects of the first rib. Yale J. Biol. Med. **11**, 443 (1939). — HEIDELMANN, G.: Unterschiedliche Hauttemperaturregulationen an den Händen. Z. Kreisl.-Forsch. **40**, 31 (1951). — Die Behandlung der Brachialgia paraesthetica nocturna durch Röntgenbestrahlungen des vegetativen Nervensystems. Med. Welt **20**, 148 (1951). — HEIMBERGER, H.: Beiträge zur Physiologie der menschlichen Capillaren. Z. ges. exp. Med. **46**, 519 (1925). — Beiträge zur Physiologie der menschlichen Capillaren. VI. Mitt. Gefäßnerven, sensorische Nerven und kleinste Gefäße. Z. ges. exp. Med. **73**, 488 (1930). — HENNECKE, U.: Über zwei Fälle von ungewöhnlichen akuten Durchblutungsstörungen. Zbl. Chir. **77**, 2327 (1952). — HENSCHEN: Röntgenkrystallographische Untersuchungen am Knochen. Langenbecks Arch. klin. Chir. **186**, 98 (1936). — HERLITZ, G.: Cold urticaria with nutritional-allergy, and contralateral urticarial reaction after exposure to cold. Int. Arch. Allergy **4**, 10 (1953). — HERRICK: Effect of ergotamine tartrate on blood flow and blood pressure in femoral artery of the dog. Proc. Soc. exp. Biol. (N. Y.) **30**, 871 (1933). — HERRMANN, L. G., and E. J. McGRATH: Effect of estrogens on vascular spasm due to active angiitis in the extremities. Arch. Surg. (Chicago) **40**, 334 (1940).

HERSHEY, S. G., and B. W. ZWEIFACH: Peripheral vascular homeostasis in relation to anesthetic agents. Anesthesiology 11, 145 (1950). — HERTZMAN, A. B., and L. W. ROTH: The vasomotor components in the vascular reactions in the finger to cold. Amer. J. Physiol. 136, 669 (1942). — HEWITT: Raynaud's phenomenon in a child. Med. J. Aust. 1955 II, 1099. — HILL, R. H., S. G. DUNLOP and R. M. MULLIGAN: A cryoglobulin present in high concentration in the plasma of a case of multiple myeloma. J. Lab. clin. Med. 34, 1057 (1949). — HINCHEY, HINES and GHORMLEY: Osteoporosis occurring during potassium thiocyanate therapy for hypertensive disease. Amer. J. med. Sci. 215, 546 (1948). — HINES jr., E. A., and N. W. BARKER: Arteriosclerosis obliterans, a clinical and pathologic study. Amer. J. med. Sci. 200, 717 (1940). — HINES jr., E. A., and N. A. CHRISTENSEN: Raynaud's disease among men. J. Amer. med. Ass. 129, 1 (1945). — HINES jr., E. A., R. W. GIFFORD jr., H. S. BROWN and J. H. FLINN: Unpublished: Zit. nach ALLEN, BARKER u. HINES, Peripheral vascular diseases. Philadelphia u. London: W. B. Saunders Company 1955. — HOFFMANN, C.: Richtlinien für die Prüfung und Bewertung der Drucklufthämmer. Bergbau 49, 39 (1936). — Prüfergebnisse von Drucklufthämmern. Bergbau 49, 67, 76 (1936). — HOLMBERG, G. G., u. E. GRONWALL: Ein neues krystallinisches Serum-Globulin. Hoppe-Seylers Z. physiol. Chem. 273, 199 (1942). — HUGUES, J., et J. LECOMET: Réactions vasomotorices des artères mésentériques. Arch. int. Physiol. 57, 453 (1950). — HUGUIER (1842): Zit. durch RAYNAUD, On local asphyxia and symmetrical gangrene of the extremities. Paris 1862. — HUNT, J. H.: The Raynaud phenomena: A critical review. Quart. J. med. 5, 399 (1936). — HUTCHINSON, J.: Inherited liability to Raynaud's phenomena, with great proneness to chilblains-gradual increase of liability to paroxysmal local asphyxia acrosphacelus with sclerodermia-cheeks affected. Arch. Surg. (Chicago) 4, 312 (1893). — Raynaud's phenomena (Abstr.) Med. Press, N.S. 72, 403 (1901). — HUTCHINSON, J. H., and R. A. HOWELL: Cryoglobulinemia: report of a case associated with gangrene of the digits. Ann. intern. Med. 39, 350 (1953). — HYNDMAN, O. R., and J. WOLKEN: Raynaud's disease: a review of its mechanism, with evidence that it is primarily a vascular disease. Amer. Heart J. 23, 535 (1942).

ISRAELS, L., and J. KILGORE: Cryoglobulinaemia in polycythaemia rubra vera. Proc. Roy. Coll. Phys. Canad. 1954. — IWAI, SEISHIRO, and NIN MEL-SAI: Etiology of Raynaud's disease. Japan med. World 5, 119 (1925).

JABLOŃSKA, S., B. LUKASIAK and B. BUBNOW: Raynaud's syndrome and scleroderma. Pol. Tyg. lek. 12, 1528 (1957). — JAFFERS, R.: Syndrome de Thibierge-Weissenbach. Rev. Rhum. 21, 426 (1954). — JAMES, T. N., and E. H. DRAKE: Cryoglobulins in coronary artery disease. New Engl. J. Med. 249, 601 (1953). — JEPSON, R. P.: Raynaud's phenomenon — a review of the clinical problem. Ann. roy. Coll. Surg. Engl. 9, 35 (1951). — Raynaud's phenomenon in workers with vibratory tools. Brit. J. industr. Med. 11, 180 (1954). — JOHNSON: A study of the clinical manifestations and the results of treatment of twenty-two patients with Raynaud's symptoms. Surg. Gynec. Obstet. 72, 889 (1941). — Posture and cervicobrachial pain syndromes. J. Amer. med. Ass. 159, 1507 (1955). — JOHNSTONE, R. T.: Occupational medicine and industrial hygiene. St. Louis: C. Mosby Co. 1948. — JONES: On the relation of the limb plexuses to the ribs and vertebral column. J. Anat. Physiol. 44, 377 (1910). — JORDAN: After-care of fractures with special reference to delayed union and Sudeck's atrophy. Arch. phys. Ther. 21, 25 (1940). — JUNGHANNS, H.: Gefäßschädigungen durch Arbeit mit Preßluftwerkzeug. Arch. orthop. Unfall-Chir. 421 (1937). — Blutgefäßschädigungen durch Dauererschütterungen infolge Arbeit mit Preßluftwerkzeugen als Berufskrankheit. Langenbecks Arch. klin. Chir. 188, 466 (1937).

KAPPERT, A.: Untersuchungen über die Wirkungen neuer dihydrierter Mutterkornalkaloide bei peripheren Durchblutungsstörungen und Hypertonie. Helv. med. Acta 16, Suppl. 22 (1949). — KAUNITZ, J.: Ergot as the cause of thromboangiitis obliterans (Buerger's disease). Angiology 6, 556 (1955). — KIENBÖCK, R.: Über akute Knochenatrophie bei Entzündungsprozessen an den Extremitäten (fälschlich sogenannte Inactivitätsatrophie der Knochen) und ihre Diagnose nach dem Röntgen-Bilde. Wien. med. Wschr. 51, 1345, 1389, 1427, 1462, 1508, 1591 (1901). — KLECKNER jr., M. S., E. V. ALLEN and K. G. WAKIM: The use of glyceryl trinitrate (nitroglycerin) ointment in the treatment of Raynaud's disease and Raynaud's phenomenon. Porc. Mayo Clin. 25, 657 (1950). — The effect of local application of glyceryl trinitrate (notriglycerine) on Raynaud's disease and Raynaud's phenomenon. Circulation 3, 681 (1951). — KLEINSASSER, L. J.: „Effort" thrombosis of the axillary and subclavian veins. Arch. Surg. (Chicago) 59, 258 (1949). — KLINEFELTER, E. W.: Successful treatment of Raynaud's disease with estrogenic substance. Arch. Derm. Syph. (Chicago) 34, 887 (1936). — KLÜKEN, N.: Die Bedeutung der Hautthermometrie bei der Beurteilung der peripheren Durchblutung. Ärztl. Wschr. 10, 356 (1955). — KOELSCH, F.: Beiträge zur Arbeitsmedizin; die Bleischäden der Leber und der Nieren und ihre arbeits- und versicherungsmedizinische Bedeutung. Jkurse ärztl. Fortbild. 18, 45 (1927). — Gewerbliche Angioneurosen. Med. Welt 2, 1885 (1928). — KOENIG u. MAGNUS: Erkrankungen der Muskeln, Knochen und Gelenke durch Arbeit mit Preßluftwerkzeugen. In Handbuch der gesamten Unfallheilkunde,

Bd. II, S. 89—111. 1932/33. — Köstler: Anatomische Beobachtungen zur Frage der Entstehung des Mondbeintodes. Arch. Orthop. **36**, 34 (1935/36). — Kovacs, J.: Iontophoresis of acetyl beta methylcholine chloride in treatment of chronic arthritis and peripheral vascular disease. Amer. J. med. Sci. **188**, 32 (1934). — Kovacs, J., L. L. Saylor and I. S. Wright: Pharmalogical and therapeutic effects of certain choline compounds: Results in treatment of hypertension arthritis, organic occlusive vascular disease, Raynaud's disease, scleroderma and varicose ulcers. Amer. Heart J. **11**, 53 (1936). — Kraetzer, A. F.: A possible etiology of Raynaud's disease. N.Y. St. J. Med. **32**, 1304 (1932). — Raynaud's disease: an hypothesis as to its cause. N.Y. St. J. Med. **35**, 1130 (1935). — Kraft, F.: Über das Mutterkorn. Arch. Pharm. (Weinheim) **244**, 336 (1906). — Kroh, F.: Kriegschirurgische Erfahrungen einer Sanitätskompagnie. Bruns' Beitr. klin. Chir. **97**, 345 (1915). — Frische Schußverletzungen des Gefäßapparates. Brun's Beitr. klin. Chir. **108**, 61 (1917). — Küttner, H. v., u. M. Baruch: Der traumatische segmentäre Gefäßkrampf. Bruns' Beitr. klin. Chir. **120**, 1 (1920).

Laarmann, A.: Der Preßluftschaden. Leipzig: Georg Thieme 1944. — Labbé, Justin-Besançon et Gouyen: Accidents consécutifs au traitement de la maladie de Basedow par le tartrate d'ergotamine. Bull. Soc. méd. Hôp. Paris **53**, 429 (1929). — Lagen, J. B.: Therapy of Raynaud's disease with benzyl-imidazoline. Amer. J. Med. **8**, 532 (1950). — Landsteiner: Über Beziehungen zwischen dem Blutserum und den Körperzellen. Münch. med. Wschr. **50**, 1812 (1903). — Langer, E., u. W. Vethacke: Gefäßveränderungen nach rhythmischen Erschütterungen. Mschr. Unfallheilk. **60** (5), 129 (1957). — Laubry, P.: Maladie de Raynaud. France méd. **13**, 25 (1950). — Leake, J. P.: Health hazards from the use of the air hammer in cutting Indiana limestone. Publ. Hlth Rep. (Wash.) **33**, 379 (1918). — Learmonth, J.: Combined neuro-vascular lesions. Acta chir. scand. (Stockh.) **104**, 93 (1952). — Le Fevre, F.: Management of occlusive arterial diseases of the extremities. J. Amer. med. Ass. **147**, 1401 (1951). — Leinwand, J., J. W. Hinton and J. W. Lord: Hypertensive vascular disease associated with quadilateral Raynaud's disease, treated by total sympathectomy. Surgery **26**, 1034 (1949). — Lemaire, Housset, Maschas, Natali et Cottenot: Le syndrome d'ischémie aiguë des membres et la réanimation artérielle. Nouvelles données étiologiques et thérapeutiques. Presse méd. **1954**, 681. — Lepow, H., L. Rubenstein, F. Woll and H. Greisman: A spontaneously precipitable protein in human sera, with particular reference to the diagnosis of polyarteritis nodosa. Amer. J. Med. **7**, 310 (1949). — Lériche, R.: The problem of osteo-articular disease of vasomotor origin; hydarthrosis and traumatic arthritis; genesis and treatment. J. Bone Jt Surg., N. S. **10**, 492 (1928). — Influence of obliteration of the subclavian artery on peripheral vasoconstriction. Angiology **3**, 380 (1952). — Qu'est-ce que la maladie de Raynaud? Presse méd. **62**, 1071 (1954). — L'action du sympathique dans les affections vasculaires des membres. Introduction. Minerva cardioangiol. europ. (Torino) [Suppl. Minerva cardioangiol. (Torino)] **1**, 187 (1955). — Lériche, R., et R. Fontaine: Sur la nature de la maladie de Raynaud. Presse méd. **40**, 1921 (1932). — Lerner, A. B., C. P. Barnum and C. J. Watson: Studies on cryoglobulins. II. The spontaneous precipitation of protein from serum at 5° C in various disease states. Amer. J. med. Sci. **214**, 416 (1947). — Lerner, A. B., and C. J. Watson: Studies on cryoglobulins. I. Unusual purpura associated with the presence of a high concentration of cryoglobulin (cold precipitable serum globulin). Amer. J. med. Sci. **214**, 410 (1947). — Le Roy and Kleinsasser: Raynaud's phenomen and atypical causalgie; the role of sympathectomy. Ann. Surg. **127**, 720 (1948) — Leschke, E.: Die wichtigsten Vergiftungen. München: J. F. Lehmann 1933. — Lewis, Th.: Blutgefäße der menschlichen Haut und ihr Verhalten gegen Reize. Übersetzt von E. Schilf. Berlin 1928. — Experiments relating to the peripheral mechanism involved in the spasmodic arrest of the circulation in fingers, a variety of Raynaud's disease. Heart **15**, 7 (1929). — The manner in which the necrosis arises in the fowl's comb under ergot poisoning. Clin. Sci. **2**, 43 (1935). — Vascular disorders of the limbs; described for practitioners and students, p. 35. New York: Macmillan Company 1936. — Vascular disorders of the limbs, p. 111. New York: Macmillan Company 1936. — The pathological changes in the arteries supplying the fingers in warmhanded people and in cases of so-called Raynaud's disease. Clin. Sci. **3**, 287 (1938). — Lewis, Th., and G. W. Pickering: Circulatory changes in the fingers in some diseases of the nervous system, with special reference to the digital atrophy of peripheral nerve lesions. Clin. Sci. **2**, 149 (1936). — Lièvre, J. A.: Maladie de Dupuytren avec troubles trophiques et vaso-moteurs des mains après angine de poitrine. Bull. Soc. méd. Hôp. Paris **63**, 866 (1947). — Lindqvist, T.: A case of Raynaud's syndrome after head injury. Acta med. scand. (Stockh.) **138**, Suppl. 246, 116 (1950). — Linenthal, H., and R. Talkov: Pulmonary fibrosis in Raynaud's disease. New Engl. J. Med. **224**, 682 (1941). — Linke, A.: Primäre und sekundäre Dysproteninämie mit Purpura und Raynaud-Syndrom. Dtsch. Z. Verdau.- u. Stoffwechselkr. **10**, 66 (1950). — Arch. Derm. Syph. (Berl.) **191**, 123 (1950). — Littauer and Wright: Papaverine hydrochloride: Its questionable value as vasodilating agent for use in treatment of peripheral vascular disease. Amer. Heart J. **17**, 325 (1939). — Lord, J. W., and P. W. Stone: Pectoralis minor tenotomy and anterior scalenotomy with special reference

of the hyperabduction syndrome and „effort thrombosis“ of the subclavian vein. Circulation **13**, 537 (1956). Ref. Z. Kreisl.-Forsch. **45**, 811 (1956). — LOVE, J. G., and E. A. HINES jr.: Persönliche Mitt. an ALLEN, BARKER, HINES, Peripheral vascular diseases. Philadelphia u. London: W. B. Saunders Company 1955. — LUND, F.: Percutaneous nitroglycerin treatment in cases of peripheral circulatory disorders, especially Raynaud's disease. Acta med. scand. (Suppl.) **130**, 196 (1948). — LYNN, R. B., R. E. STEINER and F. A. K. VAN WYK: Arteriographic appearances of the digital arteries of the hands in Raynaud's disease. Lancet **1955**, 471.

MAASSEN u. BÜTTNER: Halsmarkdegeneration mit sekundärer spinaler Muskelatrophie durch Arbeit am Preßlufthammer. Arch. Gewerbepath. Gewerbehyg. **10**, 19 (1941). — MAGNUS: Experimentelle Untersuchungen zur Frage der Gefäßinnervierung. Langenbecks Arch. klin. Chir. **143**, 574 (1926). — Anlage und Abnutzung in ihrer Bedeutung für Unfall und Berufsschädigung. Ber. 8. Internat. Kongr. für Unfallmed. usw. Frankfurt 1938, S. 197. Das chronische Trauma in der Unfallheilkunde. Med. Klin. **1938**, 529. — MAGOS, L., and G. OKOS: Raynaud's syndrome and cold dilatation. Acta med. (Budapest) **7**, 323—331 (1955). — MAKINS, G. H.: On the vascular lesions produced by gunshot injuries and their results. Brit. J. Surg. **3**, 353 (1916). — MARCUS: Studie über die symmetrische Gangrän. Acta med. scand. (Stockh.) **51**, Nr 19; **54**, 413 (1921). — MARSHALL, J., E. W. POOLE and W. A. REYNARD: Raynaud's phenomen due to vibrating tools. Neurological observations. Lancet **1954 I**, 1151. — MARSHALL, R. J., and R. G. S. MALONE: Cryoglobulinaemia with cerebral purpura. Brit. med. J. **1954**, 279. — MARSHALL, R. J., J. T. SHEPHERD and I. D. THOMPSON: Vascular responses in patients with high serum titres of cold agglutinins. Clin. Sci. **12**, 255 (1953). — MARSHALL, W.: Experimental therapy of Raynaud's and Buerger's diseases with kutapressin. Amer. J. Surg. **82**, 448 (1951). — MARTIN: Raynaud's phenomen. Irish med. Ass. **36**, 53 (1955). — MARX, H., W. SCHOOP u. C. ZAPATA: Über das Verhalten der peripheren Strombahn beim Morbus Raynaud. Z. Kreisl.-Forsch. **45**, 658 (1956). — MASOERO, A.: Alterazioni vascali periferiche in operaio addotte delle alla lavorazione delle acque minerali. Med. d. Lavoro **42**, 137 (1951). — MATTHIESEN, M.: Raynaud's disease caused by extensive use of somnifacients. Ugeskr. Laeg. **113**, 715 (1951). — MAURER, G.: Umbau, Dystrophie und Atrophie an den Gliedmaßen. Ergebn. Chir. Orthop. **33**, 476 (1940). — Das Sudecksche Syndrom und seine Behandlung. Vortrag, gehalten anläßlich des 16. Fortbildungskurses in Regensburg am 12. Mai 1956. — MAYFIELD, F. H.: Causalgia. W. Va med. Y. **43**, 201 (1947). — Amer. J. Surg. **74**, 522 (1947). — MAZZA, V.: Le alterazioni vascolari periferiche nel saturnismo professionale esplorate con la prova di Lian. Folia med. (Napoli) **38**, 326 (1955). — MCFARLANE, A. S., and A. DOVEY: Anusual case of hyperglobulinaemia. J. Path. Bact. **64**, 335 (1952). — MCGOWEN and VELINSKY: Costoclavicular compression: relation to the scalenus anticus and cervical rib syndromes. Arch. Surg. **59**, 62 (1949). — MCMAHON, J. M., R. R. MONROE and C. C. CRAINGHEAD: Emotional factors in scleroderma: case history. Ann. intern. Med. **39**, 1295 (1953). — MEIER, M.: Zur Therapie peripherer Durchblutungsstörungen durch medikamentöse Beeinflussung des vegetativen Nervensystems (Erfahrungen mit Hydergin und Dilvasène). Praxis (Bern) **1950**, 569. — MEIER, ROLF, u. R. TH. MEYER: Über den peripheren Angriffspunkt des Priscols am Gefäßsystem. Schweiz. med. Wschr. **2**, 1206 (1941). — MEINERS, S.: Über die Erregbarkeitssteigerung der Arterien und das Auftreten von Angiospasmen nach lokaler Gewebsschädigung. Pflügers Arch. ges. Physiol. **254**, 557 (1952). — MELLINKOFF, SH. M., and A. V. PISCIOTTA: Cold hemagglutination in peripheral vascular disease. Ann. intern. Med. **30**, 655 (1949). — MERZ, W. R., M. ETTERICH u. C. SCACCHI: Die konservative Behandlung der Thrombose und Embolie in der Gynäkologie und Geburtshilfe verglichen mit der antikoagulierenden Therapie. Schweiz. med. Wschr. **81**, 565 (1951). — MEYER, A.: Die Raynaudsche Krankheit als vegetatives Syndrom. Schweiz. Arch. Neurol. Psychiat. **46**, 261 (1941). — MEYER-BRODNITZ u. E. WOLLHEIM: Kapillarfunktionsstörungen als Berufskrankheit durch Schuhanklopfmaschinen. Zbl. Gew.-Hyg. **6**, 270 (1929). — MOESCHLIN, SVEN: Klinik und Therapie der Vergiftungen. Stuttgart: Georg Thieme 1952. — MONRO, T. K.: Raynaud-Disease. Glasgow: Maclehose 1899. Zit. R. L. RICHARDS, The peripheral circulation in health and disease. Edinburgh: Livingstone 1946. — MONTGOMERY, A. H., and J. IRELAND: Traumatic segmentary arterial spasm. J. Amer. med. Ass. **105**, 1741 (1935). — MOREST, F. S.: Personal commiuncations to the authors. Zit. nach ALLEN, BARKER u. HINES. — MORGAN, J. E.: A case of Raynaud's symmetrical gangrene in a patient suffering from constitutional syphilis with some remarks on the history, nature and manifestation of the disease. Lancet **1889**, 64, 107, 157. — MORTON, J. J., and W. J. M. SCOTT: Some angiospastic syndromes in the extremities. Ann. Surg. **94**, 839 (1931). — MOSCHINSKI, GERHARD: Die Gefäßstörungen der Gußputzer. Arch. Gewerbepath. Gewerbehyg. **9**, 689 (1939). — MOST, H., and P. H. LAVIETES: Kala-azar in American military personnel. Medicine (Baltimore) **26**, 221 (1947). — MÜLLER, E.: Gefäßkrampf und Grenzstrangdurchtrennung. Med. Klin. **1949**, 892. — MÜLLER, O.: Die feinsten Blutgefäße des Menschen. Stuttgart: Ferdinand Enke 1937. — MUFSON, J.: An etiology of scleroderma. Ann. intern.

Med. **39**, 1219 (1953). — Muirhead, E. E., P. O. Montgomery and C. E. Gordon: Thromboembolic pulmonary vascular sclerosis: report of a case following pregnancy, and of a case associated with cryoglobulinemia. Arch. intern. Med. **89**, 41 (1952). — Mulinos, M. G., J. Shulman and J. Mufson: On the treatment of Raynaud's disease with papaverine intravenously. Amer. J. med. Sci. **197**, 793 (1939). — Murphy, J. B.: A case of cervical rib with symptoms resembling subclavian aneurysm. Ann. Surg. **41**, 399 (1905). — Brachial neuritis from pressure of the first rib. Aust. med. J. October 1910.

Naffziger, H. C., and W. T. Grant: Neuritis of the brachial plexus mechanical in origin; the scalenus syndrome. Surg. Gynec. Obstet. **67**, 722 (1938). — Naide, M., and A. Sayen: Venospasm: Its part in producing the clinical picture of Raynaud's disease. Arch. intern. Med. **77**, 16 (1946). — Nekam: Zit. nach Ratschow 1953, S. 279. — Noble, T. B., and E. D. W. Hauser: Acute bone atrophy. Arch. Surg. (Chicago) **12**, 75 (1926). — Noeszke: Zit. in Ratschow, Die peripheren Durchblutungsstörungen, S. 282. Dresden u. Leipzig: Theodor Steinkopff 1953. — Nothnagel, H.: Zur Lehre von den vasomotorischen Neurosen. Dtsch. Arch. klin. Med. **2**, 173 (1866). — Nowicki, S.: Chronic spasm of peripheral arteries. Pol. Tyg. lek. **9**, 744 (1954).

Ochsner, A., M. Gage and M. De Bakey: Scalenus anticus (Naffziger) syndrome. Amer. J. Surg. **28**, 669 (1935). — O'Leary, P. A., and M. Waisman: Acrosclerosis. Arch. Derm. Syph. (Chicago) **47**, 382 (1943). — Ondrejcak, M., and I. Ruttkay-Nedecky: Pathogenesis and treatment of Raynaud's disease. Vnitřni Lek. **2**, (5), 445 (1956). — Oppel: Die Raynaudsche Krankheit als Hyperadrenalinämia. Langenbecks Arch. klin. Chir. **149**, 301 (1928). — Osler, W. et al.: Discussion on cervical ribs. Proc. roy. Soc. Med. **6**, 95 (1913). — Ostwald, E.: Über die Behandlung von peripheren Durchblutungsstörungen mit einer neuen gefäßerweiternden Substanz. Med. Klin. **45**, 733 (1950).

Palma, de: Scalenus anticus syndrome treated by surgery and skeletal traction. Amer. J. Surg. **76**, 274 (1948). — Parrisius, W.: Kapillarstudien bei Vasoneurosen. Dtsch. Z. Nervenheilk. **72**, 310 (1921). — Paull: The neurovascular syndrome as manifested in the upper extremities. Amer. Heart J. **32**, 32 (1946). — Peacock, J. H.: Vasodilatation in the human hand. Observations on primary Raynaud's disease and acrocyanosis of the upper extremities. Clin. Sci. **17**, 575 (1958). — Pearse, H. E.: The influence of the heat regulatory mechanism on Raynaud's disease. Amer. Heart J. **10**, 1005 (1935). — Peet and Kahn: Vasomotor phenomena allied to Raynaud's syndrome. Arch. Neurol. Psychiat. (Chicago) **35**, 79 (1936). — Pelnar, P.: Raynaud's syndrome due to vibrations; traumatic spasmodic arteritis. Med. deporte **15**, 3472 (1950). — Pelzig, A.: Essential cryoglobulinemia with purpura. Arch. Derm. Syph. (Chicago) **67**, 429 (1953). — Perlow, S.: Prostigmine in the treatment of peripheral circulatory disturbances. J. Amer. med. Ass. **114**, 1991 (1940). — Phlegmasia cerulea dolens; massive venous thrombosis in extremity associated with shock. J. Amer. med. Ass. **114**, 1257 (1950). — Pickering, G. W.: Vascular spasm. Lancet **1951 II**, 845. — Piulachs, P., y J. Vidal-Barraquer: Una nueva enfermedad vascular periférica: la isquemia cronica cutánea de las piernas. Med. clin. (Barcelona) **16**, 297 (1951). — Pollack, A. A., A. E. Hines jr. and J. M. Janes: Spontaneous rupture of a peripheral artery: report of a case. Circulation **1**, 613 (1950). — Pool and Nason: Cerebral circulation: Comparative effect of ergotamine tartrate on the arteries in pia, dura and skin of cats. Arch. Neurol. Psychiat. (Chicago) **33**, 276 (1935). — Popkin, R. J.: Experiences with a new systemic analgesic, amidone: its action on ischemic pains of occlusive arterial disease. Amer. Heart J. **35**, 798 (1948). — Sympathectomies in peripheral vascular diseases: follow-up studies to twenty years. Angiology **8**, 156 (1957). — Prinzmetal, M.: Studies of mechanism of circulatory insufficiency in Raynaud's disease in association with sclerodactylia. Arch. intern. Med. **58**, 309 (1936). — Putnam, F. W., and B. Udin: Proteins in multiple myeloma. I. Physico-chemical study of serum proteins. J. biol. Chem. **202**, 727 (1953).

Raymond, Louis, Bareillier et Pognan: „Coup de fouet“ et claudication intermittent au cours d'une maladie de Vaquez. Bull. Soc. méd. Hop. Paris III **56**, 557 (1940). — Ratschow, M.: Periphere Durchblutungsstörungen und Berufsschäden. Bedeutung von Kälte- und Nässeschäden für die Entstehung peripherer Durchblutungsstörungen. Verh. Dtsch. Ges. Kreisl.-Forsch. **9**, 220 (1936). — Zur Gefäßwirkung der Sexualhormone. Zbl. inn. Med. **60**, 378 (1939). — Zum unterschiedlichen Befallenwerden der Geschlechter durch Raynaudsche Krankheit und Endoangiitis obliterans. Münch. med. Wschr. **1950**, 43—47. — Die peripheren Durchblutungsstörungen. Dreden u. Leipzig: Theodor Steinkopff 1953. — Zur Pathogenese und Behandlung des Morbus Raynaud. III. World Congr. of Cardiology, Brüssel 14.—21. 9. 1958, Abstracts of round table conferences, S. 251. — Ratschow, M., u. Steckner: Weitere Befunde zur Gefäßwirkung der Sexualhormone. II. Mitt. Z. klin. Med. **136**, 140 (1939). — Raynaud, A. G. M.: De l'asphyxie locale et de la gangrène symétrique des extrémités . Paris 1862. — New researches on the nature and treatment of local asphyxia of the extremities. (Übersetzt von Barlow). In: Selected monographs, p. 154. London: New Sydenham Society 1888. — Recklinghausen, v.: Handbuch der allgemeinen

Pathologie. Stuttgart 1883. — REICHERT, F. L.: Revised concepts of the treatment of Raynaud's syndrome and thromboangiitis obliterans (Buerger's disease). Amer. J. Surg. **91**, 41 (1956). — REICHLE: Das Sudeck-Syndrom. Ref. Dtsch. med. Wschr. **81**, 687 (1956). — REICHLE, R.: Zur Frage des traumatisch-segmentären Gefäßkrampfes. Bruns' Beitr. klin. Chir. **124**, 650 (1921). — REYMOND, J. C.: La maladie de Raynaud. J. Prat. (Paris) **64**, 215 (1950). — RIEDER: Klinik und Pathologie der Raynaudschen Erkrankung, zugleich ein Beitrag zur Frage der Capillarfunktion und der Anatomie der peripheren Gefäßnetze. Langenbecks Arch. klin. Chir. **159**, 1 (1930). — RIESENFELD: Zbl. Gew.-Hyg., N. F. **5**, 14 (1928). Zit. in MEYER-BRODNITZ u. WOLLHEIM, Kapillarfunktionsstörungen als Berufskrankheit durch Schuhanklopfmaschinen. Zbl. Gew.-Hyg. **6**, 270 (1929). — RISER, M., et J. GERAUD: Les troubles vasculaires cérébraux dans le maladie de Raynaud. Rev. neurol. **84**, 101 (1951). — ROBERTSON, CH. W., and R. H. SMITHWICK: The recurrence of vasoconstrictor activity after limb sympathectomy in Raynaud's disease and allied vasomotor states. New Engl. J. Med. **245**, 317 (1951). — ROCH: Ergotisme gangréneux. Presse méd. **43**, 31 (1935). — ROGNETTA: Zit. durch RAYNAUD 1862. — RORVIK, K.: Cryoglobulinemia: a survey and a case report. Acta med. scand. **137**, 390 (1950). — ROSENAUER, F., R. BUCHGEHER u. H. LOIDL: Calcinosis subcutanea bei Morbus Raynaud und Sklerodermie. Klin. Med. (Wien) **7**, 241 (1952). — RUDOLPH, C. J.: Angiospasm; general application. J. Indiana med. Ass. **43**, 376 (1950).

SAENGER: Über Puerperal-Gangrän bei septischen Zuständen und Gynergenmedikation. Zbl. Gynäk. **53**, 586 (1929). — SCHINDLER-BAUMANN, I.: Zirkulationsstörungen bei Erkrankungen des Zentralnervensystems. Schweiz. med. Wschr. **80**, 1068 (1950). — SCHNEIDER, J. A.: Über die therapeutische Beeinflußbarkeit des Raynaud-Syndroms mit hohen Vitamin-A-Gaben. Ärztl. Wschr. 821—823 (1951). — SCHRANK, A.: Beitrag zur Kenntnis der „Anklopferkrankheit". Dtsch. Arch. klin. Med. **187**, 491 (1941). — SCHROEDER, W.: Methodik der fortlaufenden Messung des Venen-, Kapillar- oder Arteriolendrucks in der vorderen Extremität des wachen Hundes. Z. Biol. **103**, 389 (1950). — SCHULZE, W.: Experimentelle Untersuchungen über die Wirkung gefäßerweiternder Sympathicomimetica mit kritischen Betrachtungen zur medikamentösen Therapie des Morbus Raynaud. Klin. Wschr. **32**, 1073 (1954). — SCHWARTZ, T. B., and B. V. JAGER: Cryoglobulinemia and Raynaud's syndrome in a case of chronic lymphocytic leukemia. Cancer (Philad.) **2**, 319 (1949). — SCHWARTZMANN, P. T.: Effect of dihydrogenates of ergot of rye on Raynaud's disease and arteriosclerosis. Rev. méd. Chile **77**, 523 (1949). — SELLEI, J.: Die Akrosklerosis (Sklerodaktylie) und deren Symptomenkomplex nebst neueren Untersuchungen bei Sklerodermie. Arch. Derm. Syph. (Berl.) **163**, 343 (1931). — SERVELLE, M.: Syndrome de Raynaud et artériographie. Arch. Mal. Coeur **42**, 532 (1949). — SEYRINGH: Gefäßschädigung durch Dauererschütterung. Arch. Gewerbepath. Gewerbehyg. **1**, 359 (1930). — SHAPIRO, R., and E. WERTHEIMER: Spontaneous crystallization of a protein from pathological human serum. Brit. J. exp. Path. **27**, 225 (1946). — SHUMACKER jr., H. B., and D. J. ABRAMSON: Posttraumatic vasomotor disorders. With particular reference to late manifestations and treatment. Surg. Gynec. Obstet. **88**, 417 (1949). — SHUMACKER jr., H. B., and H. KING: Non-specific obliterative arteritis. (1. Meet., North Amer. Chapter, Internat. Soc. of Angiol., Chicago, 7. VI. 1952.) Angiology **3**, 440 (1952). — SIMPSON, S. L., G. E. BROWN and A. W. ADSON: Observations on the etiologic mechanism in Raynaud's disease. Proc. Mayo Clin. **5**, 295 (1930). — SMITH, W. M., and I. G. KROOP: Raynaud's disease in primary pulmonary hypertension. J. Amer. med. Ass. **165**, 1245 (1957). — SPECKMANN, K., u. I. DARGE: Über die Dosierung von Priscol und Histamin bei der intraarteriellen Behandlung peripherer Durchblutungsstörungen. Z. Kreisl.-Forsch. **42**, 916 (1953). — SPERLING, M.: Zur Kasustik der Embolie der Lungenarterie bei Schwangerschaft, Geburt und Wochenbett, nebst einigen epikritischen Bemerkungen. Z. Geburtsh. Gynäk. **27**, 439 (1938). — SPITZBARTH, H., u. O. MERZ: Über die Behandlung peripherer Durchblutungsstörungen mit Butyl-Sympatol. Dtsch. med. Wschr. **1950**, 615. — SPÜHLER, O.: Porphyrie und Bleivergiftung. Schweiz. med. Wschr. **70**, 369 (1940). — SPURLING, R. G., F. JELSMA and J. B. ROGERS: Observations in Raynaud's disease, with histopathologic studies. Surg. Gynec. Obstet. **54**, 584 (1932). — STAEMMLER, M.: Die Erfrierung. Leipzig: Georg Thieme 1944. — STATS, D., and L. R. WASSERMANN: Cold hemagglutination — an interpretive review. Medicine (Baltimore) **22**, 363 (1943). — STEIN: The effect of change of position of the arm upon blood pressure. Amer. Heart J. **31**, 477 (1946). — STEINHARDT, M. J., and G. S. FISCHER: Cold urticaria and purpura as allergic aspects of cryoglobulinemia. J. Allergy **24**, 335 (1953). — STICKNEY, J. M., and E. V. ALLEN: Osteoporosis of the foot with disability. Proc. Mayo Clin. **10**, 522 (1935). — STÖHR jr., PH.: Lehrbuch der Histologie und der mikroskopischen Anatomie des Menschen. Berlin-Göttingen-Heidelberg: Springer 1951. — STOLL, A.: Les alcaloïdes de l'ergot. Experientia (Basel) **1**, 250 (1945). — Ergot alkaloids. Helv. chim. Acta **28**, 1283 (1945). — STOLL, A., u. A. HOFMANN: Die Alkaloide der Ergotoxingruppe: Ergocristin, Ergokryptin und Ergocornin. Helv. chim. Acta **26**, 1570 (1943). — Die Dihydroderivate der natürlichen linksdrehenden Mutter-

kornalkaloide. Helv. chim. Acta **26**, 2070 (1943). — STORTI, E., F. VACCARI u. G. SCARDOVI: Die vasomotorische Wirkung von Heparin bei Normalen und bei an Raynaudscher Krankheit leidenden Patienten. Experientia (Basel) **10**, 225 (1954). — STRAUSS, H. L.: Klinische Erfahrungen mit „Hydergin". (CCK 179). Med. Welt **20**, 113 (1951). — SUDECK, P.: Über die akute (reflektorische) Knochenatrophie nach Entzündungen und Verletzungen an den Extremitäten und ihre klinischen Erscheinungen. Fortschr. Röntgenstr. **5**, 277 (1901). — Die kollateralen Entzündungsreaktionen an den Gliedmaßen (sog. akute Knochenatrophie). Langenbecks Arch. klin. Chir. **191**, 710 (1938). — SUNDER-PLASSMANN, P.: Die Raynaudsche Erkrankung und ihr Formenkreis. Dtsch. Z. Chir. **251**, 125 (1938). — Durchblutungsschäden und ihre Behandlung. Stuttgart: Ferdinand Enke 1943. — SUNDER-PLASSMANN, P., H. J. HILLENBRAND u. A. SCHÜRHOLZ: Die Raynaudsche Erkrankung und ihre Behandlung. Dtsch. med. Wschr. **79**, 1509 (1954).

TAEGER, HARALD: Die Klinik der entschädigungspflichtigen Berufskrankheiten. Berlin Springer 1941. — TAKÁTS, G. DE: Reflex dystrophy of the extremities. Arch. Surg. (Chicago) **34**, 939 (1937). — TELFORD, E. D., and S. MOTTERSHEAD: The „costoclavicular syndrome". Brit. med. J. **1947**, 325. — THOMPSON jr., W. S., W. W. MCCLURE and M. LANDOWNE: Prolonged vasoconstriction due to ergotamine tartrate. Report of a case with recovery, with objective evaluation of vascular findings. Arch. intern. Med. **85**, 691 (1950). — TODD, T. W.: The descent of the shoulder after birth: its significance in the production of pressure-symptoms on the lowest braehial trunk. Anat. Anz. **41**, 385 (1912). — TREMOLIERES, F., et P. VERAN: Syndrome d'obliteration artérielle du membre inférieur droit apparu au cours d'une phlébite superficielle et profonde avec embolies pulmonaires; effet thérapeutique de l'acétylcholine. Bull. méd. (Paris) **43**, 1101 (1929).

VALLE, R. DEL, y ADARO: Enfermedad y fenomeno de Raynaud. Rev. clín. esp. **53**, 46 (1954). — VILLARET, JUSTIN-BESANÇON, CACHERA et BOUCOMONT: Étude critique sur la pathogénie des troubles circulatoires périphériques: deuxième partie — syndrome de Raynaud. Arch. Mal. Coeur **28**, 1 (1935). — VIRCHOW: Zit. durch RAYNAUD, On local asphyxia and symmetrical gangrene of the extremities. (Übersetzt durch BARLOW.) In: Selected monographs, p. **6**. London: New Sydenham Society 1888. — VOGLER, E., u. G. GOLLMANN: Über angiographisch nachweisbare Gefäßveränderungen bei Sklerodermia diffusa. Fortschr. Röntgenstr. **78**, 329 (1953). — VOLPE, R., A. BRUCE-ROBERTSON, A. A. FLETCHER and W. B. CHARLES: Essential cryoglobulinaemia. Review of the literature and report of a case treated with ACTH and cortisone. Amer. J. Med. **20**, 533 (1956).

WALDENSTRÖM, J.: Three new cases of purpura hyperglobulinemica. A study of long-lasting benign increase in serum globulin. Acta med. scand. (Suppl.) **226**, 931 (1952). — WARTER, J., et R. MOISE: Tumeur glomique sous-unguéale et syndrome de Raynaud. Strasbourg méd., N. S. **4**, 197 (1953). — WEISSBECKER: Zit. nach RATSCHOW, Die peripheren Durchblutungsstörungen, S. 237. Dresden u. Leipzig: Theodor Steinkopff 1953. — WERTHEIMER, E., and L. STEIN: The cold susceptible globulin fraction of pathologic sera. J. Lab. clin. Med. **29**, 1082 (1944). — WHITE: The autonomic nervous system. New York: Macmillan Company 1935. — WILLSHIRE: Referred to in clinical records — Supernumerary first rib. Lancet **2**, 633 (1860). — WINTROBE and BUELL: Hyperproteinemia associated with multiple myeloma: with report of a case in which an extraordinary hyperproteinemia was associated with thrombosis of the retinal veins and symptoms suggesting Raynaud's disease. Bull. Johns Hopk. Hosp. **52**, 156 (1933). — WIRTSCHAFTER, Z. T., and R. WIDMANN: The elaboration of histamine in vivo in the treatment of peripheral vascular disorders. J. Amer. med. Ass. **133**, 604 (1947). WIRTSCHAFTER, Z. T., D. W. WILLIAMS and E. C. GAULDEN: Cryoproteinemia: An immunologic phenomenon? Electrophoretic analysis of serum proteins of a patient with cold allergy. Amer. J. Med. **20**, 624 (1956). — WOLLHEIM, E.: Über Probleme der Physiologie und Pathologie der Kapillaren. Z. Augenheilk. **74** (1931). — WOLTMAN, ALLEN and CRAIG: Sympathectomy in the treatment of trophic ulcers. Proc. Mayo Clin. **6**, 519 (1931). — WRIGHT, I. S.: Vascular diseases in clinical practice. Chicago: Jear Book Publishers, Inc. 1948. — The pathogenesis and treatment of thrombosis. New York: Grune & Stratton 1952. — WRIGHT, CHINN u. MILLET: Zit. nach WRIGHT, Vascular diseases in clinical practice. Chicago: Year Book Publishers, Inc. 1948.

YATER and CAHILL: Bilateral gangrene of feet due to ergotamine tartrate used for pruritus of jaundice; report of a case studied arteriographically and pathologically. J. Amer. med. Ass. **106**, 1625 (1936).

ZAK: Ein weiterer Beitrag zur Kenntnis des Gefäßkrampfes beim intermittierenden Hinken. Med. Klin. **19**, 454 (1923). — ZAMBACO: Zit. durch RAYNAUD, On local asphyxia and symmetrical gangrene of the extremities. (Übersetzt durch BARLOW.) In: Selected monographs, p. 8. London: New Sydenham Society 1888. — ZIMMERMANN: Störung der Coronardurchblutung durch Ergotamin. Klin. Wschr. **14**, 500 (1935). — ZÜLCH, K. J.: Neue Befunde und Deutungen aus der Gefäßpathologie des Hirns und Rückenmarks. Zbl.

allg. Path. path. Anat. **90**, 402 (1953). — Mangeldurchblutung an der Grenze zweier Gefäßgebiete als Ursache bisher ungeklärter Rückenmarksschädigungen. Dtsch. Z. Nervenheilk. **172**, 81 (1954).

Anhang zu Spastische Arteriopathien: Vasomotorische Kopfschmerzen.

ASSMANN u. H. STÜBER: Typische Migräne, ihre Pathogenese, Symptomatologie und ihre Behandlung. Med. Klin. **51**, 983 (1956).

BAILLIART, P.: L'oblitération inorganique des artères. Notes d'ophthalmologie practique. Ann. Oculist. (Paris) **180**, 238 (1947). — Nouveaux regards sur la circulation artério-capillaire et plus particulièrement rétinienne dans l'hypertension artérielle. Presse méd. **55**, 110 (1947). BAERTSCHI-ROCHAIX, W.: Migraine cervicale. Bern: H. Huber 1949. — Zur Physiopathologie der migränösen Prodrome. Schweiz. med. Wschr. **1954**, 51. — BIMG, R.: Lehrbuch der Nervenkrankheiten, 1. Aufl. Basel 1913. — BLUNTSCHLI, H. J., u. R. H. GOETZ: Über Kreislaufwirkungen] neuer Mutterkorn-Alkaloide am Menschen. Schweiz. med. Wschr. **77**, 769 (1947). — BOECKH: Praxis **43**, 525 (1954).

CRITCHLEY, M.: Migraine. Brit. med. J. **1950**, 996.

DALSGAARD-NIELSEN, T.: On the pathogenetic role of histamine and the vascular apparaturs in certain forms of headache. Acta allerg. (Kbh.) **4**, 21 (1951). — DÜRÜSKEN, Ö. S.: Atipik bas ağrisi vak'asi münasebetiyle bas ağrilarinda histamin meselesi. Klinik (Istanbul) **11**, 115 (1953).

FAY, T.: Mechanism of headache. Trans. Amer. neurol. Ass. **62**, 74 (1931). — Intracranial pressure and cerebral symptoms associated with neuro-oto-ophthalmical complications. Sth. Med. Surg. **93**, 485 (1931). — FOLDES, E.: Antiretentional migraine therapy. Rev. Gastroent. **20**, 112 (1953). — FRIEDMAN, A. P.: Modern headache therapy. St. Louis: C. V. Mosby Co. 1951. — Recent concepts in migraine and tension headache. Amer. Practit. **4**, 762 (1953). — Treatment of headache. Med. Clin. N. Amer. (N. Y. Issue) **42**, 659—676 (1958). — Migraine and other common headaches. World-Wide Abstr. gen. Med. **2**, No 8, 10—20 (1959). — FRIEDMAN, A. P., and C. BRENNER: Principles in treatment of chronic headache. N. Y. St. J. Med. **45**, 1969 (1945). — FRIEDMAN, A. P., and H. H. MERRITT: Headache: diagnosis and treatment. Philadelphia: E. A. Davis Co. 1959. — FRIEDMAN, A. P., and H. MIKROPOULOS: Cluster headaches. Neurology (Minneap.) 8, No 9, 653 (1958). — FRIEDMAN, A. P., T. J. C. v. STORCH and H. H. MERRITT: Migraine and tension headaches: A clinical study of 2000 cases. Neurology (Minneap.) **4**, 773 (1954). — FROMM-REICHMANN, FRIEDA: Contributions to the psychogenesis of migraine. Psychoanal. Rev. **24**, 26 (1937).

GALLINI, R., S. MORI, G. VALLECORSI and G. MININNI: Studio clinico-ormonale di alcune influenze endocrine nelle cefalee „autonome". Rass. Neurol. veg. **9**, 33 (1951). — GOODELL, H., R. LEWONTIN and H. G. WOLFF: The familial occurrence of migraine headache: A study of heredity. Res. Publ. Ass. nerv. ment. Dis. **33**, 346 (1953). — GRAHAM, J. R., and H. G. WOLFF: Mechanism of migraine headache and action of ergotamine tartrate. Proc. Ass. Res. nerv. ment. Dis. **18**, 638 (1937). — Mechanism of migraine headache and action of ergotamine tartrate. Arch. Neurol. Psychiat. (Chicago) **39**, 737 (1938). — GIRARD, M.: Effets du tartrate d'ergotamine caféiné dans l'accès migraineux (E.C. 110 ou cafergon); premiers résultats. J. méd. chir. **121**, 165 (1950). — GREPPI, E.: Migraine et hypertension artérielle. Clin. lat. (Torino) **2**, 59 (1952).

HERRAIZ BALLESTERO, L.: Migraine and other manifestations in angiospastic diathesis. Pren. méd. argent. **37**, 2380 (1950). — HEYEK, H.: Richtlinien der prophylaktischen und symptomatischen Behandlung der Migräne und des vasomotorischen Kopfschmerzes. Schweiz. med. Wschr. **86**, 41 (1956). — Der Kopfschmerz. Differentialdiagnostik und Therapie für die Praxis. Stuttgart: Georg Thieme 1958. — HIRSCHMANN, J.: Der Narbenkopfschmerz. Lebendige Medizin Nr 12, 2 (1955). — HOFMANN, P.: Zur Pathogenese und Therapie des vasomotorischen Kopfwehs mit Dihydroergotamin (DHE). Schweiz. med. Wschr. **80**, 28 (1950). — HORTON, B. T.: Headache; clinical varieties and therapeutic suggestions. Med. Clin. N. Amer. **33**, 973 (1949). — Use of histamine in the treatment of specific types of headache. J. Amer. med. Ass. **122**, 59 (1953). — HORTON, B. T., G. A. PETERS and L. S. BLUMENTHAL: New product in treatment of migraine; preliminary report. Proc. Mayo Clin. **20**, 241 (1945). — HORTON, B. T. u. Mitarb.: Bull. Tufts-New Engl. med. Cent. **1**, 143 (1955).

IMFELD, J. P.: Erste klinische Erfahrungen mit Dihydroergotamin (DHE 45). Schweiz. med. Wschr. **76**, 1263 (1946).

JACOB, O.: Erfahrungen mit Dihydroergotamin (DHE 45) in der Oto-Rhinologie. Z. Laryng. Rhinol. **30**, 116 (1951).

KAJTOR, F.: Chronic vascular headache treated by intense histamine therapy; therapeutic and side-effects as well as mechanisms of histamine treatment. Confin. neurol. (Basel) **11**, 167 (1951). — KALLÓS, P., u. L. KALLÓS-DEFFNER: Über allergische Krankheiten im Säuglings- und Kindesalter. Bibl. paediat. (Basel) [Suppl. ad Ann. paediat. (Basel)] **58**, 371 (1954).

Kehrer, F. A.: Die konstitutionelle Verkleinerung der Hirnventrikel („Mikroventrikulie") und ihre nosologische Bedeutung. Arch. Psychiat. Nervenkr. **179**, 430 (1949). — Zur nosologischen Bedeutung der Mikroventrikulie mit besonderer Berücksichtigung der Migräne. Dtsch. Z. Nervenheilk. **163**, 555 (1950). — Koenig, F.: Über die Behandlung chronischer Kopfwehpatienten mit Mutterkornalkaloiden. Praxis **41**, 761 (1952). — Kottmann, K.: Über Migräne und ihre Behandlung mit Gynergen. Schweiz. med. Wschr. **63**, 572 (1933). — Kunkle, E. C., D. W. Lund and P. J. Maher: Studies on headache; analysis of vascular mechanisms in headache by use of human centrifuge, with observations on pain preception under increased positive G. Arch. Neurol. Psychiat. (Chicago) **60**, 253 (1948).

Lanzarot, M. M.: Changes in the electrocardiogram seen during attacks of migraine and their normalization by ergotamine tartrate administration. Ann. Allergy **11**, 24 (1953). — Levvine, M., and H. G. Wolff: Cerebral circulation: Afferent impulses from the blood vessels of the pia. Arch. Neurol. Psychiat. (Chicago) **28**, 140 (1932).

Maier, H. W.: L'ergotamine, inhibiteur du sympathique étudié en clinique, comme moyen d'exploration et comme agent therapeutique. Rev. neurol. **33**/I, 1104 (1926). — Marcussen, R. M., and H. G. Wolff: Migraine headache; what can be done about it? Postgrad. Med. **7**, 362 (1950). — Meyer, H. H.: Die zerebralen Durchblutungsstörungen. Dtsch. med. Wschr. **80**, 548 (1955).

Nitsch: Zur Behandlung der genuinen Migräne. Med. Welt **20**, 22 (1951). — Nogueira, D. P., y F. C. Algodoal: Sobre um caso de migraine rebelde contralada pelo tolserol. Rev. clín. S. Paulo **26**, 23 (1950).

Ogden, H. D.: Headache studies. Statistical data. II. Headache patterns. J. Allergy **23**, 458 (1952). — Ostfeld, A. M., L. F. Chapman, H. Goodell and H. G. Wolff: Studies in headache: A summary of evidence implicating a locally active chemical agent in migraine. Trans. Amer. Neurol. Assn., 81st meeting 1956, p. 356. — Ostfeld, A. M., D. J. Reis, H. Goodell and H. G. Wolff: Headache and hydration. A.M.A. Arch. intern. Med. **96**, 142 (1955). — O'Sullivan, M. E.: Termination of 1000 attacks of migraine with ergotamine tartrate. J. Amer. med. Ass. **107**, 1208 (1936).

Pichler, E.: Der Kopfschmerz. Wien: Springer 1952. — Kopfschmerzbehandlung mit Cafergot. Wien. klin. Wschr. **67**, 462 (1955).

Remky: Therapie des Kopfschmerzes mit Peripherin bei Gefäßhypotonie. Therapiewoche 326 (1951). — Rowntree, L. G., and R. W. Waggoner: Prevention of migraine attacks by dilantin sodium. Dis. nerv. Syst. **11**, 148 (1950).

Saint-Pierre, H., A. C. Corcoran, R. D. Taylor and H. P. Dustan: Relief of hypertensive headache by intravenous injection of thiocyanate. J. Amer. med. Ass. **152**, 493 (1953). — Scheinberg u. Stead: The cerebral blood flow in male subjects as measured by the nitrous oxide technique. Normal values for blood flow oxygen utilization, glucose utilization and peripheral resistance, with observations on the effect of tilting and anxiety. J. clin. Invest. **28**, 1163 (1949). — Schiavo, A. J.: Tratamiento de las cefaleas paroxisticas Día. méd. **23**, 584 (1951). — Schneider u. Wiemers: Über die Wirkung der hydrierten Mutterkornalkaloide auf die Gehirndurchblutung. Klin. Wschr. **20**, 580 (1951). — Schottstaedt, W. W., and H. G. Wolff: Variations in fluid and electrolyte excretion in association with vascular headache of the migraine type. A.M.A. Arch. Neurol. Psychiat. **73**, 158 (1955). — Schumacher, G. A., B. S. Ray and H. G. Wolff: Experimental studies on headache; further analysis of histamine headache and its pain pathways. Arch. Neurol. Psychiat. (Chicago) **44**, 701 (1940). — Schwartz, M.: Is migraine an allergic disease? J. Allergy **23**, 426 (1952). — Spühler, O.: Dihydroergotamin (DHE 45) als Sympathicolyticum in der inneren Medizin. Schweiz. med. Wschr. **76**, 1259 (1946). — Stauffenegger, M. u. S.: Die Hydergin-Behandlung chronischer Kopfschmerzen. Schweiz. med. Wschr. **82**, 128 (1952). — Stefan, H.: Zur Therapie peripherer neurovasculärer Schmerzzustände. Med. Klin. **8**, 329 (1955). — Storck, Th., J. C. v.: Complications following the use of ergotamine tartrate. J. Amer. med. Ass. **111**, 293 (1938). — Swendiman, G. A.: A case report of migraine headache with comments. Dent. Items **72**, 468 (1950).

Taeschler, Cerletti u. Rothlin: Zur Frage der Hyderginwirkung auf die Gehirnzirkulation. Helv. physiol. pharmacol. Acta **10**, 120 (1952). — Trautmann, E.: Die Beeinflussung migräneartiger Zustände durch ein sympathikushemmendes Mittel (Gynergen). Münch. med. Wschr. **75**, 513 (1928).

Vaughan, W. T.: Practice of allergy. St. Louis: C. V. Mosby Co. 1939. — Virgili, R., e G. B. Ricci: Compartamento della permeabilità capillare nell'emicrania. Clin. nuova **11**, 409 (1951).

Waser, E.: Beitrag zur prophylaktischen und symptomatischen Behandlung des Kopfschmerzes mit Mutterkornalkaloiden. Schweiz. med. Wschr. **84**, 1175 (1954). — Wechsler, Kleiss and Kety: The effects of intravenously administered aminophylline on cerebral circulation and metabolism in man. J. clin. Invest. **29**, 28 (1950). — Wepf, R., u. J. Raaflaub: Zur Frage der pharmakologischen Beeinflussung der Gehirngefäße des Menschen.

Helv. med. Acta **17**, 159 (1950). — Wild u. Stier: Klinische Erfahrungen mit Dihydroergotamin (D.H.E. 45) unter besonderer Berücksichtigung der Therapie vasomotorischer Kopfschmerzen. Medizinische **1953**, 317. — Wolff, H. G.: Headache and other head pain. New York: Oxford University Press 1948. — Headache mechanisms. Int. Arch. Allergy **7**, 210 (1955). — Wolff, H. G., J. D. Hardy and H. Goodell: Nature of pain. Minn. Med. **35**, 534 (1952). — Wolff, H. G., M. M. Tunis and H. Goodell: Evidence of tissue damage and changes in pain sensitivity in subjects with vascular headaches of the migraine type. Arch. intern. Med. **92**, 478 (1953). — Wurm u. Hafner: Dihydroergotamin-Behandlung der Kopfschmerzen. Dtsch. med. Wschr. **80**, 78 (1955).

Zondek, H.: Diencephalopathia vascularis. Schweiz. med. Wschr. **1950**, 956.

Nachtrag zu Spastische Arteriopathien.

Adson: Cervical rib; the anterior approach with division of the scalenus anticus versus the lateral approach with resection of the rib. Atlantic med. J. **31**, 222 (1928). — Cervical ribs: Symptoms, differential diagnosis and indications for section of insertion of the scalenus anticus muscle. J. int. Coll. Surg. **16**, 546 (1951). — Adson and Allen: Thrombosis of arteries of the right upper extremity resulting from anomalous first rib. Proc. Mayo Clin. **13**, 637 (1938). — Adson and Coffey: Cervical rib: Method of anterior approach for relief of symptoms by division of scalenus anticus. Ann. Surg. **85**, 839 (1927). — Aranda, Deutsch and Rodriquez: Sindrome neurovascular de origen cervical. Semblanza clinica. Arch. Inst. Cardiol. Méx. **25**, 35 (1955). — Aynesworth, K. H.: The cervicobrachial syndrome. Ann. Surg. **111**, 724 (1940).

Beyer, J. A., and I. S. Wright: The hyperabduction syndrome. With special reference to its relationship to Raynaud's syndrome. Circulation **4**, 161 (1951). — Blain, A.: Scalenus anticus syndrome precipitated by an attack of pleuristy. Surgery **32**, 1003 (1952). — Blair, Davies and McKissock: The etiology of the vascular symptoms of cervical rib. Brit. J. Surg. **22**, 406 (1935). — Braga: La sindrome dello scaleno al controllo pletismografico concomitante alla manoevra di Adson. Fol. angiol. (Firenze) **2**, 346 (1955).

Craig, W. McK., and P. A. Knepper: Cervical rib and the scalenus anticus syndrome. Ann. Surg. **105**, 556 (1937). — Crooke: Mikrocosmographia 1651.

Denny-Brown, D., and C. Brenner: Paralysis of nerve induced by direct pressure and by tourniquet. Arch. Neurol. Psychiat. (Chicago) **51**, 1 (1944).

Eaton: Neurologic causes of pain in the upper extremities with particular reference to syndromes of protruded intervertebral disk in the cervical retion and mechanical compression of the brachial plexus. S. Clin. N. Amer. **26**, 810 (1946). — Edwards, E. A., and Harold D. Levine: Auscultation in the diagnosis of compression of the subclavian artery. New Engl. J. Med. **247**, 79 (1952). — Eylau, O.: Zur Ätiologie, Pathogenese und Therapie des Schulter-Arm-Syndromes. Med. Klin. **51**, 1951 (1956).

Ford, F. R.: Tired arm syndrome, a common condition manifest by nocturnal pain in the arm and numbness of the hand. Bull. Johns Hopk. Hosp. **98**, 464 (1956). Ref. Circulation **15**, 794 (1957). — Freiberg: Scalenus anterior muscle in relation to shoulder and arm pain. J. Bone J. Surg. **20**, 860 (1938).

Gage: Scalenus anticus syndrome; a diagnostic and confirmatory test. Surgery **5**, 599 (1939). — Gage and Parnell: Scalenus anticus syndrome. Amer. J. Surg. **73**, 252 (1947).

Haggart: Value of conservative management in cervico-brachial pain. J. Amer. med. Ass. **137**, 508 (1948). — Hansson: Scalenus anticus syndrome. S. Clin. N. Amer. **22**, 611 (1942). — Hilker, A. W.: The shoulder-hand syndrome: a complication of coronary artery disease. Ann. intern. Med. **31**, 303 (1949). — Hill, R. M.: Vascular anomalies of the upper limbs associated with cervical ribs. Brit. J. Surg. **27**, 100 (1939). — Holden, Murphy and Portmann: Scalenus anticus syndrome: Unusual diagnostic and therapeutic aspects. Amer. J. Surg. **81**, 411 (1951). — Howell: A consideration of some symptoms which may be produced by seventh cervical ribs. Lancet **1907**, 1702.

Kelly, M.: Chronic rheumatic (rheumatoid) diarthritis and the shoulder-hand syndrome. Med. J. Aust. **40**, 330 (1953). — Koinuma: J. Amer. med. Ass. **86**, 1924 (1926). — Kothe, M., u. G. A. Schoger: Der Einfluß von Nikotinsäure auf die periphere Durchblutung. Dtsch. med. Wschr. **1954**, 503—505.

Learmonth: Some sequels of abnormality at the thoracic outlet. Thorax **2**, 1 (1947). — Lewis, Pickering and Rothschild: Centripetal paralysis arising out of arrested blood flow to the limb. Heart **16**, 1 (1931). — Love: The scalenus anticus syndrome with and without cervical rib. In Allen, Barker and Hines, Peripheral Vascular Diseases, p. 293. Philadelphia: W. B. Saunders Company 1946.

Michele, Davies, Krueger and Lichtor: Scapulocostal syndrome (fatigue-postura paradox). N.Y. J. Med. **50**, 1353 (1950). — McCleery, R. S., J. E. Kesterson, J. A. Kirtley and R. B. Love: Subclavius and anterior scalene muscle compression as a cause of intermittent obstruction of the subclavian vein. Ann. Surg. **133**, 588 (1951). — Mumenthaler: Über die Brachialgia paraesthetica nocturna. Schweiz. Arch. Neurol. Psychiat. **74**, 362 (1954).

Naffziger: The scalenus syndrome. Surg. Gynec. Obstet. **64**, 119 (1937).

Priessnitz, O.: Stauung und Oedem beim cervico-brachialen Syndrom. Med. Klin. **51**, 2220 (1956).

Raaf: Surgery for cervical rib and scalenus anticus syndrome. J. Amer. med. Ass. **157**, 219 (1955). — Reil: Pflügers Arch. ges. Physiol. **8**, 59 (1908).

Schiff, A.: Wien. klin. Wschr. **1919**, 387. — Schoger: Beitrag zur Therapie der Brachialgia paraesthetica nocturna. Münch. med. Wschr. **95**, 295 (1953). — Scott: The diagnosis of cervical ribs from a radiograph. London Hosp. Gaz. **16**, 92 (1911). — Sicheneder, Th.: Zur Therapie der Brachialgia paraesthetica nocturna. Med. Klin. **11**, 429 (1957). — Streissler, E.: Die Halsrippen. Ergebn. Chir. Orthop. **5**, 280 (1913).

Telford and Mottershead: Pressure at the cervico-brachial junction: An operative and anatomical study. J. Bone Jt. Surg. **30** B, 249 (1948). — Thompson: Familial atrophy of the hand muscles. Brain **31**, 286 (1908). — Thorburn: The seventh cervical rib and its effects upon the brachial plexus. Med.-chir. Trans. **88**, 109 (1905). — In Dreschfeld, Memorial Volume (University of Manchester Publications, No XXXV, 1908), p. 85. — Todd: The relations of the thoracic operculum. J. Anat. Physiol. **45**, 304 (1911). — The descent of the shoulder after birth. Anat. Anz. **41**, 386 (1912).

Walshe, Jackson and Wyburn-Mason: On some pressure effects associated with cervical and rudimentary and "normal" first ribs, and the factors entering into their causation. Brain **67**, 141 (1944). — Wright: The neurovascular syndrome produced by hyperabduction of the arms: immediate changes produced in 150 normal controls, and effects on some persons of prolonged hyperabduction of arms as in sleeping, and in certain occupations. Amer. Heart J. **29**, 1 (1945).

2. Entzündliche Arteriopathien.

a) Endangitis obliterans.

Adler: Die Heilung der Gangrän der Extremitäten mittels Chemosympathektomie. Zbl. Chir. 2916 (1934). — Adson, A. W., and G. E. Brown: Thrombo-angiitis obliterans; results of sympathectomy. J. Amer. med. Ass. **99**, 529 (1932). — Ahlberg, A.: Thrombo-angiitis obliterans (Buerger). Acta chir. scand. **69**, 279 (1932). — Ajmar, F.: Contributo clinico ed anatomo-pathologico alla conscenza della gangrena spontanae giovanile. Arch. ital. Chir. **32**, 69 (1932). — Albert, F.: Artérites et gangrènes par artérites. Scalpel (Brux.) **1930**, 1207. — A propos des ligatures veineuses. Étude expérimentale des réactions vasomotorices périphériques. Lyon chir. **29**, 273 (1932). — Albertini, A. v.: Pathologisch-anatomische Grundlagen der Herdinfektion. Schweiz. med. Wschr. **67**, 1017 (1937). — Pathologie und Therapie der entzündlichen nichtspezifischen Arterienerkrankungen; pathologisch-anatomischer Teil. Helv. med. Acta **11**, 233 (1944). — Schweiz. Arch. Neurol. Psychiat. **57**, 393 (1946). — Bedeutung der Allergielehre für die Pathologie. Schweiz. Z. allg. Path. **17**, 1 (1954). — Allen, E. V.: Thrombo-angiitis obliterans: A clinical study of 200 cases. I. Etiology, pathology, symptoms, diagnosis. Ann. internat. Méd. physique et Physiobiol. (Belg.) **1**, 535 (1928). — Thrombo-angiits obliterans: Methods of chronic occlusive arterial lesions distal to the wrist with illustrative cases. Amer. J. med. Sci. **178**, 237 (1929). — Thrombo-angiitis obliterans. Bull. N. Y. Acad. Med. **18**, 167 (1942). — Allen, E. V., N. W. Barker and E. A. Hines: Peripheral vascular diseases. Philadelphia: W. B. Saunders Company 1946 u. 1955. — Allen, E. V., and G. E. Brown: Thrombo-angiitis obliterans: a clinical study of 200 cases. II. Treatment and prognosis. Ann. intern. Med. **1**, 550 (1928). — Intermittent pressure and suction in the treatment of chronic occlusive arterial disease. J. Amer. med. Ass. **105**, 2029 (1935). — Allen, E. V., and J. D. Camp: Arteriography; a roentgenographic study of the peripheral arteries of the living subject following their injection with a radioopaque substance. J. Amer. med. Ass. **104**, 618 (1935). — Allen, E. V., and T. L. Lauderdale: Accidental transmission of thrombo-angiitis obliterans from man to man. Proc. Mayo Clin. **11**, 641 (1936). — Allen, E., and H. W. Meyerding: Surgical procedure in obliterative vascular disease (thrombo-angiitis obliterans). A report of 45 cases. Surg. Gynec. Obstet. **46**, 260 (1928). — Allen, E. V., and F. A. Willius: Disease of coronary arteries associated with thrombo-angiitis obliterans of extremities. Ann. intern. Med. **3**, 35 (1929). — Altschul, R.: Cerebral endarteriitis obliterans in an infant. J. Neuropath. exp. Neurol. **8**, 204 (1949). — Aminjew, A. M.: Veranlagung und Beruf als Ursache für die Entstehung von „spontaner Gangrän“. Langenbecks Arch. klin. Chir. **166**, 320 (1931). —

Ammundsen and Lunn: Acute fatal kidney lesion in salvarsan-treated syphilitics (obliterating endarteritis of the kidney). Acta med. scand. **112**, 68 (1942). — Angelescu, G., G. Georgescu and G. V. Buzoianu: Exanthematous typhus as etiologic factor in chronic arteritis obliterans. Spitalul **50**, 401 (1930). — Anikin, I. D., S. I. Banaitis, V. I. Popov and N. N. Samarin: Pathogenesis of endarteritis obliterans. Vestn. Chir. **71**, 16 (1951). — Antoni: Buerger's disease, thrombo-angiitis obliterans, in the brain. Acta med. scand. **108**, 502 (1941). Arce, J., u. A. Introzzi: Die chirurgische Behandlung der Endarteriitis obliterans. Rev. Cir. (B. Aires) **13**, 631 (1934). — Arkanikow: 140 surrénalectomies nouvelles à la clinique d'Oppel. Lyon chir. **31**, 521 (1934). — Asang, E., u. H. Mittelmeier: Die stenosierende und obliterierende Gefäßerkrankung der inneren Organe. Münch. med. Wschr. **98**, 1604 (1956). — Aschoff, L.: Spezielle pathologische Anatomie, 8. Aufl. Gustav Fischer 1936. — Assmann: Über periphere Gefäßstörungen im jugendlichen und mittleren Lebensalter. Verh. dtsch. Ges. inn. Med. **41**, 477 (1929). — Über periphere Gefäßstörungen. Dtsch. med. Wschr. **1932**, 1384. — Atlas: A case of Buerger's disease in an old woman. Amer. Heart J. **26**, 120 (1943). — Audier, M.: Le coeur dans les artérites des membres; considérations cliniques, pronostiques et thérapeutiques. Marseille-méd. **90**, 313 (1953). — Averbuck, S., and S. Silbert: Thromboangiitis obliterans. IX. The cause of death. Arch. intern. Med. **54**, 436 (1934).

Babkin, S.: Die Schlammbehandlung der obliterierenden Endarteriitis. Kurortol. i Fisioter. **2**, 71 (1935). — Bach, V. A.: Symptomatology in thromboangiitis obliterans; importance of early diagnosis. Prens. méd. argent. **37**, 2391 (1950). — Baeckmann, C.: Zur Behandlung der Buergerschen Krankheit. Med. Klin. **1950**, 603. — Bähl, E.: Die Behandlung der Endangitis obliterans mit Nebennierenrindenhormon. Dtsch. Z. Chir. **255**, 616 (1942). — Baker, G., and Th. B. Massell: An exploratory study of personality factors in thromboangiitis obliterans. — A study of 18 patients. Angiology **7**, 319 (1956). — Bal, V.: Spontangangrän im Astrachangebiet. Ž. sovrem. Chir. **6**, 365 (1931). — Bardelli, S., e G. Micheli-Pellegrini: Arterite bürgeriana con manifestazioni reumaticosclerodermiche. Brillanti risultati da terapia associata con antistaminici ed anticoagulanti. Settim. med. **38**, 424 (1950). Barker, N.: Results of treatment of thrombo-angiitis obliterans by foreign protein. J. Amer. med. Ass. **97**, 841 (1931). — The tobacco factor in thrombo-angiitis obliterans. Proc. Mayo Clin. **6**, 65 (1931). — Vasoconstrictor effects of tobacco smoking. Proc. Mayo Clin. **8**, 284 (1933). — The danger of gangrene of the toes in thrombo-angiitis obliterans and arteriosclerosis obliterans. J. Amer. med. Ass. **104**, 2147 (1935). — Lesions of peripheral nerves in thromboangiitis obliterans; a clinicopathologic study. Arch. intern. Med. **62**, 271 (1938). — Barron and Linenthal: Thrombo-angiitis obliterans. General distribution of the disease. Arch. Surg. (Chicago) **19**, 735 (1929). — Basevi, A., e G. Dagnini: La lattacidemia nelle arteriti periferiche. Rass. Fisiopat. clin. ter. **24**, 733 (1952). — Bauer,: Neurologische Störungen bei Thromboangiitis obliterans. Klin. Wschr. **1935**, 204. — Bauer u. Winkelbauer: Exstirpation der lumbalen Sympathicusganglien bei einem Fall von Endarteriitis obliterans. Wien. klin. Wschr. **43**, 1423 (1930.) — Bauer, J., u. G. Recht: Über spastische und obliterierende Gefäßprozesse mit und ohne ischämische Ernährungsstörungen. Wien. Arch. inn. Med. **23**, 11 (1933). — Bauer, K. H.: Die Chirurgie des lumbalen Sympathikus. Internat. Chir. Kongr. Kairo 1936. Ref. Zbl. Chir. 641 (1936). — Baumgarten: Verein für wissenschaftliche Heilkunde zu Königsberg i. Pr., Sitzg vom 19. II. 1883. Berl. klin. Wschr. **1883**, 507. — Bax, H. R.: Hypertonische Salzlösung bei Thromboangiitis obliterans. Ned. T. Geneesk. **1936**, 4191. — Bazy, L.: Deux cas d'artériectomie pour artérite oblitérante segmentaire. Bull. Soc. nat. Chir. **61**, 70 (1935). — Beale, S.: Insuline in obliterative lesions of the blood vessels. Amer. J. Surg. **17**, 413 (1932). — Becker, J., A. Bernsmeier, K. Siemons u. E. Wolfert: Zur Thrombangitis obliterans cerebri. Dtsch. med. Wschr. **79**, 1085 (1954). — Becker, S.: Erfahrungen mit der Saug-Druckbehandlung peripherer Durchblutungsstörungen. Med. Klin. **1937**, 1133. — Bender: Erfahrungen mit der Hormonbehandlung nach Frey. Zbl. Chir. **61** (1932). — Benedek, T.: Disintegration due to endarteritis obliterans of a reverdin skin graft covering total avulsion of the scalp. Plast. reconstr. Surg. **6**, 287 (1950). — Benoit: Beitrag zur Angiitis productiva obliterans. Z. Kreisl.-Forsch. **23**, 261 (1931). — Bensmann, M.: Die Bedeutung der Bleivergiftung für die Ätiologie der Gangraena spontanea. Vrač. Delo **9**, (1926). Ref. Zentr.-Org. ges. Chir. **41**, 239. — Berblinger, W.: Diskussionsbemerkungen zu Gruber: Zur Buergerschen Thrombangiitis obliterans, S. 301. 1929. — Schwere generalisierte Arteriitis bei Serumkrankheit des Menschen. Virchows Arch. path. Anat. **318**, 155 (1950). — Berens, S. N.: The use of sodium thiosulfate and sodium iodide in a case of Buerger's disease (thromboangiitis obliterans). J. Chemother. **13**, 106 (1936). — Berman, L. G., and F. R. Russo: Abdominal angina. New Engl. J. Med. **242**, 611 (1950). — Bernardi, R., E. Bonomo e M. Chirico: Sul comportamento dei glicoproteidi serici nelle arteriopatie obliteranti croniche. Med. int. (Milano) **62**, 145 (1954). — Bernhard, A.: Summary of the chemical blood findings in thromboangiitis obliterans. Med. Rec. (N.Y.) **97**, 430 (1920). — Bernheim, B. M.: Amputation following „Pavaex" treatment. Report of a case. Ann. Surg. 102 (1935). — Bickel, G.: Essai de traitement de l'artérite sténosante des extrémités par la vitamine B 1. Rev. méd.

Suisse rom. 57, 321 (1937). — Bielschowsky, M.: Neuropathologische Mitteilungen. Z. ges. Neurol. Psychiat. 155, 313 (1936). — Zerebrale Veränderungen bei einem Fall von Winiwarter-Buergerscher Krankheit. Z. ges. Neurol. Psychiat. 155, 329 (1936). — Bier, A.: Diskussion zu Stapf (Verh. Berliner Ges. Chir. 21. 10. 1929). Klin. Wschr. 9, 326 (1930). — Sitzungsbericht vom 11. XI. 1929. Zbl. Chir. 57, 152 (1930). — Aussprache zum Thema „Extremitätengangrän". Chir. Kongr. 1932. Langenbecks Arch. klin. Chir. 173, 86 (1932). — Bierman, W.: Diagnosis and treatment of peripheral vascular disease by physical agents. N.Y. St. J. Med. 36, 19 (1936). — Bietendüfel: Akute Blutdrucksteigerung nach Priscol. Münch. med. Wschr. 1941, 888. — Billi, A.: Considerazioni su reperti istologici vasali in arto per gangrena spontanea. Clin. Chir. (Milano) 11, 619 (1935). — Billroth, Th.: Chirurgische Erfahrungen XII, 1860—1867 Zürich. Langenbecks Arch. klin. Chir. 10, 749—893 (1869). — Bircher, W.: Ein Fall von Endarteriitis obliterans. Münch. med. Wschr. 1937, 168. — Birnbaum, W., M. Prinzmetal and Ch. Connor: Generalized thromboangiitis obliterans; report of a case with involvement of retinal vessels and suprarenal infarction. Arch. intern. Med. 53, 410 (1934). — Björnboe, M., and J. Piper: Case of endarteritis obliterans in medium-sized vessels of kidney. Acta scand. med. 133, 373 (1947). — Blasi, A. de: I reperti di autopsia nel morbo di Buerger. Pathologica 26, 258 (1934). — Bloch, E.: Acetylcholin bei arteriosklerotischen Schmerzen und Gangrän. Hospitalstidende 1014 (1931). — Block, W.: Die Durchblutungsstörungen der Gliedmaßen. Berlin: W. de Gruyter & Co. 1951. — Zur Begutachtung peripherer Durchblutungsstörungen. Dtsch. med. Wschr. 77, 1261 (1952). — Blondin, S.: Maladie de Buerger. Ablation de la capsule surrénale gauche par la voie antérieur parapéritonéale de Louis Bazy. Bull. Soc. nat. Chir. 59, 146 (1933). Ref. Zentr.-Org. ges. Chir. 63, 92. — Bock: Zit. nach Oppel, Lyon chir. 24, 1 (1927). — Bock, H. E.: Die Bedeutung der allergischen Pathogenese bei der Arteriitis. Verh. dtsch. Ges. inn. Med. 60, 391 (1954). — Bodechtel: Leitsymptom Krampf. Münch. med. Wschr. 193, 354 (1951). — Böther: Z. ges. Tierheilk. 6, 425 (1839). Zit. nach Erb 1898. — Bohle, A.: Über Aortenthrombose bei Winiwarter-Bürgerscher Krankheit. Zugleich ein Beitrag zur Frage der Beziehungen zwischen Aortenthrombose und Hochdruck. Z. Kreisl.-Forsch. 39, 531 (1950). — Bollobás: Ein neues Verfahren zur Diagnostik bei Endarteriitis mit dem Szirmaischen Myotonograph. Z. ges. inn. Med. 9, 1253 (1954). — Bolo, B.: Behandlung der Endarteriitis obliterans der Gliedmaßen. Rev. Cir. (B. Aires) 13, 615 (1934). Ref. Zentr.-Org. ges. Chir. 73, 449. — Borchard: Beiträge zur primären Endarteriitis obliterans. Dtsch. Z. Chir. 44, 131 (1896). — Aussprache zu K. Denecke, Pathologisch-anatomische Untersuchungen zur Ätiologie der juvenilen Gangrän. Langenbecks Arch. klin. Chir. 177, 146 (1933). — Borchardt: Endarterielle Gefäßneubildung. Virchows Arch. path. Anat. 259, 373 (1926). — Borghetti, U., e V. Rovati: Il potere. antijaluronidasico del sangue nelle arteriopatie periferiche. Atti Soc. lombardo Sci. med. biol. 7, 360 (1952). — Borovansky, M.: Radiumbehandlung der Endarteriitis obliterans. Čas. Lék. česk. 1933, 463. — Bosse, H. J.: Der zeitliche Verlauf der Endarteriitis obliterans. Inaug.-Diss. Berlin 1938. — Bothe, F.: Lumbar sympathectomy in Buerger's disease. Ann. Surg. 97, 461 (1933). — Bouley: Arch. méd. 27, 425 (1831). Zit. nach Erb 1898. — Boulin, R., P. Uhry et Nogrette: Résultats de la première endartériectomie désoblitérante iliaque primitive, après trente mois d'observation. Bull. Soc. méd. Hôp. Paris 66, 981 (1950). — Boyd, C. H., and L. G. Lewis: Nephrectomy for arterial hypertension; preliminary report. J. Urol. (Baltimore) 39, 627 (1938). — Bracci, U., e G. Bellucci: Comportamento e significato della curva ematica da carico istaminico nella tromboangiotie obliterante. Rass. Neurol. veg. 9, 23 (1951). — Brachetto Brian, D.: Mecanismo de la obliteracion arterial en la llamada enfermedad de Buerger. Arch. Inst. Cardiol. Méx. 23, 484—515 (1953). — Braeukker, W.: Gibt es eine traumatische Arteriitis? Langenbecks Arch. klin. Chir. 173, 781 (1932). — Über die Ursache der Arterienentzündungen. Münch. med. Wschr. 1935, 1186. — Die Heilerfolge bei den Gefäßerkrankungen an den Extremitäten. Verh. dtsch. Ges. Kreisl.-Forsch. 36, 319 (1936). — Brass: Aortenthrombose und Hochdruck. Verh. dtsch. Ges. Path. 234 (1950). — Braun: Diskussionsbemerkung zum Vortrag Zoege v. Manteuffel über angiosklerotische Gangrän. Verh. dtsch. Ges. Chir. 20, 156 (1891). — Braun, W.: Extremitätengangrän (Aussprache). Langenbecks Arch. klin. Chir. 173, 86 (1932). — Brauner, R., E. Sorin and A. Constantinescu: Serum transaminase activity in syndromes of peripheral ischaemia. Med. interna (București) 10, 85 (1958). — Brebner, J. W.: The case-incidence of thrombo-angiitis obliterans as seen in Johannisburg. Diagnosis and treatment. J. med. Ass. S. Afr. 2, 348 (1928). — Bredt, H.: Entzündung mit Sklerose der Lungenschlagader. Virchows Arch. path. Anat. 308, 60 (1941). — Über die Sonderstellung der tödlichen jugendlichen Coronarsklerose und die gewebliche Grundlage der akuten Coronarinsuffizienz. Beitr. path. Anat. 110, 295 (1949). — Breidenbach and Palmer: Thrombo-angiitis obliterans in the negro. Amer. Heart J. 33, 849 (1947). — Brobeil, A.: Hirndurchblutungsstörungen. Monographie, Stuttgart 1950. — Brofeldt, S. A.: Pathologisch-anatomische und klinische Studien über die Extremitätennekrose. Mit besonderer Berücksichtigung der Pathogenese und Ätiologie. Acta Soc. Med. „Duodecim" 14, 1 (1932). — Brotschner: Proc. Soc. exp.

Biol. (N.Y.) **40**, 204 (1949). — BROWN, G.: Thrombo-angiitis obliterans. Buerger's disease. Surg. Gynec. Obstet. **58**, 297 (1934). — BROWN, G., and E. V. ALLEN: Thromboangiitis obliterans. Philadelphia 1928. — Thrombo-angiitis obliterans. London 1929. — BROWN, G. E., E. V. ALLEN u. H. R. MAHORNER: Thrombo-angiitis obliterans; clinical, physiologic and pathologic studies, p. 219. Philadelphia: W. B. Saunders Company 1928. — BROWN, G. E., G. W. CRAIG and A. W. ADSON: The selection of cases of thromboangiitis obliterans and other circulatory diseases of the extremities for sympathetic ganglionectomy. Amer. Heart J. **10**, 143 (1934). — BRUK, A. M., and M. P. VILIANSKII: Problem of the significance of serial vasography during life as a diagnostic method in diseases of the arterial system. Chirurgija H. 2, 51—59 (1951). [Russisch.] — BÜCHSEL, H., u. B. SCHMIDT: Untersuchungen über die Lagerungsprobe in der Diagnostik der peripheren Durchblutungsstörungen. Z. Kreisl.-Forsch. **40**, 100 (1951). — BÜDINGER, K.: Wo beginnt die Spontangangrän der unteren Extremität? Wien. klin. Wschr. **1932**, 1119. — BUERGER, LEO: Thrombo-angiitis obliterans: a study of the vascular lesions leading to presenile spontaneous gangrene. Amer. J. med. Sci. **136**, 567 (1908). — The veins in thromboangiitis obliterans: with particular reference to arteriovenous anastomosis as a cure for the condition. J. Amer. med. Ass. **52**, 1319 (1909). — The association of migrating thrombophlebitis with thrombo-angiitis obliterans. Int. Clin. **3**, 84 (1909). — Thrombophlebitis migrans der oberflächlichen Venen bei Thromboangiitis obliterans. Mitt. Grenzgeb. Med. Chir. **21**, 353 (1910). — Is thrombo-angiitis obliterans an infectious disease? Surg. Gynec. Obstet. **19**, 582 (1914). — Concerning vasomotor and trophic disturbances of the upper extremities; with particular reference to thrombo-angiitis obliterans. Amer. J. med. Sci. **149**, 210 (1915). — The pathological and clinical aspects of thromboangiitis obliterans. Amer. J. med. Sci. **154**, 319 (1917). — The pathology of thromboangiitis obliterans. Med. Rec. (N.Y.) **97**, 431 (1920). — The circulatory disturbances of the extremities; including gangrene, vasomotor and trophic disorders, p. 628. Philadelphia. W. B. Saunders Company 1924. — Thrombo-angiitis obliterans; experimental reproduction of lesions. Arch. Path. (Chicago) **7**, 381 (1929). — Thrombo-angiitis obliterans: a study of the vascular lesions leading to presenile spontaneous gangrene. Amer. J. Med. **13**, 526 (1952). — BÜTTNER, G.: Extremitätengangrän (Aussprache). Langenbecks Arch. klin. Chir. **173**, 110 (1932). — BUNGE: Zur Pathogenese und Therapie der verschiedenen Formen der Gangrän an den unteren Extremitäten. Langenbecks Arch. klin. Chir. **62**, 179 (1900). — Zur Pathologie und Therapie der durch Gefäßverschluß bedingten Formen der Extremitätengangrän. Langenbecks Arch. klin. Chir. **63**, 467 (1901). — BURCKHART, T.: Klinischer Beitrag zu der cerebralen Form der Winiwarter-Buergerschen Krankheit (Thromboendangiitis obliterans). Langenbecks Arch. klin. Chir. **205**, 360 (1944). — Die cerebrale Form der Winiwarter-Bürgerschen Krankheit; ein neuer operativer Behandlungsweg. Chirurg **21**, 409 (1950). — BURKE, CH., and H. MEYERDING: Results in relation to the site of amputation in thrombo-angiitis obliterans. Surg. Gynec. Obstet. **53**, 389 (1931). — BUROW: Spontane Gangrän am Fuße, Amputation des Oberschenkels, Heilung. Virchows Arch. path. Anat. **38**, 569 (1867). — Gangraena pedis infolge von Arteriitis obliterans femoralis. Berl. klin. Wschr. **1883**, 507. — BUTZENGEIGER, KARL H.: Über periphere Zirkulationsstörungen bei chronischer Arsenvergiftung. Klin. Wschr. **19**, 523 (1940). — Über die chronische Arsenvergiftung. Dtsch. Arch. klin. Med. **194**, 1 (1949).

CALDÉRON-MONTERO, J., u. P. PÉREZ-GONZÁLEZ: Die Behandlung der Thrombangiitis obliterans. Consejo gen. Col. Méd. esp. **6**, 36—37 (1949). [Spanisch.] — CAMPBELL, K. N., B. M. HARRIS and F. A. COLLER: A follow-up study of patients with thromboangiitis obliterans (Buerger's disease). Surgery **26**, 1003 (1949). — CARBAJAL, C.: Tratamiento de la tromboangeitis obliterante de los miembros inferiores. Rev. méd. peru. **23**, 442 (1950). — CARFIS, P. G.: Zur Diagnostik der einzelnen Stadien der Endarteriitis und ihrer Therapie. Klin. Med. (Mosk.) **12**, 35—38 (1950). [Russisch.] — CARSTENSEN, G.: Der Einfluß der Endangiitis obliterans auf die Nierenfunktion. Tagg Mittelrhein. Chir. 6.10.1956 Gießen. — Zur Endangiitis obliterans der inneren Organe unter besonderer Berücksichtigung der Endangiitis obliterans intestinalis. Chirurg **29**, 125 (1958). — Zur Klinik der endangiitischen Aortenthrombosen. Dtsch. med. Wschr. **83**, 796 (1958). — CASTEX, M. R., and A. V. DI CIÓ: Considerations on case of symmetrical multiple cutaneous gangrene. Urol. cutan. Rev. **43**, 407 (1939). — CASTIGLIONI, G. C.: Ghiandole surrenali ed endoarterite obliterante. Minerva cardioangiol. (Torino) **4**, 100 (1956). — CASTIGLIONI, G. C., and P. PAROLA: L'eliminazione urinaria di steroidi androgeni ed estrogeni in alcuni individui affetti da morbo di Bürger. Osped. maggiore **39**, 319 (1951). — CASTRO, B. DE, C. FORATTINI e G. PETRIN: Ricerche sulla coagulazione del sangue venoso e arterioso in soggetti normali e arteritici. Arch. Pat. Clin. med. **31**, 37 (1954). — CATTAN, R., et P. FRUMUSAN: Le facteur vasculaire dans la maladie ulcéreuse. Arhc. Mal. Appar. dig. **42**, 502 (1953). — CAWADIAS, A.: Les syndromes polyarteritiques. C. R. Soc. Biol. (Paris) **76**, 1055 (1922). — Endarteriitis obliterans of the extremities. Brit. med. J. **1930 I**, 234. — CEELEN, W.: Über Extremitätenbrand. Langenbecks Arch. klin. Chir. **173**, 742 (1932). — CEELEN, W., u. E. v. REDWITZ: Beitrag zur Spontangangrän der

Extremitäten. Dtsch. Z. Chir. **234**, 613 (1931). — CERRINI, J., e F. BARDI: L'endoangioite obliterante intesa quale forma sistemica, alla luce di alcune indagini cliniche e di laboratorio. Osped. maggiore **41**, 169 (1953). — CHAMPY, CH.: Le caractère ambosexuel des hormones génitales et ses conséquences. Bull. Acad. Méd. (Paris) **113**, 915 (1935). — CHARCOT: Comptes rendues et mémoires de la Soc. de Biologie 2. sér., p. 225. Progrès méd. (Napoli) Nr 32 et 33 (1887). Zit. nach ERB. — CHLUMSKÝ: Attempt at a causal treatment of the migrating venous inflammation in Winiwarter-Bürger's obliterating thromboangiitis. Čas. Lék. čes. **94**, 1364 (1955). — CHVILIVICKAJA, M. J.: Die Therapie der Thromboangiitis obliterans mit Angiotrophin. Klin. Med. (Mosk.) **28**, 65 (1950). [Russisch.] — CID DOS SANTOS, J.: Note sur la désobstruction des anciennes thromboses artérielles. Presse méd. **1949**, 454. — CIÓ, A. V. DI, y O. A. DI CIÓ: Claudicación intermitente de las arterias mésentericas. Pren. méd. argent. **42**, 287 (1955). — CLARA, M.: Anatomie und Biologie des Blutkreislaufs der Niere. Arch. Kreisl.-Forsch. **3**, 42 (1938). — CLOETENS, W.: Les méthodes actuelles d'exploration et de traitement des endartérites des membres. Brux. méd. **30**, 1105 (1950). — COBET, R.: Zur konservativen Behandlung der Extremitätengangrän. Verh. dtsch. Ges. inn. Med. 480 (1929). COHEN and BARRON: Thrombo-angiitis obliterans with special reference to its abdominal manifestation. New Engl. J. Med. **214**, 1275 (1936). — COHN and BENSON: Iontophoresis of acetyl-beta-methylcholine chlorid in peripheral vascular diseases. Arch. phys. Ther. **18**, 583 (1937). — COLLENS, W. S.: Two quantitative tests of peripheral vascular obstruction. Amer. J. Surg. **34**, 71 (1936). — COLLENS, W. S., and N. D. WILENSKY: Peripheral vascular diseases. Springfield, Ill.: Ch. C. Thomas 1953. — CONSTAM, H.: Primary involvement of the upper extremities in thromboangiitis obliterans. Amer. J. med. Sci. **174**, 530 (1927). — CONTI, A.: Il valore della velocità di eritrosedimentazione nelle arteriopatie obliteranti croniche periferiche. Rif. med. **70**, 360 (1956). — CONTI, C., L. CAVALLINI e F. CASALINI: L'idrocortisone per via intraarteriosa nella malattia di Winiwarter-Buerger. Folia endocr. (Pisa) **7**, 73 (1954). — Conway, J. H.: Obliterative vascular disease; report of 51 cases treated with passive vascular exercise. J. Amer. med. Ass. **106**, 1153 (1939). — COTTENOT, P.: Zur Röntgenbestrahlung der Endarteriitis obliterans. Strahlentherapie **56**, 569 (1936). — CSERNA, ST.: Arteriitis obliterans mit analogen Veränderungen in den Venen. Wien. Arch. inn. Med. **12**, 213 (1926). — Thromboangiitis obliterans. Verh. dtsch. Ges. inn. Med. **42**, 344 (1930). — CUCCATI, E.: Terapia medica e chirurgica associated nel morbo di Bürger. Arcisped. S. Anna Ferrara **6**, 305 (1953).

D'AGOSTINO, A., e M. RISI: Primi risultati dell'ultrasuonoterapia nella cura della malattia di Buerger nell'ospedale San Camillo in Roma. Minerva med. (Torino) **1951 II**, 654. — DANIELOPOLU, D., A. ASLAN et J. MARCOU: Les bases physiologiques du traitement chirurgical des artérites des membres, sympathicotomie interlombo-sacrée. Presse méd. **1933**, 668. — DAVIS and PERRET: Cerebral thrombo-angiitis obliterans. Brit. J. Surg. **34**, 307 (1947). — DAVIS, H. A., and L. D. KING: A comparative study of thromboangiitis obl. in white and negro patients. Surg. Gynec. Obstet. **85**, 597 (1947). — DAWYDOWSKIE: Pathologische Anatomie und Pathologie des Fleckfiebers. Ergebn. allg. Path. path. Anat. **20**, 571 (1924). — DAZZI, P.: Contributio clinico alla localizzazione cerebrale del morbo di Winiwarter-Buerger. G. Clin. med. **34**, 12 (1953). — DELITALA, P.: Il morbo di Buerger: T. A. O., sua identificazione con la endoarterite ed endoflebite con trombosi. Studi sassar. **13**, 205 (1935). — DELLEN, VAN, and WRIGHT: Thromboangiitis in women. Amer. Heart J. **13**, 373 (1937). — DENECKE, K.: Pathologisch-anatomische und klinische Untersuchungen zur Ätiologie der juvenilen Gangrän. Langenbecks Arch. klin. Chir. **177**, 695 (1933). — Zur Behandlung der Spontangangrän. Zbl. Chir. 964 (1934). — Die konservative Behandlung der Endarteriitis obliterans. Zbl. Chir. 2304 (1938). — Symptomatische Aufteilung der Endarteriitis obliterans. Zugleich ein Versuch zur Klärung der Ätiologie. Langenbecks Arch. klin. Chir. **201**, 339 (1941). — Das Schicksal der an Arteriitis Erkrankten. Langenbecks Arch. klin. Chir. **268**, 506 (1951). — DENK, W.: Die Kapillarmikroskopie im Dienste der Sympathikuschirurgie. Wien. med. Wschr. **1935**, 679. — Zur Chirurgie der peripheren Gefäßerkrankungen. Wien. klin. Wschr. **1937**, 427. — Zur Behandlung der Embolie. XIII. Alpenländische Ärztetagg in Salzburg am 24. u. 25. 9. 1937. Zbl. Chir. **65**, 396 (1938). — DESCHAMPS, P. N.: Les règles générales du traitement des thromboartérites des membres inférieurs. Sud méd. chir. **87**, 3407 (1954). — DEUTSCH: Zur Frage der Thrombophlebitis migrans. Zbl. Chir. **62**, 2732 (1935). — DIETRICH: Diskussion zu Dürck. Verh. dtsch. path. Ges. **25**, 290 (1930). — DIEZ, J.: Die Behandlung der Thrombo-angiitis obliterans der unteren Extremitäten durch Resektion des lumbalen Sympathikus (75 Fälle). Rev. argent. Neur. **4**, 304 (1930). — Le traitement de la thromboangéite oblitérante des membres inférieurs par la résection du sympathique lombaire. J. Chir. (Paris) **37**, 161 (1931). — Behandlung der Thromboangiitis obliterans mittels sympathischer Ganglíektomien. Rev. Cir. (B. Aires) **13**, 631 (1934). — DIMITRIJEW, J. P.: Zur Frage der Bedeutung der Nebennieren in der Pathogenese der Gangraena spontanea. Zbl. Chir. **52**, 1081 (1925). — DIMTZA u. JAEGER: Arterielle Obliterationen der unteren Extremitäten bei der Arteriosklerose und bei der Endangitis obliterans. Fortschr. Röntgenstr. **60**, 65 (1939).

DIMTZA u. JENNY: Über arterielle Spätschäden an den Extremitäten nach Unfällen. Z. Unfallmed. Berufskr. **40**, 177 (1947). — DISSELBECK, L., u. P. UHLENBRUCK: Der Brand der Extremitäten. Ergebn. inn. Med. Kinderheilk. **47**, 606 (1934). — DODEN, W., H.-J. HILLENBRAND, F. MENNE, K.-B. PFENNINGS, H. RODECK u. N. WOLF: Pathologisch-anatomische und physiologisch-chemische Untersuchungen der Extremitätenmuskulatur bei Endangiitis obliterans und anderen chronisch peripheren Durchblutungsstörungen. Z. ges. exp. Med. **119**, 590 (1952). — DODEN, W., H.-J. HILLENBRAND, F. MENNE, H. RODEK u. N. WOLF: Physiologisch-chemische und pathologisch-anatomische Untersuchungen der Extremitätenmuskulatur bei chronischen peripheren Durchblutungsstörungen (insbesondere bei Endangiitis obliterans). Klin. Wschr. **1951**, 433. — DONAT: Über die hyperergische Panangiitis thrombotica obliterans bei chronischer Sepsis und ihre Beziehungen zur Thrombangiitis obliterans bzw. Periarteriitis nodosa. Zbl. allg. Path. path. Anat. **90**, 359 (1953). — DONATI, M.: Su la surrenalectomia per gangrena spontanea giovanile. Boll. Soc. piemont. Chir. **1**, 229 (1931). — Arterienresektion kombiniert mit einseitiger Nebennierenentfernung bei der Therapie der Endarteriitis obliterans der Extremitäten. Schweiz. med. Wschr. **1935**, 61. — DOPPLER, K.: Zur Pathogenese und Therapie der angiospastischen Diathese der Extremitätengefäße. Med. Klin. **1930**, 158. — DREYER, L.: Eigentümliche Fußgangränen aus dem Balkankriege. Zbl. Chir. **40**, 1628 (1913). — DÜRCK, H., Die sog. Thrombangiitis obliterans im Rahmen der infektiös-toxischen Gefäßentzündungen. Zbl. allg. Path. path. Anat. **48**, 370 (1930). — Die sog. „Thrombangiitis obliterans" im Rahmen der infektiös -toxischen Gefäßentzündungen. Verh. dtsch. path. Ges. **25**, 272 (1930). — Die pathologische Anatomie im Dienste der Unfallbegutachtung. Münch. med. Wschr. **1937**, 81. — DULCE, H. J.: Zur zentral-nervösen Pathogenese peripherer Durchblutungsstörungen. Ärztl. Wschr. **9**, 1163 (1954). — DURANTE, A. I.: Considerazioni anatomo-cliniche a proposito di un caso di malattia di Winiwarter-Buerger con diffusione del processo ai vasi coronari e renali. Rif. Med. **67**, 1421 (1953). — DURANTE, L.: Die Resektion der Nervi splanchnici (Pendesche Operation) bei der juvenilen Gangrän infolge von Endarteriitis obliterans und bei der Raynaudschen Gangrän. Wien. med. Wschr. **1932**, 1075. — DUTIL, A., et H. LAMY: Contribut a l'étude de l'artérite oblitérante progressive et des névrites d'origine vasculaire. Arch. Méd. exp. **5**, 102 (1893). — DUUS, P., u. H. R. FRANK: Über einen Fall von intermittierender Dyspraxie und Dysphonie. Dtsch. med. Wschr. **66**, 1185 (1940).

EDER, M.: Die Endarteriitis obliterans in der Umgebung chronischer Magengeschwüre; ein Beitrag zur Frage anatomisch feststellbarer Ulcusursachen. Frankfurt. Z. Path. **62**, 269 (1951). — EDWARDS, E. A.: Phlebitis and the diagnosis of thrombangiitis obliterans. Ann. intern. Med. **31**, 1019 (1949). — Thromboangiitis obliterans in women. Possible relation to rheumatic disease. New Engl. J. Med. **243**, 290 (1950). — EGEDY, E.: Über die Endarteriitis obliterans. Orvosképzés **27**, 43 (1937). — EGOROV, M.: Über die Pathogenese der spontanen Gangrän der Extremitäten. Verh. 1. russ. Path. Kongr., S. 451, 1925. — EICHHOLTZ, F.: Über den Einfluß von Nikotin und nikotinartig wirkenden Substanzen auf die Adrenalinsekretion. Naunyn-Schmiedeberg's Arch. exp. Path. Pharmak. **99**, 172 (1923). — EISEN, M. E., M. C. TYSON, D. MICHAEL and F. BAUMANN: Adhesiveness of blood platelets in arteriosclerosis obliterans, thromboangiitis obliterans, acute thrombophlebitis, chronic venous insufficiency and arteriosclerotic heart disease. Circulation **3**, 271 (1951). — ELANSKIJ, N. N., u. A. A. BEGELMAN: Die Cortico-Organ-Theorie der Entstehung der Endarteriitis obliterans. Chirurgija **9**, 43 (1950). [Russisch.] — ELOESSER, L.: Einige Bemerkungen über den arteriosklerotischen und über den thromboarteriitischen Brand. Dtsch. Z. Chir. **189**, 95 (1925). — ELSCHNER, HORST: Die Phlebitis saltans und das Krankheitsbild der Endangiitis obliterans. Derm. Wschr. **127**, 534 (1953). — EMMRICH, R., u. H. PETZOLD: Über den Lokalisatoreffekt in der Pathogenese der experimentellen Endangiitis. Klin. Wschr. **1952**, 488. — EPPINGER, H. u. R. WAGNER: Zur Pathologie der Lunge. Wien. Arch. inn. Med. **1**, 88 (1920). — ERB, K. H.: Über periphere Gefäßstörungen (Aussprache). Dtsch. med. Wschr. **1932**, 1385. — ERB, W.: Über das intermittierende Hinken und andere nervöse Störungen infolge von Gefäßerkrankungen. Dtsch. Z. Nervenheilk. **13**, 1 (1898). — Über Dysbasia angiosclerotica („intermittierendes Hinken"). Münch. med. Wschr. **1**, 905 (1904). — Klinische Beiträge zur Pathologie des „intermittierenden Hinkens" (der „Dysbasia angiosclerotica"). Münch. med. Wschr. **57**, 1105, 1181 (1910). — Zur Ätiologie der Endarteriitis obliterans. 101. Tagung Vereinigg. Niederrhein.-Westfälischer Chirurgen. Zbl. Chir. **75**, 254 (1950). — ERBSLÖH, F., u. F. KATZMEIER: Polyneuritis bei Thrombangiitis obliterans. Klinische und pathologisch-anatomische Studie. Arch. Psychiat. Nervenkr. **183**, 703 (1950). — ESSEN: Hemiplegie bei Endarteriitis obliterans. Dtsch. Z. Nervenheilk. **138**, 99 (1935). — EULER, U. v.: Noradrenalin als Nebennieren- und Sympathicushormon. Dtsch. med. Wschr. **75**, 1675 (1950). — Noradrenaline in hypotensive states and shock. Physiological aspects. Lancet **1955**, 151. — EWALD: Zur Morphologie der Immunitätsreaktionen mit besonderer Berücksichtigung des Gefäßendothels. Beitr. path. Anat. **83**, 681 (1929).

FÄNGE u. LINDQUIST: Fall av Morbus Buerger med cerebrala symptom. Nord. méd. **25**, 592 (1945). — FAIVRE, G., C. PERNOT et R. LAGARDE: Les troubles coronariens au cours des

artérites des membres. Presse méd. **73**, 1515 (1954). — FALTIN, R.: Ein durch Resektion geheilter Fall von Gangrän des Dickdarms im Gebiet der A. mesenterica inferior nebst einem Verfahren, die Kontinuität des Darms durch ein Stück Ileum wiederherzustellen. Dtsch. Z. Chir. **114**, 215 (1912). — FARBER, E. M., and M. H. MCLAIN: Primary involvement of upper extremities in thromboangiitis obliterans. A.M.A. Arch. Derm. Syph. **64**, 352 (1951). — FARKAS: Endarteriitis obliterans. Münch. med. Wschr. **79**, 1117 (1932). — FATHERREE, T. J., u. CECIL HURST: The treatment of thromboangiitis obliterans. Amer. Heart J. **22**, 180 (1941). FÉHÉR u. ZAK: Zur Kritik der „Gefäßschmerzen". Wien. klin. Wschr. **43**, 596 (1930). — FELDBERG: Gegenwärtige Probleme auf dem Gebiet der chemischen Übertragung von Nervenwirkungen. Naunyn-Schmiedeberg's Arch. exp. Path. Pharmak. **212**, 64 (1950). — FELLER, A.: Problems of healting endarteriitis obliterans. Scripta med. (Brno) **23**, 159—181 mit engl. Zus.fass. 180—181 (1950). [Tschechisch.] — FERITTA, S.: Sul trattamento della tromboangioite obliterante mediante surrenalectomia e gangliectomia lombare omolaterali (Osservazioni cliniche.) Pat. sper. **42**, 27 (1954). — FERRAND, J., et C. ELBAZ: Le problème théoretique de la surrénalectomie bilatérale pour artérite chronique. J. Chir. (Paris) **72**, 369 (1956). — FERRERO, R.: La componente venosa nel quadro delle arteriopatie obliteranti periferiche croniche. Minerva med. (Torino) **1951 II**, 955. — FEYRTER, F.: Über neurovasculäre Fibromatose nach Untersuchungen am menschlichen Magen-Darmschlauch. Virchows Arch. path. Anat. **317**, 221 (1949). — FILATOV, A.: Die unmittelbare Beeinflussung der Spontangangrän durch die lumbale Sympathektomie und ihre Dauerwirkung. Dtsch. Z. Chir. **244**, 491 (1935). — FIRRAO, L.: La tromboangioite obliterante (malattia di Leo Buerger). Napoli F. Bideri. Ref. Zentr.-Org. ges. Chir. **61**, 48 (1931). — FISCHER: Über einen Fall von zerebraler Form der v. Winiwarter-Buergerschen Krankheit. Beitr. path. Anat. **106**, 521 (1942). — FISHER, R. L., M. ZUKERMAN and D. N. SWEENY jr.: Thrombo-angiitis obliterans in women. Report of case. Angiology **2**, 132 (1851). — FOERSTER u. GUTTMANN: Cerebrale Komplikationen bei Thrombangiitis obliterans. Arch. Psychiat. Nervenkr. **100**, 506 (1933). — FOLKOW, B., and U. S. v. EULER: Selective activation of noradrenaline and adrenaline producing cells in the cat's adrenal gland by hypothalamic stimulation. Circulat. Res. **2**, 191 (1954). — FOLLI, GEROLA e MONTORSI: Incidenza della mallattia coronaria nell: arteriosclerosi obliteranti e nella tromboangiosi. Minerva cardioangiol. (Torino) **3**, 631 (1955). — FONTAINE: Europäisches Gespräch, Darmstadt am 11. u. 12. XI. 1955. „Angiologie im Rahmen der Gesamtmedizin". — FONTAINE, R.: A propos du traitement des artérites oblitérantes par les résections artérielles. Bull. Soc. nat. Chir. **57**, 1184 (1931). — FONTAINE, KIM, KIENY, SIBILLY et TESSAROLO: Les facteurs endocrino-sympathiques dans la thrombose artérielle périphérique. Arch. Mal. Coeur **47**, 480 (1954). — FONTAINE, R., A. HOUOT et J. DOS SANTOS: Les effects circulatoires comparés des sympathectomies lombaires hautes et basses. Application des notions acquises à la physiologie et la thérapeutique. Lyon chir. **34**, 257 (1937). — FONTAINE, R., P. MANDEL, E. KEMPF, M. KIM u. G. JUNG: Adrenalin- und Noradrenalinausscheidung im Urin bei obliterierenden Arteriitiden der Extremitäten. Presse mèd. **30**, 1225 (1959). — FONTAINE, R., R. RIVEAUX, M. KIM et R. KIENY: Le traitement chirurgical des oblitérations artérielles chroniques des membres. I. Kongr. der Europ. Ges. Cardiovasculäre Chirurgie, Straßburg, Kongr.-Bd., S. 330—331, 1952. — De la valeur de la surrénalectomie et de la splanchnicectomie dans le traitement de certaines artérites oblitérantes. Rev. Chir. (Paris) **72**, 193 (1953). — FONTAINE, R., et R. SCHATTNER: Les bases expérimentales de l'artériectomie. J. Chir. (Paris) **46**, 849 (1935). — FOSSEL, M.: Über juvenile Gangrän (Thromboangiitis obliterans). Frankfurt. Z. Path. **47**, 181 (1934). — FRANK, N.: Thromboangiitis obliterans in women. Review and report of a proved case. J. med. Soc. N. Jersey **49**, 26 (1952). — FREEMANN, N.: Influence of temperature on development of gangrene in peripheral vascular disease. Arch. Surg. (Chicago) **40**, 326 (1940). — FREEMAN, N. E., F. H. LEEDS, W. C. ELLIOT and S. J. ROLAND: Thromboendarterectomy for hypertension due to renal artery occlusion. J. Amer. med. Ass. **146** 1077 (1954). — FREY, E. K.: Über ein neues inneres Sekret des Pankreas, das Kreilsaufhormon Kallikrein, und seine therapeutische Verwendung. Dtsch. Z. Chir. **233**, 481 (1931). — Extremitätengangrän (Aussprache). Langenbecks Arch. klin. Chir. **173**, 99 (1932). — FREY, E. K., u. H. KRAUT: Nachweis und Wirkung eines Kreislaufhormons. Münch. med. Wschr. **18**, 763 (1928). — FREYSCHMIDT, P.: Langzeitbehandlung der Endangiitis obliterans mit Prednisolon. Ther. d. Gegenw. **96**, 413 (1957). — FRIED, C.: Über Röntgenbestrahlung der Thrombo-angiitis obl. und verwandter arterieller Störungen. Strahlentherapie **91**, 243 (1953). — FRIEDERICI, L.: Thrombangiitis obliterans und Polyneuritis als Folge allergisch-hypergischer Reaktion. Med. Klin. **1950**, 137—140. — FRIEDLAENDER, C.: Über Arteriitis obliterans. Med. Zbl. **65** (1876). — FRIEDLANDER, M., N. LASKEY and S. SILBERT: Studies in thrombo-angiitis obliterans (Buerger) X. Reduction in blood volume following bilateral oophorectomy. Endocrinology **19**, 461 (1935). — FRIEDLANDER, M., and S. SILBERT: Thrombo-angiitis obliterans (Buerger): VI. Chemistry of the blood. Arch. intern. Med. **48**, 500 (1931). — FRIEDLANDER, M., S. SILBERT and N. LASKEY: Toe lesions following tobacco injections in rats. Proc. Soc. exp. Biol. (N.Y.)

34, 156 (1936). — FRIEDMANN, R.: Ein Fall von obliterierender Endarteriitis. Klin. Wschr. 10, 382 (1931). — FRUMINA, D. M.: Einige Probleme der symptomatischen Therapie der Endarteriitis obliterans. Chirurgija 9, 49 (1950). [Russisch.] — FUCHS, M.: Neue Methode zur Förderung der lokalen Blutzirkulation „synkardiale Massage". Schweiz. med. Wschr. 75, 542 (1945). — Das Prinzip der synkardialen Massage und seine Anwendung. Schweiz. med. Wschr. 75, 971 (1945). — FUGAZZOLA, F.: Skeletveränderungen bei Buergerscher Erkrankung. Ann. Radiol. Fisica med. 12, 1 (1938).

GAGLIO, M.: Contributo alla conoscenza della terapia del M. di Leo Bürger. G. Med. Tisiol. 3, 227 (1953). — GALM, H.: Über die Anwendung und Erfolge der Kurzwellen bei spastischen Gefäßerkrankungen. Beitr. klin. Chir. 164, 235 (1936). — GAYLIS, H.: Thromboangiitis obliterans in a female. Angiology 8, 259 (1957). — GEIER, F.: Sinkende Morbidität, zunehmende Verkennung der Lues. Med. Klin. 53, 828 (1958). — GERLACH: Über juvenile Gangraen. Frankfurt. Z. Path. 15, 243 (1914). — GESENIUS, H.: Oszillographie und Arteriographie. Dtsch. med. Wschr. 74, 1 (1949). — GESENIUS, H., u. H. GANSAU: Zur Klinik der Thrombangiitis obliterans. Fortschr. Röntgenstr. 73, 64 (1950). — GEYER, L.: Über die chronischen Hautveränderungen beim Arsenicismus und Betrachtungen über die Massenerkrankungen in Reichenstein in Schlesien. — Arch. Derm. Syph. (Berl.) 43, 221 (1898). — GHIRON, V.: Sulla produzione sperimentale di trombo-angioiti obliteranti. Boll. Accad. med. Roma 54, 16 (1928). — La tromboangioite obliterante. Arch. ital. Chir. 23, 227 (1929). — GIAMPALMO, A.: Beitrag zur Endarteriitis obliterans des Gehirns. Dtsch. Z. Nervenheilk. 144, 166 (1937). — GIFFORD jr., R. W., and E. A. HINES jr.: Complete clinical remission in thromboangiitis obliterans during abstinence from tobacco: report of a case. Proc. Mayo Clin. 26, 241 (1951). — GIOVANNINI, ST.: Thromboangioite obliterante. Rilievi statistici e critici su venticinque osservazioni. Ann. ital. Chir. 26, 241 (1949). — Un caso di tromboangioite obliterante a localizzazione cerebrale. Minerva med. (Torino) 1950, 498—501. — GIRARDI, V. C.: Thromboangiitis; medico-social importance. Pren. méd. argent. 37, 2264 (1950). — GIRDWOOD, R. D.: Thrombo-angiitis obliterans. J. Path. Bact. 31, 549 (1928). — GJERTZ, A.: Einige diagnostische Gesichtspunkte zu den peripheren obliterierenden Arteriopathien. Svenska Läk.-Tidn. 1953, 2249. — GJØRUP, P. A.: Thromboangiitis obliterans with visceral localization. Nord. Med. 52, 1274—1276 u. engl. Zus.fass. 1276 (1954). [Dänisch.] — GLEBOWITSCH: Zit. nach OPPEL, Lyon chir. 24, 1 (1927). — GLUCH: Eutononbehandlung bei Endarteriitis obliterans. Med. Klin. 28, 194 (1932). — GOECKE: Zur Entstehung der Endarteriitis obliterans. Virchows Arch. path. Anat. 266, 609 (1927). — GÖNCZY, J. v.: Untersuchungen mit dem Pachonschen Oszillometer bei an Dysbasia intermittens angiosclerotica leidenden Kranken. Z. ges. exp. Med. 75, 504 (1931). — GÖTZEN, F. J.: Klinische Beiträge zum Hochdruck bei einseitigen Nierenerkrankungen. Z. Urol. 49, 407 (1956). — GOLDENBERG, M., K. L. PINES, E. DE F. BALDWIN, D. G. GREENE and C. E. ROH: The hemodynamic response of man to nor-epinephrine and epinephrine and its relation to the problem of hypertension. Amer. J. Med. 5, 792 (1948). — GOLDFLAM, S.: Über intermittierendes Hinken (Claudication intermittente Charcot's) und Arteriitis der Beine. Dtsch. med. Wschr. 1895, 587. — GOLDSCHEIDER: Über die Erkrankungen der peripherischen Blutgefäße. Z. ärztl. Fortbild. Nr 1 u. 2. (1928). — GOLDSMITH, G., u. G. BROWN: Pain in thromboangiitis obliterans: A clinical study of 100 consecutive cases. Amer. J. med. Sci. 189, 819, (1935). — GOLDZIEHER: Diskussion zu GRUBER, Zur Buergerschen Thromboangiitis obliterans (S. 290). Verh. Dtsch. Path. Ges. S. 300, 24. Tagg, 1929. — GOLLWITZER-MEIER: Wissenschaftliche Grundlagen der Balneotherapie peripherer Durchblutungsstörungen. Dtsch. med. Wschr. 77, 853 (1952). — GOODMAN, C.: Skin test to suggest diagnosis of recovered typhus and thromboangiitis obliterans. Bull. N. Y. Acad. Med. 11, 403, 527 (1935). — Thromboangiitis obliterans and typhus; evidence of etiologic relationship. Arch. Surg. (Chicago) 35, 1126 (1937). — GORDER, G.: High vein ligation in thrombo-angiitis obliterans. (A report of nine cases.) Ann. Surg. 90, 88 (1929). — GOUBEAUX: Rec. Méd. vét. prat. 578 (1846). Zit. nach v. HASSELBACH 1939. — GOVAERTS, J., A. GELIN et KARHAUSEN: Le traitement de l'artérite juvenile par la surrénalectomie totale bilatérale. Acta chir. belg. 53, 74 (1954). — GOVAERTS, J., et G.-R. HOFFMANN: La valeur de la thermométrie cutanée dans l'endartérite oblitérante. Acta chir. belg. 49, 586 (1950). — GOYENA, J. R.: Die obliterierende Thromboangiitis und ihre innere Behandlung. An. Inst. Modelo Clín. méd. (B. Aires) 10, 237 (1927). — GRASMANN, M.: Über die Spontangangrän der Extremitäten Jugendlicher. Münch. med. Wschr. 75, 1679 (1928). — GRASSI, PARODI, CAPPELLINI e CIANFANELLI: Esplorazione della funzione corticosurrenale nei pazienti da arteriopatie croniche obliteranti. 2. Dosaggio dei corticoidi urinari ossigenati in C_{11}. Rass. ital. Chir. Med. 3, 439 (1954). — GREENSPAN: Carcinomatous endarteritis of the pulmonary vessels resulting in failure of the right ventricle. Arch. intern. Med. 54, 625 (1934). — GREKOW: Ergebnisse der Epinephrektomie bei suprarenaler Arteriose. Zbl. Chir. 51, 2026 (1924). — GRUBER: Endarteriitis obliterans und Kältebrand. Beitr. path. Anat. 84, 155 (1930). — GRUBER, G. B.: Zur Buergerschen Thromboangiitis obliterans. Verh. dtsch. path. Ges. 24, 290 (1929). — Diskussion zu DÜRCK. Verh.

dtsch. path. Ges. **25**, 290 (1930). — Gefäßstörung und Gangrän. Z. Kreisl.-Forsch. **23**, 537, 573 (1931). — GÜTHERT, H.: Zur Kenntnis der Endarteriitis obliterans. Virchows Arch. path. Anat. **315**, 375 (1948). — GÜTTICH, H.: Ein Beitrag zur Frage der unfallbedingten Entstehung der Thromboangiitis obliterans. Chirurg **23**, 75 (1952). — GUILLAUME, A.: Les lésions artério-phlébitiques des artérites oblitérantes juvéniles des membres et la soi-disant maladie de Buerger. Ann. anat. path. **4**, 550 (1927). — La maladie de Buerger et l'artérite juvénile ne semblent être qu'une seule et même affection. Bull. Soc. méd. Hôp. Paris **51**, 329 (1927). — A propos de la prétendue maladie de Buerger, thromboangéite oblitérante ou artérite juvenile? Ann. anat. path. **8**, 277, 616 (1931). — GUIMY: Thrombo-angiite oblitérante. Arch. méd. belges **80**, 49 (1927). — GUSSEV: Über eine eigenartige Gangränerkrankung. Zbl. Chir. **38**, 267 (1933).

HADORN, W.: Neue Krankheitsbilder bei Thromboangiitis obliterans Buerger. Helv. med. Acta **4**, 728 (1937). — Über Endarteriitis obliterans der Organe. Dtsch. Arch. klin. Med. **181**, 18 (1938). — HAGA: Über spontane Gangrän. Virchows Arch. path. Anat. **152**, 26 (1898). — HAGEDORN, A. B., and N. W. BARKER: Response of persons with and without intravascular thrombosis to a heparin tolerance test. Amer. Heart J. **35**, 603 (1948). — HAGER, H.: Thrombangiitis obliterans und Auge. (Mit Bemerkungen zur Tabakamblyopie und Periphlebitis retinae.) Klin. Mbl. Augenheilk. **114**, 238 (1949). — Weiterer Beitrag zur Augenbeteiligung bei Thromboangiitis obliterans. Klin. Mbl. Augenheilk. **118**, 147 (1951). — HALLER: Ungeklärte Formen von Spontangangraen an der unteren Extremität. Münch. med. Wschr. **76**, 100 (129). — HAMILTON: Arch. Gewerbepath. Gewerbehyg. **1**, 348 (1930). Zit. nach v. HASSELBACH 1939. — HAMILTON, A., and R. T. JOHNSTONE: Industrial toxicology. New York: Oxford University Press 1945. — HAMILTON, M.: Carbohydrate tolerance of patients with peripheral vascular disease. Alfred Hosp. Clin. Rep. (Melbourne) **5**, 39 (1955). HAMLIN jr., E., R. WARREN and H. E. KENNARD: Thromboangiitis obliterans. An evaluation of therapy, with special reference to lumbar sympathectomy. New Engl. J. Med. **241**, 849 (1949). — HAMMARSTROM: Gangrene of extremities and loop of small intestine and portal thrombosis in a woman. Svenska läk.-Tidn. **36**, 1565 (1939). — HANDWERCK, C.: Extremitätengangrän Jugendlicher. Münch. med. Wschr. **75**, 1960 (1928). — HANDWERCK u. DÜRCK: Extremitätengangrän jugendlicher Individuen und deren anatomische Grundlagen. Ärztl. Verein München, 11. Januar 1928. Ref. Münch. med. Wschr. **75**, 200 (1928). — HANSER, R.: Zur Frage der Thrombangiitis obliterans. Bruns' Beitr. klin. Chir. **159**, 390 (1934). — HANTSCHMANN: Kapillarmikroskopische Untersuchungen bei der Endarteriitis obliterans. Dtsch. med. Wschr. 1932, 1384. — HARBINSON, J. E.: Thromboangiitis obliterans. The medical management of trophic changes, including gangrene. Ther. Gaz. **51**, 96 (1927). — HARBITZ: Über Arteriitiden unbekannter Art, namentlich im Hinblick auf ihre Verwandtschaft mit der luetischen Arteriitis und Periarteriitis nodosa. Norsk Mag. Laegevidensk. No 9 (1921). Ref. Zbl. Herz- u. Gefäßkr. **14**, 59 (1922). — HARDERS, H., u. H. WENDEROTH: Das Kreislaufsyndrom bei Verschluß der Aortenbogenäste. Med. Klin. **49**, 1837 (1954). — HARKAVY, HEBALD and SILBERT: Tobacco sensitiveness to thrombo-angiitis obliterans. Proc. Soc. exp. Biol. (N.Y.) **30**, 194 (1932). — HARKAVY, J.: Tobacco sensitiveness in thromboangiitis obliterans, migrating phlebitis and coronary artery disease. Bull. N.Y. Acad. Med. **9**, 318 (1933). — HASHIMOTO, Y., and K. KAMIYA: Thrombenentwicklung bei Endangitis obliterans. Tokushima J. exp. Med. **1**, 5 (1954). — HASNER, E.: Investigations of sweatsecreting in thrombo-angiitis obliterans. Acta chir. scand. **101**, 247—250 (1951). — Function of the suprarenal cortex in thromboangiitis obliterans. Acta derm.-venereol. (Stockh.) **32**, Suppl. 29, 146—149 (1952). — HASNER, E., and T. TOBIASSEN: Investigations into the radiographically demonstrable halisteric bone changes in thrombo-angiitis obliterans. Acta chir. scand. **103**, 93 (1952). — HASSE: Diskussion zu SCHRADER. Verh. dtsch. Ges. Kreisl.-Forsch. **21**, 408 (1955). — HASSELBACH, H. v.: Die Endangiitis obliterans. Arb. u. Gesdh. H. 36 (1939). — HAUSNER, E.: Thrombo-angiitis obliterans: a generalized vascular disease. Thesis, Graduate School of the University of Minnesota, 1939. — HAUSNER, E., and E. V. ALLEN: Cerebrovascular complications in thromboangiitis obliterans. Ann. intern. Med. **12**, 845 (1938). — Vascular clinics. VIII. Generalized arterial involvement in thrombo-angiitis obliterans including report of a case of thromboangiitis obliterans of a pulmonary artery. Proc. Mayo Clin. **15**, 7 (1940). — HAUSS u. BÖHLE: Diskussion. Verh. dtsch. Ges. Kreisl.-Forsch. **21**, 101 (1955). — HECKER: Über die brandige Zerstörung durch Behinderung der Zirkulation des Blutes. 1841. — HEIDELMANN: Unterschiedliche Hauttemperaturregulationen an den Händen. Ein Beitrag zur Segmentpathologie. Z. Kreisl.-Forsch. **40**, 31 (1951). — Die Behandlung der Brachialgia paraesthetica nocturna durch Röntgenbestrahlungen des vegetativen Nervensystems. Med. Welt **20**, 148 (1951). — HEINER: Ges. der Inn. Med. Wien 20. 2. 1930. Wien. klin. Wschr. **43**, 540 (1930). — HEINTZ, R.: Die mit Hochdruck einhergehende Thrombangiitis obliterans (M. Winiwarter-Buerger) der Nieren. Med. Welt **20**, 458 (1951). — HEINZEL, J.: Ergebnisse der operativen und konservativen Behandlung bei Buergerscher Erkrankung. Langenbecks Arch. klin. Chir. **276**, 735 (1953). — HEITZ, JEAN: De la cholestérinémie chez les sujets affectés d'artérites oblitérantes;

I — sujets non diabétiques. Ann. Méd. **14**, 378 (1923). — HELLMUTH, M.: Über Gefäßveränderungen bei der Frostgangrän. Langenbecks Arch. klin. Chir. **158**, 702 (1930). — HELLY: Diskussionsbemerkungen zu GRUBER, Zur Buergerschen Thrombangiitis obliterans. Verh. dtsch. path. Ges. 301 (1929). — HELMAN, S., u. S. BRAUN: Zur Pathogenese der spontanen Gangrän. Moskowskij med. Ž. **6**, 19 (1926). — HENDERSON, C. B.: Ballistocardiograms after cigarette smoking in health and in coronary heart disease. Brit. Heart J. **15**, 278 (1953).— HENRIKSEN, E.: Endarteriitis diffusa. An allergic manifestation. Ugeskr. Laeg. **1954**, 792—795 mit engl. Zus.fass. [Dänisch.] — HENSCHEN: Die splenomegale Form der v. Winiwarter-Buergerschen Endangitis obliterans. Schweiz. med. Wschr. **75**, 737 (1945). —HENSEL, H.: Ein Strömungskalorimeter für beliebige Körperstellen. Z. ges. exp. Med. **117**, 587 (1951). Ein neues Verfahren zur peripheren Durchblutungsregistrierung an beliebigen Körperstellen. Z. Kreisl.-Forsch. **41**, 251 (1952). — HERGET, R.: Früh- und Spätergebnisse nach Grenzstrangresektion bei Endangiitis obliterans und Arteriosklerose. Langenbecks Arch. klin. Chir. **268**, 394 (1951). — HERRELL, W., and E. V. ALLEN: Thrombo-angiitis obliterans in women. Report of a case. Amer. Heart J. **12**, 105 (1936). — HERRMANN and MC GRATH: Effect of estrogen on vascular spasm due to active angiitis in the extremities. Arch. Surg. (Chicago) **40**, 334 (1940). — HERZBERG, B.: Das praktische Resultat der Nebennierenexstirpation bei der sog. Spontangangrän nach den Angaben von 110 Fällen russischer Chirurgen. Langenbecks Arch. klin. Chir. **143**, 125 (1926). — HERZENBERG, H., u. L. MASCHKILEISSON: Über Thromboangiitis obliterans. Zugleich ein Beitrag zur Pathogenese des Jododerma bullosum vegetans. Beitr. path. Anat. **94**, 353 (1934). — HERZOG, E.: Los ganglios simpáticos en la trombangitis obliterante. Gaz. méd. portug. **4**, 631—640 mit franz., engl. u. dtsch. Zus.fass. (1951). [Spanisch.] — HERZOG, W.: Gefäßveränderungen beim Ulcus ventriculi und duodeni. Bruns' Beitr. klin. Chir. **188**, 236 (1954). — HESS, H.: Die Wirkung von Adenylverbindungen auf die Durchblutung des ruhenden Skeletmuskels des Menschen. Klin. Wschr. **33**, 525 (1955). — Über die Wirkung vasodilatierender Maßnahmen auf den Bluteinstrom in die untere Extremität bei obliterierenden Gefäßerkrankungen. Z. klin. Med. **153**, 35 (1955). — HIGIER: Zur Klinik und Pathogenese der atypischen Formen der Endarteriitis obliterans und des angiosklerotischen Hinkens („Claudication intermittente" Charcots). Dtsch. Z. Nervenheilk. **73**, 71 (1922). — HILLENBRAND: 101. Tagg Ver. igg Niederrhein. Westfälischer Chirurgen. Diskussion zu ERB. Zbl. Chir. **75**, 254 (1950). — Über die Beteiligung des Magen-Darmkanals bei der Endangiitis obliterans (v. Winiwarter-Buergersche Erkrankung). Klin. Wschr. **34**, 635 (1956). — HILLENBRAND, HEITE u. SCHMANDT: Untersuchungen über die Gefäßresistenz bei Endangitis obliterans. Ärztl. Wschr. **1955**, 246. — HILLENBRAND, H. J., u. N. WOLF: Endangiitis und Unfall. Mschr. Unfallheilk. **52**, 33 (1949). — Endangiitis und Kälteschäden. Mschr. Unfallheilk. **53**, 335 (1950). — Die Nieren bei der Endangiitis obliterans (v. Winiwarter-Buergersche Krankheit): Klinische und pathologisch-anatomische Untersuchungsergebnisse. Z. Urol. **49**, 414 (1956). — HILPERT: Über Thrombangitis obliterans (von Winiwarter-Buerger) der Hirngefäße. Münch. med. Wschr. **1938 II**, 1252. — HITZENBERGER, K.: Erkrankungen der peripheren Gefäße. Wien. med. Wschr. **1936**, 1185. — HOCHREIN: Herzkrankheiten 1943, Bd. II, S. 112. — HOENIG, J.: Das Krankheitsbild der Thromboendarteriitis obliterans pulmonalis. Dtsch. Arch. klin. Med. **180**, 645 (1937). — HÖRA, J., u. H. WENDT: Thromboendarteriitis der Lungenschlagader mit multiplen, mykotischen Aneursymen. Wien. Arch. inn. Med. **35**, 249 (1941). — HOFF, F.: Behandlung innerer Krankheiten. Stuttgart: Georg Thieme 1954. — HOFF, H., u. F. SEITELBERGER: Die Hirngefäße, ihre Physiologie und Pathologie. Dtsch. med. Wschr. **77**, 33 (1952). HOFFMANN, G., E. HENROTIN et A. CORNIL: Les endartérites oblitérantes. Acta chir. belg. Suppl. 257—451 (1950). — HOHENNER, K.: Das klinische Bild der Pulmonalsklerose. Arch. Kreisl.-Forsch. **6**, 293 (1940). — HOLLE, F., u. G. CARSTENSEN: Die Nierenfunktion bei Endangiitis obliterans. (Ein Beitrag zur Frage der Generalisation der Endangiitis obliterans und des endangiitischen Hochdrucks.) Langenbecks Arch. klin. Chir. **285**, 397 (1957). — HOLLE, G.: Über Lipoidose, Atheromatose und Sklerose der Aorta und deren Beziehungen zur Endarteriits. Virchows Arch. path. Anat. **310**, 160 (1943). — HOLMAN: Use of trichophytin in thrombo-angiitis obliterans. Arch. intern. Med. **80**, 512 (1947). — HORTON, B.: A study of the vessels of the extremities by the injection of mercury. Surg. Clin. N. Amer. **10**, 159 (1930). The outloock in thrombo-angiitis obliterans. J. Amer. med. Ass. **111**, 2184 (1938). — HORTON, B., and G. BROWN: Thrombo-angiitis obliterans among persons past middle age. Ann. intern. Med. **5**, 613 (1931). — Thrombo-angiitis obliterans among women. Arch. intern. Med. **50**, 884 (1932). — HORTON, B., and DORSEY: Bacteriologic studies in thrombo-angiitis obliterans. Proc. Mayo Clin. **5**, 337 (1930). — Experimental thrombo-angiitis obliterans; bacteriologic and pathologic studies. Arch. Path. (Chicago) **13**, 910 (1932). — HOUSSAY, B. A., and C. A. RAPELA: Adrenal secretion of adrenalin and noradrenalin. Naunyn-Schmiedeberg's Arch. exp. Path. Pharmak. **219**, 156 (1953). — HOWARD, J. E., M BERTHRONG, D. M. GOULD and E. R. YENDT: Hypertension resulting from unilateral vascular disease and its relief by nephrectomy. Bull. Johns Hopk. Hosp. **94**, 51 (1954). — HRABÁNĚ, J., and Z. REINIŠ:

Coagulation and proteins in blood following administration of pelentan in Buerger's disease. Čas. Lék. čes. **89**, 1124 (1950). — HUEBER, E. F., I. PHILIPPI u. K. WOHLRAB: Über einen Fall von Endangiitis der Aorta thoracica. Wien. klin. Wschr. **66**, 462 (1954). — HUECK, W.: Über Arteriosklerose bei Jugendlichen. Münch. med. Wschr. **1939**, 77. — HULST, F.: Abdominale Sympathicusoperationen. Zbl. Chir. 809 (1931). — HUNT, J. R.: The role of the carotid arteries in the causation of vascular lesions of the brain, with remarks on certain special problems of symptomatology. Amer. J. med. Sci. **147**, 704 (1914). — HUSTEN, K., u. H. RAMB: Zbl. Chir. **70**, 1746 (1943).

IGNATOV, M. G., and K. G. TERIAN: Method of preganglionic sympathectomy in endarteritis. Vopr. Vejrochir. **14**, 38 (1950). — IMPERIALE, C.: Di un caso di gangrena simmetrica della estremità consecutiva a tifo abdominale. Rif. med. **44**, 242 (1928). — INTROZZI, P., e M. NINNI: Contributo clinico sugli effette immediati ed a distanze della vaccinoterapia aspecifica endovenosa nelle endoarteriti obliteranti. Minerva cardioangiol. (Torino) **3**, 387 (1955). — ITO, H., and G. ASAMI: Lumbosacral sympathetic ganglionectomy. Its value as a therapeutic measure for thrombo-angiitis obliterans (with a sidelight upon alleged sympathetic innervation of the sceletal muscles). Amer. J. Surg. **15**, 26, 62 (1932). — IVANOV, N.: Über Insulinanwendung bei einigen Formen der Spontangangrän. Nov. chir. Arch. **21**, 42 (1930).

JABLONS, B.: Thromboangiitis obliterans. Med. J. Rec. **120**, 270 (1924). — Int. Clin. **3**, 193 (1925). — JACQUES, R. H.: Thrombo-angiitis obliterans treated with cortisone. Report of a case. Ohio St. med. J. **48**, 620 (1952). — JÄGER, E.: Zur pathologischen Anatomie der Thrombangiitis obliterans bei juveniler Extremitätengangrän. Virchows Arch. path. Anat. **284**, 526, 584 (1932). — Zur histologischen Ausheilung der Periarteriitis nodosa und deren Beziehung zur juvenilen Atherosklerose. Virchows Arch. path. Anat. **288**, 833 (1933). — JAESCHE, G.: Einiges über die Gliederabsetzung beim freiwilligen Absterben derselben. Langenbecks Arch. klin. Chir. **6**, 694 (1865). — JEGOROV, M.: Spontangangrän. Nov. Chir. (russ.) **3**, 1 (1926). — JOURDAN, F.: La thérapeutique thermale de Royat dans l'artérite oblitérante des membres. Etude expérimentale de ses effets. Trav. Inst. Rech. cardiol. Royat 1952—1954, S. 3. — JUDMAIER, F.: Sauerstoffbehandlung peripherer Zirkulationsstörungen. Münch. med. Wschr. **1951**, 1438—1442. — Gefäßveränderungen bei Frostschäden und Endangiitis obliterans. Wien. klin. Wschr. **1952**, 101—103. — JULITZ, R.: Die klinischen Ausdrucksformen der Endarteriitis obliterans und ihre Differentialdiagnose. Z. ges. inn. Med. **8**, 343 (1953). — JUNGHANNS, H.: Blutgefäßschädigungen durch Dauererschütterungen infolge Arbeit mit Preßluftwerkzeugen als Berufsarbeit. Langenbecks Arch. klin. Chir. **188**, 466 (1937).

KAHLER: Über Endarteriitis und Periarteriitis. Wien. klin. Wschr. **43**, 1588 (1930); **44**, **99**, 139 (1930). — KAHLSON u. MERTENS: Zur Frage der Wirkungsgleichheit des Nebennierenmarkhormones mit dem synthetischen Adrenalin. Pflügers Arch. ges. Physiol. **237**, 699 (1936). — KALLÓS u. NUSSELT: Zur Kenntnis der Thrombangiitis obliterans (Buerger). Klin. Wschr. **12**, 425 (1933). — KAPPIS: Über Ergebnisse konservativer Behandlung bei Gliedbrand im jugendlichen und mittleren Alter. Chirurg **3**, 684 (1931). — KARATSU, E.: Klinische und experimentelle Studie über die Spontangangrän. Z. jap. chir. Ges. **36** (1935). — KARPIŠEK, J., J. NĚMEČĚK and V. VALACH: Generalized Winiwarter-Buerger's thromboangiitis obliterans in a woman 39-years of age. Čas. Lék. čes. **90**, 997 (1951). — KARTAGENER, M.: Morbus Buerger und Lupus erythematodes — eine chronische Form des Libman-Sacks-Syndroms? Cardiologia (Basel) **18**, 225 (1951) — KARTASOV, E.: Gangraena spontanea: Med. Mysl' **3**, 12 (1924). — KARVONEN, M. J.: Bürgersche Krankheit und Ergotismus. Duodecim (Helsinki) **67**, 400—419 u. engl. Zus.fass. 414 (1951). [Finnisch.] — KAUNITZ, J.: The pathological similarity of thromboarteriitis obliterans and endemic ergotism. Amer. J. Path. **6**, 299 (1930). — Chronic endemic ergotism. Its relation to thrombo-angiitis obliterans. Arch. Surg. (Chicago) **25**, 1135 (1932). — Importance of angiospasm in development of arteriosclerosis. Med. Rec. (N.Y.) **152**, 106 (1940). — Ergot as the cause of thromboangiitis obliterans (Buerger's disease). Angiology **6**, 556 (1955). — KAUTZKY u. SCHRADER: Die Wiederherstellung der arteriellen Gefäßbahn als Therapie der Claudicatio intermittens. Dtsch. med. Wschr. **1953**, **464**. — KAZDA, F.: Über Spontangangrän an den unteren Extremitäten. Dtsch. Z. Chir. **187**, 86 (1924). — KEDFA, M.: Rzadkie powiklania sercowe w prsebiegu zarostowego zapalenia naczyn. Pol. Tyg. lek. **7**, 249 (1952). — KEINING: Durchblutungsstörungen und Hautorgan. Europäisches Gespräch in Darmstadt am 11./12. Nov. 1955 über „Angiologie im Rahmen der Gesamtmedizin". — KELLER, H. W.: Die versorgungsärztliche Beurteilung der Endangitis obliterans. Med. Mschr. **11**, 417 (1957). — KERL, W.: Erythema palmare hereditarium (red palms). Wien. med. Wschr. **86**, 705 (1936). — KETY: Measurement of regional circulation by local clearance of radioactive sodium. Amer. Heart J. **38**, 321 (1949). — KIAER, A. S.: Zur Frage der Infektion in der Pathogenese der sogenannten spontanen Gangrän. Nov. chir. Arh. **12**, 297 (1931). [Russisch.] — KILLIAN, H.: Über die pathologische Physiologie der Kälteschäden und die Begründung einer rationellen Behandlung. Zbl. Chir. **69**, 1763 (1942). — KIRCH, E.: Diskussion zu LANGE. Verh. dtsch. Ges. Kreisl.-Forsch. **9**,

318 (1936). — KIRSCHNER, M.: Extremitätengangrän (Aussprache). Langenbecks Arch. klin. Chir. **173**, 90 (1932). — Zit. bei RÖPKE, Zur Frage des Erfolges nach Grenzstrang-Ganglien-Resektion bei Endarteriitis obliterans. Zbl. Chir. 96 (1938). — KLEINSASSER, R. J. LE: Thromboangiitis obliterans (Bürger's disease). Role of sympathectomy in treatment. Tex. St. J. Med. **49**, 20 (1953). — KLING, F.: Tuberkuloide Phlebitis als Frühmanifestation der Endangiitis obliterans. Verh. dtsch. path. Ges. 366—367 (1954). — KLINGE, F.: Der Rheumatismus. Ergebn. allg. Path. path. Anat. **27** (1933). — KLOSTERMEYER: Die sogenannte Endangitis obliterans und unsere Erfahrungen mit der lumbosacralen Grenzstrangresektion. Arch. klin. Chir. **202**, 84 (1941). — Die arteriographische Diagnostik der peripheren arteriellen Durchblutungsstörungen. Fortschr. Röntgenstr. **66**, 103 (1942). — KLOSTERMEYER, W.: Zur Frage der Arterienthrombosen unter dem Krankheitsbild der Endangiitis obliterans. Langenbecks Arch. klin. Chir. **263**, 545 (1950). — KNEPPER, R.: Über die Lokalisierung der experimentellen allergischen Hyperergie. Virchows Arch. path. Anat. **296**, 364 (1936). — KNEPPER u. WAALER: Hyperergische Arteriitis der Kranz- und Lungengefäße bei funktioneller Belastung. Virchows Arch. path. Anat. **294**, 587 (1935). — KNY, W.: Endangiitis obliterans und Kälteagglutinine. Chirurg **22**, 302 (1951). — KOCH, G.: Zur Symptomatologie und Erbpathologie der cerebralen Form der Thromboendangiitis obliterans. (v. Winiwarter-Buergersche Krankheit.) Z. menschl. Vererb.- u. Konstit.-Lehre **29**, 247 (1949). — KOCH, H.: Klinische Analyse eines Krankheitsbildes mit endarteriitischen Organveränderungen und sklerodermischen Erscheinungen. Ärztl. Wschr. **8**, 88 (1953). — KOCH, W.: Über den Verschluß der Koronararterien. Med. Klin. **1930 II**, 1139. — KODEJSZKO, E.: Winiwarter-Buerger's disease (thromboangiitis obliterans). Pol. Tyg. lek. **5**, 568 (1950). — KÖHLER, G.: Neue konservative Behandlungsmethode der Endangiitis obliterans. Ther. d. Gegenw. **89**, 188 (1950). — KÖHLER, H.: Endarteriitis obliterans der Zehenarterien beim Pferd. Frankfurt. Z. Path. **62**, 326 (1951). — KÖHLMEIER, W.: Thromboangiitis obliterans mit besonderer Beteiligung der Darmgefäße. Frankfurt. Z. Path. **54**, 413 (1940). — Multiple Hautnekrosen bei Thrombangiitis obliterans. Arch. Derm. Syph. (Berl.) **181**, 783 (1941). — KÖNNECKE: Über 20 Fälle von Endangiitis obliterans. Inaug.-Diss. Greifswald 1941. — KOEPPEN u. PANSE: Klinische Elektropathologie. Stuttgart: Georg Thieme 1955. — KÖSTER, R.: Die Endangiitis obliterans und ihre Problematik bei der Begutachtung. Münch. med. Wschr. **99**, 1709 (1957). — KOGA, G.: Zur Therapie der Spontangangrän an den Extremitäten. Dtsch. Z. Chir. **121**, 371 (1913). — KOHLMAYER, H.: Zur Indikationsstellung für Operationen am Sympathikus bei peripheren Gefäßerkrankungen. Zbl. Chir. 198 (1936). — KOYANO, K.: A clinical study of 120 cases of thromboangiitis obliterans among the Japanese. Acta Sch. med. Univ. Kioto **4**, 489 (1921/22). — KOZYREVA: Erfahrungen bei der Difaciltherapie der Endarteriitis obliterans unter den Bedingungen der Klinik und des Ambulatoriums. Klin. Med. (Mosk.) **33**, 44 (1955). [Russisch.] — KRAMER: Manual of peripheral vascular disorders, p. 448. Philadelphia: Blakiston Company 1940. — KRAMER, D. W.: Endarteritis obliterans. Angiology **1**, 55 (1950). — KRAMPF, F.: Beiträge zur spontanen Extremitätennekrose und zur Frage der Endarteriitis obliterans. Dtsch. Z. Chir. **174**, 387 (1922). — KRAUSS, K.: Zur Kenntnis der Thromboangiitis obliterans. Z. ges. inn. Med. **5**, 21 (1950). — KRAUTWALD, A., W. VÖLPEL u. H. DUTZ: Zur Klinik der Aortenthrombose und ihre Beziehung zum Hochdruckproblem. Z. klin. Med. **153**, 5 (1955). — KRAYENBÜHL: Zur Diagnostik und chirurgischen Therapie der zerebralen Erscheinungen bei der Endangiitis obliterans, v. Winiwarter-Buerger. Schweiz. med. Wschr. **1945**, 1025. — KRAYENBÜHL, H., u. G. WEBER: Die Thrombose der Arteria carotis interna und ihre Beziehung zur Endangiitis obliterans v. Winiwarter-Buerger. Helv. med. Acta **11**, 289 (1944). — KROMPECHER, ST.: Die Pathologie der Endarteriitis obliterans. Teleangiostenose. Verh. 16. Tagg Ungar. Ges. Chir., S. 321, 1930. — KUKIN, N.: Problèmes d'étiologie, de clinique et de traitement de l'endartérite oblitérante. Rev. Chir. (Rum.) **53**, 639 (1934). — KUKIN, N.: Obliterierende Endarteriitis bei Frauen. Sov. Chir. **6**, 40 (1934). — Einfluß der Bleivergiftung auf die Entwicklung und den Verlauf der obliterierenden Endarteriitis. Chirurgija **2**, 90 (1937). — KUWABARA: Beiträge zur Ätiologie der Spontangangrän an den Extremitäten. Kyoto-Igaku-Zasshi **17**, 61 (1920). — KVALE u. ALLEN: Sudden arterial occlusion in thrombo-angiitis obliterans. Amer. Heart J. **12**, 458 (1936). — KWASNIEWSKI, S., u. K. JASIŃSKI: Lesions in the peripheral vessels in rheumatic diseases. Pol. Tyg. lek. **10**, 819 u. engl. Zus.fass. 195 (1955). [Polnisch].

LABORIT, H.: Aspect neuro-biologique de quelques grands syndromes vasculaires. Sem. Hôp. Paris **29**, 4190 (1953). — LÄWEN: Nervenvereisung bei juveniler Gangrän. Zbl. Chir. 24 (1930). — Ischiadikusvereisung zur Behandlung der juvenilen Gangrän. Klin. Wschr. **1930**, 1667. — Über periphere Gefäßstörungen (Aussprache). Dtsch. med. Wschr. **1932**, 1384. LAGOV, S.: Über Lysatotherapie der obliterierenden Endarteriitis. Klin. Med. (Mosk.) **13**, 374 (1935). — LAGROT, F., G. ANTOINE et J. GRECO: La surrénalectomie bilaterale est-elle justifiée dans la maladie de Bürger? Algérie méd. **60**, 344 (1956). — LAMPEN, H.: Zur Klinik des Blutdruckzügler-Apparates. Dtsch. med. Wschr. **77**, 1431 (1952). — LAMPSON, R. ST.:

Eine quantitative Untersuchung der durch Rauchen bedingten Gefäßverengerung. J. Amer. med. Ass. **104**, 1963 (1935). — LANDIS and HITZROT: Treatment of peripheral vascular disease by means of suction and pressure. Ann. intern. Med. **9**, 264 (1935). — LANDIS, A. M., and J. H. GIBBON jr.: A simple method of producing vasodilatation in the lower extremities. With reference to its usefulness in studies of peripheral vascular disease. Arch. intern. Med. **52**, 785 (1933). — LANG, H.: Die Behandlung der Endangiitis obliterans. Ärztl. Wschr. **5**, 729 (1950). — LANGE: Durchblutungsstörungen der Gliederspitzen. Münch. med. Wschr. **1937**, 121, 163. — LANGE, F.: Über Thrombangiitis obliterans (Buerger) der Organe. Verh. dtsch. Ges. Kreisl.-Forsch. **9**, 311 (1936). — LANGER, E., u. W. VETHACKE: Gefäßveränderungen nach rhythmischen Erschütterungen. Mschr. Unfallheilk. **60**, 129 (1957). — LANGERON, L., G. DESPLATS, G. DESBONNETS et G. VINCENT: Sur le traitement des oblitérations artérielles des membres. Artérites juveniles traitées par l'insuline et la radiothérapie. Artérites locales traitées par l'artériectomie. Ann. Méd. **31**, 481 (1932). — LARIVIÈRE (1866): Zit. nach VON WINIWARTER, Über eine eigenthümliche Form von Endarteriitis und Endophlebitis mit Gangrän des Fußes. Langenbecks Arch. klin. Chir. **23**, 202 (1879). — LASKEY, N., and S. SILBERT: Thrombo-angiitis obliterans; relief of pain by peripheral nerve section. Ann. Surg. **98**, 55 (1933). — LAUSECKER, H.: Beitrag zur intestinalen Form der Trombangiitis obliterans mit Hauterscheinungen. Acta derm.-venereol. (Stockh.) **29**, 369 (1949). — Hautnekrosen bei Thrombangiitis obliterans. Hautarzt **1**, 321 (1950). — LAUWERS, E.: Sympathectomie périartérielle par badigeonnage à l'ammoniaque. Bull. Acad. Méd. Belg. **7**, 760 (1927). — LAVOCKIN, J.: Die Krisis der Oppelschen Theorie (Spontangangrän). Moskau: Verlag d. Russ. Klin. 1930. — LAVOCKIN, J. V.: Über die Oppelsche Theorie der Gangraena spontanea. Nov. hir. Arh. 8, 257 (1925). — LEÄO, L. E. P., e J. B. NETO: Thrombangiitis obliterans and Arteriosklerosis obliterans. Ergebnisse einiger Behandlungsmethoden auf Grund der Nachprüfung von 104 Fällen. Rev. paul. Med. **40**, 247—256 mit engl. Zus.fass. (1952). [Portugiesisch.] — LEDRU, J., et R. CAUTIER: A propos des lésions surrénaliennes dans les thromboangioses. Lyon méd. **191**, 54 (1954). — LÉGER, L., et S. TSCHEKOFF: Dix cas de surrénalectomie pour artérite. Étude des résultats. Mém. Acad. Chir. **73**, 650 (1947). — LEIBOVICI, R.: Étude chirurgicale des gangrènes juvéniles par artérites chroniques non syphilitiques. Paris: Gaston Doin & Cie. 1928. — Le problème chirurgical de la maladie de Buerger et des gangrènes juvéniles. Paris méd. **18**, 21 (1928). — LEINER, G.: Die Saug-Druckbehandlung der Erkrankungen der peripheren Gefäße. Klin. Wschr. **1937**, 783. — LEINWAND, I., A. W. DURYEE and M. N. RICHTER: Thromboangiitis obliterans and atherosclerosis. Circulation **14**, 966 (1956). — LEITER: Unusual hypertensive renal disease. 1. Occlusion of renal arteries (Goldblatt hypertension). 2. Anomalies of urinary tract. J. Amer. med. Ass. **111**, 507 (1938). — LEFEVRE and BUMS: Thrombo-angiitis obliterans in women. Cleveland Clin. Quart. **11**, 49 (1944). — LEFILLIÂTRE et MERCIER-VINARD: Maladie de Buerger, amputation et examen histologique. Ann. anat. path. **5**, 819 (1928). — LEMAIRE, A., J. LOEPER et E. HOUSSET: Les injections intra-arterielles d'oxygene dans les artérites des membres. Bull. Acad. nat. Méd. (Paris) **132**, 384 (1948). — LEMANN: Coronary occlusion in Buerger's disease. (Thromboangiitis obliterans.) Amer. J. med. Sci. **176**, 807 (1928). — LENGGENHAGER: Beobachtungen an Raynaud-Patienten. Schweiz. med. Wschr. **77**, 97 (1947). — Beitrag zur Wanderlappen-Plastik. Schweiz. med. Wschr. **77**, 422 (1947). — LENZ: Beitrag zur cerebralen Form der Winiwarter-Buergerschen Thrombangiitis obliterans. Wien. med. Wschr. **1947**, 195. — LEPESCHKIN, E.: Das Elektrokardiogramm. Dresden u. Leipzig: Theodor Steinkopff 1942. — LÉRICHE, R.: Das Problem der Arteriitis obliterans. Med. Welt 1935, 8. — De l'emploides injections intraarteriel-les de novocaine dans les formes douloureuses des artérites oblitérantes. Bull. Soc. nat. Chir. **61**, 224 (1935). — La chirurgie de la douleur. Paris: Masson & Cie. 1937. — Des indications de la surrénalectomie dans la thromboangéite; a propos de trois résultats de plus de 10 ans. Presse méd. **47**, 377 (1939). — Physiologie pathologique et traitement chirurgicale des maladies artérielles de la vasomotricité. Paris: Masson & Cie. 1945. — Cases of failure of suprarenalectomy and ganglionectomy in thrombo-angiitis obliterans on the basis of 898 operations. Angiology **1**, 432 (1950). — LÉRICHE, R., et R. FONTAINE: Des ostéoporoses douloureuses post traumatiques. Presse méd. **38**, 617 (1930). — Einige Bemerkungen über 1199 Operationen am Sympathikus. Langenbecks Arch. klin. Chir. 186, 338 (1936). — LÉRICHE, R., u. R. FROEHLICH: Réalisation expérimentale d'un syndrome vasculaire rappelant la thrombo-angéite de Buerger, de l'origine surrénalienne des oblitérations artérielles et veineuses dans cette maladie. Mém. Acad. Chir. **62**, 1032 (1936). — LÉRICHE, R., and P. STRICKER: Observations on juvenile obliterating arteriitis. Results of treatment by arteriectomy and epinephrectomy. Brit. J. Surg. **16**, 500 (1929). — LESCA, S.: Tre osservazioni anatomiche sulla localizzazione cerebrale della malattia li Winiwarter-Buerger. Biol. lat. (Milano) **3**, 389 (1950). — LESCHKE: Erfahrungen mit dem Kreislaufhormon Kallikrein. Münch. med. Wschr. **77**, 1524 (1930). — LEWIS, TH.: Spontaneous gangrene of the extremities. Arch. Surg. (Chicago) 15, 613 (1927). — LEWIS, TH., and REICHERT: The collateral circulation in thrombangiitis obliterans. J.Amer. med. Ass. **87**, 302 (1926). — LIAHKOVITSKII, M. M.: Immediate and remote results in the

treatment of endarteritis obliterans with Kharchenko's preparation. Vestn. Hir. **71**, 45 (1951). — LIAN, GILBERT-DREYFUS et PUECH: Du spasme et de l'oblitération en étages dans les nécroses par artérite incomplètement oblitérante. Bull. Soc. méd. Hôp. Paris **51**, 269 (1927). — LIAN, PUECH et VIAU: De l'étiologie des artérites oblitérantes des membres inférieures se traduisant par la claudication intermittente. Bull. Soc. méd. Hôp. Paris **51**, 534 (1927). — LICKINT, F.: Tabak und Organismus. Stuttgart: Hippokrates-Verlag 1939. — LINDEN, P. C. VAN DER: Quelques indications sur les méthodes modernes de diagnostic et de traitement des artérites oblitérantes du membre inférieur. Rev. belge Sci. méd. **7**, 353 (1935).— LINDENBAUM, J., u. KAPITZA, L.: Zur Klinik und pathologischen Histologie der Bürgerschen Form der Thromboangiitis obliterans. Langenbecks Arch. klin. Chir. **184**, 413 (1936). — LINDENBERG: Über die Anatomie der cerebralen Form der Thromboendangiitis obliterans (v. Winiwarter-Buerger). Z. ges. Neurol. Psychiatr. **167**, 554 (1939). — LINDENBERG u. SPATZ: Über die Thromboendarteriitis obliterans der Hirngefäße. (Cerebrale Form der v. Winiwarter-Buergerschen Krankheit.) Virchows Arch. path. Anat. **305**, 531 (1939). — LIPKE, K.: Zur Ätiologie der Endarteriitis obliterans. Dtsch. Gesundh.-Wes. **1949**, 984. — LIPPMANN, H. I.: Cerebrovascular thrombosis in patients with Buerger's disease. Circulation **5**, 680 (1952). — LIPSHUTZ, B.: The utility of ligation in treatment of Buergers disease. Penn. med. J. **32**, 551 (1929). — LISCIA et DORCHE: Ulcère de l'estomac et artérite. Arch. Mal. Appar. dig. **39**, 250 (1950). — LIVSCHITZ, N.: Zur Frage über die oblitierierende Endarteriitis. Sovet. Chir. **10**, 60 (1935). — LLAVERO, F.: Thromboendangiitis obliterans des Gehirns. Neurologisch-psychiatrische Syndrome. Basel: Benno Schwabe & Co. 1948. — LODDER, J., u. H. MÜLLER: Die Winiwarter-Buergersche Erkrankung. Geneesk. T. Ned.-Ind. **3315** (1937). — LÖHR, W.: Die Endangitis obliterans und ihre Behandlung (Aussprache). Zbl. Chir. 966 (1939). — LOEWE and LENKE: The use of estrogenic hormone in experimental peripheral gangrene. J. Pharmacol. **63**, 93 (1938). — LOEWENECK u. MADLENER: Intravenöse Dauerinfusion von Padutin. Dtsch. Z. Chir. **248**, 700 (1937). — LÖWENSTEIN: Über Thromboarteriitis pulmonalis. Frankfurt. Z. Path. **27**, 226 (1922). — Über ein neues Krankheitsbild: Lähmung jugendlicher Individuen als Folge von Blutung aus tuberkulösen Hirngefäßen. Med. Klin. **27**, 879 (1931). — 2. Mitteilung über das Krankheitsbild: Rezidivierende Lähmungen als Folge von Blutung aus tuberkulös erkrankten Hirngefäßen. Med. Klin. **30**, 868 (1934). — LOOSE: Fortschrittliche Behandlung peripherer Gefäßerkrankungen. Vortr. Ärztl. Verein Hamburg vom 6. 12. 1953. — Serien-arteriographische Verlaufsbeobachtungen bei obliterierender Arteriitis. Verh. dtsch. Ges. inn. Med. **60**, 387 (1954). — LORETO, C., e C. SCALA: L'eliminazione urinaria dei 17-chetosteroidi nel morbo di Buerger, prima e dopo ganglionectomia lombare. Riv. Pat. Clin. 8, 505 (1953). — LUBARSCH: Extremitätengangrän (Aussprache). Langenbecks Arch. klin. Chir. **173**, 89 (1932). — LUDLOW, A. I.: Four cases of thromboangiitis obliterans. China med. J. **34**, 18 (1920). — LÜERS: Weitere Mitteilungen zur Klinik und Anatomie der cerebralen Form der Thromboendangiitis obliterans (v. Winiwarter-Buergersche Krankheit). Arch. Psychiat. Nervenkr. **115**, 319 (1943). — LUNDH, G.: Two cases of endarteriitis obliterans. Acta chir. scand. **73**, 591 (1934).

MACCALLUM: Acute and chronic infections as etiological factors. In COWDRY: Arteriosclerosis; a survey of the problem, p. 355—362. New York: Macmillan & Co. 1933. — MAC CALLUM, W. G.: Rheumatic lesions of left auricle of heart. Bull. Johns Hopk. Hosp. **35**, 329 (1924). — MACHOW, N. I.: Chirurgische Therapie der Endarteriitis obliterans. Sovet. Med. **14**, 12 (1950). [Russisch.] — MACMAN: Neurosurgery in the treatment of disease of the peripheral blood vessels. Brit. J. Surg. **21**, 604 (1934). — MADDOCK, W., and F. COLLER: Peripheral vaso-constriction by tobacco demonstrated by skin temperature changes. Proc. Soc. exp. Biol. (N. Y.) **29**, 487 (1932). — MADDOCK, W., R. MALCOLM u. F. COLLER: Thromboangiitis obliterans and tobacco; the influence of sex, race, and skin sensitivity to tobacco on cardiovascular responses to smoking. Amer. Heart J. **12**, 46 (1936). — MAGGI, N.: Der Einfluß der Genitalhormone auf die durch experimentelle Nebennierenüberfunktion verursachten Gefäßveränderungen. Zbl. Chir. 136 (1936). — MAGGI, N., e E. MAZZOCCHI: Alterazioni vascolari nell'ipersurrenalismo sperimentale. Arch. ital. Chir. **35**, 369 (1933). — MAGGI, N., e L. PARODI: Contributi alla conoscenza della patogenesi della gangrena spontanea giovanile. Sul compartamento dei vasi sanguigni in animali maschi ipersurrenalizzati e contemporaneamente castrati e femminilizzati. Arch. ital. Chir. **47**, 481 (1937). — MAGNUS, G.: Experimentelle Untersuchungen zur Frage der Gefäßinnervierung. Langenbecks Arch. klin. Chir. **143**, 574 (1926). — MAGRI, G., u. F. BURIANI: Über einen seltenen Fall von generalisierter „Thrombangiitis obliterans" mit schweren visceralen Veränderungen. Bull. schweiz. Akad. med. Wiss. **6**, Suppl. 1, 64—70 (1950). — MAHORNER: Thrombo-angiitis obliterans. (BROWN, ALLEN u. MAHORNER.) Philadelphia: W. B. Saunders Company 1924. — MAJONE, P.: Confronto tra i resultati a distanza (da 5 a 20 anni della cura medica e del trattamento chirurgico nella endoarterite obliterante giovanile. Grazz. sanit. (Milano) **25**, 105 (1954). — MAJONE, P., and S. TARTARO: Sulle modificazioni pressorie ed oscillografiche indotte dall'hydergina nelle endarteriti obliteranti. Clinica (Bologna) **15**, 17 (1954). — MAKHOV, N. I.: Therapeutic surgery

of endarteritis obliterans (russisch). Sovet. Med. 9, 12—14 (1950). — MALISOFF, S., and M. B. MACHT: Thromboangiotic occlusion of the renal artery with resultant hypertension. J. Urol. (Baltimore) 65, 371 (1951). — MALLORY, T. B.: Acute thrombangiitis obliterans of the coronary artery. In: Medical papers; dedicated to Henry Asbury Christian, physician and teacher, p. 147. Baltimore: Waverly Press 1936. — MALTESOS u. SCHNEIDER: Über die Reizbedingungen von Vasoconstrictoren. Pflügers Arch. ges. Physiol. 241, 108 (1938). — Über die Reaktionsformen vegetativer Endorgane bei nervöser und humoraler Reizung. Pflügers Arch. ges. Physiol. 241, 154 (1938). — MARCHAK: Zit. nach LEGRAND, Maladie de Buerger (Thrombo-angéite oblitérante). Scalpel (Brux.) 81, 658 (1928). — MARCHAND: Die Kälte als Krankheitsursache. In Handbuch der allgemeinen Pathologie von KREHL-MARCHAND. Bd. I, S. 112ff. Leipzig 1908. — MARCHESANI, O.: Eine neue Auffassung des Krankheitsbildes der sogenannten juvenilen rezidivierenden Glaskörperblutungen. Klin. Wschr. 13, 993 (1934). — Thrombangiitis obliterans am Auge. Arch. Augenheilk. 109, 124 (1936). — MARCHIONINI, A.: Über den Einfluß von Hautextrakten auf den Stoffwechsel. Derm. Wschr. 108, 153 (1939). — MARINACCIO, G., e A. BUONSANTO: Il test di thorn nelle tromboangioiti periferiche. Boll. Soc. ital. Biol. sper. 29, 1591 (1953). — MARTINEZ, D. J. J.: Lesiones viscerales en la tromboangiitis. Pren. méd. argent. 37, 2599 (1950). — MARTINEZ-LUENGAS, M.: Un caso de arteritis obliterante tratado y curado con arteriectomia. Angiologia 4, 184 (1952). MARTORELL, F.: Endarteriolitis primaria distal necrosante. J. int. Coll. Surg. 15, 770—772 (1951). — La neurectomia del tibial posterior en la ulcera tromboangeitica plantar. Angiologia 3, 1 (1951). — Thromboangiitis obliterans in two brothers. Angiology 3, 271 (1952). — MARTORELL, F.: Obliteration de la fourche aortique et hypertension arterielle maligne. Presse méd. 1953, 822. — MARTORELL, F.: La terapeutica heparina-esplenhormon en la arteriosclerosis obliterante aorto-iliaca. Angiologia 7, 306 (1955). — MARTORELL, F., y R. ROCA DE VINYALS: Gangrena de los pies por endarteriolitis primaria distal. Clin. y Lab. 49, 321 (1950). MARTORELL, F., J. VALLS-SERRA and A. MARTORELL: Thromboangeitis obliterante; revision des 103 casos. J. int. Chir. 11, 44 (1951). — MARZANI, P. C., e F. BARBERIS: Alcuni casi di localizzazione coronarica malattia di Bürger. Rif. med. 1955, 715. — MASERA, N.: A proposito di un caso di tromboarterite pluriviscerale con infarti multiple in luetico. Arch. De Vecchi Anat. pat. 16, 7 (1951). — MASSON, G. M. C., F. DEL GRECO, A. C. CORCORAN and I. H. PAGE: Acute diffuse vascular disease elicited by renin in rats pretreated with cortisone. Arch. Path. (Chicago) 56, 23 (1935). — MATHIEU and HADOT: Artérite oblitérante des membres supérieurs. Rev. méd. Nancy 80, 902 (1955). — MAVOR, G. E.: Thromboangeitis obliterans. Clinical and arteriographic findings, with a discussion on clinical diagnosis. Quart. J. Med. N. s. 24, 229 (1955). — MAYRHOFER, O.: Thrombangitis obliterans der Vasa spermatica unter dem klinischen Bild der Epididymitis tuberculosa. Wien. klin. Wschr. 59, 401 (1947). — MCDOWELL, ESETS u. SEYBOLD: Mesenteric thrombosis associated with thromboangiitis obliterans. Proc. Mayo Clin. 24, 1 (1949). — MCGRATH, E. Y. C.: Experimental peripheral gangrene; effect of estrogenic substance and its relation to thromboangiitis obliterans. Arch. intern. Med. 55, 942 (1935). — MCGREGOR, A. L., and F. W. SIMSON: Thrombo-angiitis obliterans; with special reference to a case in volving the spermatic vessels. Brit. J. Surg. 16, 539 (1929). — MCLETCHIE, N. G. B., and D. A. GILLIS: Disseminate endarteritis. Report of a case. Amer. J. clin. Path. 25, 502 (1955). MCLURE, H. M.: Peripheral nerve section in thrombo-angiitis obliterans. Med. Bull. Veterans' Adm. (Wash.) 14, 71 (1937). — MCWHORTER, G. L.: Ligation of both the femoral artery and vein in thromboangiitis obliterans. Report of three cases. Surg. Clin. N. Amer. 10, 283 (1930). MEESSEN, H.: Über den plötzlichen Herztod bei Frühsklerose und Frühthrombose der Koronararterien bei Männern unter 45 Jahren. Z. Kreisl.-Forsch. 36, 185 (1944). — Zum Problem der allergischen Pathogenese der Arteriitis. Verh. dtsch. Ges. inn. Med. 60, 385 (1954). — MELENEY and MILLER: A contribution to the study of thrombo-angiitis obliterans. Ann. Surg. 81, 976 (1925) — MENNE, FRITSCH, HILLENBRAND u. HOELTZENBEIN: Clearance-Untersuchungen bei der Endangitis obliterans. Klin. Wschr. 1956, 126—129. — MENNE, WETTER u. CRÄMER: Zur Methodik der Inulinclearance. Z. ges. exp. Med. 123, 523 (1954). — MENNE, F., u. M. FRITSCH: Veränderungen der Nierenarbeit bei der Endangitis obliterans. Z. klin. Med. 153, 550 (1956). — MERKEL, H.: Untersuchungen über die Genese des Ulcus pepticum ventriculi. Frankfurt. Z. Path. 58, 285 (1946) — MERKELBACH, O.: Endarteriitis obliterans Winiwarter. Homonyme Hemianopsie und Spontangangrän an der unteren Extremität. Beiträge zur Frage der Endarteriitis obliterans durch Kälteschädigung und nach Trauma. Z. klin. Med. 124, 66 (1933). — MERTENS, REIN u. VALDECASAS: Gefäßwirkungen des Adrenalins im ruhenden und arbeitenden Muskel. Pflügers Arch. ges. Physiol. 237, 454 (1936). — MESCANINOV, A.: Zur Frage über die Behandlung gewisser Formen von Gangraena spontanea mittels Heterotransplantation eines Hodens. Med.-biol. Z. 5, 146 (1928). — MESSENT: Obliterative arterial disease in a young female. A possible case of thrombo-angiitis obliterans associated with digital gangrene at birth. Brit. J. Surg. 41, 268 (1953). — MESSINGER, W. J., E. N. GOODMAN and J. C. WHITE: Treatment of thrombo-angitis obli-

terans. Two-year follow -up after sympathectomy. Amer. J. Med. **6**, 168 (1949). — MÉSZAROS, K.: Arteriitis obliterans (Thromboangiitis Buerger) als familiäre Erkrankung. Z. klin. Med. **171**, 391 (1931). — Thromboangiitis obliterans mit Veränderungen am Augenhintergrund. Dtsch. Arch. klin. Med. **180**, 526 (1937). — MEULENGRACHT, E., u. E. ØLLGAARD: Thrombo-angiitis obliterans (Buerger's disease) in uniovular twins. Hospitalstidende **76**, 397 (1933). — MEVES: Über cerebrale Beteiligung bei der Thrombangiitis obliterans (v. Winiwarter-Buergersche Krankheit). Nervenarzt **11**, 127 (1938). — MEYER, A. W.: Behandlung der Endarteriitis obliterans juvenilis. Zbl. Chir. 2084 (1933). — MEYER, H. H.: Die zerebrale Thrombangiitis obliterans. Fortschr. Neurol. Psychiat. **21**, 201 (1953). — MEYER, J.: Intermittent claudication (thrombo-angiitis obliterans) involing the intestinal tract. J. Amer. med. Ass. **83**, 1414 (1924). — MEYER, J.-E.: Studien zur cerebralen Thrombangiitis obliterans. Arch. Psychiat. Nervenkr. **180**, 647 (1948). — MEYER, WILLY: Etiology of thrombo-angiitis obliterans (Buerger). J. Amer. med. Ass. **71**, 1268 (1918). — A further contribution to the etiology of thromboangiitis obliterans. Med. Rec. (N. Y.) **97**, 425 (1920). — MEYER, W. C.: Beitrag zur Klinik der visceralen Endoangiitis. Med. Mschr. **8**, 231 (1954). — MEYER, W. W.: Zum Gewebsbild der Thrombangitis obliterans, insbesondere über die entzündliche Entstehung und weiten Umwandlung der Fibrinablagerungen in der Intima. Virchows Arch. path. Anat, **314**, 681 (1947). — MEYER, W. W., u. H. BECK: Das röntgenanatomische und feingewebliche Bild der Arteriosklerose im intrakraniellen Abschnitt der A. carotis interna. Virchows Arch. path. Anat. **326**, 700 (1955). — MEYER, W. W., u. RICHTER: Das Gewicht der Lungenschlagader als Gradmesser der Pulmonalarteriensklerose und als morphologisches Kriterium der pulmonalen Hypertonie. Eine quantitativ-anatomische und feingewebliche Untersuchung. Virchows Arch. path. Anat. **328**, 121 (1956). — MICHELI-PELLEGRINI, G., and S. BARDELLI: Morbo di Bürger a manifestazioni multiple (tibiali, cerebrali, coronariche). Settim. med. **39**, 20 (1951). — MILKOW, W.: Extremitätengangrän. Verh. 16. Tagg Ungar. Chir. **1936**. Ref. Zentr.-Orig. ges. Chir. **53**, 307. — MILLER, G., and M. KAUFMANN: Thrombo-angiitis obliterans. A plea for conservative surgery. Canad. med. Ass. J. **19**, 198 (1928). — MINCSEV, M., and L. BOROK: Experiences with filatov tissue therapy in endarteriitis obliterans. (Ungar. Text.) Orv. Hetil. **92**, 1057 (1951). — MINKOWSKI, M.: Zur Kenntnis der Endangiitis obliterans des Gehirns. Confin. neurol. (Basel) **8**, 138 (1947/48). — MINON, R.: Angeitis visceral. Rev. clin. esp. **39**, 61 (1950). — MÖLLER, W.: Intraarterielle Sauerstofftherapie. Verh. dtsch. Ges. inn. Med. 290—304 (1953). — Begriffsbestimmungen der Sauerstofftherapie. Verh. dtsch. Ges. inn. Med. **61**, 155 (1955). — MOESCHLIN, S.: Klinik und Therapie der Vergiftungen. Stuttgart: Georg Thieme 1952. — MOLITORIS, H. O.: Über Thrombangiitis obliterans Bürger auf Grund des Untersuchungsergebnisses bei 10 Extremitäten von 8 neuen Fällen. Diss. Erlangen 1933. — MOLL, A., u. W. SCHWARZBACH: Das Herz bei Endangiitis obliterans. Dtsch. Arch. klin. Med. **203**, 162 (1956). — MOLLA, W.: Un altro metodo di cura delle arteriopatie periferiche. Osped. maggiore **43**, 498 (1955). — MONACO, B.: Morbo di Leo Buerger (Considerazioni cliniche ed anatomo -pathologiche). Ann. ital. Chir. **13**, 1363 (1934). — MORGANO, G.: Considerazioni su un tipico caso di localizzazione coronarica della malattia di Winiwarter-Bürger. Arch. E. Maragliano Pat. Clin. **7**, 513 (1952). — MOORE, R. M., and R. E. MOORE: Studies on the pain-sensibility of arteries. I. Some observations on the pain-sensibility of arteries. Amer. J. Physiol. **104**, 259 (1933). — MORONE, C.: Fenomeni regressivi dei gangli simpatici nelle arteriti periferiche. Riv. Anat. pat. **3**, 97 (1950). — Sul trattamento chirurgico dell'endoangioite obliterante delle estremita. Riv. Pat. Clin. **6**, 59 (1951). — MOUGEOT: Anisosphygmie locale dans l'artérite obliterante. Arch. Mal. Coeur **41**, 167 (1948). MOUQUIN, M.: Trombo-angéite oblitérante. Rev. Prat. (Paris) **1954**, 894—900. — MOURE: Mém. Acad. Chir. **62**, 1113 (1936). Zit. bei STORAN. — MÜLLER, E. A.: Die Anwendung der Frischzellentherapie nach Dr. NIEHANS bei Endangiitis obliterans (Bürger-Winiwarter). Therapiewoche **4**, 252 (1954). — Möglichkeiten und Grenzen in der Behandlung peripherer Durchblutungsstörungen insbesondere der Endangiitis obliterans mit der Frischzellentherapie nach Dr. NIEHANS. Dtsch. Therapiewoche Karlsruhe 28. 8.—3. 9. 1955. — MÜLLER, N.: Über den nichttraumatischen, einseitigen Verschluß der Arteria carotis interna. Dtsch. med. Wschr. **77**, 1435 (1952). — MÜLLER, O.: Die feinsten Blutgefäße des Menschen. Stuttgart: Ferdinand Enke 1939. — MUMME, C.: Zur Klinik und Pathogenese der Endokarditis fibroplastica sowie Thromboendoarteriitis obliterans mit hochgradiger Eosinophilie im Blut, Knochenmark und in den Organen. Z. klin. Med. **138**, 22 (1940). — MURPHY, M. E.: Zit bei JÄGER, Zur pathologischen Anatomie der Thromboangiitis obliterans bei juveniler Extremitätengangrän. Virchows Arch. path. Anat. **284**, 526 (1932). — Deep thrombophlebitis and pulmonary embolism in thromboangiitis obliterans. Amer. J. Med. **14**, 240 (1953).

NAEGELSBACH: Thrombose und Spätgangrän nach Erfrierungen. Münch. med. Wschr. **66**, 353 (1919). — NAIDE, M.: The causative relationship of dermatophytosis to thromboangiitis obliterans. Amer. J. med. Sci. **202**, 822 (1941). — NAVIA-MONEDERO, A.: Arteritis obliterante en ninos; dos casos. Rev. colomb. Pediat. **10**, 212 (1951). — NAZAROV, N.: Bepinseln der A. femoralis mit 80%igem Alkohol nach RAZUMOVSKIJ anstatt der Sympathektomie nach

LÉRICHE bei spontaner Gangrän. Vestn. Chir. **10**, 63 (1927). — NAZAROV, V.: Über lumbale Sympathektomie bei trophischen Geschwüren, Hyperkeratose, spastischen Lähmungen und über die Kombination von Sympathektomie und Epinephrektomie bei spontaner Gangrän. Vestn. Chir. **75**, 5 (1932). — NÉEL: Maladie de Buerger et typhus exanthématique. Presse méd. **1955**, 135. — NEILL: Ligation of the femoral artery below the origin of the profunda femoris in the treatment of endoarteriitis obliterans of the leg. Ann. Surg. **86**, 425 (1927). — NEUBÜRGER, K.: Zur Anatomie der peripheren Gefäßstörungen. Klin. Wschr. **10**, 577 (1931). Zur Frage der juvenilen Gangrän. Klin. Wschr. **11**, 533 (1932). — NEUMANN, B.: Akute Thromboangiitis obliterans. Ein Beitrag zum Krankheitsbilde der juvenilen Gangrän. Langenbecks Arch. klin. Chir. **159**, 352 (1930). — NICOLOSI, G.: Il „cocktail litico" nel trattamento delle arteriopatie obliteranti croniche giovanili. Minerva med. (Torino) **44**, 497 (1953). — NIEDERLE, B.: Thrombophlebitis migrans superficialis. Cas. Lék. ces. **1932**, 1140. (Tschechisch.] — NIEHANS, PAUL: Die Zellulartherapie. München u. Berlin: Urban & Schwarzenberg 1954. — NIEMEIER: Die Behandlung von Durchblutungsstörungen mit Organextrakten (Embran). Zbl. Chir. **73**, 99 (1948). — NIEMEYER: Über primäre Endarteriitis obliterans der Extremitäten. Zbl. Herz- u. Gefäßkr. **13**, 273 (1921). — NIKISIN, F.: Zur pathologischen Physiologie juveniler obliterierender Endarteriitis. Rozhl. Chir. a Gynaek. **14**, 259. [Tschechisch.] — NISHIWO, H.: Forschung über Spontangangrän. Arch. jap. Chir. (Kyoto) **15**, 388 (1938). [Japanisch.] — NOBLE, T. P.: Thrombo-angiitis obliterans in Siam. Lancet **1931**, 288. — NOCITO, F. J.: Tratamiento medico de la tromboangiitis. Pren. méd. argent. **1950**, 2637—2642. — NOFERI, G.: Considerazioni clinico-patogenetiche sopra un caso di trombo-endoangioite obliterante cerebrale. Rass. Neurol. veg. **8**, 390 (1950). — NOGRETTE, P.: Artérites des membres inférieurs. France méd. **13**, 11 (1950). — NORDMANN u. REUS: Thrombose der Extremitätenarterien mit Gangrän der Beine. Z. Kreisl.-Forsch. **21**, 103 (1929). — NORDMANN, M.: Die Behandlung der Thrombo-angiitis mit dem Kreislaufhormon nach FREY. Dtsch. Z. Chir. **227**, 145 (1930). — Diskussion zu LANGE. Verh. dtsch. Ges. Kreisl.-Forsch. **9**, 317 (1936). — NORPOTH, L.: Thromboangiitis obliterans mit Beteiligung der Abdominalgefäße. Münch. med. Wschr. **79**, 1470 (1932). — NOVOGORODSKAJA, T. J., u. N. V. TROJAN: Zum Problem der intraarteriellen Transfusion von konserviertem Blut bei Endarteriitis obliterans. Klin. Med. (Mosk.) **30**, 66 (1952). [Russisch.] — NUSSELT, H.: Über endokrin-vegetative Störungen bei der Buergerschen Thromboangiitis obliterans. Arch. Derm. Syph. (Berl.) **169**, 29 (1933). — NYSTRÖM, G.: A method of testing the superficial blood circulation for considering the indication and the proper level of amputation. Surgery **1**, 487 (1937).

OBERTHUR, H.: Des oblitérations artérielles des membres en particulier des artérites juvéniles. Rev. Chir. (Paris) **65**, 746 (1927). — OKINATA u. Mitarb.: Studies on defense mechanism of body and neurohumoral regulation; on role of n. splanchnicus and adrenal gland upon antibody mobilization. Tôhoku J. exp. Med. **55**, 389 (1952). — Studies on defense mechanism of body and neurohumoral regulation; on relation between hormonal secretion of adrenal cortex and n. splanchnicus. Tôhoku J. exp. Med. **56**, 153 (1952). — OLOVSON, TH.: Beitrag zur Kenntnis der Verbindung zwischen A. ilica interna und A. femoralis beim Menschen nebst tierexperimentellen Studien über die Morphologie des Kollateralkreislaufes nach Unterbindung der A. ilica externa und A. femoralis. Acta chir. scand. **86**, Suppl. 67 (1941). — ONACA, N.: Contributions à l'étude de la gangrène spontanée. Rev. Chir. (Paris) **51**, 461 (1932). — OPPEL (1911): Zit. nach HERZBERG 1926. — OPPEL, V.: Die Epinephrektomie. Centralnyi med. Z. **1**, 464 (1928). Ref. Zentr.-Org. ges. Chir. **47**, 84, 143. — Meine Antwort auf die Kritik der Hyperadrenalinämietheorie. Nov. hir. Arh. **22**, 3 (1930). 3. Ref. Zentr.-Org. ges. Chir. **57**, 557. — OPPEL, W.: Beiträge zur Gangraena arteriotica suprarenalis. Ref. aus Ekaterinoslawski med. J. H. 7 u. 8 (1923). [Russisch.] u. Zbl. Chir. 1139 (1924). — OPPEL, W. A.: Gangrène spontanée et surrénalectomie. Lyon chir. **24**, 1 (1927). — Obliterierende Endarteriitis bei Frauen. Zit. nach KUKIN. Sov. et. Chir. **6**, 40 (1934). — ORNATZKY, W. W.: Über Adrenalin im Blute an „spontaner" Gangrän Erkrankter. Langenbecks Arch. klin. Chir. **130**, 293 (1924). — ORTNER: Abdominal aortography. Sth. Surg. **16**, 157 (1950). — ORTNER, A. B.: Chronic occlusive vascular disease. J. Kentucky med. Ass. **48**, 263 (1950). —

PÄSSLER, H. W.: Anzeigestellung zur Sympathektomie bei Gefäßerkrankungen. Langenbecks Arch. klin. Chir. **189**, 424 (1937). — Die Angiographie zur Erkennung, Behandlung und Begutachtung peripherer Durchblutungsstörungen. Stuttgart: Georg Thieme 1952. — PAGLIARDI, E.: Caratteristiche costanti della disprotidemia della trombo-angioite obliterante di Winiwarter-Bürger. Minerva med. (Torino) **1951 II**, 893—900. — PAINTER: Thrombangiitis obliterans. New Engl. J. med. **199**, 13 (1928). — PALMIERI, E.: Rigenerazione della tunica aventiziale nella simpaticectomia periarteriosa alla Doppler. Policlinico **41**, 109 (1934). — PANČENKO, D. J.: Histologische Veränderungen der peripheren Nerven bei Spontangangrän. Virchows Arch. path. Anat. **307**, 327 (1941). — PAOLUCCI, R.: La parathyreoidectomie dans la maladie de Recklinghausen, la polyarthrite ankylosante et la maladie de Buerger. Procès-verb. etc. 42. Congr. franç. Chir. p. 330, 1933. — Endoarterite

obliterante e surrenalectomia. Boll. Soc. piemont. Chir. **5**, 187 (1935). — PAPACHARALAMPOUS u. ZOLLINGER: Morphologie und Pathogenese des subtotalen und totalen Coronarverschlusses. Schweiz. med. Wschr. **1953**, 859. — PARKER and ALLEN: Organic disease of the digital arteries suggesting thrombo-angiitis obliterans and with the clinical features of Raynaud's disease. Proc. Mayo Clin. **12**, 118 (1937). — PARKES, F. WEBER u. H. HUBER: Stammbaumuntersuchung bei der Thromboangiitis obliterans. Dtsch. med. Wschr. **1939**, 256. — PARODI e CAPPELLINI: Fattori corticosurrenali nella genesi delle arteriopatie obliteranti periferiche. Folia angiol. (Milano) **2**, 28 (1955). — PARODI, L., e L. VALLEGA: Ricerche sulle colinesterasi ematiche nelle arteriti croniche. Nota I. Determinazione della pseudocolinesterasi e della colinesterasi ematiche nei pazienti affetti da arteriopatie croniche di tipo giovanile. Riv. Chir. **2**, 109 (1950). — Nota II. Attività di alcuni inibitori delle colinesterasi in soggetti normali ed in affetti da arteriti croniche. Riv. Chir. **2**, 281 (1950). — PEMBERTON and MAHORNER: Aneurysms associated with thromboangiitis obliterans. Surg. Clin. N. Amer. **12**, 893 (1932). — PENDER, J. W., and J. S. LUNDY: Diagnostic and therapeutic nerve blocks. Lancet **1952**, 76. — PERK: Cerebral symptoms in thromboangiitis obliterans. J. ment. Sci. **93**, 748 (1947). — PERLA: An analysis of forty-one cases of thrombo-angiitis obliterans; with a report of a case involving the coronaries and the aorta. Surg. Gynec. Obstet. **41**, 21 (1925). — PERLICK, E.: Organische Angiopathien und Gerinnungsfaktoren. Z. ges. inn. Med. **7**, 180 (1952). — PERLICK, E., u. H. LUTZ: Erythrocytenfragilität und Gefäßkrankheiten. Z. klin. Med. **150**, 421 (1953). — PERLOW, S.: Advances in the diagnosis and treatment of thromboangiitis obliterans. Ann. Surg. **98**, 43 (1933). — PERONATO, G.: La funzionalità della corticale surrenale nel M. di Buerger. L'eliminazione di 17-chetosteroidi e di 11-ossicorticoidi prima e dopo intervento chirurgico (surrenalectomia). Pat. sper. e chir. **1**, 571 (1953). — PETZOLD u. HUTH: Untersuchungen über die Beeinflußbarkeit der am Tier experimentell erzeugten Endoangiitis obliterans. Z. ges. inn. Med. **10**, 79 (1955). — PETZOLD, H.: Über die Pathogenese und die therapeutische Beeinflussung der experimentellen Endoangiitis. Arch. int. Pharmacodyn. **96**, 183 (1953). — Die Wirkung von Penicillin auf die experimentelle Endangiitis. Klin. Wschr. **1953**, 270—272. — Die experimentelle Endoangiitis und ihre medikamentöse Beeinflussung. Verh. dtsch. Ges. inn. Med. **60**, 707 (1954). — PETZOLD, H., u. H. HOFFMEISTER: Die Beeinflussung der experimentellen Endoangiitis durch hydrierte Mutterkornalkaloide. Z. ges. exp. Med. **129**, 471 (1958). — PEZZUOLI, G., W. MONTORSI, C. GHIRINGHELLI y J. S. SALVANESCHI: Contribución al estudio del cuadro electroforético de las arteriopatias de los miembros inferiores. Angiología **7**, 287 (1955). — PFAHLER, G. E.: Roentgen therapy of thromboangiitis obliterans (Buerger's disease). Amer. J. Roentgenol. **34**, 770 (1935). — PHILIPPIDES: Zur Diagnostik peripherer Gefäßstörungen. Zbl. Chir. 2302 (1938). — PHILIPS, H. B., and J. S. TUNICK: Roentgen-ray therapy of thromboangiitis obliterans. J. Amer. med. Ass. **84**, 1469 (1925). — PICCINNI, L.: Le glicoproteine seriche nel morbo di Bürger. Clinica (Bologna) **16**, 83 (1955). — PICK, LUDWIG: Thermische Kriegsschädigungen. Erfrierung. In SCHJERNINGS Handbuch der ärztlichen Erfahrungen im Weltkrieg. Pathologische Anatomie S. 523. 1921. — PIEPER: Die konservativen Behandlungsmethoden der peripheren Durchblutungsstörungen. Therapie der Gegenwart **89**, 74, 137, 185 (1950). — PIERRO, V. DI: Ricerche sugli streptococchi e sui colibatteri isolati rispettivamente da soggetti affetti da morbo di Buerger e da liatiasi biliare. Pat. sper. **39**, 302 (1951). — PINES, N., and M. B. KIEFF: Magnesium sulphate in the treatment of angiospasm. Lancet **1933**, 577. — PIRANI, C. L., F. E. EWART jr. and A. L. WILSON: Thromboendarteriitis with multiple mycotic aneurysms of branches of the pulmonary artery. Amer. J. Dis. Child. **77**, 460 (1949). — PLATH: Über die zentrale Form der Thromboendangiitis obliterans. Dtsch. med. Wschr. **1939 II**, 1519. — PLATKIN, F. M.: Obliteriruiushchii trombangioz. Klin. med. (Mosk.) **28**, 14 (1950). — PLOTNIK, F. M.: Die Thrombangiitis obliterans. Klin. Med. (Mosk.) **28**, 14 (1950). [Russisch.] — POKORNY, J.: Postihuje obliterující endarteritida i ženy? Čas. Lék. čes. **89**, 609 (1950). — POKORNY, J., u. Z. REINIS: Leceni Buergerovy choroby antibiotiky. Prakt. Lék. (Praha) **33**, 344 (1953). — POKORNY, J., Z. REINIS u. C. JOHN: Vztah obliterující thromboangoitidy k afekcím nitroblány stdecni. Čas. Lék. čes. **92**, 41 (1953). — POPKIN, R. J.: Sympathectomies in peripheral vascular diseases: follow-up studies to twenty years. Angiology **8**, 156 (1957). — POPOVA, E. A.: Some data of capillaroscopy in the course of obliterating endarteriitis. Klin. Med. (Mosk.) **33**, 79 (1955). — PORTWICH, F., u. H. REINWEIN jr.: Zur Symptomatologie generalisierter Gefäßerkrankungen. Ärztl. Wschr. **11**, 55 (1956). — POUTASSE, E. F.: Occlusion of a renal artery as a cause of hypertension. Circulation **13**, 37 (1956). — POZNIAKOW u. A. KOGAN: Untersuchung der vegetativen Reflexe bei der obliterierenden Endarteriitis. Vestn. Chir. **55**, 45 (1938). — PRATESI, F.: Le alterazioni elettrocardiografiche nella tromboangioite obliterante. Riv. crit. Clin. med. **50**, 425 (1950). — PRAUSPE, C.: Endarteriitis obliterans der Mesenterial-Arterien. Münch. med. Wschr. **82**, 275 (1935). — PRICE, H., and F. B. WAGNER: Complete occlusion of the abdominal aorta. Report of two patients diagnosed by aortography. Surgery **84**, 619 (1947). — PROCHNOW, F.: Der Wert des Padutins in der Prognose und operativen Behandlung der beginnenden Extremitätengangrän.

Beitr. klin. Chir. 158, 283 (1933). — PUECH LEÃO, L. F., e J. I. BUENO NETO: Tromboangiite obliterante e arteriosclerose obliterante. Resultados de alguns métodos de tratamento com base na revisão de 104 casos. Rev. paul. Med. 40, 247 (1952). — PRUSIK, B.: A method of treatment of obliterating endarteriitis, with trophic lesions, in the extremities. The eutrophic effect of niacin derivatives. Cardiologia (Basel) 14, 81 (1949). — PYRO, R.: Zur Deutung verschiedener Gangrän herbeiführender Gliedmaßenschädigungen. Z. Kreisl.-Forsch. 28, 305 (1936).

QUANDT, J.: Über eine akut verlaufene Endarteriitis obliterans der Hirngefäße. Virchows Arch. path. Anat. 316, 575 (1949).

RABBONI, F.: Treatment of thromboangiitis obliterans. Sicilia sanit. 7, 209 (1950). — RABINOWITZ, H.: Experiments on the infectious origin of thromboangiitis obliterans and the isolation of a specific organism from the blood stream. Surg. Gynec. Obstet. 37, 353 (1923). — Newer concepts on the physiopathology and treatment of thromboangiitis obliterans. Amer. J. Surg., N. s. 21, 260 (1933). — RABINOWITZ, H. M., and J. KAHN: Relationship of phospholipin metabolism to thromboangiitis obliterans and its treatment. Amer. J. Surg. 31, 329 (1936). — RADEMACHER: Krankheitsgeschichte eines Pferdes mit Verschluß der Schenkelarterien. Gurlt und Hertwigs Magazin für die gesamte Tierheilkunde, Bd. 4, S. 455. 1838. — RADLINSKI, Z.: Zur arterio-venösen Verbindung in Fällen von idiopathischer Extremitätengangrän. Pol. Przegl. chir. 7, 458 (1928). — RAMOINO, L.: Sull'efficacia terapeutica dei noradrenalinosimili in un caso di endoarterite giovanile già trattato senza successo con farmaci vasodilatatori. Inform. méd. (Genova) 20, 501 (1953). — RAPAPORT, M.: Pathology of thromboangiitis. Pren. méd. argent. 37, 2342 (1950). — RAPELA, C. E., y B. A. HOUSSAY: Accion de la nicotina sobre la secrecion de adrenalina y noradrenalina de la sangue venosa suprarenal del porro. Rev. Soc. argent. Biol. 28, 219 (1952). — RATSCHOW, M.: Periphere Durchblutungsstörungen und Berufsschäden. Bedeutung von Kälte- und Nässeschäden für die Entstehung peripherer Durchblutungsstörungen. Verh. dtsch. Ges. Kreisl.-Forsch. 9, 311 (1936). Diskussion zu LANGE. Verh. dtsch. Ges. Kreisl.-Forsch. 9, 317 (1936). — Erfolge konservativer Behandlung bei schweren Fällen von Billroth-Buergerscher Krankheit. Klin. Wschr. 1936, 1218. — Der Arbeitsversuch, eine einfache Methode zur Erkennung und Beurteilung peripherer arterieller Durchblutungsstörungen. Münch. med. Wschr. 1937, 1128. — Die konservative Behandlung der peripheren arteriellen Durchblutungsstörungen. Zbl. ges. inn. Med. 817, 834 (1937). — Die peripheren Durchblutungsstörungen. 5. umgearbeit. u. erg. Aufl. (Medizinische Praxis, Sammlg für ärztl. Fortbild. Bd. 27) Dresden u. Leipzig: Theodor Steinkopff 1953. — Untersuchungen zur Wirkung des Sauerstoffgases in der Behandlung von Angiopathien. Med. Klin. 49, 691 (1954). — Die Beurteilung der Zusammenhangsfrage bei Endoangiitis obliterans. Kriegsopferversorgung 3, H. 9/10 (1954). — RATSCHOW, M., u. H. C. KLOSTERMANN: Experimentelle Befunde zur Gefäßwirkung der Sexualhormone und ihre Beziehungen zu örtlichen peripheren Durchblutungsstörungen. Z. klin. Med. 135, 198 (1939). RATSCHOW, M., u. M. L. STECKNER: Weitere Befunde zur Gefäßwirkung der Sexualhormone. 2. Mitt. Z. klin. Med. 136, 140 (1939). — RAUCH, H.: Über periphere Gefäßstörungen (Aussprache). Dtsch. med. Wschr. 1932, 1385. — Aussprache zu K. DENECKE, Pathologisch-anatomische und klinische Untersuchungen zur Ätiologie der juvenilen Gangrän. Langenbecks Arch. klin. Chir. 177, 146 (1933). — RAVAJOLI, E.: Un caso di morbo di Bürger trattato con l'associazione di butazolidina + dimetilammino-antipirina (Irgapirina), estere etilico dell'acido 3,3'ossicumarinil-acetico (Tromexan) e vitamina E dopo un intervento di simpaticectomia delle câtene laterali lombari. Settim. med. 39, 578 (1951). — REBOUL, H., and P. LAUBRY: Endarteriectomy in the treatment of chronic endarteriitis obliterans of the limbs and abdominal aorta. Proc. roy. Soc. Med. 43, 547 (1950). — RECHTMANN: Thrombangiitis obliterans. Med. J. anat. rec. 129, 367 (1929). — REDWITZ, v.: 101. Tagg Ver. Niederrhein.-Westfäl. Chir. Diskussion zu ERB. Zbl. Chir. 75, 254 (1950). — REGGIANINI, V.: Immediate and remote results of lumbar ganglionectomy for Buerger's syndrome. Acta chir. patav. 6, 121 (1950). — REHDER, K., and G. M. ROTH: Effect of smoking on the fasting blood sugar and pressor amines. Circulation 20, 224 (1959). — REICHERT, F. L.: Revised concepts of the treatment of Raynaud's syndrome and thromboangiitis obliterans (Buerger's disease). Amer. J. Surg. 91, 41 (1956). — REID, M. R., and L. G. HERRMANN: Non-operative treatment of peripheral vascular diseases. Amer. Surg. 102, 321 (1935). — REIN: Über die physiologischen Aufgaben des Adrenalins als Kreislaufhormon. Verh. dtsch. Ges. Kreisl.-Forsch. 10, 27 (1937). Das Zusammenwirken von Acetylcholin, Mangelstoffwechselprodukten und vegetativer Innervation als Grundlage der natürlichen Vasomotorik des Skeletmuskels. Pflügers Arch. ges. Physiol. 248, 111 (1944). — REIN u. MERTENS: Über nervös bedingte lokale Stoffwechselumstellungen als Primärerscheinung bei zentralnervösen Konstriktionen. Pflügers Arch. ges. Physiol. 237, 231 (1936). — REINIS, Z., J. POKORNY and J. F. MESTAN: Clinical development of Buerger's disease. Čas. Lék. čes. 90, 709 (1951). — REMENNIK: Komplexe Therapie der Endarteriitis obliterans. Klin. Med. (Mosk.) 33, 38 (1955). [Russisch.] — REYN, A.: Meadow grass dermatitis. Nord. med. T. 10, 1594 (1935). — RICCI, G. C.: I deri-

vati idrazino-ftalazinici nella ipertensione ed in alcune vasculopatie. (Rassegna critica ed osservazioni cliniche) Rass. Fisiopat. clin. ter. **25**, 477 (1953). — RICHARDS, R. L.: Thromboangiitis obliterans. Clinical diagnosis and classification of cases. Brit. med. J. **1953**, No 4808, 478—481. — RIECHERT, T.: Die Arteriographie der Hirngefäße. München u. Berlin 1943. — RIEDEL: Endarteriitis circumscripta art. femoralis mit nachfolgender Gangrän des Beines bei 36jähriger Frau. Zbl. Chir. **15**, 554 (1888). — RIEDER, W.: Zur Ätiologie und Behandlung der Extremitätengangrän im jüngeren Lebensalter. Langenbecks Arch. klin. Chir. **173**, 94 (1932). — Die Endangiitis obliterans und ihre Behandlung. Langenbecks Arch. klin. Chir. **172**, 458 (1932). — Zur Frage der traumatischen Entstehung der Endangiitis obliterans. Langenbecks Arch. klin. Chir. **193**, 737 (1938). — RIEDER, W., u. WILKE: Zur Begutachtung der Endangiitis obliterans. Zbl. Chir. **66**, 957 (1939). — RIEHL, G.: Erfahrungen mit Natrium-Morrhuat zur Krampfaderverödung. Wien. med. Wschr. **86**, 695 (1936). — RIETSCHEL: Der augenblickliche Stand unserer Erfahrungen mit der Niehansschen Frischzellentherapie. Med. Klin. **49**, 317 (1954). — Zur Wirkungsweise der Frischzellentherapie. Med. Klin. **49**, 1359 (1954). — RIX: Generalisierte Endarteriitis (mit besonderer Bevorzugung der pialen wie intracerebralen Gefäße und ausgedehnten Nekrosen an Nase, Mundhöhle, Rachen und Kehlkopf). Frankfurt. Z. Path. **54**, 532 (1940). — Rezidivierende Thromboangiitis obliterans (mit besonders bemerkenswerten Initialbefunden an der Aorta). Z. Kreisl.-Forsch. **33**, 513 (1941). — ROBINSON: Thrombo-angiitis obliterans in a woman with the menopausal syndrome. Med. Rec. (N. Y.) **149**, 223 (1939). — RÖPKE, W.: Extremitätengangrän. Langenbecks Arch. klin. Chir. **173**, 720 (1938). — Zur Frage des Erfolges nach Grenzstrang-Ganglien-Resektion bei Endarteriitis obliterans. Zbl. Chir. 916 (1938). — RÖSSLE, R.: Zum Formenkreis der rheumatischen Gewebsveränderungen mit besonderer Berücksichtigung der rheumatischen Gefäßentzündungen. Virchows Arch. path. Anat. **288**, 780 (1933). — Allergie und Pathergie. Klin. Wschr. **1933**, 574. — ROGERS, W. N.: Sul meccanismo d'azione delle iniezioni ipertoniche di cloruro di sodio nella tromboangiotite obliterante. Riv. Clin. med. **38**, 509 (1937). — ROLLINO, A., y B. BINDA: Tromboarteritis por mulotas; presentación de un caso y consideraciones. Angiología **2**, 145 (1950). — ROSENAUER, F.: Nicotin und Endangiitis obliterans. Wien. med. Wschr. **1950**, 123—125. — ROSENHAGEN: Aussprache zu R. LINDENBERG. Z. ges. Neurol. Psychiat. **167**, 561 (1939). — Bemerkungen zur Klinik der cerebralen Form der Thromboendarteriitis obliterans (v. Winiwarter-Buergerschen Krankheit). Virchows Arch. path. Anat. **305**, 558 (1940). — ROSENSTIL et GARSAUX: Une méthode nouvelle de traitement des artérites oblitérantes. Presse méd. **1937 II**, 1013. — ROSSIER, P. H.: A propos de la thromboangéite oblitérante. Praxis **33**, 1 (1944). — Durchblutungskrankheiten in der inneren Medizin. Europäisches Gespräch in Darmstadt am 11. u. 12. Nov. 1955 über „Angiologie im Rahmen der Gesamtmedizin". — ROSSIER, P. H., C. MAIER et E. THURLIMAN: Sclérose coronaire et endoangéite oblitérante. Acta cardiol. (Brux.) **2**, 201 (1947). — ROST, F.: Über Schwanz- und Fußgangrän bei Ratten. Münch. med. Wschr. **1929**, 910. — ROTH, G., E. V. MACLAY and E. V. ALLEN: Blood in thromboangiitis obliterans. Arch. intern. Med. **62**, 413 (1938). — ROTTER, W.: Über die Bedeutung der Ernährungsstörung, insbesondere des Sauerstoffmangels, für die Pathogenese der Gefäßveränderungen. Beitr. path. Anat. **110**, 46 (1949). — ROVIRALTA: Résultats de la névrectomie périphérique dans la thrombo-angéite oblitérante. Procès-verb. etc. **44** Congr. franc. Chir. p. 1213, 1935. — ROZENDAAL, H. M., and N. W. BARKER: Acute progressive form of thrombo-angiitis obliterans with nodular symmetric thrombosis of the radial arteries. Proc. Mayo Clin. **8**, 138 (1933). — ROZOVSKIJ, N. V., u. V. N. CERNIGOVSKIJ: Versuch einer pathogenetischen Einwirkung auf den Verlauf der Endarteriitis obliterans. Klin. Med. (Mosk.) **29**, 58 (1951). [Russisch.] — RUBASEV, S.: Zur Frage über Nebennierenentfernung und -transplantation. Vestn. Chir. **9**, 118 (1927). — RUEF, J., K. D. BOCK u. H. HENSEL: Über die Wirkung des Rauchens auf die Muskeldurchblutung. Z. Kreisl.-Forsch. **44**, 272 (1955). — RUGGIERO, F. DE y S. BLUVOL: Tromboangeitis obliterante gastroduodenal. Sem. méd. (B. Aires) **1953**, Nr 3092, 524—526. — RUTKOWSKI and ALICHNIEWICZ: Treatment of arteritis obliterans of the extremities with novocain blockades of the 3. thoracic sympathetic ganglion. Pol. T. lek. **10**, 830 (1955).

SABANOV, A. N.: Die lumbale Sympathektomie als Methode zur Therapie der obliterierenden Endarteriitis. Chirurgija H. 9, 57 (1949). [Russisch.] — Zum Problem der Arteriographie bei Endarteriitis obliterans. Chirurgija **4**, 49 (1950). [Russisch.] — SACHS, W.: Thrombo-angeitis obliterans, „arteriotic gangrene" (Oppel): A preliminary note on the etiology and treatment. J. med. Ass. S. Afr. **1**, 215 (1927). — SAINZ DE AJA, E. A.: Lues und Gangrän der Extremitäten infolge Endarteriitis obliterans. Siglo méd. **81**, 165 (1928). — SAKAJAN, R.: Resultate der Epinephrektomie und der Desympathisation der A. poplitea bei der spontanen Gangrän. Vestn. Chir. **14**, 45 (1928). — SALINGER: Ein kasuistischer Beitrag zur Spontangangrän Jugendlicher. Münch. med. Wschr. **1932**, 828. — SAMUELS, S.: The incidence of thrombo-angiitis obliterans in brothers. Amer. J. med. Sci. **183**, 465 (1932). — Gangrene due to thrombo-angiitis obliterans. Further experiences with treatment. J. Amer. med. Ass. **102**, 436 (1934). — The conservative treatment of thrombo-angiitis obliterans.

Lancet **1936**, 1511. — The diagnosis and treatment of diseases of the peripheral arteries, p. 260. New York: Oxford University Press 1936. — SAMUELS, S., and S. FEINBERG: The heart in thrombo-angiitis obliterans. Amer. Heart J. **6**, 255 (1930). — SAPHIR: Thromboangiitis obliterans of the coronary arteries and its relation to arteriosclerosis. Amer. Heart J. **12**, 521 (1936). — SASAKI, K.: Über die Wirkung der Chordotomie auf Spontangangrän. Langenbecks Arch. klin. Chir. **192**, 448 (1938). — SASTRESIN, K.: Carotid thrombosis. An evaluation and follow-up study of 65 cases. Acta Neurochir. (Wien) **5**, 11 (1957). — SAUERBRUCH, F.: Die Endangitis obliterans und ihre Behandlung (Aussprache). Zbl. Chir. 967 (1939). SAXL: Diskussion zu BAUER und WINKELBAUER. Wien. klin. Wschr. **43**, 1424 (1930). — SCALABRINO: Le curve colesterolemiche da carico di colesterina nelle trombosi viscerali (infarti del miocardio e trombosi cerebrali) e nelle arteriti periferiche di tipo giovanile e senile. Fol. angiol. (Milano) **2**, 51 (1955). — SCALABRINO, R., et P. G. BIANCHI: Les lésions musculaires régionales dans les vasculopathies spontanées des membres: formes juvéniles du type Winiwarter-Buerger et artérites de l'âge adulte. Schweiz. med. Wschr. **83**, 843 (1953). — Acquisizioni vecchi e nuove in tema di arteriopatie obliteranti croniche spontanee degli arti. (Arteriti giovanili e simili) ricerche cliniche, bioumorale, istopatologiche e sperimentali. Medicina (Parma) Suppl. **4**, 5 (1954). — Contributo alla conoscenza degli aspetti bioumorali piu salienti nelle angiopatie periferiche di tipo giovanile e di tipo senile. Fol. angiol. (Milano) **2**, 55 (1955). — SCHANDER: Zur Behandlung des intermittierenden Hinkens. Münch. med. Wschr. **77**, 485 (1930). — SCHEELE, J., u. P. MATIS: Zur Frage der Venostasinwirkung unter Berücksichtigung der Therapie und Prophylaxe der thromboembolischen Krankheit. Medizinische **1952**, 693. — SCHEID, W.: Die Zirkulationsstörungen des Gehirns und seiner Häute. In Handbuch der inneren Medizin, Bd. V, Teil 3. S. 1—105. Berlin-Göttingen-Heidelberg: Springer 1953. — SCHERF, D., u. L. J. BOYD: Klinik und Therapie der Herzkrankheiten und der Gefäßerkrankungen. Wien: Springer 1955. — SCHLESINGER, H.: Die Claudicatio intermittens als Vorbote der Extremitätengangrän. Med. germ.-hisp. amer. **4**, 273 (1927). — Diskussion zu BAUER und WINKELBAUER. Wien. klin. Wschr. **43**, 1424 (1930). — Thromboangiitis obliterans (Buergersche Krankheit). Wien. med. Wschr. **1930**, 770. — Die Prognose der Thrombangiitis obliterans. Klin. Wschr. **9**, 2112 (1930). — SCHLIEF, H., C. G. SCHMIDT u. H. J. HILLENBRAND: Untersuchungen über Arteriosklerose und Endangiitis obliterans. III. Das Verhalten der Phosphomonoesterasen in der Skeletmuskulatur bei peripheren Durchblutungsstörungen. Z. ges. exp. Med. **122**, 409 (1954). — Untersuchungen über Arteriosklerose und Endangitis obliterans. IV. Aktivität der Phosphomonoesterasen in der Gefäßwand bei Arteriosklerose und Endangitis obliterans. Z. ges. exp. Med. **122**, 497 (1954). — Untersuchungen über Arteriosklerose und Endangitis obliterans. VI. Das Verhalten der Succinodehydrogenase in der Skeletmuskulatur bei chronischen peripheren Durchblutungsstörungen. Z. ges. exp. Med. **123**, 491 (1954). — Untersuchungen über Arteriosklerose und Endangitis obliterans. VIII. Das Verhalten der Hexokinase und Adenosintriphosphatase im Skeletmuskel bei peripheren Durchblutungsstörungen. Z. ges. exp. Med. **125**, 379 (1955). — SCHMID, M. A.: Endangiitis obliterans mit gleichzeitig an allen vier Gliedmaßen auftretenden Nekrosen als allergische Reaktion auf Penicillin- und Sulfonamidbehandlung. Bruns' Beitr. klin. Chir. **186**, 463 (1953). — SCHMIDT, C. G., u. H. J. HILLENBRAND: Untersuchungen über Arteriosklerose und Endangitis obliterans. I. Der Glykogengehalt der Arterien bei Arteriosklerose und Endangitis obliterans. Z. ges. exp. Med. **120**, 685 (1953). — Untersuchungen über Arteriosklerose und Endangitis obliterans. II. Der Glykogengehalt der Skeletmuskulatur bei chronischen peripheren Durchblutungsstörungen. Z. ges. exp. Med. **121**, 480 (1953). — SCHMIDT, C. G., H. SCHLIEF u. H. J. HILLENBRAND: Untersuchungen über Arteriosklerose und Endangitis obliterans. V. Das Verhalten der Cytochromoxydase in der Skeletmuskulatur bei chronischen peripheren Durchblutungsstörungen. Z. ges. exp. Med. **123**, 191 (1954). — Untersuchungen über Arteriosklerose und Endangitis obliterans. VII. Die Aktivität des Succinoxydase- und Cytochromoxydasesystems der Skeletmuskulatur und Arterien bei peripheren Durchblutungsstörungen. Z. ges. exp. Med. **125**, 369 (1955). — SCHMIDT-WEYLAND, P.: Experimentelle Untersuchungen zur Erzeugung von Gangrän und ihre Beziehungen zur Thrombangiitis obliterans. Klin. Wschr. **1932**, 2148. — Experimentelle Untersuchungen über die Erzeugung von Nekrosen durch Infektion und gleichzeitige Beeinflussung der Blutströmung. Ein Beitrag zur Frage der Pathogenese der Buergerschen Krankheit. Z. ges. exp. Med. **91**, 34 (1933). — SCHMUKLER, J., and T. C. ROMMER: Thrombo-angiitis obliterans in a young female. Report of a case. J. Newark Beth Israel Hosp. **4**, 47 (1953). — SCHNEIDER, D.: Experimentelle und klinische Untersuchungen über die Sympathektomie. Beitr. klin. Chir. **166**, 155 (1937). — Experimentelle Untersuchungen zur lumbalen Sympathektomie. Beitr. klin. Chir. **167**, 414 (1938). — SCHNEIDER, D., u. P. W. SPRINGORUM: Über die Kreislaufwirkung des Padutin. Langenbecks Arch. klin. Chir. **194**, 373 (1939). — SCHNEIDER, M., u. D. SCHNEIDER: Untersuchungen über die Regulierung der Gehirndurchblutung. Naunyn-Schmiedeberg's Arch. exp. Path. Pharmak. **175**, 606 (1934). — SCHNITZLER, J.: Zur Symptomatologie des Darmarterienverschlusses. Münch. med. Wschr. **48**, 552 (1901). —

SCHOBER, W.: Zerebrale Durchblutungsstörungen im mittleren Lebensalter. Klin. Med. (Wien) 7, 289 (1952). — SCHÖNLEBE: Über Gefäßwandschädigungen des Lungenkreislaufes bei fetaler und frühkindlicher Endocarditis. Virchows Arch. path. Anat. 304, 526 (1939). — SCHOTTKY: Zur Klinik der Thrombendarteriitis obliterans der Hirngefäße. Arch. Psychiat. Nervenkr. 115, 237 (1943). — SCHRADER, E. A.: Die Arteriose der Arteria femoralis. Dtsch. med. Wschr. 1950, 670. — Die Rolle des Bandscheibenprolapses in der Pathogenese der zur Obliteration führenden arteriellen Erkrankungen. Dtsch. med. Wschr. 1952, 357—363. — Die Klinik der Beckenarterienthrombosen. Verh. dtsch. Ges. Kreisl.-Forsch. 21, 386 (1955). — Glutaeus-Parästhesien, ein wichtiges Symptom zur Höhen-Diagnose von Stenosen der Beckenarterien. Die Medizinische 1955, 317. — SCHRADER, E. A., u. E. GADERMANN: Das klinische Bild des totalen Verschlusses der Aorta abdominalis. Ärztl. Wschr. 8, 80 (1953). — SCHRADER, E. A., u. A. WESTPHAL: Zur Ätiologie der Endangiitis und Arteriosclerosis obliterans. Klin. Wschr. 1951, 19—20. — SCHRETZENMAYER: Ein Beitrag zur Kasuistik der Buergerschen Erkrankung des Gehirns und den Schwierigkeiten ihrer Diagnose. Nervenarzt 13, 124 (1940). — SCHUERMANN, H.: Ulcera cruris non varicosa (und Folgezustände). Hautarzt 3, 323 (1952). — SCHUM, H.: Das Krankheitsbild der juvenilen Gangrän. Beitr. klin. Chir. 146, 551 (1929). — Beitrag zur Kenntnis des Jugendbrandes. Chirurg 1, 1062 (1929). Diskussion. Zbl. Chir. 57, 151 (1930). — SCHWARTZMANN, M.: Obliterative arterial disease treated with muscle extract. Lancet 1935, I 1270. — SCHWARZMANN, J. S.: Weitere Beobachtungen über die Wirkung meines Muskelextraktes bei Angina pectoris und einigen anderen Zuständen. Münch. med. Wschr. 1930, 759. — SCUPHAM und DE TAKÀTS: Peripheral vascular diseases. A review of some of the recent literature and a critical review of surgical treatment. Arch. intern. Med. 58, 531 (1936). — SEBERT: Über intermittierendes Hinken mit Gangränfolge bei Jugendlichen. Münch. med. Wschr. 75, 1551 (1928). — SEIDENSTEIN: Unusual peripheral vascular disease in a woman (thrombo-angiitis obliterans). Bull. Hosp. Jt. Dis. (N.Y.) 3, 731 (1942). — SEINKMAN, L.: Zur Frage der Epinephrektomie bei der sogenannten Spontangangrän. Verh. 1. Kongr. Chir. d. Ural u. d. Nachbargeb. Sverdlowsk, S. 89, 1927. — SELVAAG, O.: Thrombo-angiitis obliterans in women. Report of 2 cases. Acta med. scand. 146, 216 (1953). — SELYE, H.: General adaptation syndrome and diseases of adaptation. In: Cyclopedia of Medicine, Surgery and Specialties, edit. by G. M. Piersol, vol. 15, p. 15. Philadelphia: F. A. Davis & Co. 1940. — Compensatory atrophy of the adrenals. J. Amer. med. Ass. 115, 2246 (1940). — Production of nephrosclerosis by overdosage with desoxycorticosterone acetate. Canad. med. Ass. J. 47, 515 (1942). — Stress. Montreal, Canada: Acta Inc. Medical Publ. 1950. — Einführung in die Lehre vom Adaptationssyndrom. Stuttgart: Georg Thieme 1953. — SEROR, J.: Indications de la surrénalectomie dans les thromboangéites. Cah. méd. Alger 5, 789 (1950). — SEVLJAGINA, M. Y.: Die pharmakodynamische Wirkung der Geschlechtshormone. III. Mitt. Die therapeutische Wirkung der Geschlechtshormone bei der Endarteriitis obliterans. Klin. Med. (Mosk.) 28, 43—48 (1950). [Russisch.] — SHABANOVA, A. N.: K voprosu ob arteriografii pri obliteririouschem endarteriite. Chirurgija H. 4, 49—52 (1950). — SHEPHERD, J. T.: Effect of cigarette-smoking on blood flow through the hand. Brit. med. J. 1951, No 4738, 1007. — SHIRABE: Röntgenologische und histologische Untersuchungen der Gliedergefäße bei Spontangangrän. Verh. jap. chir. Ges. 73 (1935). — SHKOL' NIKOV, L. G., and V. I. LETINA: Treatment of thromboangiitis obliterans with umbilical tissue transplant. Vestn. Chir. 71, 40 (1951). — SIEGMUND, H.: Zur Pathogenese und Pathologie von örtlichen Kälteschädigungen. Münch. med. Wschr. 1942, 827. — Probleme der Fokalinfektion unter relationspathologischen Gesichtspunkten. Dtsch. med. Wschr. 73, 357 (1948). — SIEMONS, K.: Der zerebrale Kreislauf bei der Endangitis obliterans. Verh. dtsch. Ges. Kreis.-Forsch. 19, 215 (1953). — SIGAL, A. M., u. M. V. LAŠČEVKER: Thrombendangiosis obliterans und die damit verbundenen elektrokardiographischen Veränderungen. Ter. Arch. 24, 28 (1952). [Russisch.] — SIGLER, L. H.: Study of thrombo-angiitis obliterans. Ann. Chir. med. 3, 475 (1925). — SILBERT, S.: The treatment of thrombo-angiitis obliterans by intra-venous injection of hypertonic salt solution. J. Amer. med. Ass. 86, 1759 (1926). — Studies on thrombo-angiitis obliterans (Buerger). II. The effectiveness of therapeutic procedures. J. Amer. med. Ass. 89, 964 (1927). — Thrombo-angiitis obliterans (Buerger). V. Results of treatment with repeated injections of hypertonic salt solution. J. Amer. med. Ass. 94, 1730 (1930). — XI. Treatment of 524 cases by repeated intravenous injections of hypertonic salt solution; experience of ten years. Surg. Gynec. Obstet. 61, 214 (1935). — Thrombo-angiitis obliterans in women. Report of two cases. Ann. Surg. 101, 324 (1935). — Etiology of thrombangiitis obliterans. J. Amer. med. Ass. 129, 5 (1945). — Further experience with thrombo-angiitis obliterans in women. Arch. intern. Med. 81, 757 (1948). — SILBERT, S., and FRIEDLANDER: Studies in thrombo-angiitis obliterans (Buerger). VII. The basal metabolism. J. Amer. med. Ass. 96, 1857 (1931). — VIII. Effect of thyroid administration on blood volume. J. Amer. med. Ass. 97, 17 (1931). — SILBERT, S., KORNZWEIG and FRIEDLANDER: Thrombo-angiitis obliterans (Buerger). IV. Reduction of blood volume. Arch. intern. Med. 45, 948 (1930). — SILBERT, S., and SAMUELS:

Thrombo-angiitis obliterans (Buerger). III. Prognostic value of the oscillometer. J. Amer. med. Ass. **90**, 831 (1928). — SIROKOGOROV, S.: Die symmetrische Gangrän der unteren Extremitäten im Verlauf der Malaria und deren Pathogenese. Med. Parazit. (Mosk.) **3**, 220 (1935). — SITENKO, V. M.: New data on the mechanism of the effect of sympathectomy on blood circulation in endarteritis obliterans. Vestn. Chir. **71**, 26 (1951). — SJÖSTRAND, T.: Eine Methode für quantitative Bestimmung der Blutmenge in den feineren Blutgefäßen in verschiedenen Organen und in verschiedenen Geweben desselben Organes. Skand. Arch. Physiol. **68**, 160 (1934). — SJURIKOW, M.: Zur Frage der Thrombophlebitis migrans. Nov. hir. Arh. **12**, 321 (1931). [Russisch.] — SKEGG, R.: Brand eines Fußes mit Verstopfung der Schenkelarterien. Schmidts Jb. **70**, 73 (1851). — SMITH, V. M., M. M. MOSER, A. G. PRANDONI and P. S. FANCHER: Thromboangiitis obliterans in women. U.S. armed Forces med. J. **4**, 1331 (1953). — SMITHWICK, R. H., and J. C. WHITE: Elimination of pain in obliterative vascular disease of the lower extremity; a technique for alcohol injection of the sensory nerves of the lower leg. Surg. Gynec. Obstet. **51**, 394 (1930). — SNAPPER, J.: Über die Verstopfung der peripheren Arterien. Wien. klin. Wschr. **45**, 667 (1932). — Chinese lessons to western medicine, p. 191. New York: Interscience 1941. — SNIJDERS, E. P.: Über die Winiwarter-Buergersche Krankheit in Niederländisch-Indien. Geneesk. T. Ned.-Ind. **73**, 4 (1933). SOKOLOVKIJ, M.: Die Behandlung der spontanen Gangrän mit intravenösen Infusionen von destilliertem Wasser. Chirurgija **5**, 42 (1937). — SORGE, F.: Frostschädigungen und Frostgangrän bei Kriegsteilnehmern. Ärztl. Mschr. 321 (1929). — SORGO, W.: Über den Art. carotis interna-Verschluß bei jüngeren Personen. Z. Neurol. Psychiat. **167**, 581 (1939). — ŠPAK, V. M.: Über ein vegetatives Symptom bei Endarteriitis obl. Nevropat. i. t. d. **18**, 28 (1949). [Russisch.] — SPANG, K.: Das Altersulcus am Magen und Zwölffingerdarm. Stuttgart: Georg Thieme 1948. — SPANGENBERG, J. J., u. F. GUAGNINI: Wirkung der Fieberbehandlung bei obliterierender Arteriitis der Extremitäten. Sem. méd. (B. Aires) **1934**, 237. — SPATZ: Über die Beteiligung des Gehirns bei der v. Winiwarter-Buergerschen Krankheit (Thromboendangiitis obliterans). Dtsch. Z. Nervenheilk. **136**, 86 (1935). — Pathologische Anatomie der Kreislaufstörungen des Gehirns. Z. ges. Neurol. Psychiat. **167**, 301 (1939). — SPEISEBECHER, B.: Das Krankheitsbild der Phlebitis migrans. Inaug.-Diss. München 1938. — SPITZMÜLLER, W.: Ein Fall von juveniler Nikotingangrän. Wien. klin. Wschr. **55**, 3, 75 (1942). — SPONHEIMER: Zur Frage der anatomischen Grundlage der Spontangangrän. Beitr. path. Anat. **82**, 122 (1929). — SPRINGORUM: Die Reaktionen der Hautgefäße auf körpereigene Wirkstoffe. Pflügers Arch. ges. Physiol. **238**, 353 (1937). — Die Hautdurchblutung bei lokaler thermischer Beeinflussung. Pflügers Arch. ges. Physiol. **238**, 517 (1937). — Kreislaufregulationen in thermisch beeinflußter Haut. Pflügers Arch. ges. Physiol. **238**, 644 (1937). — SPRUNG, H. B.: Zur Frage der Endangiitis obliterans medullae spinalis. Zbl. Chir. **75**, 1343 (1950). — SSOKOLOFF: Über den Cholesteringehalt des Blutes bei Spontangangrän der Extremitäten vor und nach der einseitigen Epinephrektomie. Dtsch. Arch. klin. Med. **144**, 202 (1924). — STAEMMLER, M.: Die Thromboendarteriitis obliterans der Lungenarterien. Klin. Wschr. **16**, 1669 (1937). — Die Erfrierung. Leipzig: Georg Thieme 1944. — STAHNKE: Zur Frage der Spontanextremitätennekrose und ihrer Erklärung im Sinne v. Winiwarters als primäre Endarteriitis obliterans. Zbl. Chir. 914 (1928). — STAPF, A.: Thromboangitis obliterans. Verh. Berliner Ges. Chir. 21. 9. 1929. Klin. Wschr. **9**, 326 (1936). — STARR: Carbaminoylcholino-(doryl or lentin); its action on normal persons in peripheral vascular disease, and in certain other clinical conditions. Amer. J. med. Sci. **193**, 393 (1937). — STAUDER, K. H.: Neurologische Störungen bei Thrombangitis obliterans (Buerger). Klin. Wschr. **13**, 1784 (1934). — STEEL, W.: The clinical aspect of thrombo-angiitis obliterans. Int. Chir. **3**, 46 (1927). — STEINACH, E., H. KUN u. O. PECZENIK: Diagnostischer Test für hormonbedingte Störungen der männlichen Sexualfunktion und seine klinische Anwendung. Wien. klin. Wschr. **49**, 388 (1936). — STEINBERG, W.: Zur Kenntnis des mykotischen Aneurysmas der Lungenschlagader. Virchows Arch. path. Anat. **290**, 433 (1933). — STENDER, A.: Zur Symptomatologie und Therapie der cerebralen Form der Endangitis obliterans. Z. ges. Neurol. Psychiat. **156**, 761 (1936). — STEPP, W.: Buergersche Krankheit, nebst Bemerkungen über schwerste zu Gangrän führende arterielle Gefäßspasmen ohne Intimaveränderungen. Münch. med. Wschr. **1937**, 715. — STERLING: Perforation of small bowel associated with thromboangiitis obliterans. (Case report.) Amer. J. Gastroent. **24**, 689 (1955). — STERN: Die Behandlung des intermittierenden Hinkens mit Hilfe des Bierschen Saugverfahrens. Wien. klin. Wschr. **1936 II**, 1045. — STERNBERG, C.: Ein Fall von Spontangangrän auf Grund einer Gefäßerkrankung. Wien. klin. Wschr. **1895**, Nr 37 u. 39. — Endarteriitis und Endophlebitis obliterans und ihr Verhältnis zur Spontan-Gangraen. Virchows Arch. path. Anat. **161**, 199 (1900). — STERTZ: Über periodisches Schwanken der Hirnfunktion. Arch. Psychiat. Nervenkr. **48**, 199 (1911). — STÖHR, PH.: Die mikroskopische Innervation der Blutgefäße. Ergebn. Anat. Entwickl.-Gesch. **32**, 1 (1938). — STOLLREITER, H.: Über die vegetative Steuerung bei Morbus Buerger. Dtsch. Arch. klin. Med. **200**, 170 (1953). — STRADIN, P.: Über die periarterielle Sympathektomie, insbesondere bei der sog. Gangraena. spontanea (Thrombangiitis

obliterans). Dtsch. Z. Chir. **194**, 338 (1926). — STRÄUSSLER: Die Endangiitis obliterans (v. Winiwarter-Buergersche Krankheit) in peripherer und zentraler Form als Kriegsdienstbeschädigung. Wien. klin. Wschr. **1947**, 133. — STRAUSS: Aussprache zum Vortrag „Extremitätengangrän". Langenbecks Arch. klin. Chir. **173**, 92 (1932). — STRICKER, P.: De la surrénalectomie unilatérale dans le traitement des artérites et de certains syndromes vasculaires. Presse méd. **88**, 345, 381 (1928). — Des résections artérielles étendues dans le traitement de certaines artérites oblitérantes. Rev. Chir. (Paris) **47**, 214 (1928). — STROOMANN: Über Adrenalinvermehrung im menschlichen Blute nach Nicotin. Verh. Dtsch. Ges. inn. Med. **37**, 418 (1925). — STROPENI, L.: L'azione delle ghiandole surrenali sulla pressione arteriosa e sulla gangrena spontanea degli arti. Ann. ital. Chir. **5**, 567 (1926). — STUCKE, K.: Der Fersenschmerz. Funktionelle nud organische Störungen im Bereich der Ferse und Achillessehne. Stuttgart: Georg Thieme 1956. — STÜHLERN, V., M. AGULOVA u. A. BABKOV: Über die Wirkung des Insulins und Pilocarpins bei der spontanen Gangrän der Extremitäten. Verh. 8. Kongr. Russ. Internisten, Leningrad, 1925, S. 66. 1926. Ref. Zentr.-Org. ges. Chir. **37**, 222. — STURM: Persönliche Mitteilung über Mutterkorn. Professur u. Institut für Acker- und Pflanzenbau, Freising-Weihenstephan, 1957. — SULZBERGER: Recent immunologic studies on hypersensitivity to tobacco. J. Amer. med. Ass. **102**, 11 (1934). — SUNDER-PLASSMANN, P.: Endangitis obliterans des Gehirns. Dtsch. Z. Chir. **254**, 463 (1941). — Durchblutungsschäden und ihre Behandlung. Stuttgart 1943. — Larvierte Durchblutungsschäden. Dtsch. med. Wschr. **71**, 242 (1946). — Die operative Behandlung der Endangitis obliterans des Gehirns. Zbl. Chir. **72**, 374 (1947). — SUNDER-PLASSMANN, P., H. J. HILLENBRAND u. E. FISCHER-BRÜGGE: Zentrale Faktoren in der Genese von Endangiitis obliterans und Paradentose. Nervenarzt **24**, 287 (1953). — SUNDER-PLASSMANN, P., H. J. HILLENBRAND u. SCHÜRHOLZ: Die Raynaudsche Erkrankung und ihre Behandlung. Dtsch. med. Wschr. **79**, 1509 (1954). — SUNDER-PLASSMANN, P., u. RICHTER: Beobachtungen am Nebenzellplasmodium der Grenzstrangganglien von Hingerichteten und resezierter Grenzstrangganglien bei Endangitis obliterans des Gehirns und der Extromitäten. Dtsch. Z. Chir. **258**, 133 (1944). — SUSSI, L.: Della malattia di Buerger. Arch. Sci. med. **54**, 497 (1930). — SUZMAN, M. M., C. C. FREED and J. J. PRAG: Studies on experimental peripheral vascular disease, with special reference to thrombo-angiitis obliterans. The effect of ovarian follicular hormone and of castration on the development of the trophic changes produced by ergotamine tartrate in albino rats. S. Afr. J. med. Sci. **3**, 29 (1938). — SYLVAN: Die Heilung von Gangrän durch Gymnastik und Massage. Med. Klin. **1936 I**, 118. — SZIBERTH, K.: Ist die Follikelhormonbehandlung der Endangiitis obliterans als eine kausale zu betrachten? Wien. med. Wschr. **1950**, 126.

TAKÁTS, G. DE: Heparin tolerance; a test of the clotting mechanism. Surg. Gynec. Obstet. **77**, 31 (1943). — TATTONI, BOUNOUS e MATTIUSSI: Utilizzazione del test all'insulina (Blum) nell'indagine semeiologica del surrene nelle affezioni arteriose giovanili degli arti inferiori, Nota I. Minerva cardioangiol. (Torino) **4**, 182 (1956). — TAUBE: Mesenteric involvement in Buerger's disease (Thrombo-angiitis obliterans). J. Amer. med. Ass. **96**, 1469 (1931). — TEILUM, G.: Changes in visceral blood vessels in thromboangiitis obliterans (Buerger's disesae). Ngeskr. Laeg. **103**, 1211 (1941). — TEITGE, H.: Die Behandlung der Endangiitis obliterans und des Ulcus cruris mit Sexualhormon. Med. Klin. **1937**, 1153. — TELFORD, E. D.: Thrombo-angiitis obliterans. Lancet **1937**, 549. — TELFORD, E. D., and J. S. P. STOPFORD: Remarks on the results of lumbar sympathectomy in thrombo-angiitis obliterans. Brit. med. J. **1933**, No 3761, 173. — Thrombo-angiitis obliterans; with special reference to its pathology and the results of sympathectomy. Brit. med. J. **1935**, 863. — THEIS, F. V.: Thrombosis of terminal aorta. Surg. Gynec. Obstet. **95**, 505 (1952). — Peripheral vascular surgery; improved outlook for conservatism. Industr. Med. **21**, 50 (1952). — THEIS, F. V., and M. R. FREELAND: The blood in thromboangiitis obliterans. Arch. Surg. (Chicago) **38**, 191 (1939). — Thromboangiitis obliterans: treatment with sodium tetrathionate and sodium thiosulfate. Arch. Surg. (Chicago) **40**, 190 (1940). — THIES u. BOECKER: Klinische Erfahrungen mit einem neuen Antithrombo-ticum aus der Gruppe der seltenen Erden. Dtsch. med. Wschr. **78**, 222 (1953). — THOMPSON, K. W.: The relationship of the dermatomycoses to certain peripheral vascular infections. Int. Clin., N. s. IV **2**, 156 (1941). — THOMSON, F. B.: Ischemic infarction of left colon. Canad. med. Ass. J. **58**, 183 (1948). — TIEMANN: Die Behandlung der Angina pectoris und des intermittierenden Hinkens. Münch. med. Wschr. **1931 I**, 475. — TINGAUD, P., and J. CARLES: Aspect histologique de la surrénale chez des thrombo-angeitiques. Lyon chir. **47**, 486 (1952). — TINOZZI, F. P., e C. MORONE: Ricerche sperimentali sull'importanza del tabacco e sul significato dell'iperistaminemia nell'endoarterite obliterante. Ann. ital. Chir. **27**, 229 (1950). — TITTEL: Über die Reaktionsweise des Gefäßsystems bei lokaler Erfrierung. Z. ges. exp. Med. **113**, 698 (1943). — TODYO, T.: Beitrag zur Pathogenese der sog. spontanen Gangrän. Langenbecks Arch. klin. Chir. **97**, 640 (1912). — TÖLLE: Doppelseitige Thrombose der Art. carotis interna. Zbl. Chir. **69**, 219 (1942). — TOPROVER, G.: Beiträge zur Frage der Spontangangrän und ihrer Behandlung. Nov. Chir. **29**, 575 (1933). — TORNOW: Vom Korn zum Brot. Dresden

u. Leipzig: Theodor Steinkopff 1950. — TORO, N.: La legatura venosa nella obliterazione dell' arteria principale degli arti. Ann. ital. Chir. 13, 559 (1934). — TOURNADE u. CHABROL: Zit. nach OPPEL, Lyon chir. 24, 1 (1927). — TRABAUD, J., et MREDDEN: Maladie de Léo Buerger chez une jeune fille musulmane. Bull. Soc. méd. Hôp. Paris 1, 579 (1931). — TRASOFF, BLUMSTEIN and MARKS: The immunologic aspect of tobacco in thromboangiitis obliterans and coronary artery disease. J. Allergy 7, 250 (1936). — TRENOUTH: Blood oxygen studies in vascular diseases. Thesis, Graduate School of the University of Minnesota, March, 1936. — TROISIER, J., et A. HOROWITZ: Maladie de Buerger et typhus exanthématique. Bull. Soc. méd. Hôp. Paris 49, 151 (1933). — TROISIER, J., et RAVINA: La citrate de soude intravenieux dans la thrombo-angéite obliterantes. Bull. Soc. méd. Hôp. Paris 48, 570 (1924). — TROISI, F. M.: Endoarterite obliterante in un fonditore di piombo. Med. d. Lavoro 41, 197 (1950). — TROUPJANSKIJ, M. S.: Arteriographie und Oscillographie in der Klinik der Thromboangiitis obliterans. Chirurgija 9, 54 (1950). [Russisch.] — TVEDEGAARD, F.: Endangiitis s. Thromboangiitis obliterans Buerger. Einige klinische Betrachtungen über Hormone und Kreislauf. Ugeskr. Laeg. 1954, 467 [Dänisch.]

UGGERI, G.: Contributo allo studio della gangrena spontanea delle estremità. Arch. ital. Chir. 1 (1936). — UHLÍK, F.: Účast mízních cévpri vzniku thrombangiitis obliterans. Čas. Lék. čes. 91, 1088 (1952).

VALCKE, G.: L'injection intra-artérielle de novocaïne-acétylcholine dans l'endartérite oblitérante. Ann. Soc. belge Méd. trop. 30, 131 (1950). — VANĚČEK, R., Z. REINIŠ u. J. POKORNÝ: Beitrag zur Frage der frühzeitigen Diagnostik der Thromboangiitis obliterans. Comptes Rendus du IIe Congr. Internat. d'angéiologie, Fribourg (Suisse), Sept. 1955, S. 709. VANYSEK, F.: Radiumbehandlung der Endarteriitis obliterans. Čas. Lék. čes. 74, 809. Zit. bei NEUMANN, Langenbecks Arch. klin. Chir. 159, 358. — VAQUEZ u. YACOEL: Zit. nach ZELLER: Die Extremitätengangrän, insbesondere die juvenile Gangrän. Jkurse ärztl. Fortbild. 12, 51 (1932). — VESELY u. BOHUMIL: Entstehung und Behandlung der Thromboangiitis obliterans. Čas. Lék. čes. 1936, 142. [Tschechisch.] Ref. Zentr.-Org. ges. Chir. 78, 286 (1936). — VIGDORTSCHIK, N. A.: Über die Beziehung der sogenannten Spontangangrän des Fußes zur Bleiintoxikation. Mschr. Unfallhk. 41, 129 (1934). — VISNEVSKIJ, A.: Einige Resultate operativer Behandlung der Spontangangrän mittels Neurotomie. Nov. Chir. 29, 428 (1933). — VÖLKER, R.: Paradoxe Gefäßreaktionen bei Endangiitis obliterans. Dtsch. Arch. klin. Med. 196, 1—6 (1949). — VOIGT, K. D., u. E. A. SCHRADER: Papierelektrophoretische und arteriographische Untersuchungen bei arteriosklerotischen und endangitischen arteriellen Gefäßverschlüssen. Z. Kreisl.-Forsch. 43, 2—11 (1954). — VOIGT, M.: Observations on some conditions affecting rate of hormone output by suprarenal cortex. J. Physiol. (Lond.) 103, 317 (1944). — VOLIN, M. A., E. E. CVILICHOVSKAJA u. I. A. CVILICHOVSKAJA: Das Problem der Thrombangiitis obliterans in der Klinik der inneren Krankheiten. Klin. Med. (Mosk.) 28, 27 (1950). [Russisch.] — VOLOSIN, J.: Zur Frage der Spontangangrän. Nov. Chir. 35, 338 (1936). — VOROTYNTSEVA, E. N.: Effect of procaine block upon the activity of enzymes catalysing the metabolism of procaine in patients with endarteritis obliterans. Bull. exp. Biol. Med. 44, 53 (1957).

WAGNER u. NEUNER: Die Endarteriitis obliterans. Ergebn. Chir. Orthop. 32, 175 (1939). — WALDORP, C. P., M. A. MAZZINI y R. N. CORTI: Enfermedad de Billroth-Winiwarter-Buerger (Panvásculoneuritis), eritema nudoso y mesenquimatitis reumatica tabaquismo. Rev. argent. Dermatosif. 34, 85 (1950). — WANKE, R.: Arterielle Gefäßkrankheiten und Sympathicus-Chirurgie. Münch. med. Wschr. 95, 388 (1953). — Die vierfache Grenzstrangresektion zur Behandlung der malignen Endangiitis obliterans. Chirurg 25, 150 (1954). — WARNER, G. F. N.: PACE a. o. Zit. nach LAWRENCE, Bull. N. Y. Acad. Med. 26, 639 (1950). — WARSHAWSKY: Thrombo-angiitis obliterans in the negro: report of a case. Med. Bull. Veterans' Adm. (Wash.) 18, 83 (1941). — WARTBURG, V.: Über Spontangangrän der Extremitäten. Bruns' Beitr. klin. Chir. 35, 624 (1902). — WATTS, D. T., and A. D. BRAGG: Effect of smoking on the urinary output of epinephrine and norepinephrine in man. J. appl. Physiol. 9, 295 (1956). Ref. Ber. Physiol. 193, 187 (1957). — WEBER: Return of pulsation in the thrombangiitis obliterans. Brit. med. J. 1924 II, 52. — WEBER, RAST and LUTTEROTTI: Thrombangiitis obliterans in non-hebrew subjects. Brit. med. J. 1930 II, 279. — WEBER, F. P.: Thromboangiitis obliterans in father and son. Lancet 1937, 72. — WEIGELDT: Diskussion zum Vortrag ASSMANN, Über periphere Gefäßstörungen. Demonstration einer sog. Raynaudschen Erkrankung. Ref. Münch. med. Wschr. 76, 650 (1929). — WEIS: Über eine Sonderstellung der Arteria femoralis bei den obliterierenden Gefäßkrankheiten. Münch. med. Wschr. 92, 1179 (1950). — WEISS, E.: Untersuchungen über die spontane Gangrän der Extremitäten und ihre Abhängigkeit von Gefäßerkrankungen. Dtsch. Z. Chir. 40, 1 (1895). — Zit. nach BUERGER, L., The pathology of thromboangiitis obliterans. Med. Rec. (N. Y.) 97, 431 (1920). — WEISS, H.: Zit nach NIEHANS, Med. Klin. 49, 1289 (1954). — WEITIG, W.: Klinische Beobachtungen an 2 Fällen von Thromboangiitis obliterans. Inaug.-Diss. München 1935. — WEITZMANN: Die Behandlung der peripheren Durchblutungsstörungen mit Priscol. Münch. med. Wschr.

1941 I, 99. — WELCKER, A.: Die symmetrische Gangrän im Balkankrieg kein Frostschaden. Zbl. Chir. **40**, 1625 (1913). — Nachtrag zur „Cholera- und Typhusgangrän; die symptomatische Gangrän im Balkankriege kein Frostschaden." Zbl. Chir. **40**, 1769 (1913). — WENZL, H., u. F. DECKSTEIN: Beitrag zur Endangiitis obliterans der inneren Organe („visceraler Buerger"). Med. Klin. **1949**, 1603. — WEPLER, W.: Hyperergische Thromboendarteriitis in der kindlichen Lunge bei Eklampsie der Mutter. Arch. Kreisl.-Forsch. **11**, 210 (1938). — WERDENBERG: Zur Frage der tuberkulösen Ätiologie der Periphlebitis retinae. Klin. Mbl. Augenheilk. **105**, 285 (1940). — WERTHEIMER, P.: Indicaciones y resultados de la suprarrenalectomía. Rev. Asoc. méd. argent. **65**, 277 (1951). — WERTHEIMER, P., et R. GAUTIER: Indication et résultats de la surrénalectomie dans les artérites oblitérantes des membres. Lyon chir. **42**, 423 (1947). — WESTCOTT and WRIGHT: Tobacco allergy and thromboangiitis obliterans. J. Allergy **9**, 555 (1938). — WESTH, A. B.: Thromboangiitis obliterans diagnose og behandling. (Foreløbig meddelese). Ugeskr. Laeg. **116**, 1170 (1954). — WEZLER: Gefäßregulation und Durchblutung. Europäisches Gespräch in Darmstadt am 11. u. 12. Nov. 1955 über „Angiologie im Rahmen der Gesamtmedizin". — WHYTE, G. D.: Thrombo-angiitis obliterans. China med. J. **31**, 371 (1917). — Thromboangiitis obliterans in China. China med. **34**, 219 (1920). — WIDENMANN, A.: Zur Entstehung und Behandlung der Gangrän der Extremitäten. Bruns' Beitr. klin. Chir. **9**, 218 (1892). — WIENBECK, J.: Endangiitische Osteomyelosklerose (Winiwarter-Bürgersche Krankheit der Wirbelsäule.) Virchows Arch. path. Anat. **309**, 767 (1942). — WIESE: Über Thromboendarteriitis obliterans der Lungenarterien, ein Beitrag zur Pathogenese antochthoner Lungenarterienthrombosen. Frankfurt. Z. Path. **49**, 155 (1936). — WIETING: Die angiosklerotische Gangrän und ihre operative Behandlung durch arteriovenöse Intubation. Dtsch. med. Wschr. **2**, 1217 (1908). — Die erfolgreiche Behandlung der angiosklerotischen Ernährungsstörungen durch die arteriovenöse Anastomose. Dtsch. Z. Chir. **119**, 515 (1912). — Gefäßparalytische Kältegangrän. Zbl. Chir. **40**, 593 (1913). — Zur gefäßparalytischen Kältegangrän im Balkankrieg. Zbl. Chir. **40**, 1985 (1913). — WIETING, J.: Darm- und Penisgangrän auf allgemein angiospastischer Grundlage. Dtsch. med. Wschr. **47**, 1129 (1921). — WILBRAND, U.: Klinische Erfahrungen mit dem neuen Antikoagulans Thrombodym. Dtsch. med. Wschr. **1953**, 330. — WILENSKY, N. D., and W. S. COLLENS: Thrombo-angiitis obliterans in sisters. J. Amer. med. Ass. **110**, 1746 (1938). — WILL: Ein Fall von Gangrän an beiden Extremitäten infolge von Arteriitis obliterans. Berl. klin. Wschr. **1886**, 268. — WILONSKI: Über spontane Gangrän infolge von Arteriitis elastica. Med. Inaug.-Diss. Königsberg 1898. — WINIWARTER, F. v.: Über eine eigentümliche Form von Endarteriitis und Endophlebitis mit Gangrän des Fußes. Langenbecks Arch. klin. Chir. **23**, 202 (1878). — WITTEN, C. L., and J. T. BRADBURY: Hemodilution as a result of estrogen therapy. Estrogenic effects in the human female. Proc. Soc. exp. Biol. (N. Y.) **78**, 626 (1951). — WOJTA, H.: Ein Beitrag zur intestinalen Form der Thrombangitis obliterans Winiwarter-Bürger. Zbl. Chir. **77**, 757 (1952). — WOLF, N.: Endangitis obliterans. Disease concept and the assessment of endangiitis obliterans. Dtsch. med. Wschr. **76**, 1229 (1951). — Nierenveränderungen bei generalisierter Endangitis obliterans (v. Winiwarter-Buerger). Verh. dtsch. Ges. Path. 300 (1955). — WOODS, E. F., J. A. RICHARDSON, A. K. RICHARDSON and R. F. BOZEMAN jr.: Plasma concentrations of epinephrine and norepinephrine following the actions of various agents on the adrenals. J. Pharmacol. exp. Ther. **116**, 351 (1956). — WRIGHT, A.: Arterial disease of the extremities. Lancet **1933**, 1245. — Conservative treatment of occlusive arterial disease. Arch. Surg. (Chicago) **40**, 163 (1940). — Vascular diseases in clinical practice. The Year Book Publishers. Inc. 304 South Dearborn Street. Chicago 1948. — WRIGHT, D.: Endarteriectomy for chronic endarteritis. Brit. med. J. **1951**, No 4723, 95. — WRIGHT, J. S., and D. MOFFAT: The effects of tobacco on the peripheral vascular system. J. Amer. med. Ass. **103**, 318 (1934). — WULFF: Spontangangrän jugendlicher Individuen. Dtsch. Z. Chir. **58**, 478 (1901). — WWEDENSKY, A. A.: Über Arteriitis obliterans und ihre Folgen. Langenbecks Arch. klin. Chir. **57**, 98 (1898).

YANOVSKY: Sistems neuro-organo-vegetative en el sindrome trombo-angiitis tipo buerger, denominado neuroangiitis fibrosa obliterante. Sem. méd. (B. Aires) **2**, 968 (1936). — YATER, W. M.: Thromboangiitis obliterans in negroes; report of five cases studied arteriographically and pathologically. Amer. Heart. J. **13**, 511 (1937). — YEAGER: Passive vascular exercise in peripheral vascular disease. Arch. phys. Ther. **19**, 158 (1938).

ZIEGLER: Über traumatische Arteriitis und deren Beziehungen zur Arteriosklerose und zum Aneurysma. (Nach Experimental-Untersuchungen von Dr. MALKOFF.) Verh. dtsch. path. Ges. **1**, 85 (1898). — ZOEGE-MANTEUFFEL, W. v.: Über arteriosclerotische Gangrän. Langenbecks Arch. klin. Chir. **42**, 569 (1891). — Über Arteriosklerose und Rheumatismus an den unteren Extremitäten. Langenbecks Arch. klin. Chir. **45**, 221 (1893). — Über die Wirkung der Kälte auf einige Körpergewebe. Zbl. Chir. **29**, 65 (1902). — ZOLOTOVA, N.: Über familiäre Formen spontaner Gangrän und obliterierender Endarteriitis. Ortop. i Travmat. **9**, 129 (1935). [Russisch.] Ref. Zentr.-Org. ges. Chir. **79**, 690. — ZUCKERKANDL: Über Erfrierungen im Felde. Bruns' Beitr. klin. Chir. **101**, 594 (1916). — ZÜLZER: Zit. nach O. ZELLER, Die Extremitätengangrän. Jkurse ärztl. Fortbild. **12**, 51 (1932).

b) Periarteriitis nodosa.

ADELSON, L.: Periarteritis nodosa in infancy; report of case following allergic reactions to penicillin. J. Pediat. **39**, 346 (1951). — AFANASYEVA, V. M.: Widespread damage of the vascular system in scarlet fever. Pediatrija **2**, 47—50 (1952). — AHLSTRÖM, C. G., KNUT LIEDHOLM and EDBON TRUEDSSON: Respirato-renal type of polyarteritis nodosa. Acta med. scand. **144**, 323—332 (1953). — ALBERTINI, A. v.: Diskussion zu RANDERATH. Verh. dtsch. Ges. inn. Med. **60**, 381 (1954). — ALBERTINI, A. v., u. H. NABHOLZ: Über Periarteriitis nodosa Kussmaul-Maier. Schweiz. med. Wschr. **68**, 1397 (1938). — ALKIEWICZ: Multiple nekrotisierende Periarteriitis nodosa der Haut in Gemeinschaft mit Acanthosis nigricans. Arch. Derm. Syph. (Berl.) **168**, 522 (1933). — ALLEN, P. D.: Periarteritis nodosa simulating an acute abdominal condition requiring operation. Arch. Surg. (Chicago) **40**, 271—276 (1940). — ARKIN, A.: A clinical and pathological study of periarteritis nodosa. A report of five cases, one histologically healed. Amer. J. Path. **6**, 401 (1930). — ARNDT, TH., u. D. WITTEKIND: Ein ungewöhnlicher Fall von Periarteriitis nodosa unter dem Bilde eines Lungentumors. Ärztl. Wschr. **10**, 63 (1955). — ASCHOFF, L.: Spezielle pathologische Anatomie, 8. Aufl. Gustav Fischer 1936. — ASKANAS, Z., W. JANUSZEWICZ and R. Z. WALENTYNOWICZ-STAŃCZYK: Przypadek guzkowego zapalenia tetnic (polyarteriitis nodosa). Pol. Tyg. lek. **9**, 490 (1954). — ASSMANN: Beitrag zur Kenntnis der angioneurotischen Diathese. Krk.-forschg. 4. Fall von angioneurotischer exsudativer Diathese. Ref. Münch. med. Wschr. **73**, 890, 1462 (1926). —

BAGGENSTOSS, A. H., R. M. SHICK and H. F. POLLEY: The effect of cortisone on the lesions of periarteriitis nodosa. Amer. J. Path. **27**, 537 (1951). — BAHRMANN: Über ein gleichzeitiges Vorkommen von Asthma bronchiale mit rheumatischer eosinophiler Gefäßentzündung. Virchows Arch. path. Anat. **196**, 277 (1936). — BALL, J., and J. DAVSON: Splenic lesions in periarteritis nodosa. J. Path. Bact. **61**, 569 (1949). — BALÓ: Periarteriitis nodosa beim Hund. Virchows Arch. path. Anat. **248**, 357 (1924). — BALÓ, J.: Maladie de Kussmaul-Maier et sclerose diffuse. J. belge Neurol. Psychiat. **40**, 160 (1940). — BALÓ, J., u. E. NACHTNEBEL: Über die Periarteriitis nodosa, auf Grund von 9 neueren Fällen. Virchows Arch. path. Anat. **272**, 478 (1929). — Periarteritis nodosa und innere Sekretion. Endokrinologie **3**, 180 (1929). — BANOWITCH, M. M., S. POLAYES and R. CHARET: Periarteritis nodosa; report of five cases. Ann. intern. Med. **16**, 1149 (1942). — BANSI, H. W.: Zur Klinik der Periarteriitis nodosa. Z. klin. Med. **106**, 439 (1927). — BARNUM, D. R., G. DE TAKATS and R. E. DOLKART: Periarteritis nodosa following thiouracil therapy of hyperthyroidism: resultant hypertension benefited by sympathectomy. Report of a case. Angiology **2**, 256—262 (1951). — BAU: Eklamptische Urämie. Dtsch. med. Wschr. **1934**, 1158. — BAUMGÄRTEL: Zum Nachweis der biologischen Bilirubinderivate; Urobilinogen und Stercobilinogen. Med. Klin. **42**, 231 (1947). — Zur Genese und Therapie des parenchymatösen Ikterus. Med. Klin. **42**, 489 (1947). Zur Klinik des Bilirubinstoffwechsels. Med. Klin. **43**, 320 (1948). — BAYLEY, E. G., D. O. N. LINDBERG and A. H. BAGGENSTOSS: Loeffler's syndrome: report of a case with pathologic examination of the lung. Arch. Path. (Chicago) **40**, 376 (1945). — BECK, J. C., and others: Occurrence of peritonitis during ACTH administration. Canad. med. Ass. J. **62**, 423 (1950). — BECKER: Über Periarteriitis nodosa. Med. Klin. **34**, 869 (1938). — BEITZKE: Über einen Fall von Arteriitis nodosa. Virchows Arch. path. Anat. **199**, 214 (1910). — BELIKOVA, O. P.: Polyradiculoneuritis bei Periarteriitis nodosa. Klin. Med. (Mosk.) **29**, 53 (1951). [Russisch.] — BENEDIKT: Über Periarteriitis nodosa. Z. klin. Med. **64**, 405 (1907). — BENHAMOU, ED., A. ALBOU, F. DESTAIG, B. FERRAND et N. BOINEAU: Périartérite nodeuse et maladie périodique. Bull. Soc. méd. Hôp. Paris, Sér. **4**, 247 (1954). — BENNETT and LEVINE: Two cases of periarteritis nodosa. Amer. J. med. Sci. **177**, 853 (1929). — BERBLINGER, W.: Das morphologische Bild der chronischen miliaren Lungentuberkulose und der Tuberkulose der Meningen nach Streptomycintherapie. Beitr. klin. Tuberk. **101**, 611 (1949). — Schwere generalisierte Arteriitis bei Serumkrankheit des Menschen. Virchows Arch. path. Anat. **318**, 155 (1950). — Die allergische Arteriitis, besonders bei der meningealen Tuberkulose. Medizinische **1954**, 590—592. — BERGQUIST, B., and H. KOCH: Contribution to the question of granuloma gangraenescens. Acta oto-laryng. (Stockh.) **37**, 405 (1949). — BERGSTRAND: Case of bronchial asthma combined with periarteritis nodosa. Nord. med. T. **3**, 2333 (1939). — BERTRAND, J. C., D. FUKS y J. DIAZ NIELSEN: Periarteritis nodosa un nino. Arch. argent. Pediat. **19**, 293 (1943). — BEST, W. R., and G. FINE: Periarteritis nodosa and multiple myeloma: Report of simultaneous occurrence in a patient receiving stilbenamidine. Ann. intern. Med. **34**, 1472 (1951). — BINI, G.: Sulla eziologia reumatica della periarterite nodosa. G. Clin. med. **33**, 687 (1952). — BJØRNEBOE, M., and H. GORMSEN: Experimental studies on the role of plasma cells as antibody producers. Acta path. microbiol. scand. **20**, 649 (1943). — BLACKBURN, C. R.: Periarteritis nodosa simulating eosinophilic leukemia. A case report. Amer. J. med. Sci. **220**, 313 (1950). — BLACK-SCHAFFER, B.: Pathology of anaphylaxis due to sulfonamide drugs. Arch. Path. (Chicago) **39**, 301 (1945). — BLAISDELL, E., and J. E. PORTER: Healed stage periarteritis nodosa. New Engl. J. Med. **214**, 1087—1090 (1941). — BLANKENHORN and KNOWLES jr.: Periarteritis nodosa-: Recognition and clinical symptoms.

Ann. intern. Med. **41**, 887 (1954). — Block, W.: Die Durchblutungsstörungen der Gliedmaßen. Berlin: W. de Gruyter 1951. — Bock, H. E.: Die Bedeutung der allergischen Pathogenese bei der Arteriitis. Verh. dtsch. Ges. inn. Med. **60**, 391 (1954). — Bode,: Ein Beitrag zur Kenntnis der multiplen (neurotischen) Hautgangrän. Arch. Derm. Syph. (Berl.) **168**, 274 (1933). — Bogaert, v., Stolz et Ley: Sur une observation de périartérite noueuse à localisation neurocutanée et évolouant par poussées hémorrhagiques. Ann. Méd. **31**, 530 (1932). Ref. Zbl. Neur. **65**, 92 (1933). — Bohrod, M. G.: Classification of the histologic reactions in allergic diseases. Amer. J. Med. **3**, 511 (1947). — Bonsdorff, B. v.: Periarteritis nodosa, leukemoid reaction and excessive increased antistreptolysin titer. Nord. Med. **44**, 1874 (1951). — Bornemann, H.: Zur Klinik der Periarteriitis nodosa. Z. ärztl. Fortbild. **48**, 80, 99 (1954). — Bouchard: Sur une note communiquée à l'academie sur la culture du microbe de la morve et sur la transmission de la maladie à l'aide des liquides de culture, par Mm. Bouchard Capitan et Charrin, au none d'une commission composée de Mm. Vulpian et Bouley, rapporteur. Bull. Acad. Méd. (Paris) Nr 44, p. 1239. Ref. Dtsch. med. Wschr. **9**, 766 (1883). — Boyd, L. J.: The clinical aspects of periarteritis nodosa. Bull. N.Y. med. Coll. **1**, 219 (1938). — Periarteritis nodosa. Cutaneous symptoms. Bull. N.Y. med. Coll. **3**, 32 (1940). — Neuromyositic manifestations. Bull. N.Y. med. Coll. **3**, 372 (1940). — Periarteritis nodosa. Abdominal manifestations. Bull. N.Y. med. Coll. **4**, 27 (1941). — Periarteritis nodosa, renal and cardiac manifestations. Bull. N.Y. med. Coll. **4**, 176 (1941). — Periarteritis nodosa, cerebral and ocular manifestations. Bull. N.Y. med. Coll. **6**, 130 (1943). — Periarteritis nodosa, pulmonary manifestations. Bull. N.Y. med. Coll. **7**, 94 (1944). — In Scherf u. Boyd, Klinik und Therapie der Herzkrankheiten und der Gefäßerkrankungen, 6. Aufl., S. 570—576; im Deutschen übertragen von H. Kofler, Salzburg. Wien: Springer 1955. — Branch, L. K., and M. H. Roberts: Case reports. Periarteritis nodosa. Report of a case with clinical diagnosis. Amer. J. Dis. Child. **81**, 788 (1951). — Brasser: Zur Frage der Periarteriitis nodosa. Münch. med. Wschr. **1924 I**, 1126. — Über Periarteriitis nodosa der Niere. Klin. Wschr. **1924 II**, 1422. — Brenner: Zur Kenntnis der Hirnveränderungen bei Periarteriitis nodosa. Frankfurt. Z. Path. **51**, 479 (1938). — Brinkmann: Zur Klinik der Periarteriitis nodosa. Münch. med. Wschr. **69**, 703 (1922). — Brugsch, Th. u. H.: Sammlung seltener klinischer Fälle, H. VII. Leipzig 1953. — Büchler: Eosinophile, mikrobielle Endoallergie. Ein einheitlicher klinisch-pathogenetischer Formenkreis. Z. klin. Med. **140**, 56 (1942). — Bufano: Su di un caso di panarterite nodosa. Minerva med. (Torino) **1955**, 1771. — Buschke, A.: Über eine eigenartige Form rezidivierender, wandernder Phlebitis an den unteren Extremitäten. Arch. Derm. Syph. (Berl.) **72**, 39 (1904). — Butler and Palmer: Cryoglobulinaemia in polyarteritis nodosa with gangrene of extremities. (Report of a case). Canad. med. Ass. J. **72** (9), 686 (1955).

Cambier: Le syndrome de Wegener et les formes „respiratoires" de la périartérite noueuse. Presse méd. **63**, 821 (1955). — Candiani, G.: Rilievi anatomo-clinici e patogenetici sopra un caso di panarterite nodosa. (Con particolare riguardo alle lesioni viscerali.) Riv. Anat. pat. **6**, 319 (1952). — Carey, R. A., A. McGehee Harvey and J. E. Howart: The effect of adrenocorticotropic hormone (ACTH) and cortisone on the course of disseminated lupus erythematosus and periarteritis nodosa. Bull. Johns Hopk. Hosp. **87**, 425—460 (1950). — Carling, E. R., and J. A. B. Hicks: A case of periarteritis nodosa, accidentally recognized during life. Lancet **1923 I**, 1001—1003. — Carroll, W.: Pulmonary lesions of periarteritis nodosa simulating neoplasma. (Report of a case.) J. Newark Beth Israel Hosp. **5**, 115—121 (1954). — Cathala: Sur un syndrome de cachexie fébrile avec pseudorheumatisme, oedème pseudo-phlegmoneux, exanthème et polynévrite noueuse, maladie de Kussmaul. Bull. Soc. méd. Hôp. Paris **44**, 1811 (1928). — Centenera: Periarteritis nodosa. Rev. clín. esp. **39**, 55 (1950). — Cervini, C., e C. Longo: Contributo allo studio della panarterite nodosa. Gazz. int. Med. Chir. **56**, 571—607 (1952). — Chiari: Berstung eines Aneurysmas der Arteria cystica in die Gallenblase mit tödlicher Blutung. Prag. med. Wschr. **1883**, Nr 4. Zit. nach Gruber 1925. — Chiarolanza, E.: Arteriti allergiche sperimentali. Policlinico, Sez. chir. **60**, 30 (1953). — Chini, V.: Periarterite nodosa. Rass. clin.-sci. Ist. biochim. ital. **28**, 163 (1952). — Periarterite nodosa. II. Rass. clin.-sci. Ist. biochim. ital. **28**, 195 (1952). — Christeller, E.: Über die Lokalisation der Periarteriitis nodosa, besonders in den Bauchorganen. Arch. Verdau.-Kr. **37**, 249 (1926). — Churg and Strauss: Allergic granulomatosis, allergic angiitis and periarteriitis nodosa. Amer. J. Path. **27**, 277 (1951). — Chvostek u. Weichselbaum: Herdweise syphilitische Endarteriitis mit multipler Aneurysmenbildung. Allg. Wien. med. Ztg. **22**, 257—265 (1877). — Clark and Kaplan: Endocardial, arterial and other mesenchymal alterations associated with serum disease in man. Arch. Path. (Chicago) **24**, 458 (1937). — Cohen, A. M.: Two cases of polyarteritis nodosa with uraemia. Brit. med. J. **1953**, 262. — Cohen, M. B., B. S. Kline and A. M. Young: The clinical diagnosis of periarteritis nodosa. J. Amer. med. Ass. **107**, 1555 (1936). — Cole, L. R.: Periarteritis nodosa. Report of case with characteristic urinary sediment. J. Amer. med. Ass. **149**, 1649 (1952). — Collens and Wilensky: Peripheral vascular diseases. Springfield, Ill.: Ch. C. Thomas 1953.

Condoralli: Osservazioni cliniche ed anatomopatologiche sulla periarterite nodosa. Minerva med. (Torino) **23**, 526 (1932). Ref. Zbl. allg. Path. Anat. **60**, 125 (1934). — Conrad, V., J.-J. Desneux et P.-A. Bostenie: Un cas de périartérite noueuse traité à la cortisone. Acta clin. belg. **6**, 244 (1951). — Conta, G. v.: Periarteriitis nodosa der Lungengefäße und Lungenröntgenbild. Fortschr. Röntgenstr. **47**, 506 (1933). — Contratto, A. W.: Periarteritis nodosa. A report of two cases, one with special reference to sensitivity factors. Arch. intern. Med. **80**, 567 (1947). — Creyx, M., J. Leng-Levy, J. David-Chausse et A. Serres: A propos d'un cas de périartérite noueuse. J. Méd. Bordeaux **131**, 468—471 (1954). — J. W. Crofton, Livingstone J. L., N. C. Oswald and A. T. M. Roberts: Pulmonary eosinophilia. Thorax **7**, 1 (1952). — Cruickshank, B.: Focal lesions in skeletal muscles and peripheral nerves in rheumatic arthritis and other conditions. J. Path. Bact. **64**, 21—32 (1952). — Curtis and Coffey: Periarteriitis nodosa. A brief review of the literature and a report of one case. Ann. intern. Med. **7**, 1345 (1934). Ref. Kongr.-Zbl. ges. inn. Med. **78**, 366 (1935).

Dalgleish, P. G.: Polyarteritis nodosa after thiouracil. Lancet **1952**, 319—320. — Damblé: Beitrag zur Pathologie der Periarteriitis nodosa. Beitr. path. Anat. **85**, 619 (1930). — Dameshek and Rosenthal: Treatment of acquired hemolytic anemia with note on relationship of periarteritis nodosa to hemolytic anemia. Med. Clin. N. Amer. 1423—1440 (1951). — Davson, J., J. Ball and R. Platt: Kidney in periarteritis nodosa. Quart. J. Med. **17**, 175 (1948). — Dawson, J. M. P., and S. Nabarro: A case of intimal hyperplasia of arteries with hypertension in a male infant. J. Path. Bact. **66**, 493—498 (1953). — Dent, Strange, Sako and York: Periarteritis nodosa. Report of a case apparent recovery in a nine-year-old boy during cortisone therapy. Amer. J. Dis. Child. **85**, 556 (1953). — Diaz-Rivera, R. S., and A. J. Miller: Periarteriitis nodosa; a clinico-pathological analysis. Ann. intern. Med. **24**, 420 (1946). — Dickie, H. A., and E. Grimm: Loeffler's syndrome with associated eosinophilic polyserositis. Amer. J. Med. **7**, 690 (1949). — Dickson: Polyarteritis acuta nodosa and periarteritis nodosa. J. Path. Bact. **12**, 31 (1907). — Disselbeck u. Uhlenbruck: VIII. Der Brand der Extremitäten. Ergebn. inn. Med. Kinderheilk. **47**, 606 (1934). — Dönhard, A., and H. J. Mies: Beitrag zur frühzeitigen Diagnose der Periarteriitis nodosa. Klin. Wschr. **30**, 492 (1952). — Donat, R.: Über die hyperergische Panangitis thrombotica obliterans bei chronischer Sepsis und ihre Beziehungen zur Thrombangitis obliterans bzw. Periarteriitis nodosa. Zbl. allg. Path. path. Anat. **90**, 359 (1953). — Donnelly, G. H., and R. E. Campbell: Surgical aspects of periarteritis nodosa. A.M.A. Arch. Surg. **69**, 533 (1954). — Doutrelepont: Über einen Fall von acuter multipler Hautgangrän. Arch. Derm. Syph. (Berl.) **13**, 179 (1886). — Drieux, H., F. Jouve, G. Thiéry et L. Dumont: Périartérite noueuse chez une vache. Rec. Méd. vét. **126**, 193 (1950). — Drury, M. I., M. D. Hickey and J. P. Malone: A case of polyarteritis nodosa treated with cortisone. Brit. med. J. **1951**, No 4746, 1487—1489. — Druss and Maybaum: Periarteriitis nodosa of the temporalbone. Arch. Otolaryng. (Chicago) **10**, 502 (1934). Ref. Zbl. ges. Neurol. Psychiat. **74**, 347 (1934). — Duff, G. L.: The diffuse collagen diseases: a morphological correlation. Canad. med. Ass. J. **58**, 317—325 (1948). — Dungal: Ein Fall von Periarteriitis nodosa. Acta path. microbiol. scand. **13**, 239 (1936).

Ebert, M. H., V. Leaf and J. F. Sickley: Periarteritis nodosa. A.M.A. Arch. Derm. Syph. **64**, 249 (1951). — Edge, J. R., S. Fazlullah and J. Ward: Hypersensitivity angiitis. Report of a case. Lancet **1955**, 1153—1155. — Edwards, J. E., Th. W. Parkin and H. B. Burchell: Recurrent hemoptysis and necrotizing pulmonary alveolitis in a patient with acute glomerulonephritis and periarteritis nodosa. Proc. Mayo Clin. 193—199 (1954). — Ehrenreich, T., and E. V. Olmstead: Malignant hypertension following the administration of cortisone in periarteritis nodosa. Arch. Path. (Chicago) **52**, 145—154 (1951). — Ehrlich, J. C., and A. Romanoff: Allergic granuloma of the lung. Arch. intern. Med. **87**, 259 (1951). — Eichhoff, W.: Narkose und allergisch-hyperergische Entzündung. Virchows Arch. path. Anat. **299**, 300 (1937). — Zur Kenntnis der Parallergie. Experimentelle Studien über parallergische, morphologische und funktionelle Reaktionen an Haut und Schleimhäuten, sowie an isolierten Organen verschiedener Versuchstiere. Virchows Arch. path. Anat. **315**, 81 (1948). — Ensign, W. G.: Arsenotherapy in the treatment of eosinophilic pneumonopathy. J. Amer. med. Ass. **150**, 1205—1207 (1952). — Eppinger: Pathogenesis (Histogenesis und Ätiologie) der Aneurysmen einschließlich des Aneurysma equi verminosum. Langenbecks Arch. klin. Chir. **35**, Suppl. (1887). — Erlandson, S.: Neurologische Krankheitsbilder bei Periarteriitis nodosa. Acta psychiatr. (Kbh.) **6**, 369 (1931). — Om den kliniska sjudkomsbilden vid periarteriitis nodosa. Nord. med. **3**, 257 (1931). — D'Eshouges, J. R., et M. Jorda: Une forme douloureuse pure de la périartérite noueuse. Presse méd. **60**, 646 (1952). — Essellier, A. F.: Die eosinophilen Lungeninfiltrate. In Handbuch der inneren Medizin, Bd. IV/2. 1956. — Essellier, A. F., u. B. J. Koszewski: Zur Differentialdiagnose des flüchtigen Lungeninfiltrates mit Bluteosinophilie (Löfflersches Syndrom). Schweiz. med. Wschr. **1951**, 247—250. Adrenocorticotropes Hormon und Löfflersches Syndrom. Wirkung des ACTH an einem im Selbstversuch erzeugten, flüchtigen Lungeninfiltrat mit Bluteosinophilie. Beitr. Klin. Tuberk. **106**, 10—34 (1951).

Fabris e Vitali: Sulla periarterite nodosa. Arch. Pat. Clin. med. **12**, 427 (1932). — Fager, D. B., J. A. Bigler and P. Simonds: Polyarteritis nodosa in infancy and childhood. J. Pediat. **39**, 65 (1951). — Fahey, Leonard, Churg and Godman: Wegener's granulomatosis. Amer. J. Med. **17**, 168 (1954). — Fahr, T.: Maligne Nephrosklerose und Periarteriitis nodosa. Dtsch. med. Wschr. **67**, 1223 (1941). — Fahrländer, H.: Über Periarteriitis nodosa. Schweiz. med. Wschr. **1953**, 575—577. — Fahrländer, H., u. M. Klingler: Über Periarteriitis nodosa und Nervensystem. Dtsch. med. Wschr. **1954**, 952—954. — Fantis, A., J. Karpisek, J. Hammer and K. Obrda: Periarteritis nodosa; symptomatology and diagnosis. Čas. Lék. česk. **90**, 665 (1951). — Farinacci, Ch. J., H. C. Jeffrey and R. W. Lackey: Eosinophilic granuloma of the lung. Report of two cases. U.S. armed Forces Med. J. **2**, 1085—1093 (1951). — Feitis: Über multiple Nekrosen in der Milz (Fleckmilz). Beitr. path. Anat. **68**, 297 (1921). — Feller: Ein Beitrag zur Frage der Periarteriitis nodosa. Wien. med. Wschr. **1929 I**, 432. — Ferench, G.: Polyarteritis nodosa presenting as acute diabetes mellitus. Brit. med. J. **1953**, 1262. — Ferrari: Über Polyarteriitis acuta nodosa (sogenannte Periarteriitis nodosa) und ihre Beziehungen zur Polymyositis und Polyneuritis acuta. Beitr. path. Anat. **34**, 350 (1903). — Feyrter, F.: Über die Pathogenese der Periarteriitis nodosa, insbesondere der Periarteriitis nodosa zosterica. Dtsch. Arch. klin. Med. **201**, 377 (1954). — Ficher, F., and C. S. Gillmor: Periarteritis nodosa. Case report with review of the literature. J. Amer. med. Ass. **49**, 320 (1952). — Fienberg, R.: Necrotizing angiitis of the lungs. With massive splenic necrosis and focal thrombotic granulomatous glomerulonephritis. Amer. J. clin. Path. **23**, 413 (1953). — Fishberg: Zur Kenntnis der Periarteriitis nodosa.Virchows Arch. path. Anat. **240**, 483 (1923). — Fitz, R., H. Parks and C. F. Branch: Periarteritis nodosa. Arch. intern. Med. **64**, 1133 (1939). — Fitzgerald, O.: Pyrexia associated with anicteric, symptomless hepatic disease due to periarteritis nodosa. Irish J. med. Sci. **6**, 356 (1954). — Fletcher: Über die sogenannte Periarteriitis nodosa. Beitr. path. Anat. **11**, 323 (1892). — Font, J. H.: The eosinophilic lung. Ann. Otol. (St. Louis) **56**, 804 (1947). — Fossel: Über einen Fall von Periarteritis nodosa mit Magendarmwandnekrosen. Münch. med. Wschr. **82**, 2060 (1935). — Fossey, de: 1. internat. Konferenz über die klinischen und Stoffwechselwirkungen von Meticorten und Meticortelone, New York 31. 5. und 1. 6. 1955. — Fossey, B. M. de: Klinische Beobachtungen mit Metacortandracin bei verschiedenen Krankheitszuständen. 1. Internat. Konferenz über die klinischen und Stoffwechselwirkungen von Meticorten und Meticortelone, New York, 31. 5. und 1. 6. 1955. — Fox, R. A., and L. R. Jones: Vascular pathology in rabbits following administration of foreign protein. Proc. Soc. exp. Biol. (N.Y.) **55**, 294 (1944). — Frankel, A. L., and N. O. Rothernich: Polyarteritis nodosa: A review together with report of a case due to hydantoin sensitization treated with cortisone. Ohio St. med. J. **47**, 1013 (1951). — French, A. J.: Hypersensitivity in the pathogenesis of the histopathologic changes associated with sulfonamide chemotherapy. Amer. J. Path. **22**, 679 (1946). — Freund, F.: Apoplexia cutanea — periarteriitis nodosa. Arch. Derm. Syph. (Berl.) **152**, 158 (1926). — Friedberg, C. K.: Diseases of the heart. Philadelphia: W. B. Saunders Company 1950. — Friedberg, C. K., and L. Gross: Periarteritis nodosa associated with rheumatic heart disease, with note on abdominal rheumatism. Arch. intern. Med. **54**, 170 (1934). — Froboese, C.: Beitrag zur Stütze der rheumatischen Ätiologie der Periarteriitis nodosa und zum subtotalen Pankreasinfarkt. Virchows Arch. path. Anat. **317**, 430 (1949). — Froehlich, M.: Periarteritis nodosa with transient lung infiltrations: clinical follow-up of eight years duration. Proc. Beilinson Hosp. (Petach-Tiqvah, Isr.) Suppl. **1**, 109 (1953). — Frugoni, C.: Su un caso di periarterite nodosa. Policlinico, Sez. prat. **58**, 513 (1951). — Fuchs, E.: Zum Problem der „allergischen" Arteriitiden und ihrer Behandlung. Ther. d. Gegenw. **1956**, 365. — Fuchs, U.: Die perkutane Beeinflussung der Rattenhyperergie. Medizinische **1953**, 165.

Gadermann, E., u. K. D. Voigt: Die Schönlein-Henochsche Purpura und ihre Beziehungen zur Periarteriitis nodosa. Frankfurt. Z. Path. **62**, 255 (1951). — Gagstetter: Über Periarteriitis nodosa. Wien. klin. Wschr. **1934 I**, 332. — Galan, E., y M. Stable: Periarterite nodosa de Kussmaul y Maier; revision. Bol. Soc. cubana Pediat. **15**, 635 (1943). — Galeone, A.: Periarterite nodosa a quadro clinico terminale di glomerulonefrite acuta. Minerva med. (Torino) **1952 II**, 985—995. — Gans u. Steigleder: Histologie der Hautkrankheiten, Bd. 1, S. 409—411. Springer 1955. — Gardilčić, A.: Perineuritis und Periarteriitis ciliaris bei einem frischen Fall von Herpes zoster ophthalmicus. Z. Augenheilk. **92**, 35 (1937). — Geisler, W.: Urämie bei Periarteriitis nodosa. Sitzg der Ärzte zu Halle a.d. S. 1934. Münch. med. Wschr. **1934**, 847. — Gelfand, M. L., and S. Aronoff: Periarteritis nodosa — possible relation to increased usage of sulfonamides. Arch. intern. Med. **30**, 919 1949. — Gerlach: Über Periarteriitis nodosa. Klin. Wschr. **1922 I**, 467. — Germer, W. D.: Ein Fall von Periarteriitis nodosa. Nachweis einer vasokonstriktorischen Wirkung des Pat.-Serums. Med. Klin. **1949**, 231—234. — Gerstenbrand, F.: Polyneuritische Form einer Periarteriitis nodosa. Wien. Z. Nervenheilk. **12**, 373 (1956). — Giampalmo, V.: Su una particolare forma di vasculopatia (diffusa panarterite cronica sclerosante polianeurismatica contrombo-arterite settica generalizzata). Riv. Chir. **2**, 3—16 (1950). — Giard, P., et

E. VERSTRAETE: La périartérite noueuse. Etude clinique et pathogénique. Critères biologiques de la maladie. Bull. méd. (Paris) **68**, 187—195. — GIBSON, P. C., and F. T. QUINLAN: Periarteritis nodosa in thiourea therapy. Lancet **1945 II**, 108. — GIESELER: Ein Beitrag zur Kenntnis der Periarteriitis nodosa mit besonderer Berücksichtigung des Nervenbildes. Diss. Hamburg 1919. Zit. nach GRUBER. — GILLESPIE, M., and A. POTELIAKHOFF: The association of eosinophilic polyarteritis, Libman-Sacks endocarditis, and asthma with diffuse collagen disease. J. clin. Path. **4**, 402 (1951). — GILLILAND, I. C., and G. C. MANNING: Liver abscess and polyarteritis nodosa. Brit. med. J. **1954**, 794. — GJERTZ, A., W. NORDLÖW and M. SVENMAR: A case of periarteriitis nodosa with specific eye changes. Acta med. scand. **100**, 310 (1939). — GLOOR: Kurze neue Beiträge und Bemerkungen zur Periarteriitis nodosa. Zbl. allg. Path. path. Anat. **38**, 337 (1926). — GODER, G.: Zur Periarteriitis nodosa im Kindesalter. Z. ges. inn. Med. **11**, 652 (1956). — GODDARD, J. W.: Granuloma, a characteristic „qualitative" change in focal anaphylactic inflammation. Amer. J. Path. **23**, 943 (1947). — GODMAN and CHURG: Wegener's granulomatosis. Pathology and review of the literature. Arch. Path. (Chicago) **58**, 533 (1954). — GOHRBANDT: Beiträge zur Pathologie der Periarteriitis nodosa. Virchows Arch. path. Anat. **263**, 246 (1927). — GOLDMAN, B. A., K. L. DICKENS and J. R. SCHENKEN: The apparent cure of periarteritis nodosa with sulfapyridine; report of a case. Amer. J. med. Sci. **204**, 443—447 (1942). — GOLDSTEIN: Zur Klinik und Diagnostik der Periarteriitis nodosa. Wien. Arch. inn. Med. **21**, 255 (1931). — GOLDSTEIN, I., and D. WEXLER: The ocular pathology of periarteritis nodosa. Arch. Ophthal. (Chicago) **59**, 288 (1929). — GOODMAN, M. J.: Periarteritis nodosa with recovery: report of an unusual case apparently due to sensitivity to sulfadiazine. Ann. intern. Med. **28**, 181 (1948). — GOOL and ROEGHOLT: Cryoglobulinaemia in a case of periarteritis nodosa. Ned. T. Geneesk. **1955**, 1568 mit engl. Zus.fass. [Holländisch.] — GORDON, B. S.: Necrotizing arteritis of the appendix. A.M.A. Arch. Surg. **62**, 92 (1951). — GORDON, E. J.: Delayed serum sickness reaction to penicillin. J. Amer. med. Ass. **131**, 724 (1946). — GORDON, W. H., and L. E. DAVISON: Periarteritis nodosa: a review and 2 case reports. J. Mich. med. Soc. **48**, 1472 (1949). — GOTTRON: Kreislaufstörungen und Hämorrhagien der Haut. In ARZT-ZIELER, Handbuch der Hautkrankheiten, Bd. II, S. 1—70. Berlin u. Wien 1935. — GOTTSEGEN, G., u. S. PÁNCZÉL: Dauerhafte Remission bei Periarteriitis nodosa. Orv. Hetil. **1952**, 1071—1073. [Ungarisch.] — GOTTSEGEN, R., and R. J. GORLIN: Periarteritis nodosa, report of case with involvement of tongue. Oral Surg. **2**, 1250 (1949). — GRAF: Über einen Fall von Periarteriitis nodosa mit multipler Aneurysmabildung. Beitr. path. Anat. **19**, 181 (1896). — GRANT, R. T.: Observations on periarteritis nodosa. Clin. Sci. **4**, 245 (1940). — GRIESBACHER, O.: Beitrag zur Frühdiagnose der Periarteriitis nodosa mittels Sternalmarkbefunde. Wien. klin. Wschr. **1949**, 326—330. — GRIFFITH, G. C., and I. L. VURAL: Polyarteritis nodosa. A correlation of clinical and postmortem findings in seventeen cases. Circulation **3**, 481 (1951). — GRUBER: Zur pathologischen Anatomie der Periarteriitis nodosa. Ref. Zbl. allg. Path. path. Anat. **33**, 590 (1923). 19. Tagg Dtsch. Path. Ges. Göttingen 1923 (16.—18. 4.), S. 313—314. — GRUBER, G. B.: Zur pathologischen Anatomie der Periarteriitis nodosa. Virchows Arch. path. Anat. **245**, 123 (1923). — Zur Frage der Periarteritis nodosa, mit besonderer Berücksichtigung der Gallenblasen- und Nierenbeteiligung. Virchows Arch. path. Anat. **258**, 441 (1925). — Kasuistik und Kritik der Periarteriitis nodosa. Zbl. Herz- u. Gefäßkr. **18**, 145—269 (1926). — Die Frage der Periarteriitis nodosa. Z. Kreisl.-Forsch. **36**, 401 (1944). — GUICHARD, A., L. ROCHE, N. COLLARD et J. DALMAIS: Polyartériolite systématisée des membres avec périostite distale d'origine saturnine probable. Lyon méd. **192**, 73 (1954). — GULDNER: Zwei neue Beobachtungen von Periarteriitis nodosa beim Menschen und beim Hausrinde. Virchows Arch. path. Anat. **219**, 366 (1915). — GVOZDANOVIĆ, J. M.: Periarteritis (panarteritis, polyarteritis) nodosa. Kussmaul Maier disease. Med. Arch. **8**, 71—79 u. engl. Zus.fass. 78—79 (54). [Kroatisch.]

HABERICH: Zur Frage der generalisierten Panarteritis. Zbl. allg. Path. path. Anat. **87**, 374 (1951). — HABERLAND, K.: Ein Fall von Panarteritis disseminata necrotica (Periarteritis nodosa). Mschr. Psychiat. Neurol. **121**, 78 (1951). — HAGANS, J. A.: Panarteritis nodosa; a brief review of the recent literature; report of a case with antemortem diagnosis and interesting findings at necropsy. Milit. Surg. **107**, 26—37 (1950). — HAINING, R. B., and T. S. KIMBALL: Periarteritis nodosa. Amer. J. Path. **10**, 349 (1934). — HALL, J. W., S. C. SUN and W. MACKLER: Arteritis of the appendix. Arch. Path. (Chicago) **50**, 240 (1950). — HALL, M.: Ein Fall von Panarteriitis nodosa bei einem $8^1/_2$jährigen Mädchen. Öst. Z. Kinderheilk. **4**, 350 (1950). — HAMPEL: Zwei ungewöhnliche Fälle von Periarteriitis nodosa. Zbl. ges. Neurol. Psychiat. **146**, 355 (1926). — HANN, F. v.: Pathohistologische und experimentelle Untersuchungen über Periarteriitis nodosa. Virchows Arch. path. Anat. **227**, 90 (1920).—HARBERT, F., and S. D. MCPHERSON: Amer. J. Ophthal. **30**, 727 (1947). — HARKAVY, J.: Vascular allergy; pathogenesis of bronchial asthma with recurrent pulmonary infiltrations and eosinophilic polyserositis. Arch. intern. Med. **67**, 709 (1941). — Cardiovascular allergy due to penicillin, sulfadiazine, and bacterial sensitization; results of treatment with cortisone and ACTH. J. Allergy **23**, 104 (1952). — HARRIS, A. W., G. W. LYNCH and J. P. O'HARE:

Periarteritis nodosa. Arch. intern. Med. **63**, 1163 (1939). — Periarteritis nodosa. Clin. Sci. **4**, 245 (1940). — HARRIS, J. F., and C. L. LAWS: Periarteritis nodosa. Ann. Allergy **7**, 105, 112 (1949). — HARRIS, WILL, and A. FRIEDRICHS: Periarteriitis nodosa with a classification of the pathology. J. med. Res. **43**, 285 (1920). — HARRIS, W. H., and A. V. FRIEDRICHS: The experimental production of periarteritis nodosa in the rabbit with a consideration of the specific causal excitant. J. exp. Med. **36**, 219 (1922). — HART: Die Meso-Periarteriitis. Berl. klin. Wschr. **1909 II**, 1305. — HAUN, F. v.: Pathohistologische und experimentelle Untersuchungen über Periarteriitis nodosa.. Virchows Arch. path. Anat. **227**, 90 (1920). — HECK, F. J.: Symposium on periarteritis nodosa. Proc. Mayo Clin. **24**, 17 (1949). — HEIDENREICH, R.: Über die Periarteriitis nodosa. Ärztl. Wschr. **1949**, 407—410. — HEILEMANN u. BREDT: Periarteriitis nodosa. Münch. med. Wschr. **1940 II**, 1405. — HEIM, H.: Arteritis des Hirns bei maligner Nephrosklerose und chronischer diffuser Glomerulonephritis. Mschr. Psychiat. Neurol. **121**, 39 (1951). — HEINLEIN, H.: Chronische Histaminvergiftung und Entzündung. Virchows Arch. path. Anat. **296**, 448 (1936). — Organveränderungen bei parenteraler Zufuhr von Eiweiß- und Nichteiweißkolloiden. Virchows Arch. path. Anat. **299**, 307 (1937). — HEINTZ, R., G. POLLMANN u. G. HANSTEIN: Über die nichteitrige Panarteriitis bei Ratten unter unspezifischer Reizbehandlung. Z. ges. exp. Med. **126**, 45—63 (1955). — HEJTMANCIK, M. R., N. D. SCHOFIELD and G. R. HERRMANN: Allergic cardiovascular disease, with report of two cases of periarteriitis nodosa. Amer. J. med. Sci. **217**, 187 (1949). — HELPERN, M., and M. TRUBEK: Necrotizing arteritis and subacute glomerulonephritis in gonococcic endocarditis: Toxic origin of periarteritis nodosa. Arch. Path. (Chicago) **15**, 35 (1933). — HERLITZ, G.: Clinical study of three cases of periarteritis nodosa. Acta paediat. (Uppsala) **10**, 105 (1930). — Klinische Beiträge zur Kenntnis der Periarteriitis nodosa. Acta paediat. (Uppsala) **10**, 125 (1930/31). — HERRMAN, W. G.: Pulmonary changes in case of periarteritis nodosa. Amer. J. Roentgenol. **29**, 607 (1933). — HESS: Periarteriitische Schrumpfniere. Med. Klin. **1924 I**, 480. — HERSON, R. N., and R. SAMPSON: The ocular manifestations of polyarteritis nodosa. Quart. J. Med., N.S. **18**, 123 (1949). — HIERONYMI, G.: Über einen Fall von Periarteriitis nodosa mit exzessiver Riesenzellbildung. Zbl. allg. Path. path. Anat. **90**, 34 (1953). — HOCHREIN, M.: Zur Behandlung der Periarteriitis nodosa. Med. Klin. **46**, 1367—1369 (1951). — HOFF, H., u. D. PAULSEN: Zur Frage des Löfflerschen Syndromes (eosinophiles Lungeninfiltrat). Ärztl. Wschr. **6**, 601—606 (1951). — HOFFMANN u. THEMEL: Über Endocarditis parietalis fibroplastica mit Bluteosinophilie (Löffler). Z. ges. inn. Med. **8**, 7 (1953). — HOLTERMANN, C.: Ein Beitrag zur pathologischen Anatomie der Periarteriitis nodosa. Beitr. path. Anat. **72**, 344 (1923). — HORÁNYI, B.: Gehirnveränderungen bei Periarteriitis nodosa. Acta morph. Acad. Sci. Hung. **2**, 239 (1952). — HORNE, S. F., A. C. CURTIS and E. A. KAHN: Splanchnicectomy for hypertension in lupus erythematosus and periarteritis nodosa. Ann. intern. Med. **32**, 1202 (1950). — HOWELLS, G. H., and I. FRIEDMANN: Giant cell granuloma associated with lesions resembling polyarteritis nodosa. J. clin. Path. **3**, 220 (1950). — HÜBNER, G., u. H. KOCH: Über die Periarteriitis nodosa. Med. Klin. **1952**, 1385—1389. — HUNGERLAND, H.: Beitrag zur Frage der Periarteriitis nodosa im Kindesalter. Kinderärztl. Prax. Suppl. 21—42 (1950). — HUNGERLAND, H., u. U. GREIFELT: Die Periarteriitis nodosa im Kindesalter. Dargestellt im Zusammenhang mit einem in vivo diagnostizierten und zunächst in Heilung ausgegangenen Fall. Arch. Kinderheilk. **139**, 12 (1950).

IKONEN, E.: Sulfa preparations as a cause of periarteritis nodosa. Duodecim (Helsinki) **66**, 349—356 (1950).

JACKSON, A., and J. KASS: The relationship between periarteritis nodosa and sarcoidosis. Ann. intern. Med. **38**, 288 (1953). — JAEGER: Die Periarteriitis nodosa. Virchows Arch. path. Anat. **197**, 71 (1909). — JÄGER, ERNST: Zur histologischen Ausheilung der Periarteriitis nodosa und deren Beziehung zur juvenilen Atherosklerose. Virchows Arch. path. Anat. **288**, 833 (1933). — JAKLITSCH, H., u. R. ZIGEUNER: Über cerebrale Symptome bei Periarteriitis nodosa unter besonderer Berücksichtigung der Liquorveränderungen. Dtsch. Z. Nervenheilk. **171**, 474 (1954). — JENSEN: Zur polyneuritischen Form der Periarteriitis nodosa und deren therapeutische Beeinflussung durch Hormone. Wien. klin. Wschr. **1954**, 954. — JERNSTROM, P., and J. STASNEY: Acute ulcerative enteritis due to polyarteritis. A diagnostic dilemma. J. Amer. med. Ass. **148**, 544 (1952). — JOEST u. HARZER: Über Periarteriitis nodosa beim Schwein. Beitr. path. Anat. **69**, 85 (1921). — JOHANSMANN and ZEEK: Periarteritis nodosa in a week-old infant. Report of a case with necropsy. Arch. Path. (Chicago) **58**, 207 (1954). — JOHNSSON, S.: A case of Wegener's granulomatosis. Acta path. microbiol. scand. **25**, 573 (1948). — JONAS, W.: Periarteriitis nodosa. Münch. med. Wschr. **1912**, 1685. — JORAS: V. Periarteriitis nodosa. In HENCKE-LUBARSCH' Handbuch der pathologischen Anatomie, Bd. II, S. 652. 1924. — JØRGENSEN, J.: On the treatment of periarteritis nodosa; report of a case. Acta derm.-venereol. (Stockh.) **31**, 167—173 (1951). — JOYCE, MENNE and SMITH: The surgical aspects of periarteritis nodosa. Trans. west. S. Amer. 208 (1939). Zit. MELCZER u. VENKEI 1947. — JULICH, H.: Beitrag zur Klinik der Periarteriitis nodosa. Dtsch. Gesundh.-Wes. **1950**, 134—136.

Kämmerer: Zur allergischen Genese der Arteriitis. Verh. dtsch. Ges. inn. Med. **60**, 417 (1954). — Kahlden, v.: Über Periarteriitis nodosa. Zit. nach Rosenblath. Beitr. path. Anat. **15**, 581 (1894). — Kahler: Über Endarteriitis und Periarteriitis. Wien. klin. Wschr. **43**, 1588 (1930); **44**, 99, 139 (1930). — Kalk, H., u. E. Wildhirt: Beitrag zum Krankheitsbild der Periarteriitis nodosa. Dtsch. med. Wschr. **1954**, 803—805. — Kampmeier, R. H., and John L. Shapiro: Diffuse and sometimes recurrent course of diffuse arteritis. Observations and report of a patient observed for twenty-one years. Arch. intern. Med. **92**, 856 (1953). — Karapata, A. P., and A. S. Vakhnitskii: A case of takayashu's disease (multiple obliterating panarteritis). Sovetsk. Med. 8, 132 (1957). — Kauffmann, F.: Allergische Gefäßerkrankungen. Dtsch. med. J. **6**, 376 (1955). — Kaufman: Focal necrotizing glomerulonephritis and diffuse hypersensitivity angiitis. Report of case with documentation by renal biopsy three years before death. Arch. Path. (Chicago) **57**, 80 (1954). — Kaufmann: Lehrbuch der speziellen pathologischen Anatomie, Bd. 1, Lief. 1. Göttingen 1954. — Kawano: Polyarteritis nodosa as a cause of peritonitis fibrosa incapsulata. Shikoku Acta med. **5**, 219 (1954) mit engl. Zus.fass. [Japanisch.] — Kazmeier, F.: Symptomatologie und Differentialdiagnose der Periarteriitis nodosa. Med. Welt **1951**, 774. — Keith, H. M., and M. D. Baggenstoss: Primary arteritis (periarteritis nodosa) among children. Proc. Mayo Clin. **16**, 568 (1941). — Kempner, W.: Treatment of hypertensive vascular disease with ricediet. N. C. med. J. **5**, 125 (1944).— Kempner, W., E. Peschel and B. Black-Schaffer: Effect of diet on experimental hypertension and on the development of polyarteritis nodosa in rats. Circulat. Res. **3**, 73 (1955). — Kernohan, J. W., and H. W. Woltman: Periarteritis nodosa: Clinicopathologic study with special reference to nervous system. Arch. Neurol. Psychiat. (Chicago) **39**, 655 (1938). — Periarteriitis nodosa. Proc. Mayo Clin. **12**, 554 (1954). — Ketron, L. W., and J. C. Bernstein: Cutaneous manifestations of periarteriitis nodosa. Arch. Derm. Syph. (Chicago) **40**, 929 (1939). — Kimmelstiel: Beiträge zur Frage der Periarteriitis nodosa. Virchows Arch. path. Anat. **265**, 16 (1927). — King, B. G.: The clinical diagnosis of periarteriitis nodosa. Report of four cases. Ann. intern. Med. **32**, 466 (1950). — Kipkie, G. F.: Possible role of infection in the production of periarteritis nodosa in hypertensive rabbits. Arch. Path. (Chicago) **50**, 98—107 (1950). — Kipkie, G. F., and D. S. Johnson: Possible pathogenic mechanisms responsible for human periarteritis nodosa as suggested by 2 cases. A.M.A. Arch. Path. **51**, 387—392 (1951). — Kirch, E.: Pathologie des Herzens. Ergebn. allg. Path. **22**, 1 (1927). — Klein, Sander Paul: Periarteriitis nodosa. Study of chronicity and recovery, with report of two cases. Arch. intern. Med. **84**, 983 (1949). — Klein, T., and R. H. Owen: Periarteritis nodosa. Med. Clin. N. Amer. **17**, 665 (1933). — Klemperer, P.: Diseases of the collagen system. Bull. N. Y. Acad. Med. **23**, 581 (1947). — The pathogenesis of lupus erythematosus and allied conditions. Ann. intern. Med. **28** (1948). — Klemperer, P., A. D. Pollack and G. Baehr: Diffuse collagen disease: Acute disseminated lupus erythematosus and diffuse scleroderma. J. Amer. med. Ass. **119**, 331 (1942). — Klinge: Die Eiweißüberempfindlichkeit (Gewebsanaphylaxie) der Gelenke. Beitr. path. Anat. **83**, 185 (1930). — Diskussion zu Randerath. Verh. dtsch. Ges. inn. Med. **60**, 383 (1954). — Klinger, Heinz: Grenzformen der Periarteriitis nodosa. Frankfurt. Z. Path. **42**, 455 (1931). — Klinghoffer, J. F.: Löffler's syndrome following use of a vaginal cream. Ann. intern. Med. **40**, 343—350 (1950). — Klotz, O.: Periarteritis nodosa. J. med. Res. **37**, 1 (1917). — Knauer: Über einen Fall von vollkommen abgeheilter Periarteriitis nodosa. Zbl. allg. Path. path. Anat. **63**, 161 (1935). — Knepper u. Waaler: Hyperergische Arteriitis der Kranz- und Lungengefäße bei funktioneller Belastung. Virchows Arch. path. Anat. **294**, 587 (1935). — Knezevic, M.: Paramyloidose bei Periarteriitis nodosa. Virchows Arch. path. Anat. **312**, 628 (1944). — Knowles jr., H. C., P. M. Zeek and M. A. Blankenhorn: Studies on necrotizing angiitis. IV. Periarteritis nodosa and hypersensitivity angiitis. Arch. intern. Med. **92**, 789 (1953). — Kobernick, S. D.: Experimental rheumatic carditis, periarteritis nodosa and glomerulonephritis. Amer. J. med. Sci. **224**, 329—342 (1952). — Köhlmeier: Thromboangiitis obliterans mit besonderer Beteiligung der Darmgefäße (Intestinale Form der von Winiwarter-Buergerschen Krankheit). Frankfurt. Z. Path. **54**, 413 (1940). — Kolpak, H.: Über die Periarteriitis nodosa im kleinen Kreislauf. Beitr. path. Anat. **110**, 493 (1949). — Korting, G. W.: Über cutane Periarteriitis nodosa unter besonderer Berücksichtigung begleitender Leberstörungen und der sogenannten Thrombophlebitis migrans. Arch. Derm. Syph. (Berl.) **199**, 332—349 (1955). — Kourilsky, Garcin, Bertrand et Kinglais: Panartérite noueuse à évolution lente et recidivante avec manifestations médullo-névritiques. Bull. Soc. méd. Hôp. Paris **54**, 1781 (1938). — Krahulik, Rosenthal and Loughlin: Periarteritis nodosa in childhood with meningeal involvement. Amer. J. med. Sci. **190**, 308 (1935). — Kreuter: Ein ungewöhnlicher Fall von Periarteriitis nodosa. Münch. med. Wschr. **1933 II**, 1473. — Kroetz: Zur Klinik der Periarteriitis nodosa. Dtsch. Arch. klin. Med. **135**, 311 (1921). — Krupp, M. A.: Urinary sediment in visceral angiitis (periarteritis nodosa, lupus erythematosus, Libman-Sacks "disesae" quantitative studies). Arch. intern. Med. **71**, 54 (1943). — Krzyszowsky: Periarteriitis nodosa. Ferrari-Zit. Przegl. lek. 1899. — Kühl, I.: Über allergisch-hyperergische Erscheinungen bei Mäusen

nach β-Naphthylaminbehandlung. Gekennzeichnet durch Periarteriitis nodosa, Aktivierung des reticuloendothelialen Systems, Plasmazellhyperplasie und Paraproteinose der Organe. Virchows Arch. path. Anat. **328**, 49 (1956). — KÜNNE, B.: Über Meso-Periarteriitis (Periarteriitis nodosa). Frankfurt. Z. Path. **5**, 107 (1910). — KULKA, FREIMAN and CLARK: Granulomatous polyarteritis: Report of a case with intra- and extravascular granulomas combining certain morphological features of polyarteritis nodosa and acute rheumatic fever. J. clin. Invest. **28**, 794 (1949). — KULKOW, A. E.: Zur klinischen Diagnose und Pathogenese der polyneuritischen Form von Periarteritis nodosa. Acta med. scand. **108**, 586 (1941). — KURSHAKOFF, N. A., i E. M. KOROLEVITCH: K klinikc raseiannogo angiita luzelkovogo periarteriita. Klin. Med. (Mosk.) **29**, 40—46 (1951). — KUSSMAUL, A., and R. MAIER: Über eine bisher nicht beschriebene eigenthümliche Arterienerkrankung (Periarteritis nodosa), die mit Morbus Brightii und rapid fortschreitender allgemeiner Muskellähmung einhergeht. Dtsch. Arch. klin. Med. **1**, 484 (1866). — KVALE, W. F.: Periarteritis nodosa (polyarteritis; panarteritis; necrotizing arteritis) and temporal arteritis. In: Peripheral vascular diseases by ALLEN, BARKER and HINES. 1946. — KYRIELEIS: Periarteriitis nodosa der Netzhaut. Ber. dtsch. ophthal. Ges. 406—411 (1936). Ref. Zbl. ges. Neurol. Psychiat. **84**, 513 (1937).

LAFON, PAGES, MINVIELLE et BARJON: Hypertension maligne, syndrome bulbaire et diabète insipide au cours d'une périartérite noueuse. Rev. neurol. **92**/6, 536 (1955). — LAMB, A. R.: Periarteritis nodosa — a clinical and pathologic review of the disease with a report of two cases. Arch. intern. Med. **14**, 481 (1914). — LAMBERT, P. P., C. COERS et J. P. NAETS: Un cas de périarterite noueuse traitée par l'A.C.T.H. Acta clin. belg. **6**, 222 (1951). — LANGE: Studien zur Pathologie der Arterien, insbesondere zur Lehre von der Arteriosklerose. Virchows Arch. path. Anat. **248**, 475 (1923). — LANGERON, L., V. CORDONNIER, P. MICHAUX et J. DURIEZ: Syndrome conjonctivo-uréthro-synovial dysentérique et nodules sous-cutanés de périartérite noueuse. J. Sci. méd. Lille **71**, 34 (1953). — LARGE jr., H. L.: Iatrogenic "allergic" vascular disease. N. C. Med. **18/19**, 355 (1957). — LECHELLE, P., et J. DELAPORTE: Périartérite noueuse avec très forte éosinophilie sanguine survenue chez une asthmatique après une grossesse. Action remarquable de la cortisone et de l'ACTH. Bull. Soc. méd. Hôp. Paris **69**, 264—270 (1953). — LE CLUYSE, R., et R. DOGUET: Deux cas de périartérite noueuse à symptomatologie digestive. Acta gastro-ent. belg. **16**, 574 (1953). — LEGROS, J.: La périartérite noueuse ou maladie de Kußmaul-Maier. Acta paediatr. belg. **3**, 219 (1949). — LEISHMAN, A. W. D.: The clinical diagnosis of polyarteritis nodosa: with a report of four recent cases. Lancet **1937**, 803. — LELONG, M., J. VIALATTE et J. LE TAN VINH DEBRAY: Périartérite neueuse chez un nourrisson de 14 mois. Bull. Soc. méd. Hôp. Paris **67**, 559 (1951). — LEMKE: Ein Beitrag zur Frage der Periarteriitis nodosa. Virchows Arch. path. Anat. **240**, 30 (1922); **245**, 322 (1923). — LEOBARDY jr., DE: Syndrome de Loeffler d'étiologie curieuse. Un cas de rhume des troènes. J. franç. Méd. Chir. thor. **6**, 391—393 (1952). — LFPOW, H., L. RUBENSTEIN, F. WOLL and H. GREISMAN: A spontaneously precipitable protein in human sera, with particular reference to the diagnosis of polyarteritis nodosa. Amer. J. Med. **7**, 310 (1949). LETTERER: Allergie — morphologisch gesehen. Allgemeine Histologie hyperergischer Phänomene. Ärztl. Wschr. **1948**, 196. — Über normergische und hyperergische Entzündung. Dtsch. med. Wschr. **78**, 759 (1953). — LEVIN, M. H., W. S. ADAMS, W. S. BECK, R. GOLDMAN and S. H. BASSET: Prolonged treatment of a case of periarteritis nodosa with ACTH: The effective dose as measured by metabolic balances. J. clin. Endocr. **11**, 375 (1951). — LIAN, C., et F. SIGUIER: La pan-angéite diffuse nécrosante entité anatomo-clinique nouvelle? Sem. Hôp. Paris **29**, 3666—3677 (1953). — LIAVAAG, K.: Loefflers syndrome simulating bronchial carcinoma. Nord. Med. **48**, 1585 (1952). — LICHTENSTEIN, L., and L. J. FOX: Necrotizing arterial lesions resembling those of periarteritis nodosa and focal visceral necrosis following administration of sulfathiazole; report of case. Amer. J. Path. **22**, 665 (1946). — LINDBERG, K.: Ein Beitrag zur Kenntnis der Periarteriitis nodosa. Acta med. scand. **76**, 183 (1931). — Über eine subkutane Form der Periarteriitis nodosa mit langwierigem Verlauf. Arb. path. Inst. Univ. Helsingfors **7**, 159 (1933). — LINDEBOOM u. ROYER: Akute multiple Hautnekrose. Acta derm.-venereol. (Stockh.) **23**, 489 (1943). — LINDENBERG, R.: Störungen des Blutkreislaufes und ihre Folgen für das ZNS. In HENKE-LUBARSCH, Handbuch der speziellen pathologischen Anatomie und Histologie, Bd. XIII/1B. Berlin-Göttingen-Heidelberg: Springer. — LINDSAY, S., P. M. AGGEIER and S. P. LUCIA: Chronic granuloma associated with periarteritis nodosa. Amer. J. Path. **10**, 1057 (1944). — LIVERSEDGE, L. A., and H. M. LEATHER: Corticotrophin treatment in polyneuritis with periarteritis nodosa. Lancet **1953**, 1241. — LÖFFLER, W.: Endocarditis parietalis fibroplastica mit Bluteosinophilie. Ein eigenartiges Krankheitsbild. Schweiz. med. Wschr. **66**, 817 (1936). — Zur Biologie der eosinophilen Infiltrate. Bull. schweiz. Akad. med. Wiss. **6**, Suppl. **1**, 88—90 (1950). — LÖFFLER, W., A. F. ESSELLIER, G. DE MEYER u. L. MORANDI: Flüchtige Lungeninfiltrate mit Bluteosinophilie nach therapeutischen Ölinjektionen. Schweiz. med. Wschr. **1952**, 777—785. — LÖHE u. ROSENFELD: Multiple Hautgangrän bei Periarteriitis nodosa. Ein Beitrag zur Kenntnis der multiplen neurotischen Hautgangrän und der Hautveränderungen bei Periarteriitis nodosa.

Derm. Z. **61**, 299 (1931). — LOGUE and MULLINS: Polyarteritis nodosa: Report of 11 cases with review of recent literature. Ann. intern. Med. **24**, 11 (1946). — LOHMANN, A. J. M.: Periarteriitis nodosa. Een door behandeling met ACTH genezen patient. Ned. T. Geneesk. **1952**, 671. — LOHSE, R.: Zur klinischen Diagnose der Periarteriitis nodosa. Ärztl. Forsch. **6**, I 270—282 (1952). — LOOGEN, F.: Über die Periarteriitis nodosa. Z. klin. Med. **150**, 182 (1952). — LÓPEZ GARCÍA, E., y A. MERCHANTE IGLESIAS: Un caso de panarteritis nodosa con cuadro clinico poco habitual. Rev. clin. esp. **46**, 380—383. — LOVSHIN, L. L.: Association of acquired hemolytic anemia with periarteritis nodosa. Cleveland Clin. J. **1952**, 28—32. — LOVSHIN, L. L., and J. W. KERNOHAN: Peripheral neuritis in periarteriitis nodosa. Arch. intern. Med. **82**, 321 (1948). — LOWMAN, E. W.: Joint and neuromuscular manifestations of periarteriitis nodosa. Ann. rheumat. Dis. **11**, 146 (1952). — LÜPKE, F.: Über Periarteriitis bei Axishirschen. Zbl. allg. Path. path. Anat. **17**, 878 (1906). — Über Periarteriitis nodosa bei Axishirschen. Verh. Dtsch. Path. Ges. 10. Tagg **1907**, S. 149. — LUMMIS, F. R.: Periarteritis nodosa. Ann. intern. Med. **10**, 105 (1936). — LUNDQUIST, C.: Huvuddragen av patologin vid Periarteriitis nodosa. Nord. med. T. **3**, 261 (1931).

MACKAY, M. E., T. MCLARDY and C. HARRIS: A case of periarteritis nodosa of the central nervous system. J. ment. Sci. **96**, 470 (1950). — MACKEITH, R.: Localized subcutaneous oedema with weakness of limb muscles: Syndrome due to polyarteritis nodosa. Brit. med. J. **1**, 139 (1944). — MACKEN, J., J. VANDAEL, G. TVERDY et J. VAN BOGAERT: Déterminations nerveuses de la périartérite noueuse. Acta neurol. belg. **51**, 217—232 (1951). — MANGAKIS, N.: Prispevek ke studiu pathogenesy periarteriitis nodosa. (Experimentálni práce-I. cást). Sborn. lék. **56**, 79 (1954). — MANGES and BAEHR: Periarteritis nodosa. Amer. J. med. Sci. **162**, 123 (1921). — MANGUEL, M., y G. NEER: Clinica de la periarteritis nodosa. Rev. argent. Cardiol. **16**, 179 (1949). — MANNI, G.: Su un caso di periarterite nodosa. Rass. giul. Med. **6**, 440—442 (1950). — MARCUS: Polyneuritis perivasculitica. Acta psychiat. (Kbh.) 8, 297 (1933). — MARTIN, B. F.: Periarteritis nodosa treated with ACTH, report of a case. Sth. med. J. (Bgham, Ala.) **44**, 626—628 (1951). — MARTINI: De aneurysmatis praecordiorem morbis. Florenz 1755. Zit. nach STAMMLER. — MASSON, G. M. C., F. DEL GRECO, A. C. CORCORAN and I. H. PAGE: Acute diffuse vascular disease elicited by renin in rats pretreated with cortisone. Arch. Path. (Chicago) **56**, 23 (1935). — MASSON, G. M. C., J. B. HAZARD, A. C. CORCORAN and IRVINE H. PAGE: Experimental vascular disease due to desoxycorticosterone and anterior pituitary factors. II. Comparison of pathologic changes. Arch. Path. (Chicago) **49**, 641 (1950). — MASUGI, M.: Über das Wesen der spezifischen Veränderungen der Niere und der Leber durch das Nephrotoxin bzw. das Hepatotoxin. Beitr. path. Anat. **91**, 82 (1933). — Über die experimentelle Glomerulonephritis durch das spezifische Antinierenserum. Ein Beitrag zur Pathogenese der diffusen Glomerulonephritis. Beitr. path. Anat. **92**, 429 (1933/34). — Zur Pathogenese der diffusen Glomerulonephritis als allergischer Erkrankung der Niere. Klin. Wschr. **14**, 373 (1935). — MASUGI, M., u. ISIBASI: Über allergische Vorgänge bei Allgemeininfektion vom Standpunkt der experimentellen Forschung. Zugleich ein Beitrag zur Pathogenese der diffusen Glomerulonephritis und der Periarteriitis nodosa. Beitr. path. Anat. **96**, 391 (1935/36). — MASUGI, M., and Y. SATO: Über die allergische Gewebsreaktion der Niere, zugleich ein experimenteller Beitrag zur Pathogenese der diffusen Glomerulonephritis und der Periarteritis nodosa. Virchows Arch. path. Anat. **293**, 615 (1934). — MATTSON, ST.: Bericht über zwei mit intravenösen ACTH-Gaben behandelte eosinophile Lungeninfiltrate (Löffler-Syndrom). Sv. Läk.-Tidn. **49**, 2509 (1952). [Schwedisch.] — MCCALL, MARSH and J. W. PENNOCK: Disseminated necrotizing vascularitis — the toxic origin of periarteritis nodosa. Amer. J. med. Sci. **206**, 652 (1943). — Periarteritis nodosa: our present knowledge of the disease. Ann. intern. Med. **21**, 628 (1944). — MCCORMICK, R. V.: Periarteritis occurring during propylthiouracil therapy. J. Amer. med. Ass. **144**, 1453 (1950). — MCGURL jr., T. J.: Periarteritis nodosa: report of a case treated with para-aminobenzoic acid. Ann. intern. Med. **37**, 606 (1952). — MCNEIL, N. F., M. BERKE and J. M. REINGOLD: Polyarteritis nodosa causing deafness in an adult: report of a case with special reference to concepts about the disease. Ann. intern. Med. **37**, 1253 (1952). — MELCZER u. VENKEI: Über die Hautformen der Periarteriitis nodosa. Dermatologica (Basel) **94**, 214 (1947). — MELLER, J.: Über die Perineuritis und Periarteriitis ciliaris bei Herpes zoster ophthalmicus. Z. Augenheilk. **51**, 2 (1923). — MELNOTTE, P., M. CANTEGRIT et P. MICHON: Grande eosinophilie sanguine et medullaire chez un colonial. Discussion étiologique. Traitement antifilarien d'épreuve. Rev. méd. Nancy **77**, 603—606 (1952). — MENNENGA, MENNO: Periarteriitis nodosa mit besonderer Berücksichtigung der Leberveränderungen. Inaug.-Diss. Kiel 1933. — METZ, W.: Die gewerblichen Reaktionserscheinungen an der Gefäßwand bei hyperergischen Zuständen und deren Beziehungen zur Periarteriitis nodosa. Beitr. path. Anat. 88, 17 (1931). — MEYENBURG, H. v.: Die pathologische Anatomie des „flüchtigen Lungeninfiltrates mit Bluteosinophilie". Virchows Arch. path. Anat. **309**, 258 (1942). — MEYER, J., J. FOLEY, and D. CAMPAGNA-PINTO: Granulomatous angiitis of the meninges in sarcoidosis. Arch. Neurol. Psychiat. (Chicago) **69**, 587 (1953). — MEYER, P.: Über Peri-

arteriitis nodosa oder multiple Aneurysmen der mittleren und kleineren Arterien. Virchows Arch. path. Anat. **74**, 277 (1878). — MEYER, P. S.: Über die klinische Erkenntnis der Periarteriitis nodosa und ihre pathologisch-anatomischen Grundlagen. Berl. klin. Wschr. **58**, 473 (1921). — MEYLER, L., H. N. HADDERS and T. G. RIJSSEL: van Arteriitis generalisata tengevolge van methylthiouracil? Ned. T. Geneesk. **94**, 1849 (1950). — MIALE, J. B.: The manifestations and mechanisms of vascular allergy. A critical review. Ann. Allergy **7**, 124 (1949). — MIDDLETON, W. S., and J. C. MCCARTER: Diagnosis of periarteritis nodosa. Amer. J. med. Sci. **190**, 308 (1935). — MIELKE, H. G.: Zum Krankheitsbild der Periarteriitis nodosa. Z. ärztl. Fortbild. **48**, 261 (1954). — MIESCHER, G.: Über kutane Formen der Periarteritis nodosa. Dermatologica (Basel) **92**, 225 (1946). — Mikrobenstreuung und Mikrobide mit besonderer Berücksichtigung der Tuberkulose. Schweiz. med. Wschr. **83**, 419 (1953). — MILLER, H. G., and R. DALEY: Clinical aspects of polyarteritis nodosa. Quart. J. Med. **15**, 255 (1946). — MILLER, H. G., and M. G. NELSON: Polyarteritis nodosa developing during antisyphilitic treatment. Lancet **1945 II**, 200. — MILLIKAN, C. H.: Clinical diagnosis of periarteritis nodosa. Dis. nerv. Syst. **12**, 131—138 (1951). — MISCH: Polyneuritis-Syndrom durch Periarteriitis nodosa. Zbl. ges. Neurol. Psychiat. **51**, 857 (1929). — MÖNCKEBERG: Über Periarteriitis nodosa. Beitr. path. Anat. **38**, 101 (1905). — MONDON, H., R. DUCROQUET et C. OLIVIER: Quelques aspects chirurgicaux de la maladie de Kussmaul-Maier. J. Chir. (Paris) **54**, 604 (1939). — MOORE, D. F., J. LOWENTHAL, MAUREEN FULLER and L. B. JACQUES: Inhibition of experimental arteritis by cortisone, salicylate and related compounds. Amer. J. clin. Path. **22**, 936 (1952). — MORAWITZ, P., u. H. BRUGSCH: Gefäßkrankheiten. In: Neue Deutsche Klinik Bd. 11, S. 287. 1933. — MORE and KOBERNICK: Arteritis, carditis, glomerulonephritis and bilateral renal cortical necrosis induced in rabbits. Arch. Path. (Chicago) **51**, 361 (1951). — MORE and MCLEAN: Amer. J. Path. **25**, 703 (1946). — MORE, R. H., G. C. MCMILLAN and G. L. DUFF: The pathology of sulfonamide allergy in man. Amer. J. Path. **22**, 703 (1946). — MORRISON and ABITBOL: Granulomatous arteritis with myocardial infarction: a case report with autopsy findings. Ann. intern. Med. **42**, 691 (1955). — MOSCHCOWITZ, ELI: An acute febrile pleiochromic anemia with hyaline thrombosis of the terminal arterioles and capillaries: An undescribed disease. Arch. intern. Med. **36**, 89 (1925). — MOSES: Über Periarteriitis nodosa mit Bekanntgabe eines Falles. Inaug.-Diss. München 1920. — MOTLEY, L.: Periarteritis nodosa, with report of case showing unusual features and apparent recovery. J. Amer. med. Ass. **106**, 898 (1936). — MOVITT, E. R., F. C. MACKENBROCK and C. E. CLEMENT: Periarteritis nodosa; the antigens of Trichinella spiralis and poison oak as exciting causes. Stanf. med. Bull. 8, 59 (1950). — MOWREY, F. H., and E. A. LUNDBERG: The clinical manifestations of essential polyangiitis (periarteritis nodosa), with emphasis on the hepatic manifestations. Ann. intern. Med. **40**, 1145 (1954). — MÜHE, J.: Periarteriitis nodosa im Bereich der oberen Luftwege. Hals-, Nas.- u. Ohrenarzt **33**, 313 (1943). — MÜLLER u. HOPPE: Zur Frage der Genese und der Lokalisation anaphylaktischer Arterienveränderungen bei Serumkrankheit. Frankfurt. Z. Path. **65**, 247 (1954). — MÜLLER, CARSTEN: Periarteriitis nodosa — Asthma bronchiale — Isododerma tuberosum. Acta med. scand. **136**, 378 (1950). — MÜLLER, N.: Beitrag zur Frage der Entstehung cerebraler Veränderungen bei Periarteriitis nodosa. Dtsch. Z. Nervenheilk. **172**, 275 (1954). — MUMME, C.: Über Gefäßveränderungen nach einer Typhus-Paratyphus-Schutzimpfung sowie bei einer Endokarditis und Aortitis fibroplastica mit hochgradiger Eosinophilie im Blut, Knochenmark und in den Organen. Verh. dtsch. Ges. inn. Med. 710 (1954). — MUNDY, W. L., W. G. WALKER jr., H. A. BICKERMAN and G. J. BECK: Periarteriitis nodosa. Report of a case treated with ACTH and cortisone. Amer. J. Med. **11**, 630 (1951).

NABHOLZ: Periarteriitis nodosa generalisata Kussmaul-Maier. Schweiz. Z. allg. Path. **2**, 112 (1939). — NEUMANN, R.: Eigenartige Riesenzellgranulome mit Strahlennekrosen bei Periarteriitis nodosa. Virchows Arch. path. Anat. **306**, 389 (1940). — NICAUD: Periarteriitis nodosa. Čas. Lék. čes. **87**, 7 (1948). Ref. Dtsch. med. Rdsch. **1949**, 270. Zit. nach STAMMLER. NIEBERLE: Zur Kenntnis der Periarteriitis nodosa bei Tieren. Virchows Arch. path. Anat. **256**, 131 (1925). — Periarteriitis nodosa unter dem Bilde eines schweren Muskelrheumatismus beim Hund. Arch. Tierheilk. **72**, 333 (1937). — Über Folgen der Periarteriitis nodosa. Arch. Tierheilk. **76**, 47 (1940). — NIGHTINGALE, E. J.: A review of 220 cases of periarteritis nodosa reported since 1939. Zit. COLLENS WILENSKY 1953. — NOEL, R.: Contribution à l'étude de la périartérite noueuse (Maladie de Kussmaul) Revue critique de la litterature. Acta clin. belg. **6**, 165 (1951). — Contribution á l'étude de la périartérite noueuse (maladie de Kussmaul). Documents cliniques et histopathologiques personnels. Acta clin. belg. **6**, 203—221 (1951). — NORDMANN u. REUYSS: Über eigenartige Ausgänge der Periarteriitis nodosa. I. Akuter Verblutungstod durch Diapedesis aus der Aortenwand. Z. Kreisl.-Forsch. **21**, 1 (1929). — NOVER, A.: Augenveränderungen bei generalisierter hyperergischer Gefäßrandentzündung. Klin. Mbl. Augenheilk. **121**, 297 (1952). — NUZUM jr., JOHN W., and JOHN W. NUZUM sr. †: Polyarteritis nodosa — statistical review of one hundred seventy-five cases from the literature and report of a „typical" case. A.M.A. Arch. intern. Med. **94**, 942 (1954). — NYSTRÖM, G.:

Associated rheumatoid arthritis, periarteritis nodosa and Felty's syndrome. Report of three cases. Ann. Med. intern. Fenn. **42**, 52 (1953).

OLINER, L., M. TAUBENHAUS, TH. SHAPIRA and N. LESHIN: Nonsyphilitic interstitial keratitis and bilateral deafness (Cogan's syndrome) associated with essential polyangitis (periarteritis nodosa). A review of the syndrome with consideration of a possible pathogenic mechanism. New Engl. J. Med. **248**, 1001—1007 (1953). — OPHÜLS, W.: Periarteritis acuta nodosa. Arch. intern. Med. **32**, 870 (1923). — OTANI: Zur Frage nach dem Wesen der sog. Periarteriitis nodosa. Frankfurt. Z. Path. **30**, 208 (1924). — OURY, P., and R. DENNIEL: Segmentary polyarteritis; assocation of coronaritis and arteritis of the lower extremities. Sem. Hôp. Paris **26**, 1402—1408 (1950).

PAGEL, W.: Acronecrosis due to fibrin thrombi and endothelial cell thrombi. Amer. J. med. Sci. **218**, 425 (1949). — Polyarteritis nodosa and the "rheumatic" diseases. J. clin. Path. **4**, 137 (1951). — PARIENTE, PH.: Péri-artérite noueuse. France méd. **16**, 5—9 (1953). — PASS: Infarction of liver. Arch. Path. (Chicago) **11**, 503 (1930). — PAUL: Zur Histogenese der „Periarteriitis nodosa" und ihre Stellung im System der Gefäßerkrankungen. Krankenhausforsch. **5**, 192 (1927). — PEALE, A. R., N. GILDERSLEEVE and P. F. LUCCHESI: Periarteritis nodosa complicating scarlet fever. Amer. J. Dis. Child. **72**, 310 (1946). — PELLETAN: Clin. Chir. Paris 1810. Zit. nach L. v. SCHRÖTTER, S. 36. Wien 1899. — PENNOCK, L. L., and H. D. PRIMAS jr.: Non-specific obliterative angiitis (five case reports, including a father and son). Angiology **7**, 32 (1956). — PETRIDES, P.: Die pathogenetische Bedeutung der Allergie für Blut- und Knochenmarksschäden. Ergebn. inn. Med. Kinderheilk., N. F. **4**, 195 (1953). — PETROHELOS, M. A.: Necroscleritis nodosa. A.M.A. Arch. Ophthal. **55**, 221—228 (1956). — PETTE: Zur Klinik und Anatomie der Periarteriitis nodosa. Zbl. ges. Neurol. Psychiat. **49**, 327 (1928). PICKERT-MENKE: Über einen Fall von Periarteriitis nodosa. Frankfurt. Z. Path. **23**, 313 (1920). — PLACHTA, A., and F. D. SPEER: Periarteritis nodosa with unusual liver involvement and hypotension. Review of literature and report of case. Bull. N. Y. med. Coll. **15**, 79 (1952). PLAUT: Asymptomatic focal arteriitis of the appendix. Amer. J. Path. **27**, 247 (1951). — POLANO, M. K.: Periarteriitis nodosa cutanea. Ned. T. Geneesk. **94**, 1881—1883 (1950). — POPP u. ZANDANELL: Ein Beitrag zur Endocarditis parietalis fibroplastica mit Bluteosinophilie (LÖFFLER). Cardiologia (Basel) **27**, 303 (1955). — PORTUONDO, J. M., y DE CASTRO: Formas clinicas de la periarteritis nudosa. Rev. méd. cubana **64**, 24 (1953). — POSTEL, E., u. E. LAAS: Periarteriitis nodosa. Ein Bericht über zwei Fälle mit Erkrankung der Lungen. Z. Kreisl.-Forsch. **32**, 545 (1941). — POWELL, R. E., and J. L. PRITCHARD: Periarteritis nodosa, with report of case involving one kidney. Brit. J. Urol. **4**, 317 (1932). — PRICE, H. P., and C. J. FLANAGAN: Infarction of the liver due to polyarteritis nodosa. J. med. Soc. N. J. **50**, 500 (1953). — PRITCHARD, P. M. M.: Periarteritis nodosa. Pro infirmis **8**, 236 (1950). — PROUTY, M., and E. L. SCHAFER: Periarteritis nodosa associated with ratbite fever due to streptobacillus moniliformis (erythema arthriticum epidemicum). J. Pediat. **36**, 605 (1950).

QUIRNO, N., M. F. VILLAMIL y TH. KISERUD: La periarteritis nodosa como causa de corazón pulmonar crónico. Rev. Asoc. méd. argent. **67**, 755—758 (358—359) (1953).

RABINOVITCH, J., and S. RABINOWITCH: Infarction of the small intestine sequent to poliarteritis nodosa of the mesenteric vessels. Amer. J. Surg. **88**, 896 (1954). — RABL, L.: Diskussion zu RANDERATH. Verh. dtsch. Ges. inn. Med. **60**, 383 (1954). — RACE and PESCHEL: Pathogenesis of polyarteritis nodosa in hypertensive rats. Circulat. Res. **2**, 483 (1954).— RACKEMANN, F. M., and J. E. GREENE: Periarteriitis nodosa and asthma. Trans. Ass. Amer. Phycns **54**, 112 (1939). — RAEDER et ROOT: Périartérite noueuse avec lésions neurologiques dans le diabète sucré. Rev. neurol. **92**, 541 (1955). — RAKE: Multiple infarcts and necroses of the spleen (Fleckmilz). Amer. J. Path. **8**, 107 (1932). — RALSTON and KVALE: The renal lesions of periarteritis nodosa. Proc. Mayo Clin. **24**, 18—28 (1949). — RANDERATH, E.: Die Bedeutung der allergischen Pathogenese bei der Arteriitis. Verh. dtsch. Ges. inn. Med. **60**, 359 (1954). — REICHLIN, S., M. H. LOVELESS and E. G. KANE: Loeffler's syndrome following penicillin therapy. Ann. intern. Med. **38** (1953). — REIMANN, H. A., A. H. PRICE and P. A. HERBUT: Trichinosis and Periarteritis nodosa. J. Amer. med. Ass. **122**, 274 (1943). — REITANO, U.: Un caso di panarterite nodosa poliviscerale. Arch. De Vecchi Anat. pat. **12**, 133 (1949). — REPKE, K.: Röntgenbilder bei Periarteriitis nodosa der Lunge. Z. klin. Med. **146**, 285 (1950). — Zur Klinik der Periarteriitis nodosa. Z. ärztl. Fortbild. **44**, 191 (1950). — REYMOND, A., u. P. MIESCHER: Rezidivierende Vasculitis auf dem Boden einer bakteriellen Allergie. (Beitrag zur Frage der allergischen Mikrobide). Verh. dtsch. Ges. inn. Med. 697 (1954). — RICH: Hypersensitivity in disease. Harvey Lect., Series **42**, 106—142 (1946/47). — RICH, A. R.: The role of hypersensitivity in periarteritis nodosa, as indicated by seven cases developing during serum sickness and sulfonamide therapy. Bull. Johns Hopk. Hosp. **71**, 123 (1942). — Additional evidence of the role of hypersensitivity in the etiology of periarteritis nodosa. Bull. Johns Hopk. Hosp. **71**, 375 (1942). — RICH, A. R., and J. E. GREGORY: The experimental demonstration that periarteritis nodosa is a manifestation of hypersensitivity.

Bull. Johns Hopk. Hosp. **72**, 65—88 (1943). — RICHARDSON: Läsionen des Zentralnervensystems bei Periarteriitis nodosa. Z. ges. Neurol. Psychiat. **115**, 626 (1928). — RIECKE, H. G.: Zur Differentialdiagnose des Lupus vulgaris. (Periarteriitis nodosa.) Z. Hals-, Nas.- u. Ohrenheilk. **46**, 67 (1939). — RINGERTZ, N.: En egenarted form av periarteritis nodosa (Wegener's granulomotos). Nord. Med. **36**, 2252 (1947). — RINTELEN, W.: Über die experimentelle allergisch-hyperergische Arteriitis. Virchows Arch. path. Anat. **299**, 629 (1937). — RITAMA, V., and S. LAHDENSUU: Periarteritis nodosa in children. Report of two cases. Ann. Med. intern. Fenn. **40**, 37 (1951). — RIX, E.: Generalisierte Endarteritis. Frankfurt. Z. Path. **54**, 532 (1940). — RÖSSLE, R.: Zum Formenkreis der rheumatischen Gewebsveränderungen, mit besonderer Berücksichtigung der rheumatischen Gefäßentzündungen. Virchows Arch. path. Anat. **288**, 780 (1933). — ROGER, H., Y. POURSINES et J. ROGER: La périartérite noueuse (maladie de Kussmaul); ses manifestations neurologiques. Ann. Méd. **54**, 22 (1953). — ROGERS, J. V., and A. E. ROBERTO: Circumscribed pulmonary lesions in periarteritis nodosa and Wagener's granulomatosis. Amer. J. Roentgenol. **76**, 88 (1956). — ROKITANSKY, C.: Über einige der wichtigsten Krankheiten der Arterien. Wien: Kaiserl. Hof- u. Staatsdruckerei 1852. — ROKITANSKY, K. F.: Denkschr. Akad. Wiss. Wien **4** (1852). Quoted by DICKSON. J. Path. Bact. **12**, 31 (1908). — ROSE, M. H., D. LITTMAN and J. HOUGHTON: Polyarteritis nodosa: A clinical and pathological study and report of six cases. Ann. intern. Med. **32**, 1114 (1950). — ROSENBLATH: Ein seltener Fall von Erkrankung der kleinen Arterien der Muskeln und Nerven, der klinisch als Dermatomyositis imponierte. Z. klin. Med. **33**, 547 (1897). — ROSKAM, J., H. v. CAUWENBERGE, H. VAN CAUWENBERGE (Mrs.) et J. LECOMTE: La dosage des corticoides urinaires dans la périartérite noueuse. Bull. Soc. méd. Hôp. Paris **67**, 755—761 (1951). — ROSKAM, J., J. LECOMTE et H. VAN CAUWENBERGE: Observation d'un cas de périartérite noueuse traité par l'aspirine avec dosage des corticostéroides urinaires. Acta clin. belg. **6**, 235 (1951). — Une maladie d'avenir; la périartérite noueuse. Rev. méd. Liège **6**, 469—474 (1951). — ROSSIER: Durchblutungskrankheiten in der inneren Medizin. Europäisches Gespräch Darmstadt, 11./12. Nov. 1955 über „Angiologie im Rahmen der Gesamtmedizin". — ROSSNER: Über Periarteriitis nodosa. Dtsch. Mil.arzt **3**, 308 (1938). — ROTHSTEIN, J. L., and S. WELT: Periarteritis nodosa in infancy and in childhood. Amer. J. Dis. Child. **45**, 1277 (1933). — ROULET: Beitrag zur Kenntnis der „Endocarditis parietalis fibroplastica mit Bluteosinophilie" (LÖFFLER). Schweiz. med. Wschr. **74**, 427 (1944). — RUITER and BRANDSMA: Arteriolitis allergica. Dermatologica (Basel) **97**, 265—271 (1948). — RUITER, POMPEN u. WYERS: Granulomatöse Panvaskulitiden mit ausschließlich kutan-subkutaner Lokalisierung. Dermatologica (Basel) **97**, 257 (1948). — RUITER, M.: Die cutane Form der Periarteriitis nodosa. Ned. T. Geneesk. **1952**, 794—799. [Dänisch.] — Allergic cutaneous vasculitis. Acta derm. venereol. (Stockh.) **32**, 274—288 (1952). — A case of allergic cutaneous vasculitis (Arteriolitis allergica). Brit. J. Derm. **65**, 77 (1953). — Über die sogenannte Thrombophlebitis migrans. Arch. Derm. Syph. (Berl.) **197**, 22 (1953). — RUNGE, W., u. R. MELZER: Über Periarteriitis nodosa mit starker Beteiligung des Zentralnervensystems (und sehr eigenartigem klinischem Befund). J. Psychol. Neurol. (Lpz.) **40**, 298 (1930). — RUZIC, J. P., J. M. DORSEY, M. L. HUBER and S. HOWARD ARMSTRONG jr.: Gastric lesion of Loeffler's syndrome. Report of a case with inflammatory lesion simulating carcinoma. J. Amer. med. Ass. **149**, 534—537 (1952).

SACKI, F.: Zur Klinik der Periarteriitis nodosa. Med. Klin. **20**, 44 (1924). — SAGAL, Z.: Periarteritis nodosa: report of a case with brain involvement. Ann. intern. Med. **42**, 711 (1955). — SANDLER, B. P.: Periarteritis nodosa: report of case diagnosed clinically and confirmed by necropsy. Amer. J. med. Sci. **195**, 651 (1938). — SANDLER, B. P., J. H. MATTHEWS and S. BORNSTEIN: Pulmonary cavitation due to polyarteritis. J. Amer. med. Ass. **144**, 754—757 (1950). — SARRE, H.: Die Bedeutung der allergischen Genese bei der Arteriitis. Verh. dtsch. Ges. inn. Med. **60**, 413 (1954). — SCARZELLA, M., e A. FORTINA: Contributo allo studio della periarterite nodosa nell'infanzia. Minerva pediat. (Torino) **4**, 287 (1952). — SCHEIFFARTH u. BERG: Zum Nachweis von Auto-Antikörpern bei Leberparenchymerkrankungen (unter Verwendung der Collodium-Präcipitin-Reaktion nach CANNON und MARSHALL). Klin. Wschr. **31**, 441 (1953). — SCHEIFFARTH, BERG u. MERCK: Zum Nachweis präcipitierender Antikörper gegen Penicillin und Streptomycin. Klin. Wschr. **31**, 1047 (1953). — SCHEIFFARTH, F.: Hyperergische Neuritis. Verh. dtsch. Ges. inn. Med. **55** (1949). — Experimentelle Untersuchungen zur hyperergischen Entzündung (mit besonderer Berücksichtigung des Nervensystems). Z. ges. exp. Med. **119**, 373 (1952). — SCHENK, J., u. H. H. VOLLHABER: Ein Beitrag zu den allergischen Gefäßerkrankungen (Arteriitis nodosa). Klin. Wschr. **32**, 416 (1954). — SCHERF u. BOYD: Klinik und Therapie der Herzkrankheiten und der Gefäßerkrankungen. Wien: Springer 1955. — SCHEUER-KARPIN, R.: Bericht über einen Fall von Periarteriitis (-Polyarteriitis) nodosa. Z. ges. inn. Med. **5**, 65 (1950). — SCHMINCKE: Über Neuritis bei Periarteriitis nodosa. Verh. dtsch. path. Ges. **18**, 287 (1921). — SCHMORL: Diskussion zu C. P. BENDA: Verh. dtsch. path. Ges. **6**, 203 (1903). — SCHRAGER, N.: A case of periarteritis nodosa treated with benadryl and penicillin. Acta med. orient. (Jerus.) **9**, 293—298 (1950). —

Schrötter, L. v.: Erkrankungen der Gefäße. In Nothnagels Handbuch der speziellen Pathologie und Therapie, Bd. XV, Teil III, I. Hälfte. — Schürmann u. MacMahon: Die maligne Nephrosklerose, zugleich ein Beitrag zur Frage der Bedeutung der Blutgewebsschranke. Virchows Arch. path. Anat. **291**, 47 (1933). — Schuermann, Hans: Krankheiten der Mundschleimhaut und der Lippen. In: Die Zahn-, Mund- und Kieferheilkunde, Bd. II, S. 639—779. 1955. — Schwartz, E.: Transitory pulmonary infiltration with blood eosinophilia of eighteen months duration treated with cortisone. J. Allergy **3**, 510 (1952). — Sejnberg, D. E., u. S. K. Sulejmanova: Ein Fall von klinisch diagnostizierter Periarteriitis nodosa. Pediatrics **1951**, H. 4, 58—61. [Russisch.] — Selye, H.: Production of nephrosclerosis by overdosage with desoxycorticosterone acetate. Canad. med. Ass. **47**, 515 (1942). — The general adaptation syndrome and diseases of adaptation. J. clin. Endocr. **6**, 117 (1946).— Die Rolle des somatotropen Hormons bei der Erzeugung der malignen Nephrosklerose, Periarteriitis nodosa und Hypertension. Brit. med. J. **1951**, 263. — Selye, H., and E. I. Pentz: Pathogenetical correlations between periarteritis nodosa, renal hypertension and rheumatic lesions. Canad. med. Ass. J. **49**, 264 (1943). — Shedrow, A.: Étude clinique de la périartérite noueuse. Sem. Hôp. Paris **1953**, 170—176. — Sheeran, A. D.: Pulmonary infiltration with blood eosinophilia. Amer. J. Med. **10**, 269—274 (1951). — Sherman, W. B.: Drug allergy. Amer. J. Med. **3**, 586 (1947). — Cortisone, ACTH and allergic reaction. Practitioner **170**, 374 (1953). — Shick, R. M., A. H. Baggenstoss, B. F. Fuller and H. F. Polley: Effects of cortisone and ACTH on periarteritis nodosa and cranial arteritis. Proc. Mayo Clin. **25**, 492—494 (1950). — Shick, R. M., and W. F. Kvale: Periarteriitis nodosa; polyarteritis; panarteritis; necrotizing arteritis; Kussmaul-Maier disease. In F. A. Kyser, Therapeutics in internal medicine, p. 505. New York: Paul B. Hoeber, Inc. 1953. — Siegenthaler, W., u. U. Isler: Klinische und pathologisch-anatomische Beobachtungen bei einem Fall von Periarteriitis nodosa. Schweiz. med. Wschr. **86**, 355 (1956). — Siegmund: Gefäßveränderungen bei chronischer Streptokokkensepsis. (Sepsis lenta.) Zbl. allg. Path. path. Anat. **35**, 276 (1924). — Siegmund, H.: Untersuchungen über Immunität und Entzündung. Verh. dtsch. path. Ges. **19**, 114 (1923). — Silberberg u. Lublin: Pathologie und Klinik der Periarteriitis nodosa syphilitica. Virchows Arch. path. Anat. **252**, 240 (1924). — Silbermann: Zur Klinik und pathologischen Histologie der Periarteriitis nodosa. Mschr. Psychiatr. Neurol. **72**, 225 (1929). — Sillevis Smitt, W. G.: Der neurologische Aspekt der Periarteriitis nodosa. Ned. T. Geneesk. **1952**, 2851—2856. [Holländisch.] — Simpson, J. H., M. Hall and B. Morgan: Polyarteritis nodosa treated with A.C.T.H. Report of a case, with recovery. Brit. med. J. **1953**, No 4837, 659. — Sinapius, D.: Zur Ätiologie und Pathogenese der Atherosklerose. Dtsch. med. Wschr. **79**, 1135 (1954). — Sinclair jr., W., and E. Nitsch: Polyarteritis nodosa of the coronary arteries. Report of a case in an infant with rupture of an aneurysm and intrapericardial hemorrhage. Amer. Heart J. **38**, 898 (1949). — Singer, H. A.: Periarteritis nodosa, with special reference to the acute abdominal manifestations: report of two cases. Arch. intern. Med. **39**, 865 (1927). — Slinger, W. N., and V. Starck: Cutaneous form of polyarteritis nodosa; report of a case. A.M.A. Arch. Derm. Syph. **63**, 461—468 (1951). — Smith, C. C., and P. M. Zeek: Studies on periarteritis nodosa: II. The role of various factors in the etiology of periarteritis nodosa in experimental animals. Amer. J. Path. **23**, 148 (1947). — Smith, C. C., P. M. Zeek and J. McGuire: Periarteritis nodosa in experimental hypertensive rats and dogs. Amer. J. Path. **20**, 721 (1944). — Smith, J. F.: Disseminated focal necrosis with eosinophilia and arteritis in a case of asthma (? Loefflers' syndrome). J. Path. Bact. **60**, 489 (1948). — Spiegel, R.: Clinical aspects of Periarteritis nodosa. Arch. intern. Med. **58**, 993 (1936). — Spier: Thrombophlebitis (Panvasculitis) migrans. Hautarzt **2**, 376 (1951). — Spiro, P.: Zur Kenntnis des Wesens der Periarteriitis nodosa. Virchows Arch. path. Anat. **227**, 1 (1919). — Staehelin, H. R.: Zur Frage der Besnier-Boeckschen Krankheit und der Periarteritis nodosa. Virchows Arch. path. Anat. **309**, 235 (1942). — Staemmler, M.: Generalisierende Arteriitis obliterans. Sitzg Med. Ges. Kiel 15. 11. 1934. Münch. med. Wschr. **81**, 1995 (1934). — Stammler, A.: Neurologische Syndrome bei der Periarteriitis nodosa. Fortschr. Neurol. Psychiat. **18**, 606 (1950). — Klinik, Pathologie und Probleme der Periarteriitis nodosa des Nervensystems. Erschienen in der Schriftenreihe Medizin: Theorie und Klinik in Einzeldarstellungen, Bd. 7. Heidelberg: Dr. A. Hüthig Verlag G.m.b.H. 1958. — Steinberg, Ch. L., and A. I. Roodenburg: Metacortandracin (meticorten) in the treatment of disseminated lupus erythematosus and periarteritis nodosa. Ann. intern. Med. **44**, 316 (1956). — Stender, H. St., u. M. Taubert: Zum klinischen Erscheinungsbild der Arteriitis pulmonalis. Ärztl. Wschr. **8**, 121 (1953). — Stern, J.: Hemorrhage in the liver due to periarteritis nodosa. Report of a case. Dapim Refuiim Suppl. **1** (67—68) (1953). — Sternberg, C.: Tödliche Lungenblutung infolge Periarteriitis nodosa. Wien. klin. Wschr. **38**, 729 (1925). — Stewart, J. P.: Progressive lethal granulomatous ulceration of the nose. J. Laryng. **48**, 657 (1933). — Stich u. Zörpitz: Zur Histologie der Gefäß- und Organtransplantation. Beitr. path. Anat. **46** (1909). — Stillman, J. S.: Discussion on the effect of ACTH on one case of periarteritis nodosa. Fed. Proc. First Clinical ACTH Conf.,

Mote, H. R. Philadelphia: Blakiston Co. 1950. — STOLL, A.: New ergot alkaloid. Science **82**, 415 (1935). — STRAIGHT, W. M.: Periarteritis nodosa: a review with the presentation of 7 cases. Bull. Sch. Med. Maryland **34**, 11—33 (1950). — STRATTON, H. J. M., T. M. L. PRICE and M. SKELTON: Granuloma of the nose and periarteritis nodosa. Brit. med. J. **1953**, 127. — STRAUSS, CHURG and ZAK: Cutaneous lesions of allergic granulomatosis. J. invest. Derm. **17**, 349—359 (1951). — STREHLER, E., Y. KWOK-WEI u. K. HUNZIKER: Untersuchungen über den Gewebsautolysefaktor von Winternitz (Mitursache der malignen Sklerose) bei Kaninchen. Z. ges. exp. Med. **115**, 446 (1950). — STROEBE, F.: Polyarteriitis nodosa. Verh. dtsch. Ges. inn. Med. **65**, 101 (1959). — STRONG, G. F.: Periarteritis nodosa. Canad. med. Ass. J. **19**, 534 (1928). — SUMIKAWA: Ein Beitrag zur Genese der Arteriosklerose. Beitr. path. Anat. **34**, 242 (1903). — SUMMERS, V. K.: Nervous manifestations of periarteritis nodosa. Lancet **1950 I**, 1148. — SURDAKOWSKI, A. Z.: Periarteritis nodosa due to penicillin. N.Y. St. J. Med. **54**, 388 (1954). — SUSSMAN, J., and P. PRICE: Right-sided endocarditis on a patent foramen ovale associated with periarteritis nodosa. Ann. intern. Med. **37**, 612 (1952). — SUTHERLAND, J. M.: Two cases of periarteritis nodosa: with observations on aetiology, diagnosis, and treatment. Brit. med. J. **1948 I**, 832—835. — SVANBERG, T.: Eosinophilic leukocytosis and periarteritis nodosa in connection with case with leukemia-like blood picture. Nord. Med. (Hygiea) **22**, 948 (1944). — Roentgenographical pulmonary changes in periarteritis nodosa. Acta radiol. (Stockh.) **26**, 307 (1945). — SWEENEY jr., A. R., and A. H. BAGGENSTOSS: Pulmonary lesions of periarteritis nodosa. Proc. Mayo Clin. **24**, 35 (1949). — SYMMERS, W. ST. C.: Pathological findings in cases of polyarteritis nodosa after treatment with adrenocorticotropic hormone. J. Path. Bact. **66**, 109 (1953). — SYMMERS, W. ST. C., and R. GILLETT: Polyarteritis nodosa. Associated with malignant hypertenison, disseminated platelet thrombosis, "Wire loop" glomeruli, pulmonary silicotuberculosis, and sarcoidosis-like lymphadenopathy. Arch. Path. (Chicago) **52**, 489 (1951). — SYMMERS, W. ST. C., and J. A. LITCHFIELD: Healing polyarteritis nodosa. Observations on three cases after A.C.T.H. and on one case after sympathectomy. Lancet **1952 II**, 1193—1199. — SZENTPÉTERY: Ein Fall von Periarteriitis nodosa mit Darmnekrose. Zbl. allg. Path. path. Anat. **80**, 294 (1943). — SZYMANSKI, F. J.: Allergic vasculitis. Ann. Allergy **13**, 408 (1955).

TAYLOR, A. W., and N. M. JACOBY: Acute polyarteritis nodosa in childhood. Lancet **1949 II**, 792—794. — TEN BOKKEL HUININK, S. A.: Periarteriitis nodosa. (Review and report of a case.) Ned. T. Geneesk. **99**, III/39, 2931 (1955). — THIERS, H., RACOUCHOT, POTTON and COLOMB: Maladie de Kussmaul-Maier à déterminations multiples, ayant débuté par un purpura thrombocytopénique avec porphyrinurie. Lyon méd. **188**, 381 (1953). — THINNES, P.: Periarteriitis nodosa bei einem Säugling. Frankfurt. Z. Path. **30**, 104 (1924). — TISELL: Periarteritis nodosa and its relation to allergic conditions. Nord. med. T. **3**, 2345 (1939). — TISELL, F.: Periarteritis nodosa und ihre Beziehung zu allergischen Zuständen. Acta med. scand. (Suppl.) **123**, 284 (1941). — TOMENIUS, J.: Periarteritis nodosa (Löfflers Syndrom). Acta med. scand. **133**, 55 (1949). — TONKIEN and PULVERTAFT: Polyarteriitis nodosa. Lancet **1948 I**, 291. — TOURAINE, A., BOLTANSKI et L. VISSIAN: Périartérite noueuse avec artérite temporale. Bull. Soc. franç. Syph. 303—304 (1950). — TSCHAMER: Ein weiterer Beitrag zur Kenntnis der Periarteriitis nodosa. Frankfurt. Z. Path. **23**, 344 (1920). — TWEEDALL, D. C., and R. S. WEISS: Periarteritis nodosa; a review of the literature. Mississippi V. med. J. **72**, 133—134 (1950).

UNVERRICHT, W.: Zur Periarteriitis nodosa. Ther. Gegenw. **1949**, 152—155. — URECHIA, C. I.: Maladie de Pick, diagnostiquée pendant la vie. Mschr. Psychiat. Neurol. **103**, 353 (1941).

VANCE, B. M., and J. E. GRAHAM: Periarteritis nodosa complicated by fatal intrapericardial hemorrhage; report of a case. Arch. Path. (Chicago) **12**, 521 (1931). — VANĚK, J.: Periarteriitis nodosa cerebri u 5 leteho dĕvcëte. Pediat. Listy **5**, 335—336 (1950). — VAUBEL: Die Eiweißüberempfindlichkeit (Gewebshyperergie) des Bindegewebes (Teil II). Experimentelle Untersuchungen zur Erzeugung des rheumatischen Gewebsschadens im Herzen und in den Gelenken. Beitr. path. Anat. **89**, 375 (1932). — VEITH: Über die unspezifische, interstitielle, granulierende Entzündung des Wurzelnerven. Arch. Psychiat. Nervenkr. **182**, 400 (1949). — VERAN, P.: Gangrene aigue massive de pied chez un nourrisson. Periarteriolite noueuse. Arch. Mal. Coeur **38**, 149 (1945). — VERSÉ, M.: Über Periarteriitis nodosa. Münch. med. Wschr. **38**, 1809 (1905). — Periarteriitis nodosa und Arteriitis syphilitica cerebralis. Beitr. path. Anat. **40**, 407 (1907). — Diskussion zu JAEGER, Vergleichende pathologische Untersuchungen über die Periarteriitis nodosa. Verh. dtsch. path. Ges. **13**, 209, 213 (1909). — Periarteriitis nodosa. Med. Ges. Leipzig 10. 7. 1917. Ref. Münch. med. Wschr. **64**, 1467 (1917). — VESZPRÉMI u. JANCSÓ: Über einen Fall von Periarteriitis nodosa. Beitr. path. Anat. **34**, 1 (1903). — VIRCHOW: Über die akute Entzündung der Arterien. Ges. Abh. wiss. Med. 380 (1856). — VIREIRA, C. B., B. L. WAJCHENBERG, E. L. NASCIMENTO, J. C. DIAS u. A. MIKSIAN: Polyarteriitis nodosa. Bemerkungen über die Diagnose und Behandlung mit Cortison (Untersuchung zweier Fälle). Rev. paul. Med. **44**, 286 (1954). [Portugiesisch.] — VOLEVIC, R. V.: Das neurologische Bild der Periarteriitis nodosa. Klin. Med. (Mosk.) **29**, 50—53 (1951). [Russisch.] —

VOLLAND: Periarteriitis nodosa mit atypischer Amyloidose nach luischer Infektion. Beitr. path. Anat. **96**, 81 (1935). — VORLAENDER: Über den Nachweis komplementbindender Auto-Antikörper bei Nieren- und Lebererkrankungen. Z. ges. exp. Med. **118**, 352(1952). — Weitere Untersuchungen zur Frage der klinischen Bedeutung von Auto-Antikörpernachweisen beim Rheumatismus und bei entzündlichen Organerkrankungen. Z. ges. exp. Med. **120**, 9 (1953).

WAINWRIGHT, J., and J. DAVSON: The renal appearances in the microscopic form of periarteritis nodosa. J. Path. Bact. **62**, 189—196 (1950). — WALKER, H., and W. KAY: Clinicopathological reports; acute polyarteritis (acute necrotizing arteritis and arteriolitis — so-called periarteritis) of liver, periadrenal fat, duodenum and renal pelvis. Virginia med. Monthly **77**, 655—661 (1950). — WALTER: Beitrag zur Histopathogenese der Periarteriitis nodosa. Frankfurt. Z. Pathol. **25**, 305 (1921). — WASSERMAN: Necrotizing angiitis associated with chronic ulcerative colitis. Amer. J. Med. **17**, 736 (1954). — WAUGH, D.: Myocarditis, arteritis, and focal hepatic, splenic, and renal granulomas apparently due to penicillin sensitivity. Amer. J. Path. **28**, 437 (1952). — WECHSLER and BENDER: The neurological manifestation of periarteritis nodosa. J. Mt. Sinai Hosp. **8**, 1071 (1942). Zit. nach LOVSHIN u. KERNOHAN. — WECHSLER, W.: Beitrag zur Pathogenese cerebraler und spinaler Gewebsschäden bei Panarteriitis nodosa (P. n.). Klinische und pathologisch-anatomische Studie. Arch. Psychiat. Nervenkr. **198**, 331 (1959). — WEGENER, F.: Über generalisierte, septische Gefäßerkrankungen. Verh. dtsch. path. Ges. **29**, 202 (1936). — Über eine eigenartige rhinogene Granulomatose mit besonderer Beteiligung des Arteriensystems und der Nieren. Beitr. path. Anat. **102**, 36 (1939). — WEIGELT: Periarteriitis nodosa. Med. Klin. **1924 I**, 230. — WEINBERG, T.: Periarteritis nodosa in granuloma of unknown etiology. Amer. J. clin. Path. **16**, 784 (1946). — WEISS, S.: Arteritis: Diseases associated with inflammatory lesions of the peripheral arteries. New Engl. J. Med. **225**, 579 (1941). — WEPLER, W.: Über Nierenbefunde bei durch Fleckfieber komplizierter Feldnephritis. Arch. klin. Med. **196**, 177 (1949). — Über Skeletveränderungen bei Periarteriitis nodosa. (32. Tagg, Dortmund, 21.—24. 9. 1948.) Verh. dtsch. Ges. Path. 1950, 153—163 u. Diskussion 168—170. — Über Spätveränderungen der Periarteriitis nodosa im Stromgebiet einer Extremität. Frankfurt. Z. Path. **61**, 499 (1950). — WESEMANN: Ein Fall von Arteriitis nodosa. Inaug.-Diss. Köln 1921. — WESTWOOD, L. R., and S. LEVIN: The eosinophilic lung. Tubercle (Lond.) **32**, 98—107 (1951). — WEVER and PERRY: Periarteritis nodosa. Report of a case with fatal perirenal hemorrhage. J. Amer. med. Ass. **104**, 1390 (1935). — WILENS, L. S., and J. GLYNN: Hypertensive and nonhypertensive periarteritis nodosa. Arch. intern. Med. **88**, 51 (1951). — WILLIAMS, H. L.: Lethal granulomatous ulceration involving mid-line facial tissues. Ann. Otol. (St. Louis) **58**, 1013 (1949). — WILMER: Periarteritis nodosa in the first month of life. Bull. Johns Hopk. Hosp. **77**, 275 (1939). — WILSON, K. S., and H. L. ALEXANDER: Relation of periarteritis nodosa to bronchial asthma and other forms of human hypersensitiveness. J. Lab. clin. Med. **30**, 195 (1945). — WINKELMAN, N. W., and M. T. MOORE: Disseminated necrotizing panarteritis (periarteritis nodosa). A clinico-pathologic report. J. Neuropath. exp. Neurol. **9**, 60 (1950). — WOERDEMANN and PRAKKEN: Eosinophilic granulomas of the skin. An attempt at their classification. Dermatologica (Basel) **105**, 133 (1952). — WOHLWILL: Periarteriitis nodosa. Münch. med. Wschr. **1917 II**, 1649. — Ein Fall von Periarteriitis nodosa. Dtsch. med. Wschr. **1918 I**, 366. — Über die nur mikroskopisch erkennbare Form der Periarteriitis nodosa. Virchows Arch. path. Anat. **246**, 377 (1923). — Periarteriitis nodosa und Nervensystem. Zbl. ges. Neurol. Psychiat. **34**, 305 (1924). — WOLD and BARKER: Periarteritis nodosa (essential polyarteritis): Clinical data on 30 cases proved at necropsy. Minn. Med. **32**, 715 (1949). — WOODBURN, C. C., and H. E. HARRIS: Idiopathic lethal granulomatous ulceration of the nose and face. Cleveland Clin. Quart **18**, 165 (1951). — WOODS, A. C., and R. M. WOOD: The action of ACTH and cortisone on experimental ocular inflammation. Bull. Johns Hopk. Hosp. **87**, 482 (1950). — WORKEN, B., and R. D. PEARSON: Hematoxylin bodies associated with allergic angiitis in absence of lupus erythematosus. A.M.A. Arch. Path. **56**, 293 (1953). — WRIGHT, I: Vascular diseases in clinical practice. Chicago: Year book publishers Inc. 1948. — WYKE, J. J. VAN, and C. R. HOFFMAN: Periarteritis nodosa: a case of fatal exfoliative dermatitis resulting from Dilantin Sodium sensitization. Arch. intern. Med. **81**, 605—611 (1948).

ZEEK, P. M.: Periarteriitis nodosa: a critical review. Amer. J. clin. Path. **22**, 777—790 (1952). — Periarteritis nodosa and other forms of necrotizing angiitis. New Engl. J. Med. **248**, 764—772 (1953). — ZEEK, P. M., C. C. SMITH and J. C. WEETER: Studies on periarteritis nodosa. Amer. J. Path. **24**, 889 (1948). — ZIMMERN, A., et R. BRUNET: Radiothérapie surrénale dans les gangrènes artéritiques. Bull. Soc. Rad. Méd. Franc. **18**, 56 (1930). — ZIMMERMAN, H. J., W. P. KLEITSCH, A. M. GREENE and H. F. MCFADDEN jr.: Periarteritis (Polyarteritis) nodosa producing intussusception. Report of two cases. Arch. intern. Med. **94**, 264 (1954). — ZLOTNOKOV, M. D.: Periarteritis nodosa. Moskau 1934. [Russisch.] — ZOYSA, V. P. DE: Tropical eosinophilia and its possible relationship to Loeffler's syndrome and periarteritis nodosa. Ann. Allergy **9**, 621 (1951). — ZUELZER, W. W., and L. APT: Disseminated visceral lesions associated with extreme eosinophilia. Amer. J. Dis. Child. **78**, 153 (1949).

c—k) Andere Arterienentzündungen.

ACEVES, S., R. A. ELIZALDE and M. GONZÁLEZ: Bacterial endocarditis developed on syphilitic aortitis. Gac. méd. Méx. 87, 305 (1957). — AEGERTER and LONG: The collagen diseases. Amer. J. med. Sci. 218, 324 (1949). — AGREST, A., A. J. RONCORONI, A. LERNER y M. FINKELSTEIN: Aortitis y arteritis pulmonar sifiliticas. Sindrome de coartación istmica invertida y de hipertensión arterial pulmonar. Medicina (B. Aires) 12, 158 (1952). — ALBERTINI, A. v.: Pathologie und Therapie der entzündlichen nicht spezifischen Arterienerkrankungen. Helv. med. Acta, 11, 233 (1944). — Nochmals zur Pathogenese der Coronarsklerose. Cardiologia (Basel) 7, 233 (1943). — Aussprache zu RANDERATH: „Die Bedeutung der allergischen Pathogenese bei der Arteritis". Verh. Dtsch. Ges. inn. Med. 60, 381 (1954). — ALBRICHT, R. W., and M. J. KUFFEL: Erythema nodosum. Treatment with cortisone by mouth. Calif. Med. 75, 368 (1951). — ALLEN, BARKER and HINES: Peripheral vascular diseases. Philadelphia u. London: W. B. Saunders Company 1955. — ALZHEIMER: Syphilitische Geistesstörungen. Z. allg. Psychiat. u. psychisch-gerichtl. Med. 66, 920 (1909). — AMMUNDSEN, E., u. V. LUNN: Acute fatal kidney lesion in salvarsan-treated syphilitics. Acta med. scand. 112, 68 (1942). — ANDERSEN, T.: Temporal arteritis (Horton). A case without temporal arteritis. Acta med. scand. 128, 230 (1947). — ARNETT, J. H.: Cardiovascular syphilis. Med. Clin. N. Amer. 10, Nr 1 (1926). — ARNOLDI, W.: Syphilis der Kreislauforgane. In KRAUS-BRUGSCH, Spezielle Pathologie und Therapie, 4, Berlin u. Wien: Urban & Schwarzenberg 1925. — ASCHOFF, L.: Die „rheumatischen" Leiden im Lichte der deutschen Pathologie. Dtsch. Med. Wschr. 60, 7 (1934). — ASK-UPMARK, E.: On the „pulseless disease" outside of Japan. Acta med. scand. 149, 161 (1954). — ASSMANN: Röntgendiagnostik innerer Erkrankungen, 3. Aufl. Leipzig: F. C. W. Vogel 1924. — AVELING, J. V., and F. H. STEVENSON: Temporal arteritis treated with A.C.T.H. Lancet 1952 II, 610.

BABES: Verh. Dtsch. Path. Ges. 1899, München, Diskussion zu HELLER und STRAUB, S. 367. — BACKHAUS: Über Mesarteriitis syphilitica und deren Beziehungen zur Aneurysmenbildung der Aorta. Beitr. path. Anat. 22 (1897); Inaug.-Diss. Kiel 1897. — BAEHR, G., P. KLEMPERER and A. SCHIFRIN: A diffuse disease of the peripheral circulation (usually associated with lupus erythematosus and endocarditis.) Trans. Ass. Amer. Phycns 50, 139 (1935). — A diffuse disease of the peripheral circulation (usually associated with lupus erythematosus and endocarditis). Amer. J. Med. 13, 591 (1952). — BANKS: Is there a common denominator in scleroderma, dermatomyositis, disseminated lupus erythematosus, Libman-Sacks syndrome and polyarteritis nodosa? New Engl. J. Med. 225, 433 (1941). — BARKER, N. W., and G. E. BROWN: Progressive disseminated obliterating arteritis of unknown origin. Med. Clin. N. Amer. 16, 1313 (1933). — BARKER, N. W., and J. E. EDWARDS: Primary arteritis of the aortic arch. Circulation 11, 486 (1955). — BARKER, W. F.: Syphilitic aortitis with obstruction of multiple aortic ostia. New Engl. J. Med. 241, 524 (1949). — BARNETT, CH. W., and A. A. SMALL: The effect of treatment on the prognosis of cardiovascular syphilis. Amer. J. Syph. 34, 301 (1950). — BASS, M. M., and T. Z. GUREVICH: Case of acute suppurative arteritis of the brachial artery following fragmental blind injury of the left shoulder. Khirurgiia, Moskva No 2, Feb. 51, p. 66. — BAUMGARTEN: Verh. Dtsch. Path. Ges. 1899 München, Diskussion zu HELLER und STRAUB S. 364. — BAUMGARTEN, E. C., and M. O. CANTOR: Tuberculous mesarteritis with aneurysm of femoral artery; report of case. J. Amer. med. Ass. 100, 1918 (1933). — BAUMGARTEN: Diskussionsbemerkung zu den Referaten über syphilitische Aortenerkrankungen. Verh. Dtsch. Path. Ges. 6. Tagg 1903, S. 200. — BECKH, W.: The serologic reaction in cardiovascular syphilis. Amer. Heart J., 25, 30 (1943). — BEERMAN, H.: Penicillin treatment of cardiovascular syphilis. Amer. J. med. Sci. 224, 446 (1952). — BEHNCKE: Über Insuffizienz der Aortenklappen auf luetischer Basis. Inaug. Diss. Kiel 1902. — BEIGLBÖCK, W., u. H. HOFF: Über das Sjögrensche Syndrom. Dtsch. med. Wschr. 77, 7, 42 (1952). — BELFANTI: Caso di aortite subacuta d'origine sifilitica. Sperimentale 286 (1894). — BENDA: Aneurysma und Syphilis. 6. Verh. Dtsch. Path. Ges. 1903, S. 164—196. Berl. klin. Wschr. 1904, 1112, 1908. — BENEKE: Verh. Dtsch. Path. Ges. 1899 München, Diskussion zu HELLER und STRAUB, S. 365. — BENNETT, H. D., and L. A. BAKER: Temporal arteritis occurring in a negro. Amer. Heart J. 42, 447 (1951). — BENTHAUS, J., u. R. NABER: Arteriitis temporalis. Ein kasuistischer Beitrag. Med. Klin. 1951, 616—618. — BERBLINGER: Die allergische Arteriitis, besonders bei der meningealen Tuberkulose. Medizinische 1954, Nr 17, 590. — BERBLINGER, W.: Tödliche Hämoptoe bei Tuberkulose großer Pulmonalarterienäste. Schweiz. Z. Path. 10, 12—24 (1947). — BERGOUIGNAN, M.: A propos d'un troisième cas d'artérite temporale. Rev. Oto-neuro-ophthal. 22, 545 (1950). — BERGOUIGNAN, M., and R. JULIEN: Constatations ophthalmoscopiques dans deux cas d'artérite temporale. Rev. Oto-neuro-ophthal. 22, 540 (1950). — BERGSTRAND, H.: Vascular lesions in allergic diseases. Acta path. microbiol. scand. Suppl. 91, 11 (1950). — BERTHOUD, E.: L'aortite syphilitique; considérations diagnostiques et thérapeutiques sur 108 cas d'aortite contrôlés histologiquement. Helv. med. Acta 17, 231 (1950). — BJÖRKMAN, S. E.: Phenylbutazone in the treatment of temporal arteritis. Lancet 1958, 935. — BLUMGART, H. L.: Detection and treatment of cardiovascular syphilis. New Engl. J. Med. 223, 443 (1940). — BOCK:

Wassermann-Reaktion an der Leiche. Med. Klin. **1920**. — BOCK, H. E.: Die Bedeutung der allergischen Pathogenese bei der Arteriitis. Verh. dtsch. Ges. inn. Med. **60**, 391 (1954). — BODECHTEL: Leitsymptom Krampf. Münch. med. Wschr. **193**, 354 (1951). — BÖTTGER, H.: Bakteriell-embolische Arteriitis und Aneurysmen. Zbl. allg. Path. path. Anat. **87**, 269 (1951).— BOLLINGER: Über Arteriosklerose. Münch. med. Wschr. **1902**, 641. — BOQUIEN, Y., J.-P. KERNEIS, D. HERVOUET et MOYON: Artérite temporale avec hémoculture positive au streptocoque. Action très favorable de l'auréomycine. Presse méd. **1951**, 1774—1776. — BORRIE, J., and S. G. GRIFFIN: Twenty-seven cases of syphilitic aneurysm of the thoracic aorta and its branches. Thorax **5**, 293 (1950). — BOUCHER, M.: L'artérite temporale. Diss. Lyon 1954, 87 S. — BOWERS: Arteritis of the temporal vessels. Arch. intern. Med. **66**, 384 (1940). — BOYD, L. J., u. D. SCHERF: Hypertension in Aortitis. Urol. cutan. Rev. **46**, 169 (1942). — BRAAE, M.: Arteritis temporalis (Horton). Nord. Med. **43**, 877 (1950). [Dänisch.] — BRANSON, W. P. S.: Obliterative arteritis. Trans. path. Soc. Lond. **56**, 212 (1905). — BRAUN, L.: Über die Behandlung der syphilitischen Herz- und Gefäßerkrankungen. Wien. med. Wschr. **77**, 83 (1927). — BRAUNSTEINER, H.: Cortison zur Unterdrückung der Herxheimerschen Reaktion bei luetischer Mesaortitis. Wien. klin. Wschr. **69**, 154 (1957). — BREDT, H.: Über die Sonderstellung der tödlichen jugendlichen Coronarsklerose und die gewebliche Grundlage der akuten Coronarinsuffizienz. Beitr. path. Anat. **110**, 295 (1949). — BROCH, O. J., and Ø. YTZEHUS: Three new cases of temporal arteritis. Nord. Med. **34**, 1111 (1947). — BRUCE, G. M.: Temporal arteritis as a cause of blindness. Review of the literature and report of a case. Amer. J. Ophthal. **33**, 1568 (1950). — BRUENN, H. G.: Syphilitic disease of coronary arteries. Amer. Heart J. **9**, 421 (1934). — BRUETSCH: Penicillin therapy of cardiovascular syphilis with large total dosage. Its rationale based on histological studies. Amer. J. Syph. **35**, 252 (1951). — BRUETSCH, W. L.: Sedimentation rate and white blood count in mental patients with rheumatic brain disease. Amer. J. Psychiat. **104**, 20 (1947). — BRUGSCH, TH.: Lehrbuch der Herz- und Gefäßkrankheiten, 3. Aufl., VIII. Gefäßerkrankungen, S. 443—547. Stuttgart: S. Hirsch 1948. — BURCH, G. E., and T. WINSOR: Syphilitic coronary stenosis, with myocardial infarction. Amer. Heart J. **24**, 740 (1942). — BUSTAMANTE, R. A., B. MILANÉS, R. CASAS and A. DE LA TORRE: The chronic subclavian-carotid obstruction syndrome. (Pulseless disease.) Angiology **5**, 479 (1954). — BUSZ: Spirochätennachweis bei Mesaortitis syphilitica. Zbl. allg. Path. path. Anat. **40**, 139 (1930). — BUTTERFLY, J. M., and L. FISHMAN: Jarisch-Herxheimer reaction following penicillin therapy in case of syphilitic aortitis. J. Amer. med. Ass. **148**, 370 (1952).

CACCAMISE, W. C., and J. F. WHITMAN: Pulseless disease: A preliminary case report. Amer. Heart J. **44**, 629 (1952). — CALO, A.: Contribution à l'étude phonocardiographique des aortites chroniques. Cardiologia (Basel) **14**, 279 (1949). — CAMUS, J. P.: Aortite syphilitique. Gaz. méd. Fr. **58**, 653 (1951). — CANDREVIOTIS, N.: Über einen Fall von Intimatuberkel der Pfortader. Beitr. Klin. Tuberk. **105**, 314 (1951). — CANNON, J. H.: Syphilitic coronary occlusion in aortic insufficiency. Amer. Heart J. **5**, 93 (1929). — CARDELL, B. S., and K. J. GURLING: J. Path. Bact. **68**, 137 (1954). — CARDELL, B. S., and T. HANLEY: A fatal case of giant-cell or temporal arteritis. J. Path. Bact. **63**, 587 (1951). — CARTER, AGOSTAS and SYDENSTRICKER: Rupture of an aortic aneurysm into the pulmonary artery. Circulation **5**, 449 (1952). — CARTER, E. P., and B. M. BAKER jr.: Certain aspects of syphilitic cardiac disease. Bull. Johns Hopk. Hosp. 48, 315 (1931). — CASTELLANOS, A., O. GARCIA y R. MONTERO: Arteritis sifilitica con gangrena de ambas piernas en una niña de cuatro años. Rev. cubana Pediat. **23**, 575 (1951). — CEELEN, W.: Die pathologische Anatomie des Fleckfiebers. Ergebn. allg. Path. path. Anat. **19**, 312 (1919). — CHANG HSIOH-TEH, CHANG AN and CH'IU FU-HSI: The pulseless disease. China med. J. **73**, 163 (1955). — CHASNOFF and VORZIMER: Temporal arteritis: A local manifestation of a systemic disease. Ann. intern. Med. **20**, 327 (1944). — CHAVANY, J. A., et J. N. TAPTAS: A propos d'un cas d'artérite temporale (importance de l'artérite de Horton dans la céphalée des vieillards). Presse méd. **56**, 835 (1948). — CHIARI: (a) Verh. Dtsch. Path. Ges. 1899 München, Diskussion zu HELLER und STRAUB, S. 367. — (b) Über die syphilitische Aortenerkrankung. Verh. Dtsch. Path. Ges. 6. Tagg 1903, S. 137. Kassel 1904. — Diskussion zu SCHERF, Ges. inn. Med. Wien, 5. März 1930. — CHIARI, H.: Syphilitische Aortenerkrankungen. Verh. dtsch. Path. Ges., Basel 1903. — Über Veränderungen in der Adventitia der Aorta und ihrer Hauptäste im Gefolge von Rheumatismus. Beitr. path. Anat. **80**, 336 (1928). — Über Veränderungen in der Arteria pulmonalis in Fällen von akuter rheumatischer Endocarditis oder bei Herzfehlern rheumatischen Ursprungs. Klin. Wschr. **1936**, 1862. — CH'IN, K. Y., M. Y. TANG and F. S. LIU: Gangrene resulting from thrombarteriitis, apparently of rheumatic fever origin. With special reference to histopathology of rheumatic aortitis and arteritis and occurrence of thrombosis. Amer. Heart J. **43**, 889 (1952). — CLAWSON and BELL: The heart in syph. aortitis. Arch. Path. (Chicago) **4**, 922 (1927). — CLAWSON, B. J.: Incidence of types of heart disease among 30,265 autopsies with special reference to age and sex. Amer. Heart J. **22**, 607 (1941). — COLE, H. N. et al.: Cooperative clinical studies in the treatment of syphilis. The effect of specific therapy on the

prophylaxis and progress of cardiovascular syphilis. J. Amer. med. Ass. **108 II**, 1861 (1937). — COLE, H. N., and L. J. USILTON: Co-operative clinical studies in the treatment of syphilis: Cardiovascular syphilis. I. Uncomplicated syphilitic aortitis: its symptomatology, diagnosis, progression and treatment. Arch. intern. Med. **57**, 893 (1936). — COOKE, W. T., P. C. P. CLOAKE, A. D. T. GOVAN and J. C. COLBECK: Temporal arteritis: A generalized vascular disease. Quart. J. Med. **15**, 47 (1946). — COOMBS, C. F.: Syphilis of the heart and great vessels. Lancet **1930**, 227. — Diagnosis and treatment of syphilis of the aorta and heart. Quart. J. Med. **1**, 179 (1932). — CORDES: Temporal arteritis syndrome with ocular involvement. A report of two cases. Amer. J. Ophthal. **38**, 495 (1954). — CORDONNIER, F.: Artérite des membres inférieurs d'origine focale. J. Sci. méd. Lille **69**, 244 (1951). — COSMA, J., Y. MARUYAMA, J. R. PETTET and V. CUTSHALL: Takayasu's disease. A case report with an angiocardiographic study. Circulation **20**, 167 (1959). — COWAN, J., and J. S. FAULDS: Syphilis of the heart and aorta. Brit. med. J. **1929 II**, 285. — CROOKE, G. F.: Über zwei seltene und aus verschiedenen Ursachen entstandene Fälle von rapider Herzlähmung. Virchows Arch. path. Anat. **129**, 186 (1892). — CROSBY and WADSWORTH: Arch. intern. Med. **81**, 431 (1948). — CRUICKSHANK: The arteritis of rheumatoid arthritis. Ann. rheum. Dis. **13**, 136 (1954). — CÜPPERS, C.: Über die Mitbeteiligung des Auges bei der Arteritis temporalis. Klin. Mbl. Augenheilk. **118**, 645 (1951).

DANIELOPOLU, LUPU, CRACIUM et PETRESCO: Bull. Acad. Méd. Roum. **1**, 404 (1936). — DANTES, D. A.: Temporal arteritis. J. Amer. med. Ass. **131**, 16, 1265 (1946). — DAVIES, B.M.: Disseminated lupus erythematosus, with renal involvement, treated with nitrogen mustard. Brit. med. J. **1956**, 670. Ref. Circulation **14**, 1167 (1956). — DAWYDOWSKIE, J. W.: Die pathologische Anatomie und Pathologie des Fleckfiebers. Ergebn. allg. Path. path. Anat. **20**, 2, 1, 723 (1923). — Pathologische Anatomie und Pathologie des Fleckfiebers. Ergebn. allg. Path. path. Anat. **20**, 571 (1924). — DENEKE, TH.: Über die syphilitische Aortenerkrankung. Dtsch. med. Wschr. **39**, 441 (1913). — Die Aorta im Röntgenbild. Dtsch. med. Wschr. **50**, 293 (1924). — DENST u. NEUBUERGER: Intracranial vascular lesions in late rheumatic heart disease. Arch. Path. (Chicago) **46**, 191 (1948). — DERICK, C. L., and G. M. HASS: Diffuse arteritis of syphilitic origin. Amer. J. Path. **11**, 291 (1935). — DESNEUX, J. J., et W. GEPTS: Artérite temporale. Acta clin. belg. **6**, 272 (1951). — DICK: Proc. roy. Soc. Med. **41**, 379 (1948). — DICK and FREEMAN: Temporal arteritis. J. Amer. med. Ass. **114**, 645 (1940). — DIETRICH: Die Reaktionsfähigkeit des Körpers bei septischen Erkrankungen in ihren pathologisch-anatomischen Äußerungen. 37. Verh. Dtsch. Ges. Inn. Med. 1925, 180—203. — DMITRIJEFF: Die Veränderungen des elastischen Gewebes der Arterienwände bei Arteriosklerose. Beitr. path. Anat. **22** (1897). — DÖHLE: Ein Fall von eigentümlicher Aortenerkrankung bei einem Syphilitischen. Inaug.-Diss. Kiel 1885. — Über Aortenerkrankung bei Syphilitischen und deren Beziehung zur Aneurysmabildung. Deutsch. Arch. klin. Med. **55**, 190 (1895). — DOEPFMER, R.: Die Wirkung von ACTH und Cortison beim Lupus erythematodes acutus. Hautarzt **2**, 385—389 (1951). — DOLKART, R. E., and G. X. SCHWEMLEIN: The treatment of cardiovascular syphilis with penicillin. J. Amer. med. Ass. **129**, 515 (1945). — DOMEYER: Luetische Endaortitis mit Aneurysma der Brustaorta. Inaug.-Diss. München 1902. — DOMINGUEZ, C., R. F. SCHÄRER and E. R. PIETRAFESA: Intrapericardial aneurysm caused by congenital syphilis. Amer. Heart J. **27**, 121 (1944). — DONATH: Wassermannsche Reaktion bei Aortenerkrankungen. Berl. klin. Wschr. **1909**. — DORET, J. P., J. L. ROUX et A. RYWLIN: L'artérite „temporale“ á propos d'un cas traité par la cortisone. Schweiz. med. Wschr. **1951**, 946—949. — DRESSLER, M., and M. SILVERMAN: Cardiovascular syphilis: an approach to early clinical recognition and early treatment. Ann. intern. Med. **19**, 224 (1943). — DROST: Ein Fall von Aneurysma der Arteria basilaris bei einem luetischen Individuum. Inaug.-Diss. Kiel 1877. — DUBOIS, E. L.: The effect of the LE cell test on the clinical picture of systemic lupus erythematosus. Ann. intern. Med. **38**, 1265 (1953).

EBERHARD, H. F.: Über Panaortitis streptococcica. (Ein Beitrag zur Abgrenzung der Aortitis streptococcica von der Mesaortitis luica.) Zbl. allg. Path. path. Anat. **38**, 261 (1926). — EDEIKEN, BEERMAN, STOKES and STANNARD: Ambulatory treatment of cardiovascular syphilis with penicillin. Amer. J. Syph. **37**, 237 (1953). — EDEIKEN, J., M. S. FALK and H. P. STEIGER: Observations on penicillin-treated cardiovascular syphilis. Amer. J. med. Sci. **217**, 475 (1949). — EDEIKEN, J., W. T. FORD, M. S. FALK and J. H. STOKES: Further observations on penicillin-treated cardiovascular syphilis. Circulation **6**, 267 (1952). — EDELMAN, Z. I.: Zum Problem der Genese der Herz-Gefäßschäden beim Rheumatismus der Kinder. Vop. Pediat. **19**, 41—48 (1951). [Russisch.] — EHRICH: Nature of collagen diseases. Amer. Heart J. **43**, 12 (1952). — EICKE, W. J.: Gefäßveränderungen bei Meningitis und ihre Bedeutung für die Pathogenese frühkindlicher Hirnschäden. Virchows Arch. path. Anat. **314**, 88 (1947). — EISENBERG, H.: Treatment of cardiovascular syphilis. Ann. intern. Med. **29**, 71 (1948). — EISENBERG, H., and M. BRANDFONBRENNER: Observations on penicillin-treated cardiovascular syphilis. I. Uncomplicated aortitis. Amer. J. Syph. **37**, 439 (1953). — Observations on the penicillin treatment of cardiovascular syphilis. II. Complicated aortitis. Amer.

J. Syph. 37, 442 (1953). — Eisenberg, Henry: Stethograms in cardiovascular syphilis as an aid for early diagnosis. Amer. J. Syphilis 36, 407—417 (1952). — Erbslöh, F.: Nosologische und klinische Besonderheiten der sogenannten Arteriitis temporalis. Verh. dtsch. Ges. inn. Med. 60, 702 (1954). — Esser, A.: Perforiertes Aneurysma der Arteria vertebralis sinistra auf dem Boden gummöser Gefäßwanderkrankung. (Zugleich ein Beitrag zur Meningoencephalitis syphilitica.) Frankfurt. Z. Path. 43, 448 (1932).

Fahr, T.: Zur Frage der Aortitis syphilitica. Münch. med. Wschr. 1904, 498. — Virchows Arch. path. Anat. 177, 508 (1904). — Zur Frage der Polymyositis (Dermatomyositis). Arch. Derm. Syph. (Berl.) 130, 1 (1921). — Farmer, T. W.: The Jarisch-Herxheimer reaction in early syphilis treated with crystalline penicillin G. J. Amer. med. Ass. 138, 480 (1949). — Fey: Über Aortenveränderungen bei chronischen Infekten. Z. Kreisl.-Forsch. 33, 689 (1941). — Finck: Ein seltenes Bild von vaskulärer Lues. Medizinische 1954, 786. — Cortisone overdosage in rheumatoid arthritis. Arterial and parenchymatous necroses. Autopsy case report. Arch. Path. (Chicago) 60, 374 (1955). — Finlayson, R., and J. O. Robinson: Giant-cell arteriitis of the legs. Brit. med. J. 1955, 1595. — Ref. in Circulation 15, 148 (1957). — Fischer: Über die spezifische Behandlung der Aortensyphilis. Wien. klin. Wschr. 43, 598 (1930). — Flandin: Diagnostic et traitement des aortites. Bull. Soc. méd. Hôp. Paris 1551 (1927). — Fox, R. A.: Disseminated lupus erythematosus — allergic disease? Arch. Path. (Chicago) 36, 311 (1943). — Fränkel u. Much: Die Wa.R. an der Leiche. Münch. med. Wschr. 1908, 2479. — Fränkel, A.: Syphilis der Aorta und des Herzens. In Meirowsky-Pinkus, Die Syphilis. Berlin: Springer 1923. — Fraenkel, E.: Zur Fleckfieberdiagnose. Münch. med. Wschr. 62, 805 (1915). — Frangenheim, H.: Zur Frage der Riesenzellarteriitis. Zbl. allg. Path. path. Anat. 88, 81 (1951). — Frank: Klinische Beobachtungen beim disseminierten Lupus erythematodes. Ärztl. Wschr. 11, 127 (1956). — Frank, L., u. W. Worms: Aortalgie und Angina pectoris. Dtsch. med. Wschr. 1926, 570. — Frankl, J., u. B. Koranyi: Über die Wirkung des Penicillins auf die Spirochaeta pallida. Arch. Derm. Syph. (Berl.) 190, 50 (1950). — Friedberg, Ch. K.: Diseases of the heart. Philadelphia: W. B. Saunders Company 1950. — Friedman, B., and S. Olansky: Diagnosis of syphilitic cardiovascular disease with special reference to treponemal immobilization tests. Amer. Heart. J. 50, 323 (1955). — Frisch, F.: Nervenlues und Aortitis luetica. Klin. Wschr. 2, Nr 30 (1924). — Frisk: Acta med. scand. 130, 455 (1948). — Froment, R., L. Richard, L. Gallavardin et R. Brette: La syphilis cardio-vasculaire, telle qu'elle apparaît actuellement; (à propos de 80 observations d'aortite syphilitique). J. Méd. Lyon 31, 941 (1950).

Gander, G.: Un cas de tuberculose de la media de l'aorte. Schweiz. med. Wschr. 65, 406 (1935). — Geipel: Rheumatische Myokarditis. Münch. med. Wschr. 1912, 1347. — Gerlach, W.: Studien über hyperergische Entzündung. Virchows Arch. path. Anat. 247, 294 (1923). — Gerstenberg, Günter: Das Verschwinden des Treponema pallidum unter Neosalvarsan-, Penicillin-, Neosalvarsan + Penicillin-, Streptomycin- und Pyriferbehandlung von Kranken mit Frühlues. Diss. Würzburg 1951. — Gibbons, Th. B., and R. L. King: Obliterative brachiocephalic arteritis. Pulseless disease of Takayasu. Circulation 15, 845 (1957). — Gilmour, J. R.: Giant-cell chronic arteritis. J. Path. Bact. 53, 263 (1941). — Glahn, W. v., and H. Wilshusen: S. aortitis und acute rheumat. myocarditis. Proc. of the New York pathol. Soc. 1924, S. 71. — Glass, R. M., and F. E. Fleming: Uncomplicated syphilitic aortitis — can it be diagnosed? Vener. Dis. Inform. 23, 254 (1942). — Glushien: Syphilitic paroxysmal cold hemoglobinuria of fortyone years duration associated with syphilitic heart disease. Amer. J. Syph. 33, 444 (1949). — Gomes Marques, M.: Artérite temporale. (Syndrome de Horton, Magath et Brown). Clin. lat. (Roma) 3, 146 (1953). — Gosda, J.: Zur Therapie der Arteriitis temporalis mit ACTH. Z. ärztl. Fortbild. 51, 623 (1957). — Gougerot, H.: Discussion sur la pénicilline en syphilithérapie. J. Prat. (Paris) 64, 73 (1950). — Gould, D. M., and M. L. Daves: Roentgenologic findings in systemic lupus erythematosus. J. chron. Dis. 2, 136 (1955). — Ref. Circulation 14, 467 (1956). — Graciansky, P. de, et C. Grupper: Cortisone et syphilis; résultats et commentaires de la corticothérapie dans 90 cas de syphilis. Sem. Hôp. Paris 31, 2141 (1955). — Graciansky, P. de, C. Grupper, P. Lefort et B. Granier: Cortisone et syphilis. Bull. Soc. franç. Derm. Syph. 59, 97 (1952). — Gramberg-Danielsen: Zur Kenntnis der Arteriitis temporalis. Medizinische 1954, 882. — Gramberg-Danielsen, B.: Die Bedeutung der Arteriitis temporalis für die Neurologie. Nervenarzt 25, 298 (1954). — Grau, H.: Über die luetische Aortenerkrankung. Z. klin. Med. 72, 292 (1911). — Gross, L.: The cardiac lesions in Libman-Sachs disease with a consideration of its relationship to acute diffuse lupus erythematosus. Amer. J. Path. 16, 375 (1940). — Gross, L., M. A. Rugel and E. Z. Epstein: Lesions of coronary arteries and their branches in rheumatic fever. Amer. J. Path. 11, 253 (1935). — Gross, L., and G. Silverman: Aortic commissural lesion in rheumatic fever. Amer. J. Path. 13, 389 (1937). — Gross, P.: Tuberculous vegetations of trunc of pulmonary artery. Amer. J. Path. 9, 17 (1933). — Gruber, B. G.: Die Döhle-Hellersche Mesaortitis (Aortitis luetica). Jena: Gustav Fischer 1914. — Gruber, G. B.: Zum Kapitel der luischen Aortenerkrankungen und des plötzlich eingetretenen

Todes. Zbl. Herz- u. Gefäßkr. **11**, 173 (1919). — Gruber, G. G.: Zur Frage der Mesaortitis luica, besonders in Beziehung zur progressiven Paralyse. Z. Kreisl.-Forsch. **25**, 22 (1933). — Guariní: Schulterschmerz bei Aortitis. Rinasc. med. **1924**, Nr 18. — Gürich: Die syphilitischen Organveränderungen etc. Münch. med. Wschr. **1925**, 980. — Guion, C. M., and E. C. Adams: Six autopsied cases of disseminate lupus erythematosus. Amer. J. med. Sci. **205**, 33 (1943).

Haas, E.: Über die rheumatische Genese einer generalisierten Gefäßerkrankung mit Sjögrenschem Syndrom. (Dacrio-sialo-adenopathia atrophicans.) Virchows Arch. path. Anat. **320**, 264 (1951). — Haas, J.: Die Endangitis tuberculosa aortae. Beitr. klin. Tuberk. **78**, 315 (1931). — Hampeln: Über Syphilis und das Aortenaneurysma. Berl. klin. Wschr. **1894**, Nr. 44, S. 1000. — Hamperl, H.: Elastische Fasern als Fremdkörper. Bemerkungen zur sog. Arteriitis temporalis. Virchows Arch. path. Anat. **323**, 591 (1953). — Hansemann: Verh. Dtsch. Path. Ges. 1899, München. Diskussion zu Heller und Straub, S. 364. — Harrison: J. clin. Path. **1**, 197 (1948). — Harrison, R. J., C. V. Harrison and H. Kopelman: Giant-cell arteritis with aneurysms. Effects of hormone therapy. Brit. med. J. **2**, 1593 (1955). — Hart: Die syphilitische Aortenerkrankung. Z. ärztl. Fortbild. **11**, Nr. 11 (1914). — Harvey, A. M., L. E. Shulman, P. A. Tumulty, C. L. Conley and E. H. Schoenrich: Systemic lupus erythematosus: Review of the literature and clinical analysis of 138 cases. Medicine (Baltimore) **33**, 291 (1954). — Hauser, W.: Lupus erythematodes. In: Dermatologie und Venerologie, H. A. Gottron u. W. Schönfeld, Bd. II, Teil 1, S. 584. Stuttgart: Georg Thieme 1958. — Hauss, W. H., u. R. Burwinkel: Über die Arteriitis temporalis. Z. Kreisl.-Forsch. **38**, 210 (1949). — Hedinger: Über experimentell durch Adrenalin und Hämostasin erzeugte Arterienerkrankungen bei Kaninchen. Korresp.-Bl. Schweiz. Ärzt. Nr, 20 (1905). — Hegglin, R.: Lupus erythematosus visceralis. Verh. dtsch. Ges. inn. Med. **65**, 91 (1959). — Heiberg, H.: a) 3 Fälle von syphilitischer Gefäßerkrankung. Norweg. med. Ges., Sitzg 22. März 1876. Norsk. Mag. Laegevidensk. III. Reihe. b) Zusammenhang zwischen Syphilis und Aneurysmen. Norweg. med. Ges., Sitzg 12. Sept. 1877. Norsk. Mag. Laegevidensk. III. Reihe **7** (1877). c) Den luetiske arteriosklerose og aneurysmedannelse. Verh. skand. Naturforsch. Verslg Kopenhagen 4.—9. Juli 1892, 518. — Hejtmancik, Bradfield and Rigdon: Pulmonary arteritis due to acquired syphilis. Amer. J. Syph. **34**, 236 (1950). — Heller, A.: Über die syphilitische Aortitis und ihre Bedeutung für die Entstehung von Aneurysmen. Verh. dtsch. path. Ges., 2. Tagung 1899. — a) Die Aortensyphilis als Ursache von Aneurysmen. Münch. med. Wschr. **1899**, 1669. — b) Über die syphilitische Aortitis und ihre Bedeutung für die Entstehung von Aneurysmen. Verh. dtsch. path. Ges. **2**, 346, 1899 (1900). — c) Aortenaneurysma und Syphilis (zur Berichtigung). Virchows Arch. path. Anat. **171**, 177 (1903). — Helmstedter: Du mode de formation des anévrysmes spontanés. Inaug.-Diss. Straßburg 1873. — Hentscher: Über Aneurysmenbildung bei jugendlichen Individuen. Inaug.-Diss. Kiel 1893. — Herzog, Gg.: Zur Pathologie des Fleckfiebers. Zbl. allg. Path. path. Anat. **29**, 97 (1918). — Herxheimer, G.: Zur Ätiologie und pathologischen Anatomie der Syphilis. Ergebn. allg. Path. path. Anat. **11**, 1 (1907). — Syphilitische Veränderungen des Herzens und der Arterien. Abschnitt Aorta. In Jadassohns Handbuch der Haut- und Geschlechtskrankheiten, Bd. XVI. 1931. — Heubner: Die luetischen Erkrankungen der Hirnarterien. Leipzig 1874. — Heydenreich: Ein Fall von Aortitis luetica. Inaug.-Diss. München 1901. — Hillenbrand, H. J., and Th. Tiwisina: Arteriitis temporalis (Horton) bzw. Riesenzellarteriitis. Zbl. Chir. **78**, 1345 (1953). — Hochrein, M.: Therapie der Mesaortitis luica. Med. Klin. **49**, 1937 (1954). — Höök, O., and B. Jernelius: "Temporal" arteritis: Report of three cases with eye symptoms. Nord. Med. **48**, 1224—1226 u. engl. Zus.fass. 1226—1227 (1952). [Schwedisch.] — Hörstebrock: Arb.-Gem. rhein.-westf. Path., Januar 1952. — Hommerich, K. W.: Über seröse Mesaortitis. Zugleich ein Beitrag zur Frage spontaner Aortenrupturen und ihrer Ursachen. Virchows Arch. path. Anat. **322**, 282 (1952). — Hopkins, J. G.: Subacute disseminated lupus erythematosus; remission after treatment with chloramphenicol. A.M.A. Arch. Derm. Syph. **63**, 792—793 (1951). — Horton, B. T., T. B. Magath and G. E. Brown: An undescribed form of arteritis of the temporal vessels. Proc. Mayo Clin. **7**, 700 (1932). — Arteritis of the temporal vessels. Arch. intern. Med. **53**, 400 (1934). — Horton, T., and B. Magath: Arteritis of temporal vessels: Report of seven cases. Proc. Mayo Clin. **12**, 548 (1937). — Hubert: Frühsymptom der Aortitis luetica. Dtsch. Röntgenges. Nauheim, April 1925. — Huchard: Traité clin. des maladies du cœur et de l'aorte. Paris 1899. — Hudélo: Artérites syphilitiques. Gaz. hebsom. **1893**, No 33. — Hueck, W.: Über Arteriosklerose. Münch. med. Wschr. **85**, 1 (1938). — Hutchinson, Jonathan: Diseases of the arteries. Arch. Surg. (Lond.) **1**, 323 (1890).

Iff: Über angeborene Verkalkung, besonders der Arterien. Virchows Arch. path. Anat. **281**, 377 (1931). — Igarashi, Y., and D. Tadaki: A case of arteriitis tuberculosa nodosa. Iryo, Tokyo **6**, 54 (1952). [Japanisch]. — Introzzi, Angeleri: Arterite luetica degli arti inferiori, in via di obliterazione, trattata con penicillina. Gazz. Osp. Clin. **47**, 193 (1946). — Irby, R., G. R. Hennigar and J. Kirk: Acute disseminated lupus erythematosus in the

Negro male: report of a case with autopsy findings. Ann. intern. Med. **37**, 1274 (1952). — ISENBERG: Ein Aneurysma aortae mit Durchbruch in den Oesophagus: ein Beitrag zur Lehre von der syphilitischen Entstehung der Aneurysmen. Inaug.-Diss. Kiel 1899. — JAFFÉ, R. H.: Über die Häufigkeit der Aortenlues mit besonderer Berücksichtigung ihres Vorkommens bei der weißen und farbigen Rasse. Klin. Wschr. **10**, 2081 (1931). — JAGIC, N.: Über Mesaortitis luetica. Wien. klin. Wschr. **1928**, 845. — JAHNEL: Über das Vorkommen von Spirochäten in der Aorta bei progressiver Paralyse. Vorl. Mitteilung. Z. ges. Neurol. Psychiat. **60**, 360 (1920). — JAKOB: Aortitis syphilitica (?). Inaug.-Diss. Erlangen 1891. — JARLOV: Lethally progressing disease of vessels of kidney and heart as complications in antisyphilitic therapy. Acta med. scand. **133**, 377 (1949). — JENNINGS, G. H.: Temporal arteritis. Brit. med. J. **1948**, 443. — Schweiz. med. Wschr. **1949**, 370. — Brit. med. J. III, 6, 443. — Arteritis of temporal arteries. Lancet **1938 I**, 424. — "Temporal arteritis"; some aspects of subacute arteritis in later life. Brit. med. J. **1948**, 443. — Rupture of an aortic aneurysm into the pulmonary artery. Brit. Heart J. **15**, 456 (1953). — JERVELL, A.: Pulseless disease. Amer. Heart J. **47**, 780 (1954). — JESSAR, R. A., W. LAMONT-HAVERS and C. RAGAN: Natural history of lupus erythematosus disseminatus. Ann. intern. Med. **38**, 717 (1953). — JESSNER: Frühe Aortitis und tabische (?) Erscheinungen bei „renitenter" Lues. Zbl. Haut- u. Geschl.-Kr. **24**, 584 (1927). — JOHNSON, R. H., R. D. HARLEY and B. T. HORTON: Arteritis of the temporal vessels associated with loss of vision; report of two cases. Amer. J. Ophthal., III. s., **26**, 147 (1943). — JOHNSON, S. A. M., and H. H. SHAPIRO: Observations on treatment of cardiovascular system syphilis with aqueous penicillin G. A.M.A. Arch. Derm. Syph. **63**, 426 (1951). — JORES, L.: Arterien. In: Handbuch der speziellen Anatomie und Histologie von HENKE-LUBARSCH, Bd. II. S. 608. Berlin: Springer 1924. — JÜRGENS: Neue Deutsche Klinik, Bd. 3, S. 373 (1929). — JULITZ, R.: Die klinischen Ausdrucksformen der Endarteriitis obliterans und ihre Differentialdiagnose. Z. inn. Med. 8, 343 (1953). — JUSTIN-BESANÇON, KLOTZ, RUBENS-DUVAL et SIKORAV: Bull. Soc. méd. Hôp. Paris 1022 (1947).

KAJTOR, F.: Vascular headache caused by arterialgia of the superficial temporary artery and its surgical treatment. Mschr. Psychiat. Neurol. **118**, 1 (1949). — KALKER: Ein Fall von Aneurysma der Aorta nach chronischer Endarteriitis. Inaug.-Diss. Kiel 1899. — KAMPMEIER, R. H.: Aneurysm of the abdominal aorta: a study of 73 cases. Amer. J. med. Sci. **192**, 97 (1938). — Saccular aneurysm of the thoracic aorta: a clinical study of 633 cases. Ann. intern. Med. **12**, 624 (1938). — KAMPMEIER, R. H., and S. R. COMBS: The prognosis in syphilitic aortic insufficiency. Amer. J. Syph. **24**, 578 (1940). — KAMPMEIER, R. H., and H. J. MORGAN: Specific treatment of syphilitic aortitis. Circulation **5**, 771 (1952). — KAPOSI, M.: Arch. Derm. Syph. (Berl.) **4**, 36 (1872). — KARSNER, H. T.: Acute inflammations of arteries. Publication No 6. Springfield, Ill.: Ch. C. Thomas 1947. — KAUFMANN: Lehrbuch der Speziellen Pathologischen Anatomie, 2. Auflage. 1901. 1903. — KAYE, S. L.: Temporal arteritis; report of 7 cases. Lancet **1949**, 1039. — KEEN, H.: Cranial arteritis presenting as meningitis. Brit. med. J. **1950**, 993. — KEITH, N. M.: The renal problem in lupus erythematosus. Proc. Mayo Clin. **15**, 682 (1940). — KEMP, J. E., and K. D. COCHEMS: Studies in cardiovascular syphilis. IV. The influence of the treatment of early syphilis upon the incidence of cardiovascular syphilis. Amer. J. Syph. **21**, 625 (1937). — KENDALL, D.: Günstige Wirkung von Salicylaten bei Arteriitis der Temporalis. Brit. med. J. **1953**, 418. — KIERLAND, R. R.: Classification and cutaneous manifestations of lupus erythematosus. Proc. Mayo Clin. **15**, 675 (1940). — KILBOURNE and WOLF: Ann. intern. Med. 24 (1946). — KIMMELSTIEL, GILMOUR and HODGES: Degeneration of elastic fibers in granulomatous giant cell arteritis (temporal arteritis). A.M.A. Arch. Path. **54**, 157 (1952). — KIMMERLING, D. F., and P. F. NORDIN: Cranial arteritis: a case report and discussion. Ann. intern. Med. **36**, 1520 (1952). — KISCH, F.: Syphilitische und nicht syphilitische Aorteninsuffizienz. Wien. Arch. klin. Med. **31**, 712 (1936). — KISS, A.: Über pathologisch-anatomische Befunde bei Mesaortitis luica und ihre Beziehungen zur Klinik. Klin. Med. (Wien) **6**, 545 (1951). — KLEMPERER: Diffuse collagen disease. Acute disseminated lupus erythematosus and diffuse scleroderma. J. Amer. med. Ass. **119**, 331 (1942). — Concept of collagen diseases. Amer. J. Path. **26**, 505 (1950). — Changing patterns in the definition of acute lupus erythematosus. J. Mt. Sinai Hosp. **17**, 793 (1950/51). — Über fibrinoide Substanzen. Wien. klin. Wschr. **1953**, 713. — KLEMPERER, P., A. D. POLLACK and G. BAEHR: Pathology of disseminated lupus erythematosus. Arch. Path. (Chicago) **32**, 569 (1941). — On the nature of acute lupus erythematosus. N.Y. St. J. Med. **42**, 2225 (1942). — KLINGE: Der Rheumatismus. Ergebn. allg. Path. path. Anat. **27**, 1 (1933). — KLINGE u. VAUBEL: Die Gefäße beim Rheumatismus, insbesondere die „Aortitis rheumatica" mit Betrachtungen zur Ätiologie des fieberhaften Rheumatismus vom pathologisch-anatomischen Standpunkt. Virchows Arch. path. Anat. **281**, 701 (1931). — KLOTZ, O. Arterienschädigungen bei Rheumatismus. J. Path. Bact. 18 (1913). — Some points respecting the localisation of syphilis upon the aorta. Amer. J. med. Sci. **155**, 92 (1918). — KOĎOUSEK: Gigantocellular granulomatous arteritis. Čas. Lék. Čes. **94**, 909 (1955). — KÖSTER: (a) Über die Entstehung der spontanen Aneurysmen und die chronische Mesarteriitis.

Sitzgsber. niederrhein. Ges. Natur- u. Heilk. Bonn 1875, 15. Berl. klin. Wschr. **1876**, 322. — (b) Ein Fall von Aortenaneurysma. Verh. niederrhein. Ges. Natur- u. Heilk. Bonn, 15. Nov. 1881. Berl. klin. Wschr. **1881**, 377. — KOGOJ, FR.: Die Bedeutung der Reaktion nach NELSON und MAYER für die Diagnose und Therapie der Syphilis. Hautarzt **6**, 511 (1955). — KOSZYNSKI, L.: Syphilitische Aortenerkrankung. Wien. klin. Wschr. **1916**, 1432. — KOULUMIES, R., and O. HEINIVAARA: Observations on penicillin therapy in cardiovascular syphilis. Acta med. scand. **159**, 453 (1957). — KRAFFT: Über Entstehung der wahren Aneurysmen. Inaug.-Diss. Bonn 1877. — KRASNOFF, S. O., and H. BRODY: Dissecting hematoma due to giant cell aortitis: Report of two cases and the consideration of a systemic disease, giant cell arteritis. Circulation **14**, 962 (1956). — KRAUS, F.: Die Aortenerweiterung bei der Heller-Doehleschen Aortitis. Dtsch. med. Wschr. **1914**, Nr 12. — KREUZFUCHS, S.: Über eine neue Methode der Aortenmessung. Med. Klin. **16**, 36 (1920). — KRUPP, M. A.: Urinary sediment in visceral angiitis (periarteritis nodosa, lupus erythematosus, Libman-Sacks disease); quantitative studies. Arch. intern. Med. **71**, 54 (1943). — KRYSTA, F.: Arteriitis temporalis mit Augenbeteiligung. Klin. Mbl. Augenheilk. **122**, 739 (1953). — KÜLBS: Erkrankung der Zirkulationsorgane. In MOHR-STÄHELINS Handbuch der inneren Medizin, Bd. 2, S. 451. 1928.

LAMPEN, H., u. H. WADULLA: Stenosierende Aortenlues unter dem klinischen Bild einer „umgekehrten Isthmusstenose". Dtsch. med. Wschr. **1950**, 144—147. — LANGER, E.: Die Häufigkeit der luetischen Organveränderungen, insbesondere der Aortitis luetica. Münch. med. Wschr. **73**, 1782 (1926). — LASZLO, T.: Die Syphilis der Aorta als Ursache fieberhafter Zustände. Wien. Arch. inn. Med. **30**, 97 (1937). — LAVERAN: (a) Aneurysme de l'aorte ouvert dans l'artère pulmon., aortite probablement syphilit. Union méd. **24**, 3 (1877). Soc. méd. Hôp., 12. Okt. 1877. — (b) Sem. méd. (Paris) **1892**, 269. — O'LEARY: Prognosis and treatment of lupus erythematosus. Proc. Mayo Clin. **15**, 686 (1940). — LEATHER, H. M.: Syphilitic mediastinitis. Lancet **1953 II**, 116—118. — LEECH, C. B.: Cardiovascular syphilis. R.I. med. J. **33**, 186—188 (1950). — LENK, R.: Zur Röntgendiagnose der Aneurysmen der Aorta descendens und der Aortenlues überhaupt. Fortschr. Röntgenstr. **30**, 134 (1922/23). — LESSER, F.: Zur Ätiologie und Pathologie der Tabes, speziell ihr Verhältnis zur Syphilis. Berl. klin. Wschr. **1904**, 80. — LEVY, A., and P. JOBARD: Artérite oblitérante rheumatismale de la pulmonaire. Strasbourg méd. **4**, 171 (1953). — LIBMAN, E., and B. SACKS: A hitherto undescribed form of valvular and mural endocarditis. Trans. Ass. Amer. Phycns **38**, 46 (1923). — LICHTENSTEIN: Zur Entstehung der Aortenaneurysmen. Inaug.-Diss. Freiburg 1901. — LIEK: Die rezente Aortitis luetica im Röntgenbild. Fortschr. Röntgenstr. **17**, 23 (1911). — LINZENMEIER, G.: Die Senkungsgeschwindigkeit der roten Blutkörperchen und ihre praktische Bedeutung. Münch. med. Wschr. **70**, 1243 (1923). — Ein Beitrag zur Blutsenkungsgeschwindigkeit unter Mitteilung einer verbesserten Kapillarmethode. Münch. med. Wschr. **81**, 174 (1934). — LIPPMANN-QUIRING: Röntgenuntersuchungen bei Aortenerkrankungen. Fortschr. Röntgenstr. **19**, 253 (1912). — LÖWENBERG, K.: Syphilis des Zentralnervensystems und der Aorta. Klin. Wschr. **1924**, 531. — LONGCOPE: The association of aortic insufficiency with syphilit. aortitis. J. Amer. med. Ass. **54**, 118 (1910). — LOVE jr., W. S., and C. G. WARNER: Observations upon syphilis of the heart, coronary ostia, and coronary arteries, with special reference to myocardial lesions noted in stenosis of coronary ostia. Amer. J. Syph. Neurol. **18**, 154 (1934), — LOWMAN and SLOCUMB: The peripheral vascular lesions of lupus erythematosus. Ann. intern. Med. **36**, 1206 (1952). — LUBARSCH: (a) Über die Fortschritte der pathologischen Anatomie der Syphilis. Zbl. Haut.- u. Geschl.-Kr. **5**, 273 (1922). — (b) 14. Verh. dtsch. path. Ges. 250, 252, 1910. — LUCIA, S. P., V. C. HARP and M. L. HUNT: Cardiovascular syphilis in a general medical clinic. Publ. Hlth Rep. (Wash.) **68**, 405 (1953). — LYON, E.: Das Sjoegren-Syndrom, Med. Klin. **51**, 133 (1956).

MACDONALD and MOSER: Periarteritis and Arteritis of temporal vessels: Case report. Ann. intern. Med. **10**, 1721 (1937). — MALI, J. W. H., J. N. VAN DER HORST: Onderzoek naar periphere vaatstoornissen bij lupus erythematodes. Ned. T. Geneesk. **95**, 2083—2084 (1951). — MALMSTEN: Aorta-aneurysmens etiologi. Stockholm 1888. — MANCHOT: Über die Entstehung der wahren Aneurysmen. Virchows Arch. path. Anat. 121 (1890). — MANGOLD u. ROTH: Zur Kenntnis des Aortenbogensyndroms. Schweiz. med. Wschr. **84**, 1192 (1954). — MARCHAND: (a) Arterien. In EULENBURGS Realenzyklopädie, 3. Aufl., Bd. 2, S. 203. 1894. (b) Über das Verhältnis der Syphilis und Arteriosklerose zur Entstehung der Aortenaneurysmen. Verh. dtsch. path. Ges. **6**, 197 (1903, ersch. 1904). — c) Aortitis syphilitica. Med. Ges. Leipzig, Sitzg, 29. Jan. 1907. Dtsch. med. Wschr. **1907**, 908. — MARESCH, R.: Über Aortenlues. Wien. med. Wschr. **81**, 971 (1931). — MARINONE, G.: La valeur thérapeutique des transfusions substitutives partielles dans le traitement du Lupus-érythémato-viscérite malin (maladie de Libman-Sacks). Sangue **24**, 115 (1951). — MARTLAND, H. S.: Syphilis of the aorta and heart. Amer. Haert J. 6 (1930). — MATHIEU, L., J. SIMONIN, CADIOT, GRILLIAT: Nodule d'artérite temporale par processus emboligène. Arch. Mal. Coeur **43**, 549 (1950). — MAYNARD, E. P. et al.: Cardiovascular syphilis; early diagnosis and clinical course of aortitis in three hundred and forty-six cases of syphilis. Arch. intern. Med. **55**, 873 (1935). — MCCANN, J. S., and

D. C. Porter: Calcification of the aorta as an aid to the diagnosis of syphilis. Brit. med. J. 1, 826 (1956). — McCulloch, H.: Congenital syphilis as cause of heart disease. Amer. Heart J. 6, 136 (1930). — McGuire, J., R. C. Scott and E. A. Gall: Chronic aortitis of undetermined cause with severe and fatal aortic insufficiency. Amer. J. med. Sci. 235, 394 (1958). — McLetchie, N. G. B., and D. A. Gillis: Disseminate endarteritis — Report of a case. Amer. J. clin. Path. 25, 502 (1955). — McMillan, G. C.: Diffuse granulomatous aortitis with giant cells associated with partial rupture and dissection of aorta. Arch. Path. (Chicago) 49, 63 (1950). — Meessen, H.: Zum Problem der allergischen Pathogenese der Arteriitis. Verh. dtsch. Ges. inn. Med. 60, 385 (1954). — Mehmel, L.: Das Auftreten der Riesenzellarteriitis in Deutschland. Z. Kreisl.-Forsch. 43, 242 (1954). — Meinicke, K.: Bedeutung der Treponemen-Antigen-Antikörper-Reaktion für die Diagnose der Lues. Hautarzt 8, 23, 77 (1957). — Meneely jr. J. K., and N. H. Bigelow: Temporal arteritis. A critical evaluation of this disorder and a report of three cases. Amer. J. Med. 14, 46 (1953). — Merten, C. W., N. Finby and J. Steinberg: The antemortem diagnosis of syphilitic aneurysm of the aortic sinuses. — Report of nine cases. Amer. J. Med. 20, 345 (1956). — Metz, U.: Über die Veränderung von Dehnbarkeit und Festigkeit der basalen Hirnarterien bei Lungentuberkulose. Z. Kreisl.-Forsch. 39, 599 (1950). — Meyer-Krahmer, H. G.: Die Erweiterung der Arteria anonyma (Truncus brachio-cephalicus). Fortschr. Röntgenstr. 74, 193 (1951). — Meyers, L., and J. W. Lord: Cranial arteriitis, report of its occurrence in a young woman. J. Amer. med. Ass. 136, 169 (1948). — Meyerratken, E.: Über Augenveränderungen bei der Arteriitis temporalis und der Endangiitis obliterans. Klin. Mbl. Augenheilk. 123, 433 (1953). — Meyer-Schwickerath, G.: Erblindung bei Arteriitis temporalis. Ärztl. Wschr. 6, 704 (1951). — Meyrl, M.: Über die Bedeutung der Jarisch-Herxheimerschen Reaktion. Inaug.-Diss. 1948 München. — Mignone, L., et M. Mortara: L'artérite temporale. Minerva Med. (Torino) 2, 477 (1949). — Nuove osservazione sull'arterite temporale. Arch. Med. interna (Parma) 2, 39 (1950). — Mönckeberg: Über die Beziehungen zwischen Syphilis und schwieliger Aortensklerose vom pathologisch anatomischen Standpunkt. Med. Klin. 1905, 1027. — Mohr and Hahn: Therapeutic paradox (?) in cardiovascular syphilis. Amer. J. Syph. 36, 82 (1952). — Molinari: Die schwielige Arteriosklerose und ihre Beziehung zur Syphilis. Inaug.-Diss. Leipzig 1904. — Moll: Über einen Fall von Aortenaneurysma bei Tabes dorsalis. Inaug.-Diss. Kiel 1898. — Montgomery, H.: Pathology of lupus erythematosus. Proc. Mayo Clin. 15, 678 (1940). — Moore, J. E.: Cardiovascular syphilis. A summary of recent information with special reference to treatment with penicillin. Amer. J. Syph. 33, 43 (1949). — Morin, M., J. Graveleau, J. Lafon, J. Leveau et J. Acar: Artérite temporale traitée par ACTH et cortisone. Trois observations. Bull. Soc. Méd. Paris, IV. s. 69, 697 bis 713 (1953). — Moritz, F.: Über spezifische Gefäßerkrankungen. Z. wiss. Bäderk. 1/2, 131 (1926). — Morrison and Abitbol: Granulomatous arteritis with myocardial infarction; a case report with autopsy findings. Ann. intern. Med. 42, 691—700 (1955). — Mouquin, Desvignes, P., C. Macrez, P. Y. Hatt et J. Fanjoux: Un cas d'oblitération des trois branches artérielles nées de la crosse aortique. „Pulseless diasease". Syndrome de Takayashu. Amélioration de vision par l'ACTH. Bull. Soc. Med. Paris 71, 1056 (1955). — Müller, E.: (a) Über die Bedeutung der Syphilis für das Atherom der Aorta. Festschr. zur Eröffnung des neuen Krankenhauses der Stadt Nürnberg 1898. (b) Zur Statistik der Aneurysmen. Inaug.-Diss. Jena 1902. — Muijden, N. H. van, and D. Scherf: Über ein durch hochgradige luische Verengerung der Coronarostien hervorgerufenes Krankheitsbild. Wien. klin. Wschr. 47, 746 (1934). — Mumme, C.: Über Gefäßveränderungen nach einer Typhus-Parathyphus-Schutzimpfung sowie bei einer Endokarditis und Aortitis fibroplastica mit hochgradiger Eosinophilie im Blut, Knochenmark und in den Organen. Verh. dtsch. Ges. inn. Med. 60, 710 (1954). — Munk: Verh. dtsch. Kongr. inn. Med. in Warschau. Wiesbaden: J. F. Bergmann 1916. — Myers, J. D., H. V. Murdaugh, H. D. McIntosh and R. K. Blaisdell: Observations on continuous murmurs over partially obstructed arteries. Arch. intern. Med. 97, 726 (1956).

Nauwerck u. Eyrich: Zur Kenntnis der verrukösen Aortitis. Beitr. path. Anat. 5, 47 (1889). — Nelson jr., R. A., and M. M. Mayer: Immobilization of treponema pallidum in vitro by antibody produced in syphilitic infection. J. exp. Med. 89, 369 (1949). — Neubert, B.: Die Gefäßveränderungen bei den verschiedenen Formen der Lungentuberkulose. Virchows Arch. path. Anat. 301, 364 (1938). — Neumann, M. A.: Tuberculous lesions of the circulatory system. Report of two cases. Amer. J. Path. 28, 919 (1952). — Nicod, J. L.: De la localisation à la pulmonaire de la mésartérite luétique. Schweiz. Z. Path. 10, 66—73 (1947). — Les lésions vasculaires dans le poumon silicotique et leurs relations avec la tuberculose. Schweiz. Z. Path. 12, 157 (1949). — Nissl: Zur Lehre von der Hirnlues. Neurol. Zbl. 23, 42 (1904). — Norris, J. C.: Myocardial syphilis with aneurysm of the sinus of Valsalva. U.S. nav. med. Bull. 30, 37 (1932). — Norris, R. F.: Syphilitic aortitis in childhood and youth. Bull. Johns Hopk. Hosp. 57, 206 (1935).

Oberndorfer: Die syhilitische Aortenerkrankung. Münch. med. Wschr. 60, 505 (1913). — Odinokova, V. A.: A dissecting aneurysm of the pulmonary artery. Arh. Patol. 18, 87

(1956). [Russisch.] — OLANSKY, S. J.: The Herxheimer reaction of relatively small dosis of penicillin. J. vener. Dis. Inform. **28**, 26 (1947). — OLIVEIRA, O. DE: Die Quecksilberbehandlung bei Herz-Gefäß-Syphilis. Rev. bras. Med. **9**, 696—699 (1952). [Portugiesisch.] — OPPENHEIM: Zur Kenntnis der syphilitischen Erkrankungen des Zentralnervensystems. Berlin 1890. — ORMSBY and MONTGOMERY: Diseases of the skin, 6th. edit. Philadelphia: Lea & Febiger 1943. 1360 pp. — ORTH: Verh. Dtsch. Path. Ges. 1899 München, Diskussion zu HELLER und STRAUB, S. 366. — OSLER, W.: On the visceral complications of erythema exudativum multiforme. Amer. J. med. Sci. **110**, 629 (1895).

PAPACHARALAMPOUS u. ZOLLINGER: Morphologie und Pathogenese des subtotalen und totalen Coronarverschlusses. Schweiz. med. Wschr. **1953**, 859. — PADGET, WEBSTER, DENSEN, NICOL and RICH: Studies in cardiovascular syphilis. I. A preliminary report. Amer. J. Syph. **34**, 319 (1950). — PARDO and TACKER: The Jarisch-Herxheimer reaction in early congenital syphilis. Amer. J. Syph. **33**, 225 (1949). — PATERSON, M. W.: Ocular changes in the pulseless disease. (Takayasu's disease: the aortic arch syndrome). Scot. med. J. **2**, 57 (1957). — PAUTRIER: Les lupus érythémateux aigus. Formes cliniques . Considérations générales. VIII. Congr. des Dermatologistes et Syphiligraphes de langue française, p. 121. Rapports. Nancy: G. Thomas 1953. — PEABODY, G. E., G. G. READER, CH. T. DOTTER, I. STEINBERG and B. WEBSTER: Angiocardiography in the diagnosis of cardiovascular syphilis. Amer. J. med. Sci. **219**, 242 (1950). — PEARSON, J. R., and E. ST. NICHOL: The syndrome of compression of the pulmonary artery by a syphilitic aortic aneurysm resulting in chronic cor pulmonale, with report of a case. Ann. intern. Med. **34**, 483 (1951).—PEET, R. M.: Temporal arteritis complicating migraine. Irish J. med. Sci. **6**, 387 (1951). — PENTSCHEW, A.: Gibt es eine Endarteriitis luica der kleinen Hirnrindengefäße (Nissl-Alzheimer)? Nervenarzt 8, 393 (1935). — PERALTA, A.: Amer. Heart J. **37**, 661 (1949). — PERLA, D., and M. DEUTCH: Intimal lesion of aorta in rheumatic infections. Amer. J. Path. 5, 45 (1929). — PERLA, D., and B. SELIGMAN: Diffuse obliterating endarteritis of unknown etiology. Arch. Path. (Chicago) **7**, 55 (1929). — PESARE, BAUER and GLEESON: Untreated syphilis in the male negro. Amer. J. Syph. **34**, 201 (1950). — PHILIPS: Statistik der erworbenen Syphilis. Inaug.-Diss. Kiel 1896. — PICK u. PROSKAUER: Die Komplementbindung als Hilfsmittel der anatomischen Syphilisdiagnose. Med. Klin. **1908**, 539. — PINCOFFS, M. C., and W. S. LOVE JR.: Observations upon syphilis of the heart, coronary ostia, and coronary arteries, with special reference to the clinical picture presented by syphilitic stenosis of the coronary ostia. Amer. J. Syph. **18**, 145 (1934). — PIRANI, C. L., R. M. KARK and R. C. MUEHRCKE: Diseases of the kidney studied by pericutaneous kidney biopsy. Proc. Inst. Med. Chicago **20**, 290 (1955). — PLETNEW, D. D.: Die Syphilis als ätiologisches Moment chronischer Herz- und Aortenerkrankungen. Z. klin. Med. **103**, 579 (1926). — PONFICK: Verh. Dtsch. Path. Ges. 1899 München, Diskussion zu HELLER und STRAUB, S. 363. — PORT: Häufigkeit einer Aortitis syphilitica bei älteren Leuten. Münch. med. Wschr. **1924**, 712. — PORTER, R. R.: Virginia med. Monthly **75**, 357 (1948). Ref. Amer. J. Syph. **35**, 319 (1951). — POZZA, E., e M. SOSSAI: Sul significato delle placche calcari della aorta toracica (considerazioni su di un caso di eccezionale calcificacione aortica). Acta med. patav. **11**, 169 (1950). — PROFANT, H. J.: Temporal arteritis. Ann. Otol. (St. Louis) **53**, 308 (1944). — PUPPE: Untersuchungen über das Aneurysma der Brustaorta. Dtsch. med. Wschr. **1894**, 854, 874.

RAASCHOU-NIELSEN, W., and H. KOPP: Cardiovascular syphilis in neurosyphilitic patients. Acta derm.-venereol. (Stockh.) **37**, 446 (1957). — RANDERATH, E.: Die pathologische Anatomie des Fleckfiebers. Med. Klin. **37**, 463 (1941). — RANSON, F. T.: Babcock's operation for thoracic aneurysm. Brit. med. J. **1947**, No 4530, 692. — RATSCHOW, M.: Durchblutungsstörungen und Eiweißmangel. Dtsch. Gesundh.-Wes. **1948**, 787. — REDLICH, F., u. P. STEINER: Statistische Untersuchungen über Lues und innere Erkrankungen. Wien. Arch. klin. Med. **15**. Zit. nach SCHLESINGER, Syphilis des Herzens und der Gefäße. In JADASSOHN Bd. 16, Teil II. 1931. — REICHE, F.: Zur Frage der kongenitalluetischen Aorteninsuffizienz. Klin. Wschr. **5**, 1711 (1926). — REIN, G.: Über Riesenzellenarteriitis, besonders der Aorta. Z. Kreisl.-Forsch. **44**, 393 (1955). — REUTER: (a) Über Spirochäte pallida in der Aortenwand bei Hellerscher Aortitis. Münch. med. Wschr. **1906**, 778. — (b) Neue Befunde von Spirochäta pallida (Schaudinn) im menschlichen Körper und ihre Bedeutung für die Ätiologie der Syphilis. Z. Hyg. Infekt.-Kr. **54**, 49 (1906). — RIBBERT: Lehrbuch der speziellen Pathologie und der speziellen pathologischen Anatomie. 1902. — RICE-OXLEY, J. A., and A. M. COOKE: Temporal arteritis. Two cases treated with aureomycin. Lancet **1951 I**, 89—90. — RICH and GREGORY: Experimental anaphylactic lesions of the coronary arteries of the "sclerotic type", commonly associated with rheumatic fever and disseminated lupus erythematosus. Bull. Johns Hopk. Hosp. **81**, 312 (1947). — RICHMAN, B., and M. POMERANCE: An unusual case of multiple thoracic aneurysms. N.Y. St. J. Med. **53**, 335 (1953). — RICHTER: Zur Statistik der Aneurysmen, besonders der Aortenaneurysmen, sowie über die Ursachen derselben. Langenbecks Arch. klin. Chir. **32**, 542 (1885). — RIEDERER, J.: Beitrag zur Therapie der Arteriitis temporalis. Ärztl. Wschr. **1954**, 67—69. — RIMSA, A., and G. C. GRIFFITH: Ann. intern. Med. **46**, 915 (1957). — RITAMA, V.: Temporal arteritis. Ann. Med. intern. Fenn. **40**, 63 (1951). — ROBERTSON:

Temporal or gigant-cell arteritis. Brit. med. J. **1947**, No 4517, 168. Ref. Klin. Wschr. **1949**, 286. — Römer, K.: Das Krankheitsbild der Arteriitis temporalis. Fortschr. Neurol. Psychiat. **17**, 222 (1949). — Rössle, R.: Zum Formenkreis der rheumatischen Gewebsveränderungen, mit besonderer Berücksichtigung der rheumatischen Gefäßentzündungen. Virchows Arch. path. Anat. **288**, 780 (1933). — Romberg: Krankheiten des Herzens und der Blutgefäße. Stuttgart 1921. — Über die inneren Erkrankungen bei Syphilis, besonders über Aortitis syphilitica. Münch. med. Wschr. **1918**, 1266. — Rosenthal, A.: Ein Beitrag zur Lehre von den angeborenen Herzfehlern. Inaug.-Diss. Breslau 1911. — Rosenthal, O.: Ueber Erkrankungen des Herzens im Verlaufe der Syphilis und der Gonorrhoe. Berl. klin. Wschr. **37**, 1081, 1109 (1900). — Roskam, J., et H. van Cauwenberge: Comment agissent les salicylés? Comment faut-il les prescrire. Presse méd. **62**, 165 (1954). — Ross, S. W., and B. B. Wells: Systemic lupus erythematosus. A review of the literature. Amer. J. clin. Path. **23**, 139 (1953). — Roth, F.: Veröff. Konstit.- u. Wehrpath. 1943. — Roubier, Ch.: Des aortites douloureuses (Considérations anatomocliniques). J. Méd. Lyon **35**, 741 (1954). — Roux, J.-L.: Le syndrome de l'artérite temporale. Helv. med. Acta, Ser. A **21**, Suppl. **34** (1954). 82 S. — Russek, H. I., J. C. Cutler, S. A. Fromer and B. L. Zohman: Treatment of cardiovascular syphilis with penicillin. Ann. intern. Med. **25**, 957 (1946). — Russek, H., F. Nicholson and B. L. Zohman: Penicillin in cardiovascular syphilis. N.Y. St. J. Med. **49**, 2176 (1949). — Russu, G., G. Mardare, E. Mihail and E. Cojocaru: Clinical considerations of a case of Horton's syndrome. Rev. Med. Chir. **60** (2), 161 (1956).

Santha, K. v.: Über Gefäßveränderungen im Zentralnervensystem bei Chorea rheumatica. Virchows Arch. path. Anat. **287**, 405 (1932). — Saphir, O., and R. W. Scott: Observations on 107 cases of syphilitic aortic insufficiency, with special reference to aortic valve area, myocardium and branches of aorta. Amer. Heart J. **6**, 56 (1930). — Sar, A. van der: Disseminated arteritis. Docum. Med. geogr. trop. (Amst.) **5**, 56 (1953). — Sato, T.: Ein seltener Fall von Arterienobliteration. Klin. Wschr. **17** (II), 1154 (1938). — Scalabrino u Bianchi: Alte und neue Erfahrungen bei spontanen chronischen obliterierenden Arteriopathien der Gliedmaßen. (Juvenile und senile Arteritiden); klinische, biohumorale, histopathologische und experimentelle Untersuchungen. Medicina (Parma), Suppl. **4**, 5 (1954). — Schaerström, R.: Arteritis temporalis and ACTH. Acta med. scand. **145**, 447 (1953). — Schallock, G.: Über die Darstellung von Tuberkellbazillen in histologischen Schnitten. Fortschr. Diagn. Therap. 1 (1949). — Scharpff, A.: Über das Verhalten der Gefäße bei akuten Infektionskrankheiten. Frankfurt. Z. Path. **2** (1909). — Zur Frage der Aortenveränderungen bei kongenitaler Syphilis. Frankfurt. Z. Path. **2**, 287 (1909). — Scheel, R.: Neuere Erkenntnisse über die Jarisch-Herxheimersche Reaktion unter besonderer Berücksichtigung der Penicillintherapie. Inaug.-Diss. Würzburg 1953. — Scherf, D.: Koronarerkrankungen. Ergebn. inn. Med. **20**, 237 (1935). — Scherf, D., and L. J. Boyd: Clinical electrocardiography. Philadelphia: 2nd edit. Philadelphia J. B. Lippincott Company 1945. — Schittenhelm, A.: Über Aortitis luica. Dtsch. med. Wschr. **48**, 60 (1922). — Schlesinger: Syphilis und innere Medizin, Teil II u. III. Berlin: Springer 1926 u. 1928. — Schlesinger, H.: Die syphilitischen Erkrankungen des Herzens und der großen Gefäße. In Handbuch der Haut- und Geschlechtskrankheiten, Bd. XVI/2, S. 272. 1931. — Schmorl: Mitteilungen zur Spirochätenfrage. Münch. med. Wschr. **1907**, 188. — Schopper, W.: Zur Pathologie des Fleckfiebers (insbesondere zur Frage der Myokardveränderungen und Extremitätengangrän bei Fleckfieber). Virchows Arch. path. Anat. **310**, 70 (1943). — Schottmüller: Zur Behandlung der Spätlues, insbesondere der Aortitis luica. Med. Klin. **15**, 157 (1919). — Dauererfolge der Behandlung der Aortitis luica. Dtsch. Ges. inn. Med. 451 (1922). — Schrader, E. A.: Zur Arteriitis der Kopfarterien. Dtsch. med. Wschr. **75**, 541 (1949). — Die Stellung der „arteriits temporalis" in der Angiologie. Z. Kreisl.-Forsch. **41**, 524 (1952). — Schreitzer u. de Yong: Ned. T. Geneesk. **30**, 2536. — Schrötter, v.: Erkrankungen der Gefäße. In Nothnagel, Spezielle Pathologie und Therapie, Bd. 15, S. 3. Wien 1901. — Schuermann, H.: Festigung von Erregern gegen spezifische Heilmittel. Fortschr. prakt. Derm. (**1952**), 112. — Schuerman, H., u. R. Doepfmer: Behandlung des Lupus erythematodes acutus mit A.C.T.H. Hautarzt **1**, 421 (1950). — Schuermann, H., u. W. Hauser: Über die Hargraves-Haserick-(„L. E.") Zelle (insbesondere im Sternalmark) beim Lupus erythematosus acutus. Hautarzt **1**, 557 (1950). — Schüle: Hirnsyphilis und Dementia paralytica. Allg. Z. Psychiat. **28**, 605 (1872). — Schulman, S., and D. Bergenstal: Treatment of temporal arteritis with cortisone: a case report. Ann. intern. Med. **37**, 1088 (1952). — Schulte, K.: Über juvenile Mesaortitis luica. Z. Kreisl.-Forsch. **22**, 753 (1930). — Scott, D. H.: Aneurysms of the coronary arteries. Amer. Heart J. **36**, 403 (1948). — Scott, J. W., E. S. Maxwell and A. E. Grimes: Tuberculous false aneurysm of the abdominal aorta with rupture into the stomach. A case report with review of the literature. Amer. Heart J. **37**, 820 (1949). — Scott, V.: Abdominal aneurysms: A report of 96 cases. Amer. J. Syph. **28**, 682 (1944). — Scott, V., R. W. Maxwell and J. S. Skinner: The Jarisch-Herxheimer reaction in late syphilis. Probable fatal reactions to penicillin. J. Amer. med. Ass. **139**, 217 (1949). — Seelmann, K., u. B. Kornatz-Stegmann: Zur Ver-

meidung der Jarisch-Herxheimer-Reaktionen bei der Penicillinbehandlung des Lues connata. Mschr. Kinderheilk. **100**, 472 (1952). — SEIDEL: Arteriosklerotisches oder luetisches Aortenaneurysma. Ärztl. Praktiker **8**, Nr 10 (1895). — SEMSROTH u. KOCH: Über Gefäßläsionen bei Allgemeininfektionen. Krankh.-Forsch. **8**, 191 (1930). — SEYDEL, F. C.: Über die luetische Erkrankung der Herzkranzgefäße mit einem Fall eines syphilitischen Aneurysmas an dem vorderen absteigenden Ast der linken Kranzarterie. Z. Kreisl.-Forsch. **27**, 265 (1935). — SÈZE, S. DE, et A. DENIS: Un cas d'artérite temporale „gueri" par la cortisone. Rev. Rhum. **20**, 233 (1953). — SHAFFER and SHENKIN: Fatal Herxheimer reaction following penicillin therapy. Report of a case of syphilitic pachyleptomeningitis. Amer. J. Syph. **34**, 78 (1950). — SHANNON, E. W., and J. SOLOMON: Bilateral temporal arteritis with complete loss of vision. J. Amer. med. Ass. **127**, 647 (1945). — SHEARN, M. A., and B. PIROFSKY: Disseminated lupus erythematosus. Arch. intern. Med. **90**, 790 (1952). — SHELDON, W. H., and A. HEYMAN: Morphologic changes in syphilitic lesions during the Jarisch-Herxheimer reaction. Amer. J. Syph. **33**, 213 (1949). — SHELDON, W. H., A. HEYMAN and L. D. EVANS: The production of Herxheimer reactions by injection of immune serum in rabbits with experimental syphilis. Amer. J. Syph. **35**, 405 (1951). — Production of Herxheimer-like reactions in rabbits with spirillum minus infections by administration of penicillin or immune serum. Amer. J. Syph. **35**, 411 (1951). — EL SHERIF, A., A. SOROUR and M. IBRAHIM: Heart disease in Egypt. Part II. Cardiovascular syphilis. J. roy. Egypt. med. Ass. **34**, 114 (1951). — SIEBECK: Die Syphilis des Herzens und der Gefäße. Münch. med. Wschr. **77**, 1533 (1930). — SIEGENTHALER u. HEGGLIN: Der viscerale Lupus erythematosus (Kaposi-Libman-Sacks-Syndrom). Ergebn. inn. Med. Kinderheilk., N. F. **7**, 373 (1956). — SIEGMUND: Gefäßveränderungen bei chronischer Streptokokkensepsis (Sepsis lenta). Zbl. allg. Path. path. Anat. **35**, 276 (1924). — SINCLAIRE, H. A., and B. WEBSTER: The problem of the Jarisch-Herxheimer reaction in the penicillin therapy of cardiovascular syphilis. Amer. J. Syph. **35**, 312 (1951). — The effect of penicillin treatment on the microscopic appearance of syphilitic aortitis. Amer. J. Syph. **38**, 54 (1954). — SJÖGREN, H.: Zur Kenntnis der Keratoconjunctivitis sicca (Keratitis filiformis bei Hypofunktion der Tränendrüsen). Acta ophthal. (Kbh.) **11**, Suppl. 2, 1—151 (1933). — SLOCUMB, C. H.: Arthralgia and arthritis of lupus erythematosus. Proc. Mayo Clin. **15**, 683 (1940). — SMITH, J. R., J. A. SAXTON jr., and H. C. FRITZ: Syphilitic cardiovascular disease combined with chronic endocardial lesions usually attributed to rheumatic fever. Amer. J. Med. **10**, 37 (1951). — SNOW: Syphilitic degeneration of arteries as a cause of aneurism with a rept. of 2 cases. Med. Rec. (N. Y.) **18**, 229 (1880). — SNYDER, G. A. C., and W. C. HUNTER: Syphilitic aneurysm of left coronary artery with concurrent aneurysm of a sinus of Valsalva and an additional case of valsalva aneurysm alone. Amer. J. Path. **10**, 757 (1934). SOKOLOFF, L., S. L. WILENS and J. J. BUNIN: Arteritis of striated muscle in rheumatoid arthritis. Amer. J. Path. **27**, 157 (1951). — SOSKIN: Über Aortitis luetica. Inaug.-Diss Halle 1924. — SPANG, K.: Über die Gefäßveränderungen bei der tuberkulösen Meningitis und ihre Bedeutung für die Rolle der subendothelialen Schicht als mesenchymales Keimlager. Virchows Arch. path. Anat. **297**, 264 (1936). — SPROUL: N. Y. St. J. Med. **42**, 345 (1942). — SPÜHLER, O., u. L. MORANDI: Sklerodermie und ihre Beziehungen zu Libman-Sacks-Syndrom, Dermatomyositis und rheumatischen Infektionskreis. Helv. med. Acta **16**, 147 (1949). — STADLER, E.: Syphilis des Herzens und der Gefäße. Dresden: Theodor Steinkopff 1932. — STAEMMLER: Beitrag zur Kasuistik der Syphilis des Zentralnervensystems. Dtsch. Arch. klin. Med. **136**, 271 (1921). — Über Syphilis der Mitralis. Zbl. allg. Path. path. Anat. **48**, 177 (1930). — In KAUFMANNS Lehrbuch der speziellen pathologischen Anatomie, 11. u. 12. Aufl. Berlin 1955. — STEIN, E.: Über die Arteriitis cranialis. Ärztl. Wschr. **1954**, 361—363. — STEINBERG, CH. L., and A. I. ROODENBURG: Metacortandracin (meticorten) in the treatment of disseminated lupus erythematosus and periarteritis nodosa. Ann. intern. Med. **44**, 316 (1956). — STEINBERG, I., CH. DOTTER, G. PEABODY, G. READER, L. HEIMOFF and B. WEBSTER: The angiocardiographic diagnosis of syphilitic aortitis. Amer. J. Roentgenol. **62**, 655 (1949). — STICKNEY, J. M.: Systemic involvement in disseminated lupus erythematosus. Proc. Mayo Clin. **15**, 680 (1940). — STOKES, J. H., and assoc.: Treatment of cardiovascular syphilis. J. Amer. med. Ass. **147**, 944 (1951). — STOKES, J. H., H. BEERMAN and N. R. INGRAHAM: Modern clinical syphililogy. Philadelphia: W. B. Saunders Company 1946. — STONE: Myocarditis syphilitica. J. Amer. med. Ass. 1473 (1927). — STRAUB: Über die Veränderungen der Aortenwand bei der progressiven Paralyse. Verh. dtsch. path. Ges. **2**, 351 (1900). — SWANSON, HOMER: Combined syphilitic aortitis and rheumatic disease of the heart. Report of four cases. Amer. Heart J. **18**, 672 (1939). — SZYMANSKI, F. J.: Allergic vasculitis. Ann. Allergy **13**, 408 (1955). — SYLLA: Mil.arzt 263 (1944). — SYMMERS, O.: Anatomic lesions in late aquired syphilis: A study of **314** cases based on the analysis of 4880 necropsies at Bellevue hospital. J. Amer. med. Ass. **66**, 1457 (1916).

TAKAYASU, M.: A case with peculiar changes of the central retinal vessels. Acta Soc. ophthalm. jap. **12**, 554 (1908). — TATE, W. M., and J. A. WHEELER: Temporal arteritis: report of a case with ACTH therapy. J. Kans. med. Soc. **52**, 374 (1951). — TAUBENHAUS, M.,

B. EISENSTEIN and A. PICK: Cardiovascular manifestations of collagen diseases. Circulation **12**, 903 (1955). — THOREL, CH.: Pathologie der Kreislauforgane des Menschen. In LUBARSCH-OSTERTAG, Bd. 17/II, S. 90. 1915. — THORNER, M. C., R. A. CARTER and GEORGE C. GRIFFITH: Calcification as a diagnostic sign of syphilitic aortitis. Amer. Heart J. **38**, 641 (1949). — THORNER, M. C., and G. C. GRIFFITH: Cardiovascular syphilis. J. Insur. Med. **6**, 5 (1951). — TIITINEN, E.: Mediastinal tumors. Ann. Chir. Gynaec. Fenn. **38**, 185 (1949). — TRIAS DE BES, SANCHEZ LUCAS and BALLESTA BARCONS: A case of Takayashu's syndrome: The pulseless disease. Brit. Heart J. **17**, 484 (1955). — TRIAS PUJOL, C.: Contribution to the study of temporal arteritis. Angiologia **2**, 196 (1950). — TOURAINE, A., BOLTANSKI et L. VISSIAN: Périartérite noueuse avec artérite temporale. Bull. Soc. franç. Derm. Syph. 303 (1950). — TUCKER, H. A., and T. F. FARMER: Penicillin in cardiovascular syphilis. Early reaction to administration. Arch. intern. Med. **80**, 322 (1947). — TURNBULL, M. H.: Anatomie der Gefäßsyphilis. Quart. J. Med. **8**, 31 (1915). — TURNER, T. B.: Race and sex distributions of lesions of syphilis in 10000 cases. Bull. Johns Hopk. Hosp. **46**, 159 (1930). — TURNER, T. B., A. GELPERIN and J. R. ENRIGHT: Results of contact investigation in syphilis in an urban community. Amer. J. publ. Hlth **29**, 768 (1939).

UHLENBRUCK: Die Ätiologie der Klappenfehler. Inaug.-Diss. Köln 1922. — UNNA, P.: Ein weiterer Beitrag zur Anatomie der syphilitischen Initialsklerose. Vjschr. Derm. u. Syph. Wien **5**, 543 (1878). — USILTON, REMEIN, THORNER and DONOHUE: Syphilis mortality during the period of the fifth revision of the international lists of cases of death. Amer. J. Syph. **37**, 403 (1953).

VALLIN: Anévrysme abdom. chez. un syphilit. Soc. méd. Hôp., Sitzg 28. Febr. 1879. Gaz. Hôp. (Paris) **1879**, 205. — VAQUEZ-BORDET: In: Herz und Aorta. Leipzig: Georg Thieme 1916. — VÁRGEDÖ, A.: Neue Beiträge zur Kenntnis der Arteriitis temporalis. Dtsch. med. Wschr. **75**, 573 (1950). — VERDIÉ: Des aneurysmes l'origine syphilit. Thèse de Paris 1884. — VERGA, G.: Periarterielle Infiltration eines Antihistamins bei Arteriitis temporalis. Minerva med. (Torino) **1953**, Nr 59/60, 242. — VILANOVA, X.: Lupus érythémateux exanthématique aigue, quatre jours; avant la mort (illustration). Ann. Derm. Syph. (Paris) **78**, 200 (1951). — VOLHARD, F.: Besondere Fälle von Hochdruck. Neue med. Welt **1950**, Nr 1, 3. — VONDERLEHR, R. A., and L. J. USILTON: The chance of acquiring syphilis and the frequency of its disastrous outcome. Vener. Dis. Inform. **19**, 396 (1938).

WAALER, E.: Morphological changes in the superior vena cava and right auricle in rheumatic heart disease. Amer. J. Path. **13**, 855 (1937). — WAGNER-JAUREGG, J. v.: Über die Infektionsbehandlung der progressiven Paralyse. Münch. med. Wschr. **78**, 4 (1931). — WALTON, K. W., and D. W. ASHBY: Diffuse arteritis of unknown origin accompanied by eosinophilia. Brit. Med. J. **1951**, 1310. — WARTHIN, A.: Cardiovascular syphilis. Atlantic med. J. Aug. 1927. — WASER, P.: Die miliare Aortentuberkulose; Betrachtungen anhand einer Miliartuberkulose mit tuberkulöser Lebercirrhose. Schweiz. Z. Path. **11**, 29 (1948). — WASSERMANN, S.: Asthma cardiale etc. Wien. klin. Wschr. **1924**, Nr 37; **1927**, Nr 16; **1928**, Nr 6, **44**, 45. — WEBER, H. W.: Über diffuse nicht-eitrige Aortitis und ihre Abgrenzung von der Aortenlues. Frankfurt. Z. Path. **61**, 586 (1950). — WEBSTER, RICH, DENSEN, MOORE, NICOL and PADGET: Studies in cardiovascular syphilis. III. The natural history of syphilitic aortic insufficiency. Amer. J. Syph. **37**, 301 (1953). — WEBSTER, B., and READER: The effect of antisyphilitic treatment on the microscopic appearance of syphilitic aortitis. Amer. J. Syph. **32**, 19 (1948). — WEBSTER, B., C. RICH jr., P. M. DENSEN, J. E. MOORE, C. S. NICOL and P. PADGET: Studies in cardiovascular syphilis. III. The natural history of syphilitic aortic insufficiency. Amer. Heart J. **46**, 117 (1953). — WEGENER, F.: Über eine eigenartige rhinogene Granulomatose mit besonderer Beteiligung des Arteriensystems und der Nieren. Beitr. path. Anat. **102**, 36 (1939). — WEIGERT, C.: Ausgedehnte umschriebene Miliartuberkulose in großen offenen Lungenarterienästen. Virchows Arch. path. Anat. **104**, 31 (1886). — WEIL, H.: Zwei weitere Fälle von Arteriitis temporalis. Münch. med. Wschr. **93**, 167 (1951). — WEINBERG, T., and H. F. BEISSINGER: Syphilitic gummatous aortitis as cause of coronary artery ostial stenosis and myocardial infarction; report of case. Amer. Heart J. **32**, 665 (1946). — WEINTRAUD: Über die Salvarsanbehandlung syphilitischer Herz- und Gefäßerkrankungen. Ther. d. Gegenw. 1911. — WELCH, F. H.: On aortic aneurysm in the army, and the conditions associated with it. Med.-Chir. Tr., London **41**, 59 (1876). — WENCKEBACH u. WINTERBERG: Die unregelmäßige Herztätigkeit. Berlin: Springer 1927. — WETZEL, U.: Cortison-Behandlung des Erythema nodosum. Ther. d. Gegenw. 147 (1956). — WHEELER and CURTIS: Treatment of cardiovascular syphilis with penicillin. Amer. J. Syph. **35**, 319 (1951). — WHITE, P. D., and T. D. JONES: Heart disease and disorders of New England. Amer. Heart J. **3**, 302 (1928). — WHITFIELD, A. G. W., W. T. COOKE, P. JAMESON-EVANS and C. RUDD: Temporal arteritis and its treatment with cortisone and ACTH. Lancet **1953 I**, 408—412. — WHORTON, C. M., and S. W. DENHAM: The occurrence of the Jarisch-Herxheimer reaction in a patient with gummatous syphilitic aortitis. Amer. J. Syph. **35**, 255 (1951). — WIESEL, J.: Die Erkrankungen arterieller Gefäße im Verlaufe akuter Infektionen. Z. Heilkde

27, 262 (1906). — WIESNER, R.: Über Erkrankung der großen Gefäße bei Lues congenita. Zbl. allg. Path. path. Anat. 16, 822 (1905). — WIGAND: Über die Entstehung der spontanen Aortenruptur. Z. Kreisl.-Forsch. 33, 1 (1941). — WILE, U. J.: The principles underlying the treatment of cardiovascular syphilis. Ann. intern. Med. 15, 817 (1941). — WILLIUS: The newer concepts of cardiovascular syphilis. J. Tenn. med. Ass. 27, 494 (1934). — Cardiac clinics: XLI. A talk on the genesis of cardiovascular syphilis. Proc. Mayo Clin. 12, 605 (1937). WINGE: One de hos sifilit. forandr. de invendige organor. Forh. as de Skandinav. Naturforsk monde mote. 1863. — WINTER: Rheumatische Erkrankungen des Gefäßsystems und Atherosklerose. Beitr. path. Anat. 108, 35 (1943). — WITMER, R.: Arteriitis temporalis. Ophthalmologica (Basel) 12, 160 (1951). — WITTGENSTEIN, A., u. F. BRODNITZ: Häufigkeit der syphilitischen Herz- und Gefäßerkrankungen. Münch. med. Wschr. 71, 1351 (1924). — WODTKE, G.: Zur Behandlung der Aortitis luica. Dtsch. Arch. klin. Med. 144, 357 (1924). — WOLKIN, A.: The significance of calcification in the ascending portion of the aortic arch. Radiology 62, 101 (1954). — WOODRUFF, O.: Cardiovascular syphilis. Amer. J. Med. 4, 248 (1948). — WORMS, R., E. WOLINETZ, C. ALBAHARY et CL. LÉVY: A propos du procès-verbal. Effets de l'ACTH dans un cas d'artérite temporale. Bull. Mém. Soc. méd. Hôp. Paris 69, 312 (1953). WUHRMANN, F., CH. WUNDERLY u. P. DE NICOLA: Über die Heterogenität der γ-Globuline im krankheitshalber veränderten Blutserum. Klin. Wschr. 28, 667 (1950). — WYCKOFF, J., and C. LINGG: Statistical studies bearing on problems of classification of heart disease; etiology in organic heart disease. Amer. Heart J. 1, 446 (1926).

YAMPOLSKY, J., and C. C. POWEL: Syphilitic aortitis of congenital origin in young children. Amer. J. Dis. Child. 63, 371 (1942).

ZBAR, M. J.: Ischemic necrosis of the legs as a complication of coarctation of the aorta. Ann. intern. Med. 43, 1099 (1955). — ZDANSKY, E.: Röntgendiagnostik des Herzens und der Gefäße. Wien: Springer 1939. — ZEITLHOFER: Über die granulomatöse Riesenzellarteriitis (Arteriitis temporalis). Wien. med. Wschr. 1954, 677. — ZEMAN, W., and S. STORCH: Syphilitic heart disease in aged. Amer. intern. Med. 36, 1423 (1952). — ZIEGLER: Verh. Dtsch. Path. Ges. 1899 München, Diskussion zu HELLER und STRAUB, S. 366. — ZIEGLER, A.: Wien. klin. Wschr. 61, 722 (1949).

3. Thromboembolische Arteriopathien.

AGGELER, P. M., S. P. LUCIA and J. H. THOMPSON: A syndrome due to occlusion of all arteries arising from the aortic arch. Amer. Heart J. 22, 825 (1941). — AKRAWI, Y. Y., and G. M. WILSON: Observations on the development and function of elastic-coated vascular channels in occluded arteries. J. Path. Bact. 62, 69 (1950). — ALERGANT, C. D.: Sudden simultaneous arterial embolism involving all four limbs. Brit. med. J. 1954, 86. — ALLEN: The surgical treatment of embolism of the extremities. New Engl. J. Med. 201, 304 (1929). — ALLEN and MACLEAN: Treatment of sudden arterial occlusion with papaverine hydrochloride; report of case. Proc. Mayo Clin. 10, 216 (1935). — ALLEN and NORMAN: The vascular complications of polycythemia. Amer. Heart J. 13, 257 (1937). — ALLEN, E. V.: The emergency treatment of vascular occlusions. J. Amer. med. Ass. 185, 15 (1947). — ALLEN, E. V., N. W. BARKER and E. A. HINES: Peripheral vascular diseases. Philadelphia u. London: W. B. Saunders Company 1946 u. 1955. — AMATTLER TRIAS, A.: Dos casos con sindrome isquemico agudo de extremidades inferiores. Ann. Med. Cir. (Barcelona) 36, 62 (1956). — ANDERSON: Contusion of arteries. Brit. J. Surg. 7, 95 (1919). — APITZ, K.: Über die Ursachen der Arterienthrombose. Virchows Arch. path. Anat. 313, 28 (1944). — APPEL: Embolien bei intern-medizinischen Krankheiten. Inaug.-Diss. Würzburg 1953. — ARNULF, G., et B. DU COLOMBIER: Documents cliniques et expérimentaux sur la contusion artérielle et leurs déductions thérapeutiques. Lyon chir. 47, 566 (1952). — ARRUDA, S., y G. C. DE LEMOS-CORDETRO: Accidente vascular de la extremidad tras inyección oleosa de bismuto en el deltoides. Angiologia 4, 59 (1952).— ASCHENBRENNER, R.: Über urämische Zustände beim Fleckfieber. Klin. Wschr. 23, 8 (1944). — Klinik der Rickettsiosen. In Handbuch der inneren Medizin, 4. Aufl. Bd. 1, S. 682—761. Berlin-Göttingen-Heidelberg: Springer 1952. — ASCHENBRENNER u. V. BAEYER: Epidemisches Fleckfieber. Stuttgart: Ferdinand Enke 1944. — ASCHENBRENNER, R., u. R. MARX: Zur Frage des „Nachfiebers" in der Fleckfieber-Rekonvaleszenz. Klin. Wschr. 22, 159 (1943). — ASKEY, J. M.: The pathogenesis of systemic arterial embolism in rheumatic heart disease. Med. Conc. Cardiovas. Dis. 26, 399 (1957). — ASK-UPMARK, E.: On the „pulseless disease" outside of Japan. Acta med. scand. 149, 161 (1954). — On the laterality of cerebral embolies. Acta med. scand. 152, 433 (1955). Ref. Circulation 15, 312 (1957). — ASK-UPMARK, E., and C.-M. FAJERS: Further observations on Takayashu's syndrome. Acta med. scand. 155, 275 (1956). — AUSTIN, W. E.: Arterial embolism of the extremities. A survey of twenty-four cases. West J. Surg. 62, 32 (1954).

BABŁOCH: Klinische Erfahrungen in der Thrombose- und Emboliebehandlung mit dem Heparinoid „Thrombocid". Langenbecks Arch. klin. Chir. 263, 497 (1950). — BALDES,

Herrick and Essex: The measurement of flow of blood and the effects of anesthesia and lumbar sympathectomy. Proc. Mayo Clin. **7**, 535 (1932). — Baldwin, R. B. T., and D. F. Thomas: Embolism and secondary thrombosis of the bifurcation of the aorta. Report of a case. Brit. med. J. **1954**, No 4884, 399. — Bargen and Barker: Extensive arterial and venous thrombosis complicating chronic ulcerative colitis. Arch. intern. Med. **58**, 17 (1936). — Barker: The danger of gangrene of the toes in thromboangiitis obliterans and arteriosclerosis obliterans. J. Amer. med. Ass. **104**, 2147 (1935). — Barker and Hines: Arterial occlusion in the hands and fingers associated with repeated occupational trauma. Proc. Mayo Clin. **19**, 345 (1944). — Barker, N. W.: Current status of the problem of thrombosis. The George E. Brown memorial lecture. Circulation **17**, 487 (1958). — Barker, N. W., and J. E. Edwards: Primary arteritis of the aortic arch. Circulation **11**, 486 (1955). — Barker, W. F.: Syphilitic aortitis with obstruction of multiple aortic ostia. New Engl. J. Med. **241**, 524 (1949). — Barnett, W. E., W. W. Moorman and B. A. Merrick: Thrombotic obliteration of the abdominal aorta: a report of six cases. Ann. intern. Med. **37**, 944 (1952). — Barré, J. A., F. Rohmer et F. Isch: Etude électroencéphalographique des thromboses de la carotide interne. A propos de quatre cas. Rev. neurol. **82**, 568 (1950). — Baumgartner, W.: Zur Anzeigestellung bei der Behandlung der Embolie der großen Körperschlagadern. Klin. Med. (Wien) **6**, 97 (1951). — Bean, W. B., G. W. Flamm and A. Sapadin: Hemiplegia attending acute myocardial infarction. Amer. J. Med. **7**, 765 (1949). — Beckwith, R., E. R. Huffman, B. Eiseman and S. G. Blount jr.: Chronic aortoiliac thrombosis. A review of sixty-five cases. New Engl. J. Med. **258**, 721 (1958). Ref. Circulation **18**, 1046 (1958). — Benedini, E.: Trombosi obliterante dell'aorta abdominale e sindrome di Lériche. Ann. ital. Chir. **27**, 713 (1950). — Bernasconi, P., et R. Palomba: Le syndrome d'insuffisance circulatoire de l'artère fémorale profonde. Algérie méd. **57**, 373 (1953). — Bieling u. Heinlein: Viruskrankheiten des Menschen. In: Naturforschung und Medizin in Deutschland 1939—1946. Wiesbaden: Dietrich 1947. — Bigelow, N. H.: Paradoxic embolism. Amer. J. Med. **14**, 648 (1953). — Bittorf, A.: Über die Entwicklung eines arteriellen Collateralkreislaufes bei Obliteration der großen Arm- und Kopfgefäße. Med. Klin. **1947**, 422—423. — Black, D. M.: Absence of pulse. Chin. med. J. **45**, 552 (1931). — Blum, L.: Successful removal of a tumor embolus from the femoral artery. J. Amer. med. Ass. **142**, 986 (1950). — Bogardus, G. M., F. F. Beretta, R. L. Huff and J. Th. Payne: Endarterectomy for peripheral arteriosclerosis. Arch. Surg. (Chicago) **68**, 222 (1954). — Bohle, A.: Über Aortenthrombose bei Winiwarter-Bürgerscher Krankheit. Z. Kreisl.-Forsch. **39**, 531 (1950). — Boquien, Y., D. Hervouet, G. Dauphin et Verdier: Polygangrène aigue symétrique au cours d'une endocardite maligne. Presse méd. **1952**, 1581—1583. — Bordet, F.: Concerning the enigma of the „woman without pulse". Arch. Mal. Coeur **48**, 1105 (1955). Ref. Circulation **15**, 302 (1957). — Bourde, C.: Considération pratique sur les oblitérations artérielles aiguës des membres. Sud. méd. chir. **97**, 3428 (1954). — Boyd, A. M.: A classification of occlusive vascular disease. Practitioner **164**, 489 (1950). — The diagnosis and pathogenesis of obliterative vascular disease of the lower extremities. Angiology **1**, 373 (1950). — Boyd, A. M., and R. P. Jepson: External iliac artery thrombosis. Brit. med. J. **1950**, 1457. — Boyd, L. J.: A study of 4000 reported cases of aneurysm of the thoracic aorta. Amer. J. med. Sci. **168**, 654 (1924). — Brando, M.: Thrombosis of internal carotid artery in childhood after injuries in region of soft palate. Brit. med. J. **1956**, 665. — Brass, K.: Aortenthrombose und Hochdruck. Verh. Dtsch. Ges. Path. 1950. — Broadbent, W. H.: Absence of pulsation in both radial arteries, the vessels being full of blood. Trans. clin. Soc. Lond. **2**, 165 (1875). — Brobeil, A.: Praktische Bedeutung der cerebralen Arteriographie in der Neurologie und Psychiatrie. Nervenarzt **21**, 210—215 (1950). Brown and Adson: Calorimetric studies of the extremities following lumbar sympathetic ramisection and ganglionectomy. Amer. J. med. Sci. **170**, 232 (1925). — Brown and Cook: The vasodilating effects of alcohol. J. clin. Invest. **11**, 857 (1932). — Brown, C. F.: Absence of pulse; case of absence of pulse in both axillary, radial and carotid arteries, while normal in femoralis and dorsalis pedis arteries. China med. J. **43**, 269 (1929). — Bryant: Contused femoral artery; occlusion of vessel; recovery. Lancet **1881**, 88. — Surgical cases. Lancet **1885**, 64. — Buchem, F. S. P. van: Artérite des deux artères sous-clavières (pulseless disease). Presse méd. **64** (15), 350 (1956). — Bukhovskaya, A. V.: The use of ascorbic acid in atherosclerosis. Sovetsk. Med. **1**, 77 (1957). [Russisch.] — Burgess, C. M., and A. S. Hartwell: Removal of saddle embolus of aorta. J. Amer. med. Ass. **141**, 387 (1949). — Burt, C. C., J. Learmonth and R. L. Richards: On occlusion of the abdominal aorta. III. Aortic embolism. Edinb. med. J. **59**, 113 (1952). — Burton, A. C.: The range and variability of the blood flow of the human fingers and the vasomotor regulation of body temperature. Amer. J. Physiol. **127**, 437 (1949). — Peripheral circualtion in man. In: Ciba Foundation Symposium. London: Churchill 1954. — Bustamante, R. A., B. Milanés, R. Casas and A. de la Torre: The chronic subclavian-carotid obstruction syndrome. (Pulseless disease). Angiology **5**, 479 (1954). — Bustos, F. M.: Sindrome del canal de Hunter (sindrome de Palma en las arteriopatias cronicas obliterantes). Bol. Acad. argent. cir., B. Air. **34**, 687 (1950). — Bustos, F. M.,

y F. Basch: El síndrome del canal de Hunter en las arteriopatías periféricas. Prens. méd. argent. 38, 1609 (1951).

Caccamise, W. C., and K. Okuda: Takayasu's or pulseless disease. Amer. J. Ophthal. 37, 784 (1954). — Caccamise, W. C., and J. F. Whitman: Pulseless disease: A preliminary case report. Amer. Heart J. 44, 629 (1952). — Caithaml: Beitrag zur Therapie der arteriellen Embolie. Langenbecks Arch. klin. Chir. 278, 494 (1954). — Callow: Insidious thrombosis of the aorta. Geriatrics 9, 472 (1954). — Carroll, B. J., H. S. Yood and S. H. Schwartz: Chronic thrombotic occlusion of the abdominal aorta. J. med. Soc. N.J. 49, 466 (1952). — Carstensen, G.: Zur Klinik der endangiitischen Aortenthrombosen. Dtsch. med. Wschr. 83, 796 (1958). — Chang Hsioh-Teh, C. An and C. Fu-Hsi: The pulseless disease. Chin. med. J. 73, 163 (1955). — Chiappa, S.: Occlusion of the abdominal aorta. Amer. J. Roentgenol. 80, 297 (1958). — Chrást, B.: The possibility of clinical diagnosis of internal carotid thrombosis in the light of 14 cases. Lék. Listy 8, 42 (1953). — Cier, J. F., et A. Geller: Recherches physiologiques sur l'occlusion de l'aorte thoracique. J. Physiol. (Paris) 42, 271—284 (1950). — Cleland, J. B.: Occlusion of the abdominal aorta by ante-mortem thrombosis. Med. J. Austr. 2, 359 (1944). — Cohen, H., and T. B. Davie: Bilateral obliteration of radial and carotid pulses in aortic aneurysm. Lancet 1933, 852. — Collins: The value of papaverine hydrochloride in the treatment of arterial embolism. Med. Rec. 148, 186 (1938). — Surgical importance of papaverin hydrochlorid. Calif. west. Med. 51, 307 (1939). — Comiti, J.: A. propos d'une embolie artérielle manquée. Marseille chir. 2, 277 (1950). — Costantini, H.: Trombose de la bifurcation aortique; résection du carrefour après désobstruction; guérison. Afr. franç. chir. No 1—3, 33—34. — Craig, Horton and Sheard: Thermal changes in peripheral vascular disease during sympathetic ganglionectomy under general anesthesia. J. clin. Invest. 12, 573 (1933). — Crawford, J. R.: Bilateral pulse obliteration in thoracic aneurysm. J. Amer. med. Ass. 76, 1395 (1921). — Crevasse, L. E., and R. B. Logue: Carotid artery murmurs. J. Amer. med. Ass. 167, 2177 (1958). — Currier, R. D., R. N. de Jong and G. G. Bole: Pulseless disease: Central nervous system manifestations. Neurology (Minneap.) 4, 818 (1954).

Daley, R., Th. W. Mattinly, C. L. Holt, E. F. Bland and P. D. White: Systemic arterial embolism in rheumatic heart disease. Amer. Heart J. 42, 566 (1951). — Danielopolu: Le typhus exanthématique ou historique et autres fièvres exanthématiques, 2. Aufl. Paris: Masson & Co. 1941. — Danzis: Arterial embolectomy. Ann. Surg. 98, 249, 422 (1933). — Davis, J. T.: Mesenteric vascular occlusion. Mississippi Doct. 27, 525 (1950). — Denecke, K.: Symptomatische Aufteilung der Endarteriitis obliterans. Zugleich ein Versuch zur Klärung der Ätiologie. Langenbecks Arch. klin. Chir. 201, 339 (1941). — Deneke, Th.: Dtsch. med. Wschr. 1913, 441. — Dénes, J.: Successful excision of an arterial embolus. Mag. Sebész. 3, 211 (1950). — Denk: Zur Behandlung der arteriellen Embolie. Münch. med. Wschr. 81, 437 (1934). — Dick, D.: Über Embolektomien aus der Aorta. Wien. klin. Wschr. 1949, 99—104. — Djibladze, D. N.: A case of an absent pulse. [Russian text.] Klin. Med. (Mosk.) 35 (1), 115 (1957). — Dormanns, E., u. E. Emminger: Fleckfieber-Übertragung von Mensch zu Mensch durch Bluttransfusion im Inkubationsstadium. Münch. med. Wschr. 89, 559 (1942). — Dreyer, L.: Eigentümliche Fußgangränen aus dem Balkankriege. Zbl. Chir. 40, 1628 (1913). — Durante, L., e L. Grossi: Sindrome cervico-brachiale neuro circulatoria con raro anomalia della prima costa e trombosi dell' arteria succlavia. Fol. cardiol. (Milano) 8, 5 (1949). — Durant, Th. M., M. J. Oppenheimer, M. R. Webster and Joan Lang: Arterial air embolism. Amer. Heart J. 38, 481 (1949).

Edwards and Lyons: Traumatic arterial spasm and thrombosis. Ann. Surg. 140, 318 (1954). — Edwards, E. A.: Localized ischemia in the lower extremity. GP (Kansas) 9, 40 (1954). — Eichhorst: Über multiple Arterienthrombose. Arch. klin. Med. 80, 75 (1904). — Elkin, D. C., and F. W. Cooper: Surgical treatment of insidious thrombosis of the aorta. Ann. Surg. 130, 417 (1949). — Elliot, A. H., N. T. Ussher and L. S. Stone: Bilateral carotid sinus denervation in a patient having syncopal attacks and a congenital vascular anomaly. Amer. Heart J. 17, 69 (1939). — Elliot, J. A.: Acute arterial occlusion: An unusual cause. Surgery 39, 825 (1956). Ref. Circulation 15, 791 (1957). — Elliott, R. V., and M. E. Peck: Thrombotic occlusion of aorta as demonstrated by translumbar aortogramms. J. Amer. med. Ass. 148, 426 (1952). — Emmett: Subarachnoidal injections of procaine hydrochloride; the quantitative effects of clinical doses on sensory, sympathetic and motor nerves. J. Amer. med. Ass. 102, 425 (1934). — Epstein, E.: Sluchai udaleniia embola iz bifurkatsii aorty. Klin. med. (Mosk.) 28, 84 (1950). — Esser. A., u. O. Scholl: Erfahrungen mit „Thrombocid" in der Schwangerschaft, unter der Geburt und in der Laktationsperiode. Med. Welt 20, 319 (1951). — Eysholdt, K. G.: Grundlagen der Thrombosebehandlung in der modernen Chirurgie. Bruns' Beitr. klin. Chir. 180, 367 (1950). — Erfahrungen mit Thrombocid bei Behandlung der Thrombo-Embolie. Bruns' Beitr. klin. Chir. 184, H. 3 (1952). — Die experimentelle Thrombose und ihre Beeinflussung durch Heparin und Heparinoide. 70. Tagg der Dtsch. Ges. für Chir. 7.—11. 4. 1953 in München. Langenbecks Arch. klin. Chir. 277, 455 (1954).

FAVRE-GILLY, J., R. FROMENT, A. GONIN, S. ITHIER et J. BOREL-MILHET: Note sur le traitement de 60 thromboses (artérielles ou veineuses) par le dicoumarinylacétate d'ethyle. Bull. Soc. méd. Hôp. Paris **67**, 353. — FELLMANN, H., u. H. N. ZOLLINGER: Endangiitis obliterans v. Winiwarter-Buerger der Niere und Hypertonie. Schweiz. med. Wschr. **1953**, 556. — FELIX: Klinisches und Experimentelles zur arteriellen Luftembolie (a.Le) des großen Kreislaufes. Zbl. Chir. **76**, 905 (1951). — FELLINGER, K., u. B. THURNHER: Über die Möglichkeit klinischer Diagnostik von Anomalien des Aortenbogens. Wien. klin. Wschr. **1951**, 81—84. — FIDDIAN, J. V.: Simultaneous embolism in both arms. Brit. med. J. **1949**, No 4602, 480. — FINCK: Ein seltenes Bild von vaskulärer Lues. Medizinische **1954**, 786. — FLASHER, J., D. R. DRURY and G. JACOBSON: Experimental arterial stenosis: post stenotic dilation and collateral blood flow. Angiology **2**, 60 (1951). — FLASHER, J., A. E. WHITE and D. R. DRURY: Sympathetic denervation in the treatment of acute arterial occlusion. Circulation **9**, 238 (1954). — FLETCHER and RAVEN: War wounds and injuries, p. 262. Baltimore: Williams & Wilkins Company 1940. — FONTAINE: Europ. Gespräch. Darmstadt 11./12. XI. 1955 „Angiologie im Rahmen der Gesamtmedizin". Darmstadt 1955. — FRANKE, H.: Beitrag zur Klinik und Pathogenese der kardialen Form des gesteigerten Sinus caroticus-Reflexes. Arch. Kreisl.-Forsch. **15**, 198 (1948). — FRASER, K., and A. GOLDBERG: Saddle embolus of the aorta. Lancet **1951**, 136—137. — FREEMAN, N. E., and R. S. GILFILLAN: Regional heparinization after thromboendarterectomy in the treatment of obliterative arterial disease. Surgery **31**, 115 (1952). — FREEMAN, N. E., and F. H. LEEDS: Vein inlay graft in treatment of aneurysms and thrombosis of abdominal aorta, a preliminary communication with report of 3 cases. Angiology **2**, 579 (1951). — FREEMAN, N. E., F. H. LEEDS, W. G. ELLIOTT and S. J. ROLAND: Thromboendarterectomy for hypertension due to renal occlusion. J. Amer. med. Ass. **156**, 1077 (1954). — FRIEDRICH, H. W.: Experimentelle Untersuchungen über Fibirinolyse durch Thrombocid. Ärztl. Wschr. **6**, 352 (1951). — FRIMANN-DAHL, J.: Roentgen examination in mesenteric thrombosis. Amer. J. Roentgenol. **64**, 610 (1950). — FROVIG, A. G.: Bilateral obliteration of the common carotid artery. Acta psychiat. scand. Supp. **39**, 7 (1946). — FROVIG, A. G., u. A. G. LÖKEN: The syndrome of obliteration of the arterial branches of the aortic arch due to arteritis. Acta psychiat. scand. **26**, 313 (1951).

GADRAT et MOREAU: Thrombose des troncs de la crosse aortique. Arch. Mal. Coeur **45**, 830 (1952). — GÄRTNER, F.: Über einen Fall von arterieller Gefäßembolie. Wien. med. Wschr. **101**, 499 (1951). — GAQUIÈRE, A., et MORAND: Gangrène d'un membre inférieur au cours d'un accès de tachycardie paroxystique chez un enfant de 9 ans. Arch. Mal. Coeur **43**, 78 (1950). — GARCÍA GUTIÉRREZ, A.: Diagnostico del sindrome de Lériche. Bol. Col. méd. Habana **3**, 55 (1952). — GARRIDO, T. A., y J. RAMIREZ GUEDES: Ausencia bilateral de pulso en las extremitades superiores. (Enfermedad de Takayasu.) Rev. clín. esp. **50**, 19 (1953). — GAUTIER, P., et A. SOULIER: Thrombose de l'artère radiale. Lille chir. **6**, 93 (1951). — GELIN, L. E.: Pain in the hand caused by localized thrombosis in the radial artery. Report of a case. Acta chir. scand. **98**, 497 (1949). — GESENIUS, H.: Beitrag zur Frage der Gangrän beim Fleckfieber. Z. ges. inn. Med. **1**, 16 (1946). — Arterienverschlüsse und ihre Beziehung zur Extremitätengangrän (unter Mitteilung des erstmaligen oscillographisch-aortographischen Nachweises einer von einer 30jährigen Krankenschwester ohne Operation überstandenen kompletten Aortenembolie). Zbl. Gynäk. **72**, 257 (1950). — GESENIUS, H., u. P. NEUBART: Über den Kollateralkreislauf beim Verschluß größerer Arterien. Berl. med. Z. 400—410 (1950). — GIBBONS, TH. B., and R. L. KING: Obliterative brachiocephalic arteritis. Pulseless disease of Takayasu. Circulation **15**, 845 (1957). — GIBERSON, WAUGH, HINES and FAULCONER: Chronic occlusive disease of the terminal aorta and its surgical treatment. Proc. Mayo Clin. **29**, 137 (1954). — GIFFIN, H. M., T. J. DRY and B. T. HORTON: Reversed coarctation and vasomotor gradient: Report of a cardiovascular anomaly with symptoms of brain tumor. Proc. Mayo Clin. **14**, 561 (1939). — GILFILLAN, JONES, ROLAND and WYLÍE: Arterial occlusions simulating neurological disorders of the lower limbs. J. Amer. med. Ass. **154**, 1149 (1954). — GILFILLAN, R. S., J. L. STEINFELD and F. H. LEEDS: The syndrome of peripheral arterial insufficiency with partial occlusion of the iliac artery. A study of nine cases. Surgery **35**, 598 (1954). — GILMOUR, J. R.: J. Path. Bact. **53**, 263 (1941). — GOFFRINI, P., e A. RUFFO: Studio comparativo del circolo collaterale in seguito a blocco circolatorio arterioso da legatura trombosi, arteriectomia; ricerche fotomanometriche sperimentali. Angiología **2**, 297 (1950). — GOSSET, BERTRAND et PATEL: Sur la physio-pathologie des embolies artérielles des membres (recherches expérimentales). Ann. anat. path. **9**, 841 (1932). — GOTTLOB, R.: Über Thrombosen der Aorta und der Iliacalarterien. Langenbecks Arch. klin. Chir. **272**, 408 (1952). — GOTTSEGEN, G., u. I. SZAM: Über eine eigenartige, unter dem Bilde des brachiozephalischen Arterienverschlusses verlaufende Gefäßerkrankung. Z. Kreisl.-Forsch. **45**, 196 (1956). — GRAHAM: Effect of tetraethylammonium bromide on the return of blood-pressure in the femoral artery distal to an acute occlusion. Brit. J. Surg. **38**, 519 (1951). — GREEN, R.: A method for maintaining viability of an extremity with acutely obstructed arterial circulation. Arterial auto-perfusion. Proc. Inst. Med. Chicago **20**, 27 (1954). — GROSS, S. W., J. R. LISA

and L. J. SOFFER: Thrombosis of the basilar artery. A.M.A. Arch. Neurol. Psychiat. **66**, 223 (1951). — GROTH: Tumor embolism of the common femoral artery, treated by embolectomy and heparin. Surgery **8**, 617 (1940).

HAIMOVICI, H.: Peripheral arterial embolism. A study of 330 unselected cases of embolism of the extremities. Angiology **1**, 20 (1950). — HARBITZ, F.: Bilateral carotid arteritis. Arch. Path. (Chicago) **1**, 499 (1926). — HARDERS, H., u. H. WENDEROTH: Das Kreislaufsyndrom bei Verschluß der Aortenbogenäste. Med. Klin. **49**, 1837 (1954). — Das „Aortenbogensyndrom" mit Hypotonie der oberen und Hypertonie der unteren Körperhälfte (Pulseless disease). Dtsch. Arch. klin. Med. **202**, 194 (1955). — HARDY, E. G., and CH. NOON: Simultaneous aortic and axillary embolism. Successful treatment followed by mitral valvotomy. Lancet **1953 I**, 107, 172. — HARE, H. A., and O. H. HOLDER: Some facts in regard to aneurysm of the aorta. Amer. J. med. Sci. **118**, 329 (1899). — HAUSER, W.: Behandlung von Thrombose und Embolie mit Thrombocid. Praxis **41**, 574 (1952). — HELLERSTEIN, H. K., and J. W. MARTIN: Incidence of thrombo-embolie lesions accompanying myocardial infarction. Amer. Heart J. **33**, 443 (1947). — HESS, H.: Zur Diagnostik und Behandlung obliterierender Gefäßerkrankungen der unteren Extremität. Dtsch. med. Wschr. **81**, 1308 (1956). — Über die Wirkung vasodilatierender Maßnahmen auf den Bluteinstrom in die untere Extremität bei obliterierenden Gefäßerkrankungen. Z. klin. Med. **154**, 165 (1956). — HEYDENREICH, A.: Die Durchblutungsstörungen am Auge bei der „pulseless disease". Z. ärztl. Fortbild. **51**, 199 (1957). — HILLENBRAND, H. J., u. N. WOLF: Die Nieren bei der Endangitis obliterans (v. Winiwarter-Buergersche Krankheit): Klinische und pathologisch-anatomische Untersuchungsergebnisse. Z. Urol. **49**, 414 (1956). — HÖLSCHER, E.: Die luetischen Erkrankungen der Halsgefäße. Inaug.-Diss. Bonn 1914. Zit. nach LAMPEN u. WADULLA 1950. — HOLDEN, W. D.: Acute peripheral arterial occlusion. Blackwell 1952. — HOMMERICH, K. W.: Über seröse Mesaortitis. Zugleich ein Beitrag zur Frage spontaner Aortenrupturen und ihrer Ursachen. Virchows Arch. path. Anat. **322**, 282 (1952). — HORTOPANU: Prognose des Fleckfiebers. Trop. Dis. Bull. **45**, 698 (1948). — The forms of gangrene exanthematic typhus. Rev. Ştiint. med. 1947. Zit. nach Trop. Dis. Bull. **45**, 166 (1948). — HORVATH, S. M., E. ALBAUGH and L. HAMILTON: Demonstration of collateral circulation during acute obstructions of the thoracic aorta. Amer. J. Physiol. **183**, 193 (1955). Ref. Circulation **15**, 148 (1957). — HUEBER, E. F., J. PHILIPPI u. K. WOHLRAB: Über einen Fall von Endangiitis der Aorta thoracica. Wien. klin. Wschr. **66**, 462 (1954).

INGHAM: Paradoxical embolism. Amer. J. med. Sci. **196**, 201 (1938).

JACOBSEN, H. E. L.: Intraarterielle Injektionen mit katastrophalen Folgen. Ugeskr. Laeg. **1952**, 1034—1039. [Dänisch.] — JEPSON: Peripheral arterial embolism. Brit. med. J. **1955**, 405. — JEPSON, R. P.: Widespread and sudden occlusion of the small arteries of the hands and feet. Circulation **14**, 1084 (1956). — JERVELL, A.: Pulseless disease. Amer. Heart J. **47**, 780 (1954). — JIRZIK, H.: Zur Therapie des embolischen Aortenverschlusses. Materia Med. Nordmark **7**, 85 (1955). — JOHNSON: Ascending thrombosis of abdominal aorta as a fatal complication of Leriche's syndrome. Arch. Surg. (Chicago) **69**, 663 (1954). — JOHNSON, B. J.: Paradoxical embolism. J. clin. Path. **4**, 316 (1951). — JOHNSON, H. C., and E. A. WALKER: Thrombosis of the internal carotid artery. A.M.A. Arch. Neurol. Psychiat. **66**, 249 (1951). — JOHOW, R., u. H. A. THIES: Weitere Fortschritte der Behandlung des thrombo-embolischen Geschehens mit Antikoagulantien. Chirurg **22**, 153 (1951). — JOÓB, A.: Zwei eigenartige Fälle von Arterienerkrankung. Schweiz. med. Wschr. **1947**, 431. — JORDAN u. HAAR: Ein Fall von vollkommenem Verschluß der Aorta thoracica. Anat. Anz. **66**, 24 (1928/29). — JOSE and BONNIN: Arterial embolus: Report of cases, with an account of the conditions and its treatment. Aust. N. Z. J. Surg. **9**, 164 (1939). — JUDMAIER, F.: Die Sauerstoffbehandlung peripherer Durchblutungsstörungen. Wien u. Innsbruck: Urban & Schwarzenberg 1956. — JUNG, F.: Sur deux cas d'artériotomie par embolie artérielle. Toulouse méd. **52**, 314 (1951).

KALMANSOHN, R. B., and R. W. KALMANSOHN: Thrombotic obliteration of the branches of the aortic arch. Circulation **15**, 237 (1957). — KAMPMEIER, R. H., and V. F. NEUMANN: Bilateral absence of pulse in the arms and neck in aortic aneurysm. Arch. intern. Med. **45**, 513 (1930). — KEEN: Zit. nach WELCH, Thrombosis. In ALLBUTT, CLIFFORD and ROLLESTON, System of medicine, Bd. 6, S. 691. London: Macmillan & Co. 1909. — KEKWICK, A., L. MCDONALD and R. SEMPLE: Obliterative disease of the abdominal aorta and iliac arteries with intermittent claudication. Quart. J. Med., N. S. **21**, 185—200 (1952). — KIRBERGER, E.: Beitrag zum Schulter-Hand-Syndrom. Ärztl. Wschr. **9**, 365 (1954). — KNEPPER, P. A., J. R. MCDANIEL, R. M. BROOKEF and L. G. NEUDORFF: Primary mesenteric thrombosis treated with resection and anticoagulants. Amer. J. Surg. **80**, 937 (1950). — KOCCUREK, T.: Ein Fall von plötzlichem Herztod infolge einer Embolie in die Aorta ascendens. Wien. med. Wschr. **91**, 9 (1949). — KÖNIG: Experimentelle Untersuchungen über die Entstehung der Thrombose. Ein Beitrag zur Lehre von den Blutplättchen. Langenbecks Arch. klin. Chir. **171**, 30 (1932). — KONEČNI, J., and A. LEKIC: Obliterations of the branches of the aortic

arch (Pulseless disease). Case report of syphilitic aortitis. Srpski Arhiv. celok. Lek. 83 (7), 826 (1955). — KONRETAS, D., et C. DJACOS: Ann. Oculist (Paris) **177**, 167 (1941). — KOSZEWSKI, B. J., and TH. F. HUBBARD: Pulseless disease due to branchial arteritis. Circulation **16**, 406 (1957). — KRAHL, PRATT, ROUSSELOT and RUZICKA: Collateral circulation in the arterial occlusive disease of the lower extremity. Surg. Gynec. Obstet. **98**, 324 (1954). — KRAMER, D. W., P. K. PERILSTEIN and A. DE MEDEIROS: Disorders of the abdominal aorta. Clinical observations on survey of two hundred seven cases. J. Amer. med. Ass. **166**, 1711 (1958). — KRASNOFF, S. O., and H. BRODY: Dissecting hematoma due to giant cell aortitis: Report of two cases and the consideration of a systemic disease, giant cell arteritis. Circulation **14**, 962 (1956). — KRAUSE, R. J., and J. J. CRANLEY: Management of peripheral arterial embolism. Circulation **14**, 963 (1956). — KRAUTWALD, VÖLPEL u. DUTZ: Zur Klinik der Aortenthrombose und ihre Beziehung zum Hochdruckproblem. Z. klin. Med. **153**, 5 (1955). — KROSCH, H.: Die Früherkennung des Aortenbogensyndroms. Verh. dtsch. Ges. inn. Med. **63**, 660 (1957). — KUSHELEVSKII, B. P., i S. S. BARATS: K simptomatologii i diagnostike tromboza pochechnykh arterii. Klin. Med. (Mosk.) **28**, 39 (1950). — KVALE, W. F.: An evaluation of medical and surgical treatment of occlusive arterial disease. Proc. Mayo Clin. **29**, 148 (1952).

LAMPEN, H.: Zur Klinik des Blutdruckzügler-Apparates. Dtsch. med. Wschr. **1952**, 1431. — LAMPEN, H., u. H. WADULLA: Stenosierende Aortenlues unter dem klinischen Bilde einer „umgekehrten Isthmusstenose". Dtsch. med. Wschr. **75**, 144 (1950). — LANGE: Arterial embolism: diagnosis and therapy. Proc. Rudolf Virchow Med. Soc. City of New York. **6**, 49 (1947). LANGERON, P.: Le syndrome d'ischémie aiguë des membres. J. Sci. méd. Lille **73**, 462 (1955). LANGERON, P., et P. MORANGE: Remarques à propos de quatre observations d'ischémie aiguë par thrombose artérielle. Bull. méd. (Paris) **165**, 263 (1951). — LARY, B. G., and G. DE TAKATS: Peripheral arterial embolism after myocardial infarction. Occurrence in unsuspected cases and ambulatory patients. J. Amer. med. Ass. **155**, 10 (1954). — LATHEM, W., G. T. LESSE, W. J. MESSINGER and M. GALDSTON: Peripheral embolism by metallic mercury during arterial blood sampling (report of two cases). Arch. intern. Med. **93**, 550 (1954). — LAWRENCE jr. and DODDS: The effect of venous occlusion on peripheral blood flow during acute arterial insufficiency. Surgery **38**, 333 (1955). — LE FEVRE: Arterial thrombosis following simple contusion; report of a case. Amer. Heart J. **17**, 111 (1939). — LEMAIRE et HOUSSET: Le traitement des affections vasculaires périphériques par les sels biliaires intraveineux. Thérapie **9**, 401 (1954). — LEMAIRE, HOUSSET, MASCHAS, NATALI et COTTENOT: Le syndrome d'ischémie aigue des membres et la réanimation artérielle. Nouvelles données étiologiques et thérapeutiques. Presse méd. **1951**, 681. — LÉRICHE, R.: Des oblitérations artérielles hautes (oblitération de la terminaison de l'aorte) comme cause des insuffisances circulatoires des membres inférieurs. Bull. Soc. nat. Chir. **49**, 1404 (1923). — Principles rationnels du traitement des oblitérations artérielles spontanées. Rev. Chir. (Paris) **70**, 65 (1951). — LÉRICHE, R., and A. MOREL: The syndrome of thrombotic obliteration of the aortic bifurcation. Ann. Surg. **127**, 193 (1948). — LEVITAL, Z., and M. MAZOVEC: Embolus of the peripheral artery in the course of myocardial infarction. Srpski Arhiv celok. Lek. **48**, 661 (1950). — LEWIS, D.: Spontaneous gangrene of the extremities. Arch. Surg. (Chicago) **15**, 613 (1927). — LEWIS, T., and J. STOKES: A curious syndrome with signs suggesting cervical arterio-venous fistula and the pulses of the neck and arm lost. Brit. Heart. J. **4**, 57 (1942). — LINDBOM, A.: Localization of thrombosis in the main arteries and deep veins of the lower limb. A.M.A. Arch. Path. **52**, 128 (1951). — Angiographie. In Lehrbuch der Röntgendiagnostik von SCHINZ, BAENSCH, FRIEDL, UEHLINGER, Bd. II, Teil II. Stuttgart: Georg Thieme 1952. — LINDGREN and WILANDER: Use of heparin in vascular surgery. Acta med. scand. **107**, 148 (1941). — LITTMANN, I., R. GERGELY, A. PADÁNYI and P. KESZLER: Stricture of the aorta. Mag. Sebész. **3**, 213—218 (1950). — LOIZZI, A.: Le sindromi di occlusione arteriosa acuta delle estremità. Recenti Progr. Med. **14**, 525 (1953). — LOOSE, K. E., u. J. HARMS: Fortschrittliche Gefäßdiagnostik des Beckens und der Nieren. Chirurg **25**, 158 (1954). — LORENZO, J. de, and T. SMANIO: Mesenteric vascular occlusion. Med. Cirurg. Farm. **175**, 510 (1950). — LOWENBERG: Acute traumatic arterial thrombosis of the extremities. Virginia med. Monthly **67**, 630 (1940). — LUETH: Thrombosis of the abdominal aorta; report of four cases whowing the variability of symptoms. Ann. intern. Med. **13**, 1167 (1940). — LUKE: Thromboendoarterectomy in the treatment of lower aortic occlusion. Arch. Surg. (Chicago) **69**, 205 (1954). — Management of segmental occlusion of major arteries. Geriatrics **10**, 5 (1955). — LUND: The treatment of embolism of the greater arteries. Ann. Surg. **106**, 880 (1937).

MADSEN: Use of papaverin hydrochlorid in mesenteric embolism. Calif. west. Med. **52**, 176 (1940). — MALINOW, M. R., B. MOIA, E. OTERO and M. ROSENBAUM: Occurrence of paroxysmal hypertension in patients with intermittent claudication. Amer. Heart J. **38**, 702 (1949). — MALISOFF, S., and M. B. MACHT: Thromboangiotic occlusion of the renal artery with resultant hypertension. J. Urol. (Baltimore) **65**, 371 (1951). — MANGOLD u. ROTH: Zur Kenntnis des Aortenbogensyndroms. Schweiz. med. Wschr. **84**, 1192 (1954). — MARBERGER, H.: Ein Fall von Embolie der Arteria spermatica interna. Z. Urol. **44**, 541

(1951). — MARINESCO, G., et A. KREINDLER: Considérations sur le rôle des sinus carotidiens dans la pathogénie de l'accès épileptique. Presse méd. **1936**, 833. — MARQUARDT and CUMMINS, jr.: Obliterative vascular disease of the aorta and peripheral arteries. Med. Clin. N. Amer. **40**, 203 (1956). — MARTORELL, F.: Oblitération de la fourche aortique et hypertension artérielle maligne. Presse méd. **1953**, 822. — MARTORELL, F., and J. FABRE: The syndrome of obliteration of the supra-aortic branches. Angiology **5**, 39 (1954). — MARTORELL, F., y J. FABRE TERSOL: Med. clín. (Barcelona) **2**, 26 (1944). — MATHIEU, L., S. HADOT, CL. PERNOT et METZ: Deux cas d'artérite oblitérante des troncs supraaortiques des jeunes femmes (maladie de Takayashu). Arch. Mal. Coeur **48**, 1172 (1955). — MATIS, P., K. BAUER u. CH. ROCKSTROH: Das Heparinoid Thrombocid in der Therapie und Prophylaxe thromboembolischer Zustände. Neue med. Welt Nr 46 (1950). — MAZZEI, E. S., F. SCHAPOSNIK, R. R. RECA and D. GRINFELD: Thrombose chronique-aorto-iliaque (syndrome de Lériche) étude aortographique. France méd. **13**, 3—8 (1950). — Trombosis crónica aorto-ilíaca (síndrome de Lériche); contralor aortográfico. Pren. méd. argent. **37**, 1427 (1950). — MCMILLAN, G. C.: Diffuse granulomatous aortitis with giant cells associated with partial rupture and dissection of aorta. Arch. Path. (Chicago) **49**, 63 (1950). — MEESSEN, H.: Experimentelle Untersuchungen zum Kollapsproblem. Beitr. path. Anat. **102**, 191 (1939). — Arterielle Thrombosen nach Lungenschuß. Beitr. path. Anat. **105**, 432 (1941). — MEILLERE: Greffe de bifurcation aortique chez un malade présentant une thrombose du segment inférieur de l'aorte et des artères iliaques primitives. Mém. Acad. Chir. **76**, 986 (1950). — MERSHEIMER, W. L., J. M. WINFIELD and R. L. FANKHAUSER: Mesenteric vascular occlusion. Arch. Surg. (Chicago) **66**, 752 (1953). — MEYER, A. W., u. R. KOHLSCHÜTTER: Über echte Erfrierungsgangränen im bulgarisch-türkischen Krieg. Dtsch. Z. Chir. **127**, 518 (1914). — MILANÉS, B., R. BUSTAMENTE, R. GUERRA, A. NÚÑEZ NÚÑEZ, A. L. HERNANDEZ, E. PÉREZ-STABLE, J. MCCOOK and J. RODRIGUEZ INIGO: Chronic obstruction of the abdominal aorta (report of 30 cases). Angiology **3**, 472 (1952). — MILETTI, M.: Does a clinical syndrome of primitive thrombose of the internal carotid at the neck exist? Acta neurochir. (Wien) **1**, 196 (1950). — MILWIDSKY, H., E. N. EHRENFELD and A. DE VRIES: Conservative treatment and recovery in two cases of aortic embolism. Angiology **3**, 275 (1952). — MOHR, W.: Die Herz- und Gefäßstörungen bei den verschiedenen Malariaformen unter besonderer Berücksichtigung elektrokardiographisch faßbarer Befunde. Ergebn. inn. Med. Kinderheilk. **58**, 73 (1940). — MONTGOMERY, H.: Occlusive disease of the arteries. Industr. Med. **19**, 517 (1950). — MOUQUIN, P. DESVIGNES, C. MACREZ, P. Y. HATT et J. FANJOUX: Un cas d'oblitération des trois branches artérielles nées de la crosse aortique. ,,Pulseless disease." Syndrome de Takayashu. Amélioration de vision par l'ACTH. Bull. Soc. méd. Hôp. Paris **71**, 1056 (1955). — MÜLLER, E.: Pathologische Anatomie der Koronarthrombose unter besonderer Berücksichtigung der Koronarsklerose und Atheromatose. Verh. dtsch. Ges. Kreisl.-Forsch. **21**, 3 (1955). — MULVIHILL and HARVEY: Studies on collateral circulation. I. Thermic changes after arterial ligation and ganglionectomy. J. clin. Invest. **10**, 423 (1931). — MUNK, F.: Klinische Studien beim Fleckfieber. Z. klin. Med. **82**, 415 (1916). — Über die zerebralen Erscheinungen beim Fleckfieber. Med. Klin. **36**, 452 (1940). — Zur Klinik des Fleckfiebers. Dtsch. med. Wschr. **67**, 1256 (1941). — MURRAY and BEST: The use of heaprin in thrombosis. Ann. Surg. **108**, 163 (1938). — MYERS, J. D., H. V. MURDAUGH, H. D. MCINTOSH and R. K. BLAISDELL: Observations on continous murmurs over partially obstructed arteries. Arch. intern. Med. **97**, 726 (1956).

NELSON, L. E., and A. J. KREMEN: Experimental occlusion of the superior mesenteric vessels with special reference to the role of intravascular thrombosis and its prevention by heparin. Surgery **28**, 819 (1950). — NIERMANN, W. A., and J. E. BRADLEY: Postoperative thrombosis of the aorta following coarctectomy: Report of a case treated with intravenous trypsin. Ref. J. Amer. med. Ass. **157**, 1247 (1955). — Bull. Sch. Med. Maryland **40**, 5 (1955). — NYGAARD and BROWN: Essential thrombophilia (thrombosing disease): Report of five cases. Proc. Mayo Clin. **10**, 13 (1935). — Essential thrombophilia. Report of five cases. Arch. intern. Med. **59**, 82 (1937).

ÖRNDAHL, G.: Oscillometric examinations in two surgical cases of obturating diseases of the aorta. Nord. Med. **50**, 1098—1100 u. engl. Zus.fass. 1100 (1953). [Schwedisch.] — OLOVSON: Bericht über 8 Embolektomien, nebst einigen Bemerkungen über die Verhütung sekundärer Thrombenbildung. Acta chir. scand. **81**, 281 (1938/39). — Über die Anwendung von Heparin bei Arterienembolie. Eine experimentelle Untersuchung über die Blutungsverhältnisse bei Arteriotomie unter Heparinwirkung. Acta chir. scand. **82**, 487 (1939). — OOTA, K.: Rare case of bilateral carotid-subclavian occlusion: Contributions to pathology of peripapillary anastomosis of the eye with absence of radial pulse. Trans. Soc. Path. Japan **30**, 680 (1940). — OSLER, W.: Modern medicine, 4th edit., p. 476. Philadelphia: Lea & Febiger 1908. — OUDOT, J.: Le greffe vasculaire dans les thromboses du carrefour aortique. Presse méd. **59**, 234 (1951). — Deux cas de greffe de la bifurcation aortique pour syndrome de Lériche par thrombose artéritique. Mém. Acad. Chir. **77**, 636 (1951). — GREffe de la bifurcation

aortique depuis les artères rénales jusqu'aux artères iliaques externes pour thrombose artéritique. Mém. Acad. Chir. **77**, 642—644 (1951). — Un deuxième cas de greffe de la bifurcation aortique pour thrombose de la fourche aortique. Mém. Acad. Chir. **77**, 644—645 (1951).

Paisseau et Lemaire: Gangrène palustre. Bull. Soc. méd. Hôp. Paris **33**, 219 (1917). — Pallin: The differential diagnosis: arterial embolism-venous thrombosis. Acta chir. scand. **65**, 558 (1929). — Palma, E. C.: Arteriopatias estenosantes del miembro inferior. Sindrome del canal de Hunter y anilo del tercer adductor. Bol. Acad. argent. cir., B. Aires **34**, 771 (1950). Patel, J., et L. Rouquès Foucquier: Nouveau cas d'embolie aortico-iliaque; embolectomie; guérison. Presse méd. **58**, 706 (1950). — Payne, J. H., and T. Winsor: Management of acute popliteal arterial occlusion. Amer. J. Surg. **90**, 287 (1955). Ref. Circulation **14**, 437 (1956). — Pemberton: Embolectomy: report of three cases. Ann. Surg. **87**, 652 (1928). — Perry and Allen: Vascular clinics XVII. Acute arterial thrombosis following contusion. Proc. Mayo Clin. **18**, 19 (1943). — Pieri, G.: Sympathectomy in thrombosis of the large arteries. Rif. med. **64**, 153 (1950). — Platt: Occlusion of the axillary artery due to pressure by a crutch; report of two cases. Arch. Surg. (Chicago) **20**, 314 (1930). — Plotegher, A.: Sulla sindrome pseudoembolica arteriosa degli arti. Ann. ital. Chir. **27**, 704 (1950). — Poinot, Gaussen et L. Cornet: Thrombose de l'artère humérale consécutive à une luxation „erecta" ouverte; artériectomie; guérison. Mém. Acad. Chir. **76**, 209 (1950). — Portwich, F., u. H. Reinwein jr.: Zur Sypmptomatologie generalisierter Gefäßerkrankungen. Ärztl. Wschr. **11**, 55 (1956). — Poutasse, E. F.: Occlusion of a renal artery as a cause of hypertension. Circulation **13**, 37 (1956).

Raeder, J. G.: Ein Fall von symmetrischer Karotisaffektion mit präseniler Katarakt und „Glaukom" sowie Gesichtsatrophie. Klin. Mbl. Augenheilk. **78**, 63 (1927). — Raevskaja, G. A.: Thrombosen und Embolien peripherer Arterien beim Myokardinfarkt. Sovetsk. Med. **14**, H. 9, 9—11 (1950). [Russisch.] — Rappert, E.: Über die Behandlung der Fettembolie. Ther. d. Gegenw. H. 8, 352 (1939). — Reed, P. A.: Idiopathic simple arterial thrombosis. Report of a case. Med. Ann. D. C. **20**, 602 (1951). — Reinis, Z.: Traitement des thromboses artérielles par un nouvel anticoagulant du groupe coumarine. Presse méd. **58**, 475 (1950). — Resnikoff, S. S., J. C. Cárdenas and P. Loewe: Thrombosis of the internal carotid artery in the neck. A.M.A. Arch. intern. Med. **100**, 467 (1957). — Richards, R. L.: The effects of peripheral arterial embolism. Quart. J. Med., N. S. **23**, 73 (1954). — Richter, J. H., H. B. Eiber and L. Loewe: Subcutaneous heparin in the treatment of arterial thrombotic disease. Preliminary report. Surgery **22**, 489 (1947). — Ring, A., and J. R. Bakke: Chronic massive pulmonary artery thrombosis. Ann. intern. Med. **43**, 781 (1955). Ref. Circulation **14**, 895 (1956). — Riolan, Jean (Riolanus) (1577—1657): Angabe aus F. A. Willius and Th. J. Dry: A history of the heart and the circulation. Philadelphia u. London: W. B. Saunders Company 1948. — Ritchie, H. D., and D. M. Douglas: Atresia of the abdominal aorta. Brit. med. J. **1956**, 144—145. Ref. Z. Kreisl.-Forsch. **45**, 802 (1956). — Rob and Standeven: Closed traumatic lesions of the axillary and brachial arteries. Lancet **1956**, 597. — Ross, R. S., and V. A. McKusick: Aortic arch syndromes: Diminished or absent pulses in arteries arising from arch of aorta. Arch. intern. Med. **92**, 701 (1953).

Saland: Acute occlusions of the peripheral arteries; clinical analysis and treatment. Ann. intern. Med. **14**, 2027 (1941). — Samuels, S. S.: Gangrene of the heel. Angiology **1**, 46 (1950). — Dos Santos, J.: Note sur la désobstruction des anciennes thromboses artérielles. Presse méd. **1949**, 544. — Sato, T.: An unusual case of arterial obliteration. Klin. Wschr. **17**, 1154 (1938). — Sautot, J.: La résection du carrefour aortique en un temps pour thrombose; considerations techniques-possibilités et limites; (a propos de deux nouvelles observations). Lyon. chir. **46**, 206 (1951). — Scalabrino: Le curve colesterolemiche da carico di colesterina nelle trombosi viscerali (infarti del miocardio e trombosi cerebrali) e nelle arteriti periferiche di tipo giovanile e senile. Fol. angiol. (Firenze) **2**, 51 (1955). — Schär u. Neff: Traumatische Arterienthrombose am Vorderarm unter dem Bilde der Neuritis oder Tendovaginitis stenosans dolorosa Dtsch. Z. Chir. **246**, 95 (1935). — Schaposnik, F., D. Grinfeld y R. R. Reca: Trombosis aguda de la arteria humeral. Arteriectomia. Día. méd. **23**, 886 (1951). — Schlichter, J., H. K. Hellerstein and L. N. Katz: Aneurysm of heart. Correlative study of 102 proved cases. Medicine (Baltimore) **33**, 43 (1954). — Schneider, H.: Über die zerebrale Hemiplegie mit Vorhofflimmern und gleichseitiger Beinarterienembolie. Klin. Med. (Wien) **7**, 260 (1952). Schneider, K. W.: Persönliche Mitteilung 1958. — Schrader, E. A.: Die Arteriose der Arteria femoralis. Dtsch. med. Wschr. **1950**, 670. — Die Klinik der Beckenarterienthrombosen. 21. Tagg der Dtsch. Ges. für Kreislaufforsch. vom 15.—17. 4. 1955 in Bad Nauheim. — Die Klinik der arteriellen Thrombosen im Beckenbereich. Pathogenese, Untersuchungsmethoden, Diagnostik und Therapie. Berlin-Göttingen-Heidelberg: Springer 1955. — Schrader, E. A., u. E. Gadermann: Das klinische Bild des totalen Verschlusses der Aorta abdominalis. Ärztl. Wschr. **1953**, 80—85. — Schreck, W.: Über die Behandlung von Thrombosen und Embolien mit den Antikoagulantien Dicuman und Thrombocid. Münch. med. Wschr. **93**, Nr 23 (1951). — Schüpbach, A.: Helv. med. Acta **20**, 257 (1953). — Vortr. Schweiz. Ges. Inn. Med., Bern 9./10. Mai 1953. Ref. Schweiz. med. Wschr. **1953**, 830. — Schulz, F. H.,

u. H. KNOBLAUCH: Periphere Gangrän nach Myokardinfarkt. Z. ärztl. Fortbild. **47**, 503 (1953). — SCOTT, jr. H. W., and J. M. WILLIAMS jr.: Multiple arterial emboli. Three successful embolectomies in a case of bacterial endocarditis. Arch. Surg. (Chicago) **58**, 28 (1949). — SEIDEL: Über den Einfluß der Venensperre bei arteriellen Durchblutungsstörungen. Bericht über einen Fall. Dtsch. Gesundh.-Wes. **1955**, 335. — SEIFERT: Die Deutung des Schmerzes bei der arteriellen Embolie. Dt. Z. Chir. **232**, 187 (1931). — SEMPLE, R., and C. G. WHITESIDE: Arteriography of the abdominal aorta in vascular disorders; preliminary report with a note on thrombosis of the abdominal aorta. Arch. Middx Hosp. **1**, 9 (1951). — SHANK, P. J.: Aneurysm of left common iliac artery producing thrombosis of spermatic artery and vein. With a review of literature. Ohio St. med. J. **46**, 1069 (1950). — SHAPIRO, D.: The Leriche syndrome. Amer. J. Roentgenol. **67**, 891 (1952). — SHIMIZU, K.: Pulseless disease. Abstr. J. Amer. med. Ass. **145**, 1095 (1951). — SHIMIZU, K., and K. SANO: Pulseless disease. J. Neuropath. clin. Neurol. **1**, 37 (1951). — SHIPMAN, J. J., and J. F. GOODWIN: Saddle embolus of the aorta. Lancet **1951**, 133. — SHNAYERSON, N.: Arteriectomy for arterial obstruction in the extremities. Geriatrics **6**, 12 (1951). — SILBERT, S.: Peripheral arterial embolism. J. Mt Sinai Hosp. **17**, 517 (1951). — SKIPPER, E., and F. J. FLINT: Symmetrical arterial occlusion of the upper extremities, head and neck. A rare syndrom. Brit. med. J. **1952**, 9. — SOPER, DAVIS, MARKHAN and RIEHL: Typhus fever in Italy. Amer. J. Hyg. **45**, 305 (1947). — STADLER, E.: Syphilis des Herzens und der Gefäße. Dresden u. Leipzig: Theodor Steinkopff 1932. — STAHNKE, E.: Studien zur Wirkung des Ergotamins. Klin. Wschr. **7**, 23 (1928). — STARER, F., and D. SUTTON: Aortic thrombosis. Brit. med. J. **1958**, 1255. — STARLINGER, F.: Über chirurgische Behandlung heischende Komplikationen des Fleckfiebers. Zbl. Chir. **6** 208 (1943). — STEFĂNESCU, S., et T. NICOLAESCU: La maladie sans pouls (Syndrome Takayashu). Med. interna (Bucuresti) **8**, 87 (1956) u. franz. Zus.fass. [Rumänisch.] — STEINBROCKER, O., D. NEUSTADT and L. LAPIN: Shoulder-hand syndrome. Sympathetic block compared with corticotropin and cortisone therapy. J. Amer. med. Ass. **153**, 788 (1953). — STEINHARDT, O.: Die Behandlung von Arterienobliterationen durch Resektion und Venentransplantation. Wien. klin. Wschr. **1950**, 587—588. — STEINHOFF, F.: Pulmonalarterienthrombose. Fortschr. Röntgenstr. **74**, 106 (1951). — STERNE, J.: Trois cas marocains de maladie de Takayashu. Maroc. méd. **35**, 57 (1956). — STIPA, F.: Su tre casi de embolie arteriose periferiche curate con embolectomia. Policlinico, Sez. prat. **57**, 1560 (1950). — STONE, P. W., and F. W. COOPER: Treatment of experimental acute arterial insufficiency. A comparison of the sympatholytic agent priscoline (2-benzyl-4,5-imidazoline HCl) and sympathectomy. Surgery **27**, 572 (1950). — STRAUS, DOMINGUEZ and MERLISS: Slowly progressive occlusive thrombosis of the abdominal portion of the aorta. Amer. J. med. Sci. **211**, 421 (1946). — STRICKER et ORBAN: Recherches expérimentals sur la thrombose artérielle et des artériectomies. J. Chir. (Paris) **36**, 697 (1930). — STUCKE, K.: Der Fersenschmerz. Funktionelle und organische Störungen im Bereich der Ferse und Achillessehne. Stuttgart: Georg Thieme 1956. — SUSSMAN, I., R. LEMPKE and R. WALLACE: Stellate ganglion block in cerebral thrombosis and embolism. Amer. Practit. **2**, 217 (1951). — SWAN, W. G. A., and C. B. HENDERSON: Peripheral gangrene in myocardial infarction. Brit. Heart J. **13**, 68 (1951). SWANK and DUGGER: Fat embolism: A clinical and experimental study of mechanisms involved. Surg. Gynec. Obstet. **98**, 641 (1954). — SWANSON, H. S.: Spontaneous thrombosis of the internal carotid artery. Sth. med. (Bgham. Ala.) **44**, 705 (1951). — SYLLA, A.: Ursachen, Verhütung und Behandlung der Gliedmaßengangrän beim Fleckfieber. Dtsch. med. Wschr. **68**, 1185 (1942). — SYLLA, L., u. J. PANKOW: Der Dermographismus und die Hautreaktivität beim Fleckfieber. Klin. Wschr. **22**, 57 (1943). — SZABOLCS, Z., and A. BIKFALVI: Treatment of arterial embolism. Mag. Sebész. **3**, 203 (1950). — SZILAGYI and OVERHULSE: Segmental aorto-iliac and femoral arterial occlusion. J. Amer. med. Ass. **157**, 426 (1955). —

TAKÁTS, DE: The use of papaverine in acute arterial occlusion. J. Amer. med. Ass. **106**, 1003 (1936). — TAKATS, G. DE and H. M. COELHO: Vertebral vein thrombosis clinical syndrome. Gynaecologia (Basel) **138**, 135 (1954). — TAKAYASHU, M.: A case with peculiar changes of the central retinal vessels. Acta Soc. ophthal. jap. **12**, 554 (1908). — TAYLOR, F. W.: Saddle embolus of the aorta. A.M.A. Arch. Surg. **62**, 38 (1951). — TEITELBAUM, M.: Intravenous ether in peripheral arterial occlusive disease. Proc. Amer. diab. Ass. **9**, 363 (1950). — TEN CATE, J., et J. TH. F. BOELES: Action de l'occlusion de l'aorte ascendante sur l'E.C.G. Arch. int. Physiol. **64**, 281 (1956). Ref. Kongr.-Zbl. ges. inn. Med. **175**, 83. — THEIR and GRANROTH: Thrombosis aortae abdominalis. Nord. Med. **43**, 549 (1950). — THEIS, F. V.: Thrombosis of the terminal aorta. Surg. Gynec. Obstet. **95**, 505 (1952). — THOMPSON and SMITHWICK: Human hypertension due to unilateral renal disease with special reference to renal artery lesions. Angiology **3**, 493 (1952). — THOMSON, F. B.: Ischemic infarction of left colon. Canad. med. Ass. J. **58**, 183 (1948). — TÖPPICH, G.: Über nicht thrombotischen Verschluß der großen Gefäßostien des Aortenbogens, insbesondere des Ostiums der Carotis Frankfurt. Z. Path. **25**, 236 (1921). — TOPALOGLU, A., and I. MENGÜ: Arteria femoralis embolism. Türk. Tip. Cem. Mec. **17**, 278 (1951). — TOTY, L., et A. KOEBERLE: A propos

de 9 observations d'ischémie aiguë des membres. Strasbourg méd. 2, 207 (1951). — TRIAS DE BES, SANCHEZ LUCAS and BALLESTA BAREONS: A case of Takayashu's syndrome: the pulseless disease. Brit. Heart J. 17, 484 (1955). — TÜRK, W.: Wien. klin. Wschr. 32, 757 (1901).

VALLS-SERRA, J.: Arteritis por muletas; trombosis aguda tratada por arteriectomía axilar. Angiología 3, 59 (1951). — VANDER VEER, FUNK, BOYER and KELLER: Clinical evaluation of ethyl biscoumacetate (Tromexan). Amer. J. Med. 14, 694 (1953). — VEAL, J. R., and T. J. DUGAN: Peripheral arterial embolism. Ann. Surg. 133, 603 (1951). — VOLHARD, F.: Besondere Fälle von Hochdruck. Neue med. Welt Nr 1, 3 (1950).

WANG, H. W.: Hypertonie bei circumscripter Stenose der Bauchaorta. Cardiologia (Basel) 15, 30 (1949). — WANG MING-CH'EN: Pulseless disease in relation to visual disturbances. Chin. J. Ophthal. 8 (4), 212 (1958). — WANKE, R.: Arterielle Gefäßkrankheiten und Sympathicus-Chirurgie. Münch. med. Wschr. 1953, 388. — WANKE, R., u. P. ALNOR: Das Aorten-Bifurcations-Syndrom. Med. Klin. 50, 578 (1955). — WARREN, LINTON and SCANNELL: Arterial embolism. Ann. Surg. 140, 311 (1954). — WEBER: Über multiple Hautgangrän auf dem Boden vasculärer Erkrankungen. Derm. Wschr. 132, 913 (1955). — WEIS, J.: Über eine Sonderstellung der Arteria femoralis bei den obliterierenden Gefäßkrankheiten. Münch. med. Wschr. 1950, 1179—1184. — WEISS, S., R. B. CAPPS, E. B. FERRIS and D. MUNRO: Syncope and convulsions due to a hyperactive carotid sinus reflex. Arch. intern. Med. 58, 407 (1936). — WEISS, S., and D. DAVIS: Rheumatic heart disease; embolic manifestations. Amer. Heart J. 9, 45 (1933). — WELCH: Thrombosis. In ALLBUTT, CLIFFORD and ROLLESTON, System of medicine, vol. 6, p. 691. London: Macmillan & Co. 1909. — WELCKER, A.: Cholera- und Typhusgangrän. Die symmetrische Gangrän im Balkankriege kein Frostschaden. Zbl. Chir. 40, 1625 (1913). — WELLS, J. J., and E. V. DENNEEN: A successful embolectomy for a saddle embolus of the abdominal aorta. U.S. armed Forces med. J. 2, 763—767 (1951). — WESSLER, ST.: Medical management of peripheral arterial occlusive diseases. New Engl. J. Med. 249, 233 (1953). — WESSLER, ST., M. J. SCHLESINGER and M. SPILBERG: Studies in peripheral arterial occlusive disease. I. Methods and pathologic findings in amputated limbs. Circulation 7, 641 (1953). — WESSLER, ST., SH. G. SHEPS, M. GILBERT and M. C. SHEPS: Studies in peripheral arterial occlusive disease. III. Acute arterial occlusion. Circulation 17, 512 (1958). — WESSLER, ST., and N. R. SILBERG: Studies in peripheral arterial occlusive disease. II. Clinical findings in patients with advanced arterial obstruction and gangrene. Circulation 7, 810 (1953). — WIETING: Gefäßparalytische Kältegangrän. Zbl. Chir. 40, 593 (1913). — WILBRAND: Klinische Erfahrungen mit dem neuen Antikoagulans Thrombodym. Dtsch. med. Wschr. 78, 330 (1953). — WILLIAMS: Experimental arterial thrombosis. J. Path. Bact. 69, 199 (1955). — WILSON, H.: Aortic embolectomy. Successful removal of saddle embolus by transabdominal route. J. Amer. med. Ass. 141, 389 (1949). — WOHLWILL: Pathologisch-anatomische Beiträge zum Problem der Sepsis. Arqu. Pat. 2 (1935). — DE WOLFE, V. G., F. A. LEFEVRE, A. W. HUMPHRIES, M. B. SHAW and G. S. PHALEN: Intermittent claudication of the hip and the syndrome of chronic aorto-iliac thrombosis. Circulation 9, 1—16 (1954). — WOLLHEIM, E.: Klinik embolischer Organerkrankungen. Regensburg. Jb. ärztl. Fortbild. 2, 1 (1952). — Therapie des Myokardinfarkts. Dtsch. med. Wschr. 81, 2080 (1956). — WRIGHT, MCDEVITT and FOLEY: Diagnosis and modern treatment of cerebral vascular disease. A.M.A. Arch. intern. Med. 96, 552 (1955). — WRIGHT, H. P., M. M. KUBIC and M. HAYDEN: Recanalization of thrombosed arteries under anticoagulant therapy. Brit. med. J. 1953, 1021—1023. — WYATT, G. M., and B. FELSON: Aortic thrombosis as a cause of hypertension: An arteriographic study. Radiology 69, 676 (1957). — WYLIE, E. J., and J. S. MCGUINESS: The recognition and treatment of arteriosclerotic stenostisis of major arteries. Surg. Gynec. Obstet. 97, 425 (1953).

YOUNG, R. D., and W. C. HUNTER: Primary myxoma of the left ventricle with embolic occlusion of the abdominal aorta and renal arteries. Arch. Path. (Chicago) 43, 89 (1947). —

ZAMOTOEV, J. P.: Zum Problem der in vivo-Diagnose der Thromben der Lungenarterie. Klin. Med. (Mosk.) 30, H. 6, 79—80 (1952). [Russisch.] — ZISCHKA, W.: Zur Ätiologie der Thrombose der Arteria pulmonalis. Frankfurt. Z. Path. 62, 124 (1951).

4. Deformierende Arteriopathien.

a) *Ulcus cruris ischaemicum bei Hypertonie.*

ALLEN, E. V., N. W. BARKER u. E. A. HINES: Peripheral vascular diseases. Philadelphia and London: W. B. Saunders Company 1946 u. 1955. — ALONSO, T.: Diastolic arterial hypertension and ulcer of the leg. Martorell's syndrome. Lancet 1954 I, 1059.

FARBER, HINES, MONTGOMERY, HAMILTON and CRAIG: The arterioles of the skin in essential hypertension. J. invest. Derm. 9, 285 (1947). — FARBER and SCHMIDT: Hypertensive-ischemic leg ulcers. Calif. Med. 72, 4 (1950). — FARBER, E. M., u. O. E. L. SCHMIDT: Hypertensive ischemic leg ulcers. Calif. Med. 72, 4 (1950).

HAXTHAUSEN: Ulcus cruris arterioscleroticum. Nord. méd. 8, 1663 (1940). — HINES and FARBER: Ulcer of the leg due to arteriosclerosis and ischemia, occurring in the presence of hypertensive disease (hypertensive-ischemic ulcers): A preliminary report. Proc. Mayo Clin. **21**, 337 (1946). — Proc. centr. Soc. clin. Res. **19**, 15 (1946). — Hypertensive-ischemic ulcers of the leg (Abstr.) programm, twenty-fifth scientific sessions. Amer. Heart Assoc., Cleveland, Ohio, p. 57, 1952.

MARTORELL: Las ulcers supramaleolares por arteriolitis de las grandes hipertensas. Actas le las reuniones cientificas del cuerpo facultativo del Instituto Policlinico de Barcelona **1**, 6—9 (1945). — MARTORELL, F.: Hypertensive ulcer of the leg. Angiology **1**, 133 (1950).

RATSCHOW, M.: Zum unterschiedlichen Befallenwerden der Geschlechter durch RAYNAUDsche Krankheit und Endoangiitis obliterans. Münch. med. Wschr. **1950**, 43.

UCAR, SANTIAGO: Un caso tipico de ulcera hipertensiva. Angiología **1**, 333 (1949).

VALLS-SERRA: Sobre el tratamiento de la úlcera supramaleolar de los grandes hipertensas. Actas de las reuniones cientificas del cuerpo facultativo del Instituto Policlinico de Barcelona **3**, 86 (1946).

WRIGHT: Vascular diseases in clinical practice. 2. edit., p. 552. Chicago: Year Book Publ. 1952.

b) Arteriosklerose.

AARSETH, S.: Kardiovaskuläre und renale Erkrankungen bei Diabetes mellitus. Acta med. scand. Suppl. 281 (1953). — ABRAHAMSON, E. M.: Hypercholesterolemia and senescence. Amer. J. dig. Dis. **19**, 186 (1952). — ABRAMS, W. B., and J. B. GERE: Arteriosclerosis of the aorta. Report of an unusual case with features of Leriche's syndrome, aortic arch syndrome and left ventricular hypertension. Arch. intern. Med. **100**, 283 (1957). — ABS, O.: Frühsterblichkeit, Hypertonie und Arteriosklerose bei den Eskimos. Medizinische **1956**, 116. — ACHOR, R. W. P., K. G. BERGE, N. W. BARKER and B. F. MCKENZIE: Treatment of hypercholesterolemia with nicotinic acid. Circulation **16**, 499 (1957). — Treatment of hypercholesterolemia with nicotinic acid. Circulation **17**, 497 (1958). — ADLERSBERG, D.: Hypercholesteremia with predisposition to atherosclerosis. An inborn error of lipid metabolism. Amer. J. Med. **11**, 600 (1951). — ADLERSBERG, D., H. R. COLER and J. LAVAL: Effect of weight reduction on course of arterial hypertension. J. Mt Sinai Hosp. **12**, 984 (1946). — ADLERSBERG, D., A. D. PARETS and E. P. BOAS: Genetics of atherosclerosis. Studies of families with xanthoma and unselected patients with coronary artery disease under the age of fifty years. J. Amer. med. Ass. **141**, 246—254 (1949). — Hereditary and metabolic aspects of atherosclerosis. Proc. Amer. Diabetes Ass. **9**, 171—200 (1950). — ADLERSBERG, D., L. E. SCHAEFER, ST. R. DRACHMAN and RH. DRITCH: Incidence of hereditary hypercholesterolemia. Proceedings of the American Society for the study of arteriosclerosis. Circulation **2**, 475 (1950). — ADLERSBERG, D., L. E. SCHAEFER and R. DRITCH: Effect of cortisone, adrenocorticotropic hormone (ACTH), and desoxycorticosterone acetate (DOCA) on serum lipids. J. clin. Invest. **29**, 795 (1950). — ADLERSBERG, D., L. E. SCHAEFER and C. J. WANG: Adrenal cortex, lipid metabolism and atherosclerosis: experimental studies in the rabbit. Science **120**, 319 (1954). — ADLERSBERG, D., and F. G. ZAK: Atherosclerosis of early age: clinical and pathological studies. Proceedings of the American Society for the study of arteriosclerosis. Circulation **2**, 473 (1950). — AHRENS jr., E. H., J. HIRSCH, W. INSULL and M. L. PETERSON: Chemistry of lipids as related to atherosclerosis. Springfield 1958. — AHRENS and KUNKEL: The stabilization of serum lipid emulsion by serum phospholipids. J. exp. Med. **90**, 409 (1949). — ALBERT, Z.: Veränderungen der Aorta bei Kindern und ihr Verhältnis zur Atherosklerose. Virchows Arch. path. Anat. **303**, 265 (1939). — ALBERTINI, A. v.: Studien zur Aetiologie der Arteriosklerose. Schweiz. Z. allg. Path. **1**, 3, 163 (1938). — Pathologie und Therapie der entzündlichen nicht spezifischen Arterienerkrankungen; path.-anat. Teil. Helv. med. Acta **11**, 233 (1944). — Zur Frage der juvenilen Koronarsklerose. Schweiz. med. Wschr. **73**, 796 (1943). — Pathologie der entzündlichen, nicht spezifischen Arterienerkrankungen. Schweiz. med. Wschr. **74**, 513 (1944). — Nochmals zur Pathogenese der Coronarsklerose. Cardiologia (Basel) **7**, 233 (1943). — ALBRECHT, R.: Social roles in prevention of senility. J. Geront. **6**, 380 (1951). — ALESSANDRINI, P.: Orientamenti dietetico-profilattici nell'arteriosclerosis. Recenti Progr. Med. **10**, 375—398 (1951). — ALLAN and KINTNER: Personal communication to the authors. Zit. nach ALLEN, BARKER u. HINES 1949. — ALLEN, BARKER and HINES: Peripheral vascular diseases. Philadelphia and London 1946 u. 1955. — ALLEN, E. V., L. N. KATZ, A. KEYS and J. W. GOFMAN: Atherosclerosis. A symposium. Circulation **5**, 98—100 (1952). — ALLEN, J. G., C. VERMEULEN, F. M. OWENS and L. R. DRAGSTEDT: Effect of total loss of pancreatic juice on blood and liver lipids. Amer. J. Physiol. **138**, 352 (1943). — ALLEN, O. P.: Arteriosclerosis and heredity in the diabetic. Ohio St. med. J. **49**, 991 (1953). — ALONSO, T.: Splenotherapy in arteriosclerotic gangrene. Angiología **2**, 242 (1950). — ALTSCHUL, R.: White blood cells in old age and in arteriosclerosis. Proceedings of the American Society for the

study of arteriosclerosis. Circulation 2, 470 (1950). — ALTSCHUL, R.: Inhibition of experimental cholesterol arteriosclerosis by ultraviolett irradiation. New Engl. J. Med. 249, 96—99 (1953). — Einfluß von Sauerstofftherapie auf experimentelle Cholesterinatherosklerose. Z. Kreisl.-Forsch. 44, 129 (1955). — Die Beeinflussung des Blutcholesterinspiegels und der experimentellen Atherosklerose durch Nikotinsäure. Z. Kreisl.-Forsch. 45, 573 (1956). — ALTSCHUL, R., and A. HOFFER: Effect of large doses of nicotinic acid on serum cholesterol and on BMR. Circulation 16, 499 (1957). — Effects of salts of nicotinic acid on serum cholesterol. Brit. med. J. 1958, 713. — ALTSCHUL, R., and M. E. MARTIN: Experimental cholesterol arteriosclerosis. III. The reaction of the white blood cells. A.M.A. Arch. Path. 51, 617—622 (1951). — *American Society for the study of arteriosclerosis.* 10th annual meeting at the Palmer House, Chicago, Ill., November 11 and 12, 1956. Program and proceedings in Circulation 14, 479 (1956). — AMMON, R.: Die Hemmung der Cholinesterase durch Novocain und Larocain. Klin. Wschr. 1941, 696. — Die Methoden der Fermentforschung. Hrsg. von BAMANN u. MYRBÄCK, Liefg 5, S. 1585. Leipzig: Georg Thieme 1946. — ANDERSEN, P. E.: Arteriosclerose der cerebralen Arterien. Fortschr. Röntgenstr. 82, 491 (1955). — ANDERSON, G. E.: Metabolic aspects of vascular degeneration in diabetes mellitus. N. Y. St. J. Med. 49, 2055 (1949). — Metabolic aspects of vascular degeneration. Med. Clin. N. Amer. 33, 783 (1949). — ANDERSON, N. G., and B. FAWCETT: An antichylomicronemic substance produced by heparin injection. Proc. Soc. exp. Biol. (N.Y.) 74, 768 (1950). — ANFINSEN jr., C. B.: Lipoprotein metabolism in the etiology of atherosclerosis. Minn. Med. 38, 767 (1955). — Physiological aspects of lipid transport. Symposium on atherosclerosis — Publ. 338 National Acad. of Sciences — National Research Council, Washington, D. C., p. 217, 1954. — ANITSCHKOW: Über die Atherosklerose der Aorta beim Kaninchen und über deren Entstehungsbedingungen. Beitr. path. Anat. 59, 306 (1914). — Einige Ergebnisse der experimentellen Atheroskleroseforschung. Verh. dtsch. path. Ges. 20, 149 (1925). — Zur Histophysiologie der Arterienwand. Klin. Wschr. 4, 2233 (1925). — ANITSCHKOW and CHALATOW: Über experimentelle Cholesterinsteatose und ihre Bedeutung für die Entstehung einiger pathologischer Prozesse. Zbl. allg. Path. path. Anat. 24, 1 (1913). — ANITSCHKOW, U.: Das Wesen und die Entstehung der Atherosklerose. Ergebn. inn. Med. Kinderheilk. 28, 1 (1925). — ANNING, S. T., J. DAWSON, D. E. DOLBY and T. INGRAM: The toxic effects of calciferol. Quart. J. Med. 17, 203 (1949). — ANTONINI, F. M., G. PIVA, L. SALVINI and A. SORDI: Lipoproteine ed eparina nel quadro umorale della chemiopatogenesi dell'aterosclerosi. G. Geront. Suppl. 1, 95 S. (1953). — APPEL, PIPER u. STARKE: Zur Pathogenese der Augenveränderungen bei Diabetes. Halle a. d. Saale: C. Marhold 1952. — APPEL, W.: Arteriosklerose und Ernährung. Ärztl. Wschr. 8, 497 (1953). ASCHOFF: Vorträge über Pathologie, K 4. Jena: Gustav Fischer 1925. — Pathologische Anatomie. Jena: Gustav Fischer 1928. — Über Arteriosklerose. Kongr. für Inn. Med., Wiesbaden 27.—30. 3. 1939, S. 28. — Über Arteriosklerose. Z. ges. Neurol. Psychiat. 167, 214 (1939). — Observations concerning the relationship between cholesterol metabolism and vascular disease. Brit. med. J. 1952 II, 1131. — ASCHOFF, L.: Über Atherosklerose und andere Sklerosen des Gefäßsystems. Beitr. med. Klin. H. 1 (1908). — Zur Morphologie der lipoiden Substanzen. Ein Beitrag zur Verfettungsfrage. Beitr. path. Anat. 47, 1 (1910). — Arteriosklerose. Beih. z. Med. Klin. 10, 1 (1914). — Virchows Lehre von den Degenerationen (passiven Vorgängen) und ihre Weiterentwicklung. Virchows Arch. path. Anat. 235, 152 (1921). — Die Arteriosklerose (Arteriopathia deformans). Ein Ernährungs- und Abnutzungsproblem. Beih. z. Med. Klin. 26, 1 (1930). — Spezielle pathologische Anatomie, 8. Aufl. Jena: Gustav Fischer 1936. — Lehrbuch der path. Anatomie. Jena: Gustav Fischer 1938. — Über Arteriosklerose. Verh. dtsch. Ges. inn. Med. 28 (1939). — ATLAS, L. N.: Advanced peripheral arteriosclerosis. (A physiological approach to management.) Calif. Med. 80, 441 (1954). — ATTINGER, E.: Chronische Schwefelkohlenstoffvergiftung unter dem Bilde einer schweren Gefäßkrankheit. Schweiz. med. Wschr. 82, 829 (1952). — AUFDERMAUR, M.: Coronarthrombose bei Kranzarterienrissen durch physische und psychische Belastung. Schweiz. med. Wschr. 82, 1086 (1952). — AVIGAN, J., and D. STEINBERG: Effect of corn oil feeding on cholesterol metabolism in the rat. Circulation 16, 492 (1957). — AZÉRAD, E.: Les ostéoses diabetiques. Bull. Soc. méd. Hôp. Paris 69, 302 (1953).

BAEDER, D. H., W. J. BECKFIELD and J. SEIFTER: Effect of aluminium hydroxide gels on experimental hypercholesterolemia and atheromatosis in chicks. Proc. Soc. exp. Biol. (N.Y.) 86, 326 (1954). — BÄFVERSTEDT, B., and F. LUND: Pseudoxanthoma elasticum and vascular disturbances. Acta derm.-venerol. (Stockh.) 35, 438 (1955). — BAGUENA, B.: Action inhibitive évidente sur l'artériosclérose expérimentale cholestérinique du lapin. Rev. méd. Liège 5, 622 (1950). — BAINBOROUGH, A. R., and G. C. MCMILLAN: Effect of thyroxin and 2,4-dinitrophenol on the retrogression of experimental atherosclerosis. Arch. Path. (Chicago) 54, 204—207 (1952). — BAKEY, DE, CREECH and HALPERT: Regeneration of the elements of the vessel wall. Symposium on atherosclerosis — Publication 338. National Academy of Sciences — National Research Council, Washington, D. C., p. 103, 1954. — BAKEY, M. E. DE, O. CREECH and J. P. WOODHALL: Evaluation of sympathectomy in arteriosclerotic peripheral

vascular disease. J. Amer. med. Ass. 144, 1227 (1950). — BALÓ, J. v.: Die mit Ammoniumhydroxydvergiftung erzeugbare experimentelle Arteriosklerose. Frankfurt. Z. Path. 52, 205 (1938). — Action of thyroxine in arteriosclerosis. Beitr. path. Anat. 102, 341 (1939). — BALÓ, J. v., u. J. BANGA: Elastase und Arteriosklerose. Acta physiol. (Budapest) 1, Suppl., 25—26 (1951). — Change in the elastase content of human pancreas in relation to arteriosclerosis. Acta physiol. (Budapest) 4, 187 (1953). — BANSI, H. W., R. T. GRONOW u. H. REDETZKI: Über den klinischen Wert der Lipoidelektrophorese, ihre Beziehung zu den Serumlipoiden und ihre Beeinflussung durch orale Fettbelastung. Klin. Wschr. 33, 101 (1955). — BARACH, J. H., and A. D. LOWY: Lipoprotein molecules, cholesterol and atherosclerosis in diabetes mellitus. Diabetes 1, 441 (1952). — BÁRÁNY, F. R.: Abnormal vascular reactions in diabetes mellitus. A clinical physiological study. Acta med. scand. 152, Suppl., 304 (1955). — BARBAGALLO-SANGIORGI, G., e A. CAJOZZO: Comportamento dei complessi lipoproteici del siero nell'arterosclerosi umana. Policlinico, Sez. med. 59, 342—356 (1952). — Sul comportamento dei complessi lipoproteici del siero nell'arterosclerosis umana. Boll. Soc. ital. Biol. sper. 28, 1523—1525 (1952). — BARILLARI, F.: Modificazioni al metodo di Kingsley e Shaffert per la determinazione della colesterolemia. Quad. Urol. 1, 162 (1952). — BARONDES, R. DE: Carcinoma and arteriosclerosis; factors concerned in the altered calcium-binding mechanisms in cancer and the aging phenomena. Med. Rec. (N.Y.) 163, 133 (1950). — BARR, D. P.: The George E. Brown memorial lecture. Some chemical factors in the pathogenesis of atherosclerosis. Circulation 8, 641 (1953). — Hormonal factors in the pathogenesis of atherosclerosis. Minn. Med. 38, 788 (1955). — Influence of sex and sex hormones upon the development of atherosclerosis and upon the lipoproteins of plasma. J. chron. Dis. 1, 63 (1955). — BARR, D. P., E. M. RUSS and H. A. EDER: Protein-lipid relationships in human plasma. II. In atherosclerosis and related conditions. Amer. J. Med. 11, 480 (1951).— Relactiones entre las proteínas y los lípidos en la arteriosclerosis. Arch. méd. Cuba 4, 587 (1953). — BARTELS, E. C., u. G. BELL: Myxedema and sclerotic heart disease. Trans. Amer. Ass. Stud. Goitre 5 (1939). — BATCHELOR: Lipoproteins in the arterial wall. Symposium on atherosclerosis — Publication 338 National Acad. of Sciences — National Research Council, Washington, D. C. 212, 1954. — BAVINA, M. V., and M. G. KRITSMAN: Protein metabolism in experimental atherosclerosis. Electrophoretic determination of protein fractions of the blood in experimental atherosclerosis. Dokl. Akad. Nauk SSSR. 88, 313 (1953). [Russisch.] — BAZAN, M.: Arteriopatie obliteranti croniche giovanili. Sicilia sanit. 6, 411 (1953). — BEAUMONT, V., J.-L. BEAUMONT and J. LENÈGRE: Studies on the lipid metabolism in human atherosclerosis. I. Cholesterolaemia, phenol and dextran sulphate tests in 1000 patients with cardiac affection. Rev. franç. Et. clin. biol. 3, 746 (1958). — BECKER, W.: Inaug.-Diss. Mainz 1951. — BEHER, W. T., and W. L. ANTHONY: Effects of β-sitosterol and ferric chloride on accumulation of cholesterol in mouse liver. Proc. Soc. exp. Biol. (N.Y.) 90, 223 (1955). Ref. Circulation 14, 1172 (1956). — BEIN: Experientia (Basel) 9, 107 (1953). — BEITZKE, H.: Zur Entstehung der Atherosklerose. Virchows Arch. path. Anat. 267, 625 (1928). — Die Entstehung der Atherosklerose bei Jugendlichen. Virchows Arch. path. Anat. 275, 532 (1930). — BELL, E. T.: Incidence of gangrene of the extremities in nondiabetic and in diabetic persons. Arch. Path. (Chicago) 49, 469 (1950). — Renal vascular disease in diabetes mellitus. Diabetes 2, 376 (1953). — BENEKE: Verh. Dtsch. Path. Ges. 1899, München. Diskussion zu HELLER u. STRAUB. — Zur Genese der Koronarsklerose. Zbl. allg. Path. path. Anat. 48, 369 (1930). — BEREGI, E.: Neue Methode zur Erzeugung experimenteller Arteriosklerose. Zbl. allg. Path. path. Anat. 94, 323 (1955/56). — BERMAN, L. G., and F. C. RUSSO: Abdominal angina. New Engl. J. Med. 242, 611 (1950). — BERNHARD, A.: Serum lipase (tributyrinase) in hypertension and arteriosclerosis. Proc. Soc. exp. Biol. (N.Y.) 78, 533—535 (1951). — BERRY, R. E. L., and C. T. FLOTTE: Peripheral arteriosclerotic vascular disease in diabetics. Arch. Surg. (Chicago) 71, 460 (1955). Ref. Circulation 14, 472 (1956). — BERTELSEN, A.: Grönlands medicinisk statistik og nosografi; Medd. om Grönland 117, Teil I (1935); Teil III 1940. Zit. nach ABS 1956. — BERTOLI, R., B. SALOTTOE e G. PRATI: Effetti di una dieta iperlipidica in conigli con aterosclerosi sperimentale. Folia cardiol. (Milano) 9, 473—490 (1951). — BEST, M. M., and CH. H. DUNCAN: Effects of sitosterol on the cholesterol concentration in serum and liver in hypothyroidism. Circulation 14, 344 (1956).— Metabolic effects of thyroxine analogs on the cholesterol fed rat. Circulation 16, 503 (1957). — Observations on the mechanism of the hypocholesterolemic effect of sitosterol. Circulation 14, 911 (1956). — BEST, M. M., CH. H. DUNCAN, E. J. VAN LOON and J. D. WATHEN: Lowering of serum cholesterol by the administration of a plant sterol. Circulation 10, 201 (1954). — Effects of prolonged administration of sitosterol on serum lipids. Circulation 10, 590 (1954). — The effects of sitosterol on serum lipids. Amer. J. Med. 19, 61 (1955). — BETETTO, G.: Structural changes of the retinal central vein and artery in diffuse arteriosclerosis. Ann. Ottal. 83, 1 (1957). — Structural modifications of the central artery and vein of the retina in connection with cerebral arteriosclerosis. Ann. Ottal. 83, 8 (1957). — Structural modifications of the central retinal artery and of the arterioles of the optic nerve in relation with renal arterio- and

arteriolo-sclerosis. Ann. Ottal. 84, 61 (1958). — BEVANS, M., B. TAYLOR and L. L. ABELL: Spontaneous canine arteriosclerosis. Proc. of the Amer. Soc. for the study of arteriosclerosis. Circulation 2, 477 (1950). — BEVERIDGE, J. M. R., W. F. CONNELL and G. A. MAYER: The nature of the substances in dietary fat affecting the level of plasma cholesterol in humans. Canad. J. Biochem. 35, 257 (1957). — BICK, H. D., u. H. JUNGMANN: Zur Differentialdiagnose der peripheren Durchblutungsstörungen. (Beitrag zum Problem der angiopathischen Reaktionslage.) Klin. Wschr. 1953, 149—153. — BICK, H. D., u. G. LORCH: Zur Behandlung der arteriosklerotischen Gangrän. (Vorläufige Mitteilung.) Dtsch. med. Wschr. 78, 918 (1953). — BIERI, J., u. F. X. WIEDERKEHR: Beitrag zur Behandlung von Altersgangrän mit Sulfocillin. Schweiz. med. Wschr. 80, 1192 (1950). — BIGGS and COLLMAN: A quantitative metabolic defect in lipid metabolism associated with abnormal serum lipoproteins in man. Circulation 7, 393 (1953). — BINDER, M. J., G. M. KALMANSON, E. J. DRENICK and L. ROSOVE: Clinical evaluation of heparin in the treatment of angina pectoris. J. Amer. med. Ass. 151, 967 (1953). — BING: Über das intermittierende Hinken und verwandte Motilitätsstörungen. Med. Klin. 5. Beih., 111—142 (1907). — BJÖRCK, G.: Wartime lessons on arteriosclerotic heart disease from Northern Europe. In: Cardiovascular Epidemiology by A. KEYS and P. D. WHITE. New York: Harper & Brothers 1956. — The social significance of cardiovascular diseases in Sweden. Acta med. scand. 140, Suppl. 262, 163 (1951). — BJORKSTEN, J.: A mechanism of cholesterol deposition on arterial walls. Proc. Soc. exp. Biol. (N.Y.) 81, 350—353 (1952). — BLAIN, A., and K. N. CAMPBELL: Lumbar sympathectomy for arterio-sclerosis obliterans. Rationale and results. Surgery 25, 950—962 (1949). — BLAKE, T. M.: Arteriosclerosis: The present status of the problem. South M. J. 48, 1080 (1955). Ref. Circ. 15, 146 (1957). — BLAKE, TH. M.: Intramural hemorrhage in coronary arteries. Circulation 16, 496 (1957). — BLANKENHORN, D. H., D. G. FREIMAN and H. C. KNOWLES: Carotinoid pigments found in human atherosclerosis. Circulation 14, 912 (1956). — BLOCH, K.: The intermediary metabolism of cholesterol. Circulation 1, 214 (1950). — BLOCK, W.: Die Durchblutungsstörungen der Gliedmaßen. Berlin: W. de Gruyter & Co. 1951. XII, 298 S. u. 104 Abb. — BLOCK, W. J., N. W. BARKER and F. D. MANN: Effect of small doses of heparin in increasing the translucence of plasma during alimentary lipimia. Studies in normal persons und patients having atherosclerosis. Circulation 4, 674—678 (1951). — BLOHM, TH. R., M. E. WINJE, T. KARIYA and M. KANE: Inhibition of aortic atherogenesis in the parakeet by stilbestrol. Circulation 16, 503 (1957). — BLOOM, B.: Lipoproteins and atherosclerosis. Ariz. Med. 9/8, 21—25 (1952). — BLOOM, B., and F. T. PIERCE jr.: Relationship of ACTH and cortisone to serum lipoproteins and atherosclerosis in humans. Metabolism 1, 152—155 (1952). — BLUMENTHAL, H. T., F. P. HANDLER, J. ZUCKNER and S. H. GRAY: A comparison of aging processes in the pulmonary artery and aorta. Proc. of the Amer. Soc. for the study of arteriosclerosis. Circulation 2, 476 (1950). — BLUMGART, H. L., A. ST. FREEDBERG and G. S. KURLAND: Hypercholesterolemia, myxedema and atherosclerosis. Amer. J. Med. 14, 665 (1953).— BOAS, E. P.: Arteriosclerosis and diabetes. J. Mt Sinai Hosp. 19, 411—419 (1952). — BOAS, E. P., and D. ADLERSBERG: Genetic studies on coronary atherosclerosis developing after the age of sixty years. Arch. intern. Med. 90, 347—354 (1952). — BOAS, E. P., and F. H. EPSTEIN: Prevalence of manifest atherosclerosis in a working population. (Preliminary report.) Arch. intern. Med. 94, 94—101 (1954). — BOCCARDELLI and BOLDRINI: The hypoxia test in arteriosclerosis without angina. Arch. Mal. Coeur 48, 1123 (1955). — BODECHTEL: Zentrale Durchblutungsstörung und ihre Behandlung. Regensburg. Jb. ärztl. Fortbild. 3, 487 (1954). — BOEHLE, E., R. BIEGLER and G. HOHNBAUM: Problem of the interrelationship of the increase in the serum lipid level and the constitution and age in patients with arteriosclerosis. Medizinische 16, 664 (1958). — BOLINGER, R. E., H. J. GRADY and B. J. SLINKER: The effect of injected heparin on the electrophoresis of the lipoproteins in patients with hypercholesterolemia. Amer. J. med. Sci. 227, 193 (1954). — BONACCORSI, R., e F. VICARI: Sulla terapia medica delle arteriti periferiche con particolare riguardo all'uso dell'acetato di a-tocoferolo (vitamin E). Riv. Pat. Clin. 7, 469—486 (1952). — BORBÉLY, F. v.: Ueber die Blutungsbereitschaft der Haut. Münch. med. Wschr. 77, 886 (1930). — BORNEMANN: Therapie zerebraler Durchblutungsstörungen. Med. Mschr. 9, 148 (1955). — BORNEMANN, K., u. H. HOCHREIN: Zur Frage des Nikotins bei Herz-Kreislauferkrankungen. Med. Klin. 50, 20, 869 (1955). — BORST u. ENDERLEN: Über Transplantation von Gefäßen und ganzen Organen. Dtsch. Z. Chir. 99, 54 (1909). — BORST, J. R., u. E. J. W. HOLLEMAN: Myokardinfarkt als Folge intravenöser Verabreichung von hypertonischer Natriumchloridlösung bei Patienten mit Arteriosclerosis obliterans der peripheren Gefäße. Ned. T. Geneesk. 1947, 2905—2912 u. franz., dtsch. u. engl. Zus.fass. S. 2912—2913. [Holländisch.] — BOSSAK, E. T., CHUN-I. WANG and D. ADLERSBERG: Studies of serum proteins, lipids and lipoproteins in coronary atherosclerosis. Circulation 14, 914 (1956). — Prolonged low-dose estrogen therapy in idiopathic hyperlipemia and hypercholesteremia. Circulation 16, 503 (1957). — BOTTON, J.: Artériosclérose cérébrale. Étude anatomo-clinique et statistique. Encéphale 44, 350 (1955). — BEVERIDGE, J. M. R., W. F. CONNELL, G. A. MAYER and H. HAUST: Further assessment of the role of sitosterol in

accounting for the plasma cholesterol depressant action of corn oil. Circulation **16**, 491 (1957). — BOUCEK, R. J., N. L. NOBLE and K-Y, T. KAO: Sex differences in the biochemistry of rat biopsy-connective tissue. Circulation **16**, 485 (1957). — BOULIN, R.: Particularités de l'artério-sclérose des membres chez des diabétiques. Presse méd. **1954**, 887—893. — BOULIN, R.: Cholestérol et diabète sucré. Médecine **34**, 8 (1953). — BOULIN, R., P. UHRY, PIETTE et CHAUDERLOT: Accident mortel provoqué par l'injection intraveineuse de sérum éthéré dans le traitement de l'artérite diabétique des membres inférieurs. Bull. Soc. méd. Hôp. Paris **63**, 830 (1947). — BOURNE, G.: The riddle of arteriosclerosis. Practitioner **164**, 481 (1950). — BOYD, G. S., and M. F. OLIVER: Hormonal control of the circulating lipids. Brit. med. Bull. **4**, 239 (1958). — BOZIAN, R. C., I. J. LAUFER, L. J. STUTMAN, K. HIRSCHHORN and CH. F. WILKINSON jr.: Clinical studies with unsaturated fats in patients with hypercholesterolemia and hyperlipemia. Circulation **16**, 494 (1957). — BRAGDON, EDER, GOULD and HAVEL: Lipid Nomenclature. Recommendations regarding the reporting of serum lipids and lipoproteins made by the committee on lipid and lipoprotein nomenclature of the American Society for the study of arteriosclerosis. Circulat. Res. **4**, 129 (1956). — BRAGDON and MICKELSEN: Experimental atherosclerosis in the rat. Amer. J. Path. **31**, 965 (1955). — BRAGDON, J. H.: Spontaneous atherosclerosis in the rabbit. Circulation **5**, 641—646 (1952). — Hyperlipemia and atheromatosis in hibernator Citellus columbianus. Circulat. Res. **2**, 520 (1954). — BRAGDON, J. H., and R. J. HAVEL: In vivo effects of antiheparin agents on serum lipids and lipoproteins. Amer. J. Physiol. **177**, 128 (1954). — BRANDMAN, O., and W. REDISCH: Incidence of peripheral vascular changes in diabetes mellitus. A survey of 264 cases. Diabetes **2**, 194 (1953). — BRAUN: Zur Pathogenese und Behandlung der Arteriosklerose. Med. Klin. **1908**, 983. — Über Adrenalinsklerose. S.-B. Akad. Wiss. Wien, math.-naturwiss. Kl. III, Abt. II b, **1**, 116. — BREDT, H.: Entzündung und Sklerose der Lungenschlagader. Virchows Arch. path. Anat. **308**, 60 (1941). — Über die Sonderstellung der tödlichen jugendlichen Coronarsklerose und die gewebliche Grundlage der akuten Coronarinsuffizienz. Beitr. path. Anat. **110**, 295 (1949). — Pathologische Anatomie als Grundlage der Therapie der Arteriosklerose. Therapiewoche **7**, 1 (1956/57). — BREDT, H., u. L. STADLER: Das Gewebsbild des kleinen Kreislaufes bei entzündlichen Herzfehlern und seine Bedeutung für das klinische Krankheitsbild. Arch. Kreisl.-Forsch. **7**, 54 (1940). — BREUSCH u. THIERSCH: Der Einfluß des Jods auf die Kaninchenatheromatose. Z. ges. exp. Med. **95**, 458 (1935). — BRONTE-STEWART, B., A. ANTONIS, L. EALES and J. F. BROCK: Effects of feeding different fats on serum-cholesterol level. Lancet **1956 I**, 521. — BROUWER, M.: Erfahrungen über die Verwendung eines neuen Heilmittels gegen die Arterienverkalkung. Berl. Ges. Bl. **1** (1955). — BROWN and PAGE: Mechanism of iodide action on cholesterol metabolism. Circulation **5**, 647 (1952). — BROWN, H. B., and I. H. PAGE: Plasma iodine fractions and plasma and hepatic cholesterol in rabbits. Proc. of the Amer. Soc. for the study of arteriosclerosis. Circulation **2**, 477 (1950). — BRUETSCH, W. L.: Arteriosclerotic occlusion of cerebral arteries: mechanism and therapeutic considerations. Circulation **11**, 909 (1955). — BRUGER, M., and E. OPPENHEIM: Experimental and human atherosclerosis: possible relationship and present status. Bull. N.Y. Acad. Med. **27**, 539—559 (1951). — BUCHER: Sondervorrichtungen an Kranzgefäßen. Schweiz. med. Wschr. **1945**, 966. — Zur Histologie der Herzgefäße. Schweiz. med. Wschr. **1944**, 1088. — Polsterbildungen in den Arterien des Myocards. (Polsterkissen und Polsterarterien.) Schweiz. med. Wschr. **1944**, 522. — BUCK, R. C., and R. J. ROSSITER: Lipids of normal and atherosclerotic aortas; a chemical study. A.M.A. Arch. Path. **51**, 224 (1951). — BUDDECKE, E.: Angiochemische Alterswandlungen des Aortenbindegewebes. Verh. der Dtsch. Ges. für Kreislaufforsch., 24. Tagg, Bad Nauheim 11.—13. 4. 1958, S. 143. 1958. — BÜCHNER, F.: Die pathologische Bedeutung der Hypoxämie. Klin. Wschr. **16**, 1409 (1937). — Durchblutungsstörungen des Herzmuskels. (Nach Beobachtungen bei der Truppe.) Mil.arzt **6**, 570 (1941). — Die pathogenetische Wirkung des allgemeinen Sauerstoffmangels, insbesondere bei der Höhenkrankheit und dem Höhentode. Klin. Wschr. **21**, 721 (1942). — Spezielle Pathologie. München u. Berlin: Urban & Schwarzenberg 1955. — BÜCHSEL, H.: Zur Bedeutung des Alters für periphere Durchblutungsstörungen. Verh. der Dtsch. Ges. für Inn. Medizin, 60. Kongr., 1954, S. 892. 1954. — BÜRGER, M.: Die chemischen Altersveränderungen an Gefäßen. Verh. dtsch. Ges. inn. Med. **51**, 87 (1939). — Die Ergebnisse chemischer Altersuntersuchungen an Blutgefäßen. Zbl. inn. Med. 438 (1939). — Die Bedeutung des aufrechten Ganges für Funktion und Struktur der menschlichen Kreislauforgane. Münch. med. Wschr. **95**, 185 (1953). — Angiopathia diabetica. Stuttgart: Georg Thieme 1954. — Altern und Krankheit. Leipzig: Georg Thieme 1954 u. 1957. — Geschlecht und Krankheit. München 1958. — BÜRGER, M., u. HABS: Über die alimentäre Hypercholesterinämie bei stoffwechselgesunden Menschen. Z. ges. exp. Med. **56**, 640 (1927). — BÜRGER, M., u. SCHLOMKA: Ergebnisse und Bedeutung chemischer Gewebsuntersuchungen für die Alternsforschung. Klin. Wschr. **7**, 1944 (1928). — BURGER, C., and G. WENZEL: Über einen Versuch in der Behandlung von peripheren Durchblutungsstörungen mit einem Plazentaextrakt. Med. Klin. **48**, 603 (1953).

Cabot: The relation of alcohol to arteriosclerosis. J. Amer. med. Ass. **43**, 774 (1904). — Campbell: Prevention of arteriosclerosis. Geriatrics **7**, 10 (1953). — Campbell, D. A., and R. G. Smith: Arteriography in the evaluation of arteriosclerotic vascular insufficiency. Amer. J. Surg. **80**, 76 (1950). — Campione: Le arteriopatie obliteranti nella donna. Rilievi clinici. Clinica (Bologna) **16**, 77 (1955). — Capretti, G., e B. Magnani: Vitamina B 6 ed aterosclerosi sperimentale de colesterolo. II. Gior. Clin. med. **32**, 417—424 (1951). — Caren, R., and L. Corbo: The degree of unsaturation of plasma lipid fractions in coronary artery disease. Amer. J. med. Sci. **236**, 362 (1958). — Casassa, P. M., P. Chiesura and A. Berra: Sul trattamento eparinico dei vecchi ipertesi aterosclerotici. Acta geront. (Milano) **5**, 167 (1955). — Castro: La temperatura cutanea. I. Su estudio en algunos sujetos normales y en la esclerosis arterial no obliterante. Rev. argent. Cardiol. **21**, 189 (1954). — Castro, C. M., y G. Stritzler: Tratamiento prolongado con tromexan en la arteriosclerosis obliterante y en las obstrucciones aortoiliacas no agudas. Pren. méd. argent. **1955**, 902. — Cazzola, R., e L. Millo: Il potere colesterinolitico del siero nelle arteriopatie periferiche. Arch. Pat. Clin. med. **29**, 485—492 (1951). — Cazzola, R., e E. Pradelli: L'attività eparinica del plasma e il tasso di protrombina in corso di insulino-terapia endoarteriosa delle arteriti periferiche. Folia Cardiol. (Milano) **11**, 45—52 (1952). — Chaikoff, I. L., M. D. Siperstein and C. W. Nichols: Prevention of plasma cholesterol elevation and atheromatosis in cholesterol-fed bird by administration of dihydrocholesterol. Circulation **7**, 37 (1953). — Chaikoff, I. L., F. S. Smyth and G. E. Gibbs: The blood lipids of diabetic children. J. clin. Invest. **15**, 627 (1936). — Chaikoff, I. L., and C. Entenman: Antifatty-liver factor of the pancreas-present status. Advanc. Enzymol. 8, 171 (1948). — Chaikoff, Zilversmit and Entenman: Phospholipid metabolism in diabetes: turnover rate of plasma phospholipids in completely depancreatized dogs. Proc. Soc. exp. Biol. (N. Y.) **68**, 6 (1948). — Chalatow: Über experimentelle Cholesterinlebercirrhose in Verbindung mit eigenen neuen Erhebungen über flüssige Kristalle des Organismus und über den Umbau der Leber. Beitr. path. Anat. **57**, 85 (1913). — Chandler, H. L., and G. V. Mann: Heparin treatment of patients with angina pectoris; failure to influence either the clinical course or the serum lipids. New Engl. J. Med. **249**, 1045 (1953). — Chapin, M. A., and S. Proger: The distribution of lipid and phospholipid in paper electrophoresis of the serum lipoproteins in normal subjects and in patients with atherosclerosis. J. Lab. clin. Med. **53**, 39 (1959). — Chiari, O.: Diabetes im Kindesalter. Wien. klin. Wschr. **52**, 1058 (1939). — Über Arteriosklerose. Wien. klin. Wschr. **54**, 1053 (1941). — Chute, A. L., J. L. Orr, M. J. O'Brien and E. E. Jones: Vascular lesions in alloxan diabetic rats. Proc. of the Amer. Soc. for the study of arteriosclerosis. Circulation **2**, 468 (1950). — Clark, D. E., M. L. Eilert and L. R. Dragstedt: Lipotropic action of lipocaic. A study of the effects of lipocaic, methionine and cystine on dietery fatty livers in the white rat. Amer. J. Physiol. **144**, 620 (1945). — Clarkson, Th. B., J. St. King and N. H. Warnock: Mechanism of the hypocholesterolizing effect of the diethanolamine salt of the camphoric acid ester of α,4-Dimethylbenzyl'alcohol. Circulation **14**, 919 (1956). — Cole, F. R.: Results of sympathectomy in diabetic arteriosclerotic peripheral vascular disease. N. Y. St. J. Med. **50**, 1607 (1950). — Collens and Wilensky: Peripheral vascular diseases. Springfield, Ill.: Ch. C. Thomas 1953. — Collens, W. S., M. C. Banowitch and J. Colsky: Lipoprotein studies in diabetics with arteriosclerotic disease. J. Amer. med. Ass. **155**, 814—817 (1954). — Coller, F. A., K. N. Campbell, B. M. Harris and R. E. L. Berry: The early results of sympathectomy in far-advanced arterio-sclerotic peripheral vascular disease. Surgery **26**, 30—40 (1949). — *The Committee on nomenclature of the American Society for the study of arteriosclerosis:* Report of Committee on nomenclature of the American Society for the study of arteriosclerosis. Tentative classification of arteriopathies. Circulation **12**, 1065 (1955). — Compte, le: Vascular lesions in diabetes mellitus. J. chron. Dis. **2**, 178 (1955). — Cook, D. L., L. M. Mills and D. M. Green: The mechanism of alloxan protection in experimental atherosclerosis. J. exp. Med. **99**, 119 (1954). — Cooper, E. E.: Sex hormones and atherogenesis. Amer. Practit. **7**, 436 (1956). — Coppo, M.: Pathogénie de l'athérosclérose. Rev. méd. Liège **5**, 628 (1950). — Clinical observations on the relation between hyperlipidemia and atherosclerosis. Sci. med. ital. (engl. edit.) **2**, 30—45 (1951). — Cornforth, J. W., and G. Popjack: Biosynthesis of cholesterol. Brit. med. Bull. **14**, 221 (1958). — Cottet et Mathivat: L'acide phényl-éthyl-acétique est-il anti-athérogène? Presse méd. **63**, 1005 (1955). — Cottet, J., M. Mathivat et J. Redel: Étude thérapeutique d'un hypocholestérolémiant de synthèse: l'acide phényl-éthyl-acétique. Presse méd. **62**, 939 (1954). — Cowper: Of ossifications or petrifications in the coats of arteries, particularly in the valves of the great artery. 1666—1709. — Creed, D. L., W. F. Baird and E. R. Fisher: The severity of aortic arteriosclerosis in certain diseases. A necropsy study. Amer. J. med. Sci. **230**, 4 (1955). — Curran, G. L., and R. L. Costello: Reduction of excess cholesterol in the rabbit aorta by inhibition of endogenous cholesterol synthesis. J. exp. Med. **103**, 49 (1956). — Curschmann: Fortschr. Ther. 460 (1925). — Csermely, E.: Necrosi circoscritta degli arti inferiori di origine arteriosclerotica in soggetto con porpora recidivante. G. ital. Derm. Sif.

91, 542 (1950). — CUARLES VAN UFFORD, W. J.: Determinations of the cholesterol content in the blood of allergic patients. Int. Arch. Allergy 3, 84 (1952).

DAUBER, D. V., and L. N. KATZ: Experimental cholesterol atheromatosis in an omnivorous animal the chick. Arch. Path. (Chicago) 34, 937 (1942). — DAVIDSON, J. D., W. MEYER and F. E. KENDALL: The effect of choline and inositol upon experimental canine arteriosclerosis. Proc. of the Amer. Soc. for the study of arteriosclerosis. Circulation 2, 471 (1950). — Effect of choline upon experimental canine arteriosclerosis. Circulation 3, 332—338 (1951). — DAVIS, OESTER and FRIEDMAN: Influence of adenosine triphosphate, adenosine monophosphate and heparin in experimental arteriopathy. Circulat. Res. 3, 374 (1955). — DAVIS, H. L., and N. L. DAVIS: Surfactant effects on plasma gels. Circulation 16, 482 (1957). DAVIS, O., u. M. J. KLAINER: Studies in hypertensive heart disease; incidence of coronary atherosclerosis in cases of essential hypertension. Amer. Heart J. 19, 185 (1940). — DAVIS, O., and Y. T. OESTER: Experimental arteriosclerosis: inhibitory effects of ascorbic acid and inositol. Proc. Soc. exp. Biol. (N. Y.) 81, 284—286 (1952). — DAWBER, TH. R., and T. GORDON: An epidemiological study of coronary heart disease in an american community. III. Congr. mondial de cardiologie, Bruxelles 14 au 21 sept. 1958. Resumes des communications, p. 635. — DAY, A. J., and G. N. WILKINSON: Clearing factor inhibitor in human atherosclerosis. Circulation 18, 76 (1958). — DELACHAUX, A.: The treatment of arteriosclerosis. Praxis 47, 57 (1958). — DELGA, J.: Zur Behandlung der Atheromatose. Ärztl. Praxis 9, 2 (1957). — DEMING, Q. B., E. H. MOSBACK, M. BEVANS, M. M. DALY, L. L. ABELL, E. MARTIN, L. M. BRUN, E. HALPERN and R. KAPLAN: Blood pressure, cholesterol content of serum and tissues, and atherogenesis in the rat. The effect of variations in blood pressure on the cholesterol content of serum and tissues and on the development of atherosclerosis in rats on a high cholesterol diet. J. exp. Med. 107, 581 (1958). — DEPISCH, F.: Fettstoffwechsel und seine Beziehungen zur Arteriosklerose. Wien. Z. inn. Med. 34, 89—104 (1953). — DÉROT, M.: Artérite diabétique. Gaz. méd. Fr. 57, 565—571 (1950). — DESCHAMPS, P.-N.: Le traitement hydro-minéral de l'athérosclérose. Presse therm. clim. 92, 182—186 (1955). — DIBOLD, H., u. L. FALKENSAMMER: Über den Brand der unteren Extremitäten bei Diabetikern. Dtsch. Arch. klin. Med. 181, 125 (1937). — DICKINSON, P. H., and D. N. WALDNER: Sympathectomy for atherorosis. Preliminary heating test. Lancet 1954 I, 75—77. — DIETRICH: Die Reaktionsfähigkeit des Körpers bei septischen Erkrankungen in ihren pathologisch-anatomischen Äußerungen. 37. Verh. Dtsch. Ges. Inn. Med., S. 180, 1925. — DITZEL: Angioscopic changes in the smaller blood vessels in diabetes mellitus and their relationship to aging. Circulation 14, 386 (1956). — DOCK, W.: Prophylaxis and therapy of arteriosclerosis. Tr. Ass. Life Insur. med. Dir. Amer. 34, 4 (1950).The causes of arteriosclerosis. Bull. N. Y. Acad. Med., II. s. 26, 182—188 (1950). — Athero-sclerosis — inevitable or controllable? Canad. med. Ass. J. 69, 355—363 (1953). — DOCK, W., D. ADLERSBERG, H. A. EDER, F. E. KENDALL and C. F. WILKINSON: Current concepts in the management of arteriosclerosis. Transcription of a panel meeting on therapeutics. Bull. N. Y. Acad. Med. 31, 198 (1955). — DÖRING, G.: Klinik und Therapie der cerebralen Arteriosklerose. 38. Tagg der Nordwestdtsch. Ges. für Inn. Med., Hamburg, 1952. — Über Klinik und Therapie der cerebralen Gefäßsklerose. Zbl. ges. Neurol. Psychiat. 126, 380 (1954). — DOERR, W., u. K. HOLLDACK: Über das Myxoedemherz. Virchows Arch. path. Anat. 315, 653 (1948). — DOLGER, H.: Clinical evaluation of vascular damage in diabetes mellitus. J. Amer. med. Ass. 134, 1289 (1947). — DONNISON, C. P.: Blood pressure in African native; its bearing upon aetiology of hyperpiesia and arteriosclerosis. Lancet 1929 I, 6. — DORMANNS, E.: Betrachtungen zur Frage der Atherosklerose. Münch. med. Wschr. 82, 298 (1935). — DRABKIN, D. L.: Independent biosynthesis of different hemin chromoproteins-cytochrome in various tissues. Proc. Soc. exp. Biol. (N. Y.) 76, 527 (1951). — DRAGSTEDT, L. R., J. S. CLARKE, G. R. HLAVACEK and P. V. HARPER jr.: Relation of the pancreas to the regulation of the blood lipids. Amer. J. Physiol. 179, 439 (1954). — DRAGSTEDT, L. R., J. S. CLARKE, G. R. ROGERS and P. V. HARPER jr.: Effects of feeding autoclaved pancreas to depancreatized and duct ligated dogs. Amer. J. Physiol. 177, 95 (1954). — DROLLER, H.: The intra-arterial injection of priscol in the management of senile arterial obstruction. Cardiologia (Basel) 22, 238—246 (1953). — DRY and HINES: The role of diabetes in the development of degenerative vascular disease. With special reference in the incidence of retinitis and peripheral neuritis. Amer. intern. Med. 14, 1893 (1941). — DUFF, G. L.: The pathogenesis of atherosclerosis. Canad. med. Ass. J. 64, 387—394 (1951). — Functional anatomy of the blood vessel wall; adaptive changes. Symposium on atherosclerosis — Publ. 338 National Academy of Sciences — National Research Council, Washington D. C., p. 33, 1954. — DUFF, G. L., and G. C. MCMILLAN: The accumulation of colloidal thorium dioxide in the lesions of experimental cholesterol atherosclerosis. Proc. of the Amer. Soc. for the study of arteriosclerosis. Circulation 2, 465 (1950). — Pathology of atherosclerosis. Amer. J. Med. 11, 92 (1951). — The effect of alloxan diabetes on experimental cholesterol atherosclerosis in the rabbit. I. The inhibition of experimental cholesterol atherosclerosis in alloxan diabetes. II. The effect of alloxan diabetes on the retrogression of experimental cholesterol athero-

sclerosis. J. exp. Med. **89**, 611 (1949). — DUFF, G. L., and PAYNE: The effect of alloxan diabetes on experimental cholesterol atherosclerosis in the rabbit. III. The mechanism of the inhibition of experimental cholesterol atherosclerosis in alloxan-diabetic rabbits. J. exp. Med. **92**, 299 (1950). — DUGUID, J. B.: Pathogenesis of atherosclerosis. Lancet **1949 II**, 925—927. — DUGUID, J. B., and G. S. ANDERSON: The pathogenesis of hyaline arteriosclerosis. J. Path. (Chicago) **64**, 519—522 (1952). — DUNCAN, CH. H., and M. M. BEST: Effects of sitosterol on serum lipids of hypercholesterolemic subjects. J. clin. Invest. **34**, 930 (1955). — Extrathyroidal effects of thiouracil on cholesterol metabolism of the rat. Circulation **16**, 493 (1957). — DUNLOP, D. M.: Are diabetic degenerative complications preventable? Brit. med. J. **2**, 383 (1954). — DYE, W. S., J. H. OLWIN and O. C. JULIAN: Further considerations on the indications for and limitations of direct surgery in arteriosclerosis. Circulation **8**, 708 (1953).

EDER: Plasma lipoproteins in atherosclerosis and related diseases. Symposium on atherosclerosis — Publ. 338 National Academy of Sciences — National Research Council, Washington, D. C., p. 228, 1954. — EDGREN, R. A., and D. W. CALHOUN: Steroid interactions and estrogen therapy for atherosclerosis. Circulation **16**, 505 (1957). — EDWARDS, E. A.: Chronic organic arterial disease. New Engl. J. Med. **221**, 251 (1939). — Atypical manifestations of peripheral arteriosclerosis. New Engl. J. Med. **247**, 627—631 (1952). — EDWARDS, E. A., and C. CRANE: Lumbar sympathectomy for arteriosclerosis of lower extremities. New Engl. J. Med. **244**, 199 (1951). — Lumbar sympathectomy for arteriosclerosis. Status of one hundred patients five years after operation. Arch. Surg. (Chicago) **72**, 32 (1956). — EDWARDS, E. A., and H. D. LEVINE: Peripheral vascular murmurs. Mechanism of production and diagnostic significance. Arch. intern. Med. **90**, 284 (1952). — EHRSTRÖM, M. C.: Medical studies in North Greenland 1948—1949. Acta med. Scand. **140**, 416 (1951). — EIBER, H. B., A. A. GOLDBLOOM, L. J. BOYD, I. CHAPMAN and O. DEUTSCHBERGER: Newer clinical and laboratory studies in the aged. II. Correlated serum lipid partitions and lipoprotein molecules (S_f0—400) in patients 80—100 years of age: Preliminary report. Bull. N. Y. Acad. Med. **30**, 719 (1954). — EIBER, H. B., A. A. GOLDBLOOM, O. DEUTSCHBERGER, I. CHAPMAN and LOEWE: An outline of the newer methods of study of atherosclerotics. Geriatrics **10**, 213 (1955). — EICKHOFF, W.: Rheumatische Coronarsklerose. Z. Rheumaforsch. **41**, 40 (1943). — EILERT, M. L.: Current views on the relation of cholesterol metabolism to degenerative arterial disease. Mod. Conc. cardiov. Dis. **20**, 92 (1951). — EISELSBERG, v.: Die Krankheiten der Schilddrüse. In: Die Chirurgie, Liefg 38, S. 47. Stuttgart 1901. — Über Wachstumsstörungen bei Tieren nach frühzeitiger Schilddrüsenexstirpation. Langenbecks Arch. klin. Chir. **49**, 207 (1895). — EJRUP, B., and T. G. NYSTRÖM: Diseases of the peripheral arteries with special attention to arteriosclerosis and thrombo-angiitis obliterans. Trans. N. Surg. Ass. **274**—311 (1950). — ENGELBERG, H.: Human plasma heparin levels following intravenous fat emulsions. Circulation **16**, 481 (1957). — ENGELBERG, H., u. R. KUHN: Studies of arteriovenous oxygen differences in atherosclerotic individuals before and after heparin. Circulation **10**, 604 (1954). — Studies of forearm arteriovenous oxygen differences in atherosclerotic patients before and after heparin. Angiology **7**, 73 (1956). — ENGELBERG, H., and TH. B. MASSELL: Heparin in the treatment of advanced peripheral atherosclerosis. A preliminary report. Amer. J. Med. Sci. **225**, 14—19 (1953). — ENGELBERG, H., R. KUHN and M. STEINMAN: A controlled study of the effect of intermittent heparin therapy on the course of human coronary atherosclerosis. Circulation **13**, 489 (1956). — Ref. Z. Kreislauf.-Forsch. **45**, 811 (1956). — ENOS, W. F., J. C. BEYER and R. H. HOLMES: Pathogenesis of coronary disease in american soldiers killed in Korea. J. Amer. med. Ass. **158**, 912 (1955). — ENOS, W. F., R. H. HOLMES and J. BEYER: Coronary disease among united states soldiers killed in action in Korea. J. Amer. med. Ass. **152**, 1090 (1953). — ENZINGER, H.: Zur Therapie des extrarenalen Hochdrucks und der Atherosklerose in der Allgemeinpraxis. Med. Mschr. **6**, 354 (1952). — ERB jr., W.: Über experimentell erzeugte Arterienerkrankung beim Kaninchen. Verh. 21. Kongr. für Inn. Med. 1904. — Über Arterienerkrankung nach Adrenalininjektionen. Münch. med. Wschr. **52**, 829 (1905). — ERDHEIM, J.: Medionecrosis aortae idiopathica cystica. Virchows Arch. path. Anat. **276**, 187 (1930). — ERNST, R.: Inaug.-Diss. Frankfurt a. M. 1951.

FABER, M.: The influence of serum cholesterol concentration on the cholesterol deposits seen in xanthomatosis. Acta med. scand. **124**, 545 (1946). — The human aorta. Sulfate-containing polyuronides and the deposition of cholesterol. Arch. Path. (Chicago) **48**, 342—350 (1949). — FABER, M., and F. LUND: Influence of obesity on development of arteriosclerosis in human aorta. Arch. Path. (Chicago) **48**, 351 (1949). — Human aorta; aorta in diabetes mellitus. A.M.A. Arch. Path. **52**, 239 (1951). — FAILEY, R. B.: Effect of large doses of pyridoxine on serum cholesterol in the human. Circulation **16**, 506 (1957). — FAILEY jr., R. B., J. A. KERNEN and M. E. HODES: The bile acids of man relation to atheroslerosis. J. Lab. clin. Med. **53**, 426 (1959). — FALLOPIUS: Medici mutinensis observations. Padua 1562. — FANCONI, G., u. E. DE CHASTONAY: Die D-Hypervitaminose im Säuglingsalter. Helv. paediatr. Acta Beih. zu **5** (1950). — FARQUHAR, J. W., and M. SOKOLOW: A comparison of the effects of

β-sitosterol and safflower oil, alone and in combination, on serum lipids of humans. A long-term study. Circulation 16, 494 (1957). — FASOLI, SALTERI u. CESANA: Untersuchungen mit der Ultra-Zentrifuge und der Papierelektrophorese an Serumlipoproteiden bei Koronarerkrankung: Die Wirkung einiger pharmakologischer Agenzien. Vortr. auf dem IV. Internat. Kongr. für Erkrankungen der Thoraxorgane des American College of Chest-Physicians, Köln 19.—23. 8. 1956. — FAZEKAS, J. F., J. KLEH and F. A. FINNERTY: Influence of age and vascular disease on cerebral hemodynamics and metabolism. Amer. J. Med. 18, 477 (1955). — FAZIO, V. DE, and F. MARSICO: Action of lipotropic factors in experimental cholesterol arteriosclerosis in rabbits. II. Action of antifatty liver factor. Riv. Ist. sieroter. ital. 25, 125 (1950). — Contributo allo studio dell'azione dei fattori lipotropi nell'arteriosclerosi sperimentale da colesterolo nei conigli. Riv. Ist. sieroter. ital. 25, 45 (1950). — FEINBLATT u. Mitarb.: Ref. Amer. J. Pharm. 127, 95 (1955). — FERABOLI: Gazz. med. ital. Nr 11 (1953). — FERNÁNDEZ-CRUZ, A.: El interés en clinica del colesterol y los lipidos en la arterogénesis. Folia clin. int. (Barcelona) 4, 135—140 (1954). — FERRERO, R., u. C. MAIRANO: Über die Pathogenese der nach wiederholten Nebennierenimplantationen aufgetretenen Arteriopathie. Vergleichsuntersuchungen gegenüber Arterienveränderungen nach Adrenalinvergiftung. Minerva cardioangiol. (Torino) 3, 241 (1955). — FEY, M.: Über Aortenveränderungen bei chronischen Infekten. Z. Kreisl.-Forsch. 33, 689 (1941). — FIELDS, A.: Treatment of peripheral arteriosclerosis obliterans; physical agents. Amer. Practit. 1, 1156 (1950). — FIRSTBROOK, J. B.: Factors influencing the atherosclerotic process. Proc. of the Amer. Soc. for the study of arteriosclerosis. Circulation 2, 464 (1950). — The newer knowledge of atherosclerosis. Brit. med. J. 1951, 133—138. — FISCHER, B.: Experimentelle Arterienerkrankungen durch Adrenalininjektionen. Münch. med. Wschr. 52, 46, 928 (1905). — FISCHER, E. K.: Ein Beitrag zur enzymologischen Behandlung der Cerebralsklerose bei Schädel-Hirnverletzten. Med. Klin. 51, 15 (1956). — FISCHER-WASELS, B.: Grundsätzliches über Funktionsstörungen der Kreislaufperipherie. Verh. dtsch. Ges. Kreisl.-Forsch. 11 (1938). — FISCHER-WASELS, B., u. R. JAFFÉ: Arteriosklerose. In Handbuch der normalen und pathologischen Physiologie (BETHE, BERGMANN, EMBDEN u. ELLINGER), Bd. VII/2, S. 1088. Berlin 1927. — FLASHER, J.: Some vascular considerations in the treatment of arteriosclerosis. Angiology 3, 53 (1952). — FLECKSEDER, R.: Über die Rolle des Pankreas bei der Resorption der Nahrungsstoffe aus dem Darme. Naunyn-Schmiedeberg's Arch. exp. Path. Pharmak. 59, 407 (1908). — FOLLI, GEROLA e MONTORSI: Incidenza della malattia coronarica nell'arteriosclerosi obliteranti e nella tromboangiosi. Minerva cardioangiol. (Torino) 3, 631 (1955). — FONTAINE: Aufbewahrung der zu implantierenden Gefäße bei —70° C. 1. Europäisches Gespräch über Angiologie im Rahmen der Gesamtmedizin, 11.—12. 11. 1955 Darmstadt. — FORBES, J. C., and O. M. PETTERSON: Effect of intravenous administration of paritol-C on serum lipids of hypercholesterolemic rabbits. Proc. Soc. exp. Biol. (N. Y.) 83, 665 (1953). — FORMIJNE, P.: Ouderdom en bloedvaten. Ned. T. Geneesk. 94, 2046 (1950). — FOX, H.: Some comments on arteriosclerosis in wild mammals and birds. Bull. N. Y. Acad. Med. 15, 748 (1939). — Arteriosclerosis in lower mammals and birds; its relation to disease in man. In E. V. COWDRY, Arteriosclerosis, p. 153. New York: Macmillan & Co. 1933. — Die Arteriosklerose der wilden Säugetiere und Vögel. Klin. Wschr. 13, 1260 (1934). — Some nutritional problems amongst Bantu in South Africa. Bull. Hyg. (Lond.) 19, 139 (1944). — FRANCO, A.: A accão da heparina na aterósclerose. (Contribuicão clínica e experimental para o seu estudo.) J. Soc. Ciénc. méd. Lisboa 118, 352—382 (1954). — FRANCHIS, DE, GALLETTI, LOLI-PICCOLOMINI e PUVIANI: I glicoprotidi siero-ematici nella patologia e nella chimica delle arteriopatie croniche. Arch. Pat. Clin. med. 32, 400 (1956). — FRANCO, A.: A importância da alimentaçáo na aterosclerose. Bol. clín. Hosp. Lisboa 16, 370—393 (1952). — FRANTZ jr., I. D.: Cholesterol metabolism. Minn. Med. 38, 779 (1955). — FRENCH and DOCK: Fatal coronary arteriosclerosis in young soldiers. J. Amer. med. Ass. 124, 1233 (1944). — FRENCH, J. E., B. MORRIS and D. S. ROBINSON: Removal of lipids from the blood stream. Brit. med. Bull. 14, 234 (1958). — FRIEDMAN, M., and S. G. BYERS: Source of excess plasma cholesterol in phosphatide induced hypercholesterolemia. Amer. J. Physiol. 195, 185 (1958). — FRIEDMAN, M., R. HOMER and S. O. BYERS: Experimental and clinical study on the effect of beta sitosterol administration on intestinal absorption of dietary cholesterol and the plasma cholesterol content of patients with coronary artery disease. Proc. Amer. Heart Ass. New Orleans, 1955. — FRIEDMAN, M., and R. H. ROSENMAN: Comparison of fat intake of American man and women. Circulation 16, 339 (1957). — FRIEDMAN, M., BYERS and SHIBATA: Observations concerning the production and excretion of cholesterol in mammals. X. Factors affecting the absorption and fate of ingested cholesterol. J. exp. Med. 98, 107 (1953). — FRIEDMAN, M., R. H. ROSENMAN and S. O. BYERS: The effect of beta-sitosterol upon intestinal absorption of cholesterol in the rat. Circulat. Res. 4, 157 (1956). — FROEHLICH, F.: Ligature veineuse et vascularisation périphérique chez certains artéritiques. Presse méd. 59, 1788 (1951). — FRYMARK u. SULLIVAN: Lumbar sympathectomy for arteriosclerotic peripheral vascular disease. Ann. Surg. 138, 759 (1953). — FÜGENER, R.: Ein Beitrag zur Behandlung

organisch bedingter zerebraler Durchblutungsstörungen mit Progresin. Ther. d. Gegenw. **96**, 386 (1957). — Fullerton, H. W.: The relationship of lipaemia to thrombosis and atheroma. Proc. Nutr. Soc. **15**, 66 (1956). — Furman, R. H., R. P. Howard and L. H. Norcia: Serum lipid and lipoprotein response to therapy of abnormal thyroid function and to triiodothyroacetic acid (Triac.). Administration in euthyroid subjects. Circulation **16**, 489 (1957).

Gambassi, G., e V. Maggi: Aterosclerosi colesterolica e donatori di fosforo. Boll. Soc. ital. Biol. sper. **28**, 1493—1595 (1952). — Gambassi and Maggi: The protein pattern in experimental arteriosclerosis due to cholesterol; a contribution to the interpretation of the anti-arteriosclerotic effect of ATP. Acta geront. (Milano) **5**, 206 (1955). — Garcia, J. A.: La simpaticectomía lumbar en el tratamiento de la arteriosclerosis obliterante de los miembros communicación previa. Rev. méd. Cordoba **38**, 515 (1950). — Garn, Gertler, Levine and White: Body weight versus weight standards in coronary artery disease and healthy groups. Ann. intern. Med. **34**, 1416 (1951). — Geinitz u. Schild: Fortschritte in der Charakterisierung der Serumlipoide durch die Elektrophorese. Ärztl. Forsch. **10**, 167 (1956). — Geiringer, E., J. B. Duguid, O. J. Pollack, Beltran Baguena, M. Coppo, G. Scardigli, G. Mininni, P. Capelli, S. Hirsch et A. L. Vischer: Artériosclérose. Rev. méd. Liège **5**, 614—636 (1950). — Geiringer, E.: Intimal vascularisation and atherosclerosis. J. Path. Bact. **63**, 201—211 (1951). — Gerber, L.: Lumbar ganglionectomy in peripheral arteriosclerosis. J. int. Chir. **10**, 126 (1950). — Gerber, L., W. S. McCune and W. Eastman: Lumbar sympathectomy for arteriosclerotic gangrene. Arch. Surg. **59**, 1234—1243 (1949). — Gerlach: Zur Frage der Vitamin-D-Sklerose beim Menschen. Münch. med. Wschr. **83**, 49 (1936). — Gertler, Garn and Bland: Proc. Amer. Soc. of the study of atherosclerosis. Circulation **2**, 517 (1950). — Gertler, Garn and Lerman: The interrelationships of serum cholesterol, cholesterol esters and phospholipids in health and coronary artery disease. Circulation **2**, 205 (1950). — Gertler, Garn and White: Diet, serumcholesterol and coronary artery disease. Circulation **2**, 696 (1950). — Gertler, Putson and Jost: Effects of castration and diethylstilboestrol on the serum lipid pattern in man. Geriatrics 8, 9 (1953). — Gertler, M. M., and B. S. Oppenheimer: The interrelationships of serum lipids in man and woman past sixty five. Circulation **7**, 533 (1953). — Gertler, M. M., and B. S. Oppenheimer: The total cholesterol-lipid phosphorus ratio. Its significance in atherosclerosis. Geriatrics **9**, 157—162 (1954). — Gertler, M. M., and P. D. White: Coronary heart disease in young adults: A multi-disciplinary study. Cambridge: Harvard University Press 1954. — Gesenius: Über den Spasmus größerer Arterien. Berl. med. Z. **1**, H. 13/14 (1950). — Gesenius u. Neubart: Über den Kollateralkreislauf beim Verschluß größerer Arterien. Berl. med. Z. **1**, H. 15/16 (1950). — Gianni, A.: Patogenesi dell'aterosclerosi umana. Settim. med. **39**, 634 (1951). — Alterazioni endoteliali nell'ipercolesterinemia sperimentale. Settim. med. **39**, 634 (1951). — Nuove vedute in tema di patogenesi dell'aterosclerosi. Acta geront. (Milano) **1**, 10—27 (1951). — Considerazioni anatomiche sulle lesioni intimali iniziali dell'aterosclerosi umana dovute ad insudazione di plasma attraverso la parete dei vasi. Settim. med. **39**, 633 (1951). — Gibert-Queraltó, J., J. Balaguer-Vintró y L. Grau-Codina: El lipograma de la arteriosclerosis y sus variaciones por la heparina. Med. clin. (Barcelona) **13**, 18 (1955). — Gibbs, Buckner and Bloor: Cholesterol to cholesterol-ester ratio in plasma of diabetics with advanced arteriosclerosis. New Engl. J. Med. **209**, 384 (1933). — Girgensohn, H.: Die pathologische Anatomie der Gefangenschaftskrankheiten. Tagg des Verb. der Heimkehrer u. Kriegsgefangenen, Bad Ems, 1955. — Gitman, L., and I. J. Greenblatt: Effect of intravenously administered estrogen in cardiovascular disease. Angiology **4**, 502 (1953). — Glas, Engelberg, Marcus, Jones and Gofman: Lack of effect of administered estrogen on the serum lipids and lipoproteins of male and female patients. Metabolism **2**, 133 (1953). — Glass: Anatomical and biochemical aspects of heredity in reference to atherosclerosis. Symposium on atherosclerosis — Publ. 338 National Academy of Sciences — National Research Council, Washington D. C., p. 7, 1954. — Godden, J. O., R. E. Hansen, E. A. Hines and N. A. Christensen: Studies of intermittent claudication. I. The effect of heparin in the treatment of intermittent claudication. Proc. Mayo Clin. **30**, 437 (1955). Ref. Circulation **14**, 472 (1956). — Godden, J. O., and Hines jr.: Studies of intermittent claudication. II. Effect of androgen and an androgen-estrogen combination in the treatment of intermittent claudication. Proc. Mayo Clin. **30**, 491 (1955). — Gofman, J. W.: Lipoproteins and atherosclerosis. Proc. of the Amer. Soc. for the study of arteriosclerosis. Circulation **2**, 466 (1950). — Amer. J. Med. **11**, 358 (1951). — Diet and lipotrophic agents in atherosclerosis. Bull. N. Y. Acad. Med. **28**, 279—293 (1952). — Diet and coronary heart disease. Trans. Amer. Coll. Cardiol. **4**, 230 (1954). — Eine neue Auffassung über die Entstehung coronarer Herzerkrankungen. Medizinische **1955**, 572, 639. — Gofman, J. W., and H. B. Jones: Obesity, fat metabolism and cardiovascular disease. Circulation **5**, 514 (1952). — Gofman, J. W., H. B. Jones, F. T. Lindgren, T. P. Lyon, H. A. Elliott and B. Strisower: Blood lipids and human atherosclerosis. Circulation **2**, 161 (1950). — Gofman, J. W., H. B. Jones, T. P. Lyon, B. S. Lindgren, B. Strisower, Colman and Herring: Blood lipids and human atherosclerosis. Circulation **5**, 119 (1952). —

GOFMAN, J. W., F. LINDGREN, H. ELLIOTT, W. MANTZ, J. HEWITT, B. STRISOWER, V. HERRING and TH. P. LYON: The role of lipids and lipoproteins in atherosclerosis. Science **111**, 166—171, 186 (1950). — GOFMAN, J. W., F. T. LINDGREN, H. B. JONES, TH. P. LYON and B. STRISOWER: Lipoproteins and atherosclerosis. J. Geront. **6**, 105—119 (1951). — GOFMANN, J. W., u. F. J. RINEHART: Arteriosklerose, Heparin und Vitamin A, B 6, C und E. Die Vitamine, Wiss. Roche-Dienst, S. 1, 1955. — GOFMAN, J. W., J. F. RINEHART and E. V. COWDRY: The process of aging. Newer approaches to the problems of atherosclerosis. Some nutitional factors in aging. The cell and senility. Bull. Univ. Calif. med. Center (San Francisco) **2**, 489 (1951). — GOFMAN, J. W., L. RUBIN, J. P. MCGINLEY and H. B. JONES: Hyperlipoproteinemia. Amer. J. Med. **17**, 514 (1954). — GOFMAN, J. W., A. TAMPLIN and B. STRISOWER: Relation of fat and caloric intake to atherosclerosis. J. Amer. diet. Ass. **30**, 317 (1954). — GOFMAN, J. W., M. HANIG, H. B. JONES, M. A. LAUFFER, E. Y. LAWRY, L. A. LEWIS, G. V. MANN, F. E. MOORE, F. OLMSTED and J. F. YEAGER and the Committee on Lipoproteins and Atherosclerosis of the National Advisory Heart Council: E. C. ANDRUS, J. H. BARACH, J. W. BEAMS, J. W. FERTIG, J. W. GOFMAN, M. A. LAUFFER, I. H. PAGE, J. A. SHANNON, F. J. STARE and P. D. WHITE: Evaluation of serum lipoprotein and cholesterol measurements as predictors of clinical complications of atherosclerosis. Report of a cooperative study of lipoproteins and atherosclerosis. Circulation **14**, 691 (1956). — GOLDBERG, B., and M. M. SUZMAN: Long-term anticoagulant therapy in myocardial infarction. (A preliminary report.) S. Afr. med. J. **1953**, 389—392. — GOLDBERG, G. A.: Über den Einfluß des Jods auf den Fett- und Lipoidgehalt des Blutes bei Atherosklerose. Ter. Arh. **24**, 60—68 (1952). [Russisch.] — GOLDBERG, L., and D. J. MORANTZ: An in-vitro study of lipid infiltration of the chick aorta. J. Path. Bact. **74**, 1 (1957). — GOLDBLOOM: Clinical studies in blood lipid metabolism. III. Serial serum lipid partitions in a patient with myocardial infarction during the acute, recurrent and chronic stages. Bull. N. Y. med. Coll. **14**, 75 (1951). — GOLDBLOOM, A. A.: Clinical studies in blood lipid metabolism. VI. Serial serum lipid partitions in patients with chronic coronary artery disease. Amer. Practit. **3**, 709 (1952). — Clinical studies of blood lipid metabolism. I. Normal blood lipid variations of phosphorlipids, neutral fats, total lipids, and lipid fraction percentages. Amer. J. dig. Dis. **19**, 9 (1952). — Clinical studies of blood lipid metabolism: II. Blood serum variations of cholesterol, phosphorlipids, neutral fats, total lipids, and blood lipid fraction percentages in peptic ulcer patients. Gastroenterology **20**, 79 (1952). — GOLDBLOOM, A. A., and L. J. BOYD: Clinical studies in blood lipids metabolism. Bull. N. Y. med. Coll. **15**, 103 (1952). — GOLDBLOOM, A. A., H. B. EIBER, I. CHAPMAN, O. DEUTSCHBERGER and W. R. LOEWE: Newer clinical and laboratory studies in the aged. IV. Atherosclerosis in normal patients 80 to 100 years of age. Circulation **10** (1954). — GOLDBLOOM, A. A., H. B. EIBER and L. J. BOYD: Clinical studies in blood lipid metabolism. IX. Effect of lipotropic agents on serum lipid partitions in fifty patients with generalized atherosclerosis: A three year study. Amer. J. dig. Dis. **21**,152 (1954). — GOLDENBERG, S., M. ALEX and H. T. BLUMENTHAL: Sequelae of arteriosclerosis of aorta and coronary arteries; statistical study in diabetes mellitus. Diabetes **7**, 98 (1958). — GOLDNER, LOEWE, LASSER and STERN: Effect of caloric restriction on cholesterol atherogenesis in the rabbits. Proc. Soc. exp. Biol. (N. Y.) **87**, 105 (1954). — GOLDNER, M. G., and L. E. VALLAN: Marked and sustained blood cholesterol lowering effect by medication with niacin and pyridoxine. Amer. J. med. Sci. **236**, 341 (1958). GOODMAN: Malignant hypertension with unilateral renal-artery occlusion. New Engl. J. Med. 8 (1952). — GOODMAN, J. I., S. WASSERMAN, L. J. MARCUS and L. FRANKEL: A study of atherosclerosis in a group of diabetic patients. Amer. J. med. Sci. **220**, 30—45 (1950). — GOODMAN, L. S., and A. GILMAN: The pharmacological basis of therapeutics. Second Edition. New York: Macmillan & Co. 1955. — GORDON, A.: Epilepsy and arteriosclerosis. J. nerv. ment. Dis. **113**, 170 (1951). — GORDON, D., S. D. KOBERNICK, G. C. MCMILLAN and G. L. DUFF: Effect of cortisone on serum lipids and on development of experimental cholesterol atherosclerosis in rabbit. J. exp. Med. **99**, 371 (1954). — GORDON, I.: Mechanism of lipophage deposition in atherosclerosis. Arch. Path. (Chicago) **44**, 247 (1947). — GORDONOFF, T.: Über die Pharmakotherapie der Arteriosklerose. Pharmazie **7**, 701—705 (1952). — GOTTFRIED, S. P., N. H. FRIEDMAN, I. B. AKERSON, R. H. POPE and S. DI MAURO: The relation between blood organic acid soluble phosphate fractions, citric acid, protein fractions, and lipid fractions in atherosclerotic heart diseases and in lipemias. Circulation **10**, 271—276 (1954). — GOTTFRIED, S. P., R. H. POPE, N. H. FRIEDMAN, I. B. AKERSON and S. DI MAURO: Lipoprotein studies in atherosclerotic and lipemic individuals by means of paper electrophoresis. Amer. J. med. Sci. **229**, 34 (1955). — GOULD, R. G.: The comparative metabolism of dietary and endogenous cholesterol differentiated by use of radioactive carbon. Proc. of the Amer. Soc. for the study of arteriosclerosis. Circulation **2**, 467 (1950). — Lipid metabolism and atherosclerosis. Amer. J. Med. **11**, 209—227 (1951). — Sterol metabolism and its control. Symposium on atherosclerosis — Publ. 338 National Academy of Sciences — National Research Council, Washington, D. C., p. 153, 1954. — GRAFE, E.: Der Diabetes mellitus. In Handbuch der inneren Medizin, Bd. II. Springer 1955. — GRAHAM: Effect of tetraäthyl-

ammonium bromide on the return of blood pressure in the femoral artery distal to an acute occlusion. Brit. J. Surg. 38, 519 (1951). Ref. Circulation 5, 312 (1952). — Graham, D. M., T. P. Lyon, J. W. Gofman, H. B. Jones, A. Yànkley, J. Simonton and S. White: Blood lipids and human atherosclerosis. II. The influence of heparin upon lipoprotein metabolism. Circulation 4, 666 (1951). — Gray, S. H., F. P. Handler, J. O. Blache, J. Zuckner and H. T. Blumenthal: Aging processes of aorta and pulmonary artery in negro and white races. Comparative study of various segments. Arch. Path. (Chicago) 56, 238—253 (1953). — Greenblatt, I. J.: Use of massive doses of vitamin E in humans and rabbits to reduce blood lipids. Circulation 16, 508 (1957). — Greenwald, Le Fevre, Root and Humphries: Femoral arteriography in diagnosis of segmental arteriosclerosis obliterans. J. Amer. med. Ass. 158, 1498 (1955). — Greif u. Wennig: Kobalt-Chlorophyllin als Blutbildungs- und Regenerationswirkstoff. Med. Klin. 48, 1330 (1953). — Grivaux, M.: Le rôle des dépots lipidiques dans l'artériolosclérose rénale. Sem. Hôp. Paris 26, 1824 (1950). — Groddeck, H.: Sektionsbefunde bei über Achtzigjährigen. (Feststellungen am Leichengut des Pathologischen Instituts Rostocks in den Jahren 1921—1938.) Z. Alternsforsch. 1, 238 (1939). — Gross, J.: An evaluation of electron microscopy in the study of blood vessels. Symposium on atherosclerosis — Publ. 338 National Academy of Sciences — National Research Council, Washington, D. C., p. 129, 1954. — Gross: Arteriosklerose und Ernährung. Ärztl. Mitt. Nr 11, 11. 4. 1957. — Gross, Ph., u. H. Weicker: Die Bedeutung des Lipoidelektrophoresediagrammes. Klin. Wschr. 1954, 509. — Grotel et al.: Etiologic factors in atherosclerosis of 134 cases. Klin. Med. (Mosk.) 18, 34 (1940). Abstr. J. Amer. med. Ass. 114, 2345 (1940). — Grüneis, P.: Über klinische Erfahrungen mit Theobromin-Magnesium-Oleat (Perskleran) bei Atherosklerose. I. Mitt. Wien. med. Wschr. 103, 38—41 (1953). — Grüner, A., u. T. Hilden: Neuere Gesichtspunkte zur Pathogenese der Atherosklerose. Ugeskr. Laeg. 1952, 1027—1032. [Dänisch.] — Grüner, A., T. Hilden, F. Raaschou and H. Vogelius: Heparin treatment of angina pectoris. Amer. J. Med. 14, 433 (1953). — Gsell, O.: Wandnekrosen der Aorta als selbständige Erkrankung und ihre Beziehung zur Spontanruptur. Virchows Arch. path. Anat. 270, 1 (1928). — Gubner, R.: The diagnosis of arteriosclerosis including observations on lipid metabolism and the ballistocardiogram. Trans. Ass. Life Insur. med. Dir. Amer. 34, 20 (1950). — Gubner, R., and H. E. Ungerleider: Arteriosclerosis. A statement of the problem. Amer. J. Med. 6, 60 (1949). — Gupta, D. M.: Clinical aspects to the study of cerebral arteriosclerosis and apoplexy. Calcutta med. J. 47, 59—61 (1950). — Gutman, A., A. Steiner, D. Seegall, M. Bevans, W. Batchelor, D. Rittenberg, F. Kendall, J. Davidson, K. Turner: Cholesterol metabolism and arteriosclerosis. Amer. J. Med. 6, 103—124 (1949).

Haglin, J. J., T. O. Murphy and D. A. Felder: Effect of laboratory studies on treatment of atherosclerosis. Arch. Phys. Med. Rehabilit. 38, 491 (1957). — Hahn: Abolishment of alimentary lipemia following injection of heparin. Science 98, 19 (1943). — Haller, v.: Opuscula pathologica. 1755. — Handel, van: Atherosclerosis. Hawaii med. J. 14, 485 (1955). — Handelsman, M. B., L. M. Levitt u. H. Conrad: Small vessels dysfunction in patients with diabetes mellitus; skin temperature response to priscoline in toes of diabetics. Amer. J. med. Sci. 224, 34 (1952). — Handler, F. P.: Clinical and pathologic significance of atheromatous embolization, with emphasis on an etiology of renal hypertension. Amer. J. Med. 20, 366 (1956). — Hanig, M., and M. Lauffer: Ultracentrifugal studies of lipoproteins in diabetic sera. Diabetes 1, 447 (1952). — Hanig, M., J. R. Shainoff and A. D. Lowy jr.: Flotational lipoproteins extracted from human atherosclerotic aortas. Science 124, 176 (1956). Ref. Circulation 15, 936 (1957). — Harders, H., u. H. Wenderoth: Das „Aortenbogensyndrom" mit Hypotonie der oberen und Hypertonie der unteren Körperhälfte. (Pulseless disease.) Dtsch. Arch. klin. Med. 202, 194 (1955). — Hardinge and Stare: Nutritional studies of vegetarians: 2. Dietary and serum levels of cholesterol. J. clin. Nutr. 2, 83 (1954). — Harmison, Ch. R., and H. S. Simms: Lipfanogen and antilipfanogen levels in diabetes before and after insulin. Circulation 16, 500 (1957). — Hartroft, W. St., J. H. Ridout, E. A. Sellers and C. H. Best: Atheromatous changes in aorta, carotid and coronary arteries of choline-deficient rats. Proc. Soc. exp. (N.Y.) Biol. 81, 384—393 (1952). — Hartroft, W. St., and W. A. Thomas: Production of coronary thromboses and myocardial infarcts in rats by dietary means. Circulation 16, 481 (1957). — Harvey, W.: Exercitatio anatomica de motu cordis et sanguinis in animalibus. Frankfurt 1628. — Hass: Observations on vascular structure in relation to human and experimental arteriosclerosis. Symposium on atherosclerosis — Publ. 338. National Academy of Sciences — National Research Council, Washington D. C., p. 24, 1954. — Hatch, Abell and Kendall: Effects of restriction of dietary fat and cholesterol upon serum lipids and lipoproteins in patients with hypertension. Amer. J. Med. 19, 48 (1955). — Hause, W. A., and G. J. Antell: Arteriosclerosis in infancy. Arch. Path. (Chicago) 44, 82—86 (1947). — Hauss, W. H., u. E. Böhle: Über die Fettfraktionen im Blut bei Kreislaufkranken, insbesondere bei Herzinfarktpatienten. Dtsch. Arch. klin. Med. 202, 579 (1955). — Hegsted, D. M., A. Gotsis and F. J. Stare: Relation of oil composition to serum cholesterol levels in hypercholesterolemic rats. Circulation 16, 479 (1957). —

HELLMAN, L., R. S. ROSENFELD, M. L. EIDINOFF, D. K. FUKUSHIMA, T. F. GALLAGHER and CH.-J. WANG and D. ADLERSBERG: Isotopic studies of plasma cholesterol of endogenous and exogenous origins. J. clin. Invest. **34**, 48 (1955). — HELLMAN, L., R. S. ROSENFELD, W. INSULL jr. and E. H. AHRENS jr.: Regulation of plasma cholesterol levels by fecal sterol excretion. Circulation **16**, 497 (1957). — HENSCHEN, F.: Geographic and historical pathology of arteriosclerosis. J. Geront. **8**, 1—5 (1953). — HERBST, F. S. M., and N. A. HURLEY: Effects of heparin on alimentary hyperlipemia an electrophoretic study. J. clin. Invest. **33**, 907 (1954). — HERMANN, S.: Etiology and therapy of arteriosclerosis. Exp. Med. Surg. **8**, 210—220 (1950). — HERNANDEZ, H. H., D. W. PETERSON, L. L. CHAIKOFF and W. G. DAUBEN: Absorption of cholesterol-4-C^{14} in rats fed mixed soybean sterols and β-sitosterol. Proc. Soc. exp. Biol. (N.Y.) **83**, 498 (1953). — HERRMAN, J. B., E. KIRSTEN and J. S. KRAKAUER: Hypercalcemie syndrome with androgenic and estrogenic therapy. J. clin. Endocr. **9**, 1 (1949). — HERRMANN, G. R.: The aging of man. Geriatrics **9**, 283 (1954). — HERVOUET, D.: Arteriosclerosis and arterial spasm. J. Prat. (Paris) **64**, 433 (1950). — HERXHEIMER, G.: Syphilitische Veränderungen des Herzens und der Arterien. Abschnitt Aorta. In JADASSOHNS Handbuch der Haut- und Geschlechtskrankheiten, Bd. XVI/2, S. 1—207, 1931. — Grundriß der pathologischen Anatomie, 20. Aufl. München 1932. — HERZSTEIN, J., C. J. WANG and D. ADLERSBERG: Fat-loading studies in relation to age. A.M.A. Arch. intern. Med. **92**, 265 (1953). — Effect of heparin on plasma lipid partition in man: Studies in normal persons and in patients with coronary atherosclerosis, nephrosis, and primary hyperlipemia. Ann. intern. Med. **40**, 290 (1954). — HESSE, E.: Silizium und Cholesterinsklerose des Kaninchens. Klin. Wschr. **1939**, 502. — HEUPER, W. C.: Arteriosclerosis. Arch. Path. (Chicago) **39**, 51 (1945). — HEVELKE, G.: Beiträge zur Funktion und Struktur der Gefäße. Angiochemische Untersuchungen der Extremitätenarterien. Verh. dtsch. Ges. inn. Med. **60**, 901 (1954). — Beiträge zur Funktion und Struktur der Gefäße. I. Mitt. Vergleichende angiochemische Untersuchungen der Arteria brachialis und Arteria femoralis. Z. Alternsforsch. **8**, 219 (1955). — Die Angiochemie der Gefäße und ihre physiologischen Alternswandlungen. Verh. der Dtsch. Ges. für Kreislaufforsch., 24. Tagg, Bad Nauheim 11. bis 13. 4. 1958, S. 131. 1958. — HICKAM, J. B., J. F. SCHIEVE and W. P. WILSON: The relation between retinal and cerebral vascular reactivity in normal and arteriosclerotic subjects. Circulation **7**, 84 (1953). — HIERONYMI, G.: Über den altersbedingten Formwandel elastischer und muskulärer Arterien. S.-B. Heidelberg. Akad. Wiss., math.-naturwiss. Kl. 1956. — HIGGINSON, J., and W. J. PEPLER: Fat intake, serum cholesterol concentration, and atherosclerosis in the South African Bantu. Part II. Atherosclerosis and coronary artery disease. J. clin. Invest. **33**, 1366 (1954). — HILDRETH, E. A., MELLINKOFF, BLAIR and D. M. HILDRETH: The effect of vegetable fat ingestion on human serum cholesterol concentration. Circulation **3**, 641 (1951). — HILGARTNER, H. L.: Arteriosclerotic macular degeneration. Effect of lipotropic substances (Lipotriad) in treatment. Tex. St. J. Med. **51**, 733 (1955). — HILTBOLD, P.: Die Sklerose der Pulmonalarterien. Schweiz. med. Wschr. **1954**, 161—167. — HINDHEDE, M.: Rationeringens inwirkning. Lund 1920. — HINES jr., E. A., and N. W. BARKER: Arteriosclerosis obliterans. Clinical and pathologic study. Amer. J. med. Sci. **200**, 717 (1940). — HIRSCH, E. F., and S. WEINHOUSE: Role of lipids in atherosclerosis. Physiol. Rev. **23**, 185 (1943). — HIRSCH, F. J.: The metabolism of cholesterol with special reference to atherosclerosis. Ariz. med. J. **8**, 35—44 (1951). — HIRSCH, S.: L'athérome aortique des enfants. Cardiologia (Basel) **5**, 122 (1941). — Considérations sur la signification clinique actuelle de l'artériosclérose. Arch. Mal. Coeur **44**, 303—311 (1951). — The relations between experimental and human arteriosclerosis; a look at the campaign against arteriosclerosis. Cardiologia (Basel) **20**, 27—39 (1952). — Über den gegenwärtigen Stand der Frage der Arteriosklerose. Medizinische **1955**, 1495. — HIRSCHHORN, K., J. F. HEFFERNAN jr., L. J. STUTMAN, R. C. BOZIAN and CH. F. WILKINSON jr.: Fat tolerance test in apparently healthy young adults. Circulation **16**, 509 (1957). — HOCHREIN, M.: Über die Arterienelastizität bei der Tuberkulose. Münch. med. Wschr. **37**, 1512 (1926). — HOCHREIN, M., u. J. SCHLEICHER: Kritische Betrachtungen zur Entstehung und Behandlung der Atherosklerose. Med. Klin. **51**, 1691 (1956). — HOELZER, H.: Über Arteriosklerose im Kindesalter bei angeborenem vollkommenen Schilddrüsenmangel. Beitr. path. Anat. **104**, 289 (1940). — HOFF, F.: Behandlung innerer Krankheiten. Stuttgart: Georg Thieme 1954. — HOLLE, G.: Über Lipoidose, Atheromatose und Sklerose der Aorta und deren Beziehungen zur Endaortitis. Virchows Arch. path. Anat. **310**, 160 (1943). — HOLMAN, R. L.: Experimental arterial lesions in dogs related to diet and renal insufficiency. Proc. of the Amer. Soc. for the study of arteriosclerosis. Circulation **2**, 469 (1950). — HOLMAN, R. L., H. C. MCGILL jr., J. P. STRONG and J. C. GEER: The natural history of atherosclerosis. The early aortic lesions as seen in New Orleans in the middle of the 20th century. Amer. J. Path. **34**, 209 (1958). — HOLMBERG, L.: Some surgical considerations concerning circulatory disturbances in the lower extremities of the thromboangitic and arteriosclerotic type. Acta chir. scand. **100**, 199—220 (1950). — HOOGERWERF, S.: Der Einfluß von Vasolastine auf künstliche Sklerose bei Ratten und Arteriosklerose beim Menschen. Ärztl.

Forsch. **9**, 11, 540 (1955). — HORLICK and KATZ: The effect of diethylstilbesterol on blood lipids and the development of atherosclerosis in chickens on a normal or low fat diet. J. Lab. clin. Med. **33**, 733 (1948). — The relationship of atheromatosis development in the chicken to the amount added to the diet. Amer. Heart J. **38**, 336 (1949). — HORLICK, L.: Serum lipoprotein stability in atherosclerosis. Circulation **10**, 30 (1954). — Effect of long chain polyunsaturated and saturated fatty acids on the blood lipids in man. Circulation **16**, 491 (1957). — HORLICK, L., L. N. KATZ and J. STAMLER: The effect of a low fat diet on the spontaneously occurring arteriosclerosis of the chicken. Amer. Heart J. **37**, 689—700 (1949). — HORTON, R. E.: Use of grafts in treatment of atherosclerosis of lower limbs. Brit. med. J. **1956**, No 4958, 81. — HOWELL, T. H.: Old age, London, 1944, Monogr. — HOYE, S. J., and R. WARREN: Follow-up studies of iliofemoral arterial reconstruction in arteriosclerosis obliterans. New Engl. J. Med. **254**, 102 (1956). — HUCHARD: Causes et pathogénie de l'artériosclérose. 1889. — Maladies du coeur et des vaisseaux. 1892. — Quelques considérations sur les causes, la nature et le traitement de l'artériosclérose. Bull. Acad. Méd., III. s. **60**, 15 (1908). — HUECK: Anatomisches zur Frage nach Wesen und Ursache der Arteriosklerose. Münch. med. Wschr. **19**, 535 (1920). — HUECK, W.: Über Arteriosklerose. Münch. med. Wschr. **85**, 1 (1938). — HUEPER: The etiology and the causative mechanism of arteriosclerosis and atheromatosis. Medicine (Baltimore) **20**, 397 (1941). — HUEPER, W. C.: Arteriosclerosis. Arch. Path. (Chicago) **39**, 117 (1945). — HUMPHRIES, A. W., F. A. LE FEVRE and V. G. DE WOLFE: Surgical treatment of arteriosclerosis obliterans; preliminary report. Clevel. clin. Quart. **21**, 197 (1954).

IFF: Über angeborene Verkalkung, besonders der Arterien. Virchows Arch. path. Anat. **281**, 377 (1931). — IGNATIEV, M. V.: The influence of varying doses of vitamin C on blood prothrombin of patients with atherosclerosis. Ter. Arh. **29**, 52 (1957). [Russisch.] — IGNATOWSKI, A.: Über die Wirkung des tierischen Eiweißes auf die Aorta und die parenchymatösen Organe der Kaninchen. Virchows Arch. path. Anat. **198**, 248 (1909). — ILJINSKI, B. V.: Pathogenesis of atherosclerosis. Klin. Med. **34**, 13 (1956). Ref. Circulation **15**, 609 (1957). — INDERBITZIN, T.: Experimentelle Untersuchungen zur Frage der antilipämischen Wirkung von Heparin. Schweiz. med. Wschr. **1954**, 1150.

JACKSON, R. S., and CH. F. WILKINSON jr.: The ratio between phospholipoid and the cholesterols in plasma as an index of human atherosclerosis. Ann. intern. Med. **37**, 1162—1171 (1952). — JACKSON, R. S., CH. F. WILKINSON jr., E. A. HAND, A. M. WALDRON and W. C. VOGEL: The relationship between the phospholipids and the cholesterols in human plasma. Proc. of the Amer. Soc. for the study of arteriosclerosis. Circulation **2**, 472 (1950). — JAEGER: Diss. Marburg 1955. Zit. nach SCHETTLER. — JAFFÉ: Demonstrationen. Berl. Med. Ges. 20. X. 1926. Dtsch. med. Wschr. **52**, 2013 (1926). — JAHN u. LEUTSCHAFT: Erfahrungen über die Behandlung von Hochdruckkranken mit den Rauwolfiaserpentina-Präparaten Rivadescin und Reserpin. Med. Klin. (Wien) **48**, 1779 (1953). — JAHNKE, K., u. W. SCHOLTAN: Klinische Ultrazentrifugen-Untersuchungen. II. Mitt. Pathologische Veränderungen im Serum-Ultrazentrifugen-Diagramm. Z. ges. exp. Med. **122**, 39 (1953). — JANTSCH, H.: Zur Behandlung der peripheren Arteriosklerose. Über den Einfluß der Theobromin-Magnesiumoleat-Medikation auf das Oszillogramm der Extremitäten. Dtsch. med. Wschr. **1956**, 776, 785. — JELKE, H.: Vitamin D intoxication in a case of parathyreoprival tetany. Acta med. scand. **122**, 339 (1949). — JEMERIN, E. E.: Sympathectomy in peripheral arteriosclerosis. Ann. Surg. **129**, 65—73 (1949). — JOBST u. SCHETTLER: Chylomikronen und Arteriosklerose. Dtsch. med. Wschr. **1955** (im Druck). — JOBST, H.: Die Chylomikronen des Blutes. Klin. Wschr. **33**, 746 (1955). — JOHNSTON: Racial differences in the incidence of coronary sclerosis. Amer. Heart J. **12**, 162 (1936). — JONES, H. B., J. W. GOFMAN, F. T. LINDGREN, T. P. LYON, D. M. GRAHAM, B. STRISOWER and A. V. NICHOLS: Lipoproteins in atherosclerosis. Amer. J. Med. **11**, 358 (1951). — JONES, N. W., and A. L. ROGERS: Chronic infection and atherosclerosis. Med. J. Aust. **1**, 851 (1939). Ref. Amer. Heart J. 18, 380 (1939). — JONES, R. J., TH. F. KEOUGH, D. CUMMINGS and S. KRAFT: Factors determining the hypercholesteremic response in patients fed a brain extract. Circulation **16**, 497 (1957). — JONES, R. J., S. C. KRAFT, S. HUFFMAN, E. L. BALTER and R. B. GORDON: The effect of a cholesterol-free brain fraction against diet-induced atherosclerosis. Circulat. Res. **1**, 530—533 (1953). — JOÓB, A.: Zwei eigenartige Fälle von Arterienerkrankung. Schweiz. med. Wschr. **1947**, 431—432. — JORDAN, W. R.: Neuritic manifestations in diabetes mellitus. Arch. intern. Med. **57**, 307 (1936). — JORES, L.: Hypertrophie und Arteriosklerose an den Nierenarterien. (Erwiderung an Dr. ULRICH FRIEDEMANN.) Virchows Arch. path. Anat. **181**, 568 (1905). — Arteriosklerose. In Handbuch der speziellen pathologischen Anatomie und Histologie. Bd. II, Abschnitt: Arterien, S. 608, Kap.: Arteriosklerose, S. 703. Berlin 1924. — JOSLIN, E. P.: Arteriosclerosis and diabetes. Ann. clin. Med. **5**, 1061 (1927). — Arteriosclerosis in diabetes. Ann. intern. Med. **4**, 54 (1930). — JOSUÉ: Les lésions du tissu élastique des artères dans l'athérome. C. R. Soc. Biol. (Paris) **2**, 539 (1904). — JOUVE, A., J. PIERRON et E. BOURDONCLE: Le dépistage précoce des troubles artériels des membres chez les diabétiques. Arch.

Mal. Coeur 46, 108—116 (1953). — JOUVE, A., et M. DELAAGE: Pathogénie de l'athérosclérose. Notions actuelles. Rev. Prat. (Paris) 1954, 859—869. — JOYNER, C., and P. T. KUO: Sterin gegen Atherosklerose. Amer. J. med. Sci. 230, 636 (1955). — JOYNER: Essential hyperlipemia. Ann. intern. Med. 38, 759 (1953). — JUDMAIER, F.: Sauerstoffbehandlung peripherer Zirkulationsstörungen. Münch. med. Wschr. 93, 1437 (1951). — JULIAN, O. C., G. DE TAKATS and W. S. OYE: Segmental nature of peripheral arteriosclerosis: Surgical application. Angiology 4, 12 (1953). — JULIAN, O. C., u. Mitarb.: Direct surgery of arteriosclerosis. Ann. Surg. 138, 387 (1953). — JUNG, A.: Zur Toxizität der Vitamine D_2 und D_3. Ann. paediat. (Basel) 159, 241 (1942). — JUNGMANN, H., u. W. D. ERDMANN: Über den Puls in sklerotischen Arterien. Z. Kreisl.-Forsch. 45, 252 (1956).

KAHLER, O. H., u. R. WEBER: Zur Erbpathologie von Herz- und Kreislauferkrankungen. Z. klin. Med. 137, 507 (1940). — KAISER u. TSCHABITSCHER: Erfahrungen mit Hydergin in der Behandlung zerebraler Durchblutungsstörungen im höheren Alter. Wien. klin. Wschr. 1956, 150. — KALLNER, G.: Epidemiology of arteriosclerosis in Israel. Lancet 1958, 1155. — KARTUN, P.: Les complications cardio-vasculaires du diabète en dehors du collapsus. (Physiopathologie de l'athérosclérose artérielle.) Presse méd. 61, 1330 (1953). — KATZ, L.: Current trends in atherosclerosis research. Circulat. Res. 4, 123 (1956). — KATZ, L., J. STAMLER and L. HORLICH: Cholesterol metabolism in health and disease; its relationship to arteriosclerosis. Amer. Practit. 1, 461 (1950). — KATZ, L. B., G. J. RHODES, R. S. GEORGE and C. MOSES: Total serum cholesterol, cholesterol-lipid phosphorus ratio, and Sf 12—20 concentration in hypertension, diabetes, and coronary artery disease. Amer. J. med. Sci. 225, 120 (1953). — KATZ, L. N.: Experimental atherosclerosis. III. Congr. Mondial de Cardiologie Bruxelles 14.—21. 9. 1958. Resumes des Symposia, p. 411. — KATZ, L. N., R. PICK and J. STAMLER: Atherosclerosis. Mod. Conc. cardiov. Dis. 23, 239 (1954). — KATZ, L. N., and J. STAMLER: Experimental atherosclerosis, publication 124, American lecture series, monograph in Bannerstone division of American lectures in metabolism, p. 124—127. Springfield, Ill.: Ch. C. Thomas 1953. — Experimental arteriosclerosis. Springfield, Ill. 1952. Monogr. — KATZ, L.N., J. STAMLER and R. PICK: The role of the hormones in atherosclerosis. Symposium on atherosclerosis — Publ. 338 National Academy of Sciences — National Research Council, Washington, D. C., p. 236, 1954. — KATZ, L. N., J. STAMLER, R. PICK and S. RODBARD: Experimental atherosclerosis. Part 2. J.-Lancet 72, 372—376, 390 (1952). — KAUTZKY, R., u. E. A. SCHRADER: Die Wiederherstellung der arteriellen Gefäßbahn als Therapie der Claudicatio intermittens. Dtsch. med. Wschr. 78, 464 (1953). — KEATES and MAGIDSON: Dysphagia associated with sclerosis of the aorta. Beih. J. Radiol. 28, 184 (1955). — KEAY, A. J., M. F. OLIVER and G. S. BOYD: Progeria and atherosclerosis. Arch. Dis. Childh. 30, 410 (1955). Ref. Circulation 14, 473 (1956). — KEESER, E.: Zur Ätiologie und Therapie der Arteriosklerose. Münch. med. Wschr. 1943, 595. — Dtsch. Z. Verdau.- u. Stoffwechselkr. 8, 44 (1944). — Über die Ätiologie und Therapie der Arteriosklerose. Klin. Wschr. 24/25, 165 (1946). — Über das Wesen der Cholesterinolyse. Naunyn-Schmiedeberg's Arch. exp. Path. Pharmak. 204, 36 (1947). — Theobromin-Magnesiumoleat (Theomagnol) zur Prophylaxe und Therapie der Arteriosklerose. Mat. Med. Nordm. 8 (1949). — Zur Therapie der Arteriosklerose und Pharmakologie der Ölsäure. Arch. int. Pharmacodyn. 87, 3 (1951). — Therapy of arteriosclerosis and pharmacology of oleic acid. Arch. int. Pharmacodyn. 87, 371 (1951). — Neue Befunde der Arteriosklerose-Prophylaxe. Verh. Ber. Ärztl. Verein Hamburg, Biol.-Naturwiss. Sekt. 11. 11. 1952. — Naunyn-Schmiedeberg's Arch. exp. Path. Pharmak. 198, 683 (1952). — Pharmakologie der Arteriosklerosetherapie. Med. Klin. (Wien) 47, 1, 6 (1952). — KEESER, E., u. K. F. BENITZ: Entstehung und Behandlung der Arteriosklerose. Med. Klin. (Wien) 48, 499 (1953). — KEIDING, N. R., G. V. MANN, H. F. ROOT, E. Y. LAWRY and A. MARBLE: Serum lipoproteins and cholesterol levels in normal subjects and in young patients with diabetes in relation to vascular complications. Diabetes 1, 434—440 (1952). — KELLER, R.: Zur Heparinbehandlung der Arteriosklerose. Medizinische 1954, 995—998. — KELLNER: The lipid and protein content of tissue fluid in normal and hyperlipemic rabbits. Symposium on atherosclerosis — Publ. 338 National Academy of Sciences — National Research Council, Washington D. C., p. 42, 1954. — KELLNER, A.: Lipid metabolism and atherosclerosis. Bull. N. Y. Acad. Med. 28, 11—27 (1952). — KELLNER, A., and D. C. DJU CHANG: The lipid composition of tissue lymph in normal and in hyperlipemic rabbits. Proc. of the Amer. Soc. for the study of arteriosclerosis. Circulation 2, 465 (1950). — KELLY jr., F. B., C. B. TAYLOR and G. M. HASS: Experimental athero-arteriosclerosis. Localization of lipids in experimental arterial lesions of rabbits with hypercholesterolemia. Arch. Path. (Chicago) 53, 419 (1952). — KEMPNER, W.: Treatment of kidney disease and hypertensive vascular disease with rice diet. N. C. med. J. 5, 125, 273 (1944). — Treatment of heart and kidney disease and of hypertensive and arteriosclerotic vascular disease with the rice diet. Ann. intern. Med. 31, 821 (1949). — Wirkung der Reisdiät bei experimenteller Hypertonie und bei Patienten mit Herz-, Nieren- und Gefäßkrankheiten. Z. klin. Med. 152, 328 (1954). — KERNWEIN, G. A.: Management of arteriosclerosis obliterans in cold climates. J.-Lancet 70, 318

(1950). — KEYS, A.: The relation in man between cholesterol levels in the diet and in the blood. Science 112, 79 (1950). — Cholesterol "giant molecules" and atherosclerosis. J. Amer. med. Ass. 147, 1514—1519 (1951). — "Giant molecules" and cholesterol in relation to atherosclerosis. Bull. Johns Hopk. Hosp. 88, 473—483 (1951). — The age trend of serum concentrations of cholesterol and of Sf 10—20 ("G") substances in adults. J. Geront. 7, 201 (1952). — Atherosclerosis; a problem in newer public health. J. Mt Sinai Hosp. 20, 118 (1953). — Field studies in Italy, 1954. In: Cardiovascular Epidemiology. Selected papers from 2nd world congr. of cardiology and 27th annual scientific sessions of the Amer. Heart Assoc. held in Washington, p. 50. New York: Hoeber Harper 1956. — KEYS, A., and J. T. ANDERSON: The relationship of the diet to the development of atherosclerosis in man. Symposium on atherosclerosis — Publ. 338 National Academy of Sciences — National Research Council, Washington, D. C., p. 181, 1954. — KEYS, A., J. T. ANDERSON, F. FIDANZA, M. H. KEYS and B. SWAHN: Clin. Chem. 1, 34 (1955). — KEYS, A., J. T. ANDERSON and F. GRANDE: Serum cholesterol response to natural and hydrogenated fats. Circulation 16, 480 (1957). — Serum cholesterol in man: Diet fat and intrinsic responsiveness. Circulation 19, 201 (1959). — KEYS, A., F. FIDANZA, V. SCARDI and G. BERGAMI: The trend of serumcholesterol levels with age. Lancet 1952, 209. — KEYS, A., M. J. KARVONEN, and F. FIDANZA: Serum-cholesterol studies in Finland. Lancet 1958, 175. — KEYS, A., N. KIMURA, A. KUSUKAWA, B. BRONTE-STEWART, N. LARSON and M. H. KEYS: Lessons from serum cholesterol studies in Japan, Hawaii and Los Angeles. Ann. intern. Med. 48, 83 (1958). — KEYS, A., O. MICKELSEN, E. v. O. MILLER, E. R. HAYES and R. L. TODD: The concentration of cholesterol in the blood serum of normal man and its relation to age. J. clin. Invest. 29, 1347 (1950). — KEYS, A., VIVANCO, MIÑON, KEYS and MENDOZA: Studies on the diet, body fatness and serum cholesterol in Madrid. Metabolism 3, 195 (1954). — KIEFER, BRIGHAM and WHEELER: Boston med. surg. J. 194, 191 (1926). — KING: Vitamin C und Arteriosklerose. Ref. Dtsch. med. Wschr. 78, 797 (1953). — KING, CLARKSON and WARNOCK: The hypocholesterolizing effects of drugs. Fed singly and in combination — on Cholesterol-fed cockerels. Circulat. Res. 4, 162 (1956). — KINMONTH, J. B.: Arteriosclerosis: thrombosis of iliac arteries. Proc. roy. Soc. Med. 43, 480 (1950). — KINSELL, MICHAELS, COCHRANE, PARTRIDGE, JAHN and BALCH: Effect of vegetable fat on hypercholesterolemia and hyperphospholipidemia. Diabetes 3, 113 (1954). — KINSELL, MICHAELS and FOREMAN: High vegetabile diet in diabetics with extensive vascular disease. Geriatrics 10, 67 (1955). — KINSELL, MICHAELS, PARTRIDGE, BOLING, BALCH and COCHRANE: Effect upon serum cholesterol and phospholipids of diets containing large amounts of vegetable fat. J. clin. Nutr. 1, 224 (1953). — KINSELL, L. W.: 2. Int. Diabetiker-Kongr., Cambridge, 1955. — KINSELL, L. W., G. D. MICHAELS and J. P. DAILEY: Effects of ethyl linoleate, ethyl oleate, trilinolein, triolein, and of a phosphatide mixture containing tetranoic acid, upon fatty acid compositions of plasma lipids in normal and abnormal subjects. Circulation 16, 479 (1957). — KIRCH, E.: Pathologie des Herzens. Ergebn. allg. Path. path. Anat. 22, 1 (1927). — Z. ang. Anat. 7, 235 (1921). — Ärztl. Fortbildungskurs Bad Kissingen 1928. — Arteriosklerose und Dienstbeschädigung. In K. GÜNTHER, Sammlung und Auswertung ärztlicher Gutachten aus der Kriegsbeschädigtenversorgung. Leipzig: Georg Thieme 1940. — KIRCH, F.: Zur funktionellen Diagnostik der Dysbasia (Claudicatio) intermittens. Med. Klin. 32, 283 (1936). — KIRK, J. E., and E. PRAETORIUS: Further studies on the human aortic phosphatase. Proc. of the Amer. Soc. for the study of arteriosclerosis. Circulation 2, 477 (1950). — KISSIN, M., J. STEIN and R. J. ADLEMAN: The effect of drugs used in the treatment of intermittent claudication on the exercise tolerance of individuals with obliterating arteriosclerosis. Angiology 2, 217—224 (1951). — KLEITSCH, W. P., and J. W. KEHNE: Paradoxical gangrene following lumber sympathectomy. Amer. Heart J. 40, 150—153 (1950). — KLINGE: Das Gewebsbild des fieberhaften Rheumatismus. XII. Mitt. Zusammenfassende kritische Betrachtungen zur Frage der geweblichen Sonderstellung des rheumatischen Gewebsschadens. Virchows Arch. path. Anat. 286, 344 (1932). — KLINGER, R., and P. DALLE COSTE: Su di un caso eccezionale di endoarterite diabetica degli arti, giovanile e precocissima. Eccezionale successo terapeutico. Gazz. med. ital. 112, 164—167 (1953). — KLOTZ: Arterienschädigungen bei Rheumatismus. J. of Path. Bact. 18 (1913). — KNÜCHEL, F.: Eine neue unspezifische Sero-Reaktion und deren Anwendung in der Differentialdiagnose rheumatischer Erkrankungen. Medizinische 13 (1953). — Untersuchungen über die medikamentöse Beeinflußbarkeit der Serumlipoide bei der Arteriosklerose. Therapiewoche 5, 570 (1955). — Die Wirkung von Zellinjektionen innersekretorischer Drüsen. III. Tagg Forschungsgemeinsch. für Zellulartherapie, Heidelberg, 3. u. 4. März 1956. — KOCH: Provinzielle Ausbreitung und Charakter der Arteriosklerosen im röntgen-anatomischen Bilde. 23. Verh. Dtsch. Path. Ges. 1928, S. 478. — KÖHNLEIN, H.: Über die Vererbung von Gefäßkrankheiten. Med. Klin. 1941, 222. — KOELSCH, F.: Beiträge zur Arbeitsmedizin; die Bleischäden der Leber und der Nieren und ihre arbeits- und versicherungsmedizinische Bedeutung. J.kurse ärztl. Fortbild. 18, 45 (1927). KOKATNUR, M. G., N. T. RAND, F. A. KUMMEROW and H. M. SCOTT: Dietary protein: A factor which may reduce serum cholesterol levels. Circulation 14, 962 (1956). — KOLLER,

F.: Die Beeinflussung der Blutgerinnung durch Vitamin K. Helv. med. Acta 6, 686 (1939). — Konwaler, B. E., and T. H. Brem: Clinicopathologic conference; generalized arteriosclerosis; malignant essential hypertension with dissecting aneurysm of the artery and coronary occlusion. Ann. west. Med. Surg. 4, 410 (1950). — Korenchevsky, V., S. K. Paris and B. Benjamin: Treatment of senescence in female rats with sex and thyreoid hormones. J. Geront. 5, 120 (1950). — Korn, E. D.: Properties of clearing factor obtained from rat heart aceton powder. Science 120, 399 (1954). — J. biol. Chem. 215, 15 (1955). — Krahl, Pratt and Rousselot: Arterial angiography in the diagnosis, prognosis and treatment of occlusive vascular disease. Bull. N. Y. Acad. Med. 30, 122 (1954). — Krainick, H. G.: Bestimmung des Lipoidphosphors in kleinen Blutmengen. Klin. Wschr. 17, 706 (1938). — Kramer, W. D.: Diabetic gangrene: Incidence and pathogenesis. An analysis of 58 cases among 1008 diabetics. Amer. J. med. Sci. 183, 503 (1932). — Krause, K.: Zur Frage der Arteriosklerose bei Rind, Pferd und Hund. Beitr. path. Anat. 70, 121 (1922). — Kritchevsky, D., A. W. Moyer, W. C. Tesar, J. B. Logan, R. A. Brown, M. C. Davies and H. R. Cox: Effect of cholesterol vehicle in experimental atherosclerosis. Amer. J. Physiol. 178, 30 (1954). — Kritchevsky, D., A. W. Moyer, W. C. Tesar, J. B. Logan, R. A. Brown and G. Richmond: Squalene feeding in experimental atherosclerosis. Circulat. Res. 2, 340 (1954). — Kritchevsky, D., A. W. Moyer, W. C. Tesar, R. F. J. McCandless, J. B. Logan, R. A. Brown and M. Englert: The effect of sodium 2-phenyl-butyrate in experimental atherosclerosis. Angiology 7, 156 (1956). Ref. Circulation 15, 937 (1957). — Kroetz, Ch., u. F. W. Fischer: Zur Blutchemie der akuten fortschreitenden Arteriosklerose. Elektrophoretische Lipoproteinbestimmungen bei Atheromatose und Atherosklerose. Dtsch. med. Wschr. 1954, 653—657. — Kronberger, L.: Bericht über drei Fälle von Aortenthrombose und ihre Behandlung mit Panthesin und Hydergin. Wien. klin. Wschr. 69, 576 (1957). — Krug u. Sroka: Beitrag zur Behandlung der Arteriosklerose aller Formen. Erste therapeutische Mitteilung: Diäthylaminoäthanol. Ärztl. Sammelbl. H. 7, 170 (1953). — Küchmeister, H.: Die Kapillarpermeabilitäts- und resistenzprüfung in der Diagnostik und therapeutischen Erfolgsbeurteilung innerer Erkrankungen. Arch. Kreisl.-Forsch. 18, 395 (1952). — Küchmeister, H., H. Goldeck u. H. Hammers: Therapeutische Stoffwechselstudien bei der Arteriosklerose. Med. Klin. 51, 1455 (1956). — Kuczynski: Pathologisch-geographische Untersuchungen in der kirgisisch-dsungarischen Steppe. Klin. Wschr. 4, 39 (1925). — Kühn: Die Kieselsäure. Stuttgart: 1926. — Kühn, R., u. H. Wieding: Oszillographische und blutchemische Untersuchungen bei Patienten mit allgemeiner Arteriosklerose. Ärztl. Wschr. 10, 127 (1955). — Külbs: Experimentelle Studien über die Wirkung des Nebennierenextraktes. Naunyn-Schmiedeberg's Arch. exp. Path. Pharmak. 53, 140 (1905). — Die organischen Erkrankungen der Gefäße. In Handbuch der inneren Medizin, 2. Aufl., Bd. II, Teil 1. Springer-Verlag 1928. Kuhn: Bemerkungen zur Zellulartherapie bei Durchblutungsstörungen. III. Tagg Forschungsgemeinsch. für Zellulartherapie, Heidelberg, 3. u. 4. März 1956. — Kuhn, W., u. F. Knüchel: Zur Wirkung von Placenta-Trockengewebe auf arteriosklerotische Veränderungen. Med. Klin. 49, 1363 (1954). — Kunlin, J.: Le traitement de l'artérite oblitérante par la greffe veineuse. Arch. Mal. Coeur 42, 371—372 (1949). — Communic. 1. Kongr. der Europ. Ges. für cardio-vasculäre Chir. Straßburg 5. u. 6. 10. 1952. — Kuntz, A., and N. M. Sulkin: Lesions induced in rabbits by cholesterol feeding, with special reference to their origin. Arch. Path. (Chicago) 47, 248 (1949). — Kuo, P. T.: Effects of lipemia on tissue oxygenation in arteriosclerosis patients. Circulation 14, 964 (1956). — Kuo, P. T., and A. F. Whereat: Lipemia as a cause of arterial oxygen unsaturation, and the effect of its control in patients with atherosclerosis. Circulation 16, 493 (1957). — Kuroyanagi, T., S. Rodbard and C. Williams: Inhibition of cerebrovascular lipid infiltrations by estrogen administration in the chick. Circulation 16, 501 (1957). — Kutschera-Aichbergen: Über die Lipoide in der atherosklerotischen Gefäßwand. Zugleich eine kritische Studie über die Grenzen der morphologischen Lipoidanalyse. Klin. Wschr. 4, 645 (1925). — Kvorning, S. A.: The silica content of the aortic wall in various age groups. J. Geront. 5, 23—25 (1950).

Laborit, H., J. Delga, H. Baylon, R. Hugonot et J. Dechen: La thérapeutique „héparine-lipocaïc" par administration sublinguale. Presse mèd. 1954, 79—81. — Lakshina, L. K.: The importance of sclerosis of large vessels in determination of velocity of propagation of the pulse wave. Tr. I Mosk. Med. Inst. 1, 114 (1956). [Russisch.] — Lande and Sperry: Human atherosclerosis in relation to the cholesterol content of the blood serum. Arch. Path. (Chicago) 22, 301 (1936). — Lange: Studien zur Pathologie der Arterien, insbesondere zur Lehre von der Arteriosklerose. Virchows Arch. path. Anat. 248, 463 (1924). — Lange, F.: Hypertonie und Arteriosklerose. Regensburg. Jb. ärztl. Fortbild. 2, 104—111 (1951). — Hypertonie und Sklerose der Blutstrombahn. Kreislaufbücherei Bd. 5. Dresden u. Leipzig: J. Steinkopff. — Langen, C. D. de: Factors with influence the pressure gradient of the arterial wall and their significance for the development of arteriosclerosis. Cardiologia (Basel) 23, 372—376 (1953). — The pressure gradient in the arterial wall and the problem of arteriosclerosis. Cardiologia (Basel) 22, 315 (1953). — Lansing: Experimental studies on arteriosclerosis. Symposium on

atherosclerosis — Publ. 338 National Academy of Sciences — National Research Council, Washington D. C., p. 50, 1954. — LANSING, A. J., T. B. ROSENTHAL and M. ALEX: Significance of medial age changes in the human pulmonary artery. J. Geront. 5, 211—215 (1950). — LANSING, A. L., M. ALEX and T. B. ROSENTHAL: Calcium and elastin in human arteriosclerosis. J. Geront. 5, 112—119 (1950). — LAPICCIRELLA, V., u. G. WEBER: Die Claudicatio mesenterica als Alarmsyndrom der Coronarerkrankung nebst systematischen anatomisch-histologischen Untersuchungen über die coronare und gastromesenteriale Lokalisation des arteriosklerotischen Prozesses. Arch. De Vecchi, Anat. pat. **19**, 1123 (1953). — LARSEN: The animal fat diet and atherosclerosis. Hawaii Med. J. **14**, 485 (1955). — LARSEN, N. P.: Diet and atherosclerosis. A.M.A. Arch. intern. Med. **100**, 436 (1957). — LARSSON, Y., A. LICHTENSTEIN and K. G. PLOMAN: Degenerative vascular complications in juvenile diabetes mellitus treated with "free diet". Diabetes **1**, 449 (1952). — LASCH, G., u. K. MATTHES: Herz und Kreislauf bei Erkrankungen des Stoffwechsels. Handbuch der inneren Medizin (dieses Handbuch Bd. IX/4). — LÁSZLÓ, J., and D. SCHULER: The role of lipids in the elastolysis of atherosclerotic vessels. Acta physiol. **6**, 463 (1954). — LAUGHLIN jr., CH. W. C., and CH. F. HEIDER jr.: The continuing problem of infection and gangrene in the diabetic extremity. Amer. J. Surg. **89**, 964—967 (1955). — LAWRENCE, R. D.: Vascular changes in diabetes. Brit. med. J. **1950**, 107. — LEARY, T.: Crystalline ester cholesterol and atherosclerosis. Arch. Path. (Chicago) **47**, 1—28 (1949). — LECHTKEN, P., u. I. RIEDER: Zur Behandlung coronarer Durchblutungsstörungen mit Nyxanthan-Basitorien. Ther. d. Gegenw. **92**, 6 (1953). — LEHNINGER: Lipids, lipid metabolism, and the atherosclerosis problem. A general introduction. Symposium on atherosclerosis — Publ. 338 National Academy of Sciences — National Research Council, Washington, D. C., p. 139, 1954. — LEIBETSEDER and VILLINGER-KWERCH: The influence of rutin on the capillary permeability in arteriosclerosis. Ther. Umsch. **12**, 39 (1955). — LEIBLEIN: Megaphenbehandlung organischer Gefäßkrankheiten. Ther. d. Gegenw. 413 (1954). — LEINWAND, I., A. W. DURYEE, and M. N. RICHTER: Thromboangiitis obliterans and atherosclerosis: Part II. Circulation **14**, 966 (1956). — LEINWAND, I., and D. H. MOORE: Serum lipid and protein fractions. IX. Comparisons of ninety-six patients with vascular disease and sixty normal controls (with additional notes on blood donors). Circulation **10**, 94 (1954). — LEIPERT, TH.: Neuere Ergebnisse der Atheroskleroseforschung. Acta neuroveg. (Wien) **10**, 429 (1955). — LEIPERT, TH., W. PIRINGER u. W. PILGERSTORFER: Laboratoriumstechnik. Wien: Urban & Schwarzenberg 1953. — Cholesterinaufnahme und Gefäßsklerose. J. Amer. med. Ass. **144**, 469 (1950). — LENEL, R., L. N. KATZ and S. RODBARD: Arterial hypertension in the chicken. Amer. J. Physiol. **152**, 557 (1948). — LEOPOLD, S. S.: The etiology of pulmonary arteriosclerosis (Ayerza's syndrome) with report of an illustrative case. Amer. J. med. Sci. **219**, 152 (1950). — LÉRICHE: Mécanisme des troubles consécutifs aux oblitérations artérielles spontanées, d'origine artéritique en dehors de l'athérome. Lyon chir. **22**, 69, 521 (1925). — LÉRICHE, R.: Arterial calcifications; mechanism and therapy. Presse méd. **58**, 1045 (1950). — LERMAN, J., and P. D. WHITE: Metabolic changes in young people with coronary heart disease. J. clin. Invest. **25**, 914 (1946). — LETTERER, E.: Über epitheliale und mesodermale Schleimbildung. Virchows Arch. path. Anat. **293** (1934). — LEUPOLD: Untersuchungen der Serumlipoide während medikamentöser Arteriosklerose-Therapie, Vortrag beim Internationalen Symposion über Arteriosklerose, Basel, 8.—10. 8. 1956. — LEUPOLD, F.: Serumlipide und Serumjodzahl bei Gesunden und Arteriosklerosekranken. Z. Kreisl.-Forsch. **47**, 281 (1958). — LEUTENEGGER, F.: Diabetes mellitus und Gefäßsystem. Klinisches Vorkommen von Gefäßveränderungen bei 1000 Diabetikern. Z. klin. Med. **119**, 164 (1931). — LEVER, SMITH and HURLEY: Idiopathic hyperlipemia and hypercholesteremic xanthomatosis. I. Clinical data and analysis of the plasma lipids. J. invest. Derm. **22**, 33 (1954). — LÉVY, G.: Phlébite syphilitique précoce. Bull. Soc. franç. Derm. Syph. 534 (1926). — LEVY and BOAS: Coronary artery disease in women. J. Amer. med. Ass. **107**, 97 (1936). — LEVY, S. W., and R. L. SWANK: The effects of in vivo heparin on plasma esterase activity and lipaemia clearing. J. Physiol. (Lond.) **123**, 301 (1954). — LEWEY, F. H.: Neurological, medical and biochemical signs and symptoms indicating chronic industrial carbon disulphide absorption. Zit. nach E. ATTINGER, Schweiz. med. Wschr. **82**, 829 (1952). — LEWIS, L. A., A. A. GREEN and J. H. PAGE: Ultracentrifuge lipoprotein pattern of serum of normal, hypertensive and hypothyroid animals. Amer. J. Physiol. **171**, 391 (1952). — LEWIS, L. A., G. M. C. MASSON and I. H. PAGE: Effects of sex hormones on serum lipoproteins in rabbits. Proc. Soc. exp. Biol. (N.Y.) **82**, 684 (1953). — LEWIS, L. A., and I. H. PAGE: Ultracentrifuge and electrophoretic studies of serum lipoproteins in relationship to vascular disease. Proc. of the Amer. Soc. for the study of arteriosclerosis. Circulation **2**, 466 (1950). — Electrophoretic and ultracentrifugal analysis of serum lipoproteins of normal, nephrotic and hypertensive persons. Circulation **7**, 707 (1953). — LEWIS, L. A., I. H. PAGE and W. KOLFF: Serum lipoproteins and cholesterol changes in nephrectomized dogs maintained by peritoneal dialysis. Amer. J. Physiol. **195**, 161 (1958). — LEWIS, L. A., I. H. PAGE and CH. THOMAS: Effect of hepatectomy on serum lipoproteins in dogs. Amer. J. Physiol. **172**,

83 (1953). — LI CHIEN-CHAI: Quantitative study on the distribution of cholesterol and phospholipid in serum lipoproteins of normal chinese and atherosclerotic patients. J. int. Med. **6**, 13 (1958). — LIEBIG, H.: Cholesterinämie und Arteriosklerose. Klin. Wschr. **1941**, 538. — LIEBOW, I. M., H. K. HELLERSTEIN and M. MILLER: Arteriosclerotic heart disease in diabetes mellitus. A clinical study of 383 patients. Amer. J. Med. **18**, 438 (1955). — LILLY, G. D., D. W. SMITH, CH. F. BIGGANE jr. and J. T. JANA jr.: An evaluation of "high" lumbar sympathectomy in arteriosclerotic circulatory insufficiency of the lower extremities. Surgery **35**, 1—8 (1954). — LIMPEROS, G., and K. E. RANTA: A rapid screening test for the determination of the approximate cholinesterase activity of human blood. Science **117**, 453 (1953). — LINDBOM, A.: Arteriosclerosis and arterial thrombosis in the lower limb. A roentgenological study. Acta radiol. (Stockh.) Suppl. **80** (1950). — LINDEMAYR, W., u. B. WATSCHINGER: Über Arteriosklerose der Haut. I. Erzeugung des renalen Drosselungshochdruckes bei Ratten zum Studium der Entwicklung von Hautgefäßveränderungen. Arch. Kreisl.-Forsch. **17**, 1 (1951). — LINDER: Beitrag zur pathologischen Anatomie der pyelonephritischen Schrumpfniere unter besonderer Berücksichtigung ihrer Arterienveränderungen. Frankfurt. Z. Path. **51**, 150 (1938). — LINDGREN, F. T., H. A. ELLIOTT and J. W. GOFMAN: The ultracentrifugal characterization and isolation of human blood lipids and lipoproteins, with applications to the study of atherosclerosis. Z. physic. Colloid Chem. **55**, 80 (1951). — LINTON, R. R.: The arteriosclerotic popliteal aneurysm. A report of fourteen patients treated by a preliminary lumbar sympathetic ganglionectomy and aneurysmectomy. Surgery **26**, 41—58 (1949). — LINZBACH, A. J.: Über generalisierte Gefäßverkalkungen bei einem Fall von gleichzeitiger knöcherner Stenose der Trachea und der Bronchien und ihre Beziehungen zur Dystrophie der Interzellularsubstanzen. Virchows Arch. path. Anat. **308**, 629 (1942). — Vergleich der dystrophischen Vorgänge an Knorpel und Arterien als Grundlage zum Verständnis der Arteriosklerose. Virchows Arch. path. Anat. **311**, 432 (1943). — Z. Zellforsch. **37**, 554 (1952). — Vergleich der dystrophischen Vorgänge an Knorpel und Arterien als Grundlage zum Verständnis der Arteriosklerose. Virchows Arch. path. Anat. **311**, 432 (1944). — LIPMAN, B. L., I. M. ROSENTHAL and H. LOWENBURG jr.: Arteriosclerosis in infancy. Amer. J. Dis. Child. **82**, 561—566 (1951). — LIPPI, M.: Modifications of blood cholinesterase in normal subjects over a 24 hour period. Minerva med. (Torino) **41**, 301 (1950). — LIPPI, M., and L. ARGIOLAS: Cholesterin in normal subjects over a 24-hour period. Minerva med. (Torino) **41**, 307 (1950). — LIPPMANN: Medical management of peripheral vascular diseases in diabetes. Proc. Rud. Virchow Med. Soc. **12**, 95 (1954). — LISA, J. R., M. MAGIDAY, I. GALLOWAY and J. F. HART: Arteriosclerosis with diabetes mellitus. J. Amer. med. Ass. **120**, 192 (1942). — LISA, J. R., M. MAGIDAY and J. F. HART: Peripheral arteriosclerosis in diabetics and non-diabetics. Study of 106 amputated legs. J. Amer. med. Ass. **118**, 1353 (1942). — LITTLE, J. A., and SHANOFF: Lipids, lipoproteins and diet in clinical coronary atherosclerosis. Amer. Soc. for the study of arteriosclerosis. Circulation **16**, 482 (1957). — LOBSTEIN: Traité d'anatomie pathologique, Bd. 2. Paris 1833. — LOEPER: Le pouvoir cholestérolytique du sérum humain normal et pathologique. C. R. Soc. Biol. (Paris) **98**, 101 (1928). — LOEPER, J., et J. LOEPER: L'utilisation de la lécithine dans la prévention de l'athérome artérial. Thérapie **10**, 554 (1955). — LOEWE, L., G. RICHMOND, R. BROWN, R. P. LASSER, C. COHEN and H. COX: The effect of repository heparin upon lipoprotein patterns in human beings. Angiology **4**, 295 (1953). — LOOSE, K. E.: Der Wert der Serien-Arteriographie bei der Beurteilung peripherer Gefäßleiden. Med. Welt 1146—1148 (1951). — LUBARSCH: Generalisierte Xanthomatose bei Diabetes. Dtsch. med. Wschr. **1918**, 484. — (a) Über die Forschritte der pathologischen Anatomie der Syphilis. Zbl. Haut- u. Geschl.-Kr. **5**, 273 (1922). — (b) 14. Verh. Dtsch. Path. Ges. S. 250 u. 252, 1910. — LUNDBAEK, K.: Diabetic angiopathy (a specific vascular disease). Lancet **1954**, 377. — I. Das spätdiabetische Syndrom — Angiopathia diabetica. Ergebn. inn. Med. Kinderheilk., N.F. 8, 1 (1957). — LUSZTIG, G.: The relations between atherosclerosis and nutritional state. Acta morph. (Budapest) **1**, 265 (1951). — LYDING: Zur Kenntnis der Arteriosklerose bei Haustieren. Z. Tiermed. **11** (1907). — LYON, TH. P., H. B. JONES, D. M. GRAHAM, J. W. GOFMAN, F. T. LINGREN and A. VANKLEY: Further studies on the relationship of S_f 10—20 lipoprotein molecules to atherosclerosis. Arch. intern. Med. **89**, 421—427 (1952). — LYNCH, R. C.: The value of lumbar sympathectomy in arteriosclerotic peripheral vascular disease; analysis of 64 cases. N. Orleans med. surg. J. **103**, 155 (1950).

MACCALLUM: Acute and chronic infections as etiological factors. In COWDRY, Arteriosclerosis; a survey of the problem, p. 355—362. New York: Macmillan & Co. 1933. — MACCALLUM, W. G.: Obliterative pulmonary arteriosclerosis. Bull. Johns Hopk. Hosp. **49**, 37 (1931). — MACKAY, E. M.: The influence of a pancreas extract ("fat metabolizing hormone") upon fat deposition in the liver on a low protein diet. Amer. J. Physiol. **119**, 783 (1937). — MACKEY, W. A.: Intra-arterial histamine in treatment of claudication and rest pain. Brit. med. J. **1950**, 1086. — MAGNANI, B.: La permabilità endoteliale nella patogenesi della aterosclerosi sperimentale. Nota 1: azione protettiva del 4-metilesculetolo. G. Clin. med. **36**,

185 (1955). — MAGYAR, RÓNA and VÁGÓ: Experimental studies on the pathogenesis of diabetic angiopathy. Acta med. (Budapest) 8, 37 (1955). — MAHER, J. A., F. H. EPSTEIN and E. A. HAND: Xanthomatosis and coronary heart disease. Necropsy studies of two affected siblings. A.M.A. Arch. intern. Med. 102, 437 (1958). — MALAN, PUGLIONISI, TATTONI, ASCHIERI u. MALCHIODI: Die lumbale Ganglionektomie der chronischen, obliterierenden Arterienerkrankungen an den unteren Gliedmaßen. Angiology 6, 1 (1954). — MALINOW, M. R.: Relaciones entre arteriosclerosis y colesterol. Rev. argent. Cardiol. 18, 223 (1951). — Lipoproteins and arteriosclerosis. Rev. argent. Cardiol. 21, 219 (1954). — MALINOW, M. R., D. HOJMAN and R. PELLEGRINO: Different methods for the experimental production of generalized atherosclerosis in the rat. Acta cardiol. (Brux.) 9, 480 (1954). — MALINOW, M. R., B. MARTINEZ y D. WERBIN: La production de balances negativos de colestrol como posible terapeutica de la arterioesclerosis en el hombre. Rev. argent. Cardiol. 19, 457—464 (1952). — MALINOW, M. R., A. A. PELLEGRINO and E. H. RAMOS: Chemical and pathologic correlations between coronary and aortic atherosclerosis in cholesterol-fed rabbits. Circulation 16, 510 (1957). — MALJATZKAJA: Über die Atherosklerose der Baucharterien. Beitr. path. Anat. 94, 81 (1934). — MALMROS, H.: Arteriosklerose und andere Formen von Cholesterinose. Nord. Med. 42, 1785 (1949). [Schwedisch.] — The relation of nutrition to health. A statistical study of the effect of the war-time on arteriosclerosis, cardiosclerosis, tuberculosis and diabetes. Acta med. scand. Suppl. 246, 137 (1950). — Paper electrophoresis of serum lipids. Presented before the Amer. Soc. for the study of arteriosclerosis, Nov. 1953. — MALMROS, H., and C. WIGAND: Treatment of hypercholesteremia. Minn. Med. 38, 864 (1955). — MAMÁN, A.: Teoría sobre la génesis de la arteriosclerosis. Acta med. venez. 3, 87 (1955). — MANDL, F.: Treatment of peripheral sclerosis by surgery of the sympathetic nervous system. Rass. int. Clin. Ter. 30, 567 (1950). — MANN, MUNOZ and SCRIMSHAW: The serum lipoprotein and cholesterol concentrations of central and north americans with different dietary habits. Amer. J. Med. 19, 25 (1955). — MANN and STARE: Nutrition and atherosclerosis. Symposium on atherosclerosis — Publ. 338 National Academy of Sciences — National Research Council, Washington, D. C., p. 169, 1954. — MANN, G. V.: Arteriosclerosis, sulfur or choline deficiency? Science 120, 900 (1954). — Essential fatty acids and atherosclerosis; a critique of the present knowledge. Arch. intern. Med. 100, 77 (1957). — MANN, G. V., E. Y. LAWRY and F. J. STARE: Evaluation of cholesterol and lipoprotein measurements as indices of atherogenesis. Circulation 14, 970 (1956). — MANUELIDIS, E. E.: Pathologisch-anatomische Begleitbefunde bei endogenen Psychosen. Vergleichende Untersuchungen bei Geisteskranken und Geistesgesunden mit besonderer Berücksichtigung von Tuberkulose, Carcinom und Arteriosklerose. Z. menschl. Vererb.- u. Konstit.-Lehre 30, 572 (1952). — MARCHAND: Arteriosklerose — Atherosklerose. 21. Verh. Ges. Inn. Med., Leipzig 1904. — Arterien. Eulenburgs Real-Enzyklopädie, 4. Aufl., Bd. 2. Wien u. Leipzig 1907. — Referat über Arteriosklerose. Verh. 21. Kongr. für Inn. Med. 1904. — MARDONES, J., J. MONSALVE, M. VIAL and M. PLAZA DE LOS REYES: Tissue cytochrome c and prevention of experimental atherosclerosis. Science 114, 387 (1951). — MAFORI SAVINI, L., S. VULTERINI, G. LA GRECA e M. PICCARDO: Il quadro lipidico ematico nella vasculopathia aterosclerotica. Rass. clin. sci. 27, 111—113 (1951). — MARFORI SAVINI, L., S. VULTERINI e N. NAPOLEONE: Arco colesterinico (gerontoxon) e lipidi del sangue. Policlinico., Sez. prat. 57, 1437 (1950). — Experimental atherosclerosis; lipid blood fractions of the rabbit on hypercholesterol diet and treatment with lipotropes. Rass. Fisiopat. clin. ter. 22, 31 (1950). — MARS, G., R. SEIDENARI and M. MORPURGO: Trattamento della retinopatia arteriosclerotica e ipertensiva con vitamina E. Settim. med. 39, 622 (1951). — MARTORELL: La terapeutica heparina-esplenhormon en la arteriosclerosis obliterante aorto-iliaca. Angiología 7, 306 (1955). — Medical treatment of aortoiliac obliteration. Angiology 6, 28 (1955). — MARTORELL, F., J. VALLS-SERRA y A. MARTORELL: La simpatectomia lumbar en la arteriosclerosis obliterante de los miembros inferiores. Rev. esp. Cardiol. 5, 181—197 (1951). — MARTT, J. M., and W. E. CONNOR: Idiopathic hyperlipemia associated with coronary atherosclerosis. Arch. intern. Med. 97, 492 (1956). — Circulation 15, 937 (1957). — MARX: Ärztl. Sammelbl. 43, 66 (1953). — MARX, W., L. MARX, E. R. MESERVE, F. SHIMODA and H. J. DEUEL jr.: Effects of the administration of a vitamin E concentrate and of cholesterol and bile salt on the aorta of the rat. Arch. Path. (Chicago) 47, 440—445 (1949). — MASLOVA, K. K.: Über den Einfluß von Nicotin auf die experimentelle Atherosklerose. Bjul. eksp. Biol. i Med. 41, 20 (1956). Ref. Kongr.-Zbl. ges. inn. Med. 175, 87. — MASON, R. E.: Clinical diagnosis of atherosclerosis. J. Amer. Geriat. Soc. 1, 749 (1953). — MASSON: Metabolic factors in vascular disease. Symposium on atherosclerosis — Publ. 338 National Academy of Sciences — National Research Council, Washington D. C., p. 99, 1954. — MASTER, A. M.: Hypertension and coronary occlusion. Circulation 8, 170 (1953). — MATTHES, K., F. GROSS u. H. GÖPFERT: Untersuchungen am peripheren Kreislauf beim Menschen. Z. ges. exp. Med. 107, 228 (1940). — MAURIZI, M. DE, M. A. DINA and F. GALLETTI: Mucopolysaccharides and lipids in arteriosclerotic plaques. G. Geront. 6, 103 (1958). — MAYER, L.: Über diabetische Gangrän. Diss. Berlin 1885. — MAZZONE, O.: Contributo allo studio dell'azione dei fattori lipotropi nella mesoarteriopatia da vitamina D. Atti

Soc. ital. Cardiol. **12**, 285—286 (1954). — McCarrison, R.: Nutrition and national health. London 1944. — McDonald, L.: Ischaemic heart disease and peripheral occlusive arterial disease. Brit. Heart J. **15**, 101 (1953). — McGill and Holman: The influence of alloxan diabetes on cholesterol atheromatosis in the rabbit. Proc. Soc. exp. Biol. (N. Y.) **72**, 72 (1949). McLaughlin jr., and Heider: The continuing problem of infection and gangrene in the diabetic extremity. Amer. J. Surg. **89**, 964 (1955). — McLetchie, N. G. B.: The pathogenesis of atheroma. Amer. J. Path. **28**, 413 (1952). — McManus, J. F. A.: The granular cells of the renal arteriole and hypertension. Proc. of the Amer. Soc. for the study of arteriosclerosis. Circulation **2**, 469 (1950). — McPheeters: Peripheral circulatory disease in the geriatric patient. Geriatrics **10**, 129 (1955). — Meessen, H.: Über Coronarinsuffizienz nach Histaminkollaps und nach orthostatischem Kollaps. Beitr. path. Anat. **99**, 329 (1937). — Experimentelle Untersuchungen zum Collapsproblem. Beitr. path. Anat. **102**, 191 (1939). — Meesmann, A.: Behandlung arteriosklerotischer Sehnervenerkrankungen. Med. Klin. **50**, 44, 1886 (1955). — Megibow, R. S., S. J. Megibow, H. Pollack, J. J. Bookman and K. Ossermann: The mechanism of accelerated peripheral vascular sclerosis in diabetes mellitus. Amer. J. Med. **15**, 322 (1953). — Mellinghoff, K.: Zur konservativen Behandlung der diabetischen Gangrän. Med. Klin. **50**, 779 (1955). — Mellinkoff, S. M., T. E. Machella and J. G. Reinhold: The effect of a fat-free diet in causing low serum cholesterol. Amer. J. med. Sci. **220**, 203 (1950). — Merkel: Über die sog. primäre Pulmonalsklerose. Beitr. path. Anat. **109**, 437 (1947). — Merkel, H.: Über Gefäßveränderungen bei dystropischem Hypothyreoidismus. Beitr. path. Anat. **104**, 332 (1940). — Messent, D., R. E. Steiner and J. F. Goodwin: Investigation of obliterative arterial disease of the lower limb. Lancet **1953 II**, 1324. — Meyer, G.: Die Anfänge des Gerontoxon. Albrecht v. Graefes Arch. Ophthal. **119**, 41 (1928). Meyer, W. W.: Wiederauflösung von Kalkablagerungen bei Arteriosklerose. Virchows Arch. path. Anat. **317**, 414—429 (1949). — Die Bedeutung der Eiweißablagerungen in der Histogenese arteriosklerotischer Intimaveränderungen der Aorta. Virchows Arch. path. Anat. **316**, 268—316 (1949). — Beobachtungen über Abheilung arteriosklerotischer Geschwüre der Aorta. Virchows Arch. path. Anat. **319**, 44 (1950). — Interstitielle fibrinöse Entzündung im Formenkreis dysorischer Vorgänge. Klin. Wschr. **28**, 697 (1950). — Über das normale und pathologische Gewicht der Aorta erwachsener Menschen in seiner Beziehung zur Arteriosklerose. Virchows Arch. path. Anat. **320**, 67 (1951). — Die Eiweißablagerung im Werdegang der Arteriosklerose. Klin. Wschr. **30**, 244 (1952). — Über die eigenartige Beziehung des elastischen Gerüstes zur glatten Muskulatur im extrapulmonalen Abschnitt der Lungenarterie des Menschen. Z. Zellforsch. **43**, 383 (1955). — Die Lebenswandlungen der Struktur von Arterien und Venen. Verh. der Dtsch. Ges. für Kreislaufforsch., 24. Tagg, Bad Nauheim 11.—13. 4. 1958, S. 15. — Meyer, W. W., u. H. Beck: Das röntgenanatomische und feingewebliche Bild der Arteriosklerose im intrakraniellen Abschnitt der A. carotis interna. Virchows Arch. path. Anat. **326**, 700 (1955). — Meyer, W. W., u. Richter: Das Gewicht der Lungenschlagader als Gradmesser der Pulmonalarteriensklerose und als morphologisches Kriterium der pulmonalen Hypertonie. Eine quantitativ-anatomische und feingewebliche Untersuchung. Virchows Arch. path. Anat. **328**, 121 (1956). — Miasnikov, A. L.: Effect of some neurotropic drugs on blood cholesterol in persons with atherosclerosis. Klin. med. **37**, 65 (1956). Ref. Circulation **15**, 937 (1957). — Mininni, G.: Importanza del fattore lipidico e lipoproteico nella malattia arteriosclerotica. Aspetti etiopatogenetici clinici sperimentali e terapeutici del problema. Acta geront. (Milano) **1**, 28 (1951). — Mininni, G., P. Cappelli and C. Checchia: Effetti della lecitina di soja sulla colesterolemia e sull'arteriosclerosi sperimentali del coniglio. Settim. med. **39**, 628 (1951). — Mischel, W.: Über die chemische Zusammensetzung der menschlichen Placenta, mit besonderer Berücksichtigung des biogenen Amin. Zbl. Gynäk. **78**, 28, 1089 (1956). — Mjasnjikow, A. L.: Die klinischen und experimentellen Grundlagen der Atheroskleroseprophylaxe. Acta med. (Budapest) 8, 235 (1955). — Über den Einfluß einiger Vitamine auf die Cholesterinämie und die Entwicklung der experimentellen Atherosklerose. Klin. Med. (Mosk.) **28**, 3 (1950). [Russisch.] — Moeller, J.: Isthmusstenose der Aorta, Nierendurchblutung und Blutdruck. Z. Kreisl.-Forsch. **44**, 501 (1955). — Mönckeberg: Über Knochenbildung in der Arterienwand. Virchows Arch. path. Anat. **167**, 191 (1902). — Über die reine Mediaverkalkung der Extremitätenarterien und ihr Verhalten zur Arteriosklerose. Virchows Arch. path. Anat. **171**, 141 (1903). — Über die Beziehungen zwischen Syphilis und schwieliger Aortensklerose vom pathologisch-anatomischen Standpunkt. Med. Klin. **1905**, 1027. — Über die Atherosklerose der Kombattanten (nach Obduktionsbefunden). Zbl. Herz- u. Gefäßkr. **7**, 7 (1915). — Anatomische Veränderungen im Kreislaufsystem bei Kriegsteilnehmern. Zbl. Herz- u. Gefäßkr. **7**, 336 (1915). — Moinat et Scheidegger: Peut-on parler syndrome humoral caractéristique chez les diabétiques hypertendus? Helv. med. Acta, Ser. A **21**, 502 (1954). — Molla, W.: Un altro metodo di cura delle arteriopatie periferiche. Osped. maggiore **43**, 498 (1955). — Monasterio, G., and G. Berti: Gli steroidiemtatici nell'atero-sclerosi. (Nota preventiva.) Rif. med. **66**, 141 (1952). — Moore, M. R.: Endocrine therapy of arteriosclerosis: A preliminary report of 100 cases.

Conn. met. J. 18, 26 (1954). — MOORE, F. E., and I. H. PAGE: Assessment of serum lipoproteins and cholesterol for the prediction of clinical complications of coronary atherosclerosis. IIIe Congr. Mondial de Cardiologie, Bruxelles 14 au 21 sept. 1958. Resumes des Symposia, p. 381—389. — MOREIRA, U.: Breves consideracóes em tôrno do problema da arterioesclerose. An. paul. med. ctr. 59, 402 (1950). — MORETON: Atherosclerosis and alimentary hyperlipemia. Science 106, 190 (1947). — MORETON, J. R.: Chylomicronemia, fat tolerance, and atherosclerosis. J. Lab. clin. Med. 35, 373 (1950). — MORGAGNI: De sedibus et causis morborum per anatomen indagatis libri quinque. 1761. — MORITZ, A. R., and M. R. OLDT: Arteriolarsclerosis in hypertensive and non hypertensive individuals. Amer. J. Path. 13, 679 (1937). — MORRIS, J. N.: Recent history of coronary disease. Lancet 1951, 69. — Incidence of coronary disease in population groups in England. In: Cardiovascular epidemiology, p. 42. New York: A Hoeber-Harper book 1956. — MORRISON, L. M.: Role of liver in atherosclerosis. Ann. west. Med. Surg. 4, 665 (1950). — MORRISON, L. M.: Arteriosclerosis. Recent advances in the dietarynand medicinal treatment. J. Amer. med. Ass. 145, 1232 (1951). — Reduction of mortality rate in coronary atherosclerosis by a low cholesterol-low fat diet. Amer. Heart J. 42, 538 (1951). — Diet and atherosclerosis. Ann. intern. Med. 37, 1172 (1952). — Results of betaine treatment of atherosclerosis. Amer. J. dig. Dis. 19, 381 (1952). — The serum phospholipid-cholesterol ratio as a test for coronary atherosclerosis. J. Lab. clin. Med. 39, 650 (1952). — Serum cholesterol reduction by lecithin. Circulation 16, 511 (1957). — MORRISON, L. M., C. BERLIN and E. WOLFSON: The relationship of cholesterol esterase to atherosclerosis. Proc. of the Amer. Soc. for the study of arteriosclerosis. Circulation 2, 479 (1950). — MORRISON, L. M., and W. F. GONZALEZ: Effect of blood cholesterol disorders on the coronary arteries and aorta. Geriatrics 5, 188—195 (1950). — MORRISON, L. M., P. GONZALEZ and E. WOLFSON: The phospholipid/cholesterol ratio as a test for atherosclerosis. Circulation 2, 472 (1950). — MORRISON, L. M., H. SOBEL and E. WOLFSON: A clinical comparison of three tests for atherosclerosis. Proc. of the Amer. Soc. for the study of arteriosclerosis. Circulation 2, 478 (1950). — MORRISON, L. M., and E. WOLFSON: The effect of lipotropic agents (choline, inositol) and estrogenic hormones in serum lipid fractions. Proc. of the Amer. Soc. for the study of arteriosclerosis. Circulation 2, 479 (1950). — MORRISON, L. M., M. ZWIERLEIN and E. WOLFSON: The effects of low fat-low cholesterol diets on the serum lipids. Proc. of the Amer. Soc. for the study of arteriosclerosis. Circulation 2, 475 (1950). — MOSES, C.: Dietary cholesterol and atherosclerosis. Amer. J. med. Sci. 224, 212 (1952). — Prevention of arteriosclerosis. Geriatrics 8, 534—544 (1953). — Effect of oral inositol phosphatide on development of experimental atherosclerosis. Geriatrics 9, 325 (1954). — Development of atherosclerosis in dogs with hypercholesterolemia and chronic hypertension. Circulat. Res. 2, 243 (1954). — The effect of phosphorylated hesperidin on experimental atherosclerosis. Amer. Heart J. 48, 264 (1954). — Prevention and treatment of atherosclerosis. J. Amer. med. Ass. 156, 5, 492 (1954). — MOSES, C., J. R. JABLONSKI, T. S. DANOWSKI and M. H. KUNKLE: Changes in lipid and lipoprotein partition induced by feeding a skim milk-corn oil mixture. Circulation 16, 511 (1957). — MOSES, C., and G. M. LONGABAUGH: Evaluation of choline in the prevention of experimental atherosclerosis; importance of changes in body weight. Arch. Path. (Chicago) 50, 179 (1950). — Effect of potassium iodide on aortic atherosclerosis in rabbits. Geriatrics 5, 310 (1950). — MOSES, C., and G. M. LONGABAUGH: Rapid production of atherosclerosis by administration of uranium in presence of hypercholesterolemia. Proc. Soc. exp. Biol. (N.Y.) 74, 92 (1950). — MOSES, C., and G. L. RHODES: The effect of heparin on cholesterol partition, lipoproteins and atherosclerosis in experimental hypercholesterolemia. Angiology 5, 429 (1954). — MOSES, C., G. L. RHODES and J. P. LEVINSON: The effect of alpha tocopherol on experimental atherosclerosis. Angiology 3, 397 (1952). — MOSCHCOWITZ: Hyperplastic arteriosclerosis versus atherosclerosis. J. Amer. med. Ass. 143, 861 (1939). — MOSCHCOWITZ, E.: The relation of hyperplastic arteriosclerosis to diabetes mellitus. Ann. intern. Med. 34, 1137 (1951). — Pathogenesis of arteriosclerosis. J. Mt Sinai Hosp. 21, 49 (1954). — MOUQUIN, M.: The diet of patients with atheromatosis. Rev. franç. Geront. 4, 235 (1958). — MOVITT, GERSTL, SHERWOOD and EPSTEIN: Essential hyperlipemia. Arch. intern. Med. 87, 79 (1951). — MOYER, J. H., W. HUGHES and R. A. HUGGINS: Cardiovascular and renal hemodynamic response to administration of reserpine (serpasil). Amer. J. med. Sci. 227, 640 (1954). — MÜLLER, C.: Xanthomata, Hypercholesterolemia, Angina pectoris. Acta med. scand. Suppl. 89, 75 (1938). — Angina pectoris in hereditary xanthomatosis. Arch. intern. Med. 64, 675 (1939). — MÜLLER, E.: Die pathogenetische Bedeutung der Intima-Verquellung und der Quellungsnekrose für das anatomische und klinische Bild der Coronarsklerose bei Jugendlichen. (Als Monographie bei Kriegsende im Druck bei G. Fischer, Jena.) — Durch Benzol erzeugte Thrombopenie. Ein Beitrag zur Frage der Benzolschädigungen beim Kaninchen. Beitr. path. Anat. 86, 273 (1931). — Vorweisungen zur Frage der tödlichen Frühsklerose der Herzkranzgefäße. Vortr. Med. Ges. Freiburg i. Br. Ref. Klin. Wschr. 1941, 725. — Tödliche Frühcoronarveränderungen bei jugendlichen Wehrmachtsangehörigen. Vortr. Berl. Militärärztl. Ges. Ref. Dtsch. Mil.arzt 414 (1942). — Die tödliche

Frühsklerose des Coronarsystems. Ber. 4. Arb.tagg der berat. Ärzte, Hohenlychen, 1944, S. 227. — Zur Morphogenese der tödlichen Coronarsklerose Jugendlicher. Zbl. allg. Path. path. Anat. **83**, 70 (1945). — Die tödliche Coronarsklerose bei jungen Männern. Beitr. path. Anat. **110**, 103 (1949). — Pathologische Anatomie der Koronarthrombose unter besonderer Berücksichtigung der Koronarsklerose und Atheromatose. Verh. dtsch. Ges. Kreisl.-Forsch. **21**, 3 (1955). — MÜLLER, J. M., E. SCHLITTLER u. H. J. BEIN: Reserpin, der sedative Wirkstoff aus Rauwolfia serpentina Benth. Experientia (Basel) **8**, 338 (1952). — MÜSEBECK, K., u. E. HEUER: Über die Therapie mit Ganglienblockern bei arteriosklerotischer Durchblutungsstörung der unteren Gliedmaßen. Dtsch. Gesundh.-Wes. **13**, 88 (1958). — MUNK: Über Arteriosklerose, Arteriolosklerose und genuine Hypertonie. Ergebn. inn. Med. Kinderheilk. **22**, 1 (1922). — Krankheitslehre und Behandlung der Arteriosklerose. Leipzig: Georg Thieme 1942. Zur klinischen Pathologie der Arteriosklerose. Dtsch. med. Wschr. **65**, 441, 491, 1156, 1268 (1939). — MUTH, H. W.: Magnesiumnikotinat bei arteriellen Durchblutungsstörungen. Dtsch. med. J. **1956**, 563.

NEBER: Die symptomatische Behandlung der Arteriosklerose in ambulanter Praxis. Med. Klin. **50**, 1145 (1955). — NELSON, A. M.: Blood lipid correction in arteriosclerosis and its hypotensive effect. Northw. Med. (Seattle) **51**, 860 (1952). — NICHOLS jr., C. W., S. LINDSAY, and I. L. CHAIKOFF: Production of arteriosclerosis in birds by the prolonged feeding of dihydrocholesterol. Proc. Soc. exp. Biol. (N.Y.) **89**, 609 (1955). Ref. Circulation **15**, 148 (1957). — NIEBERLE: Über Atherosklerose beim Papagei. Zbl. allg. Path. path. Anat. **48**, 371 (1930). — Über Atherosklerose beim Papagei. Verh. dtsch. path. Ges. **25**, 291 (1930). — NIEHAUS, F. W.: Arteriosclerosis — present concept of significance pathogenesis, and therapy. Neb. St. med. J. **36**, 287 (1951). — NIKKILÄ, E.: Atheromatose unter besonderer Berücksichtigung der Blutlipoide. 21. Tagg der Dtsch. Ges. für Kreislaufforsch. 15.—17. 4. 1955 in Bad Nauheim. — Studies on the lipid-protein relationship in normal and pathological sera and the effect of heparin on serum lipoproteins. Scand. J. clin. Lab. Invest. 8 (1953). — NIKKILÄ, E. A., and S. MAJANEN: The blood heparinoid substances in human atherosclerosis. Scand. J. clin. Lab. Invest. **4**, 204 (1952). — NINGER, E.: Blood lipids in atherosclerosis. Vnitřni Lek. **1**, 750 (1955). — NOBLE, N. L., and R. J. BOUCEK: Biochemical observations on human atheromatosis: Analysis of aortic intima. Circulation **14**, 978 (1956). — NOBLE, N. L., R. J. BOUCEK and K.-Y. T. KAO: Biochemical observations of human atheromatosis. Analysis of aortic intima. Circulation **15**, 366 (1957). — NORDMANN: Kreislaufstörungen und pathologische Histologie. Dresden: Theodor Steinkopff 1933. — Die Grundlagen der Arteriosklerose nach allgemein-pathologischen Gesichtspunkten. Ber. 38. Tagg Nordwestdtsch. Ges. Inn. Med. Hamburg-Altona 1952. — NORDMANN, M.: Die Grundlagen der Arteriosklerose nach allgemein-pathologischen Gesichtspunkten. Z. Alternsforsch. **6**, 214 (1952). — NORDMEYER: Über die Regeln, welche die Ablagerungen der Infiltrate in den einzelnen arteriellen Gefäßprovinzen bei der Atherosklerose beherrschen. Beitr. path. Anat. **86**, 149 (1931). — NÛÑEZ, A. N., B. MILANÉS and J. R. IÑIGO: Endarteriectomy, or surgical restoration of the lumen of an obstructed artery in arteriosclerosis obliterans. A preliminary report. Circulation **5**, 670 (1952). — NUYT, J. M. C.: Cyclospasmol in the treatment of a case of diabetic gangrene. Nederl. Tijdschr. Geneesk. 1954, 224-225 u. engl. Zus.fass. 225. [Holländisch.]

OBERNDORFER: Beitrag zur Frage der Lokalisation atherosklerotischer Prozesse in den peripheren Arterien. Dtsch. Arch. klin. Med. **102**, 515 (1911). — ODESSKY, L.: Arteriosclerosis: its role in the pathogenesis of rectal haemorrhage: case report with autopsy findings. Ann. intern. Med. **36**, 1121 (1952). — ODIER, J.: Evolution du traitement diététique de l'artériosclérose. Rev. méd. Suisse rom. **73**, 1033 (1953). — OESTER, DAVIS and FRIEDMAN: Experimental arteriopathy. Amer. J. Path. **31**, 717 (1955). — OETZMANN: Zellulartherapie bei Arteriosklerose. III. Tagg Forschungsgemeinsch. für Zellulartherapie, Heidelberg, 3. u. 4. März 1956. — OHARA, I., u. A. TANNO: Abnormal mediastinal shadows caused by the tortuous thoracic aorta. Amer. J. Roentgenol. **80**, 231 (1958). — OLIVER: The clearing by heparin of alimentary lipaemia in coronary artery disease. Clin. Sci. **12**, 293 (1953). — OLIVER, M. F. and G. S. BOYD: The clearing by heparin of alimentary lipaemia in coronary artery disease. Chin. Sci. **12**, 293 (1953). — OLIVIER (1906): Zit. nach KÜHN, Die Kieselsäure. Stuttgart 1926. — OLMI, G.: Beobachtungen über eine Jodglutinat-Theophyllin-Kombination bei Arteriosklerose. Riv. Attualita Med. **16**, 10 (1951). — ONCLEY, J. L., F. R. N. GURD and M. MELIN: Preparation and properties of serum and plasma proteins. XXV. Composition and properties of human serum beta-lipoprotein. J. Amer. chem. Soc. **72**, 458 (1950). — OPDYKE, ROSENBERG, SILVER, OTT and SIEGEL: Effect of chronic injection of a heparin complex on aortic atherosclerosis in cholesterol-fed chickens. J. Lab. clin. Med. **45**, 270 (1955). — OPPENHEIMER, F.: Review of 100 autopsies of Shanghai Chinese. China med. J. **39**, 1067 (1925). — OPPENHEIMER, R.: Über Aortenruptur und Arteriosklerose im Kindesalter. Virchows Arch. path. Anat. **181**, 382 (1905). — ORSOS, F.: Über die Rolle der Coronargefäße beim Altern des Herzens. Beitr. path. Anat. **106**, 1 (1941). — ORTHMAYR, A.: Sklerose des intrakranialen Abschnittes der Arteria carotis int. durch Druck eines Meningioms.

Zbl. allg. Path. path. Anat. **86**, 328 (1950). — ORTNER: Zur Klinik der Angiosklerose der Darmarterien. Wien. klin. Wschr. **1902**, Nr 44. — ORVIS, H. H., u. J. M. EVANS: Serum lipids and enzymes in pancreatic disease. Circulation **16**, 512 (1957). — OSTERBERG, RYNEARSON and RENDRICKS: Unpublished data. Zit. nach ALLEN, BARKER, HINES. Peripheral vascular diseases. Philadelphia and London: Saunders Company W. B. 1949. — OSTROVE: Evaluation of lumbar sympathectomy in advanced arteriosclerotic peripheral vascular disease complicated by gangrene. Amer. J. Surg. **89**, 600 (1955).

PAGE, I. H.: The Lewis A. Connor memorial lecture. Atherosclerosis. An introduction. Circulation **10**, 1—27 (1954). — PAGE, I. H., and BERNHARD: Cholesterol-induced atherosclerosis. Arch. Path. (Chicago) **19**, 530 (1935). — PAGE, I. H., L. A. LEWIS and G. PLAHL: The lipoprotein composition of dog lymph. Circulat. Res. **1**, 87 (1953). — PAGEL: Über ausgedehnte Xanthomzellablagerungen in organisierten Pfröpfen der Lungenschlagadern. Virchows Arch. path. Anat. **258**, 414 (1925). — PALMA: Femoral and iliac arteriopathy. Angiology **5**, 502 (1954). — PANKOW: Arch. Gynäk. **80**, 271 (1906). — PAREIRA, M. D., F. P. HANDLER and H. T. BLUMENTHAL: Aging process in the arterial and venous systems of the lower extremities. Circulation **8**, 36 (1953). — PARMLEY jr., L. F., and F. S. JONES: Primary pulmonary arteriosclerosis. Arch. intern. Med. **90**, 157—181 (1952). — PARODI e CAPPELLINI: Fattori corticosurrenali nella genesi delle arteriopatie obliteranti periferiche. Folia angiol. (Milano) **2**, 28 (1955). — PARODI, GRASSI e CAPPELLINI: Il quadro protidemico ed elettrolitico dell'arteriopatico. Folia angiol. (Milano) **2**, 354 (1955). — PARSONS jr., W. B., R. W. P. ACHOR, K. G. BERGE, B. F. MCKENZIE and N. W. BARKER: Changes in concentration of blood lipids following administration of large doses of nicotonic acid to persons with hypercholesterolemia: Preliminary observations. Proc. Mayo Clin. **31**, 391 (1956). Ref. Circulation **15**, 936 (1957). — PARSONS jr., W. B., and J. H. FLINN: Success of niacin and failure of niacinamide in reducing plasma cholesterol levels in patients with hypercholesterolemia. Circulation **16**, 499 (1957). — PASARGIKLIAN, M., M. BALDINI and E. PASARGIKLIAN: Effect of choline on phospholipid metabolism. Arch. Fisiol. **49**, 260 (1950). — PATERSON: The reaction of the arterial wall to intramural haemorrhage. Symposium on atherosclerosis — Publ. 338 National Academy of Sciences — National Research Council, Washington, D.C., p. 65, 1954. — PATERSON, J. C.: Medial degeneration of the coronary arteries of chickens: lesion or artefact? Proc. of the Amer. Soc. for the study of arteriosclerosis. Circulation **2**, 470 (1950). — PAYNE and DUFF: Studies on the mechanism of imbibition of experimental cholesterol atherosclerosis in alloxan diabetes in the rabbit. Amer. Heart J. **38**, 460 (1949). — PAYNE, T. P. B., and G. L. DUFF: The effect of tween 80 on the serum lipids and the tissues of cholesterol-fed rabbits. Proc. of the Amer. Soc. for the study of arteriosclerosis. Circulation **2**, 471 (1950). — PEARL and KANDEL: Peripheral vascular status of one hundred unselected patients with diabetes. Arch. Surg. (Chicago) **39**, 86 (1939). — PEARL, F. L., and L. D. ROSENMAN: Lumbar sympathectomy for peripheral arteriosclerosis. Circulation **4**, 402 (1951). — PECORA, L.: Study of peripheral vascular changes in diabetes by Lian's test. Rif. med. **64**, 157 (1950). — PELESSIER: C.R. Acad. Sci. (Paris) **171**, 416 (1920). — PERLMAN, R. M.: Selective hyperlipoproteinemia alteration through high potency B-complex and C-vitamin administration. Circulation **14**, 982 (1956). — PETERS, J. H.: Vascular complications of diabetes. Amer. Practit. **2**, 8 (1951). — PETERSON, D. W.: Effect of soybean sterols in the diet on plasma and liver cholesterol in chicks. Proc. Soc. exp. Biol. (N.Y.) **78**, 143 (1951). — PETERSON, D. W., C. W. NICHOLS and I. A. SHNEOR: Some relationships among dietary sterols, plasma and liver cholesterol levels, and atherosclerosis in the chicks. J. Nutr. **47**, 57 (1952). — PETERSON, J. E., and A. E. HIRST: Studies on the relation of diet, cholesterol and atheroma in chickens. Amer. J. med. **8**, 525 (1950). — PEZZUOLI, MONTORSI, GHIRINGHELLI e SALVANESCHI: Contribucion al estudio del cuadro electroforético de las arteriopatias de los miembros inferiores. Angiología **7**, 287 (1955). — PFEIFFER, J.: Aortensklerose bei 27jähriger Patientin als Folge einer D-Hypervitaminose. Fortschr. Röntgenstr. **84**, 2 (1956). — PICK, R., J. STAMLER and L. N. KATZ: Effects of various grain germs and grain oils on plasma lipids and atherogenesis in cholesterol-fed cockerels. Circulation **16**, 513 (1957). — PICK, R., J. STAMLER, S. RODBARD and L. N. KATZ: Estrogen-induced regression of coronary atherosclerosis in cholesterol-fed chicks. Circulation **6**, 858 (1952). — PIERCE: The relationship of serum lipoproteins to atherosclerosis in the cholesterol-fed alloxanized rabbit. Circulation **5**, 401 (1952). — PIHL, A.: Cholesterol studies. I. The cholesterol content of foods. Scand. J. clin. Lab. Invest. **4**, 115 (1952). — II. Dietary cholesterol and atherosclerosis. Scand. J. Clin. Lab. Invest. **4**, 122 (1952). — PIPER, J., and L. ORRILD: Essential familial hypercholesterolemia and xanthomatosis. Follow-up study of twelve danish families. Amer. J. Med. **21**, 34 (1956). — PLOTZ, M.: Fat metabolism and arterial disease. Cardiologia (Basel) **21**, 365 (1952). — POLLAK, O.J.: A study of lecithin and albumin as stabilizers of cholesterol sols and of their usefulness in the prophylaxis of experimental atherosclerosis. Proc. of the Amer. Soc. for the study of arteriosclerosis. Circulation **2**, 464 (1950). — Plasmatic dyscolloidity as cause of atherosclerosis. Rev. méd. Liège **5**, 619 (1950). — Studies in atherosclerosis. VI. Albumin as stabilizer of

cholesterol sols. Geriatrics **6**, 182 (1951). — Intimal alterations in alarm reaction, an etiologic factor in atherosclerosis. Amer. J. Path. **27**, 686 (1951). — Studies in atherosclerosis. VII. Effect of bile acids on atherosclerosis induced by cholesterol sols. Geriatrics **6**, 234 (1951). — Lecithin in the development and prevention of atherosclerosis. Geriatrics **6**, 73 (1951). — An etiologic concept of atherosclerosis based on study of intimal alterations after shock. Circulation **5**, 539 (1952). — Some unorthodox views on atherosclerosis. Delaware St. med. J. **26**, 138 (1953). — Successful prevention of experimental hypercholesteremia and cholesterol atherosclerosis in the rabbit. Circulation **7**, 696 (1953). — Reduction of blood cholesterol in man. Circulation **7**, 702 (1953). — Visceral atherosclerosis in rabbits and in man. Geriatrics **8**, 135 (1953). Ref. Circulation **9**, 773 (1954). — Rabbits on egg diets. Circulation **16**, 494 (1957). — POLLAK, O. J., and B. WALDER: Rapid turbidimetric assay of cholesterols. J. Lab. clin. Med. **39**, 791 (1952). — POLLIOT, L.: Optic atrophy during arteriosclerosis of the vessels of the base of the brain. Bull. méd. (Paris) **64**, 369 (1950). — POMERANZE, J.: Etiology and treatment of atherosclerosis. Geriatrics **8**, 359 (1953). — POMERANZE, J., and W. H. BIENFIELD: Fat tolerance relationship to atherosclerosis. Bull. N.Y. med. Coll. **14**, 70 (1951). — POMERANZE, J., W. H. BEINFIELD and M. CHESSIN: Serum lipid and fat tolerance studies in normal, obese and atherosclerotic subjects. Circulation **10**, 742 (1954). — POMERANZE, J., L. J. BOYD and A. A. GOLDBLOOM: Clinical studies in geriatrics. I. Serum lipid partitions. A.M.A.Arch. intern. Med. **91**, 740 (1953). — POMERANZE, J., and H. G. KUNKEL: Serum lipids and atherosclerosis in diabetes mellitus. Proc. Amer. Soc. for the study of arteriosclerosis. Circulation **2**, 474 (1950). — POMERANZE, J., and H. J. KUNKEL: Arteriosclerosis and serum lipids in diabetes mellitus. Angiology **1**, 5031 (1950). — POMERANZE, J., A. GOALWIN and L. B. SLOBODY: Effect of dietary fat on serum cholesterol levels in infancy and childhood. Circulation **16**, 481 (1957). — PONOMAREVA, E. V.: Ketonkörper im Blut bei Atherosklerotikern und ihre Veränderungen bei Jodtherapie. Ter. Arh. **25**, 45 (1953). [Russisch.] — POPKIN, R. I.: An evaluation of inositol in the treatment of arteriosclerosis obliterans. Angiology **2**, 398 (1951). — A systolic murmur heard over the lower abdominal aorta: Its significance in peripheral vascular diseases. Angiology **1**, 244 (1950). — POPPER, L.: Die cerebralen Insulte. Wien. Z. inn. Med. **30**, 1 (1949). — PORTA, C. F.: Dysharmonies vasculaires de l'oreille dans la sénilité. Rev. méd. Liège **5**, 644 (1950). — POTTENGER jr., F. M., and B. PROHN: Reduction of hypercholesterolemia by high-fat diet plus soybean phospholipids. Amer. J. dig. Dis. **19**, 109 (1952). — POUMAILLOUX, M., et H. TÉTREAU: L'hypercholestérolémie et la pathologie artérielle. II. Son intérêt pour le pronostic et la prévention des thromboses coronaires. Arch. Mal. Coeur **45**, 596 (1952). — POURSINES, Y., et M. PÉAN: Note sur l'histopathologie de la sénescence vasculaire. Place et importance de la lipidose vasculaire dans le processus. Un mot sur les sanctions thérapeutiques. Cholest. et Nutr. 405—414 (1952). — POUTASSE: Occlusion of a renal artery as a cause of hypertension. Circulation **13**, 37 (1956). — PRATT: Surgical managements of vascular diseases. Philadelphia 1949. — PREWITT, G.: Arteriosclerosis obliterans. Portl. Clin. Bull. **4**, 109 (1951).— PRIDDLE, W. W.: Hypercholesteremia: an analysis of 529 cases and treatment of 297 by a low animal fat diet and desiccated thyroid substance. Ann. intern. Med. **35**, 836 (1951). — PROHASKA, J. VAN, L. R. DRAGSTEDT and H. P. HARMS: The relation of pancreatic juice to the fatty infiltration and degeneration of the liver in the depancreatized dog. Amer. J. Physiol. **117**, 166 (1936). — PUIG, J. S.: Cerebrale Arteriosklerose, Cholesterinämie und Schilddrüsenbehandlung. Statistische Studie nach unserer eigenen Kasuistik. Rev. clin. esp. **52**, 36 (1954). — PUTSCHAR: Über Vigantolschädigungen der Niere beim Menschen. Klin. Wschr. 8, 858 (1929).

RAAB: Alimentäre Faktoren in der Entstehung von Arteriosklerose und Hypertonie. Med. Klin. **28**, 487, 521 (1932). — Arteriosklerose und innere Sekretion. Klin. Wschr. **18**, 611 (1939). — RABINOWITCH: Prevention of premature arteriosclerosis in diabetes mellitus. Canad. med. Ass. J. **51**, 300 (1944). — RAFSKY, H. A., A. HORONICK, W. ARONSON and L. J. HONIG: Atherosclerosis. I. The monolayer theory. Rev. Gastroenterol. **19**, 739 (1952). — RAND, N. T., S. N. SHAH, C. J. ARGOUDELIS and F. A. KUMMEROW: Effect of dietary protein on the serum and total cholesterol and the carcass fat composition of growing chicks. Circulation **16**, 500 (1957). — RANKE: Über die Änderung des elastischen Widerstandes der Aortenintima und ihre Folgen für die Entstehung der Atheromatose. Beitr. path. Anat. **71** (1922). — RATSCHOW: VI. Diagnostik peripherer Durchblutungsstörungen. Ergebn. inn. Med. Kinderheilk. **48**, 261 (1935). — RATSCHOW, M., u. M. L. STECKNER: Weitere Befunde zur Gefäßwirkung der Sexualhormone. 2. Mitt. Z. klin. Med. **136**, 140 (1939). — RAU, H.: Zur Bedeutung der chronischen Blutdruckerhöhung für die Entstehung und Schwere der Arteriosklerose. Klin. Wschr. **34**, 167 (1956). — RAVAULT: Les thromboses oblitérantes primitives des artères des membres. Arch. franco-belg. Chir. 473 (1926). — RAYNAUD, R.: Le traitement actuel de l'athérosclérose et ses bases pathogéniques. Brux.-méd. **35**, 2115 (1955). — Stéatose artérielle et athérosclérose. Semaine Hôp. Paris **32**, 2617 (1956). Ref. Kongr.-Zbl. ges. inn. Med. **175**, 87. — L'héparine en thérapeutique cardio-vasculaire. Sem. Hôp. Paris

32, 656 (1956). — Raynaud, R., et J. R. D'Eshougues: Le syndrome humoral des athéroscléreux. Presse therm. clim. 92, 164 (1955). — Raynaud, R., J. R. D'Eshougues et G. Nakache: Le traitement actuel de l'athérosclérose. Presse therm. clim. 92, 177 (1955). — Les anticoagulants dans le traitement de l'athérosclérose. Presse méd. 63, 1594 (1955). — Raynaud, R., J. R. D'Esthougues et P. Pasquet: Action des anticoagulants et de l'hormone lipocaique sur l'équilibre humoral des athéroscléreux. Arch. Mal. Coeur 47, 426 (1954). — Les perturbations des lipoprotéines sanguines et leur correction par l'héparine dans l'athérosclérose. Algérie méd. 56, 75 (1952). — Raynaud, R., J. R. D'Eshougues, P. Pasquet et S. Cruck: L'électrophorèse dans l'athérosclérose. Presse méd. 1952, 1215—1217. — Raynaud, R., J. R. D'Eshougues, P. Pasquet et S. di Giovanni: Intérêt clinique de l'exploration des lipoprotéines sériques dans les syndromes thromboartériques chroniques des membres. Algérie méd. 57, 685 (1953). — Rein: Über Riesenzellenarteriitis, besonders der Aorta. Z. Kreisl.-Forsch. 44, 393 (1955). — Reine, P., J. Pekraninen, M. J. Karvonen and J. Kihlberg: Diet and cardiovascular disease in Finland. Lancet 1958, 173. — Reinis, Z., J. Hrabáne, J. Neumann, J. Pokorny, F. Karásek, T. Trávníček, R. Vanecek and N. Mangakis: Vyvoj alimentárni atheromatosy králici a pokus o její prevenci pelentanem. Čas. Lék. čes. 91, 718 (1952). — Remesow: Zur Genese der experimentellen Arteriosklerose. Zbl. allg. Path. path. Anat. 49, 361 (1930). — Ressler, N., A. J. Boyle and M. Kosai: The relation of serum stability to the development of arteriosclerosis. Amer. J. clin. Path. 24, 194 (1954). — Reuterwall: Über die Elastizität der Gefäßwände und die Methoden ihrer näheren Prüfung. Stockholm 1921. Zit. nach Jores 1924. — Revans, Davidson and Kendall: Regression of lesions in canine arteriosclerosis. Arch. Path. (Chicago) 51, 288 (1951). — Ribbert u. Hamperl: Lehrbuch der allgemeinen Pathologie und pathologischen Anatomie. Berlin: F. Vogel 1939. — Richter, I. H., M. Fogel and H. Fabricant: An evaluation of roniacol tartrate in arteriosclerosis obliterans. N.Y. St. J. Med. 51, 1303 (1951). — Ricketts, H. T.: The problem of vascular disease in diabetes. Proc. Amer. Diabetes Ass. 8, 3 (1948). — The problem of degenerative vascular disease in diabetes. Amer. J. Med. 19, 933 (1955). Ref. Circulation 15, 147 (1957). — Riegel, C.: Stress and the vascular system: the chemistry of vascular deterioration. Geriatrics 10, 523 (1955). — Rinehart, J. F.: Arteriosclerotic lesions in pyridoxine-deficient monkeys. Amer. J. Path. 25, 481 (1949). — Pathogenesis of experimental arteriosclerosis in pyridoxine deficiency; with notes on similarities to human arteriosclerosis. A.M.A. Arch. Path. 51, 12 (1951). — Rinehart, J. F. et al.: Histogenesis of coronary arteriosclerosis. Circulation 6, 481 (1952). — Rinehart, J. F., and L. D. Greenberg: Arteriosclerotic lesions in pyridoxine deficient monkeys. Fed. Proc. 7, 278 (1948). — Rivin, A. U., and S. P. Dimitroff: The incidence and severity of atherosclerosis in estrogen-treated males, and in females with a hypoestrogenic or a hyperestrogenic state. Circulation 9, 533 bis 539 (1954). — Rizkalla: Glutamic acid in the treatment of cerebral arteriosclerosis and some cases of hypertension. J. Egypt. med. Ass. 38, 691 (1955). — Rizzi, F., V. Rossetti e V. Salvetti: Contributo allo studio dell'eziopatogenesi dell'arteriosclerosi: le modificazioni indotte dall'eparina sui complessi lipoproteici serici (chilomicroni). Atti Soc. ital. Cardiol. 12, 288 (1954). — Roberts jr., J. C., and C. Moses: Development of atherosclerosis in the major cerebral arteries. Circulation 16, 483 (1957). — Robinson, Higano, Cohen, Sniffen and Sherer: Effects of estrogen therapy on hormonal functions and serum lipids in men with coronary atherosclerosis. Circulation 14, 365 (1956). — Rodahl, K.: Studies on the blood and blood pressure in the eskimo. Skrifter Nr 102 Norsk Polarinstitut, Oslo 1954. — Rodbard, S., Ch. Bolene, R. Pick and L. N. Katz: The effect of ingested aluminium hydroxide on cholesteremia and atheromatosis in the chick. Proc. of the Amer. Soc. for the study of arteriosclerosis. Circulation 2, 479 (1950). — Rodbard, S., Ch. Bolene, R. Pick, M. Lowenthal, G. Gros and L. N. Katz: The age factor in cholesterolemia and atheromatosis in the chick. Proc. of the Amer. Soc. for the study of arteriosclerosis. Circulation 2, 473 (1950). — Rodbard, S., C. Bolene-Williams, R. Pick and L. N. Katz: The beneficial effects of intermittent dietary regimes on the tendency to atherosclerosis. J. Lab. clin. Med. 41, 587 (1953). — Rodbard, S., R. Pick, C. Bolene-Williams and L. N. Katz: Age-conditioned spontaneous regression of atherosclerosis in the cholesterol-fed chick. Circulation 6, 459 (1952). — Rodbard, S., and C. Williams: Dietary factors affecting unloading of plasma cholesterol and arterial lipids. Circulation 16, 514 (1957). — Rodda, R.: Arteriosklerosis in the lower limbs. J. Path. (Chicago) 65, 315 (1953). — Rodriguez-Minon, J. L., y J. M. Palacios-Mateos: Diabetes y arteriosclerosis. Rev. clin. esp. 43, 385 (1951). — Roen, P. B.: Clinical experiences with safflower oil. Preliminary report. Circulation 16, 514 (1957). — Rössle, R.: J.kurse ärztl. Fortbild. 15 (1919). — Zum Formenkreis der rheumatischen Gewebsveränderungen, mit besonderer Berücksichtigung der rheumatischen Gefäßentzündungen. Virchows Arch. path. Anat. 288, 780 (1933). — Roffo, A. H.: Yale J. Biol. Med. 18, 25 (1954). — Rohrschneider, W.: Der Arcus lipoides corneae; seine Bedeutung für die Erkennung der Arteriosklerose. Med. Klin. 53, 782 (1958). — Rokitansky: Über einige der wichtigsten Krankheiten der Arterien. Wien 1852. — Root, Bland, Gordon and

WHITE: Coronary atherosclerosis in diabetes mellitus. J. Amer. med. Ass. 113, 27 (1939). — ROOT, H. F.: Diabetes and vascular disease in youth. Amer. J. med. Sci. 217, 345 (1949). — ROOT, H. F., and K. M. WEST: The increasing incidence of coronary arteriosclerosis in diabetes mellitus (preliminary manuscript). J. Okla St. med. Ass. 46, 6 (1953). — ROOT, H. F., and J. L. WILSON: Factors in the development of premature vascular disease in young diabetics. Proc. of the Amer. Soc. for the study of arteriosclerosis. Circulation 2, 474 (1950). — ROSENBERG, I. N., E. YOUNG and S. PROGER: Serum lipoproteins of normal and atherosclerotic persons studied by paper electrophoresis. Amer. J. Med. 16, 818 (1954). — ROSENMAN, FRIEDMAN and BYERS: Observations concerning the metabolism of cholesterol in the hypo- and hyperthyroid rat. Circulation 5, 589 (1952). — ROSENMAN, H., and M. FRIEDMAN: Change in the serum cholesterol and blood clotting time in man subjected to cyclic variation of emotional stress. Proc. of the 30th scientific sessions of the Amer. Heart Ass., Oct. 25—28, 1957, Chicago, Ill., p. 85. — ROSKAM, J.: Survie purement végétative dans la cérébrosclérose; euthanasie, dysthanasie, orthothanasie. Rev. méd. Liège 5, 709 (1950). — ROSSELLI, M., e G. MICHELI-PELLEGRINI: Variazioni della temperatura cutanea in soggetti normali e vascolari (tromboangioite e arteriosclerosi obliterante dopo acidificazione provocata. Athena (Roma) 16, 9 (1950). — Ulteriori esperienze con la terapia iodioacidificante nel camp delle arteriopatie periferiche. Minerva cardioangiol. (Torino) 3, 407 (1955). — ROSSI: Observations on the optic density of plasma during fasting in normal and in arteriosclerotic subjects, and on the effect of heparin in clearing up the lip/aemia induced by eating fat in arteriosclerotic patients. Cuore e Circol. 39, 40 (1955). — ROSSI, B., and V. RULLI: The hypocholesterolaemic effect of the amide of phenylethylacetic acid in hypercholesterolaemic atherosclerotic patients. Boll. Soc. ital. Cardiol. 1, 165 (1956). — ROTH, K.: Klinische Erfahrungen bei der Behandlung der Coronar- und Cerebralsklerose mit gefäßerweiternden Substanzen. Ther. d. Gegenw. 94, 9 (1955). — Lipostabil im Greisenalter. Ther. d. Gegenw. 95, 9 (1956). — ROTTER: Über die Bedeutung der Ernährungsstörung, insbesondere des Sauerstoffmangels, für die Pathogenese der Gefäßveränderungen. Beitr. path. Anat. 110, 46 (1949). — ROTTINO, A.: Medial degeneration of the aorta. Arch. Path. (Chicago) 28, 377 (1939). — ROY, G. V. LE: Studies of cholesterol synthesis in man using carbon labeled acetate. Ann. intern. Med. 44, 524 (1956). Ref. Circulation 15, 610 (1957). — RUBENSTEIN, E.: A theory about the relation of arterial temperature to the localization of atherosclerotic lesions. Clin. Res. Proc. 6, 1 (1958). — RÜHL: Über die Gangarten der Arteriosklerose. Veröff. Kriegs- u. Konstit.-Path. 5, H. 3 (1929). — RUFFER: On arterial lesions found in Egyptian mummies. J. Path. Bact. 15, 453 (1911). — RUNDLE, P.: Arteriosclerosis obliterans involving the upper limbs case report. Med. J. Aust. 1, 224 (1951). RUSKIN, H. D., TH. D. COHN, I. J. GREENBLATT and B. M. BLOOMBERG: Serum beta-lipoprotein studies in the south african Bantu. Circulation 14, 992 (1956). — RUSS, EDER u. BARR: Protein-lipid relationships in human plasma. I. In normal individuals. Amer. J. Med. 11, 468 (1951). — Influence of gonadal hormones on protein-lipid relationships in human plasma. Amer. J. Med. 19, 4 (1955). — RUTISHAUSER, E.: Bleigangrän und Encephalopathie. Virchows Arch. path. Anat. 297, 119 (1936). — RUTKOWSKI and ALICHMIEWICZ: Treatment of arteritis obliterans of the extremities with novocain blockades of the 3. thoracic sympathetic ganglion. Pol. Tyg. lek. 19, 830 u. engl. Zus.fass. 195 (1955). [Polnisch.] — RZENTKOWSKI, v.: Atheromatosis aortae bei Kaninchen nach intravenösen Adrenalininjektionen. Berl. klin. Wschr. 41, 830 (1904).

SACHS, B. A., and E. DANIELSON: Effects of soybean lipositol on serum lipids and lipoproteins. Circulation 16, 498 (1957). — SACHS, B. A., E. DANIELSON, M. C. ISAACS and R. E. WESTON: Effect of triiodothyronine on serum lipids and lipoproteins of euthyroid and hyperthyroid subjects. Circulation 16, 514 (1957). — SACHS, B. A., and R. E. WESTON: Sitosterol administration in normal and hypercholesteremic subjects. Arch. intern. Med. 97, 738 (1956). Ref. Circulation 15, 937 (1957). — SAEGESSER, M.: Der diabetogene Brand. Verh. Dtsch. Ges. Verdauungskrankheiten 1951. — SALTYKOW: Experimentelle Arteriosklerose. Beitr. path. Anat. 57, 415 (1914). — Jugendliche und beginnende Atherosklerose. Korresp.-Bl. schweiz. Ärz. 45, 1057, 1089, 1317 (1915). Zit. nach SCHETTLER 1955. — SALVINI, L., F. GRANDONICO and G. SCARDIGLI: L'importanza del fattore disprotidemico nell'aterosclerosi. Acta geront. (Milano) 1, 14 (1951). — SAMARCQ, P., G. LAGRUE, H. XIMÉNÈS et P. MILLIEZ: Hypertension et artériosclérose. Sem. Hôp. 1956, 1369. — SAMUELS, S. S.: Sustained-action peritrate in arterial insufficiency of the lower extremities. N. Y. St. J. Med. 58, 1301 (1958). — SAMUELS, S. S., and E. D. PADERNACHT: Peritrate in peripheral arterial diseases. Angiology 3, 20 (1952). — SANDÚS-PERPIÑÁ, V.: Arteritis esclerierosas de los miembros. Consejo gen. Col. Méd. esp. 9, 25 (1950). — SAVIĆ, S., and B. DRAGOJEVIĆ: A contribution to the study of medial sclerosis. Mönckeberg's arteriosclerosis. Acta med. iugosl. 8, 103 (1954). — SAVINI, L. M., S. VULTERINI, G. LA GRECA e N. D'ERAMO: Studi sull'aterosclerosi sperimentale. IV. Azione di alcune sostanze lipotrope sull'ateromasia aortica. Arch. E. Maragliano Pat. clin. 5, 1063 (1950). — SAVINI, L. M., S. VULTERINI and N. NAPOLEONE: Experimental atherosclerosis. V. Preventive action of some lipotropics

on aortic atheromasia. Ann. Igiene 40, 31 (1950). — SCARDIGLI, SALVINI and ARADAS: L'absorption de l'héparine par voie sublinguale. Presse méd. 63, 1140 (1955). — SCARDIGLI, G., G. MININNI et P. CAPPELLI: Traitement associé; propionate de testostérone-vitamine E, et athérosclérose provoquée chez le lapin. Rev. méd. Liège 5, 631 (1950). — Associated testosterone-vitamin E therapy and experimental arteriosclerosis of the rabbit. Rif. med. 64, 895 (1950). — SCARPA, ANTONIO (1804): Zit. nach LONG 1933. — SCHAEFER, L. E., D. ADLERSBERG and A. G. STEINBERG: Heredity, environment, and serum cholesterol. A study of 201 healthy families. Circulation 17, 537 (1958). — SCHALTENBRAND, G.: Zit. nach M. BÜRGER, Briefliche Mitteilungen. Münch. med. Wschr. 1953, 185, 214. — SCHEFFLER: Presse méd. 28, 806 (1920). — SCHEIDEMANDEL, E.: Über die durch Adrenalininjektionen zu erzeugende Aortenverkalkung der Kaninchen. Virchows Arch. path. Anat. 181, 363 (1905). — SCHELLONG, F.: Regulationsprüfung des Kreislaufs. Dresden u. Leipzig: Theodor Steinkopff 1938. — SCHERF u. BOYD: Klinik und Therapie der Herzkrankheiten und der Gefäßerkrankungen. Wien: Springer 1955. — SCHETTLER, G.: Vorkrankheiten und Arteriosklerose. Verh. dtsch. Ges. inn. Med. 60, 883 (1954). — Heparin-„Klärungsfaktor" und Arteriosklerose. Dtsch. med. Wschr. 79, 1053 (1954). — Der gegenwärtige Stand einer kausalen Arteriosklerosetherapie. Medizinische 36, 1247 (1955). — Arteriosklerose. In Handbuch der inneren Medizin., 4. Aufl., Bd. VII/2. Berlin-Göttingen-Heidelberg: Springer 1955. — Über die Therapie der Arteriosklerose. Medizinische 1955, Nr 36. — Das Arterioskleroseproblem. Dtsch. med. Wschr. 81, 526 (1956). — Die Arteriosklerose in der Sicht des Klinikers. Vortr. auf dem Dtsch. Therapie-Kongr., Karlsruhe, 2.—8. 9. 1956. — SCHETTLER, G., u. F. DIETRICH: Die Bedeutung von Xanthomen und Kanthelasmen für die Atherosklerose. Klin. Wschr. 31, 1040 (1953). — SCHETTLER, G., F. DIETRICH u. EGGSTEIN: Lipid- und Lipoproteinspektren bei Koronarkranken jugendlichen und mittleren Alters. 21. Tagg der Dtsch. Ges. für Kreislaufforsch. 15.—17. 4. 1955 in Bad Nauheim. — SCHETTLER, G., u. M. EGGSTEIN: Fette, Ernährung und Arteriosklerose. Dtsch. med. Wschr. 83, 702 (1958). — SCHETTLER, G., u. H. JOBST: Die Bedeutung alimentärer Fettbelastungen für die Diagnose der Arteriosklerose. Dtsch. med. Wschr. 80, 1077 (1955). — SCHETTLER, G., u. H. LUKAS: Der Blutcholesterinspiegel bei Schilddrüsenerkrankungen. Diabetes mellitus und Nephrosen. Z. ges. inn. Med. 6, 14 (1951). — SCHIAVETTI, L., and S. LUCA: Rilievi clinici nell'arteriosclerosi trattata con estratti d'arteria. Gazz. med. ital. 112, 97 (1953). — SCHIMERT, G., u. K. SCHWARZ: Über medikamentöse Beeinflussung des Cholesterinstoffwechsels; ein Beitrag zum Problem der Therapie der Arteriosklerose. Klin. Wschr. 31, 1068 (1953). — SCHIMERT, G., K. SCHWARZ u. H. LAUTER: Experimentelle Untersuchungen zur Therapie der Arteriosklerose. Verh. der Dtsch. Ges. für Inn. Med., 60, 878 (1954). — SCHINZ, H. R., u. TH. REICH: Alter und Arteriosklerose. Dtsch. med. Wschr. 80, 952 (1955). — SCHITTENHELM, A.: Schädigungen durch radioaktive Strahlen, ihre Beurteilung und Behandlung. In ASSMANN-BERGMANN, Lehrbuch der inneren Medizin, 5. Aufl, Bd. II, S. 786. Berlin 1942. — SCHLICHTER: Vascularization of the aorta in different species in health and disease. Amer. Heart J. 35, 850 (1948). — SCHLICHTER, J. G., L. N. KATZ and J. MEYER: Occurrence of atheromatous lesions after cauterization of aorta followed by cholesterol administration. Amer. J. med. Sci. 218, 603 (1949). — SCHLIEF, H., C. G. SCHMIDT u. H. J. HILLENBRAND: Untersuchungen über Arteriosklerose und Endangiitis obliterans. III. Das Verhalten der Phosphomonoesterasen in der Skeletmuskulatur bei peripheren Durchblutungsstörungen. Z. ges. exp. Med. 122, 409 (1954). — IV. Aktivität der Phosphomonoesterasen in der Gefäßwand bei Arteriosklerose und Endangiitis obliterans. Z. ges. exp. Med. 122, 497 (1954). — VI. Das Verhalten der Succinodehydrogenase in der Skeletmuskulatur bei chronischen peripheren Durchblutungsstörungen. Z. ges. exp. Med. 123, 491—496 (1954). — VIII. Das Verhalten der Hexokinase und Adenosintriphosphatase im Skeletmuskel bei peripheren Durchblutungsstörungen. Z. ges. exp. Med. 125, 379 (1955). — SCHMIDT, C. G., u. H. J. HILLENBRAND: Untersuchungen über Arteriosklerose und Endangitis obliterans. I. Der Glykogengehalt der Arterien bei Arteriosklerose und Endangitis obliterans. Z. ges. exp. Med. 120, 685 (1953). — II. Der Glykogengehalt der Skeletmuskulatur bei chronischen peripheren Durchblutungsstörungen. Z. ges. exp. Med. 121, 480—487 (1953). — SCHMIDT, C. G., H. SCHLIEF u. H. J. HILLENBRAND: Untersuchungen über Arteriosklerose und Endangitis obliterans. Das Verhalten der Cytochromoxydase in der Skeletmuskulatur bei chronischen peripheren Durchblutungsstörungen. Z. ges. exp. Med. 123, 191—200 (1954). VII. Die Aktivität des Succinoxydase- und Cytochromoxydasesystems der Skeletmuskulatur und Arterien bei peripheren Durchblutungsstörungen. Z. ges. exp. Med. 125, 369 (1955). — SCHMIDT, H.: Die essentielle Hypertonie des Lungenkreislaufes und deren Beziehungen zur sogenannten primären Pulmonalsklerose. Arch. Kreisl.-Forsch. 19, 91—177 (1953). — SCHMIDT, M. B.: Über die Schlängelung der Arteria temporalis. Zbl. allg. Path. path. Anat. 30, 49 (1919). — SCHMIDT-THOMÉ, J., u. F. PREDIGER: Untersuchungen über den Blutcholesterinspiegel in den Jahren 1942—1949. Hoppe-Seylers Z. physiol. Chem. 285, 91 (1950). — SCHMIDTMANN: Experimentelle Studien zur Pathogenese der Arteriosklerose. Virchows Arch. path. Anat. 237, 1 (1922). — SCHMIDTMANN u. HUTTICH: Die Bedeutung der

Gefäßwandreaktion für die Arteriosklerose. Virchows Arch. path. Anat. **267**, 601 (1928). — Schmidtmann, M.: Das Vorkommen der Arteriosklerose bei Jugendlichen und seine Bedeutung für die Ätiologie des Leidens. Virchows Arch. path. Anat. **255**, 206 (1925). — Schmitt: The application of newer techniques to the study of blood vessels. Symposium on atherosclerosis — Publ. 338 National Academy of Sciences — National Research Council, Washington, D. C., p. 133, 1954. — Schneyer: Inwieweit ist das Fehlen der Fußpulse pathognomonisch für die Claudicatio intermittens? Dtsch. med. Wschr. **50**, 109 (1924). — Schober, W.: Cerebrale Durchblutungsstörungen im mittleren Lebensalter. Klin. Med. (Wien) **7**, 289 (1952). — Zur Klinik und Therapie cerebraler Sauerstoffmangelschäden. Med. Klin. **49**, 2, 65 (1954). — Schönheimer: Zur Chemie der gesunden und der atherosklerotischen Aorta. Hoppe-Seylers Z. physiol. Chem. **160**, 61 (1926). — Schönheimer and Sperry: A micro-method for the determination of free and combined cholesterol. J. biol. Chem. **106**, 745 (1934). — Schönholzer, G.: Über die Flockung der löslichen Aorteneinweißstoffe durch Ammoniumsulfat unter normalen und pathologischen Bedingungen. I. Mitt. Dtsch. Arch. klin. Med. **186**, 27 (1940). — II. Mitt. Dtsch. Arch. klin. Med. **186**, 40 (1940). — XI. Die experimentelle Arterioskleroseforschung und ihre Ergebnisse für Pathogenese und Klinik. Ergebn. inn. Med. Kinderheilk. **62**, 794 (1942). — Schotz, M. C., and I. H. Page: Hormonal factors in the hyperlipemia induced by protamine. Circulation **16**, 515 (1957). — Schrader: Die Klinik der arteriellen Thrombosen im Beckenbereich. Pathogenese, Untersuchungsmethoden, Diagnostik und Therapie. Berlin-Göttingen-Heidelberg: Springer 1955. — Schrader u. Gadermann: Das klinische Bild des totalen Verschlusses der Aorta abdominalis. Ärztl. Wschr. **8**, 80 (1953). Schroeder, H. A.: Is atherosclerosis a conditioned pyridoxal deficiency? J. chron. Dis. **2**, 28 (1955). — Schroeder, H. A., u. H. W. Ochel: Zur therapeutischen Beeinflussung der Hypercholesterinämie. Dtsch. med. J. **7**, 606 (1956). — Schrötter, v.: Erkrankungen der Gefäße. In Nothnagel, Spezielle Pathologie u. Therapie. Wien 1901. — Schultz: Pathologie der Blutgefäße. Ergebn. allg. Path. path. Anat. **22** (I), 207 (1927). — Schulz, Hugo: Über den Kieselsäuregehalt menschlicher und thierischer Gewebe. Pflügers Arch. ges. Physiol. **84**, 67 (1901). — Schunk u. Cornelius: Morphologische Organerkrankungen auf emotionaler Grundlage im Tierexperiment. Z. ges. exp. Med. **120**, 101 (1952). — Schürmann, P., u. H. E. MacMahon: Die maligne Nephrosklerose, zugleich ein Beitrag zur Frage der Bedeutung der Blutgewebsschranke. Virchows Arch. **291**, 47 (1933). — Schwartz, C. J., and H. R. Gilmore: Effect of atherosclerosis and age upon the serum mucoprotein and hexosamine levels in man. Circulation **18**, 191 (1958). — Schwarz, F.: Langdurige diabetes mellitus. Ned. T. Geneesk. **97**, 89 (1953). — Scrimshaw, N. S., M. Trulson, C. Tejada, M. Hegsted and F. J. Stare: Serum lipoprotein and cholesterol concentrations. Comparison of rural Costa Rican, Guatemalan, and United States populations. Circulation **15**, 805 (1957). — Secrétan: These de Lausanne 1923. — Sée et Lapique: R. v. de la science medic. 1876. Bull. Acad. Med. (Paris) **22**, 328 (1889). — Seel u. Kreuzberg: Experimentelle und klinische Beiträge zur Pharmakologie des Jods. Naunyn-Schmiedeberg's Arch. exp. Path. Pharmak. **161**, 674 (1931). — Seel, H.: Jodtherapie und Joddosis. Eine klinisch-pharmakologische Kritik der Jodtherapie bei Arteriosklerose. Ther. d. Gegenw. 93—99 (1951). — Seemann: Über das Schicksal des ins Blut eingeführten Cholesterin. Beitr. path. Anat. **83**, 705 (1930). — Seliger, H.: Die Bedeutung der Chylomikronen für die Genese der Arteriosklerose und deren Beeinflussung durch Magnesiumoleat. Med. Klin. **47**, 722 (1952). — Experimentelle und klinische Untersuchungen über die Behandlung der Lungentuberkulose mit Hypophysenvorderlappen-Nebennierenrinden-Hormon. Z. Tuberk. **104**, 322 (1954). — Semple, R.: Diabetes und periphere Arterienerkrankungen. Lancet **1953**, 1065. — Senigagliesi, S.: Del trattamiento endoarterioso con penicillina e insulina nell'arterite diabetica. (Nota preventiva.) Folia angiol. (Milano) **1**, 49—60 (1954). — Serre, H., et J. Mirouze: Endartériectomie désoblitérante dans une artérite thrombosante diabétique. Bull. Soc. méd. Hôp. Paris Nr 24, 493 (1950). — Setala, K.: Preliminary observations on the effects of irradiation upon the chylomicrons in human blood. Radiology **50**, 803 (1948). — Shapiro: Relation of certain glands of internet secretion to development of atherosclerosis. Endocrinology **11**, 279 (1927). — Shapiro, S. I., and R. Nomland: Arteriosclerosis obliterans as a cause of ulcers of the leg. Arch. Derm. Syph. (Chicago) **61**, 80 (1950). — Shapiro, W., E. H. Estes jr., and L. Hilderman: Hourly variations in serum total cholesterol in normal males. Circulation **16**, 493 (1957). Shaw, C. R.: Diet and arteriosclerosis. N. Y. St. J. Med. **50**, 1471 (1950). — Sheldon, J. H.: A case of aneurysm of a sinus of valsalva bursting externally. Lancet **1926**, 178. — Sheldon, W. H., S. S. Stevens and W. B. Tucker: The varieties of human physique. New York: Harper & Brothers 1940. — Shepherd, J. T.: The blood flow through the calf after exercise in subjects with arteriosclerosis and claudication. Clin. Sci. **9**, 49—58 (1950). — Sherber, D. A., and M. M. Levites: Hypercholesteremia. Effect on cholesterol metabolism of a polysorbate 80-choline-inositol complex (monichol). J. Amer. med. Ass. **152**, 682 (1933). — Shute, W. E., and E. V. Shute: Alpha tocopherol (Vitamin E) in cardiovascular disease, Toronto 1954. p. 238. — Siedek, H., u. H. Hammerl: Über die Wirkung von Herzextrakten

auf den Fettstoffwechsel im Hinblick auf die Arteriosklerose. Vortr. gehalten am Symposion über Arteriosklerose vom 8.—10. Aug. 1956, veranstaltet von der Schweiz. Akad. der med. Wissenschaften. — Siegmund: Gefäßveränderungen bei chronischer Streptokokkensepsis. (Sepsis lenta.) Zbl. allg. Path. path. Anat. **35**, 276 (1924). — Silbert, S.: Amputation of the lower extremity in diabetes mellitus. A follow-up study of 294 cases. Diabetes **1**, 297 (1952). — Silbert, S., H. I. Lippmann and E. Gordon: Mönckeberg's arteriosclerosis. J. Amer. med. Ass. **151**, 1176 (1953). — Silbert, S., and H. Zazeela: Prognosis in arteriosclerotic peripheral vascular disease. J. Amer. med. Ass. **166**, 1816 (1958). — Silverstein, A.: Occlusive disease of the carotid arteries. Circulation **20**, 4 (1959). — Simarro Puig, J.: Arteriosclerosis cerebral, colesterinemia y tratamiento tiroideo. Estudio estadistico de nuestra casuistica personal. Rev. clin. esp. **52**, 36—40 (1954). — Simms, H. S., Ch. R. Harmison and R. B. Best: Cholesterol and antilipfanogen in arteriosclerosis. J. Geront. **9**, 133 (1954). — Simms, H. S., A. Kellner, F. E. Kendall and J. M. Steele: Aging and atherosclerosis. Bull. N. Y. Acad. Med. **32**, 517 (1956). — Simon, E., u. W. W. Meyer: Das Volumen, die Volumendehnbarkeit und die Drucklängen-Beziehungen des gesamten aortalen Windkessels in Abhängigkeit von Alter, Hochdruck und Arteriosklerose. Klin. Wschr. **1958**, 424. — Simon, E. P., and I. S. Wright: Controlled ergometric studies of effect of heparin on intermittent claudication. J. Amer. med. Ass. **153**, 98 (1953). — Simonton, J. H., and J. W. Gofman: Macrophage migration in experimental atherosclerosis. Circulation **4**, 557 (1951). — Sinapius, D.: Zur Genese atherosklerotischer Frühveränderungen der Aorta. Virchows Arch. path. Anat. **318**, 316 (1950). — Über das Aortenendothel. Virchows Arch. path. Anat. **322**, 662 (1952). — Zur Ätiologie und Pathogenese der Arteriosklerose. Dtsch. Med. Wschr. **79**, 1135 (1954). — Singer, R.: Verlaufsformen arteriosklerotischer Zirkulationsstörungen an den Extremitäten. Wien. klin. Wschr. **65**, 214 (1953). — Siperstein, M. D., I. L. Chaikoff and S. S. Chernick: Significance of endogenous cholesterol in arteriosclerosis; synthesis in arterial tissue. Science **113**, 747—749 (1951). — Siperstein, M. D., C. W. Nichols and I. L. Chaikoff: Effects of ferric chlorids and bile on plasma cholesterol and atherosclerosis in the cholesterol-fed bird. Science **117**, 386 (1953). — Prevention of plasma cholesterol elevation and atheromatosis in the cholesterol-fed bird by administration of Dihydrocholesterol. Circulation **7**, 1 (1953). — Slavich, E.: L'arteriosclerosi nei suoi aspetti eziopatogenetici sociali e profilattici. Rass. giul. Med. **10**, 170 (1954). — Smith, D. E., H. M. Odel and J. W. Kernohan: Causes of death in hypertension. Amer. J. Med. **9**, 516 (1950). — Smith, R. G., M. Gullickson and D. A. Campbell: Some limitations of lumbar sympathectomy in arteriosclerosis obliterans. Early results in one hundred consecutive cases. Arch. Surg. (Chicago) **64**, 103 (1952). — Snapper, I.: Chinese lessons to western Medicine: A contribution to geographical medicine from the clinics of Peiping Union Medical College. New York: Interscience Publ. 1941. — Sobanski, A.: Dyslipidaemia and dysproteinaemia in arteriosclerosis. Pol. Tyg. lek. **12**, 1144 (1957). — Sobel, H., and L. M. Morison: The action of saponin upon serum from atherosclerotic and nonatherosclerotic individuals. Proc. of the Amer. Soc. for the study of arteriosclerosis. Circulation **2**, 480 (1950). — Soffer, A., and M. Murray: Prolonged observation of the cardiovascular status in essential hyperlipemia. With special reference to serum lipid response to heparin. Circulation **10**, 255 (1954). — Sohma, M.: Über die Histologie der Ovarialgefäße in den verschiedenen Lebensaltern, mit besonderer Berücksichtigung der Menstruations- und Ovulationssklerose. Arch. Gynäk. **84**, 377 (1908). — Solez, C.: Premature vascular degeneration in diabetes mellitus: pathogenesis and relation to aging. J. Amer. Geriat. Soc. **3**, 804 (1955). — Ref. Circulation **14**, 473 (1956). — Solignac, H.: Héparine et athéro-sclérose. France méd. **16**, 21—25 (1953). — Soulier, J. P., and D. Alagille: Étude des lipoprotéines dans l'athéro-sclérose humaine et expérimentale, par l'électrophorèse et les réactions non spécifiques des protéines. Effet de l'héparine. Sem. Hôp. Paris **29**, 3171 (1953). — Spain, D. M., V. A. Bradress and G. Huss: Observations on atherosclerosis of the coronary arteries in males under the age of 46: A necropsy study with special reference to somatotypes. Ann. intern. Med. **38**, 254 (1953). — Spain, M. D., I. J. Greenblatt, I. Snapper and Th. Cohn: The degree of coronary and aortic atherosclerosis in necropsied cases of multiple myeloma. Amer. J. med. Sci. **231**, 2, 165 (1956). — Spitzer, J. J.: Comparison of the lipemia clearing and anticoagulant activities of heparin. Amer. J. Phvsiol. **177**, 337 (1954). — Springorum: Arterienschlängelung und Arteriosklerose. Untersuchungen an der Arteria lienalis. Virchows Arch. path. Anat. **290**, 733 (1933). — Staemmler, M.: Z. ärztl. Fortbild. **20** (1923). — Beitr. path. Anat. **71** (1923). — Dtsch. med. Wschr. **58**, 1960 (1932). — Virchows Arch. path. Anat. **295**, 366 (1935); Klin. Wschr. **15**, 1579 (1936); Münch. med. Wschr. **83**, 658 (1936). — Virchows Arch. path. Anat. **254**, 304 (1923) (Arteriolen b. Kryptorch.); Z. menschl. Vererb.- u. Konstit.-Lehre **26**, 449 (1943). — Z. ges. Neurol. Psychiat. **164**, 179 (1939) (Rückenmarksart.). — Klin. Wschr. **1937 II**, 1669 u. Münch. med. Wschr. **1938**, 1170 u. Arch. Kreisl.-Forsch. **3**, 125 (1938); **17**, 264 (1951) (Pulmonalskler.). — In Kaufmann, Lehrbuch der speziellen pathologischen Anatomie, 11. u. 12. Aufl. Berlin 1955. — Die pathologisch-anatomischen Grundlagen der peripheren Durchblutungsstörungen. Regensb. Jb. ärztl.

Fortbild. 3, 455 (1954). — STAFFIERI, D.: Arteriosklerose und Diabetes. Sem. Hôp. Paris 28, 2357 (1952). — STAMBUL, J.: Atherosclerosis: Interpretation of its mechanisms and new approach to prevention and treatment. J. A. Einstein med. Cent. 3, 149 (1955). — STAMLER, J., and L. N. KATZ: The effect of salt-induced hypertension on spontaneous atherosclerosis in the chick. Proc. of the Amer. Soc. for the study of arteriosclerosis. Circulation 2, 468 (1950). — The effect of desoxycorticosterone on cholesterol metabolism and atherosclerosis in the chick. Proc. of the Amer. Soc. for the study of arteriosclerosis. Circulation 2, 480 (1950). — The effect of pancreatectomy on lipemia, tissue lipidosis and atherogenesis in chicks. Circulation 4, 255 (1951). — Production of experimental cholesterol-induced atherosclerosis in chicks with minimal hypercholesterolemia and organ lipidosis. Circulation 2, 705—713 (1950). — STAMLER, J., R. PICK and L. N. KATZ: Effects of desoxycorticosterone acetate on cholesterolemia, blood pressure and atherogenesis in chicks. Circulation 4, 262 (1951). — Prevention of coronary atherosclerosis by estrogen-androgen administration in the cholesterol-fed chick. Circulat. Res. 1, 94 (1953). — Effects of cortisone, hydrocortisone and corticotropin on lipemia, glycemia and atherogenesis in cholesterol-fed chicks. Circulation 10, 237 (1954). — Effects of oleic acid on plasma lipids and atherogenesis in cholesterol-fed cockerels. Circulation 16, 483 (1957). Effects of heparin and dicumarol on atherogenesis in cholesterol-fed cockerels. Circulation 16, 515 (1957). — STEFANICS, J., S. PAPP, P. GÖRGÖ u. L. RÁNKY: Zur Frage der medikamentösen Vasodilatation bei der obliterierenden Arteriosklerose der unteren Extremität. Zbl. Chir. 81, 151 (1956). — STEINBERG, CH. L., and A. I. ROODENBURG: Advanced atherosclerosis of the abdominal aorta. Case report of a 38-year-old male. Geriatrics 7, 337—340 (1952). — STEINER, A., and B. DOMANSKI: Effect of feeding of "soya lecithin" on serum cholesterol level of man. Amer. J. med. Sci. 201, 820 (1941). — Serum cholesterol and atherosclerosis in chronic glomerulonephritis. Amer. J. med. Sci. 204, 79 (1942). — STEINER, A., and F. E. KENDALL: Atherosclerosis and arteriosclerosis in dogs following ingestion of cholesterol and thiouracil. Arch. Path. (Chicago) 42, 433 (1946). — STEINER, A., F. E. KENDALL and M. BEVANS: Production of arteriosclerosis in dogs by cholesterol and thiouracil feeding. Amer. Heart J. 38, 34—42 (1949). — STEINER, A., E. KENDALL and MATHERS: The abnormal serum lipid pattern in patients with coronary arteriosclerosis. Circulation 5, 605 (1952). — STEINER, A., A. VARSON and D. RUDMAN: Effect of a formula diet containing various vegetable oils upon the serum lipids of human subjects. Circulation 16, 495 (1957). — STEINER, P. E.: Necropsies on okinawans — anatomic and pathologic observations. Arch. Path. (Chicago) 42, 359 (1946). — STERNBERG, J., and P. DAVID: Electrophoretic studies in acute and chronic coronary diseases. Circulation 16, 515 (1957). — STEWART, I. McD. G.: Coronary disease and modern stress. Lancet 1950, 867. — STEWART, J. W., and E. D. ACHESON: Atherosclerosis in a haemophiliac. Lancet 1957, 1121. — STIEGLITZ: Geriatric Medicine, 2. Aufl. Philadelphia and London 1949. — STOLINSKY, A.: The enigma of arteriosclerosis; a short summary of the literature. Med. Rec. (N. Y.) 163, 127 (1950). — STREHLER, E., and H. MEYER: Die Plasma-Cholinesterase bei Gesunden und Kranken. Helv. med. Acta 19, 555 (1952). — STROM, A.: Examination into diet of norwegian families during the war-years 1942—1945. Acta med. scand. Suppl. 214, 131, 1 (1948). — STROM, A., and R. A. JENSEN: Mortality from circulatory diseases in norway 1940 to 1945. Lancet 1951, 126. — STRONG, J. P., H. C. MCGILL jr., C. TEJADA and R. L. HOLMAN: The natural history of atherosclerosis. Comparison of the early aortic lesions in New Orleans. Guatemala and Costa Rica. Amer. J. Path. 34, 731 (1958). — STUDER, A.: Probleme der Arterioskleroseforschung. Praxis 44, 425 (1955). — STUMPF, H. H., and S. L. WILENS: Inhibitory effect of cortisone hyperlipemia on arterial lipid deposition in cholesterol-fed rabbits. Proc. Soc. exp. Biol. (N. Y.) 86, 219 (1954). — SUAREZ, I. D.: Tratamientos medicos y quirurgicos de la arterioesclerosis obliterante. Bol. Soc. argent. Cirujanos 14, 380 (1953). — SUBIRANA, A.: Le lobe temporal en O.N.O.; les lésions vasculaires. Rev. Oto-neuro., 22, 369 (1950). — SUMAROKOFF, A.V.: Stenosing arteriosclerosis of the renal arteries. Sovetsk. med. 11, 29 (1952). SURGENOR: Extracellular lipoproteins. Symposium on atherosclerosis — Publ. 338 National Academy of Sciences — National Research Council, Washington, D. C., p. 204, 1954. — SVEDBERG, T., u. K. O. PEDERSEN: Die Ultrazentrifuge. Dresden u. Leipzig 1940. — SWAHN, B.: Method for localization and determination of serum lipids after electrophoretical separation on filter paper. Scand. J. clin. Lab. Invest. 4, 98 (1952). — SWANK: Effect of high fat feedings on viscosity of the blood. Science 120, 427 (1954). — SYLLM-RAPAPORT u. I. STRASSBURGER: Herz-Gefäß- und Nierenverkalkung bei experimentellem Magnesiummangel. Klin. Wschr. 34, 762 (1956).

TAKATS, DE: Revascularization of the arteriosclerotic extremity. Arch. Surg. (Chicago) 70, 5 (1955). — TAKAYASU: Arch. Augenheilk. 43, 154 (1901). — TATARSKII, V. V., u. V. D. ZINSERLING: O vliianii tireoidina na obratnoe razvitie eksperimental'nogo ateroskleroza u krolika. Arkh. Pat. (Mosk.) 12, 44 (1950). — TAYLOR: The reaction of arteries to injury by physical agents — with a discussion of arterial repair and its relationship to atherosclerosis. Symposium on atherosclerosis — Publ. 338 National Academy of Sciences — National Research Council, Washington D.C., p. 74, 1954. — TAYLOR, C. B., and R. G. GOULD: Effect

of dietary cholesterol on rate of cholesterol synthesis in the intact animal measured by means of radioactive carbon. Proc. of the Amer. Soc. for the study of arteriosclerosis. Circulation 2, 467 (1950). — TAYLOR, E. H.: The rôle of mucopolysaccharides in the pathogenesis of intimal fibrosis and atherosclerosis of the human aorta. Amer. J. Path. 29, 871—883 (1953). — TEJADA, C., and I. GORE: Comparison of atherosclerosis in Guatemala city and New Orleans. Amer. J. Path. 33, 887 (1957). — TELKKÄ, A., J. LATVALAHTI and P. I. HALONEN: Aortic calcification in a young woman. Ann. Med. intern. Fenn. 41, 134—140 (1952). — TERBRÜGGEN, A.: Zur pathologischen Anatomie der arteriellen Gefäßerkrankungen. Regensb. Jb. ärztl. Fortbild. 2, 90 (1951). — TEXTER jr., E. C., W. REDISCH, E. SHECKMAN, S. FERGUSON, J. M. STEELE and L. SASLAW: Evaluation of vasodilator drugs in four patients with arteriosclerosis obliterans. Amer. J. med. Sci. 224, 408 (1952). — THANNHAUSER, S. J.: Serum lipids and their value in diagnosis. New Engl. J. Med. 237, 515, 546 (1947). — Lipidoses. Diseases of the cellular lipid metabolism, 2nd edit., p. 11. New York: Oxford University Press 1950. — The significance of cholesterol in the pathogenesis of vascular lesions. A discussion of the intracellular accumulation of cholesterol in the intima and of the extracellular precipitation of cholesterol in the arterial tissue. New Engl. J. Med. 246, 695 (1952). — THATCHER, L.: Hypervitaminosis D. Lancet 1936, 20. — THIERSCH: Beitrag zur Pathologie der Arteria lienalis. Beitr. path. Anat. 96, 147 (1935). — THIESSENHUSEN: Über die Arteriosklerose der Zungenarterien. Virchows Arch. path. Anat. 294, 32 (1935). — THOMA: Über die Elastizität der Arterien und die Angiomalacie. Virchows Arch. path. Anat. 236, 243 (1922). — Experimentelle und klinische Beobachtungen zur Kieselsäuretherapie bei akuten und chronischen Infektionskrankheiten. Münch. med. Wschr. 69, 1603 (1922). — THOMAS, W. A.: Health of a carnivorous man: Study of the Eskimo. J. Amer. med. Ass. 88, 1559 (1927). — THOMPSON, C. E., F. J. STAACK, J. C. KING and L. ROBERTSON: A comparative study of serum cholesterol levels in the executive and working groups. Industr. Med. Surg. 26, 471 (1957). — THOMPSON, J. E., and R. H. SMITHWICK: Human hypertension due to unilateral renal disease with special reference to renal artery lesions. Angiology 3, 493 (1952). — THURNHERR: Klinische Erfahrungen in der Therapie der Arteriosklerose. Ein Beitrag zur Objektivierung der Arteriosklerose-Therapie. Vortr. auf dem Dtsch. Therapie-Kongr., Karlsruhe 2.—8. 9. 1956. — THURNHERR, A., u. J. KOCH: Gefäßelastizitätsbestimmung und Enzymtherapie der Arteriosklerose. Helv. med. Acta 24, 342 (1957). — THURNHERR, A., u. W. NIEDERBERGER: Neuere Auffassungen über Ätiologie und Therapie der Atherosklerose unter besonderer Berücksichtigung von Heparin. Schweiz. med. Wschr. 84, 285 (1954). — TIXIER, L., et P. OUDOT: Cholestérol et pouvoir cholestérolytique dans la pathologie vasculaire. Médications. Cholestérol. et Nutr. 1952, 239—242. — TOBIAN, L.: Hypertension and atherosclerosis. Minn. Med. 38, 784 (1955). — TOOR, M., A. KATCHALSKY, J. AGMON and D. ALLALOUF: Serum lipids and atherosclerosis among Yemenite immigrants in Israel. Lancet 1957, No 6982, 1270. — TOTTEN: Peripheral arteriosclerosis. Clinical and arteriographic evaluation with reference to conservative surgical treatment. Angiology 5, 355 (1954). — TRENCKMANN, H.: Idiopathische Hyperlipidämie mit coronaren und peripheren Durchblutungsstörungen. Ärztl. Wschr. 11, 423 (1956). — TRUEHEART, R. E., M. STUMPE and G. M. HASS: Experimental arteriosclerosis due to combinations of hypercholesterolemia and hypervitaminosis D. Circulation 14, 1009 (1956). — TSCHIMAKADSE, G. N.: Therapie der experimentellen Atherosklerose mit Histidin. Phamarkologie u. Toxikologie (russ.) 17, 3, 11 (1954). — TUCKER, R. G., and A. KEYS: Concentration of serum protein-bound iodine in normal men. J. clin. Invest. 30, 869 (1951). — TURNER, K. B.: Studies on prevention of cholesterol atherosclerosis in rabbits. J. exp. Med. 58, 915 (1933). — TUTTLE, E.: Dietary cholesterol and atherosclerosis. Geriatrics 7, 37—41 (1952).

VARTEINEN, J., and KANERVA: Arteriosclerosis and wartime. Ann. med. intern. Fenn. 36, 748 (1947). — VAUBEL, E.: Die Eiweißüberempfindlichkeit (Gewebshyperergie) des Bindegewebes; experimentelle Untersuchungen zur Erzeugung des rheumatischen Gewebsschadens im Herzen und in den Gelenken. Beitr. path. Anat. 89, 373 (1932). — VERSÉ: Über den Cholesterinstoffwechsel. (Morphologischer Teil.) Zbl. allg. Path. path. Anat. 36, 214 (1925). — VIGLIANI, E. C., e C. L. CAZZULLO: Alterazioni del sistema nervoso centrale di origine vascolare nel solfocarbonismo. Med. d. Lavoro 41, Nr 2 (1950). — VIRCHOW, R.: Die Cellularpathologie in ihrer Begründung auf physiologische und pathologische Gewebslehre. Berlin: August Hirschwald 1858. — Akute Entzündung der Arterien. Gesammelte Abh., S. 395 u. 492. — VOGELIUS, H., and P. BECHGAARD: The ophthalmoscopical appearance of the fundus oculi in elderly persons with arteriosclerosis and normal blood pressures. Brit. J. Ophthal. 34, 440 (1950). — VOIGT, K. D., u. E. A. SCHRADER: Papierelektrophoretische und arteriographische Untersuchungen bei arteriosklerotischen und endangitischen arteriellen Gefäßverschlüssen. Z. Kreisl.-Forsch. 43, 2 (1954). — Untersuchungen über das Verhalten der Lipo- und Glykoproteide bei arteriographisch gesicherten Arteriosklerosen. Klin. Wschr. 33, 465 (1955). — VULTERINI, S.: Il ruolo dei fosfolipidi e delle proteine de siero nell'aterosclerosi. Progr. med. (Napoli) 9, 617 (1953).

WACKER u. HUECK: Über experimentelle Arteriosklerose und Cholesterinämie. Münch. med. Wschr. **1913**, 2097. — WAGNER, H.: Vigantolvergiftung beim Erwachsenen. Virchows Arch. path. Anat. **316**, 666 (1949). — Clinical implications of recent experimental trends in atherosclerosis. Quart. Bull. Northw. Univ. med. School **29**, 244 (1955). — WAIFE, S. O.: Recent advances in the study of arteriosclerosis. Ann. intern. Med. **30**, 635—645 (1949). — WAKERLIN, G. E.: Recent advances in the pathogenesis and treatment of atherosclerosis. (Review.) Ann. intern. Med. **37**, 313 (1952). — WALKER and ARVIDSSON: Fat intake, serum cholesterol concentration, and atherosclerosis in the South African Bantu. Part I. Low fat intake and the age trend of serum cholesterol concentration in the South African Bantu. J. clin. Invest. **33**, 1358 (1954). — WALKER, W. J., E. Y. LAWRY, D. E. LOVE, G. V. MANN, S. A. LEVINE and F. J. STARE: Effect of weight reduction and caloric balance on serum lipoprotein and cholesterol levels. Amer. J. Med. **14**, 654 (1953). — WALKER, W. J., N. WEINER and L. J. MILCH: Differential effect of dietary fat and weight reduction on serum levels of β-lipoproteins. Circulation 1012 (1956). — WANG, CH.-I., L. E. SCHAEFER and D. ADLERSBERG: Tissue permeability — a factor in atherogenesis. Studies with cortisone and hyaluronidase. Circulat. Res. **3**, 293 (1955). — WARBURG: Über den Stoffwechsel der Tumoren. Berlin 1926. — WARREN, S.: The pathology of diabetes mellitus, 2. edit. Philadelphia: Lea and Febiger 1938. — WARREN, S., and P. LE COMPTE: The pathology of diabetes mellitus, 3. edit. Philadelphia: Lea and Febiger 1952. — WARTMAN, W. B.: Hemorrhage into the arterial wall as a cause of peripheral vascular disease. Amer. Heart J. **39**, 79 (1950). — WATERS: The reaction of the artery wall to hypertension and to hypervolemia. Symposium on atherosclerosis — Publ. 338 National Academy of Sciences — National Research Council, Washington, D. C., p. 112, 1954. — The reaction of the artery wall to injury by chemicals or infection. Symposium on atherosclerosis — Publ. 338 National Academy of Sciences — National Research Council, Washington D. C., p. 91, 1954. — WATKIN, D. M.,E. Y. LAWRY, G. V. MANN and M. HALPERIN: A study of serum beta lipoprotein and total cholesterol variability and its relation to age and serum level in adult human subjects. J. clin. Invest. **33**, 874 (1954). — WEBER: Über multiple Hautgangrän auf dem Boden vaskulärer Erkrankungen. Derm. Wschr. **132**, 913 (1955). — WEBER, G., and G. CAMAGNI: Frequency and entity of aortic atherosclerosis in chronic and acute endocarditis; inflammatory genesis of the atherosclerotic process). Arch. De Vecchi Anat. pat. **14**, 45 (1950). — WEENS, H. S., and C. A. MARIN: Infantile arteriosclerosis. Radiology **67**, 168 (1956). — Circulation **15**, 936 (1957). — WEINROTH, L. A., and J. HERZSTEIN: Relation of tobacco smoking to arteriosclerosis obliterans in diabetes mellitus. J. Amer. med. Ass. **131**, 205 (1946). — WEISS and MINOT: Nutrition in relation to arteriosclerosis. In COWDRY: Arteriosclerosis, p. 153. New York: MacMillan 1933. — WEITZ, W.: Über die Erblichkeit der Herz-Gefäß- und Nierenkrankheiten. Dtsch. med. Wschr. **1934 II**, 1280. — WEITZEL, G., H. SCHÖN u. F. GEY: Anti-atherosklerotische Wirkung fettlöslicher Vitamine. Klin. Wschr. **33**, 772 (1955). — WELLMAN, W. E., and J. E. EDWARDS: Thickness of the media of the thoracic aorta in relation to age. Arch. Path. (Chicago) **50**, 183—188 (1950). — WELLS: The chemistry of arteriosclerosis. Brit. med. J. **1906**, 1767. — WELLS, J. S., and P. BROWN: Cor pulmonale resulting from pulmonary arteriolosclerosis. Report of a case. Amer. J. Roentgenol. **66**, 894—899 (1951). — WELTMANN: Zur klinischen Bedeutung des Cholesterinnachweises im Blutserum. Wien. klin. Wschr. **26**, 874 (1913). — WENDLAND, J. P.: The relationship of retinal and renal arteriosclerosis in living patients with essential hypertension. Amer. J. Ophthal. **35**, 1748 (1952). — WESSLER, ST.: Intermittent claudication. Circulation **11**, 806 (1955). — WESSLER, ST., and N. R. SILBERG: Studies in peripheral arterial occlusive disease. II. Clinical findings in patients with advanced arterial obstruction and gangrene. Circulation **7**, 810 (1953). — WESSLER, ST., M. J. SCHLESINGER and M. SPILBERG: Studies in peripheral arterial occlusive disease. I. Methods and pathologic findings in amputated limbs. Circulation **7**, 641 (1953). — WESTENHOEFFER: Bericht über die Tätigkeit des pathologisch-anatomischen Instituts der Universität Santiago de Chile in den Jahren 1908 und 1909. Berl. klin. Wschr. 48, 1259 (1911). — WEXLER, B. C., and B. F. MILLER: Production of arteriosclerosis in the rat by ACTH. Circulation **16**, 498 (1957). — WHITE, P.: Diabetes in children. Bull. N.Y. Acad. Med. **10**, 347 (1934). — WHITE, P., and WASKOW: Arteriosclerosis in childhood diabetes. Sth. med. J. (Bgham, Ala.) **41**, 561 (1948). — WIEDMANN, A., W. LINDEMAYR u. B. WATSCHINGER: Über Arteriosklerose der Haut. II. Veränderungen der Hautarteriolen beim renalen Drosselungshochdruck der Ratte. Arch. Kreisl.-Forsch. **17**, 11 (1951). — WIJK, VAN: Treatment of peripheral vascular diseases with cyclospasmol. Angiology **4**, 103 (1953). — WILENS, S. L.: Bearing of general nutritional state on atherosclerosis. Arch. intern. Med. **79**, 129 (1947). — WILENS and MCCLUSKEY: The permeability of exised arteries and other tissues to serum lipid. Circulat. Res. **2**, 175 (1954). — WILKINSON jr., C. F.: Brief survey of arteriosclerosis. GP **1**, 49 (1950). — Fat metabolism and arteriosclerosis. J. med. Ass. Ga **40**, 279 (1951). — WILLINGE-WITTERMANS, A.: Die Medikation gegen Dementia arteriosclerotica. Freie Arzt 10/12 (1954). — WILLIS, G. C.: The reversibility of atherosclerosis. Canad. med. Ass. J. **77**, 106 (1957). — WINDAUS, A.:

Hoppe-Seylers Z. physiol. Chem. 67, 174 (1910). — WIND, L. T. DE, G. D. MICHAELS and L. W. KINSELL: Lipid studies in patients with advanced diabetic atherosclerosis. Ann. intern. Med. 37, 344 (1952). — WINDESHEIM, J. H., G. M. ROTH and R. W. GIFFORD jr.: The use of hexamethonium in treatment of arteriosclerosis obliterans. Circulation 11, 604 (1955). — WINTER: Rheumatische Erkrankungen des Gefäßsystems und Atherosklerose. Beitr. path. Anat. 108, 35 (1943). — WINTERNITZ, M. C., R. M. THOMAS and P. M. LECOMPTE: Studies in pathology of vascular disease. Amer. Heart J. 14, 399 (1937). — WOLDOW, A., J. E. CHAPMAN and J. M. EVANS: Fat tolerance in subjects with atherosclerosis: heparin effects upon lipemia, lipoproteins and gamma globulin. Amer. Heart J. 47, 568 (1954). — WOLFFE, J. B.: Studies in clinical atheromatosis. IV. Important roentgenologic signs. Proc. of the Amer. Soc. for the study of arteriosclerosis. Circulation 2, 476 (1950). — Atherosclerosis. (A review of its complications and management.) Geriatrics 9, 211 (1954). — Continued vigorous physical activity as a possible factor in the prevention of atherosclerosis. Circulation 16, 517 (1957). — WOLFFE, J. B., N. W. BARKER, A. C. CORCORAN, G. L. DUFF and A. B. SPRAGUE: Rep. of Committee on nomenclature of the Amer. Soc. for the study of arteriosclerosis. Tentative classification of arteriopathies. Circulation 12, 1065 (1955). — WOLFFE, J. B., J. B. MUNCH, H. V. RABINOWITZ and V. A. DIGILIO: Desymatone — a fraction of insulin-free pancreatic extract. J. physiol. USSR. 21, 226 (1935). — WOLKOWA, K. G.: Gegenwärtiger Stand der Pathogenese der Atherosklerose. Klin. Med. 3, 17 (1953). — WOLLHEIM, E.: Alterserscheinungen an Herz und Kreislauf und ihre Behandlung. Regensburg. Jb. ärztl. Fortbild. 4 (1954/55). — WOLTMAN, H. W., and R. M. WILDER: Diabetes mellitus. Pathological changes in the spinal cord and peripheral nerves. Arch. intern. Med. 44, 576 (1929). — WOODHALL, J. P., and O. H. CREECH: Prophylactic lumbar sympathectomy in arteriosclerotic peripheral vascular disease. Amer. Surg. 17, 649 (1951). — WOODRUFF, G. H.: Cardiovascular epistaxis and the naso-nasopharyngeal plexus. Laryngoscope (St. Louis) 59, 1238 (1949). — WRIGHT, J. S.: Vascular diseases in clinical practice. Chicago: Year Book Publ. 1948. — WRIGHT, J. S., E. MCDEVITT and W. T. FOLEY: Diagnosis and modern treatment of cerebral vascular disease. A.M.A. Arch. internat. Med. 96, 552 (1955). — WUEST jr., J. H., TH. J. DRY and J. E. EDWARDS: The degree of coronary atherosclerosis in bilateral oophorectomized women. Circulation 7, 801 (1953). — WYLIE, E. J.: Thromboendarterectomy for arteriosclerotic thrombosis of major arteries. Surgery 32, 275 (1952). — WYLIE, E. J., and R. E. GARDNER: Peripheral arteriosclerosis (present concepts of management). Calif. Med. 79, 346 (1953). — WYLIE, E. J., and J. S. MCGUINNESS: The recognition and treatment of arteriosclerotic stenosis of major arteries. Surg. Gynec. Obstet. 97, 425 (1953).

YACOWITZ, S. G. KAHN, S. WIND and B. AMREIN: Hypercholesterolemia of starvation as related to changes in plasma volume. Circulation 16, 485 (1957). — YATER, W. M., A. H. TRAUM, W. G. BROWN, R. P. FITZGERALD, M. A. GEISLER and B. B. WILCOX: Coronary artery disease in men eighteen to thirty-nine years of age. Amer. Heart J. 36, 334, 481, 683 (1948). — YEAGER, COWLEY and CURTIS: Lumbar sympathectomy in organic peripheral vascular disease. Amer. Surg. 21, 233 (1955). — YUILE: Obstructive lesions of main renal artery in relation to hypertension. Amer. J. med. Sci. 207, 394 (1944).

ZAK, F. G., and K. ELIAS: Embolization with material from atheromata. Amer. J. med. Sci. 218, 510 (1949). — ZANNINI, G.: Considerazioni sulla arteriosclerosi periferica e sul suo trattamento. Folia angiol. (Milano) 1, 97—121 (1954). — ZELLWEGER, H., u. W. H. ADOLPH: Vitamine und Vitaminkrankheiten. In Handbuch der inneren Medizin, Bd. VI/2, S. 734—736. ZEMAN, W., u. H. FINKEMEYER: Erfahrungen mit Hydergin bei der Behandlung arteriosklerotisch bedingter Durchblutungsstörungen. Dtsch. med. Wschr. 76, 1207 (1951). — ZEMAN, W., and H. LÜSSENHOP: Über die Wirksamkeit des Vasculat bei arteriosklerotisch bedingten Durchblutungsstörungen der Beine. Med. Klin. 46, 1366 (1951). — ZIEGLER: Über die Wirkung i.v. Adrenalininjektionen auf das Gefäßsystem und ihre Beziehung zur Arteriosklerose. Beitr. path. Anat. 38, 229 (1905). — ZIEGLER, E.: Neuere Ergebnisse über die Regulation des Kohlehydratstoffwechsels. Mat. Med. Nordm. H. VI/8, 285 u. H. VII, 223 (1955). — ZIEGLER, K.: Über die Wirkung intravenöser Adrenalininjektion auf das Gefäßsystem und ihre Beziehung zur Arteriosklerose. Beitr. path. Anat. 38, 229 (1905). — ZILVERSMIT, D. B., M. L. SHORE and R. F. ACKERMAN: The origin of aortic phospholipid in rabbit atheromatosis. Circulation 9, 581 (1954). — ZEMAN, F. D., and M. SCHENK: The clinical diagnosis of arteriosclerosis in the aged, with particular reference to interpretation of roentgen findings. Amer. J. Roentgenol. 66, 73 (1951). — ZILVERSMIT, D. B.: Current concepts of lipide metabolism. Amer. J. Med. 23, 120 (1957). — ZIMMER: Silicium als Reizmittel. Münch. med. Wschr. 70, 233 (1923). — ZINK: Pathologische Histologie des Kreislaufs nach Verbrennungen. Verh. dtsch. Ges. Kreisl.-Forsch. 11, 203 (1938). — ZINN, W. J., and G. C. GRIFFITH: A study of serum fat globules in atherosclerotic and non-atherosclerotic male subjects. Amer. J. med. Sci. 220, 597 (1950). — ZINNITZ, F., u. H. ENZINGER: Zum Wirkungsmechanismus der Cholinesterase und seiner Anwendung bei der Cholinesterase-Therapie.

Münch. med. Wschr. **92**, 1170 (1950). — Zinsser, H. H., J. Leonard, H. Edmondson and R. Baker: Correlation of mechanical, X-ray diffraction and electron microscope properties of the aging aorta. Western Soc. for Clinical Res. — Abstr. of Papers Presented at the Seventh Ann. Meeting, Portland. Oregon, January 29 and 30, 1954. — Zinserling: Über die pathologischen Veränderungen der Aorta beim Pferde in Verbindung mit der Lehre der Atherosklerose beim Menschen. Virchows Arch. path. Anat. **213**, 23 (1913). — Über die Verfettung der Thromben des Herzens und der Aorta. Virchows Arch. path. Anat. **258**, 165 (1925).

c) Arterielle Aneurysmen.

Abbott, M. E.: On the relative incidence and clinical significance of a congenitally bicuspid aortic valve. In: Contributions to the Medical Sciences in Honor of Dr. Emanuel Libman, pp. 1—28. New York: International press **1932**. — Abbott, O. A.: Clinical experiences with the application of polythene cellophane upon aneurysms of the thoracic vessels. J. throac. Surg. **18**, 435 (1949). — Abel, M. S., and C. C. Cutting: Angiography: representative case reports of patent ductus arteriosus, cerebral aneurysm and cerebral vascular tumor. Permanente Fdn. med. Bull. **8**, 87 (1950). — Abeshouse, B. S.: Aneurysm of the renal artery; report of two cases and review of the literature. Urol. cutan. Rev. **55**, 451 (1951). — Ada, A. E. W., and J. P. West: Excision of aortic aneurysms with restoration of circulation by aortorrhaphy or arterial graft. Ann. Surg. **143**, 57 (1956). — Ref. Circulation **15**, 310 (1957). — Adorni, Cipolla y Adorni: Doble aneurisma de la arteria pulmonar. Rev. Fac. Cienc. med. B. Aires **1**, 47 (1954). — Agostoni, G.: Anevrysmes de l'aorte thoracique et traumatisme. La région de l'istheme aortique: "Locus minoris resistentiae". Arch. Mal Coeur **46**, 550 (1953). — Albrecht, H. U.: Zur Röntgendiagnostik der Aneurysmen der Sinus Valsalvae der Aorta. Fortschr. Röntgenstr. **53**, 218 (1937). — Alexander, J., and F. X. Byron: Aortectomy for thoracic aneurysm, Univ. hospit. Bull. Ann Arbor **9**, 101 (1943). — Allan, W. B., and J. P. McCracken: Aneurysm of the pulmonary arteries. Amer. J. Syph. **24**, 563 (1940). — Allen, Barker and Hines: Peripheral vascular diseases. Philadelphia u. London: W. B. Saunders Company 1955. — Almeida Prado, A. de: Aneurysm of the ascending aorta and the right flexure. Pren. méd. argent. **37**, 2093 (1950). — Aneurysms of the intrapericardial ascending aorta. Pren. méd. argent. **37**, 2313 (1950). — Alpers, B. J.: Diagnosis and treatment of cerebral aneurysm. Postgrad. Med. **7**, 410 (1950). — Alslev, J.: Über das klinische Bild des Aneurysma dissecans aortae. Dtsch. med. Wschr. **1949**, 1422 bis 1425. — Álvarez, R., y L. G. Mosca: El enfisema retroperitoneal; diagnóstico del aneurisma de aorta abdominal y del quiste seroso del rinon. Pren. méd. argent. **37**, 779 (1950). — El enfisema retroperitoneal: diagnóstico del aneurisma de aorta abdominal y del quiste seroso de rinón. Clín. J. Lab. **49**, 330 (1950). — Amromin, G. D., J. G. Schlichter and A. J. L. Solway: Medionecrosis of aorta. Arch. Path. (Chicago) **46**, 380 (1948). — Anders, H. E.: Aussprache zu H. Spatz. Z. Neur. **167**, 351 (1939). — Anders, H. E., u. W. J. Eicke: Über Veränderungen an Gehirngefäßen bei Hypertonie. Z. Neur. **167**, 562 (1939). — Die Gehirngefäße beim Hochdruck. Arch. Psychiat. Nervenkr. **112**, 1 (1940). — Anderson, E. G.: Massive aortic dissection (dissecting aneurysm) associated with pregnancy and hypertension). Amer. J. Obstet. Gynec. **57**, 793 (1949). — Angervall, G.: Aneurysma dissecans aortae. Nord. Med. **1949**, 456—458 u. engl. Zus.fass. 458. [Schwedisch.] — Arrillaga, F. C.: Sclérose de l'artère pulmonaire (cardiaques noirs). Bull. Mém. Soc. méd. Hôp. Paris **1**, 292 (1924). — Ascroft, B. P.: A case of blindness due to aneurysm of the anterior cerebral artery. Arch. Midd. Hosp. **1**, 92 (1951). — d'Aubigné, M.: Quatre cas d'anévrismes traumatiques de la racine des membres traités par opération conservatrice. Mém. Acad. Chir. **73**, 375 (1947). — Auerbach, Oscar: Pathology and pathogenesis of pulmonary arterial aneurysm in tuberculous cavities. Amer. Rev. Tuberc. **39**, 99 (1939). — Aurig, G., u. H. Radke: Die Bedeutung der Aortographie für die Diagnostik der abdominalen Aortenaneurysmen. Fortschr. Röntgenstr. **84**, 661 (1956). — Aurig, G., u. H.-J. Süsse: Das Aneurysma der Aorta thoracica und seine Darstellungsmöglichkeiten. Fortschr. Röntgenstr. **79**, 650 (1953). — Autzis, E., J. Dunn and A. J. Schilero: Rupture of abdominal aneurysm into the gastrointestinal tract. Amer. J. Med. **11**, 531 (1951).

Babes, V.: Über die pathologische Bedeutung der Anwesenheit von nur zwei Aortenklappen. Virchows Arch. path. Anat. **124**, 562 (1891). — Babes, V., and T. Mironescu: Über dissezierende Arteriitis und Aneurysma dissecans. Beitr. path. Anat. **48**, 221 (1910). — Bachhuber, T. E., and J. J. Lalich: Production of dissecting aneurysms in rats fed lathyrus odoratus. Science **120**, 712 (1954). — Baer, R. W., H. B. Taussig and E. H. Oppenheimer: Congenital aneurysmal dilatation of the aorta associated with arachnodactyly. Bull. Johns Hopk. Hosp. **72**, 309 (1943). — Baer, S.: Dissecting aneurysm of the aorta. Med. Concepts cardiovas. Dis. **23**, 214 (1954). — Baer, S., and H. L. Goldburgh: The varied clinical syndromes produced by dissecting aneurysms. Amer. Heart J. **35**, 198 (1948). — Bätzner,

K., F. KAISER u. L. WALZ: Klinische Erscheinungen bei längere Zeit bestehenden arteriovenösen Fisteln und deren Behandlung. Langenbecks Arch. klin. Chir. **266**, 152 (1950). — BAGNUOLO, W. G., and H. D. BENNETT: Nontraumatic aortic perforations into gastrointestinal tract; review of the literature and report of an unusual case. Amer. Heart J. **40**, 784 (1950). — BAHNSON, H. T.: Considerations in the excision of aortic aneurysms. Ann. Surg. **138**, 377 (1953). — Treatment of abdominal aortic aneurysm by excision and replacement by homograft. Circulation **9**, 494 (1954). — BAIRD, McL.: Saccular aneurysms of the abdominal aorta. Arch. intern. Med. **626**, 91 (1953). — BAKEY, M. DE: Read at the meeting of the Amer. Surg. Ass., Philadelphia, Pennsylvania, April 27 to 29, 1955. — BAKEY, M. E. DE: Successful resection of aneurysm of the distal aortic arch and replacement by homograft. J. Amer. med. Ass. **155**, 1398 (1954). — BAKEY, M. E. DE, and D. A. COOLEY: Surgical treatment of aneurysm of abdominal aorta by resection and restoration of continuity with homograft. Surg. Gynec. Obstet. **97**, 3 (1953). — BAKEY, M. E. DE, D. A. COOLEY and O. CREECH: Treatment of aneurysms and occlusive disease of the aorta by resection. J. Amer. med. Ass. **157**, 203 (1955). — Surgical consideration of dissecting aneurysms of the aorta. Ann. Surg. **142**, 586 (1955). — BALABAN, I. Y., and M. I. POKIDOFF: Zur Diagnostik der Aneurysmen der Lungenarterie. Röntgenpraxis **1**, 454 (1929). — BARKER, W. F.: Micotic aneurysm. Ann. Surg. **139**, 84 (1954). — BARRATT-BOYES, B. G.: Symptomatology and prognosis of abdominal aortic aneurysm. Lancet **1957**, No 6998, 716. — BARTH, H.: Ein Fall von Mesarteriitis luetica der Arteria pulmonalis mit Aneurysmabildung. Frankfurt. Z. Pathol. **5**, 139 (1910). — BARTOL, G. M., J. E. EDWARDS and M. E. LAMB: Mycotic and dissecting aneurysms of the aorta complicating bacterial endocarditis. Arch. Path. (Chicago) **35**, 285 (1943). — BASABE, H., F. A. GENTILE and C. F. HAROVSKY: Aneurysm of the popliteal artery. Día méd. **22**, 2482 (1950). — BASABE, H., D. HOJMAN and E. RÓSEMBLIT: Bicuspid aortic valve and aortic (Valsalva) sinus aneurysm opening into right auricle: embolic gangrene of left foot. Rev. Asoc. méd. argent. **68**, 173 (1954). — BAUERSFELD, S. R.: Dissecting aneurysm of the aorta: A presentation of fifteen cases and a review of the recent literature. Ann. intern. Med. **26**, 873 (1947). — BAUMGARTEN, P.: Über chronische Arteriitis und Endarteriitis mit besonderer Berücksichtigung der sog. „luetischen" Erkrankung der Gehirnarterien nebst Beschreibung eines Beispiels von spezifisch-syphilitischer (gummöser) Entzündung der großen Zerebralgefäße. Virchows Arch. path. Anat. **73**, 90 (1878). — BAY, E. B.: Dissecting aneurysm of the aorta. Med. Clin. N. Amer. **28**, 112 (1944). — BEADLES, C. F.: Aneurysms of the larger cerebral arteries. Brain **30**, 285 (1907). — BEAN, W. B., and I. V. PONSETI: Dissecting aneurysm produced by diet. Circulation **12**, 185 (1955). — BEAVEN and MURPHY: Dissecting aneurysm during methonium therapy. A report of nine cases treated for hypertension. Brit. med. J. **1956**, No 5958, 77. — BEBIN, J., and R. D. CURRIER: Cause of death in ruptured intracranial aneurysms. Arch. intern. Med. **99**, 771 (1957). — BECKER, W.: Inaug.-Diss. Mainz 1951. — BEERMAN, H., I. L. SCHAMBERG, L. NICHOLAS and M. S. GREENBERG: Syphilis. A.M.A. Arch. intern. Med. **101**, 952 (1958). — BELIAEV, M. I. A.: Significance of massive blood transfusion in traumatic aneurysms. Chirurgija H. 6, 29—33 (1951). — BELLET, S., and D. GELFAND: Coarctation of the aorta. Rupture through a "jet lesion" distal to the point of coarctation. Arch. intern. Med. **90**, 266 (1952). — BENDA, C.: Das Arterienaneurysma. Ergebn. allg. Path. path. Anat. **8**, 196 (1902). — „Aneurysma und Syphilis". 6. Verh. Dtsch. Path. Ges. 1903, S. 164—196. Berl. Klin. Wschr. **1904**, 1112, 1908. — BERENSFORD, O. D.: The clinical diagnosis of dissecting aneurysm of the aorta. Brit. med. J. **1951**, 397. — BERGER: Zur Mechanik der Aneurysmabildung. Inaug.-Diss. Bonn 1913. — BERGER, W.: Über Aneurysmen der Hirngefäße unter besonderer Berücksichtigung der Ätiologie. Virchows Arch. path. Anat. **245**, 138 (1923). — BERGSTRAND, H., H. OLIVECRONA u. W. TÖNNIS: Gefäßmißbildungen und Gefäßgeschwülste des Gehirns. Leipzig 1936. — BERNEIKE, R. R., and H. M. POLLOCK jr.: True renal-artery aneurysm; report of a case. New Engl. J. Med. **243**, 12 (1950). — BETTS, J. W., and B. C. ROWLANDS: Leaking abdominal aneurysms. Two unusual cases. Brit. med. J. **1953**, 73. — BIGELOW, N. H.: The association of polycystic kidneys with intracranial aneurysms and other related disorders. Amer. J. med. Sci. **225**, 485 (1953). — Multiple intracranial arterial aneurysms. Arch. Neurol. Psychiat. (Chicago) **73**, 76 (1955). — BITTORF, A.: Kardiopulmonales oder durch Abknickung bedingtes Gefäß-(Aorten-)Geräusch? Zugleich über Traktionsdivertikel(-Aneurysmen) der Aorta durch tuberkulöse Drüsen. Münch. med. Wschr. **52**, 899 (1905). — Über Leptomeningitis haemorrhagica acuta. Dtsch. Z. Nervenheilk. **54**, 375 (1916). — BLADES, B., W. FORD and P. CLARK: Pulmonary artery aneurysms. Report of a case treated by surgical intervention. Circulation **2**, 565 (1950). — BLAIN, A., and F. S. GERBASI: The surgical significance of dissecting aortic aneurysms. Surgery **25**, 628 (1949). — BLAKEMORE, A. H.: The clinical behavior of arteriosclerotic aneurysm of the abdominal aorta: A rational surgical therapy. Ann. Surg. **126**, 195—207 (1947). — Progressive constrictive occlusion of the abdominal aorta with wiring and electrothermic coagulation. Ann. Surg. **133**, 446 (1951). — BLAKEMORE, A. H., and B. G. KING: Electrothermic coagulation of aortic

aneurysms. J. Amer. med. Ass. **111**, 1821 (1938). — BLANCO-QUINTANA, R.: Aneurisma disecante de la aorta. Rev. cubana Cardiol. **13**, 89 (1952). — BÖRGER, G.: Über ein Aneurysma der Aorta ascendens. Zbl. allg. Path. path. Anat. **86**, 129 (1950). — BOERGER, H.: Über einen Fall von geheiltem Aneurysma dissecans der Aorta. Z. klin. Med. **58**, 282 (1906). — BOGEN, E.: Pathogenesis of tuberculous hemoptysis; clinical-pathological investigation. Amer. J. clin. Path. **2**, 299 (1932). — BOHN, H.: Der offene Ductus arteriosus Botalli. Zbl. inn. Med. **58**, 33 (1937). — BORNSTEIN: Dissecting aneurysm of the thoracic aorta due to trauma. Tex. St. J. Med. **50**, 720 (1954). — BORRIE, J., and S. G. GRIFFIN: Twenty-seven cases of syphilitic aneurysms of the thoracic aorta and its branches. Thorax **5**, 293 (1950). — BORST, M.: Seltene Ausgänge von Aortenaneurysmen. S.-B. phys.-med. Ges. Würzburg 1901. BOSDORFF, ERNST: Über Häufigkeit und Vorkommen der Aneurysmen. Inaug.-Diss. Kiel 1889. — BOSTROEM, E.: Das geheilte Aneurysma dissecans. Dtsch. Arch. klin. Med. **42**, 1 (1888). — BOURNE, G., and P. J. WILLS: Dissecting aneurysm of the aorta with cardigrams suggestive of cardiac infarction. Brit. Heart J. **8**, 180 (1946). — BOWIE, D. C., and A. W. KAY: Traumatic false aneurysm simulating bone-sarcoma. Brit. J. Surg. **36**, 310 (1949). — BOYD, L. J.: A study of 4000 reported cases of aneurysm of the thoracic aorta. Amer. J. med. Sci. **168**, 654 (1924). — BOYD, L. J., and T. H. MCGAVACK: Aneurysm of the pulmonary artery. Amer. Heart J. **18**, 562 (1939). — BOYD, L. J., and S. C. WERBLOW: Coarctation of the aorta. Dissecting aneurysm and aneurysmal dilatation of the left vertebral artery: Report of a case. Ann. intern. Med. **11**, 845 (1937). — BRADFORD, jr.. B., and F. L. JOHNSTON: Traumatic rupture of the aorta; report of a case in which the patient survived for eighty-one days. Surgery **28**, 893—895 (1950). — BRANDENBURG u. SAYRE: Unpublished data. Zit. nach BURCHELL, Circulation **12**, 1068 (1955). — BRAUN, H.: Ein Fall von Aneurysma der rechten Carotis communis nicht-luetischer Genese. Z. Kreisl.-Forsch. **40**, 303 (1951). — Atelektase der linken Lunge durch ein den Hauptbronchus komprimierendes Aortenaneurysma. Med. Klin. **50**, 1703 (1955). — BRAUN, H., u. H. KLEINFELDER: Zur Differentialdiagnose der durch pulmonale Gefäßprozesse bedingten Hilusvergrößerungen. Med. Klin. **51**, 2157 (1956). — BREBNER, H.: Dissecting aneurysm of the aorta with renal complications. Brit. med. J. **1951**, No 4703, 394—395. — BRECKHOFF, K.: Ein Beitrag zur Röntgendiagnostik des Aneurysma der Aorta ascendens. Fortschr. Röntgenstr. **74**, 43 (1951). — BRENNER, O.: Pathology of the vessels of the pulmonary circulation. Arch. intern. Med. **56**, 1189 (1935). — BRETTEL, OTTO: Über das anatomische Verhalten und die pathologische Bedeutung zweiteiliger Aortenklappen. Inaug.-Diss. Gießen 1897. — BRINDLEY, P., and V. A. STEMBRIDGE: Aneurysms of aorta: A clinico-pathologic study of 369 necropsy cases. Amer. J. Path. **32**, 67 (1956). Ref. Circulation **15**, 141 (1957). — BROBEIL, A.: Praktische Bedeutung der cerebralen Arteriographie in der Neurologie und Psychiatrie. Nervenarzt **21**, 210 (1950). — BRONSON, E., and G. A. SUTHERLAND: Aortic aneurysms in childhood with the report of a case. Brit. J. Child. Dis. **15**, 241 (1918). — BROUSTET, P., J. BELOT, R. CASTAING, P. BLANCHOT, H. BRICAUD et C. MARTIN: Anévrysme disséquant et rupture de l'aorte en aval d'une coarctation. Arch. Mal. Coeur **48**, 609—617 (1955). — BROWN, G. E., and L. G. ROWNTREE: Right-sided carotid pulsations in cases of severe hypertension. J. Amer. med. Ass. **84**, 1016 (1925). — BRUMFITT, W., and N. E. RANKIN: An unusual case of dissecting aneurysm of the aorta. Lancet **1954**, 792. — BRUWER, A. J., and G. A. HALLENBECK: Aneurysm of hepatic artery: roentgenologic features in one case. Amer. J. Roentgenol. **78**, 270 (1957). — BUCHEM, F. S. P. VAN: Arachnodactyly heart. Circulation **20**, 88 (1959). — BUCHWALD: Aneurysma des Stammes der Arteria pulmonalis. Dtsch. med. Wschr. **4**, 1, 13, 25 (1878). — BURCHELL, H. B.: Aortic dissection (dissecting hematoma; dissecting aneurysm of the aorta). Circulation **12**, 1068 (1955). — BURCHELL, H. B., and T. E. KEYS: The heart of George II of England. Bull. med. Libr. Ass. **30**, 198 (1942). — BUSSE, O.: Über Zerreißungen und traumatische Aneurysmen. Virchows Arch. path. Anat. **183**, 440 (1906). — BUTTROSS jr. and SALATICH: Rupture of aortic aneurysm into the pulmonary artery. Report of a case proved by cardiac catheterization. Amer. J. Med. **19**, 159 (1955).

CAMPBELL, M.: Dissecting aneurysm with survival for three months after rupture into the pleura. Brit. Heart J. **8**, 200 (1946). — CARTER, C. H., W. N. AGOSTAS and V. P. SYDENSTRICKER: Rupture of an aortic aneurysm into the pulmonary artery. A case report. Circulation **5**, 449 (1952). — *Case Records of the Massachusetts General Hospital:* Case 22212: Presentation of case. New Engl. J. Med. **214**, 1052 (1936). — CASTEX, M. R.: Las manifestaciones alergicas de la cabeza y del cerebro. Pren. méd. argent. **38**, 533 (1951). — CASTEX, M. R., A. V. DI CIO and A. BATTRO: Anéurisme de la branche droite de l'artere pulmonaire. Arch. méd.-chir. Appar. resp. **6**, 303 (1931). — CELIS, A., C. R. PACHECO and H. DEL CASTILO: Angiocardiographie diagnosis of mediastinal tumors, with special reference to aortic aneurysms. Radiology **56**, 31 (1951). — CELLINA, M.: Medionecrosis disseminata aortae. Virchows Arch. path. Anat. **280**, 65 (1931). — CERNICH, I. R., E. AYAS and J. DE LELIS: Aneurisma de aorta. Aortografia y tratamineto quirúrgico. Pren. méd. argent. **38**, 778 (1951). — ÇETINGIL, A. I., and S. H. EREL: Anevrysma dissecans. Dissecting aneurysm of the abdominal aorta (case

report). Türk. Tip. Cem. Mec. **20**, 20, 219 (1954). — CHARCOT et BOUCHARD: Nouvelles recherches sur la pathogénie de l'hémorrhagie cérébrale. Arch. Physiol. 1868. — CHARCOT, J. M. C.: C. R. Soc. Biol. (Paris), II. s. **5**, 225 (1858). — CHARTON: Multiple aneurysm of pulmonary artery. Brit. med. J. **1897**, No 1223. — CHAVEZ, I., N. DORBECKER and A. CELLS: Direct intracardiac angiocardiography — its diagnostic value. Amer. Heart J. **33**, 560 (1947). CHERRY, C. B., and K. T. CHERRY: Dissecting aneurysm of the aorta: Evaluation of the role of exertion in its production. Industr. Med. Surg. **10**, 525 (1941). — CHIARI: Berstung eines Aneurysmas der Arteria cystica in die Gallenblase mit tödlicher Blutung. Prag. med. Wschr. **1883**, Nr 4. Zit. nach GRUBER 1925. — Tödliche Hämoptoe aus Berstung von Aneurysmen in, ihrem Ursprung nach, nicht tuberkulösen Bronchiektasien. Berl. klin. Wschr. **1909**, Nr 4, 141. — CHIARI, H.: Zur Kenntnis der Aneurysmen der großen Lungenschlagaderäste. Wien. klin. Wschr. **50**, 692 (1937). — CHILDRESS, H. M.: Concealed traumatic rupture of aorta in orthopedic patient. N.Y. St. J. Med. **50**, 1503 (1950). — CLELAND, J. B.: Small aneurysms at the base of the brain and subarachnoid haemorrhage. Med. J. Aust. **1937 II**, 141. — CLIFFORD, W. J., W. F. MAC GILLIVRAY and R. H. GOODALE: Aneurysm of the pulmonary artery. Amer. J. Roentgenol. **64**, 414 (1950). — COGGESHALL, W. E., and P. D. GENOVESE: Rupture of an abdominal aneurysm associated with massive gastrointestinal hemorrhage. Amer. Heart J. **40**, 789 (1950). — COHEN, M. M., and A. B. BAKER: Clinical pathologic conference (on aneurysm of the right superior cerebellar artery). Neurology **1**, 253 (1951). — COLEMAN, P. N.: A case of dissecting aneurysm in a child. J. clin. Path. 8, 313 (1955) . — COOLEY, D. A., and M. E. DE BAKEY: Surgical considerations of intrathoracic aneurysms of the aorta and great vessels. Ann. Surg. **135**, 660 (1952). — Ruptured aneurysms of abdominal aorta. Postgrad. Med. **16**, 334 (1954). — COOLEY, D. A., M. E. DE BAKEY and O. CREECH jr.: Surgical treatment of aortic aneurysms. Amer. J. Surg. **22**, 1043 (1956). — COOLEY, D. A., D. E. MAHAFFEY and M. E. DE BAKEY: Total excision of the aortic arch for aneurysm. Surg. Gynec. Obstet. **101**, 667 (1955). — COOMBS, C. F.: Diagnosis and treatment of syphilis of the aorta and heart. Quart. J. Med. **1**, 179 (1932). — COSTA, A.: Morphologie und Pathogenese der Aneurysmen der Arteria pulmonalis. Arch. Pat. Clin. med. **8**, 257 (1929). — COSTA, J. C.: Study of a case of aneurysm of the carotid fork with a discussion of the reconstructive therapy of carotid aneurysms. J. Chir. (Paris) **66**, 638 (1950). — CRANE, C.: Arteriosclerotic aneurysms of the abdominal aorta. New Engl. J. Med. **253**, 954 (1955). — CRANLEY, HERRMANN and PREUNINGER: Natural history of aneurysms of the aorta. Arch. Surg. (Chicago) **69**, 185 (1954). — CRISP, E.: A treatise on the structure, diseases and injuries of the blood vessels. London: John Churchill Co. 1847. — CRISP, EDWARD: Von den Krankheiten und Verletzungen der Blutgefäße. Aus dem Englischen übersetzt, Berlin 1848. — CROSS, K. W., and G. M. WILSON: The circulatory changes associated with aneurysm of the axillary artery and clubbing of the fingers. Clin. Sci. **9**, 59 (1950). — CURRENS, J. H., and P. D. WHITE: Cough as a symptom of cardiovascular disease. Ann. intern. Med. **30**, 528 (1949). CURSCHMANN: Besserungs- und Heilungsvorgänge bei Aneurysmen der Brustaorta. Arb. aus der med. Klinik zu Leipzig 1893, S. 275.

DAHLÉN, BIRGER: Über einen Fall von Aortenaneurysma mit Durchbruch in den linken Vorhof, nebst Bemerkungen über Aortenaneurysma, die „fibröse Aortitis" und Lues. Z. klin. Med. **63**, 163 (1907). — DAL BORGO, V.: Considerazioni fisiche sulla patogenesi degli aneurismi. Riv. Biol. **45**, 463 (1953). — DANDY, W. E.: Arteriovenous aneurysm of the brain. Arch. Surg. (Chicago) **17**, 190 (1928). — Carotid-cavernous aneurysms. Zbl. Neurochir. **2**, 77, 165 (1937). — DARNAUD, C., J. MONNIER and P. FERRET: A case of Mauriac's syndrome. Arch. Mal. Appar. dig. **47**, 822—824 (1952). — DASSEN, R., A. M. PEROSIO and H. GOTLIEB: Aneurisma disecante de la aorta. Diagnóstico retrospectivo a los dos anos y medio. Comprabación necrópsia. Pren. méd. argent. **39**, 1373 (1952). — DAVID, P., E. M. MCPEAK, E. VIVAS-SALAS and P. D. WHITE: Dissecting aneurysm of aorta: A review of 17 autopsied cases of acute dissecting aneurysm of the aorta encountered at the Massachusetts General Hospital from 1937 to 1946 inclusive, eight of which were correctly diagnosed ante mortem. Ann. intern. Med. **27**, 405 (1947). — DECKER, K.: Zur Klinik und Röntgendiagnostik basaler Aneurysmen. Dtsch. Z. Nervenheilk. **165**, 1 (1951). — DECKER, K., u. E. HIPP: Der basale Gefäßkranz. Morphologie und Angiographie. Anat. Anz. **105**, 100 (1958). — DEREUX, J.: Endocardite d'Osler. Volumineux anévrysme de l'artère tibiale postérieure. Régression spontanée ostéopoecilie. Bull. Mém. Soc. méd. Hôp. Paris **69**, 549 (1953). — DEROBERT, L., and MICHON: Mort subite par rupture d'anévrysme carotidien. Ann. méd. lég. **30**, 385 (1950). DETERLING jr. R. A., and O. TH. CLAGETT: Aneurysm of the pulmonary artery: Review of the literature and report of a case. Amer. Heart J. **34**, 471 (1947). — DETERTS, U., u. H. CH. MOELLER: Funktionelle Aortenerweiterung bei vegetativer Dystonie. Z. Kreisl.-Forsch. **43**, 12 (1954). — DIEMER, KARL: Traumatisches Aortenaneurysma mit ungewöhnlich langer Überlebensdauer. Zbl. allg. Path. path. Anat. **94**, 182 (1955/56). — DIETRICH: Herzklappenentzündung. Z. ges. exp. Med. **50** (1926). — Beiträge zur Pathologie der Arterien des Menschen. Virchows Arch. path. Anat. **274**, 452 (1929). — DITTRICH, P.: Plötzlicher Tod durch Ruptur

eines Aneurysma der Arteria meningea media sinistra nebst Bemerkungen über Blutungen aus letzterer im allgemeinen. Prag. med. Wschr. **1897**, Nr 47. — DJIN-YUAN GUO: Dissecting aneurysm of the aorta related to trauma. Acta radiol. (Stockh.) **28**, 25 (1947). — DONALDSON, G. A., and E. HAMLIN jr.: Massive hematemesis resulting from rupture of a gastric-artery aneurysm. New Engl. J. Med. **243**, 369 (1950). — DONEV, Tv., Ts.: A case of rheumatic aneurysm of the aorta. Săvr. Med. **5**, 91 (1957). — DOTT, N. M.: Intracranial aneurysms. Edinb. med. J. **40**, 219 (1933). — DOTTER, CH. T., and I. STEINBERG: The diagnosis of congenital aneurysm of the pulmonary artery. Report of two cases. New Engl. J. Med. **240**, 51 (1949). — In: Angiocardiography. New York: Paul B. Hoeber, Inc. 1951. — DRATZ, H. M., and B. WOODHALL: Traumatic dissecting aneurysm of left internal carotid, anterior cerebral and middle cerebral arteries. J. Neuropath. exp. Neurol. **6**, 286 (1947). — DROST: Ein Fall von Aneurysma der Arteria basilaris bei einem luetischen Individuum. Inaug.-Diss. Kiel 1877. — DRY, T. J., J. E. EDWARDS, A. E. MAYNARD, A. E. MOE and I. M. VIGRAN: Mycotic aneurysm of the posterior tibial artery complicating subacute bacterial endocarditis: ante mortem diagnosis confirmed by instrumental means. Proc. Mayo Clin. **22**, 105 (1947). — DUBILIER, W. H., T. L. TAYLOR and I. STEINBERG: Aortic sinus aneurysm associated with coarctation of the aorta. Amer. J. Roentgenol. **73**, 10 (1955). — DUBOST, C., M. ALLARY and N. OECONOMOS: A propos du traitement des anévrysmes de l'aorte; ablation de l'anévrysme; rétablissement de la continuité par greffe d'aorte humaine conservée. Mém. Acad. Chir. **77**, 381 (1951). DUBOST, C., et C. DUBOST: Traitement chirurgical des anévrysmes de l'aorte: Les possibilités d'éxerèse. J. Chir. (Paris) **69**, 581 (1953). — Resection of aneurysms of the aorta. Angiology **5**, 260 (1954). — DUFF, G. L., J. D. HAMILTON and D. MAGNER: Proc. Soc. exp. Biol. (N.Y.) **41**, 295 (1939). — DUNNING, E. J., and T. E. JONES: Obstruction of the duodenum by an aneurysm of the abdominal aorta. Amer. J. Surg. **79**, 848 (1950). — DURNO, L., and BROWN: A case of dissecting aneurysm of the pulmonary artery; patent ductus arteriosus, rupture into the pericardium. Lancet **1908 I**, No **1693**.

EBBINGHAUS, K. D.: Zur Symptomatologie und traumatischen Entstehung des Aneurysmas der Aorta abdominalis. Ärztl. Wschr. **1954**, 41—**43**. — EDGREN: Case of endocarditis of pulmonary valve with multiple infarcts of lungs. Finska Läk.-Sällsk. Handb. **80**, 151 (1937). — EISENBERG, H., and M. BRANDFONBRENER: Observations on penicillin treated cardiovascular syphilis. I. Uncompleted aortitis. Amer. J. Syph. **37**, 439 (1953). — II. Complicated aortitis. Amer. J. Syph. **37**, 442 (1953). — EISEMAN, B., and W. G. RAINER: Traumatic rupture of thoracic aorta. Mod. Med. (Minneap.) **26**, 90 (1958). — ELLIS, A. G.: The pathogenesis of spontaneus cerebral haemorrhage. Proc. path. Soc. Philad. 1909. — ELLIS jr., F. H., R. A. HELDEN and E. A. HINES jr.: Aneurysm of the abdominal aorta involving the right renal artery: Report of case with preservation of renal function after resection and grafting. Ann. Surg. **142**, 992 (1955). Ref. Circulation **15**, 148 (1957). — EMMERICH, OTTO: Über die Häufigkeit der inneren Aneurysmen in München. Inaug.-Diss. München 1888. ENGLAND, D. L.: Rupture of aortic aneurysm into superior vena cava. Arch. intern. Med. **92**, 897 (1953). — EPPINGER: Pathologie der Aneurysmen, einschließlich des Aneurysma equi verminosum. Langenbecks Arch. klin. Chir. **35** (1887). — EPPINGER, H.: Die miliaren Hirnaneurysmen (CHARCOT-BOUCHARD). Virchows Arch. path. Anat. **111**, 405 (1888). — ERDHEIM, J.: Medionecrosis aortae idiopathica. Virchows Arch. path. Anat. **273**, 454 (1929). — Medionecrosis aortae idiopathica cystica. Virchows Arch. path. Anat. **276**, 187 (1930). — ESKUCHEN, E.: Beiträge zur Klinik des Bauchaortenaneurysmas mit Angabe besonderer radioskopischer Merkmale. Klin. Wschr. **48**, 2202 (1923). — ESSER, A.: Seltene Formen von Aneurysmen. Z. Kreisl.-Forsch. **24**, 737 (1932). — ESSER, J.: Die Ruptur des Ductus arteriosus Botalli. Arch. Kinderheilk. **33**, 398 (1902). — ESTES jr., J. E.: Abdominal aortic aneu rysm: a study of one hundred and two cases. Circulation **2**, 258—264 (1950). — ETHEREDGE, S. N., J. YEE, J. V. SMITH, S. SCHONBERGER and M. J. GOLDMAN: Successful resection of a large aneurysm of the upper abdominal aorta and replacement with homograft. Surgery **38**, 1071 (1955). — ETHERIDGE, C. L., D. E. SANDO and E. E. FOLTZ: Dissecting aortic aneurysm. Quart. Bull. Northw. Univ. med. Sch. **25**, 221—239 (1951). — ETTER, L. E., and L. P. GLOVER: Arachnodactyly complicated by dislocated lens and death from dissecting aneurysm of aorta. J. Amer. med. Ass. **123**, 88 (1943). — EVANS, W.: The heart in sternal depression. Brit. Heart J. 8, 162 (1946).

FAGGE: Aneurysm of a branch of the pulmonary artery in a cavity in the lung of a child. Trans. path. Soc. Lond. **28** (1878). — FALHOLT, W., and G. THOMSEN: Congenital aneurysm of the right sinus of Valsalva, diagnosed by aortography. Circulation 8, 549 (1953). — FAURE, L., M. CAZEILLES et C. HILTENBRAND: Dilatation congénitale de l'artère pulmonaire avec malformations des valvules sigmoides pulmonaires et aortiques. Mort subite. Vérification anatomique. J. Méd. Bordeaux **130**, 1160 (1953). — FAZIO, V. DE, and F. MARSICO: Aneurysm of the ascending aorta simulating pulmonary artery dilatation; angiocardiographic diagnosis. Progr. med. (Napoli) **7**, 225 (1951). — FEARNSIDES, E. G.: Intracranial aneurysms. Brain **39**, 224 (1916). — FELDMAN, L., J. FRIEDLANDER, R. DILLON and R. WALLYN:

Aneurysm of right sinus of Valsalva with rupture into right atrium and into the right ventricle. Amer. Heart J. **51**, 314 (1956). — Fillman, E. M.: Abdominal aneurism-presentation of a case of upper and lower aortic aneurism of different etiology. J. Kans. med. Soc. **51**, 517 (1950). — Fiolle, J.: Anévrysme traumatique de la carotide primitive compliqué d'hemiplégie et d'aphasie; résection; amélioration fonctionnelle. Marseille chir. **2**, 690 (1951). — Fischer, R., u. M. Schurr: Mykotische Endokarditis und Endarteriitis der Arteria pulmonalis bei offenem Ductus Botalli. Klin. Wschr. **11**, 114 (1932). — Fontaine, R., A. Dany et J. N. Muller: A propos de deux nouvelles observations de dystrophie polyanévrysmale. Étude anatomo-clinique et discussion étiologique. Rev. Chir. (Paris) **68**, 193 (1949). — Forbus, W. D.: Über den Ursprung gewisser Aneurysmen der basalen Hirnarterien. Zbl. allg. Path. path. Anat. **44**, 243 (1928/29). — On the origin of miliary aneurysms of the superficial cerebral arteries. Bull. Johns Hopk. Hosp. **47**, 239 (1930). — Forman, D., C. A. Cobb, and W. Orr: Intracranial aneurysm. J. Tenn. med. Ass. **43**, 201 (1950). — Forsheim, A.: Ein Beitrag zum Studium der spontanen Subarachnoidalblutung. Dtsch. Z. Nervenheilk. **49**, 123 (1913). — Fränkel, A.: Über die Bedeutung des Oliverschen Symptoms für die Diagnostik der Aneurysmen der Brustaorta. Dtsch. med. Wschr. **1899**, Nr 1, 7. — Fraenkel, G. J., and J. F. Neil: Dissecting aortic aneurysm simulating arterial embolism. Report of two cases. Lancet **1950 I**, 801—802. — Fraentzel: Charité-Ann. **2**, 365 (1875). Zit. nach Posselt: Die Erkrankungen der Lungenschlagader. Ergebn. allg. Path. path. Anat. **13**, 487 (1909). — Franco, P. M.: Consultations in cardiology and angiology, hemicrania and aneurysms of the cerebral vessels. Rass. int. Clin. Ter. **31**, 186 (1951). — Freeman, N. E.: Direct measurement of blood pressure within arterial aneurysms and arteriovenous fistulas. Surgery **21**, 646 (1947). — Freeman, N. E., and E. R. Miller: Retrograde arteriography in the diagnosis of cardiovascular lesions. I. Visualization of aneurysmas and peripheral arteries. Ann. intern. Med. **30**, 330 (1949). — Friedberg, Ch. K.: Diseases of the heart. Philadelphia: W. B. Saunders Company 1950. — Fuchs, H.: Zur Differentialdiagnose der Mediastinaltumoren. Fortschr. Röntgenstr. **71**, 938 (1949). — Furman, R. H., J. A. Kennedy and R. A. Daniel jr.: Coarctation of aorta complicated by dissecting aneurysm in pregnancy; report of case with survival, studied by arteriography. Amer. Heart J. **43**, 765 (1952).

Gac Le, Le Hénaff et Mullet: Volumineux anevrisme de la crosse de l'aorte chez un indigene du Haut-Oubangui (A.E.F.). Méd. trop. **10**, 555 (1950). — Galbraith and Norman: Dissecting aneurysm of the aorta. A diagnostic approach. New Engl. J. Med. **250**, 670 (1954). — Galenus, Claudius: 138—201 n. Chr. Zit. nach F. A. Willius u. Th. J. Dry, A history of the heart and the circulation, S. 16—19. Philadelphia u. London: W. B. Saunders Company 1948. — Garland, E. A.: Aneurysm of the celiac artery. J. int. Coll. Surg. **15**, 737 (1951). — Garvin, C. F., and M. L. Siegel: Cor pulmonale due to obstruction of the pulmonary artery by syphilitic aortic aneurysm. Amer. J. med. Sci. **198**, 679 (1939). — Gasbarrini, A.: Aneurisma del tronco brachio-cefalico. Athena (Roma) **16**, 242 (1950). — Gerbrode, F.: Ruptured aortic aneurysm: A surgical emergency. Surg. Gynec. Obstet. **98**, 759 (1954). — Gerhardt sen.: Bemerkungen über Aortenaneurysma. Dtsch. med. Wschr. **1897**, 385. — German, W. J., and S. P. W. Black: Experimental production of carotid aneurysms. New Engl. J. Med. **250**, 104 (1954). — Germer, W. D., u. L. Fischer: Das Aneurysma bei Endocarditis lenta. Z. ges. inn. Med. **6**, 269 (1951). — Ghon: Aneurysma der A. iliaca communis. Dtsch. med. Wschr. **33**, 2165 (1907). — Gifford, R. W., Th. W. Parkin and J. M. Janes: Atherosclerotic popliteal aneurysm in a man thirty-five years old. Report of a case. Circulation **9**, 363 (1954). — Gifford jr., R. W., E. A. Hines jr. and J. M. Janes: An analysis and follow-up study of one hundred popliteal aneurysms. Surgery **33**, 284 (1953). — Gigli, G.: Sul comportamento dell'onda P in alcuni casi di aneurisma dell'aorta et dell'a. polmonare. Folia cardiol. (Milano) **9**, 453 (1950). — Giraud, G., H. Latour, A. Levy et P. Puech: Médianécrose disséquante de l'aorte; évolution non douloureuse terminée par un hémipéricarde. Montpellier méd. **44**, 564 (1953). — Glass, E.: Über intramurale Aneurysmen des linken Sinus Valsalvae valvulae aortae. Frankfurt. Z. Path. **11**, 428 (1912). — Glendy, R. E., B. Castleman and P. D. White: Dissecting aneurysm of the aorta: A clinical and anatomical analysis of nineteen cases (thirteen acute) with notes on the differential diagnosis. Amer. Heart J. **13**, 129 (1937). — Goetz, R. H., and M. Nellen: Idiopathic dilatation of the pulmonary artery. S. Afr. med. J. **27**, 360 (1953). — Goldbeck: Beitrag zur Kenntnis der inneren Thoraxaneurysmen. Diss. Gießen 1868. — Golden, A., and H. S. Weens: The diagnosis of dissecting aneurysm of the aorta by angiocardiography: Report of a case. Amer. Heart J. **37**, 114 (1949). — Gonin, A., Lagadou and R. Froment: Incomplete aortic rupture in Marfan's syndrome (with reference to a personal case of dissecting hematoma). Arch. mal. Coeur **51**, 1105 (1958). — Gonzales-Sabathie, L.: Aneurysma des linken Astes der Arteria pulmonalis (Abst.). Z. Kreisl.-Forsch. **28**, 461 (1936). — Gore, I.: Pathogenesis of dissecting aneurysm of the aorta. Arch. Path. (Chicago) **53**, 142 (1952). — Dissecting aneurysms of the aorta in persons under forty years of age. Arch. Path. (Chicago) **55**, 1 (1953). — Gore, I., and V. J. Siewert: Dissecting aneurysm of the aorta. Pathologic

aspects. An analysis of eighty-five fatal cases. Arch. Path. (Chicago) **53**, 121 (1952). — GOTTLIEB, CH., and W. K. PECK: Report of a case of rupture of the thoracic aorta. Amer. J. Roentgenol. **63**, 63 (1950). — GOULEY, B. A., and E. ANDERSON: Chronic dissecting aneurysm of the aorta, simulating syphilitic cardiovascular disease: Notes on the associated aortic murmurs. Ann. intern. Med. **14**, 978 (1940). — GOYETTE, E. M., HU. A. BLAKE, J. H. FORSEE and H. SWAN: Traumatic aortic aneurysms. Circulation **10**, 824 (1954). — GOYETTE, E. M., and P. W. PALMER: Cardiovascular lesions in arachnodactyly. Circulation **7**, 373 (1953). — GRAHAM, J. G., and J. A. MILNE: Dissecting aneurysm: Review of 29 cases. Glasg. med. J. **33**, 320 (1952). — GRANT, J. L., W. T. FITTS jr. and I. S. RAVDIN: Aneurysm of the hepatic artery, report of two cases and a consideration of surgical treatment. Surg. Gynec. Obstet. **91**, 527 (1950). — GRASS, I. J.: Rapid development of aneurysm of the aorta. S. Afr. med. J. **21**, 638 (1947). — GRAVES, ST.: Relation of syphilis to aneurysm. Sth. med. J. (Bgham, Ala.) **20**, 92 (1927). — GRAYSON, CH. E., and B. R. KENNEDY: Roentgen diagnosis of ruptured aneurysm of the abdominal aorta. Radiology **54**, 413—416 (1950). — GRELLAND, R.: Aneurysm of pulmonary artery. Acta med. scand. **137**, 374 (1950). — GRIEBEL, ERNST: Über traumatische Bauchgefäßaneurysmen. Dtsch. Z. Chir. **155**, 338 (1920). — GRIFFITHS, G. J., A. P. HAYHURST and RAYMOND WHITEHEAD: Dissecting aneurysm of the aorta in mother and child. Brit. Heart J. **13**, 364 (1951). — GROEDEL, F. M.: Aneurysm of the pulmonary artery. Radiology **33**, 219 (1933). — GROSS, R.: Coarctation de l'aorte. Circulation **1**, 41 (1950). — GRUNERT, V.: Über das Aneurysma der Arteria hepatica. Dtsch. Z. Chir. **71**, 158 (1904). — GSELL, O.: Wandnekrosen der Aorta als selbständige Erkrankung und ihre Beziehung zur Spontanruptur. Virchows Arch. path. Anat. **270**, 1 (1928). — GUGLIELMO, DI, and GUTTADAVRO: Aortic stenosis associated with aneurysmal dilatation of the ascending aorta. Acta radiol. (Stockh.) **43**, 437 (1955). — GULL, W.: Cases of aneurysm of the cerebral vessels. Guy's Hosp. Rep., V.s **3**, 281 (1859). — GURIN, D., J. W. BULMER and R. DERBY: Dissecting aneurysm of the aorta: Diagnosis and operative relief of acute arterial obstruction due to this cause. N.Y. St. J. Med. **35**, 1200 (1935).

HABAY, G.: Un cas de compression de l'artère pulmonaire par anévrysme aortique. Brux. méd. **37**, 957 (1957). — HALL, E. M.: Healed dissecting aneurysm of the aorta. Report of a case with patent ductus arteriosus and enormous hypertrophy of the heart. Arch. Path. Lab. Med. **2**, 41 (1926). — HALONEN, P. I., and A. AHO: Coarctation of the thoracic aorta with an aneurysm distal to the obstruction. Acta path. microbiol. scand. **26**, 77 (1949). — HALPERT and BROWN: Dissecting aneurysm of the aorta. A study of twelve cases. Arch. Path. (Chicago) **60**, 378 (1955). — HAMILTON, W. F., and MAUDE E. ABBOTT: Patent ductus arteriosus with acute infective pulmonary endarteritis. Trans. Ass. Amer. Phycns **29**, 294 (1914). — HANSEN, K., u. H. v. STAA: Über Subarachnoidalblutungen. Nervenarzt **12**, 113 (1939). — HANSER, A.: Vom Aneurysma dissecans der Aorta. Zugleich eine neue Entstehungsweise der Hämoglobinurie. Dtsch. Arch. klin. Med. **152**, 61 (1926). — HARDAWAY, R. M., and M. M. GREEN: Intrapericardial rupture of aorta. Amer. Heart J. **10**, 384 (1935). — HARDERS, H., u. H. WENDEROTH: Das Kreislaufsyndrom bei Verschluß der Aortenbogenäste. Med. Klin. **1954**, 1837. — HARRISON, R. J., C. V. HARRISON and H. KOPELMAN: Giant-cell arteritis with aneurysms. Effects of hormone therapy. Brit. med. J. **1955**, No 1593. Ref. Circulation **15**, 148 (1957). — HART, CARL: Beiträge zur Pathologie des Gefäßsystems. Virchows Arch. path. Anat. **177**, 205 (1904). — HART, K.: Über das Aneurysma des re. Sinus Valsalvae der Aorta und seine Beziehungen zum vorderen Ventrikelseptum. Virchows Arch. path. Anat. **182**, 167 (1905). — HARTMAN, H. J., and H. SHULMAN: Dissecting aneurysm of the aorta. J. Iowa St. med. Soc. **41**, 172 (1951). — HARTOG, H. A. P., and J. GROEN: Clinical diagnosis of dissecating aortic aneurysm. Ned. T. Geneesk. **95**, 1502 (1951). — HASEGAWA, FUKASHI and HIDEO KUMABE: Ueber das Rassmussensche Aneurysma. Trans. Soc. path. jap. **29**, 72 (1939). — HAUBRICH, R.: Über multiple Aortenaneurysmen mit seltener Lokalisation. Fortschr. Röntgenstr. **74**, 137 (1951). — HAYNAL, E.: Zirkumskripte Erweiterung der Aortenwurzel bei vegetativ Stigmatisierten. Wien. klin. Wschr. **1949**, 380—381. — HEATH, D., J. E. EDWARDS and L. A. SMITH: The rheologic significance of medial necrosis and dissecting aneurysm of the ascending aorta in association with calcific aortic stenosis. Proc. Mayo Clin. **33**, 228 (1958). — HEIDENBLUT: Röntgendiagnostik des verkalkten Renalisaneurysmas. Fortschr. Röntgenstr. ver. mit Röntgenprax. **83**, 868 (1955). — HELDEN, R. A., J. W. KIRKLIN and R. W. GIFFORD: The treatment of abdominal aortic aneurysms by excision and grafting. Proc. Mayo Clin. **28**, 707 (1953). Ref. Circulation **10**, 945 (1954). — HELLER, A.: Die Aortensyphilis als Ursache von Aneurysmen. Münch. med. Wschr. **1899**, 1669. — HENDRICH, F.: Tepenné výdute v prubehu akatni endokarditidy. Arterial aneurysms occurring in the course of acute endocarditis. Lék. Listy **7**, 332 (1952). — HENSCHEN, C.: Maladies de l'artère pulmonaire et interventions chirurgicales. Presse méd. **2**, 510 (1945). — HENSCHEN, S. E.: Das Aneurysma Arteriae Pulmonalis. Samml. klin. Vortr., N. F., Nr 422 bis 423 (1906). — HERRMANN, G. R., and N. D. SCHOFIELD: The syndrome of rupture of aortic root or sinus of Valsalva aneurysm into the right atrium. Amer. Heart J. **34**, 87

(1947). — Herxheimer, G.: (a) Zur Ätiologie und pathologischen Anatomie der Syphilis. Ergebn. allg. Path. path. Anat. I, **11**, 1 (1907). — (b) Syphilitische Veränderungen des Herzens und der Arterien. Abschnitt Aorta. In Jadassohns Handbuch der Haut- und Geschlechtskrankheiten, Bd. XVI/2, S. 43—150. 1931. — Heubner, O.: Die luetische Erkrankung der Gehirnarterien. Leipzig 1874. — Heymann, Paul: Über Insuffizienz der Aortenklappen, verursacht durch Aneurysma am Sinus Valsalvae. Inaug.-Diss. Berlin 1874. Zit. nach Jores. — Hibbard, J., R. L. Drake and L. E. Vin Zant: Intracranial aneurysms. J. Kans. med. Soc. **52**, 213 (1951). — Hiller, F.: Zirkulationsstörungen im Gehirn, eine klinische und pathologisch-anatomische Studie. Arch. Psychiat. Nervenkr. **103**, 1 (1935). — Hirschowitz, B. I., and L. Bagg: Aneurysm of the abdominal aorta with a report of four unusual cases. Gastroenterology **18**, 371—376 (1951). — Hirst jr., A. E., and J. E. Affeldt: Abdominal aortic aneurysm with rupture into the duodenum: A report of 8 cases. Gastroenterology **17**, 504 (1951). — Hirst jr., A. E., V. J. Johns jr. and S. Wesley Kime jr.: Dissecting aneurysm of the aorta: A review of 505 cases. Medicine (Baltimore) **37**, 217 (1958). — Höra, J.: Zur Histologie der klinischen Primären Pulmonalsklerose". Frankfurt. Z. Path. **47**, 100 (1935). — Höra, J., u. H. Wendt: Thromboendarteriitis der Lungenschlagader mit multiplen mykotischen Aneurysmen. Wien. Arch. inn. Med. **35**, 249 (1941). — Hoffmann, H. R.: Zur Pathogenese und Klinik dissezierender Aortenaneurysmen. Zbl. allg. Path. path. Anat. **91**, 64 (1953). — Hofmann, E.: Über Aneurysmen der Basilararterien und deren Ruptur als Ursache des plötzlichen Todes. Wien. klin. Wschr. **1894**, Nr 44, 823. — Holland, L. F., and R. H. Bayley: Dissecting aneurysm: A report of nineteen cases, with a review of the recent American literature. Amer. Heart J. **20**, 223 (1940). — Holler, W.: Über Aneurysmenbildung im Kiefer-Gesichtsbereich. Dtsch. zahnärztl. Z. **6**, 638 (1951). — Holman, E.: On circumscribed dilation of an artery immediately distal to a partially occluding band: Poststenotic dilatation. Surgery **36**, 3 (1954). — The obscure physiology of poststenotic dilatation: its relation to the development of aneurysms. J. thorac. Surg. **28**, 109 (1954). — Holst, L.: Die Erweiterung des Pulmonalbogens im Röntgenbilde (4 Fälle von Aneurysma der Pulmonalarterie). Fortschr. Röntgenstr. **50**, 349 (1934). — Holzmann, M.: Aneurysma dissecans der Brustaorta im Röntgenbild. Acta radiol. (Stockh.) **13**, 21 (1932). — Hope, J.: A treatise on diseases of the heart and great vessels. London: W. Kidd 1831. — Horn, L.: Zur Kasuistik der Aneurysmen der Pulmonalarterien. Z. Kreisl.-Forsch. **21**, 249 (1929). — Hueber, E. F., u. E. Mayer: Über einen klinisch diagnostizierten Fall eines Aneurysma des Sinus Valsalvae. Z. Kreisl.-Forsch. **42**, 905 (1953). — Hückstädt, O.: Über ein peripheres Aneurysma der Pulmonalarterie. Fortschr. Röntgenstr. **74**, 593 (1951). — Hueper, W. C., and C. T. Ichniowski: Experimental studies in cardiovascular pathology; late vascular reactions of histamine shock in dogs. Amer. J. Path. **20**, 211 (1944). — Hufnagel u. Rabil: Surgical treatment of obliterative arterial disease and arterial aneurysm. J. Amer. med. Ass. **159**, 875 (1955). — Hufnagel, C. A., and J. F. Gillespie: The treatment of aneurysms of the aorta. Bull. Georgetown Univ. med. Cent. **4**, 124 (1951). — Hukill, P. B.: Healed dissecting aneurysm in cystic medial necross of the aorta. Circulation **15**, 540 (1957). — Hunter, W. C., and J. H. Lium: Unusual pathologic manifestations of dissecting aortic aneurysm. Including one example of so-called incomplete rupture. Amer. J. Path. **28**, 1035—1057 (1952).

Imler jr., R. L., R. A. Hayne and A. Stowell: Aneurysm of the subclavian artery associated with cervical rib. Report of two cases. Amer. Surg. **17**, 478 (1951). — Israels, M. G.: Aneurysm of the pulmonary artery. Canad. med. Ass. J. **64**, 433 (1951).

Jackson, A., and M. Slavin: Dissecting aneurysm of the aorta; report of six cases with etiopathologic and diagnostic considerations. Angiology **4**, 357 (1953). — Jacobson: Analysis of some factors in spontaneous subarachnoid hemorrhage. Arch. Neurol. Psychiat. (Chicago) **72**, 712 (1954). — Jaffé, R. H.: Über die Häufigkeit der Aortenlues mit besonderer Berücksichtigung ihres Vorkommens bei der weißen und farbigen Rasse. Klin. Wschr. **10**, 2081 (1931). — Jago, M.: A case of dissecting aneurysm of the aorta with hemiplegia, diagnosed during life. Brit. Heart J. **14**, 279 (1952). — Janes, J. M.: The treatment of peripheral aneurysms. Proc. Mayo Clin. **28**, 718 (1953). — Jansen, A.: Zur Ätiologie und Symptomatik der Aneurysmen der Bauchaorta und Iliacalgefäße. Zbl. Chir. **75**, 65—74 (1950). — Javid, H., W. S. Dye, W. J. Grove and O. C. Julian: Resection of ruptured aneurysms of the abdominal aorta. Ann. Surg. **142**, 613 (1955). — Jefferson, G.: On the saccular aneurysms of the internal carotid artery in the cavernous sinus. Brit. J. Surg. **26**, 267 (1938/39). — Jennings, G. H.: Four cases of abdominal aneurysm. Lancet **1941 I**, 719. — Jimenez, M.: Ruptura de aneurisma aórtico en arbol bronquial. (Rupture of aortic aneurysm into the bronchial tree.) Rev. mex. tuberc. **11**, 48 (1950). — Jirsa, M.: Clinical diagnosis of dissecting aneurysm of the aorta. Čas. Lék. čes. **93**, 47 (1954). — Johnston, J. B., J. W. Kirklin and R. O. Brandenburg: The treatment of saccular aneurysms of the thoracic aorta. Proc. Mayo Clin. **28**, 723 (1953). — Jokl, E., and R. H. Mackintosh: Sudden death of young athlete from rupture of ascending aorta. Lancet **1950**, 54. — Jones, A. M., and F. A. Langley:

Aortic sinus aneurysms. Brit. Heart J. **11**, 325 (1949). — JORDAN, W. M.: Dissecting aneurysm of the aorta. Report of 2 cases. Brit. med. J. **1954**, 131. — JORES, L.: Aneurysmen. In HENKE-LUBARSCH, Handbuch der speziellen pathologischen Anatomie und Histologie, Bd. II, S. 732—758. Berlin 1924. — JOULE, J. W.: Dissecting aneurysms and "rupture" of the aorta in association with pregnancy. J. Obstet. **56**, 1010 (1949). — JUNG, F.: Rupture d'un anévrysme traumatique. (Rupture of traumatic aneurysm.) Toulouse méd. **52**, 321 (1951). — JUNGHANNS, H.: Die Pathologie der Wirbelsäule. In HENKE-LUBARSCH, Handbuch der speziellen pathologischen Anatomie und Histologie, Bd. 9, Teil 4, S. 216ff. Berlin: Springer 1939.

KÄPPELI, A.: Über einen Fall von Aneurysma der Pulmonalarteria. Z. klin. Med. **123**, 603 (1933). — KAHLAU, G.: Über die traumatische Entstehung von Aneurysmen der Hirnbasisarterien. Frankfurt. Z. Path. **51**, 319 (1938). — KAHN jr., A., and M. J. KILBURY: Saccular aneurysm of the aorta in a 32-year old man with persistently negative serologic test. Amer. J. Syph. **35**, 263 (1951). — KAHN, F. H., M. L. PEARCE and E. R. BORUN: Aneurysms of two aortic sinuses, associated with aortic insufficiency, perforation into the left ventricle, and complete heart block with prolonged ventricular arrest. Arch. intern. Med. **100**, 126 (1957). — KAMPMEIER, R. H.: Aneurysms of the abdominal aorta: a study of 73 cases. Amer. J. med. Sci. **192**, 97 (1936). — Saccular aneurysm of the thoracic aorta: a clinical study of 633 cases. Ann. intern. Med. **12**, 624 (1938). — KAPPIS, ARTHUR: Die Aneurysmen der Arteria occipitalis. Beitr. klin. Chir. **40**, 673 (1903). — KARABIN, J. E.: Retroperitoneal hemorrhage with special reference to the accompanying paralytic ileus. Amer. J. Surg. **56**, 471 (1942). — KENYON, J. R., and K. E. COOPER: Control of hypotension following removal of aortic clamps. Lancet **1956**, 543. — KERLEY, P.: Intrathoracic aneurysms. Brit. J. Radiol. **12**, 158 (1939). — KERPOLLA, WILLIAM: Zur Kenntnis der Aneurysmen an den Basalarterien des Gehirns, Bd. 2, S. 115. Helsingfors 1919. — KIDD, PERCY: Unusual cases of pulmonary aneurysm. Trans. path. Soc. Lond. **35**, 98 (1884). — KIENBÖCK, R.: Zur Differentialdiagnose der rechtsseitigen extrakardialen Sinusaneurysmen der Aorta und der abgesackten zystischen Perikardialexsudate. Wien. med. Wschr. **77**, 558 (1927). — KING, R. C., and J. O. ROBINSON: Rupture of intra-abdominal aneurysm simulating renal colic. Lancet **1956 I**, 1047. — KIRKLAND, K., and K. W. STARR: Aneurysm of the right internal iliac artery: Five years cure. Med. J. Aust. **1953**, 299. — KIRKLIN, J. W.: Cited by H. B. BURCHELL, Unusual forms of heart disease. Circulation **10**, 574 (1954). — KIRKPATRICK, N.: Dissecting aneurysm of the aorta. Thesis, Graduate School, University of Minnesota, 1949. — KLINEFELTER, E. W.: Significance of calcification for roentgen diagnosis of aneurysms of the abdominal aorta. Radiology **47**, 597 (1946). — KLOTZ, O.: Some points respecting the localization of syphilis upon the aorta. Amer. J. med. Sci. **155**, 92 (1918). — KLOTZ, O., and W. SIMPSON: Spontaneous rupture of the aorta. Amer. J. med. Sci. **184**, 455 (1932). — KNEIDEL, J. H.: A case of aneurysm of the ductus arteriosus with postmortem roentgenologic study after instillation of barium paste. Amer. J. Roentgenol. **62**, 223—228 (1949). — KONHAUS, C. H., and P. A. KUNKEL jr.: Aneurysm of a pulmonary artery: Report of a case in which treatment was surgical. Ann. Surg. **142**, 997 (1955). — KONSCHEGG, TH.: Herz- und Gefäßerkrankungen bei Arachnodaktylie. Wien. klin. Wschr. **1952**, 934—939. — KOUNTZ, W. B., and L. H. HEMPELMANN: Chromatrophic degeneration and rupture of the aorta following thyroidectomy in cases of hypertension. Amer. Heart J. **20**, 599 (1940). — KRATZER, G. L., and R. H. DILCHER: Aneurysm of the common iliac artery revealed by proctoscopic examination (case report). Amer. J. dig. Dis. **17**, 210 (1950). — KRAYENBÜHL, H.: Das Hirnaneurysma. Schweiz. Arch. Neurol. Psyiatr. **47**, 155 (1941). — Immediate and late results of carotid ligature in intracranial aneurysms. Schweiz. med. Wschr. **1946**, 908. — KRAYENBÜHL, H., u. G. G. NOTO: Das intracranielle subdurale Hämatom. Bern 1949. — KRCZYWICKI, C. v.: Das Septum membranaceum ventriculorum cordis, sein Verhältnis zum Sinus Valsalvae dexter aortae. und die aneurysmatischen Ausbuchtungen beider. Beitr. path. Anat. **6**, 463 (1889). — KREY, H.: Ein Fall von Aneurysma der Arteria cerebelli superior anterior. Inaug.-Diss. Greifswald 1891. — KRISNAPOLLER, N. H.: Zur Pathogenese des Traktionsaneurysmas der Aorta. Acta med. scand. **129**, 381 (1947). — KRÖGER: Statistik der Aortenaneurysmen nach den Sect. prot. 1872—99. Inaug.-Diss. Kiel 1900. — KROOK, S. S.: Dissecting aortic aneurysm. Svenska Läk.-Tidn. **48**, 872 (1951). — KRÜCKEMEYER, K.: Über das Vorkommen seltener Aneurysmen der Aorta und ihrer großen Äste. Zbl. allg. Path. path. Anat. **90**, 363—373 (1953). — KRZYSKOWSKI, J.: Aneurysma des Stammes der Pulmonar-arterie und multiple Aneurysmen ihrer Verästelungen bei Persistenz des Ductus Botalli; anatomischer Theil. Wien. klin. Wschr. **15**, 92 (1902). — KÜLBS: Erkrankung der Zirkulationsorgane. In MOHR-STÄHLEINS Handbuch der inneren Medizin, Bd. 2, S. 451. 1928. — KUNOS, I., I. HARKÁNYI u. L. KOVÁCS: Überempfindlichkeit des Sinus caroticus, durch echtes Aneurysma der Carotis communis verursacht. Orv. Hetil. **1952**, 1307—1310. [Ungarisch.]

LACHNIT, V.: Septische Endokarditis bei arteriellem Aneurysma. Wien. med. Wschr. **1951**, 73—74. — LAËNNEC, RENÉ, TH.-H.: (1781—1826) Zit. nach F. A. WILLIUS u. TH. J. DRY,

A hystory of the heart and the circulation, S. 115. Philadelphia u. London: W. B. Saunders Company 1948. — LAINE, SOOTS: Étude d'une série d'anevrysmes intracraniens de la carotide interne. Rev. neurol. **83**, 351 (1950). — LANGE, K.: Osteomyelitis der Wirbelsäule und Aneurysma der Aorta abdominalis. Chirurg **19**, 180—184 (1948). — LANGERHANS: Grundriß der pathologischen Anatomie. Berlin 1896. Zit. nach FORES 1924. — LAPENNA, M.: Angiografia e angiocardiografia. II. Sull'aortografia toracica con cateterismo getrogrado. Osservazione di due casi di aneurysma dellàrco. Radioter. Radiobiol. Fis. med. **6**, 430 (1951). — LATHAM, P., and K. SWAINE: Dissecting aneurysm of the aorta. Trans. path. Soc. Lond. 1856. — LAUBRY, C.: Sur le diagnostic radioscopique des anévrismes de l'aorte abdominale. Bull. Soc. méd. Hôp. Paris **44**, 1293 (1920). — LAUBRY, CHARLES, et MARCEL THOMAS: Les formes anatomo-cliniques des artérites pulmonaires chez les syphilitiques. Bull. Soc. méd. Hôp. Paris **1**, 9 (1927). — LEARY, T.: Syphilitic aortitis as cause of sudden death. New Engl. J. Med. **223**, 789 (1940). — LEBERT: Über die Aneurysmen der Hirnarterien. Berl. klin. Wschr. **1866**, Nr 20, 22. — LELLI, G.: Multiple mykotische Aneurysmen der Lungenarterien bei ulzeröser Endokarditis der Aortenklappen und offenem Ductus Botalli. Zbl. allg. Path. path. Anat. **77**, 342 (1941). — LEONARD and NAKIB: "Pack" wiring of aortic aneurysm. Angiology **5**, 433 (1954). — LERICHE, R.: Des oblitérations artérielles hautes (oblitération de la terminaison de l'aorte) comme causé des insuffisances circulatoires des membres inférieurs. Bull. Soc. Chir. Paris **49**, 1404 (1923). — LESCHKE: Aorten- und Herzsyphilis. Nauheimer Fortbildungskurs. Leipzig: Georg Thieme 1930. — LEVI, G., et M. ZORZI: Étude anatomo-clinique de deux cas d'anévrisme communicant aorto-ventriculaire droit (anévrismes du sinus de valsalva). Cardiologia (Basel) **15**, 1 (1949). — LEVINE, E., M. STEIN, G. GORDON and N. MITCHELL: Chronic dissecting aneurysm of the aorta resembling chronic rheumatic heart disease. New Engl. J. Med. **244**, 902 (1951). — LEVINSON, D. C., D. T. EDMEADES and G. C. GRIFFITH: Abdominal pain in dissecting aneurysm of the aorta. Amer. J. Med. 8, 474 (1950). — Dissecting aneurysm of the aorta; its clinical, electrocardiographic and laboratory features. A report of fifty-eight autopsied cases. Circulation **1**, 360 (1950). — LEXOW, R.: Angeborenes Aneurysma der Arteria pulmonalis (Stamm und linker unterer Ast). Z. Kreisl.-Forsch. **23**, 409 (1931). — LIAN, C., M. MARCHAL et M. DEPARES: Le diagnostic, clinique et radiologique des anevrismes aortiques intrapericardiques. Soc. méd. Hôp. **49**, 522 (1933). — LIEBIG, H.: Cholesterinämie und Arteriosklerose. Klin. Wschr. **1941**, 538. — LIN, T. K., J. E. CROCKETT and E. G. DIMOND: Ruptured congenital aneurysm of the sinus of valsalva. Amer. Heart J. **51**, 445 (1956). — LINDBOOM, OSKAR: Beitrag zur Kenntnis der embolischen Aneurysmen als Komplikation der akuten Endokarditiden. Mitt. Grenzgeb. Med. Chir. **27**, 912 (1914). — LINDEBOOM, G. A., and W. F. BOUWER: Dissecting aneurysm (and renal cortical necrosis) associated with arachnodactyly (Marfan's disease). Cardiologia (Basel) **15**, 12 (1949). — LINDEBOOM, G. A., and E. R. WESTERVELD-BRANDON: Dilatation of the aorta in arachnodactyly. Cardiologia (Basel) **17**, 217—222 (1950). LINTON, R. R.: The arteriosclerotic popliteal aneurysm. A report of fourteen patients treated by a preliminary lumbar sypmathetic ganglionectomy and aneurysmectomy. Surgery **26**, 41 (1949). — LINTON, R. R., and I. B. HARDY jr.: Treatment of thoracic aortic aneurysms by the "Pach" method of intrasaccular wiring. New Engl. J. Med. **246**, 847 (1952). — LISSAUER, M.: Über das Aneurysma am Stamme der Pulmonalarteria. Virchows Arch. path. Anat. **180**, 462 (1905). — Experimentelle Arterienerkrankungen beim Kaninchen. Berl. klin. Wschr. **1905**, Nr. 22, 675. — LOBSTEIN: Mém. de l'Acad. des sciences, annèe 1717 (obs. 3 STOLL, Ratj. med. t. I. p. 200 Zit.) — Lehrbuch der pathologischen Anatomie, Bd. 2, S. 476. 1835. — LODWICK, G. S.: Dissecting aneurysms of thoracic and abdominal aorta; report of 6 cases, with discussion of roentgenologic findings and pathologic changes. Amer. J. Roentgenol. **69**, 907 (1953). — LÖFFLER, W.: Nephritis. Korresp.-Bl. schweiz. Ärz. **48**, 1185 (1918). — LOEWENFELD, LEOPOLD: Studien über Ätiologie und Pathogenese der spontanen Hirnblutungen. Wiesbaden 1886. — LOGUE, R. B.: Dissecting aneurysm of the aorta. Amer. J. med. Sci. **206**, 54 (1943). — LOGUE, R. B., and CL. SIKES: A new sign in dissecting aneurysm of aorta. Pulsation of a sternoclavicular joint. J. Amer. Med. Assoc. **148**, 1209 (1952). — LOPES DE FARIA, J.: Medionekrose der großen und mittelgroßen Arterien nach orthostatischem Kollaps des Kaninchens. Beitr. path. Anat. **115**, 373 (1955). — LOPEZ, M.: Un caso di aneurisma da erosione tubercolare dell'aorta toracica con complicazione polmonare emoftoica. Riv. Pat. Clin. Tuberc. **24**, 129 (1951). — LORD jr., J. W.: Clinical behaviour and operative management of popliteal aneurysms. J. Amer. med. Ass. **163**, 1102 (1957). — LOUTFY, K. D.: Rheumatic aortic aneurysm in a boy of 19. Lancet **1950** I, 996—997. — LOWENBERG, E. L.: Aneurysm of the abdominal aorta; report of two cases treated by cutis grafting. Angiology **1**, 396 (1956). — LUCKE, B., and M. H. REA: Studies on aneurysm. I. General statistical data on aneurysm. J. Amer. med. Ass. **77**, 935 (1921). — LÜDIN, M.: Aneurysma der Arteria pulmonalis. Acta radiol. (Stockh.) **14**, 259 (1933). — LUISADA, A.: Aneurisma vero dell'arteria pulmonare da arterite luetica. Minerva med. (Torino) **2**, 421 (1934).

MACCUISH, R. K.: Dissecting aortic aneurysm: a varied clinical picture. Brit. med. J. **1953**, No 4801, 71. — MAGEE, C. G.: Spontaneous subarachnoid haemorrhage. Lancet **1943 II**,

497. — MAHORNER: The treatment of aortic aneurysms. Surg. Gynec. Obstet. **100**, 110 (1955). — MANDEL, EVANS and WALFORD: Dissecting aortic aneurysm during pregnancy. New Engl. J. Med. **251**, 1059 (1954). — MANIGLIA, R., and J. E. GREGORY: Increasing incidence of arteriosclerotic aortic aneurysms. Analysis of six thousand autopsies. Arch. Path. (Chicago) **54**, 298 (1952). — MANZ, O.: Über ein Aneurysma der Schläfenarterie. Beitr. path. Anat. **24** (1898). MARBLE, H. C., and P. D. WHITE: A case of traumatic aneurysm of the pulmonary artery. J. Amer. med. Ass. **74**, 1778 (1920). — MARCHAND, F.: Über das Verhältnis der Syphilis und Arteriosklerose zur Entstehung der Aortenaneurysmen. Dtsch. path. Ges. Kassel **6**, 197 (1903). MARFAN, A. B.: Un cas de deformation congenitale des quatre membres plus prononcée aux extremites characterisée par l'allongment des os avec un certain degre d'amincissement. Bull. Soc. méd. Hôp. Paris **13**, 220 (1896). — MARMOLEVSKAJA, G. S.: Zwei Fälle von schichtweisem Aneurysma aortae. Sovetsk. Med. **14**, 19 (1950). [Russisch.] — MARQUES, A.: Le problème du diagnostic dans les ruptures sous -péritonéales des anévrysmes de l'aorte. Paris méd. **40**, 619 (1950). — MARTIN, KIRKLIN and DUSHANE: Aortic aneurysm and aneurysmal endarteritis after resection for coarctation. Report of a case treated by resection and grafting. J. Amer. med. Ass. **160**, 871 (1956). — MARTLAND, H. S.: Syphilis of the aorta and heart. Amer. Heart J. **6** (1930). — Spontaneous subarachnoid haemorrhage and congenital "berry" aneurysms of the circle of Willis. Amer. J. Surg. **43**, 10 (1939). — MARTORELL, F., J. VALLS-SERRA and R. ROCA DE VINALS: Cellophane fibrosis in the treatment of aneurysms; experimental study. Angiologia **2**, 237 (1950). — MARVEL, R. J., and P. D. GENOVESE: Cardiovascular disease in Marfan's syndrome. Amer. Heart J. **42**, 814 (1951). — MASPES, P.E., e G. KLUZER: Cinque casi di aneurismi artero-venosi cerebrali trattati con legatura della carotide. Minerva chir. (Torino) **6**, 311 (1951). — MATAS, R.: Aneurysm of the adbominal aorta at its bifurcation into the common iliac arteries. Ann. Surg. **112**, 909 (1940). — MATTISON, W. E., and L. E. CLUFF: Fusiform aneurysm of the ascending aorta associated with medionecrosis. Bull. Johns Hopk. Hosp. **98**, 309 (1956). — MAUNOIR, P.: Mém. phys. sur l'anévrisme, Geneva, 1802. — MAXIMOFF, NIKOLAUS: Beitrag zur Statistik der Aortenaneurysmen. Diss. München 1910. — MCCLOSKEY, J. F., and P. T. CHU: Lesions of the vasa vasorum and dissecting aneurysms of the aorta; analysis of incidence, etiological aspects, pathogenesis and pathological changes. A.M.A. Arch. Path. **52**, 132 (1951). — MCDONALD, CH. A., and M. KORB: Intracranial aneurysms. Arch. Neurol. Psychiat. (Chicago) **42**, 298 (1939). — MCGEACHY, T. E., and J. E. PAULLIN: Dissecting aneurysm of the aorta. J. Amer. med. Ass. **108**, 1690 (1937). — MCKUSICK, V. A.: The cardiovascular aspects of Marfan's syndrome: a heritable disorder of connective tissue. Circulation **11**, 321 (1955). — MCKUSICK, V. A., R. B. LOGUE and H. T. BAHNSON: Association of aortic valvular disease and cystic medial necrosis of the ascending aorta. Report of four instances. Circulation **16** (2), 188 (1957). — MCMILLAN, G. C.: Diffuse granulomatous aortitis with giant cells associated with partial rupture and dissection of the aorta. Arch. Path. (Chicago) **49**, 63 (1950). — MCNEILL, D. L., and I. C. M. STEVENSON: Dissecting aneurysm. (A discusion and study of eight cases.) Alberta med. Bull. **16**, 10 (1951). MCSWAIN, B., and W. DIVELEY: Arterial aneurysms. Ann. Surg. **132**, 214 (1950). — MEDICOLEGAL: Aortic aneurysm and cerebral embolism due to accident. J. Amer. med. Ass. **94**, 1529 (1930). — MEESSEN, H.: Experimentelle Untersuchungen zum Kollapsproblem. Beitr. path. Anat. **102**, 191 (1939). — Veränderungen am Zentralnervensystem des Hundes nach Histamincollaps. Beitr. path. Anat. **109**, 352 (1944). — Zur pathologischen Anatomie des Kollapses. Ärztl. Forsch. **1**, 256 (1947). — MERKEL, H.: Zirkuläre Aortenruptur und Aneurysma spurium bei eitriger Aortitis. Zbl. allg. Path. path. Anat. **86**, 227 (1950). — Das Aneurysma der Hirnbasisarterien. Z. allg. Path. path. Anat. **94**, 8 (1955/56). — MERKEL, HERMANN: Zur Kenntnis der Aneurysmen im Bereich der Arteria hepatica. Virchows Arch. path. Anat. **214**, 289 (1913). — MERTEN, CH. W., N. FINBY and I. STEINBERG: The antemortem diagnosis of syphilitic aneurysm of the aortic sinuess. — Report of nine cases. Amer. J. Med. **20**, 345 (1956). — MESTER, B.: Das Aneurysma der Arteria hepatica. Z. klin. Med. **28** (1905). — MEYER, R.: Mesaortitis luica mit ungewöhnlich ausgeprägter Aneurysma-Bildung. Z. Haut- u. Geschl.-Kr. **23**, 161 (1957). — MICKS, R. H.: Congenital aneurysms of all three sinuses of valsalva. Brit. Heart J. **2**, 63 (1940). — MIDDLEMAN, I. C., and N. W. DREY: Cellophane wrapping of an abdominal aortic aneurysm. Surgery **29**, 890 (1951). — MIDDLETON, W. S., and R. R. PORTER: The diagnosis of spontaneous dissecting aneurysm of the aorta. Trans. Ass. Amer. Phyns **52**, 67 (1937). — MILLETTI, M.: Clinical contribution to the pathogenesis of spontaneous subraachnoid hemorrhage; hemorrhage due to rupture of aneurysms of cerebral vessels. Rass. clin. sci. **27**, 15 (1951). — MILLS, J. H., and B. T. HORTON: Clinical aspects of aneurysm. Arch. intern. Med. **62**, 949 (1938). — MOERSCH, F. P., and G. P. SAYRE: Neurologic manifestations associated with dissecting aneurysm of the aorta. J. Amer. med. Ass. **144**, 1141 (1950). — MOLANO, P. A.: Several cases of aortic aneurysm. Bol. Asoc. méd. P. Rico **42**, 544 (1950). — MONAHAN, D. T.: Ligation of the aorta and both common iliacs for aneurysm: Report of a case and review of seven operative survicals of aortic ligation. Surgery **16**, 519 (1944). — MONIZ, E., A. PINTO and A. LIMA: Die Vorzüge des Thorotrast bei

arterieller Enzephalographie. Röntgenpraxis 4, 90 (1932). — Monod, O., and A. Meyer: Resection of an aneurysm of the arch of the aorta with preservation of the lumen of the vessel. Circulation 1, 220 (1950). — Morgagni, G. B.: De sedibus et causis morborum. 26. art., 21 (1761). — Morgan, W. L.: Important diagnostic signs of a leaking abdominal aortic aneurysm. Arch. intern. Med. **99**, 134 (1957). — Morgan-Jones, A., and F. A. Langley: Aortic sinus aneurysms. Brit. Heart J. **11**, 325 (1949). — Moritz, A. R.: Medionecrosis aortae idiopathica cystica. Amer. J. Path. 8, 717 (1932). — Moser, Rudolf: Über wahre extrakranielle Aneurysmen der Carotis interna. Inaug.-Diss. Straßburg 1911. — Moses, M. F.: Aortic aneurysm associated with arachnodactyly. Brit. med. J. **1951**, 81. — Mote, C. D., and J. L. Carr: Dissecting aneurysm of the aorta. Amer. Heart J. **24**, 69 (1942). — Movius II, H. J.: Resection of abdominal arteriosclerotic aneurysm. Amer. J. Surg. **90**, 298 (1955). Ret. Circulation **14**, 473 (1956). — Moxon: Trans. path. Soc. Lond. **1868**, 55. Zit. nach A. Posselt, Die Erkrankungen der Lungenschlagader. Ergebn. allg. Path. path. Anat. **13**, 487 (1909). — Muller, S. E.: Dissecting aneurysm of the aorta and the superior vena cava syndrome. Bull. Sch. Med. Maryland **39**, 25 (1954).

Nardi, G. L.: Perforation of the aorta by benign esophageal ulcer. New Engl. J. Med. **248**, 820 (1953). — Nicholls, Fr.: Amer. phil. Trans. Lond. **52**, 265 (1761). — Nissim, J. A.: Dissecting aneurysm of the aorta: A new sign. Brit. Heart J. 8, 203 (1946). — Noack, F. K.: Das Aneurysma der Sinus Valsalvae der Aorta. Zbl. Herz- u. Gefäßkr. **11**, 233 (1919). — Norlén, G.: Arteriovenous aneurysm of the brain. J. Neurosurg. **6**, 475 (1949). — Nunno jr., R. de: Contributo allo studio degli aneurismi dell'arteria poplitea. Clinica chir. **48**, 29—35 (1949).

Odinokova, V. A.: A dissecting aneurysm of the pulmonary artery. Arch. Patol. **18**, 87 (1956). [Russisch.] — Oestreich, R.: Das Aneurysma der Nierenarterie. Berl. klin. Wschr. **1891**, Nr 42. — Ohara, I., and A. Tanno: Abnormal mediastinal shadows caused by the tortuous thoracic aorta. Amer. J. Roentgenol. **80**, 231 (1958). — Olivecrona, H.: Die arteriovenösen Aneurysmen des Gehirns. Dtsch. med. Wschr. **1950 II**, 1169. — Oram, S., and M. C. Holt: Coronary involvement in dissecting aneurysm of the aorta. Brit. Heart J. **12**, 10 (1950). — Orsola, I., y F. Martorell: Ruptura subperitoneal de un aneurisma disecante de la aorta simulando una afección renal. Med. clin. (Barcelona) **22**, 106 (1954). — Orsós, F.: Aneurysmen des Isthmus der Aorta. Beitr. path. Anat. **93**, 140 (1934). — Osler, W.: Aneurysms of the abdominal aorta. Lancet **1905**, 1089. — Ostrum, H. W., u. Mitarb.: Aneurysms of the sinuses of Valsalva. Amer. J. Roentgenol. **40**, 828 (1938). — Owens jr., J. N., and A. C. Bass: Tuberculotic aneurysm of the abdominal aorta. Arch. intern. Med. **74**, 413 (1944).

Palmer, H. D., and Myrna Kempf: Streptococcus viridans bacteremia following extraction of teeth; a case of multiple myotic aneurysms in the pulmonary arteries: report of cases and necropsies. J. Amer. med. Ass. **113**, 1788 (1939). — Palmer, J. D., and A. K. Mathison: Dissecting aneurysm of the aorta (a study of a series of fourteen cases). Canad. med. Ass. J. **55**, 585 (1946). — Palmer, T. H.: Aneurysms of the splenic artery. New Engl. J. Med. **243**, 989 (1950). — Pannhorst, R.: Symptomatologie und Diagnose der Aortenruptur und des Aneurysma dissecans. Dtsch. Arch. klin. Med. **175**, 115 (1933). — Paré Ambroïse (1510—1590). Zit. nach F. A. Willius u. Th. J. Dry, A history of the heart and the circulation, S. 41. Philadelphia u. London: W. B. Saunders Company 1948. — Paullin, J. E., and D. F. James: Dissecting aneurysm of aorta. Postgrad. Med. **4**, 291 (1948). — Peabody, G. E., G. G. Reader, C. T. Dotter, I. Steinberg and B. Webster: Angiocardiography in the diagnosis of cardiovascular syphilis. Amer. J. med. Sci. **219**, 242 (1950). — Peacock, T. B.: Report on cases of dissecting aneurism. Trans. path. Soc. Lond. **14**, 87 (1863). — Pedowitz, P., and A. Perell: Aneurysms complicated by pregnancy. Part I. Aneurysms of the aorta and its major branches. Amer. J. Obstet. Gynec. **73**, 720 (1957). — Aneurysms complicated by pregnancy. Part II. Aneurysms of the cerebral vessels. Amer. J. Obstet. Gynec. **73**, 736 (1957). — Peery, T. M.: "Healed" dissecting aneurysm of the aorta. Arch. Path. (Chicago) **21**, 647 (1936). — Incomplete rupture of the aorta: A heretofore unrecognized stage of dissecting aneurysm and a cause of cardiac pain and cardiac murmurs. Arch. intern. Med. **70**, 689 (1942). — Pemberton, J., and H. R. Mahorner: Aneurysm associated with thromboangiitis obliterans. Surg. Clin. N. Amer. **12**, 893 (1932). — Penick jr., R. M.: Technic for wiring aortic aneurysms. Sth. med. J. (Bgham, Ala.) **31**, 1096 (1938). — Perry, S. M., and J. W. Conley: Dissecting aortic aneurysm with bizarre neurologic and vascular aspects. Calif. Med. **74**, 434 (1951). — Petrovskij, B. V.: Traumatic aneurysm and their treatment. Mag. Sebész. **3**, 193 (1950). — Pettavel, C. A., et J. P. Crosetti: Anévrisme de l'aorte abdominale traité par le procédé du „wiring". Mem. Acad. Chir. **17**, 372 (1951). — Phelan, J. T., P. E. Bernatz and J. H. de Weerd: Abdominal aortic aneursym associated with a horseshoe kidney: Report of case. Proc. Mayo Clin. **32**, 77 (1957). — Pick, A., and G. Mininni: The mechanism of sudden death in dissecting aneurysm with intracardiac rupture. Brit. Heart J. **15**, 369 (1953). — Pick, L.: Über die sogenannten

miliaren Aneurysmen der Hirngefäße. Berl. klin. Wschr. **1910**, Nr 8, 325. — PINNIGER, J. L.: Aneurysm of the ductus arteriosus. J. Path. Bact. **61**, 458 (1949). — PINTO, C. DA R., A. NUNES e J. M. DA FONSECA: A angiocardiografia no diagnóstico diferencial dos aneurismas dos grossos vasos e dos tumores do mediastino. Gaz. méd. port. **4**, 383 (1951). — PITT, G. N.: The Gaulstonian lectures on some cerebral lesions. Brit. med. J. **1890 I**, 827. — PLENCZNER, S.: Rare case of aneurysm of pulmonary artery. Mag. Röntgen Köz. **13**, 91 (1939). — PLENCZNER, A.: Seltener Fall eines Aneurysmas der Art. pulmonalis. Z. Kreisl.-Forsch. **31**, 881 (1939). — PLENGE, K.: Zur Frage der Syphilis der Lungenschlagader. Virchows Arch. path. Anat. **275**, 572 (1930). — PLESSINGER, V. A., and P. N. JOLLY: Rasmussen's aneurysms and fatal hemorrhage in pulmonary tuberculosis. Amer. Rev. Tuberc. **60**, 589—603 (1949). — PLOEGER: Das Aneurysma der Arteria pulmonalis. Frankfurt. Z. Path. Bd. **4**, 286 (1910). — PONFICK: Über embolische Aneurysmen, nebst Bemerkungen über das akute Herzaneurysma (Herzgeschwür). Virchows Arch. path. Anat. **58**, 528 (1873). — POPPE, J. K.: Treatment of aortic aneurysms. Dis. Chest **15**, 726 (1949). — Reinforcement of aortic aneurysms by wrapping. J. thorac. Surg. **27**, 36 (1954). Ref. Circulation **10**, 948 (1954). — POPPE, J. K., and H. R. DE OLIVEIRA: Treatment of syphilitic aneurysms by cellophane wrapping. J. thorac. Surg. **15**, 186 (1946). — POPPEN, J. L.: Specific treatment of intracranial aneurysms; experiences with 143 surgically treated patients. J. Neurosurg. **8**, 75 (1951). — PORCHET-BRAUCHLI, A.: Zum klinischen Bilde des Aneurysma dissecans. Cardiologia (Basel) **29**, 354 (1956). — POSSELT, A.: Die klinische Diagnose der Pulmonalarteriensklerose. Münch. med. Wschr. **55**, 1625 (1908). — Die Erkrankungen der Lungenschlagader. Ergebn. allg. Path. path. Anat. **13**, 298 (1909). — POUMAILLOUX, M., et P. VERNANT: Les anévrismes disséquants et la médianécrose disséquante de l'aorte. Arch. Mal. Cœur **43**, 481 (1950). — POWELL: Diseases of the pulmonary artery. Syst. Med. Reynolds, London, 1879, V. 124. — PRATT, G.: Surgical treatment of arterial aneurysms. Angiology **3**, 461 (1952). — PRATT, G. H.: Surgery of vascular diseases. Philadelphia: W. B. Saunders Company 1949. — Surgical treatment of aneurysms. Amer. Heart J. **38**, 43 (1949). — PRIOR, J. T., R. T. BURAN and T. PERL: Chronic (healed) dissecting aneurysms. J. thorac. Surg. **33**, 213 (1957). — PRITCHARD, W. H., W. J. MACINTYRE, W. C. SCHMIDT, B. L. BROFMAN and D. J. MOORE: The determination of cardiac output by a continuous recording system utilizing jodineted (J^{131}) human serum albumin. I. Clinical studies. Circulation **6**, 572 (1952). — PRIVITERI, CH. A., and B. GAY jr.: Aneurysm of the pulmonary artery. A case diagnosed by angiocardiography. Radiology **55**, 247 (1950). — PUPOVAC, DOMINIK: Aneurysma verum arteriae temporalis superficialis dextrae. Wien. klin. Wschr. **1907**, Nr 48, 1506. — PYCKE, D. A.: Dissecting aneurysm of the aorta. Recovery after treatment with hexamethonium. Lancet **1953**, No 6797, 1189.

QUAIN: Aneurysma varicosum der Pulmonalarterie. Trans. path. Soc. Lond. **17**, 79 (1867). Zit. nach A. POSSELT, Die Erkrankungen der Lungenschlagader. Ergebn. allg. Path. path. Anat. **13**, 487 (1909). — QUINCKE, H.: Die Lumbalpunktion des Hydrocephalus. Berl. klin. Wschr. **1891**, 965.

RAMAGE, J. H., G. J. AITKEN and E. CALDER: Aneurysm of the sinus of valsalva with rupture into the right ventricle: further observations on a case with post-mortem report. Glasg. med. J. **31**, 191 (1950). — RASMUSSEN: Über Hämoptyse bei Kindern. Hospitalstidende **14**. Zit. nach POSSELT 1908; 1909. — RATHMELL, T. K., G. MORA and J. F. PESSEL: Mycotic aneurysma of the circle of Willis. J. Amer. med. Ass. **150**, 555—556 (1952). — RATTINO, A.: Aneurysms of the abdominal aorta, with rupture into the duodenum. Amer. Heart J. **25**, 826 (1942). — REBOUL, J., et CHAVOIX: Sur un cas d'anévrysme avec compression du rectum. J. Radiol. Electrol. **32**, 116 (1951). — REDDY, D. G.: Aneurysm of the pulmonary artery. Report of a case with a brief review of the literature. Indian J. med. Sci. **7**, 97 (1953). — REITTER, K.: Aneurysma dissecans und Paraplegie, zugleich ein Beitrag zur Pathologie der Blutzirkulation im Rückenmark. Dtsch. Arch. klin. Med. **119**, 561 (1916). — RENAUD, M.: Rupture spontanée de l'aorte et d'une artère tibiale. Bull. Soc. méd. Hôp. Paris **67**, 391 (1951). — RESNIK, W. H., and C. S. KEEFER: Dissecting aneurysm with signs of aortic insufficiency: Report of a case in which the aortic valves were normal. J. Amer. med. Ass. **85**, 422 (1925). — RICHARDS and LEARMONTH: Lumbar sympathectomy in treatment of popliteal aneurysm. Lancet **1942**, 383. — RIDER, J. A., J. W. CRISS and G. R. HERMAN: Dissecting aneurysms of the aorta. Tex. St. J. Med. **46**, 311 (1950). — RIJSSEL, E. C. VAN: Het aneurysma der basale hersenarteriae. Ned. T. Geneesk. **78**, 3840 (1934). — RINDFLEISCH, E. v.: Zur Entstehung und Heilung des Aneurysma dissecans Aortae. Virchows Arch. path. Anat. **131**, 374 (1893). — Diskussionsbemerkung zu den Vorträgen über syphilitische Aortenerkrankung. Verh. Dtsch. Path. Ges. 6. Tagg 1903, S. 203. — RITVO, M., and P. J. VOTTA: Clinical and roentgen manifestations of dissecting aneurysm of the aorta. Amer. J. Roentgenol. **52**, 583 (1944). — ROBERTS, B., G. DANIELSON and W. S. BLAKEMORE: Aortic aneurysm. Report of 101 cases. Circulation **15**, 483 (1957). — ROBERTS, J. TH.: Medionecrosis aortae idiopathica cystica. Report of a case, with „healed" dissecting aneurysm. Amer. Heart J. **18**, 188 (1939). — ROBERTSON, D. E.: Cerebral lesions due to intracranial aneurysms. Brain

72, 150 (1949). — ROEDER, H.: Ein Fall eines solid thrombosierten Dilatations-Aneurysma des Ductus arteriosus Botalli. Virchows Arch. path. Anat. **166**, 513 (1901). — ROGERS, H.: Dissecting aneurysm of the aorta. Amer. Heart J. **18**, 67 (1939). — ROKITANSKY, C.: A manual of pathologic anatomy (translated from the German). Vol. 4, p. 313. London: The Sydenham Society 1852. — ROSEMAN, E., B. M. BLOOR and R. P. SCHMIDT: The electroencephalogram in intracranial aneurysms. Neurology **1**, 25 (1951). — ROSENFELD: Zur Diagnostik der Aneurysmen der Arteria pulmonalis. Fortschr. Röntgenstr. **8**, 290 (1904). — ROSS, R. S., and V. A. McKUSICK: Aortic arch syndromes. Diminished or absent pulses in arteries arising from arch of aorta. Arch. intern. Med. **92**, 701 (1953). — ROTH, O.: Über primäre Endarteriitis pulmonalis (zugleich ein Beitrag zur Prognose des offenen Ductus Botalli). Z. Kreisl.-Forsch. **19**, 537 (1927). — RUKSTINANT, G. J.: Acute abdominal pain. A result of dissecting aortic aneurysm. Amer. J. Proctol. **6**, 228 (1955). — Intraabdominal symptoms due to aneurysms. Amer. J. Gastroent. **25**, 333 (1956). — RUNDLES, R. W.: Hemorrhagic telangiectasia with pulmonary artery aneurysm: case report. Amer. J. med. Sci. **210**, 76 (1945). — RUPPRECHT, A., u. E. SCHERZER: Über die persistente Karotis-Basilaris-Verbindung. Fortschr. Röntgenstr. **91**, 196 (1959).

SAATHOFF: Beitrag zur Pathologie der Arteria basilaris. Dtsch. Arch. klin. Med. **84**, 384 (1905). — SACHS: Zur Casuistik der Gefäßerkrankungen. Dtsch. med. Wschr. **18**, 443 (1892). — SAILER, S.: Dissecting aneurysm of the aorta. Arch. Path. (Chicago) **33**, 704 (1942). — SALEEBY, E. R., and P. A. McCARTHY: Aneurysms: a statistical study of 84 cases from the Surgical Department of the Philadelphia General Hospital. Penn. med. J. **11**, 969 (1938). — SALZER, G.: Über zwei Fälle von eitriger Entzündung der Lungenschlagader. Zbl. allg. Path. path. Anat. **41**, 100 (1928). — SANAZARO, P. J.: Healed dissecting aneurysm of the aorta. Calif. Med. **82**, 340 (1955). — SANDO, D. E., and ST. HELM: Acquired coarctation in the new channel of a healed dissecting aortic aneurysm. Ann. intern. Med. **37**, 793 (1952). — SANFORD, S. P.: An unusual case of aortic aneurysm. Ann. intern. Med. **22**, 599 (1945). — SANTOS DOS, LAMAS et CALDAS: Artériographie des membres et de l'aorte abdominale. Paris: Masson & Cie. 1931. — SARACOGLU, K.: Aneurysm of the pulmonary artery. Acta med. turc. **2**, 55 (1950). — SCHEID, W.: Die Zirkulationsstörungen des Gehirns und seiner Häute. In Handbuch der inneren Medizin, 4. Aufl., Bd. V/3. 1953. — SCHERF, D., u. L. J. BOYD: Klinik und Therapie der Herzkrankheiten und der Gefäßerkrankungen. Wien: Springer 1955. — SCHILLER, M.: Über die Aneurysmen der Arteria anonyma. Inaug.-Diss. Kiel 1929. — SCHINZ, R.: Lehrbuch der Röntgendiagnostik. Stuttgart: Georg Thieme 1953. — SCHLESINGER, H.: Die syphilitischen Erkrankungen des Herzens und der großen Gefäße. Handbuch der Haut- und Geschlechtskrankheiten, Bd. XVI/2, S. 272. 1931. — SCHLICHTER, J. G., G. D. AMROMIN and A. J. L. SOLWAY: Dissecting aneurysms of the aorta. Arch. intern. Med. **84**, 558 (1949). — SCHLUDERMANN, H.: Über kongenitale und erworbene periphere Aneurysmen der Arteria pulmonalis. Fortschr. Röntgenstr. **76**, 8 (1952). — SCHMIDT, M. B.: Tödliche Blutung aus einem Aneurysma der Leberarterie bei Gallensteinen. Dtsch. Arch. klin. Med. **52**, 536 (1894). — SCHMORL u. JUNGHANNS: Die gesunde und kranke Wirbelsäule im Röntgenbild: Leipzig: Georg Thieme 1932. — SCHNEIDER, K. W.: Persönliche Mitteilung. 1958. — SCHNITKER, M.: Anévrysmes disséquants de l'aorte chez les individus jeunes. Ann. Inter. Méd. p. 486. 1944. — SCHNITKER, M. A., and C. A. BAYER: Dissecting aneurysm of the aorta in young individuals, particularly in association with pregnancy: With report of a case. Ann. intern. Med. **20**, 486 (1944). — SCHOLZ, W., u. D. NIETO: Studien zur Pathologie der Hirngefäße. I. Fibrose und Hyalinose. Z. ges. Neurol. Psychiat. **162**, 675 (1938). — SCHORR, S., K. BRAUN u. J. WILDMAN: Congenital aneurysmal dilatation of the ascending aorta associated with arachnodactyly. An angiocardiographic study. Amer. Heart J. **42**, 610 (1951). — SCHORR, S., and M. A. SZABO: Coarctation of aorta with aortic calcified aneurysm. Brit. J. Radiol. **23**, 370 (1950). — SCHRADER, E. A.: Die Klinik der arteriellen Thrombosen im Beckenbereich. Berlin-Göttingen-Heidelberg: Springer 1955. — SCHRAFT jr., W. C., and J. R. LISA: Dissecting aneurysm of the aorta with peripheral embolization; a case report. Ann. intern. Med. **34**, 507 (1951). — SCHREINER, G. E., N. FREINKEL, J. W. ATHENS and W. STONE: Cardiac output, central volume and dye injection curves in traumatic arteriovenous fistulas in man. Circulation **7**, 718 (1953). — SCHULTZE, WALTER: Über zwei Aneurysmen von Baucheingeweidearterien. Beitr. path. Anat. **38**, 374 (1905). — SCHULZE, W.: Anwendung und diagnostische Bedeutung der Tomographie bei Gefäßanomalien und -erkrankungen im Brustraum. Fortschr. Röntgenstr. **84**, 164 (1956). — SCHWAB, E. H., and C. B. SANDERS: Aortic aneurysm rupturing into conus arteriosus of the right ventricle. Amer. J. med. Sci. **182**, 208 (1931). — SCOTT, D. H.: Aneurysms of the coronary arteries. Amer. Heart J. **36**, 403 (1948). — SCOTT, J. W., E. S. MAXWELL and A. E. GRIMES: Tuberculous false aneurysm of the abdominal aorta with rupture into the stomach. A case report with review of the literature. Amer. Heart J. **37**, 820 (1949). — SCOTT, R. B.: Aneurysm of the pulmonary artery; with report of a case. Lancet **1934 I**, 567. — SCOTT, R. W.: Aortic aneurysm rupturing into the pulmonary artery. J. Amer. med. Ass. **82**, 1417 (1924). — SCOTT, R. W., and S. M.

SANCETTA: Dissecting aneurysm of aorta with hemorrhagic infarction of the spinal cord and complete paraplegia. Amer. Heart J. **38**, 747 (1949). — SCOTT, V.: Abdominal aneurysms: a report of 96 cases. Amer. J. Syph. **28**, 682 (1944). — SCUPHAM, DE TAKÁTS, VAN DELLEN and MARCUS: Vascular diseases: Eight annual review. Arch. intern. Med. **70**, 444 (1942). — SEIBERT, F. M.: Zur Technik der Kontrastdarstellung von Aneurysmen. Methodik der einzeitigen Darstellung von Aneurysmen in 2 Ebenen. Fortsch. Röntgenstr. **74**, 707 (1951). — SHARP, A.: Abdominal aortic aneurysm: Resection of bifurcation and homografting (with hypothermia). Med. J. Aust. **2**, 125 (1955). Ref. Circulation **14**, 474 (1956). — SHARP, R. F., and M. M. GREEN: Diagnostic and therapeutic considerations in renal aneurysm with a report of two additional cases. J. Urol. (Baltimore) **64**, 214 (1950). — SHAW, R. S.: Acute dissecting aortic aneurysm. Treatment by fenestration of the internal wall of the aneurysm. New Engl. J. Med. **253**, 331 (1955). Ref. Circulation **14**, 469 (1956). — SHELDEN, C. H., R. H. PUDENZ and L. E. BRANNON: Intracranial aneurysms. Arch. Surg. (Chicago) **61**, 294 (1950). — SHELDON, J. H.: A case of aneurysm of a sinus of Valsalva bursting externally. Lancet **1926** 178. — SHENNAN, T.: Dissecting aneurysms. Great Britain Privy Council. Med. Res. Council Spec. Rep. Series No 193, 138. London: H. M. S. O. 1934. — SHEPS, S. G., J. A. SPITTEL jr., J. F. FAIRBAIRN II, and J. E. EDWARDS: Aneurysms of the splenic artery with special reference to bland aneurysms. Proc. Mayo Clin. **33**, 281 (1958). — SHIPP, J. C., L. V. CROWLEY and R. WIGH: Aortic sinus aneurysm. Amer. J. Med. **18**, 160 (1955). — SHNIDER, B. I. v., and N. J. COTSONAS: Embolic mycotic aneurysmas, a complication of bacterial endocarditis. Amer. J. Med. **16**, 246 (1954). — SHUCKSMITH, H. S., and I. MACPHERSON: Dissecting aneurysm of the aorta simulating embolism at the aortic bifurcation. Brit. med. J. **1949**, 963. — SICHEL, M. S., J. NOHLGREN and G. E. MUEHLECK jr.: Dissecting aneurysm of the ascending aorta associated with pregnancy. Amer. J. Obstet. Gynec. **67**, 429 (1954). — SIEGENTHALER, W.: Die cardio-vasculären Veränderungen beim Marfan-Syndrom (Arachnodactylie). Cardiologia (Basel) **28**, 135 (1956). — SIEGMUND, H.: Über nicht syphilitische Aortitis (Pathologisch-anatomische Demonstration zur Frage der Gefäßwandveränderungen bei Allgemeininfektionen). Z. Kreisl.-Forsch. **21**, 389 (1929). — SIMON, R.: Un cas d'anevrysme de l'artère rénale. J. urol. méd. chir. **56**, 171 (1950). — SIROTA, J. H.: Spontaneous perforation of an aortic aneurysm into the superior vena cava with survival for 136 days. Amer. Heart J. **39**, 782 (1950). — SLANY: Anomalien des Circ. art. Willisi in ihrer Beziehung zu Aneurysmenbildungen an der Hirnbasis. Virchows Arch. path. Anat. **301**, 62 (1938). — SMITH, F.: A case of traumatic aneurysm of the right superficial temporal artery. Brit. J. Surg. **37**, 241 (1949). — SMITH, J. CH., and S. M. SANCETTA: Healed dissecting aneurysm of the aorta erroneously diagnosed paramediastinal effusion; death following attempted aspiration. Circulation **1**, 792 (1950). — SMITH, W. A.: Aneurysm of the sinus of Valsalva. J. Amer. med. Ass. **62**, 1878 (1914). — SMOLJAK, L. G.: Unsere Erfahrungen in der Therapie der Aneurysmen (Fehler und Komplikationen). Vestn. Chir. **70**, 34—39 (1950). [Russisch.] — SNAPPER, J., and P. FORMIJNE: Aneurysms of the cerebral arteries and polycystic kidney. Acta med. scand. **101**, 105 (1939). — SOMMER, HERMANN: Kasuistische Beiträge zur pathologischen Anatomie desHerzens. Frankfurt. Z. Path. **5**, 103 (1910). — SORGO, J.: Die Lungenblutung. In Handbuch der Tuberkulose von BRAUER, SCHRÖDER, BLUMENFELD, Bd. 2, S. 250. Leipzig 1914. — SOUBIRAN, J.: Anévrysme de l'artère ischiatique. Bordeaux chir. Nr 1, 37 (1951). — SPITZBARTH, H., u. H.-G. FASSBENDER: Über die Komplikation eines Falles von solitärem Aneurysma des re. Hauptstammes der A. pulmonalis mit Lungentuberkulose. Z. Kreisl.-Forsch. **38**, 78 (1949). — STANLEY, T. E., C. HARRISON and R. R. LANDES: Dissecting aneurysm of the aorta with complete occlusion at the bifurcation simulating saddle embolism. Virginia med. Monthly **77**, 237 (1950). — STAROSTA, K., and R. BLAHA: Aneurysm of the main pulmonary artery. Cardiologia (Basel) **30**, 289 (1957). — STEFANIAK, W.: Pseudoaneurysm of the carotid artery in the horse. Med. vet. **6**, 223 (1950). — STEINBERG, I.: Diagnosis of arteriosclerotic aneurysms of the thoracic aorta: Report of six cases. Ann. intern. Med. **46**, 218 (1957). — STEINBERG, I., and CH. T. DOTTER: The differentiation of mediastinal tumour and aneurysm: value of angiocardiography. Brit. J. Radiol. **22**, 567 (1949). — STEINBERG, I., and N. FINBY: Angiocardiography in the diagnosis of saccular aneurysm of the abdominal aorta. Report of a case. New Engl. J. Med. **255**, 204 (1956). — STEINBERG, I., and W. GELLER: Aneurysmal dilatation of aortic sinuses in arachnodactyly. Ann. intern. Med. **43**, 120 (1955). — STEINBERG, K., C. T. DOTTER, G. E. PEABODY, G. G. READER, L. HEIMOFF and B. WEBSTER: The angiocardiographic diagnosis of syphilitic aortitis. Amer. J. Roentgenol. **62**, 655 (1949). — STEINBERG, WILLIAM: Zur Kenntnis des mykotischen Aneurysmus der Lungenschlagader. Virchows Arch. path. Anat. **290**, 430 (1933). — STEINER, G.: Über das „Aneurysma der Arteria pulmonalis". Röntgenpraxis **7**, 168 (1935). — STENGEL, A., and C. C. WOLFERTH: Mycotic (bacterial) aneurysms of intravascular origin. Arch. intern. Med. **31**, 527 (1923). — STERN: Basilar artery aneurysm. Report of a case diagnosed roentgenologically. Amer. J. Roentgenol. **71**, 428 (1954). — STOERK, P., u. F. EPSTEIN: Über arterielle Gefäßveränderungen bei Grippe. Frankfurt. Z.

Path. 23, 163 (1920). — SUSSMAN, M. L., and S. A. BRAHMS: Interpretation of normal cardiovascular angiograms. Amer. J. Roentgenol. 66, 29 (1951). — SUTER, W.: Das kongenitale Aneurysma der basalen Gehirnarterien und Cystennieren. Schweiz. med. Wschr. 1949, 471. — SWAN, H., C. MAASKE, M. JOHNSON and R. GROVER: Arterial homografts. II. Resection of thoracic aortic aneurysm using a stored human arterial transplant. A. M. A. Arch. Surg. 61, 732 (1950). — SWENNING, G.: Dissekerande aorto-aneurysm, simulerande hjärtinfarkt. Svenska Läk.-Tidn. 50, 535—540 (1953).

TAKATS, DE and LARY: Traumatic axillary aneurysm of thirteen years'duration. Arch. Surg. (Chicago) 70, 390 (1955). — TAKATS, G. DE, and M. R. MARSHALL: Surgical treatment of arteriosclerotic aneurysms of the abdominal aorta. Arch. Surg. (Chicago) 64, 307 (1952). — TAKATS, G. DE, and C. L. PIRANI: Aneurysms, general considerations. Angiology 5, 173 (1954). — TEMPLE, L. J.: Aneurysm of the first part of the left subclavian artery, review of the literature and a case history. J. thorac. Surg. 19, 412 (1950). — TERPLAN, K.: Mykotisches Aneurysma des Stammes der Pulmonalarterie mit Endarteritis des offenen Ductus Botalli mit einem Falle von Endocarditis lenta. Med. Klin. 20, 1331 (1924). — THIES, W.: Veränderungen der Aortenmedia nach Tod im akuten Kollaps. Ein Beitrag zum Problem der Medianekrosen der Aorta. Beitr. path. Anat. 116, 461 (1956). — THOMA, R.: Über das Tractionsaneurysma der kindlichen Aorta. Virchows Arch. path. Anat. 122, 535 (1890). — THOMSEN, K. A.: Multiple perifere aneurysmer i lungerne. Nord. Med. 49, 788 (1953). — THOMSON, A. P., and F. G. W. MARSON: Dissecting aneurysm of the aorta. Lancet 1955, 482. — TOBIN, J. R., E. B. BAY and E. M. HUMPHREYS: Marfan's syndrome in the adult. Dissecting aneurysm of the aorta assoxiated with arachnodactyly. Arch. intern. Med. 80, 475 (1947). — TÖNNIS, W.: Zur Behandlung intrakranieller Aneurysmen. Langenbecks Arch. klin. Chir. 189, 474 (1937). — TOES, N. A.: Ruptured splenic arterial aneurysm during parturition. Brit. med. J. 1, 495 (1956). Ref. Circulation 15, 149 (1957). — TOMPKINS, R. D.: Aneurysm of left aortic sinus (valsalva) with rupture into right ventricle: intra-vitam diagnosis. Med. Bull. Veterans' Adm. (Wash.) 18, 173 (1941). — TROSHINA, L. N.: Case of embolic-mycotic aneurysm of the abdominal artery. [Russ. Text.] Klin. Med. (Mosk.) 29, 83 (1951). — TUNG, H., and A. A. LIEBOW: Marfan's syndrome: observations at necropsy: with special reference to medionecrosis of the great vessels. Lab. Invest. 1, 382 (1952).

UHLBACH, P.: Ein Beitrag zur Ursache der spontanen Aortenruptur. Z. Kreisl.-Forsch. 38, 283 (1949). — USAWA, T.: Pathologische Anatomie und Genese der spontanen Leptomeninxblutungen. Frankfurt. Z. Path. 37, 550 (1929). — USCHOLD, G.: Über einen Fall von Endarteriitis pulmonalis unter dem Bild eines offenen Ductus Botalli bei einem $7^1/_2$jährigen Kind Langenbecks Arch. klin. Chir. 271, 17 (1952).

VAN'T HOFF, W.: Dissecting aneurysm of the aorta (with reappearance of absent peripheral pulsation). Guy's Hosp. Rep. 103, 80 (1954). — VARTIO, T., and P. I. HALONEN: The Ortner-syndrome. Ann. Med. intern. Fenn. 39, 57 (1950). — VÉGH, P., u. I. JAKABFI: Periodische Atemnotanfälle durch Kompressionsstenose der Luftröhre infolge eines Aortenbogenaneurysmas. Wien. klin. Wschr. 1950, 140—141. — VELÁSQUEZ, T., y J. A. MÉRIGO-JANÉ: Arteriosclerosis aneurismatica de la arteria pulmonar. Revision de la literatura y presentacion du un caso. Arch. Inst. Cardiol. Méx. 21, 526 (1951). — VENNING, G. R.: Aneurysms of the sinus of Valsalva. Amer. Heart J. 42, 57 (1951). — VERREY, ARNOLD E.: Un cas d'aneurysmes dissequants multiples des artères principales de l'abdomen. Paris et Cahors. Zit. nach JORES 1924. — VERSÉ, M.: Periarteriitis nodosa und Arteriitis syphilitica cerebralis. Beitr. path. Anat. 40, 409 (1907). — VIAR and LOMBARDO: Abdominal aortic aneurysm with rupture into the inferior vena cava. Circulation 5, 287 (1952). — VIEHWEGER, G.: Multiple Aneurysmen der Milzarterie. Fortschr. Röntgenstr. 87, 265 (1957). — VILLAMIL, A., J. VERDAGUER-ARRIAGAY y O. A. ITOIZ: Un caso de aneurisma disecante de la aorta diagnosticado en vida. Medicina (B. Aires) 10, 389 (1950). — VOGL, A.: Ein Fall von luischem Aneurysma der Arteria pulmonalis. Med. Klin. 27, 1352 (1931).

WAGENER, O.: Beitrag zur Pathologie des Ductus arteriosus (Botalli). Dtsch. Arch. klin. Med. 79 (1904). — Thrombenbildung am durchgängigen Ductus arteriosus (Botalli). Dtsch. Arch. klin. Med. 89 (1907). — WAINWRIGHT, C. W.: Dissecting aneurysm producing coronary occlusion by dissection of the coronary artery. Bull. Johns Hopk. Hosp. 75, 81 (1944). — WALCHER, K.: Ein Fall von zweiteiligen Aortenklappen mit Aneurysmen beider Sinus Valsalvae. Virchows Arch. path. Anat. 234, 71 (1921). — WARTHIN, A. S.: Syphilis of the pulmonary artery; Syphilitic aneurysm of left upper division: demonstration of spirochete pallida in wall of artery and aneurysmal sac. Amer. J. Syph. 1, 693 (1917). — The new pathology of syphilis. Amer. J. Syph. 2, 425 (1918). — WAWZONEK, S., J. V. PONSETI, R. S. SHEPARD and L. G. WIEDENMANN: Epiphyseal plate lesions, degenerative arthritis, and dissecting aneurysm of the aorta produced by aminonitriles. Science 121, 63 (1955). — WEAVER, E. N.: Dissecting aneurysm of the aorta, with neurological involvement. Virginia med. Monthly 83, 431 (1956). — WECHSLER, I. S., S. W. GROSS and I. COHEN: Further report on arteriography and carotid artery ligation in intracranial aneurysms and vascular mal-

formations. Trans. Amer. Neurol. Ass. 119—121 (1950); discussion p. 123—125. — WEIGERT, C.: In die Milzvene geborstenes Aneurysma einer Milzarterie. Virchows Arch. path. Anat. **104** (1886). — WEISCHER, P.: Über die Aneurysmen der Arteria pulmonalis. Würzburg 1904. — WEISE, H.: Beitrag zur Röntgendiagnostik multipler Aneurysmen der Pulmonalarterien. Fortschr. Röntgenstr. **72**, 345 (1950). — WEISS, S.: The clinical course of spontaneous dissecting aneurysm of the aorta. Med. Clin. N. Amer. **18**, 1117 (1935). — Dissecting aneurysm of the aorta: Two cases with unusual features. New Engl. J. Med. **218**, 512 (1938). — WEISS, S., T. D. KINNEY and M. M. MAHER: Dissecting aneurysm of aorta with experimental atherosclerosis. Amer. J. med. Sci. **200**, 192 (1940). — WEPLER, W.: Über Spätveränderungen der Periarteriitis nodosa im Stromgebiet einer Extremität. Frankfurt. Z. Path. **61**, 499 (1950). — WERNER, J.: Über extrakranielle Aneurysmen der Carotis interna. Dtsch. Z. Chir. **67**, 591 (1902). — WEST, SAMUEL: Case of aneurysm of a branch of the pulmonary artery; death from haemorrhage. Trans. path. Soc. Lond. **29**, 41 (1877/78). — Two cases of complete excavation of one lung, with death in one case from exhaustion; in the other from rupture of an aneurysm of the pulmonary artery. Trans. path. Soc. Lond. **31**, 50 (1880). — Aneurysm of the pulmonary artery. Trans. path. Soc. Lond. **36**, 67 (1881). — Two cases of pulmonary aneurysm of large size, with profuse recurrent haemoptysis for twelve and forty-five days respectively, with remarks upon pulmonary aneurysms in general. Trans. path. Soc. Lond. **35**, 93 (1884). — WHITMAN, C., and J. W. MIHALY: Aortic aneurysm: Analysis of the statistics from Harlem hospital. 1932—1952. Harlem Hosp. Bull., Harlem Hosp., N.Y. **6**, 4 (1954). — WHITTAKER, S. R. F., and J. D. SHEEHAN: Dissecting aortic aneurysm in Marfan's syndrome. Lancet **1954**, 791. — WICHERN: Klinische Beiträge zur Kenntnis der Hirnaneurysmen. Dtsch. Z. Nervenheilk. **44**, 220 (1912). — WIEDENMANN, O., u. E. HIPP: Abnorme Kommunikationen zwischen dem Versorgungsgebiet der Arteria carotis interna und der Arteria basilaris (Karotido-basiläre Anastomosen). Fortschr. Röntgenstr. **91**, 350 (1959). — WIESEL, J.: Die Erkrankungen arterieller Gefäße im Verlaufe akuter Infektionen, Teil 2. Z. Heilk., Abt. path. Anat. **27**, 262 (1906). — Die Erkrankungen arterieller Gefäße im Verlaufe akuter Infektionen, Teil 3: Die akute herdförmige Mesarteriitis der Coronararterien und ihre Folgezustände. Z. Heilk., Abt. path. Anat. **28**, 69 (1907). — WILDHAGEN: Aneurysma des Hauptstammes der Arteria pulmonalis. Med. Klin. **2**, 168 (1920). — WILLIAMS, BAHN and SAYRE: Congenital cerebral aneurysms. Proc. Mayo Clin. **30**, 161 (1955). — WILLIUS, F. A., and R. W. CRAGG: Cardiac clinics LXXIX. A talk on dissecting aneurysm of the aorta. Proc. Mayo Clin. **16**, 41 (1941). — WILLSON, R. N., and A. MARCY jr.: Rupture of an aortic aneurism in a child of four years. J. Amer. med. Ass. **49**, 15 (1907). — WOLFF-BREMEN, K.: Über eine in beiden Nieren gleichmäßig verteilte herdförmige Xanthelasmatose bei gleichzeitigen multiplen Aneurysmen der Lungenschlagader. Z. Kreisl.-Forsch. **28**, 741 (1936). — WOLKIN, A.: The significance of calcification in the fascending portion of the aortic arch. Radiology **62**, 101 (1954). — WOLLHEIM: Die Blutmenge bei Gefäßinsuffizienz. J. Cardiol. Lisboa **1**, 147 (1955). — WOLLHEIM, E., u. K. W. SCHNEIDER: Untersuchungen zur funktionellen Pathologie und Therapie großer intestinaler Blutungen. Verh. dtsch. Ges. inn. Med. (Kongr.) **60**, 333 (1954). — WOOD, F. C., E. P. PENDERGRASS and H. W. OSTRUM: Dissecting aneurysm of the aorta: With special reference to its roentgenographic features. Amer. J. Roentgenol. **28**, 437 (1932). — WRIGHT, I. S.: Vascular diseases in clinical practice. Chicago: Year Book Publishers, Inc. 1948. — WRIGHT, I. S., E. URDANETA and B. WRIGHT: Re-opening of the case of the abdominal aortic aneurysm. Circulation **13**, 754 (1956). — WUHRMANN, F.: Elektrokardiographische Befunde beim Aneurysma dissecans der aufsteigenden Aorta. Schweiz. med. Wschr. **70**, 627 (1940). — WYLIE, E. J., E. VERR and O. DAVIES: Experimental and clinical experiences with the use of fascia lata applied as a graft about major arteries after thromboendoarterectomy and aneurysmorrhaphy. Surg. Gynec. Obstet. **93**, 257 (1951). — WYSS, O.: Aneurysma dissecans der Aorta ascendens. Arch. Heilk. **10**, 490 (1869).

YATER, W. M.: Ruptured popliteal aneurysm. Report of four cases. Amer. Heart J. **18**, 471 (1939).

ZDANSKY, E.: Röntgendiagnostik des Herzens und der großen Gefäße. Wien 1939. — ZIEDSES DES PLANTES, B. G.: Operatieve behandeling van een sacculair aneurysma van een hersenarterie. Ned. T. Geneesk. **94**, 1672 (1950). — ZIEGLER, PAUL: Das Nierenaneurysma. Sammelref. Zbl. Grenzgeb. Med. u. Chir. **6**, Nr 1, 2. — ZINCK, K. H.: Pathologische Anatomie der Verbrennung, zugleich ein Beitrag zur Frage der Blutgewebsschranke und zur Morphologie der Eiweißzerfallsvergiftungen. Veröff. Konstit.- u. Wehrpath. H. 46 (1940). — ZOULEK, D., J. LHOTKA and J. VOJÍK: Spontaneous aneurysms of the femoral arteries. Čas. Lék. čes. **89**, 849 (1950).

d) Arteriovenöse Fistel.

ALLEN and CAMP: Arteriography; a roentgenographic study of the peripheral arteries of the living subject following their injection with a radiopaque substance. J. Amer. med. Ass. **104**, 618 (1935). — ALLEN, E. V., N. W. BARKER and E. A. HINES jr.: Peripheral vascular

diseases. Philadelphia u. London: W. B. Saunders Company 1955. — AMYES, E. W., and C. B. COURVILLE: Traumatic arteriovenous aneurysm of the scalp; review of the literature and report of a case. Bull. Los Angeles neurol. Soc. **15**, 47—58 (1950). — ANTON, J. I., and H. H. COOPERMAN: Carotid-jugular arteriovenous fistula. Amer. J. Surg. **79**, 324 (1950). — ASCHENBRENNER: Operative Behandlung schwerer Herz- und Kreislaufdekompensation. Klin. Wschr. **1934**, 689.

BABCOCK, W. W.: Direct arteriovenous anastomosis. J. Mt Sinai Hosp. **17**, 499 (1951). — BÄTZNER, K., F. KAISER u. L. WALZ: Klinische Erscheinungen bei längere Zeit bestehenden arteriovenösen Fisteln und deren Behandlung. Langenbecks Arch. klin. Chir. **266**, 152 (1950). — BARON, G. J., and R. H. KOENEMANN: Arteriovenous fistula of renal vessels; case report. Radiology **64**, 85 (1955). — BENNETT, R. J.: Traumatic arteriovenous fistula. Amer. J. Surg. **80**, 805 (1950). — BERNEIKE, R. R., and H. M. POLLOCK jr.: True renal-artery aneurysm; report of a case. New Engl. J. Med. **243**, 12 (1950). — BERNSMEIER, A., u. K. SIEMONS: Gesamtkreislauf und Hirndruckblutung bei intracraniellen Angiomen und Aneurysmen. Dtsch. Z. Nervenheilk. **169**, 421 (1953). — BIGGER, I. A., and K. M. LIPPERT: Arteriovenous fistula involving the common carotid artery and internal jugular vein. Surgery **2**, 555 (1937). — BIRD: The use in arteriography of substitutes for colloidal thorium dioxide. J. Amer. med. Ass. **109**, 1626 (1937). — BISHOP, J. M., K. W. DONALD and O. L. WADE: Circulatory dynamics at rest and on exercise in the hyperkinetic states. Clin. Sci. **14**, 329 (1955). — BLAKEMORE, A. H.: Portocaval anastomosis for the relief of portal hypertension. Gastroenterology **11**, 488 (1948). — BLUM, L.: Mechanics of an arterio-venous fistula for peripheral vascular disease. Bull. N.Y. Acad. Med. **27**, 388 (1951). — BODECHTEL, G.: Zerebrale arterio-venöse Aneurysmen. Verh. dtsch. Ges. Kreisl.-Forsch. **18**, 305 (1952). — BOSHER jr., L. H., D. E. SMITH, R. A. LEMMER and I. A. BIGGER: Experimental arteriovenous fistula; histologic changes in the small collateral arteries. Surgery **29**, 560 (1951). — BOSHER jr., L. H., S. VASLI, C. M. MCCUE and L. F. BELTER: Congenital coronary arteriovenous fistula associated with large patent ductus. Circulation **20**, 254 (1959). — BOURDE, C., E. BOURDONCLE and A. JOUVE: Observations on arterio-venous fistulas of the limbs. Arch. Mal. Cœur **48**, 775 (1955). Ref. Circulation **14**, 474 (1956), — BOWIE, D. C., and A. W. KAY: Traumatic false aneurysm simulating bone-sarcoma. Brit. J. Surg. **36**, 310 (1949). — BARNHAM, H. H.: Aneurismal varix of the femoral artery and vein following a gunshot wound. Int. J. Surg. **3**, 250 (1890). — BRAUN: Med. Ges. Leipzig, Sitzg vom 19. 11. 1901. Ref. Münch. med. Wschr. **1902**, 163. — BRESCHET, G.: Mémoire sur les anéurysmes. Mém. Acad. roy. Méd. (Paris) **3**, 101 (1833). — BRET, J.: Congenital arteriovenous aneurysm of the right cervical zone. Arch. Enferm. Corazón **56**, 10 (1954). — BROADBENT, J. C., and E. H. WOOD: Indicator-dilution curves in acyanotic congenital heart disease. Circulation **9**, 890 (1954). — BROWN, G. E.: Abnormal arteriovenous communications diagnosed from the oxygen content of the blood of the regional veins. Arch. Surg. (Chicago) **18**, 807 (1929).

CABANIÉ, G.: Anévrisme jugulocarotidien. Ligature de la fistule vasculaire suivie d'endoanévrismorraphie. Mém. Acad. Chir. **73**, 369 (1947). — CABRERA, E., y J. R. MONROY: Repercusion de la hemodinamica sobre el electrocardiograma en un caso de fistula arteriovenosa. Arch. Inst. Cardiol. Méx. **21**, 457 (1951). — CALLANDER, C. I.: Study of arteriovenous fistula with an analysis of 447 cases. Bull. Johns Hopk. Hosp. Rep. **19**, 259 (1920). — CASSEL, W. G., J. A. SPITTEL jr., F. H. ELLIS jr. and A. J. BRUWER: Arteriovenous fistula of the splenic vessels producing ascites. Circulation **16**, 1077 (1957). — CAZALS, F., et A. ROY: Communication aorte-artère pulmonaire consécutive à une plaie pénétrante de la poitrine par arme blanche. Arch. Mal. Cœur **45**, 522 (1952). — CHAVES, J. A.: Traumatic arteriovenous aneurysm involving the humeral artery. J. int. Coll. Surg. **13**, 443 (1950). — COHEN, S. M., and C. A. R. SCHULENBURG: A case of arteriovenous aneurysm. Brit. J. Surg. **28**, 582 (1941). — COHN, R., and L. LIPSITCH: A case of bacterial endarteritis and heart failure superimposed on a long standing fermoral arteriovenous fistula cured by excision. Stanf. med. Bull. **9**, 70 (1951). — CURTIN, J. A., R. G. PETERSDORF and I. L. BENNETT jr.: Acquired arteriovenous fistula complicated by pseudomonas aeruginosa endarteritis and endocarditis. Bull. Johns Hopk. Hosp. **101**, 140 (1957). — CUTLER, S. S., and JULIUS WOLF: Acquired arteriovenous fistula with coexistent subacute endocarditis and endarteritis. Ann. intern. Med. **25**, 972 (1946).

DANDY: Carotid-cavernosus aneurysma. Zbl. Neurochir. **3** (1937). — DAVISON, P. H., G. H. ARMITAGE and W. MELVILLE ARNOTT: The mechanisms of adaptation to a central venous-arterial shunt. Brit. Heart J. **15**, 221 (1953). — DECKER, P.: Traitement opératoire d'une fistule aorto-cave abdominale haute. Mém. Acad. Chir. **76**, 453 (1950). — DETERLING jr., R. A., H. E. ESSEX and J. M. WAUGH: Experimental studies of arteriovenous fistula with regard to the development of collateral circulation. Proc. Mayo Clin. **22**, 495 (1947). — DIEULAFÉ, LO and SIRVAIN: Jugular-subclavian arterio-venous aneurysm. Mém. Acad. Chir. **76**, 696 (1950). — DRY, T. J., and B. T. HORTON: Traumatic arteriovenous fistula involving the right femoral artery and vein: Spontaneous closure. Arch. Surg. (Chicago) **33**,

248 (1936). — DUBOST, C., et L. BADARO: A propos du traitement chirurgical des anévrysmes artérioveineux. Bull. méd. (Paris) **65**, 9 (1951).

EDWARDS, E. A., and H. D. LEVINE: The murmur of peripheral arteriovenous fistula. New Engl. J. Med. **247**, 502 (1952). — ELKIN, D. C.: Arteriovenous aneurysm of the phrenic vessels. Report of a case following thoracentesis. J. Amer. med. Ass. **141**, 531 (1949). — ELKIN, D. C., and J. V. WARREN: Arteriovenous fistulas. Their effect on the circulation. J. Amer. med. Ass. **134**, 1524 (1947). — EPSTEIN and FERGUSON: The effect of the formation of an arteriovenous fistula upon blood volume. J. clin. Invest. **34**, 434 (1955). — EPSTEIN, F. H., R. S. POST and M. MCDOWELL: The effect of an arteriovenous fistula on renal hemodynamics and electrolyte excretion. J. clin. Invest. **32**, 233 (1953). — EPSTEIN, F. H., O. W. SHADLE, T. B. FERGUSON and M. E. MCDOWELL: Cardiac output and intracardiac pressures in patients with arteriovenous fistulas. J. clin. Invest. **32**, 543 (1953).

FERGUSON, GREGG and SHADLE: Effect of blood and saline infusion on cardiac performance in normal dogs and dogs with arteriovenous fistulas. Circulat. Res. **2**, 565 (1954). — FICK, W.: Kreislaufwirkung arterio-venöser Aneurysmen. Langenbecks Arch. klin. Chir. **173**, 773 (1932). — Kreislaufwirkung arteriovenöser Aneurysmen. Dtsch. Z. Chir. **240**, 113 (1933). — FONTAINE, R., et A. DANY: Le thrill dans les dilatations segmentaires et isolées des grosses artères sans participation veineuse. Presse méd. **1947**, 229—230. — FONTAINE, R., BUCK, RIVEAUX et KIM: Présentation d'un malade présentant une thrombose étendue de l'artère fémorale superficielle et chez lequel un shunt artério-veineux a été fait. Strasbourg méd. **1**, 650 (1950). — FONTAINE, R., P. BUCK, R. RIVEAUX, M. KIM et J. HUBINONT: Sur le traitement des oblitérations artérielles; de la valeur respective des thrombectomies et thrombendartériectomies, des shunts artério-veineux et des greffes vasculaires (autogreffes veineuses fraîches). Lyon chir. **46**, 73 (1951). — FORMAN, L., and H. E. HOLLING: Ulcers of foot with congenital arteriovenous communication of the leg. Brit. J. Derm. Syph. **62**, 321 (1950). — FRANK, WANG, LAMMERANT, MILLER and WEGRIA: An experimental study of the immediate hemodynamic adjustments to acute arterio-venous fistulae of various sizes. J. clin. Invest. **34**, 722 (1955). — FRANKLIN and MANKIN: Arteriovenous aneurysms of the innominate vessels. Arch. intern. Med. **96**, 413 (1955). — FRANKLIN and POLLOCK: Thoracic aorto-caval aneurysm. A review and the addition of three cases. Medicine (Baltimore) **34**, 97 (1955). — FRANZ: Klinische und experimentelle Beiträge betreffend das Aneurysma arteriovenosum. Langenbecks Arch. klin. Chir. **75**, 572 (1905). — FREEDMAN, L. M.: Arteriovenous aneurysm of the internal carotid artery in the cavernous sinus. A.M.A. Arch. Otolaryng. **52**, 351 (1950). — FREEMAN, N. E.: Direct measurement of blood pressure within arterial aneurysms and arteriovenous fistulas. Surgery **21**, 646 (1947). — FRIEDLICH, A., R. J. BING and S. G. BLOUNT jr.: Physiological studies in congenital heart disease. IX. Circulatory dynamics in the anomalies of venous return to the heart including pulmonary arteriovenous fistula. Bull. Johns Hopk. Hosp. **86**, 20 (1950).

GAGE, M.: Acute arteriovenous aneurysm of right common carotid artery and internal jugular vein. Transpleural approach to control the arterial supply. Ann. Surg. **131**, 617 (1950). — GARRITANO, R. P., G. T. WOHL, C. K. KIRBY and A. L. PIETROLUONGO: The roentgenographic demonstration of an arteriovenous fistula of renal vessels. Amer. J. Roentgenol. **75**, 905 (1956). — GAUER u. LINDER: Kreislaufdynamik und vegetativer Tonus des Menschen bei arterio-venösen Fisteln. Klin. Wschr. **1948**, 1. — GIBSON. S., W. J. POTTS and W. H. LANGEWISCH: Aortic-pulmonary communication due to localized congenital defect of the aortic septum. Pediatrics **6**, 357 (1950). — GOODHART, J. F.: Arterio-venous aneurysm of splenic vessels, with thrombosis of mesenteric veins and localised acute colitis. Trans. path. Soc. Lond. **40**, 67 (1889). — GORDON, B. S., M. ST. ARONSON and A. AZULAY: Multiple arterio-venous aneurysms of soft tissues and bone (pelvis and vertebrae) resulting in cardiac failure. Amer. Heart J. **44**, 51 (1952). — GORDON, D. B., H. GLASHER and D. R. DRURY: Size of the largest arterio-venous vessels in various organs. Amer. J. Physiol. **173**, 275 (1953). — GRIMAULT, L.: L'endartérite maligne; complications des fistules et des anévrysmes artério-veineux. Rev. méd. Nancy **76**, 459 (1951). — GÜTGEMANN, A., F. GROSSE-BROCKHOFF u. F. KAISER: Hochdruck und Herzmuskelinsuffizienz bei traumatischer Fistel zwischen Arteria renalis und Vena cava inferior und ihre operative Beseitigung. Z. Kreisl.-Forsch. **40**, 321 (1951). — GUNDERMANN, W.: Kriegschirurgischer Bericht aus der Gießener Klinik: Über die ersten 5 Monate des Krieges. Bruns' Beitr. klin. Chir. **97**, 479 (1915).

HECKLER, G. B., and I. J. TIKELLIS: Acquires arteriovenous fistula with subacute bacterial endocarditis and endarteriitis. J. Amer. med. Ass. **150**, 1301 (1952). — HILTON, KANTER, HAYS, BOWEN, GOLUB, KEATING and WÉGRIA: The effect of acute arteriovenous fistula on renal functions. J. clin. Invest. **34**, 732 (1955). — HERMANNES, PAUL: Zur Frage der arterialisierten Venen beim arteriovenösen Aneurysma. Bruns' Beitr. klin. Chir. **130**, 40 (1924). — HINES jr., E. A., and J. M. WAUGH: Congestive heart failure; the result of arteriovenous fistula: Report of a case. Proc. Mayo Clin. **11**, 545 (1936). — HIRSCH, W.: Die Ostitis deformans Paget. Leipzig: Georg Thieme 1953. — HOLMAN, E.: Arteriovenous aneurysm.

Abnormal communications between the arterial and venous circulations. New York: Macmillan Company 1937. 244 pp. — HOLMAN, E., and G. TAYLOR: Problems in the dynamics of blood flow. II. Pressure relations at site of an arteriovenous fistula. Angiology 3, 415 (1952). — HORTON: Arteriovenous fistula involving the common femoral artery identified by arteriography. Proc. Mayo Clin. 8, 189 (1933). — HORTON, B. T.: Hemihypertrophy of extremities associated with congenital arteriovenous fistula. J. Amer. med. Ass. 98, 373 (1932). — HORTON, B. T., and R. K. GHORMLEY: Congenital arteriovenous fistula. Proc. Mayo Clin. 8, 773 (1933). — Congenital arteriovenous fistulae of the extremities visualized by arteriography. Surg. Gynec. Obstet. 60, 978 (1935). — HORTON, B. T., and B. E. HEMPSTEAD: Congenital arteriovenous fistula of the middle ear and external auditory canal. Arch. Otolaryng. (Chicago) 27, 736 (1938). — HORTON, B. T., L. H. ZIEGLER and A. W. ADSON: Intracranial arteriovenous fistula. III. Diagnosis by discovery of arterial blood in jugular veins. Arch. Neurol. Psychiat. (Chicago) 33, 1232 (1935). — HOWARTH, SH.: Cardiac output in osteitis deformans. Clin. Sci. 12, 271 (1953). — HUNTER, W.: Observations upon a particular species of aneurism. Med. Obs. Soc. Phys. Lond. 2, 390 (1762). — The history of an aneurism of the aorta with some remarks on aneurisms in general. Med. Obs. Phys. Lond. 1, 323 (1757).

ISRAEL, A.: Veränderungen der Kreislauforgane bei arterio-venösen Aneurysmen. Langenbecks Arch. klin. Chir. 157, 109 (1929).

JACOB, P., J. CHAUVEAU et VIVERET: Anévrysme artéro-veineux de la paroi thoracique consécutif à une section de brides. Bull. Soc. méd. Hôp. Paris 67, 862 (1951). — JAEGER, R.: Arteriovenous aneurysm of the brain cured by ligation of the left middle cerebral artery; report of a case. A.M.A. Arch. Neurol. Psychiat. 64, 745 (1950). — JAHAN, I.: Reflex modulation of heart rate on closure and opening of an A-V fistula. Proc. Soc. exp. Biol. (N.Y.) 71, 60 (1949). — JOHNSTON, C. G., P. JORDAN jr. and T. CLOUD: Arteriovenous anastomosis in traumatic vascular lesions. Amer. J. Surg. 80, 809 (1950). — JONNART, L., J. LEQUIME et H. DENOLIN: Recherches expérimentales sur les anévrysmes artério-veineux périphériques chroniques. Acta cardiol. (Brux.) 7, 76 (1952).

KAISER, H., u. G. KARCHER: Zur Dynamik des arteriellen Kreislaufs bei arteriovenöser Fistel der A. femoralis dextra bei gleichzeitig bestehender dekompensierter Aorteninsuffizienz. Dtsch. Arch.klin. Med. 196, 460 (1949). — KENNEDY, J. A., and C. S. BURWELL: Measurements of the circulation in a patient with multiple arteriovenous connections. Amer. Heart J. 28, 133 (1944). — KLEIN, O.: Über die Anwendung der blutgasanalytischen Methode zum Nachweis der arterio-venösen Kurzschlußverbindungen. Ärztl. Forsch. 4, 295 (1950). — KRAMER, M. L., and J. W. KAHN: Effect of atropine on the Branham sign in arteriovenous fistula. Arch. intern. Med. 78, 28 (1946).

LÄWEN: Über die genuine diffuse Phlebarteriektasie an der oberen Extremität. Dtsch. Z. Chir. 68, 364 (1903). — LANGE, K.: Über die Unzuverlässigkeit subjektiver Kreislaufzeitbestimmungen. Ztschr. Kreisl.-Forsch. 49, 256 (1960). — LANGE, K., u. S. E. KREWER: The dermofluorometer. J. Lab. clin. Med. 28, 1746 (1943). — LEQUIME, J., H. DENOLIN et L. JONNART: Les anevrysmes arterioveineux peripheriques. Étude clinique et physio-pathologique de 4 cas. Acta cardiol. (Brux.) 6, 11 (1951). — LEWIS, D. D.: Congenital arteriovenous fistulae. Lancet 1930, 621. — LEWIS, THOMAS: The adjustment of bloodflow to the affected limb in arteriovenous fistula. Clin. Sci. 4, 277 (1940). — LIAN, C.: Réalisation chirurgicale d'une fistule artérioveineuse avec ligature veineuse sus-jacente dans le traitement de la grande hypertension artérielle permanente. Cardiologia (Basel) 21, 346 (1952). — LIAN, C., and H. WELTI: La réalisation chirurgicale d'une fistule artérioveineuse fémorale dans le traitement de la grande hypertension artérielle. Mém. Acad. Chir. 76, 930 (1950). — La réalisation chirurgicale d'une fistule artérioveineuse dans le traitement de la grade hypertension artérielle permanente. Arch. Mal. Cœur. 45, 872 (1952). — LINDER, F.: Dreißig Jahre bestehende arteriovenöse Fistel der A. femoralis mit sekundärem Aneurysma der V. iliaca; Heilung durch Operation. Chirurg 22, 77 (1951). — LÜCHTRATH, H.: Der Herztod beim arteriovenösen Aneurysma und seine Begutachtung. Verh. dtsch. Ges. Path. 36, 235 (1953).

MADDING, G. F., W. L. SMITH and L. R. HERSHBERGER: Hepatoportal arteriovenous fistula. J. Amer. med. Ass. 156, 593 (1954). — MAKINS, G. H.: The bradshaw lecture on gunshot injuries of the arteries. Lancet 1913, 1743. — On gunshot injuries to the bloodvessels. Bristol, England: John Wright & Sons, Ltd. 1919. 251 pp. — MARCHAND, F. J., M. R. HEJTMANCIK and G. R. HERRMANN: Extracardiac arteriovenous fistulas in the thorax. Amer. Heart J. 42, 682 (1951). — MARTORELL, F.: Arteriovenous fistula as treatment in arterial hypertension. Angiology 2, 110 (1951). — MASSELL, TH. B.: The fluorescin wheal test for collateral circulation in the preoperative evaluation of patients with aneurysms and arteriovenous fistulas. Surgery 21, 635 (1947). — MASTURZO, M.: Studio anatomo-clinico a proposito di un aneurysma arteriovenoso al triangolo di scarpa. Progr. med. (Napoli) 6, 717 (1950). — MAYBURY, B. C.: Traumatic false aneurysm, aneurysmal varix and varicose aneurysm: II. Aneurysmal varix and varicose aneurysm. St Thom. Hosp. Gaz. 39, 77 (1941). —

McGuire, Johnson: Circulatory studies on a case of arteriovenous aneurysm. Amer. Heart J. **10**, 360 (1935). — Meisen: Zit nach Franklin 1937. — Mörl, F.: Herzveränderungen durch arteriovenöse Aneurysmen. Dtsch. med. Wschr. **1951**, 296—298. — A contribution to the study of the causative factors of arterial dilatation in arteriouvenous aneurysmas. Langenbecks Arch. klin. Chir. **277**, 586 (1954). — Moniz, E.: Angiomas arteriovenosos do cérebro. Med. contemp. **69**, 283 (1951).

Nanu, I., C. Alexandrescu-Dersca et E. Lazeanu: Les troubles cardiaques consécutifs aux anéurismes artério-veineux. Arch. Mal. Coeur **15**, 829 (1922). — Nickerson, J. L., D. C. Elkin and J. V. Warren: The effect of temporary occlusion of arteriovenous fistulas on heart rate, stroke volume, and cardiac output. J. clin. Invest. **30**, 215 (1951). — Nicoladoni, Carl: Phlebarteriectasie der rechten oberen Extremität. Langenbecks Arch. klin. Chir. **18**, 252 (1875). — Norlén: Arteriovenous aneurysms of the brain. — Report of ten cases of total removal of the lesion. J. Neurosurg. **6**, 475 (1949). — Norman, J. A., K. W. Schmidt and J. B. Grow: Congenital arteriovenous fistula of the cervical vertebral vessels with heart failure in an infant. J. Pediat. **36**, 598 (1950). — Norris, G. W.: Varicose aneurism at the bend of the arm; ligature of the artery above and below the sac; secondary hemorrhages with a return of the aneurismal thrill on the tenth day; cure. Amer. J. med. Sci. N. S. **5**, 27 (1843). — Nusselt, H.: Über einige bemerkenswerte Beobachtungen bei 224 Aneurysmen. Langenbecks Arch. klin. Chir. **261**, 557 (1949).

Olivecrona, H.: Arteriovenösa aneurysm i hjärnam. Nord. Med. **41**, 843 (1949). — Die arteriovenösen Aneurysmen des Gehirns. Dtsch. med. Wschr. **1950 II**, 1169. — Considérations sur un cas d'anévrisme artérioveineux à développement temporal; son exstirpation chirurgicale. Rev. Oto-neuro-ophtal. **23**, 231 (1951). — Olivecrona, H., and J. Ladenheim: Congenital arteriovenous aneurysms of the carotid and vertebral arterial systems. Berlin-Göttingen-Heidelberg: Springer 1957.

Paliard, Plauchu, Thomasset, Maral, P. F. Girard, A. Garde and A. Perrin: Arterio-venous angioma of the spinal cord; racemose venous angioma of the spinal cord; anatomo-clinical, radiological and therapeutic considerations two cases. Lyon méd. **183**, 177 (1950). — Parmley, L. F., J. A. Orbison, C. W. Hughes and Th. W. Mattingly: Acquired arteriovenous fistulas complicated by endarteritis, and endocarditis lenta due to Streptococcus faecalis. New Engl. J. Med. **250**, 305 (1954). — Pearse, R., and R. L. MacMillan: Congenital arteriovenous aneurysm of the renal artery. J. Urol. (Baltimore) **58**, 235 (1947). — Pemberton, J., de, and J. H. Saint: Congenital arteriovenous communications. Surg. Gynec. Obstet. **46**, 470 (1928). — Peter, R.: Arteriovenöses Aneurysma und Endokarditis. Ein kasuistischer Beitrag zum Thema der kardiovasculären Komplikationen bei arteriovenösen Aneurysmen. Zbl. Chir. **75**, 825 (1950). — Pirner, F.: Herzbefunde vor und nach Operation traumatischer Aneurysmen. Zbl. Chir. **76**, 388 (1951). — Porter, W. B.: Differential diagnosis of traumatic aneurysm in arteriovenous fistula. Amer. J. med. Sci. **196**, 75 (1938). — Porter, W. B., and J. P. Baker: The significance of cardiac enlargement caused by arteriovenous fistula. Ann. intern. Med. **11**, 370 (1937). — Pratt, G. H.: Arterial varices. A syndrome. Amer. J. Surg. **77**, 456 (1949). — Proctor jr., W. H.: Arteriovenous fistula of the aortic arch. Report of a case with successful treatment. J. Amer. med. Ass. **144**, 818 (1950).

Reid, M. R.: The effect of arteriovenous fistula upon the heart and blood vessels: An experimental and clinical study. Bull. Johns Hopk. Hosp. **31**, 43 (1920). — Studies on abnormal arteriovenous communications, acquired and congenital. I. Report of a series of cases. Arch. Surg. (Chicago) **10**, 601 (1925). — II. The origin and nature of arteriovenous aneurysms, cirsoid aneurysms, and simple angiomas. Arch. Surg. (Chicago) **10**, 997 (1925). — III. The effects of abnormal arteriovenous communications of the heart, blood vessels and other structures. Arch. Surg. (Chicago) **11**, 25 (1925). — IV. The treatment of abnormal arteriovenous communications. Arch. Surg. (Chicago) **11**, 237 (1925). — Reid, M. R., and H. G. Conway: Congenital cirsoid aneurysm of leg. J. Amer. med. Ass. **101**, 1391 (1933). — Reynolds, R. P., C. I. Owen and M. O. Cantor: Arteriovenous aneurysm of uterine artery and vein. J. Amer. med. Ass. **141**, 841 (1949). — Rieder, W.: Sonderstellung arterio-venöser Aneurysmen der Nierengefäße im Rahmen operativer Behandlung schwerer Herz-Kreislaufschäden beim arteriovenösen Aneurysma. Chirurg **14**, 609 (1942). — Rienhoff, W. F.: Congenital arteriovenous fistula: An embryological study, with the report of a case. Bull. Johns Hopk. Hosp. **35**, 271 (1924). — Rienhoff jr., W. F., and L. Hamman: Subacute streptococcus viridans septicemia cured by excision of an arteriovenous aneurysm of the external iliac artery and vein. Ann. Surg. **102**, 905 (1935). — Röhrl, W.: Die radiographische Darstellung von arteriovenösen Anastomosen. Klin. Wschr. **29**, 307 (1951). — Roscoe, M. H., and G. M. M. Donaldson: Effect of arteriovenous aneurysms on blood volume and blood picture. Edinb. med. J. **53**, 391 (1946). — Roseman, E., B. B. Whitcomb and F. G. Woodson: Carotid sinus syncope secondary to ligation of carotid vessels for intracranial arteriovenous aneurysm. J. Neurosurg. **2**, 287 (1945). — Rouzaud, R.: Remarques à

propos d'un anévrisme artério-veineux carotido-caverneux. Rev. neurol. 82, 266 (1950). — RUSSELL, DOROTHY S., and SAMUEL NEVIN: Aneurysm of the great vein of Galen causing internal hydrocephalus; report of two cases. J. Path. Bact. 51, 375 (1940). — ROWNTREE, L. G., and G. E. BROWN: (With the technical assistance of GRACE M. ROTH): The volume of the blood and plasma in health and disease, chap. 11, p. 165. Philadelphia: W. B. Saunders Company 1929.

SABIN, FLORENCE R.: Origin and development of the primitive vessels of the chick and of the pig. Contr. Embryol. Carneg. Instn 6, 61 (1917/18). — SABISTON jr., D. C., E. O. THEILEN and D. E. GREGG: Physiologie studies in experimental high output caroiac failure produced by aortic-caval fistula. Surg. Forum 6, 233 (1956). — SATTLER, H.: Die Basedowsche Krankheit. Leipzig: Wilhelm Engelmann 1909. — SCHEID, W.: Die Zirkulationsstörungen des Gehirns und seiner Häute. In Handbuch der inneren Medizin,, Bd. V/3, S. 78, 4. Aufl. Berlin-Göttingen-Heidelberg: Springer 1953. — SCHEIFLEY, CH. H., and G. W. DAUGHERTY: Arteriovenous fistula of the kidney. New observations and report of three cases. Circulation 19, 662 (1959). — SCHREINER, G. E.: The physiology of arteriovenous fistulas. The Davidson lecture for 1953. Med. Ann. D. C. 24, 1, 54 (1954). — SCHREINER, G. E., N. FREINKEL, J. W. ATHENS and W. STONE III: Cardiac output, central volume and dye injection curves in traumatic arteriovenous fistulas in man. Circulation 7, 718 (1958). — SEEGER, S. J.: Congenital arteriovenous anastomoses. Surgery 3, 264 (1938). — SERVELLE, M., P. LACOLLEY, P. CARTIER, J. SICOT, F. BOUCHARD and P. LAURENS: Bilateral traumatic arteriovenous fistula of the legs. Arch. Mal. Cœur 47, 159 (1954). — SHUMACKER jr., H. B.: Tests for and means of improving the collateral circulation in cases of aneurysm and arteriovenous fistula of the extremities. Angiology 5, 167 (1954). — SIGWART, H.: Portaler Hochdruck durch arteriovenöses Aneurysma der Milzgefäße. Chirurg 24, 318 (1953). — SMITH, F. L., and B. T. HORTON: Sclerosing treatment of congenital arteriovenous fistula: Report of two early cases. Proc. Mayo Clin. 12, 17 (1937). — SMITH, V. W., C. W. HUGHES, O. SAPP, R. J. T. JOY and T. W. MATTINGLY: High-output circulatory failure due to arteriovenous fistula. Complication of intervertebral disk surgery. Arch. intern. Med. 100, 833 (1957). — SONNTAG, F.: Phlebarteriektasie. Zbl. Chir. 52, 66 (1925). — SORGO: Weitere Mitteilung über die Klinik und Histologie des kongenitalen arteriovenösen Aneurysmas. Zbl. Neurochir. 3, 64 (1938). — SORNBERGER, C. F., and M. I. SMEDAL: The mechanism and incidence of cardiovascular changes in Paget's disease (osteitis deformans). A critical review of the literature with case studies. Circulation 6, 711 (1952). — STATLAND, M., and T. G. GORR: Streptococcus viridans endarteritis of an arteriovenous aneurysm. Cured by penicillin and surgical excision. J. Lab. clin. Med. 34, 221 (1949). — STEINBERG, I., J. S. BALDWIN and C. T. DOTTER: Coronary arteriovenous fistula. Circulation 17, 372 (1958). — STENER, B.: Arteriovenous shunt in the spleen diagnosed before operation: Case report. Acta chir. scand. 108, 344 (1955). — STENGER, A.: Zu den Ursachen der Entstehung der Arterienerweiterung und zur Entwicklung des Kollateralkreislaufes bei arterio-venösen Aneurysmen. Z. ges. inn. Med. 7, 366 (1952). — STEWART, F. T.: Arteriovenous aneurysm treated by angiorrhyphy. Ann. Surg. 57, 574 (1913). — STRICKLER, J. H., N. LUFKIN and C. O. RICE: Hepatic portal arteriovenous fistula: A case report. Surgery 31, 583 (1952).

TÖNNIS, W.: Zur Behandlung intrakranieller Aneurysmen. Langenbecks Arch. klin. Chir. 189, 474 (1937). — TORRES, R. A. P., y A. LAZZARI: La insuficiencia cardiaca en la osteitis deformante de Paget. Rev. Asoc. méd. argent. 64, 90 (1950).

VEAL, J. R., and W. M. MCCORD: Congenital abnormal arteriovenous anastomoses of the extremities with special reference to diagnosis by arteriography and by the oxygen saturation test. Arch. Surg. (Chicago) 33, 848 (1936).

WACHSMUTH, W.: Das arterio-venöse Aneurysma als Kreislaufkurzschluß. Militärarzt 8, 541 (1943). — WARD, C. E., and B. T. HORTON: Congenital arteriovenous fistulas in children. J. Pediat. 16, 746 (1940). — WARREN, J. V., J. L. NICKERSON and D. C. ELKIN: The cardiac output in patients with arteriovenous fistulas. J. clin. Invest. 30, 210 (1951). — WEIGERT, V. C.: In die Milzvene geborstenes Aneurysma einer Milzarterie. Virchows Arch. path. Anat. 104, 26 (1886). — WIGDOROWITSCH: Ein bemerkenswertes Reflexphänomen bei einem Aneurysma der A. femoralis. Dtsch. med. Wschr. 41, 711 (1915). — WILLIAMS, M. H.: Traumatic arteriovenous aneurysm associated with streptococcic septicemia. Report of a case with cure following penicillin therapy and operation. J. Amer. med. Ass. 148, 726 (1952). — WILSON, G. M.: Peripheral circulatory changes associated with arteriovenous aneurysms. Brit. Heart J. 13, 334 (1951). — WOLFE, H. R. I., and N. E. FRANCE: Arteriovenous aneurysm of the great vein of Galen. Brit. J. Surg. 37, 76 (1949). — WOLFF, H., u. B. SCHMID: Das Arteriogramm des pulsierenden Exophthalmus. Zbl. Neurochir. 4, 241, 310 (1939). — WOLLHEIM, ERNST: Die zirkulierende Blutmenge und ihre Bedeutung für Kompensation und Dekompensation des Kreislaufs. Z. klin. Med. 116, 269 (1931). — WOLLHEIM, E., u. K. W. SCHNEIDER: Untersuchungen zur funktionellen Pathologie und Therapie großer intestinaler Blutungen. Verh. dtsch. Ges. inn. Med. 60, 334 (1954). — Zur Bestimmung der Kreislaufzeit. Erfahrungen mit

einer neuen objektiven Methode nach K. Lange. Dtsch med. Wschr. **23**, 1003 (1960). — Woollard, H. H.: The development of the principal arterial stems in the forelimb of the pig. Contr. Embryol. Carneg. Instn **14**, 139 (1922). — Wright, I. S.: Vascular diseases in clinical practice. Chicago: Year Book Publishers Inc. 1948.

Yater: A study of four cases of acquired arteriovenous fistula by means of thorotrast arteriography. Ann. intern. Med. **10**, 466 (1936). — Yater, W. M., W. F. Luckett and B. W. Leonard: Mycotic arteriovenous fistula: Report of a case. Med. Ann. D. C. **9**, 439 (1940).

Zannini, G.: Aneurysma artero-venoso della femorale; sutura laterale dell'arteria e della vena seguita da guarigione controllata con arterio e flebografia. Policlinico, Sez. chir. **57**, 238 (1950). — Zissler, J.: Zur Wirkung einiger Herzglykoside auf die Hämodynamik des Menschen. Arch. Kreisl.-Forsch. **22**, 97 (1955).

II. Krankheiten der Venen.

Abbott and A. Osler: Congenital aneurysm of the superior vena cava. Report of one case with operative correction. Ann. Surg. **131**, 259 (1950). — Abd-El-Malek, Sh., and B. Boulgakow: A collateral venous circulation after obstruction of the superior and part of the inferior vena cava. J. egypt. med. Ass. **33**, 157 (1950). — d'Abreu, A. L.: Relation of thrombophlebitis migrans to thrombo-angiitis obliterans. Brit. med. J. **1934**, 101. — Ackerman, R. G., and J. E. Estes: Prognosis in idiopathic thrombophlebitis. Ann. intern. Med. **34**, 902 (1951). — Adams, J. C.: Etiological factors in varicose veins of lower extremities. Surg. Gynec. Obstet. **69**, 717 (1939). — Adler, V. G.: Beitrag zur Diagnostik und Therapie des phleboarthrotischen Symptomenkomplexes. Med. Klin. **51**, 1407 (1956). — Agrest, A., A. Lanari y A. J. Roncoroni: Embolia pulmonar unilateral experimental con torax cerrado. Medicina (B. Aires) **13**, 51 (1953). — Al Assal, F., E. Vasconcelos and Th. Reiff: Postphlebitic syndrome. Its diagnosis and treatment. Rev. paul. Med. **48**, 149 (1956). — Alexander, H. A.: Fundamental principles in the treatment of varicose veins. Minn. Med. **33**, 626 (1950). — Allan, J. C.: The incidence of inequality in the length of lower extremities in peripheral venous insufficiency in the South African native. S. Afr. J. med. Sci. **18**, 105 (1953). — Allen and Brown: Neurosis of the extremities following phlebitis. Med. Clin. N. Amer. **15**, 123 (1931). — Allen, Hines, Kvale and Barker: The use of dicumarol as an anticoagulant. Experience in 2.307 cases. Ann. intern. Med. **27**, 371 (1947). — Allen, A. W.: Thrombosis and embolism. Bull. N. Y. Acad. Med. **22**, 169 (1946). — Interruption of the deep veins of the lower extremities in the prevention and treatment of thrombosis and embolism. Surg. Gynec. Obstet. **84**, 519 (1947). — The present evaluation of the prophylaxis and treatment of venous thrombosis and pulmonary embolism. Surgery **26**, 1 (1949). — Allen, A. W., and G. A. Donaldson: Venous thrombosis and pulmonary embolism. Bull. N. Y. Acad. Med. **24**, 619 (1948). — Allen, A. W., R. R. Linton and G. A. Donaldson: Thrombosis and embolism; review of 202 patients treatment by femoral vein interruption. Ann. Surg. **118**, 728 (1943). — Venous thrombosis and pulmonary embolism, further experience with thrombectomy and femoral vein interruption. J. Amer. med. Ass. **128**, 397 (1945). — Allen, E. V., N. W. Barker and E. A. Hines jr.: Peripheral vascular diseases. Philadelphia: W. B. Saunders Company 1955. — Alslev, J.: Über die Zunahme der subakuten bakteriellen Endokarditis. Dtsch. med. Wchr. **73**, 208 (1948). — Andersen, Hansen. Husfeldt u. Thomsen: Superior caval vein syndrome. Acta med. scand. **150**, 81 (1954). — Andersen, A. H., A. T. Hansen, E. Husfeldt, A. Pedersen and G. Thomsen: The syndrome of occlusion of the superior vena cava; three cases probably caused by thrombosis. Ugeskr. Laeg. **116**, 785 (1954). — Anderson, M. W., N. W. Barker u. T. H. Seldon: A clinical evaluation of powdered human blood cells in the treatment of ulcers of the extremities associated with vascular disorders. Amer. Heart J. **32**, 754 (1946). — Anderson, G. M., and E. Hull: The effect of dicumarol upon the mortality and incidence of thromboembolic complications in congestive heart failure. Amer. Heart J. **39**, 697 (1950). — Angelman, H., E. G. Hall and R. Spencer: The syndrome of obstruction of inferior vena cava in childhood. Bit. med. J. **1950**, 752. — Anlyan, Campbell, Shingleton and Gardner: Pulmonary embolism following venous ligation. Arch. Surg. (Chicago) **64**, 200 (1952). — Anning, S. T.: The aetiology of gravitational ulcers of the leg. Brit. med. J. **1949**, 458. — The cause and treatment of leg ulcers. Lancet **1952**, 789. — Apperly, F. L., C. E. McKeown, W. B. Young and F. M. Strayer: An electrical method for the prevention of venous thrombosis and pulmonary embolism. Amer. J. Surg. **31**, 451 (1951). — Armstrong, E. L., W. L. Adams, L. J. Tragerman and E. W. Townsend: The Cruveilhier-Baumgarten Syndrome: Review of the literature and report of 2 additional cases. Ann. intern. Med. **16**, 113 (1942). — Arthur, H. R.: Portal thrombosis. J. Obst. Gynaec. Brit. Emp. **58**, 483 (1951). — Aschoff, L.: Lectures on pathology, p. 253. New York: Paul B. Hoeber 1924. — Assal, F. A.: Varizes dos membros inferiores. Arch. Cirurg. clin. exp. **14**, 23 (1951). — Atkins, H. J. B.: Postoperative thrombosis. Discussion on thrombosis. Proc. roy. Soc. Med. **40**, 193 (1947). —

AZÚA DOCHAO, L. DE, A ZUBIRI VIDAL y S. UCAR SÁNCHEZ: Ulceras vasculares de las extremidades inferiores; estudio anatomopatológico, clinico y terapéutico. Act. dermo-sifiliogr. (Madr.) **42**, 238 (1950).

BACHMANN, G.: Der Schröpfkopf, seine Indikation und Anwendung. Hippokrates (Stuttgart) **21**, 281 (1950). — BAILEY, W. A.: Ovarian vein phlebothrombosis and fatal pulmonary embolism. Ann. Surg. **132**, 986 (1950). — BAISTROCCHI, J. D., y V. J. PRANPARO: Varices de los miembros inferiores. Clínica y técnica quirúrgica. Pren. méd. argent. **38**, 256 (1951). — BAKEY, DE M., and A. OCHSNER: Phlegmasia cerulea dolens and gangrene associated with thrombophlebitis. Case reports and review of the literature. Surgery **26**, 16 (1949). — BAKEY, DE M., SCHROEDER and A. OCHSNER: Significance of phlebography in phlebothrombosis. J. Amer. med. Ass. **123**, 738 (1943). — BALÁS, A.: Oscillometric studies of injection treatment of varicose veins; role of venous and reflectory arterial spasm in development of subsequent complications. Mag. Sebész. **3**, 221 (1950). — BALÁS, A., P. GÖRGÖ, L. RÁNKY et J. STEFANICS: Phénomènes spastiques de système veineux du membre inférieur. Acta med. (Budapest) **2**, 289 (1951). — BÁLAS, A., J. STEFANICS, L. RÁNKY u. P. GÖRGÖ: Klinik und Behandlung des Paget-Schroetterschen Syndroms. Chirurg **24**, 241 (1953). — BALL, K. P., J. F. GOODWIN and V. V. HARRISON: Massive thrombotic occlusion of the large pulmonary arteries. Circulation **14**, 766 (1956). — BANCROFT, STANLEY-BROWN and QUICK: Postoperative thrombosis and embolism. Amer. J. Surg. **28**, 648 (1935). — BARGEN, J. A., and N. W. BARKER: Extensive arterial and venous thrombosis complicating chronic ulcerative colitis. Arch. intern. Med. **58**, 17 (1936). — BARKER, N. W.: Physical agents in treatment of circulatory diseases of extremities. Arch. phys. Ther. **17**, 554 (1936). — Primary idiopathic thrombophlebitis. Arch. intern. Med. **58**, 147 (1936). — Thrombophlebitis complicating infectious and systemic disease. Proc. Mayo Clin. **11**, 513 (1936). — Anticoagulant Therapy in thrombosis and embolism. Postgrad. Med. **1**, 265 (1947). — Anticoagulant therapy in peripheral vascular disease. Circulation **4**, 613 (1951). — BARKER, N. W., and A. W. ALLEN: Vascular clinics. IX. The differential diagnosis between acute thrombophlebitis and acute cellulitis of the legs. Proc. Mayo Clin. **15**, 110 (1940). — BARKER, N. W., and V. S. COUNSELLER: Prevention and treatment of postoperative thrombophlebitis. Amer. J. Obstet. Gynec. **37**, 644 (1939). — BARKER, N. W., K. K. NYGAARD, W. WALTERS and J. T. PRIESTLEY: A statistical study of postoperative venous thrombosis and pulmonary embolism. I. Incidence in various types of operations. Proc. Mayo Clin. **15**, 769 (1940). — A statistical study of postoperative venous thrombosis and pulmonary embolism. II. Predisposing factors. Proc. Mayo Clin. **16**, 1, 17, 33 (1941). — BARKER, N. W., and RANDALL: Treatment of postpartum thrombophlebitis. M. Clin. N. Amer. **22**, 1205 (1938). — BARNES: Pulmonary embolism. J. Amer. med. Ass. **109**, 1347 (1937). — BARREDA, P DE LA, y E. CASTRO FARIÑAS: Consideraciones sobre la thrombosis por es fuerzo del miembro inferior. Angiología **3**, 64 (1951). — BASSET, A.: Thrombophlébite entièrement latente; spasme artériel — phlébectomie — suites éloignées. Arch. Mal. Cœur **43**, 1120 (1950). — BAUER, G.: Thrombosis. Lancet **1946**, **447**. — Combating thrombosis and pulmonary embolism. The rôle of the nurse. Amer. J. Nursing **47** (1947). — Nine years' experience with heparin in acute venous thrombosis. Angiology **1**, 161 (1950). — The rôle of arterial disease in leg ulcers. Acta chir. scand. **100**, 502 (1950). — BAULANDE, M.: Physiothérapie des varices et de leurs complications. Paris méd. **41**, 295 (1951). — BAUMGARTEN: Entzündung, Thrombose, Embolie und Metastase im Lichte neuerer Forschung. München 1925. — BAUMGARTEN, P.: Die sogenannte Organisation des Thrombus. Leipzig: Wigand 1877. — BAUMGARTNER, J.: A propos du traitement chirurgical des thromboses veineuses récentes. Rev. méd. Suisse rom. **70**, 315 (1950). — BEATTIE, A. S., and E. HILDENBRAND: Thrombosis of the hepatic veins. Arch. Path. (Chicago) **50**, 247 (1950). — BECCARIA, A.: Sul presunto potere terapeutico dell'alluminio nell'ulcera varicosa. Minerva chir. (Torino) **6**, 271 (1951). — BECKERMANN, F., R. JÜRGENS u. G. SCHUBERT: Thrombose und Embolie. Hamburger Symposion 2. u. 3. April 1954. Stuttgart: Georg Thieme 1954. — BEECHER, H. K.: Adjustment of flow of tissue fluid in presence of localized, sustained high venous pressure as found with varices of great saphenous system during walking. J. clin. Invest. **16**, 733 (1937). — BEIN, H. J.: Vergleichende Untersuchungen von ganglionärblockierenden Substanzen, von Sympathikolytica und von Parasympathikolytika bei experimenteller Lungenembolie. Experientia (Basel) **8**, 67 (1952). — BEITZKE, H.: Über Phlebitis hepatica bei angeborener Syphilis. Beitr. path. Anat. **84**, 317 (1930). — BELLER, F. K.: Experimentelle und klinische Untersuchung des Hirudoid. Ärztl. Forsch. **5**, 127 (1951). — BELT: Thrombosis and pulmonary embolism. Amer. J. Path. **10**, 129 (1934). — BELTRAN CRIBILLERO, G.: Algunas consideraciones sobre las trombosis venosas de los miembros inferiores. An. Fac. Med. Lima **33**, 341 (1950). — BENDA, C.: Venen. In Handbuch der speziellen pathologischen Anatomie und Histologie. Berlin 1924. — BENNETT jr., I. L.: A unique case of obstruction of the inferior vena cava. Bull. Johns Hopk. Hosp. **87**, 290 (1950). — BENZ, E. J., A. H. BAGGENSTOSS and E. E. WOLLAEGER: Symposium on some aspects of the normal and abnormal circulation of the

liver. Atrophy of the left lobe of the liver. Proc. Mayo Clin. 28, 232 (1953). — BERG, H. H.: Thrombo-Embolie und Diätetik. (Bemerkungen im Rahmen des Panoramawandels innerern Krankheiten.) In BECKERMANN, JÜRGENS u. SCHUBERT, Thrombose und Embolie, S. 61. Stuttgart: Georg Thieme 1954. — BERNARDI, R., G. VERGANI and A. GAIDO: Trypsin in the treatment of the thrombotic syndrome. Minerva med. (Torino) 48, 2377 (1957). — BERRY, F. B., and J. A. BOUGAS: Agnogenic venous mesenteric thrombosis. Tr. Amer. surg. Ass. 68, 130 (1950). — BEURIER, F.: Le traitement des ulcères de jambe par les eaux thermales. Acta physiother. rheum. belg. 5, 345 (1950). — BIANCO, I.: Tromboflebite dell'arto superiore da soforzo. (Illustrazione di un caso.) Policlinico, Sez. prat. 57, 341 (1950). — BIBLE, L. A.: The problem of thrombophlebitis and phlebothrombosis. Mississippi Doct. 28, 157 (1950). — BIEBL, M.: Thrombektomie bei blander Thrombose der Vena axillaris und subclavia, gleichzeitig ein kritischer Beitrag zur Genese dieses Krankheitsbildes unter besonderer Berücksichtigung der Unfallfrage. Zbl. Chir. 66, 1560 (1939). — BIELSCHOWSKY, P.: Über den Einfluß des Lagewechsels, insbesondere der Beinhochlagerung, auf das Minutenvolumen des Herzens bei gesunden und kranken Menschen. Klin. Wschr. 11, 1252 (1932). — BIELSCHOWSKY, P., u. K. LANGE: Zur Frage der Blutströmungsgeschwindigkeit. Dtsch. med. Wschr. 59, 1637 (1933). — BIÉRENT, NICODEME: Phlébite avec spasme artériel; héparinothérapie. Lille chir. 5, 95 (1950). — BIERSTEDT, P.: Über die Beeinflussung der Blutgerinnung durch ein neues Antikoagulans aus Salzen der Seltenen Erden. Dtsch. med. J. 9, 39 (1958). — BIFANI e SFORZA: Sulla sofferenza del circolo arterioso in corso di trombosi venosa degli arti. (Ricerche sperimentali.) Pat. sper. 43, 3—15 (1955). — BIJDENDIJK, A., and F. J. NOORDHOEK: Massive doses of vitamin E in the tratment of crural ulcer. Ned. Tschr. Geneesk. 95, 1039 (1951). — BILLMANN, F., u. C. POHL: Zur Klinik und Pathogenese der Pfortaderstenose im Kindesalter. Virchows Arch. path. Anat. 300, 277 (1937). — BINGOLD, K.: Über die Pylephlebitis septica. Ärztl. Wschr. 5, 473 (1950). — BIRCH-JENSEN, A.: Combined resection-injection treatment of varicose veins. Ugeskr. Laeg. 113, 281 (1951). — BISGAARD, H.: Ulcus og eczema cruris, phlebiditis sequelae. Kopenhagen 1939. — Ulcers and eczema of the leg sequels of phlebitis. Copenhagen 1948. — BLAINEY, HARDWICKE and WHITFIELD: The nephrotic syndrome associated with thrombosis of the renal veins. Lancet 1954, 1208. — BLALOCK, A.: Oxygen content of blood in patients with varicose veins. Arch. Surg. 19, 898 (1929). — BOBEK, K., u. J. VANĚK: Cor pulmonale chronicum infolge der Lungenembolisation. Z. ges. inn. Med. 596—601 (1953). — Čas. Lék. čes. 1953, 20—21 (576—582). — BOUSLOG, J. S.: Roentgen irradiation of thrombophlebitis. Radiology 52, 216 (1949). — BOŽIN, T.: Varices et ulcera cruris varicosa. Med. Pregl., Novi Sad. Nr 8, Nov 50, 94—101. — BRADSHAW, H. H., and F. HIGHTOWER: Surgical treatment of thrombophlebitis and phlebothrombosis of the lower extremities. N.C. med. J. 11, 172 (1950). — BRAMBEL, HUNTER and FITZPATRICK: Prophylactic use of anticoagulants in puerperal period (Dicumarol, Heparin and Link Compound 63). Bull. Sch. Med. Maryland 35, 91 (1950). — BRAMBEL and LOKER: Significance of variations of prothrombin activity of dilute plasma. Proc. Soc. exp. Biol. (N.Y.) 53, 218 (1943). — BRANDT, F.: Die Abhängigkeit des Venendruckes von der Größe der zirkulierenden Blutmenge, zugleich ein Beitrag zur Frage seiner klinischen Bedeutung. Z. klin. Med. 116, 398 (1931). — BRASS, K., u. W. SANDRITTER: Statistische Untersuchungen an blanden Fernthrombosen, fulminanten und nicht tödlichen Lungenembolien am Sektionsgut der Jahre 1905—1948. Frankfurt. Z. Path. 61, 98 (1949). — BRETHAUER, E. A.: Thrombophlebitis of the cavernous sinus. Report of complete recovery in case with multiple pulmonary abscesses complicating pregnancy. J. Amer. med. Ass. 134, 1086 (1947). — BRIGGS: Recurring phlebitis of obscure origin. Bull. Johns Hopk. Hosp. 16, 228 (1905). — BRINDEAU: Zit. nach H. STAMM 1956. — BROMBART, M.: Les varices oesophagiennes. Acta gastro-ent. belg. 14, 637 (1951). — BRONTE-STEWART, B., and R. H. GOETZ: Budd-Chiari's syndrome. High inferior vena caval obstruction demonstrated by venography. Angiology 3, 167 (1952). — BROWN: Postoperative phlebitis: a clinical study. Arch. Surg. (Chicago) 15, 245 (1927). — BRUGSCH, H.: Die Klinik der Milzvenenerkrankungen. Ergebn. inn. Med. Kinderheilk. 45, 43 (1933). — BRUZELIUS, S.: Dicoumarin in clinical use; studies on its prophylactic and therapeutic value in treatment of thromboembolism. Acta chir. scand. 92, 1 (1945). — BUCHTALA, V.: Oesophagusvarizen bei sehr großer Struma und gleichzeitigem Magenvolvulus. Fortschr. Röntgenstr. 73, 585 (1950). — BUDD, G.: Krankheiten der Leber. Berlin 1846. — BUERGER, L.: The association of migrating thrombophlebitis with thrombo-angeitis obliterans. Internat. Clin. 19, 384, (1909). — BÜTTNER, I.: Über den Verschluß der Vena centralis retinae. Medizinische 1958, 945. — BUKHOVSKAYA, A. V.: The use of ascorbic acid in atherosclerosis. Sovet. Med. 1, 77 (1957). [Russisch.] — BURCKHARDT, L.: Endophlebitis hepatica obliterans im Kindesalter. Ein frischer Erkrankungsfall. Frankfurt. Z. Path. 52, 567 (1938).— BURGER u. WENZEL: Über einen Versuch in der Behandlung von peripheren Durchblutungsstörungen mit einem Placentaextrakt. Med. Klin. 48, 603 (1953). — BUXTON, R. W.: Venous thrombosis in the upper extremity. Univ. Hosp. Bull. Ann Arbor 12, 53 (1946). — BYRNE, J. J.: Phlebitis: A study of 748 cases at the Boston city hospital. New Engl. J. Med. 253, 579 (1955).

Cadenat: Les thrombo-phlébites du membre supérieur. Paris méd. 35, 253 (1920). — Cahen, P., S. Ithier et R. Froment: Les diurétiques mercuriels créent-ils un réel danger de thrombose chez les malades en insuffisance cardiaque? Arch. Mal. Cœur 46, 446 (1953). — Caithaml: Über die Behandlung der Lungenembolie. Thrombose und Embolie. I. Internat. Tagg, Basel, S. 651, 1954. — Thrombosebehandlung mit Hydergin, Procain und Panthesin. Zbl. Chir. 79, 1114 (1954). — Calenda, D. O., u. J. F. Uricchio: Superior vena cava syndrome. Differentiation between simple obstruction and aorticocaval communication. Arch. intern. Med. 91, 800 (1953). — Calhoun, C. W., and J. R. Broun: The problem of varicose veins. Northw. Med. (Seattle) 49, 467 (1950). — Camera, A.: La terapia anticoagulante delle tromboflebiti. Progr. med. (Napoli) 7, 370 (1951). — Camp, P. T. de, A. Ochsner and M. De Bakey: Thrombo-embolism in children; analysis of 35 cases. Ann. Surg. 133, 611 (1951). — Camp, P. T. de, J. A. Ward and A. Ochsner: Ambulatory venous pressure studies in postphlebitic and other disease states. Surgery 29, 365 (1951). — Cannon and Barker: Indications for vein interruption in treatment of venous thrombosis. Geriatrics 9, 507 (1954).— Carral, F., and C. A. Soto: Abdominal venous thrombosis in the adult cardiac. Arch. Inst. Cardiol. Méx. 28, 333 (1958). — Carroll, D.: Chronic obstruction of major pulmonary arteries. Amer. J. Med. 9, 175 (1950). — Carroll, W. W.: Varicosities of the lesser saphenous vein. Arch. Surg. (Chicago) 59, 578 (1949). — Cassel, M. A.: Treatment of postthrombotic syndrome by interruption of superficial femoral vein. Arch. Surg. (Chicago) 61, 540 (1950). — Castagna, R.: Il trattamento locale dell'eczema di origine flebostatica. Minerva chir. (Torino) 6, 270 (1951). — Castagna, R., e G. Impallomeni: L'interruzione chirurgica della vena poplitea nella sindrome post-flebitica degli arti interiori; indicazioni e risultati. Minerva chir. (Torino) 6, 258 (1951). — Su 2500 casi di varici dell'arto inferiore trattati col metodo chirurgico-sclerosante di Mairano; considerazioni cliniche e statistiche. Minerva chir. (Torino) 6, 248 (1951). — Castañeda Uribe, M.: Varices and varicose veins. Cirurg y Ciruj. 19, 249 (1951). — Cathcart, R. T., and D. W. Blood: Effect of digitalis on the clotting of the blood in normal subjects and in patients with congestive heart failure. Circulation 1, 1176 (1950). — Cavallazzi, A.: Sull'uso clinico dell'alluminio. (2. Nota.) Riv. Pat. Clin. 5, 28 (1950). — Ceccaldi, F.: Thérapeutique thermale des séquelles de phlébite. Acta physiother. rheum. belg. 5, 220 (1950). — Cecchini, M.: Su possibili rapporti fra tromboflebite migrante e neoplasia, clinicamente silente, del tubo digerente. G. Clin. med. 33, 399 (1952). — Chambraud: Practical applications of new ideas on the diagnosis and treatment of phlebitis. Médecine 31, 4 (1950). — Chakravarti, A., and G. Chakravarti: A case of giant-cell polyphlebitis. Brit. med. J. 1955, No 4908, 253. — Champeau, Bucaille et Seylan: Quelques considérations sur le traitement chirurgical des phlébites. Presse méd. 58, 1216 (1950). — Chapman, D. W., L. J. Gugle and P. W. Wheeler: Experimental pulmonary infarction. Abnormal pulmonary circulation as a prerequisite for pulmonary infarction following an embolus. Arch. intern. Med. 83, 158 (1949). — Chapman, E. M., and E. Asmussen: On the occurrence of dyspnea, dizziness and precordial distress occasioned by the pooling of blood in varicose veins. J. clin. Invest. 21, 393 (1942). — Chiari, H.: Selbständige Phlebitis obliterans der Hauptstämme der Venae hepaticae als Todesursache. Verh. dtsch. path. Ges. 1. Tagg 19.—22. 9. 1898, S. 18. — Über die selbständige Phlebitis obliterans der Hauptstämme der Venae hepaticae als Todesursache. Beitr. path. Anat. 26, 1 (1899). — Child, C. G., R. F. Milnes, G. R. Holswade and A. L. Gore: Sudden and complete occlusion of the portal vein in the Macaca mulatta monkey. Trans. Amer. surg. Ass. 68, 155 (1950). — Chlumsky: Über Phlebitis chronica migrans. Zbl. Chir. 54, 75 (1927). — Chott, F., u. R. Kühlmayer: Experimentelle Untersuchungen über die Beeinflussung der Geschwindigkeit des venösen Blutstromes durch Venostasin. Münch. med. Wschr. 1955, 1309. — Clark: Etiology of post-operative femoral thrombophlebitis. Univ. Pennsylvania med. Bull. 15, 154 (1902). — Cliffton, E. E., and J. C. Neel: Ligation of the vena cava in extending thrombophlebitis. Arch. Surg. (Chicago) 59, 1122 (1949). — Cockerham jr., H. L.: Leg ulcers. Mississippi Doct. 28, 387 (1951). — Cockett, F. B., and D. E. Elgan Jones: The ankle-blow-out syndrome. A new approach to the varicose ulcer problem. Lancet 1953 I, 17—23. — Cohen, M. B.: Treatment of thrombophlebitis. Amer. J. Surg. 80, 44 (1950). — Colin, J.: Aperçu sur la séméiologie et le traitement des varices. Rev. méd. Liège 5, 288 (1950). — Collins, Nelson, Ray, Weinstein and Collins: Ligation of the vena cava and ovarian vessels; a follow-up study of 59 cases. Amer. J. Obstet. Gynec. 58, 1155 (1949). — Condorelli, L.: Clinical physiopathology of venous circulation. Día méd. 22, 2018 (1950). — L'ipertensione venosa attiva. Schweiz. med. Wschr. 1950, 14—16. — Conner: Zit. nach H. Stamm, 1956. — Connolly and Wood: Distensibility of peripheral veins in man determined by a miniature-balloon technic. J. appl.Physiol. 7, 239 (1954). — Cooper and Barker: Recurrent venous thrombosis: An early complication of obscure visceral carcinoma. Minn. Med. 27, 31 (1944). — Cordier, A. H.: Phlebitis following abdominal and pelvic operations. J. Amer. med. Ass. 45, 1792 (1905). — Coronini, C., u. G. Oberson: Neue histologische Ergebnisse bei Endophlebitis obliterans hepatica. Virchows Arch. path. Anat. 298, 251

(1937). — CORRÊA DA COSTA, C., and H. G. PEREIRA: Flebites e flebotromboses puerperais. An. bras. Ginec. **29**, 135 (1950). — COSGRIFF, ST. W.: Thromboembolic complications associated with ACTH and cortisone therapy. J. Amer. med. Ass. **147**, 924 (1951). — COSTANTINI, H.: L'orthostatisme, le décubitostatisme et le clinostatisme chez les grands variqueux. Vers un traitement chirurgical de l'orthostatisme. Presse méd. **1947**, 880—881. — COSTELLO, J. A., and J. O. COSTELLO: Phlebothrombosis and thrombophlebitis in obstetrics and gynecology. J. Amer. Osteopath. Ass. **49**, 581 (1950). — COTTALORDA, J.: La thrombo-phlébite par effort. Lyon chir. **29**, 169 (1932). — COURTOY, P., and N. SALONIKIDES: Acute experimental pulmonary hypertension by pulmonary embolization. I. Circulatory dynamics. Acta cardiol. (Brux.) **11**, 52 (1956). Ref. Circulation **15**, 301 (1957). — CRANE, CH.: Deep venous thrombosis in the leg following effort of strain. New Engl. J. Med. **246**, 529 (1952). — CREECH jr., OVERTON and DE BAKEY: Deep venous thrombosis and pulmonary infarction occurring as premonitory symptoms of thromboangiitis obliterans. Surgery **36**, 52 (1954). — CRILE jr., G.: Transesophageal ligation of bleeding esophageal varices, a preliminary report of seven cases. A.M.A. Arch. Surg. **61**, 654 (1950). — CROLLE, G., F. BOGLIONE and S. BIANCO: Considerazioni sul significato ed i limiti del test di tolleranza in vitro all'eparina in soggetti affetti da trombosi. Boll. Soc. ital. Biol. sper. **29**, 188 (1953). — CRUVEILHIER, J.: Anatomie pathologique du corps humain. Vol. 1, part. 16, p. 6. Paris: J. B. Ballière 1829—1835. — CULOT, Y.: Prophylaxis des thromboses au cours de la maladie post-opératoire. Presse méd. **59**, 268 (1951). — CURTIS, A. C., and R. W. HELMS: Congenital absence of the valves in the veins as a cause of varicosities. Arch. of Dermat. **55**, 639 (1947). — CURTIUS, F.: Untersuchungen über das menschliche Venensystem. III. Mitteilung: Septumvaricen und Oslersche Krankheit als Teilerscheinungen allgemeiner ererbter Venenwanddysplasie (Status varicosus). Klin. Wschr. **7**, 2141 (1928). — Untersuchungen über das menschliche Venensystem. 1. Mitt. Die hereditäre Ätiologie der Bein-Phlebektasien. Arch. klin. Med. **162**, 194 (1928). — Schlußwort zu der Arbeit von SIEMENS: Das Problem der allgemeinen Venenwandschwäche (sog. Status varicosus). Med. Klin. **33**, 822 (1937). — CURTIUS, F., u. K. F. PASS: Untersuchungen über das menschliche Venensystem. Die klinische Bedeutung des Status varicosus. Med. Welt **9**, 1156 (1935). — CURTIUS, F., u. E. SCHOLZ: Untersuchungen über das menschliche Venensystem. Neue statistische Untersuchungen über den Status varicosus. Med. Welt **9**, 802 (1935).

DACK, S., A. M. MASTER, H. HORN, A. GRISHMAN and L. E. FIELD: Acute coronary insufficiency due to pulmonary embolism. Amer. J. Med. **7**, 464 (1949). — DAFGÅRD, T.: Treatment of thrombosis and thrombophlebitis with Butazolidine. Svenska Läk.-Tidn. **55**, 1859 (1958). — DALE, W. A.: Ligation of the inferior Vena cava for thromboembolism. Surgery **43**, 24 (1958). — DAMIANOS: Eitrige Thrombophlebitis der Sinus cavernosi infolge Zahncaries. Wien. klin. Wschr. **13**, 377 (1903). — DAMMANN, F.: Medizinische **1955**, 287. — DASCO, M. M., and B. B. GRYNBAUM: The application of benzacoline HCl by means of ion transfer. Angiology **5**, 76 (1954). — DAVIS: An essay on the proximate cause of the disease called phlegmasia dolens. Trans. roy. med.-chir. Soc. Lond. **12**, 419 (1823). — DAVIS, W. L.: Antepartum phlebothrombosis and thrombophlebitis. Amer. J. Obstet. **62**, 353 (1951). — DECOULX, P., and J. DEVAMBEZ: Preventive and curative treatment of some cases of postoperative phlebitis by modern biologic methods. Lille chir. **5**, 186 (1950). — DECOURT, L. V., and E. C. BARBATO: Foreign letters. J. Amer. med. Ass. **131**, 353 (1946). — DEHLINGER, K., and P. RIEMENSCHNEIDER: Pulmonary embolism. Analysis of 74 autopsy cases since 1941. New Engl. J. Med. **240**, 497 (1949). — DÉROBERT, L., et R. MARTIN: Mort au cours d'un traitement sclérosant de varices par oléate de mono-éthanol-amine. Ann. Méd. lég. **31**, 176 (1951). — DESCHAMPS, P. N.: Present concepts of phlebitis therapy. Maroc méd. **29**, 630 (1950). — DEWEES: On phlegmasia dolens. Amer. J. med. Sci. **5**, 66 (1829). — DEUTSCH, E.: Die Diagnose der Thrombosegefährdung. Klin. Med. (Wien) **5**, 295 (1950). — DIEHL, O.: Untersuchungen über das menschliche Venensystem. Dtsch. med. Wschr. **59**, 1635 (1933). — DIETRICH: Thrombose. Ihre Grundlagen und ihre Bedeutung. Berlin u. Wien: Springer 1932. — DIFTRICH u. SCHRÖDER: Abstimmung des Gefäßendothels als Grundlage der Thrombenbildung. Virchows Arch. path. Anat. **274**, 425 (1930). — DINKELAKER, H.: Ein Beitrag zur Behandlung der Thrombophlebitis migrans. Hippokrates (Stuttgart) **21**, 163 (1950). — DOMANIG, E.: Erfahrungsbericht über systematische Thromboseprophylaxe. Wien. klin. Wschr. **63**, 478 (1951). — DOUGLASS, B. E., u. A. M. SNELL: Gastroenterology **15**, 407 (1950). — DREYFUS, B.: A propos de certaines recherches sur le moyen de prévoir et de traiter les thromboses; la question du thrombocytopène. Rev. Hémat. **5**, 234 (1950). — DUCUING, J., P. GUILHEM, A. ENJALBERT, J. POULHES and R. BAUX: Le point de départ des phlébites post-operatoires. Presse méd. **58**, 353 (1950). — DUCUING, J., et G. TOURNEUX: Préambule physiologique pour servir à l'étude des phlébites. Bull. Soc. Obstét. Gynéc. Paris **18**, 178 (1929). — DUDIK, E., u. K. H. HEINRICH: Klinische Beobachtungen bei einem Kranken mit Thrombophlebitis migrans. Medizinische **1955**, 451. — DÜGGELIN, M.: Über die primäre Sinusthrombose im Wochenbett. Diss. Zürich 1939. — DUFF, GAMBLE, WILLIS,

HODGSON, WILSON and POLHEMUS: The controll of excessive effects by anticoagulants. Ann. intern. Med. **43**, 955 (1955). — DUGGAN, J. J., V. L. LOVE and R. H. LYONS: A study of reflex venomotor reactions in man. Circulation **7**, 869 (1953). — DUGUID, J. B.: The etiology and pathogenesis of varicose veins. Practitioner **166**, 223 (1951). — DUNCAN, A. S.: Venous thrombosis in pregnancy and the pueperium. Nurs. Mirror **93**, 159 (1951). — DUNN, JACKSON and LYONS: Fibrinogen B: A preliminary survey of the incidence of fibrinogen B in normal and diseased states. Med. J. Aust. **1**, 266 (1949). — DURHAM: Thrombophlebitis migrans and visceral carcinoma. Arch. intern. Med. **96**, 380 (1955).

EBEL, A., M. KAUFMANN and TH. EHRENREICH: Gangrene of an extremity secondary to venous thrombosis. Arch. Int. Med. **90**, 402 (1952). — EBERTH, J. G., u. C. SCHIMMELBUSCH: Die Thrombose. Stuttgart 1888. — EDUARDS, E.: Functional anatomy of the portasystemic communications. Arch. intern. Med. 88, 137 (1951). — EDWARDS, E. A.: Observations on phlebitis. Amer. Heart J. 14, 428 (1937). — EDWARDS: Migrating thrombophlebitis associated with carcinoma. New Engl. J. Med. **240**, 1031 (1949). — EDWARDS, E. A.: Clinical anatomy of lesser variations of the inferior vena cava; and a proposal for classifying the anomalies of this vessel. Angiology **2**, 85 (1951). — EDWARDS, E. A., and J. D. ROBUCK: Applied anatomy of the femoral vein and its tributaries. Surg. Gynec. Obstet. **85**, 547—557. (1947). — EDWARDS, E. A., and H. D. LEVINE: The murmur of arteriovenous fistale. New Engl. J. Med. **247**, 502 (1952). — EDWARDS, J. E., and E. A. EDUARDS: The saphenons valves in varicose veins. Amer. Heart J. **19**, 338 (1940). — ECKL, E., u. F. LEIBETSEDER: Thrombophlebitis saltans und Phlebothrombose. Wien. klin. Wschr. **62**, 420 (1950). — EGER, S. A., and S. L. CASPER: Etiology of varicose veins from anatomic aspect, based on dissection of 38 adult cadavers. J. Amer. med. Ass. **123**, 148 (1943). — EISEN, TYSON, MICHAEL and BAUMANN: Adhesiveness of blood platelets in arteriosclerosis obliterans, thromboangiitis obliterans, acute thrombophlebitis, chronic venous insufficiency and arteriosclerotic heart disease. Circulation **3**, 271 (1951). — EISENDORF, L. H.: Phlebothrombosis of the lower extremities. Critical factors in evaluating the sites of femoral vein section. Amer. J. Surg. **78**, **431** (**1949**). — EITEL, H.: Acetylcholin, ein wirksames Mittel in der Behandlung des Ulcus cruris. Helv. chir. Acta **18**, 170 (1951). — ELLERBROEK, U.: Zur Behandlung der akuten oberflächlichen Thrombophlebitis. Medizinische **1956**, 428. — ELMAN, R.: Thromboembolic disease. J. Missouri med. Ass. **47**, 421 (1950). — EMERSON, E. C., and J. J. MULLER: Treatment of varicose veins with a flexible stripper. Surgery **29**, 71 (1951). — ENGELHARD: The effect and indications of the Luxeuil thermal cure in affections of the veins of the legs. Rev. méd. Nancy **79**, 222 (1954). — EPPINGER, H.: Die hepato-lienalen Erkrankungen. Berlin: Springer 1920. — Über schwer heilbare Fußgeschwüre bei hämolytischem Ikterus. Klin. Wschr. **9**, 10 (1930). — Die Leberkrankheiten. Wien: Springer 1937. — ERB, W. H., and F. SCHUMANN: An appraisal of bilateral superficial femoral vein ligation in preventing pulmonary embolism. Surgery **29**, 819 (1951). — ESCHENRECKER, H.: Über die Morbidität bei Früh- und Spätaufstehen im Wochenbett. Diss. Würzburg 1931. — ESSELBORN, V., and L. J. JANCHAR: Propagating axillary and subclavian venous thrombosis with extension into the dural sinuses and intracerebral veins. Ohio St. med. J. **42**, 739 (1946). — EVANS, J. M.: Medical management of pulmonary embolism. Med. Ann. D. C. **20**, 305 (1951). — EYLAU, O.: Die primär spastische Venensperre der oberen Extremität. Med. Klin. **52**, 30, 1291 (1957). — EYSHOLDT: Grundlagen der Thrombosebehandlung in der modernen Chirurgie. Bruns' Beitr. klin. Chir. **180**, **368** (1950).

FALCONER, C. W. A.: Active physiotherapy in chronic gravitational oedema and ulceration. Minerva cardioangiol. europ. (Torino) Suppl. Minerva cardioangiol. **1**, 106 (1955). — FARMER, D. A., and R. H. SMITHWICK: Thromboembolic disease; a discussion of the problem in surgical patients with particular reference to the fatal embolus. Angiology **1**, 291 (1950). — FAVRE-GILLY, M. J., M. F. BOREL-MILHET, M. BRUEL et M. GARNIER: Le traitement des thrombo-phlébites et des embolies pulmonaires depuis l'avènement des anticoagulants du type de l'héparine et de la dicoumarine (à propos de 50 observations). J. Méd. Lyon **32**, 205, 277 (1951). — FELDER, D. A.: Evaluation of the various clinical signs of thrombophlebitis and experience in the therapy with anticoagulants. Surg. Gynec. Obstet. 88, 337 (1949). — FELLER, A.: Thrombose und Embolie. Wien. klin. Wschr. **47**, 1473 (1934). — FENNEY, P. W.: Surgical treatment of varicose veins. A survey of the methods of treatment with a description of intraluminary stripping and its results. Ann. Surg. **133**, 386 (1951). — FERIOZI, D., E. C. RICE, W. F. BURDICK and F. J. TROENDLE: Thrombosis of the inferior vena cava and renal veins with hemorrhagic renal infarction in infancy. J. Pediat. **38**, 235 (1951). — FESANI, F.: Sui risultati tardivi del trattamento delle varici con allacciutura della safena e sclerosi retrograda. Minerva chir. (Torino) **6**, 289 (1951). — FIELD, A.: Varicose veins; early studies and treatments. Ann. West. M. & S. **4**, 403 (1950). — FIELDS, A.: Varicose veins; advance in treatment. Ann. west. Med. Surg. **4**, 618 (1950). — FIELDS, A., and P. M. MARCUS: Varicose veins; basic anatomy. J. Nat. Ass. Chiropod. **41**, 28 (1951). — FISCHER, HEINR.: Eine neue Therapie der Phlebitis. Med. Klin. **1910 II**, 1172. — FISCHER, R.: Berücksichtigung des

Venendruckes, der eosinophilen Leukocyten und der Bluteiweißkörper. Langenbecks Arch. klin. Chir. **274**, 88 (1952). — Fischer-Wasels, B.: Die funktionellen Störungen des peripheren Kreislaufs. Frankfurt. Z. Path. **45**, 1 (1933). — Fischer-Wasels, B., u. J. Tannenberg: (1) Handbuch der normalen und pathologischen Physiologie, Bd. 7/2, S. 1496. 1927. — (2) Endothel, Thrombose und Embolie. Dtsch. med. Wschr. **55**, 574 (1929). — Fleming jr., J. W.: Mesenteric vascular occlusion; recovery of a case of venous occlusion. J. Missouri med. Ass. **48**, 531 (1951). — Foersterling, K.: Entzündliche Thrombose fast des gesamten peripheren Venensystems. Mitt. Grenzgeb. Med. Chir. **19**, 727 (1909). — Foley, McDevitt, Symons and Wright: Further experience with long-term anticoagulant therapy. Arch. intern. Med. **95**, 497 (1955). — Foley, W. T., and I. S. Wright: The treatment of cerebral thrombosis and embolism with anticoagulant drugs; prelininary observations. Med. Clin. N. Amer. **34**, 902 (1950). — Fontaine, R., L. Israel et S. Pereira: A propos d'un cas de thrombose de la veine cave inférieure. Thrombophlebitis simulant les embolies artérielles et gangrènes d'origine veineuse. Documents anatomo-cliniques et expérimenteux. J. chir. (Paris) **47**, 928 (1936). — Fontaine, R., Ch. Kayser et R. Riveaux: Contribution à la pathogénie des scléroses cutanées et des ulcéres de jambe d'origine postphlebique et variqueuse. Conception personelle et déductions thérapeutiques. Rev. Chir. (Paris) 357 (1951). — Fontaine, R., et S. Pereira: Obliterations et resections veineuses expérimentales, contribution à l'étude de la circulation collatérale veineuse. Rev. Chir. (Paris) **75**, 161 (1937). — Foote, R. R.: Varicose veins, haemorrhoids and other conditions: Their treatment by injection. London 1944. — Some reflections on the operative results obtained on 600 varicose limbs. Practitioner **166**, 244 (1951). — Foster and Whipple: Blood fibrin studies. I. An accurate method for the quantitative analysis of blood fibrin in small amounts of blood. II. Normal fibrin values and the influence of diet. III. Fibrin values influenced by transfusion, hemorrhage, plasma depletion and blood pressure changes. IV. Fibrin values influenced by cell injury, inflammation, intoxication, liver injury and the Eck fistula. Amer. J. Physiol. **58**, 365 (1921). — Fowler, N., and J. McGuire: The treatment of thromboembolic disease. Ohio St. med. J. **46**, 660 (1950). — Fowler, N. O.: Thromboembolism. A survey of the recent literature. Angiology **1**, 257 (1950). — Franklin: A monograph of veins. Springfield, Ill.: Ch. C. Thomas 1937, 410 p. p. — Freund, E.: Kreislaufprobleme bei Einflußhindernis vor dem rechten Herzen. Ärztl. Wschr. **1953**, 302—307. — Friedli, P.: Zunahme der thromboemboliegefährdeten Patientenkategorie. (Altersstrukturwandel in der schweizerischen Wohnbevölkerung 1860—1953.) Aus: Thrombose und Embolie, S. 1034. I. Internat. Tagg, Basel, 1954. Basel: Benno Schwabe & Co. 1955. — Thromboemboliemortalität in der Schweiz. Aus: Thrombose und Embolie, S. 1029. I. Internat. Tagg, Basel, 1954. Basel: Benno Schwabe & Co. 1955. — Friderich, H.: Grundzüge der Behandlung von Ulcera cruris sowie deren Begleit- und Folgezustände an der Haut. Medizinische **10**, 362 (1955). — Friederiszick, F. K.: Embolien während intramuskulärer Penicillinbehandlung. Klin. Wschr. **1949**, 173—174. — Friedrich, H. W.: Experimenteller Beitrag zur Thrombocidbehandlung der Thrombose. Ärztl. Wschr. **5**, 178 (1950). — Experimentelle Untersuchungen über Fibrinolyse durch Thrombocid. Ärztl. Wschr. **6**, 352 (1951). — Statistische und klinische Untersuchungen über den Einfluß der Antibiotica auf die Thromboemboliehäufigkeit. Ärztl. Wschr. 8, 759 (1953). — Frileux, C.: Experimental investigation on the therapy of phlebothrombosis with the association of dicumarol-vitamin E. Presse méd. **59**, 748 (1951). — Frimann-Dahl: Roentgen examinations of the soft tissue in acute thrombosis. Acta radiol. (Stockh.) **30**, 1 (1948). — Frimann-Dahl, J.: Roentgen examination in acute thrombosis. Radiology **54**, 408 (1950). — Fryd, C. H., A. de Vries, S. Gitelson, K. Galewski and E. Heiman-Hollaender: Prophylaxis and therapy of thromboembolism with anticoagulants. Acta med. orient. (Tel-Aviv) **9**, 105 (1950). — Fuchs, T., J. Gordon u. O. Orowska: Case of extensive thrombosis of portal lienal and superior mesenteric veins. Pol. Tyg. lek. **5**, 1341 (1950). — Fuhrmann: Cantharidenpflaster-Behandlung der Thrombophlebitis. Hippokrates (Stuttgart) 749 (1955).

Gabriel, H.: Ulcus cruris und arterielle Durchblutungsstörung. Z. Haut- u. Geschl.-Kr. **13**, 37 (1952). — Zur Frage der arteriellen Durchblutungsstörung beim Ulcus cruris. Hautarzt **4**, 553 (1953). — Gabriel, H., u. A. Luger: Klinik und Gefäßveränderungen beim Ulcus cruris. Derm. Wschr. **125**, 433 (1952). — Gabriel, H., u. K. Spitzer: Beitrag zur Ätiologie des Ulcus cruris. Wien. klin. Wschr. **1948**, 364. — Gage, M.: Hidden thrombus of fatal pulmonary embolism. Chairman's address. J. Amer. med. Ass. **151**, 433 (1953). — Garber, N.: A criticism of present-day methods in the treatment of varicose veins. S. Afr. med. J. **21**, 338 (1947). — García Valcárcel, A.: Sobre la patogenia, fisiopatología y tratamiento de las varices y de sus complicationes. Med. esp. **25**, 33 (1951). — Gast, W.: Über Venensklerose. Klin. Med. (Wien) **4**, 110 (1949). — Gatch, W. D.: Mechanism of blood flow in veins of abdomen and lower extremities. Arch. Surg. (Chicago) **61**, 34 (1950). — Gauss: Zur Diätetik des Wochenbettes. Verh. dtsch. Ges. Gynäk. **12**, 802 (1908). — Gavey, J. C.: The prevention and treatment of thrombophlebitis. Practitioner **166**, 260 (1951). — Geiringer, E.: Venous

atheroma. Arch. Path. (Chicago) **48**, 410 (1949). — GEISSENDÖRFER: Thrombose und Embolie. Leipzig: Johann Ambrosius Barth 1935. — GELIN, G., G. GROSS, J.-P. GAROBY et J. DE BRUX: Phlébothrombose de la veine splénique sans splénomegalie. Bull. Soc. méd. Hôp. Paris **67**, 1280 (1951). — GENNES, L. DE, et BEAUMONT: L'embolie pulmonaire cause d'hémorrhagie dans deux cas de phlébite traités par le tromexane. Presse méd. **1952**, 61—62. — GERBER, I. E., and M. MENDLOWITZ: Visceral thrombophlebitis migrans. Ann. intern. Med. **30**, 560 (1949). — GERMAIN, J.: Pathogénie et traitement des thromboses veineuses postopératoires des membres inférieurs. Maroc méd. **30**, 54 (1951). — GERSON, L.: La thrombogénie; orientation des études sur la thrombose. Presse méd. **58**, 1125 (1950). — GERVAIS, M.: Un cas de gangrène d'origine veineuse. Un. méd. Can. **80**, 939 (1951). — GIANNICO, O., e P. MARRAZZA: La flebotrombosi idiopatica ricorrente. Rif. med. **64**, 635 (1950). — GIBSON and RICHARDS: Cavernous transformation of the portal vein. J. Path. Bact. **70**, 81 (1955). — GILLMANN: Extraartikuläre Knieschmerzen der Frau. Dtsch. med. Wschr. **79**, 1909 (1954). — GIOVANNI, S.: Osservazioni fotopletismografiche in corso di tromboflebiti degli arti inferiori. Rif. med. **64**, 381 (1950). — GIUSEPPE, F. DI: Quadri clinici di embolia polmonare. Minerva med. (Torino) **42**, 44 (1951). — GLAHN, W. C. v., and J. W. HALL: The reaction produced in the pulmonary arteries by embolie of cotton fibers. Amer. J. Path. **25**, 575 (1949). — GLASER, J. L.: "Effort" thrombosis of the axillary vein. Rocky Mtn med. J. **47**, 523 (1950). — GLASSER, S. TH.: The postphlebitis leg. Results with femoral vein interruption. Surg. Gynec. Obstet. **89**, 541 (1949). — GLENK, M.: Varizen in der oberen Oesophagushälfte. Fortschr. Röntgenstr. **74**, 725 (1951). — GLUECK, H. J., H. J. RYDER and P. WASSERMAN: The prevention of thromboembolic complications in myocardial infarction by anticoagulant therapy. A clinical-pathologic study. Circulation **13**, 884 (1956). — GLUSHIEN, A. S., and M. M. MANSUY: Superior vena caval obstruction with survival after thirty-six years. Angiology **2**, 210 (1951). — GOLDMANN, G.: Zur Kasuistik der Milzvenen- und Pfortaderthrombose. Dtsch. med. Wschr. **1913**, 1542. — GONZÁLEZ NAVAS, A., y R. BAQUERO GONZÁLEZ: Thrombophlebitis, phlebothrombosis. Rev. Obstet. Ginec. **10**, 155 (1950). — GOTTLIEB, PH. M., D. TURNOFF, J. J. ZIMMERMAN and W. D. CHAMBLIN: Idiopathic thrombophlebitis migrans with unusual manifestations. Ann. intern. Med. **33**, 1275 (1950). — GOULD and PATEY: Primary thrombosis of the axillary vein: a study of eight cases. Brit. J. Surg. **16**, 208 (1928). — GRASSI, L. R.: Varices in pregnancy, kinetic therapy. Día méd. **22**, 2120 (1950). — GRASSI, B., S. CALTABIANO and F. TALARICO: Influenza della fatica su l'emocoagulazione in sogetti normali e vasculopatici. Boll. Soc. med.-chir. Pisa **23**, 36 (1955). — GRAY, H. K., and F. B. WHITESELL jr.: Hemorrhage from esophageal varices; surgical management. Trans. Amer. surg. Ass. **68**, 477 (1950). — GREENSTEIN, J., and H. E. TURNER: Anticoagulant therapy in thromboembolic disease. R.I. med. J. **34**, 193 (1951). — GREITHER, A.: Vergleichende Untersuchungen über das Venen- und Krampfaderblut. Arch. Derm. Syph. (Berl.) **200**, 507 (1955). — Über die Pathogenese der Krampfaderfolgen. Dtsch. med. Wschr. **81**, 1797 (1956). — GREITZ, T.: Phlebography in a recumbent position following thrombosis of the ilicofemoral veins. Svenska Läk.-Tidn. **48**, 816 (1951). — GRERWIG, W. H.: Internal jugular phlebectasia. J. int. Chir. **10**, 151 (1950). — GREWE, H. E., u. K. KREMER: Weitere Erfahrungen über die Anwendung von Roßkastanienextrakten zur Thromboseprophylaxe. Ther. d. Gegenw. **93**, 56 (1954). — GRIFFIN, G. D. J., H. E. ESSEX and F. C. MANN: Experimental evidence concerning death from small pulmonary emboli. Int. Abstr. Surg. **92**, 313 (1951). — GRIVAUX, M.: Les phlébites cardiaques et leur traitement par les anticoagulants et les ligatures veineuses. Sem. Hôp. Paris **1950**, 28—34. — GROSS, D.: Über das Verhalten der Venen nach lokaler Gewebsschädigung und Anästhesie. Z. ges. exp. Med. **126**, 203 (1955). — GROSS, H., and B. J. HANDLER: Sclerosis of the superior vena cava in chronic congestive heart failure. Arch. Path. (Chicago) **28**, 22 (1939). Ref. Amer. Heart J. **18**, 379 (1939). — GRUBER, G. B.: Embolie und Thrombose. Klin. Wschr. **9**, 721 (1930). — GRÜNING: Klinische Erfahrungen mit dem Heparinoid „Thrombo-Stop". Med. Mschr. **5**, 281 (1951). — GRUPP, A.: Perivar-Medikation in der Geburtshilfe und Gynäkologie. Münch. med. Wschr. **96**, 323 (1954). — GÜTGEMANN, A., G. HENNRICH u. H. W. SCHREIBER: Über die echte Milzvenenstenose. (Ihre Morphologie, Klinik und Hämodynamik.) Langenbecks Arch. klin. Chir. **288**, 117 (1958). — GÜTGEMANN, A., u. H. K. PARCHWITZ: Ösophagus- und Magenvaricen und ihr röntgenologischer Nachweis. Fortschr. Röntgenstr. **90**, 547 (1959). — GULLMO, A.: The strain obstruction syndrome of the femoral vein. Acta Radiol. (Stockh.) **47**, 119 (1957). — GUTSCHMIDT: Zur Vasculattherapie ulceröser Hautprozesse an den Unterschenkeln. Hautarzt **4**, 78 (1953).

HACHMEISTER, W.: Das Problem der tödlichen Lungenembolie. Naunyn-Schmiedeberg's Arch. exp. Path. Pharmak. **210**, 175 (1950). — HACKENSELLNER, H. A., and K. SCHMIDT: Rare anatomical cause of a case of acute Budd-Chiari's syndrome. Cardiologia (Basel) **31**, 162 (1957). — HADFIELD, G.: Thrombosis. Ann. roy. Coll. Surg. Engl. **6**, 219 (1950). — HAGEDORN and BARKER: Response of persons with and without intravascular thrombosis to a heparin tolerance test. Amer. Heart J. **35**, 603 (1948). — HAIMOVICI, H.: Gangrene of the extremities of venous origin. Review of the literature with case reports.

Circulation 1, 225 (1950). — HALSE, TH.: Postthrombotische Störungen nach konservativer und spezifischer Behandlung tiefer Beinvenenthrombosen. Med. Mschr. H. 6, 422 (1949). — Thrombostase and Thrombolyse mit Heparin und Heparinoiden. Langenbecks Arch. klin. Chir. **264**, 84 (1950). — Soll und kann kausale Thrombosebehandlung in der ambulanten Praxis betrieben werden? Med. Klin. **48**, 7 (1951). — Aktuelle Probleme der praktischen Gerinnungsphysiologie mit besonderer Berücksichtigung postthrombotischer Zustände und ihrer Behandlung. Regensburg. Jb. ärztl. Fortbild. **2**, 264 (1952). — Das postthrombotische Syndrom. Diagnostik, Behandlung und Verhütung der Folgezustände nach akuter Beinvenenthrombose. Darmstadt: Dr. Dietrich Steinkopff 1954. — Pathologie, Diagnostik und Therapie der Erkrankungen des Venensystems unter besonderer Berücksichtigung der unteren Extremitäten. Therapie-Kongr., Karlsruhe, 1958. — HALSE, TH., K. PHILIPP u. F. RUF: Tierexperimentelle Untersuchung über intravasale Thrombolyse mit Heparin und Thrombocid. Langenbecks Arch. klin. Chir. **263**, 459 (1950). — HANDLEY, R. S.: The treatment of varicose veins. Practitioner **166**, 228 (1951). — HANDFIELD, R. P. C., P. F. JONES and H. B. M. LEWIS: Rubber tubing as cause of infusion thrombophlebitis. Lancet **1952 I**, 585. — HARA, M., and J. R. SMITH: Experimental observations on embolism of pulmonary lobar arteries. J. thorac. Surg. **18**, 536 (1949). — HARKAVY: Phlebitis and thrombophlebitis migrans. Med. J. Rec. **120**, 64 (1924). — HARTERT, I.: Behandlung von Thrombophlebitiden der oberflächlichen Beinvenen mit Butazolidin. Medizinische **13**, 460 (1956). — HARTFALL and ARMITAGE: Thrombo-phlebitis migrans; a report of two cases. Guy's Hosp. Rep. **82**, 424 (1932). — HARTOG, H. A. PH:. Langdurige insufficiëntie van de circulatie na massieve longembolie. Ned. T. Geneesk. **97**, 1239 (1953). — HARVEY, W. P., and C. A. FINCH: Dicumarol prophylaxis of thromboembolic disease in congestive heart failure. New Engl. J. Med. **242**, 208 (1950). — HATT, P.-Y., et J.-P. SEBILLOTTE: Étude angiocardiopneumographique des embolies pulmonaires. Semaine Hôp. Paris **1952**, 87—91. — HAUNFELDER, D., u. J. GERLACH: Über eine nach Zahnextraktion entstandene Thrombophlebitis des Sinus cavernosus. Zahnärztl. Rdsch. **65**, 215 (1956). — HAUSAMMANN, E.: Zur Prophylaxe der thromboembolischen Komplikationen in der Chirurgie mit PH 203 (Panthesin-Hydergin). Schweiz. med. Wschr. **87**, 219 (1957). — HAUSER, A.: Behandlung von Thrombose und Embolie mit Thrombocid. Praxis **41**, 574 (1952). — HAUSER, A., P. ERB, F. LASAGNI u. H. BOSSART: Thrombose-Embolie-Morbidität an der Universitäts-Frauenklinik Basel von 1943 bis 1952 in zwei Fünfjahresgruppen (Gynäkologie und Geburtshilfe). Kongreßreferatbd. der I. Internat. Tagg über Thrombose und Embolie. Basel: Benno Schwabe & Co. 1955. — HAUSER, W.: Diskussionsbemerkung zum Vortrag G. WESENER †. Zur Kenntnis der Atrophie blanche (MILIAN). 80. Tagg Ver.igg Südwestdtsch. Dermatol., Stuttgart 4. u. 5. Mai 1957. Atrophien in Dermatologie und Venerologie von H. GOTTRON u. W. SCHÖNFELD, Bd. II. Stuttgart 1958. — Zur Kenntnis der Atrophie blanche als Stauungsdermatose. Derm. Wschr. **138**, 934 (1958). — HAVLICECK, H.: Anatomische und physiologische Grundlagen der Thromboseentstehung und deren Verhütung. Langenbecks Arch. klin. Chir. **180**, 74 (1934). — HAVLICZEK, H.: Anatomische und physiologische Grundlagen der Thromboseentstehung und deren Verhütung. Bruns' Beitr. klin. Chir. **160**, 174 (1934). — HAXTHAUSEN, H.: Die Kreislaufverhältnisse bei Varicen und ihr Zusammenhang mit Ulcus und Ekcema cruris. Arch. Derm. Syph. (Berl.) **166**, 639 (1932). — HAYMANN, L.: Die otogene Sinusthrombose und die otogene Allgemeininfektion. In Handbuch der Hals-, Nasen- und Ohrenheilkunde, Bd. 8, S. 66. 1927. — HECKSCHER, H.: Mobilizing treatment of thrombo-phlebitis. Acta med. scand. **138**, Suppl., 239, 293—296 (1950). — HEDINGER, E.: Ueber Intima-Sarcomatose von Venen und Arterien in sarcomatösen Strumen. Virchows Arch. path. Anat. **164**, 199 (1901). — Über Intimafibromatose von Venen. Frankfurt. Z. Path. **27**, 91 (1922). — HEILMEYER, L., u. H. BEGEMANN: Blut und Blutkrankheiten. In Handbuch der inneren Medizin, 4. Aufl., Bd. II. Berlin-Göttingen-Heidelberg: Springer 1951. — HEINRICH, H.-G.: Die Beeinflussung des Gerinnungssystems durch Seltene Erden im Tierexperiment. Z. ges. inn. Med. **12**, 721 (1957). — HEJTMANCIK, M. R., and E. I. BRUCE: Symmetrical peripheral gangrene complicating pulmonary embolism. (Case report.) Amer. Heart J. **45**, 289 (1953). — HELD, E., and J. L. PFAEFFLI: Thrombose et embolie 4 ans de traitement par les anticoagulants. Gynaecologia (Basel) **130**, 392 (1950). — HELLERSTEIN and MARTIN: Incidence of thromboembolic lesions, accompanying myocardial infarction. Amer. Heart J. **33**, 443 (1947). — HENDERSON, R. R.: Venous thrombosis and pulmonary embolism. East. Afr. med. J. **28**, 11 (1951). — HENNINGSEN, O.: Gefäßschädigungen durch Muskelarbeit. Münch. med. Wschr. **87**, 441 (1940). — HENRY: Zur Therapie des varicösen Symptomenkomplexes. Schriftenreihe 1956 „Antipiol", Berlin-Dahlem, IV. Folge. — HENSCHEN, C.: Venopathia saltans (sog. Thrombophlebitis migrans) als Folgekrankheit eines chronischen Gallenblasenempyems. Schweiz. med. Wschr. **66**, 164 (1936). — Thrombose und Embolie. Basel: Benno Schwabe & Co. 1957. — HESSE, E., u. W. SCHAACK: Die Klappenverhältnisse der Oberschenkelvene und der Vena saphena magna in ihrer klinischen Bedeutung für die Operation der saphenofemoralen Anastomose bei Varicen. Virchows Arch. path. Anat. **205**, 145 (1911). — HEYNE-

MANN, TH.: Der Rückgang der postoperativen Lungenembolien in den Nachkriegsjahren. Med. Klin. **1947**, 671—672. — HICKAM, J. B., R. P. MCCULLOCH and R. J. REEVES: Normal and impaired function of leg veins. Amer. Heart J. **37**, 1017 (1949). — HILLEMANNS: Statistische Untersuchungen über die Häufigkeit der tödlichen Lungenembolien im Freiburger Obduktionsgut der Jahre 1911—1950. Arch. Kreisl.-Forsch. **17**, 309 (1951). — HILSCHER, W. H.: Zur Frage der venösen Aneurysmen. Fortschr. Röntgenstr. verein. mit Röntgenprax. **82**, 244 (1955). — HINSHAW, D. B.: Obstructions of the superior vena cava. A review of the literature with two case reports. Amer. Heart J. **37**, 958 (1949). — HIRSCHBOECK and COFFEY: Clot retraction time in thrombophlebitis and pulmonary embolism. Amer. J. med. Sci. **205**, 727 (1943). — HØJENSGÅRD, I. C.: Phlebography in chronic venous insufficiency of the lower extremity. A preliminary report. Acta radiol. (Stockh.) **35**, 375 (1949). — HØJENSGÅRD, I. C., and H. STÜRUP: Venous pressure in primary and postthrombotic varicose veins. A study of the statics and dynamics of the venous system of the lower extremity under pathological conditions. Acta chir. scand. **99**, 133 (1949). — Static and dynamic pressures in superficial and deep veins of the lower extremity in man. Acta physiol. scand. **27**, 49 (1952). — HÖRA, J.: Zur Frage der Milzvenenstenose der Kinder. Virchows Arch. path. Anat. **300**, 670 (1937). — HØST, H.: Phenylbutazone in the treatment of thrombophlebitis. T. norske Laegeforen. **77**, 423 (1957). — HOLDEN, W. D.: Treatment of deep venous thrombosis with reference to subcutaneous injection of heparin and use of dicumarol. Arch. Surg. (Chicago) **54**, 183 (1947). — HOLDEN, W. D., B. W. SHAW, D. B. CAMERON, P. J. SHEA and J. H. DAVIS: Experimental pulmonary embolism. Surg. Gynec. Obstet. **88**, 23 (1949). — HOLLISTER, L. E., and V. L. CULL: The syndrome of chronic thrombosis of the major pulmonary arteries. Amer. J. Med. **21**, 312 (1956). — HOLZKNECHT, F.: Klinische und experimentelle Erfahrungen mit der Hirudoidsalbe. Schweiz. med. Wschr. **84**, 254 (1954). — HOMANS, J.: Phlegmasia alba dolens and the relation of the lymphatics to thrombophlebitis. Amer. Heart J. **7**, 415 (1932). — Thrombosis as a complication of venography. J. Amer. med. Ass. **119**, 136 (1942). — The management of recovery from venous thrombosis in the lower limbs. Surgery **26**, 8 (1949). — Diseases of veins. New Engl. J. Med. **235**, 193 (1946). — The management of recovery from venous thrombosis in the lower limbs. Surgery **26**, 8 (1949). — HORN, H., S. DACK and CH. K. FRIEDBERG: Cardiac sequelae of embolism of the pulmonary artery. Arch. intern. Med. **64**, 296 (1939). — HOVE, R. VAN: A propos des varices superficielles du membre inférieur. Acta chir. belg. **49**, 729, 852 (1950). — Données expérimentales et théoriques concernant les varices superficielles du membre inférieur. Acta chir. belg. **49**, 889 (1950). — HOWELL, C. A. H.: A case of thrombophlebitis migrans. Brit. med. J. **1949**, 989. — HOWELL, D. S.: Circulatory manifestations of obstruction of the superior vena cava in a patient with portal hypertension. R. I. med. J. **33**, 659 (1950). — HUECK, W.: Über das Mesenchym. II. Teil. Beitr. path. Anat. **83**, H. 1 (1929). — HUGHES, E. S. R.: Venous obstruction in the upper extremity (Paget-Schroetters syndrome). A review of 320 cases. Surg. Gynec. Obstet. **88**, 89 (1949). — HUNT, A. H., and B. R. WHITTARD: Thrombosis of the portal vein in cirrhosis hepatis. Lancet **1954**, 1. — HUNTER: Observations on the inflammation of the internal coats of veins. In PALMER, The Works of F. R. S. JOHN HUNTER, London, Longman, Rees, Orme, Brown, Green and Longman, vol. 3, p. 581. 1837. — HUNTER, A.: Some clinical aspects of thrombophlebitis. Practitioner **166**, 251 (1951). — HURN, BARKER and MANN: Variations in prothrombin and antithrombin in patients with thrombosing tendencies. Amer. J. clin. Path. **17**, 709 (1947).

IBRAGIMOVA, B. I.: Ein Fall von Thrombose der oberen Hohlvene. Sovet. Med. **3**, 18 (1949). [Russisch.] — IMPALLOMENI, G.: Terapia endoarteriosa nella sindrome post-flebitica. Minerva chir. (Torino) **6**, 264 (1951). — INNERFIELD: Trypsin given intramuscularly in chronic recurrent thrombophlebitis. J. Amer. med. Ass. **156**, 1056 (1954). — INTHORN, W.: Endophlebitis hepatica obliterans unter dem Bilde rheumatischer Wandveränderungen. Inaug.-Diss. Berlin 1932. — IPSEN, J.: Eine protrahierte postoperative Arterienbeeinflussung. Langenbecks Arch. klin. Chir. **158**, 713 (1930). — Hauttemperaturen. Leipzig 1936. — IZARN, P.: Le traitement des thromboses veineuses par le dicoumarol acétate d'éthyle. Réglé d'après les résultats du contrôle quotidien du temps de Quick et du temps de coagulation plasmatique en présence d'une unité d'héparine. Paris méd. **61**, 146 (1953).

JABLONS, B., A. GRUDZINSKY, M. CANO, A. JODY and E. MALABANAN: Effect of tubulin upon chronic indolent ulcers. Angiology **6**, 260 (1955). — JACOBSON, I., and I. SCHRIRE: A case of fatal post-operative pulmonary embolism. S. Afr. med. J. **25**, 161 (1951). — JÄGER, A.: Strömungstechnisches zur Venenthrombose. Z. ges. exp. Med. **100**, 502 (1937). — JAEGER, F.: Über Entstehung und Behandlung von Krampfadern und Hämorrhoiden. Med. Mschr. **3**, 574 (1949). — JAHN, H.: Beeinflussung der Druckverhältnisse im rechten Herzen nach experimentellen Lungenembolien durch Venostasin. Ärztl. Wschr. 8, 1239 (1953). — Einfluß von Roßkastanienextrakt auf den Verlauf tierexperimenteller Lungenembolien. Ärztl. Forsch. 8, 41 (1954). — JÁKI: Über Thrombophlebitis migrans (saltans) und ihre Ätiologie. Zbl. Chir. **62**, 2056 (1935). — JAMAIN, B., and R. LEGROS: Intérêt du test de tolérance à

l'héparine "in vitro pour le diagnostic des thromboses veineuses du post-partum et pour suivre l'action du traitement. Bull. Féd. Gynéc. Obstét. franç. **4**, 59 (1952). — JANBON, M., et L. BERTRAND: Thromboses veineuses multiples au cours d'une leucose à monocytes. Bull. Soc. méd. Hôp. Paris **69**, 483 (1953). — JANES, R. M.: A surgical view of thrombosis and the anti-thrombotics. Canad. med. Ass. J. **64**, 319 (1951). — JASCHKE, R. T. v.: Die zentrale Bedeutung des Kreislaufes für die Prophylaxe der postoperativen Thrombose und Embolie. Ärztl. Forsch. **3**, 41 (1949). — Zum Problem der Thromboembolie. Zbl. Gynäk. **73**, 479 (1951). — JAUSION, H.: L'ulcère de jambe. Ulcère capillaritique et son traitement. Acta physiother. rheum. belg. **6**, 61 (1951). — Réflexions sur allergic veineuse et phlébosclérose. Bull. Soc. franç. Phlébol. **9**, 129 (1956). — JEANNÉE, H.: Zur Frage der Metastasenbildung bei Einbrüchen von Carzinomen in den großen Kreislauf. Virchows Arch. path. Anat. **256**, 684 (1925). — JEANNIN: Etiologie et pathogénie des infections puerpérales putrides. Thèse de Paris 1902. — JENNINGS, M. H.: Surgical management of varicose veins of the lower extremities; a discussion of the surgical procedures and injection therapy. Med. Wom. J. **57**, 15 (1950). — JENNY, F.: Über die Venographie an den unteren Extremitäten. Klinische Bedeutung und Technik. Schweiz. med. Wschr. **77**, 1195 (1947). — JENSEN, W.: Venöse Stauungszustände am Oberarm und in der Achselhöhle. Zbl. Chir. **67**, 1198 (1940). — JEUTHER, A., H. KOEPER u. H. PIONTEK: Die bösartigen Geschwülste, Lungenkrebse und tödlichen Lungenembolien unter den Prager Leichenöffnungen 1894—1943. Virchows Arch. path. Anat. **314**, 242 (1947). — JÖNSSON, G.: Venous circulation in the lower half of the body. A clinico-experimental study with special reference to the postoperative phase. Acta chir. scand. Suppl. **161**, 112 S. (1951). — JOHN, H.: Thrombose- und Embolieprophylaxe ohne Gefahren. Ther. d. Gegenw. **96**, 174 (1957). — JOHOW, R., u. H. A. THIES: Weitere Fortschritte der Behandlung des thromboembolischen Geschehens mit Antikoagulantien. Chirurg **22**, 153 (1951). — JONES, P. F.: Thrombophlebitis following intravenous infusions. Lancet **1954 II**, 970. — JORPES: The origin and the physiology of heparin: the specific therapy in thrombosis. Ann. intern. Med. **27**, 361 (1947). — I. Die Behandlung der Thrombose mit gerinnungshemmenden Mitteln. Berlin-Göttingen-Heidelberg: Springer 1951. — Die Behandlung der Thrombose mit gerinnungshemmenden Mitteln. Ergebn. inn. Med. Kinderheilk. **2**, 5 (1951). — Recent trends in anticoagulant therapy of thrombosis. Acta haemat. (Basel) **7**, 257 (1952). — JORPES, BOSTRÖM and ROCH-NORLUND: On the administration of heparin. Acta chir. scand. **101**, 279 (1951). — JÜRGENS, R.: Zur Pathogenese der Thrombose. In BECKERMANN, JÜRGENS u. SCHUBERT, Thrombose und Embolie, S. 1. Stuttgart: Georg Thieme 1954. — Pharmakologie der Anticoagulantien. In BECKERMANN, JÜRGENS u. SCHUBERT, Thrombose und Embolie, S. 18. Stuttgart: Georg Thieme 1954. — JULY, E.: Quelques données nouvelles sur la thérapeutique des ulcères de jambe de cause circulatoire et autres. Acta physiother. rheum. belg. **5**, 144 (1950).

KAISER, S.: Orthostatic venous pressure in varicose and normal legs. Med. Cirurg. Farm. Nr 169, 201 (1950). — KALLENBERGER, W.: Beitrag zur Pathogenese der Varicen. Virchows Arch. path. Anat. **180**, 130 (1905). — KALLNER, S.: Thrombosis as a complication of internal diseases. Arch. intern. Med. **81**, 126 (1948). — KANIA, U.: Die venösen Strombahnen des Beines. Anat. Anz. **97**, 430 (1950). — KAPLAN, T.: Thrombophlebitis of veins of lower extremities following effort and strain. Industr. Med. **10**, 328 (1941). — KAUFMANN: Spezielle pathologische Anatomie, IX u. X. Aufl., Bd. I, S. 140. 1931. — KAUFMANN, A.: Obturierende tuberkulöse Thrombophlebitis der Pfortader. Zbl. allg. Path. path. Anat. **88**, 289 (1952). — KAUP,M.: Tuberculosis of vessels in pia and arachnoid with fatal cerebral hemorrhage. Frankfurt. Z. Path. **34**, 116 (1926). — KAUTZSCH, E.: Das Kompressionssyndrom der oberen Hohlvene. Z. Kreisl.-Forsch. **40**, 67 (1951). — KAY, HUTTON, WEISS and OCHSNER: Studies of an antithrombin. III. A plasma antithrombin test for the prediction of intravascular clotting. Surgery **28**, 24 (1950). — KEITEL, H.: Thrombose der Vena subclavia und jugularis externa nach Sportunfall; ein Beitrag zur Genese des Krankheitsbildes der sog. autochthonen Thrombose der Armvenen. Zbl. Chir. **68**, 1192 (1941). — KEMPE, S. G., and H. KOCH: Injection of sclerosing solutions in the treatment of esophageal varices. Acta oto-laryng. (Stockh.) Suppl. **118**, 120 (1954). — KENT, E. M.: Symposium on bleeding esophageal varices and the problem of portal hypertension. Rev. Gastroent. **20**, 307 (1953). — KERR, K. T.: Causes and prevention of thrombophlebitis and phlebothrombosis. N. C. med. J. **11**, 165 (1950). — KIBEL, M. A., and H. B. MARSDEN: Inferior vena caval and hepatic vein thrombosis: The Chiari syndrome in childhood. Arch. Dis. Childh. **31**, 225 (1956). — KING, E. S. J.: The genesis of varicose veins. Aust. N.Z. J. Surg. **20**, 126 (1950). — KIRSCHNER, K. H.: Über den Status varicosus und die Bedeutung der Konstitution für die Entstehung der Varicen, insbesondere im Pfortaderbereich. Veröff. Konstit.- u. Wehrpath. H. 24 (1939). — KLAHN: Thromboembolieprophylaxe im Wochenbett mit Venostasin. Geburtsh. u. Frauenheilk. **14**, H. 4 (1954). — KLAPP, R.: Experimentelle und klinische Studie über Varicen. Langenbecks Arch. klin. Chir. **127**, 500 (1923). — KLEINSASSER and J. LEROY: "Effort thrombosis" of the axillary and subclavian veins. An analysis of sixteen personal cases and fifty-six cases collected

from the literature. Arch. Surg. (Chicago) 59, 258 (1949). — Kletz: Thrombophlebitis migrans. Lancet 1932, 938. — Knisely, M., E. Block, P. Elliot and L. Warner: Sludged blood. Science 106, 431 (1947). — Koch, W.: Über Thrombose und Embolie. Dtsch. med. Wschr. 66, 1009 (1940). — Koegel, R.: Zusammenstellung der Lungenembolien im pathologisch-anatomischen Beobachtungsgut eines Jahres. Schweiz. med. Wschr. 86, 507 (1956). — König, W.: Ein Vorschlag zur Vermeidung der postoperativen Thrombose und Embolie. Dtsch. med. Wschr. 59, 88 (1933). — Weitere Erfahrungen über die Vermeidung der postoperativen Thrombose und Embolie. Dtsch. med. Wschr. 60, 739 (1934). — Könics, J.: Thromboembolietherapie mit Panthesin-Hydergin. Med. Klin. 52, 1 (1957). — Köstler: Thrombose-Therapie und -Prophylaxe mit einem neuen Antikoagulans der Heparinreihe. Med. Klin. 51, 646 (1956). — Koller, F.: Die Beeinflussung der Blutgerinnung durch Vitamin K. Helv. med. Acta 6, 686 (1939). — Thromboembolie-Kongr., Basel, 1954. Basel: Benno Schwabe & Co. 1955. — Koller, F., A. Pedrazzini u. E. Salvidio: Eine Methode der Bestimmung der Prothrombinaktivität in der Praxis. Schweiz. med. Wschr. 79, 428 (1949). — Koller, Th.: Beitrag zur Thrombosenfrage. Schweiz. med. Wschr. 72, 1008 (1942). — Diagnose und Therapie der Thrombose und Embolie. Geburtsh. u. Frauenheilk. 11, 13 (1951). — Koller, Th., e A. Gallino: Diagnosi e terapia delle trombo-embolie. Minerva ginec. (Torino) 3, 229 (1951). — Koller, Th., W. R. Merz u. H. Stamm: Thrombose und Embolie in Frauenheilkunde und Geburtshilfe. München: Urban & Schwarzenberg 1957. — Koller, Th., H. Stamm, G. A. Hauser u. M. Klingler: Die zerebralen Venen- und Sinusthrombosen in der Geburtshilfe. Thromb. diath. haemorrhag. 1, 37 (1957). — Konrads, J.: Ein Beitrag zu dem seltenen Krankheitsbild der Thrombophlebitis migrans. Dtsch. med. Wschr. 1949, 552—553. — Kostromov, I. A.: Recent research in venous valves and criticism of Bardeleben's theory. Arkh. pat. Moskva 12, 79 (1950). — Kraemer, C.: Über die Ätiologie und die chirurgische Therapie (insbesondere die Radicaloperation) der Varicen an den unteren Extremitäten. Münch. Med. Wschr. 45, 1206, 1242 (1898). — Krause and Silverblatt: Pulmonary embolisms. Arch. intern. Med. 96, 19 (1955). — Krćílek, A., F. Tion and F. Závodný: Thrombophlebitis of axillary and subclavian veins following physical strain. Čas. Lék. česk. 89, 546 (1950). — Krieg, E.: Die Behandlung von Beinthrombosen in der Praxis. Praxis 1950, 351—354. — Die Behandlung der Venenentzündung. Therapiewoche 5, 587 (1955). — Kristenson, A.: Ein Fall von postembolischer chronischer Stenosierung der Arteria pulmonalis. Svenska Läk.-Tidn. 1949, 382—385. [Schwedisch.] — Krönig: Weitere Erfahrungen über Frühaufstehen von Laparotomierten und Wöchnerinnen. Mschr. Geburtsh. Gynäk. 28, 557 (1908). — Kroetz, Ch.: Örtliche periphere Durchblutungsstörungen. Ther. d. Gegenw. 76, 341 (1935). — Kryle: Weitere Erfahrungen bei der Behandlung der „akuten Pankreatitis" mit intravenös verabreichten Lokalanaesthetika. Neuralmedizin 4, 95 (1956). — Kügelgen, A. v.: Über den Wandbau der großen Venen. Gegenbaurs morph. Jb. 91, 447 (1951). — Küstner: Ist einer gesunden Wöchnerin eine protrahierte Bettruhe dienlich? Zbl. Geburtsh. Gynäk. 23, 705 (1899). — Kulwin, M. H., and E. A. Hines jr.: Blood vessels of the skin in chronic venous insufficiency. Circulation 2, 225 (1950). — Kusz, C. V.: Venography in the postphlebitic syndrome. Minn. Med. 33, 619 (1950).

Ladeburg, H., u. K. Zur: Über die Kontraindikation der Behandlung des Ulcus cruris postthromboticum mit Ultraschall. Ärztl. Wschr. 5, 953 (1950). — Lamming, R. L.: The modern treatment of varicose veins. Med. Press. 224, 243 (1950). — Lamy, J., et C. Bourde: Le traitement des thrombo-embolies veineuses des membres par l'héparine. Marseille chir. 2, 371 (1950). — Lander, E.: Aesculus und Hamamelis in der Behandlung venöser Durchblutungsstörungen. Med. Klin. 48, 48 (1953). — Lang, K.: Beitrag zur Therapie des varikösen Symptomenkomplexes unter Berücksichtigung einer neuartigen Entstauungsbehandlung. Med. Klin. 16, 551 (1952). — Langenbeck, B.: Beiträge zur chirurgischen Pathologie der Venen. Langenbecks Arch. klin. Chir. 1, 1 (1861). — Langeron, J., et Foucaud: Endocardite et phlébite ourliennes. Phlebologie (Paris) 6, 59 (1953). — Langeron, P.: Syndrome douloureux du membre supérieur paraissant lié à un trouble fonctionnel de la circulation veineuse. Presse méd. 64, 147 (1956). — Lasch, F.: Über Beingeschwüre bei perniziöser Anämie. Dtsch. med. Wschr. 65, 377 (1939). — Lasch, H. G., K. Mechelke, E. Nusser u. H. H. Sessner: Über Beziehungen zwischen Blutgerinnung und Kreislauffunktion. Z. ges. exp. Med. 129, 484 (1958). — Lataste, J.: Complications des varices et ulceres de jambe. Gaz. méd. France 58, 249—252, 331—336 (1951). — Varices des membres inférieurs. Gaz. méd. France 58, 181 (1951). — Laubie, A.: Deux cas de thrombo-phlébite par effort. J. Méd. Bordeaux 109, 132 (1932). — Laubry, Ch., et J. Louvel: Traité des maladies des veines. Paris: G. Doin & Cie. 1950. — Lauche, A.: Pathologisch-anatomische Grundlagen von Thrombose und Embolie. Regensburg. Jb. ärztl. Fortbild. 2, 255 (1952). — Lawrence, G. H., and T. H. Burford: Congenital aneurysm of the superior vena cava. J. thorac. Surg. 31, 327 (1956). — Lawson: Thrombophlebitis migrans and thrombophlebitis generally. Canad. med. Ass. J. 73, 557 (1955). — Lazarou, P.: Thrombo-phlébite après une section de brides au cours d'un traitement de streptomycin pré- et post-opératoire; sufflage cavitaire suivi de perforation traitée par

pleurotomie, antibiotiques et P.A.S. Rev. Tuberc. (Paris) **14**, 329 (1950). — LEDDERHOSE, G.: Studien über den Blutlauf in den Hautvenen unter physiologischen und pathologischen Bedingungen. Mitt. Grenzgeb. Med. Chir. **15**, 355 (1906). — LEE, M.: Thrombosis and embolism. Nurs. Times **46**, 970 (1950). — LEE, E. A.: Pulmonary embolism. A review of twenty-four cases in a five-year period at St. Mary's infirmary. J. nat. med. Ass. (N.Y.) **43**, 181 (1951). — LEE, R. I., and P. D. WHITE: A clinical study of the coagulation time of blood. Amer. J. med. Sci. **145**, 495 (1913). — LEFEMINE, A. A., and R. WARREN: Thrombophlebitis migrans. Angiology **8**, 266 (1957). — LEGER, L.: L'acquis et l'inconnu en matière de maladie thrombo-embolique. Ann. Soc. angéiol. histopath. **3**, 6 (1950). — LÉGER, L., et C. FRILEUX: Les phlébites. Paris: Masson & Cie. 1950. — LEGER, L., J. OUDOT, H. LEGER et R. BALLADE: La participation phlébitique au cours des artérites des membres (la phlébographie chez les artériques). Presse méd. **1950**, 1462—1465. — LEGER, L., and L. QUENU: Les thromboses veineuses du système porte. Presse méd. **60**, 1031 (1952). — LENEGRE, J., A. GERBAUX, L. SCEBAT and R. LECONTE DES FLORIS: Four new observations of chronic cor pulmonale due to arterial pulmonary thrombosis. Arch. Mal. Coeur **48**, 1132 (1955). Ref. Circulation **15**, 147 (1957). — LENGGENHAGER: Über die Entstehung, Erkennung und Vermeidung der postoperativen Fernthrombose, 2. Aufl. Stuttgart: Georg Thieme 1948. — Kurze Zusammenfassung über Entstehung und Vermeidung der postoperativen Fernthrombose. Regensburg. Jb. ärztl. Fortbild. **2**, 295 (1952). — LENGGENHAGER, K.: Die toxische Lungenembolie. Schweiz. med. Wschr. **1950**, 297—300. — LENZ, F.: Die krankhaften Erbanlagen. In BAUR-FISCHER-LENZ, Menschliche Erblehre und Rassenhygiene, 4. Aufl., Bd. I. München 1936. — LEONELLI, U.: Le tromboflebiti da sforzo o traumatiche. Policlinico, Sez. prat. **39**, 965 (1932). — LERICHE, R.: Considérations sur le traitement chirurgical de la phlébite du membre inférieur et de ses séquelles éloignées. J. int. Chir. **35**, 585 (1938). — Pathogénie et traitement des thromboses veineuses post-opératoires du membre inférieur. Progr. méd. (Paris) **78**, 539 (1950). — Physiologie pathologique de la thrombose veineuse du menbre inférieur. Presse méd. **58**, 1221 (1950). — Les thromboses veineuses physiopathologie et traitement. Concours méd. **72**, 3833 (1950). — Pathologic physiology of venous thrombosis of the lower extremities. Día méd. **23**, 1288 (1951). — LERICHE, R., et J. KUNLIN: Traitment immédiat des phlébites postopératoires par l'infiltration novocainique du symphatique lombaire. Presse méd. **42**, 1481 (1934). — LEV, M., and O. SAPHIR: Endophlebohypertrophy and phlebosclerosis. I. The popliteal vein. A.M.A. Arch. Path. **51**, 154 (1951). — LEVI, J. E., and E. F. LEWISON: Venous velocity in the leg measured with radioactive sodium. Bull. Johns Hopk. Hosp. **86**, 370 (1950). — LEWING, F.: Über die Frühbehandlung der Thrombophlebitis. Med. Klin. **45**, 1107 (1950). — LIE, H. P.: Vascular changes in leprosy. Norsk. Mag. Laegevidensk. 88, 1108 (1927). — LIÉVAIN, O.: Séquelles de phlébite et phlebographie trans-medullo osseuse. Angéiologie **58**, 15—16 (1951). — LILLIE, BUXTON and DUFF: Prevention and management of thromb. embolism. Arch. Surg. (Chicago) **59**, 609 (1949). — LINDE, P.: Post. thrombotic varices. Results of phlebography and radical operative treatment. Acta chir. scand. **97**, 430 (1949). — LINDGREN, S.: Sympathectomy for severe painful leg ulcers. Acta chir. scand. **100**, 498 (1950). — LINSER, VOHWINKEL u. SCHNEIDER: Moderne Therapie der Varizen, Hämorrhoiden und Varicocele. Stuttgart: Ferdinand Enke 1955. — LINTON, R. R.: Ann. Surg. **134**, 433 (1951). — Modern concepts in the treatment of the postphlebitic syndrome with ulcerations of the lower extremity. Angiology **3**, 431 (1952). — LIPPERT, K. M., and L. D. FREDERICK jr.: A sacculated aneurysm of the saphenous vein. Ann. Surg. **134**, 924 (1951). — LIPPMANN, H. J.: Cerebrovascular thrombosis in patients with Buerger's disease. Circulation **5**, 680 (1952). — Subcutaneous ossification in chronic venous stasis. Circulation **14**, 968 (1956). — LISTO, M.: Zur Therapie der Venenerweiterungen während der Schwangerschaft. Ann. Chir. and Gynec. Fenn. **38**, Suppl. 3, 299—307 (1949). — LITTMAN, LEV and SAPHIR: Endophlebohypertrophy and phlebosclerosis. III. The left innominate vein and superior vena cava. Angiology **4**, 301 (1953). — LJUNGGREN, E.: Über die sogenannte traumatische Venenthrombose der oberen Extremität. Acta chir. scand. **77**, 111 (1935). — LOCASCIO, R.: Le tromboflebiti cerebrali, con particolare riguardo alle forme primitive. Rif. med. **64**, 15 (1950). — LOCHHEAD, R.P., D. J. ROBERTS jr. and CH. T. DOTTER: Pulmonary embolism. Experimental angiocardiographic study. Amer. J. Roentgenol. **68**, 627 (1952). — LÖFFLER u. SCHÜTZ: Siehe BOUCHARD 1882. — LÖHR, W.: Die Claudicatio venosa intermittens der oberen Extremität. Ein kritischer Beitrag zur sog. traumatischen Thrombose der Vena axillaris und subclavia (thrombose par effort). Arch. klin. Chir. **176**, 701 (1933). — Über die sogenannte „traumatische" Thrombose der Vena axillaris und subclavia. (Thrombose der oberen Extremität nach Anstrengungen, thrombose par effort.) Dtsch. Z. Chir. **214**, 263 (1929). — LOEWE, L., L. BERGER and R. P. LASSER: The prevention of thromboembolism. Angiology **2**, 26 (1951). — LORD jr., J. W.: Symposium on bleeding esophageal varices and the problem of portal hypertension. Rev. Gastroent. **20**, 295 (1953). — LORING, W. E.: Venous thrombosis in the upper extremities as a complication of myocardial failure. Amer. J. Med. **12**, 397 (1952). — LOUVEL, J.: Facteurs météorologiques et circulation veineuse; les veines et leur

traitement thermal. Acta physiother. rheum. belg. 5, 189 (1950). — LOUVEL, J., et J.-J. LAUBRY: Sur un symptôme peu connu de thrombophlébite. Arch. Mal. Coeur 45, 630 (1952). — LOWENBERG, E. L.: Diseases on the peripheral veins in the aged. Geriatrics 11, 275 (1956). — LOWENSTEIN: Thrombosis of the axillary vein: an anatomic study. Amer. med. Ass. 82, J. 854 (1924). — LUBARSCH, O.: Pathologische Anatomie der Milz. In Handbuch der speziellen pathologischen Anatomie und Histologie, herausgeg. von HENKE-LUBARSCH, Bd. I/2, S. 374. 1927. — LÜSCHER, E. F.: Die physiologische Bedeutung der Thrombocyten. Schweiz. med. Wschr. 86, 345 (1956). — LUGER, A.: Kapillarbefunde beim varikösen Symptomenkomplex. Z. Haut- u. Geschl.-Kr. 11, 459 (1951). — LUKE, J. C.: The pathology and treatment of the post-phlebitic leg and its complications. Canad. med. Ass. J. 61, 270 (1949). — Evaluation of the deep veins following previous thrombophlebitis. A.M.A. Arch. Surg. 61, 787 (1950). — Sequelae of thrombophlebitis. Angiology 4, 413 (1953).

MACHT, D. I.: Experimental studies on heparin and its influence on toxicity of digitaloids, congo red, cobra venom and other drugs. Ann. intern. Med. 18, 772 (1943). — MADDEN, J. L.: Symposium on bleeding esophageal varices and the problem of portal hypertension. Rev. Gastroent. 20, 300 (1953). — MAGNUS, G.: Zirkulationsverhältnisse in Varicen. Dtsch. Z. Chir. 162, 71 (1921). — Über den Ursprungsort der Lungenembolie und die Bedeutung der Vena saphena für den Vorgang. Klin. Wschr. 3, 142 (1924). — MAHLER, L.: Thrombose, Lungenembolie und plötzlicher Tod. Arb. Kgl. Frauenklinik Dresden 2, 72 (1895). — Kasuistischer Beitrag zur Pathologie und Klinik der otogenen aseptischen Sinusthrombose. Mschr. Ohrenheilk. 45, 1214 (1911). — MAIRANO, M.: Sul carattere sociale delle varici e dello loro complicazioni. Minerva chir. (Torino) 6, 242 (1951). — Metodo combinato chirurgico-sclerosante semplice nel trattamento delle varici essenziali? Minerva chir. (Torino) 6, 244 (1951). — Sull'uso della giarrettiera nei varicosi. Minerva chir. (Torino) 6, 269 (1951). — MAJER, E.: Ein Beitrag zur Frage der sog. traumatischen Achselvenenthrombose. Med. Klin. 35, 1106 (1939). — MALLET-GUY, P., R. LACOUR et J. NORMAND: Anthrax de la lèvre inférieure; phlébite ascendante; pénicillino-résistance; guérison par l'auréomicine. Lyon chir. 45, 738 (1950). — MALLORY, G. K., N. BLACKBURN, H. J. SPARLING and D. A. NICKERSON: Maternal pulmonary embolism by amniotic fluid; report of three cases and discussion of the literature. New Engl. J. Med. 243, 583 (1950). — MANTZ, J. M., et J. LE CORROLLER: Les greffes de placenta dans le ulcères de jambe. Bull. Soc. franç. Derm. Syph. 57, 742 (1950). — MARBET, R.: Bestimmungsmethoden zur Kontrolle der Anticoagulantientherapie. In BECKERMANN, JÜRGENS u. SCHUBERT, Thrombose und Embolie, S. 37. Stuttgart: Georg Thieme 1954. — MARGULIES and BARKER: The coagulation time of blood in silicone tubes. Amer. J. med. Sci. 218, 42 (1949). — MARGULIS, A. R., C. M. NICE jr. and T. O. MURPHY: Arteriographic manifestations of peripheral occlusive vascular disease with the report of 2 new signs. Amer. J. Roentgenol. 78, 273 (1957). — MARION, P.: Le ostruzioni portali. Minerva med. (Torino) 1, 809 (1952). — MARKS, J.: Anticoagulant therapy in idiopathic occlusion of the axillary vein. Brit. med. J. 1956, 11. — Ref. Circulation 15, 312 (1957). — MARMONT, A.: Die Wirkung des intravenös verabreichten Heparins auf die Blutplättchen der Menschen im Kapillar- und Venenblut. In BECKERMANN, JÜRGENS u. SCHUBERT, Thrombose und Embolie, S. 50. Stuttgart: Georg Thieme 1954. — MARQUÉS, E.: Trombosis de venas varicosas por compresión de la vena iliáca externa, a nivel del arco crural, por lipoma subperitoneal. Angiologia 3, 108 (1951). — MARRAZZA, P., and L. DI GIROLAMO: La protidemia e le frazioni protidemiche nelle malattie tromboemboliche e diatesi trombogene e nelle malattie emorragiche. Arch. E. Maragliano Pat. Clin. 7, 85 (1952). — MARSHALL, W.: Ambulatory therapy for thrombophlebitis with rutin and vitamin C. Amer. J. Surg. 80, 52 (1950). — MARTIN: Phlegmasia caerulea dolens. Brit. med. J. 1953, 1351. — MARTINET, J. D., et R. TUBIANA: Pathologie des veines. Traitement médical et chirurgical. Préf. de Funck-Brentano. Paris: G. Doin & Cie. 1950. — MARTLAND, H. S.: Static or spontaneous thrombosis of veins of lower extremity and pelvis, and fatal pulmonary embolism following trauma and surgical operations. Surg. Clin. N. Amer. 21, 383 (1941). — MARTORELL, F.: Tratamiento de las várices. Colección Espanola de Monografias médicas 1941. — Heparin in the diagnosis of latent thrombosis and unrecognized pulmonary embolism. Angiología 2, 217 (1950). — Trombosis de la vena cava inferior. Pren. méd. argent. 37, 2521 (1950). — Crisis precordiales y péqueño embolismo pulmonar recurrente. Act. epo fac. Inst. policlin. (Barcelona) 6, 62 (1953). — MARTORELL, F., y A. SANCHÍZ: Flebedema y linfedema postflebiticos. Angiologia 2, 306 (1950). — MARX, H.: Eigenartige Fälle von Sinusthrombose. Arch. Ohrenheilk. 122, 198 (1938). — Die Sinusthrombose. In MARX, Kurzes Handbuch der Ohrenheilkunde, S. 571. Jena: Gustav Fischer 1947. — MARX, R.: Über die Verwendung antithrombotischer Substanzen. Regensburg. Jb. für ärztl. Fortbild. 2, 280 (1952). — Ein neues Anticoagulans und Antithromboticum vom Typ der Heparinkörper. Arzneimittel-Forsch. 6, 3 (1956). — Welche Antikoagulantientherapie ist für ein mittleres Krankenhaus am geeignetsten. Med. Klin. 51, 2222 (1957). — MASSELL, TH. B., and A. R. KRAUS: A physiological approach to peripheral venous stasis. Angiology 1, 150 (1950). — MASSIE, E., H. S. STILLERMAN, C. S. WRIGHT and V. MINNICH:

Effect of administration of digitalis on coagulability of human blood. Arch. intern. Med. **74**, 172 (1944). — Matas, R.: On the so-called primary thrombosis of the axillary vein caused by strain: report of a case with comments on diagnosis, pathogeny and treatment of this lesion in its medico-legal relations. Amer. J. Surg. **24**, 642 (1934). — Mathivat, A., and P. Le Brigand: Phlebitis and cardiac insufficiency; unexspected influence of phlebitis of lower extremities on the evolution of a refractory cardiac insufficiency. Bull. Soc. méd. Hôp. Paris **66**, 1242 (1950). — Matis, P., u. I. Hartert: Grundlagen der Behandlung tiefer und oberflächlicher Beinvenenthrombosen sowie des postthrombotischen Syndroms. Medizinische **1957**, Nr. 24, 896. — Matis, P., K. Bauer u. Ch. Rockstroh: Das Heparinoid Thrombocid in der Therapie und Prophylaxe thromboembolischer Zustände. Medizinische 1950, 1520. — Matthes, M.: Pathologisch-histologische Untersuchungen zu dem Problem der latenten Jugularphlebitis. II. Mitt. Histologische Untersuchungen der V. jugularis bei Erkrankungen fokaler Genese. Arch. Ohr.-, Nas.- u. Kehlk.-Heilk. **155**, 520 (1949). — Matronola, F.: Legatura della vena cava inferiore in un caso di flebite ricorrente degli arti inferiori con ripetuti infarti polmonari. Chir. ital. **5**, 100 (1951). — May, R., u. R. Nissl: Die Phlebographie der unteren Extremität. Stuttgart: Georg Thieme 1959. — Mayer, K.: Histologische Veränderungen des Lymphogranuloms unter der Wirkung der Röntgenstrahlen. Frankfurt. Z. Path. **22**, 443 (1920). — Mayer, L.: Thrombophlébites. Brux. méd. **30**, 955 (1950). — Mayerson, H. S., C. H. Long and E. J. Giles: Venous pressures in patients with varicose veins. Surgery **14**, 519 (1943). — McCarthy, H. M., L. D. McGuire, A. C. Johnson and J. W. Gatwood: A new method of preventing the fatal embolus. Preliminary report. Surgery **25**, 891 (1949). — McCluskey, R. T., and S. L. Wilens: The infrequency of lipid deposition in sclerotic veins. Amer. J. Path. **29**, 71 (1953). — McPheeters, H. O.: Varicose veins; with special reference to the injection treatment, edit. 2. Philadelphia: F. A. Davis Company 1931. 233 pp. — Resumé of present-day care and treatment of varicose veins and their complications. Minn. Med. **33**, 628 (1950). — Periphere Kreislauferkrankung am Alterspatienten. Geriatrics **10**, 129 (1955). — McPheeters, H. O., and C. O. Rice: Varicose veins — the circulation and direction of the venous flow; experimental proof. Surg. Gynec. Obstet. **49**, 29 (1929). — Meisen, V.: Varicose veins and hemorrhoids. London: Oxford University Press 1932. — Mello, H. de, S. Villaca Braga, E. Azevedo and V. Schubsky: Contribution to the study of collateral circulation in syndromes of obstruction of the superior vena cava system. An. paul. Med. Cir. **61**, 220 (1951). — Meneghini, P.: La shock — vaccino terapia nella cura di un caso di trombosi traumatica della vena cava inf. Arch. E. Maragliano Pat. Clin. **4**, 771 (1949). — Le traitement fibrinolytique des thromboses et des embolies. I. Internat. Tagg, Basel, 1954, p. 873. Basel: Benno Schwabe & Co. — Terapia fibrinolitica e profilassi anticoagulante nelle malatie tromboemboliche. Minerva med. (Torino) **46**, 393 (1955). — Mengert, W. F., and D. P. Murphy: Intra-abdominal pressures created by voluntary muscular effort. III. Relation to body measurements, with comment on etiology of genital prolapse. Surg. Gynec. Obstet. **58**, 150 (1934). — Merkel, H.: Über atypische Amyloidose insbesondere des Herzens und der Gefäße. Dtsch. med. Rdsch. **1949**, 1068—1073. — Merle Aubigne, R.: Traitement chirurgical des varices. Sem. Hôp. Paris **26**, 1353 (1950). — Merli, A.: La flebite nell'infarto miocardico. Osped. maggiore **38**, 135 (1950). — Thrombophlebitis, symptom revealing latent neoplasm. Osped. maggiore **39**, 180 (1951). — Merton, T. A.: The treatment of varicose and allied gravitational eczema and ulceration with tetra ethyl ammonium bromide. Med. J. Aust. **1**, 734 (1950). — Merz, W. R.: Thrombose und Lungenembolie. Basel: Benno Schwabe & Co. 1949. — Die Behandlung der Thrombose und Lungenembolie mit Antikoagulantien. Gynaecologia (Basel) **130**, 1 (1950). — Krise und Lyse der Thrombose-Erkrankung. Gynaecologia (Basel) **130**, 395 (1950). — Kontrolle der therapeutischen Heparinwirkung im Blut bei Thromboseerkrankung. Schweiz. med. Wschr. **83**, 110 (1953). — Erhöhte Pulslage als Thrombosesymptom. Schweiz. med. Wschr. **84**, 813 (1954). — Richtlinien für die antikoagulierende Therapie der schweren postoperativen und postpartalen akuten Venenthrombose. Schweiz. med. Wschr. **84**, 315 (1954). — Klinik der Venenthrombose und Lungenembolie. Schweiz. Rote Kreuz Nr 4 (1957). — Merz, W. R., M. Etterich u. C. Scacchi: Die konservative Behandlung der Thrombose und Embolie in der Gynäkologie und Geburtshilfe, verglichen mit der antikoagulierenden Therapie. Schweiz. med. Wschr. **81**, 565 (1951). — Metzger u. Spier: Ulcus cruris und Eiweißpermeabilität der Gefäße. Dtsch. med. Wschr. **78**, 1068 (1953). — Meyer, O.: Die latente Thrombophlebitis, ihre Diagnose und ihre Bedeutung als Fokalinfektion. Med. Welt **6**, 1241 (1932). — Zum Syndrom der latenten Jugularphlebitis. Dtsch. med. Wschr. **1949**, 1456—1457. — Die Behandlung der Phlebitis. Dtsch. med. Wschr. **75**, 461 (1950). — Meyer, W. C.: Die Endophlebitis hepatica als Teilsymptom einer mehr oder weniger generalisierten Endophlebitis obliterans. Ärztl. Forsch. **2**, 313 (1948). — Michaelis, H.: Prodromalerscheinungen der puerperalen und postoperativen Thrombose und Embolie. Münch. med. Wschr. **58**, 73 (1911). — Miescher: Zur Klinik der Phlebitis saltans. Schweiz. med. Wschr. **77**, 251 (1947). — Miettinen, M.: On thrombosis in children. Acta paediat. (Uppsala) **39**, 267

(1950). — MIGUEL CAPRILE, A., G. CAL y R. E. MARINE: Conducta a seguir en el tratamiento de las varices de la safena interna. Rev. Sanid. milit. argent. **50**, 57 (1951). — MIKLÓS, A.: The cure of cavernous sinus thrombophlebitis. Brit. J. Ophthal. **34**, 235 (1950). — MILLET, J. A. P.: Considerazioni psicodinamiche sulle malattie vascolari periferiche con particolare riferimento alla tromboflebite migrante ed al morbo di Raynaud. Gazz. int. Méd. Chir. **59**, 62 (1954). — MILLS, E. S., and R. C. BENNETTS: Phlegmasia cerulea dolens as a cause of gangrene of the fingers. Canad. med. Ass. J. **72**, 917 (1955). — MILWIDSKY, H., and Z. NEUMANN: Venous thrombo-embolism (Hebrew text; English summary). Harefuah **39**, 113 (1950). — MITCHELL jr., R. E., and J. L. GRINDLE: Obstruction of the superior and inferior venae cavae in the same individual. Ann. intern. Med. **39**, 936 (1953). — MLCZOCH, F., and E. KOPP: Die Venektasien am Thorax und ihre diagnostische Bedeutung. Beitr. Klin. Tuberk. **108**, 375 (1953). — MOBERG, G.: Early pleural effusion in pulmonary embolism and pneumonia or bronchopneumonia. Acta radiol. (Stockh.) **29**, 7 (1948). — MOESCHLIN u. SCHORNO: Klinische Erfahrungen mit einem neuen 4-Oxycumarin-Derivat: „Sintrom" (Geigy 23350). Schweiz. med. Wschr. **85**, 590 (1955). — MONTGOMERY, H., and H. A. ZINTEL: Clinical study and treatment of varicose veins. Circulation **10**, 442 (1954). — MONTIGEL u. PULVER: Tierexperimentelle Untersuchungen über ein neues hochaktives 4-Oxycumarin-Derivat mit kurzer Wirkung: Sintrom (G 23350). Schweiz. med. Wschr. **85**, 586 (1955). — MONTORSI, W., C. CHIRINGHELLI and G. BALLARIN: Contributo allo studie del quadro sieroproteico nella sindrome postflebitica degli arti inferiori. Minerva cardioangiol. (Torino) **3**, 585 (1955). MOORE, H. D.: Deep venous valves in the aetiology of varicose veins. Lancet **1951 II**, 7. — Ligation of the popliteal vein for the gravitational syndrome. Lancet **1953 I**, 23—25. — MOORHEAD, J. J., and L. J. UNGER: Human red cell concentrate for surgical dressings. Amer. J. Surg. **59**, 104 (1943). — MORAN, TH. J.: Pulmonary embolism in nonsurgical patients with prostatic thrombosis. Amer. J. clin. Path. **17**, 205 (1947). — MORGAN, ALLEN and MACCARTY: Acute peripheral circulatory failure caused by acute venous thrombosis. Proc. Mayo Clin. **23**, 425 (1948). — MORGER, R.: Zum Problem der Thromboembolie-Prophylaxe. Praxis **47**, 549 (1958). — MORISSETTE, L.: Thrombose des veines sus-hépatiques; syndrome de Budd-Chiari. Un. méd. Can. **80**, 452 (1951). — MORONI, P.: Di una nuova formula di colla zi zinco nel trattamento delle dermatosi da varici. Minerva med. (Torino) **41**, 1042 (1950). — MORRIS, M. H.: Thrombo-phlebitis of the jugular vein. Angiology **2**, 299 (1951). — MORTON, J. J., E. B. MAHONEY and G. B. MIDER: An evaluation of pulmonary embolism following intravascular venous thrombosis. Ann. Surg. **125**, 590 (1947). — MOSER, BABIN, COTTS and PRANDONI: Acute massive venous occlusion: Report of a case successfully treated with exercise. Ann. intern. Med. **40**, 361 (1954). — MOSES, C.: The effect of digitalis epinephrine and surgery on the response to heparin. J. Lab. clin. Med. **30**, 603 (1945). — Bicycle exercises and deep breathing in the prevention of thrombosis. Angiology **2**, 139 (1951). — MOTTURA, G.: Trombosi venosa ed embolia polmonare. Minerva med. (Torino) **1950 I**, 169—173. — MOUQUIN, REBOUL, HATT, SAUVAIN et VERGOZ: Rôle des dystonies et des communications artériolo-capillaires dans la pathogénie des ulcérations chroniques et des troubles trophiques des membres inférieurs (ulcérations oxycarbonées en particulier). Bull. Soc. méd. Hôp. Paris **71**, 773 (1955). — MÜLLER: Thrombose-Behandlung in der Praxis. Praxis **41**, 462 (1952). — MÜLLER, E.: Zur funktionellen Pathologie der Sperrarterien und der arteriovenösen Kurzschlüsse der Lunge am Beispiel der Geschwulstzell-Embolie. Frankfurt. Z. Path. **64**, 459 (1953). — MÜLLER, H.: Über Ösophagusvarizen im Kindesalter. Kinderärztl. Prax. **19**, 143 (1951). — MÜLLER, O.: Die feinsten Blutgefäße des Menschen, Bd. I, 1937; Bd. II, 1939. Stuttgart: Ferdinand Enke. — MULLER, C. A.: L'action de la pendiomide sur la douleur des embolies pulmonaires. Nouvelles perspectives thérapeutiques. Schweiz. med. Wschr. **83**, 61 (1953). — MURLEY, R. S.: Post-operative venous thrombosis and pulmonary embolism with particular reference to current methods of treatment. Ann. roy. Coll. Surg. Engl. **6**, 283 (1950). — MURPHY, J. P. H.: Accidents and injuries; comperative study of their causes among various groups. M. Ann. D.C. **3**, 1 (1934). — MURRAY, JACQUES, PERRETT and BEST: Heparin and the thrombosis of veins following injury. Surgery **2**, 163 (1937). MURRAY, G.: Anticoagulants in venous thrombosis and the prevention of pulmonary embolism. Surg. Gynec. Obstet. **84**, 665 (1947). — MYERS, TH. T.: Varicose veins. In ALLEN, BARKER u. HINES, S. 546. 1955. — Results and technique of stripping operation for varicose veins. J. Amer. med. Ass. **163**, 87 (1957). — MYERS, TH. T., and J. C. COOLEY: Surgical treatment of varicose veins associated with chronic insufficiency of the deep veins of the lower extremities. Surg. Gynec. Obstet. **99**, 568 (1955).

NABATOFF: Simple palpation to detect valvular incompetence in patients with varicose veins. J. Amer. med. Ass. **159**, 27 (1955). — NAEGELI, MATIS, GROSS, RUNGE u. SACHS: Die thromboembolischen Erkrankungen und ihre Behandlung. Stuttgart: Friedrich-Karl Schattauer 1955. — NAEGELI, MATIS u. SCHMIEDERER: Zur Thromboembolie-Prophylaxe unter besonderer Berücksichtigung der Frühprophylaxe. Medizinische **1955**, 1240. — NAEGELI, TH., u. P. MATIS: Die Bedeutung einiger Vitamine für die Behandlung der Thromboembolie.

Int. Z. Vitaminforsch. **27**, 324 (1957). — NAIDE, M.: Allergic lesions following thrombophlebitis. Arch. intern. Med. **80**, 388 (1947). — NAVA, E.: Treatment of varicose veins. Arch. ital. Chir. **73**, 108 (1950). — NAZZI, V., e D. INDOVINA: Considerazioni cliniche sulla sindroma della vena cava superiore. Minerva cardioangiol. (Torino) **3**, 575 (1955). — NAY and BARNES: Incidence of embolic or thrombotic processes during the immediate convalescence from acute myocardial infarction. Amer. Heart J. **30**, 65 (1945). — NEBER, H.: Variköser Symptomenkomplex und pektanginöse Beschwerden. Ärztl. Prax. **8**, H. 8, 2 (1956). — NEUDA, P. M.: The prophylactic problem of postoperative thrombosis and embolism. Med. Rec. (N.Y.) **164**, 175 (1950). — NEUHOF, H., and S. H. KLEIN: Massive pulmonary embolism: based in part on study of 88 fatal cases. J. Mt Sinai Hosp. **11**, 87 (1944/45). — NEUMANN, R.: Die natürliche Retraktion und die Dehnbarkeit der Vena saphena magna. Untersuchungen über die mechanisch-funktionellen Grundlagen der Entstehung von Varicen. Virchows Arch. path. Anat. **296**, 158 (1936). — Histologie der Vena saphena magna unter dem Gesichtswinkel der Architektur-Pathologie. Virchows Arch. path. Anat. **299**, 479 (1937). — Ursprungszentren und Entwicklungsformen der Bein-Thrombose. Virchows Arch. path. Anat. **301**, 708 (1938). — NIDEN, A. H., and D. M. AVIADO: Effects of pulmonary embolism on the pulmonary circulation with special reference to arteriovenous shunts in the lung. Circulat. Res. **4**, 67 (1956). — NOBEL, E., u. R. WAGNER: Beitrag zur Diagnose und Therapie der Milzvenenstenose. Wien. klin. Wschr. **45**, 1214 (1932). — NOBL, G.: Der variköse Symptomenkomplex. Berlin: Urban & Schwarzenberg 1918. — NORMAN and ALLEN: The vascular complications of polycythemia. Amer. Heart J. **13**, 257 (1937). — NOTTER-BLUM, A. H.: Beitrag zur Kenntnis der Endophlebitis hepatica obliterans. Schweiz. Z. Path. **12**, 24 (1949). NÜRNBERGER, L.: Thrombose und Embolie in der Geburtshilfe und Gynäkologie. Verh. dtsch. Ges. Kreisl.-Forsch. **7**, 101 (1934).

OCHSNER, A.: Intravenous clotting. Surgery **17**, 240 (1945). — Venous thrombosis. J. Amer. med. Ass. **132**, 827 (1946). — The use of vasodilatation in the treatment of venous thrombosis. Surg. Gynec. Obstet. **84**, 659 (1947). — OCHSNER, A., and M. DEBAKEY: Thrombophlebitis and Phlebothrombosis. Sth. Surg. **8**, 269 (1939). — Thrombophlebitis; the role of vasospasm in the production of the clinical manifestations. J. Amer. med. Ass. **114**, 117 (1940). — Therapy of phlebothrombosis and thrombophlebitis. Arch. Surg. (Chicago) **40**, 208 (1940). — Therapeutic considerations of thrombophlebitis and phlebothrombosis. New Engl. J. Med. **225**, 207 (1941). — Postphlebitis sequelae. J. Amer. med. Ass. **139**, 423 (1949). — Venous thrombosis. A consideration of its cause, prevention, treatment and sequelae. J. int. Chir. **9**, 310—311 dtsch. Text 312—313, span. Text 314—315, franz. Text 316—318 u. ital. Text 319—320 (1949). — OCHSNER, A., M. E. DEBAKEY and P. T. DECAMP: Venous thrombosis. J. Amer. med. Ass. **144**, 831 (1950). — J. Fla med. Ass. **37**, 79 (1950). — OCHSNER, A., M. DEBAKEY, P. T. DECAMP, I. M. RICHMAN, CH. I. RAY, R. C. LLEWELLYN and O. CREECH: Postphlebitic syndrome. Treatment by conservative measures, sympathectomy, and other operative measures. Surgery **27**, 161 (1950). — OCHSNER, A., M. E. DEBAKEY, P. T. DECAMP and E. DA ROCHA: Thrombo-embolism; analysis of cases at Charity hospital in New Orleans over 12-year period. Ann. Surg. **134**, 405 (1951). — OERI, J.: Thrombelastographie. In BECKERMANN, JÜRGENS u. SCHUBERT, Thrombose und Embolie, S. 47. Stuttgart: Georg Thieme 1954. — O'KEEFE, A. F., R. WARREN and G. A. DONALDSON: Venous circulation in lower extremities following femoral vein interruption. Surgery **29**, 267 (1951). — OLDHAM, J. B.: The complications of varicose veins. Practitioner **166**, 236 (1951). — OLIVIER, C.: Les varices profondes existent-elles ? phlébographie „au fil de l'eau" et phlébographie „à contre courant". Presse méd. **58**, 688 (1950). — Les varices profondes existent-elles ? Phlébographie „au fil de l'eau" et phlébographie „a contre courant". Presse méd. **1950**, 688—690. — Traitement des phlébites récentes du membre inférieur. Sem. Hôp. Paris **27**, 892 (1951). — Pour le traitement anticoagulant des phlébites récentes du membre inférieur. Presse méd. **58**, 793 (1955). — OLLER-CROSIET, L.: Embolia pulmonar por varicoflebitis. Angiologia **2**, 214 (1950). — OLLINGER, P.: Die „nichtthrombotische Venensperre der oberen Extremität" und die Bedeutung der Venendruckmessung für die Frage der Diagnose und Ätiologie. Langenbecks Arch. klin. Chir. **260**, 277 (1948). — OLOW, J.: Sur un détail concernant le diagnostic de la thrombose crurale. Acta obstet. Gynec. scand. **10**, 159 (1930). — OPPENHEIM, F.: Über die Milzinfarkte bei Typhus abdominalis und ihre Pathogenese. Zbl. allg. Path. path. Anat. **31**, 313 (1921). — ORBACH, E. J.: Contributions to the therapy of the varicose complex. J. internat. Coll. Surg. **13**, 765 (1950). — A new approach to the sclerotherapy of varicose veins. Angiology **1**, 302 (1950). — Leg ulcers of vascular origin and their therapy. Amer. J. Surg. **81**, 568 (1951). — ORGAIN, E. S.: The problem of thrombophlebitis and phlebothrombosis from the medical standpoint. N. C. med. J. **11**, 167 (1950). — ORTIZ-RAMIREZ and SERNA-RAMIREZ: New early diagnostic sign of phlebitis of the lower extremities. Amer. Heart J. **50**, 366 (1955). — OURY, LARMURIER et ABEILLE: Troubles vaso-moteurs dans la pathogénie des accidents hémorroidaires. Rôle des injections intraartérielles de procaine. Arch. Mal. Appar. dig. **41**, 1166 (1952). — OWEN: Thrombo-phlebitis migrans. Brit. med. J. **1**, 690

(1928). — OWEN, W. R., W. A. THOMAS, B. CASTLEMAN and E. F. BLAND: Unrecognized emboli to the lungs with subsequent cor pulmonale. New Engl. J. Med. **249**, 919 (1953). — OWENS, F. M. jr.: Vena cava ligation in thromboembolic disease. Arch. Surg. **65**, 600 (1952).—

PAABY, H.: Incidence of thromboembolism in surgical patients mobilized early. Results of heparin treatment. Dan. med. Bull. **2**, 82 (1955). — PAGE, B. H., G. RAINE and P. F. JONES: Thrombophlebitis following intravenous infusions. Lancet **1952 II**, 778. — PAGET, JAMES: On gouty and some other forms of phlebitis. St Bart's Hosp. Rep. **2**, 82 (1866). — PALMER, E. D., and I. B. BRICK: On the natural history of esophageal varices secondary to portal cirrhosis. I. Observations on spontaneous changes in the severity of varices over short intervals (less than one year). Gastroenterologia (Basel) **80**, 258 (1953). — PASCHOUD, H.: Réflexions sur quelques nouveautés dans la prophylaxie de la thrombo-phlébite postopératoire. J. int. Chir. **3**, 671 (1938). — Thrombose und Embolie. Referate der 1. Internat. Tagung. S. 883. Basel: Benno Schwabe & Co. 1955. — PATEK, A. J., and BLAKEMORE: J. Amer. med. Ass. **138**, 543 (1948). — PATERSON, J. C.: Capillary rupture with intimal hemorrhage as a cause of pulmonary thrombosis. Amer. Heart J. **18**, 451 (1939). — PAUL, H.: Neuartige Behandlung entzündlicher Infiltrationen und Thrombophlebitiden. Dtsch. med. Wschr. **75**, 1083 (1950). — PAYNE, M. A.: Symposium on bleeding esophageal varices and the problem of portal hypertension (physiology and pathology of the cirrhotic liver). Rev. Gastroent. **20**, 302 (1953). — PAYR, E.: Gedanken und Beobachtungen über die Thrombo-Emboliefrage. Anregung zu einer Sammelforschung. Zbl. Chir. **56**, 961 (1930). — PEARSON, J. S.: „Phlebodynia". A new epidemic (?) disease. Circulation **7**, 370 (1953). — PEDERSEN, B. S.: Klinische Symptome bei Thrombose in den Venen der unteren Extremitäten und des Beckens. Ugeskr. Laeg. **1949**, 239—241. [Dänisch.] — PEDRO-BOTET, J.: Utilidad diagnóstica de la esplenoportografia en el sindrome de Cruveilhier-Baumgarten. Med. clin. (Barcelona) **27**, 25 (1956). — PÉGOT, M.: Tumeur variqueuse avec anomalie du système veineux et persistance de la veine umbilicale: Developpement des veines sous-cutanées abdominales. Bull. Soc. anat. Paris **8**, 49 (1833). — PENNOCK, H. L., and A. M. MINNO: Vitamin E in treatment of leg ulcers. Angiology **1**, 337 (1950). — PERLOW, S.: Phlegmasia cerulea dolens; massive venous thrombosis in extremity associated with shock. J. Amer. med. Ass. **144**, 1257 (1950). — PERLOW, S., and E. E. BARTH: Primary thrombosis of the axillary and brachial veins. Report of two cases. Quart. Bull. Northw. Univ. med. Sch. **16**, 123 (1942). — PERLOW, S., and J. L. DANIELS: Venous thrombosis and obscure visceral carcinoma. A.M.A. Arch. intern. Med. **97**, 184 (1956). — PERTHES, G. V.: Über die Operation der Unterschenkelvarizen nach TRENDELENBURG. Dtsch. med. Wschr. **21**, 253 (1895). — PFEIFFER: Magnesium-Wirkung bei Thrombose und Embolie. Ärztl. Prax. 8, H. 12 (1956). — PICHLER: Bericht über 6 Todesfälle nach Zahnextraktion. Z. Stomat. **2**, 110 (1925). — PICK, L.: Über totale hämangiomatöse Obliteration des Pfortaderstammes und über hepatopetale Kollateralbahnen. Virchows Arch. **197**, 490 (1909). — PIERCE, F. R., and T. J. DOMENICI: Problems and practices in a community hospital. I. Treatment of venous thrombosis. New Engl. J. Med. **242**, 395 (1950). — PIERRE, M.: Traitement des ulcères de jambe par les greffes cutanées. Marseille chir. **2**, 679 (1950). — PIRKEY, W. P.: Thrombosis of the cavernous sinus. Arch. Otolar. **51**, 917 (1950). — PITOUS, A.: Le syndrome humoral de la phlébite. Augmentation de la densité sanguine et de la densité plasmatique. Action correctrice sur la densité sanguine du traitement hydrominéral à grand débit de Borbatan. Acta physiother. rheum. belg. **5**, 215 (1950). — PIULACHS, P., and F. VIDAL-BARRAQUER: Pathogenic study of varicose veins. Angiology **4**, 59 (1953). — PLETZ, N.: Thrombo-phlebitis migrans. Lancet **1932**, 938. — PLIMPTON, N. C.: The postthrombotic syndrome. Minn. Med. **33**, 618 (1950). — POINDEXTER C. A., and L. MYERS: A study of the effect on the prothrombin time of the drugs more commonly used in cardiovascular diseases. Quart. Bull. Northw. Univ. med. Sch. **20**, 130 (1946).— POKRZYWNICKI, S., and S. CHWAT: Leczenie zatorów plucnych pendiomidem. Pendiamid in the treatment of pulmonary embolism. Pol. Tyg. lek. 8, 947 (1953). — POLLACK and WOOD: Venous pressure in the saphenous vein at the ankle in man during exercise and changes in posture. J. Appl. Physiol. **1**, 649 (1949). — POLLACK, A. A., B. E. TAYLOR, E. H. WOOD and T. T. MYERS: Effect of exercise and body position on the venous pressure at the ankle in patients with varicose veins. Amer. J. Physiol. **155**, 461 (1948). — POLLER, L.: Coagulability and thrombosis. Clin. Sci. **15**, 56 (1956). Ref. Circulation **15**, 296 (1957). — POLLOSSON, E., J. FAVRE-GILLY et M. GARNIER: Les anticoagulants modernes dans les phlébites et embolies pulmonaires post-opératoires. Gynéc. et obstét. **50**, 117 (1951). — PONS jr., E. R., and R. S. DIAZ-RIVERA: Anticoagulant therapy of thromboembolic diseases. Bol. Assoc. méd. P. Rico **42**, 223 (1950). — POPESCO, I., and V. CIOBANU: Migratory thrombophlebitis as a clue to visceral cancer. Sem. Hôp. Paris **34**, 26 (1958). — POSEY jr., E. L., J. W. LONG and S. L. STEPHENSON jr.: Acute thrombosis of the portal vein. Sth. med. J. (Bgham, Ala.) **50**, 8 (1957). — Ref. Circulation **17**, 613 (1958). — POTOTSCHNIG, H.: Über trophische Beingeschwüre bei hyperchromer Anämie. Med. Klin. **46**, 242 (1951). — PRAT, D., y A. GARCIA FUELFI: Flebitis y trombosis venosas. An. Fac. Med. Montevideo **35**, 216 (1950). — PRAT,

D., y A. GARCIA GUELFI: Várices. An. Fac. med. a Montevideo 35, 169 (1950). — PRATT, G. H.: An early sign of femoral thrombosis. J. Amer. med. Ass. 140, 496 (1949). — Differential diagnosis and treatment of pathologically enlarged veins. Med. Clin. N. Amer. 34, 897 (1950). — Classification and treatment of the varicose, post-thrombotic, and arterial venous problems. Bull. N.Y. Acad. Med. 26, 306 (1950). — Surgical management of the postthrombotic syndrome, with reference to the use of sympathectomy. Amer. J. Surg. 81, 562 (1951). — Complications of phenylbutazone in treatment of thrombophlebitis. Geriatrics 11, 31 (1956). — PRETTIN, F.: Thrombose und tödliche Lungenembolie. Virchows Arch. path. Anat. 297, 535 (1936). — PROVENZALE, L.: L'eparinizzazione regionale nella chirurgia delle tromboembolie arteriose periferiche; osservazioni du due casi e ricerche sperimentali. Policlinico, Sez. prat. 58, 772 (1951). — PSCHYREMBEL, W.: Über einen Fall von symptomlos verlaufener tiefer Oberschenkelvenenthrombose im Wochenbett mit nachfolgender tödlicher Lungenembolie. Zbl. Gynäk. 72, 616 (1950). — PUHL, H.: Zur Frage der sogenannten Thrombose der Vena axillaris. Langenbecks Arch. klin. Chir. 190, 569 (1937). — PULVERTAFT, R. J. V.: Post-operative pulmonary embolism. Ann. roy. Coll. Surg. 1, 181 (1947). — PUTZER, R.: Die Wadenvenenthrombose und ihre Beziehung zur Architektur der Wade. Arch. Gynäk. 169, 444 (1939).

QUATTLEBAUM, F. W.: Fundamental principles in the treatment of varicose veins. Minn. Med. 33, 623 (1950). — QUESNE, L. P. LE: External iliac vein thrombosis. Arch. Middx. Hosp. 1, 119 (1951). — QUICK, A. J.: Modern concepts of venous thrombosis. Practitioner 166, 213 (1951). — Clinical significance of defective clotting. Gen. Practit. Aust. 6, 43 (1952).

RALLO, A.: Patogenesi e tratiamento delle trombosi postoperatorie dell'arto inferiore. Rif. med. 65, 45 (1951). — RAMSEY, H., N. W. PINSCHMIDT and H. B. HAAG: The effect of digitalis upon coagulation time of the blood. J. Pharmacol. Ther. 85, 159 (1945). — RAPPERT, E.: Die Ätiologie der Varizen. Wien 1947. — Therapie der Thrombose mit Procain, Panthesin und Hydergin. Zbl. Chir. 77, 1 (1952). — Die Grundlagen der Behandlung der Thrombose mit Panthesin. Thrombose und Embolie, I. Internat. Tagg, Basel, 1954, S. 644. — Thromboseprophylaxe mit Panthesin und Hydergin. Klin. Med. 10, 133 (1955). — RATSCHOW, M.: Über Kreislaufbedingungen im varicös entarteten Venengebiet. Z. klin. Med. 119, 177 (1931). — Zur Gefäßwirkung der Sexualhormone. Zbl. ges. inn. Med. 60, 378 (1939).— Die peripheren Durchblutungsstörungen. Dresden u. Leipzig: Theodor Steinkopff 1953. — Vortr. beim Ärzteverein Vorarlberg im März 1954 über den varicösen Symptomenkomplex. Ärztebl. Vorarlberg 1954. — Über Venenerkrankungen. Round Table-Gespräch auf dem Therapie-Kongr. in Karlsruhe, Sept. 1954. — RATSCHOW, M., and H. BÖDECKER: Die parenterale Venostasin-Therapie. Münch. med. Wschr. 94, 1368 (1952). — RATSCHOW, M., u. D. THÜRE: Zur Wirkung des Butazolidins auf die peripheren Gefäße und seine Eignung in der Behandlung von Thrombophlebitiden und Thrombosen. Medizinische 1957, 359. — RAVDIN, I. S., and C. K. KIRBY: Experience with ligation and heparin in thromboembolic disease. Surgery 29, 334 (1951). — RAY, C. TH., and G. BURCH: Vascular responses in man to ligation of the inferior vena cava. Arch. intern. Med. 80, 587 (1947). — READ, A. E., A. M. DAWSON, D. N. S. KERR, M. D. TURNER and S. SHERLOCK: Brit. med. J. 1960, 227. — REHN, E.: Über die rationelle Thrombosebekämpfung zu einer emboliefreien Chirurgie. Dtsch. med. Wschr. 1947, 18—24. — Arterielle Durchblutungsstörungen als Spätfolgen der Thrombophlebitis. Therapiewoche 4, 131 (1953). — REHN, E., u. K. N. v. KAULLA: Zur klinischen Lösung des Thromboembolieproblems. (Vortr. aus der prakt. Chirurgie, H. 32.) Stuttgart: Ferdinand Enke 1947. — REID, S. E., and R. A. SNYDER: Mesenteric vascular occlusion complicating recurrent peripheral thrombophlebitis in young people. Quart. Bull. Northw. Univ. med. Sch. 32, 29 (1958). — REIMER, O.: Geschwüre an den Unterschenkeln. Wien. med. Wschr. 101, 279 (1951). — REINHARDT, AD.: Über Venenveränderungen und Blutungen im Unterhautfettgewebe bei Fleckfieber. Zbl. allg. Path. path. Anat. 28, 593 (1917). — RENES, G.L.: Varicose veins of the lower extremities. Geneesk. Gids 29, 245 (1951). — RENFER, H. R.: Thrombophlebitis der Vv. anonyma und subclavia sin. als Komplikation eines Oesophagusdivertikels. Schweiz. med. Wschr. 81, 750 (1951). — RENNER, W. F.: Pulmonary embolism — present status. Amer. Practit. 2, 266 (1951). — RICE, L., J. FRIEDEN, L. N. KATZ, E. I. ELISBERG and E. ROSENBERG: A case of spontaneous thrombosis of the superior vena cava with some observations on the mechanism of edema formation. Amer. Heart J. 43, 821 (1952). — RITTER, A., u. K. ZÄBISCH: Thrombose und Embolie. Berlin: W. de Gruyter & Co. 1955. — RIX, E.: Hochgradige Stenose und Obliteration der Pfortader im Kindesalter mit epibiliärer Kollateralbildung. Frankfurt. Z. Path. 53, 467 (1939). — RIXFORD, E.: Thrombosis by effort. West. J. Surg. 43, 233 (1935). — RIZZO, E. M., and P. BINETTI: Cerebral localizations of Vaquez-Leconte subacute venous septicemia (thrombophlebitis migrans). G. Psichiat. Neuropat. 78, 219 (1950). — ROBERTSON: Pulmonary embolism following surgical operation. Amer. J. Surg. 26, 15 (1934). — ROBINSON, L. S.: The collateral circulation following ligation of the inferior vena cava. Injection studies in stillborn infants. Surgery 25, 329 (1949). — ROCHETTE, M.: Role thrombogène des antibiotiques. Inform. dent. (Paris) 33,

1381 (1951). — ROE, B. B., and J. C. GOLDTHWAIT: Pulmonary embolism. A statistical study of post-mortem material at the Massachusetts General Hospital. New Engl. J. Med. **241**, 679 (1949). — ROELSEN, E.: So-called traumatic thrombosis of axillary-subclavian vein. Hospitalstidende **81**, 889 (1938). — Primary thrombosis of the axillary vein. Acta chir. scand. **90**, 547 (1944/45). — ROEMER, H.: In Thrombose und Embolie. Referate der I. Internat. Tagg, Basel, 1954. Basel: Benno Schwabe & Co. 1955. S. 909. — RÖSSLE, R.: Über die Bedeutung und Entstehung der Wadenvenenthrombose. Virchows Arch. path. Anat. **300**, 180 (1937). — Über die Häufung von Thrombose und Embolie nach dem Kriege. S.-B. preuß. Akad. Wiss. (1935). — Über die Bedeutung und Entstehung der Wadenvenenthrombosen. Virchows Arch. path. Anat. **300**, 180 (1937). — ROKITANSKY, C.: A manual of pathological anatomy. (Translated by G. E. DAY.) London, The Sydenham Society **4**, 398 (1852). — ROLLO, G.: Importanza del segno di Homans e del segno di Bauer per la diagnosi precoce delle malattia tromboembolica. Clinica (Bologna) **14**, 161 (1953). — ROMANOWSKY: Varizen der Hirnbasis. Zbl. allg. Path. path. Anat. **64**, 210 (1936). — ROSENBAUM and BARKER: A test of the coagulation time of blood heparinized in vitro; studies of normal subjects and of patients with intravascular thrombosis. J. Lab. clin. Med. **33**, 1342 (1948). — ROSSI, R., H. V. CAINO and A. CARBROU: Phlebitis migrans and neoplasms. Sem. méd. (B. Aires) **57**, 1092 (1950). — ROSWIT, B., G. KAPLAN and H. G. JACOBSON: The superior vena cava obstruction syndrome in bronchogenic carcinoma. Pathologic physiology and therapeutic management. Radiology **61**, 722 (1953). — ROTTINO, A., R. BOLLER and G. H. PRATT: Therapeutic action of muscle adenylic acid on ulcers and dermatitis associated with varicose or phlebitic veins. Preliminary report. Angiology **1**, 194 (1950). — RÜHL, A.: Über einen Fall von Varizenbildung im Gehirn in Verbindung mit einem Angioma racemosum. Tod an Varixruptur. Beitr. path. Anat. **82**, 163 (1929). — RUITER, M.: Über die sogenannte Thrombophlebitis migrans. Zugleich ein Beitrag zu der Histiogenese eines wahrscheinlich allergisch bedingten Gefäßleidens. Arch. Derm. Syph. (Berl.) **197**, 22 (1953). — RUTLEDGE, D. I.: Studies on venous pressure. Thesis; Graduate school of the University of Minnesota, April, 1941. — RYLE: Thrombo-phlebitis migrans. Lancet **1930**, 731.

SACHS, J. J.: Experiences with the dilute prothrombin time in the diagnosis of thromboembolic disease. Amer. J. med. Sci. **220**, 674 (1950). — SALA DE PABLO, J.: Aneurysma venoso. Angiología **2**, 82 (1950). — SALISBURY, P. F., and D. STATE: Experimental pulmonary embolism: Effect of variation of the arterial pressure on the hemodynamic changes and the clinical course after standard embolization of the pulmonary artery. Circulation **14**, 994 (1956). — SALLERAS, V.: Recurrent varices. Angiología **2**, 204 (1950). — La asociacíon alfatocoferol-calcio en la profilaxis de la flebotrombosis. Angiología **3**, 68 (1951). — SALVESEN, H. A., and O. TORGERSEN: Chiari's disease, due to non-inflammatory thrombosis of the hepatic veins without involvement of the main trunks. Acta med. scand. **137**, 179 (1950). — SANCHEZ FREIJO, C.: Fisiopatologia y sindrome de la hipertensión portal. Medicamenta (Madr.) **11**, 387 (1953). — SANDERS, J. H., and I. M. ISOE: Intravenous oxygen and pulmonary embolism. Ann. Surg. **126**, 208 (1947). — SANDROCK and MAHONEY: Prothrombin activity; a diagnostic test for early postoperative venous thrombosis. Ann. Surg. **128**, 521 (1948). — SANDSTRÖM, C.: The question of phlebography in thrombosis of the lower extremities. Svenska Läk.-Tidn. **48**, 959 (1951). — SANFILIPPO, J. A.: Leg ulcers; a practicable method of treatment. Industr. Med. **20**, 245 (1951). — SAUTHOFF, R.: Zur Frage der Thrombopathien im Kindesalter. Arch. Kinderheilk. **141**, 113 (1951). — SAYER, W. S., L. F. PARMLEY jr. and J. DE L. S. MORRIS: Mediastinal tumor simulated by azygos phlebectasia. Ann. intern. Med. **40**, 175 (1954). — SCARRONE, L. A., D. F. BECK and I. S. WRIGHT: A comparative evaluation of Tromexan and Dicumarol in the treatment of thromboembolic conditions — based on experience with 514 patients. A report of the committee on anti-coagulants of the American Heart Association. Circulation **6**, 489 (1952). — SCHÄFER, H.: Nierenvenenverkalkungen. Fortschr. Röntgenstr. **91**, 531 (1959). — SCHARPFF, E.: Erfahrungen mit dem Vitamin K 1. In BECKERMANN, JÜRGENS u. SCHUBERT, Thrombose und Embolie, S. 52. Stuttgart: Georg Thieme 1954. — SCHECHTER, M. M.: The superior vena cava syndrome. Amer. J. med. Sci. **227**, 46 (1954). — SCHEDEL, F.: Über den Versuch einer Thromboembolieprophylaxe mit Hirudoid-Salbe. Dtsch. med. Wschr. **77**, 685 (1952). — SCHEELE, J., u. P. MATIS: Zur Frage der Venostasinwirkung unter Berücksichtigung der Therapie und Prophylaxe der thromboembolischen Krankheit. Medizinische **1952**, 693. — SCHENK, H.: Behandlung des varikösen Symptomenkomplexes mit Perivar. Ther. d. Gegenw. **1955**, 336. — SCHERF, D., u. L. J. BOYD: Herzkrankheiten und Gefäßerkrankungen. Wien: Springer 1955. — SCHILDBERGER, J.: Thrombosa v. portae. Lék. Listy **5**, 725 (1950). — SCHLANDER: Die klinische Bedeutung der Anomalien am venösen Halsnetz. Mschr. Ohrenheilk. **61**, 430 (1927). — SCHMID, H. H.: Verhütung von Thrombosen und Embolien. Zbl. Gynäk. **60**, 150 (1936). — Thromboembolieverhütung nach gynäkologischen Operationen. In: Thrombose und Embolie. Ref. 1. Internat. Tagg. Basel: Benno Schwabe 1955. S. 1007. — SCHMID, J.: Die Blutgerinnung in Theorie und Praxis. Wien: Willhelm Maudrich 1951. — SCHMIDT, H. G.: Gefäßbedingte Schmerzzustände. Ein

Beitrag zu ihrer Beeinflussung. Medizinische **1952**, Nr. 40. — SCHMIDT, M. B.: Naturforscher-Versammlung, Braunschweig, 1898. — SCHMIDT, R.: Beitrag zur Behandlung des Ulcus cruris mit Ulceroplast. Wien. med. Wschr. **101**, 83 (1951). — SCHMIDT, W., u. E. HESSE: Therapie des Ulcus cruris mit dem Heftpflaster-Deck-Zugverband. Med. Klin. **45**, 1106 (1950). — SCHRECK, W.: Über die Behandlung von Thrombosen und Embolien mit den Anticoagulantien Dicuman und Thrombocid. Münch. med. Wschr. **92**, 1170 (1951). — SCHROETTER, L. v.: Erkrankungen der Gefäße. In NOTHNAGELS Handbuch der allgemeinen Pathologie, S. 533. 1884. — SCHUBERT, G., u. G. UHLMANN: Thromboseprophylaxe und -therapie in der Frauenheilkunde. In BECKERMANN, JÜRGENS u. SCHUBERT, Thrombose und Embolie, S. 65. Stuttgart: Georg Thieme 1954. — SCHÜPBACH, A.: Über Endophlebitis obliterans hepatica. Schweiz. med. Wschr. **68**, 513 (1938). — SCHUSTER, A.: Kontrolle des Behandlungseffektes bei Ulcus cruris und Thrombophlebitis mittels Infrarotphotographie. Med. Klin. **51**, 982 (1956). — SCHWARTZ, S. J., H. W. BALES, G. L. EMERSON and E. B. MAHONEY: The use of intervenous pituitrin in treatment of bleeding esophageal varices. Surgery **45**, 72 (1959). — SCHWEITZER: Thrombose bei Chlorose. Virchows Arch. path. Anat. **152**, 337 (1898). — SCOTT, W. J. M., and M. RADAKOVICH: Venous and lymphatic stasis in the lower extremities. A test for incompetence in the perforating veins. Surgery **26**, 970 (1949). — SEIRO, V.: Über Blutdruck und Blutkreislauf in den Krampfadern der unteren Extremitäten. Acta chir. scand. **80**, 41 (1937). — SENGSTAKEN, R. W., and A. H. BLAKEMORE: Balloon tamponage for control of hemorrhage from esophageal varices. Ann. Surg. **131**, 781 (1950). — SERVELLE, M.: Étude de 420 cas de séquelles de phlébites. Sem. Hôp. Paris **26**, 2483 (1950). — SHANE, S. J., and H. J. MARTIN: Cerebral thrombosis following rapid diuresis in the treatment of congestive heart failure. Canad. med. Ass. J. **68**, 158 (1953). — SHAPIRO, S.: Hyperprothrombinemia, premonitory sign of thromboembolization. Exp. Med. Surg. **2**, 103 (1944). — SHARP, A. C. R.: Venous thrombosis at or near the thoracic outlet. J. Surg. **18**, 348 (1949). — SHEA and ROBERTSON: Late sequelae of inferior vena cava ligation. Surg. Gynec. Obstet. **93**, 153 (1951). — SHEEHAN, H. L.: Discussion rapport de Ritchie Russel. Proc. roy. Soc. Med. **32**, 584 (1939). — SHORT, D. S.: The jugular venous pulse. Postgrad. med. J. **33**, 389 (1957). — SHUTE, E., and W. SHUTE: Peripheral thrombosis treated with alpha tocopherol (vitamin E). Amer. J. Surg. **84**, 187 (1952). — SIBTHORPE, E. M.: Antenatal pulmonary embolism. A report of three cases. Brit. med. J. **2**, 1063 (1955). — SICKELS, E. W.: Primary mesenteric venous thrombosis. Report of a case. Northw. Med. (Seattle) **53**, 708 (1954). — SIDORINA, F. J.: Spastische Veränderungen in der Arteria femoralis bei der Thrombophlebitis der unteren Extremitäten. Klin. Med. Mosk. **28**, 52 (1950). [Russisch.] — Die Dicumarintherapie bei Kranken mit Extremitäten-Thrombophlebitis. Sovet. Med. **18**, 18 (1954). [Russisch.] — SIEDENTOPF, H., u. A. KRÜGER: Die Wirkung hoher Vitamin-E (a-Tocopherol) Gaben auf die Gefäßerkrankungen im besonderen auf das Ulcus cruris. Med. Klin. **1949**, 1060—1062. — SIEMENS, H. W.: Untersuchungen über die verschiedenen Naevusformen zu einander, als Beitrag zur ätiologischen Naevusforschung. Klin. Wschr. **6**, 153 (1927). — Die Vererbung in der Ätiologie der Hautkrankheiten. In Handbuch der Haut- und Geschlechtskrankheiten, Bd. III. Berlin 1929. — SIGG, B.: Die Behandlung der akuten Thrombophlebitis mit Irgapyrin. Praxis **41**, 1072 (1952). — SIGG, K.: Über die Behandlung der Phlebitis mit Butazolidin. Praxis **43**, 172 (1954). — Zur Behandlung der Venenthrombose mit Butazolidin. Schweiz. med. Wschr. **85**, 261 (1955). — Die ambulante Behandlung der Phlebitis. Schweiz. med. Wschr. **1950**, 33—39. — Varicen, Ulcus cruris und Thrombose. Neue Wege zur nichtoperativen Behandlung. Berlin-Göttingen-Heidelberg: Springer 1958. — SIMONS, R. D. G. P.: Ambulant treatment of varicose veins; a brief survey of 3000 cases. Ned. T. Geneesk. **95**, 1300 (1951). — SINAPIUS, D.: Über die Thrombose der Venen der Kubitalgegend. Arch. Kreisl.-Forsch. **24**, 26 (1956). — SLEVIN, J. G.: New test in diagnosis and surgical treatment of varicose veins. Two hundred ligations evaluated. Amer. J. Surg. **75**, 469 (1948). — SLIVON, K.: Thromboseprophylaxe mit Venostasin. In: Thrombose und Embolie. I. Internat. Tagg, Basel, 1954, S. 899. Basel: Benno Schwabe & Co. 1955. — SNEAD, C. R., J. LASNER, E. L. JENKINSON and G. DE TAKATS: Roentgen therapy of thrombophlebitis. J. Amer. med. Ass. **141**, 967 (1949). — SOKOLOFF, L., and M. I. FERRER: Effect of digitalization on coagulation in man. Proc. Soc. exp. Biol. (N.Y.) **59**, 309 (1945). — SOKOLOV, F. YA., N. M. MATSNEVA and O. D. KLYUKINA: Thrombophlebitis and its treatment. Za. soc. Zdravoohr. Uzbekist. **4**, 11 (1956). — SOLERO, M.: Sul trattamento delle sequele de tromboflebite. Arch. ital. Chir. **73**, 343 (1950). — SOLOFF, L. A.: The syndrome of superior vena caval obstruction. Amer. Heart J. 18, 318 (1939). — SONNTAG: Über genuine diffuse Phlebektasie am Bein. Münch. med. Wschr. **66**, 155 (1919). — Über einen Fall von genuiner diffuser Phlebektasie an Unterarm und Hand. Langenbecks Arch. klin. Chir. **153**, 802 (1928). — SOULIER, J. P.: Étude des thrombose indications et utilisation des anticoagulants dans le traitement des thromboses. Sem. Hop. Paris **26**, 3690 (1950). — SOULIER, J. P., et LE BOLLOCH: Le test de tolérance a l'héparine in vitro dans les syndromes hémorragiques et les thromboses. Sem. Hôp. Paris **26**, 3702 (1950). — SORIANO, M., and A. AMATLLER TRIAS: Thrombosis of the vena cava superior. An. Méd.

(Mex.) **43**, 117 (1957). — SOUBIRAN, J.: Ligature de la veine cave pour phlébite bilaterale avec embolies recidivantes. Bordeaux chir. Nr 1, 35 (1951). — SOUCHERAY, P. H., and B. J. L'LOUGHLIN: Cavitation within bland pulmonary infarcts. Dis. Chest **24**, 180 (1953). — SPITZER, J. M., N. ROSENTHAL, M. WEINER and SH. SHAPIRO: Relation of pulmonary embolism to peripheral thrombosis. Arch. intern. Med. **84**, 440 (1949). — SPOHN, K.: Thromboembolie-Kongr., Basel, 1954. Basel: Benno Schwabe & Co. 1955. S. 963. — SPOHN, K., u. G. PESCHEL: Kritische Betrachtungen zur percutanen Beeinflußbarkeit der Blutgerinnung durch Hirudoid. Chirurg **22**, 481 (1951). — SPOHN, K., u. H. WINCKLER: Untersuchungen mit Depot-Thrombocid. Chirurg H. 6, 249 (1953). — SPOONER, M., and O. O. MEYER: Effect of dicumarol on platelet adhesiveness. Amer. J. Physiol. **142**, 279 (1944). — SPROUL: Carcinoma and venous thrombosis: The frequency of association of carcinoma in the body or tail of the pancreas with multiple venous thrombosis. Amer. J. Cancer **34**, 566 (1938). — STAEMMLER, M.: Anatomische Befunde beim Rückfallfieber. Frankfurt. Z. Path. **60**, 560 (1949). — In KAUFMANNS Lehrbuch der speziellen pathologischen Anatomie, 11. u. 12. Aufl. Berlin 1955. — Die Nierenvenenthrombose und ihre Folgen. Dtsch. Arch. klin. Med. **205**, 231 (1958). — STAEMMLER, M., u. P. WILHELMS: Thrombose und Embolie als Todesursachen. Medizinische **1953**, 1639. — STAMM, H.: Erfahrungen mit Tromexan. Praxis **43**, Nr 28 (1954). — Übersicht über Klinik und Therapie der venösen Thromboembolie (TE). Praxis **45**, 693 (1956). — Übersicht über Nomenklatur und Diagnostik bei venöser Thromboembolie. Schweiz. med. Wschr. **1957**, Beih. zu Nr 24, 736. — Übersicht über die Prophylaxe der venösen Thromboembolie. Schweiz. med. Wschr. **1957**, Beih. zu Nr 24, 737. — Erhöhte Kapillardurchlässigkeit bei Antikoagulantientherapie und beim postthrombotischen Syndrom. Ther. Umsch. **14**, 144 (1957). — Beeinflussung der venösen Rückflußgeschwindigkeit. Medizinische **1957**, 904. — Prophylaxie postopératoire au moyen de la Butazolidine. Gynaecologia (Basel) Suppl. **144**, 16 (1957). — Klinische Probleme der Thrombophlebitis. Ther. Umsch. **14**, 213 (1957). — STAMM, H., u. H. HERTIG: Klinischer Beitrag zur Genese und Therapie der Antikoagulantienblutung. Schweiz. med. Wschr. **87**, 53 (1957). — STAMM, H., G. RUTISHAUSER u. P. WAIBEL: Thromboembolie-Kongr., Basel, 1954. Basel: Benno Schwabe & Co. 1955. — STANTON, J. R., E. D. FREIS and R. W. WILKINS: The acceleration of linear flow in the deep veins of the lower extremity of man by local compression. J. clin. Invest. **28**, 553 (1949). — STAUDACHER, V., e A. PULIN: Le tromboembolie dell'arteria polmonare. Stato attuale del problema. Omnia med. (Pisa) **28**, 141 (1950). — STEEL, G. C.: Interruption of sympathetic pathways in the treatment of thrombophlebitis; a study of four cases. Anesthesia **6**, 154 (1951). — STEIN: Inhibition of experimental venous thrombosis. Angiology **6**, 403 (1955). — Further observations on the treatment of superficial thrombophlebitis with phenylbutazone (butazolidin). Circulation **12**, 833 (1955). — STEIN, J. D., and O. A. ROSE: Treatment of superficial thrombophlebitis with phenylbutazone (butazolidin). A.M.A. Arch. intern. Med. **93**, 899 (1954). — STEINER, C. A., and L. H. PALMER: Simplification ot the diagnosis of varicose veins. Ann. Surg. **127**, 362 (1948). — STONE, D. J., and F. J. LOVELOCK: A case of multiple pulmonary infarctions occurring in an ambulant male, and associated with rectal lesions. Dis. Chest **22**, 399—406 (1952). — STORCK, H.: Degenerative Erkrankung von Venen und Gelenken. Med. Welt **20**, 354 (1951). — STOVER, L., and W. E. HERRELL: Extensive thrombosis of the right subclavian and axillary veins associated with thrombophlebitis, lymphedema and polycythemia vera. Proc. Mayo Clin. **15**, 817 (1940). — STRAFFON, R. A., and R. W. BUXTON: Deep vein ligation in the postphlebitic extremity. Surgery **41**, 471 (1957). — STRAUCH, V.: Über Venenthrombose der unteren Extremitäten nach Köliotomien bei Beckenhochlagerung und Äthernarkose. Zbl. Gynäk. **18**, 304 (1894). — STROEBE, F.: Verh. dtsch. Ges. Verdau.- u. Stoffwechselkr. 152 (1956). — STRUPPLER, A.: Ein weiterer Beitrag zur perkutanen Beeinflussung der Blutgerinnung. Med. Welt **20**, 856 (1951). — STUART, E. A., F. H. O'BRIEN and W. J. MCNALLY: Cerebral venous thrombosis. Its occurrence; its localization; its sources and sequelae. Ann. Otol. (St. Louis) **60**, 406 (1951). — STÜRUP, H.: Vitamin E-therapy of the postthrombotic state. Nord. méd. **43**, 721 (1950). — STÜRUP, H., and I. C. HØJENSGÅRD: Venous pressure in varicose veins in patients with incompetent communicating veins. A study of the statics and dynamics of the venous system of the lower extremity under pathological conditions. II. Acta chir. scand. **99**, 518 (1950). — Venous pressure in the deep veins of the lower extremity of patients with primary and postthrombotic varicose veins. A study of the statics and dynamics of the venous system of the lower extremity under pathological conditions. III. Acta chir. scand. **99**, 526 (1950). — SUMMERS, J. E.: Thrombophlebitis in the lower extremity and its sequelae. West Virginia M. J. **46**, 115 (1950). — SULLIVAN, J. M., and B. R. WALSKE: Thrombophlebitis migrans. Case report with autopsy and review of literature. Ann. Surg. **132**, 260 (1950). — SUTER-LOCHMATTER, H.: Die spinale Varikose. Acta neurochir. (Wien) **1**, 154 (1950). — SZIBERTH, K.: Was vermag das Follikelhormon in der Behandlung des Ulcus cruris zu leisten? Wien. med. Wschr. **100**, 516 (1950).

TAKATS, G. DE: Heparin tolerance. A test of the clotting mechanism. Surg. Gynec. Obstet. **77**, 31 (1943). — Thrombo-embolism. J. int. Chir. 8, 903 (1948). — TAKÁTS, G. DE and

GILBERT: The response to heparin: A test of the clotting mechanism. (Abstr.) J. Amer. med. Ass. **121**, 1246 (1943). — TAKATS, G. DE, and H. QUINT: Injection treatment of varicose veins. Surg. Gynec. Obstet. **50**, 545 (1930). — TAKATS, G. DE, R. A. TRUMP and N. C. GILBERT: The effect of digitalis on the clotting mechanism. J. Amer. med. Ass. **125**, 840 (1944). — TANAKA, H.: Okayama-Igakkai-Zasshi **40**, 1817 (1928). — TANNENBERG u. FISCHER-WASELS: Die lokalen Kreislaufstörungen. In Handbuch der normalen und pathologischen Physiologie, Bd. VII. 1927. — TAREEV, E. M.: Pathogenesis and treatment of thrombo-embolic disease. Sovet. Med. H. 9, 6 (1950). — TARTULIER, M., A. TOURNIAIRE and R. GUYOT: Death through pulmonary embolism: Electrocardiographic study of six clinical and anatomical observations. Arch. Mal. Coeur **48**, 844 (1955). Ref. Circulation **14**, 472 (1956). — TAUBMANN u. WINKLER: Über eine hochwirksame antithrombotische Substanz von Heparincharakter. Klin. Wschr. **20**, 296 (1951). — THEBAUT, B. R., and CH. S. WARD: Ligation of the inferior vena cava in thromboembolism. Report of 36 cases. Surg. Gynec. Obstet. **84**, 385 (1947). — THIERS, H.: Remarques sur les varices et leurs complications. J. Méd. Lyon **32**, 661 (1951). — THIES, H.-A.: Thromboseprophylaxe in der Chirurgie. In BECKERMANN, JÜRGENS u. SCHUBERT, Thrombose und Embolie, S. 90. Stuttgart: Georg Thieme 1954. — THOMAS, TAYLOR and O'DONNELL: Thrombophlebitis migrans. Canad. med. Ass. J. **69**, 40 (1953). — THOMPSON: Thrombosis of the peripheral veins in visceral cancer. Clin. J. **67**, 137 (1938). — TICHY, V. L.: Prevention of venous thrombosis and pulmonary embolism by electrical stimulation of leg muscles. Surgery **26**, 109 (1949). — TISCHENDORF, W.: Prophylaxe und Therapie der Thrombose in der Inneren Medizin. In BECKERMANN, JÜRGENS u. SCHUBERT, Thrombose und Embolie, S. 105. Stuttgart: Georg Thieme 1954. — TIWISINA, TH.: Der Achselvenenstau, seine Erkennung, Behandlung und Begutachtung. Chirurg **24**, 292 (1953). — TOMLIN, C. E.: Pulmonary infarction complicating thrombophlebitis of the upper extremity. Amer. J. Med. **12**, 411 (1952). — TORRE, J. A. DE LA, y I. URQUIZA: Tromboflebitis iliofemoral aguda. Bol. méd. Hosp. infant. (Méx.) 8, 54 (1951). — TOURNEUX, M. J. P.: Les embolies veineuses dans les fractures fermees. Concours méd. **72**, 1311 (1950). — TREMOLIERES, F., and P. VERAN: Syndrome d'obliteration artérielle du membre inférieur droit apparu au cours d'une phlébite superficielle et profonde avec embolies pulmonaires; effet thérapeutique de l'acétylcholine. Bull. méd. (Paris) **43**, 1101 (1929). — TRENDELENBURG, F.: Über die Unterbindung der Vena saphena magna bei Unterschenkelvaricen. Beitr. klin. Chir. **7**, 195 (1890/91). — TRUEDSSON, E.: Venenkollateralen auf der Bauchwand. Nord. Med. **46**, 1481—1487 u. engl. Zus.fass. 1487 (1951). [Schwedisch.] — TSCHMARKE, G.: Erfahrungen über den Fußsohlendruckschmerz als Frühsymptom der Thrombose. Chirurg **3**, 924 (1931). — TUFT and ROSENFIELD: Significance of accelerated reaction in determination of prothrombin time of diluted plasma. Amer. J. clin. Path. **17**, 704 (1947). — TULLOCH, J., and J. S. WRIGHT: Long-term anticoagulant therapy. Further experiences. Circulation **9**, 823 (1954).

UEHLINGER, E.: Über eine Blutgerinnungsstörung bei Dysproteinämie. (Beitrag zur Kenntnis der körpereigenen Antikoagulantia.) Helv. med. Acta **16**, 508 (1949). — UHLMANN, G.: Praktische Anwendung der Bestimmungsmethoden in der Klinik. In BECKERMANN, JÜRGENS u. SCHUBERT, Thrombose und Embolie, S. 42. Stuttgart: Georg Thieme 1954. — UHTHOFF (1915): Zit. nach HARMS, Die nicht-otogenen und nicht rhinogenen Sinusthrombosen. Die spezielle Chirurgie der Gehirnkrankheiten, Bd. I. Neue Deutsche Chirurgie, Bd. III. Stuttgart: Ferdinand Enke 1930. — UMLAUFT, W.: Thrombosen und Pankreaskarzinom. Münch. med. Wschr. **80**, 607 (1933). — UNGEHEUER, E.: Diagnose und Therapie des portalen Hochdruckes. Medizinische **1958**, 616. — USANDIVARAS, A. M., and C. O. BRAVO-FIGUEROA: Considerations of the pathogenesis of chronic leg ulcers. Pren. méd. argent. **38**, 1216 (1951). —

VALENCIA-PARPARCEN, J., and F. C. LECHIN: Frecuencia, importancia y tratamiento de las várices de esófago en la cirrosis hepatoesplénica. G.E.N. (Caracás) **7**, 273 (1953). — VAMOS, G.: Ein Fall von Endophlebitis obliterans hepatica mit hepatischer Hyposomie. Zbl. allg. Path. path. Anat. **71**, 1 (1938). — VANCE, B. M.: Thrombosis of veins of lower extremity and pulmonary embolism as complication of trauma. Amer. J. Surg. **26**, 19 (1934).— VANDECASTEELE, J.: La ligature de la veine cave inférieure pour phlébites embolisantes; (a propos de 4 observations). Lille chir. **5**, 221 (1950). — VANDECASTEELE, J., MADRANGE, DUPEYRON-CHEVAT et J. F. MERLEN: Thrombophlébite du membre supérieur dite d'effort. Echo méd. Nord **21**, 359 (1950). — VANDERVEER, J. B.: Anticoagulant therapy in acute myocardial infarction, venous thrombosis and pulmonary embolism. Delaware St. med. **23**, 145 (1951). — VEER, J. B. VAN DER, P. T. KUO and D. S. MARSHALL: Experiences with venous thrombosis and pulmonary embolism, with special reference to anticoagulant therapy. Amer. J. Med. Sci. **219**, 117 (1950). — VEAL, J. R.: Thrombosis of the axillary and subclavian veins. Amer. J. med. Sci. **200**, 27 (1940). — VEAL, J. R., and H. H. HUSSEY: Thrombosis of the subclavian and axillary veins. Report of 46 cases. Amer. Heart J. **25**, 355 (1943). — VEAL, J. R., TH. J. DUGAN, W. L. JAMISON and R. S. BAUERSFELD: Acute massive venous occlusion of the lower extremities. Surgery **29**, 355 (1951). — VECCHI, DE: Bull. sci. Med. Bologna **6** (1906). — VECCHIETTI, G.: Das Verhalten der mit Streptokinase aktivierten Fibrinolyse im

postoperativen Stadium. In BECKERMANN, JÜRGENS u. SCHUBERT, Thrombose und Embolie, S. 56. Stuttgart: Georg Thieme 1954. — VEJDA, A.: Bedeutung der Venenligatur für die Prophylaxe der Lungenembolie. Wien. klin. Wschr. 62, 281 (1950). — VERSCHUER, O. v.: Erbpathologie, 3. Aufl. Dresden u. Leipzig 1945. — VILLAMIL, M. F., and H. BEHERÁN: Treatment of phlebothrombosis and its sequelae with intraarterial trypsin. Angiology 7, 179 (1956). — VINTHER-PAULSEN, N.: Thrombophlebitis migrans. Nord. Med. 46, 1357 bis 1361 u. engl. Zus.fass. 1361 (1951). [Dänisch.] — VIRCHOW, R.: Cellular pathology as based upon physiological and pathological histology, p. 544. New York: Robert M. DeWitt 1860. — VISO, R. A., and J. R. PITALUGA: Painful varices of pregnancy treated with estrogens. Rev. Obstet. Ginec. 10, 56 (1950). — VOGEL, K.: Zur Pathologie des Bindegewebes. Münch. med. Wschr. 52, 1433 (1905). — VOGLER, E.: Vasographischer Beitrag zur Ätiologie und Genese des Ulcus cruris. Fortschr. Röntgenstr. 79, 79 (1953). — Die ursächliche Bedeutung arterieller Gefäßschäden für die Entstehung der Venenerweiterungen. (Vasographischer Beitrag.) Fortschr. Röntgenstr. 79, 354 (1953). — VUČKOVAČKI, B.: Treatment of varicose veins and their complications. Srpski Arhiv celok. Lek. 48, 250 (1950).

WAGNER, A. L., and L. B. YEAGER: Pulmonary embolism complicating thrombophlebitis of the upper extremity. Quart. Bull. Northw. Univ. med. Sch. 26, 340 (1952). — WAGNER, F. B., and P. A. HERBUT: Etiology of primary varicose veins. Histologic study of one hundred saphenofemoral junctions. Amer. J. Surg. 78, 876 (1949). — WAGNER, G.: Zur Methodik des Vergleichs altersabhängiger Dermatosen. (Zugleich korrelationsstatistische Kritik am sog. „Status varicosus".) Z. menschl. Vererb.- u. Konstit.-Lehre 33, 57 (1955). — WAGNER, H.: Postoperative Thrombogenese und ihre Prophylaxe. Z. Geburtsh. Gynäk. 143, 318 (1951). — WAGNER, H., u. B. LINDNER: Ein Beitrag zur Kasuistik der Thrombophlebitis migrans. Z. Haut- u. Geschl.-Kr. 10, 259 (1951). — WAGNER, W.: Beobachtungen und Behandlung bei der sogenannten Achselvenenthrombose. Z. Chir. 65, 2169 (1938). — Über Claudicatio intermittens venosa. Med. Welt 1939, 1297. — WALKER, A. J., and C. J. LONGLAND: Venous pressure measurement in foot in exercise as aid to investigation of venous disease in leg. Clin. Sci. 9, 101 (1950). — WALLOIS, P.: Varices de la grossesse et cure thermale. Acta physiother. rheum. belg. 5, 204 (1950). — WARREN, R., E. A. WHITE and C. D. BELCHER: Venous pressures in saphenous system in normal varicose and postphlebitic extremities; alterations following femoral vein ligation. Surgery 26, 435 (1949). — WAUGH and RUDDICK: Studies on increased coagulability of the blood. Canad. med. Ass. J. 51, 11 (1944). — WEGELIUS, O.: Deep venous thrombosis in the lower limbs as a complication of internal diseases. Acta med. scand. 148, 27 (1954). — WEGENER, E. H.: Zur Frage der Behandlung des varikösen Symptomenkomplexes vom Standpunkt der kosmetischen Chirurgie. Medizinische 48, 1551—1553 (1953). — WEGENER, F.: Über generalisierte septische Gefäßerkrankungen. Verh. dtsch. path. Ges. 29, 202 (1936). — WEGNER, A.: Zur Behandlung des Unterschenkelgeschwüres mit hohen Dosen Vitamin E. Derm. Wschr. 123, 385 (1951). — WEIGERT, C.: Über Venentuberkel und ihre Beziehungen zur tuberkulösen Blutinfektion. Virchows Arch. path. Anat. 88 (1882). — WEINER, M., W. REDISCH u. J. M. STEELE: Über das Auftreten fibrinolytischer Aktivität nach Gaben von Nikotinsäure. Proc. Soc. exp. Biol. (N.Y.) 98, 755 (1958). — WEINER, M., K. ZELTMACHER, C. REICH and SH. SHAPIRO: Platelet adhesiveness. J. Hematology 3, 1275 (1948). — WEINSTEIN and MEADE: Idiopathic thrombophlebitis. Report of two cases with no evidence of venous involvement in acute phase. Arch. intern. Med. 95, 578 (1955). — WEITZ, W.: Erkrankungen des Herzens und der Gefäße. In BAUER-FISCHER-LENZ, Menschliche Erblehre und Rassenhygiene, 5. Aufl., Bd. I/2. Berlin u. München 1940. — WELCH and FAXON: Thrombophlebitis and pulmonary embolism. J. Amer. med. Ass. 117, 1502 (1941). — WELCH, W. H.: Venous thrombosis in cardiac disease. Trans. Ass. Amer. Phycns 15, 441 (1900). — Thrombosis. In ALLBUTT, CLIFFORD and H. D. ROLLESTON, A system of medicine, edit. 2, vol. 6, p. 691. London: Macmillan & Co. 1909. — WERCH, S. C.: Reduction of coagulation time of rabbits' blood by digitalis. Quart. Bull., Northw. Univ. med. School 17, 50 (1943). — WERTHEIMER, P., P. MILLERET et J. SAUTOT: Trois observations de "phlébite d'effort" du membre supérieur. Lyon chir. 46, 477 (1951). — WERTHEIMER, P., et J. SAUTOT: Moignon douloureux d'origine veineuse. Lyon chir. 45, 753 (1950). — WESSLER, ST.: Studies in intravascular coagulation. III. The pathogenesis of serum-induced venous thrombosis. J. clin. Invest. 34, 647 (1955). — WESSLER, ST., J. D. BALLON, L. REINER and D. G. FREIMAN: Pulmonary embolism: Observations with a new experimental approach. Circulation 14, 1016 (1956). — WESTERMARK: Roentgen studies of the lungs and heart, p. 216. Minneapolis: University Minnesota Press 1948. — WHITE, E. A., and R. WARREN: The walking venous pressure test as a method of evaluation of varicose veins. Surgery 26, 987 (1949). — WICHMANN, R.: Thrombosis venae renalis. Nord. méd. 45, 316 (1951). — WIEDMANN, A.: Der varicöse Symptomenkomplex. Hautarzt 1, 241 (1950). — Die arterielle Genese des Ulcus cruris "varicosum". Hautarzt 5, 85 (1954). — WILDMAN, C. J.: Intramuscular trypsin in the treatment of chronic thrombophlebitis. Angiology 6, 473 (1955). — WILKINS and STANTON: Elastic stockings in the prevention of pulmo-

nary embolism. II. A progress report. New Engl. J. Med. **248**, 1087 (1953). — WILLIAMS: Malignant disease associated with vascular phenomena. Brit. med. J. **1954**, 82. — WILLIAMS, M. H.: Mechanical vs. reflex effects of diffuse pulmonary embolism in anesthetized dogs. Circulat. Res. **4**, 325 (1956). — WILSON, H.: Surgery for the prevention of pulmonary embolism. Amer. J. Surg. **78**, 421 (1949). — WILSON, J. P.: Fatal pulmonary embolism; with special reference to pelvic thrombosis as an origin. Amer. Surg. **17**, 770 (1951). — WILSON, M. G.: A method of treatment for varicose veins. Lancet **1953 I**, 1273. — WINIWARTER, F. v.: Über eine eigenthümliche Form von Endarteriitis und Endophlebitis mit Gangrän des Fußes. Langenbecks Arch. klin. Chir. **23**, 202 (1878). — WINTERSTEIN: Über Gefäßverletzungen mit Beiträgen zum traumatischen Arterienspasmus und zur „traumatischen" Thrombose der Vena subclavia. Schweiz. med. Wschr. **6**, 360 (1925). — WINTERSTEIN, A.: Chemie der Anticoagulantien. In BECKERMANN, JÜRGENS u. SCHUBERT, Thrombose und Embolie, S. 12. Stuttgart: Georg Thieme 1954. — WISE, LOKER and BRAMBEL: Effectiveness of dicumarol prophylaxis against thromboembolic complications following major surgery; a four year survey: 3.304 cases. Surg. Gynec. Obstet. **88**, 486 (1949). — WOLD, L. E.: Traumatic thrombophlebitis during intraarterial histamine therapy. Ann. intern. Med. **32**, 987 (1950). — WOLFF, L.: Pulmonary embolism. Circulation **6**, 768 (1952). — WOLLHEIM, E.: Die zirkulierende Blutmenge und ihre Bedeutung für Kompensation und Dekompensation des Kreislaufs. Z. klin. Med. **116**, 269 (1931). — Herzinfarkt und Angina pectoris. Dtsch. med. Wschr. **57**, 617 (1931). — Experimentelle Untersuchungen über die Entstehung der Anaemien bei Thrombosen im Pfortadergebiet und die Bedeutung antianaemischer Stoffe des Magens. Acta path. microbiol. scand. **20**, 372 (1943). — Untersuchungen zur Hämodynamik unter Digitalis und Strophanthin. Dtsch. med. Wschr. **75**, 482 (1950). — Klinik der Herzinsuffizienz. Verh. dtsch. Ges. Kreisl.-Forsch. **16**, 75 (1950). — Klinik embolischer Organerkrankungen. Regensburg. Jb. ärztl. Fortbild. **2**, 300 (1952). — Die aktive Blutmenge bei Gefäßinsuffizienzen. (Einfache oligämische Gefäßinsuffizienz, Schock, Kollaps, Minusdekompensation.) Klin. Wschr. **33**, 1065 (1955). — Begriff und Formen der Herzinsuffizienz. In: Herzinsuffizienz und Digitaliswirkungen. Bad Oeynhausener Gespräche III, S. 29, zusammengestellt von W. LOCHNER u. E. WITZLEB. Berlin-Göttingen-Heidelberg 1959. — WOLLHEIM, E., G. BECKER u. K. W. SCHNEIDER: Die Bestimmung der aktiven Blutmenge mittels Evans blue, radioaktivem P^{32} und Cr^{51}. Klin. Wschr. **36**, 800 (1958). — WOLLHEIM, E., u. K. W. SCHNEIDER: Untersuchungen zur funktionellen Pathologie und Therapie großer intestinaler Blutungen. Verh. dtsch. Ges. inn. Med. **60**, 333 (1954). — Zur Behandlung großer intestinaler Blutungen. Medizinische **1955 I**, 958. — WRIGHT, H. P.: Changes in the adhesiveness of blood platelets following parturition and surgical operations. J. Path. Bact. **54**, 461 (1942). — WRIGHT, H. P., and S. B. OSBORN: Effect of posture on venous velocity, measured with $^{24}NaCl$. Brit. Heart J. **14**, 325 (1952). — WRIGHT, H. P., S. B. OSBORN and D. G. EDMONDS: Measurement of the rate of venous blood-flow in the legs of women at term and in the puerperium, using radioactive sodium. J. Obstet. Gynaec. Brit. Emp. **56**, 36 (1949). — WRIGHT, H. P., S. B. OSBORN and M. HAYDEN: Venous velocity in bedridden medical patients. Lancet **1952 II**, 699—700. — WRIGHT, I. S.: Vascular diseases in clinical praxis. New York: Year Book Publ. 1948. — Pathogenesis and treatment of thrombosis. Circulation **5**, 161 (1952). — WRIGHT, I. S., C. D. MARPLE and D. F. BECK: Report of the committee for the evaluation of anticoagulants in the treatment of coronary thrombosis with myocardial infarction (a progress report on the statistical analysis of the first 800 cases studied by this committee). Amer. Heart J. **36**, 801 (1948). — WRIGHT, R. B.: The treatment of varicose veins of the lower limb with particular reference to the location of the communicating veins. Glasg. med. J. **31**, 351 (1950). — Gravitational ulcer. Lancet **1953**, 1273. — WULSTEN, J.: Zur Pathogenese der Thrombose der Vena axillaris. Zbl. Chir. **58**, 72 (1931). — WURM, H.: Gehäuftes Auftreten einer Endophlebitis hepatica obliterans im Säuglingsalter. Klin. Wschr. **18**, 1527 (1939). — WYBURN-MASON, R.: Costo-clavicular compression of the subclavian vein. Brit. med. J. **1953**, 1198. — WYDLER: Über den Bau und die Ossifikation von Venensteinen. Inaug.-Diss. Zürich 1911.

ZELTNER, C.: L'ulcère de jambe, considérations pathogéniques et thérapeutiques. Praxis **40**, 162 (1951). — ZILLIACUS, H.: On specific treatment of thrombosis and pulmonary embolism with anticoagulants; with particular reference to post-thrombotic sequelae; results of 5 years' treatment of thrombosis and pulmonary embolism at series of Swedish hospitals during years 1940—1945. Acta med. scand. Suppl. **171** (1946). — Venous thrombosis and intravascular aggregation of erythrocytes. Acta chir. scand. **99**, 407 (1950). — Die thromboembolische Krankheit. Med. Welt **20**, 343 (1951). — ZIMMERMANN and DE TAKÁTS: The mechanism of thrombophlebitic edema. Arch. Surg. (Chicago) **23**, 937 (1931). — ZIMMERMANN, L. M., D. MILLER and A. N. MARSHAL: Pulmonary embolism. Its incidence, significance and relation to antecedent vein disease. Surg. Gynec. Obstet. 88, 373 (1949). — ZINS, E. J.: Concerning the location of pulmonary infarction. Amer. Rev. Tuberc. **60**, 206 (1949). — ZUKSCHWERDT, L.: Seltene Lokalisation einer Venektasie. Dtsch. Z. Chir. **216**, 283 (1929). —

Zukschwerdt, L., u. H. A. Thies: Die Thromboembolie. Dtsch. med. Wschr. **83**, 1001 (1958). — Zurhelle: Über Thrombosen und Embolien nach gynäkologischen Operationen. Zbl. Gynäk. **31**, 1309 (1907).

III. Krankheiten der Capillaren.

Aarseth, S.: Kardiovaskuläre und renale Erkrankungen bei Diabetes mellitus. Acta med. scand. Suppl. **281** (1953). — Abrikosov, A., u. E. Rudnik: Über die allergischen Gefäßveränderungen im Anschluß an Infektionskrankheiten. Arch. path. Anat. **4**, 10 (1935). [Russisch.] — Ackermann, D.: Über den bakteriellen Abbau des Histidins. Hoppe-Seylers Z. physiol. Chem. **65**, 504 (1910). — Aggeler, P. M., J. Howard, G. P. Lucia u. E. Mills: Plättchenzahl und Plättchenfunktion. Blood **1**, 472 (1946). — Ahlborg and Brante: Parallel investigations into the ascorbic acid (vitamin C) content in the blood plasma and into the strength of the cutaneous capillaries in healthy children. Acta med. scand. (1939). — Akagi, Z.: Effects of sodium dehydrocholate on the circulatory system. I. Effects of dehydrocholate on the contractile force of the heart muscle and upon the permeability of congo-red and water through the capillary walls. Hiroshima J. med. Sci. **2**, 117 (1953). — Albrecht, P.: Über die Stillung capillärer und parenchymatöser Blutungen. Wien. klin. Wschr. **36**, 4 (1923). — Albrich, E.: IV. Die Bedeutung der B-Vitamine für die Permeabilität der Capillaren. Ergebn. inn. Med. Kinderheilk. **63**, 264 (1943). — Aldao, C. N. G.: Formas cutaneas de la enfermedat del aire comprimido. Rev. argent. Dermatsoif. **33**, 20 (1949). — Allen, A. C.: The kidney. New York: Grune & Stratton 1951. — Allen, E. V., N. W. Barker and E. A. Hines: Peripheral vascular diseases. Philadelphia and London: W. B. Saunders Company 1955. — Allen, F. M., L. W. Crossmann and F. K. Safford: Reduced temperature treatment for burns and frostbite. N.Y. St. J. Med. **43**, 951 (1943). — Allott, E. N. u. a.: Infection of cat-bite and dog-bite wounds with pasteurella septica. J. Path. Bact. **56**, 411 (1944). — Altschule, M. D.: Rare type of acute thrombocytopenic purpura; widespread formation of platelet thrombi in capillaries. New Engl. J. Med. **227**, 477 (1942). — Altschule, M. D., A. S. Freedberg and M. J. McManus: Effects on the cardio-vascular system of fluids administered intravenously in man. V. Function of cutaneous capillaries and lymphatic vessels. Arch. intern. Med. **80**, 491 (1947). — Altschule, M. D., and W. M. Sulzbach: Effect of carbon dioxide on acrocyanosis in schizophrenia. Arch. Neurol. Psychiat. (Chicago) **61**, 44 (1949). — Ambrose, A. M., and F. de Eds: Further observations on the effect of rutin and related compounds on cutaneous capillaries. J. Pharmacol. **97**, 115 (1949). Amerio, A., and G. Bonu: Vascular affections in diabetes. Case report of an affection of the cutaneous and visceral capillary system. Minerva Med. (Torino) **45**, 836 (1954). — André, R., B. Dreyfus et J. Pierquin: A propos du traitement des hémorragies nasales de la maladie de Rendu-Osler. Bull. Soc. méd. Hôp. Paris **66**, 27—28, 1463—1464 (1950). — Apt, L., M. Pollycove and J. F. Ross: Idiopathic pulmonary hemosiderosis. A study of the anemia and iron distribution using radioiron and radiochromium. J. clin. Invest. **36**, 1150 (1957). — Arena jr., J. A., F. S. Gerbasi and A. Blain: Experimental frostbite; an inquire into the effect of sympathetic block using tetra-ethyl ammonium chloride in the acute stage. Angiology **1**, 492 (1950). — Armentano, L.: Die Wirkung der Flavonfarbstoffe auf den Blutdruck. Z. ges. exp. Med. **102**, 219 (1938). — Armentano, L., A. Bentráth, J. Béres, St. Rusznyák u. A. Szent-Györgyi: Über den Einfluß von Substanzen der Flavongruppe auf die Permeabilität der Kapillaren. Vitamin P. Dtsch. med. Wschr. **62**, 1325 (1936). — Arrak, A.: Zur Kenntnis der Teleangiectasia hereditaria haemorrhagica. Dtsch. Arch. klin. Med. **147**, 287 (1925). — Aschoff, J.: Über die Kältedilatation der Extremität des Menschen in Eiswasser. Pflügers Arch. ges. Physiol. **248**, 183 (1944). — Kreislaufregulatorische Wirkungen der Kältedilatation einer Extremität als Folge extremer, umschriebener Abkühlung. Pflügers Arch. ges. Physiol. **248**, 436 (1944). — Über den Wärmedurchgang der Haut und seine Änderung bei Vasokonstriktion. Pflügers Arch. ges. Physiol. **249**, 112 (1948). — Aschoff, L., u. W. Koch: Skorbut, eine pathologisch-anatomische Studie. Jena: Gustav Fischer 1919. — Ashby, D. W., and Ernest Bulmer: Hereditary haemorrhagic telangiectasia with hepatosplenomegaly and ascites. Brit. med. J. **1951**, 1059. — Ashton, N.: Vascular changes in diabetes with particular reference to the retinal vessels. Department of pathology, London, May 1948. — Assmann: Über periphere Gefäßstörungen. Dtsch. med. Wschr. **1932**, 1384. — Attig: Ein Fall von generalisierter Xanthomatose vom Typus Schüller-Christian. Jb. Kinderheilk. **134**, 196 (1932).

Babington, B. G.: Hereditary epistaxis. Lancet **1865 II**, 362. — Back, H., u. W. Redisch: Die Bedeutung der Kapillaroskopie für die Klinik und Therapie der Alveolarpyorrhoe. Med. Klin. **27**, 1493 (1931). — Baehr, G., P. Klemperer and A. Schifrin: Acute febrile anemia and thrombocytopenic purpura with diffuse platelet thromboses of capillaries and arterioles. Trans. Ass. Amer. Phycns **51**, 43 (1936). — Baker, G. P.: Hereditary haemorrhagic telangiectasia with gastrointestinal haemorrhage and hepatosplenomegaly. Guy's

Hosp. Rep. **102**, 246 (1953). — BALKE, D.: Die Grenzen der chemischen Wärmeregulation. Klin. Wschr. **1944 I**, 196. — BALLANTYNE: New formed vessels in the fundus oculi. New York, Acta Med. Sect. Ophthal. 21. IV. 1947. Arch. Ophthal. (Chicago) 445 u. Disk. 446 (1939). BALLANTYNE, A. J., and A. LOEWENSTEIN: Pathology of diabetic retinopathy. Trans. ophthal. Soc. U.K. **63**, 95 (1943). — BALLANTYNE, A. J., J. C. MICHAELSON and J. F. HEGGIE: Vascular changes in the retina, optic nerve, brain and kidney: A clinical and pathological study. Trans. ophthal. Soc. U.K. **58**, 255 (1938). — BÁRÁNY: Abnormal vascular reactions in diabetes mellitus. A clinical physiological study. Acta med. scand. **152**, Suppl., 304 (1955). — BÁRCZI, E.: Die Wirkung von Vitaminen, Hormonen und anderen biogenen Stoffen auf die Capillargefäße. Klin. Med. (Wien) **4**, 670 (1949). — BARKER, HINES and CRAIG: Livedo reticularis: A peripheral arteriolar disease. Amer. Heart J. **21**, 592 (1941). — BARISHAW, S. B.: The use of hesperidin C in the treatment of abnormal capillary fragility. Exp. Med. Surg. **7**, 358 (1949). — BARROCK, J. J.: Hereditary hemorrhagic telangiectasis. Wis. med. J. **43**, 805 (1944). — BARSOUM, G. S., and J. H. GADDUM: Effects of cutaneous burns on the blood histamine. Clin. Sci. **2**, 357 (1935/36). — BARTELHEIMER, H.: Die Capillardichte in der Hypoglykämie. Klin. Wschr. **1947**, 815. — Neuzeitliche Endokrinologie-Fragen. Klin. Mbl. Augenheilk. **119**, 225 (1951). — Insulinbedingte Hautnekrosen bei einem Diabetiker. Schweiz. med. Wschr. **82**, 573 (1952). — Die fraktionierte Gewebssaftuntersuchung als Modell zur Beobachtung extracellulärer Stoffwechselabläufe. In BARTELHEIMER u. KÜCHMEISTER, Capillaren und Interstitium, S. 202. Stuttgart: Georg Thieme 1955. — BATEMAN (1820): Zit. nach W. BLAICH, Hämorrhagische Diathesen. In: Handbuch der Dermatologie und Venerologie, Bd. II/2, S. 823. Gottron u. Schönfeld 1958. — BAYLISS, W. M.: Methods of raising a low arterial pressure. Proc. roy. Soc. **89**, 380 (1916). — BAZIN, A. P. E.: Leçons théoriques et cliniques sur la scrofule; considérée en elle-même et dans ses rapports avec la syphilis, la dartre et l'arthritis, 2 edit. Paris: A. Delahaye 1861, 668 pp. — BEAN, R. B., and W. B. BEAN: Osler aphorisms. New York: Henry Schuman, Inc., Publ. 1950. — BEAN, W. B.: Note on development of cutaneous arterial „spiders“ and palmar erythema in persons with liver disease and their development following administration of estrogens. Amer. J. med. Sci. **204**, 251 (1942). — Acquired palmar erythema and cutaneous vascular "spiders". Amer. Heart J. **25**, 463 (1943). — The cutaneous arterial spider: A survey Medicine (Baltimore) **24**, 243 (1945). — A note on venous stars. Trans. Ass. Amer. Phycns **64**, 100 (1951). — The arterial spider and similar lesions of the skin and mucous membrane. Circulation **8**, 117 (1953). — Osler's disease (Hereditary hemorrhagic telangiectasia). J. Iowa St. med. Soc. **43**, 107 (1953). — BEAN, W. B., D. OLCH and H. B. WEINBERG: The syndrome of carcinoid and acquired valve lesions of the right side of the heart. Circulation **12**, 1 (1955). — BECHER, E.: Nierenkrankheiten. Bd. I. Jena: Gustav Fischer 1944. — BECHGAARD, P., and S. HAMMARSTRÖM: Surgical treatment of arterial hypertension. Acta chir. scand. Suppl. **155** (1950). — BECK, G. E., et P. MAGNENAT: Un cas de maladie de Rendu-Osler avec hépatosplénomégalie. Helv. med. Acta **23**, 653 (1956). — BECKER, S. W.: Generalized teleangiectasia: A clinical study, with special consideration of etiology and pathology. Arch. Derm. Syph. (Chicago) **14**, 387 (1926). — BÉHIER: Discussion. Bull. Soc. méd. Hôp. Paris, II. s **3**, 362 (1866). — BEIDELMANN, B.: Clinical vitamin deficiencies in patients with diabetes mellitus. J. clin. Nutr. H. 1/2 (119—123) (1953). — BEIGELMAN, P. M.: Variants of platelet thrombosis syndrome and their relationship to disseminated lupus. Arch. Path. (Chicago) **51**, 213 (1951). — BELL, E. T.: Renal lesions in diabetes mellitus. Amer. J. Path. **18**, 744 (1942). — BENDA, L., u. L. LOUKOPOULOS: Über den Einfluß des Insulins auf die Capillardurchlässigkeit. Z. klin. Med. **143**, 718 (1944). — BENDITT, E. P., S. SCHILLER, M. B. MATHEWS and A. DORFMAN: Evidence that hyaluronidase is not the factor in testicular extract causing increased vascular permeability. Proc. Soc. exp. Biol. (N.Y.) **77**, 643 (1951). — BERNECKER, G.: Die Beeinflussung der Blutgerinnung durch „Calcium-Sandoz“. Diss. Hannover 1949. — BENTSÁTH, A., S. RUSZNYAK and A. SZENT-GYÖRGYI: Vitamin nature of flavones. Nature (Lond.) **138**, 789 (1936). — BERGANN, G., u. E. WIEDEMANN: Beobachtungen in vier Sippen mit Teleangiectasia hereditaria haemorrhagica (Oslersche Krankheit). Dtsch. Arch. klin. Med. **202**, 26 (1955). — BERNHEIM, A. I.: Widespread capillary and arteriolar platelet thrombi; case report. J. Mt Sinai Hosp. **10**, 287 (1943). — BERTOLANI, F., and F. GIOVANARDI: Clinical studies on the pathogenesis of Rendu-Osler-Weber disease. Minerva med. (Torino) **45**, 1345 (1954). — BERTRAM, F.: Die Zuckerkrankheit. Stuttgart: Georg Thieme 1949. — Traitement des troubles ultérieurs en diabetes mellitus. Voeding **13**, 604 (1952). — BIANCHI, V.: Sudor sanguigno e stigmate religiose. Arch. Antropol. crim. **46**, 152 (1926). — BIER, A.: Die Entstehung des Collateralkreislaufs. Theil I: Der arterielle Collateralkreislauf. Virchows Arch. path. Anat. **147**, 256 (1897). — Theil II: Der Rückfluß des Blutes aus ischämischen Körpertheilen. Virchows Arch. path. Anat. **153**, 306 (1898). — BIERLING: Abdominal pains in angioneurotic edema. Acta med. scand. **153**, 373 (1956). — BINGOLD, K.: Die septischen Erkrankungen. Dieses Handbuch, Bd. I/1, S. 943—1171. — BLACKWOOD, W.: Studies in pathology of human "immersion foot". Brit. J. Surg. **29**, 329 (1944). — BLAICH, W.: Periphere Durch-

blutungsstörungen unter dem Bild einer Akroasphyxia chronica necroticans beim Kind. Hautarzt **3**, 262 (1952). — Hämorrhagische Diathesen. In H. A. Gottron u. W. Schönfeld, Dermatologie und Venerologie, Bd. II, Teil II, S. 794. Stuttgart: Georg Thieme 1958. — Blaich, W., u. F. Ehring: Untersuchungen über den Wirkungsmechanismus des Penicillin: Beobachtung an den Hautcapillaren während der Penicillinbehandlung. Arch. Derm. Syph. (Berl.) **188**, 676 (1950). — Blaich, W., u. H. Engelhardt: Intermittierende Erythembildung als Ausdruck syndromatischer Verknüpfung bestimmter Hautveränderungen mit einer Polyneuroradikulitis (Guillain-Barré). Derm. Wschr. **123**, 289 (1951). — Zur Frage der Entstehung der essentiellen Teleangiektasien, der „vasomotorischen Dauerrötung" und ähnlicher Gefäßveränderungen. Hautarzt **5**, 357 (1954). — Blaich, W., u. Gerlach: Plethysmographische Untersuchungen über die Funktionsfähigkeit der peripheren Blutbahnen bei Acrocyanose. Arch. Derm. Syph. (Berl.) **196**, 473 (1953). — Blaich, W., u. B. Tüshaus: Über die Wirkung des Kutin (Kutinion) auf die Permeabilität der Kapillarwandungen. Ärztl. Wschr. **1950**, 696—698. — Blair, Montgomery and Swan: Posthypothermic circulatory failure. I. Physiologic observations on the circulation. Circulation **13**, 909 (1956). — Blaustein, Ancel: Treatment of thrombosis occurring in individuals with hereditary hemorhagic teleangiectasis. Report of three cases including two members of one family. Angiology **7**, 55 (1956). — Block, M.: Genesis of the gangrenous and reparative processes in trench foot. Arch. Path. (Chicago) **46**, 1 (1948). — Blüthgen, H.: Beitrag zur Pathologie der Verbrennung. Frankfurt. Z. Path. **58**, 85 (1944). — Blum, J.: Auslöschphänomen und Scharlachdiagnose. Münch. med. Wschr. **69**, 466 (1922). — Blum, L., E. Aubel and R. Hausknecht: Diuretic action of calcium. Bull. Soc. méd. Hôp. Paris **45**, 1561 (1921). — Calcium salts in nephritis. Bull. Soc. méd. Hôp. Paris **46**, 206 (1921). — Blum, L., P. Grabar et J. Weill: Influence de la minéralisation sur la pression osmotique des protéines du sang. C.R. Acad. Sci. (Paris) **186**, 466 (1928). — Blum, V.: Familiäre essentielle Hämaturie. Beitrag zur Frage der Oslerschen Krankheit. Med. Klin. **32** (II), 1254 (1936). — Blume, H. G., u. H. Liebeskind: Rezidivierende Purpura bei Kryoglobulinämie. Dtsch. med. Wschr. **85**, 377 (1960). — Boas: The capillaries of the extremities in acrocyanosis. J. Amer. med. Ass. **79**, 1404 (1922). — Bock, H. E.: Allergische Erkrankungen des Herzens und des Gefäßsystems. In: Allergie von Hansen, S. 532. Stuttgart: Georg Thieme 1957. — Böger, A., u. H. Schröder: Über die Stillung schwerster Blutungen bei allen Formen der hämorrhagischen Diathese und der Hämophilie durch parenterale Zufuhr von C-Vitamin („Cebion Merck"). Münch. med. Wschr. **81**, 1335 (1934). — Böttcher, H.: Experimentelle Untersuchungen über örtliche Erfrierungen durch langdauernde Einwirkung geringer Kältegrade. Virchows Arch. path. Anat. **312**, 464 (1944). — Bogaert, A. van: Hypothalamus und zentralnervöse Blutdruckregulation. Wien. klin. Wschr. **49**, 1061 (1936). — Régulation hypothalamo-hypophysaire de l'appareil circulatoire. Arch. Mal. Coeur **29**, 15, 109 (1936). — Bogin, M., and J. Thurmond: Hemangioma with purpura, thrombocytopenia and erythropenia. A.M.A. Amer. J. Dis. Child. **81**, 675 (1951). — Borbély, F. v.: Über die Blutungsbereitschaft der Haut. Münch. med. Wschr. **77**, 886 (1930). — Boston, L. N.: Gastric hemorrhage due to familial teleangiectasis. Amer. Jb. med. Sci. **180**, 798 (1930). — Bottoni, A.: Retinopatia diabetica e insulinoterapia. G. ital. Oftal. **5**, 408 (1952). — Brandel, E.: Recurrent gastrointestinal hemorrhage in hereditary hemorrhagic teleangiectasia (Osler). Acta med. scand. **137**, 436 (1950). — Brandstadt, W. G.: Frostbite. Milit. Surg. **107**, 386 (1950). — Brauch, M.: Die periphere Durchblutung bei Diabetikern. Inaug.-Diss. Würzburg 1952. — Brecht u. Pulfrich: Über die Vasomotorik normaler und kältegeschädigter Haut (Zehen). Pflügers Arch. ges. Physiol. **250**, 109 (1948). — Breda, R., e R. Bernardi: Ostacolo costituzionale alla conversione protrombinica (in membri di famiglia con m. di Rendu-Osler). Haematologica **34**, 561 (1950). — Brehm: Experimentelle und therapeutische Untersuchungen beim orthostatischen Kreislaufversagen. Medizinische **1952**, Nr 19. — Der orthostatische Symptomenkomplex und seine Therapie. Z. Kreisl.-Forsch. **44**, 471 (1955). — Breitner, B.: Über Frostschäden. Dtsch. Z. Chir. **259**, 273 (1944). — Über Arteriographie bei Frostschäden. Chirurg **16**, 8 (1944). — Bremer, Friedr. Wilh.: Zentralnervensystem und perniziöse Anämie. Ergebn. inn. Med. u. Kinderheilk. **41**, 143 (1931). — Brett u. Theismann: Medikamentöse Beeinflussung verschieden bedingter Erytheme. Naunyn-Schmiedeberg's exp. Path. Pharmak. **220**, 295 (1953). — Brink, A. J.: Telangiectasis of the lungs with two case reports of hereditary haemorrhagic telangiectasia with cyanosis. Quart. J. Med. **19**, 239 (1950). — Brinkmann, E.: Über Oslersche Krankheit. Mschr. Kinderheilk. **98**, 431 (1950). — Brohm (1881): Zit. nach E. Frank, Die hämorrhagischen Diathesen. In Schittenhelms Handbuch der Krankheiten des Blutes, Bd. II, S. 289. Berlin: Springer 1925. — Broustet, P., J. Brisou et Ch. Berge: Les aspects de la maladie d'Osler depuis l'ère des antibiotiques. France méd. **16**, 5 (1953). — Brown, G. E.: Erythromelalgia and other disturbances of the extremities accompanied by vasodilatation and burning. Amer. J. med. Sci. **183**, 468 (1932). — Browning, J. R., and J. D. Houghton: Idiopathic pulmonary hemosiderosis. Amer. J. Med. **20**, 374 (1956). — Bruck, H.: Über einen operativen Test zur Prüfung von Hämostyptika und die Erfahrungen

mit „Reptilase“ an einem großen Krankengut. Wien. klin. Wschr. **1957**, 571. — BRÜCHER, H., u. K. P. FISCHER: Arterio-venöse Aneurysmen im Pulmonalkreislauf und Morbus Osler. Dtsch. Arch. klin. Med. **200**, 1 (1952). — BRÜHL: Beitrag zum Krankheitsbild der Purpura fulminans. Z. Kinderheilk. **50**, 547 (1930). — BRUNNETTI, E., e L. RIBECCO: L'associazione atropina-papaverina nel trattamento di alcune affezioni vascolari periferiche. Minerva med. (Torino) **1954 I**, 1686—1688. — BRUUN, E.: The so-called angioneurotic edema. J. Allergy **24**, 97 (1953). — BRUUNSGAARD, E., and THJÖTTA: A case of meningitis and purpura Go. Acta derm.-venereol. (Stockh.) **6**, 262 (1925). — BUCHHOLZ: Tierexperimentelle Untersuchungen über die Veränderungen der Endstrombahn durch das Blutersatzmittel Subsidal. Med. Klin. **50**, 589 (1955). — BUDING, A.: Symmetrische Hautblutungen bei Unterernährung. Ärztl. Wschr. 342 (1946). — BÜCHNER, F.: Die Pathologie der Unterkühlung. Klin. Wschr. **1943**, 89. — BÜCHSEL, H.: Hautkapillaruntersuchung bei der vegetativen Dystonie. Acta neuroveg. (Wien) **8**, 494 (1954). — BÜRGER, M.: Angiopathia diabetica. Konservative Behandlung des Zuckerbrandes. Stuttgart: Georg Thieme 1954. — BÜTTNER, K., A. FRANK u. F. BOLZE: Das Anfrieren der Haut auf kalten Metallen. Dtsch. Mil.arzt **9**, 18 (1944). — BUNNEMANN, O.: Über psychogene Dermatosen. Eine biologische Studie, zugleich ein Beitrag zur Symptomatologie der Hysterie. Z. ges. Neurol. Psychiat. **78**, 115 (1922). — BUSCHKE: Essentielle Teleangiektasien im Anschluß an die Menopause. Berl. Dermat. Ges. 11. 11. 1924. Ref. Zbl. Haut- u. Geschl.-Kr. **15**, 320 (1925).

CACHERA, R., et F. DARNIS: Les troubles de la perméabilité capillaire dans les hépatites infectieuses et dans les cirrhoses. Sem. Hôp. Paris **27**, 1849 (1951). — CAMERON, J. D., and EDGE: Agranulocytosis after sulphonamide sensitization: Penicillin therapy: Septicemia. Brit. med. J. **1945**, No 4428, 688. — CAMISASCA, L.: Considerazioni sull'etiopatogenesi dell' edema della laringe. Edema laringeo in peritonico. Ann. Laring. **48**, 1 (1949). — CAMPBELL, R.: Zur Behandlung der örtlichen Erfrierungen. Schweiz. med. Wschr. **1932**, 1183. — CARRIER, E. B.: Studies on the physiology of capillaries. V. The reaction of the human skin capillaries to drugs and other stimuli. Amer. J. Physiol. **61**, 528 (1922). — CARTER, J. R.: Generalized capillary and arteriolar platelet thrombosis. Amer. J. med. Sci. **213**, 585 (1947). — CASSIRER u. HIRSCHFELD: Vasomotorische-trophische Erkrankungen. In KRAUS-BRUGSCH, Spezielle Pathologie und Therapie, Bd. X/3, S. 577. 1924. — CASSIRER, R.: Die vasomotorisch-trophischen Neurosen, S. 182—274. Berlin: S. Karger 1912. — CATTANEO, A.: Particolartta cliniche ed anatologiche in casi di malatta di Rendu-Osler. Haematologica **24**, 833 (1942). — CATTANEO, R., e P. C. FERABOLI: Modificazioni distrettuali da freddo dell'acido piruvico in vasculopatici periferici. Minerva med. (Torino) **1954 I**, 1295—1299. — CEELEN, W.: In HENKE-LUBARSCH' Handbuch der speziellen Pathologie, Bd. III/3, S. 20. Berlin: Springer 1931. — CHAIN, E., and E. S. DUTHIE: Identity of hyaluronidase and spreading factor. Brit. J. exp. Path. **21**, 324 (1940). — CHAMBERS, R.: Blood capillary circulation under normal conditions and in traumatic shock. Nature (Lond.) **162**, 835 (1948). — CHAUFFARD, A., A. GRIGAUT and M. NIDA: Effect of insulin in case of diabetic retinitis. C. R. Soc. Biol. (Paris) **92**, 1356 (1925). — CHEVALIER, P.: S.-B. I. Intermed. Hämatologentagg, Münster-Pyrmont, 1937. — CHEVAT, H., P. DUPEYRON et J. F. MERLEN: A propos d'une manifestation encore inconnue de la maladie de Rendu-Osler. Fibro-angiome capillaire monstrueux du diaphragme. Bull. Soc. méd. Hôp. Paris **67**, 11, 393 (1951). — CHIANCONE, F. M.: La vitamina P e l'azione dell'esperidina nello scorbuto sperimentale. Rass. med. (Milano) **22**, 6 (1942). — CHIARI u. JANUSCHKE: Hemmung von Transsudat- und Exsudatbildung durch Calciumsalz. Naunyn-Schmiedeberg's Arch. exp. Path. Pharmak. **65**, 120 (1911). — CHOLST, M. R., L. M. LEVITT and M. B. HANDELSMAN: Small vessel dysfunction in patients with diabetes mellitus. II. Retinal vessel response in diabetics following priscoline. Amer. J. med. Sci. **224**, 39 (1952). — CHUTE, A. L., J. L. ORR, M. J. O'BRIEN and E. E. JONES: Vascular lesions in alloxan diabetic rats. A.M.A. Arch. Path. **52**, 105 (1951). — CIARROCHI: Purpura anularis teleangiectodes del Majocchi. Giorn. ital. Derm. Sif. **72**, 1525 (1931). — CICOVACKI, D., u. R. STÖGER: Über die Oslersche Krankheit. Wien. klin. Wschr. **52**, 708 (1939). — CLARK, W. G., and E. JACOBS: Experimental nonthrombocytopenic vascular purpura: a review of the Japanese literature, with preliminary confirmatory report. Blood **5**, 320 (1950). — COCHRANE, T., and G. LESLIE: Hereditary haemorrhagic teleangiectasia. Lancet **1950 I**, 255—256. — COLWELL, SR. A. R., L. K. ALPERT, B. BECKER, F. E. KENDALL and PH. M. LECOMPTE: Vascular disease. Panel discussion. Diabetes **6**, 180 (1957). — COOPER, T., J. M. STICKNEY, G. L. PEASE and W. A. BENNETT: Thrombotic thrombocytopenic purpura; confirmation of clinical diagnosis by bone marrow aspiration. Amer. J. Med. **13**, 374 (1952). — CORBETT, D.: Royal Society of Medicine. Dermatological Section. Meeting on April 16th 1914. Brit. J. Derm. **26**, 200 (1914). — COTTENOT, F., and P. TANRET: Sur quelques modifications du tissue conjonctif chez les diabetiques. Bull. Soc. méd. Hôp. Paris **69**, 356 (1953). — CRANDON, J. H., C. C. LUND and D. B. DILL: Experimental human scurvy. New Engl. J. Med. **223**, 353 (1940). — CREYX, M., J. LENG-LÉVY, J. DAVID-CHAUSSE, A. SERVES et J.-J. LAUTIER: Erythromélalgie et maladie de Raynaud avec hypertension artérielle. Heureux effet de la surrénalectomie.

Bull. Soc. méd. Hôp. Paris **69**, 476 (1953). — CRIEP, L. H., and S. G. COHEN: Purpura as a manifestation of penicillin sensivity. Ann. Intern. Med. **34**, 1219 (1951). — CRISMON, J. M.: Effect of hypothermia on the heart rate, the arterial pressure and the electrocardiogramm of the rat. Arch. intern. Med. **74**, 235 (1944). — CROSSMAN, L. W., and F. M. ALLEN: Skock and refrigeration. J. Amer. med. Ass. **130**, 185 (1946). — CUGELL, D. W.: Cardiac output in epidemic hemorrhagic fever. Amer. J. Med. **16**, 668 (1954). — CURSCHMANN, H.: Über Perniones und andere Dermatosen. Z. Haut- u. Geschl.-Kr. **9**, 328 (1950). — CURTIUS, F.: Untersuchungen über das menschliche Venensystem. III. Mitt. Septumvaricen und Oslersche Krankheit als Teilerscheinung allgemeiner ererbter Venenwanddysplasie (Status varicosus). Klin. Wschr. **7**, 2141 (1928). — CURTZ: Zit. nach WALDENSTRÖM 1946.

DACK, S.: Treatment of intractable nasal hemorrhage by injections of moccasin snake venom. J. Amer. med. Ass. **105**, 412 (1935). — DAESCHNER, C. W.: A brighter outlook for the juvenile diabetic patient. Tex. St. J. Med. **48**, 694 (1952). — DALCO, C.: L'angiomatosi arterovenosa pulmonare nel quadro della malattia di Rendu-Osler. Arch. Pat. Clin. med. **30**, 209 (1952). — DALE, H.: Über Kreislaufwirkungen körpereigener Stoffe. Verh. Dtsch. Ges. inn. Med. **44**, 17 (1932). — Über Kreislaufwirkungen körpereigener Stoffe. Naunyn-Schmiedeberg's Arch. exp. Path. Pharmak. **167**, 21 (1932). — DALE, H. H., and P. LAIDLAW: Histamine shock. J. Physiol. (Lond.) **52**, 355 (1919). — DALE, H. H., and A. N. RICHARDS: The vasodilator action of histamine and of some other substances. J. Physiol. (Lond.) **52**, 110 (1918). — DAM, H., u. J. GLAWIND: Vitamin E und Capillarpermeabilität. Naturwissenschaften **28**, 207 (1940). — DAMASHEK, W.: Cold hemagglutinins in acute hemolytic reactions. J. Amer med. Ass. **123**, 77 (1943). — Acute vascular purpura. An immuno-vascular disorder. Blood **8**, 382 (1953). — DAMASHEK, W., u. Mitarb.: Treatment of idiopathic thrombocytopenic purpura. J. Amer. med. Ass. **166**, 1805 (1958). — DAVIS, ELI: Hereditary familial purpura simplex: Review of 27 families. Lancet **1941**, 145. — DAVIS, L., J. E. SCARFF, N. ROGERS and M. DERKSON: High altitude frostbite. Surg. Gynec. Obstet. **77**, 561 (1943). — DAY, R., and W. O. KLINGMAN: The effect of sleep on the skin temperature reactions in a case of acrocyanosis. J. clin. Invest. **18**, 271 (1939). — DECAUDIN, A.: Cécité et diabète sucré: problème social. Sem. Hôp. Paris **28**, Suppl. 469—471 (1952). — DEUTSCH, J.: Wunder oder Betrug in Konnersreuth. Lippstadt/Westf.: Laumanns 1938. — DIBOLD, H., u. L. FALKENSAMMER: Über den Brand der unteren Extremitäten bei Diabetikern. Dtsch. Arch. klin. Med. **181**, 125 (1937). — DIECKMANN, W. J., Z. AKBASLI and G. T. ARAGON: Capillary fragility and the use of rutin in toxemias of pregnancy. Amer. J. Obstet. **57**, 711 (1949). — DIETRICH u. NORDMANN: Versuche zur hämorrhagischen Diathese. Verh. dtsch. path Ges. **25**, 46 (1930). — DIEULAFOY, P.: Clinique medicale de l'Hôtel-Dieu de Paris, Bd. 2. 1897/98. — DITTRICH, O.: Über Frostschäden. Arch. Derm. Syph. (Berl.) **157**, 1 (1929). — DITZEL, J.: Morphologic and hemodynamic changes in the smaller blood vessels in diabetes mellitus. I. Considerations based on the literature. New Engl. J. Med. **250**, 541—546 (1954). — Angiospastic changes in the smaller blood vessels in diabetes mellitus and their relationship to aging. Circulation **14**, 386 (1956). — DITZEL, J., and U. SAGILD: Morphologic and hemodynamic changes in the smaller blood vessels in diabetes mellitus. II. The degenerative and hemodynamic changes in the bulbar conjunctiva of normotensive diabetic patients. New Engl. J. Med. **250**, 14, 587—594 (1954). — DOENGES, J. P.: Treatment of hereditary hemorrhagic telangiectasia with rutin; a case report. Bull. Sch. Med. Maryland **38**, 142 (1953). — DOERING, P., u. H. D. GOTHE: Die idiopathische Lungenhämosiderose, klinische Beobachtungen und radiologische Untersuchungen mit Eisen ^{59} bei einem 17jährigen Patienten. Klin. Wschr. **35**, 1105 (1957). — DOHAN, F. C., E. M. RICHARDSON, L. W. BLUEMLE jr. and P. GYÖRGY: Hormone excretion in liver disease. J. clin. Invest. **31**, 481 (1952). — DOMARUS, A. v.: Zur Kenntnis der Hämophilie. Klin. Wschr. **1931**, 446. — DOMSCHKE-WOLF, U.: Über Capillarresistenzverminderung bei rheumatischen Erkrankungen. Z. Rheumaforsch. 8, 206 (1949). — DOW, J. W., H. D. LEVINE, M. ELKIN, F. W. HAYNES, H. K. HELLEMS, J. W. WHITTENBERGER, B. G. FERRIS, W. T. GOODALE, W. P. HARVEY, E. C. EPPINGER and L. DEXTER: Studies of congenital heart disease. IV. Uncomplicated pulmonic stenosis. Circulation **1**, 267 (1950). — DRABIG, F.: Über zwei tödliche Magenblutungen aus arrodierten submukösen Magenarterien. Virchows Arch. path. Anat. **300**, 487 (1937). — DRESZER, R., u. R. NEUBÜRGER: Zur Frage der Blutverteilung im menschlichen Gehirn. Z. Kreisl.-Forsch. **30**, 318 (1938). — DREYER, G., u. H. JANSEN: Über den Einfluß des Lichtes auf tierischen Geweben. Mitt. Finsen's Lichtinstit. **9**, 180 (1905). — DRUCKREY: Wirkung von Kälte und Sauerstoffmangel. Zit. nach KILLIAN, Das Wesen der Kälteschäden. Schweiz. med. Wschr. **79**, 1262 (1949). — DUBOIS, E. L.: The effect of the LE cell test on the clinical picture of systemic lupus erythematosus. Ann. intern. Med. **38**, 1265 (1953). — DUKE, W. W.: Allergy, asthma, hay fever, urticaria and allied manifestations of reaction, p. 257. St. Louis: C. V. Mosby Comp. 1925. p. 257. — DURAN-REYNALS, F.: Studies on inactivation of vaccine virus and action of certain substances upon infecting power of inactivated virus. J. exp. Med. **47**, 389 (1928). — DURET, R. L.: La fragilité capillaire dans l'hypertension artérielle. Acta clin. belg. **7**, 356 (1952). — DYGGVE, H.: A case

of purpura fulminans with fibrinogenopenia in association with scarlatina. Acta med. scand. **127**, 382 (1947).

Earle, D. P.: Analysis of sequential physiologic derangements in epidemic hemorrhagic fever. With a commentary on management. Amer. J. Med. **16**, 690 (1954). — Earle, D. P., R. H. Yoe and D. W. Cugell: Relation between hematocrit and total serum proteins in epidemic hemorrhagic fever. Amer. J. Med. **16**, 662 (1954). — East: Proc. roy. Soc. Med. **20**, 1 (1926). — Ebbecke, U.: Die lokale vasomotorische Reaktion der Haut und der inneren Organe. Pflügers Arch. ges. Physiol. **169**, 1 (1917). — Über Gewebsreizung und Gefäßreaktion. Pflügers Arch. ges. Physiol. **199**, 197 (1923). — Gefäßreaktionen. Ergebn. Physiol. **22**, 401 (1923). — Ebert, M. N.: Livedo reticularis. Arch. Derm. Syph. (Chicago) **16**, 426 (1927). — Edel: 89. Tagg Niederl. Dermatol., 2.—5. Juni 1928. Ref. Zbl. Haut- u. Geschl.-Kr. **27**, 736 (1928). — Edwards, E. A.: Remittent necrotizing acrocyanosis. J. Amer. med. Ass. **161**, 1530 (1956). — Ehrich, W. E., and J. Seifter: Thrombotic thrombopenic purpura caused by iodine; report of case. Arch. Path. (Chicago) **47**, 446 (1949). — Ehrmann, S., u. St. R. Brünauer: Sclerodermie. In Handbuch der Haut- und Geschlechtskrankheiten, Bd. 7/2. 1931. — Elliott, A. H., R. D. Evans and C. S. Stone: Acrocyanosis: a study of the circulatory fault. Amer. Heart J. **11**, 431 (1936). — Ellison, D.: Thrombotic thrombocytopenic purpura. Brit. med. J. **1954**, No 4888, 612. Ref. Schweiz. med. Wschr. **85**, 406 (1955). — Enge: Blutschwitzen bei einer Hysterischen. Zbl. Nervenheilk. u. Psychiat. **33**, 153 (1910). — Engel, G. L., I. M. Scheinker and D. C. Humphrey: Acute febrile anemia and thrombocytopenic purpura with vasothromboses. Ann. intern. Med. **26**, 919 (1947). — Engel, R.: Purpura bei Paramyloidose. Klin. Wschr. **24/25**, 368 (1946/47). — Eppinger, v. Papp u. Schwartz: Über das Asthma cardiale. Berlin 1924. — Eppinger, H.: Über Permeabilitätsänderungen im Kapillarbereiche. Verh. dtsch. Ges. Kreisl.-Forsch. **11**, 166 (1938). — Permeabilitätspathologie. Springer-Verlag 1949. — Erben, S.: Über vasomotorische Störungen. Wien. klin. Wschr. **1918**, 11. — Erdheim, J.: Medionecrosis aortae idiopathica. Virchows Arch. path. Anat. **273**, 454 (1929). — Medionecrosis aortae idiopathica cystica. Virchows Arch. path. Anat. **276**, 187 (1930). — Erlinger: Capillar-Resistenz unter Penicillin. Inaug.-Diss. Würzburg 1954. — Ernesto, T.: Rutin and capillary permeability. Minerva med. (Torino) **44**, 1742 (1953).

Fabre, J., et A. Falbriard: La résistance capillaire et les accidents de l'hypertension artérielle. Rev. méd. Suisse rom. **72**, 512 (1952). — Fähndrich, W. H.: Zit. nach K. Lang u. R. Schoen: Die Ernährung. Berlin-Göttingen-Heidelberg: Springer 1952. — Falck: Samml. klin. Fälle **3** (1951). Zit. nach Bergann u. Wiedemann, Beobachtungen in 4 Sippen mit Teleangiectasia hereditaria haemorrhagica (Oslersche Krankheit). Dtsch. Arch. klin. Med. **202**, 26 (1955). — Faninger, A., and B. Vrcević: Rendu-Osler-Weber disease. Med. Pregl. **10**, 292 (1957). — Fauser: Gefäßwandveränderungen bei septischen Hautblutungen. Derm. Z. **62**, 36 (1931). — Faust, E. St.: Tierische Gifte. Braunschweig 1906. — Fay, T.: Refrigeration therapy. Med. Physics **1947**, 227. — Feer, E.: Eine eigenartige Neurose des vegetativen Nervensystems beim Kleinkind. Ergebn. inn. Med. Kinderheilk. **24**, 100 (1923). — Die akuten Infektionskrankheiten. In E. Feer, Lehrbuch der Kinderheilkunde, S. 524. Jena: Gustav Fischer 1942. — Fegeler, F.: Ausgedehnter systematisierter Naevus flammeus und Naevus anaemicus mit Bemerkungen zur Pathogenese. Arch. Derm. Syph. (Berl.) **195**, 171 (1952). — Fegeler, F., u. R. Kautzky: Systematisierte Hautveränderungen, Metamerie und Innervation. Arch. Derm. Syph. (Berl.) **194**, 614 (1952). — Feldaker, M., E. A. Hines and R. R. Kierland: Livedo reticularis with summer ulcerations. Arch. Derm. Syph. (Chicago) **72**, 31 (1955). Ref. Dtsch. med. Wschr. **80**, 1679 (1955). — Livedo reticularis with ulcerations. Circulation **13**, 196 (1956). — Feldberg, W.: The action of histamine on the blood vessels of the rabbit. J. Physiol. (Lond.) **63**, 211 (1927). — Feldberg, W., and C. H. Kellaway: Liberation of histamine and its role in the symptomatology of bee venom poisoning. Aust. J. exp. Biol. med. Sci. **15**, 461 (1937). — Feruglio, F. S., and R. Rimini: Concentrazione proteinica e comportamento elettroforetico del liquido di edema. Minerva med. (Torino) **47**, 719 (1956). — Figi and Watkins: Hereditary hemorrhagic telangiectasia. Ann. Otol. (St. Louis) **52**, 330 (1943). — Finnerty jr., F. A.: Does vascular damage follow toxemia of pregnancy? J. Amer. med. Ass. **154**, 1075 (1954). — Finsen, N. R.: Neue Untersuchungen über die Einwirkung des Lichtes auf die Haut. Mitt. aus Finsen's Lichtinstitut 1900. — Fischl, F.: Identity of dermatitis nodularis necrotica and papulonecrotic tuberculid. Derm. Wschr. **92**, 50 (1931). — Fishman, J.: Treatment of frostbite. Report of a case. U.S. armed Forces med. J. **2**, 957 (1951). — Fitz-Hugh jr., T.: Splenomegaly and hepatic enlargement in hereditary hemorrhagic telangiectasia. Amer. J. med. Sci. **181**, 261 (1931). — Fitzgerald, P. J., O. Auerbach and E. Frame: Thrombocytic acroangiothrombosis (platelet thrombosis of capillaries, arterioles, and venules). Blood **2**, 519 (1947). — Fleischhacker, H.: Zur Therapie der Gerinnungsstörungen. Wien. med. Wschr. **104**, 171 (1954). — Flörcken, H.: Die Kälteschädigungen (Erfrierungen) im Kriege. Ergebn. Chir. Orthop. **12**, 166 (1920). — Florian, J.: Zur Klinik der idiopathischen Lungenhämosiderose der

Erwachsenen. Münch. med. Wschr. 98, 1597 (1956). — FLURY, F.: Tierische Gifte und ihre Wirkung. In BETHE-BERGMANNS Handbuch der Physiologie usw., Bd. XIII. Berlin 1929. — Die toxikologischen Grundprobleme der Kampfstoffwirkung. Dtsch. Mil.arzt 2, 56 (1938). — FLURY, F., u. H. ZANGGER: Lehrbuch der Toxikologie, bearbeitet von M. CLOETTA, E. ST. FAUST, F. FLURY, E. HÜBENER, H. ZANGGER. Berlin: Springer 1928. — FÖLDI, RUSZNYÁK and SZABÓ: On the inhibitory effect ot antistin on hyaluronidase. Biochem. biophys. Acta 4, 579 (1950). — FOGGIE, W. E.: Hereditary haemorrhagic telangiectasia with recurring haematuria. Edinb. med. J. 35, 281 (1928). — FONTAN BALESTRA, E.: Un nuevo síntoma de alergia: las telangiectasias. Nota previa. Sem. méd. (B. Aires) 100, 251—258 (1952). — FORRÓ, L., and L. SZÁDECZKY: A capillaris resistentia növekedése nagy adag D_2 vitaminra. Magy. belorv. Arch. 3, 64 (1950). — FOWLER jr., E. P.: Capillary circulation with changes in sympathetic activity. I. Blood sludge from sympathetic stimulation. Proc. Soc. exp. Biol. (N.Y.) 72, 592 (1949). — FRÄNKEL, E.: Weitere Untersuchungen über metastatische Dermatosen bei akuten bakteriellen Allgemeinerkrankungen. Arch. Derm. Syph. (Berl.) 129, 386 (1921). — FRANK: Die hämorrhagischen Diathesen. In SCHITTENHELMS Handbuch des Blutes und der blutbildenden Organe, 2. Berlin: Springer 1925. — FRANK, E.: In BRUGSCH: Ergebnisse der gesamten Medizin, Bd. 3, S. 171. — FRANKE, H.: Die Wirkung von Vitamin C, Vitamin P und Fruchtsaftkuren auf die Capillarresistenz bei verschiedenen Erkrankungen. Z. klin. Med. 135, 283 (1939). — Infektion und Capillarwanddichte. Z. klin. Med. 140, 343 (1942). — Untersuchungen über die Capillarwanddichte der Menschen in gesunden und kranken Tagen. Z. klin. Med. 142, 316 (1943). — FRANKE, H., u. W. BINDSEIL: Beitrag zur genitalen Form der Oslerschen Erkrankung. Dtsch. med. Wschr. 67, 1012 (1941). — FRANZ, G.: Zur pathologischen Anatomie der Intoxikationsschäden bei lokalen Erfrierungen. Virchows Arch. path. Anat. 315, 708 (1948). — FRERICKS, C. T., I. G. TILLOTSON and J. M. HAYMAN jr.: The effect of rutin on capillary fragility and permeability. J. Lab. clin. Med. 35, 933 (1950). — FREUDENTHAL, W.: Lokales embolisches Bismogenol-Exanthen. Arch. Derm. Syph. (Berl.) 147, 155 (1924). — FRICK, P. G.: Hemorrhagic diathesis with increased capillary fragility caused by salicylate therapy. Amer. J. med. Sci. 231, 402 (1956). Ref. Circulation 14, 1168 (1956). — FRIEDENWALD, J. S.: Diabetic retinopathy. J. Amer. med. Ass. 15, 969—971 (1952). — FRIEDLÄNDER, M.: Über Blutstillung und Schockbekämpfung in der Chirurgie. Wissenschaftl. Beibl. zur Materia Medica Nordmark, Nr 17 März 1956. — FRIEDMAN, N. B., K. LANGE and D. WEINER: The pathology of experimental frostbite. Amer. J. med. Sci. 213, 61 (1947). — Pathology of experimental immersion foot. Arch. Path. (Chicago) 49, 21 (1950). — FRITZE, J. T.: De pernionibus: Halle u. Magdeburg 1745. — FROEB, H. F., and M. E. MCDOWELL: Renal function in epidemic hemorrhagic fever. Amer. J. Med. 16, 671 (1954). — FUCHSIG, P.: Über Endangitis obliterans und Frostgangrän. Chirurg 19, 314 (1948). — FÜHNER, H.: Medizinische Toxikologie. Leipzig: Georg Thieme 1943. — FUHRMANN, F. A., and J. FIELD: Physiological effects of heat and cold. Ann. Rev. Physiol. 6, 69 (1944). — FURTH, F. W.: Observations on the hemostatic defect in epidemic hemorrhagic fever. Amer. J. Med. 16, 651 (1951).

GÄDEKE: Weitere experimentelle Untersuchungen über die Gehirngefäßpermeabilität nach ACTH-Gabe sowie deren Beeinflussung durch gefäßabdichtende und blutdrucksenkende Substanzen. Z. Kinderheilk. 75, 512 (1954). — GÄNSSLEN, M.: Der Einfluß veränderter Nahrung auf den periphersten Gefäßabschnitt. Klin. Wschr. 1927, 786. — Der feinere Gefäßaufbau gesunder und kranker menschlicher Nieren. Ergebn. inn. Med. Kinderheilk. 47, 275 (1934). — GAFFKY: Experimentell erzeugte Septicaemie mit Rücksicht auf progressive Virulenz und akkomodative Züchtung. Mitt. Kons. Ges. A. 49, 80 (1881). — GAIER u. JANTSCH: Beitrag zur therapeutischen Leistung und Wirkungsweise des Vitamin B_1-haltigen Roßkastanienextraktes Venostasin bei peripheren arteriellen Durchblutungsstörungen. Wien. klin. Wschr. 1955, 879. — GAJDUSEK, D. C.: Acute infectious hemorrhagic fevers and mycotoxicoses in the union of soviet socialist republics. Walter Reed Army Medical Center Washington, D. C., May 1953. — Suspended cell tissue cultures for study of virus growth kinetics. Proc. Soc. exp. Biol. (N.Y.) 83, 621 (1953). — Das epidemische hämorrhagische Fieber. Klin. Wschr. 34, 769 (1956). — GALLE, P., u. R. KÜHLMAYER: Zur Prophylaxe des posttraumatischen Ödems. Arch. orthop. Unfall-Chir. 48, 417 (1956). — GANS, O.: Die allgemeine pathologische Anatomie der Haut. In JADASSOHNS Handbuch der Haut- und Geschlechtskrankheiten, Bd. IV/3, S. 1—175. Berlin 1932. — GARLAND, H. G., and S. T. ANNING: Hereditary haemorrhagic teleangiectasia. Brit. med. J. 1950, 700. — GASSER, E.: Ein schweres Sklerödem (Buschke) bei einem zwölfjährigen Knaben im Verlauf eines Scharlachs. Öst. Z. Kinderheilk. 2, 415 (1949). — GEIMER, R.: Über die Haemangiectasia hypertrophicans Klippel-Trénaunay-Parkes-Weber. Hautarzt 3, 342 (1952).— GENDEL, B. R., J. M. YOUNG and A. P. KRAUS: Thrombotic thrombocytopenic purpura. Amer. J. Med. 13, 3 (1952). — GERECHT, K.: Früh- und Spätschäden am Kreislauf bei lang andauernder Einwirkung von Hunger und Kälte. Z. Kreisl.-Forsch. 38, 238 (1949). — GEYER, G., and E. KEIBL: Über den Einfluß von Cortison und ACTH auf die Permeabilität der Kapillaren. Wien. Z. inn. Med.

33, 148 (1952). — GIBSON, A. G., and F. G. HOBSON: Haemorrhagic purpura following scarlet fever; report of two cases in one family. Lancet **1932 I**, 509. — GIGGLBERGER u. KLEIBEL: Beeinflussung erhöhter Kapillarbrüchigkeit bei Hypertonie und hämorrhagischen Diathesen durch Roßkastanienextrakt. Dtsch. med. Wschr. **77**, 462 (1952). — GILES, R. B., and E. A. LANGDON: Blood volume in epidemic hemorrhagic fever. Amer. J. Med. **16**, 654 (1954). — GILES, R. B., J. A. SHEEDY, C. N. EKMAN, H. F. FROEB, CH. C. CONLEY, J. L. STOCKARD, D. W. CUGELL, J. W. VESTER, R. K. KIYASU, G. ENTWISLE and R. H. YOE: Sequelae of epidemic hemorrhagic fever. With a note on causes of death. Amer. J. Med. **16**, 629 (1954). — GILIBERTI, P.: Spätfolgen von Erfrierungen. Zbl. Chir. **69**, 1298 (1942). — GIORDANO, G.: Le modificazioni neurovegetative della resistenza capillare nel trattamento proteinoterapico. Acta neurol. (Napoli) **2**, 792 (1947). — GJESSING, E.: Teleangiectasia hereditaria haemorrhagica (Osler). Derm. Z. **23**, 193 (1916). — GLANZMANN, E.: Hereditäre, hämorrhagische Thrombasthenie. Jb. Kinderheilk. 88, 113 (1918). — GLANZMANN, E., u. B. WALTHARD: Idiopathische progressive braune Lungeninduration im Kindesalter mit hereditärer Hämoptyse, intermittierender sekundärer Anämie und Eosinophilie und embolischer Herdnephritis. Mschr. Kinderheilk. **88**, 1 (1941). — GLENN, W. W. L., F. B. MARAIST and O. M. BRAATEN: Treatment of frostbite with particular reference to the use of adrenocorticotrophic hormone (ACTH). New Engl. J. Med. **247**, 191 (1952). — GÖSSL, W.: Über einen Fall von Hämoptyse bei Oslerscher Erkrankung. Wien. klin. Wschr. **1944**, 368. — GÖTHLIN, G.: Methode zur Bestimmung der Festigkeit der Hautcapillaren und zu indirekter Beurteilung des individuellen C-Vitaminstandards. Klin. Wschr. **11**, 1469 (1932). — When is capillary fragility a sign of Vitamin C subnutrition in man? Lancet **1937 II**, 703. — GOLD, H.: Calcium. Arch. intern. Med. **42**, 576 (1928). — J. Pharmacol. **34**, 169 (1928). — GOLDECK, H., u. S. STILLER: Morbus Osler. Med. Klin. **1950**, 1617—1621. — GOLDMAN, J.: Moccasin snake venom therapy in recurrent epistaxes, to be published. Zit. nach PECK u. Mitarb., J. Amer. med. Ass. **106**, 1790 (1936). — GOLDENBERG, P. T., J. E. THAYER and L. P. HASTINGS: Febrile thrombopenic purpura with hemolytic anemia and platelet thrombosis. New Engl. J. Med. **243**, 252 (1950). — GOLDMAN, R., L. ASHER and E. R. WARE: Hereditary hemorrhagic telangiectasis. Gastroenterology **12**, 495 (1949). — GOLDSTEIN: Goldstein's heredofamilial angiomatosis with recurring familial hemorrhages (Rendu-Osler-Weber's disease). Arch. intern. Med. **48**, 836 (1931). — GORE, I.: Disseminated arteriolar and capillary platelet thrombosis; morphologic study of its histogenesis. Amer. J. Path. **26**, 155 (1950). — GOTSCH, K.: Vessel-aparatus and rheumatism. Rev. esp. Reum. Sonderbd. 375—384 (1952). — GOTTRON, H.: Mitteilung je eines tödlich verlaufenen Falles von Encephalitis haemorrhagica und akuter gelber Leberatrophie. Derm. Z. **35**, 300 (1922). — Purpura Majocchii. Arch. Derm. Syph. (Berl.) **159**, 355 (1930). — Systematisierte Haut-Muskel-Amyloidose unter dem Bild eines Skleroderma amyloidosum. Arch. Derm. Syph. (Berl.) **166**, 584 (1932). — Kreislaufstörungen und Hämorrhagien der Haut. In: Die Haut- und Geschlechtskrankheiten von ARZT u. ZIELER, Bd. II, S. 1—70. Berlin u. Wien 1935. — GOUGEROT et BLUM: Purpura angioscléreux prurigineux avec éléments lichénoides. Bull. Soc. franç. Derm. Syph. **32**, 161 (1925). — GOUGEROT, H., and B. DUPERRAT: The nodular dermal allergides of Gougerot. Brit. J. Derm. **66**, 283 (1954). — GOUGEROT, H., et J. MEYER: Téleangiectasies périodiques, gravidiques et familiales, aparaissant et disparaissant avec la grossesse. Bull. Soc. franç. Derm. Syph. **36**, 1032 (1929). — GRAEF, H. C.: The case of Therese Neumann. Westminster, Maryland: Newman Press 1951. — GRAFE, EDUARD: Über Netzhautveränderungen bei Diabetes. Klin. Wschr. **2**, 1216 (1923). — GRAHAM, J. R., and H. G. WOLFF: Mechanism of migraine headache and action of ergotamine tartrate. Proc. Ass. Res. nerv. ment. Dis. **28**, 638 (1937). — GRANZ: Über die Kapillarresistenz bei Hautkrankheiten. Inaug.-Diss. Würzburg 1952. — GRAUX, MERLEN: Les formes de passage entre le syndrome de Raynaud l'érythromélalgie et l'acrocyanose. Écho méd. Nord. **22**, 90 (1951). — GRAVES (1834): Zit. nach ALLEN, BARKER u. HINES, Peripheral vascular diseases, S. 155. Philadelphia and London: W. B. Saunders Company 1955. — GRAY, W. A.: Brit. J. Ophthal. **17**, 577 (1933). Zit. nach BÜRGER 1954. — GRAYSON, J.: Cold and warmth vasoconstrictor responses in the skin of man. Brit. Heart J. **13**, 167 (1951). — GREEN, F. H. K.: Local treatment of thermal burns. Bull. War. Med. **5**, 605 (1945). — GREEN, M. A., and S. ROSENTHAL: Generalized blood platelet thrombosis; report of 3 cases with necropsy findings. J. Mt Sinai Hosp. **16**, 110 (1949). — GREENE, D. G., E. DE F. BALDWIN, J. S. BALDWIN, A. HIMMELSTEIN, C. E. ROH and A. COURNAND: Pure congenital pulmonary stenosis and idiopathic congenital dilatation of the pulmonary artery. Amer. J. Med. **6**, 24 (1949). — GREENWALD, H. M.: Dilute snake venom for the control of bleeding in thrombocytopenic purpura. Amer. J. Dis. Child. **49**, 347 (1935). — GREENWOOD, W. F., A. C. BARGER, J. R. DI PALMA, J. STOKES III and L. H. SMITH: Factors affecting the appearance and persistence of visible cutaneous reactive hyperemia in man. J. clin. Invest. **27**, 290 (1948). — GREIF, S., u. E. MORO: Der diabetische Kapillarschaden. Dtsch. med. Wschr. **76**, 133 (1951). — GREISMAN, S. E.: Capillary observations in patients with hemorrhagic fever and other infectious illnesses. J. clin. Invest.

36, 1688 (1957). — GRIFFITH jr., J. Q., J. F. COUCH and M. A. LINDAUER: Effect of rutin on increased capillary fragility in man. Proc. Soc. exp. Biol. (N.Y.) 55, 228 (1944). — GRIGGS, D. E., and M. Q. BAKER: Hereditary hemorrhagic telangiectasia with gastrointestinal bleeding. Amer. J. dig. Dis. 8, 344 (1941). — GROB: Capillar-Resistenz unter Streptomycin. Inaug.-Diss. Würzburg 1954. — GROSCURTH: Zit. nach MUNTSCH 1941. — GROSS, H.: Das Kapillarbild bei Ernährungsstörungen im Säuglingsalter. Öst. Z. Kinderheilk. 5, 103 (1950). — GROSSE-BROCKHOFF, F.: Krankheiten aus äußeren physikalischen Ursachen. In Handbuch der inneren Medizin, Bd. 6, Teil 2. 1954. — GROTT, J. W.: Witamina P i jej zastosowanie w lecznictwie. Pol. Arch. Med. wewnet. 22, 443 (1952). — GRSCHEBIN, S.: Concerning the identity of sarcoid Boeck, sarcoids Darier-Roussy, erythema induratum Bazin and lupus pernio. Urol. cutan. Rev. 39, 477 (1935). — GRUBER, B.: Über die Pathologie der urämischen Hauterkrankungen. Dtsch. Arch. klin. Med. 121, 241 (1917). — GRUBER, G. B.: Endarteriitis obliterans und Kältebrand. Beitr. path. Anat. 84, 155 (1930). — Zur Statistik der peptischen Affektionen in Magen, Oesophagus und Duodenum. Münch. med. Wschr. 8, 1668, 1730 (1911). — GRUNG, P.: Teleangiectasia haemorrhagica hereditaria Osler with arteriovenous aneurysms of the lung and with hepatosplenomegaly. A case report. Acta med. scand. 150, 95 (1954). — GSELL, O.: Wandnekrosen der Aorta als selbständige Erkrankung und ihre Beziehung zur Spontanruptur. Virchows Arch. path. Anat. 270, 1 (1928). — GÜNTHER, W. H.: Intercapilläre Glomerulussklerose bei Diabetes mellitus. Virchows Arch. path. Anat. 307, 380 (1941). — Über die Hämolyse roter Blutkörperchen. Virchows Arch. path. Anat. 308, 322 (1942).

HABERMANN, E.: Über Permeabilitätsänderungen durch tierische Gifte. Naunyn-Schmiedeberg's Arch. exp. Path. Pharmak. 225, 158 (1954). — Über das thrombinähnlich wirkende Prinzip von Jaracagift. Naunyn-Schmiedeberg's Arch. exp. Path. Pharmak. 234, 291 (1958). — Gewinnung und pharmakologische Bedeutung einiger Komponenten des Giftes des Gasbranderregers. (Clostridium Welchii Typ A.) Naunyn Schmiedeberg's Arch. exp. Path. Pharmak. 236, H. 1 (1959). — Über Zusammenhänge zwischen esterolytischen und pharmakologischen Wirkungen von Jaracagift, Kallikrein und Thrombin. Naunyn-Schmiedeberg's Arch. exp. Path. Pharmak. 236, 492 (1959). — HADLEY, E. E.: Axillary "menstruation" in male. Amer. J. Psychiat. 9, 1101 (1930). — HALDIN, D.: Skin diseases in the winter. Practitioner 141, 741 (1938). — HALL, POLTE, KELLEY and EDWARDS: Skin and extremity cooling of clotbed humans in cold water immersion. J. appl.Physiol. 7, 188 (1954). — HALLAM, R.: Enigma of chilblain. Brit. med. J. 1, 215 (1931). — HAMMING, H. D.: Permeability of capillary wall in diabetes. Acta physiol. pharmacol. neerl. 1, 178 (1950). — HAMPTON, ST. F.: Henoch purpura based on food allergy. A report of two cases. J. Allergy 12, 579 (1941). — HANDELSMAN, M. B., L. M. LEVITT and H. CONRAD jr.: Small vessel dysfunction in patients with diabetes mellitus. I. Skin temperature response to priscoline in the toes of diabetics. Amer. J. med. Sci. 224, 34—38 (1952). — HANES, F. M.: Multiple hereditary telangiectases causing hemorrhage (hereditary hemorrhagie telangiectasia). Bull. Johns Hopk. Hosp. 20, 63 (1909). — HANOT, V., et A. GILBERT: La cirrhose alcoolique hypertrophique. Bull. Soc. méd. Hôp. Paris 7, 492 (1890). — HANSEN, J. A.: Behandlung von Oedema circum-scriptum acutum (Quincke) mit Hyaluronidase. Nord. Med. 43, 172—173 u. engl. Zus.fass. 173 (1950). [Dänisch.] — HARDERS: Eine Apparatur zur Mikroskopie und Photographie der Gefäße und des zirkulierenden Blutes beim kranken Menschen. Med. Klin. 51, 1181 (1956). — HART u. LESSING: Der Skorbut des kleinen Kindes. Leipzig 1913. — HARTFORD, J. J.: Retinal vascular changes in diabetes mellitus. Amer. J. Ophthal. 36, 324—330 (1953). — HARTL, F.: Das Krankheitsbild der „Idiopathischen Hämosiderosis Pulmonum“ des frühen Kindesalters. Verh. dtsch. path. Ges. 36, 284 (1952). — HARTMANN, J.: Die Kapillarresistenz unter dem Einfluß von Calcium-Vitamin C und Rutin. Ärztl. Wschr. 1953, 407—409. — HAUSER, G.: Exulcerativ simplex Dieulafoy. In Handbuch der speziellen Pathologie und pathologischen Anatomie von HENKE-LUBARSCH, Bd. IV/1, S. 355. 1926. — HECHT: Zur Pathologie und Therapie der Erfrierungsgangrän. Wien. med. Wschr. 1915, 1487. — HECHT, A. F.: Experimentelle klinische Untersuchungen über Hautblutungen im Kindesalter. Jb. Kinderheilk. 65, 113 (1907) Erg.-H. — HECHTER, O.: Studies on spreading factors; importance of mechanical factors in hyaluronidase action in skin. J. exp. Med. 85, 77 (1947). — HEDINGER, CHR., W. H. HITZIG u. C. MARMIER: Über arterio-venöse Lungenaneurysmen und ihre Beziehungen zur Oslerschen Krankheit. Schweiz. med. Wschr. 81, 367 (1951). — HEILMEYER, L.: Hormonales System und Rheumatismus. Med. Welt 20, 141 (1951). — HEILMEYER, L., u. H. BEGEMANN: Blut und Blutkrankheiten. In Handbuch der inneren Medizin, Bd. II. Berlin-Göttingen-Heidelberg: Springer 1951. — HEIMBERGER, H.: Beiträge zur Physiologie der menschlichen Capillaren. Z. ges. exp. Med. 46, 519 (1925). — Beiträge zur Physiologie der menschlichen Capillaren. VI. Mitt. Gefäßnerven, sensorische Nerven und kleinste Gefäße. Z. ges. exp. Med. 73, 488 (1930). — HEINSIUS, E.: Erfahrungen bei Retinitis diabetica. Ber. der 56. Zusammenkunft der Dtsch. Ophthalm. Ges., München, 1950, S. 216. — HEINTZ, R.: Peliosis rheumatica (M. Schönlein-Henoch) und diffuse

Glomerulonephritis als allergisches Syndrom. Ärztl. Wschr. 7, 352 (1952). — HEISS, H.: Zur hämostatischen Therapie in der operativen Gynäkologie und Geburtshilfe. Wien. med. Wschr. **106**, 512 (1956). — HENNEBERG, R.: Über Salvarsan-Hirntod. Klin. Wschr. **1**, 207 (1922). — HENNEMANN, H. H.: ACTH bei der Purpura Schönlein-Henoch. Z. ges. inn. Med. 8, 260 (1953). — HENOCH (1887): Vorlesungen über Kinderkrankheiten, 5. Aufl. Berlin 1890. HENOCH, E.: Über eine eigenthümliche Form von Purpura. Berl. klin. Wschr. **11**, 641 (1874). HEPDING, L.: Zur Wirkung des Rutins auf die Gefäßpermeabilität und -fragilität von normal ernährten und sensibilisierten Versuchstieren. Dtsch. med. Wschr. **1949**, 1575—1576. — HERZOG, F., u. A. ROSCHER: Zur Klinik und Pathogenese der Kollargolintoxikation beim Menschen. Virchows Arch. path. Anat. **236**, 361 (1922). — HESS, A. F., and M. FISH: Infantile scurvy; the blood, the bloodvessels and the diet. Amer. J. Dis. Child. 8, 386 (1914). — HEUBNER, O.: Über die Barlowsche Krankheit. Berl. klin. Wschr. **40**, 285 (1903). — Lehrbuch der Kinderheilkunde, Bd. 1/I, S. 697. Leipzig 1903. — HEUBNER, W.: Über Vergiftung der Blutkapillaren. Naunyn-Schmiedeberg's Arch. exp. Path. Pharmak. **56**, 370 (1907). — Zur Pharmakologie der Reizstoffe. Naunyn-Schmiedeberg's Arch. exp. Path. Pharmak. **107**, 129 (1925). — HEYER, G. R.: Das körperlich-seelische Zusammenwirken in den Lebensvorgängen. An Hand klinischer und experimenteller Tatsachen dargestellt. (Grenzfragen des Nerven- und Seelenlebens, Heft 121.) München: Bergmann 1925. 65 S. — HICKAM, J. B., and H. O. SIEKER: Early detection of retinal vascular abnormalities in diabetes mellitus. Circulation **14**, 953 (1956). — HICKS, C. ST.: Some typical data from cases of pink disease. Brit. med. J. **1951**, 317—322. — HIGGINS, A. R., H. A. HARPER, B. R. MCCAMPBELL, J. R. KIMMEL, T. W. D. SMITH, R. E. JONES jr., L. R. CLARK, L. E. SUITER, M. E. HUCHIN, C. J. ROGERS, B. EDWARDS and P. H. DIRSTINE: The effect of cortisone on frostbite. U.S. armed Forces med. J. **3**, 369 (1952). — HINSELMANN, H.: Kapillarbeobachtungen bei normalen und hydropischen Schwangeren. Zbl. Gynäk. **45**, 7 (1921). — Über das Ödem der Schwangeren. Zbl. Gynäk. **45**, 1361 (1921). — Über die Unterbrechungen der Kapillarströmung bei Schwangeren. Zbl. Gynäk. **46**, 1426 (1922). — HIRRLE, W.: Über sog. essentielle braune Lungeninduration. Frankfurt. Z. Path. **63**, 328 (1952). — HIRSCH, S.: Le phénomène de la vasoconstriction et la plasticité de la musculature artérielle chez l'homme. Presse méd. **62**, 978 (1954). — HIRSCH, W., u. K. RUST: Praktische Diagnostik ohne klinische Hilfsmittel. München: Johann Ambrosius Barth 1958. — HIRSCHFELD, H.: Ein Fall von tödlicher Magenblutung in Folge miliaren Aneurysmas einer Magenschleimhautarterie. Berl. klin. Wschr. **41**, 584 (1904). — HIS: Über Herzkrankheiten bei Gonorrhöe. Berl. klin. Wschr. **1892**, 993. — HÖDL, H.: Gerinnungsphysiologische Untersuchungen bei 6 aus einer Sippe stammenden Fällen von hereditärer, haemorrhagischer Teleangiektasie (Morbus Osler) mit Störungen des Plättchenapparates und der Blutgerinnung. Dtsch. Gesundh.-Wes. **9**, 869 (1954). — HOET, J., et A. VAN VYVE: Bull. Acad. Méd. Belg., VI. s. **6**, 629 (1941). — HOFF, F., u. M. KESSLER: Capillarfunktion und Lebensalter. Klin. Wschr. **12**, 1413 (1933). — HOHNEN, H. W.: Experimentelle Studien zur Frage der Beeinflussung der Blutgerinnung durch Peptilase. Z. ges. exp. Med. **128**, 427 (1957). — HOLLAND, G.: Capillardichte und Insulin. Z. ges. exp. Med. **108**, 178 (1940). — HOOKER, D. R.: The functional activity of the capillaries and venules. Amer. J. Physiol. **54**, 30 (1920). — HORTON, B. T., and G. E. BROWN: Systemic histamine-like reactions in allergy due to cold. A report of six cases. Amer. J. med. Sci. **178**, 191 (1929). — HORTON, B. T., G. E. BROWN and G. M. ROTH: Hypersensitiveness to cold with local and systemic manifestations of a histamine-like character: its amenability to treatment. J. Amer. med. Ass. **107**, 1263 (1936). — HOTTINGER u. SCHLOSSMANN: Scharlach. In PFAUNDLER-SCHLOSSMANNS Handbuch der Kinderkrankheiten, 4. Aufl., Bd. 2. 1931. — HOUSSAY, B.-A.: Action locale des venins de serpents. C. R. Soc. Biol. (Paris) **89**, 55 (1923). Zit. Ber. ges. Physiol. **21**, 320 (1924). — HÜBNER, K. A.: Experimentelle Untersuchungen zur Frage der Hemmwirkung des Hesperidinphosphats auf die Spermahyaluronidase. Z. ges. exp. Med. **124**, 289 (1954). — HÜBNER, K. A., R. GERSING u. H. SCHUMACHER: Experimentelle Untersuchungen zur Frage der Hyaluronidasewirkung auf die Kapillarwände. Ärztl. Wschr. **1952**, 913—916. — HÜCKEL, R.: Eigenartige Glomerulusveränderungen bei benigner Nephrosklerose. Verh. dtsch. path. Ges. (31. Tagg) 392 (1938). — HUNT, F. G.: Bilateral cortical necrosis of kidney. J. roy. med. Service **25**, 270 (1939). — HUNT, L. W.: Hemorrhagic purpura in scarlet fever: A report of two cases. Amer. J. Dis. Child. **56**, 1086 (1938). — HUNTER, R. B., R. H. YOE and E. C. KNOBLOCK: Electrolyte abnormalities in epidemic hemorrhagic fever. Amer. J. Med. **16**, 677 (1954). — HUNZIKER, A., u. R. OECHSLIN: Zur pathologischen Anatomie und Pathogenese der thrombotischen Mikroangiopathie. Beitr. path. Anat. **117**, 456 (1957). — HYDE, J. N.: Teleangiectatic lesions of the skin occurring in the subjects of Graves' disease. Brit. J. Derm. **20**, 33 (1908).

IGHENTI, W. K.: Zur Frage der allgemeinen granulomatösen Xanthomatose. Virchows Arch. path. Anat. **282**, 585 (1931). — ILLIG, L.: Die Kreislaufmikroskopie am Mesenterium und Pankreas des lebenden Kaninchens. (Ein kritischer und technischer Beitrag zur Methodik der subjektiven Beobachtung und Photographie der terminalen Strombahn am Säugetier.)

Z. ges. exp. Med. **126**, 249 (1955). — Illig, L., u. H. W. Weber: Zur Entstehung, Benennung und Einteilung der örtlichen Kreislaufstörungen. Ein gemeinsamer Diskussions-Beitrag. Klin. Wschr. **36**, 183 (1958). — Imig, Roberson, Gault and Hines: Blood flow in the hind legs of dogs after exposure to cold. Amer. J. Physiol. **181**, 395 (1955). — Inigo, L.: Manifestaciones oftalmológicas en la enfermedad de Rendu-Osler. Arch. Soc. oftal. hisp.-amer. **11**, 362 (1951). — Irwin, J. B., and H. Schultz: Treatment of frostbite of toes. U.S. armed Forces med. J. **2**, 1161 (1951). — Israel, H. L., and E. Gosfield jr.: Fatal hemoptysis from pulmonary arteriovenous fistula. Report of a case in a patient with hereditary haemorrhagic telangiectasia. J. Amer. med. Ass. **152**, 40 (1953).

Jacobi, W.: Die Stigmatisierten. Beiträge zur Psychologie der Mystik. (Grenzfragen des Nerven- und Seelenlebens, Heft 114.) München: J. F. Bergmann 1923. 57 S. — Jacobj, W.: Beobachtungen am peripheren Gefäßapparat unter lokaler Beeinflussung desselben durch pharmakologische Agentien. Naunyn-Schmiedeberg's Arch. exp. Path. Pharmak. **86**, 49 (1920). — Jaensch, W.: Erkennung und Behandlung körperlich-geistig Minderwertiger und Abnormer. Dtsch. Z. öff. Gesundh.-Pflege 171 (1928). — Die Hautkapillaren. In Abderhaldens Handbuch der biologischen Arbeitsmethoden, Abt. IX, Teil 3, 2. Hälfte. Berlin: Urban & Schwarzenberg 1930. — Jahn, H.: Einfluß von Roßkastanienextrakt auf den Verlauf tierexperimenteller Lungenembolien. Ärztl. Forsch. 8, 41 (1954). — Jeney, A. v., u. E. Törö: Die Wirkung der Ascorbinsäure auf die Faserbildung in Fibroblastkulturen. Virchows Arch. path. Anat. **298**, 87 (1936/37). — Joannović: Diskussion zu Greil, Endoätiologische Theorie der hämorrhagischen Diathesen. Verh. dtsch. path. Ges. **25**, 99 (1930). — Jobe, H.: Contribution au traitement de la fragilité capillaire par l'acide ascorbique et la rutine. Praxis **43**, 139 (1954). — Johnson, S. R., u. N. G. Nordensen: Oslersche Krankheit (mit besonderer Berücksichtigung von Leberschäden) — ein relativ unbeachtetes klinisches Symptom. Svenska Läk.-Tidn. **1942**, 981. — Jordan, P.: Zur Klinik und Pathogenese der Hämangiome der Haut mit besonderer Bezugnahme auf die Sturge-Webersche Krankheit. Hautarzt **1**, 266 (1950). — Jores, L.: Handbuch der speziellen pathologischen Anatomie und Histologie, Abschnitt Arterien. Berlin 1924. — Joseph, R., J. C. Job et C. Gentil: L'hemosidérose pulmonaire idiopathique; une observation avec revue de la littérature. Arch. franç. Pédiat. **14**, 36 (1957). — Jud, H.: Zur Begutachtung von Durchblutungsstörungen nach Kälteschäden. Wien. med. Wschr. **1952**, 695. — Judmaier, F.: Die Behandlung peripherer Durchblutungsstörungen mit besonderer Berücksichtigung der alten Erfrierungen. Wien. klin. Wschr. **1949**, 85—90. — Alte Frostschäden und ihre Gefäßveränderungen. Schweiz. med. Wschr. **1950**, 1180—1183. — Jürgens, R., u. H. Pfaltz: Entzündliche Erkrankungen der Respirationsorgane bei Ratten infolge von Pantothensäuremangel. Z. Vitaminforsch. **14**, 243 (1944). — Jürgensen, E.: Bewertung von Capillarpulsbeobachtungen. Z. klin. Med. **83** (1916). — Mikrokapillarbeobachtungen und Puls der kleinsten Gefäße. Z. klin. Med. **86**, 410 (1918). — Jung u. Fell: Arteriographie, Sympathicusinfiltration und Sympathektomie bei Erfrierungsschäden. Dtsch. Z. Chir. **255**, 249 (1942). — Jungmann: Zur Klinik und Pathogenese der Streptokokkenendokarditis. Dtsch. med. Wschr. **1921**, 496.

Kaether, H., u. P. Slany: Untersuchungen über die Permeabilität der Capillaren bei Rheumatikern und therapeutische Versuche. Z. klin. Med. **137**, 702 (1940). — Kalk, H.: Zur Frage der Existenz einer histaminähnlichen Substanz beim Zustandekommen des Dermographismus. Klin. Wschr. 8, 64 (1929). — Kallós: Progress in allergy, Bd. I, II u. III. Basel u. New York: S. Karger 1939, 1949, 1952. — Kallós, P.: Calcium. Arch. int. Pharmacodyn. **65**, 249 (1941). — Katz, L. N.: Experimental atherosclerosis. Circulation **5**, 101 (1952). — Kehrer, F. A.: Die konstitutionellen Vergrößerungen umschriebener Körperabschnitte. Stuttgart: Georg Thieme 1948. — Keiding, N. R., H. F. Root and A. Marble: Importance of control of diabetes in prevention of vascular complications. J. Amer. med. Ass. **15**, 964—969 (1952). — Keil, H.: Relation between "systemic" lupus erythematosus and peculiar form of thrombocytopenie purpura. Brit. J. Derm. Syph. **49**, 221 (1937). — Keining: Europäisches Gespräch über „Angiologie im Rahmen der Gesamtmedizin", Darmstadt 11. u. 12. Nov. 1955. — Kellaway, C. H.: Snake venom. Brit. J. exp. Path. **10**, 281 (1929). — Ketron, L. W., and J. C. Bernstein: Cutaneous manifestations of periarteriitis nodosa. Arch. Derm. Syph. (Chicago) **40**, 929 (1939). — Killian, H.: Das Wesen der Kälteschäden. Schweiz. med. Wschr. **79**, 1262 (1949). — Therapie der Unterkühlung und Erfrierung. Therapiewoche **6**, 276 (1956). — Über die pathologische Physiologie der Kälteschäden und die Begründung einer rationellen Behandlung. Zbl. Chir. **69**, 1763 (1942). — Killian, H., H. Voigt, R. Hemmer u. F. Koch: Die Fieberbehandlung von Kälteschäden, zugleich ein Beitrag über die Kreislaufwirkungen des künstlichen Fiebers. Dtsch. Gesundh.-Wes. **1**, Nr 6/7 (1946). — Kimmelstiel, P., and C. Wilson: Intercapillary lesions in glomeruli of kidney. Amer. J. Path. **12**, 83 (1936). — King, R. C.: Trench-foot in peacetime England. Brit. med. J. **1958**, No 5079, 1099. — Kirby, C. K., J. E. Eckenhoff and J. P. Lovby: Use of hyaluronidase with local anesthetic agents in nerve block and infiltration anesthesia. Surgery **25**, 101 (1949). — Kistiakovsky: Erythrocyanosis cutis symmetrica; angioneurosis

endocrinopathica polyglandularis. Arch. Derm. Syph. (Chicago) **20**, 780 (1929). — KLAUS: Untersuchungen zur Klärung eines plötzlichen Todesfalles beim Wettschwimmen. Dtsch. Arch. klin. Med. **181**, 275 (1934). — KLEINMANN: Beitrag zur Lipoidchemie der granulomatösen Xanthomatose. Virchows Arch. path. Anat. **282**, 613 (1931). — KLEINSCHMIDT, H.: Der Fraenkelsche Gasbazillus im Darm des Säuglings. Klin. Wschr. **7**, 1823 (1928). — KLEMPERER, P., A. D. POLLACK and G. BAEHR: Pathology of disseminated lupus erythematosus. Arch. Path. (Chicago) **32**, 569 (1941). — KLIMA, R.: Über ein neues Behandlungsverfahren bei thrombopenischer Purpura. Klin. Wschr. **15**, 935 (1936). — KLINGMÜLLER, F., and O. DITTRICH: Über Frostschäden. Derm. Z. **49**, 1 (1926). — KLOBUSITZKY, D. v.: Gerinnungsfördernde und gerinnungshemmende Bestandteile der Schlangengifte. Klin. Med. **9**, 310 (1954). — KLÜKEN, N.: Zur Pathogenese der Akrocyanose. Derm. Wschr. **1949**, 249—255. — Zur Frage der Gefäßwirkung des Penicillins. Z. Haut- u. Geschl.-Kr. **10**, 340 (1951). — KNEPPER: Über die Lokalisierung der experimentellen allergischen Hyperergie. Virchows Arch. path. Anat. **296**, 364 (1936). — KNIGHT, G. C.: Sympathectomy in the treatment of erythrocyanosis frigida and chronic oedema of the leg. St. Bart's Hosp. Rep. **71**, 173 (1938). — KNISELY, M. H., E. H. BLOCH, T. S. ELIOT and L. WARNER: Sludged blood. Science **106**, 431 (1947). — Blood: Circulating methods and apparatus. In OTTO GLASSER, Medical Physics, vol. 2, p. 129. Chicago: Year Book Publ. 1950. — KNOBLOCH, U.: Die Kapillarresistenz bei Diabetikern. Inaug.-Diss. Leipzig 1952. — KOCH, J. H., G. C. ESCHER and J. S. LEWIS: Hormonal management of hereditary hemorrhagic telangiectasia. J. Amer. med. Ass. **149**, 1376 (1952). — KOCH, R.: Zur Ätiologie des Milzbrandes. Mitt. Kons. Ges. A. **1**, 49 (1881). — KOCH, W.: Beeinflussung der Kapillarresistenz durch Vitamin B_1-haltigen Roßkastanienextrakt. (Venostasin-Salbe.) Medizinische **1956**, Nr 9, 326. — KÖHN, K.: Zur Kenntnis der thrombotischen thrombocytopenischen Purpura. (Thrombarteriolitische Purpura.) Dtsch. med. Wschr. **80**, 573 (1955). — KÖNIGSTEIN: In JADASSOHNS Handbuch, Bd. IV/3, S. 254 u. 516. 1932. — KOHNSTAMM, O.: Demonstration in Kohnstamms Sanatorium anl. der 5. Jahresverslg der Ges. Dtsch. Nervenärzte, Frankfurt, 1911. Dtsch. Z. Nervenheilk. **43**, 447 (1911). — KOLLATH: Der Vollwert der Nahrung. Stuttgart 1950. — KOLLER, F.: Hämorrhagische Phänomene in der Dermatologie. Dermatologica (Basel) **102**, 189 (1951). — KOLLER, F., C. GASSER, G. KRÜSI and G. DE MURALT: Purpura fulminans nach Scharlach mit Faktor V-Mangel und Antithrombinüberschuß. Acta haemat. (Basel) **4**, 33 (1950). — KOLLERT, V.: Entstehungs- und Heilungsbedingungen der Retinitis nephritica. Z. klin. Med. **106**, 449 (1927). — KOLLERT, V., u. N. REZEK: Über Stryphnoninjektionen. Med. Klin. **21**, 962 (1925). — KORTING: Gynäkomastie als Urethan-Nebenwirkung bei einem Falle von Mycosis fungoides. Z. Haut- u. Geschl.-Kr. **8**, 480 (1950). — KOUBA, K.: A contribution to the treatment of acrocyanosis. Čas. Lék. čes. **93**, 1041 (1954). — KRAEMER, M.: Henochs purpura. A case with bullous skin lesions and residual scars, roentgenologic considerations. (Purpura Henoch.) Gastroenterology **9**, 608 (1947). — KRAMÁR, J.: Stress and capillary resistance (capillary fragility). Amer. J. Physiol. **175**, 69 (1953). — KRAMÁR, J., and M. SIMAY-KRAMÁR: The effect of adrenalectomy surgical trauma and ether anesthesia upon the capillary resistance of the albino rat. Endocrinology **52**, 453 (1953). — KRAMER, K., u. W. SCHULZE: Die lokale Auskühlung. Klin. Wschr. **23**, 201 (1944). — Die Kältedilatation der Hautgefäße. Pflügers Arch. ges. Physiol. **250**, 141 (1948). — KRAUSS, E.: Über Purpura. Inaug.-Diss. Heidelberg 1883. — KRAUSS, H.: Der Kapillardruck. Vergleichende Untersuchungen an Gesunden und Kranken. Samml. klin. Vortr. 1914. — KRAYER: Die akute Kreislaufwirkung des Neosalvarsans. Naunyn-Schmiedeberg's Arch. exp. Path. Pharmak. **146**, 20 (1929); **153**, 50. — KREIDBERG, M. B., W. DAMASHEK and R. LATTORRACA: Acute vascular (Schönlein-Henoch) purpura — an immunologic disease? New Engl. med. J. **253**, 1014 (1955). — KREINDLER u. ELIAS: Zur Klinik und Pathogenese der juvenilen Akrocyanose. Z. Kinderheilk. **50**, 608 (1931). — KRETSCHMER, R.: Neue Ergebnisse der Flavontherapie. Dtsch. Gesundh.-Wes. **1951**, 272—280. — KREYBERG, L.: Development of acute tissue damage due to cold. Physiol. Rev. **29**, 156 (1949). — KREYBERG, L., and O. E. HANSSEN: Necrosis of whole mouse skin in situ and survival of transplanted epithelium after freezing to —78°. Scand. J. clin. Lab. Invest. **2**, 168 (1950). — KRIEGER, A.: Die akute solitäre Magenerosion Dieulafoy mit tödlicher Massenblutung. Inaug.-Diss. Zürich 1950. — KROGH, A.: Anatomie und Physiologie der Capillaren. Springer-Verlag 1929. — KROLL, F. W., u. M. STAEMMLER: Sturge-Webersche Erkrankung. Arch. Psychiat. Nervenkr. **181**, 168 (1948). — KÜCHMEISTER, H.: Capillar- und Gewebsinnendruckmessungen zur Objektivierung der Wirkung eines Kreislauf mittels aus der Adrianolreihe. Klin. Wschr. **1952**, 944—946. — Läßt sich die Wirkung des Roßkastanienextraktes auf die Kapillarwandfunktionen objektivieren? Ärztl. Forsch. **7**, 102 (1953). — KÜCHMEISTER, H., u. ASSMANN: Zum Kapillar-Gewebeeffekt von Benzoyl-Carbinol-Derivaten. Ärztl. Forsch. **10**, 223 (1956). — KÜCHMEISTER, H., u. R. B. KRISTAL: Therapeutische Kapillarstudien bei peripheren Durchblutungsstörungen. Schweiz. med. Wschr. **86**, 880 (1956). — KÜHNAU: Verh. Ges. Stoffwechselkrankh. Wiesbaden 1934. — Schles. Ges. vaterl. Kultur 1934/II, S. 15. — KÜHNAU, J.: Zit. in K. LANG u. R. SCHOEN, Die Ernährung. Berlin-Göttingen-

Heidelberg: Springer 1952. — Rufs, H.: Über heredofamiliäre Angiomatose des Gehirns und der Retina, ihre Beziehungen zueinander und zur Angiomatose der Haut. Z. ges. Neurol., Psychiat. **113**, 651 (1928). — Kugelmass, I. N.: Vitamin P in vascular purpura. J. Amer. med. Ass. **115**, 519 (1940). — Kummer, F.: Klinische Erfahrungen und experimentelle Untersuchungen über die perorale Stryphnondarreichung. Med. Klin. **32**, 87 (1936). — Kuschinsky, G., W. Dupont u. R. Hennes: Über den Einfluß des Rutins auf die Permeabilität der Gefäße. Naunyn-Schmiedeberg's Arch. exp. Path. Pharmak. **207**, 138 (1949). — Kushlan, S. D.: III. Hereditary hemorrhagic telangiectasia. Occurrence in the negro. Relation to blood group. Effects of rutin and dicumarol therapy. Angiology **4**, 346 (1953). — Kutzim, H., u. A. Lützenkirchen: Behandlung einer Purpura Schoenlein-Henoch mit Cortison. Med. Klin. **49**, 298 (1954).

Lacheta, H.: Diabetes und Schwangerschaft. Inaug.-Diss. Würzburg 1956. — Laewen, A.: Untersuchungen über Durchblutung des Fußes bei Frontsoldaten usw. Dtsch. Mil.arzt **7**, 479 (1942). — Lambie and Morson: Acrocyanosis. J. Aust. **2**, 1070 (1937). — Lampen, H.: Akute Nephritis als Komplikation der anaphylaktoiden Purpura Schönlein-Henoch. Medizinische **1954**, Nr 48, 1604. — Landau, J., and E. Davis: Capillary skinning and high capillary blood pressure in hypertension. Lancet **1957**, 1327. — Landau, J., E. Nelken and E. Davis: Hereditary haemorrhagic telangiectasia with retinal and conjunctival lesions. Lancet **1956**, 230. — Landes, G.: Über den Status dysvascularis. Med. Klin. **1947**, 581—583. Lang, K., H. W. A. Schöttler, F. Schütte, H. Schwiegk u. U. Westphal: Der Gewebsstoffwechsel bei örtlicher Erfrierung. Klin. Wschr. **22**, 444, 653 (1943). — Lange, F.: Durchblutungsstörungen der Gliederspitzen. Münch. med. Wschr. **1937**, 121. — Lange, K., and L. J. Boyd: The functional pathology of experimental frostbite and the prevention of subsequent gangrene. Surg. Gynec. Obstet. **80**, 364 (1945). — Lange, K., L. J. Boyd and D. Weiner: Prerequisites of successful heparinization to prevent gangrene after frostbite. Proc. Soc. exp. Biol. (N.Y.) **74**, 1 (1950). — Lange, K., D. Weiner and L. J. Boyd: Frostbite. Physiology, pathology and therapy. New Engl. J. Med. **237**, 383 (1947). — The functional pathology of experimental immersion foot. Amer. Heart J. **35**, 238 (1948). — Langen, C. D. de: Kapillarfunktion und Histamin. Schweiz. med. Wschr. **1951**, 35—37. — Über hormonale vasoaktive Wirkungen. In Bartelheimer u. Küchmeister, Kapillaren und Interstitium, S. 91. Stuttgart: Georg Thieme 1955. — Larsson: The vasoconstrictor tone of the cutaneous arterioles in acroasphyxia, hypertension and in the cold pressor test. Acta med. scand. **130**, Suppl. 206, 146 (1948). — Last, M. R., and E. R. Loen: Effect of antihistamine drugs on increased capillary fermeability following intradermal injections of histamine, horse serum and other agents in rabbits. J. Pharmacol. exp. Ther. **89**, 81—91 (1947). — Laszlo, M. H., A. Alvarez and N. F. Feldman: The association of thrombotic thrombocytopenic purpura and disseminated lupus erythematosus. Ann. intern. Med. **42**, 1308 (1955). — Laub (1906): Zit. nach Kollert u. Rezek 1925. Wien. med. Wschr. **19** (1906). — Lawson and Reid: J. Amer. chem. Soc. **47**, 2821 (1925). — Lechler, A.: Das Rätsel von Konnersreuth im Lichte eines neuen Falles von Stigmatisation. Elberfeld: Licht und Leben-Verlag, Buchhandlung der Evangelischen Gesellschaft für Deutschland 1933. — Le Compte: Vascular lesions in diabetes mellitus. J. chron. Dis. **2**, 178 (1955). — Lee, R. E., and N. Z. Lee: The peripheral vascular system and its reaction-in scurvy. An experimental study. Amer. J. Physiol. **149**, 465 (1947). — Leede: Zur Beurteilung des Rumpel-Leedeschen Scharlachphänomens. Münch. med. Wschr. **1911 II**, 293. — Legg, W.: A case of haemophilia complicated with multiple naevi. Lancet **1876**, 856. — Lehndorff, H.: Blutungskrankheiten. Wien u. Berlin: Springer 1935. — Lehner, E.: Kälteurticaria. Klin. Wschr. **8**, 306 (1929). — Leiner u. Spieler: Über disseminierte Hauttuberkulosen im Kindesalter. Ergebn. inn. Med. Kinderheilk. **7**, 59 (1911). — Lembeck, F.: 5-Hydroxytryptamine in a carcinoid tumour. Nature (Lond.) **172**, 910 (1953). — Lempke, R. E., and H. B. Shumacker jr.: Studies in experimental frostbite. VII. An inquiry into the mode of action of rapid thawing in immediate treatment. Angiology **2**, 270 (1951). — Lempke, R. E., H. B. Shumacker, K. Lange and L. J. Boyd: Functional pathology of experimental frostbite. Surg. Gynec. Obstet. 346 (1946). — Lennox, B., u. J. V. Dacie: Unveröffentlichte Demonstration vor dem Internat. Kongr. der klinischen Pathologie in London, Juli 1951. Zit. nach Symmers 1953. — Lenstrup, J.: Hyaluronidase in subcutaneous infusion of fluid. Acta pharmacol. (Kbh.) **7**, 143 (1951). — Lerner, A. B., and C. J. Watson: Studies of cryoglobulins; unusual purpura associated with presence of high concentration of cryoglobulin (cold precipitable serum globulin). Amer. J. med. Sci. **214**, 410 (1947). — Leschke, E., u. E. Wittkower: Die Werlhofsche Blutfleckenkrankheit (thrombopenische Purpura). Ein Beitrag zur Pathologie der Blutplättchen und Capillaren und zur Pathogenese der hämorrhagischen Diathese. Z. klin. Med. **102**, 649 (1926). — Letterer: Acta allerg. (Kbh.) Suppl. **3**, 79 (1953). — Levitan, B. A.: The biochemistry and clinical application of vitamin P. New Engl. J. Med. **241**, 780 (1949). — Lewis, R. B.: The wellcome prize essay for 1951. Local cold injury-frostbite. Milit. Surg. **110**, 25 (1952). — Lewis, Th.: Blood vessels of the human

skin and their responses. London: Shaw and Sons 1927. — Blutgefäße der menschlichen Haut und ihr Verhalten gegen Reize. Übersetzt von E. Schilf, Berlin 1928. — Observations upon the reactions of the vessels of the human skin to cold. Heart **15**, 177 (1929). — Clinical observations and experiments relating to burning pain in the extremities, and so-called "Erythromelalgia" in particular. Clin. Sci. **1**, 175 (1933). — Gefäßstörungen der Gliedmaßen. Eine Darstellung für praktische Ärzte und Studierende. Übersetzt von Hess, Leipzig, 1938. — Observations on some normal and injurious effects of cold upon the skin and underlying tissues. I. Reaction to cold and injury of normal skin. II. Chilblains and allied conditions. (Home Lecture.) Brit. med. J. **1941**, 795, 837. — Lewis, Th., and E. M. Landis: Observations upon the vascular mechanism in acrocyanosis. Heart **15**, 229 (1930). — Lewis, Th., and H. M. Marvin: Observations relating to vasodilatation arising from antidromic impulses, to herpes zoster and trophic effects. Heart **14**, 27 (1927). — Lewis, Th., and Y. Zotterman: Vascular reactions of the skin to injury. Part VI. Some effects of ultra-violet light. Heart **13**, 203 (1926). — Libman, E., and R. Ottenberg: Hereditary hemoptysis. J. Amer. med. Ass. **81**, 2030 (1923). — Lichtwitz: Kurzes Handbuch der Ophthalmologie, Bd. VII. Berlin: Springer 1932. — Liebegott, G.: Pathologie des Penicillinschadens des Zentralnervensystems. Beitr. path. Anat. **115**, 216 (1955). — Liebermann, A.: Calcium. Arch. int. Pharmacodyn. **52**, 214 (1936). — Linke: Vergleichende Untersuchungen über die Wirkung von Dicumarol und Tromexan auf den Prothrombingehalt des Blutes, die Kapillarresistenz und die Kapillarpermabilität. Dtsch. med. Wschr. **77**, 775 (1952). — Linzbach: Briefliche Mitteilung an Bürger. Zit. nach M. Bürger, Angiopathia diabetica, 1954. — Litten: Über die maligne, nicht septische Form der Endocarditis rheumatica. Berl. klin. Wschr. **1899**, Nr 28. — Die Endocarditis und ihre Beziehungen zu anderen Krankheiten. Congr. für Internat. Medicin 1900. — Über Endocarditis. Dtsch. med. Wschr. **1902**, 21. — Löffler u. Schütz: Ref. Dtsch. med. Wschr. **9**, 766 (1883). — Löhe: Toxikologische Betrachtungen über Thorium X bei Mensch und Tier. Virchows Arch. path. Anat. **209**, 156. — Loos, H. O.: Histamin als Gewebsgift bei Erfrierungen. Derm. Wschr. **1939 II**, 1017. — Erkennung und Behandlung der Erfrierungen. Zbl. Chir. **68**, 449 (1941). — Zur Klinik und Therapie örtlicher Erfrierungen. Münch. med. Wschr. **1943**, 155. — Lorenz, W.: Zur Kenntnis der hämorrhagischen Diathesen im höheren Alter. Med. Klin. **37**, 274 (1941). — Lubarsch, O.: Zur Kenntnis ungewöhnlicher Amyoidablagerungen. Virchows Arch. path. Anat. **271**, 867 (1929). — Luca, G. de: Acrocianosi cronica e morbo di Raynaud; caso clinico. Rass. int. Clin. Ter. **30**, 206 (1950). — Lüdi u. Driesen: Die Behandlung der akuten Zirkulationsstörungen bei Erfrierungen. Helv. chir. Acta **21**, 460 (1954). — Lüscher, E., A. Labhart u. E. Uehlinger: Blutgerinnungsstörungen durch körpereigene Anticoagulantien. Vortr. gehalten auf der Tagg Schweiz. Hämatol. Ges., Lugano, 1949. — Luke, C. J.: Arterial injuries. Treatm. Serv. Bull. (Ottawa) **5**, 187 (1950). — Lukes, R. J.: The pathology of thirty-nine fatal cases of epidemic hemorrhagic fever. Amer. J. Med. **16**, 639 (1954). — Lundboek, K.: Diabetic angiopathy. Lancet **1954**, 377. — Diabetische Angiopathie. Schweiz. med. Wschr. **84**, 538 (1954. — I. Das spätdiabetische Syndrom — Angiopathia diabetica. Ergebn. inn. Med. Kinderheilk., N. F. **8**, 1 (1957). — Luyet, B. J., and T. M. Gehenio: Life and death at low temperature. Biodynamica (1940). — Lynen, F.: Über die Atmung tierischer Gewebe nach dem Einfrieren in flüssiger Luft. Hoppe Seylers Z. physiol. Chem. **264**, 146. — Lynn, R. B., and P. Martin: Lack of return of vascular tone in the feet after sympathectomy. Lancet **1950 I**, 1108—1109. — Lyon: The capillary syndrome in viral diseases. Cardiologia (Basel) **24**, 143 (1954).

Macher: Über die Wirkung des Cortison auf die kleinen Gefäße der Rattenhaut. Klin. Wschr. **34**, 391 (1956). — Mackenzie (1892): Zit. nach Bajardi, Communicazione gia fatta il 14. Aprile. Al Congresso di oculista i Palermo. Zit. nach O. Müller 1939. — Majocchi, D.: Malatte venere e delle pelle **31** (1896). — Dtsch. Arch. Derm. **43**, 44 (1908). — March: The diffuse vascular lesion of so-called "thrombotic thrombocytopènic purpura". Circulation **10**, 43 (1954). — Markoff, N. G.: Lungen- und Magen-Darmblutungen bei Rendu-Weber-Oslerscher Krankheit. Klin. Wschr. **22**, 15 (1943). — Marmier, C., u. W. H. Hitzig: Multiple arteriovenöse Lungenaneurysmen bei Morbus Osler. Radiol. clin. (Basel) **19**, 333 (1950). — Martini, G. A.: Über Gefäßveränderungen der Haut bei Leberkranken. Z. klin. Med. **153**, 470 (1955). — Martini, G. A., u. J. E. Hagemann: Über Fingernagelveränderungen bei Lebercirrhose als Folge veränderter peripherer Durchblutung. Klin. Wschr. **34**, 25 (1956). — Martorell, F.: Los accidentes vasculares de la poliglobulia. Angiología **4**, 68—71 (1952). — Martorell, F., y A. Martorell: Sindrome eritromelálgico en una enferma hipertensa curado répidamente con la nueva droga adrenalitica 688-A. Angiología **5**, 120 (1953). — Marty, J., M. Roux, C. Lagarde, J. J. Nicolas et Mollaret: Hémosidérose pulmonaire idiopathique. Presse méd. **65**, 1959 (1957). — Marx, H., u. H. Bayerle: Das Blutgerinnungssystem beim experimentellen Skorbut. Biochem. Z. **319**, 47 (1948). — Matis, P., J. Scheele u. S. Dortenmann: Beitrag zur Wirkungsweise und Anwendung des Venostasin (Roßkastanienextrakt mit Vitamin B 1) unter besonderer Berücksichtigung seiner membran-

abdichtenden und durchblutungsfördernden Wirkung. Medizinische **1953**, Nr 21, 223. — Matsuoka: Über die Haemophilia spontanea. Dtsch. Z. Chir. **102**, 364 (1909). — Matthews: Vascular disease in diabetes mellitus. Lancet **1954**, 573. — Matzel, W.: Idiopathische Lungenhämosiderose bei einer Erwachsenen. Dtsch. med. Wschr. **82**, 2194 (1957). — May, E., and P. Hillemand: Erythromelalgia; étude de la pathologie du sympathique. Ann. Méd. **16**, 51 (1924). — McClure, W. W.: Plethysmographic studies in epidemic hemorrhagic fever. Preliminary observations. Amer. J. Med. **16**, 664 (1954). — McCulloch, C., and T. J. Pashby: The significance of conjunctival aneurysms in diabetics. Brit. J. Ophthal. **34**, 495 (1950). — McGovern, T., and I. S. Wright: Pernio: A vascular disease. Amer. Heart J. **22**, 583 (1941). — McIntosh, R.: Infantile scurvy. In Brenneman, Practice of pediatrics, Cap. 35. Hagertown, Med.: Prior & Co. 1948. — McMillan, R. R., and J. C. Inglis: Scurvy: A survey of 53 cases. Brit. med. J. **1944 II**, 233. — Meacham, G. C., J. L. Orbison, R. W. Heinle, H. J. Steele and J. A. Schaefer: Thrombotic thrombocytopenic purpura, a disseminated disease of arterioles. Blood **6**, 706—719 (1951). — Mechelke: Orthostatische Kreislaufänderungen bei Personen mit nervösen Herz- und Kreislaufstörungen. Z. klin. Med. **150**, 551 (1953). — Über orthostatische Kreislaufstörungen. Therapiewoche **4**, 149 (1954). — Meessen, H.: Experimentelle Untersuchungen zum Kollapsproblem. Beitr. path. Anat. **102**, 191 (1939). — Memmesheimer, A. M.: Zur Pathogenese der sogenannten essentiellen Teleangiektasien. Derm. Z. **53**, 399 (1928). — Mendlowitz, M., E. B. Grossman and S. Alpert: Decreased hallucal circulation, an early manifestation of vascular disease in diabetes mellitus. Amer. J. Med. **15**, 316 (1953). — Merlen, J. F.: La part des lésions capillaires dans l'installation des troubles circulatoires périphériques. Echo méd. Nord **27**, 100 (1956). — Merlen, J. F., H. Chevat and J. P. Cachera: Acrocyanose et capillaro pléthysmogramme. Bull. Soc. franç. Phlébol. **7**, 9 (1954). — Mertens, H. G., u. H. Windus: Über Spätfolgen nach Erfrierungen. Z. ges. inn. Med. **7**, 891 (1952). — Messerschmitt, J., P. Bernasconi, G. Legeais and J. Videau: Angiomatose hémorragique familiale. (Maladie de Rendu-Osler.) Algérie méd. **57**, 55 (1953). — Metz, M. H.: Erythromelalgia treated with posterior pituitary extract: report of a case. Circulation **1**, 684 (1950). — Metzger, M., u. H. W. Spier: Ulcus cruris und Eiweißpermeabilität der Gefäße. Dtsch. med. Wschr. **78**, 1068 (1953). — Meyer u. Linzbach: Briefliche Mitteilungen. Zit. nach Bürger 1954. — Meyer, G.: Lehrbuch der Pharmakologie. 1921. — Meyer, H. H.: Über die Wirkung des Kalkes. Münch. med. Wschr. **57**, 2277 (1910). — Meyer, P.: Untersuchungen über den kolloidosmotischen Druck des Blutes. I. Ödem und Ödemausschwemmung. Z. klin. Med. **115**, 647 (1931). — Meyer-Brodnitz u. Wollheim: Kapillarfunktionsstörungen als Berufskrankheit durch Schuhanklopfmaschinen. Zbl. Gew.-Hyg. **6**, 270 (1929). — Michael, M., u. W. Buschke: Beobachtungen an den Hautcapillaren bei Basedowkranken. Z. klin. Med. **122**, 83 (1932). — Miescher, G.: Über essentielle Teleangiektasien nebst einigen Bemerkungen zur Pathogenese der Teleangiektasien. Arch. Derm. Syph. (Berlin) **127**, 791 (1919). — Mills, S. D.: Purpuric manifestations occurring in measles in childhood. J. Pediat. **36**, 35 (1950). — Mitchell, S. W.: Clinical lecture on certain painful affections of the feet. Philad. med. Times **3**, 81, 113 (1872). — On a rare vasomotor neurosis of the extremities, and on the maladies with which it may be confounded. Amer. J. med. Sci. **76**, 2 (1878). — Mohnike, G.: Das Gefäßleiden des Zuckerkranken. Ärztl. Prax. **10**, 735 (1958). — Moll, H.: Die pathologisch-anatomischen und chemischen Veränderungen beim lokalen Kälteschaden. Inaug.-Diss. Bonn 1948. — Møller, K. O.: Pharmakologie. Basel: Benno Schwabe & Co. 1953. — Montgomery, H., P. A. O'Leary and N. W. Barker: Nodular vascular diseases of the legs: Erythema induratum and allied conditions. J. Amer. med. Ass. **128**, 335 (1945). — Monto, R. W., D. W. Bales and M. J. Brennan: Hereditary capillary fragility. J. Mich. med. Soc. **52**, 62, 109 (1953). — Moog: Hautfunktionsprüfungen. Jena: Gustav Fischer 1927. — Moon, V. H.: Circulatory failure of capillary origin. J. Amer. med. Ass. **114**, 1312 (1940). — Shock. Its dynamics, occurrence and management. London: Kimpton 1942. — Morawitz: Physiologie der hämorrhagischen Diathese. In Handbuch der normalen und pathologischen Physiologie, Bd. 6/1, S. 412. 1928. — Moschcowitz, E.: Proc. path. Soc. Philad. **24**, 21 (1924). — An acute pleiochromic anemia with hyaline thrombosis of the terminal arterioles and capillaries: an undescribed disease. Arch. intern. Med. **36**, 89 (1925). — The association of capillary sclerosis with arteriosclerosis and phlebosclerosis; its pathogenesis and clinical significance. Ann. intern. Med. **30**, 1156 (1949). — Moursund, M. P., and V. R. Hirschmann: Telangiectasia macularis eruptiva perstans; review of the literature, report of a case and discussion of the etiology and pathology of generalized telangiectasia. A.M.A. Arch. Derm. Syph. **63**, 232 (1951). — Moyer, J. H., and A. J. Ackerman: Hereditary hemorrhagie teleangiectases associated with pulmonary arteriovenous fistula in 2 members of a family. Ann. intern. Med. **29**, 775 (1948). — Mraček: Die Syphilis des Herzens bei erworbener und ererbter Lues. Arch. Derm. Syph. (Berl.) (1893). — Mühlberg: Beitrag zur Lehre von den erworbenen essentiellen Teleangiektasien. Inaug.-Diss. Zürich 1918. Zit. nach Wertheim in Jadassohns Handbuch für Haut- und Geschlechtskrankheiten, Bd. XII/2. Berlin 1932. —

MÜLLER: Aussprache zu HIRSCH, Nierenentzündungen im Felde. Kongr.-Zbl. inn. Med. 374 (1916). — MÜLLER, O.: Die Kapillaren der menschlichen Körperoberfläche in gesunden und kranken Tagen. Stuttgart 1922. — Die feinsten Blutgefäße des Menschen in gesunden und kranken Tagen, Bd. 1. Stuttgart: Ferdinand Enke 1937. — Zur speziellen Pathologie des feinsten Gefäßabschnittes beim Menschen. Stuttgart: Ferdinand Enke 1939. — MÜLLER, W.: Grenzstrangausschaltungen zur Behandlung der Erythromelalgie. (Bericht über 1 Fall.) Z. Haut- u. Geschl.-Kr. **3**, 350 (1947). — MUFSON, I.: Clinical observations in erythromelalgia and a method for its symptomatic relief. Amer. Heart J. **13**, 483 (1937). — MUIRHEAD, E. E., G. CRASS and J. M. HILL: Diffuse platelet thromboses with thrombocytopenia and hemolytic anemia (thrombotic thrombocytopenie purpura). Amer. J. clin. Path. **18**, 523 (1948). — MULZER u. HABERMANN: Adalinexanthem unter dem Bilde der Pupura Majocchii. Z. ges. Neurol. Psychiat. **128**, 374 (1930). — MUNTSCH, O.: Leitfaden der Pathologie und Therapie der Kampfstofferkrankungen. Leipzig: Georg Thieme 1941. — MUSCHAWECK, R.: Über die Wirkung von Rutin, Methylorutinen und Rutinestern auf die Permeabilität der Hautcapillaren bei der Ratte. Naunyn-Schmiedeberg's Arch. exp. Path. Pharmak. **209**, 279 (1950). — MYLIUS, K.: Diabetische Augenerkrankungen und ihre Behandlung. Klin. Mbl. Augenheilk. **98**, 377 (1937). — MYRGARD, A.: Über die Capillarresistenz und die Quaddelprobe bei Scharlach. Upsala Läk.-Fören. Förh., N.F. **37**, 417 (1932).

NAEGELI, O.: Zbl. path. Anat. (1897). Zit. nach O. NAEGELI, Blutkrankheiten und Blutdiagnostik. Berlin 1931. — Wenig bekannte Prodrome der progressiven diffusen Sklerodermie. (Eruptive Teleangiektasien, herdförmige und diffuse Pigmentierungen. Urtikarielles Erythem. Schweiz. med. Wschr. **65**, 982 (1935). — NÄGELSBACH: Thrombose und Spätgangrän nach Erfrierung. Münch. med. Wschr. **1919**, 353. — Die Entstehung der Kältegangrän. Dtsch. Z. Chir. **160**, 205 (1920). — NANCEKIEVILL, L.: Acute idiopathic pulmonary haemosiderosis. Brit. med. J. **1**, 431 (1949). — NAUWERCK, C.: Gastritis ulcerosa chronica. Münch. med. Wschr. **44**, 955, 987 (1897). — NEUMANN, W., u. E. HABERMANN: Änderung der Gewebspermeabilität durch tierische Gifte. Pharmacol. Rev. (im Druck). — NEUSSER: Kohlensäuregasbehandlungen bei Erfrierungen. Arch. phys. Ther. (Lpz.) **7**, 134 (1955). — NEVE, J. DE: Osler-Rendu's disease or hereditary haemorrhagic angiomatosis. Brux.-méd. **34**, 965 (1954). — NEVERMANN, H.: Wie wirkt der Aderlaß bei Eklampsie. Zbl. Gynäk. **45**, 609 (1921). — NITSCH, K.: Untersuchungen zur vegetativen Regulation der Capillarpermeabilität. Mschr. Kinderheilk. **98**, 194 (1950). — NOGRETTE, P.: Anévrysmes artério-veineux pulmonaires. Presse méd. **1953**, 25—26. — NOORDEN, v.: Die Zuckerkrankheit und ihre Behandlung, 6. Aufl., S. 181. Berlin: August Hirschwald 1912. — NOORDEN, C. v.: Beiträge zur Pathologie des Asthma bronchiale. Z. klin. Med. **20**, 98 (1892). — NOORDEN, K. v.: Chlorosis, Nothnagels Encyclopedia of practical medicine, diseases of the blood, translated by Alfred Stengel, p. 339. Philadelphia: W. B. Saunders Company 1905. — NOORDEN, W. v.: Die neuere Frostbeulen-Behandlung. Münch. med. Wschr. **75**, 691 (1928). — NORDMANN: Kreislaufstörungen und pathologische Histologie. Dresden: Theodor Steinkopff 1933. — Briefliche Mitteilung vom 17. 1. 1953. Zit. nach M. BÜRGER 1954. — NORDMANN, M.: Die pathologische Anatomie der Kapillaren. In BARTELHEIMER u. KÜCHMEISTER, Kapillaren und Interstitium, S. 41. Stuttgart: Georg Thieme 1955. — NORMAN, J. L., and E. ALLEN: The vascular complications of polycythemia. Amer. Heart J. **13**, 257 (1937). — NOTHNAGEL, H.: Zur Lehre von den vasomotorischen Neurosen. Dtsch. Arch. klin. Med. **2**, 173 (1866). — NUTI, F., u. U. BATTISTA: Widerstandsfähigkeit der Kapillaren und Insulin. Rass. int. Chir. **22**, 451 (1941). Ref. Z. Kreisl.-Forsch. **34**, 70 (1942).

OEHMEL: Aktuelle Skorbutfragen. Arch. Verdau.-Kr. **51**, 281 (1932). — OEHNELL, H.: Zbl. Hals-, Nas.- u. Ohrenheilk. **39**, 440 (1950). — OGURA, J. H., and B. H. SENURIA: Epistaxis. Laryngoscope (St. Louis) **59**, **743** (1949). — OHNSORGE: Über einen vasomotorisch-psychischen Symptomenkomplex. Z. ges. Neurol. Psychiat. **167**, 180 (1939). — O'KANE, G. H.: Hereditary multiple telangiectasies with epistaxis. J. Amer. med. Ass. **111**, 242 (1938). — OLLINGER, P.: Ist die Tanninbehandlung bei Verbrennungen schädlich. Chirurg 629 (1947). — ORBISON, J. L.: Morphology of thrombotic thrombocytopenic purpura with demonstration on aneurysms. Amer. J. Path. **28**, 129 (1952). — ORR, K. D., and D. C. FAINER: Cold injuries in Korea during winter of 1950/51. Medicine (Baltimore) **31**, 177 (1952). — OSLER, W.: On a family of recurring epistaxis, associated with multiple telangiectases of the skin and mucous membranes. Bull. Johns Hopk. Hosp. **12**, 333 (1901). — On multiple hereditary telangiectases with recurring haemorrhages. Quart. J. Med. **1**, 53 (1907). — OTTO, H.: Die Bedeutung des Nüchternblutzuckers für die Beurteilung der diabetischen Stoffwechsellage. Dtsch. med. Wschr. **76**, 1297 (1951). — OVERHOLT, E. L.: Hereditary hemorrhagic teleangiectasia in three families. Arch. intern. Med. **99**, 301 (1957).

PÄSSLER: Die Behandlung von Frostschäden. Zbl. Chir. 1596 (1943). — PAGE, I. H.: Influence of the liver on vascular reactivity. Amer. J. Physiol. **160**, 421 (1950). — PAGEL, W.: Acronecrosis due to fibrin thrombi and endothelial cell thrombi. Amer. J. med. Sci. **218**, 425 (1949). — PAGNIEZ, P., A. PLICHET et C. RENDU: Contribution à la connaissance de

la maladie de Rendu-Osler (angiomatose hémorragique) à propos de deux cas anormaux. Bull. Acad. Méd. (Paris) **115**, 742 (1936). — PAMIR, Z. H.: Ein Fall von Morbus Osler. Teleangiectasia hereditaria haemorrhagica. Istanbul Univ. Tip Fak. Mec. **15**, 667 mit dtsch. u. engl. Zus.fass. (1952). [Türkisch.] — PANSINI, R.: Su alcuni particolari compartamenti del letto arteriolo-capillare nei quadri morbosi a sfondo tossico. Folia cardiol. (Milano) **8**, 177 (1949). — PAPPENHEIMER: Passage of molecules through capillary walls. Physiol. Rev. **33**, 387 (1953). — PARADE, G. W.: Die Bedeutung des Nebennierenrindenhormons für die körperliche Leistungsfähigkeit. Z. klin. Med. **137**, 25 (1940). — PARR, F.: Zur Beeinflussung und Deutung des orthostatischen Symptomenkomplexes. Z. klin. Med. **147**, 203 (1950). — PARR, F., u. T. WILLE: Zur Klinik und Diagnostik der orthostatischen Kreislaufstörungen. Klin. Wschr. **29**, 506 (1951). — PARRISIUS: Kapillarstudien bei Vasoneurosen. Dtsch. Z. Nervenheilk. **72**, 310 (1921). — PATRASSI e JONA: Riv. Clin. med. **37**, 166, 193 (1936). — PAWLOWSKI, E. N.: Gifttiere und ihre Giftigkeit. Jena 1927. — PEACOCK, T. B.: Malformations of the human heart, edit. 2. London: Churchill & Sons 1866. — PECK, S. M., and N. ROSENTHAL: Effect of moccasin snake venom ancistrodon. Piscivorus in hemorrhagic conditions. J. Amer. med. Ass. **104**, 1066 (1935). — PECK, S. M., N. ROSENTHAL and A. E. LOWELL: The value of the prognostic venom reaction in thrombocytopenic purpura. J. Amer. med. Ass. **106**, 1783 (1936). — PECK, S. M., and H. SOBOTKA: Production of a refractory state as concerns the Shwartzman phenomenon by the injection of venom of the Moccasin snake (Ancistroden Piscivorus). J. exp. Biol. Med. **54**, 407 (1931). — PEIN, H. v.: IX. Die physikalisch-chemischen Grundlagen der Ödementstehung. Ergebn. inn. Med. **56**, 461 (1939). PENA REGIDOR, P. DE LA, F. CAVERO y F. SEGARRA: Comportamiento de la papula histaminica frente a la rutina. Rev. Clín. esp. **37**, 118 (1950). — PENDERGRASS, E. P., E. L. LAME and H. W. OSTRUM: Hemosiderosis of lung due to mitral disease; report of 6 cases simulating pneumoconiosis. Amer. J. Roentgenol. **61**, 443 (1949). — PERRETTA, A., R. MURATORIO-POSSE and J. DUMAS: Observations on 4 cases of Rendu-Osler-Weber's disease. Angiología **6**, 65 (1954). — A propósito de 4 observaciones clínicas de enfermedad de Rendu-Osler-Weber. Angiología **6**, 65 (1954). — PERUTZ, A.: Über eine eigenartige Lokalisation von Frostschäden. Derm. Wschr. **88**, 709 (1929). — PETERS, G.: Über die Pathologie der Salvarsanschäden des Zentralnervensystems. Beitr. path. Anat. **110**, 371 (1949). — PFAUNDLER, M. v.: Pathologie des Blutes und der Blutungsbereitschaft. In E. FEER, Lehrbuch der Kinderheilkunde, S. 133. Jena: Gustav Fischer 1942. — PFEIFFER, H.: Über den schützenden und heilenden Einfluß des Wärmekastens auf Eiweißzerfallsvergiftungen und verwandte Zustände. Z. ges. exp. Med. **29**, 46 (1922). — PHISALIX, M.: Animaux venimeux et venins. Paris 1922. — PICHA, E., A. ROCKENSCHAUB u. K. WEGHAUPT: Beitrag zur hämostatischen Behandlung in der operativen und konservativen Gynäkologie. Wien. med. Wschr. **107**, 74 (1957). — PICK, L.: Histologische und histologisch-bakteriologische Befunde beim petechialen Exanthem der epidemischen Genickstarre. Dtsch. med. Wschr. **1916**, 994. — PIERQUIN, J., G. RICHARD et B. PIERQUIN: La radiothérapie dans le traitement de l'angiomatose hemorragique familiale; maladie de Rendu-Osler. Presse méd. **59**, 733 (1951). — PINCUS, G., and D. W. MARTIN: Liver damage and estrogen inactivation. Endocrinology **27**, 838 (1940). — PINES, N. A.: A clinical study of diabetic retinal angiopathy. Brit. J. Ophthal. **34**, 303 (1950). — PIOTROWSKI, G.: Studien über den peripherischen Gefäßmechanismus. Pflügers Arch. ges. Physiol. **55**, 240 (1894). — PIPKORN, UDO: Zur Genese der symptomatischen Erythromelalgie. Acta med. scand. **135**, 77 (1949). — PIRAINO, A. F., and O. OBERLIN: Schönlein-Henoch syndrome. With report of a case. Ann. Allergy **11**, 332 (1953). — PIRTKIEN, R., u. H. KÜCHMEISTER: Capillaroskopie und Capillardruck nach percutaner Applikation von Hormonen. Z. ges. exp. Med. **124**, 1 (1954). — PORSTMANN: Die Kapillarresistenz als meßbare Größe des diabetischen Gefäßschadens. Dtsch. Z. Verdau.- u. Stoffwechselkr. **14**. Zit. nach BÜRGER 1954, S. 43. — PORSTMANN u. WIESE: Augenärztliche Erfahrungen bei 730 Diabetikern in Zusammenarbeit mit der Med. Univ.-Klinik (Diabetesambulanz) in Leipzig. Nach einem Vortrag zur Ophthalmologen-Tagg Halle 1953. — PRAŠIL, K.: Arteriovenous pulmonary aneurysm in Rendu-Osler's disease, clinical diagnosis. Čas. Lék. čes. **89**, 838 (1950). — PRÉVOT, R.: Biologie des maladies dues aux anaérobes. Collection du l'Insitut Pasteur. Paris: Flammaroon 1955. — PRÖSCHER, H.: Eine ungewöhnliche akute Durchblutungsstörung. Zbl. Chir. **77**, 762 (1952). — PROPST, A.: Morphologie und Pathogenese der essentiellen Lungenhämosiderose. Virchows Arch. path. Anat. **326**, 633 (1955).

QUINTANILLA, R., F. H. KRUSEN and H. E. ESSEX: Studies on frostbite with special reference to treatment and the effect on minute blood vessels. Amer. J. Physiol. **149**, 149 (1947). — QUIROZ, J. A., H. VILLARREAL, C. HERNANDEZ ESQUIVEL and A. SAUTER: Complicaciones vasculares de la diabetes. Relación de las alteraciones de la retina con otras complicaciones vasculares. Valor pronóstico de la retinosis diabética. Rev. invest. Clín. **4**, 375 (1953).

RANDERATH, E.: Zur Frage der intercapillären (diabetischen) Glomerulosklerose. Virchows Arch. path. Anat. **323**, 483 (1953). — RATSCHOW, M.: Grundlagen zur Therapie der

peripheren Durchblutungsstörungen. Dtsch. Gesundh.-Wes. **1950**, 1533—1541. — Die peripheren Durchblutungsstörungen. Dresden u. Leipzig: Theodor Steinkopff 1953. — Fragekasten. Münch. med. Wschr. **96**, 351 (1954). — Die peripheren Durchblutungsstörungen. Dresden u. Leipzig: Theodor Steinkopff 1953. — RAYER, M.: Traité des maladies de la peau. Paris 1827. Zit. nach G. A. MARTINI: Über Gefäßveränderungen der Haut bei Leberkranken. Z. klin. Med. **153**, 470 (1955). — REDISCH, W.: Neue Beobachtungen mit dem Capillarmikroskop. Klin. Wschr. **3**, 2235 (1924). — REDISCH, W., and O. BRANDMAN: The use of vasodilator drugs in chronic trench foot. Angiology **1**, 312 (1950). — REDISCH, W., O. BRANDMAN and S. RAINONE: Chronic trench foot: a study of 100 cases. Ann. intern. Med. **34**, 1163 (1951). — REDISCH, W., C. T. TEXTER jr., R. M. HOWARD, P. H. STILLMAN and J. M. STEELE: The action of SKF 688 A (phenoxyethyl derivative of dibenamine) upon certain functions of the sympathetic nervous system in man. Circulation **6**, 352 (1952). — REHBERG, P. B., u. E. B. CARRIER: Concerning the reaction of the human skin capillaries to venous blood. Skand. Arch. Physiol. **42**, 250 (1922). — RENDU, M.: Epistaxis repétées chez un sujet porteur de petits angiomes cutanés et muqueux. Bull. Soc. méd. Hôp. Paris **13**, 731 (1896). — RENSHAW, R. J. F.: Multiple hemorrhagic telangiectasis with special reference to gastroscopic appearance. Cleveland Clin. Quart. **6**, 226 (1939). — REVILL and McWILSON: Thrombotic microangiopathy. Brit. med. J. **1954**, No 4879, 81—82. — REZNIKOFF, P., N. C. FOOT and J. M. BETHEA: Etiologic and pathologic factors in polycythemia vera. Amer. J. med. Sci. **189**, 753 (1935). — RIBBERT-HAMPERL: Lehrbuch der allgemeinen Pathologie, 13. Aufl. Berlin: F. C. Vogel 1940. — RICH, A. R.: Condition of the capillaries in histamine shock. J. exp. Med. **33**, 287 (1921). — RICHTER, K., u. W. ALBRICH: Über den Einfluß der weiblichen Sexualhormone auf die Permeabilität. Wien. klin. Wschr. **1952**, 177—179. — RICKER, G., u. W. KNAPE: Mikroskopische Beobachtungen am lebenden Tier über die Wirkung des Salvarsans und des Neosalvarsans auf die Blutströmung. Med. Klin. **8**, 1275 (1912). — RICKER, S., u. REGENDANZ: Beiträge zur Kenntnis der örtlichen Kreislaufstörungen. Virchows Arch. path. Anat. **231**, 1 (1921). — RIES, W.: Zur Altersabhängigkeit der Kapillarpermeabilität. I. Verhalten der Gesamteiweißwerte im Serum unter künstlicher Stauung (Landis-Verfahren). Z. Alternsforsch. **10**, 153 (1956). — RINEHART, J. F.: Vitamin C and rheumatic fever. Int. Clin. **2**, 22 (1937). — RISCHPLER, A.: Über die histologischen Veränderungen nach Erfrierung. Beitr. path. Anat. **28**, 541 (1900). — RISEL, H.: Ein Beitrag zu den Purpuraerkrankungen. Z. klin. Med. **58**, 163 (1906). — RISEL, W.: Ein Beitrag zur thrombotischen Obliteration und kavernösen Umwandlung der Pfortader. Dtsch. med. Wschr. **35**, 1685 (1909). — ROBERTS, E., and J. A. GRIFFITH: Quantitative study of cutaneous capillaries in hyperthyroidism. Amer. Heart J. **14**, 598 (1937). — ROBSON, H. N., and J. J. R. DUTHIE: Capillary resistance and adrenocortical activity. Brit. med. J. **1950**, 971. — Further observations on capillary resistance and adrenocortical activity. Brit. med. J. **1952**, 994. — ROCHA e SILVA: Kallicrein and histamine. Nature (Lond.) **1**, 591 (1940). — RÖDÉN, ST.: The treatment of cold injury. Experimental studies on the extremities of rabbits. II. The effect of prolonged thawing and warming. Acta chir. scand. **100**, 515 (1950). — RÖSSLE, R.: Über Grenzformen der Entzündung und über die serösen Organentzündungen. Klin. Wschr. **14**, 769 (1935). — Über die serösen Entzündungen der Organe. Virchows Arch. path. Anat. **311**, 252 (1944). — Seröse Entzündung. Dienstbesprechung der Dtsch. Pathol. 3.—4. 6. 1944, Breslau. (Ref. FRESEN, Düsseldorf.) Zbl. allg. Path. path. Anat. **83**, 51 (1945). — ROGERS, J., and ST. L. ROBBINS: Intercapillary glomerulosclerosis: a clinical and pathologic study. I. Specificity of the clinical syndrome. Amer. J. Med. **12**, 688 (1952). — ROSKAM, J.: Il fattore vascolare nelle sindromi purpuriche. (Studio patogenetico.) Quad. Coagul. **2**, 1 (1954). — ROSKAM et DEROUAUX: Arch. int. Pharmacodyn. **69**, 348 (1944). — ROSSINI, G., e A. ROSSI: Fattori vitaminici e aumentata fragilità capillare dei tubercolotici del polmone. Acta Vitaminologica (Milano) **4**, 216 (1950). — ROTHLIN, E.: Calcium gluconate. Schweiz. med. Wschr. **57**, 388 (1927). — Experimentelle Untersuchungen über Resorption und Wirkungsweise des gluconsauren Calciums. Z. ges. exp. Med. **70**, 634 (1930). — ROTHLIN, E., u. W. R. SCHALCH: Zur Physiologie der Calcium-Therapie. Schweiz. med. Wschr. **1927 I**, 388. — Calcium. Z. ges. exp. Med. **94**, 114 (1934). — ROULET: Über eigenartige Gefäßbefunde bei chronischer Thyreoiditis. Virchows Arch. path. Anat. **280**, 640 (1933). — RUHMANN, W.: Die örtliche Histamin-Einwirkung bei Muskelrheuma. Münch. med. Wschr. **78**, 2201 (1931). — Muskelrheuma und Tastmassage; muskelrheumatische Disposition. Med. Klin. **27**, 1242 (1931). — RUITER, M.: A case of allergic cutaneous vasculitis (arteriolitis allergica). Brit. J. Derm. **66**, 174 (1953). — Some further observations on allergic cutaneous vasculitis. Brit. J. Derm. **65**, 77 (1954). — RUMPEL: Über das Vorkommen von Hautblutungen beim Scharlach. S.-B. ärztl. Ver. Hamburg 15. 6. 1909. Münch. med. Wschr. **1909 I**, 27. — RUPP, J., A. CANTAROW, A. E. RAKOFF and K. E. PASCHKIS: Hormone excretion in liver disease and in gynecomastia. J. clin. Endocr. **11**, 688 (1951). — RUSSELL, B., and R. N. R. GRANT: Purpura anularis telangiectodes (arciform type; Touraine). Proc. roy. Soc. Med. **43**, 173 (1950). — RUSZNYAK, ST., u. A. BENKÖ: Die Vitaminnatur der Flavone. Klin. Wschr. **20**, 1265 (1941).

SACK, G.: Status dysvascularis, ein Fall von besonderer Zerreißlichkeit der Blutgefäße. Dtsch. Arch. klin. Med. **178**, 663 (1936). — Beitrag zur vasculären Purpura und ein neuer Vorschlag zur Behandlung. Dtsch. Arch. klin. Med. **185**, 186 (1939). — SAFFORD, F. K., J. R. LISA and F. M. ALLEN: Local and systemic effect of heat and cold in rats. Arch. Surg. (Chicago) **61**, 499 (1950). — SALÉN: Beitrag zur Kenntnis über Verlauf und Prognose der Kältehämoglobinurie. Acta med. scand. **75**, 612 (1931). — Thermostabiles, nicht komplettes Autohämolysin bei transitorischer Kältehämoglobinurie. Acta med. scand. Suppl. **78**, 870 (1936). — SALLE u. ROSENBERG: Über Skorbut. Ergebn. inn. Med. Kinderheilk. **19**, 31 (1921). SANCHEZ CABALLERO, H. J.: La fisiologia de los capilares y el problema del shock. Medicina (B. Aires) **10**, 46 (1950). — SANDÖE (1954): Zit. nach H. E. BOCK, Allergie von K. HANSEN, S. 572. Stuttgart: Georg Thieme 1957. — SAUER, H., u. H. KOCH: Retinopathia diabetica proliferans bei diabetischer Glomerulosklerose. (Kimmelstiel-Wilson.) Klin. Mbl. Augenheilk. **123**, H. 4 (1953). — SAYLOR, B. W.: Treatment of allergic and vasomotor rhinitis with hesperidin chalcone sodium. Arch. Otolaryng. (Chicago) **50**, 813 (1949). — SCARBOROUGH, H.: Deficiency of vitamin C and vitamin P in man. Lancet **1940 II**, 644. — Discussion on vitamins and hemorrhagic states. Proc. roy. Soc. Med. **35**, 407 (1942). — SCARBOROUGH, H., u. C. P. STEWART: Wirkung von Hesparidin (Vitamin P auf die Zerreißlichkeit der Capillaren. Lancet **1938 II**, 610. — SCHADE, H.: Über Quellungsphysiologie und Ödementstehung. Ergebn. inn. Med. **32**, 425 (1927). — SCHAMBERG, J. F.: A peculiar progressive pigmentary disease of the skin. Arch. Derm. Syph. (Chicago) **20**, 131 (1929). — SCHAUMANN, O.: Pharmakologische Versuche mit Schlangengiften und Schlangensera. In Behringwerk-Mitteilungen, Heft 7: Die europäischen und mediterranen Ottern und ihre Gifte, S. 33. Marburg a. d. Lahn: Selbstverlag der Behringwerke 1936. — SCHEELE, J., u. P. MATIS: Zur Frage der Venostasinwirkung unter Berücksichtigung der Therapie und Prophylaxe der thromboembolischen Krankheit. Medizinische **1952**, Nr 20. — SCHEID, H.: Permeabilitätsänderungen durch Trafuril. Arch. int. Pharmacodyn. **104**, 90 (1955). — Permeabilitätsänderungen an der Blut-Gewebeschranke unter Hyaluronidase. Z. ges. exp. Med. **127**, 624 (1956). — SCHEIDEGGER, S.: Über zwei seltene Formen von Blutungen aus Speiseröhre und Magen. Frankfurt. Z. Path. **44**, 527 (1933). — SCHERF, D., u. L. J. BOYD: Klinik und Therapie der Herzkrankheiten und der Gefäßerkrankungen. Wien: Springer 1955. — SCHICK: Die Erkrankungen der Retina. In: Kurzes Handbuch der Ophthalmologie von SCHIEK u. BRÜCKNER, Bd. V, S. 428. Berlin: Springer 1930. — SCHILL, R.: Erfahrungen bei Blutungen in einer Lungenabteilung mit besonderer Berücksichtigung des Hämostaticums Reptilase. Wien. klin. Wschr. **68**, 576 (1956). — SCHILLING: Über hochgradige Monozytose mit Makrophagen bei Endocarditis ulcerosa und über die Herkunft der großen Mononukleären. Z. klin. Med. 88, 317 (1918). — Physiologie der blutbildenden Organe. In Handbuch der normalen und pathologischen Physiologie, Bd. 6/2, S. 98. 1930. — SCHINDLER, R.: Nervensystem und spontane Blutungen. Mit besonderer Berücksichtigung der hysterischen Ecchymosen und der Systematik der hämorrhagischen Diathese. Berlin: Karger 1927, 68 S. — SCHLOESSMANN, H.: Die Hämophilie. In: Neue Deutsche Chirurgie von H. KÜTTNER, Bd. 47. 1930. — SCHLOSSBERGER, H., R. BIELING u. A. DEMNITZ: Untersuchungen über Antitoxine gegen Schlangengifte und die Herstellung eines Heilserums gegen die Gifte der europäischen und mediterranen Ottern. In Behringwerk-Mitteilungen, Heft 7: Die europäischen und mediterranen Ottern und ihre Gifte, S. 111. Marburg a. d. Lahn: Selbstverlag der Behringwerke 1936. — SCHLUDERMANN: Fortschr. Röntgenstr. **76**, 8 (1952). — Zit. in BERGANN u. WIEDEMANN, Beobachtungen in 4 Sippen mit Teleangiectasia hereditaria haemorrhagica (Oslersche Krankheit).. Dtsch. Arch. klin. Med. **202**, 26 (1955). — SCHMIDT, K. E. A.: Über Leberveränderungen bei Morbus Osler. Dtsch. Arch. klin. Med. **201**, 257 (1954). — SCHMIDT, H., u. R. MARX: Zur Frage der Kapillarschädigung unter Dicumaroltherapie und deren Beeinflussung durch Rutin. Med. Klin. **46**, 812 (1951). — SCHMIDT-VOIGT, J.: Fortschritte in der Erkennung orthostatischer Kreislaufstörungen. Dtsch. med. Wschr. **75**, 462 (1950). — SCHMITZ, R.: Kältespätschäden der Haut in ihren Beziehungen zum Kreislauf. Derm. Wschr. **122**, 1167 (1950). — SCHNEIDER: Zur Ätiologie der Kälteschäden (Pernionis). Zbl. Haut- u. Geschl.-Kr. **66**, 11 (1941). — SCHNEIDER, K. W.: Über die Veränderungen der aktiven Blutmenge nach Prostatektomien und Elektroresektionen der Prostata. Z. klin. Med. **151**, 254 (1954). — SCHNEIDER, W.: Zur Priscolbehandlung der Pernionis und der echten Erfrierung. Med. Klin. **1947**, 15—17. — SCHOCK, A.: Klinische und hämatologische Beobachtungen bei Purpura Majochii. Schweiz. med. Wschr. **71**, 653 (1941). — SCHÖNLEIN, J. L.: (1) Vorlesungen Würzburg 1832. — (2) Allgemeine und spezielle Pathologie und Therapie, 3. Aufl., Bd. 2. Nach dessen Vorlesungen niedergeschrieben und herausgeg. von einigen seiner Zuhörer. Herisau 1837. — SCHROEDER: Klin. Wschr. **1935**, Nr 14, 484. — SCHROEDER, GERSMEYER u. FREUND: Die Bedeutung der Capillardruckmessung für die Beurteilung der Wirkung sog. capillarabdichtender Substanzen. Naunyn-Schmiedeberg's Arch. exper. Path. Pharmak. **228**, 566 (1956). — SCHROEDER, H.: Vitamin C-Mangel durch Stress bzw. nach ACTH und Cortisondarreichung. Münch. med. Wschr. **1952**, 339. — SCHROEDER, H., u. M. BRAUN-STAPENBECK: Vitamin C-Gehalt des

Blutes und Serumeisenspiegel. Klin. Wschr. **20**, 979 (1941). — SCHRÖDER, J.: Kreislaufstörungen bei Infektionskrankheiten. Ärztl. Wschr. **1948**, 80—84. — SCHROETER: Kasuistischer Beitrag zur pulmonalen Form der Oslerschen Krankheit. Beitr. Klin. Tuberk. **113**, 185 (1955). — SCHUERMANN, H.: Krankheiten der Mundschleimhaut und der Lippen. Die Zahn-Mund und Kieferheilkunde, Bd. II, S. 639. 1955. — Krankheiten der Mundschleimhaut und der Lippen, 2. Aufl. München u. Berlin 1958. — SCHÜRMANN, P., u. H. E. MACMAHON: Die maligne Nephrosklerose, zugleich ein Beitrag zur Frage der Bedeutung der Blutgewebsschranke. Virchows Arch. path. Anat. **291**, 47 (1933). — SCHULTEN, H.: Lehrbuch der klinischen Hämatologie. Stuttgart 1939. — SCHULTZ, J. H.: Stigmatisierung und Organneurose. Dtsch. med. Wschr. **53**, 1584 (1927). — SCHUNK, J.: Das psychische Syndrom der verminderten aktiven Blutmenge. Nervenarzt **23**, 136 (1952). — SCHUSTER, N. H.: Familial haemorrhagic telangiectasia associated with multiple aneurysms of the splenie artery. J. Path. Bact. **44**, 29 (1937). — SCHWARTZMAN, J.: Hyaluronidase in pediatrics. J. Pediat. **34**, 559 (1949). — SCHWIEGK, H.: Schock und Kollaps. Funktionelle Pathologie und Therapie. Klin. Wschr. **1942**, 747, 765. — Kreislauf und Gewebsstoffwechsel bei der örtlichen Erfrierung. Klin. Wschr. **23**, 198 (1944). — Pathogenesis and treatment of local cold injury. German Aviation Medicine, World War II p. 843. Department of Air Force. 1950. — SCHWIEGK, H., u. W. H. A. SCHÖTTLER: Kreislaufveränderungen nach Esmarchscher Blutleere. Klin. Wschr. **22**, 477 (1943). — SEAMAN, W. B., and A. GOLDMAN: Roentgen aspects of pulmonary arteriovenous fistula. A.M.A. Arch. intern. Med. **89**, 70 (1952). — SECHER, K.: Klinische Kapillaruntersuchungen. Acta med. Scand. **56**, 295 (1922). — SEIDLMAYER, H.: Die frühinfantile postinfektiöse Kokarden-Purpura. Zbl. Kinderheilk. **61**, 217, 488 (1939). — SELFA, E.: Consideraciones sobre los factores lipotrópicos en oftalmologia. Med. esp. **23**, 208 (1950). — SELSMAN, G. J. V., and ST. HOROSCHAK: The treatment of capillary fragility with a combination of hesperidin and vitamin C. Amer. J. dig. Dis. **17**, 92 (1950). — SELTER, P.: Über Trophodermatoneurose. Verh. Ges. Kinderheilk. **20**, 45 (1903). — SELZER, A., and W. H. CARNES: The role of pulmonary stenosis in the production of chronic cyanosis. Amer. Heart J. **45**, 382 (1953). — SELZER, A., W. H. CARNES, C. A. NOBLE jr., W. H. HIGGINS jr. and R. O. HOLMES: The syndrome of pulmonary stenosis with patent foramen ovale. Amer. J. Med. **6**, 3 (1949). — SENEAR, F. E.: Perniones and livedo reticularis in a poliomyelitic limb. Arch. Derm. Syph. (Chicago) **60**, 865 (1949). — SEZE, S. DE, and J. CL. RENIER: A propos d'un cas d'erythrodermie aurique traité par la cortisone. Rev. Rhum. **19**, 829 (1952). — SHANNO, R. L.: Rutin: new drug for treatment of increased capillary fragility. Amer. J. med. Sci. **211**, 539 (1946). — SHEEDY, J. A., H. F. FROEB, H. A. BATSON, CH. C. CONLEY, J. P. MURPHY, R. B. HUNTER, D. W. CUGELL, R. B. GILES, S. C. BERSHADSKY, J. W. VESTER and R. H. YOE: The clinical course of epidemic hemorrhagic fever. Amer. J. Med. **16**, 619 (1954). — SHERMAN, H., TH. D. COHN and J. SHERMAN: Studies of capillary resistance in allergic states. I. The Gothlin index in allergic disease. Ann. Allergy **10**, 445 (1952). — SHORR: Liver injury. Trans. of the 8th Conf. Josiah Macy-Foundation, New York 1950. — SHUMACKER: Discussion in: Cold injury: Transactions of the first Conf. June 4—5, 1951, New York, Josiah Macy. Jr. Foundation, 1952, pp. 103—104. — SHUMACKER, CRISMON, FUHRMANN, LANGE, BOYD and FREEDMANN: The reactions of tissue to cold. Amer. J. clin. Path. **16**, 634 (1946). — SHUMACKER, WHITE, CARDELL, WRENN and SANFORD: Studies in experimental frostbite; the effect of heparin in preventing gangrene. Surg. Gynec. Obstet. **22**, 900 (1947). — SHUMACKER jr. H. B.: Sympathectomy in the treatment of peripheral vascular disease. Surgery **13**, 1 (1943). — SHUMACKER jr., H. B., and D. ABRMASON: Sympathectomy in trench-foot. Ann. Surg. **125**, 203 (1947). — SHUMAN, C. R., and A. J. FINESTONE: Inhibition of hyaluronidase in vivo by adrenal cortical activation. Proc. Soc. exp. Biol. (N.Y.) **73**, 248 (1950). — SHWARTZMAN, G., P. P. KLEMPERER and I. E. GERBER: Phenomenon of local tissue reactivity to bacterial filtrates, rôle of altered vascular response in certain human diseases. J. Amer. med. Ass. **107**, 1946 (1936). — SIEGEL, R.: Diabetic retinopathy, with special reference to juvenile diabetes. J. med. Soc. N.J. **49**, 402 (1952).— SIEGMUND, H.: Über einige Reaktionen der Gefäßwände und des Endokards bei experimentellen und menschlichen Allgemeininfektionen. Verh. dtsch. path. Ges. **20**, 260 (1925). — Einfache Entzündungen des Darmrohrs. In Handbuch der speziellen pathologischen Anatomie und Histologie, herausgeg. von HENKE u. LUBARSCH, Bd. 4/3, S. 349. Berlin 1929. — Bemerkungen zur pathologischen Anatomie und Pathogenese der Gefäßveränderungen bei peripheren Durchblutungsstörungen. Oeynhauser Ärztevereinskurse 3, Dresden 1936. — Untersuchungen zur Pathogenese der Endocarditis, insbesondere der Frühveränderungen. Virchows Arch. path. Anat. **290**, 3 (1933). — Pathologie und Therapie des peripheren Kreislaufs. Verlag: Theodor Steinkopff 1936. — Die pathologisch-anatomischen Grundlagen der örtlichen Kälteschäden. Arch. Derm. Syph. (Berl.) **184**, 34 (1942). — Zur Pathogenese und Pathologie von örtlichen Kälteschädigungen. Münch. med. Wschr. **89**, 827 (1942). — Pathologisch-anatomische Befunde bei örtlichen Kälteschädigungen mit Berücksichtigung der Spätschäden. Zbl. Chir. **70**, 1558 (1943). — Veränderungen der Leber beim Icterus epide-

micus. Virchows Arch. path. Anat. 311, 180 (1944). — Siehl, D.: Skin grafting of burns. J. Amer. Osteopath. Ass. 50, 521 (1951). — Siemens, H. W.: Das Problem der allgemeinen Venenwandschwäche (sog. Status varicosus). Med. Klin. 23, 822 (1937). — Silvestri: Bull. Sci. med. 113, 439 (1942). — Simon, K.: Med. Mschr. 502 (1956). — Singer, K., F. P. Bornstein and S. A. Wile: Thrombotic thrombocytopenic purpura: hemorrhagic diathesis with generalized platelet thromboses. Blood 2, 542 (1947). — Singer, K., A. G. Motulsky and J. N. Shamberge: Thrombotic thrombocytopenic purpura; studies on hemolytic syndrome in this disease. Blood 5, 434 (1950). — Skouby, A. P.: Studies in acrocyanosis. Acta med. scand. 134, 335 (1949). — Skouge: Zur Frage des plötzlichen Badetodes. Arch. klin. Med. 177, 151 (1935). — Smith, L. A., and E. V. Allen: Erythermalgia (Erythromelalgia) of the extremities. Amer. Heart J. 16, 175 (1938). — Smith, J. L., and M. I. Lineback: Hereditary hemorrhagic telangiectasia. Nine cases in one negro family, with special reference to hepatic lesions. Amer. J. Med. 17, 41 (1954). — Šmrhová, I.: Rendu-Osler disease. Vnitřni Lek. 5, 489 (1959). — Snell, Cranston and Gerbrandy: Cutaneous vasodilatation during fainting. Lancet 1955, 693. — Solem, J. H.: Cutaneous arterial spiders following use of adrenocorticotropic hormone. Lancet 1952, 1241. — Sorge: Frostspätschädigungen und Frostspätgangrän bei Kriegsteilnehmern. Ärztl. Mschr. 1929, 321. — Spaet, T. H.: Vascular factors in the pathogenesis of hemorrhagic syndromes. Blood 7, 641 (1952). — Spalteholz, W.: In Handbuch der Haut- und Geschlechtskrankheiten, Bd. III, S. 87. Berlin 1929. — Spielmeyer: Zur Klinik und Anatomie der Nervenschußverletzungen. Berlin: Springer 1915. — Spühler, O., u. H. U. Zollinger: Die diabetische Glomerulosklerose. Dtsch. Arch. klin. Med. 190, 321 (1943). — Staehler, Matis u. Bauer: Die lokale Rutin-(Rutinion) applikation zur Verhütung penicillinbedingter Störungen des Wundheilverlaufes. Med. Welt 20, 118 (1951). — Staemmler: Die Erfrierung. Leipzig: Georg Thieme 1944. — Staemmler, M.: Pathologische Demonstrationen. Med. Welt 3, 269 (1929). — Örtliche Erfrierungen, ihre pathologische Anatomie und Pathogenese. Zbl. Chir. 1942, 1757. — Örtliche Erfrierungen, ihre pathologische Anatomie und Pathogenese. Zbl. Chir. 69, 1757 (1942). — Stärck, G.: Zur Pathogenese des diabetischen Kapillarschadens. Schweiz. med. Wschr. 84, 1440 (1954). — Stangl, E.: Über einen muskelaktiven Wirkstoff aus der Adrenalinreihe (Adrenochrom). Experientia (Basel) 9, 384 (1953). — Starling, E. H.: The glomerular functions of the kidney. J. Physiol. (Lond.) 24, 317 (1899). — Stary, Z.: Über Erregung der Wärmenerven durch Pharmaka. Naunyn-Schmiedeberg's Arch. exp. Path. Pharmak. 105, 77 (1925). — Steele, J. M.: Persönliche Mitteilung. Zit. nach Allen, Barker u. Hines 1955. — Steiger, R.: Ergebnisse der Untersuchung einer großen bernischen Sippe mit Teleangiectasia haemorrhagica hereditaria Osler. Schweiz. med. Wschr. 75, 73 (1945). — Steiner, L., and H. Voerner: Angiomatosis miliaris. Dtsch. Arch. klin. Med. 96, 105 (1909). — Stelwagon, H. W.: A treatise on diseases of the skin. 8th edit. Philadelphia and London: W. B. Saunders Company 1916. 1309 pp. — Stepp, W., J. Kühnau u. H. Schroeder: Die Vitamine und ihre klinische Anwendung. Stuttgart: Ferdinand Enke 1944. — Stepp, W., u. H. Schroeder: Über die Beziehungen des Vitamin C zum Stoffwechsel des Carcinomgewebes. Z. ges. exp. Med. 98, 611 (1936). — Stock, M. F.: Hereditary hemorrhagic telangiectasia (Osler's disease). Arch. Otolaryng. (Chicago) 40, 108 (1944). — Strauss, E.: Zur Frage des Status dysvascularis. Dtsch. Arch. klin. Med. 196, 530 (1949). — Ström u. Arctander: Jb. Kinderheilk. 27, 180 (1888). — Sturgis, C. C.: Hematology. Springfield, Ill.: Ch. C. Thomas 1948. — Sünderhauf, R.: Untersuchungen über den Permeabilitätsquotienten mittels der Walterschen Brommethode. Z. ges. exp. Med. 55, 378 (1927). Süsse, H. J., W. Oelssner, M. Herbst u. G. Kunde: Das arteriovenöse Aneurysma der Lunge und die Darstellung seiner Kreislaufdynamik durch kinematographische Pneumangiographie. Fortschr. Röntgenstr. 79, 4, 498 (1953). Zit. in Bergmann und Wiedemann, Beobachtungen in 4 Sippen mit Teleangiectasia hereditaria haemorrhagica (Oslersche Krankheit). Dtsch. Arch. klin. Med. 202, 26 (1955). — Sullivan, B. J., and B. G. Covino: Peripheral vascular responses to frostbite as influenced by alcohol. Amer. J. Physiol. 175, 61 (1953). — Sullivan, B. J., and W. K. Masterson: Peripheral vascular responses to remote thermal burns and frostbite as influenced by heparin and paritol. Amer. J. Physiol. 175, 56 (1953). — Sutton, H. G.: Epistaxis as an indication of impaired nutrition and of degeneration of the vascular system. Med. Mirror 1, 769 (1864). — Swift, H.: Erythroedema. Lancet 1918, 144, 611. — Swyer, G. J. M.: Antihistamine effect of sodium salicylate and its bearing upon the skin differing activity of hyaluronidase. Biochem. J. 42, 28 (1948). — Symmers, W. St. C.: Über die thrombotische Mikroangiopathie und ihre Beziehungen zu den sogenannten Kollagenkrankheiten. Verh. dtsch. Ges. Path. 36, 224 (1953). — Thrombotic microangiopathy. Histological diagnosis during life. Lancet 1956, 592. — Symmers, W. St. C., and D. F. Barrowcliff: Platelet thrombosis syndrome. J. Path. Bact. 63, 552 (1951). — Symmers, W. St. C., and R. Gillett: Polyarteritis nodosa. Associated with malignant hypertension, disseminated platelet thrombosis, „wire loop" glomeruli, pulmonary silicotuberculosis and sarcoidosis-like lymphadenopathy. Arch. Path. (Chicago) 52, 489 (1951).

TAPPEINER: Veränderungen des Blutes und der Muskeln nach ausgedehnten Hautverbrennungen. Zbl. med. Wiss. **19**, 385 (1881). — TATTERSALL, R. N., and R. SEVILLE: Senile purpura. Quart. J. Med., N. s. **19**, 151 (1950). — TAUGNER, R., u. A. FLECKENSTEIN: Kapillarabdichtung durch Ultraviolettbestrahlung und Vitamin D. Versuche an weißen Ratten bei ernährungsbedingter und toxischer Kapillarschädigung. Z. Vitamin-, Hormon- u. Fermentforsch. **5**, 89 (1953). — TAYLOR, K. B., and F. W. WRIGHT: Purpura gangrenosa. Lancet **1956**, 284. — TELFORD and STOPFORD: Some experiences of sympathectomy in anterior poliomyelitis. Brit. med. J. **1933**, 770. — TELFORD, E. D., and H. T. SIMMONS: Erythrocyanosis. Brit. med. J. **1936**, 629. — Erythromelalgia. Brit. med. J. **1940**, 782. — TERRACOL, J., Y. GUERRIER et P. IZARN: La maladie de Rendu-Osler affection du glomus artério-veineux. Montpellier méd. **44**, 3 (1953). — THANNHAUSER, S.: Zur Frage des Badetodes. Münch. med. Wschr. **1932**, 1890. — THEDERING, F.: Die Bedeutung des Kapillarschadens bei der Behandlung mit Antikoagulantien. 21. Tagg der Dtsch. Ges. für Kreislaufforsch. vom 15.—17. 4. 1955 in Bad Nauheim. — THEIS, F. V., W. R. O'CONNOR and F. J. WAHL: Anticoagulants in acute frostbite. J. Amer. med. Ass. **146**, 992 (1951). — THIES, H. A.: Die Methoden der Kapillarresistenz- und Kapillarfragilitätsprüfung (unter Berücksichtigung der Antikoagulantien). In BARTELHEIMER u. KÜCHMEISTER, Kapillaren und Interstitium. Stuttgart: Georg Thieme 1955. — THOMSEN, O., u. F. WULFF: Meningococcus infection problems. Hospitalstidende **64**, 17 (1921). — THORSON, A., G. BIÖRCK, G. BJÖRKMAN and J. WALDENSTRÖM: Malignant carcinoid of the small intestine with metastases to the liver, valvular disease of the right side of the heart (pulmonary stenosis and tricuspid regurgitation without septal defects), peripheral vasomotor symptoms, bronchoconstriction, and an unusual type of cyanosis. A clinical and pathological syndrome. Amer. Heart J. **47**, 795 (1954). — TOBIN, jr. J. R., and T. C. WILDER: Pulmonary arteriovenous fistula associated with hereditary hemorrhagic teleangiectasis; a report of their occurrence in father and son. Ann. intern. Med. **38**, 868 (1953). — TÖRÖK, L.: Störungen der Blut- und Lymphströmung der Haut. In Handbuch der Haut- und Geschlechtskrankheiten, Bd. 6, S. 1. 1928. — TROBAUGH jr., F. E., M. MARKOWITZ, C. S. DAVIDSON and W. F. CROWLEY: Acute febrile illness characterized by thrombopenic purpura, hemolytic anemia and generalized platelet thrombosis. Arch. Path. (Chicago) **41**, 327 (1946). — TROPEANO, L., and E. CACCIOLA: Familial haemorrhagic telangiectasia (Osler-Rendu). Gazz. sanit. (Milano) **25**, 362 (1954). — TVETERAS, E.: Anaphylactoid purpura (Schönlein-Henoch's syndrom) med nefrit som komplikation. Svenska Läk.-Tidn. **53**, 1434 19 56).

ULLMANN, K.: Thermische Schädigungen. In JADASSOHNS Handbuch der Haut- und Geschlechtskrankheiten, Bd. IV/1, S. 268—323. — UNDERHILL, F. P., G. L. CARRINGTON, R. KAPSINOW and G. T. PACK: Blood concentration changes in extensive superficial burns. Arch. intern. Med. **32**, 31 (1923). — UNDERHILL, F. P., u. M. E. FISK: Veränderungen der Capillarpermeabilität durch oberflächliche Verbrennungen. Amer. J. Physiol. **95**, 315 (1930). UNGER, L.: Progress in allergy, vol. III, p. 142. Basel u. New York: S. Karger 1952. — UNGER, R.: Erfahrungen mit parenteraler Calciumtherapie. Ther. d. Gegenw. **76**, 69 (1935). — UNGLEY, C. C.: The immersion foot syndrome. Advanc. Surg. **1**, 269 (1949). — UNNA, P. G.: Histopathologie der Hautkrankheiten. Berlin: August Hirschwald 1894. — URBACH, E., M. F. HERRMAN and P. M. GOTTLIEB: Cold allergy and cold pathergy. Arch. Derm. Syph. (Chicago) **43**, 366 (1941).

VANCURA: Arch. Mal. Reins **6**, 147 (1931). — VANDENBROUCKE, J.: Haemorrhagische diathesen en maagdarmbloedingen. Haemorrhagic diathesis and gastro-intestinal haemorrhage. Belg. T. Geneesk. **9**, 477 (1953). — VANNUCCHI, V.: La microangiotrombosi trombocitica piastrinopenica. Riv. Clin. med. **49**, 129 (1949). — VANNUCCHI, V., e I. ESENTE: G. ital. Oftal. **2**, 26 (1949). — VARELA FUENTES, B., y H. GUTIÉRREZ BLANCO: Angioma estelar en la cirrosis de Laennec. Importancia diagnóstica. Arch. urug. Med. **40**, 281 (1952). — VEIL, H. W.: Der Rheumatismus. Stuttgart: Ferdinand Enke 1939. — VERFÜRTH, H.: Die Wirkung körpereigener kreislaufwirksamer Stoffe auf die Nachströmungszeit des Blutes in den Capillaren. Z. klin. Med. **132**, 514 (1937). — VILLARET, JUSTIN-BESANÇON, CACHERA et BOUCOMONT: Étude critique sur la pathogénie des troubles circulatoires périphériques. Première partie. — Les acrocyanoses. Arch. Mal. Coeur **27**, 725 (1934). — VINCENDEAU, J.: Un cas de maladie de rendu-osler. Rev. Laryng. (Bordeaux) **71**, 80 (1950). — VIRCHOW, R.: Über capilläre Embolie. Virchows Arch. path. Anat. **9**, 307 (1856). — VÖLGYESSY, F.: Capillary resistance in dermatoses. Bud. orv. Ujság **37**, 601 (1939). — VOLHARD: Erkrankungen der Niere, des Nierenbeckens und der Harnleiter. In MOHR-STÄHELINS Handbuch der inneren Medizin, Bd. III/2, S. 1149. 1918. — VULLIAMY, D. G.: The vasomotor disturbance in pink disease. Lancet **1952 II**, 1248—1251. — VULPIS, N.: Experimental study on thrombocytopenic purpura induced by immune anti-platelet serum. Acta haemat. (Basel) **14**, 72 (1955).

WAGENER, H. P.: Retinopathy in diabetes mellitus. Proc. Amer. Diabetes Ass. **5**, 201 (1946). — WALDENSTRÖM, J.: Kliniska metoder för påvisande av hyperproteinämi och deras

praktiska värde för diagnostiken. Nord. Med. 20, 2288 (1943). — Zwei interessante Syndrome mit Hyperglobulinämie. Schweiz. med. Wschr. 1948, 927. — Three new cases of purpura hyperglobulinemica. Study in long-lasting benign increase in serum globulin. Acta med. scand. Suppl. 266, 142, 931 (1952). — Die Makroglobulinämie. Ergebn. inn. Med. Kinderheilk. N.F. 9, 586 (1958). — Waldenström, J., and E. Ljungberg: Carcinoids and vasomotoric symptoms. Svenska Läk.-Tid. 50, 690 (1953). — Wallace, D. C.: Diffuse disseminated platelet thrombosis (thrombotic thrombocytopenic purpura) with report of 2 cases. Med. J. Aust. 2, 9 (1951). — Walsh, E. N., and S. W. Becker: Erythema palmare and naevus-araneus-like telangiectases. Arch. Derm. Syph. (Chicago) 44, 616 (1941). — Walter, J. V.: Ann. intern. Med. 44, 204 (1956). — Walterhöfer: Experimentelle Untersuchungen über das Endothelsymptom. Münch. med. Wschr. 1925 II, 1819—1821. — Weber: Haemorrhagic teleangiectasia of the Osler type — "telangiectatic dysplasia". An isolated case, with discussion on multiple pulsating stellate telangiectases and other striking haemangiectatic conditions. Brit. J. Derm. 48, 182 (1936). — Weber, F. P.: A case of multiple hereditary developmental angiomata (telangiectases) of the skin and mucous membranes associated with recurring hemorrhags. Lancet 1907, 160. — Hemangiectatic hypertrophy of limbs-congenital phlebarteriectasis and so-callèd congenital varicose veins. Brit. J. Child. Dis. 25, 13 (1918). — Weber, H.: Beeinflussung der Kapillarresistenz durch Rutinpräparate bei Lungentuberkulose. Ärztl. Forsch. 8, I/278 bis I/281 (1954). — Weber, H. W.: Untersuchungen über das Rickersche Stufengesetz. Frankfurt. Z. Path. 65, 137 (1954). — Zur Begriffsbestimmung der Stase. Klin. Wschr. 33, 387 (1955). — Weicksel, P.: Veränderung der Capillarresistenz durch Isonicotinsäurehydrazid. Beitr. Klin. Tuberk. 3, 523 (1954). — Weicksel, P., u. H. Braun: Die Lungenmykosen. Vortr. 8. Tagg fränk. Tuberkuloseärzte 9.—11. 10. 1959 Kutzenberg. Ref. Tuberkulosearzt 14, 45 (1960). — Weil, A. J.: Das Verhalten der Capillaren bei Arthritiskranken. Med. Klin. 2,2049 (1930). — Weinberg, M., et P. Séguin: Formes pseudo-graves d'infection gazeuse. C. R. Soc. Biol. (Paris) 79, 116 (1916). — Démonstration de lésions provoquées chez le cobaye, par le Bac. histolyticus. Quelques observations sur la toxine de ce microbe. C. R. Soc. Biol. (Paris) 80, 157 (1917). — Weiner, D.: Role of cold hemagglutinins in frostbite. J. Lab. clin. Med. 41, 114 (1953). — Weiss, E.: Ein neuer Apparat zur blutigen Kapillardruckmessung. Zbl. Physiol. 38, 7 (1916). — Beobachtung und mikrophotographische Darstellung der Hautkapillaren am lebenden Menschen. Dtsch. Arch. klin. Med. 119, 1 (1916). — Weiss, E., and B. M. Gasul: Pulmonary arteriovenous fistula and Teleangiectasia. Ann. intern. Med. 41, 989 (1954). — Weltz, G. A., A. J. Wendt u. H. Ruppin: Erwärmung nach lebensbedrohender Abkühlung. Münch. med. Wschr. 89, 1092 (1942). — Wendt, L.: Permeabilitätsstörungen der Capillarmembranen als Ursache der essentiellen Hypertonie, des Alters-Diabetes und der Alters-Polyglobulie. Arch. Kreisl.-Forsch. 15, 132—172 (1949). — Werlhof, P. G.: Opera medica, collegit et auxit. Hannover: J. E. Wichmann 1775. — Werner, M.: Oslersche Krankheit und Leberveränderung. (Zugleich ein Beitrag zur cerebralen Form der Teleangiectasia haemorrhagica hereditaria.) Dtsch. Arch. klin. Med. 189, 214 (1942). — Wertheim, L.: Hämangiome (einschließlich der Teleangiektasien und verwandter Hautveränderungen). In Jadassohns Handbuch für Haut- und Geschlechtskrankheiten, Bd. XII/2, S. 375—468. Berlin 1932. — Wheatley, D. P.: Vitamin K for relief of chilblains. Brit. med. J. 2, 689 (1947). — White, J. C.: Immersion foot. Mod. Conc. cardiov. Dis. 13, No 2 (1944). — White, J. C., and Sh. Warren: Causes of pain in feet after prolonged immersion in cold water. War Med. (Chicago) 5, 6 (1944). — Whitmore, A., and C. S. Krishnaswami: Indian med. Gaz. 47, 262 (1912). — Wiechmann, E.: Zur Permeabilitätstheorie des Diabetes mellitus. Dtsch. Arch. klin. Med. 150, 186 (1926). — Wiener, A. S.: Pathogenesis of erythroblastosis fetalis and Shwartzman phenomenon. Exp. Med. Surg. 7, 200 (1949). — Wiese: Zit. nach Bürger, Angiopathia diabetica 1954. — Wiesenack, H.: Weitere Versuche über die Herabsetzung der Salvarsan-Toxizität. Berl. klin. Wschr. 58, 845 (1921). — Wiesmann, W., D. Wolvius and M. C. Verloop: Idiopathic pulmonary hemosiderosis. Acta med. scand. 146, 341 (1953). — Willebrand, E. A. v.: Über hereditäre Pseudohämophilie. Acta med. scand. 76, 521 (1931). — Willebrandt, E. A., v. u. R. Jürgens: Über ein neues vererbbares Blutungsübel: Die konstitutionelle Thrombopathie. Dtsch. Arch. klin. Med. 175, 453 (1933). Williams and Brick: Gastrointestinal bleeding in hereditary hemorrhagic teleangiectasia. Review of the literature and report of a case with severe recurrent hemorrhages necessitating total gastrectomy. Arch. intern. Med. 95, 41 (1955). — Williams and Goodman: Livedo reticularis. J. Amer. med. Ass. 85, 955 (1925). — Williams and Snell: Pulsating angioma (generalized teleangiectasia) of the skin associated with hepatic disease. Arch. intern. Med. 62, 872 (1938). — Wilson: Chilblains and other circulatory disorders of the extremities. Med. Press 1955, No 6041, 141. — Wintrobe, M. M.: Clinical hematology, 3. edit., p. 530. Philadelphia: Lea and Febiger 1943. — Wintrobe, M. M., and M. V. Buell: Hyperproteinemia associated with multiple myeloma: With report of a case in which an extraordinary hyperproteinemia was associated with thrombosis of the retinal veins and symptoms suggesting Raynaud's disease. Bull. Johns Hopk. Hosp. 52, 156 (1933). — Wissler, H.: Arteriovenöses

Aneurysma der Lunge und Teleangiectasia haemorrhagica hereditaria Osler. Helv. paediat. Acta 8, 111 (1953). — Witmer, R.: Conjunctivalveränderungen beim Morbus Osler. Ophthalmologica (Basel) **121**, 158 (1951). — Wittkoner, E., u. B. Rarey: Beitrag zur Oslerschen Krankheit. Z. klin. Med. **124**, 41 (1933). — Wolbach, S. B., and P. R. Howe: Intercellular substances in experimental scorbutus. Arch. Path. (Chicago) **1**, 1 (1926). — Wolf, E. P.: Local changes of colour in the skin deprived of its normal blood supply. Heart **11**, 327 (1924). Wolf, J. E., u. J. Duchaine: Die dringliche Behandlung der Hämoptoe. Brux.-méd. **1934**, Nr 25. — Wolff, J.: Über Oslersche Krankheit. Mschr. Kinderheilk. **98**, 431 (1950). — Wollheim, E.: Zur Funktion der subpapillären Gefäßplexus in der Haut. Klin. Wschr. **6**, 2134 (1927). — Zur funktionellen Bedeutung der Cyanose. Z. klin. Med. **108**, 248 (1928). — Über Probleme der Physiologie und Pathologie der Kapillaren. Z. Augenheilk. **74** (1931). — Die Blutreservoire des Menschen. Klin. Wschr. **12**, 12 (1933). — Leber, Wasserhaushalt und Kreislauf. Verh. der Dtsch. Ges. für Verdau.- u. Stoffwechselkr. XV. Tagg, Bad Kissingen 1950, S. 129. — Kapillarfunktionsstörungen und ihre Behandlung. Med. Welt **20**, 371 (1951). — Die aktive Blutmenge bei Gefäßinsuffizienz. (Einfache oligämische Gefäßinsuffizienz, Schock, Kollaps, Minusdekompensation.) Klin. Wschr. **33**, 1065 (1955). — 3. Freiburger Symposion, 27.—29. 6. 1954. Pathologische Physiologie und Klinik der Nierensekretion. Berlin-Göttingen-Heidelberg 1955. S. 82 u. 213. — Tubuläre Insuffizienz als sekundäres Syndrom. Verh. dtsch. Ges. inn. Med. **65**, 284 (1959). — Bluttransfusion und Blutmenge. Ergebnisse der Bluttransfusionsforschung III. Bibl. haemat. (Basel) **6**, 73 (1957). — Tubuläre Insuffizienz und sogenanntes „akutes Nierenversagen". Münch. med. Wschr. **101**, 597 (1959). — Wollheim, E., u. H. Braun: Pilzinfektionen der Lunge mit septischem Verlauf. Dtsch. med. Wschr. **82**, 1397 (1957). — Wollheim, E., u. K. W. Schneider: C. R. III. Congr. Soc. internat. Europ. d'Hémat., Rome 1951, p. 27. — Untersuchungen zur funktionellen Pathologie und Therapie großer intestinaler Blutungen. Verh. dtsch. Ges. inn. Med. **60**, 333 (1954). — Zur Behandlung großer intestinaler Blutungen. Medizinische **1955**, 958. — Zur Hämodynamik nach Myokardinfarkt. Arch. Kreisl.-Forsch. **28**, 171 (1958). — Das Blutvolumen nach Plasma- und Bluttransfusionen. Dtsch. med. Wschr. **83**, 1117 (1958). — Wollheim, E., K. W. Schneider u. J. Zissler: Hämodynamik des Myokardinfarktes. Kongr. Stockholm 1957. — Wollheim, E., K. W. Schneider, J. Zissler u. M. Eifert: Veränderungen der aktiven Plasma- und Blutmenge nach Plasma- und Bluttransfusionen. Cardiologia (Basel) **21**, 320 (1952). — Wollheim, E., u. J. Zissler: Zur Behandlung des Diabetes mellitus, insbesondere bei erhöhter Nierenschwelle. Ärztl. Wschr. **5**, 340 (1950). — Woolley, D. W.: Some neurophysiological aspects of serotonin. Brit. med. J. **1954**, 122. — Woolley, D. W., and E. Shaw: Antimetabolites of serotonin. J. biol. Chem. **203**, 69 (1953). — Wright and Duryee: Human capillaries in health and disease. Arch. intern. Med. **52**, 545 (1933). — Wright, I. Sh.: Vascular diseases in clinical practice. Chicago: Year Book Publ. Inc. 1948. — Wright, I. Sh., and E. V. Allen: Frostbite, immersion foot and allied conditions. Army med. Bull. **65**, 136 (1943). — Wurzschmitt, B.: Systematik und qualitative Untersuchung capillaraktiver Substanzen. Z. analyt. Chem. **130**, 105 (1950). — Wyatt, J. P., and R. S. Lee: Hemorrhagie encephalopathy due to disseminated thrombocytic thrombosis; report of case. Arch. Path. (Chicago) **49**, 582 (1950). — Wyllie, W. G., W. Sheldon, M. Bodian and A. Barbon: Idiopathic pulmonary haemosiderosis (essential brown induration of lungs). Quart J. Med. **17**, 25 (1948).

Yoe, R. H.: L-arterenol in the treatment of epidemic hemorrhagic fever. Amer. J. Med. **16**, 683 (1954).

Zadek: Erythromelalgie bei Polycythaemia vera. Berl. klin. Wschr. **55**, 1193 (1918). — Zarapico Romero, M.: Perniosis. Medicina (Madr.) **18**, 216 (1950). — Zehetner, H.: Fortschritte in der Therapie der Verbrennungen. Wien. klin. Wschr. **61**, 937 (1949). — Zehetner, H., u. E. Meister: Die Hauttransplantation im Rahmen der modernen Verbrennungsbehandlung. Wien. klin. Wschr. **62**, 864 (1950). — Zeissler: Handbuch der pathologischen Mikroorganismen, 3. Aufl., Bd. 10. 1930. — Zellweger, H., u. W. H. Adolph: Vitamine und Vitaminkrankheiten. In Handbuch der inneren Medizin, Bd. VI/II. Berlin-Göttingen-Heidelberg: Springer 1954. — Zernik: Reizstoff und Reizgas. Gasschutz u. Luftschutz Nr 3 (1933). — Neuere Erkenntnisse auf dem Gebiete der schädlichen Gase und Dämpfe. Ergebn. Hyg. Bakt. 1933. — Zerweck: Konstitutionelle Faktoren bei orthostatischen Kreislaufregulationsstörungen. Med. Klin. **46**, 1126 (1951). — Zinck, K. H.: Pathologische Anatomie der Verbrennung, zugleich ein Beitrag zur Frage der Blutgewebsschranke und zur Morphologie der Eiweißzerfallsvergiftungen. Veröff. Konstit.- u. Wehr.-Path. **10**, H. 46 (1940). — Die Verbrennungskrankheit. Hefte Unfallheilk. **47**, 10 (1954). — Zissler, J., and R. Zissler: Zur Hämodynamik bei capillärer Betriebsstörung der Lunge. Z. klin. Med. **149**, 345 (1952). — Zur Hämodynamik bei capillärer Betriebsstörung der Leber. Z. klin. Med. **149**, 448 (1952). — Zollinger, H. Cl., u. R. Hegglin: Die idiopathische Lungenhämosiderose als pulmonale Form der Purpura Schönlein-Henoch. Schweiz. med. Wschr. **88**, 439 (1958).

IV. Mißbildungen und Tumoren der Blutgefäße.

Adair: Glomus tumor; a clinical study with a report of 10 cases. Amer. J. Surg. **25**, 1 (1934). — Adair, Frank and Stewart: A tumor of the glomus. Bull. Mem. Hosp. (New York) **1**, 42 (1929). — Adams, R., and S. B. Luria: Uncommon benign lesions of lower esophagus, diaphragm and cardia. J. Amer. med. Ass. **154**, 662 (1954). — Agostini, Delanoë et Viollet: Syndromes des 4 derniers nerfs craniens du à un hémangiome kystique de la veine jugulaire interne. Ann. Oto-laryng. (Paris) **66**, 38 (1949). — d'Agostino, M., et E. A. Torres: Hemangiectasia atrofica. Sem. méd. **1**, 544 (1936). — Ajello: Lav. Ist. B. de Vecchi Catania, Palermo 1924 u. 1925. — Alajouanine, T., et R. Thurel: Un cas de naevus variquereux osteo-hypertrophique (rôle de la circulation dans la physiologia de l'os). Rev. neurol. **63**, 719 (1935). — Alajouanine, T., R. Thurel et T. Hornet: Étude anatomoclinique d'un anévrysme cirsoide de la main. Sou retentissement sur la système vasculaire et sur le squelette du membre correspondant. Presse méd. **43**, 1835 (1935). — Allaire: Rev. neurol. **1**, 252 (1914). — Allen, Barker and Hines: Peripheral vascular diseases. Philadelphia u. London: W. B. Saunders Company 1955. — Amsterdam, H. J., D. M. Grayzel and A. L. Louria: Hemangioendothelioblastoma of the heart. Amer. Heart J. **37**, 291 (1949). — Amundsen, P.: Case of multiple hemangiomas of intestinal tract. Norsk. Mag. Laegevidensk. **99**, 278 (1938). — André-Thomas: Tumeurs comparables à des tumeurs glomiques développées dans les muscles de la cuisse à la suite d'un traumatisme. Ann. anat.-path. **10**, 657 (1933). — Askanazy: Lindausche Krankheit. Schweiz. med. Wschr. **1939**, 320. — Auffermann, H.: Primäre Aortengeschwulst mit eigentümlichen Riesenzellen. Z. Krebsforsch. **11**, 294 (1912). — Aufrecht, E.: Über die Genese des Bindegewebes, nebst einigen Bemerkungen über die Neubildung quergestreifter Muskelfasern und die Heilung per primam intentionem. Virchows Arch. path. Anat. **44**, 180 (1869). — Ausbüttel, Friedrich: Primäres Lungenvenensarkom. Frankfurt. Z. Path. **53**, 303 (1939).

Bailey: Die Hirngeschwülste. Stuttgart: Ferdinand Enke 1951. — Bailey, O. T.: The cutaneous glomus and its tumors—glomangiomas. Amer. J. Path. **11**, 915 (1935). — Barré: Sur certaines; sympathalgies de la périphérie des membres. Leur traitement chirurgical simple. Paris méd. **45**, 311 (1922). — Bean, W. B.: The natural history and significance of certain vascular changes in the skin and mucous membranes (The Zeit Memorial Lecture.) Quart. Bull. Northw. Univ. med. Sch. **27**, 89 (1953). — Dyschondroplasia and hemangiomata. (Maffucci's syndrome.) A.M.A. Arch. intern. Med. **95**, 767 (1955). — Beaton and Davis: Glomus tumor; report of three cases; analysis of 271 recorced cases. Quart. Bull. Northw. Univ. med. Sch. **15**, 245 (1941). — Becker and Thatcher: Multiple idiopathic hemorrhagic sarcoma of Kaposi; historical review, nomenclature and theories relative to the nature of the disease, with experimental studies of two cases. J. invest. Derm. **1**, 379 (1938). — Beek, C. H.: Pseudo-sarcome de Kaposi (illustration). Ann. Derm. Syph. (Paris) **78**, 200. — Bendiek, Ernst: Zur Kenntnis der atypischen malignen Hämangio-Endotheliome der Leber. Frankfurt. Z. Path. **53**, 234 (1939). — Berblinger, W.: Zur Auffassung der sogenannten Hippelschen Krankheit der Netzhaut. Albrecht v. Graefes Arch. Ophthal. **110**, 395 (1927). — Bergstrand: Multiple glomic tumors. Amer. J. Cancer **29**, 470 (1937). — Bergstrand, Olivecrona u. Tönnis: Gefäßmißbildungen und Gefäßgeschwülste des Gehirns. Leipzig: Georg Thieme 1936. — Bertelsen, A.: Treatment of hemangioma, with special consideration of surgical indication. Ugeskr. Laeg. **112**, 433 (1950). — Bessone, L.: Angiectasia hypertrophicans di Klippel-Trenaunay-Parkes Weber. Arch. ital. Derm. **23**, 133 (1950). — Bettmann: Angiokeratoma naeviforme und Capillaraneurysmen. (Capillarmikroskopische Untersuchungen.) Arch. f. Dermat. **152**, 97 (1926). — Bezold, K.: Ein Fall von ausgedehnter Knochenhämangiomatose. Fortschr. Röntgenstr. **75**, 636 (1951). — Bickel, W. H., and A. C. Broders: Primary lymphangioma of ileum. J. Bone Jt Surg. **29**, 517 (1947). — Bielschowsky, M.: Zur Histologie und Pathogenese der tuberösen Sklerose. J. Psychol. Neurol. (Lpz.) **30** (1924). — Blaich, W., u. H. Engelhardt: Zur Frage der Entstehung der essentiellen Teleangiektasien, der „vasomotorischen Dauerrötung“ und ähnlicher Gefäßveränderungen. Hautarzt **5**, 357 (1954). — Blanchard: The pathology of glomus tumours. Canad. med. Ass. J. **44**, 357 (1941). — Blanchard, A. J., and H. Hethrington: Malignant haemangioendothelioma of heart. Canad. med. Ass. J. **66**, 147 (1952). — Bock, R. H.: A case of bilateral Sturge-Weber syndrome. Amer. J. Ophthal. **33**, 1127 (1950). — Bode, H. G.: Über spektralphotometrische Untersuchungen an menschlicher Haut unter besonderer Berücksichtigung der Erythem- und Pigmentierungsmessung. Strahlentherapie **51**, 81 (1934). Boettcher, Arthur: Verschiedene Mitteilungen. Virchows Arch. path. Anat. **47**, 370 (1869). — Bogaert, A. v., et C. Kegels: Syndrome de Klippel-Trenaunay avec communication arterio-veneuse. Arch. Mal. Coeur **40**, 93 (1947). — Bogaert, L. van: Pathologie des angiomatoses. Acta neurol. belg. **50**, 525 (1950). — Bonvallet, J. M.: Angiomes des muscles du squelette. Presse méd. **58**, 535 (1950). — Bouse, G.: Röntgenbefunde bei ausgedehnten angiomatösen Veränderungen im Bereich der rechten oberen Körperhälfte. Fortschr. Röntgenstr. **74**, 91 (1951). — Röntgenbefunde bei einer Phakomatose (Sturge-Weber kombiniert mit Klippel-Trenaunay). Fortschr. Röntgenstr. **74**, 727 (1951). — Bonse, G., u. R. Karg:

Röntgenbefunde bei Angiomatosis Kaposi. Fortschr. Röntgenstr. **78**, 456 (1953). — BORCHARD: Über eine von Varicen des Unterschenkels ausgehende eigenthümliche Geschwulstbildung (Angiosarkom). Langenbecks Arch. klin. Chir. **80**, 675 (1906). — BORRIE, P. F.: Kaposi's varicelliform eruption treated with aureomycin. Lancet **1950**, 1038. — BORST, M.: Echte Geschwülste. In ASCHOFFS Lehrbuch der allgemeinen Pathologie, 7. Aufl. S. 688 bis 803. 1938. — BORST, MAX: Pathologische Histologie, 4. Aufl. München 1950. — BOWERS, W. F.: Rupture of visceral hemangioma as cause of death; with report of a case of pulmonary hemangioma. Neb. St. med. J. **21**, 55 (1936). — BRADFORD: Hemangioblastoma of the posterior fossa (Lindaus disease). Report of two cases with familial history. J. Neurosurg. **5**, 196 (1948). — BRANCH, H. E.: Acute spontaneous absorption of bone. Report of a case involving a clavicle and a scapula. J. Bone Jt Surg. **27**, 706 (1945). — BRAUN: Fall von Phlebarteriektasia der rechten oberen Extremität. Ref. Münch. med. Wschr. **1902**, 163. — BRAUN, H.: Die Lungenmetastasen eines sarkomatösen Tumors der Arteria pulmonalis dextra im Röntgenbild. Fortschr. Röntgenstr. **74**, 360 (1951). — BRINDLEY jr., G. V.: Glomus tumor of mediastinum. J. thorac. Surg. **18**, 417 (1949). — BRØBECK, O.: Haemangioma of vertebra associated with compression of the spinal cord. Acta radiol. (Stockh.) **34**, 235 (1950). — BROCKENHEIMER: In: Festschrift für G. E. v. RINDFLEISCH, S. 331. Leipzig 1907. Zit. nach STAEMMLER (1955). — BRODERS, A. C.: Practical points on the microscopie grading of carcinoma. N.Y. St. J. Med. **32**, 667 (1932). — Microscopic grading of cancer. Surg. Clin. N. Amer. **21**, 947 (1941). — BROHL: Sarcoma venae femoralis dextrae ligatura venae femoralis. Dtsch. med. Wschr. **1897**, Vereinsbeilage Nr 5, 30. — BRUZZONE, P. L., e G. GUGLIELMINI: Immagini anatomi-radiologiche cisto-simili del diaframma di destra e dell'angolo cardiofrenico. (Pseudo-ernia del diaframma e angiosarcoma del cuore.) Minerva med. (Torino) **1951**, 968—976. — BUCY: Blood vessels tumors of the spinal canal. Surg. Clin. N. Amer. Nr 1323 (1934). — BUCY and RITCHEY: Klippel-Feil's syndrome associated with compression of the spinal cord by an extradural hemangiolipoma. J. Neurosurg. **4**, 5, 476 (1947). — BUTT, A. J., and J. Q. PERRY: Hemangioma of the kidney. J. Urol. (Baltimore) **65**, 15 (1951).

CARDINI, G.: La malattia di Sturge-Weber. Lattante **22**, 158 (1951). — CARLETON, A., J. ST. C. ELKINGTON, J. G. GREENFIELD and A. H. T. ROBB-SMITH: Maffucci's syndrome (Dyschondroplasia with haemangiomata). Quart. J. Med. **11**, 203 (1942). — CARRERAS MATAS, B.: Über einen ungewöhnlichen Fall von Aderhautangiom. Ophthalmologica (Basel) **119**, 377 (1950). — CARSTENSON, INGEBORG: Über subunguale Tumoren, zugleich ein Beitrag zur Frage des sog. subungualen Angiosarkoms. Langenbecks Arch. klin. Chir. **144**, 409 (1927). CERNEZZI: Fibroleiomyom, ausgehend von einer Vene des plexus spermaticus. Gazz. Osp. Clin. No 146 (1903). Ref. Münch. med. Wschr. **51**, 676 (1904). — CHENG, T. O., and D. C. SUTTON: Primary hemangioendotheliosarcoma of heart, diagnosed by angiocardiography. — Review of the literature and report of a case. Circulation **11**, 456 (1955). — CHIARI u. GRUBER: Bauchspeicheldrüse. In Handbuch der speziellen pathologischen Anatomie und Histologie, Bd. V/2, S. 497, 498. 1929. — CIOFFARI, A.: Angiomatosis; attempted unitary nosologic conception. G. Clin. med. **31**, 783 (1950). — CLARA, M.: Die arteriovenösen Anastomosen. Leipzig 1939; 2. Aufl. Wien: Springer 1956. — CLARK, J. J., and R. M. TANKESLEY: Facial angiomas associated with brain calcification. J. med. Ass. Ga **40**, 99 (1951). — CORBETT, DUDLEY: Diskussion, Sitzg v. 16. 4. 1914. Brit. J. Derm. **26**, 200 (1914). — COUSIN: Les dystrophies osseuses en rapport avec les malformations vasculaires congénitales des membres. Thèse, Lille 1947. — CRAIG-WAGNER-KERNOHAN: Lindau v. Hippels disease. Arch. Neur. 46 (1941). Ref. Z. ges. Neurol. Psychiat. **102**, 41 (1942). — CRAMER, F., and W. KIMSEY: The cerebellar hemangioblastomas: review of 53 cases, with special reference to cerebellar cysts and association of polycythemia. A.M.A. Arch. Neurol. Psychiat. **67**, 237 (1952). — CUSHING and BAILEY: Hemangiomas of cerebellum and retina. Arch. Ophthal. (Chicago) **57** (1928). — CUSHING, H., and P. BAILEY: Tumors arising from the blood-vessels of the brain: angiomatous malformations and hemangioblastomas, pp. 105—219. Springfield, Ill.: Ch. C. Thomas 1928.

DANDY: Venous abnormalities and angiomas of the brain. Arch. Surg. (Chicago) **17** (1928). — DAZZI, L.: Alterazioni ematologiche nel quadro della neuroangiomatosi encefalofacciale (malattia di Sturge-Weber disease). Rif. med. **64**, 729 (1950). — DELLA TORRE, P. L.: Microangiomi (neoformazioni, angiomatoidi) della diploe cranica: nota preventiva. Sist. nerv. **2**, 29 (1950). — DEPREZ: Contribution à l'étude du syndrôme de Parkes-Weber. Thèse Marseille 1946. — DÖRFFEL: Histogenesis of multiple idiopathic hemorrhagic sarcoma of Kaposi. Arch. Derm. Syph. (Chicago) **26**, 608 (1932). — DÖRING: Zur Kenntnis multipler Glomustumoren. Nervenarzt 18, 6 (1947). — DRUKKER: Intracranielle Angiomen. Amsterdam 1937. — DUCHEN, L. W., L. HIRSOWITZ and J. F. MURRAY: A fatal case of sarcoma idiopathicum haemorrhagicum of Kaposi. S. Afr. med. J. **27**, 1078 (1953). — DUFRESNE, O., et G. GILL: Le traitement des angiomes. Un. méd. Can. **80**, 313 (1951). — DUZEA: Sur quelques troubles de développement du squelette dûs à des angiomes superficiels. Thèse, Lyon 1886.

EGGINK, F. A.: Congenital vascular abnormalities of legs; 3 cases. Ned. T. Geneesk. **97**, 671 (1953). — EHRENREICH, T., A. J. FREUND and H. N. SHAPIRO: Hemangio-endothelioma arising in a mediastinal teratoma. Dis. Chest **23**, 294 (1953). — EHRHARDT, LOTHAR: Maligne entarteter Glomustumor der Großzehe. Zbl. allg. Path. path. Anat. 88, 208 (1952). — ERTL, E.: Glomusgeschwulst der Ohrmuschel. Mschr Ohrenheilk. **77**, 15 (1943). — ESCHBACH, HEINRICH: Über ein malignes Leiomyom des Endocards mit Verstopfung der Lungenschlagader. Beitr. path. Anat. **80**, 672 (1928). — ESTEVES, J.: Angioma serpiginoso (angioma infectivum de Hutchinson). Gaz. méd. port. **4**, 438 (1951). — EWING: Neoplastic diseases; a treatise on tumors, 4. edit., p. 1160. Philadelphia: W. B. Saunders Company 1940. —

FALK, W.: Beitrag zur Ätiologie und Klinik der Sturge-Weberschen Krankheit. Öst. Z. Kinderheilk. **5**, 175 (1950). — FÈVRE, M. M.: Les angiomes chirurgicaux et la place de la chirurgie dans le traitement des angiomes. Concours méd. **72**, 1149 (1950). — FEYRTER, F.: Über die vaskuläre Neurofibromatose, nach Untersuchungen am menschlichen Magen-Darmschlauch. Virchows Arch. path. Anat. **317**, 221 (1949). — FIGI: Treatment of angioma of the face. Proc. Mayo Clin. **12**, 437 (1937). — FISCHER, B.: Über ein primäres Angioendotheliom der Leber. Frankfurt. Z. Path. **12**, 399 (1913). — FISCHER, WASELS, BERNHARD: v. BETHE-BERGMANN: Handbuch der normalen und pathologischen Physiologie, Bd. 14/II. Abschnitte: Metaplasie und Gewebsmißbildung. S. 1211—1340. Allgemeine Geschwulstlehre S. 1341—1790. 1927. — FISHER, C. J., R. EICH and W. W. FALOON: Arteriovenous shunting in palmar erythema; the effect upon blood ammonia determinations. J. Lab. clin. Med. **51**, 118 (1958). — FOERSTER, O., H. ALTENBURGER u. F. W. KROLL: Über die Beziehungen des vegetativen Nervensystems zur Sensibilität. Z. ges. Neurol. Psychiat. **121**, 139 (1929). — FOOTE, J.: Endothelioma of the liver in the infant and so-called angiosarcoma. In W. OSLER, Contributions to Medical and Biological Research, vol. 11, p. 935. New York 1919. — FORSEE, J. H., H. W. MAHON and L. A. JAMES: Cavernous hemangioma of the lung. Ann. Surg. **131**, 418 1950). — FRAIN and GUIOT: Medullary and vertebral angiomatosis. J. Radiol. Électrol. **28**, 116 (1927). — Year Book Neurol. 1947. — FRANDSEN, A. D.: A case of haemangioma retinae. Acta ophthal. (Kbh.) **28**, 97 (1950). — FRANKE, H.: Münch. med. Wschr. **97**, 612 (1955). — FRENKEL, M., J. F. HAMPE and R. M. VAN DER HEIDE: Lymphatische leucaemia en sarcoom van Kaposi bij dezelfde patient. Ned. T. Geneesk. **97**, 1998 (1953). FRIART, G., et L. VAN DER MEIREN: Tumeurs glomiques. Arch. belges Derm. **7**, 28 (1951). — FROBOESE, C.: Emboliformes Sarkom des Hauptstammes der Pulmonalarterie. Zbl. allg. path. Path. Anat. **44**, 148 (1928).

GANGLER, J.: Ein seltenes angeborenes Lipom der Vena femoralis. Virchows Arch. path. Anat. **265, 643** (1927). — GAUWERKY, F., u. A. HARTJEN: Rippenhämangiome. Langenbecks Arch. klin. Chir. **266**, 665 (1951). — GENTRY, R. W., M. B. DOCKERTY and O. CLAGETT: Collective review; vascular malformations and vascular tumors of gastrointestinal tract. Int. Abstr. Surg. 88, 281 (1949). — GERSING, R.: Die Strontium^{90}-Dermaplatten und ihre Anwendung zur Hämangiombehandlung. Fortschr. Röntgenstr. 88, 233 (1958). — GHORMLEY: Personal communication to Allen, Barker and Hines, Peripheral vascular diseases. Philadelphia u. London: W. B. Saunders Company 1946. — GIAMPALMO, A.: L'angiomato polmonare arterovenosa iperemizzante. Pathologica **40**, 61 (1948). — The arteriovenous angiomatosis of the lung with hypoxaemia. Acta med. scand. **248** (Suppl.), 1 (1950). — GIBSON, D. M., and W. M. WYATT: Angiomata of the liver, spleen and mesentery; a case report. J. Kans. med. Soc. **51**, 417 (1950). — GILMOUR, J. R.: Essential identity of Klippel-Feil syndrome and iniencephaly. J. Path. Bact. **53**, 117 (1941). — GIRARD, P., BONAMOUR, M. DEVIC and D. GEVIGNEY: Angioma of the face, cirsoid aneurysm of the retina and of the brain; one case. Lyon méd. **183**, 150 (1950). — GLASSY, F. J., and F. C. MASSEY: Primary hemangio-endothelial sarcoma of the heart. Amer. J. Med. 8, 544 (1950). — GLOBUS, J. H.: Hemorrhage into hemangiomatous cerebellar cyst. J. nerv. ment. Dis. **112**, 263 (1950). — GLOGGENGIESSER, W.: Angiomartige Umwandlungen des Gefäßmesenchyms als Systemerkrankung. Beitr. path. Anat. **103** (1939). — Die Glomustumoren. Zbl. Chir. **72**, 1090 (1947). — GOEDEL, ALFRED: Zur Kenntnis des primären Lungenschlagadersarkoms. Frankfurt. Z. Path. **49**, 1 (1936). — GOMBKÖTÖ, B., A. BÄN u. T. FÜLÖP: Angiosarkom der Milz. Dtsch. Arch. klin. Med. **200**, 378 (1953). — GOODALE, R. H.: Hemangio-endothelioma of liver. Arch. Path. (Chicago) **9**, 528 (1930). — GORHAM, L. W., and A. P. STOUT: Hemangiomatosis and its relation to massive osteolysis. Trans. Ass. Amer. Phycns **67**, 302 (1954). — GORHAM, L. W., A. W. WRIGHT, H. H. SHULTZ and F. C. MAXON: Disappearing bones: a rare form of massive osteolysis. Amer. J. Med. **17**, 674 (1954). — GOUGEROT, GIRAUDEAU, GRACIANSKI: Zit. nach COUSIN, Les dystrophies osseuses en rapport avec les malformations vasculaires congénitales des membres. Thèse, Lille 1947. — GOUGEROT, H., and E. LORTAT-JACOB: Naevus variceux osteohypertrophique (de Klippel et Trenaunay) du membre inférieur gauche. Bull. Soc. franç. Derm. Syph. **41**, 1668 (1934). — GOUGH: A case of cerebellar hemangioblastoma. J. Path. Bact. **42**, 647 (1936). — GRAF, K.: Angiomatöse Tumoren des Ohres. Pract. oto-rhino-laryng. (Basel) **12**, 129 (1950). — GRAUER and BURT: Unusual location of glomus tumor; report of two cases. J. Amer. med. Ass. **112**,

1806 (1939). — GRAUL: Die Subsumption von Morbus Sturge-Weber, Morbus Klippel-Trénaunay und Morbus Parkes Weber unter der Bezeichnung „ekto-neurodermale Hamartome". Hautarzt 4, 510 (1953). — GREEN: Encephalo-trigeminal angiomatosis. J. Neuropath. exp. Neurol. 4, 27 (1945). — GREEN, J. R., J. FOSTER and D. L. BERENS: Encephalo-trigeminal angiomatosis (Sturge-Weber syndrome); with particular reference to the roentgenological aspects before and after neurosurgery. Amer. J. Roentgenol. 64, 391 (1950). — GRENINGER, G., et MARLAND: La maladie de Sturge-Weber. J. Prat. (Paris) 65, 182 (1951). — GROSSE-BROCKHOFF, F., and H. W. SCHREIBER: Angiosarcoma of the pericardium. Z. Kreisl.-Forsch. 44, 866 (1955). Ref. in Circulation 14, 457 (1956). — GROSSMAN, M. O., and B. H. KESSERT: Familial incidence of tumors of brain; cerebellar hemangioblastoma. Arch. Neurol. Psychiat. (Chicago) 36, 384 (1936). — GUMPEL, F.: Zur Kasuistik der Glomustumoren. Zbl. Chir. 83, 788 (1958).

HABERLAND, K.: Über ein spinales Angioma racemosum venosum. Arch. Psychiat. Nervenkr. 184, 417 (1950). — HÄUSSLER u. DÖRING: Über eine hämangioblastische Geschwulst der Dura in der linken Parietalgegend. Bruns' Beitr. klin. Chir. 169, 624 (1939). — HALLORAN, CHRIS: Hereditary hemorrhagic teleangiectasia. Arch. Derm. Syph. (Chicago) 45, 175 (1942). HALTER, KLAUS: Haemangioma verrucosum mit Osteoatrophie. Derm. Z. (Basel) 75, 271 (1937). — HAMILTON, F. E., and R. H. HOLMES: Cavernous hemangioma of the left lobe of the liver; report of a case. U.S. armed Forces med. J. 1, 443 (1950). — HANKE, H.: Osteodystrophische Erkrankungen und ihre Begrenzung. Dtsch. Z. Chir. 245, 641 (1935). — Hämangiomatose des Darmes. Dtsch. Z. Chir. 248, 52 (1936). — HARST, L. C. A. VAN DER: Trois cas de naevus variceux ostéo-hypertrophique de Klippel-Trenaunay. Ann. Derm. Syph. (Paris) 78, 315 (1951). — HARTOG-JAGER, W. A. DEN: About two new forms in group of phacomatoses; naevus varicosus osteohypertrophicus with angiomatosis cerebelli (and choreoiditis); congenital lymphangioma with angioma cavernosum and teleangiectases of one leg, combined with intradural angioma venosum (varicosus spinalis). Folia psychiat. neerl. 52, 356 (1949). — HAVLICECK, H.: Die Durchblutung der Niere im Rahmen des Gesetzes der Leistungszweiteilung des Kreislaufes. Ärztl. Forsch. 2, 265 (1948). — HEDINGER, ERNST: Über Intima-Sarcomatose von Venen und Arterien in sarcomatösen Strumen. Virchows Arch. path. Anat. 164, 199 (1901). — HENSCHEN: Beitr. zur Geschwulstpathologie des Chylusgefäßsystems. Inaug.-Diss. Zürich 1905. — HERXHEIMER, GOTTHOLD: Grundriß der pathologischen Anatomie, 20. Aufl. München 1932. — HEWLETT (1899): Zit. nach S. S. LICHTMAN, Diseases of the liver, gallbladder and bile ducts. Philadelphia: Lea & Febiger 1949. — HIPPEL, B.: Zur Kenntnis der Mischgeschwülste der Leber. Virchows Arch. path. Anat. 201, 326 (1910). — HIPPEL, E. v.: Vorstellung eines Patienten mit einem sehr ungewöhnlichen Aderhautleiden. Ber. 24. Versamml. der Ophthalm. Ges. 1895, S. 269. — Die Angiomatosis retinae, v. Hippelsche Erkrankung. Kurzes Handbuch der Ophthalmologie, Bd. V. Berlin: Springer 1930. — HLEB-KOSZANSKA, M. v.: Peritheliom der Luschkeschen Steißdrüse im Kindesalter. Beitr. path. Anat. 35, 589 (1904). — HOEVE, J.. VAN DER: Phakomatoses. Ned. T. Geneesk. 82, 4418 (1938). — HOLTHUIS, J. W.: Ned. T. Geneesk. 98, 326 (1954). — HOPF: Über Tumoren des neuromyoarteriellen Glomus (Masson). Frankfurt. Z. Path. 40, 387 (1930). — HORTON, B. T.: Hemihypertrophy of extremities associated with congenital arteriovenous fistula. J. Amer. med. Ass. 98, 373 (1932). — HOYER: Zit. von POPOFF: The digital vascular system; with reference to the state of glomus in inflammation, arteriosclerotic gangrene, diabetic gangrene, thrombo-angiitis obliterans and supernumerary digits in man. Arch. Path. (Chicago) 18, 295 (1934). — HUSSAREK, M., u. W. RIEDER: Glomustumor der Luftröhre. Krebsarzt 5, 208 (1950).

IMMINK, E. A.: Angioma of the muscle. Ned. T. Geneesk. 94, 1782 (1950).

JABOULAY: Zit. von STOUT, Tumors of the neuromyoarterial glomus. Amer. J. Cancer 24, 255 (1935). — JADASSOHN: Handbuch für Haut- und Geschlechtskrankheiten, Bd. XII/2. Berlin 1932. — JAEGER, H.: Hemangiectasie hypertrophique de Parkes Weber. Dermatologia (Basel) 102, 4 (1951). — JAEGER, H., et A. RETORNAZ: Hémangiomes multiples de la face, du tronc et des membres, et crises épileptiformes (Syndrome Sturge-Weber?). (Illustration.) Dermatologica (Basel) 100, 345 (1950). — JAFFÉ, R.: Angiomatosis hepatis. Ref. Zbl. allg. Path. path. Anat. 73, 357 (1939). — JENSSEN, J.: Vertebral hemangiomes. Nord. Med. 45, 768 (1951). — JONATA, O., J. DOBIAS and J. SLANINA: Cerebro-cutaneous angiomatos; contribution to the etiology of Sturge-Weber's disease. Neurol. psychiat. čsl. 13, 294 (1950). — JUBA, A., u. G. ZÉTÉNY: Über die Sturge-Webersche Krankheit. Mschr. Psychiat. Neurol. 131, 163 (1956). — JUNG: Über die Angiome Lindaus, eine charakteristische Gruppe unter den Kleinhirntumoren. Arch. Psychiat. Nervenkr. 103 (1935). — JUNGHANNS, H.: Die Pathologie der Wirbelsäule. In HENKE-LUBARSCH' Handbuch der speziellen pathologischen Anatomie und Histologie, Bd. 9, Teil 4, S. 216ff. Berlin: Springer 1939.

KALISCHER: Ein Fall von Telangiectasie des Gesichts und der weichen Hirnhaut. Arch. Psychiat Nervenkr. 34, 171 (1901). — KAPOSI: On lymphadenoma and lymphangioma cutis. M. & S. Rep. 32, 118 (1875). — Zit. durch J. DÖRFFEL, Histogenesis of multiple idiopathic hemorrhagic sarcoma of Kaposi. Arch. Derm. Syph. (Chicago) 26, 608 (1932). — KAPOSI,

M.: Sarcomatosis universalis. Tod. Jahrb. d. Wien. K. K. Krankenanstalt 4; Theil II, 123 (1895). — KAPOSI, M. K.: Idiopathisches multiples Pigmentsarkom der Haut. Arch. Derm. Sysph. (Chicago) **4**, 265 (1872). — KARHOFF: Primärtumor der Aorta. Zbl. allg. Path. path. Anat. **89**, 46 (1952). — KATE, TEN: Ned. T. Geneesk. **82**, 4149 (1938). — KAUTZKY: Die Bedeutung der Hirnhaut-Innervation und ihrer Entwicklung für die Pathogenese der Sturge-Weberschen Krankheit. Dtsch. Z. Nervenheilk. **161**, 506 (1949). — KAY, S.: Sarcoidosis of spleen; report of four cases with twenty — three year follow — up in one case. Amer. J. Path. **26**, 427 (1950). — KAZANCIGIL, T. R.: Jinekoloji'de histo-patholojik teshis. Istanbul 1951. — KERR, H. H., and E. A. GOULD: Hemangiosarcoma (hemangio-endothelioma) of the stomach. Amer. Surg. **17**, 218 (1951). — KLIPPEL, M., et P. TRÉNAUNAY: Du naevus variqueux ostéohypertrophique. Arch. gén. Méd. **77**, 641 (1900). — KOCH, F.: Cerebrale Erkrankungen und Gefäßgeschwülste bzw. Gefäßmißbildungen. Z. Kinderheilk. **59**, 638 (1938). — KÖNIG u. SCHÖN: Ausgedehnte Angiomatosis der Medulla oblongata usw. (Lindausches Syndrom). Bruns' Beitr. klin. Chir. **170** (1939). — KOLACZEK: Über das Angio-Sarkom. Dtsch. Z. Chir. **9**, 1, 165 (1878). — KRASKE: Über subunguale Geschwülste. Münch. med. Wschr. **34**, 889 (1887). — KUDLICH, H., u. W. SCHUH: Ein Beitrag zum myoplastischen Sarkom der Lungenschlagader. Virchows Arch. path. Anat. **294**, 113 (1935). — KÜHNKE, F.: Zur Pathogenese und Klinik des cerebrocutanen Angioms (Sturge-Weber). Mschr. Kinderheilk. **88**, 78 (1941). — KUFS: Klinik, Histopathologie und Vererbungspathologie der v. Hippel-Lindauschen Erkrankung. Z. ges. Neurol. Psychiat. **138** (1932). — KUHLENKAMPFF, D., u. P. HEILMANN: Über einen Glomustumor. Zbl. Chir. **67**, 515 (1940). — KUMER, L.: Chronisches Tropfödem (Nonnesche, Milroysche, Meigesche Erkrankung) und Naevus varicosus osteo-hypertrophicus (Klippel u. Trenaunay), (Haemangiectasia hypertrophicans, Parkes Weber). Derm. Z. **64**, 129 (1932). — KYRLE: Histologie der menschlichen Haut. Berlin 1925.

LÄWEN: Über die genuine diffuse Phlebarterioektasie an der oberen Extremität. Dtsch. Z. Chir. **68**, 364 (1903). — LANG, F. J., u. L. HASLHOFER: Über die Auffassung der Kaposischen Krankheit als systematisierte Angiomatosis. Z. Krebsforsch. **42**, 68 (1935). — LANGE, C. DE: Das Krankheitsbild der tuberösen Sklerose in den ersten Lebensjahren. Acta paediat. (Uppsala) **28**, 79 (1940). — LANGEN, C. D. DE: Clinical significance of arteriovenous communications in the control of blood pressure and organ function. Versl. Kon. Akad. **66**, 102 (1957). — LANGER, R.: Glomustumor am harten Gaumen. Wien. med. Wschr. **99**, 67 (1949). — LARMANDE, A. M.: La neuro-amgiomatose encéphalofaciale. Paris: Masson & Cie. 1948. — LAZAR, A. M., and E. P. LEROY: Hemangioma of the larnyx in infants. Eye, Ear, Nose Thr. Monthby **29**, 249 (1950). — LEBLANC: Contribution à l'étude de l'hypertrophie unilatérale partielle ou totale. Thèse, Paris 1896/97. — LEHMANN, W. L., and C. J. KRAISSL: Glomus tumor within bone. Surg. Gynec. Obstet. **25**, 118 (1949). — LENDRUM, A. C., and W. A. MACKEY: Glomangioma, a form of „painful subcutaneous tubercle". Brit. med. J. **1939 II**, 676. — LERICHE: Physiologie et pathologie du tissu osseux. Paris: Masson & Cie. 1939. — LEVICK, C. B., and J. RUBIE: Haemangioendothelioma of the liver simulating congenital heart disease in an infant. Arch. Dis. Childh. **28**, 49 (1953). — LEVIN, P. M.: Multiple herditary hemangioblastomas of the nervous system. Arch. Neurol. Psychiat. (Chicago) **36**, 384 (1936). — LEY y ROCA DE VINALS: Contribución al estudio de los tumores glómicos. Rev. clín. esp. **6**, 7 (1942). — LIAN, C., et P. ALHOMME: Les varices congénitales par dysembryoplasie (syndrome de Klippel-Trenaunay). Arch. Mal. Coeur **78**, 176 (1945). — LICHTMAN, S. S.: Diseases of the liver, gallbladder and bile ducts. Philadelphia: Lea & Febiger 1949. — LICHTENSTEIN, B .W.: Sturge-Weber-Dimitri syndrome: cephalic form of neurocutaneous hemangiomatosis. A.M.A. Arch. Neurol. Psychiat. **71**, 291 (1954). — LIEBEGOTT: Ein Beitrag zur Klinik und Pathologie der Kleinhirnangiome Lindaus. Nervenarzt **10** (1937). LINDAU, A.: Studien über Kleinhirncysten, Bau, Pathogenese und Beziehungen zur Angiomatosis retinae. Acta path. microbiol. scand. Suppl. **1**, 1—128 (1926). — Zur Frage der Angiomatosis retinae und ihrer Hirnkomplikationen. Acta ophthal. (Kbh.) **4**, 193 (1947). — LINDE, MARIANNE: Über einen Fall von Hämangioma cavernosum des Zwischenhirns. Z. ges. Neurol. Psychiat. **147**, 230 (1933). — LISTER: The natural history of strawberry naevi. Lancet **1938**, 1429. — LOMBARD, P.: Angiome du rachis avec compression médullaire; laminectomie; coagulation; guérison passagère; reprise des accidents 2 ans plus tard. Afr. franç. chir. No 1 bis **3**, 1 (1950). — LO PRESTI, J. M., P. KAUFMAN and F. J. TROENDLE: Diffuse hemangioma of the liver. Clin. Proc. Child. Hosp. (Wash.) **6**, 152 (1950). — LORENZ, O.: Kavernöses Angiom des Rückenmarks mit tödlicher Blutung. Inaug.-Diss. Jena 1901/02. — LORTAT-JAKOB et BROSSE: Tumeur tonsungnéale violacée et douloureuce avec causalgie du membre supérieur (glomus tumoral neuro-myoartériel). Bull. Soc. franç. Derm. Syph. **35**, 303, 362 (1928). — LOTMAR: Zur Kenntnis der Lindauschen Krankheit. Schweiz. Arch. Neurol. Psychiat. **36**, 257 (1935). — LOUTCHITCH: Zit. von STOUT, Tumors of the neuromyo-arterial glomus. Amer. J. Cancer **24**, 255 (1935). — LOVE and KERNOHAN: Glomangioma or glomus tumor. In ALLEN, BARKER and HINES, Peripheral vascular diseases, S. 562. Philadelphia u. London: W. B. Saunders Company 1949. — LUNDGREN, H.: Tympanic body tumours in middle ear; tumours of carotid body type. Acta oto-laryng. (Stockh.) **37**, 367 (1949).

MacDonald, A. E.: Lindau's disease: Six cases with surgical verification in four living patients. Arch. Ophthal. (Paris) **23**, 564 (1940). — MacDonald, R. A.: A carotid-body-like tumor on the left subclavian artery. Arch. Path. (Chicago) **62**, 107 (1956). — Makrycortas, K.: Über das Wirbelangiom, -lipom und -osteom. Virchows Arch. path. Anat. **265**, 259 (1927). — Die praktisch-klinische Bedeutung des Wirbelangioms. Langenbecks Arch. klin. Chir. **155**, 663 (1929). — Mallory, F. B.: J. exp. Med. **10**, 575 (1908). — Mandelstamm, Moritz: Über primäre Neubildungen des Herzens. Virchows Arch. path. Anat. **245**, 43 (1923). — Manuelidis, E. E.: Über Hämangiome des Gehirns; Teleangiektasien, Kavernome, Sturge-Webersche Krankheit. Arch. Psychiat. Nervenkr. (Berl.) **184**, 601 (1950). — Marino, H., y J. Fairman: Tratamiento moderno de los angiomas planos. Día. méd. **22**, 3470 (1950). Martini, G. A., u. J. Staubesand: Zur Morphologie der Gefäßspinnen („vascular spiders") in der Haut Leberkranker. Virchows Arch. path. Anat. **324**, 147 (1953). — Martovell: Tumores clomicos. Monografias Miquel Servet. Estudio anatomoclinico. Barcelona u. Madrid 1940. — Masmejean: Des hypertrophies latérales du corps totales et partielles. Thèse, Montpellier 1888. — Mason, M. L., and A. Weil: Tumor of a subcutaneous glomus: — tumeur glomique; tumeur du glomus neuromyo-artériel; subcutaneous painful tubercle; angio-myoneurome; subcutaneous glomal tumor. Surg. Gynec. Obstet. **58**, 807 (1934). — Masson, P.: Le glomus neuro-myo-artériel des régions tactiles et ses tumeurs. Lyon chir. **21**, 257 (1924). — Zit. von Popoff, The digital vascular system; with reference to the state of glomus in inflammation, arteriosclerotic gangrene, diabetic gangrene, thrombo-angiitis obliterans and supernumerary digits in man. Arch. Path. (Chicago) **18**, 295 (1934). — Les glomus cutanés de l'homme. Bull. Soc. franç. Derm. Syph. **42**, 1174 (1935). — Progr. med. (Istanbul) **2**, 59 (1948). — Masson, P., et L. Gery: Les tumeurs glomiques sous-cutanées en dehors des doigts (angio-neuromyomes artériels). Annal. anat. path. **4**, 153 (1927). — Maximov, A.: Bindegewebe und blutbildende Gewebe. In Handbuch der mikroskopischen Anatomie, Bd. 12/II. Berlin: Springer 1927. — McWeeny (1912): Zit. von S. S. Lichtman, Diseases of the liver, gallbladder and bile ducts. Philadelphia: Lea & Febiger 1949. — Melchior, Eduard: Sarkom der Vena cava inferior. Dtsch. Z. Chir. **213**, 135 (1928). — Mennenga: Zur Klinik und Pathologie der Lindauschen Erkrankung, Bruns' Beitr. klin. Chir. **164**, 633 (1936). — Meyerding, H. W.: The diagnosis and treatment of Ewing's tumor (endothelial myeloma; solitary diffuse endothelioma; hemangio-endothelioma). Trans. west. surg. Ass. **48**, 183 (1939). — Meyerding, H. W., and G. A. Pollock: Ewing's tumor (hemangio-endothelioma; endothelial myeloma; solitary diffuse endothelioma); a problem in differential diagnosis. Minn. Med. **23**, 416 (1940). — Michelazzi, A. M.: Angiomatous type changes in the emphysematous lung and their probable functional significance. Cardiologia (Basel) **24**, 210 (1954). — Moegen, P.: Über einen primären sarkomatösen Tumor der Pulmonalarterie mit ausgedehnten Metastasen in der rechten Lunge. Z. Kreisl.-Forsch. **40**, 150 (1951). — Primäres Sarkom der Arterienintima. Verh. dtsch. Ges. Path. **35**, 267 (1952). — Möller, H. U.: Familial angiomatosis retinae et cerebelli: Lindau's disease. Acta ophthal. (Kbh.) **7**, 244 (1929). — Morton, H. B.: Large pedunculated cavernous hemangioma of liver; case report. Amer. J. Surg. **56**, 673 (1942). — Murray and Stout: Glomus tumor; investigation of its distribution and behaviour, and identity of its „epithelioid" cell. Amer. J. Path. **18**, 183 (1942).

Neubürger, K., u. L. Singer: Zur Frage des diffusen Hämangioendothelioms der Leber. Frankfurt. Z. Path. **35**, 543 (1927). — Newman, B.: Diskussion zu Halloran u. Robinson. Arch. Derm. Syph. (Chicago) **45**, 176 (1942). — Nonnenmacher, A.: Augenärztliche Betrachtungen zum Symptomenkomplex Morbus Sturge-Weber, Klippel-Trénaunay und Parkes-Weber. Klin. Mbl. Augenheilk. **126**, 154 (1955).

Oberdalhoff, H., u. W. Schütz: Zur Genese der multiplen Glomustumoren. Chirurg **22**, 145 (1951). — Oehler, F.: Über einen bemerkenswerten Fall von Dyskinesia intermittens brachiorum. Dtsch. Arch. klin. Med. **92**, 154 (1907). — Ormsby and Montgomery: Diseases of the skin, 6th edit., p. 1360. Philadelphia: Lea & Febiger 1943. — Orsós, F.: Gefäßsproßgeschwulst (Gemmangioma). Beitr. path. Anat. **93**, 121 (1934). — Orzechowski, G.: Über die primären blutbildenden Hämangioendotheliome der Leber. Virchows Arch. path. Anat. **267**, 63 (1928). — Ostertag: Die raumfordernden Prozesse im Schädel. 1941. — Ottley, C. M.: Glomus tumour. Brit. J. Surg. **29**, 387 (1942).

Pack, G. T., and T. R. Miller: Hemangiomas; classification, diagnosis and treatment. Angiology **1**, 405 (1950). — Parkes Weber: Brit. J. Child. Dis. **15**, 13 (1918); **30**, 102 (1936). — Parkes Weber, F.: Notes on the association of extensive hemangiomatous naevus of the skin with cerebral hemangioma. Proc. roy. Soc. Med. **22**, 25 (1928). — Some telangiectatic and other anomalous vascular groups especially those of dysplastic origin. Med. Press **210**, 219 (1943). — Rare diseases and some debatable subjects, 1st edit. p. 51—66. London: Staples Press Ltd. 1946. — Paulian, D., Stefan-Popescu et D. Marinesco-Slatina: Tumeur glómique sous-unguéale suivie d'hémihyperthermie et guérison complete après l'ablation chirurgicale. Ann. Anat. path. méd.-chir. **10**, 271 (1933). — Peixoto, P. G.: Tumor glomico. An. bras. Derm. Sif. **25**, 102 (1950). — Pemberton, J., de J., and J. H.

Saint: Congenital arteriovenous communications. Surg. Gynec. Obstet. 46, 470 (1928). — Pena, A. de la: Angioma vesical. Rev. clín. esp. 39, 343 (1950). — Pendergrass, E. P., J. C. Katterjohn and J. B. Butehart: Some considerations in the treatment of hemangioma in infants and children. Amer. J. Roentgenol. 60, 182 (1948). — Peters, Gerd, u. F. Tebelis: Beitrag zur Klinik, Anatomie und Pathogenese der Sturge-Weberschen Krankheit. Z. ges. Neurol. Psychiat. 157, 782 (1937). — Plaut, A.: Hemangioendothelioma of lung; report of 2 cases. Arch. Path. (Chicago) 29, 517 (1940). — Popoff, N. W.: The digital vascular system; with reference to the state of glomus in inflammation, arteriosclerotic gangrene, diabetic gangrene, thrombo-angiitis obliterans and supernumerary digits in man. Arch. Path. (Chicago) 18, 295 (1934). — Recherches sur l'histologie des anastomoses artério-veineuses des extrémités et sur leur rôle en pathologie vasculaire. Bull. Histol. appl. etc. 12, 156 (1935). Porro, G.: Sull'angioma vertebrale. Radiologia (Roma) 9, 365 (1953). — Poser, C. M., and J. M. Taveras: Cerebral angiography in encephalo-trigeminal angiomatosis. Radiology 68, 327 (1957). — Proks, C., u. F. Tomsi: Z. ges. inn. Med. 10, 1053 (1955). — Puretie, S., u. B. Puretie: Sturge-Weber sindrom. Liječn. Vjesn. 73, 11 (1951).

Randerath, E., u. N. Candreviotis: Über einen malignen metastasierenden Glomustumor des rechten Daumens. Zbl. allg. Path. path. Anat. 93, 454 (1955). — Ratzenhofer, M.: Demonstration von zwei Beobachtungen. Zbl. allg. Path. path. Anat. 77, 173 (1941). — Zur Bildung von Längsmuskulatur in Blutgefäßen. Verh. dtsch. Ges. Path. 36, 267 (1952). — Ravitch, M. M.: Radical treatment of massive mixed angiomas (hemolymph angiomas) in infants and children. Ann. Surg. 134, 228 (1951). — Reid, M. R., and H. G. Conway: Congenital cirsoid aneurysm of leg. J. Amer. med. Ass. 101, 1391 (1933). — Reifferscheid: Symmetrisch-segmentartig angeordnetes ausgedehntes Haemangioma cavernosum. Zbl. Chir. 73, 23 (1948). — Resende Alves, J. B.: De hemangioma cavernoso do mesentério ileal. Hospital (Rio de J.) 37, 587 (1950). — Reus, H. D. de: Aorta- und Arteriographie bei arteriellen Zirkulationsstörungen in den Extremitäten. Kemink en Zoon, Utrecht 1953. Ned. T. Geneesk. 98, 1064 (1954). — Reus, H. D. de u. M. Vink: Kongenitale dystrophische Angiektasie. Fortschr. Röntgenstr. verein. mit Röntgenpraxis 83, 690 (1955). — Ribbert: Über Bau, Wachstum und Genese der Angiome, nebst Bemerkungen über Cystenbildung. Virchows Arch. path. Anat. 151, 381 (1898). — Ribbert, H.: Geschwulstlehre. Bonn: Cohen 1904. — Richthammer, H.: Osteoangiom des Schädeldaches. Krebsarzt 5, 62 (1950). — Robinson, Saul S.: Angioma serpiginosum. Arch. Derm. Syph. (Chicago) 45, 175 (1942). — Rodes, C. B.: Cavernous hemangiomas of the lung with secondary polycythemia. J. Amer. med. Ass. 110, 1914 (1938). — Röhrl, W.: Die radiographische Darstellung von arterio-venösen Anastomosen. Klin. Wschr. 29, 307 (1951). — Roggenbau (1910): Zit. in: Diseases of the liver gallbladder and bile ducts, von S. S. Lichtman, p. 720. Philadelphia: Lea & Febiger 1949. — Rose, L. M.: Hypertrophy of lower limbs with cutaneons naevus and varicose veins. Arch. Dis. Childh. 24, 162 (1950). — Rosenhagen, H.: Zur Klinik des Angioma racemosum arteriovenosum der Rückenmarkshäute. Z. ges. Neurol. Psychiat. 147, 216 (1933). — Rotter, W.: Zur pathologischen Anatomie der arterio-venösen Anastomosen, epitheloiden Gefäßwandzellen und Sperrarterien. 18. Tagg Dtsch. Ges. Kreisl.-Forsch. 18, 278 (1952). — Rotter, W., u. R. Schürmann: Die Blutgefäße des menschlichen Penis. Virchows Arch. path. Anat. 318, 352 (1950). — Rowbotham: Small aneurysm completely obstructing lower end of aqueduct of Sylvius. Arch. Neurol. Psychiat. (Chicago) 40, 1241 (1938). — Rozynek, M.: Untersuchungen über die Differenzierung der Blutgefäße in Angiomen. Virchows Arch. path. Anat. 307, 678 (1941).

Sano, K., K. Utikosi and S. Yosimi: Angioma of the lung. Lung 1, IV—V engl. Zus.fass. (1954). [Japanisch.] — Sargent and Greenfield: Haemangiomatous cysts of the cerebellum. Brit. J. Surg. 17, 84 (1929). — Savelsberg, W.: Die Phakomatosen im Kindesalter. Ärztl. Wschr. 9, 121 (1954). — Schaltenbrand, W.: Über Hirnblutungen durch Rankenangiome oder Varizen. Frankfurt. Z. Path. 52, 363 (1938). — Schmaus-Herxheimer: Grundriß der pathologischen Anatomie. München 1932. — Schinz u. Mitarb.: Lehrbuch der Röntgendiagnostik. Stuttgart: Georg Thieme 1952. — Schinz, H. R.: Fortschritte in der Röntgendiagnostik der Wirbelsäule. Wien. klin. Wschr. 48, 321 (1935). — Schinz, H. R., A. Zuppinger, R. Sarasin and R. Baumann: Bilanz über die Bestrahlungsresultate bei malignen Tumoren im Jahre 1934. Röntgenpraxis 7, 217 (1935). — Schmid u. Gaupp: Zur Frage der Angioblastomatose des Rückenmarks. Nervenarzt 16, 290 (1943). — Schmidt, H.: Zur Kenntnis des Haemangioms und seiner Beziehungen zum Angiosarkom. Frankfurt. Z. Path. 51, 43 (1937). — Schmore, G., u. H. Junghanns: Die gesunde und kranke Wirbelsäule im Röntgenbild. Leipzig: Georg Thieme 1932; 2. Aufl. Stuttgart 1951. — Schnyder, K.: Leiomyom der Vena marginalis lateralis pedis. Zbl. allg. Path. path. Anat. 25, 529 (1914). — Schoen: Doppelseitige Nebenhoden-Tumoren und extrarenale Grawitz-Geschwülste im Rahmen des v. Hippel- und Lindauschen Syndroms. Tagg Dtsch. Path. 1849. Zbl. allg. Path. path. Anat. 1948. — Schönberg, S.: Das Hämangioendotheliom der Leber. Frankfurt. Z. Path. 29, 77 (1923). — Schofield, A. L.: Primary haemangioma of the malar bone. Brit. J. plast. Surg. 3, 136 (1950). — Schorn, J.: Arterio-venöse Anasto-

mosen und Hypertonie. Verh. dtsch. Ges. Path. 242 (1950). — Zur normalen und pathologischen Anatomie der Hoyer-Grosserschen Organe, der sogenannten „arterio-venösen Anastomosen", in den Endgliedern der Finger und Zehen des Menschen. Habil.-Schr. Gießen 1955. — SCHUBACK, A.: Über die Angiomatosis des Zentralnervensystems. Lindausche Krankheit.) Z. ges. Neurol. Psychiat. **110**, 359 (1927). — SCHUMACHER, H.: Glomustumor und Angiomyom der Haut. Frankfurt. Z. Path. **66**, 90 (1955). — SEHMISCH: Beitrag zur Kenntnis der cavernösen Haemangiome des Gehirns. Virchows Arch. path. Anat. **277**, 431 (1930). — SERVELLE: Pathologie vasculaire médicale et chirurgicale. Paris: Masson & Cie. 1952. — SERVELLE, M.: La veinographie va-t-elle vous permettre de démembrer le syndrom de Klippel et Trenaunay et l'hémangiectasie hypertrophique de Parkes Weber. Presse méd. **1945**, 353. — SHAPIRO: Hemangioblastomas of the cerebellum. Arch. Path. (Chicago) **8**, 915 (1929). — SHARP, H. S.: Haemangioma of the trachea in an infant, successful removal. J. Laryng. **63**, 413 (1949). — SHEPPARD (1907): Zit. von S. S. LICHTMAN, Diseases of the liver, gallbladder and bile ducts. Philadelphia: Lea & Febiger 1949. — SHORR: Liver injury. Transaction of the 8th conference Josiah Macy-Foundation, New York, 1950. — SHUMACKER jr., H. B.: Hemangioma of liver; discussion of symptomatology and report of patient treated by operation. Surgery **11**, 209 (1942). — SICK, P.: Zur Entwicklungsgeschichte von Krebs, Eiter und Sarcom nebst einem Fall von Venenkrebs. Virchows Arch. path. Anat. **31**, 265 (1864). — SILLEVIS SMITT, W. G., and W. A. VAANDRAGER: Phacomatoses in children and Klippel-Trenaunay syndrome. Mschr. Kindergeneesk. **18**, 11 (1950). — SILVER, M. L.: Hereditary vascular tumors of the nervous system. J. Amer. med. Ass. **156**, 1053 (1954). — SILVER, M. L., and G. R. HENNIGAR: Cerebellar hemangioma (hemangioblastoma): Clinicopathological review of forty cases. J. Neurosurg. **9**, 484 (1952). — SLEPYAN: The glomus tumor; report of two cases with histologic observations. Arch. Dermat. Syph. (Chicago) **36**, 77 (1937). — SONNTAG, F.: Phlebarteriektasie. Zbl. Chir. **52**, 66 (1925). — STABINS, S. J., J. J. THORNTON and M. J. SCOTT: Changes in vasomotor reaction associated with glomus tumors. J. clin. Invest. **16**, 685 (1937). — STAEMMLER, M.: Geschwülste der Blut- und Lymphgefäße. In KAUFMANN, Spezielle anatomische Pathologie, Bd. I/1, S. 368. Berlin 1955. — Die Kreislauforgane. In Lehrbuch der speziellen pathologischen Anatomie — begründet von KAUFMANN. Berlin: Walter de Gruyter & Co. 1955. — STANGE, H. H.: Rezidivierender Glomustumor an der Glandarfalte der Klitoris. Zbl. Gynäk. **73**, 803 (1951). — STAUBESAND, J.: Ein Glomusorgan in der menschlichen Kniegelenkkapsel. Frankfurt. Z. Path. **62**, 223 (1951). — STEINER, L., and H. VOERNER: Angiomatosis miliaris. „Eine idiopathische Gefäßerkrankung." Dtsch. Arch. klin. Med. **96**, 105 (1909). — STOUT, A. P.: Human cancer; etiological factors, precancerous lesions, growth, spread, symptoms, diagnosis, principles of treatment, p. 1007. Philadelphia: Lea & Febiger 1932. — Tumors of the neuromyo-arterial glomus. Amer. J. Cancer **24**, 255 (1935). — STURGE, W. A.: Clin. Soc. Trans. **12**, 162 (1879). — SUCQUET: Zit. von POPOFF, The digital vascular system; with reference to the state of glomus in inflammation, arteriosclerotic gangrene, diabetic gangrene, thrombo-angiitis obliterans and supernumerary digits in man. Arch. Path. (Chicago) **18**, 295 (1934). — SUNDER-PLASSMANN, P.: Durchblutungsschäden und ihre Behandlung. Stuttgart: Ferdinand Enke 1943. — Klinik und Neuromorphologie der Glomustumoren. Langenbecks Arch. klin. Chir. **265**, 115 (1950).

TACKET, H. S., R. S. JONES and J. W. KYLE: Primary angiosarcoma of the heart. Amer. Heart J. **39**, 912 (1950). — TAGLIAFERRO, E., e N. MORANDINI: Considerazioni su tre casi di tumori glomici. Rass. giul. Med. **6**, 398 (1950). — TANNENBERG: Über die Pathogenese der Syringomyelie, zugleich ein Beitrag zum Vorkommen des Capillarhämangioms im Rückenmark. Z. ges. Neurol. Psychiat. **92**, 119 (1924). — THEIS, F. V.: Subungual neuro-myoarterial glomus tumor of the toe. Effect of increased peripheral temperature. Arch. Surg. (Chicago) **34**, 1 (1937). — THOMAS, N. K., and JAN M. CHESSER: Cavernous hemangioma of the mediastinum. Case report. J. thorac. Surg. **20**, 321 (1950). — TIWISINA, TH.: Angiographische Studien bei gutartigen Geschwülsten der Gliedmaßen. 1. Mitteilung. Fortschr. Röntgenstr. **87**, 199 (1957). — TÖPFER, D.: I. Über ein infiltrierend wachsendes Hämangiom der Haut und multiple Kapillarektasien der Haut und inneren Organe. II. Zur Kenntnis der Wirbelangiome. Frankfurt. Z. Path. **36**, 337 (1928). — TONNING, H. O., R. F. WARREN and H. J. BARRIE: Familial hemangiomata of the cerebellum: Report of three cases in a family of four. J. Neurosurg. **9**, 124 (1952). — TRÉLAT, N., et A. MONOD: Arch. gén. Méd. **1**, 536 (1869). — TURNER and KERNOHAN: Vascular malformations and vascular tumors involving the spinal cord. Amer. Ass. Neuropath. 1941. Ref. J. Neuropath. exp. Neurol. **1**, 121 (1942).

UMANSKY: Dyschondroplasia with hemangiomata (Maffucci's syndrome): Early case with mild osseous manifestations. Bull. Hosp. Jt Dis. (N.Y.) **7**, 59 (1946). — URBAN, H.: Zur Klinik und Pathologie der Hämangioblastome im Zentralnervensystem. Z. ges. Neurol. Psychiat. **155**, 798 (1936).

VALDÉS OLASCOAGA, H.: Congenital frontal hemangioma. Bol. Soc. Cir. Uruguay **21**, 88 (1950). — VOGLER: Die arterio-venösen Anastomosen im Röntgenbild. Fortschr. Rönt-

genstr. verein. mit Röntgenpraxis **78**, 322 (1953). — VOGLER, E.: Die ursächliche Bedeutung arterieller Gefäßschäden für die Entstehung der Venenerweiterungen. Fortschr. Röntgenstr. verein. mit Röntgenpraxis **79**, 354 (1953).

WACHSMUTH, N., et A. LÖWENTHAL: Détermination chimique d'elêments minéraux dans les calcifications intracérébrales de la maladie de Sturge Weber. Acta neurol. belg. **50**, 305 (1950). — WACHSTEIN, M.: Primary hemangiosarcoma of the spleen diagnosed by needle biopsy. J. Amer. med. Ass. **152**, 237 (1953). — WALTHARD: Diffuse Angiomatose des Rückenmarks. Schweiz. med. Wschr. **1935**, 1014. — WALZ: Zwei Demonstrationen. Zbl. allg. Path. path. Anat. **34**, 620 (1924). — WARD, G. E., and E. H. STEWART jr.: Retroperitoneal cavernous hemangioma. Amer. J. Surg. **80**, 470 (1950). — WATSON and MCCARTHY: Blood and lymph vessels tumors; a report of 1056 cases. Surg. Gynec. Obstet. **71**, 569 (1940). — WEBER, F. P.: Hemangiectatic hypertrophy of limbs — congenital phlebarteriectasis and so-called congenital varicose veins. Brit. J. Child. Dis. **25**, 13 (1918). — J. Neurol. **3**, 134 (1922). — WEGELIN, C.: 2. Das Hämangioendotheliom. 3. Das Lymphangioendotheliom. In Handbuch der speziellen pathologischen Anatomie, Bd. VIII, S. 297 u. 302. 1926. — WEIDMAN and WISE: Multiple glomus tumors of order of telangiectases. Arch. Dermat. Syph. (Chicago) **35**, 414 (1937). — WENGER, R., u. E. ZDANSKY: Ein Fall von arterieller Gefäßmißbildung in der linken Hals- und Thoraxhälfte. Cardiologia (Basel) **25**, 57 (1954). — WERF, VAN DER: Spontaneous disappearance of hemangiomas. Ned. T. Geneesk. **98**, 676 (1954). — WIENBECK, J., u. K. KINDLER: Hülsenarteriengeschwulst der Milz. Z. Krebsforsch. **47**, 135 (1938). — WOHLWILL: Ein Fall von Angiomatosis des ZNS (Lindausche Erkrankung). Zbl. Ges. Neurol. Psychiat. **46**, 456 (1927). — WOLF, ABNER and BROCK: Histopathologic study of two angiomas of the brain. Arch. Neurol. Psychiat. (Chicago) **29**, 1362 (1933). — WOOD (1812): Zit. nach EWING 1940. — WULF: Mündliche Mitteilung. Zit. in MARTINI, Über Gefäßveränderungen der Haut bei Leberkranken. Z. klin. Med. **153**, 470 (1955). — WYBURN-MASON, R.: The vascular abnormalities and tumours of the spinal cord and its membranes, pp. 60—90. London: Henry Kimpton 1944. — WYKE, B. D.: Primary hemangioma of skull; rare cranial tumor; review of literature and report of case with special reference to roentgenographic appearances. Amer. J. Roentgenol. **61**, 302 (1949).

YAKOVLEV-GUTHRIE: Congenital ectodermoses (neurocutaneous syndromes) in epileptic patients. Arch. Neurol. Psychiat. (Chicago) **26**, 244 (1931).

ZEITLIN: Hemangioblastomas of the meninges and their relation to Lindaus disease. J. Neuropath. exp. Neurol. **1**, 14 (1942). — ZISCHKA, W.: Über den geweblichen Feinbau der Blutgefäßgeschwülste. Frankfurt. Z. Path. **61**, 447 (1950). — ZÜLCH, K. J.: Die Hirngeschwülste in biologischer und morphologischer Darstellung. Leipzig: Johann Ambrosius Barth 1951.

V. Krankheiten der Lymphgefäße.

ALLEN, E. V.: Lymphedema of the extremities; classification, etiology and differential diagnosis; a study of three hundred cases. Arch. intern. Med. **54**, 606 (1934). — ALLEN, E. V., and R. K. GHORMLEY: Lymphedema of the extremities: Etiology, classification and treatment; report of 300 cases. Ann. intern. Med. **9**, 516 (1935/36). — ALVES, J. B., DE R., e L. A. RIBEIRO: Tratamento cirúrgico da elefantíase. Hospital (Rio de J.) **37**, 729 (1950). — ARORA, U. S., N. V. BHADURI, A. B. CHOWDHURY and S. P. BASU: Lymphangiography in filarial scrotum. Preliminary observations. Bull. Calcutta Sch. trop Med. **4** (3), 99 (1956).

BALLANTYNE: Manual of antenatal pathology and hygiene; the foetus, p. 527. Edinburgh: William Green & Sons 1902. — BARCROFT, H., and H. J. C. SWAN: Sympathetic control of human blood vessels. London: Edward Arnold 1953. — BARNES, J.: A case of filarial elephantiasis of the face resembling nodular leprosy. Leprosy Rev. **21**, 35 (1950). — BECK, C. S.: A study of lymph pressure. Bull. Johns Hopk. Hosp. **35**, 206 (1924). — BELLINAZZO et GASPARINI: Influence du système nerveux sympathique sur la circulation de la lymphe dans les membres. Recherches expérimentales moyennant lymphographie avec thorotrast. Minerva cardioangiol. europ. (Torino) Suppl. Minerva cardioangiol. **1**, 66 (1955). — BENTLEY, J. F. R.: Elephantiasis of left lower limb. Proc. roy. Soc. med. **43**, 481 (1950). — BHADURI, N. V., S. P. BASU, U. S. ARORA and A. B. CHOWDHURY: Radiotherapy in filarial chyluria. Bull. Calcutta Sch. trop. Med. **4** (4), 157 (1956). — BHADURI, N. V., and A. B. CHOWDHURY: Diamino-diphenyl-sulphone (DDS) in the treatment of filariasis. Indian med. Gaz. **87**, 520 (1952). — BICKEL, W. H., and A. C. BRODERS: Primary lymphangioma of the ilium. J. Bone Jt Surg. **45**, 517 (1947). — BINGOLD, K.: Lymphangitische Sepsis. In: Die septischen Erkrankungen. Handbuch der inneren Medizin, 4. Aufl., S. 1006ff. 1952. — BLOOM, B., I. L. CHAIKOFF, W. O. REINHARDT, C. ENTENMAN and W. G. DAUBEN: The quantitative significance of the lymphatic pathway in transport of absorbed fatty acids. J. biol. Chem. **184**, 1 (1950). — BLOOM, D.: Hereditary lymphedema (Nonne-Milroy-Meige); report of family with hereditary lymphedema associated with ptosis of the eyelid in several generations. N.Y. St. J. Med. **41**, 856 (1941). — BORST, M.: Die Krebstheorien und die Mischgeschwülste. Schweiz. med. Wschr. **68**, 811 (1938). — BRAHAM, J., and G. HOWELLS: Hereditary oedema

(Milroy's disease). Brit. med. J. 1948, No 4556, 830—832. — BRINDLEY, G. V., and G. V. BRINDLEY jr.: Lymphangioma of mesentery. Trans. sth. surg. Ass. 59, 156 (1947/48). — BROUNST, G., et NAFFAH: Un foyer de filariose au Liban. Traitement par le diéthylcarbamazine. Results d'un essai de dépistage par l'intra-dermo réaction. Rev. méd. Moyen Orient 9, 487 (1952). — BROWN, A. M.: Elephantiasis nostras nasalis; circumscribed lymphedema of the nose. Plast. reconstr. Surg. 6, 467 (1950). — BRÜNAUER, STEFAN ROBERT: Lymphangiome. In JADASSOHNS Handbuch der Haut- und Geschlechtskrankheiten, Bd. XII/2, S. 469—542. 1932. — BRUUN, E.: The so-called angioneurotic edema.. J. Allergy 24, 97 (1953). BRYGOO, E. R., et G. AIGLE: Exemples de la périodicité nocturne de Wuchereria bancrofti au Sud-Vietnam. Bull. Soc. Path. exot. 45, 614 (1952).

CAIN, J. C., J. H. GRINDLAY, J. L. BOLLMAN, V. FLOCK and F. C. MANN: Lymph from liver and thoracic duct. An experimental study. Surg. Gynec. Obstet. 85, 559 (1947). — CANNON, B.: Lymphedema of the extremities. Postgrad. Med. 8, 317 (1950). — CARNOCHAN: Zit. nach MATAS, The surgical treatment of elephantiasis and elephantoid states dependent upon chronic obstruction of the lymphatic and venous channels. Amer. J. trop. Dis. and Prev. Med. 1, 60 (1913). — CASILE, M., et H. SACCHARIN: Sur un cas de lésions génitales lympathatico-veineuses dans la filariose de bancroft. Bull. Soc. Path. exot. 45, 56 (1952). — CASTELLANI, A.: Elephantiasis nostras. Impr. méd. (Lisboa) 16, 479 (1952). — CHARDOME, M.: et E. PEEL: Une nouvelle filiare chez l'homme au Congo belge: Tetra petalonema berghei, N.sp. Ann. Soc. belge Méd. trop. 31, 571 (1951). — CHAVES, A. D., and H. ABELES: Transient undiagnosed intrathoracic lymphadenopathy in apparently healthy persons. Amer. Rev. Tuberc. 67, 45 (1953). — CH'EN TZU-TA, LI LI-SHIH and CH'EN CHING-TS'AI: Tissue extract in treatment of lymphatic obstruction secondary to filariasis: Report of 84 cases. Nat. Med. J. China 43, 266 (1957). — CHIARI, H.: Über die selbständige Phlebitis obliterans der Hauptstämme der venae hepatic. als Todesursache. Beitr. path. Anat. 26, 1 (1899). — Zur Kenntnis der Verlegungen der Pfortader. Wien. klin. Wschr. 42, 422 (1929). — CLEMENS, H.: Zur Frage des posttraumatischen Ödems. Zbl. Chir. 76, 433 (1951). — CONFORTI, P., G. ESPOSITO and M. URSINI: Some researches on the physiopathology of the lymphatic circulation. Minerva cardioangiol. (Torino) 3 (Suppl.) 110 (1955). — CONN, H. C., and F. S. GREENSLIT: Filariasis residuals in veterans with report of a case of microfilaremia. Amer. J. trop. Med. 1, 474 (1952). — CORDRAY, D. P., and R. F. GERVAIS: Lymphangioma of the larynx. A.M.A. Arch. Otolaryng. 53, 83 (1951).

DASCO, M. R., and A. A. ANGRIST: Retroperitoneal bilateral cavernous lymphangioma in a patient with congenital heart disease. A.M.A. Arch. Path. 50, 623 (1950). — DEJOU, L.: Les lymphangiectasies de la filariose de Bancroft. Presse méd. 60, 1530 (1952). — DELARUE, J., R. DEPIERRE et J. ROUJEAU: Lymphangiectasie pulmonaire et pneumonie chyleuse. Sem. Hôp. (Paris) 1950, 4906—4917. — DEMKOV, S. M.: Limfangoity i limfadenity. Feldsher & akush. No 4, 14 (1950). — DENCKER and GOTTFRIES: Cortisone in the treatment of chronic hereditary oedema. (Milroy's disease.) Case report. Acta med. scand. 150, 277 (1954). — DENT, C. T.: „Congenital elephantiasis" of the arm. Proc. roy. Soc. Med. (Sect. Dis. Child) pt. 1, 4, 24 (1910). — DIEFFENBACH u. MIKULICZ: Zit. nach KEYSSER, Zur operativen Behandlung der Elephantiasis. Dtsch. Z. Chir. 203—204, 356 (1927). — DRINKER and FIELD: Lymphatics, lymph and tissue fluid, p. 254. Baltimore: Williams & Wilkins Company 1953. — DRINKER, C. K., M. E. FIELD and J. HOMANS: The experimental production of edema-elephantiasis as a result of lymphatic obstruction. Amer. J. Physiol. 108, 509 (1934). — DRINKER, C. K., M. D. WARREN, F. V. MAURER and J. D. MCCARRELL: The flow, pressure and composition of cardiac lymph. Amer. J. Physiol. 130, 43 (1940). — DYBKAER, R.: Chylothorax. A survey. Nord. Med. 49, 387—390 u. engl. Zus.fass. 390 (1953). [Dänisch.]

ELTERICH, TH., and C. C. YOUNT: Congenital elephantiasis. Amer. J. Dis. Child. 29, 59 (1925). — EXTON-SMITH, A. N., and D. J. CROCKETT: Nature of oedema in paralyzed limbs of hemiplegic patients. Brit. med. J. 1957, 1280.

FARINA, R.: Elephantiasis of lower extremity; treatment by circular dermofibrolipectomy followed by free skin graft. An. paul. Med. Cir. 60, 121 (1950). — FAUST, E. C., M. AGOSIN, A. GARCIA-LAVERDE, W. Y. SAYAD, V. M. JOHNSON and N. A. MURRAY: Unusual findings of filarial infections in man. Amer. J. trop. Med. 1, 239 (1952). — FEHLEISEN: Ätiologie des Erysipels. 1883. Zit. nach BINGOLD, Erysipel. In Handbuch der inneren Medizin, Bd. I/1, S. 1172—1201. Berlin-Göttingen-Heidelberg 1952. — FISCHER-BRÜGGE, E., P. SUNDER-PLASSMANN u. K. RÖPER: Über die terminale Innervation der Lymphgefäße an der Appendix, sowie Beobachtungen über Zellvorgänge an der Blut-Lymphschranke bei der menschlichen Appendicitis. Langenbecks Arch. klin. Chir. 265, 120 (1950). — FLEISCHL, E.: Von der Lymphe und den Lymphgefäßen der Leber. Arb. physiol. Anst. Leipzig 4, 24 (1874). — FÖLDI, RUSZNYÁK and SZABÓ: The role of lymph-circulation in the pathogenesis of edema. Acta med. (Budapest) 3, 259 (1952). — FÖLDI, M., J. KEPES, F. ROBICSEK u. GY. SZABO: Hämodynamische Untersuchungen an Hunden mit experimentellem vitium bei dem durch Lymphgefäßunterbindung hervorgerufenem Lungenödem. Mag. Tud. Akad. Biol. orv. Tud. Osztal. Közl. 6, 121 (1955). [Ungarisch.] — FÖLDI, M., GY. ROMHÁNYI, J. RUSZNYÁK, F.

SOLTI u. GY. SZABÓ: Über die Insuffizienz der Lymphströmung des Herzens. Mag. Tud. Akad. Biol. orv. Tud. Osztal. Közl. **5**, 63 (1954). [Ungarisch.] — FÖLDI, M., GY. ROMHÁNYI, J. RUSZNYÁK, F. SOLTI u. GY. SZABÓ: Über die Insuffizienz der Lymphströmung im Herzen. Acta med. hung. **6**, **61** (1954). — FRAGA, R., V. HUERTA and F. SALAS: Simple congenital lymphedema or trophedema (nonhereditary Milroy type); case report of a 3 month old girl. Arch. Med. infant. **19**, 2 (1950).

GAMAL NOR EL DIN and M. EL TAMIMI: Hetrazan in the treatment of filarial manifestations. J. Egypt. med. Ass. **35**, 826 (1952). — GANS: Histologie der Hautkrankheiten; die Gewebsveränderungen in der kranken Haut unter Berücksichtigung ihrer Entstehung und ihres Ablaufs, Bd. **2**, S. 177. Berlin: Springer 1928. — GHORMLEY and OVERTON: The surgical treatment of severe forms of lymphedema (elephantiasis) of the extremities; a study of end-results. Proc. Mayo Clin. **9**, 564 (1934). — Surg. Gynec. Obstet. **61**, 83 (1935). — GIFFORD, ESTES, CODE, BALDES and ROTH: Study of movements of cutaneous interstitial fluids in human beings by means of a fluorescent tracer substance. J. Lab. clin. Med. **42**, 299 (1953). GIFFORD jr., R. W., J. H. WINDESHEIM, J. E. ESTES jr. and G. M. ROTH: Fluorescent patterns of intracutaneous wheals in normal and edematous extremities. Circulation **13**, 515 (1956). — GILLIES and FRASER: Treatment of lymphoedema by plastic operation; a preliminary report. Brit. med. J. **1**, 96 (1935). — GOETSCH: Hygroma colli cysticum and hygroma axillare: pathologic and clinical study and report of twelve cases. Arch. Surg. (Chicago) **36**, 394 (1938). — GUMRICH, H., u. E. KÜBLER: Zur Klärung der Genese des Armstaus nach Mammaradikaloperation und seine chirurgische Bedeutung. Chirurg **26**, 204 (1955).

HAGENTORN, A.: Fall elephantiatischer Verdickung des Unterschenkels mit diffuser Knoten- und Warzenbildung. Münch. med. Wschr. **51**, 795 (1904). — HALSTED, W. S.: The swelling of the arm after operations for cancer of the breast — elephantiasis chirurgica — its cause and treatment. Bull. Johns Hopk. Hosp. **32**, 309 (1921). — HANDLEY: Lymphangioplasty: a new method for the relief of the brawny arm of breast-cancer and for similar conditions of lymphatic oedema. Lancet **1908**, 783. — HARRIS, R., and A. G. PRANDONI: Generalized primary lymphangiomas of bone; report of case associated with congenital lymphedema of forearm. Ann. intern. Med. **33**, 1302 (1950). — HERMANN, H.: Mikroskopische Beobachtungen an menschlichen Lumbalganglien bei Elephantiasis nach Erysipel. Virchows Arch. path. Anat. **320**, 58 (1951). — HOEVEN, J. Z. VAN DER: Some remarks on filariasis, in relation to the administration of „Hetrazan". Docum. Med. geograph. et trop., Amsterdam **4**, 107 (1952). — HOLMAN, C., B. MCSWAIN and J. N. BEAL: Swelling of the upper extremity following radical mastectomy. Surgery **15**, 757 (1944). — HOMANS: Thrombophlebitis of the lower extremities. Ann. Surg. **87**, 641 (1928). — Treatment of elephantiasis of the legs: preliminary report. New Engl. J. Med. **215**, 1099 (1936). — Circulatory diseases of the extremities, p. 330. New York: Macmillan Company 1939. — HOMANS, DRINKER and FIELD: Elephantiasis and the clinical implications of its experimental reproduction in animals. Ann. Surg. **100**, 812 (1934). — HOMANS and ZELLINGER: Experimental thrombophlebitis and lymphatic obstruction of the lower limb: a preliminary report. Arch. Surg. (Chicago) **18**, 992 (1929). — HUNG, W.: Primary lymphangioendothelioma of the nose. Arch. Otolaryng. (Chicago) **52**, 278 (1950).

INNOCENTI, M.: The formative determinism of lymphangiomas understood as lymphatic capillary malformations and as dysontogenetic tumors. Arch. De Vecchi Anat. pat. **14**, 1015 (1950). — IWANOW, G.: Die Lymphgefäße der Wände der Blutgefäße — Vasa lymphatica vasorum sanguinorum. Z. Anat. Entwickl.-Gesch. 669—685 (1933).

JOPSON: Two cases of congenital elephantiasis. Arch. Pediat. **15**, 173 (1898). — JORNS, G.: Über den Lymphtransport. Ärztl. Forsch. 8, I/141 (1954).

KAINDL, F., E. MANNHEIMER, P. POLSTERER and B. THURNHER: Etiology of edema in the limbs. Z. Kreisl.-Forsch. **46**, 296 (1957). — KAISERLING, H.: Lymphgefäße und Lymphangitis der Niere. Virchows Arch. path. Anat. **306**, 322 (1940). — KAISERLING, H., u. T. SOOSTMEYER: Die Bedeutung des Nierenlymphgefäßsystems für die Nierenfunktion. Wien. klin. Wschr. **52**, 1113 (1939). — KINMONTH, J. B., G. W. TAYLOR, G. D. TRACY and J. D. MARSH: Primary lymphoedema. Clinical and lymphangiographic studies of a series of 107 patients in which the lower limbs were affected. Brit. J. Surg. **45**, 1 (1957). — KNAPPER, C.: Über das Chylangiom und die Chylusfisteln der unteren Gliedmaßen und der äußeren Geschlechtsorgane. Langenbecks Arch. klin. Chir. **150**, 202 (1928). — KNORR, G.: Das cystische Lymphangiom des Halses. Virchows Arch. path. Anat. **319**, 347 (1951). — KOESTER, K.: Über Hygroma cysticum colli congenitum. Würzburg. Verh. physik. med. Ges. **3**, 44 (1872). — KONDOLÉON, E.: Die Lymphableitung, als Heilmittel bei chronischen Ödemen nach Quetschung. Münch. med. Wschr. **59**, 525 (1912). — KORÁNYI, A.: Vorlesungen über funktionelle Pathologie und Therapie der Nierenkrankheiten. Berlin: Springer 1929. — KÜHN, H. A.: Über den Übertritt von Gallenbestandteilen in die Leberlymphe. Klin. Wschr. **30**, 662 (1952). KUNKEL, A.: Untersuchungen über den Stoffwechsel der Leber. Würzburg 1875.

LANZ: Eröffnung neuer Abfuhrwege bei Stauung im Bauch und unteren Extremitäten. Zbl. Chir. **38**, 153 (1911). — LAWTON, A. H., and A. B. WIGHT: An endemic site of filarial

elephantiasis in Nicaragua. Milit. Surg. **112**, 40 (1953). — LEOPOLD, J. S., and F. CASTROVINCI: Congenital lymphangiectatic edema; report of a case in a child aged two years. Arch. Pediat. **51**, 34 (1934). — LEOPOLD, J. S., and J. L. ROGATZ: Unilateral edema; report of a case in an infant four months old. Amer. J. Dis. Child. **39**, 1045 (1930). — LEVIN: On the recognition and significance of pleural lymphatic dilatation. Amer. Heart J. **49**, 521 (1955). — LISFRANC: Zit. nach KEYSSER, Zur operativen Behandlung der Elephantiasis. Dtsch. Z. Chir. **203—204**, 356 (1927). — LLUESMA-URANGA, E.: Tratamiento quirurgico de la elefantiasis de la pierna con la simpatectomie lumbar y la flebectomia poplitea simultaneas. J. int. Chir. **11**, 20 (1951). — LÖFFLER, W.: Zur Therapie des Oedems. Helv. med. Acta **3**, 525 (1936). — LOWENBERG: Lymphedema of extremities. Virginia med. Monthly **66**, 345 (1939). — LOWENBERG, E. L.: Edema and lymphedema of the lower extremities. Virginia med. Monthly **79**, 351 (1952). — LUKAN, J. A.: Hemiedema in cases of hemiplegia. Arch. Neurol. Psychiat. (Chicago) **36**, 42 (1936).

MACEY: A new surgical procedure for lymphedema of the extremities; report of case. Proc. Mayo Clin. **15**, 49 (1940). — MACHACEK, G. F.: Chronic lymphedema of the face. A. M. A. Arch. Derm. Syph. **62**, 913 (1950). — MACHACEK, J.: Über eine Vitamin-Sulfonamid-Therapie offener Hautschäden. Wien. med. Wschr. **100**, 259 (1950). — MANSON-BAHR, PH.: The clinical manifestations and ecology of pacific filariasis. Docum. Med. geogr. trop. (Amst.) **4**, 193 (1952). — MAREŠOVÁ, J.: An unusual form of elephantiasis. Česk. derm. **25**, 183 (1950). — MARTORELL, F.: Edemas cronicos de los miembros inferiores. Angiología **3**, 163 (1951). — MASON, P. B., and E. V. ALLEN: Congenital lymphangiectasis (lymphedema). Amer. J. Dis. Child. **50**, 945 (1935). — MATAS, R.: The surgical treatment of elephantiasis and elephantoid states dependent upon chronic obstruction of the lymphatic and venous channels. Amer. J. trop. Dis. **1**, 60 (1913). — MCCARRELL, J. D., S. THAYER and C. K. DRINKER: lymph drainage of the gall bladder together with observations on the composition of liver lymph. Amer. J. Physiol. **133**, 79 (1941). — MEADE, R. H.: Spontaneous chylothorax. Observations on its pathogenesis and management based on study of five cases. Arch. intern. Med. **90**, 30 (1952). — MEIGE, H.: Le trophoedème chronique héréditaire. Nouv. Iconogr. Salpêt. **12**, 453 (1899). — MEYER-BISCH u. GÜNTHER: Untersuchungen an der Brustganglymphe des Hundes. II. Mitteilung. Über die Wirkung intravenös gegebener Dextrose und Laevulose auf die Zusammensetzung der Lymphe bei wechselnder Dosierung und verschiedener Infusionsgeschwindigkeit. Pflügers Arch. Physiol. **209**, 92 (1925). — Untersuchungen an der Brustganglymphe des Hundes. IV. Mitteilung. Über den Einfluß peroraler Zuckerbelastung auf die intermediäre Wasser- und Ionenbewegung. Pflügers Arch. Physiol. **210**, 763 (1925). — MIDDLETON, D. S.: Congenital lymphangiectatic fibrous hypertrophy (elephantiasis congenita fibrosa lymphangiectatica). Brit. J. Surg. **19**, 356 (1932). — MILROY, W. F.: An undescribed variety of hereditary oedema. N. Y. med. J. **56**, 505 (1892). — Chronic hereditary edema: Milroy's disease. J. Amer. med. Ass. **91**, 1172 (1928). — MINNING, W.: Filariosen. In Handbuch der inneren Medizin, Bd. I/2: Infektionskrankheiten S. 860ff. Berlin-Göttingen-Heidelberg 1952. — MITCHELL, N.: Testis, spermatic cord: filariasis. Broklyn Hosp. J. **10**, 172 (1952). — MONTGOMERY: Lymphedema (elephantiasis) of the extremities caused by invasion of lymphatic vessels by cancer cells: report of two cases. Arch. intern. Med. **57**, 1145 (1936).

NAUMANN, HERBERT: Über einen Fall von Chylangioma cavernosum et cysticum intestini ilei. Langenbecks Arch. klin. Chir. **147**, 314 (1927). — NONNE, M.: Vier Fälle von Elephantiasis congenita hereditaria. Virchows Arch. path. Anat. **125**, 189 (1891).

OCHSNER, A., and M. DE BAKEY: Therapy of phlebothrombosis and thrombophlebitis. Arch. Surg. (Chicago) **40**, 208 (1940). — OCHSNER, A., A. B. LONGACRE and S. D. MURRAY: Progressive lymphedema associated with recurrent erysipeloid infections. Surgery **8**, 383 (1940). — OPPEL: Zit. nach ROSANOW, Lymphangioplastik bei Elephantiasis. Langenbecks Arch. klin. Chir. **99**, 645 (1912). — ORMSBY and MONTGOMERY: Diseases of the skin, 6th edit., p. 1360. Philadelphia: Lea & Febiger 1943. — OTTO, G. F., H. W. BROWN, S. D. BELL jr. and N. D. THETFORD: Arsenamide in the treatment of infections with the periodic form of the filaria, Wuchereria bancrofti. Amer. J. trop. Med. **1**, 470 (1952).

PARFENOWA, I. P.: Changes in the lymphatic vessels of normal lungs in connection with age. [Russian text.] Pediatrija **1**, 9 (1953). — PRATT, G., H., and L. K. FERGUSON: Cicatrizing enterocolitis. Amer. J. Surg. **73**, 28 (1947).

REICHERT, F. L.: The regeneration of the lymphatics. Arch. Surg. (Chicago) **13**, 871 (1926). — The recognition of elephantiasis and of elephantoid conditions by soft tissue roentgenograms with a report on the problem of experimental lymphedema. Arch. Surg. (Chicago) **20**, 543 (1930). — REINHARDT, K.: A propos d'un cas de lymphangiectasie pulmonaire. Radiol. clin. (Basel) **22**, 162 (1953). — RÉNYI-VÁMOS, F.: Neuere Untersuchungen über das Lymphsystem einiger Organe. Diss. Budapest 1954. — REUSS, A. R. v.: The diseases of the newborn, p. 626. New York: William Wood & Company 1922. — ROBISON, J. M.: The lymph pump mechanism of the nose and paranasal sinuses. Laryngoscope (St. Louis) **60**, 489 (1950). — RÖSSLE, R.: Cystenhygrom des Halses. Inaug.-Diss. München 1900. — ROMUALDI, G., e

M. Monaci: Le modificazioni della funzione dei reni in corso di linfostasi in animali normali e nell'ipertrofia vicariante. Arch. De Vecchi Anat. pat. **9**, 973 (1947). —La nefrosí consecutiva a linfostasi sperimentale e la nefrosí da tossicí esogení nel rene in linfostasí. Arch. De Vecchi Anat. pat. **9**, 987 (1947). — Rosanow: Lymph- angioplastik bei Elephantiasis. Langenbecks Arch. klin. Chir. **99**, 645 (1912). — Ruh, H. O., and L. H. Dembo: Congenital lymphangiectatic edema. J. Amer. med. Ass. **84**, 1410 (1925). Rusznyák, I.: Die Rolle der Lymphgefäße in der Entstehung des Ödems. Acta med. hung. **1**, 5 (1950). — Lymph circulation insufficiency. Acta med. Acad. Sci. hung. **4**, 305 (1953). — Rusznyák, I., M. Földi and G. Szabó: Lymph-angiospasm. Acta med. scand. **137**, 37 (1950). Physiologie und Pathologie des Lymphkreislaufes. Budapest: Verlag der Ungarischen Akademie der Wissenschaften 1957.

Sawyer, K. C., and R. G. Witham: Surgical treatment of elephantiasis of the lower extremity. Amer. J. Surg. **31**, 460 (1951). — Schenck, H. P.: The anatomy, physiology and pathology of nasopharyngeal lymphoid tissue. Trans. Amer. Acad. Ophthal. Otolaryng. 479 (1950). — Schepers, G. W. H.: The pathology of regional ileitis. Amer. J. dig. Dis. **12**, 97 (1945). — Schobinger and R. v. Schowingen: Further experiences in the treatment of filariasis with hetrazan. Acta trop. (Basel) **9**, 270 (1952). — Schroeder, E., and H. Fr. Helweg-Larsen: Chronic hereditary lymphedema (Nonne-Milroy-Meige's disease(. Acta med. scand. **137**, 198 (1950). — Schwartz, M. S.: Use of hyaluronidase by iontophoresis in treatment of lymphedema. Arch. intern. Med. **95**, 662 (1955). — Sequeira: Diseases of the skin, 3rd edit., p. 644. Philadelphia: P. Blakiston's Son & Co. 1919. — Servelle, M.: Pathologie vasculaire médicale et chirurgicale. Paris: Masson & Cie. 1952. — Oedème chronique des membres (phlébites exceptées). Minerva cardioangiol. (Torino) **3**, 122 (1955). — Servelle, M., et Deysson: Reflux du chyle intestinal dans les lymphatiques jambiers. Arch. Mal. Coeur **42**, 1181 (1949). — Sick, Konrad: Über Lymphangiome. Virchows Arch. path. Anat. **172**, 445 (1903). — Simmonds: Über Elephantiasis congenita mollis. Münch. med. Wschr. **53**, 2176 (1906). — Simmonds, M.: Über das Vorkommen von Zystenhygromen bei Hydrops fetalis. Zbl. allg. path. Anat., Erg.-Bd. zu **33**, 90 (1923). — Sistrunk: Further experiences with the Kondoléon operation for elephantiasis. J. Amer. med. Ass. **71**, 800 (1918). — Sonntag, E.: Grundriß der gesamten Chirurgie. Berlin 1943. — Staemmler, M.: Die Kreislauforgane. In Lehrbuch der speziellen pathologischen Anatomie — begründet von Kaufmann. Berlin: W. de Gruyter & Co. 1955.

Takats, G. de, and M. H. Evoy: Lymphedema. Angiology **1**, 73 (1950). — Thomas, B. A.: Elephantiasis nostras. Brit. J. Derm. **63**, 265 (1951). — Syphilitic lymphoedema of lip. Brit. J. Derm. **63**, 266 (1951). — Thooris, G. C., J. Heuls, J. F. Kessel, L'Hoiry and B. Bambridge: Diagnosis and treatment of filariasis due to wucheria bancroft in French Oceania. Bull. Soc. Path. exot. **49**, 1138 (1956). — Tisseuil, J.: Essai d'une nouvelle pathogénie de l'élephantiasis: stase par insuffisance vascularie lymphathique, par asystolie lymphatique. Bull. Soc. franç. Derm. Syph. Nr 3, 323 (1950). — Tonge, J. I., J. A. Inglis and E. H. Derrick: Regional non-bacterial suppurative lymphadenitis and its relationship to „cat-scratch" disease Med. J. Aust. **2**, 81 (1953).

Villaret, B.: Conférence sur la filariose et l'élephantiasis. Sem. méd. (Paris) **1952**, 28 (Suppl. 25 Sem. Hôp. Paris) (270—272). — Volkmann, Joh.: Über Chyluscysten am Halse (Lymphangioma chylocysticum). Bruns' Beitr. klin. Chir. **146**, 654 (1929).

Walther: Note sur le traitement de l'éléphantiasis des membres pa le drainage lymphatique á tubes perdus. Bull. Acad. Méd. (Paris) **82**, 262 (1919). — Watson and McCarthy: Blood and lymph vessel tumors; a report of 1056 cases. Surg. Gynec. Obstet. **71**, 569 (1940). — Wearn, J. T., and A. N. Richards: Observations on the composition of glomerular urine, with particular reference to the problem of reabsorption in the renal tubules. Amer. J. Physiol. **71**, 209 (1924). — Wegner, G.: Über Lymphangiome. Langenbecks Arch. klin. Chir. **20**, 641 (1877). — Wernher: Die angeborenen Cystenhygrome und die ihnen verwandten Geschwülste. Gießen 1843. Zit. nach Staemmler. — Winckel, W. E. F., and J. Fros: Contribution to the geotraphical pathology of Surriname. 9. Acute lymphadenitis caused by Wuchereria Bancrofti. Docum. Med. geogr. trop. (Amst.) **4**, 361 (1952). — Wirz: Elephantiasis. In Jadassohns Handbuch der Haut- und Geschlechtskrankheiten, Bd. 8, S. 924. Berlin: Springer 1931. — Wising, P.: Akut adult toxoplasmos med lymphadenopathi och chorioretinit. Nord. Med. **47**, 563 (1952).

Zannini: La physiopathologie des oedèmes chroniques des membres. Cardioangiol. **1**, 18 (1955). — Zimmermann, L. M., and G. de Takáts: The mechanism of thrombophlebitic edema. Arch. Surg. (Chicago) **23**, 937 (1931).

Nachtrag zur Literatur.

Allgemeine Angiologie, Abschnitt I, II, III.

Kaindl, F.: Die Lymphangiographie in der Klinik. Verh. Dtsch. Ges. inn. Med. **66** (1960).

Lange, K.: Über die Unzuverlässigkeit subjektiver Kreislaufzeitbestimmungen. Z. Kreisl.-Forsch. **49**, 256 (1960).

NARDI, G. L., H. M. PALAZZI and M. L. LEVY: Liver blood flow in man: Studies utilizing radioactive colloid. Gastroenterology **37**, 295 (1959). — NGUYEN TRINH CO, A. K. SCHMAUSS, NGUYEN VAN KHE u. TON DUE LANG: Die Bedeutung der Splenoportographie für die Diagnostik und die Kontrolle des Heilverlaufs der Leberabscesse. Fortschr. Röntgenstr. **89**, 13 (1958).

WOLLHEIM, E., u. K. W. SCHNEIDER: Zur Bestimmung der Kreislaufzeit. Erfahrungen mit einer neuen objektiven Methode nach K. LANGE. Dtsch. med. Wschr. **85**, 1003 (1960).

ZIMMERMANN, CL.: Zit. nach W. WEISSWANGE und A. FRIEDRICH 1936.

Allgemeine Angiologie, Abschnitt IV.

HIERTONN, T.: Arterial homografts. An experimental study in dogs. Acta orthop. scand. Suppl. **10** (1952).

MAINZER, FR.: Frühbehandlung des Schlaganfalles mit Aminophyllin. Schweiz. med. Wschr. **79**, 508 (1949). — MALAN, E.: La circulation collaterale. I. Congr. Soc. Europ. Chir. Cardio-Vasculaire, Strasbourg, 1952.

SISE, H. S., S. M. LAVELLE, D. ADAMIS and R. BECKER: Relation of hemorrhage and thrombosis to prothrombin during treatment with coumarin-type anticoagulants. New Engl. J. Med. **259**, 266 (1958).

Spastische Arteriopathien.

BRAEUCKER, W.: Gibt es eine traumatische Arteriitis? Langenbecks Arch. klin. Chir. **173**, 781 (1932). — Über die Ursache der Arterienentzündungen. Münch. med. Wschr. **82**, 1186 (1935).

THIBIERGE, G., et R. J. WEISSENBACH: Ann. Derm. Syph. (Paris) **2**, 129 (1911).

Endangitis obliterans.

WOLLHEIM, E., u. F. BRANDT: Zur Wirkung der intravenösen Injektion kleinster Wassermengen. I. Mitt. Veränderungen der Blutzusammensetzung. Z. klin. Med. **106**, 257 (1927). — II. Mitt. Zirkulierende Blutmenge und Blutdruck. Z. klin. Med. **106**, 274 (1927).

Periarteriitis nodosa.

VIRCHOW, R.: Nachschrift zu KUSSMAUL u. MAIER, Dtsch. Arch. klin. Med. **1**, 517 (1866).

Andere Arterienentzündungen.

BAUMGARTEN, P.: Über chronische Arteriitis und Endarteriitis mit besonderer Berücksichtigung der sog. „luetischen“ Erkrankung der Gehirnarterien nebst Beschreibung eines Beispiels von spezifisch-syphilitischer (gummöser) Entzündung der großen Zerebralgefäße. Virchows Arch. path. Anat. **73**, 90 (1878).

Arteriosklerose.

DAVIS, F. W., W. R. SCARBOROUGH, B. M. BAKER, M. L. SINGEWALD and R. E. MASON: Experimental hormonal therapy of atherosclerosis: Preliminary observation on the effects of two compounds. Circulation **16**, 501 (1957).

Krankheiten der Capillaren.

KROGH, A., et HARROP: C. R. Soc. Biol. (Paris) **87**, 461 (1922).

Anmerkung bei der Korrektur.

Auf S. 6 in der 14. Zeile von oben ist statt „Überdrucke“ zu lesen „Übertritte“.

Sachverzeichnis.

Die *kursiv* gesetzten Seitenzahlen weisen auf den Ort der *ausführlicheren* Darstellung hin. Die römischen Zahlen bezeichnen die einzelnen Teilbände.

Unter c vermißte Begriffe siehe unter k oder z.

Abasin bei essentieller Hypertonie V 495
Abducensparese bei Periarteriitis nodosa VI 327
Ablatio retinae s. u. Retinaablösung
Abort und angeborene Herzfehler III 17, 112, 115
— artefizielle s. u. Interruptio gravid.
— nach Commissurotomie II 1389ff.
— und Endokarditis acuta bact. II 728
— und Endokarditis lenta II 681ff., 733
— und Endokarditis subacuta II 733
— bei Graviditätstoxikose IV 505ff.
— und hämorrhagischer Schock I 959
— und Herzklappenfehler II 1388
— und Kollaps I 957, 1119 IV 604ff.
—, Luftembolie bei IV 126
— bei Mitralstenose II 1388ff.
— und Schock I 957ff., 1119 IV 604ff.
— und Schockniere I 1119
— bei Vena cava-Anomalie III 17
„abortive capture" II 235
Abrin und Capillarpermeabilität VI 584
— und Capillarresistenz VI 584
— und hämorrhagische Diathese VI 584
Abscesse bei Aktinomykose II 940
— und angeborener Herzfehler III 357
— bei bakterieller Endokarditis II 725ff.
— bei Endokarditis II 682, 691ff., 719, 726ff.
Abscesse bei Endokarditis acuta II 725ff., 730
— und Endokarditis lenta II 682, 691ff., 719
— und Fallotsche Tetralogie III 357
— und Herzinfarkt III 1079ff.
— und Herztamponade II 1065
— und Lymphgefäßinsuffizienz VI 613
— und Lymphödem VI 613
— bei Myokarditis II 876ff., 881, 899, 903
— und Perikarditis II 1077, 1084
— und Perikarditis purulenta II 1084
— und Pneumoperikard II 1153ff.
— bei Scharlach II 899, 903
— und Sepsis II 903
— bei Tuberkulose II 1077
Absterbeflimmern II 175
Acanthosis nigricans und Periarteriitis nodosa VI 325
Accelerans s. u. Nervus accelerans
Acceleratet conduction, Begriff II 378, 393ff.
Acceleration und vegetative Labilität IV 833
Accelerin und Angiopathia diabetica IV 371
— und Arteriosklerose IV 371
— und Diabetes mellitus IV 371
— bei Endangitis obliterans VI 279
— bei Waterhouse-Friedrichsen-Syndrom IV 564
Accretio pericardii II 1091ff.
Accrochage, Begriff II 239
Acetazolamid als Diureticum I 526ff.
— bei Gefäßmißbildungen VI 590
— bei Hämangiomen VI 590
— bei Sturge-Weber-Syndrom VI 590
Acetylaminothiadiazol-sulfonamid und Diurese I 536ff.
Acetylcholin I 854; V 167, *199*ff., *235*ff.
— und Adrenalin V 175, 200
— bei Akrocyanose VI 534
— und Angina pectoris III 851ff.
— und Atmung IV 10
— und Atropin V 200
— und Beriberi IV 396
— und Blutdruck V 29, 70, *199*ff., 235ff., 256ff., 663, 672, 780ff.
— und Capillarpermeabilität VI 583
— und Capillarresistenz VI 104ff., 583
—, Chemie V 199ff., 235ff.
— und Cholin V 199ff.
— und Cocain V 185
— nach Commissurotomie II 1393
— und Coronardurchblutung III 676ff., 851ff.
— und Coronarinsuffizienz III 851ff.
— und Curare V 200
— und Dermographie VI 40
— bei Digitalisvergiftung I 499
— bei endokriner Hypertonie V 663, 672
— und essentielle Hypertonie V 256ff.
— und essentielle Hypotonie V 790
— und experimentelle Hypertonie V 70, *199*ff.
— und Extrasystolie II 44ff.
— und Ganglienblocker V 565ff.
— bei Gefäßkrankheiten VI 176ff. 333
— und Hämodynamik V 167, 200
— und hämorrhagische Diathese VI 104ff., 583
— und hämorrhagischer Schock I 1033
— und Hauttemperatur VI 83
— und Herzfunktion I 854, 877ff.; II 5ff.

Acetylcholin und Herzglykoside I 449
— und Herzklappenfehler II 1393
— und Herztonus I 877ff.
— bei Herztrauma II 526ff.
— und Höhenadaptation IV 10
— und Hypertonie V 70, *199*ff., 235, 256ff.
— und Hypoglykämie IV 379
— und Hypokaliämie IV 437
— und Hypotonie V 200, 780ff., 790
— und Insulin IV 379
—, intraarteriell VI 205
— und Kälte-Test V 250
— und Kalium IV 437
— und Klima IV 10
— und Kollaps I 970, 976, 1033
— und Luftdruck IV 10
— bei Luftembolie IV 132
— und maligne Hypertonie V 257
— bei Mitralstenose II 1393
— und Muscarin V 200
— und Myokardstoffwechsel III 851ff.
— und Narkose IV 618
— und Nicotin V 200
— und Novocain V 497
— und Parasympathicus V 167
— bei paroxysmaler Tachykardie II 146ff.
— bei Periarteriitis nodosa VI 333
— bei Phäochromocytom V 663, 672
— Pharmakologie I 854; V 167, 199ff., 235ff.
— bei postthrombotischem Syndrom VI 514
— und primärer Schock I 976
— und reaktive Hyperämie VI 57ff.
— und Reizleitung II 183
— und renale Hypertonie V 256ff.
— und Sauerstoffmangel IV 10
— und Schenkelblock II 341
— und Schock I 970, 976, 1033
— und Serotonin V 185
— bei Tachykardie II 146ff.
— und Terminalstrombahn bahn VI 15ff.
— bei Ulcus cruris VI 514
— und Vasomotorik III 676ff., 851ff.; IV 850; V 29, 70, 199ff., 235, 256, 663, 672, 780ff.
— bei vegetativer Labilität IV 850
Acetylcholin und Vorhofflimmern II 80
— bei Wärmeurticaria VI 562
Acetylcholintest und Blutdruck V 663, 672
Acetyl-Diginatin, Chemie I 428ff.
Acetyl-Digitoxin I 427ff.
— bei Arrhythmie II 113ff.
—, Chemie I 427ff.
—, Erhaltungsdosis I 476ff., 484ff.
— bei Herzinsuffizienz I 113, 427ff.
—, Latenz I 434ff.
—, Pharmakologie I 457ff., 484ff.
—, Resorption I 478, 484ff.
—, Sättigung I 475ff., 484ff.
—, Vergiftung mit I 461ff.
— bei Vorhofflimmern II 113ff.
—, Wirkdauer I 434ff., 479, 484ff.
Acetyl-Digoxin und Chemie I 428ff.
Acetylen zur Kreislaufanalyse V 279ff.
Acetyl-Gitoxin, Chemie I 428ff.
Acetylmethylcholin V 505
— bei Akrocyanose VI 534
— bei Gefäßkrankheiten VI 534
— bei Livedo reticularis V 534
— bei paroxysmaler Tachykardie II 147
— bei Tachykardie II 147
Acetylmethylcholinchlorid bei Akrocyanose VI 534
— bei Livedo reticularis VI 534
Acetyl-Strophanthidin, Chemie I 427ff.
—, Latenz I 434ff., 482
—, Pharmakologie I 434ff., 468, 474, *482*
—, Resorption I 478, 482
—, Sättigung I 474ff.
—, Wirkdauer I 434ff., 468, 474, 482
Achromycin s. a. u. Tetracycline
— bei bakterieller Endokarditis II 757
— bei Endokarditis lenta II 757
Achylia gastrica durch Carboanhydrasehemmung I 538ff.
— bei Herzinsuffizienz I 417
Acidose und Adipositas IV 231
Acidose bei Anämie IV 650
— und Angiopathia diabetica VI 438
— durch Ansäuerung I 561
— und Arteriosclerosis obliterans diabetica VI 438
— und Atmung I 195, 204f., 301; IV 2, 4ff.
— bei Belastung IV 766ff.
— und Blutdruck V 26ff.
— bei Blutkrankheiten IV 650
— und Cantharidenblase VI 109
— und Capillarpermeabilität VI 109
— und Carboanhydrase I 536ff.
— und Chlorothiazid I 542ff.
— und Coma diabeticum IV 375ff.
— und Coronarinsuffizienz III 892
— bei Cor pulmonale IV 168, 171ff.
—, dekompensierte II 561
— bei Diabetes mellitus IV 375ff.; VI 438
— und Diurese I 301, 527ff., 566ff.
— durch Diuretica I 527ff.
— und experimenteller Schock I 992
— und hämorrhagischer Schock I 992
— bei Hepatitis-Myokarditis II 928
— und Herzinfarkt III 892
— und Herzinsuffizienz I 130, 195, 204ff., 566ff., 588ff.
— und Höhenadaptation IV 2, 4ff.
—, hyperchlorämische I 561
— und Hypokaliämie I 586ff.; IV 420ff.
— bei Hyponatriämie I 568ff.
— und Hypotonie V 806
— bei Infektionskrankheiten IV 541, 562
— und Kaliumstoffwechsel I 568ff.; IV 420ff., 541
— und Kallikrein V 220
— und Kationenaustauscher I 557ff.
— und Klima IV 2, 4ff.
— und Kollaps I 992, 1049, 1107ff.
—, kompensierte I 205, 301
— und Lebensalter IV 623ff.
— und Luftdruck IV 2, 4ff.
— und Lungenödem I 130
— und Magnesiumstoffwechsel IV 455ff.
—, metabolische I 205ff., 211

Acidose und Mineralstoffwechsel I 561, 568 ff., 586 f.; IV 420 ff.
— und Morphin I 420
— und Myokardstoffwechsel III 892
— und Narkose IV 595 ff.
— und Operabilität IV 623 ff., 629 ff.
— und Operationen IV 599
— bei Poliomyelitis IV 541
— und Purine I 549
— und Quecksilberdiuretica I 532 ff.
—, respiratorische I 130, 195, 204 ff., 301, 561; IV 171
— und Salicylsäure II 649
— und Sauerstoffmangel IV 2, 4 ff.
— und Schock I 992, 1049, 1107 ff.
— und Schockniere I 1107 ff.
Acne conglobata, Antistreptolysin bei II 591
— rosacea und Capillaraneurysmen VI 545
— bei Skorbut VI 578
Aconitinvergiftung, Alternans durch II 408
— und Arrhythmie II 80, 106
— und Extrasystolie II 42 ff.
— und Interferenz-Dissoziation II 291 ff.
— und Vorhofflattern II 106
— und Vorhofflimmern II 80, 106
Acroamphithermie, Begriff VI 86
Acrohomoiothermie, Begriff VI 86
Acropoikilothermie, Begriff VI 86
ACTH s. u. Adrenocorticotropin
Actin im Myokard I 18 ff.
Actinomyces s. a. u. Aktinomykose
— bovis II 677
— graminis II 677
— muris II 677
— septicus II 677
Actinomykose und Aneurysmen VI 443
— und Endokarditis II 73, 677 ff.
— und Gefäßkrankheiten VI 443
— und konstriktive Perikarditis II 1094
— und Myokarditis II 874
— und Perikarditis purulenta II 1085
Actomyosin I 448
— im Myokard I 19 ff., 29 ff.
Acylamid I 484
— bei Arrhythmie II 113 ff.
Adäquan bei Kollaps I 1132 ff.
— bei Schock I 1132 ff.
Adalin bei essentieller Hypertonie V 495
Adams-Stokes-Syndrom II 228 ff., *251* ff.
—, abortives II 257
—, Ätiologie II 262
— bei allergischer Myokarditis II 953
—, Anatomie II 262
— bei angeborenem Herzfehler III 261 ff.
— bei Aortenstenose II 1433 ff.
—, asystolische Form II 253 ff.
— und Atmung II 252 ff., 258 ff.
— bei Atrioventricularblock II 224, 228 ff., *251* ff.
—, Begriff II 251 ff.
—, Blutdruck bei V 795
— nach Bradykardie II 253 ff., 261 ff.
— und Carotis-Sinus-Syndrom II 255 ff., 273 ff.
— bei Chagas-Myokarditis II 933
— und Cheyne-Stokes-Syndrom II 260
—, Definition II 251 ff.
— bei Dermatomyositis II 991
— bei Digitalisvergiftung I 492, 496, 498
— bei Diphtherie II 224, 263
— bei Diphtherie-Myokarditis II 896 ff.
— bei Endokarditis lenta II 708 ff.
— und Extrasystolie II 258, 263
—, Formen II 253 ff.
— und Gravidität IV 496
— bei Grippemyokarditis II 925
— und Herzglykoside I 463
— bei Herzinfarkt II 263
— bei Herzklappenfehler II 1433 ff.
— bei Herztrauma II 505 f.
— bei Herztumoren II 1178
— bei Hypothyreose IV 332
—, Hypotonie bei V 795
— bei Infekten II 901, 922, 925
— und Kammerflattern II 174, 253 ff., 258 ff.
— und Kammerflimmern II 174, 253 ff., 258 ff.
— bei Kammertachykardie II 152, 253 ff., 257 ff.
— bei Karditis rheumatica II 583 ff.
Adam-Stokes-Syndrom bei Kollagenosen II 991
—, Lähmungsform II 253 ff.
— bei Masern II 922
—, Mischformen II 258
—, muskulärer Typus II 252
— bei Myokarditis II 263, 879 ff., 897
— bei Myokardsarkoidose II 947
— bei Myxödem IV 332
— und Natriumstoffwechsel IV 442
— und Nervensystem II 251 ff., 255 ff., 258 ff.
—, neurogener Typ II 254
—, und Operabilität IV 628, 632
— pankardiale Form II 253 ff.
— bei paroxysmaler Tachykardie II 152, 253 ff., 258 ff.
—, Pathogenese II 253 ff.
—, Pathologie II 262
— und postsynkopales Bradykardie-Syndrom II 261 ff.
—, Prophylaxe II 271 ff.
—, „Reizleitungstypus" II 252 ff.
— bei Reticulosarkom IV 678
— bei rheumatischem Fieber II 583 ff.
— bei Sarkoidose II 947
— bei Scharlach-Myokarditis II 901
— und Schenkelblock II 361 ff.
— sinuauriculäre Form II 253 ff.
—, Symptome II 252 ff.
— bei Tachykardie II 152, 253 ff., 257 ff.
—, Therapie II 263 ff.
— und Thyreoidea IV 332
—, totale Form II 253 ff.
— bei totalem Block II 228 ff., 251 ff.
— bei Tumoren II 1178; IV 678
— und vegetative Labilität IV 865
—, ventrikuläre Form II 253 ff.
— bei Vorhofseptumdefekt III 261 ff.
Adaptationshypertrophie, Begriff III 138
Adaptationssyndrom IV 829
— und Kollaps I 1068, 1071 ff.
— und Myokardose II 969 ff.
— und Schock I 1068, 1071 ff.
Addisonismus, Begr. V 798
— und Hypotonie IV 811; V 798
— und vegetative Labilität IV 811 ff.

Addison-Krise I 338; V 799
Addison-Syndrom und Aldosteron I 277, 333; V 710ff.
—, Blutdruck bei V 705ff., 708, 780ff., *796*ff., 814
— und Digitalis I 496ff.
—, Diurese bei I 551
— und DOCA-Hypertonie V 705ff., 708
— und endokrine Hypertonie V 705ff.
— und Extrasystolie II 45
— bei Gravidität IV 483
— und Hegglin-Syndrom I 32
— und Herzatrophie I 759ff.
— und Herzinsuffizienz I 759ff.
— und Hypertonie V 705ff., 708
—, Hypotonie bei V 780ff., 796ff., 814
— und Kaliumhaushalt I 496ff.
— und Kallikrein V 224
— und Kollaps I 957, 1005ff., 1071, 1074; IV 602ff.
— und Natriumstoffwechsel IV 444
— und Operationen IV 597ff.
—, Posturalhypotension bei V 814
— und Schock I 957, 1005ff., 1071, 1074; IV 602ff.
—, Steroide bei V 705ff.
Adelphan bei essentieller Hypertonie V 585ff., 590
Adenin, Chemie V 201
Adenocarcinom, Perikarditis bei II 1044
Adenochrom-Monosemicarbazon
— und Capillarpermeabilität VI 585
— und Capillarresistenz VI 585
Adenome und Akromegalie V 704
— bei Bleivergiftung V 772
— und Blutdruck V 37ff.
— und Cushing-Syndrom V 684ff.
— und endokrine Hypertonie V 684ff.
— und Hypertonie bei II 37ff.
— bei Vergiftungen V 772
Adenopurin bei Gefäßkrankheiten VI 185
Adenosarkom und renale Hypertonie V 606
Adenosin V 201, 235ff.
— und Atropin V 202
— und Blutdruck V 29, 201ff., 235ff.
—, Chemie V 201, 235ff.
— bei Endangitis obliterans VI 301
Adenosin und essentielle Hypotonie V 790
— bei Gefäßkrankheiten VI 207, 301
— und Hypertonie V 201ff.
— und Hypotonie V 201ff., 790
—, intraarteriell VI 207
— und Kollaps I 971
— und Nervensystem V 202
— und Parasympathicus V 202
— in Parmanil I 548
— bei paroxysmaler Tachykardie II 149
— und Reizleitung V 202
— und Schock I 971
— bei Tachykardie II 149
— und Vasomotorik V 29, 201ff., 235ff.
Adenosindiphosphorsäure V 201ff.
—, Chemie V 201
— und Kollaps I 1105
— im Myokard I 19ff., 28ff.
— bei Schock I 1105
— bei Schockniere I 1105
Adenosinmonophosphorsäure V 201
— bei Angina pectoris III 1388
—, Chemie V 201
— bei Coronarinsuffizienz III 1388
— bei Gefäßkrankheiten III 1388; VI 184ff.
—, intraarteriell VI 207
— und Vasomotorik III 1388
Adenosintriphosphatase bei Herzinfarkt III 722
Adenosintriphosphorsäure V 201ff.
— und Adrenalin V 168
— bei Angina pectoris III 1388
— und Arteriosklerose VI 419
— und Atmung IV 9ff.
— und Beriberi IV 394
— und Blutdruck V 494
—, Chemie V 201
— und Coronarinsuffizienz III 696
— und Coronardurchblutung III 696
— bei Digitalisvergiftung I 499
— bei Embolie VI 366
— bei Endangitis obliterans VI 301
— bei essentieller Hypertonie V 494
— bei Gefäßkrankheiten VI 184ff., 207, 301
— und Hämodynamik V 202
— und Herzglykoside I 448
— und Herztonus I 878ff.
— und Höhenadaptation IV 9ff.
Adenosintriphosphorsäure bei Hypernatriämie IV 443ff.
— bei Hypertonie V 494
—, intraarteriell VI 207
— und Klima IV 9ff.
— und Kollaps I 971, 1030, 1105
— und Luftdruck IV 9ff.
— und Magnesiumstoffwechsel IV 457ff.
— und Mesoappendix-Test V 193
— und Myokardstoffwechsel I 19ff., 28ff., 488; III 696
—, Nebenwirkungen V 494
— und Noradrenalin V 168
— und reaktive Hyperämie VI 57ff.
— und Sauerstoffmangel IV 9ff.
— und Schock I 971, 1030, 1105
— und Schockniere I 1105
— und Thyreoidea IV 318ff.
Adenylsäure V 201ff.
— und Adrenalin V 173
— bei Angina pectoris III 1374, *1387*ff.
— und Blutdruck V 181, 201
—, Chemie V 201
— bei Coronarinsuffizienz III 1374, *1387*ff.
— und Hämodynamik V 201
— bei Herzinfarkt III 1481
— und Hypotonie V 201
— und Reizleitung V 202
Aderlaß I 324
— bei angeborenem Herzfehler III 147
— bei Cor pulmonale IV 123, 175ff.
— und Ganglienblocker I 592ff.
— bei Hämochromatose IV 685
— bei Herzinsuffizienz I 136, 324ff., *590*ff.
— und Hydralazine V 547
— und Kollaps I 959ff., *989*ff., 1016ff.
— bei Lungenembolie IV 123
— bei Lungenödem I 136
— und Ödeme I 324ff., 591ff.
—, Ohnmacht bei IV 761ff.
— und Schock I 959ff., *989*ff., 1016ff.
—, unblutiger I 136, 326, 591ff.
— und vegetative Labilität IV 761ff.
Adigal I 483ff.
Adipinsäure als Kochsalzersatz I 509
Adipositas IV 382ff.
— und ACTH II 645

Adipositas und Angina pectoris III 748ff., 761ff.
— und Angiopathia diabetica VI 549ff.
— und Aortographie VI 135
— und Arrhythmie II 23ff.
— und Arteriosklerose III 748ff., 761ff.; IV 382ff., 385ff.; V 354; VI 390ff.
—, Atmung bei IV 231, 382ff., 385ff.
— und Blutdruck IV 382ff., 385ff.; V 17ff., 272, 334ff.
— und Capillaropathia diabetica VI 549ff.
— und Capillarpermeabilität VI 549ff.
— und Coronardurchblutung III 761ff.
— und Coronarinsuffizienz III 748ff., 761ff.
— und Coronarsklerose III 748ff., 761ff.
— und Cor pulmonale IV 94, 231, 385
— und Cortison II 645
— bei Cushing-Syndrom V 682ff.
— und Diabetes mellitus IV 383; VI 549ff.
— und Druckfall-Syndrom IV 47
— und Embolie IV 94, 385
— bei endokriner Hypertonie V 682ff.
— und essentielle Hypertonie IV 382ff.; V 272, 334ff.
— und essentielle Hypotonie V 788
— und Gefäßkrankheiten III 748ff., 761ff.; IV 382ff., 385ff.; VI 390ff.
— und Graviditätstoxikose IV 510; V 742
—, Herz bei I 404, 417, 505ff., 601; II 11, 23ff.; IV 47, 94, *382*ff.; V 17ff., 272, 334ff.
— und Herzfrequenz II 11; IV 382ff.
— und Herzgröße I 826ff.
— und Herzinfarkt III 761ff.
— und Herzinsuffizienz I 404, 417, 505ff., 601
— und Herzvolumen I 826ff.
— und Hypertonie IV 382ff., 385ff.; V 272, 334ff.
— und Hypotonie V 788
—, Kreislauf bei I 404, 417, 505ff., 601; II 11, 23ff.; IV 47, 94, *382*ff.; V 17ff., 272, 334ff.

Adipositas und Lungenembolie IV 94
— und Myokardstoffwechsel III 761ff.
— und Operabilität IV 625ff.
— und Operationen IV 599
— und Orthostase IV 732ff.
— und Oscillogramm VI 78
— und Phlebektasien VI 516
— und Polycythämie IV 667
—, Polyglobulie bei IV 660
— bei Pseudo-Cushing-Syndrom V 700ff.
— und respiratorische Arrhythmie II 23ff.
—, Tachykardie bei II 11; IV 382ff.
— und Thrombophlebitis VI 488
— und Thrombose VI 488
— und Varicen IV 625; VI 516
— und vegetative Labilität IV 732ff.

Adiuretin I *280*ff.
— bei Anämie IV 646ff.
— bei Blutkrankheiten IV 646ff.
— und Blutmenge I 153, 323
— und Diurese I 568ff.
— und Gravidität IV 483
— und Graviditätstoxikose V 743
— und Herzinsuffizienz I 568ff.
— und Hyponatriämie I 568ff.
— und Kollaps I 1075ff.; IV 730ff.
— und Ödeme I 236ff., 275, *280*ff., 323, 510
— und Ohnmacht IV 764
— und Orthostase IV 730ff.
— und Schock I 1075ff.
— und vegetative Labilität IV 730ff.
— und Veratrumalkaloide V 562ff.
— und Wasserhaushalt I 236ff., 275, *280*ff., 323, 510, 554

Adiuretinhemmung und Diurese I 526ff.

Adonis vernalis bei Herzinsuffizienz I 426, 486

Adrenalektomie und Blutdruck V 93, 112, 134, 144, 149, 158, 195, 397
— bei Conn-Syndrom V 701
— und Cortison V 134, 144
— und Cushing-Syndrom V 691, *698*ff.
— bei Endangitis obliterans VI 303
— bei endokriner Hypertonie V 691, 698ff.

Adrenalektomie und Entzügelungshochdruck V 149
— bei essentieller Hypertonie V 397, 445, 489ff.
— und experimentelle Hypertonie V 93, 112, 134, 144, 149, 158, 195
— bei Gefäßkrankheiten VI 303
— und Hirndurchblutung V 397
— und Hypertensinogen V 93
— bei Hypertonie V 93, 112, 134, 144, 149, 158, 195, 397
— und Kollaps I 1071, 1074
— bei maligner Hypertonie V 629
—, Nebenwirkungen V 490
— und Perinephritis V 195
— und Schock I 1071, 1074
— und Serotonin V 185
—, subtotale V 445, 489ff.
— und Sympathektomie V 490
—, therapeutische V 445, 489ff.
— und Vasoexcitormaterial V 195
— und zentralnervöse Hypertonie V 158

Adrenalin und Acetylcholin V 175, 200
— bei Adams-Stokes-Syndrom II 265, 267
— bei Akrocyanose VI 533
— und Anaesthesie IV 612
— und Angina pectoris III 849ff.
— und Angiopathia diabetica VI 549ff.
— und Antesystolie II 392
— und Arteriosklerose VI 400ff.
— und Atmung IV 13ff., 29
— und Atrioventricularblock II 231, 242, 251
— und Atrioventricular-Dissoziation II 290
— und Atrioventricular-Rhythmus II 279ff.
— bei Belastung IV 765ff.
— und Benzodioxan V 493
— und Beriberi IV 396
— und Blutdruck V 25ff., 39ff., 70, 74ff., 132, 145, 150ff., 157ff., *166*ff., 250ff., 312ff., 780ff.
— und Bradykardie II 17
— bei Capillarektasien VI 526ff.
— und Capillaren VI 14
— und Capillarfunktion V 192ff.

Adrenalin und Capillaropathia diabetica VI 549
— und Capillarresistenz VI 104ff.
— und Capillarspasmen VI 537
— und Carotissinus V 150
— und Chemie V 166ff.
— und Coronardurchblutung III 676ff., 849ff.
— und Coronargefäße III 676ff., 849
— und Coronarinsuffizienz III 849ff.
— bei Cor pulmonalis IV 170ff.
— und Cyanose VI 533
— und Cyclopropan II 41
— und Depressan V 232
— und Dermographie VI 40
— und Diabetes mellitus IV 378ff.; VI 549ff.
— und Dibenzylin V 493
— und DOCA V 132, 145, 705
— bei Dystrophie IV 296
— und Embolie VI 366
— und Endangitis obliterans VI 259ff.
— und Endokardfibrose II 786
— und Endokarditis pariet. fibroplast. II 786
— und endokrine Hypertonie V 646ff., 672ff.
— und Entzügelungs-Hochdruck V 150ff., 154
— bei Erythromelalgie VI 526ff.
— und essentielle Hypertonie V 250ff., 312ff., 672ff.
— und essentielle Hypotonie V 791ff.
— und experimentelle Hypertonie V 70, 74ff., 132, 145, 150ff., 154, 157ff., *166*ff.
— und Extrasystolie II 41, 42ff.
— und Ferritin V 493
— und Ganglienblocker V 566ff.
— und Gefäßgeräusche VI 50
— bei Gefäßkrankheiten VI 163ff., 259ff.
— und Genußgifte IV 826
— und Graviditätstoxikose V 744
— und hämorrhagischer Schock I 1033, 1043, 1070
— und Hauttemperatur VI 83
— und Hegglin-Syndrom I 32ff.
— und Heparin V 504
— und Herzaktion II 5ff., 9
— und Herzblock II 231, 242, 251
— und Herzglykoside I 480ff., 496
Adrenalin bei Herzinfarkt III 722
— und Herzmechanik I 12, 15, 32, 853ff.; II 5ff., 9ff.
— und Herztonus I 875ff.
— und Höhenadaptation IV 13ff., 29
— und Hydralazine V 542ff.
— und Hypertensin V 93, 98, 100ff.
— und Hyperthyreose IV 317ff., 326
— und Hypertonie V 39ff., 70, 74ff., 132, 145, 150ff., 154, 157ff., *160*ff., 250ff., 312ff.
— und Hypertonie-Therapie V 492ff.
— und Hypoglykämie IV 378ff.
— und Hypokaliämie IV 437
— und Hypotonie V 780ff., 823ff.
— bei Infektionskrankheiten IV 560ff.
— und Insulin IV 378ff.
— und Kammerflattern II 173, 178ff.
— und Kammerflimmern II 173, 178ff.
— und Klima IV 13ff., 29
— und Kollaps I 1033, 1043, *1069*ff.; II 17
— und Kreislauf V 173ff.
— und Luftdruck IV 13ff., 29
— und Lungenkreislauf IV 71
— und Mesoappendixtest V 192ff., 202ff.
— und Myokardstoffwechsel III 722
— und Narkose IV 613ff.
—, neurogene Hypertonie V 157ff., 725
— und Nicotin III 879ff., IV 826; VI 266
— und Nierendurchblutung V 408, 411
— und Noradrenalin V 168
— und Oxytyramin V 168, 180
— bei paroxysmaler Tachykardie II 149
— und Phäochromocytom V 646ff., 672ff.
— Postural hypotension IV 737
— und Rauwolfia-Alkaloide V 526
— und Raynaud-Syndrom VI 227
— und reaktive Hyperämie VI 58ff.
— und Regitin V 493
— und Reizleitung II 231, 242, 251
Adrenalin und Renin V 100ff., 145
— und Sauerstoffmangel IV 13ff., 29
— und Schenkelblock II 341
— und Schock I 1033, 1043, *1069*ff.
— und Steroide V 132, 145
—, Synthese V 166ff.
— und Tachykardie II 9ff., 149
— und Terminalstrombahn VI 14ff.
— bei Thalliumvergiftung V 774
— und Thyreoidea IV 317ff., 326; V 169
— und totaler Block II 231, 242, 251
— und Tyramin V 165ff, 177ff.
— und Vasodepressormaterial V 193ff., 202ff.
— und Vasoexcitormaterial V 195ff.
— und Vasomotorik III 676ff., 849ff.
— und vegetative Labilität IV 724
— und Veratrumalkaloide V 557ff.
— bei Vergiftungen V 774, 807
—, Vorkommen V 165ff.
— und Wärmeurticaria VI 562
— und Waterhouse-Friedrichsen-Syndrom IV 565
— und Wirkung I 853, 1069ff.; V 165ff., 173ff.
— und Wolff-Parkinson White-Syndrom II 392
— und zentralnervöse Hypertonie V 157ff., 725
Adrenalindehydrogenase V 313
Adrenalinschock I 1043
Adrenalon V 313
Adrenocorticotropin bei Addisonismus V 799ff.
— und Addison-Syndrom V 798
— und Adrenalin V 173
— und Akromegalie V 704
— bei allergischer Myokarditis II 950ff., 954
— und Antihyaluronidase II 595
— und Antistreptolysin II 591
— bei Aortenbogensyndrom VI 379
— bei Aortitis luica VI 360
— und Arteriosklerose III 792ff.; VI 413ff., 428
— und Blutdruck V 79ff., 138, 141ff.; V 144, 319ff.
— und Blutmenge I 152

Adrenocorticotropin und Capillarresistenz VI 566
— und Conn-Syndrom V 701
— und Coronarinsuffizienz III 792ff.
— und Coronarsklerose III 792ff.
— bei Cor pulmonale IV 169ff.
— und Cushing-Syndrom V 684ff., 688
— und Diurese I 269
— als Diureticum I 551
— und Endangitis obliterans VI 261, 302
— und endokrine Hypertonie V 657, 684ff., 688
— bei Erfrierung VI 558
— bei Erythemathodes II 983ff.
— und essentielle Hypertonie V 319ff.
— und essentielle Hypotonie V 792
— und experimentelle Hypertonie V 79ff., 138, 141ff., 144
— bei Fiedler-Myokarditis II 958
— bei Gefäßkrankheiten II 983ff.; III 792ff.; VI 190, 261, 302, 333, 360, 413ff., 428, 566
— bei Gravidität IV 483ff.
— und Graviditätstoxikose IV 511
— bei hämorrhagischer Diathese VI 566
— und Herzglykoside I 459
— und Herzhypertrophie V 366
— und Hypertonie V 79ff., 138, 141ff., 144, 319ff., 657
— und Hypotonie V 792, 827ff.
— bei idiopathischer Perikarditis II 1076
— bei Infektionen IV 556, 560ff.
— bei Karditis rheumatica II 556, 573, 584, 591, *634*ff., *641*ff.
— bei Kollagenosen II 983ff.
— und Kollaps IV 603ff.
— und Lungenembolie IV 96
— bei Lues VI 360
— und Menopause IV 870ff.
— und Mineralhaushalt V 117, 144
— bei Moschcowitz-Symmers-Syndrom VI 573
— bei Myokarditis II 949
— bei Myokarditis rheumatica II 584
Adrenocorticotropin bei Myokardsarkoidose II 949
—, Nebenwirkungen II 645
— und Noradrenalin V 173
— bei Periarteriitis nodosa VI 333
— bei Perikarditis II 1071, 1076, 1089
— und Phäochromocytom V 657
—, Pharmakologie II 636ff.
— bei Pneumokoniose IV 215
— bei Porphyrie IV 402
— bei Postcommissurotomie-Syndrom II 1394
— und Pseudo-Cushing-Syndrom V 700ff.
— bei Purpura rheumatica VI 566
— bei rheumatischem Fieber II 556, 573, 584, 591, *634*ff., 641ff.
— bei rheumatischer Perikarditis II 1071
— bei Riesenzellarteriitis VI 342
— bei Sarkoidose II 949
— und Schock IV 603ff.
— und Sexualfunktion IV 870ff.
— bei Silikose IV 215
— bei Simmonds-Syndrom V 799ff.
— und Thrombophlebitis VI 468
— bei Verbrennung VI 563
Adrenogenitalismus V 701ff.
— und Aldosteron V 711
— und Conn-Syndrom V 704
— und Cushing Syndrom V 702
— und endokrine Hypertonie V 700ff.
Adrenosteron und Blutdruck V 114ff.
Adrenoxyl und Capillarpermeabilität VI 585
— und Capillarresistenz VI 585
— und hämorrhagische Diathese VI 585
Adrianol bei Gefäßkrankheiten VI 163
Adsonsche Sympathektomie V 471
Adventitia bei angeborener Pulmonalstenose III 73
— bei Dystrophie IV 301ff.
— bei Myokarditis rheumatica II 567
— bei rheumatischen Fieber II 567
ÄDTA bei Digitalisvergiftung I 498
Aerobacter areogenes und Endokarditis lenta II 675
— — und Waterhouse-Friedrichsen-Syndrom IV 564
Aerobacterinfekte und bact. Endokarditis II 675, 760
—, Therapie II 760
— und Waterhouse-Friedrichsen-Syndrom IV 564
Aerosole bei Cor polmonale IV 170ff.
Äsculin und Capillarpermeabilität VI 586
Äther IV 592
— und Embolie VI 366
—, Extrasystolie durch II 41, 43
— bei Gefäßkrankheiten VI 181
— und Histamin V 198ff.
— zum Hyperämietest VI 64
— und Kallikrein V 221
— und Kammerflattern II 179
— und Kammerflimmern II 179
— zur Kreislaufzeitbestimmung I 168ff.
— und Lebensalter IV 625
— zur Narkose IV 614ff.
— und Operabilität IV 625
— und Renin V 98
— und Vasomotorik VI 64
Äther-Decholin-Verfahren s. u. Kreislaufzeit
Äthylendiamin und Coronaranastomosen III 705
— bei Coronarinsuffizienz III 706
— in Euphyllin I 545ff.
— bei Herzinfarkt III 706
Äthylendiamintetraessigsäure bei Digitalisvergiftung I 498
Äthylenöstradiol bei Arteriosklerose VI 427
Äthylmethylbutylbarbitursäure s. u. Penthotal und Nembutal
Äthylnoradrenalin bei Adams-Stokes-Syndrom II 268
Ätzung bei Hämangiomen VI 599
Afibrinämie und Lungenembolie IV 115
Afibrinogenie und Lungenembolie IV 115
Aglykon in Glykosiden I 426ff.
Agranulocytose und Carboanhydrase I 539ff.
— durch Chlorathiazid I 544
— und Hydralazine V 551

Agranulocytose durch Hypertonie-Therapie V 494
— durch Quecksilberdiuretica I 534
— durch Thiocyanate V 494
Ajmalicin V 521ff. s.a.u. Rauwolfia-Alkaloide
Ajmalin V 521ff. s.a.u. Rauwolfia-Alkaloide
— bei Angina pectoris III 1405
— bei Hypertonie V 521ff.
Ajmalinin V 521ff. s.a.u. Rauwolfia-Alkaloide
Akardie III 10
Akkommodation und Ganglienblocker V 492, 580
— und Hypertonie-Therapie V 492
„Akkordeonherz", Begriff IV 332
Akroangiothrombose s.u. Moschcowitz-Symmers-Syndrom
Akrocyanose VI 530, *532*ff.
—, Ätiologie VI 532ff.
— bei angeborenem Herzfehler III 144ff., 261
—, Balneotherapie bei VI 156, 534
— bei Coronargefäß-Mißbildungen III 569ff.
— und Dystrophie IV 307
— bei endokriner Hypertonie V 701
— bei essentieller Hypotonie V 788
— bei Gefäßkrankheiten VI 535
— bei Gefäßmißbildungen III 569ff.
— bei Herzdekompensation V 383
— bei Herzinfarkt III 1259ff.
— bei Herzklappenfehler II 1506
— bei Hypertonie V 701
— bei Hypotonie IV 809; V 788
— und Livedo reticularis VI 535
— bei Orthostase IV 732; V 811
— bei Plus-Dekompensation V 383
—, Prognose VI 534
— bei Pseudo-Cushing-Syndrom V 701
— und Schweißsekretion VI 44
—, Symptome VI 353ff.
—, Therapie VI 534
— bei Tricuspidalinsuffizienz II 1506
— und vegetative Labilität IV 732, 809; V 811
Akrocyanose bei Vorhofseptumdefekt III 261
Akrodermatitis atrophicans, Antistreptolysin bei II 591
Akrodynie VI 533ff.
Akromegalie V 684
— und Blutdruck V 37ff.
— und Cushing-Syndrom V 684
— und Diabetes mellitus IV 362
— und endokrine Hypertonie V 684
—, Hypertonie bei V 37ff.
— und Kallikrein V 224
— und Menopause IV 870ff.
Akronekrose bei Moschcowitz-Symmers-Syndrom VI 572
Akroparästhesie VI 533
Akrosklerose bei Endangitis obobliterans VI 284ff.
— und sekundäres Raynaud-Syndrom VI 249
Akroteleangiektasien VI 538
Akutes-Phasen-Protein s.u. C-reaktives-Protein
Alarmreaktion und Kollaps I 1071ff.
— und Schock I 1071ff.
Albumine (Bluteiweißkörper) bei Anämie IV 645ff.
— und Atmung IV 26
— bei bakterieller Endokarditis II 741
— bei Blutkrankheiten IV 645ff.
— bei Chagas-Myokarditits II 931
— und Depressan V 230
— bei Endokarditis acuta bact. II 728
— bei Endokarditis lenta II 741
— bei Gravidität IV 480ff., V 726ff.
— bei Graviditätstoxikose IV 513; V 743
— im hämorrhagischen Schock I 1096
— bei Herzinfarkt III 720ff., 1214
— bei Höhenadaptation IV 26
— und Kallikrein V 215
— bei Karditis rheumatica II 570ff.
— und Klima IV 26
— und Kollaps I 979ff., 1007, 1096
— bei konstriktiver Perikarditis II 1014ff.
— und Luftdruck IV 26
— bie Myokarditis II 931
— und Myokardose II 969
Albumine und Ödeme I 247ff.
— bei Perikarditis II 1104ff.
— bei rheumatischem Fieber II 570ff.
— bei Sauerstoffmangel IV 26
— und Schock I 979ff., 1007, 1096
— bei traumatischem Schock I 1096
— bei Verbrennungsschock I 979ff., 1096
Albumin-Globulin-Quotient und Atmung IV 26
— bei bakterieller Endokarditis II 698, 741
— bei Endokarditis lenta II 698, 741
— bei Gravidität V 726ff.
— bei hämorrhagischem Schock I 1096
— bei Höhenadaptation IV 26
— und Klima IV 26
— und Kollaps I 980, 1096
— und Luftdruck IV 26
— bei Sauerstoffmangel IV 26
— und Schock I 980, 1096
— bei traumatischem Schock I 1096
— bei Verbrennungsschock I 980, 1096
Albuminurie s.u. Proteinurie
Albumosen und Blutdruck V 196
Aldolasen bei Herzinfarkt III 724
Aldosteron I *269*ff.
— bei Anämie IV 646ff.
— und Ascites I 306
— und Blutdruck V 114ff., 136ff., 144, 320
— bei Blutkrankheiten IV 646ff.
— und Blutmenge I 153, 323ff.
— und Carboanhydrase I 536ff.
— bei Conn-Syndrom V 704ff.
— bei Cushing-Syndrom V 690
— bei Diabetes mellitus IV 374
— und Diurese I 236ff., *269*ff., 323ff., 402ff., 510, 550ff.; V 710ff.
— bei endokriner Hypertonie V 690, 704ff., 710ff.
— und essentielle Hypertonie V 320
— und experimentelle Hypertonie V 114ff., 136ff., 144
— bei Gravidität IV 483ff., V 728ff., 744

Aldosteron bei Graviditätstoxikose V 744
— bei Herzinfarkt I 344ff.
— bei Herzinsuffizienz I 236ff., 255, *269*ff., 306, 323ff., 402ff., 510; V 710
— und Hypertension V 100
— und Hypertonie V 114ff., 136ff., 144, 320
— und Hypokaliämie I 583
— und Hypophysektomie IV 344
— bei Hypotonie V 800
— und Infektionen IV 559ff.
— und Kollaps I 1074ff.; IV 603ff.
— und Mineralhaushalt V 188ff., 136
— und Ödeme I 236ff., 255, *269*ff., 323ff., 402ff., 550ff.; V 710ff.
— und Orthostase IV 730ff., 735
— und Schock I 1074ff.; IV 603ff.
— und Simmonds-Syndrom IV 342
— und vegetative Labilität IV 735
— und Wasserhaushalt I 236ff., 255, *269*ff., 323ff., 402ff., 550ff.; V 118ff.
Aldosteron-Antagonisten als Diuretica I 526ff.
Aldosteronhemmer als Diuretica I 550ff.
Aletezucker bei Gefäßkrankheiten VI 183
Aleukie, alimentäre, toxische und Purpura infektiosa VI 569
Aleuronat und constrictive Perikarditis II 1096
Alkalireserve bei Anämie IV 650
— bei Cor pulmonale IV 176
— und Coronardurchblutung III 892
— und Coronarinsuffizienz III 892
— bei Endokarditis lenta II 699ff.
— bei experimentellem Schock I 992
— bei hämorrhagischem Schock I 992, 1036, 1049
— bei Herzinsuffizienz I 211, 227
— und Kallikrein V 220
— und Kationenaustauscher I 557ff.
Alkalireserve und Kollaps I 992, 1036, 1049
— bei Moschcowitz-Symmers-Syndrom VI 573
— und Myokardstoffwechsel III 892
Alkalose und Atmung I 195, 204ff.; IV 2ff., 27ff.
— und Chlorothiaziol I 541
— bei Conn-Syndrom V 704ff.
— bei Cor pulmonale IV 173ff.
— und Diurese I 275, 300ff., 561, 563ff., 566ff.
— durch Diuretica I 527ff., 531ff.
— bei Effort-Syndrom IV 815ff.
— bei endokriner Hypertonie V 704ff.
— und Herzinsuffizienz I 195, 204ff., 510, 566ff.
— und Höhenadaptation IV 2ff., 27ff.
— bei Hypertonie V 704ff.
— bei Hypochlorämie I 581ff.
—, hypochlorämische I 563ff.
— und Hypokaliämie I 586ff.; IV 420ff.
— und Kallidin V 226ff.
— und Klima IV 2ff., 27ff.
—, kompensierte I 205
—, kongenitale IV 420
— und Luftdruck IV 2ff., 27ff.
— bei Luftembolie IV 131
—, metabolische I 205
— und Mineralstoffwechsel IV 420ff.
— und Nebenniere V 116
— und Quecksilberdiuretica I 532ff.
—, respiratorische I 195, 204ff. IV 2ff., 27ff.
— bei Sauerstoffmangel IV 2ff., 27ff.
— und Steroide V 116
Alkoholgenuß bei Angina pectoris III 1386
— und Arrhythmie II 103ff.
— und Arteriosklerose VI 401
— bei Arteriosklerosis obliterans VI 435
— bei Beriberi IV 391ff.
— und Blutdruck V 263ff.
— und Blutspeicher I 1009
— als Diureticum I 526
— und Eintauchfuß VI 561
— und Embolie VI 366
— bei Endangitis obliterans VI 301
— bei Erfrierung VI 558
— und essentielle Hypertonie V 263ff.
Alkoholgenuß bei Gefäßkrankheiten VI 181, 230ff., 301, 366, 401, 435, 558, 561
— und Gefäßmißbildungen VI 594
— und Glomustumoren VI 594
— und hämorrhagischer Schock I 1042
— und Herzglykoside I 449
— und Herzinfarkt II 1349
— bei Herzinsuffizienz I 422
— und Hypertonie V 263ff.
— und Kollaps I 1009
— bei Lungenödem I 137
— und Magnesiumstoffwechsel IV 455ff.
— und Myokardose II 969
— und Perikarditis II 1089
— und Perniosis VI 561
— und Plethysmogramm VI 72ff.
— bei Raynaud-Syndrom VI 230ff.
— und Schock I 1009, 1042
— und Schützengrabenfuß VI 561
—, Tachykardie durch II 10
— und Vasomotorik I 1009
— und vegetative Labilität IV 825ff.
— und Vorhofflattern II 103ff.
— und Vorhofflimmern II 103ff.
Alkoholismus und Beriberi IV 391ff.
— und Blutspeicher I 1009
— und Kollaps I 1009
— und Magnesiumstoffwechsel IV 455ff.
— und Perikarditis II 1089
— und Schock I 1009
— und Vasomotorik I 1009
Alkoholvergiftung und Herzinsuffizienz I 44
Allen-Test bei Gefäßkrankheiten VI 55ff.
Allergie s. a. u. Anaphylaxie
— und ACTH II 635
— und Angina pectoris II 888, *893*ff.
— und Angiographie VI 118ff.
— und Angiokardiographie II 1265ff.
— bei Angiopathia diabetica V 621; VI 549
— und Antistreptokinase II 596
— und Antistreptolysin II 591
—, Antesystolie bei II 395
— bei Aortitis luica VI 358ff.
— und Aortographie VI 135
— und Arteriosklerose VI 399
— bei bakterieller Endokarditis II 691ff., 711, 716, 740
—, Blutdruck bei V 775

Allergie und Capillaropathia diabetica VI 549
— und Capillarpermeabilität VI 546ff., 549, 553ff.
— und Capillarresistenz VI 564ff.
— und Carboanhydrase I 538ff.
— gegen Chinidin II 119
— gegen Chlorothiazid I 544
— und Coronardurchblutung III 888, *893*ff.
— und Coronarinsuffizienz III 888, *893*ff., 1082
— und Cortison II 635
— und Dextranreaktion V 618
— bei Diabetes mellitus V 621; VI 549
— und diabetische Glomerulosklerose V 621
— bei Echinokokkose II 938
— und Endangitis obliterans V 626, 663; VI 262ff., 277ff.
— und Endokardfibrose II 786
— und Endokarditis fibrin. II 776ff.
— und Endokarditis lenta II 691ff., 711, 716, 740
— und Endokarditis pariet. fibroplast. II 786
— und Endokarditis verruc. simpl. II 776ff.
— bei Erythemathodes II 977ff.
— und Fiedler-Myokarditis II 954ff.
— und Gefäßkrankheiten II 977, 984ff.; III 889, 893ff.; V 621; VI 23ff., 27, 29ff., 251, 262ff., 277ff., 307, 337, 366, 399, 486, 494, 549, 621
— und Glomerulonephritis V 612, 614ff.
— und Glomerulosklerose V 621
— und Herzaktion II 7
— gegen Herzglykoside I 499
— und Herzinfarkt III 893ff., 1082
— und Hydralazine V 551
— und Hyperkaliämie IV 420ff.
— und Hypertonie V 612, 614ff., 775
— und idiopathische Perikarditis II 1073
— bei Infektionen II 899ff.; IV 530, 534ff., 564ff.
— und infektiöser Schock I 983ff.
— und Kälteurticaria VI 553ff.
Allergie und Karditis rheumatica II 543ff., 548ff., *552*ff.; V663; VI 564
— bei Kollagenosen II 977ff.
— und Kollaps I 958, 982
— bei Libman-Sacks-Endokarditis V 663
— bei Lues II 945
— bei Lungenembolie IV 124
— und Migräne VI 251
— bei Moschcowitz-Symmers-Syndrom VI 571ff.
— und Myokarditis II 870ff., 874ff., 880, 899ff.
— und Myokardstoffwechsel III 888, 893ff., 1082
— bei Myokardtuberkulose II 942
— und Nephritis V 612, 614ff.
— gegen Nicotin s. u. Nicotinallergie
— bei Periarteriitis nodosa II 984ff.; V 621ff.; VI 307ff.
— und Perikarditis II 1073, *1088*ff.
— und Phlebitis VI 486, 497
— und Pulmonalsklerose IV 247ff.
— und Purpura rheumatica VI 564ff.
— und Pyrazole II 654
— und Quecksilberdiuretica I 533, 534
— und Quinckesches Ödem VI 546ff.
— und renale Hypertonie V 612, 614ff.
— und rheumatisches Fieber II 543ff., 548ff., *552*ff.; VI 564
— und Riesenzellenarteriitis VI 337
— gegen Salicylsäure II 647
— und Scharlach-Myokarditis II 899ff.
— und Schock I 958, 982
— und Tachykardie II 7
— und Thrombophlebitis VI 486, 497
— bei Trichinose II 939
— bei Tuberkulose II 942
— und Urticaria VI 546ff.
— und Vasomotorik I 958, 982
— und vegetative Labilität I 958, 982
— und Wärmeurticaria VI 561ff.
— bei Waterhouse-Friedrichsen-Syndrom IV 564ff.
—, Wolff-Parkinson-White-Syndrom bei II 395
Allorhythmie II 32ff., 213ff.
— bei Herztrauma II 497ff.
Allorhythmie, Interferenz-Dissoziation als II 291
Alloxan und Arteriosklerose VI 413
— und Rauwolfia-Alkaloide V 526
Allo-Yohimbin s. a. u. Rauwolfia-Alkaloide V 521
Allyläthylaminouracil als Diureticum I 546ff.
Allylformiat und Capillarpermeabilität VI 106
— und Kollaps I 970
— und Schock I 970
Allylmorphin I 420
Alseroxylon s. a u. Rauwolfia-Alkaloide V 532ff.
Alstonine s. a. u. Rauwolfia-Alkaloide V 523
Alternans II 70, 137, 139, 155, 161, 219, *403*ff.
—, Ätiologie II 410ff.
— und Amyloidose II 963ff.
—, Definition II 403ff.
—, einseitiger II 405
—, elektrischer II 403, 406ff.
—, Erregungsrückbildungs II 408
— und Extrasystolie II 406, 409
—, Gruppen- II 410
—, hämodynamischer II 403, 410
— bei Herzkatheterismus II 1259ff.
— bei Herztumoren II 1178
—, juxta-maximaler II 404
— der Kammern II 408
— und Kammertachykardie II 155, 161
—, Leitungs- II 408, 410
—, major II 406ff.
—, mechanischer II 403, 404ff.
— minimus II 404
—, minor II 406ff.
— bei Myokarditis II 891, 919
— parvus II 407
—, passagerer II 405
— bei Perikarditis II 1060
— bei Poliomyelitis II 919
—, primärer II 403
—, Prognose II 411ff.
—, Pseudo- II 405
—, Symptome II 404ff.
— und Tachykardie II 155, 161, 403ff., 409ff.
—, Therapie II 412ff.
— der Vorhöfe II 407
— und Vorhofflattern II 409
— und Vorhofflimmern II 409
—, Vorkommen II 409ff.

Altersdisposition s. u. Lebensalter
Altersemphysem IV 181ff., 193ff.
Altersherz I 757
Aludrin bei Adams-Stokes-Syndrom II 268
— und Arrhythmie II 120, 122
— bei Bradykardie II 19, 122
— und Chinidin II 120
— bei Cor pulmonale IV 170ff.
— und Parasystolie II 302
— bei Vorhofflimmern II 120, 122
Aluminium bei postthrombotischem Syndrom VI 513
— bei Ulcus cruris VI 513
Aluminium-Pneumokoniose und Cor pulmonale IV 219ff.
Alvarenga-Peacocksche Ektokardie III 11
Alveolarbelüftung I 193ff.
„Alveolo-capillarer-Block" Begriff IV 81
— und Lungenfibrose IV 198ff.
— bei Sklerodermie IV 201
Amaurose bei Aortenbogensyndrom VI 377ff.
— bei Aortenhämatom, intramuralen VI 458
— bei bakterieller Endokarditis II 720
— bei Bleivergiftung V 772
— und Blutdruck V 61, 660
— bei Endangitis obliterans VI 288
— bei Endokarditis lenta II 720
— bei endokriner Hypertonie V 660
— bei experimenteller Hypertonie V 61
— bei Gefäßkrankheiten II 988; VI 225, 288, 326ff., 339
— bei Gefäßmißbildungen VI 590
— bei Hämangiomen VI 590
— bei Hirnbasisaneurysma VI 464
— bei Kollagenosen II 988
— nach Kollaps I 1112
— bei Marfan-Syndrom III 492
— bei Periarteriitis nodosa II 988; VI 326ff.
— bei Phäochromocytom V660
— bei Raynaud-Syndrom VI 225
Amaurose bei Riesenzellarteriitis VI 339ff.
— nach Schock I 1112
— bei Sturge-Weber-Syndrom VI 590
— bei Vergiftungen V 772
Ambonestyl bei Digitalisvergift. I 498
Ameisengifte und Capillarpermeabilität VI 584
— und Capillarresistenz VI 584
Amenorrhoe s. a. u. Geschlechtsfunktion und unter Menses
— bei Cushing-Syndrom V 683ff.
— bei endokriner Hypertonie V 683ff.
Amide IV 592ff.
Aminochlorphenylaminosymtriazin als Diureticum I 546ff.
Aminoisoamylaminosymtriazin als Diureticum I 546ff.
Aminoisometradin als Diureticum I 546ff.
Aminometramid als Diureticum I 546ff.
Aminooxydase bei Arteriosklerose VI 424
— und Blutdruck V 29, 179ff., 500ff., 780ff.
— bei essentieller Hypertonie V 500ff.
— bei Gefäßkrankheiten VI 424
— und Hypotonie V 780ff.
— und Oxytyramin V 179ff.
— und Pepsitensin V 102
— und Thyreoidea IV 319
Aminophenol und Kallikrein V 214
Aminophyllin s. a. u. Purinkörper
— bei Angina pectoris III 1035
— und Blutdruck V 400, 494, 498
—, Chemie I 546
— bei Coronarinsuffizienz II 1035
— als Diureticum I 526ff., 546ff.
— bei Erfrierung VI 558
— bei essentieller Hypertonie V 400, 494, 498
— und Hirndurchblutung V 400
— bei Hypertonie V 400, 494, 498
—, Nebenwirkungen V 494
Aminosäuren und Adrenalin V 168ff.
Aminosäuren bei Coronarinsuffizienz III 710
— bei Gravidität V 726ff.
— bei Graviditätstoxikose V 726ff.
— bei Herzinfarkt III 710
— im Hypertensin V 95
— und Kallidin V 227
— im Kallikrein V 213
— als Kationenaustauscher I 558
— und Kollaps I 1027, 1092ff.
— in Myokardstoffwechsel I 26ff.; III 710
— und Noradrenalin V 168ff.
— und Oxytyramin V 179
— und Porphyrie IV 399
— im Renin V 86
— und Schock I 1027, 1092ff.
— und Serotonin V 182
— und Tyramin V 177
Aminouracile I 546
—, Chemie I 546
— als Diuretica I 526ff., 546ff.
—, Pharmakologie I 548ff.
Ammoniumchlorid und Diurese I 561
— als Diureticum I 300, 315, 532, 535, 539, 561
— bei Herzinsuffizienz I 113
— und Hyperchlorämie I 588
Ammoniumglutaminat als Salzersatz I 509
Ammoniumhydroxyd und Arteriosklerose VI 402ff.
Ammoniumstoffwechsel und Arteriosklerose VI 402ff.
— und Carboanhydrase I 536ff.
— und Diurese I 300, 315, 532, 535, 561
— und Gefäßkrankheiten VI 402ff.
— und Herzinsuffizienz I 113
— und Hyperchlorämie I 588
— und Kationenaustauscher I 555ff.
— im Kollaps I 1094ff.
— und Purine I 548ff.
— und Säure-Basen-Gleichgewicht I 206ff., 532
— im Schock I 1094ff.
Amnion und angeborene Herzfehler III 113
Amöbenruhr s. u. Amöbiasis
Amöbiasis und Adams-Stokes-Syndrom II 272
— und Kollaps I 1006
—, Myokarditis bei II 935ff.
— und Schock I 1006
Amphenon als Diureticum I 550
— und experimentelle Hypertonie V 137

Amphenon und Hypertonie V 137
— und Steroide V 137
Amphetamin und Orthostase IV 741
— bei Posturalhypotension IV 741
— und Tachykardie II 10
— bei vegetativer Labilität IV 741, 855
Amplitudenfrequenzprodukt V 278
Amputationen bei Arteriosclerosis obliterans VI 433, 436
— bei Arteriosclerosis obliterans diabetica VI 440
— und Blutdruck V 340ff.
— bei Diabetes mellitus VI 433ff., 440
— bei Embolie VI 369
— bei Endangitis obliterans VI 286, 304
— bei Erfrierung VI 558
— und essentielle Hypertonie V 340ff.
— bei Gefäßkrankheiten VI 219ff., 286, 304, 369ff., 433ff., 440ff., 558
— bei Hämangioendotheliom VI 601
— und Hypertonie V 340ff.
Amylnitrit bei Angina pectoris III 1003, 1034, 1379
— bei Antesystolie II 382ff.
— bei Aorteninsuffizienz II 1476ff.
— und Atrioventricular-Rhythmus II 283
— und Blutdruck V 259
— und Blutverteilung I 91
— bei Coronarinsuffizienz III 1003, 1034, 1379
— und essentielle Hypertonie V 259
— bei Fettembolie IV 137
— und Hypertonie V 259
— bei Herzklappenfehler II 1476ff.
— und Lungenkreislauf IV 71
— und Schenkelblock II 341ff.
— im Sedations-Test V 259
—, Tachykardie durch II 14
— bei Wolff-Parkinson-White-Syndrom II 382ff.
Amyloidose II 960ff.
— bei Altersherz I 759
—, Anatomie II 961ff.
— und Blutdruck V 37ff., 617
— und Capillarresistenz VI 575
—, Diagnose II 964
—, Elektrokardiogramm bei II 963ff.
— und Gefäßkrankheiten VI 308ff., 481
Amyloidose, generalisierte II 960ff.
—, Häufigkeit II 961
— bei Herzhypertrophie I 759
— und Hypertonie V 37ff., 617
— bei Karditis rheumatica II 607
—, lokale II 960ff.
— im Myokard I 759
— und Myokardose II 959, *960*ff.
— der Nieren s. u. Amyloidnephrose und Nierenamyloid
—, Pathogenese II 961ff.
—, Pathologie II 961ff.
— und Periarteriitis nodosa VI 308ff.
—, primäre II 960ff.
— und Purpura VI 575
— und renale Hypertonie V 617
— bei rheumatischem Fieber II 607
—, sekundäre II 960ff.
—, Symptome II 963
—, tumoröse II 960ff.
— der Venen VI 481
Amyloidnephrose, Blutdruck bei V 37ff., 617
—, Hypertonie bei V 37ff., 617
— bei Karditis rheumatica II 607
—, renale Hypertonie bei V 617
— bei rheumatischem Fieber II 607
Amytal und Blutdruck V 258, 489
— und essentielle Hypertonie V 258, 489
— und Hypertonie V 258, 489
—, Pharmakologie IV 593
— und Sympathektomie V 489
Anacidität s. u. Achylia gastrica
Anämie III 867ff.; IV 642ff.
— und Aderlaß I 591ff.
—, akute IV 657ff.
— bei angeborenem Herzfehler III 182
— bei Ankylostoma II 939
— bei Aorteninsuffizienz II 1477
— bei arteriovenöser Fistel III 389
— bei arteriovenöser Lungenfistel III 389
—, Atmung bei IV 642ff., *648*ff.
— bei bakterieller Endokarditis II 688, 694ff., 740; IV 656
— und Blutmenge I 153
Anämie und Capillarresistenz VI 566
— und Capillarspasmen VI 538
— und Coronaranastomosen III 706
— und Coronardurchblutung III 687ff., 706, 867ff., 1082ff.
— und Coronargefäße III 706, 867ff.
— und Coronarinsuffizienz III 706, 867ff., 1082ff.
— und Cor pulmonale IV 62, 240ff.
— bei Ductus Botalli persistens III 182
— bei Dystrophie IV 304
— bei Endokarditis acuta II 728
— bei Endokarditis lenta II 688, 694ff., 703, 740ff.; IV 656
— und Endokardsklerose II 789
— und Erythemathodes II 976, 979ff.; VI 344
— und Gefäßkrankheiten II 976, 985ff.; VI 23ff., 315, 338
— bei Gefäßmißbildungen III 389
— und Gravidität IV 510
— und Graviditätstoxikose IV 510; V 742
—, hämolytische, Atmung bei IV 649
—, —, bei Endokarditis lenta II 695
—, —, bei Erythematodes II 982
—, —, bei Kollagenosen II 982
—, —, bei Moschcowitz-Symmers-Syndrom VI 570ff.
—, —, bei Periarteriitis nodosa VI 315
— und Hämosiderose IV 257ff.
—, Herz bei I 888; III 642ff.; IV *642*ff., *652*ff.
— und Herzform I 888
— und Herzgröße I 888
— bei Herzinfarkt III 706, 1082ff.
— und Herzinsuffizienz I 41, 44, 46ff., 153, 173, 404ff.; IV 652ff., *656*ff.
— bei Herzklappenfehler II 1477
—, Hirn bei IV 646ff.
— und Hydralazine V 546, 551ff.
— bei Hypertonie V 633
— bei Hypothyreose IV 333ff.

Anämie bei Kaposi-Sarkom VI 602
— bei Karditis rheumatica II 569, 575ff., *610*
— und Kollagenosen II 976, 979ff.
— und Kollaps IV 602ff.
—, Kreislauf bei IV *642*ff.
—, Kreislaufzeit I 173
— bei Leukämie IV 670ff.
— bei Libman-Sacks-Endokarditis II 979ff.
— und Lungenembolie IV 96ff.
— bei maligner Hypertonie V 633
— bei Moschcowitz-Symmers-Syndrom VI 570ff.
—, Myokard bei III 687ff., 867ff.; IV 653, 655ff.
— bei Myokarditis II 885
— bei Myxödem IV 333ff.
—, Niere bei IV 648
— und Operationen IV 596ff.
— und Orthostase IV 739
— bei Periarteriitis nodosa II 976, 985ff.; VI 315
— bei Posturalhypotension IV 739
— bei Purpura rheumatica VI 566
— bei renaler Hypertonie V 633
— bei rheumatischem Fieber II 569, 575ff., *610*; VI 566
— bei Riesenzellarteriitis VI 338
— und Schock IV 602ff.
—, Sichelzellanämie s. dort
— bei Teleangiektasien VI 541
— und Thrombophlebitis VI 485
— und vegetative Labilität IV 739
— als Volumenbelastung I 898
Anaesthesie IV 591ff., 611
— zur Angiographie VI 122, 133
— zur Aortographie VI 133
— zur Arteriographie VI 122
— und Ernährung IV 591ff.
— bei Graviditätstoxikose V 749ff.
— und Hypertonie V 749ff.
— und Kollaps IV 600ff.
— und Kreislauf IV 591ff.
— und Lebensalter IV 624ff.
—, Methoden IV 611ff.
— und neurogener Schock I 973ff.
— und Operationsschock I 966
—, Prämedikation IV 612ff.
— und primärer Schock I 977
— und traumatischer Schock I 966
Anaesthesie und Schock IV 600ff.
— und Vasomotorik I 966
—, Verfahren IV 611ff.
Analgetica s. a. unter den einzelnen Präparaten
— bei Angina pectoris III 1397ff.
— bei angeborenem Herzfehler III 154ff.
— bei Aortographie IV 131ff., 135
— bei Arteriographie VI 122
— und Blutdruck V 27, 398ff.
— und Carotissinus V 151
— bei Coronarinsuffizienz III 1397ff.
— bei Cor pulmonale IV 174
— bei Embolie VI 366
— bei Endangitis obliterans VI 301
— bei endokriner Hypertonie V 663
— bei Erfrierung VI 558
— bei essentieller Hypertonie V 398ff.
— bei Gefäßkrankheiten VI 177ff., 314
— und Gravidität IV 496
— bei Graviditätstoxikose V 749, 750ff.
— und Hämodynamik V 279
— bei Herzinfarkt III 1446
— bei Herzinsuffizienz I 419ff.
— bei Herztrauma II 525ff.
— und Hirndurchblutung V 398ff.
— bei Hypertonie V 399ff., 750
— bei Kammertachykardie II 166
— und Kollaps I 958, 1102, 1147
— und Lebensalter IV 624ff.
— bei Lungenembolie IV 100, 103, 105, 107, 122ff.
— bei Lungeninfarkt IV 107ff., 124
— zur Narkose IV 612ff., 617ff.
—, Nebenwirkungen I 420
— und Operabilität IV 624ff.
— bei Operationen IV 612ff.
— bei paroxysmaler Tachykardie II 166
— bei Periarteriitis nodosa VI 314, 333
— bei Phäochromocytom V 663
— bei Postcommissurotomie-Syndrom II 1394
— bei Raynaud-Syndrom VI 231
Analgetica und Schock I 958, 1102, 1147
— und Schockniere I 1102
— bei Tachykardie II 166
— bei Verbrennung VI 563
Analeptica s. a. unter den einzelnen Präparaten
— bei Adams-Stokes-Syndrom II 265, 271
— bei Akrocyanose VI 534
— bei Angina pectoris III 1374
— bei Angiographie VI 122
— bei Antesystolie II 384
— bei Arteriographie VI 122ff.
— und Arteriosklerose VI 401
— und Blutdruck IV 741; V 29, 98, 150, 655, 663; 667, 794, 800, 823ff., 827ff.
— bei Bradykardie II 19
— und Capillarpermeabilität VI 582
— und Capillarresistenz VI 582
— und Carotissinus V 150
— bei Carotis-Sinus-Syndrom II 277
—, Chemie I 546
— und Chinidin II 120
— bei Coronarinsuffizienz III 1374
— bei Cyanose VI 532
— und Dermographie VI 40
— als Diureticum I 545ff.
— bei endokriner Hypertonie V 663, 667
— bei essentieller Hypotonie V 794
— und Extrasystolie II 75
— bei Fettembolie IV 137
— bei Gefäßkrankheiten VI 184
— und Glykoside I 480ff.
— und Hauttemperatur VI 83
— und Herzarbeit I 15; II 10, 19
— und Herzblock II 194, 198, 251
— und Herzglykoside I 480ff., 496
— bei Herzinsuffizienz I 422
— und Herzmechanik I 853ff.
— und Hydralazine V 544
— und Hypertensin V 98
— bei Hypothyreose V 800
— bei Hypotonie IV 741; V 794, 800, 823ff., 827
— bei Infekten IV 562ff.
— und Kallikrein V 214
— bei Luftembolie IV 131

Analeptica und Magnesium-Stoffwechsel IV 459
— und Mesoappendix-Test V 193
— bei Migräne VI 254ff.
— bei Morphinüberdosierung I 420, 422
— bei Orthostase IV 741
— bei paroxysmaler Tachykardie II 149
— und Pepsitensin V 102
— und Phäochromocytom V 655, 663, 667
—, Pharmakologie I 546ff., 853ff.
— bei Postural hypotension VI 740
—, Purine als I 546ff.
— und Rauwolfia-Alkaloide V 522
— und Reizleitung II 194, 198
— und Sinuauricularblock II 194, 198
— bei Tachykardie II 10ff., 149
— zum Test V 663
— bei totalem Block II 251
— und Vasomotorik IV 799ff., 825ff.; V 29, 800, 823ff.
— bei vegetativer Labilität IV 741, 799ff., 825ff., 848ff., 856
— bei Wolff-Parkinson-White-Syndrom II 384
Anaphylaxie s. a. u. Allergie
— und ACTH II 635
— und allergische Myokarditis II 949ff.
— bei allergischer Perikarditis II 1089
— und Angiopathia diabetica VI 549
— und Antirenin V 107ff.
— und Cantharidenblase VI 110
— und Capillaropathia diabetica VI 549
— und Capillarpermeabilität VI 110, 546, 549, 554
— und Capillarresistenz VI 564ff.
— bei Coronarinsuffizienz III 893ff.
— und Cortison II 635
— bei Diabetes mellitus VI 549
— bei Echinokokkose II 937ff.
— bei Encephalomyokarditis II 919
— und Endangitis obliterans VI 262ff., 277ff.
— und Endokarditis fibrinosa II 776ff.
Anaphylaxie bei Endokarditis lenta II 716
— und Endokarditis verrucosa simplex II 776ff.
— bei Erythemathodes II 982ff.
— bei Fiedler-Myokarditis II 954ff.
— bei Gefäßkrankheiten II 988; V 621ff.; VI 262ff., 277ff., 307, 336, 549, 554
— bei Glomerulonephritis V 612ff., 614ff.
— bei Herzklappenfehler II 136
— und Hypertonie V 612, 614ff.
— und infektiöser Schock I 983
—, inverse, bei rheumatischem Fieber II 553
— und Kälteurticaria VI 554
— bei Karditis rheumatica II 553, 605; VI 564
— bei Kollagenosen II 982ff.
— und Kollaps I 958, 982; II 938
—, Lebernekrose bei I 779
— bei Mitralstenose II 1368ff.
— bei Moschcowitz-Symmers-Syndrom VI 571ff.
— und Myokarditis II 871ff., 900ff.
— bei Nephritis V 612ff., 614ff.
— bei Periarteriitis nodosa II 988; V 621ff.; VI 307ff.
— und Postcommissurotomie-Syndrom II 1394
— und Purpura rheumatica VI 564ff.
— und renale Hypertonie V 612ff., 614ff.
— und Renin V 108ff.
— bei rheumatischem Fieber II 552ff., 605; VI 564
— bei Riesenzellarteriitis VI 336ff.
— und Salicylsäure II 647
— und Scharlach-Myokarditis II 900
— und Schock I 958, 982; II 938
— und Vasomotorik I 958, 982
Anasarka bei Amyloidose II 963ff.
— bei Herzinsuffizienz I 790ff.
—, Pathologie I 790ff.
—, Punktion I 560ff.
— und Schenkelblock II 371
— und Verzweigungsblock II 371
Anastomosen, arteriovenöse, und Adrenalin V 176
—, —, bei Akrocyanose VI 532ff.
—, —, Anatomie VI 5ff.
—, —, bei Aortenbogensyndrom VI 377ff.
—, —, Arteriographie VI 130
—, —, Balneotherapie VI 156
—, —, und Capillarektasien VI 529
—, —, Entwicklungsgeschichte VI 7, 469
—, —, Formen VI 6ff.
—, —, bei Gefäßkrankheiten VI 511ff., 559
—, —, und Gefäßmißbildungen III 381; VI 591
—,—, und Gefäßspinnen VI 592
—, —, und Glomustumoren VI 592ff.
—, —, bei Herzklappenfehler II 1318
—, —, und infektiöser Schock I 985ff., 1046
—, —, und Kollaps I 985ff., 1046
—, —, bei Mitralstenose II 1318ff.
—, —, Nachweis VI 5ff.
—, —, und Noradrenalin V 174
—, —, bei Ohnmacht IV 760ff.
—, —, pathologische s. u. Fisteln, arteriovenöse
—, —, bei Perniosis VI 559
—, —, Physiologie VI 7ff.
—, —, und postthrombotisches Syndrom VI 511ff.
—, —, bei Pulmonalarterienaplasie III 381
—, —, Röntgendiagnose VI 130
—, —, und Schock I 985ff., 1046
—, —, und Terminalstrombahn VI 19
—, —, Vorkommen VI 6ff., 469ff.
—, —, und Wärmetherapie VI 156
— der Coronargefäße III 662ff.
Androgene s. a. u. Geschlechtshormone
— und angeborene Herzfehler III 111
— bei Angina pectoris III 1413
— und Angiopathia diabetica VI 551
— und Arteriosklerose III 790ff.; VI 414, 427
— und Blutdruck V 139ff., 144, 445, 504

Androgene bei Capillaropathia diabetica VI 551
— und Capillarpermeabilität VI 551
—, Chemie V 114ff.
— und Coronarinsuffizienz III 790ff., 1413
— und Coronarsklerose III 790ff.
— bei Diabetes mellitus VI 551
— bei Endangitis obliterans VI 261
— bei essentieller Hypertonie V 445, 504
— und experimentelle Hypertonie V 139ff., 144
— bei Gefäßkrankheiten III 790ff.; VI 190, 261, 343, 551
— bei Gravidität V 729ff.
— bei Herzinsuffizienz I 602
— bei Hypertonie V 139ff., 144, 445, 504
— und Myokardstoffwechsel I 28, 601; III 790, 1413
— und Niere V 139
— bei Riesenzellarteriitis VI 343
— bei Teleangiektasien VI 542
Andromedotoxin bei essentieller Hypertonie V 503, 590
Androsteron s. a. u. Androgene
— und Blutdruck V 139
— und experimentelle Hypertonie V 139
— und Hypertonie V 139
— und Niere V 139
Anergie bei bakterieller Endokarditis II 740
— bei Endokarditis lenta II 740
— bei Nephrose V 617
Aneural, Angina pectoris III 1398ff.
Aneurin s. u. Vitamin B
Aneurysmen VI 441ff.
—, Ätiologie VI 442ff.
—, Anatomie VI 442
—, angeborene III 56ff., 741f., 204ff., 213ff.; VI 443
— und angeborene arteriovenöse Fisteln VI 472ff.
— und angeborene Herzfehler II 714; III 56ff., 59, 171ff., 182ff.
—, Angina pectoris bei III 939ff.
— nach Angiographie VI 124, 127
— bei Angiopathia diabetica IV 363, 365; VI 545, 550
— der Aorta s. u. Aortenaneurysmen
Aneurysmen bei Aortenisthmusstenose III 205, 451ff., 454, 468ff.; V 763
— bei Aortitis luica II 780ff.; VI 356ff.
— bei Aortographie VI 134
— bei Aortopulmonalseptumdefekt III 199ff., 202
— arterielle VI 441ff.
— bei Arteriitis luica VI 347ff., 442ff.
— bei Arteriitis rheumatica VI 346
— bei Arteriitis tuberculosa VI 347
— nach Arteriographie VI 124, 127
— bei Arteriosclerosis obliterans VI 429ff., 433, 435
— bei Arteriosklerose III 939ff.; VI 429ff., 433, 435, 442ff.
— und arteriovenöse Fisteln VI 472ff.
—, arteriovenöse, angeborene III 56ff., 204ff., 213ff.
—, —, und angeborene Herzfehler als III 74
—, —, Arteriographie bei VI 127
—, —, und Arteriosklerose III 833
—, —, und bakterielle Endokarditis II 686ff., 703, 715, 762
—, —, und Blutdruck V 37, 40, 57, 601, 769ff.
—, —, capilläre IV 254
—, —, der Coronargefäße III 213, 833, 941
—, —, und Coronarinsuffizienz III 833, 941
—, —, und Coronarsklerose III 833
—, —, und Cor pulmonale IV 169ff., 251ff.
—, —, Ductus Botalli persistens als III 74
—, —, und Endokarditis lenta II 686ff., 703, 715, 762
—, —, und Gefäßkrankheiten III 833
—, —, und Herzgröße I 887ff.
—, —, Herzhypertrophie bei I 736
—, —, und Herzinsuffizienz I 46, 59
—, —, und Hypertonie V 37, 40, 57, 601, 769ff.
—, —, und Myokardstoffwechsel I 736; III 833
—, —, der Nierengefäße V 37
—, —, und Operabilität IV 630
—, —, Polyglubulie bei IV 659
Aneurysmen, arteriovenöse, und renale Hypertonie V 601, 769
—, —, als Volumenbelastung I 887ff.
—, Balantynesche IV 365
— bei bakterieller Endokarditis II 667ff., 686, 703, 711, *713*ff., 740, 762
— und Blutdruck V 37, 40, 57, 596ff., 601, 769ff.
—, capilläre IV 254, s. a. u. Capillaraneurysmen
— bei Capillaropathia diabetica VI 545, 550
— und Capillarpermeabilität VI 550
— der Coronarien (angeborene) III 213ff.
— und Coronardurchblutung III 833ff., 939ff.
— und Coronarembolie III 971
— und Coronarinsuffizienz III 833ff., 939ff., 971
— bei Coronarmißbildung III 56ff.
— bei Coronarsklerose III 939ff.
— und Cor pulmonale IV 169, 232, 252ff.
— bei Cossio-Syndrom III 59
— bei Diabetes mellitus IV 363, 365; VI 545, 550
— dissecans, Begriff VI 442
— dissecans der Aorta s. u. Aortenhämatom, intramuralem
—, Ductus Botalli persistens als III 73, 74ff.
— bei Ductus Botalli persistens II 714; III 171ff., 182ff.
— und Embolie VI 362
— bei Endangitis obliterans VI 289
— bei Endokarditis lenta II 667ff., 686, 703, 711ff. *713*ff., 740, 762
— bei Endokarditis luica II 780ff.
— und endokrine Hypertonie V 661
— falsum, Begriff VI 442
—, Formen VI 442
—, fusiforme, Begriff VI 442
—, Gefäßgeräusche bei VI 51, 53ff.
— bei Gefäßkrankheiten II 984ff.; III 939ff.; IV 363, 365, 429ff., 433,

435; VI 289, 311, 325, 336, 443ff., 448
Aneurysmen und Hämoperikard II 1151ff.
— und Herzgröße I 887ff.
— und Herzhypertrophie I 736
— und Herzinsuffizienz I 46, 59
— und Herztamponade II 1044
— durch Herztrauma II 475, 512, 521
— und Hypertonie V 40, 596ff., 601, 768ff.
— und kardiogener Schock I 1025
— bei Kollagenosen II 984ff.
— und Kollaps I 957, 1025
— bei Lues II 780ff., 945ff.; III 936ff.; VI 347ff., 356ff., 442
— bei Marfan-Syndrom III 490ff.
— und Myokardstoffwechsel I 736; III 833ff., 939ff.
— bei Periarteriitis nodosa II 984ff.; III 934, 936ff., 939; VI 311ff., 325ff., 443ff.
— und Phäochromocytom V 661
— und Phlebektasien VI 448
—, Polyglobulie bei IV 659ff.
— der Pulmonalarterie s. u. Pulmonalaneurysma
— und renale Hypertonie V 37, 596ff., 601, 764ff.
— und Riesenzellarteriitis VI 336ff.
— nach Röntgendiagnose VI 124
— sacculare, Begriff VI 442
— und Schock I 957, 1025
— des Sinus-Valsalvae III 56ff., 204ff.; VI 444
— und Thrombophlebitis VI 496ff.
—, traumatische VI 443ff.
— und Tuberkulose VI 347
— bei Ventrikelseptumdefekt III 61
— des Ventrikelseptums III 61
— als Volumenbelastung I 887ff.
— bei Vorhofseptumdefekt III 59
—, Vorkommen VI 442ff.
Aneurysmenruptur bei angeborenem Herzfehler III 57, 74, 183, 205, 468ff. 492ff.
— bei Aortenaneurysma VI 449, 453
— bei Aortenisthmusstenose III 205, 468ff.
Aneurysmenruptur bei Arteriitis rheumatica VI 346
— bei Ductus Botalli persistens III 74, 183.
— bei Endokarditis lenta II 714ff., 718ff.
— bei Gefäßkrankheiten II 985; VI 325ff., 346, 449, 453
— und Hämoperikard II 1151ff.
— und hämorrhagischer Schock I 957
— und Herztamponade II 1044
— bei Kollagenosen II 985
— und Kollaps I 957
— bei Marfan-Syndrom III 492ff.
— bei Periarteriitis nodosa II 985; VI 325ff.
— und Schock I 957
— des Sinus Valsalvae III 57, 204ff.
Anfangsminutenvolumen I 8
Angelica-Laktone bei Digitalisvergiftung I 499
Angiectasie osteodystrophique congénitale s. u. Klippel-Trénaunay-Syndrom
Angina pectoris III 699ff., 975ff., *989*ff.
— — bei Adipositas III 773ff.; IV 383ff.
— —, Ätiologie III 725ff.
— — und Allergie II 952ff.; III 888, 893ff.
— — bei allergischer Myokarditis II 952ff.
— — bei Anämie III 867ff.; IV 655
— — bei Aneurysmen III 214
— — bei angeborenem arteriovenösem Coronaraneurysma III 214
— — bei angeborenem Herzfehler II 1432ff., 1447; III 261, 945; IV 379; V 754
— — bei Angiopathia diabetica IV 360ff.
— — bei Aortenbogensyndrom VI 379
— — bei Aortenhämatom, intramuralem VI 458
— — bei Aorteninsuffizienz II 1456ff., 1472ff., III 942ff.
— — bei Aortenisthmus-Stenose V 754ff.
— — bei Aortenstenose II 1432ff., 1447; III 944
— — bei Aortitis luica VI 357
Angina pectoris, Arrhythmie bei II 104ff.
— — bei Arsenvergiftung III 890ff.
— — bei Arteriosklerose III 730ff.
— — und Atmung IV 37ff.
— — bei Atrioventricularblock II 231
— —, Ballistokardiogramm bei III 700, 1003, *1046*ff.
— — und Balneotherapie I 680, 699
— — und Beriberi IV 390ff.
— —, Blutdruck bei III 1007ff.; V 7, 101, 185, 240ff., 369, 657
— — und Blutdruckmessung V 7
— — bei Blutkrankheiten IV 655
— — bei Brucellosen II 904
— — und Carotis-Sinus-Syndrom II 275
— — bei Cervicalsyndrom IV 863ff.
— — und Cholesterin III 740ff., 756ff., *767*ff., 779ff.
— — bei Coronaraneurysma III 214, 939
— —, Coronardurchblutung bei III 569, 699ff., 829ff.
— — bei Coronargefäß-Mißbildungen III 214, 569ff., 829ff., 939ff.
— — bei Coronarinsuffizienz III 569, 699ff., 829ff.
— — bei Coronarsklerose III 730ff.
— — bei Coronarspasmen III 834ff.
— — bei Cor pulmonale IV 145ff.
— — bei Cyanidvergiftungen III 893
— — bei Diabetes mellitus III 788ff.; IV 360ff., 381
— —, Diagnose III 989ff., 1016ff.
— —, Differentialdiagnose III 1282ff., *1284*ff.
— — und divergierender Schenkelblock II 364
— —, Elektrokardiogramm bei III 1017ff.
— — und Elektrounfall III 905ff.

Angina pectoris bei Endangitis obliterans VI 286ff.
— — bei endokriner Hypertonie V 657ff.
— — und Epilepsie IV 876
— — und Ernährung III 773ff.; IV 383ff.
— — und essentielle Hypertonie V 240ff., 369
— — und experimentelle Hypertonie V 101, 185
— — und Fokaltoxikose II 914
— — und Gefäßkrankheiten III 569, 730ff., 828ff., 934ff.; IV 360ff., 458; VI 225, 286ff., 357, 379, 458, 519
— — bei Gefäßmißbildungen III *214*, 569ff., 825ff., *829*ff., 939; IV 360ff., 458
— — und Genußgifte III 878ff., 884; IV 826
— — bei Glomerulonephritis V 644
— — und Gravidität IV 498
— — bei Grippemyokarditis II 924ff.
— — bei Hämochromatose IV 684
— —, Hämodynamik bei III 699ff.
— — und Heredität III 750ff.
— — bei Herzblock II 231
— —, Herzfrequenz bei III 1007ff.
— — und Herzglykoside I 458, 463ff.
— — bei Herzhypertrophie III 822ff.
— — und Herzinfarkt III 1068ff., 1088ff.
— — bei Herzklappenfehler II 1321, 1432ff., 1447, 1456ff., 1472ff.; III 941ff.
— — bei Herzneurose IV 822ff.
— — bei Herztamponade II 1065ff.
— — bei Herztrauma II 503ff.
— — und Höhenadaptation IV 37ff.
— — und Hormone III 749ff., *788*ff.
— — und Hydralazine V 552, 594
— — und Hypertensin V 101
— — bei Hyperthyreose IV 316ff., 328ff.
Angina pectoris und Hypertonie III 734ff., 754ff., 796ff., *798*ff.; V 101, 185, 240ff., 369, 631, 657ff.
— — bei Hypocalcämie IV 448
— — bei Hypoglykämie IV 381
— — bei Hypothyreose IV 333, 335
— — bei idiopathischer Herzhypertrophie II 975
— — und Insulin IV 381
— — bei Kammertachykardie II 152, 166
— — und Klima IV 37ff.
— — bei Kohlenoxyd-Vergiftung III 873ff.
— — bei konstriktiver Perikarditis II 1100
— —, Kreislauf bei III 699ff.
— — bei Leukämie IV 670
— — und Links-Schenkelblock II 356
— — bei Lues III 828ff., 937; VI 357
— — und Luftdruck IV 37ff.
— — bei Lungenembolie IV 105ff.
— — und Magnesium-Stoffwechsel IV 461ff.
— — bei maligner Hypertonie V 631
— — bei Mitralstenose II 1321ff.; III 941ff.
— — bei Myokarditis II 904
— —, Myokardstoffwechsel bei III 699ff.
— — bei Myxödem IV 333, 335
— — und Nebenniere III 749ff., 791ff.
— — bei Nephritis V 644
— — und Nicotin III 878, 884ff.; IV 826
— — bei Nicotinallergie III 888
— — und Operabilität IV 634
— — bei paroxysmaler Tachykardie II 131ff., 137, 152, 166
— —, Pathogenese III 725ff.
— — bei Periarteriitis nodosa III 934
— — bei Perikarditis II 1065ff., 1100
— — bei Phäochromocytom V 657ff.
— — bei Phlebektasien VI 519
— — bei Phosphorvergiftung III 890
Angina pectoris bei Polycythämie IV 663ff.
— —, Prognose III 1340ff.
— —, Prophylaxe III 1498ff.
— — und Psyche III 854ff., 1003ff., 1009ff.
— — bei Pulmonalsklerose IV 245
— — und Raynaud-Syndrom VI 225
— — und Rechts-Schenkelblock II 331, 349, 356
— — bei Reizleitungsstörungen II 231
— — bei renaler Hypertonie V 631
— — bei Reticulosarkom IV 677
— — und rheumatisches Fieber III 929ff.
— — bei Riesenzellenarteriitis III 935
— —, Röntgendiagnose III 1049ff.
— — bei Roemheld-Syndrom IV 865
— — und Sauerstoffmangel IV 37ff.
— — und Schenkelblock II 331, 349ff., 356
— —, Schmerz bei III 700ff., *991*ff.
— — und Schwefelwasserstoff III 892
— — und Serotonin V 185
— —, Symptome III 989ff.
— —, Synkardialmassage bei VI 152
— — bei Tachykardie II 131ff., 137, 152, 166; III 842ff.
— — bei Tetanie IV 449ff.
— — bei Tetrachlorkohlenstoffvergiftung III 891
— —, Therapie III 1366ff., *1373*ff.
— — bei Thoraxdeformation IV 229
— — und Thyreoidea III 792ff.; IV 316ff., 328ff., 333
— — und Thyreoidea-Hemmung I 599
— — bei totalem Block II 231
— — bei Typhus-Myokarditis II 906
— — bei Varicosis VI 519
— — und Vasomotorik III 699ff., 834ff.; IV 710
— — bei vegetativer Labilität IV 710ff., 719, 863ff.

Angina pectoris bei Vergiftungen III 873ff.
— —, Vorhofflattern bei 104ff.
— —, Vorhofflimmern bei II 104ff.
— — bei Vorhofseptumdefekt III 261ff.
— — und Wilson-Block II 331, 349, 356
— — bei Xanthomatose III 754ff.
— tonsillaris bei angeborenem Herzfehler III 154
— —, Antesystolie bei II 395, 402ff.
— —, Antihyaluronidase bei II 594
— — und Antistreptokinase II 596
— —, Antistreptolysin bei II 590
— — und Arteriosklerose III 925ff.
— —, Atrioventricularblock bei II 224ff.
— —, Autoantikörper bei II 600
— — und bakterielle Endokarditis II 680ff., 741, 762
— —, Blutdruck bei V 801ff.
— — und Bradykardie II 18
— — und Carotissinussyndrom II 277
— — und Commissurotomie II 1387ff.
— — und Coronarinsuffizienz III 925ff.
— — und Coronarsklerose III 925ff.
— — und Cushing-Syndrom V 964ff.
— — und Endangitis obliterans VI 264
— — und Endokarditis II 680ff., 725, 728, 741, 762; IV 553
— — und Endokarditis acuta II 725, 728
— — und Endokarditis lenta II 680ff., 741, 762
— — und endokrine Hypertonie V 694ff.
— — und Extrasystolie II 69
— — und Gefäßkrankheiten III 925ff.; VI 264
— — und Herzblock II 224ff.
— — und Herzklappenfehler II 1320ff., 1381, 1387
— — und Hypertonie IV 568, V 694ff.
— —, Hypotonie bei V 801ff.
Angina tonsillaris, Interferenz-Dissoziation bei II 296ff.
— — und Kälte-Test IV 785
— — und Karditis rheumatica II 572ff., 605, 621
— — und konstriktive Perikarditis II 1094ff.
— — und Mitralstenose II 1320ff., 1381, 1387
— — und Myokarditis II 874, 903ff., *912*ff.; IV 550
— — und Periarteriitis nodosa VI 310
— — und Perikarditis purul. II 1084
— —, Reizleitungsstörung bei II 224ff.
— — und rheumatisches Fieber II 572ff., 605, 621
— —, Schenkelblock bei II357
— — und Sepsis II 903ff.
— —, Tachykardie bei II 9ff.
— —, Umkehr-Extrasystolie bei II 314
— —, Waterhouse-Friedrichsen-Syndrom bei IV 565
— —, Wolff-Parkinson-White-Syndrom bei II 395, 402ff.
Angiogramm VI 117ff., s.a.u. Arteriogramm und Phlegramm
— bei Aneurysmen III 210, 216; IV 253; VI 445, 464ff., 467
— bei angeborenen arteriovenösen Fisteln VI 130, 470ff., 479
— bei angeborenem Herzfehler III 181ff., 202, 296, 453, 466ff.
— bei angeborenem perfektem Sinus-Valsalvae-Aneurysma III 210
— bei Angina pectoris III 1051
— der Aorta s. u. Aortographie
— bei Aortenaneurysma VI 445
— bei Aortenbogensyndrom V 767
— bei Aortenfehler II 1468, 1478
— bei Aorteninsuffizienz II 1468ff.
— bei Aortennisthmusstenose III 453, *466*ff.
— bei Aortenthrombose VI 372ff.
— bei Aortopulmonalseptumdefekt III 202
— bei Arteriosklerosis obliterans VI 433
Angiogramm bei arteriovenösen Aneurysmen VI 253
— bei arteriovenösen Fisteln VI 130, 470ff., 479
— bei bakterieller Endokarditis II 712
— und Blutdruck V 393, 596 625, 678
— bei Canalis atrioventr. commun. III 296
— der Capillaren VI 146ff.
— bei Coronargefäßmißbildungen III 210, 216
— bei Coronarinsuffizienz III 1051
— bei Duct. Botallis persistens III 181ff.
— bei Embolie IV 113ff.; VI 365
— bei Endangitis obliterans V 625; VI 285, 295
— bei Endokarditis lenta II 712
— bei endokriner Hypertonie V 678
—, Ergebnisse VI 126ff., 136ff. bei essentieller Hypertonie V 393
— bei Gefäßkrankheiten IV 253, 289; VI 117ff., 138ff., 145, 227, 285, 287, 295, 372ff., 433, 484, 493, 511ff.
— bei Gefäßmißbildungen III 210, 216; VI 130, 253, 470ff., 479, 588
— bei Hämangioendotheliom VI 600
— bei Hämangiom VI 145ff.
— bei Herzklappenfehler II 1359ff., 1468ff., 1478, 1490
— bei Herztumoren II 1180ff., *1185*ff.
— bei Hirnbasis aneurysma VI 464ff.
— bei Hypertonie V 393, 596, 678
— und Kallidin V 217
— bei Klippel-Trénaunay-Syndrom VI 588
— und Kollaps I 1017
— bei kombiniertem Aortenfehler II 1478
—, Komplikationen VI 134ff.
—, Kontraindikationen VI 135ff.
—, Kontrastmittel VI 119ff.
— bei Lungenembolie IV 113ff.
— bei Lymphgefäßinsuffizienz VI 612
— bei Lymphödem VI 612
— bei Mitralstenose II 1359ff.
— und Operabilität IV 630
— bei Perikarditis II 1050ff.

Angiogramm bei Phäochromocytom V 678
— und Phlebitis VI 484, 493
—, postmortales VI 121ff.
— bei postthrombotischem Syndrom VI 511ff., 515
— bei Raynaud-Syndrom VI 227
— bei renaler Hypertonie V 596, 625
— und Schock I 1017
— bei Sturge-Weber-Syndrom VI 590
— der Terminalstrombahn VI 146ff.
— und Thrombophlebitis VI 484, 493
— bei Thrombose VI 133ff., 145, 327, 484, 493
— bei Tricuspidalstenose II 1490
— bei Ulcus crusis VI 515
— bei Valsalva-Versuch IV 775ff.
— bei Varicosis VI 138ff.
— und Vasomotorik VI 122ff., 127ff., 133
Angiokardiogramm II 1263ff.
— bei Aneurysmen III 210, 216; IV 255
— bei angeborener Aortenstenose III 437ff.
— bei angeborenem, arteriovenösem Coronaraneurysma III 216
— bei angeborenen, arteriovenösen Fisteln VI 470ff.
— bei angeborenen Herzfehlern III 139ff., 180, 184ff., 191, 202, 210, 216, 240, 275, 296, 354, 372
— bei angeborener Mitralstenose III 550ff.
— bei angeborener Pulmonalinsuffizienz III 567ff.
— bei angeborener Pulmonalstenose III 322ff.
— bei angeborenem Sinus-Valsalvae-Aneurysma III 210ff.
— bei angeborener Tricuspidalinsuffizienz III 432
— bei angeborener Tricuspidalstenose III 415
— bei Aortenaneurysma VI 445
— bei Aortenatresie III 562
— bei Aortenbogen-Anomalien III 482ff.
— bei Aortenisthmusstenose III 465ff., 468
— bei Aortenstenose II 1441ff.
— und Aortographie VI 131ff.
— bei Aortopulmonalseptumdefekt III 202
Angiokardiogramm bei arteriovenösen Aneurysmen IV 255
— bei arteriovenöser Fistel III 384, 392ff.
— bei arteriovenöser Lungenfistel III 392ff.
— bei Canalis atrioventricularis communis III 296
— bei Cor biloculare III 548
— bei Coronargefäß-Mißbildungen III 210, 216, 570
— bei Cor pulmonale IV 113ff.
— bei Cor triatriatum III 555
— bei Cor triloculare biatriatum III 544
— bei Dextrokardie III 576ff.
— bei Ductus Botalli persistens III 180ff., 184ff., 191
— bei Ebstein-Syndrom III 426ff.
— bei Echinokokkose II 938
— bei Fallotscher Tetralogie III 354ff.
— bei Gefäßmißbildungen III 210ff., 216, 255, 372ff., 378, 384, 470ff. 482ff., 516ff., 524ff., 530ff.
—, gezielte II 1268ff.
— bei Hämangioendotheliom VI 600
— bei Herzdivertikel III 594
— und Herzform I 805ff. 816ff.
— und Herzgröße I 816ff.
—, Herzkatheterismus zur II 1263ff.
— bei Herzklappenfehler II 1350ff., 1363ff., 1419, 1426, 1441, 1497, 1500, 1509ff.
— bei Herztrauma II 513
— bei Herztumoren II 1178ff., *1185*ff.
— bei idiopathischer Pulmonalektasie III 372
— bei kombiniertem Mitralfehler II 1426
— bei konstriktiver Perikarditis II 1125ff.
— bei Luftembolie IV 125
— bei Lungenembolie IV 113ff.
— bei Lungenvenentransposition III 524ff., 530ff.
— bei Mesokardie III 589
— bei Mitralatresie III 559
— bei Mitralinsuffizienz II 1419
— bei Mitralstenose II 1350ff. 1363ff.
Angiokardiogramm bei Perikarditis III 1125
— bei peripherer Pulmonalstenose III 378
— bei Pulmonalaneurysma III 374
— bei Pulmonalarterienaplasie III 384
— bei Pulmonalatresie III 367
— bei Pulmonalektasie III 372
— bei Pulmonalstenose III 378
— bei Taussig-Bing-Komplex III 509
—, Technik II 1263ff.
— bei Transposition der Aorta und Pulmonalis III 505ff.
— bei Tricuspidalatresie III 406ff.
— bei Tricuspidalinsuffizienz II 1509ff.
— bei Tricuspidalstenose II 1497, 1500ff.
— bei Truncus arter. commun. persist. III 538
— bei Vena cava-Anomalie III 514, 516ff., 519ff.
— bei Ventrikelseptumdefekt III 240ff.
— bei Vorhofseptumdefekt III 275ff.
Angiokardiopathie, angeborene s. u. Herzfehler, angeborene
Angiokeratoma corporis diffusum universale und Myokard II 967
Angiomatoid bei Bilharziose IV 239ff.
Angiomatose, dystrophische s. u. Klippel-Trénaunay-Syndrom
Angiomatosis cerebelli et retinae und Phäochromocytom V 653
Angiome s. u. Hämangiome
Angioneuropathie s. u. Vasoneurose
Angiopathia diabetica s. a. u. Arteriosklerosis obliterans diabetica und Capillaropathia diabetica IV 354ff., 364ff., 369ff.; VI 437ff., 548ff.
— — und Aneurysmen VI 545 550
— — und Augenhintergrund VI 550
— — und Blutdruck IV 354ff., 361ff., 366ff.
— — und Capillarpermeabilität VI 548ff.

Angiopathia diabetica und Cerebralsklerose IV 354, 361, 367
— — der Coronargefäße IV 354ff., *358*ff., 367
— — bei Diabetes mellitus IV *354*ff.; V 337, 353, 395, 419ff., 425ff.; VI 437ff.
— — und diabetische Glomerulosklerose IV 364ff.; V 618ff.
— — und Durchblutungsstörungen bei IV 356ff., 367; VI 437ff.
— — und Eiweißstoffwechsel IV 371ff.
— — und Fettstoffwechsel IV 369ff.
— — und Gangrän IV 356ff., 367
— — und Herzinfarkt IV 358ff, 367
— — und Hormone IV 373ff.
— — und Hypertonie IV 354ff., *361*ff., 366ff.
— — und Kohlenhydratstoffwechsel IV 372ff.
— —, Morphologie VI 437ff.
— — der Niere IV 354ff., 364ff., 367; V 337, 419ff.; VI 550ff.
— —, Pathogenese VI 438ff., 549
— —, Pathologie VI 437ff.
— —. periphere IV 356ff., 367; VI 437ff.
— —, Prognose VI 441
— —, Prophylaxe VI 551
— — und renale Hypertonie IV 364ff., 366ff.
— — Retina bei VI 550
— —, Symptome VI 439ff, 550
— —, Therapie VI 440ff., 551
— —, Vorkommen VI 549
Angiopneumokardiographie bei Pneumokoniose VI 210ff.
Angioreticulom s. u. Hämangioreticulom
Angiospasmen s. u. Vasospasmen
Angiotensin bei Kollaps I 1138
— bei Schock I 1138
Angiotonin und Blutdruck V 88
— und Hypertonie V 88
— und Hypokaliämie IV 437
— Pikrat V 94
Angiotonininhibitor V 103
Angioxyl und Blutdruck V 208, 236
Angitis s. a. u. Arteriitis
— bei Endokarditis lenta II 706ff., *710*ff.
— bei Infektionskrankheiten IV 577
—, postinfektiöser IV 577
Anilinvergiftung und Coronarsklerose III 891
Anisophymia s. u. Aortenbogensyndrom
Anitschkow-Zellen bei Leptospirosen II 905
Ankylostoma duodenale und Graviditätstoxikose V 742
— — und Myokarditis II 939ff.
Anonymaaneurysma VI 462
Anonymafistel, arteriovenöse VI 473
Anorexie bei bakterieller Endokarditis II 741
— bei Chagas-Myokarditis II 931ff.
durch Chlorothiacid I 544
— bei Endocarditis lenta
— durch Digitalis I 489ff.
— bei Endokardfibrose II 789 II 691ff.
— bei Erythematodes II 983
— bei essentieller Hypotonie V 787ff.
— bei Fibroelastose II 789
— bei Gefäßkrankheiten II 987; VI 313ff., 338
— bei Glykogenose II 966
— bei Herzinfarkt III 1118
— bei Herzinsuffizienz I 504
— bei Hyperchlorämie I 588
— und Hypokaliämie I 583ff.
— bei Hyponatriämie I 574
— bei Hypotonie V 787ff.
— bei Kollagenosen II 983
— bei Myokarditis II 877ff., 902
— bei Pankarditis rheumatica II 619ff.
— bei Periarteriitis nodosa II 987; VI 313ff.
— bei Riesenzellarteriitis VI 338
— bei Scharlach-Myokarditis II 902
— bei vegetativer Labilität IV 719, 799ff.
Anorexe, nervöse und Hypokaliämie IV 430
— — und Operabilität IV 625
Anoxie s. u. Hypoxie
Ansäuerung bei Herzinsuffizienz I 561
Ansolysen V 594
Anspannungszeit (Herzfunktion) I 14ff.
— bei Aorteninsuffizienz II 1454ff.
— bei Aortenstenose II 1428ff.
— und Coronardurchblutung III 680
— bei Mitralinsuffizienz II 1405ff.
Anterolateralinfarkt III 1182ff.
Antesystolie II 27, *378*ff.
—, Abarten II 385ff.
—, Anatomie II 395
—, angeborene II 393ff.
— bei angeborenem Herzfehler II 396; III 402, 458
— bei Angina pectoris III 1033ff.
— bei Aortenisthmusstenose III 458
— und Arrhythmie II 378ff.
— bei Arteriosklerose III 1033
—, Begriff II 378ff.
— bei Coronarsklerose III 1033
— bei Diphtherie-Myokarditis II 896ff.
—, Dysrhythmie bei II 378ff.
—, Elektrokardiogramm bei II 378ff.
—, erworbene II 393ff.
— und Extrasystolie II 387ff.
—, fragliche II 386ff.
— bei Gefäßkrankheiten III 1033
—, Häufigkeit II 393ff.
—, Handharmonika-Phänomen II 380, 383ff.
— bei Herzinfarkt II 390, 395; III 1200
— bei Hyperthyreose II 323, 394, 402
— bei Infektionskrankheiten IV 539
—, intermittierende II 382ff.
— bei Myokarditis II 881f.; IV 539
— bei Myokardtuberkulose II 944
—, Normalisierung II 382ff.
— und Operabilität IV 628
— bei Parotitis II 928
—, Pathogenese II 397ff.
—, Pathologie II 395
—, Physiologie II 378ff., 391ff.
—, Prognose II 401ff.
—, Pseudonormalisierung II 383, 385
— und Schenkelblock II 387
— und Tachykardie II 378, 385, 387ff., 395ff.

Antesystolie, temporäre II 382ff.
—, Therapie II 402ff.
— und Thyreoidea II 323, 394, 402
—, transistorische II 385
— bei Tricuspidalatresie II 396; III 402
— bei Tuberkulose II 944
—, Typen II 380ff., 383ff.
—, unvollständige II 386ff.
— und Vorhofflattern II 389
— und Vorhofflimmern 389ff.
—, Vorkommen II 393ff.
Anthrax s. u. Milzbrand
Antiarin, Alternans durch II 408
Antibiotica bei Adams-Stokes-Syndrom II 272
— und allergische Myokarditis II 949
— bei Aneurysmen VI 445
— bei angeborenem Herzfehler III 154, 357; IV 491ff., 495
— und Angina pectoris III 893ff.
— und Antihyaluronidase II 593
— bei Aortenaneurysma VI 445ff.
— bei Aortenbogensyndrom VI 380
— bei Aortitis luica II 782; VI 357ff., 360
— bei Arteriosclerosis obliterans diabetica VI 440
— bei Atrioventricularblock II 250
—, Bactericidie durch II 748
— bei bakterieller Endokarditis II 709ff., 740, 748ff.
—, Bakteriostase durch II 748
— und Capillarpermeabilität VI 582
— und Capillarresistenz VI 582
— bei Commissurotomie II 1388ff.
— und Coronarinsuffizienz III 893ff.
— bei Cor pulmonale IV 170ff.
—, Empfindlichkeitstestungen II 749ff.
— bei Endangitis obliterans VI 302
— und Endokardfibrose II 786
— bei Endokarditis IV 490ff.
— nach Endokarditis acuta II 724ff., 731ff.
Antibiotica bei Endokarditis lenta II 709, 711, 740, *748*ff.
— bei Endokarditis luica II 782
— und Endokarditis pariet. fibroplast. II 786
— und Endokarditis subacuta II 731ff.
— bei Erfrierung VI 558
— bei Erythemathodes II 983ff.
— bei Fallotscher Tetralogie III 357
— bei Gravidität IV 490ff., 495
— und Herzglykoside I 481
— bei Herzinsuffizienz I 600ff.
— bei Hypertonie V 643
— bei idiopathischer Perikarditis II 1073, 1075
— und infektiöser Schock I 983ff., 1145ff.
— bei Infektionskrankheiten IV 536
—, intraarteriell VI 208
— bei Karditis rheumatica II 550ff., 605, 641, 646, 657ff.
— und Kationenaustauscher I 558
— bei Kollagenosen II 983ff.
— und Kollaps I 983ff., 1145ff.
— bei Lues II 782, 946; VI 357ff., 360
— bei Lungenembolie IV 124
— und Lymphgefäßinsuffizienz VI 613
— und Lymphödem VI 613
— bei Mitralstenose II 1381ff.
— bei Moschcowitz-Symmers-Syndrom VI 572
— bei Myokarditis II 892
— und Myokardtuberkulose II 945
— bei Ödemdrainage I 560
— und Operabilität IV 631
— und Periarteriitis nodosa II 988; VI 309, 333ff.
— und Perikarditis II 1041, 1068, 1071, 1075ff.
— und Perikarditis purulenta II 1084ff.
— bei Purpura rheumatica VI 566
— bei Pyelonephritis V 642
— bei renaler Hypertonie V 643
— und rheumatisches Fieber II 550ff., 605, 641, 646, 657ff.
Antibiotica bei rheumatischer Perikarditis II 1071, 1075ff.
— und Riesenzellarteriitis VI 336ff., 343
— bei Scharlach-Myokarditis II 903
— und Schock I 983ff., 1145ff.
— und Sepsis II 903ff.
— bei Thrombophlebitis VI 498
— bei totalem Block II 250
— bei Toxoplasmose II 934
— bei tuberkulöser Perikarditis II 1079ff.
— bei Tuberkulose II 945
— und Typhus-Myokarditis II 906
Antidesoxyribonuclease bei Karditis rheumatica II 573
— bei rheumatischem Fieber II 573
Antigen-Antikörper-Reaktion und allergische Myokarditis II 949ff.
Antigene bei allergischer Myokarditis II 949ff.
— und Angiopathia diabetica VI 549
— und Blutdruck V 612
— und Cantharidenblase VI 110
— und Capillaropathia diabetica VI 549
— und Capillarpermeabilität VI 110, 546, 549, 554, 564
— und Capillarresistenz VI 564
— und Coronarinsuffizienz II 894
— bei Diabetes mellitus VI 549
— bei Echinokokkose II 937ff.
— und Endangitis obliterans VI 262ff., 277ff.
— und Endokarditis fibrin. II 776ff.
— und Endokarditis verruc. simpl. II 776ff.
— und Glomerulonephritis V 612
— und Graviditätstoxikose V 741
— bei Gefäßkrankheiten VI 262ff., 277ff., 307f., 549
— bei hämorrhagischer Diathese VI 564, 571
— und Hypertonie V 612
— und Kälteurticaria VI 554
— und Karditis rheumatica II 548ff., 590ff.; VI 564
— bei Moschcowitz-Symmers-Syndrom VI 571ff.

Antigene und Myokarditis II 871ff.
— und Nephritis V 612
— bei Periarteriitis nodosa VI 307ff.
—, Placenta als V 741
— und Postcommissurotomie-Syndrom II 1394
— bei Purpura rheumatica VI 564
— und renale Hypertonie V 612
— und rheumatisches Fieber II 548ff., 590ff.; VI 564
— und Scharlach-Myokarditis II 900
Antihistaminica bei allergischer Myokarditis II 950ff., 954
— und Blutdruck V 496
— und Capillarresistenz VI 565
—, Chemie VI 177
— und Dextranreaktion V 618
— bei essentieller Hypertonie V 496
— bei Gefäßkrankheiten VI 162, 176ff., 333
— und Heparin V 504
— und Hydralazine V 546
— bei hämorrhagischer Diathese VI 565
— bei Hypertonie V 496, 644
—, intraarteriell VI 207
— und Kallidin V 227
— bei Karditis rheumatica VI 565
— bei Myokarditis II 950ff.
— bei Nephritis V 644
— bei renaler Hypertonie V 644
— und Migräne VI 254
— bei Periarteriitis nodosa VI 333
— bei Purpura rheumatica VI 565
— bei rheumatischem Fieber VI 565
— und Serotonin V 185
— und Veratrumalkaloide V 555ff.
Anti-Human-Globulin-Ablenkung bei rheumatischem Fieber II 555ff.
Antihyaluronidase bei Arteriosklerose VI 424
— und Capillarpermeabilität VI 586
— und Capillarresistenz VI 586
— bei Chorea II 595
— bei Endokarditis lenta II 699
— bei Gefäßkrankheiten VI 424
Antihyaluronidase bei hämorrhagischer Diathese VI 586
— bei Karditis rheumatica II 549ff., 552ff., 573, *593*ff.
— bei Purpura VI 586
— und rheumatisches Fieber II 549ff., 552ff., 573, *593*ff.
Antikoagulantien bei angeborenem Herzfehler III 155
— bei Angina pectoris III 1409ff.
— und Angiographie VI 145ff.
— bei Aortenbogensyndrom VI 379
— bei Aortenthrombose VI 374
— bei Arteriosklerose VI 422ff.
— bei Arteriosklerosis obliterans VI 435
— bei arteriovenösen Fisteln VI 480
— bei Bettruhe I 416
— und Blutdruck V 504ff.
— und Capillarpermeabilität VI 582
— und Capillarresistenz VI 105, 582
— und Chinidin II 121
— bei Commissurotomie II 1385ff., 1391ff.
— bei Coronarinsuffizienz III 1409ff.
— bei Embolie IV 108; VI 366ff.
— bei Endangitis obliterans VI 302ff.
— bei Endocarditis pariet. fibroplast. II 787
— bei Endokardfibrose II 787
— bei Erfrierung VI 558
— bei essentieller Hypertonie V 504ff.
— bei Fiedler-Myokarditis II 958
— bei Gefäßkrankheiten VI 105, 192ff., 221ff., 302ff., 333, 343, 366ff., 374, 379, 422ff., 435, 558, 582
— und Hämoperikard II 1150ff.
— und hämorrhagische Diathese II 1150; III 1462ff.
— bei Herzinfarkt II 1083; III 1362, 1453, *1462*ff.
— und Herzinfarkt-Perikarditis II 1083
— bei Herzinsuffizienz I 599, 601
— bei Herzkatheterismus II 1263
Antikoagulantien bei Herzklappenfehler II 1322, 1385ff.
— bei Herztrauma II 526ff.
— und Hypertensinogen V 504
— bei Hypertonie V 504ff.
— bei Lungenembolie IV 108
— bei Lungeninfarkt IV 108, 117ff.
— und Lymphgefäßinsuffizienz VI 606, 613
— und Lymphödem VI 613
— bei Mitralstenose II 1322, 1385ff.
— bei Myokarditis II 892
— bei Myokardose nach Gravidität IV 478
— bei Periarteriitis nodosa VI 333ff.
— und Perikarditis II 1083
— bei Phlebitis VI 491ff., 498, *504*ff.
— bei Phlebographie VI 145ff.
— und postthrombotisches Syndrom VI 509ff., 513ff.
— und Renin V 504
— bei Riesenzellarteriitis VI 343
— bei Thrombophlebitis VI 374, 491ff., 498, *504*ff.
Antikörper und ACTH II 635, 643, 655
— bei allergischer Myokarditis II 949ff.
— und Angiopathia diabetica VI 549, 620
— und Blutdruck V 58
— und Cantharidenblase VI 110
— und Capillaropathia diabetica VI 549
— und Capillarpermeabilität VI 110, 546, 549
— und Capillarresistenz VI 564ff.
— und Cortison II 635, 655
— und Diabetes mellitus VI 549
— und diabetische Glomerulosklerose V 620
— bei Encephalomyokarditis II 919
— und Endangitis obliterans VI 262ff., 277ff.
— und Endocarditis fibrinosa II 776ff.
— bei Endocarditis lenta II 699, 716
— und Endocarditis verrucosa simplex II 776ff.
— und Erythematodes II 982ff.

Antikörper bei Fiedler-Myokarditis II 954ff.
— und Gefäßkrankheiten II 988; VI 262ff., 277ff., 308, 336, 571
— bei Glomerulonephritis V 612ff.
— und Glomerulosklerose V 621
— und Graviditätstoxikose V 741
— bei hämorrhagischer Diathese VI 564ff.
— bei Herzklappenfehler II 1368
— und Hypertonie V 58, 612
— bei Karditis rheumatica II *548*ff., 552ff., 573ff., *590*ff.; VI 564
— und Kollagenosen II 982ff.
— bei Mitralstenose II 1368ff.
— bei Moschcowitz-Symmers-Syndrom VI 571ff.
— und Myokarditis II 871ff.
— bei Nephritis V 612ff.
— bei Periarteriitis nodosa II 988; VI 308ff.
— bei Postcommissurotomie-Syndrom II 1393ff.
— bei Purpura rheumatica VI 564ff.
— und renale Hypertonie V 612ff.
— und rheumatisches Fieber II *548*ff., 552ff., 573ff. *590*ff.; VI 564
— bei Riesenzellarteriitis VI 336ff.
— und Salicyl II 648, 655
— und Scharlach-Myokarditis II 900
Antimon und Myokard II 968
Antimyokardserum II 951
Antiparkinsoneffekt VI 29
Antirenin V 100, 105ff.
— und Diurese V 100
— und Blutdruck V 105ff.
— und experimentelle Hypertonie V 105ff.
— und Hypertonie V 105ff.
— und Niere V 100, 105ff.
— und Renin V 105ff.
Antistin bei allergischer Myokarditis II 950ff.
— und Capillarresistenz VI 565
— bei Karditis rheumatica VI 565
— bei Myokarditis II 950ff.
— bei Purpura rheumatica VI 565
— bei rheumatischem Fieber VI 565
Antistreptokinase bei Karditis rheumatica II 549ff., 573, 595
— und rheumatisches Fieber II 549ff., 573, 595ff.
Antistreptolysin und ACTH II 655
— bei Angina tonsillaris II 590, 592
— und Capillarresistenz VI 564ff.
— und Cortison II 643, 655
— bei Endocarditis lenta II 699
— bei Erythema nodosum II 590
— bei Erythematodes II 591, 983ff.
— bei hämorrhagischer Diathese VI 564ff.
— bei Herzklappenfehler II 1368ff.
— bei Karditis rheumatica II 549ff., 551ff., 554ff., 570, *590*ff.
— bei Kollagenosen II 983ff.
— bei Mitralstenose II 1368ff.
— bei Myokarditis II 900
— bei Nephritis II 590ff., 592
— bei Nephrose II 591
— bei Periarteriitis nodosa II 988
— bei Postcommissurotomie-Syndrom II 1393ff.
— bei Purpura rheumatica VI 564ff.
— und rheumatisches Fieber II 549ff., 551ff., 554ff., 570, *590*ff.
— und Salicyl II 648, 655
— bei Scharlach-Myokarditis II 900
—, Vorkommen II 590ff.
Antithrombin und Angiopathia diabetica IV 371ff.
— und Arteriosklerose IV 371ff.
— und Diabetes mellitus IV 371ff.
— bei Endangitis obliterans VI 279
— bei Gefäßkrankheiten VI 279, 371, 485
— und Thrombophlebitis VI 485ff.
Antrenyl bei Gefäßkrankheiten VI 1760
Anurie s. a. u. Diurese und Wasserstoffwechsel
— bei Anämie IV 659
— bei Aortenhämatom, intramuralem VI 458
— durch Aortographie VI 135
— bei Blutkrankheiten IV 659
Anurie bei Cor pulmonale IV 105ff. 124
— bei Coronarinsuffizienz III 1118
— durch Cortison V 709
— bei Embolie IV 105, 124
— bei Endangitis obliterans VI 290
— bei endokriner Hypertonie V 659
— bei Gefäßkrankheiten VI 290, 458
— bei Graviditätstoxikose IV 517; V 736
— bei Herzinfarkt III 1118
— bei Infektionen IV 562
— im Kollaps I 1076, 1098ff., 1107ff.
— bei Lungenembolie IV 105ff., 124
— und Magnesium-Stoffwechsel IV 455ff.
— und Narkose IV 595ff.
— bei Phäochromocytom V 659
—, postoperative IV 605ff.
— im Schock I 1076, 1098ff., 1107ff.
— bei Schockniere I 1098ff.
Aorta und Adrenalin V 173
—, Anatomie VI 1ff.
— bei Aneurysmen III 204ff., 207ff.
— bei angeborenem Herzfehler III 24ff., 34ff., 45ff., 71ff., 160, 171, 196ff., 218ff., 232ff., 267ff., 282ff., 294, 344ff., 349ff., 398, 403, 434ff., 447ff., 454, 468, 490ff., 509, 589
— bei angeborenem perf. Sinus-Valsalvae-Aneurysma III 204ff., 207ff.
— bei angeborener Aortenstenose III 434ff., 443
— bei angeborener Mitralstenose III 26
— bei angeborener Pulmonalstenose III 34ff.
— bei Aortenatresie III 560ff.
— bei Aorteninsuffizienz II 1464ff.
— bei Aortenisthmusstenose III 447ff., 454ff., 468ff.
— bei Aortenstenose II 1437ff.
— und Aortographie VI 130ff.
— bei Aortopulmonalseptumdefekt III 196ff.
— bei Arterienmißbildungen III 65
— bei Arteriitis rheumatica VI 345
— bei Arteriitis tuberculosa VI 347

Aorta bei Arteriosklerose III 821ff.; V 353ff.
— bei bakterieller Endokarditis II 705ff., 731
— und Balneotherapie I 665
— bei Beriberi IV 393
— und Blutdruck V 22ff., 61ff., 173, 207, 243ff., 287ff., 353ff., 596ff., 601
— bei Blutkrankheiten IV 674
— bei Canalis atrioventricularis communis III 294ff.
—, Chemoreceptoren V 23ff.
— bei Cor biloculare III 546ff.
— und Coronardurchblutung III 677ff., 821ff.
— und Coronargefäße III 677ff.
— und Coronarinsuffizienz III 677ff., 821ff.
— und Coronarsklerose III 821ff.
— und Cor pulmonale IV 233
— bei Cor triloculare biatriatum III 539ff.
— bei Dextrokardie III 576ff.
— bei Dextroversion III 582ff.
— und Druckbelastung I 887
— und Ductus Botalli persistent III 71ff., 160ff., 171ff.
— bei Eisenmenger-Komplex III 38, 218ff.
— bei Endangitis obliterans V 624; VI 272ff., 278ff., 286
— bei Endokardfibrose II 789
— und Endokarditis acuta bakt. II 705, 731
— bei Endokarditis lenta II 705ff.
—, Entwicklungsgeschichte III 1ff., VI 1ff.
— bei essentieller Hypertonie V 243ff., 287ff., 353ff.
— bei experimenteller Hypertonie V 61ff., 173
— bei Fallotscher Tetralogie III 36ff., 330ff., 344ff., 349ff.
— bei Fibroelastose II 789
—, Gefäßgeräusche der VI 53ff.
— bei Gefäßkrankheiten III 821ff.; V 624; VI 272ff., 278ff., 286, 340ff.
— und Hämoperikard II 1151
— bei Herzklappenfehler II 1437, 1464ff.
— bei Herztrauma II 475ff., 488ff., 512ff., 521ff.
— bei Hypertonie V 61ff., 173, 243ff., 287ff., 353ff., 596ff., 601
Aorta bei Infektionen IV 536ff.
— und intraarterielle Sauerstoffinsufflation VI 209
— bei Karditis rheumatica II 578ff., 603ff.
— bei kombiniertem Aortenfehler II 1478
— lata congenita s. u. Aortendilatation, angeborene III 41
— bei Leukämie IV 674
— bei Links-Schenkelblock II 337ff.
— bei Lues s. u. Aortitis luica und Mesaortitis luica
— bei Lungenembolie IV 98ff.
— bei Lungenvenentransposition III 527ff.
— bei Lutembacher-Syndrom III 282ff.
— bei Marfan-Syndrom III 490ff.
— bei Mesokardie III 589
— und Noradrenalin V 173
— und Perikard II 1035ff.
— und Perikarddivertikel II 1143
— bei Perikardtumoren II 1217ff.
—, Pressoreceptoren V 23ff.
— und Pulswelle VI 81ff.
— bei Rechts-Schenkelblock II 337ff.
— reitende, bei angeborenem Herzfehler III 36ff., 38ff., 218ff., 298ff., 332ff.
— —, und angeborene Pulmonalstenose III 36ff., 298
— —, bei Eisenmenger-Komplex III 38ff., 218ff.
— —, bei Fallotscher Tetralogie III 36ff., 332ff.
— —, bei Transposition der Aorta und Pulmonalis III 497ff.
— —, und Ventrikelseptumdefekt III 218ff.
— und renale Hypertonie V 596ff., 601
— bei rheumatischem Fieber II 578ff., 603ff.
— bei Riesenzellarteriitis VI 340ff.
— bei Schenkelblock II 337ff.
— bei Taussig-Bing Komplex III 39, 509
— bei Transposition der Aorta und Pulmonalis III 45ff., *494*ff., 499ff.
— bei Tricuspidalatresie III 24ff., 398, 403ff.
Aorta bei Tuberkulose VI 347
— und Vagotonin V 207
— bei Valsalva-Versuch IV 777ff.
— bei Ventrikelseptumdefekt III 60, 217ff., 232ff.
— bei Vorhofseptumdefekt III 267ff.
—, Windkesselfunktion V 19ff., 287ff.
Aortalisation, Begriff III 146
Aortenaneurysma VI 444ff.
—, abdominales VI 451ff.
— und angeborene Herzfehler VI 446, 454, 491ff.
— des Aortenbogens VI 446ff.
— und Aortenbogensyndrom VI 376
— bei Aortenisthmusstenose III 454; V 763
— bei Aortitis luica II 780ff.; VI 356
—, Aortographie bei VI 134
— und arteriovenöse Fisteln VI 473
— bei bakterieller Endokarditis II 714
— und Blutdruck V 601
— und Blutdruckmessung V 7
—, Cor pulmonale bei IV 62, 233
—, Diagnose VI 449ff.
—, diffuses VI 444
—, dissecans s. u. Aortenhämatom, intramurales
— und Ductus-Botalli-persistens VI 446
— bei Endocarditis lenta II 714
— bei Endocarditis luica II 780ff.
—, Formen VI 442, 444ff.
—, Gefäßgeräusche bei VI 54
— bei Herztrauma II 475, 512, 521ff., 534
— und Hypertonie V 601
—, intramurales VI 445
— und kardiogener Schock I 1025
— bei Karditis rheumatica II 604
— und Kollaps I 1025
—, Komplikationen VI 449
—, Lokalisation VI 444ff.
— bei Marfan-Syndrom III 491ff.
— und Phlebektasien VI 448
—, Prognose VI 450
— und renale Hypertonie V 601
— bei rheumatischem Fieber II 604
—, Röntgendiagnose VI 134

Aortenaneurysma und Schock I 1025
— des Sinus Valsalvae s. dort
—, Symptome VI 446ff.
—, Therapie VI 450
—, thorakales VI 444ff.
— und Thrombophlebitis VI 496ff., 499
—, traumatische II 475, 512
—, Vasomotorik bei VI 449
Aortenatheromatose und Aortenisthmus-Stenose V 763
— und Aortitis luica VI 353
— und Blutdruckmessung V 7
— bei Lues VI 353
Aortenatresie III 25, 560ff.
— und Anatomie III 39ff., 560
— bei angeborener Mitralstenose III 27
—, Entwicklungsgeschichte III 560
— und Mitralatresie III 562ff.
—, Pathologie III 39ff., 560
—, Pathophysiologie III 561
—, Prognose III 562
—, Symptome III 561ff.
— und Tricuspidalatresie III 25
— und Trunc. arter. commun. persist. III 30ff.
Aortenbogen bei Aneurysmen III 208; VI 446ff.
— bei angeborenen Herzfehlern III 66ff., 171, 237, 344ff., 447ff., 480ff., 487ff., 492ff., 499ff., 576ff., 582ff., 589
— bei angeborenem perforiertem Sinus-Valsalvae-Aneurysma III 208
— und Aortenaneurysma VI 446ff.
— bei Aortenbogensyndrom s. dort
— bei Aortenisthmusstenose III 66ff., 447ff.
— bei Aortenstenose II 1437ff,
— bei Aortitis luica VI 351ff., 356
— bei Arteriosklerose VI 387
— bei Dextrokardie III 576ff.
— bei Dextroversion III 582ff.
—, doppelter III 65, 480ff.
— bei Ductus Botalli persistens III 171ff.
— bei Endangitis obliterans VI 286
— bei Fallotscher Tetralogie III 344ff.
— bei Gefäßkrankheiten VI 286, 340ff., 387
— und Gefäßmißbildungen III 208
Aortenbogen bei Herzklappenfehler II 1437ff.
—, Knickung III 487ff.
— bei Marfan-Syndrom III 492ff.
— bei Mesokardie III 589
—, Rechtslage des III 482ff.
— bei Riesenzellarteriitis VI 340ff.
— bei Transposition der Aorta und Pulmonalis III 499ff.
— bei Ventrikelseptumdefekt III 237
Aortenbogenanomalien III 477ff.
—, Anatomie III 477ff.
— bei angeborener Mitralstenose III 549
—, Entwicklungsgeschichte III 467
—, Formen III 477ff.
—, Pathophysiologie III 479
—, Symptome III 479ff.
—, Therapie III 489
Aortenbogensyndrom V 766ff.; VI *375*ff.
— und Aortenaneurysma VI 448
— und arteriovenöse Fisteln VI 377
— und Blutdruck V 766ff.
—, Diagnose VI 379
— bei Endangitis obliterans VI 286
—, Gefäßgeräusche bei VI 53
— bei Gefäßkrankheiten VI 286, 340
— und Hypertonie V 766ff.
—, Pathogenese VI 376ff.
—, Prognose VI 380
— bei Riesenzellarteriitis VI 340ff.
—, Symptome VI 377ff.
—, Therapie VI 379ff.
Aortenconusstenose III 41
— und angeborene Mitralstenose III 26
— und Tricuspidalatresie III 25
Aortendilatation, angeborene III 41
— bei angeborener Aortenstenose III 436ff.
— bei angeborenem Herzfehler III 349ff., 459ff., 490ff.
— und Aorteninsuffizienz II 1453ff.
— bei Aortenisthmusstenose III 459ff.
— bei Aortenstenose II 1437ff.
— bei Aortitis luica VI 352, 356ff.
— bei Fallotscher Tetralogie III 349ff.
Aortendilatation bei Gefäßkrankheiten VI 352, 356ff.
— bei Herzklappenfehler II 1437ff., 1453ff.
— bei Lues VI 352, 356ff.
— bei Marfan-Syndrom III 490ff.
Aortendrosselung und Hypertonie V 54
Aortendruck bei angeborener Aortenstenose III 437ff.
— bei angeborenem Herzfehler III 71, 160, 178ff., 183ff., 187ff., 196ff., 201ff., 239ff., 437ff., 505, 508, 548, 558; V 755, 761
— bei Aorteninsuffizienz II 1454ff., 1458
— bei Aortenisthmusstenose III 464; V 755, 761
— bei Aortenstenose II 1431, 1443
— bei Aortopulmonalseptumdefekt III 196ff., 201ff.
— bei Cor biloculare III 548
— und Coronardurchblutung III 677ff., 703
— bei Coronarinsuffizienz III 703
— bei Druckbelastung I 884ff.
— bei Ductus Botalli persistens III 71, 160, 178ff., 183ff., 187ff.
— bei Herzinfarkt III 703
— bei Herzklappenfehler I 884ff.; II 1333ff., 1431, 1443, 1454, 1458, 1478ff.
— im Kollaps I 1014ff.
— bei kombiniertem Mitral-Aortenfehler II 1478ff.
— bei Mitralatresie III 558
— bei Mitralstenose II 1333ff.
— bei Pulmonalstenose I 884ff.
— im Schock I 1014ff.
— bei Taussig-Bing-Komplex III 508
— bei Transposition der Aorta und Pulmonalis III 505
— bei Ventrikelseptumdefekt III 239ff.
Aortenembolie VI 362, 366ff.
Aortenfehler II 1289, *1427*ff.
— s. a. u. Aorteninsuffizienz und Aortenstenose
—, Alternans bei II 409
—, angeborene s. u.
Aorta, reitende
Aortenatresie
Aortenbogenanomalien
Aortenconusstenose
Aortenisthmusstenose

Aortenfehler, angeborene s.a.u. Aortenstenose, angeborene
Aortopulmonalseptumdefekt
Canalis atrioventricularis communis
Transposition der Aorta und Pulmonalis
Truncus arteriosus communis persistens
—, Antesystolie bei II 395
— und Aortenisthmus-Stenose V 763
— bei Aortitis luica II 780ff.
— und bakterielle Endokarditis II 701ff.
— und Balneotherapie I 698
— und Blutdruck V 37ff., 768, 780ff., 794ff.
— und Capillarresistenz VI 576
— und Commissurotomie II 1386
— als Druckbelastung I 886ff.
— und Endocarditis lenta II 701ff.
— bei Endocarditis luica II 780ff.
— und Gravidität IV 488ff.
— und Herzform I 886ff.
— und Herzgröße I 886ff.
— und Hirndurchblutung V 394
— und Hypertonie V 37ff., 768ff.
—, Hypotonie bei V 780ff., 794ff.
— bei Karditis rheumatica II 578ff., 581ff.
—, kombinierte II 1478
— und Links-Schenkelblock II 352ff., 356
—, Linksverspätung bei II 374
— und Mitralfehler II 1386, 1427ff., 1478ff.
— und Mitralinsuffizienz II 1424, 1479ff.
— und Mitralstenose II 1386, 1478ff.
— und Operabilität IV 631ff.
— und Purpura Majocchi VI 576
— und Rechts-Schenkelblock II 356
— und relative Mitralinsuffizienz II 1424
— bei rheumatischem Fieber II 578ff., 581ff.
— und Schenkelblock II 352ff., 356
— und Sportherz I 941ff.
— und Tricuspidalstenose II 1484, 1487
—, Verspätungskurven bei II 374
Aortenfehler als Volumenbelastung I 887ff.
— und Wilson-Block II 356
—, Wolff-Parkinson-White-Syndrom bei II 395
Aortenfenster, helles III 344ff.
—, — bei Fallotscher Tetralogie III 344
Aortenhämatom, intramurales VI 453ff.
—, —, Ätiologie VI 455ff.
—, — und angeborene Herzfehler VI 456
—, — und Aortenisthmusstenose VI 456
—, — und Arteriosklerose VI 456ff.
—, — und Blutdruck VI 456ff.
—, —, Diagnose VI 461ff.
—, — und Gravidität IV 493
—, — und Hypertonie VI 456ff., 459
—, — und Lues 454ff.
—, —, Morphologie VI 454ff.
—, —, Pathogenese VI 454ff.
—, —, Pathologie VI 454ff.
—, —, Prognose VI 461ff.
—, —, Symptome VI 458ff.
—, —, Therapie VI 462
—, —, Verlauf VI 461ff.
—, —, Vorkommen VI 454
Aorteninsuffizienz II 1289, *1452*ff.
—, Ätiologie II 1452
—, Alternans bei II 409
— und angeborener Herzfehler III 60, 242, 244ff.
— bei angeborenem perf. Sinus-Valsalvae-Aneurysma III 207, 211
— und Angina pectoris III 942
— bei Aortenaneurysma VI 445ff.
— und Aortenhämatom, intramurales VI 459ff.
— und Aortenstenose II 1427
— bei Aortitis luica II 780ff.; VI 351ff.
— und Arrhythmie II 103ff.
— und Atmung I 208ff.
— und Atrioventricularblock II 214
— und Atrioventricular-Rhythmus II 281
—, Auskultationsbefund II 1458ff.
— und bakterielle Endokarditis II 702ff., 1452ff., 1472
— und Balneotherapie I 698
— und Blutdruck II 37ff., 1461; V 768
Aorteninsuffizienz und Capillarresistenz VI 576
— und Commissurotomie II 1386
— und Coronarinsuffizienz III 942ff.
— und Dermographie VI 41
—, Differentialdiagnose II 1447, 1475
—, Elektrokardiogramm bei II 1466ff.
— und Endokarditis lenta II 702ff., 1452ff., 1472
— bei Endokarditis luica II 780ff.
—, Extrasystolie bei II 37ff.
— und Gefäßkrankheiten II 780ff.; VI 351ff., 445ff., 459ff.
— und Gefäßmißbildungen III 207, 211
—, Grade II 1457ff.
— und Gravidität IV 488ff.
— und hämorrhagische Diathese VI 576
— und Herzblock II 214
— und Herzform I 887ff.
—, Herzfrequenz bei II 11
—, und Herzfunktion I 17ff.
—, Herzglykoside bei I 465
— und Herzgröße I 887ff.
— und Herzinfarkt III 942ff.
—, Herzkatheterismus bei II 1468ff.
— und Hirndurchblutung I 81ff.; V 394
— und Hypertonie II 37ff.; V 768
— bei Karditis rheumatica II 578ff., 581ff., 1294, 1452ff., 1472
—, kongenitale II 1472
—, Kreislaufzeit bei I 174
— und Links-Schenkelblock II 356
— und Lues II 780ff., 1453, 1472; VI 351ff.
— und Lungenödem I *129*ff.
— bei Marfan-Syndrom III 491ff.
— und Mitralinsuffizienz II 1480ff.
— und Mitralstenose II 1386, 1479ff.
— und Myokardstoffwechsel III 493
— und paroxysmale Tachykardie II 131ff.
—, Physiologie II 1454ff.
— und primäre chronische Polyarthritis II 993
—, Prognose II 1471ff.
— und Purpura Majocchi VI 576

Aorteninsuffizienz und Rechts-Schenkelblock II 356
— relative, bei Arteriosklerose II 1453
— bei rheumatischem Fieber II 578ff., 581ff., 1294, 1452ff., 1472
—, Röntgendiagnose I 889; II 1454ff., *1463*ff.
— und Säure-Basenhaushalt I 208ff.
— und Schenkelblock II 356
— und Sportherz I 941ff.
—, Symptome II 1456ff.
—, Tachykardie bei II 11, 131ff.
—, Therapie II 1476ff.
— und Ventrikelseptumdefekt III 60, 242, 244ff.
—, Verlauf II 1471ff.
— als Volumenbelastung I 887ff.
— und Vorhofflattern II 103ff.
— und Vorhofflimmern II 103ff.
— und Wenckebachsche Periodik II 214
— und Wilson-Block II 356
Aortenisthmusatresie s. u. Aortenisthmusstenose
Aortenisthmusstenose III *445*ff.; V 753ff.
—, Anatomie II 66ff., *447*ff.
— und Aneurysmen III 205, 451ff., 454, 468ff.
— und angeborene Aortenstenose III 41
— bei angeborener Mitralstenose III 27, 549
— und angeborenes perf. Sinus-Valsalvae-Aneurysma II 205
—, Angiokardiographie bei III 465ff.
— und Aortenhämatom, intramurales VI 456
— als Arterienmißbildung II 66ff.
— und Arteriosklerose V 362ff., 754, 757ff.
— und Atmung I 193
— und bakterielle Endokarditis II 685
— und Blutdruck III 449ff., 468ff.; V 37ff., 251ff., 362ff., 596, *753*ff.
— und Dextroversion II 588
—, Diagnose III 470ff.; V 754ff.
Aortenisthmusstenose als Druckbelastung I 886ff.; III 449
— und Ductus Botalli persistens III 71, 447, 451ff.
—, Elektrokardiogramm bei III 445, 455ff.
— und Endocarditis lenta II 685
— und Endokarditis II 685; V 754ff.
—, Entwicklungsgeschichte III 66ff., 446ff.
—, Formen III 67, 447ff.
—, funktionelle III 70
— und Geburtsakt IV 493
—, Geschlechtsverteilung III 108, 449
— und Gravidität IV 493ff.
—, Heredität III 108ff.
—, Herzform bei I 886ff.; III 452ff.
—, Herzgröße bei I 886ff.; III 452ff.
—, Herzkatheterismus bei III 463ff.
— und Hirnbasisaneurysma VI 464
—, Hypertonie bei III 449ff., 468ff.; V 37ff., 251ff., 362, 596, *753*ff.
— und Kältetest V 251ff.
—, Komplikationen III 468ff.
— bei Marfan-Syndrom III 491ff.
— und Mitralinsuffizienz II 1424; III 459
—, Pathologie III 66ff., *447*ff.
—, Prognose III 470; V 556ff.
— und Puerperium IV 493ff.
— und renale Hypertonie III 450ff.; V 596
— und relative Mitralinsuffizienz II 1424; III 453
—, Röntgendiagnose III 446, 458ff.
—, Symptome III 445, 449ff.; V 754ff.
— und Taussig-Bing-Komplex III 39, 508
—, Therapie III *473*ff.; V 763ff.
— und Tricuspidalatresie III 25
—, umgekehrte s. u. Aortenbogensyndrom
—, Vorkommen III 108, 449; V 753ff.
Aortenkatheterismus zur Aortographie VI 131
Aortenklappen bei angeborener Aortenstenose III 41, 433ff.
— bei angeborenem Herzfehler III 41, 202, 242, 357, 433ff., 448ff., 469ff., 491ff.
Aortenklappen bei angeborenem perf. Sinus-Valsalvae-Aneurysma III 204ff., 207ff., 211
— bei Aortenhämatom, intramuralem VI 459
— bei Aortenisthmusstenose III 448ff., 469ff.
— bei Aortenstenose II 1427ff. 1442
— bei Aortitis luica II 780ff.; VI 351ff.
— bei Aortopulmonalseptumdefekt III 202
— bei bakterieller Endokarditis II 667ff., 685ff., *701*ff., 709
— bei Blutkrankheiten IV 674
— bei Karditis rheumatica
— und Commissurotomie II 1386ff., 1396
— bei Endocarditis acuta bact. II 729, 731
— bei Endocarditis lenta II 667ff., 685ff., *701*ff., 709
— bei Endocarditis luica II 780ff.
— bei Endocarditis rheumatica II 563ff., 614
— bei Endocarditis tuberculosa II 780
— bei Fallotscher Tetralogie III 37, 357
— bei Gefäßkrankheiten II 780ff.; VI 351ff., 459
— bei Gefäßmißbildungen III 204ff., 207ff., 211
— bei Herzklappenfehler II 1325ff., 1381, 1386ff., 1405ff., 1427ff.
— und Herztöne II 575
— bei Herztrauma II 490ff. II 563ff., 614ff.
— und Kollaps I 1025
— bei Leukämie IV 674
— bei Lues II 780ff.; VI 351ff.
— bei Marfan-Syndrom III 491ff.
—, Mißbildungen II 685ff.; III 56ff.
— bei Mitralinsuffizienz II 1405ff.
— bei Mitralstenose II 1325ff., 1381, 1386ff.
— bei rheumatischem Fieber II 563ff., 614ff.
— und Schock I 1025
— bei Ventrikelseptumdefekt III 242
—, zweizipflige II 685ff.

Aortenklappenaneurysma bei Endocarditis lenta II 703ff.
Aortenklappenriß bei Endocarditis lenta II 703ff., 709
— bei Herztrauma II 490ff.
— und Herzversagen I 338
— und kardiogener Schock I 1025
— und Kollaps II 1025
— und Schock I 1025
Aortenklappenverkalkung und Aortenstenose II 281, 1427ff., 1442
Aortenkompression und Blutdruck V 54
Aortennerven s. a. u. Pressoreceptoren
— und Blutdruck V 23, 69ff., 146ff.
— und Depressan V 231ff.
— und Entzügelungshochdruck V 37ff., 146ff.
— und experimentelle Hypertonie V 69ff., 146ff.
— und Hypertonie 69ff., 146ff.
Aortenpuls bei Aortenthrombose VI 373ff.
— bei Gefäßkrankheiten VI 48, 373ff.
Aortenpunktion zur Aortographie VI 1314ff.
Aortenruptur und Aortenhämatom, intramurales VI 457, 459, 462
— bei angeborenem Herzfehler III 468ff., 492ff.; V 754ff.
— bei Aortenisthmusstenose III 468ff.; V 754ff.
— bei Blutkrankheiten IV 674
— und Gravidität IV 493
— und Hämoperikard II 1151
— bei Herztrauma II 512ff., 521ff.
— bei Leukämie IV 674
— bei Marfan-Syndrom III 492ff.
—, primär-traumatische II 534
—, pseudotraumatische II 534
—, spontane II 534
Aortensklerose und Aortenbogensyndrom VI 376
— und Aorteninsuffizienz II 1453ff
— bei Aortitis luica VI 349ff., 353ff.
— und Arteriitis rheumatica VI 345
— bei Beriberi IV 393
— und Embolie VI 362ff.
— und Gefäßkrankheiten VI 345ff., 349ff., 353ff., 362ff., 376
Aortensklerose und Herztrauma II 484ff., 534
— bei Karditis rheumatica II 603
— und Lues V 353
— bei rheumatischem Fieber II 603
Aortenstenose II 1289, 1294, *1427*ff.; III 39ff., *433*ff.
—, angeborene II 1427; III 39ff., *433*ff.
—, — Anatomie III 40ff., *433*ff.
—, — und angeborene Mitralstenose III 26f., 549
—, — und angeborene Pulmonalstenose III 41
—, — und Angina pectoris III 945
—, —, Angiokardiogramm bei III 437ff.
—, — und Aortenisthmusstenose III 448
—, — und Coronarinsuffizienz III 945
—, — und Dextroversion III 588
—, —, Differentialdiagnose III 438ff.
—, —, Elektrokardiogramm bei III 436ff.
—, — und Endocarditis lenta II 685
—, —, Entwicklungsgeschichte III 433
—, —, Häufigkeit III 434
—, —, Herzkatheterismus bei III 437
—, —, Pathologie III 40ff. *433*ff.
—, —, Physiologie III 434ff.
—, —, Prognose III 441ff.
—, —, Röntgendiagnose III 436ff.
—, —, supravalvuläre III 442ff.
—, —, Symptome III 435ff.
—, —, Therapie III 441ff.
—, erworbene II 1427ff.
—, —, Ätiologie II 1289ff., 1294ff., 1427ff.
—, —, Alternans bei II 409
—, — und Angina pectoris III 944
—, — und Arrhythmie II 103ff.
—, — und Arteriosklerose V 362ff.
—, — und Atrioventricular-Rhythmus II 281
—, — und Balneotherapie I 698
—, — und Blutdruck II 1435ff.; V 362ff., 780ff., 794ff.
Aortenstenose, erworbene und Bradykardie II 16
—, — bei Carditis rheumatica
—, — und Commissurotomie II 1386ff.
—, — und Coronarinsuffizienz III 944
—, —, Differentialdiagnose II 1447
—, — als Druckbelastung I 886ff.
—, —, Elektrokardiogramm bei II 1443ff.
—, — und Endangitis obliterans VI 286
—, — und Endocarditis lenta II 685ff., 704ff.
—, — bei Endocarditis luica II 782
—, — bei Endocarditis rheumatica II 581ff., 614ff.
—, —, Extrasystolie bei II 37ff.
—, — und Gefäßkrankheiten II 782; V 362ff.; VI 286
—, —, Grade II 1432, 1449
—, — und Gravidität IV 488ff.
—, —, Häufigkeit II 1427ff., 1431ff.
—, — und Herzform I 886ff.
—, — und Herzfunktion I 17ff.
—, — und Herzgröße I 886ff.
—, —, Herzkatheterismus bei II 1446
—, — und Hirndurchblutung I 81ff.
—, — und Hypertonie V 362ff.
—, —, Hypotonie bei V 780ff., 794ff.
—, — und Kammerflattern II 177
—, — und Kammerflimmern II 177
II 581ff., 614ff.,
II 1289ff., 1294
—, — und Kollaps I 959; II 1433ff.
—, — und Links-Schenkelblock II 356
—, — und Mitralinsuffizienz II 1408ff., 1479
—, — und Mitralstenose II 1386ff., 1478ff.
—, —, Myokardstoffwechsel bei III 944ff.
—, — und Operabilität IV 631ff.
—, —, Operation bei II 1449ff.
—, —, Physiologie II 1428ff.
—, —, Prognose II 1447

Aortenstenose, erworbene, und Rechts-Schenkelblock II 356
—, —, relative II 1427
—, — bei rheumatischem Fieber II 581ff., 614ff.
—, —, Röntgendiagnose II 1437ff.
—, — und Schenkelblock II 356
—, — und Schock I 959; II 1433ff.
—, —, Symptome II 1432ff.
—, —, Therapie II 1448ff.
—, — und Tricuspidalstenose II 1487, 1501
—, —, verkalkte II 281, 1427ff., 1427
—, —, Verlauf II 1447ff.
—, — und Vorhofflattern II 103ff.
—, —, und Vorhofflimmern II 103ff.
—, —, Vorkommen II 1289ff., 1427ff.
—, — und Wilson-Block II 356
Aortenthrombose VI 371ff.
— und Aortographie VI 136
—, ascendierende VI 372
— und Blutdruck V 596ff., 625, 640ff.
—, descendierende VI 372
—, Diagnose VI 373
— bei Endangitis obliterans V 625; VI 290
— und Hypertonie V 596ff., 625, 640ff.
— und renale Hypertonie V 596ff., 625, 640ff.
— bei Riesenzellarteriitis VI 340
—, Symptome VI 372ff.
—, Therapie V 640ff.
Aortentöne II 575
— bei angeborener Aortenstenose III 435ff.
— bei angeborenem Herzfehler III 307, 340ff., 435ff.
— bei angeborener Pulmonalstenose III 307ff.
— bei Aortenbogensyndrom V 767
— bei Aortenstenose II 1434
— bei Aortitis luica VI 356
— bei bakterieller Endokarditis II 703ff.
— nach Commissurotomie II 1396
— bei Endocarditis lenta II 703ff.
— bei Fallotscher Tetralogie III 340ff.
Aortentöne bei Gefäßkrankheiten VI 356
— und Herzmechanik II 575
— bei Herzklappenfehler II 1396, 1412ff., 1434 II 576ff.
— bei Lues VI 356
— bei Mitralinsuffizienz II 1412ff.
— bei Mitralstenose II 1396
— bei rheumatischem Fieber II 576ff.
Aortentransplantation s. u. Gefäßtransplantation
Aortenverschluß und Aortographie VI 133ff., 136ff.
—, embolischer s. u. Aortenembolie
— bei Endangitis obliterans VI 286, 290
— bei Riesenzellarteriitis VI 340
—, thrombotischer s. u. Aortenthrombose
Aortenvitium s. u. Aortenfehler, Aorteninsuffizienz, Aortenstenose
Aortikopulmonalfistel s. u. Aortopulmonalseptumdefekt
Aortitis bei Ductus Botalli persistens III 74
— fibroplastica VI 340
— und Herztrauma II 534
— bei Infektionen II 780ff.; IV 536ff.; VI 348ff.
— luica II 780ff.; VI 348ff.
— — und Aortenbogensyndrom VI 376
— —, Blutdruck bei V 716; VI 356
— — und Carotissinus V 716
— — und Coronarinsuffizienz III 828ff., 936ff.
— — und Endocarditis luica II 780ff.
— —, Häufigkeit VI 350
— — und Herzinfarkt III 828ff.
— — und Hypertonie V 716; VI 356
— —, Morphologie VI 351ff.
— — und neurogene Hypertonie V 716
— — und Operabilität IV 631
— —, Pathogenese II 781ff.; VI 353ff.
— —, Pathologie VI 351ff.
— —, Symptome II 782; VI 354ff.
— —, Vorkommen VI 349ff.
— —, Therapie II 782; VI 357ff.
— rheumatica VI 345ff.
— bei Riesenzellarteriitis VI 340
Aortographie II 1269ff.; VI 130ff.
— bei Aneurysmen III 210, 216; VI 445
— bei angeborenem arteriovenösem Coronaraneurysma III 216
— bei angeborenen arteriovenösen Fisteln VI 470
— bei angeborenem Herzfehler III 181ff., 202, 296, 453
— bei angeborenem perf. Sinus-Valsalvae-Aneurysma III 210
— bei Aortenaneurysma VI 445
— bei Aorteninsuffizienz II 1468ff.
— bei Aortenisthmusstenose III 453, *466*ff.
— bei Aortenthrombose VI 372ff.
— bei Aortopulmonalseptumdefekt III 202
— und Blutdruck V 596, 625, 678
— bei Canalis atrioventricularis communis III 296
— bei Coronargefäßmißbildungen III 210, 216
— bei Ductus Botalli persistens III 181ff.
— bei Endangitis obliterans V 625
— bei endokriner Hypertonie V 678
—, Ergebnisse VI 136ff.
— bei Gefäßkrankheiten V 627; VI 372ff.
— bei Gefäßmißbildungen III 210, 216; VI 470
— bei Herzklappenfehler II 1468ff., 1478
— bei Hypertonie V 596, 625
—, Indikationen VI 133ff.
— bei kombiniertem Aortenfehler II 1478
—, Komplikationen VI 134ff.
—, Kontraindikationen VI 135ff.
— bei Phäochromocytom V 678
— bei renaler Hypertonie V 596, 625
— retrograde, bei Aneurysmen III 211, 216; VI 445
—, —, bei angeborenem arteriovenösem Coronaraneurysma III 216
—, —, bei angeborenem Herzfehler III 181ff., 202, 466ff.

Aortogaphie, retrograde, bei angeborenem perf. Sinus-Valsalvae-Aneurysma III 211
—, —, bei Aortenaneurysma VI 445
—, —, bei Aorteninsuffizienz II 1468ff.
—, —, bei Aortenisthmusstenose III 466ff.
—, —, bei Aortopulmonalseptumdefekt III 202
—, —, bei Ductus Botalli persistens III 181ff.
—, —, bei Gefäßmißbildungen III 211, 216
—, —, bei Herzklappenfehler II 1468ff., 1478
—, —, bei kombiniertem Aortenfehler II 1478
—, Technik II 1269ff.; VI 131ff.
— bei Thrombose VI 133ff., 327
—, Vasomotorik bei VI 133
Aortopulmonalseptumdefekt III 61ff., *195*ff.
—, Anatomie III 61, 196ff.
—, Angiokardiographie bei III 202
—, Definition III 195
—, Differentialdiagnose III 203
—, Entwicklungsgeschichte III 61, 196ff.
—, Elektrokardiogramm bei III 198
—, Häufigkeit III 196
—, Herzkatheterismus bei III 196ff., *200*ff.
—, Komplikationen III 202
—, Pathologie III 61, 196ff.
—, Physiologie III 196ff.
—, Prognose III 202
—, Röntgendiagnose III 199ff.
—, Symptome III 195, 197ff.
—, Therapie III 203ff.
Apiol und Capillarpermeabilität VI 584
— und Capillarresistenz VI 584
Apnoe bei Adams-Stokes-Syndrom II 252ff., 260
— und Antesystolie II 382, 384
— bei Lungenembolie IV 98ff., 181ff.
— bei paroxysmaler Tachykardie II 144
— und respiratorische Arrhythmie II 23ff.
— und Schenkelblock II 341
— und Serotonin V 185
— bei Tachykardie II 144
— und Wolff-Parkinson-White-Syndrom II 382, 384
Apocynaceen bei Herzinsuffizienz I 426
Apoferritin V 203
Apoplexie bei angeborenem Herzfehler III 468ff.
— bei Aortenisthmusstenose III 468ff.; V 754ff.
— bei Arteriitis luica VI 348
— und Augenhintergrund V 387, 424
— und Blutdruck V 32ff., 263ff., 367, *387*ff., 424, 602ff.
— und Carotisdruck II 144
— bei Cushing-Syndrom V 695
— und Dystrophie IV 311
— bei Endangitis obliterans VI 288
— und Endokarditis fibrinosa II 778
— bei Endokarditis lenta II 719ff.
— und Endokarditis verruc. simplex II 778
— bei endokriner Hypertonie V 695
— bei Erythemathodes II 983ff.
— und essentielle Hypertonie V 263ff., 367, *387*ff., 424
— und Extrasystolie II 44
— durch Ganglienblocker V 579ff.
— und Geburtsakt IV 522
— bei Gefäßkrankheiten VI 288, 326ff., 348
— bei Gravidität IV 522
— bei Graviditätstoxikose V 737ff.
— bei hämorrhagischer Diathese IV 563
— bei Hirnbasisaneurysma VI 464
— und Hypertonie V 32, 263ff., 367, *387*ff., 424, 602
— bei Hypoglykämie IV 380
— und Insulin IV 380
— bei Karditis rheumatica II 604
— bei Kollagenosen II 983ff.
— und Kollaps I 958
— bei Lues VI 348
— und Lymphgefäßinsuffizienz VI 606
— bei maligner Hypertonie V 626ff., 629ff., 632
— bei Myokarditis II 877ff.
— und Myokardose II 969
— bei Myokardsarkoidose II 947ff.
— und Operabilität IV 632
— bei Periarteriitis nodosa VI 326ff.
— im Puerperium IV 522
— und Rauwolfia-Alkaloide V 532
Apoplexie bei renaler Hypertonie V 602, 626, 629, 632
— bei rheumatischem Fieber III 604
— bei Sarkoidose II 947ff.
— und Schock I 958
— und Vasomotorik I 958
— bei Waterhouse-Friedrichsen-Syndrom IV 563
Appendix und C-reaktives Protein II 597
— und Endokarditis lenta II 682
— bei Gefäßkrankheiten VI 321
— und Karditis rheumatica II 606
— und Lungenembolie IV 95
—, Mesoappendix-Test V 192ff., s.a. dort
— bei Periarteriitis nodosa VI 310, 321
— und rheumatisches Fieber II 606
Appetit bei bakterieller Endokarditis II 741
— bei Beriberi IV 395
— bei Chagas-Myokarditis II 931ff.
— und Chlorothiazid I 544; V 594
— und Digitalis I 489ff.
— bei Endokardfibrose II 789
— bei Endokarditis lenta II 691ff.
— bei endokriner Hypertonie V 662
— bei Erythemathodes II 983
— bei essentieller Hypotonie V 787ff.
— bei Fibroelastose II 789
— und Ganglienblocker V 594
— bei Gefäßkrankheiten II 987; VI 313ff., 338
— bei Glykogenose II 966
— und Herzglykoside I 489ff.
— bei Herzinfarkt III 1118
— bei Herzinsuffizienz I 504ff.
— bei Hyperchlorämie I 588
— bei Hypertonie V 583ff., 662, 787ff.
— und Hypokaliämie I 583ff.
— bei Hyponatriämie I 574
— bei Hypotonie V 787ff.
— bei Kollagenosen II 983
— bei Myokarditis II 877ff., 902
— bei Pankarditis rheumatica II 619ff.
— bei Periarteriitis nodosa II 987; VI 313ff.
— bei Phäochromocytom V 662

Appetit und Rauwolfia-Alkaloide V 539, 594
— bei Riesenzellarteriitis VI 338
— bei Scharlach-Myokarditis II 902
— bei vegetativer Labilität IV 719, 799ff.
Appetitlosigkeit s.u. Anorexie
Apresolin V 541ff. s.a.u. Hydralazine
— bei Aortenisthmus-Stenose V 763
— und Blutdruck V 73, 133, 145, 156, 161, 248, 399, 492, 541ff., 594
—, Chemie V 541
— und DOCA V 133
— und Entzügelungs-Hochdruck V 156
— bei essentieller Hypertonie V 399, 492, *541*ff., 594
— und experimentelle Hypertonie V 133, 145, 156, 161
— bei Gefäßkrankheiten VI 183ff.
— bei Graviditätstoxikose V 751ff.
— und Hirndurchblutung V 399
— und Hypertonie V 133, 145, 156, 161, 248, 399, 492, *541*ff., 594
— in der Kombinations-Therapie V 587
—, Kontraindikationen V 594
—, Nebenwirkungen V 492, 546, 550ff., 594
— und Nierendurchblutung V 411
—, Pharmakologie V 492
— und Serotonin V 185
— und Steroide V 133, 145
— und Vasomotorik V 541ff.
— und zentralnervöse Hypertonie V 161
Aquaeductus Sylvii und zentral-nervöse Hypertonie V 157
Arachnodaktylie bei Marfan-Syndrom III 491ff.
Aramine beim Kollaps I 1137
— beim Schock I 1137
Arbeitsbelastung s.u. Belastung
Arborisation-Block s.u. Verzweigungsblock
Arcus aortae dexter circumflexus III 484
— — sinister circumflexus III 486
Arcus lipoides corneae bei Arteriosklerose VI 419
Arfonad V 567 s.a.u. Ganglienblocker
— und Blutdruck V 567ff., 575, 746ff.
— bei essentieller Hypertonie V 567ff.
— bei Gravidität V 746
— bei Graviditätstoxikose V 746
— bei Hypertonie V 567ff.
— und Niere V 575ff.
Arginin im Hypertensin V 95
— und Kallidin V 227
Argochrom bei Endokarditis lenta II 747
Aricin s.a.u. Rauwolfia-Alkaloide V 523
Aristamidgel bei Verbrennung VI 563
Arlidin VI 166
— bei Gefäßkrankheiten VI 166
Arrhenoblastom und Blutdruck V 40
Arrhythmie II 1ff., *27*ff.
—, absolute II 1ff.,; 85ff.
—, —, Ätiologie II 102ff.
—, —, bei allergischer Myokarditis II 953
—, —, bei Amyloidose II 963ff.
—, —, bei Aneurysmen III 207, 215
—, —, bei angeborenem arteriovenösem Coronaraneurysma III 215
—, —, bei angeborenem Herzfehler III 265ff., 283ff.
—, —, bei angeborenem perf. Sinus-Valsalvae-Aneurysma III 207
—, —, bei Angina pectoris III 843, 1032ff.
—, —, und Antesystolie II 387ff.
—, —, bei Aorteninsuffizienz II 1466ff.
—, —, bei Aortenisthmusstenose III 456ff.
—, —, bei Aortenstenose II 1445ff.
—, —, Auslösung II 79ff.
—, —, und Blutdruck V 657ff.
—, —, bei Brucellosen II 904
—, —, bei Carcinoid II 785
—, —, bei Chagas-Myokarditis II 932
—, —, und Commissurotomie II 1385ff., 1391ff.
—, —, und Coronarinsuffizienz III 843
—, —, bei Dermatomyositis II 992
—, —, durch Digitalis I 489ff.
Arrhythmie, absolute, bei Diphtherie-Myokarditis II 898
—, —, bei Dystrophia muskulor. progr. II 972
—, —, bei Dystrophia myotonica II 971
—, —, bei Ebstein-Syndrom III 422
—, —, Elektrokardiogramm bei II 92ff.
—, —, bei Elektrounfall III 906ff.
—, —, und Embolie II 120; VI 95, 105, 125, 142 361ff.
—, —, bei Endokarditis lenta II 708ff.
—, —, bei Endokardfibrose II 788
—, —, bei endokriner Hypertonie V 657ff.
—, —, bei Endomyokardfibrose II 788
—, —, bei Fiedler-Myokarditis II 958
—, —, und Gravidität IV 487, 490ff., 496
—, —, bei Hämochromatose II 965; IV 683
—, —, bei Heredoataxie II 973
—, —, und Herzglykoside I 450ff., *459*ff., *462*ff., 471ff., 479ff., 489ff.
—, —, bei Herzinfarkt III 1175ff.
—, —, und Herzinsuffizienz I 403ff.; II 112
—, —, bei Herzkatheterismus II 1259ff.
—, —, bei Herzklappenfehler II 1322, 1416, 1445ff. 1466ff., 1440, 1507ff.
—, —, bei Herzneurose IV 821ff.
—, —, bei Herztrauma II 467ff., 498ff., 519ff.
—, —, bei Herztumoren II 1180ff., *1183*ff.
—, —, bei Hyperthyreose II 97, 103ff., 114; IV 316ff., 323
—, —, und Hypertonie V 657ff.
—, —, bei idiopathischer Herzhypertrophie II 975
—, —, bei Infekten II 104ff.
—, —, bei Kammerflattern II 79ff.
—, —, bei Kammerflimmern II 39, 41, 79ff.
—, —, bei Kammertachykardie II 155ff.

Arrhythmie, absolute, bei Karditis rheumatica II 589ff.
—, —, bei Kohlenoxydvergiftung III 875
—, —, und Kollaps I 959
—, —, bei konstriktiver Perikarditis II 1119ff.
—, —, labile II 81, 97
—, —, langsame II 81, 92
—, —, bei Leptospirosen II 905
—, —, bei Luftembolie IV 125
—, —, und Lungenembolie IV 95ff., 105ff., 142ff.
—, —, bei Lutembacher-Syndrom III 283ff.
—, —, bei Mitralinsuffizienz II 1416
—, —, bei Mitralstenose II 1322, 1339ff., 1369ff.
—, —, bei Myocarditis rheumatica II 589ff.
—, —, bei Myokarditis II 589, 898
—, —, bei Myokardsarkoidose II 948
—, —, und Myokardstoffwechsel III 843
—, —, bei Myokardtuberkulose II 943ff.
—, —, und Operabilität IV 628, 632
—, —, paroxysmale II 128ff.
—, —, bei paroxysmaler Tachykardie II 155ff.
—, —, bei Periarteriitis nodosa II 987ff.
—, —, bei Perikarditis II 1074
—, —, perpetua II 85, 112
—, —, bei Phäochromocytom V 657ff.
—, —, bei Pneumonie-Myokarditis II 912
—, —, bei Poliomyelitis II 819
—, —, Prognose II 112
—, —, bei Reticulosarkom IV 678
—, —, bei rheumatischem Fieber II 589ff.
—, —, bei Sarkoidose II 948
—, —, und Schock I 959
—, —, schnelle II 81, 90ff.
—, —, bei Sklerodermie II 990
—, —, Symptome II 80ff.
—, —, bei Tachykardie II 155ff.
—, —, terminale II 85ff.
—, —, Therapie II 112ff.
—, —, und Thrombose II 120
—, —, und Thyreoidea II 97, 103ff., 114; IV 316ff., 323
Arrhythmie, absolute, bei Tricuspidalinsuffizienz II 1507ff.
—, —, bei Tricuspidalstenose II 1490ff.
—, —, bei Tuberkulose II 943ff.
—, —, bei tuberkulöser Perikarditis II 1079
—, —, und Vasomotorik I 959
—, —, bei Vergiftungen III 875
—, —, Verlauf II 112
—, —, bei Vorhofflimmern II 80ff.
—, —, bei Vorhofseptumdefekt III 265ff.
—, —, Vorkommen II 101ff.
—, —, und Wolff-Parkinson-White-Syndrom II 387ff.
— bei Adams-Stokes-Syndrom II 251ff., 258, 263
—, Ätiologie II 102ff.
— bei allergischer Myokarditis II 951ff.
—, Allorhythmie II 32ff.
— und Alternans II 403ff.
— bei Amöbiasis II 935
— bei Amyloidose II 963ff.
— bei Aneurysmen III 207, 215
— bei angeborenem arteriovenösem Coronaraneurysma III 215
— bei angeborenem Herzfehler III 265ff.
— bei angeborenem perf. Sinus-Valsalvae-Aneurysma III 207
— bei Angina pectoris III 843, 1032ff.
— bei Angina tonsillaris II 914
— und Antesystolie II 27, 380, 382ff., 387ff.
— bei Aorteninsuffizienz II 1466ff.
— bei Aortenisthmusstenose III 456ff.
— bei Aortenstenose II 1445ff.
— und Atmung s. u. Arrhythmie, respiratorische
— bei Atrioventricularblock II 213ff., 221ff., 231ff., 237, 242
— bei Atrioventricular-Dissoziation II 286ff.
— bei auriculärer Leitungsstörung II 198ff.
—, Bigeminie I 492; II 32ff., 40ff., 53, 68, 72
— und Blutdruck V 144, 154, 657ff.,
— bei Blutkrankheiten IV 674, 680
— und Bradykardie II 15
Arrhythmie bei Brucellosen II 904
—, Bündelstamm- II 60ff.
— bei Carcinoid II 785
—, bei Carotis-Sinus-Syndrom II 142, 145, 272ff., 275ff.
— bei Chagas-Myokarditis II 931ff.
— bei Coma diabeticum IV 376ff.
— und Commissurotomie II 1385ff., 1391ff.
— und Coronarinsuffizienz III 834
— und Cor pulmonale IV 95ff., 105ff., 109ff., 125, 142ff.
— bei Coxsackie-Infekt II 921
—, Definition II 27ff.
— bei Dermatomyositis II 991
— bei Diabetes mellitus IV 376ff.
— durch Digitalis I 490ff.; II 39ff.
— bei Diphtherie-Myokarditis II 878ff., *894*ff.
— bei Dystrophia musculor. progr. II 972
— bei Dystrophia myotonica II 971
— bei Ebstein-Syndrom III 422
— bei Effort-Syndrom IV 715
—, Elektrokardiogramm bei II 32ff.
— bei Elektrounfall III 906ff.
— und Embolie II 120; IV 95, 105ff., 109, 125; VI 361ff.
— bei Endokarditis lenta II 708ff.
— bei Endokardfibrose II 788
— bei endokriner Hypotonie V 657ff.
— bei Endomyokardfibrose II 788
— und Entzügelungs-Hochdruck V 154
— bei essentieller Hypertonie V 788
— und experimentelle Hypertonie V 144, 154
—, fetale II 35ff.
— durch Extrasystolie s. dort
— bei Fiedler-Myokarditis II 957ff.
— bei Fleckfieber II 907
— bei Fokaltoxikose II 914
— und Genußgifte IV 826
— und Gravidität II 45; IV 487, 490ff., 495ff.
— bei Grippemyokarditis II 925
— bei Hämochromatose II 965; IV 683

Arrhythmie bei Heredoataxie II 973
— bei Herzblock s. a. dort II 179ff., 193ff., 198ff., 212ff., 214ff., 221ff., 228ff., 235ff., 242
— und Herzglykoside I 462, 479, 490ff.; II *39*ff., 66ff.
— bei Herzinfarkt III 1175ff.
— und Herzinsuffizienz II 77, 112ff.
— bei Herzkatheterismus II 1258ff.
— bei Herzklappenfehler II 1411ff., 1416, 1322, 1339ff., 1369ff., 1392, 1445ff., 1466ff., 1490ff., 1507ff.
— bei Herzneurose IV 821ff.
— bei Herztrauma II 464ff., 467ff., 497ff., 519ff.
— bei Herztumoren II 1180ff., *1182*ff.
— bei Hypercalcämie IV 447, 449
— bei Hyperkaliämie IV 433, 436
— bei Hyperthyreose II 21ff., 44, 71, 97, 103ff., 114; IV 316ff., 322ff.
— bei Hypertonie V 657ff.
— bei Hypocalcämie IV 449ff.
— und Hypophyse V 144
— bei Hypothyreose II 44
— bei Hypotonie V 788
— bei idiopathischer Herzhypertrophie II 975
— bei idiopathischer Perikarditis II 1074
— bei Infekten II 104ff., 223ff.
— bei Interferenz-Dissoziation II 290ff.
— und Kaliumstoffwechsel IV 436
—, Kammerextrasystolie s. dort
— bei Kammerflattern II 79ff.
— bei Kammerflimmern II 39, 41, 79ff.
— bei Kammertachykardie II 128, 132, 136ff., 150ff., 155ff., 161ff.
— bei Karditis rheumatica II 589ff.
— bei Kohlenoxydvergiftung III 875
— bei Kollagenosen II 589ff., 987ff.
— und Kollaps I 959
— bei konstriktiver Perikarditis II 1119ff.
— bei Leptospirosen II 905
— bei Leukämie IV 674

Arrhythmie, Luciani-Perioden II 27
— bei Luftembolie IV 125
— und Lungenembolie IV 95ff., 105ff., 109ff.
— bei Lutembacher-Syndrom III 283ff.
— und Magnesium-Stoffwechsel IV 457, 459
— durch Magnesiumsulfat II 148
— bei Masern II 922
—, Mechanismus II 29ff.
— bei Mitralinsuffizienz II 1411ff., 1416
— bei Mitralstenose II 1322, 1339ff., 1369ff., 1392
— bei Mononucleose II 927
— bei Myokarditis II 589ff., 618, 877ff., 895ff., 899ff.
— bei Myokarditis rheumatica II 589ff., 618
— bei Myokardsarkoidose II 947
— und Myokardstoffwechsel III 843
— bei Myokardtuberkulose II 943ff.
— bei Myxödem II 44
— in der Narkose II 41
— und Nebenniere II 45
— und Nervensystem II *41*ff.
— und Nicotin IV 826
— und Operabilität IV 628, 632
—, Pararhythmie II 285ff.
—, Parasystolie II 27, 29ff., 30ff., 299ff., 304
— bei Parotitis II 928
—, paroxysmale II 128ff.
— bei paroxysmaler Tachykardie II 128ff., 132ff., 136ff., 145, 155ff., 158ff., 161ff.
— bei Periarteriitis nodosa II 987ff.
— bei Perikarditis II 1074
— perpetuelle s. u. Arrhythmie, absolute
— bei Phäochromocytom V 657ff.
— durch Pharmaka II 39ff.
— und Pitressin V 144
— bei Pneumonie-Myokarditis II 912
— bei Poliomyelitis II 818ff., 918
—, Polygeminie II 32ff., 53, 72
—, postoperative IV 608
— bei postsynkopalem Syndrom II 261ff.
—, pränatale II 35ff.
— bei primär chronischer Polyarthritis II 993
—, Prognose II 112

Arrhythmie, Quadrigeminie II 32ff.
—, Reentrey-Theorie II 29ff.
—, respiratorische II 19ff.
—, —, bei Adipositas II 23
—, —, bei Dystrophie IV 296
—, —, bei Hyperthyreose II 21ff.
—, —, bei Karditis rheumatica II 590
—, —, und Myokarditis rheumatica II 590
—, —, und rheumatisches Fieber II 590
—, —, bei Sportherz I 927ff., 945
—, —, und Thyreoidea II 21ff., 44, 71, 97, 103, 114; IV 316ff., 322, 323ff.
—, —, bei vegetativer Labilität IV 722
— bei Reticulosarkom IV 678
— bei Reizleitungsstörungen s. dort
— bei rheumatischem Fieber II 589ff.
— bei Roemheld-Syndrom IV 865
— bei Sarkoidose II 947
— bei Scharlach-Myokarditis II 878ff., 895ff., 900
— und Schenkelblock II 51ff., 159, 341ff.
— und Schock I 959
— bei Sinuauriculärblock II 193ff.
—, Sinus- II 19ff.
—, Sinusextrasystolie II 32ff., 35ff., *45*ff.
— bei Sklerodermie II 990
— bei Sportherz I 927ff., 945
— bei Tachykardie II 30, 34, 38, 44, 73ff., 128ff., 132ff., 136ff., 145, 150ff., 158, 161ff.
—, terminale II 128ff.
— bei Tetanie IV 449ff.
—, Therapie II 75ff., 112ff.
— bei Thoraxdeformation IV 229ff.
— und Thrombose II 120
— und Thyreoidea II 97, 103ff., 114; IV 316ff., 323
— bei totalem Block II 228f. 231ff., 235ff., 237, 242
— bei Tricuspidalinsuffizienz II 1507ff.
— bei Tricuspidalstenose II 1490ff.
—, Trigeminie II 32ff., 58
—, bei Tuberkulose II 943ff.

Arrhythmie bei tuberkulöser Perikarditis II 1079
— bei Umkehr-Extrasystolie II 72, 190, 290, 296, *309*ff.
— bei Umkehrrhythmus II 309ff.
— und Vasomotorik I 959
— bei vegetativer Labilität IV 704ff., 709ff., 787ff.
— bei Vergiftungen III 875
—, Vorhofextrasystolie II 32ff., 35ff., *47*ff., 190ff.
— bei Vorhofflattern s. a. dort II 78ff., 86ff.
— bei Vorhofflimmern s. a. dort II 37, 41, 44, 73ff., 78ff., 86ff., 189ff.
— bei Vorhofseptumdefekt III 265ff.
—, Vorkommen II 35ff., 101ff.
— bei Wenckebachscher Periodik s. dort
— und Wolff-Parkinson-White-Syndrom II 380, 382ff., 387ff.
Arsen bei Aortitis luica VI 357ff.
— bei Gefäßkrankheiten VI 357ff.
— und Myokarditis II 874
— und Myokardose II 968ff.
— bei Lues VI 357ff.
Arsenik und Capillarpermeabilität VI 582
— und Capillarresistenz VI 582
— und Purpura VI 582
—, vegetabiler VI 584
Arsenvergiftung III 890ff.
— und Angina pectoris III 890
— und Capillarresistenz VI 582
— und Capillarspasmen VI 537
— und Capillarpermeabilität VI 582
— und Coronarinsuffizienz III 890
— und Endangitis obliterans VI 267ff.
— und Gefäßkrankheiten VI 244, 267ff., 534ff., 582
— und hämorrhagische Diathese VI 582
— und Herzinfarkt III 891
— und Kollaps I 958
— und Livedo reticularis VI 534ff.
— und Schock I 958
— und sekundäres Raynaud-Syndrom VI 244
— und Vasomotorik VI 244
Arsenvergiftung und vegetative Labilität IV 827
Arsine und Capillarpermabilität VI 582
— und Capillarresistenz VI 582
— und hämorrhagische Diathese VI 582
Arterenol s. u. Noradrenalin
„Arterial orthostatic anaemia“, Begriff IV 732
Arterien VI 1ff.; s. a. unter den einzelnen Arterien unter ihrem Eigennamen
— bei Addison-Syndrom V 797
— und Adipositas IV 625
— bei Akrocyanose VI 533
—, Anatomie VI 1ff.
— bei Aneurysmen VI 442ff., 463ff.
— bei angeborenen arterio-venösen Fisteln VI 469ff.
— bei angeborenem Herzfehler III 73, 162, 195ff., 445ff., 450ff., 478ff.
— bei Angiomen VI 588ff.
— bei Angiopathia diabetica IV *354*ff.
— bei Aortenaneurysma VI 448
— bei Aortenbogen-Anomalien III 478ff.
— bei Aortenbogensyndrom VI 375ff.
— bei Aortenhämatom (intramural) VI 458ff.
— bei Aortenisthmusstenose III 445ff., 450ff; V 362ff., 754ff., 766
— bei Aortenstenose II 1431
— bei Aortenthrombose VI 372ff.
— bei Aortitis luica VI 349ff., *351*ff.
— und Aortogramm VI 130ff.
— bei Aortopulmonalseptumdefekt III 195ff.
— bei Arteriitis disseminata VI 343ff.
— bei Arteriitis luica VI 347ff.
— bei Arteriitis rheumatica VI 345ff.
— und Arteriographie VI 121ff.
— bei Arteriosklerose V 351ff.; VI 387ff.
— bei Arteriosklerosis obliterans VI 429ff.
— bei Arteriosklerosis obliterans diabetica VI 437ff.
— bei arteriovenösen Fisteln VI 469 ff., 473ff.
— und Balneotherapie I 664ff.
Arterien bei Bilharziose IV 239ff.
— und Blutdruck V 8ff., 19ff., 37ff., 122, 287ff., 293ff., 344, 351ff., 415ff., 595ff., 658, 781ff., 790ff.
— und Calciumstoffwechsel IV 454
— und Capillarpermeabilität VI 552
— und Capillarektasien VI 527
— bei Carotissinus-Syndrom V 818
— und Chlorothiazid V 590
— und Cor pulmonale IV 62ff. 98ff., 140ff.
— und Cynaose VI 530ff.
— bei Diabetes mellitus IV 345ff., 354ff.; V 337, 353, 395, 419ff., 425ff., 618; VI 437ff.
— bei diabetischer Glomerulosklerose IV 364ff.; V 618ff.
— bei Ductus Botalli persist. III 73ff., 162ff.
— bei Dystrophie IV 301ff.
— bei Eisenmenger-Komplex III 38
—, Elastizität V 8ff., 20ff., 287ff.
— bei Embolie VI 361ff.
— bei Endangitis obliterans VI 271ff., 281ff.
— bei Endokardfibrose II 786
— bei Endokarditis acuta bact. II 727ff.
— bei Endokarditis lenta II 692ff., 705ff., *710*ff.
— bei Endokarditis pariet. fibroplast. II 786
— und Endokardsklerose II 789
— bei endokriner Hypertonie V 658ff., 797
—, Entwicklungsgeschichte III 1ff., 5ff.; II 1ff.
— bei Erfrierung I 981; VI 555ff.
— und Ernährung IV 625
— bei Erythematodes VI 344
— bei Erythralgie VI 527
— und essentielle Hypertonie V 287ff., 293ff., 344, 351ff., 415ff., 790ff.
— und experimentelle Hypertonie V 37ff., 122ff.
— und Gefäßgeräusche VI 53
— und Gefäßmißbildungen VI 588
— und Gefäßspinnen VI 543
— bei Glomerulosklerose V 618ff.
— bei Gravidität IV 500ff.

Arterien bei Graviditätstoxikose IV 512ff., 517ff.
— und Hämangiome VI 595
— bei Hämangiosarkom VI 601ff.
— bei Hämochromatose IV 684
— des Herzens III 657ff. s. a. unter Coronargefäße
— bei Herzinfarkt III 718
— bei Herzklappenfehler II 1303ff., 1311ff., 1431
— und Herztrauma II 464ff.
— bei Hirnbasisaneurysma VI 463ff.
— und Hydralazine V 546ff.
— und Hydrochlorothiazid V 590
— und Hyperämieteste VI 57ff., 61ff.
— bei Hyperthyreose IV 316ff.
— und Hypertonie V 37ff., 122, 287ff., 293ff., 344, 351ff., 415ff., 595ff., 658
— bei Hypothyreose IV 320ff., 335; V 353
— und Hypotonie V 781ff., 790ff.
— bei Infektionen IV 577; V 801ff.
— bei Karditis rheumatica II 603ff.
— bei Klippel-Trénaunay-Syndrom VI 588
— und Körpergewicht IV 625
— und Kollaps I 987ff., 993ff., 1037ff., 1044ff., 1112
— bei konstriktiver Perikarditis II 1101ff.
— und Lebensalter IV 620ff.
— bei Leukämie IV 674
— bei Livedo reticularis VI 534ff.
— bei Lungenembolie IV 98ff.
— bei Lues VI 347ff., 351ff.
— bei maligner Hypertonie V 626ff.
— bei Martorelli-Syndrom V 344
— bei Mediasklerose VI 441
— bei Mitralstenose II 1303ff., 1311ff.
— des Myokards III 657ff. s. a. unter Coronargefäße
— bei Myokardtuberkulose II 943
— bei Myxödem IV 320ff., 335; V 353
— bei Orthostase IV 729ff.; V 811
Arterien und Oscillogramm VI 78ff.
— bei Periarteriitis nodosa II 984ff.
— bei Pericarditis II 1101
— bei Perniosis VI 559ff.
— bei Periarteriitis nodosa V 612ff., VI 311ff.
— bei Phlebitis VI 489, 492
— bei Phäochromocytom V 658ff.
—, Physiologie VI 1ff.
— und Plethysmogramm VI 71ff.
— bei Pneumokoniose IV 209ff.
— bei Polycythämie IV 665
— bei postthrombotischem Syndrom VI 511ff.
— bei Postural hypotension IV 740ff.; V 815
— bei Pulmonalaneurysma VI 466
— bei Pulmonalsklerose IV 241ff.
— und Pulswelle VI 50, 81ff.
— bei Pyelonephritis V 607ff., 611
— bei Raynaud-Syndrom VI 223ff.
— und reaktive Hyperämie VI 57ff.
— und Regelkreis IV 745ff.
— und renale Hypertonie V 595ff.
— und Rheogramm VI 74ff.
— bei rheumatischem Fieber II 603ff.
— bei Riesenzellarteriitis VI 337ff., 339ff.
— und Saug-Drucktherapie VI 154ff.
— und Schock I 987ff., 993ff., 1037ff., 1044ff., 1100ff., 1112
— bei Schockniere I 1100ff.
— bei sekundärem Raynaud-Syndrom VI 234ff.
— bei Silikose IV 209ff.
— und Steroide V 122
— und Synkardialmassage VI 151ff.
— bei Thrombophlebitis VI 489ff., 492ff.
—, Thrombose der VI 371ff.
— und Thyreodea IV 316ff.
— bei Tuberkulose II 943; VI 347
— bei Ventrikelseptumdefekt III 221ff.
— bei Vorhofseptumdefekt III 257ff.
— und Wärmetherapie VI 155ff.
Arterien, Windkesselfunktion V 19ff., 287ff. s. a. u. Windkessel
Arterienembolie s. u. Embolie
Arterienmißbildungen III 64ff.
— bei Angiomen VI 588
—, Aortenisthmusstenose s. a. dort III 66ff.
— der Coronargefäße s. u. Coronargefäßmißbildungen
—, Ductus Botalli persistent s. a. dort III 70ff.
— und Hirnaneurysma VI 465
— und Hirnbasisaneurysma VI 463ff.
— bei Klippel-Trénaunay-Syndrom VI 588
Arterienplastik s. u. Gefäßtransplantation
Arterienpulse bei Akrocyanose VI 533
— bei Angiopathia diabetica VI 439ff.
— bei Aortenbogensyndrom VI 376ff.
— bei Aortenhämatom, intramuralem VI 458, 460
— bei Aortenisthmusstenose III 445ff., 453ff.
— bei Aortenthrombose VI 372ff.
— bei Arteriosklerosis obliterans VI 431ff.
— bei Arteriosklerosis obliterans diabetica VI 439ff.
— bei Capillarektasien VI 533
— bei Diabetes mellitus VI 439ff.
— bei Embolie VI 363ff.
— bei Endangitis obliterans VI 281ff.
— bei Gefäßkrankheiten s. u. den einzelnen Erkrankungen
— bei Perniosis VI 559
— bei Phlebitis VI 489ff., 493
— bei Riesenzellarteriitis VI 339ff.
— bei Thrombophlebitis VI 489ff., 493
— und Thrombose VI 371ff.
Arterienpunktion, Technik II 1242ff.
Arterienresektion s. u. Gefäßresektion
Arterienthrombose VI 369ff.
— und Arteriosklerose VI 400, 429ff.
— bei Arteriosklerosis obliterans VI 429ff., 435
— bei Herzinfarkt III 1230
— im Kollaps I 1112

Arterienthrombose im Schock I 1112
— und sekundäres Raynaud-Syndrom VI 235, 247
—, Vasomotorik bei VI 369ff.
Arterientransplantation s. u. Gefäßtransplantation
Arterienverschluß s. u. Gefäßverschluß
Arteriitis VI 335ff.
— allergische II 984ff.
— — und allergische Myokarditis II 951ff.
— und Aneurysmen VI 348, 442ff., 463ff.
— und Arteriosklerose III 922ff., 928ff., IV 241ff., 247ff.
— und arteriovenöse Fisteln VI 473
— bei Bilharziose IV 239ff.
— und Blutdruck V 40, 122
— brachiocephalica VI 340 s. a. u. Aortenbogensyndrom
— der Coronargefäße III 920ff.
— und Coronardurchblutung III 922, 928ff., 930
—, Cor pulmonale bei IV 62, 140ff.
— cranialis VI 341
— disseminata VI 343ff.
— bei Ductus Botalli persistent. III 73, 74ff.
— und Dystrophie IV 311
— bei Endangitis obliterans III 920ff.
— bei Endokardfibrose II 786
— bei Endokarditis acuta bakt. II 727ff.
— bei Endokarditis lenta II 705ff., *710*ff.
— bei Endokarditis pariet. fibroplast. II 786
— und Fokaltoxikose III 923ff.
— gigantocellularis s. u. Riesenzellarteriitis
— granulomatosa s. u. Riesenzellarteriitis
— und Herzinfarkt III 930
— und Hypertonie V 40, 122
— und Infekte III 923ff.; IV 577ff.
— bei Karditis rheumatica II 603ff.
— und Links-Schenkelblock II 356
— luica VI 347ff.
— — und Aneurysmen VI 348, 442ff., 463ff.
— — und Hirnbasisaneurysma VI 348, 463ff.
— und Myokarditis II 951ff.
— und Nebenniere V 122
Arteriitis nodosa s. u. Periarteriitis nodosa
— bei Polycythämie IV 665
—, postinfektiöse IV 577ff.
—, pulmonale IV 62
— und Pulmonalsklerose IV 241ff., 247ff.
— bei Pyelonephritis V 611
— und Rechts-Schenkelblock II 356
— rheumatica III 922, 928ff.; V 663
— und Coronarinsuffizienz III 922ff., 928ff.
— und Coronarsklerose III 922ff., 928ff.
— und Herzinfarkt III 930
— bei rheumatischem Fieber II 603ff.; III 922, 928ff.; V 663; VI 345ff.
—, Rothsche III 73
— und Schenkelblock II 356
— stenosans III 730ff., 920ff.
— — coronaria III 730, 737
— — und Coronarsklerose III 920ff.
— —, Pathologie III 921
— und Steroide V 122
— temporalis V 663; VI 335ff.; s. a. u. Riesenzellarteriitis
— tuberculosa VI 347
— und Wilson-Block II 356
Arteriogramm s. a. u. Angiogramm VI 121ff.
— bei Aneurysmen III 216; VI 464ff., 467
— bei angeborenem arteriovenösem Coronaraneurysma III 216
— bei angeborenen arteriovenösen Fisteln VI 470ff.
— bei angeborenem Herzfehler III 181ff., 202
— der Aorta s. a. Aortogramm
— bei Aortenbogensyndrom V 767
— bei Aortopulmonalseptumdefekt III 202
— bei Arteriosclerosis obliterans VI 433ff.
— bei arteriovenösen Fisteln VI 130, 470ff., 479
— bei bakterieller Endokarditis II 712
— und Blutdruck V 393, 596
— cerebrales V 393; VI 122
— bei Ductus Botalli persistent. III 181ff.
— bei Embolie IV 113ff.; VI 365
— bei Endangitis obliterans VI 295
Arteriogramm bei Endocarditis lenta II 712
— bei endokriner Hypertonie V 678
—, Ergebnisse VI 126ff.
— bei essentieller Hypertonie V 393
— bei Gefäßkrankheiten VI 122ff., 227, 295, 433ff.
— bei Gefäßmißbildungen III 216; VI 464ff., 470ff.
— bei Hirnbasisaneurysma VI 464ff.
— bei Hypertonie V 393, 596, 678
— und Kallikrein V 217
— bei Lungenembolie IV 113ff.
— bei Phäochromocytom V 678
—, postmortales VI 121ff.
— bei Raynaud-Syndrom VI 227
— bei renaler Hypertonie V 596
—, Technik VI 122ff.
— bei Valsalva-Versuch IV 775ff.
— und Vasomotorik VI 122, 127ff.
—, vertebrales VI 122
Arteriohypertensin und Blutdruck V 161
Arteriolen bei Akrocyanose VI 532ff.
— bei Amyloidose V 617
—, Anatomie VI 3ff.
— bei angeborenem Herzfehler III 162ff., 223, 257ff., 450ff.; V 757ff.
— bei Aorteninsuffizienz II 1461ff.
— bei Aortenisthmusstenose III 450ff.; V 757ff.
— und Aortographie VI 138
— bei Arteriitis disseminata VI 343ff.
— bei Arteriosklerose V 351ff.
— und Balneotherapie V 591ff.
— bei Beriberi IV 395
— bei Bleivergiftung V 772
— und Blutdruck V 344, 350, 352ff., 415ff., 595ff., 607ff., 617ff., 658, 781ff., 791ff.
— und Capillardruck VI 98ff.
— bei Capillarektasien VI 525ff., 528ff.
— und Capillarspasmen VI 537
— und Cor pulmonale IV 62
— und Digitalis V 494
— bei Ductus Botalli persistens III 162ff.

Arteriolen bei Eintauchfuß VI 561
— bei Elektrounfall III 904ff.
— bei Embolie VI 373
— bei endokriner Hypertonie V 658
— bei Endokarditis lenta II 692ff., 719ff.
— bei Endangitis obliterans VI 274ff.
— bei Erfrierung VI 555
— und Erythem VI 42
— bei Erythromelalgie VI 525ff.
— bei essentieller Hypertonie V 344, 350, 352ff., 415ff.
— und essentieller Hypotonie V 791ff.
— und Ganglienblocker V 566ff.
— bei Gefäßkrankheiten II 984ff.; V 351ff.; VI 224ff., 274ff., 343ff., 525, 532ff., 555, 561ff.
— und Gefäßspinnen VI 543
— bei Graviditätstoxikose IV 512ff.; V 731ff.
— und Hauttemperatur VI 88
— bei Herzinfarkt III 718
— bei Herzklappenfehler II 1303ff., 1313ff.
— und Hypertonie IV 364ff.; V 344, 350, 352ff., 415ff., 595ff., 607ff., 617, 618ff., 658
— und Hypertonie-Therapie V 494
— und Hypotonie V 781ff., 791ff.
— bei Infektionen I 983ff.; V 801ff.; VI 568
— bei infektiösem Schock I 983ff.
— im Kollaps I 976, 983ff., 1012
— bei kombiniertem Mitralfehler II 1409
— und Lebensalter IV 620ff.
— bei Livedo reticularis VI 534ff.
— und Lymphgefäßinsuffizienz VI 610
— und Lymphödem VI 610
— bei maligner Hypertonie V 352, 415ff., 626ff.
— und Martorelli-Syndrom V 344; VI 380
— bei Mitralstenose II 1303ff. 1313ff.
— bei Moschcowitz-Symmers-Syndrom VI 571ff.
— und Nitrite V 494
— bei Orthostase IV 729ff.
— und Oscillogramm VI 79
Arteriolen bei Periarteriitis nodosa II 984ff.; VI 31ff.
— bei Phäochromocytom V 658
— und Plethysmogramm VI 73
— bei postthrombotischem Syndrom VI 511ff.
— bei primärem Schock I 976
— bei Pulmonalsklerose IV 241ff.
— und Purine V 494
— bei Purpura infectiosa VI 568
— und Pyelonephritis V 607ff.
— bei Raynaud-Syndrom VI 224ff.
— und reaktiver Hyperämie VI 60
— und Regelkreis IV 745ff.
— und renaler Hypertonie IV 364ff.; V 595ff., 607ff., 617, 618ff.
— bei Schock I 976, 983ff., 1012
— bei Schützengrabenfuß VI 561
— und Serotonin VI 529
— und Terminalstrombahn VI 13ff.
— bei Ulcus cruris V 344; VI 380
— und Vasomotorik V 566ff.; VI 537
— bei Ventrikelseptumdefekt III 223
— bei Verbrennung VI 562
— bei Vergiftungen V 772; VI 243
— bei Vorhofseptumdefekt III 257ff.
— und Waterhouse-Friedrichsen-Syndrom IV 565
Arteriolitis und Blutdruck V 122ff.
— bei Endangitis obliterans V 626
— bei Endokarditis lenta II 692ff., 719ff.
— und experimentelle Hypertonie V 122ff.
— und Hypertonie V 122ff.
Arteriolonekrose bei Bleivergiftung V 772
— und Blutdruck V 362
— und essentielle Hypertonie V 362
— und experimentelle Hypertonie V 362
— bei Herzinsuffizienz I 767
— und Hypertonie V 362
Arteriolonekrose bei maligner Hypertonie V 626ff.
— bei Ventrikelseptumdefekt 223
— bei Vergiftungen V 772
Arteriolosklerose bei Bleivergiftung V 772
— und Blutdruck V 417ff., 595ff.
— und Coronarsklerose I 757ff.
—, Cor pulmonale bei IV 62
— bei essentieller Hypertonie V 417ff.
—, Gefäßgeräusche bei VI 50
— und Herzhypertrophie I 758
— bei Hypertonie V 417ff., 595ff.
— und Lebensalter I 757; IV 620ff.
— bei maligner Hypertonie V 626ff.
— des Myokard I 758
— der Niere V 417ff.
—, pulmonale IV 62, 241ff.; s. a. u. Pulmonalsklerose
—, renale Hypertonie bei V 595ff.
Arteriopathia chronica deformans VI 385
— pulmonalis s. u. Pulmonalsklerose
Arteriosclerosis obliterans VI 429ff.
— — und Aneurysmen VI 433, 435
— — und Aortenbogensyndrom VI 376
— —, Aortenthrombose bei VI 372ff.
— — und Arterienthrombose VI 435
— —, Arteriogramm bei VI 127ff.
— — und Coronarinsuffizienz III 737
— — und Coronarsklerose III 737
— — bei Diabetes mellitus s. u. Arteriosklerosis obliterans diabetica
— —, Diagnose VI 432ff.
— — und Endangitis obliterans VI 287ff.
— —, Komplikationen VI 434ff.
— — und Myokardstoffwechsel III 737
— —, Pathologie VI 430ff.
— —, Physiologie VI 430ff.
— —, Prognose VI 437
— —, Symptome VI 431ff.
— — und Synkardialmassage VI 151ff.

Arteriosclerosis obliterans, Therapie VI 423, 435ff.
— — und Thrombose VI 434ff.
— —, Vasomotorik bei VI 434
— —, Vorkommen VI 430ff.
— — diabetica VI 437ff.
— — —, Morphologie VI 437ff.
— — —, Pathogenese VI 438ff.
— — —, Pathologie VI 437ff.
— — —, Prognose VI 441
— — —, Symptome VI 439ff.
— — —, Therapie VI 440ff.
Arteriosklerose V 595ff., 618ff.; VI *381*ff.
— und Adams-Stockes-Syndrom II 263
— und Aderlaß I 591ff.
— und Adipositas IV 382ff., 385ff., 390, 625
—, Ätiologie VI 387ff.
— und Allergie III 388ff.
— und Altersherz I 757ff.
— und Anämie IV 644, 653
— und Anaesthesie IV 612
—, Anatomie V 417ff.
— bei Aneurysmen III 373, 940; VI 429ff., 433ff., 442ff., 466
— und angeborener Herzfehler III 78, 432, 450, 457, 501ff.
— bei angeborener Pulmonalstenose III 78
— bei angeborener Tricuspidalinsuffizienz III 432
— und Angina pectoris III 730ff., 739
— bei Angiopathia diabetica IV 354ff., 364ff., 369ff.; VI 415, 550
—, Antesystolie bei II 395
—, Antihistamine bei V 496
— und Aortenbogensyndrom V 766ff.; VI 376
— und Aortenhämatom (intramural) VI 454, 456ff.
— und Aorteninsuffizienz II 1453ff.
bei Aortenisthmusstenose III 450ff., 457ff.; V 362ff., 754ff., 757ff., 763
— und Aortenthrombose VI 372ff.
— bei Arsenvergiftung III 890ff.
— und arteriovenöse Lungenfistel III 388
— und Aortenstenose II 1427ff., 1447
Arteriosklerose bei Aortopulmonalseptumdefekt III 195ff.
— und Arryhtmie II 90, 100, 103ff.
— und Arteriitis rheumatica VI 345ff., 399
—, Arteriogramm bei VI 127ff.
—, Atherome bei V 352ff.
— und Atrioventricularblock II 211ff., 223ff., 231ff., 242ff.
— und Atriventricular-Rhythmus II 280ff.
— und Augenhintergrund V 423
— und Balneotherapie I 700
— und Belastung III 913ff.
— bei Beriberi IV 393ff.
— und Beruf VI 395ff.
— und Bleivergiftung III 889; V 77
—, Blutdruck V 32ff., 37ff., 307ff., *351*ff., 366ff., 397, 595ff., 618ff., 780ff., 995; VI 397ff.
— und Blutgerinnung III 948ff., 963ff.
— und Blutkrankheiten IV 644, 653
— und Bradykardie II 19
— und Calciumstoffwechsel IV 454
— und Capillaraneurysmen 545
— und Capillarektasien VI 527
— und Capillarpermeabilität VI 550
— und Capillaropathia diabetica VI 550
— und Capillarresistenz VI 105
— und Carotissinus-Reflex II 145; V 714
— und Carotissinus-Syndrom II 274ff.; V 818
— und Chinidin II 122
— und Cholesterin III 740ff., 756ff., *767*ff., 779ff.; VI 384ff., *403*ff.
— und Cholinderivate II 147
— und Commissurotomie II 1385ff., 1388
—, Coronaraneurysma bei III 940
— und Coronarembolie III 971ff., 974
— der Coronargefäße III 730ff. s. a. u. Coronarsklerose
— bei Coronargefäßmißbildungen III 568ff., 940
— und Coronarinsuffizienz III 730ff., 739
— und Coronarspasmen III 834ff.
Arteriosklerose und Coronarsklerose III 730ff., 739, 803ff.
— und Coronarthrombose III 947ff.
— und Coronarverschluß III 947ff.
— bei Cor triloculare biatriatum III 540ff.
— bei Cossio-Syndrom III 59
—, Definition VI 382
—, Deltatheorie V 353
— und Diabetes mellitus III 788ff.; IV 354ff., 364ff., 369ff., 381; V 353, 419ff.; VI 415, 550
— bei diabetischer Glomerulosklerose V 618ff.
—, Diagnose VI 418ff.
— und Digitalis II 122
—, divergierender Schenkelblock bei II 364
—, doppelseitiger Schenkelblock bei II 362
— und Ductus Botalli persist. III 73, 179, 183
— und Dystrophie IV 294, 301, 311ff.
—, Elektromyogramm bei VI 95
— und Elektrounfall III 905ff.
— und Embolie VI 362ff.
— und Encephalopathie V 391
— und Endangitis obliterans III 918ff., 930ff.; VI 274ff., 278, 287ff., 399
— und Endocarditis lenta II 713
— und Erfrierung VI 555
— und Ernährung III 773ff.; VI 390, 392ff., 625
— und Erythralgie VI 527
— und essentielle Hypertonie V 307ff., *351*ff., 366ff., 397
—, experimentelle V 355ff.; VI 388
— und Extrasystolie II 379
— und Fettstoffwechsel V 353ff.
— und Fokaltoxikose III 924ff.
—, Formen VI 387
— und Ganglienblocker V 594
— und Genußgifte III 885ff.; VI 400ff.
— und Gefäßmißbildungen III 373, 376, 381ff., 386ff., 388, 568ff., 825ff., 829ff., 940
—, Geschlechtsdisposition VI 390

Arteriosklerose und Geschlechtshormone VI 390ff., 396, *414*ff., 427ff.
— und Glomerulosklerose V 618ff.
— und Gravidität IV 504
— und Hämochromatose IV 684ff.
— und Hämoperikard II 1151
—, Heparin bei VI 422ff.
—, Heredität III 750ff.
— und Herzblock II 196ff., 211ff., 223ff., 231ff., 242ff.
— und Herzglykoside I 462, 464ff., 499
—, Herzhypertrophie bei I 736, 755ff., 757ff.; III 822ff.
— und Herzinfarkt III 730ff., 1060ff.
— und Herzinsuffizienz I 113, 123, 403
— und Herzklappenfehler II 1427ff., 1447; III 942, 1314ff., 1359ff., 1388
— und Herztrauma II 483ff., 534
— und Hirnaneurysma VI 465
— und Hirnbasisaneurysma VI 463
— und Hirndurchblutung V 397
—, Histologie V 351ff.
— und Hormone III 749ff., *788*ff.; VI 390ff., 412ff.
— und Hyperthyreose IV 316ff., *319*ff.
— und Hypertonie III 734ff., 754ff., 796ff., *798*ff., *803*ff.; V 32ff., 37ff., 307ff., *331*ff., 366, 397, 595, 618, 658; VI 397ff.
— und Hypoglykämie IV 381
— und Hypophyse VI 414
— bei Hypothyreose IV 335
—, Hypotonie bei V 780ff., 795; VI 397ff.
— und Hypoxie VI 398ff.
— und Infekte III 924ff.
— und Insulin IV 381
—, Interferenz-Dissoziation bei II 295ff.
—, Kammerflattern bei II 171ff.
— und Kammertachykardie II 150ff., 166ff.
— und Karditis rheumatica II 603ff.
— und Klima VI 391ff.
— und Körperbau VI 390ff.
— und Körpergewicht IV 625
— und Kollaps I 1027, 1113
— und konstrikt. Perikarditis II 1130
Arteriosklerose und Kreislaufstörungen VI 397ff.
— und Leukämie IV 674
— und Lebensalter VI 382, 388ff., 620ff.
— und Links-Schenkelblock II 339ff., 352ff., 356
—, Linksverspätung bei II 374
— und Livedo reticularis VI 534ff.
—, Lokalisationsproblem V 353
— und Lues III 828ff.
— bei Lungenemphysem IV 178ff.
— und Lungenödem I 134
— und maligne Hypertonie V 352
— und Magnesiumstoffwechsel IV 461
— und Mediasklerose VI 441
— und Mineralhaushalt IV 461; VI 401ff.
— und Minutenvolumen V 281
— und Mitralinsuffizienz II 1410ff., 1424
— bei Mitralstenose II 1314ff., 1359ff., 1388
— und Morphin I 420
—, Morphologie VI 382ff.
—, Myokard bei I 707, 736; III 730ff.
— und Myokarditis II 882, 903
— und Nebenniere III 749ff., 791ff.; VI 413
—, nekrotisierende V 360ff.
— und Nicotin III 885ff.; VI 400ff.
— und Nicotinallergie III 888
— der Niere V 416ff.
— und Nitrobenzol III 891
—, Oscillogramm bei VI 80
— obliterierende s. u. Arteriosclerosis obliterans
— und Operabilität IV 620ff., 625ff., 627ff., 629ff.
—, Pararhythmie bei II 295ff., 305ff.
—, Parasystolie bei II 305ff.
— und paroxysmale Tachykardie II 130ff., 137, 145, 150ff., 166ff.
—, Pathogenese V 353ff.; VI 383ff.
—, Pathologie V 351ff., 417ff.; VI 383ff.
— und Periarteriitis nodosa VI 399
— und Perikarditis II 1130
— bei peripherer Pulmonalstenose III 376
Arteriosklerose bei Phosphorvergiftung III 890
— bei Polycythämie IV 663, 665
— und Postural hypotension IV 738ff.; V 815
—, Prophylaxe III 1498ff.; VI 420ff.
— und Psyche III 854ff., 865ff.
— und Pulmonalaneurysma III 373; VI 466
— bei Pulmonalarterienaplasie III 381
— und Pulmonalsklerose IV 246
— bei Pulmonalstenose III 376
— und Rauwolfia-Alkaloide V 540
— und Rechts-Schenkelblock II 331, 340, 342, 352ff., 356
— und Reizleitungsstörungen II 196ff., 211ff., 223ff., 231ff., 242ff.
— und relative Aorteninsuffizienz II 1453
—, renale Hypertonie bei V 595ff., 618ff.
— und rheumatisches Fieber II 603ff.; III 922ff., 928ff.
—, Röntgendiagnose VI 419ff.
— und Scharlach-Myokarditis II 903
—, Schenkelblock bei II 331, 339ff., 342, 352ff., 356, 362ff.
— und Schock I 1027, 1113; 397ff.
— bei Sinuauriculärblock II 196ff.
— und Stoffwechsel VI 382ff., 390ff., *403*ff., 415ff.
— und Strophanthin II 147
— und Sympathicomimetica II 149
—, Synkardialmassage bei VI 151ff.
— und Tachykardie II 130ff., 137, 145ff., 150ff., 166ff.
—, Therapie VI 420ff.
— und Thrombophlebitis VI 501
— und Thrombose VI 384, 400
— und Thyreoidea I 600; III 792ff., IV 316ff., 319ff., 335; V 353; VI 412ff.

Arteriosklerose und Thyreoidea-Hemmung I 600
— und totaler Block II 231ff., 242ff, 263
— bei Transposition der Aorta und Pulmonalis III 501ff.
— und Trauma VI 396
— bei Tuberkulose III 938ff.
— und Vasomotorik VI 400
— und vegetative Labilität VI 400
— und Vergiftungen V 771, 772; VI 401ff.
—, Verlauf VI 387
—, Verspätungskurven bei II 374
— bei Ventrikelseptumdefekt III 223ff.
— und Vitamine VI 394ff., 402ff., 417ff.; 427
— und Vorhofflattern II 100, 103ff.
— und Vorhofflimmern II 90, 103ff.
— bei Vorhofseptumdefekt III 59
—, Umkehr-Extrasystolie bei II 315
—, Umkehrrythmus bei II 315
— und Umwelt VI 391ff., 395ff.
—, Wilson-Block bei II 331, 352ff., 356
—, Wolff-Parkinson-White-Syndrom bei II 395
— und Xanthomatose 754ff.
Arteriotomie und Blutdruck V 161
Arteriovenöse Fistel s. u. Fistel, arteriovenöse
— Aneurysmen s. u. Aneurysmen, arteriovenöse
Asbest-Pneumokoniose und Cor pulmonale IV 217ff.
Aschoffsche Knötchen II 566ff.
— — bei allergischer Myokarditis II 952
— —, Anatomie II 566ff.
— — und C-reaktives Protein II 597
— — und Endocarditis lenta II 684ff., 701ff., 705ff.
— — der Gefäße II 603ff.
— — der Haut II 602ff.
— — bei Herzklappenfehler II 1368ff., 1381ff.
— — bei Karditis rheumatica II 566ff., 602ff.
— — bei Mitralstenose II 1368ff., 1381ff.
— — bei Myokarditis II 566ff., 597, 619, 899ff.
Aschoffsche Knötchen bei Myokarditis rheumatica II 566ff., 597
— — bei Pankarditis rheumatica II 619ff.
— —, Pathologie II 566ff.
— — bei Perikarditis rheumatica II 899ff.
— — bei rheumatischem Fieber II 566ff., 602ff.
— — bei Scharlach-Myokarditis II 899ff.
— —, subcutane II 602ff.
Ascites I 303ff.
— bei angeborenen arteriovenösen Fisteln VI 470
— bei Beriberi IV 391ff.
— bei Blutkrankheiten IV 674
— und Blutmenge I 327ff.
—, Eiweißgehalt I 298ff.
— bei Fiedler-Myokarditis II 957ff.
— bei Graviditätstoxikose V 727
— bei Hämangioendotheliom VI 600
— bei Herzinsuffizienz I 137, 178, 180, 214, 242ff., 299ff., *303*ff., 402ff., 791
— bei Herzklappenfehler II 1411, 1490ff., 1506ff.
— bei Herztrauma II 508ff.
— und Kallidinogen V 226
— bei konstrikt. Perikarditis II 1098ff., 1100ff.
— und Leber I 305ff.
— bei Leukämie IV 674
— und Lungenelastizität I 178
— und Lungenödem I 137
— und Lymphgefäßinsuffizienz VI 610
— und Lymphödem VI 610
—, Mineralgehalt I *299*ff.
— bei Mitralinsuffizienz II 1411ff.
— bei Myokarditis II 957
—, Pathogenese I *243*ff., 304ff.
— bei Perikarditis II 1098, 1100
— bei Phlebitis VI 497ff.
— praecox II 1103
— und Säure-Basen-Gleichgewicht I 214, 299ff.
—, Steroide bei I 553ff.
— bei Thoraxdeformation IV 229
— bei Thrombophlebitis VI 497ff.
— bei Tricuspidalinsuffizienz II 1506ff.
— bei Tricuspidalstenose II 1490ff.
— und Vena-cava-inferior-Ligatur I 597
— und Vitalkapazität I 180
Ascitespunktion I 560f.
— und Blutmenge I 327
— bei Herzinsuffizienz I 327, 560ff.
— und Kollaps I 957, 959
— bei konstrikt. Perikarditis II 1130
— bei Perikarditis II 1130
— und Schock I 957, 959
— und Vasomotorik I 957, 959
Asclepiadaceen bei Herzinsuffizienz I 426ff.
Ascorbinsäure s. u. Vitamin C
Askariden und Myokarditis II 940
Aspergillose und Endokarditis lenta II 677
— und Myokarditis II 941
Aspergillus flavus und Endokarditis lenta II 677
Asphyxie s. u. Erstickung
Aspirin s. a. u. Salicylsäure
— bei Karditis rheumatica II 650
— bei Periarteriitis nodosa VI 333
— bei rheumatischem Fieber II 650
— bei Riesenzellarteriitis VI 342
Asthenie, neurozirkulatorische, Begriff IV 714ff.
Asthma bronchiale bei allergischer Myokarditis II 952ff.
— — und Antistreptokinase II 596
— —, Arrhythmie bei II 105
— — und Balneotherapie I 698
— —, Blutdruck bei V 796
— — und Capillarpermeabilität VI 575
— — und Capillarresistenz VI 575
— — bei Carcinoid II 783ff.
— — und Cholinderivate II 147
— —, Cor pulmonale bei IV 62, 139ff., 144ff., 169ff., *177*ff., 180ff., *195*ff.
— — und Endokardfibrose II 786
— — und Endokarditis pariet. fibroplast. II 786
— — und Gravidität IV 496ff.
— — und hämorrhagische Diathese VI 575
— — und Hyperkaliämie IV 420ff.
— —, Hypotonie bei V 796
— — und Lungenelastizität I 178

Asthma bronchiale und Lungenemphysem IV 180ff., 195ff.
— — und Lungenödem I 135
— — und Myokarditis II 952
— —, Narkose bei IV 618
— — und Operabilität IV 629
— — und Operationen IV 599
— — und Periarteriitis nodosa V 621; VI 308, 318
— — bei Perikardcysten II 1144
— — und Perikarditis II 1089
— — und Pneumokoniose IV 204ff.
— —, Purine bei I 546ff.
— — und Purpura VI 575
— — und Quecksilberdiuretica I 534
— — und Serotonin II 783ff.
— — und Silikose IV 204ff.
— — bei Thoraxdeformation IV 229ff.
— —, Vorhofflattern bei II 105
— —, Vorhofflimmern II 105
— —, Winterschlaf bei IV 618
— cardiale I 129ff.
— — Ätiologie I 129ff.
— — bei Adipositas IV 383ff.
— — und Beriberi IV 390ff.
— — und Balneotherapie I 698
— — und Blutdruck V 360
— — und Coronardurchblutung I 342; III 1215ff.
— — und essentielle Hypertonie V 360
— — und Ganglienblocker V 577
— — bei Herzinfarkt III 1215ff.
— — und Hypertonie V 360
— — und kardiogener Schock I 1025
— — und Kollaps I 1025
— —, Kreislaufzeit bei I 179
— — und Operabilität IV 634
— —, Pathogenese I 130ff.
— — und Schock I 1025
— —, Symptome I 129ff.
— — bei Tachykardie I 345
— —, Therapie I 136, 420
Asthmadrin bei Cor pulmonale IV 170
Asthmo-Kranit bei Cor pulmonale IV 170
Asthmolysin bei Cor pulmonale IV 170
Asystolie und Alternans II 408
— bei Carotissinus-Syndrom V 818
„Asystolie veineuse“ VI 68
AT 10 bei Hypocalcämie IV 449, 451ff.
AT 10 bei vegetativer Labilität IV 860
Atarax bei Angina pectoris III 1398ff.
Ataxie, Friedreichsche s. u. Heredoataxie
— bei Hämangiomen VI 598
—, hereditäre s. u. Heredoataxie
— bei Kavernomen VI 598
— bei Periarteriitis nodosa VI 326ff.
— bei Vergiftungen I 131
Ataractica s. a. u. den einzelnen Präparaten
— bei Angina pectoris III 1398ff.
— bei Coronarinsuffizienz III 1398ff.
— bei vegetativer Labilität IV 852
Atebrin bei Arrhythmie II 122
—, Extrasystolie durch II 41
— und Myokard II 968
— bei paroxymaler Tachykardie II 149
— bei Tachykardie II 149
— bei Vorhofflimmern II 122
Atebrinhydrochlorid bei Arrhythmie II 122
— bei Vorhofflimmern II 122
Atelektase s. u. Lungenatelektase
Atemäquivalent I 183
Atemfrequenz s. a. u. Atmung und Tachypnoe
— und Adenosin V 202
— bei angeborenem Herzfehler III 216, 527, 535ff., 569ff.
— bei Aortogramm VI 135
— und Blutdruck V 233
— und Carotissinus V 716
— bei Coronargefäßmißbildungen III 569ff.
— bei Cor pulmonale IV 144ff.
— und Depressan V 233
— und Dyspnoe I 419
— bei Effort-Syndrom IV 814ff.
— bei Gefäßmißbildungen III 527, 569ff.
— bei Gravidität IV 485
— bei Herzinsuffizienz I 178, 183ff., 186ff., 215, 419ff.
— und Herzrhythmus II 21ff.
— und Hydralazine V 544, 546ff.
— und Hypotonie V 233
— bei idiopathischer Perikarditis II 1074
— bei Infektionen IV 531ff.
— und Kollaps I 965
— bei konstrikt. Perikarditis II 1103
Atemfrequenz bei Luftüberdruck IV 41ff.
— bei Lungenembolie IV 103ff.
— bei Lungenemphysem IV 186ff.
— bei Lungenvenentransposition II 527
— und Operabilität IV 627ff.
— bei Perikarditis II 1074
— und Rauwolfia-Alkaloide V 530
— und Regelkreis IV 757ff.
— und Schock I 965, 1018
— und Sedativa I 419ff.
— bei traumatischem Schock I 965
— bei Truncus arteriosus communis persistens III 535ff.
— und Vagotonin V 207ff.
— bei vegetativer Labilität II 8; IV 814
— bei Vorhofseptumdefekt III 261ff.
Atemgrenzwert I 184ff.
Atemgymnastik bei Angina pectoris III 1420ff.
— bei Coronarinsuffizienz III 1420ff.
— bei Cor pulmonale IV 167ff.
— bei Effort-Syndrom IV 819ff.
— und Thoraxdeformation IV 230
— bei Trichinose II 937
— bei vegetativerLabilität IV 819ff.
Atemminutenvolumen I 183ff.
Ateminsuffizienz s. u. Dyspnoe und Orthopnoe
Atemmuskulatur und Blutdruck V 718
— bei Herzklappenfehler II 1318
— und Hypertonie V 718
— bei Hypokaliämie IV 421ff.
— bei Mitralstenose II 1318
— und neurogene Hypertonie V 718
— bei Poliomyelitis IV 541; V 718
— und Relaxantien IV 616
Atemnot s. u. Dyspnoe und Orthopnoe
Atempfeife bei Herzinsuffizienz I 595
Atemreserve I 183
Atemzentrum I 202
— und Adams-Stokes-Syndrom II 260
— bei Adipositas IV 385
— bei angeborenem Herzfehler III 151
— und Balneotherapie I 656ff.

Atemzentrum und Barbiturate V 492, 495
— und Cheyne-Stokessche Atmung I 230ff.
— bei Cor pulmonale IV 174
— und Dyspnoe I 215ff.
— bei Erfrierung I 982
—, Erregbarkeit I 224ff., 419
— und Gravidität IV 497
— bei Herzinsuffizienz I 202, 215ff., 224ff., 419
— und Hypertonietherapie V 495
— und Kollaps I 958, 973, 1018, 1054
— und Morphin I 419ff.
— bei neurogenem Schock I 973
— bei paroxysmaler Tachykardie II 133ff.
— und Purine I 546ff.
— und Schock I 958, 973, 1018, 1054
— und Sedativa V 492, 495
— bei Tachykardie II 133ff.
Atheromatose und Allergie III 895
— bei angeborenem Herzfehler III 59, 73, 78, 450ff.; V 596ff., 763
— bei angeborener Pulmonalstenose III 78
— und Angina pectoris III 730ff.
— bei Angiopathia diabetica IV 357, 369ff.
— bei Aortenbogensyndrom V 766ff.
— bei Aortenisthmusstenose III 450ff.; V 763
— bei Arsenvergiftung III 890ff.
— und Arteriosklerose III 730ff., 737, 756ff.; V 352ff.; VI 437ff.
— bei Arteriosklerosis obliterans diabetica VI 437ff.
— und Belastung II 913ff.
— und Blutdruck V 7, 40, 596ff.
— und Blutdruckmessung V 7
— und Cholesterin III 740ff., 756ff., *767* ff., 779ff.
— und Coronarembolie III 971, 974
— und Coronarinsuffizinz II 730ff., 834ff.
— und Coronasklerose III 730ff., 737, 756ff., 437ff.
— und Coronarspasmen III 834ff.
— und Coronarthrombose III 948ff.
— bei Cossio-Syndrom III 59
Atheromatose bei Diabetes mellitus III 788ff.; IV 357, 369ff.,
— und Ductus Botalli persistens III 73
— und Dystrophie IV 301ff.
— und Ernährung III 773ff.
— und Fettstoffwechsel III 756ff., 765ff.
— bei Gefäßmißbildungen III 825ff., *829* ff.
— und Graviditätstoxikose IV 511ff.
—, Heredität III 756ff.
— bei Herzhypertrophie III 822ff.
— und Herzinfarkt III 730ff., 1060ff., 1095
— und Herztrauma II 487ff.
— und Hormone III 749ff., *788* ff.
— und Hypertonie III 734ff., 754ff., 796ff., *798* ff.; V 40, 596ff.
— und Infekte III 927ff.
— und Lues III 828ff.
— und Myokardstoffwechsel III 730ff.
— und Nebenniere III 749ff., 791ff.
— und Nicotin III 885ff.
— bei Phosphorvergiftung III 890
—, Prophylaxe III 1498ff.
— und Psyche III 854ff., *865* ff.
— und renale Hypertonie V 596ff.
— und Thyreoidea III 792ff.
— und Vasomotorik III 834ff.
— bei Vergiftungen III 890
— bei Vorhofseptumdefekt III 59
— und Xanthomatose III 755ff.
Atherosklerose s. u. Atheromatose
Athetose bei Periarteriitis nodosa VI 327
Athmosphärendruck s. u. Luftdruck
Atmung bei Acidose I 588
— und Adams-Stokes-Syndrom II 252ff., 258ff.
— und Adenosin V 202
— bei Adipositas IV 231, 382ff., 385ff.
— und Alternans II 405, 409
—, Alveolarbelüftung I 193ff.
— bei Amyloidose II 962
— bei Anämie IV 642ff., *648* ff., 657
— und Anaesthesie IV 591ff., 598ff.
Atmung bei angeborenem arteriovenösem Coronaraneurysma III 214
— bei angeborenem Herzfehler III 146ff., *150* ff., 165ff., 293ff., 336ff., 410, 425, 452ff., 480, 498ff., 535ff., 547, 561, 710; V 754
— bei angeborenem, perforiertem Sinus-Valsalvae-Aneurysma III 204ff.
— bei angeborener Pulmonalstenose III 298ff., 303ff.
— bei angeborener Tricuspidalstenose III 410ff.
— bei Angina tonsillaris II 914
— und Antesystolie II 382, 384
— bei Aortenaneurysma VI 445ff.
— bei Aortenatresie III 561ff.
— bei Aortenbogen-Anomalien III 480
— bei Aorteninsuffizienz II 1457ff.
— bei Aortenisthmusstenose III 452ff.; V 754ff.
— bei Aortenstenose II 1933ff.
— bei Aortogramm VI 135
—, apneuistische I 230
— und Arrhythmie II 19ff.
— und arteriovenöse Aneurysmen IV 252ff.
— bei arteriovenösen Fisteln VI 476ff.
— und Ascitespunktion I 560ff.
—, Atemäquivalent I 183
—, Atemgrenzwert I 184ff.
—, Atemreserve I 183ff.
—, Atmungsarbeit I 186ff.
— bei bakterieller Endokarditis II 726ff., 741ff.
— und Balneotherapie I 655ff., 674ff., 684ff.; V 698
— und Barbiturate V 492, 495
— bei Belastung IV 764ff., 769
— biotische I 230ff.
— bei Beriberi IV 390ff.
— und Blut IV 4ff., 11ff., 18, 23, 25ff., 31ff.
— und Blutdruck I 72, 7; V 26ff., 100ff., 185, 202, 207ff., 219ff., 227ff., 233, 257, 339, 718, 723
—, Blutgase I 201ff.
— bei Blutkrankheiten IV 642ff., *648* ff., 657
— und Blutspeicher I 1009
— und Bradykardie II 19

Atmung bei Canalis atrio-ventricularis communis III 293ff.
— bei Carcinoid II 783ff.
— und Carotis-Sinus V 716
— Chemoregulation I 215ff.
—, Cheyne-Stokessche I 230ff.
— und Cholinderivate II 147
— bei Chylothorax VI 607
— bei Coma diabeticum IV 376
— nach Commissurotomie II 1383ff., 1403ff.
— bei Cor biloculare II 547ff.
— bei Coronargefäß-Mißbildungen II 569ff.
— bei Coronarinsuffizienz III 1112, 1215ff.
— und Cor pulmonale IV 60, 67, 79ff., 98, 101ff., 124ff., 134ff., 140ff., *144*ff., 167ff.
— bei Cor triatriatum III 553ff.
— und Cyanose I 232ff., 530ff.
— und Depressan V 233
— bei Dermatomyositis II 991
— bei Diabetes mellitus IV 376ff.
—, Diffusionstörungen IV 79ff.
— und Digitalis II 19
— bei Diphtherie-Myokarditis II 894ff.
— und Diurese I 329
— bei Druckfall-Syndrom IV 47
— und Ductus Botalli persistens III 159, 165ff., 710
— und Dystrophie IV 307
— bei Dystrophia myotonica II 971
— bei Effort-Syndrom IV 715, 770ff., 814ff.
— bei Elektrounfall III 905ff.
— bei Encephalomyokarditis II 920
— bei Endocarditis acuta II 726ff.
— bei Endocarditis lenta II 690ff.
— und Endocarditis serosa II 773ff.
— und Endokardsklerose II 789
— und Endomyokardfibrose II 788
Atmung, Entwicklungsgeschichte III 2ff.
— bei Erfrierung I 982; VI 556
— und Ernährung I 417ff.
— bei Erythematodes II 983ff.
— und essentielle Hypertonie V 233, 257, 339
— bei essentieller Hypotonie V 788ff.
— bei experimentellem Schock I 989ff.
— und Extrasystolie II 43, 53
— bei Fallotscher Tetralogie III 336ff.
— bei Fettembolie IV 134ff.
— bei Fibroelastose II 789
— bei Fokaltoxikose II 914
— und Ganglienblocker V 580
—, Gasaustausch I 196ff.; IV 4ff., 79ff.
— und Geburtsakt IV 486ff.
— bei Gefäßmißbildungen III 214, 382ff., 480, 498ff., 569ff., 582
—, Globalinsuffizienz I 194ff.
— bei Gravidität IV 485ff., 496ff.
— bei Grippemyokarditis II 925
— bei Hämangiosarkom VI 602
— bei Hämochromatose IV 685
— bei Hepatitis-Myokarditis II 929
— und Herzglykoside I 453ff., 471ff.
— und Herzgröße I 833ff., 843
— bei Herzinfarkt III 1112ff., 1215ff.
— bei Herzinsuffizienz I 33ff., 69ff., 75, 113ff., 129ff., 137, *176*ff., 195, *203*ff., *230*ff., 275, *300*ff., 346, 402ff., 419ff., 767, 775; V 383
— bei Herzklappenfehler II 1317, 1381, 1411, 1433ff., 1457ff., 1490, 1492ff., 1506ff.
— bei Herzneurose IV 821ff.
— und Herzrhythmus II 19ff.
— und Herztonus I 874ff.
— bei Herztrauma II 501ff., 508ff.
— bei Herztumoren II 1187ff., *1194*ff.
— und Herzvolumen I 833ff., 843
— und Hirn IV 7, 10ff., 13ff.
Atmung und Hirndurchblutung V 395
— bei Höhenadaptation IV 2ff., 10ff., 13ff., 17; V 22ff., 27ff., 31ff., 34, 82
— und Hydralazine V 544, 546ff.
— bei Hyperchlorämie I 588
— und Hypertensin V 100, 102
— bei Hyperthyreose I 200; IV *316*ff.,; V 770
— und Hypertonie V 100ff., 185, 202, 207ff., 219ff., 227ff., 233, 257, 339, 718, 723
— und Hypertonie-Therapie V 492
— bei Hypokaliämie I 586; IV 421ff.
— bei Hyponatriämie IV 441ff.
— bei Hypothyreose IV 333
— und Hypotonie IV 809; V 233, 257, 788ff., 822
— bei idiopathischer Perikarditis II 1074
— bei Infektionskrankheiten IV 531ff., 556
— bei Kälte-Test IV 784ff.
— und Kallidin V 227
— und Kallikrein V 219, 220
— bei Karditis rheumatica II 605
— und Klima IV 1ff., 10ff., 13ff., 17, 22ff., 27ff., 31ff., 34, 82
— und Körperstellung I 113, 173, 228ff., *413*ff., s.a.u. Orthopnoe
— bei Kollagenosen II 983ff.
— und Kollaps I 957ff., 965, 982, 989ff., 1009, 1011, 1018ff., 1054
—, Komplementärluft I 182ff.
— bei konstriktiver Perikarditis II 1100ff.
— und Kreislaufzeit I 173
—, Kurzschlußdurchblutung I 196ff.
— und Lebensalter IV 620ff.
— und Leber IV 18ff.
— bei Leukämie IV 670
— und Luftdruck IV 1ff., 10ff., 13ff., 17, 22ff., 27ff., 31ff., 34, 39ff., 82
— bei Luftembolie IV 124ff.
— und Luftüberdruck IV 39ff.
—, Lungenelastizität I 176ff.
— bei Lungenembolie I 346; IV 98, 101ff., 104ff.
— bei Lungenemphysem IV 178ff., *181*ff.
— und Lungenfibrose IV 198ff.

Atmung und Lungenkreislauf I 115ff., 121ff., 128; IV 60, 67
— bei Lungenödem I 129ff., 137
— bei Lungenresektion IV 225ff.
— bei Lungenstauung I 775
— bei Lungenvenentransposition III 527ff.
— und Lungenvolumina I 179ff.
— und Magnesiumstoffwechsel IV 455ff.
— und maligne Hypertonie V 257, 631
—, Mechanik I 177ff.
— bei Minus-Dekompensation V 383
— bei Mitralinsuffizienz II 1411ff.
— bei Mitralstenose II 1317ff., 1381
— bei Monge-Syndrom IV 34
— bei Myokarditis II 877ff., 887ff.
— bei Myokardsarkoidose II 947ff.
— und Narkose IV 591ff., 592ff., 613ff.
— und neurogene Hypertonie V 718
— und Niere IV 17ff.
— bei Ohnmacht IV 760ff., 763
— und Operabilität IV 620ff., 626ff., 629ff.
— und Operationen IV 591ff., 598ff.
— und Orthostase IV 728ff.; V 809ff.
— und Oscillogramm VI 78
— bei Pancarditis rheumatica II 620
— bei paroxysmaler Tachykardie II 133ff., 144
—, Partialinsuffizienz I 194ff.
— bei Periarteriitis nodosa V 622; VI 318ff.
— bei Pericarditis purulenta II 1085
— und Perikard II 1035ff.
— und Perikardcysten II 1145
— und Perikarddivertikel II 1145
— bei Perikarditis II 1045ff., 1085
—, periodische I 230ff.
— bei Phäochromocytom V 655ff.
— und Phlebitis VI 499ff.
—, Physiologie IV 2ff., 79ff.
— und Pleurapunktion I 559ff.
— bei Plus-Dekompensation V 383
— bei Pneumokoniose IV 205ff., 214ff.
Atmung und Pneumothorax IV 224ff.
— bei Poliomyelitis II 917; IV 541; V 718
— bei Polycythämie IV 666ff.
— und Polyglobulie IV 659
— bei Postcommissurotomie-Syndrom II 1393ff.
— bei Postural hypotension V 817
— und Puerperperium IV 486ff.
— bei Pulmonalaneurysma VI 466
— bei Pulmonalarterienaplasie III 382
— bei Pulmonalsklerose IV 243ff.
— und Purine I 546ff.
— und Rauwolfia-Alkaloide V 492, 530
— und Regelkreis IV 757ff.
— durch Relaxantien IV 616
— und renale Hypertonie V 257, 622, 631
—, „Requirement" I 189
—, Reserveluft I 182ff.
—, Residualluft I 182ff.
— bei rheumatischem Fieber II 605
— und Säure-Basengleichgewicht I 195, 203ff., 275, 300ff.
— und Salicyl II 649
— bei Sarkoidose II 947ff.
—, Sauerstoffaufnahme I 192ff.
— und Sauerstoffmangel IV 1ff., 10ff., 13ff., 17, 22ff., 27ff., 31ff., 34, 82
—, Sauerstoffschuld I 188ff.
—, Sauerstoffverbrauch I 188ff.
— bei Scharlachmyokarditis II 902
— und Schenkelblock II 341
— und Schock I 957ff., 965, 982, 989ff., 1009, 1011, 1018ff., 1054
— und Sedativa I 419ff.; V 492, 495
— und Serotonin II 783ff.; V 185
— bei Sichelzellanämie IV 240
— bei Silikose IV 205ff., 214ff.
— bei Sklerodermie II 990
— bei Sportherz I 927ff.
—, Steuerung, synaptische I 219ff.
— bei Sympathicotonie IV 721ff.
— bei Tachykardie II 133ff., 144
— und Thorakoplastik IV 221ff.
— bei Thoraxdeformation IV 229
Atmung bei Thrombophlebitis VI 499ff.
— und Thyreoidea I 200; IV *316*ff., *333*
—, Tiffeneau-Test I 187
—, Totraumventilation I 193ff.
— bei Toxoplasmose II 934
— bei Transposition der Aorta und Pulmonalis III 498ff.
— bei traumatischem Schock I 965
— bei Tricuspidalisinsuffizienz II 1506ff.
— bei Tricuspidalstenose II 1490ff., 1492ff.
— bei Truncus arteriosus communis persistens III 535ff.
— bei Tuberkulose IV 222ff.
— bei Tumormetastasen IV 237ff.
— und Atrioventrikularzeit II 217
— bei Vagotonie IV 721ff.
— und Vagotonin V 207ff.
— bei Valsalva-Versuch IV 776ff.
— bei vegetativer Labilität II 8, 22ff.; IV 715, 719ff., 769, 800ff., 809
— und Vena cava inferior-Ligatur I 596ff.
— und Venendruck I 99; VI 68
—, Ventilation I 183ff.
— bei Ventrikelseptumdefekt III 217ff., 226ff.
—, Vitalkapazität I 179ff.
— bei Vorhofseptumdefekt III 261ff.
— und Wolff-Parkinson-White-Syndrom II 382
—, künstliche, bei Arteriographie VI 122ff.
—, — bei Cor pulmonale IV 172ff.
—, —, bei Herzinsuffizienz I 594ff.
—, — und Kollaps I 957
—, — bei Luftembolie IV 131
—, — und Schock I 957
—, — und Vasomotorik I 957
Atmungsferment, Warburgsches und Luftdruck IV 9ff.
—, — und Narkose IV 592ff.
Atmungstetanie s. u. Effort-Syndrom
Atonische Inkoordination II 171
Atosil bei Angina pectoris III 1398ff.
— bei Aortographie VI 135
— bei Coronarinsuffizienz III 1398ff.
— bei Herztrauma II 525ff.

Atosil beim Kollaps I 1119, 1134
— zur Narkose IV 617ff.
— beim Schock I 1119, 1134
— und Schockniere I 1119
Atoxyl und Fettembolie IV 134ff.
— und Kallikrein V 214
Atrioventrikularblock II 181ff., *208*ff., *227*ff.
—, Adams-Stokes-Syndrom bei II 251ff.
—, Ätiologie II 223ff., II 243ff.
— und Alternans II 406
— bei Amöbiasis II 935
— bei Amyloidose II 963ff.
—, Anatomie II 224, 248ff.
— bei angeborenem Herzfehler III 207, 232, 265
— bei angeborenem perforiertem Sinus-Valsalvae-Aneurysma III 207
— und Antesystolie II 390
— bei Aortenstenose II 1433, 1445
— bei bakterieller Endokarditis II 708ff.
— bei Beriberi IV 392
—, bidirektionaler II 285ff.
— und Blutdruck V 768
— bei Blutkrankheiten IV 674
— und Carotis-Sinus-Syndrom II 273ff.
— bei Chagas-Myokarditis II 932
— bei Cor pulmonale IV 125
— bei Dermatomyositis II 991
— und Digitalis II 218ff., 226s 243, 248
— bei Diphtherie-Myokarditis II 878ff., 896ff.
— und Dissoziation II 285
— und doppelseitiger Schenkelblock II 361ff.
— bei Dystrophia myotonica II 971
— bei Dystrophie IV 297ff.
— bei Echinokokkose II 937ff.
—, Elektrokardiogramm bei II 208ff., 212ff., 232ff.
— bei Endocarditis lenta II 708ff.
— und Extrasystolie II 214ff., 222ff., 228ff., 235ff., 242
— bei Fiedler-Myokarditis II 957ff.
—, funktioneller II 209ff.
—, 1. Grades II 210ff., 223ff.
—, 2. Grades II 212ff., 223ff.
—, 3. Grades II 212ff., 227ff.
— bei Grippemyokarditis II 925
Atrioventrikularblock bei Hämochromatose II 965; IV 683
— bei Herzinfarkt III 1175ff.
— bei Herzkatheterismus II 1259ff.
— bei Herzklappenfehler II 1433, 1445
— und Herztöne II 574ff.
— bei Herztrauma II 498ff.
— bei Herztumoren II 243ff., 246ff., 1178ff., 1183ff.
— bei Hypercalcämie IV 447ff.
— bei Hyperkaliämie IV 432ff.
— bei Hyperthyreose II 248; IV *323*ff.
—, Hypertonie bei V 768
— bei Hypothyreose II 248; IV 332ff.
— bei idiopathischer Herzhypertrophie II 975
—, infektiöser II 217, 223ff., 241
—, intermittierender II 231ff.
— und Kaliumstoffwechsel IV 432ff.
— und Kammerautomatie II 214, 220, 228ff., 237ff., 285ff.
— bei Karditis rheumatica II 582ff., 589ff., 616ff.
— und Kollaps I 959
—, kongenitaler II 245ff.
—, latenter II 231ff.
— bei Leukämie IV 674
— bei Luftembolie IV 125
— bei Luftüberdruck IV 41
— bei Lymphogranulomatose IV 680
— und Magnesium-Stoffwechsel IV 457
— bei Masern II 922
— bei Mononucleose II 927
—, Myokard bei I 707
— bei Myokarditis II 582ff., 589, 616ff., 878ff., 896ff., 901, 911, 922, 925, 927
— bei Myokarditis rheumatica II 582ff., 589ff., 616ff.
— bei Myokardsarkoidose II 947
— bei Myokardtuberkulose II 943ff.
— bei Pancarditis rheumatica II 620
— und Pararhythmie II 221ff., 285ff.
— und Parasystolie II 305
— bei Parotitis II 928
—, partieller II 209, *212*ff.
Artioventrikularblock, partieller, und Adams-Stokes-Syndrom II 255ff.
—, —, Ätiologie II 223ff.
—, —, bei Amyloidose II 963ff.
—, —, Anatomie II 224
—, —, bei angeborenem Herzfehler III 265
—, —, bei Aortenstenose II 1445
—, —, bei bakterieller Endokarditis II 708
—, —, bei Blutkrankheiten IV 674
—, —, bei Chagas-Myokarditis II 932
—, —, und Digitalis II 218ff., 226
—, —, bei Diphtherie-Myokarditis II 896
—, —, bei Dystrophie IV 297ff.
—, —, Elektrokardiogramm bei II 208ff., 212ff.,
—, —, bei Endocarditis lenta II 708ff.
—, —, und Extrasystolie II 214, 222
—, —, bei Fiedler-Myokarditis II 957ff.
—, —, funktioneller II 209ff.
—, —, bei Grippemyokarditis II 925
—, —, bei Herzinfarkt III 1176
—, —, bei Herzkatheterismus II 1259ff.
—, —, bei Herzklappenfehler II 1445
—, —, bei Herztrauma II 498ff.
—, —, bei Herztumoren II 1181ff., 1183ff.
—, —, infektiöser II 217, 223ff.
—, —, bei Karditis rheumatica II 582ff., 589ff., 616ff.
—, —, bei Leukämie IV 674
—, —, bei Myokarditis II 582ff., 589ff., 616ff., 879ff., 896, 901, 957ff.; III 912, 925
—, —, bei Myokarditis rheumatica II 582ff., 589ff., 616ff., 879ff.
—, —, bei Myokardsarkoidose II 948
—, —, bei Myokardtuberkulose II 943ff.
—, —, und Operabilität IV 628
—, —, bei Pancarditis rheumatica II 620

Atrioventrikularblock, partieller, bei Pneumonie-Myokarditis II 912
—, —, Physiologie II 209ff., 212ff.
—, —, Prognose II 223ff.
—, —, bei rheumatischem Fieber II 582ff., 589ff., 616ff.
—, —, bei Roemheld-Syndrom IV 865
—, —, bei Röteln II 923
—, —, bei Sarkoidose II 948
—, —, bei Scharlach-Myokarditis II 901
—, —, Symptome II 221ff.
—, —, toxischer II 217, 223ff.
—, —, bei Tuberkulose II 943ff.
—, —, bei Vorhofseptumdefekt III 265
—, —, Vorkommen II 223ff.
—, Pathologie II 209ff., 212ff., 224, 248ff.
— bei Periarteriitis nodosa II 987ff.
—, permanenter II 231ff.
—, Physiologie II 209ff., 212ff., 227ff.
— bei Pneumonie-Myokarditis II 911ff.
— bei primär chronischer Polyarthritis II 993
—, Prognose II 223ff., 249ff.
—, reflektorischer II 247ff.
— bei Reticulosarkom IV 678
—, retrograder II 282, 285
— bei rheumatischem Fieber II 582ff., 584ff., 616ff.
— bei Roemheld-Syndrom IV 865
— bei Röteln II 923
— bei Sarkoidose II 947
— bei Scharlach-Myokarditis II 901
— und Schenkelblock II 343, 361ff.
— und Schock I 959
— bei Sklerodermie II 990
—, subtotaler II 213ff.
—, Symptome II 221ff., 228ff.
—, Therapie II 250ff.
— und Thyreoidea II 248; IV *323*ff.
—, totaler II 227ff.
—, —, und Adams-Stokes-Syndrom II 251ff.
—, —, Ätiologie II 243ff.
—, —, Anatomie II 248ff.
—, —, bei angeborenen Herzfehler III 207, 265ff.
Atrioventrikularblock, totaler, bei angeborenem perforiertem Sinus-Valsalvae-Aneurysma III 207
—, —, bei Aortenstenose II 1433, 1445
—, —, bei bakterieller Endokarditis II 708ff.
—, —, und Blutdruck V 768 ff.
—, —, bei Blutkrankheiten IV 674
—, —, bei Chagas-Myokarditis II 932
—, —, und Digitalis II 243, 248
—, —, bei Diphtherie-Myokarditis II 878ff., 896ff.
—, —, und doppelseitiger Schenkelblock II 361ff.
—, —, bei Dystrophia myotonica II 971
—, —, bei Echinokokkose II 937ff.
—, —, Elektrokardiogramm bei II 232ff.
—, —, bei Endocarditis lenta II 708ff.
—, —, und Extrasystolie II 228ff., 235 ff., 242
—, —, bei Fiedler-Myokarditis II 957ff.
—, —, bei Grippemyokarditis II 925
—, —, bei Hämochromatose II 965; IV 683
—, —, bei Herzinfarkt III 1175ff.
—, —, bei Herzkatheterismus II 1259ff.
—, —, bei Herzklappenfehler II 1433, 1445
—, —, und Herztöne II 574ff.
—, —, bei Herztumoren II 243ff., 246ff., 1178ff., 1183ff.
—, —, Hypertonie bei V 768
—, —, infektiöser II 241
—, —, intermittierender II 231ff.
—, —, und Karditis rheumatica II 616
—, —, kongenitaler II 245ff.
—, —, bei Leukämie IV 674
—, —, bei Lymphogranulomatose IV 680
—, —, bei Masern II 922
—, —, bei Myokarditis II 616, 878ff., 902ff., 911, 922, 925, 957
—, —, und Myokarditis rheumatica II 616
—, —, bei Myokardsarkoidose II 947
Atrioventrikularblock, totaler, bei Myokardtuberkulose II 944
—, —, und Operabilität IV 628
— — bei Pancarditis rheumatica II 620
— — Pathologie II 248ff.
— — permanenter II 231ff.
—, —, bei Pneumonie-Myokarditis II 911
—, —, Prognose II 249ff.
—, —, reflektorischer II 247ff.
—, —, bei Reticulosarkom IV 678
—, —, und rheumatisches Fieber II 616
—, —, bei Röteln II 923
—, —, bei Sarkoidose II 947
—, —, bei Scharlach-Myokarditis II 902ff.
—, —, bei Sklerodermie II 990
—, —, Symptome II 223ff.
—, —, Therapie II 250ff.
—, —, toxischer II 241
—, —, transitorischer II 231
—, —, bei Tuberkulose II 944
—, —, bei Vorhofseptumdefekt III 265ff.
—, —, Vorkommen II 242ff.
—, toxischer II 217ff., 223ff., 241
—, transitorischer II 231ff.
— bei Tuberkulose II 943ff.
—, unindirektionaler II 190, 285ff.
— bei Ventrikelseptumdefekt III 232
— bei Vorhofseptumdefekt III 265ff.
—, Vorkommen II 223ff., 242ff.
— mit Wenckebachscher Periodik II 213ff.
— und Wolff-Parkinson White-Syndrom II 390
Atrioventrikulardissoziation II 285, *286*ff.
— bei angeborenem Herzfehler III 232, 261ff., 284, 402
— bei Beriberi IV 392
— und Commissurotomie II 1392
— bei Dystrophie IV 297
—, Elektrokardiogramm bei II 287ff.
—, einfache II 286ff.
— bei Herzkatheterismus II 1259ff., 1261ff.
— bei Herzinfarkt III 1175
— bei Herzklappenfehler II 1392
— nach Herztrauma II 505ff.

Atrioventrikulardissoziation und „hohe Verbindungen" II 363
—, isorhythmische II 288ff.
— bei Karditis rheumatica II 583ff.
— bei Lutembacher-Syndrom III 284
—, Mechanik II 286ff.
— bei Mitralstenose II 1392
— bei Myokarditis II 919
— bei Myokarditis rheumatica II 583ff.
— bei Myokardsarkoidose II 947
— bei Poliomyelitis II 919
— bei rheumatischem Fieber II 583ff.
— bei Sarkoidose II 947
—, Symptome II 287ff.
—, Therapie II 290
— bei Tricuspidalatresie III 402
— bei Ventrikelseptumdefekt III 232
— bei Vorhofseptumdefekt III 261ff.
—, Vorkommen II 289ff.
Atrioventrikularextrasystolie II 32ff., 35ff., *55*ff.
—, blockierte II 55ff.
— bei Myokarditis II 878ff.
— bei Parotitis II 928
—, infranodale II 55
—, interpolierte II 55ff.
— Ketten II 57
—, nodale II 55
—, supranodale II 55
Atrioventrikularknoten II 48, 51, 52, 57, 184
— bei Adams-Stokes-Syndrom II 256ff.
— und angeborener Herzfehler III 62ff.
— bei angeborenem perforiertem Sinus-Vasalvae-Aneurysma III 207
— und Antesystolie II 387, 392
— und Atrioventrikular-Dissoziation II 286ff., 290
— bei Blutkrankheiten IV 674
— und Coronargefäße III 658
— bei Diphtherie-Myokarditis II 224, 893ff.
— bei divergierendem Schenkelblock II 367
— bei doppelseitigem Schenkelblock II 361
— bei Herzinfarkt III 1175
— nach Herztrauma II 505ff.
— bei Herztumoren II 247, 360, 1178, 1201
— bei Interferenz-Dissoziation II 290ff.
Atrioventrikularknoten bei Karditis rheumatica II 583ff., 616ff.
— bei Leukämie IV 674
— bei Myokarditis II 878ff., 904
— bei Myokarditis rheumatica II 616ff.
— und Pararhythmie II 285ff.
— bei Parasystolie II 302
— bei paroxysmaler Tachykardie II 130ff., 143
— bei Pneumonie-Myokarditis II 911
— bei rheumatischem Fieber II 583ff., 616ff.
— und Schenkelblock II 181, 317ff., 339ff., 363
— bei Sepsis II 904
— bei Sportherz I 927ff.
— und Sympathicus II 231
— und Tachykardie II 339ff.
— und totaler Block II 227ff., 245ff.
—, Tumoren im II 247, 360
— und Umkehr-Extrasystolie II 310ff.
— und Umkehrrhythmus II 310ff.
— und Ventrikelseptumdefekt III 63
— bei vereiltetem doppelseitigem Schenkelblock II 363
— und Verspätungskurven II 374
— bei Verzweigungsblock II 320ff., 371ff.
— und Vorhofseptumdefekt III 62
— u. Wolff-Parkinson-White-Syndrom II 387, 392
Atrioventrikularrhythmus II 278ff.
—, Anatomie II 284
— bei angeborenem Herzfehler III 207ff.
— bei angeborenem perforiertem Sinus-Vasalvae-Aneurysma III 207ff.
— und Antesystolie II 397
— und Atrioventrikular-Dissoziation II 286ff.
—, Begriff II 278ff.
— bei Blutkrankheiten IV 680
— bei Dystrophia musculorum progressiva II 972
— bei Dystrophie IV 297
— bei Diphtherie-Myokarditis II 878ff.
—, Ersatzschläge II 278, 283
—, Formen II 279ff.
— bei Graviditätstoxikose II 915
— bei Herzinfarkt III 1175ff.
Atrioventrikularrhythmus, bei Herztumoren II 1180ff., 1183ff.
— und Interferenz-Dissoziation II 290ff.
— bei Karditis rheumatica II 589ff.
— bei Luftüberdruck IV 41
— bei Lymphogranulomatose IV 680
—, mittlerer II 281ff.
— bei Myocarditis rheumatica II 589ff.
— bei Myokarditis II 878ff.
—, oberer II 280ff.
— und Orthostase IV 739
— und Pararhythmie II 285ff.
— bei Parotitis II 928
—, Pathologie II 284
— bei Pneumonie-Myokarditis II 912
— bei Poliomyelitis II 919
— bei Posturalhypotension IV 739
— bei rheumatischem Fieber II 589ff.
— bei Scharlach-Myokarditis II 878ff.
—, Symptome II 279ff.
—, Therapie II 284
— und Umkehr-Extrasystolie II 310ff.
—, unterer II 281ff.
— und Veratrumalkaloide V 559ff.
—, Vorkommen II 283ff.
— und Wolff-Parkinson-White-Syndrom II 397
Atrioventrikulartachykardie II 130ff.
Atrioventrikularzeit II 185ff.
— bei Adams-Stokes-Syndrom II 255ff.
— bei allergischer Myokarditis II 951ff.
— und Alternans II 407
— und Amyloidose II 963ff.
— bei Anämie IV 655
— bei angeborener Tricuspidalinsuffizienz III 431
— bei Angina pectoris III 1033ff.
— bei Antesystolie II 378ff.
— bei Aortenisthmusstenose III 458ff.
— bei Arrhythmie II 80ff., 84, 92, 96ff., 105, 113ff., 122
— und Atmung IV 25
— bei Atrioventriculärblock II 209ff.
— bei Atrioventrikular-Dissoziation II 287ff.

Atrioventrikularzeit bei Atrioventrikular-Extrasystolie II 56ff.
— bei atrioventrikulärer Reizleitungsstörung II 210ff., 228
— bei auriculärer Leitungsstörung II 201
— bei bakterieller Endokarditis II 7080
— und Balneotherapie I 677ff.
— und Belastung II 194, 197, 218ff. 230ff.
— bei Beriberi IV 392
— bei Blutkrankheiten IV 655, 674
— bei Brucellosen II 904
— bei Canalis atrioventricularis communis III 294
— bei Carotissinussyndrom II 273ff.
— bei Chagas-Myokarditis II 931ff.
— und Chinidin II 121, 148, 165, 183
— bei Coma diabcticum IV 376
— bei Coronarinsuffizienz III 1033
— bei Dermatomyositis II 992
— bei Diabetes mellitus IV 376
— und Digitalis I 490ff., *500*ff.; II 114, 193ff., 198 218ff., 226
— bei Diphtherie-Myokarditis II 894, 896ff.
— bei doppelseitigem Schenkelblock II 361ff.
— bei Dystrophia muskulorum progressiva II 972
— bei Dystrophia myotonica II 971
— bei Dystrophie IV 299ff.
— bei Ebstein-Syndrom III 422
— bei Echinokokkose II 937ff.
— im Elektrokardiogramm II 184
— bei Elektrounfall III 907
— bei Endocarditis lenta II 708ff.
— bei Extrasystolie II 46ff., 49ff.
— bei Fiedler Myokarditis II 957ff.
— bei Fleckfieber II 907
— und Geschlechtsdisposition II 185
— bei Glykogenose II 966ff.
— und Gravidität II 915
— und Graviditätstoxikose II 915
Atrioventrikularzeit bei Grippemyokarditis II 925
— bei Hämochromatose II 965; IV 683
— bei Hepatitis II 928
— bei Herzblock II 179ff., 193ff., 201ff., 209ff.
— und Herzfrequenz II 185
— und Herztöne II 574ff.
— bei Herztrauma II 504ff.
— bei Höhenadaptation IV 25
— bei Hypercalcämie IV 452ff.
— und Hyperkaliämie IV 422ff.
— bei Hyperthyreose II 248, 375, 382, 394, 402; IV 223, 225, 323, 325
— bei Hypoglykämie IV 381
— und Hypokaliämie IV 422ff.
— bei Hypothyreose II 248; IV 332
— bei idiopathischer Herzhypertrophie II 975
bci idiopathischer Perikarditis II 1074ff.
— und Insulin IV 381
— bei Interferenz-Dissoziation II 292ff.
— und Kaliumstoffwechsel IV 421ff.
— bei Kammerextrasystolie II 61ff.
— bei Karditis rheumatica II 574ff., *581*ff., 616ff.
— und Klima IV 25
— bei Kohlenoxyd-Vergiftung III 875
— bei Kollagenosen II 990
— und Lebensalter II 210, 217
— bei Leukämie IV 674
— bei Links-Schenkelblock II 318ff., 325ff.
— bei Lues II 946
— und Luftdruck IV 25
— bei Luftüberdruck IV 41
— und Magnesium-Stoffwechsel IV 456ff., 458ff.
— und Magnesiumsulfat II 148
— und Masern II 922
— bei Mononucleose II 927
— bei Myokarditis II 878ff.
— bei Myokarditis rheumatica II 582ff., 616ff.
— bei Myokardlues II 946
— bei Myokardsarkoidose II 947ff.
— bei Myokardtuberkulose II 943ff.
— und Nervensystem II 210ff. 217, 226
Atrioventrikularzeit und Pararrhythmie II 285ff.
— bei Parasystolie II 301
— bei paroxysmaler Tachykardie II 128ff., 134ff., 138
— bei Perikarditis II 1060ff., 1074ff.
—, Physiologie II 179ff.
— bei Pneumonie-Myokarditis II 912
— bei Poliomyelitis II 918
— bei posttachykardem Syndrom II 167ff.
— bei Rechts-Schenkelblock II 318, 329ff.
— bei rheumatischem Fieber II 574ff., *581*ff., 616ff.
— bei Reizleitungsstörungen II 179ff., 193ff., 201ff., 209ff.
— bei Rickettsiosen II 907
— bei Sarkoidose II 947ff.
— bei Sauerstoffmangel IV 25
— bei Scharlach-Myokarditis II 900ff.
— bei Schenkelblock II 317ff., 321ff., 325ff., 330ff., 347ff.
— bei Sinuauriculärblock II 194ff., 201
— bei Sinusextrasystolie II 46ff.
— bei Sinustachykardie II 11ff.
— bei Sklerodermie II 990,999
— bei Sportherz I 927ff., 945ff.
— bei Tachykardie II 11ff., 128ff., 135ff., 138
— und Thyreoidea II 248, 357, 382, 394, 402; IV 223, 225, 332
— bei totalem Block II 228ff.
— bei Trichinose II 939
— bei Tuberkulose II 943ff.
— bei Umkehr-Extrasystolie II 310ff.
— bei Umkehrrhythmus II 310ff.
— und Veratrumalkaloide V 594
— bei Vergiftungen III 875
— bei Vorhofextrasystolie II 48ff.
— bei Vorhofflattern II 84, 92, 96ff., 105, 113
— bei Vorhofflimmern II 80ff., 105, 113ff., 122
— bei Vorhofseptumdefekt III 264ff.
— und Wenkebachsche Perioden II 187ff., 195, 213ff.

Atrioventrikularzeit bei Wilson-Block II 320, 330ff.
— bei Wolff-Parkinson-White-Syndrom II 378ff.
Atropin und Acetylcholin V 200
— und Adenosin V 202
— bei allergischer Myokarditis II 950ff.
— bei Angina pectoris III 1397ff., 1403ff.
— bei Antesystolie II 382ff.
— bei arteriovenösen Fisteln VI 478
— und Atrioventrikularblock II 226, 231, 242
— und Atrioventrikular-Dissoziation II 289ff.
— und Atrioventrikular-Rhythmus II 278ff., 283ff.
— und Blutdruck V 29
— und Bradykardie II 5ff., 15
— und Capillaraneurysmen VI 545
— und Capillarpermeabilität VI 547
— bei Carotissinus-Syndrom II 277
— als Cholinderivatantidot II 147
— und Depressan V 228, 231
— und Dermographie VI 90
— und Diabetes mellitus VI 545
— bei Digitalis-Intoxikation I 492
— bei Dystrophie IV 296
— und Enteramin V 183
— bei essentieller Hypertonie
— V 493
— bei Extrasystolie II 39, 44, 75, 77
— und Gefäße V 493; VI 180
— bei Gefäßkrankheiten V 493; VI 180
— und hämorrhagischer Schock I 1033
— und Herzaktion II 5ff., 15
— und Herzblock II 194, 198, 226, 231, 242
— bei Herzinfarkt III 1481
— und Herztonus I 875ff.
— und Hypertensin V 98, 101
— bei Hypertonie V 493
— und Hypotonie IV 737; V 817
— und Interferenz-Dissoziation II 291ff.
— und Kallikrein V 214, 219, 221
— bei Kammertachykardie II 166
— bei Karditis rheumatica II 583ff.
Atropin und Kationenaustauscher I 557
— und Kollaps I 1033, 1142; IV 760
— bei Luftembolie IV 132
— und Lungenembolie I 347
— und Lungenkreislauf I 347; IV 72
— bei Migräne VI 253
— bei Myokarditis II 950ff.
— und Narkose IV 592ff., 612ff.
— zur Narkose IV 612ff.
— bei Ohnmacht IV 760
— bei Operationen IV 612ff.
— bei paroxysmaler Tachykardie II 166
— und Pepsitensin V 102
— und Pherentasin V 187
— und Postural hypotension IV 737; V 817
— und Prostaglandin V 206
— und Rauwolfia-Alkaloide V 524
— und Reizleitung II 194, 198, 226, 231, 242
— und Renin V 98
— bei rheumatischem Fieber II 583ff.
— und Schenkelblock II 341
— und Schock I 1033, 1142
— und Serotonin V 183ff.
— und Sinoauriculärblock II 194, 198
— und Substanz P V 203
— bei Tachykardie II 166
— und Terminalstrohmbahn VI 15ff., 16ff.
— und totaler Block II 231, 242
— und Umkehr-Extrasystolie II 315
— und Umkehrrhythmus II 315
— und Urticaria VI 547
— und Vagotonin V 207
— und Vasomotorik VI 16ff.
— und vegetative Labilität IV 724, 734, 851ff., 856; V 817
— und Veratrumalkaloide V 557ff.
— und Vesiglandin V 207
— und Vorhofflimmern II 80
— bei Wärmeurticaria VI 562
— bei Wolff-Parkinson-White-Syndrom II 382ff.
Augen bei angeborenem Herzfehler III 81, 114, 454, *489*ff., *492*ff.
— bei Angiopathia diabetica IV 354ff., *362*ff.; V 425; VI 550
— bei Aortenbogensyndrom V 767; VI 377
Augen bei Aortenhämatom, intramuralem VI 458
— bei Aorteninsuffizienz II 1462
— bei Aortenisthmusstenose III 454; V 754ff.
— bei Arteriosklerose VI 419ff.
— bei arteriovenösen Fisteln VI 481
— und Atmung IV 8, 27ff.
— und Atropin V 493
— bei bakterieller Endokarditis II 691ff., 712, *720*
— bei Bleivergiftung V 771ff.
— und Blutdruck V 61ff., 156, 243ff., 387ff., 395, 401ff.
— und Bulbus-Druckversuch II 144
— bei Capillaraneurysmen VI 545
— bei Capillaropathia diabetica VI 550
— und Capillarpermeabilität VI 549ff.
— und Capillarresistenz VI 565
— und Carboanhydrase I 538ff.
— und Carotissinus V 716
— bei Cor pulmonale IV 148ff.
— und Cortison V 709
— bei Cushing-Syndrom V 683ff.
— bei Diabetes mellitus IV 354ff., *362*ff.; V 425; VI 545, 550
— bei Dystrophia myotonica II 970
— bei Endangitis obliterans VI 288ff.
— bei Endocarditis lenta II 691ff., 712, *720*
— bei endokriner Hypertonie V 659ff.
— bei Erythematodes II 979f.; VI 344ff.
— bei essentieller Hypertonie V 243ff., 387ff., 395, 401ff., *422*ff.
— bei experimenteller Hypertonie V 61ff., 156
— bei Fettembolie IV 135ff.
— und Flicker-Test V 257ff.
— und Ganglienblocker V 492, 495, 580, 594
— und Geburtsakt IV 522
— bei Gefäßkrankheiten VI 224ff., 326ff., 419ff.
— bei Gefäßmißbildungen VI 464, 590
— und Gravidität IV 501ff., 517

Augen bei Graviditätstoxikose IV 501ff., 517; V 731
— bei Hämangiomen VI 590, *598*
— bei Hämochromatose IV 684
— bei hämorrhagischer Diathese VI 568
— bei Herzglykosidvergiftung I 499
— bei Hippel-Lindau-Syndrom VI 590
— bei Hirnbasisaneurysma VI 464
— und Hirndurchblutung V 395, 401ff.
— bei Höhenadaption IV 27ff.
— und Hydergin V 514
— und Hydralazine V 550
— bei Hypertonie V 61ff., 156, 243ff., 387ff., 395, 401ff.
— und Hypertonie-Therapie V 492ff.
— bei Hypoglykämie IV 380
— bei Hypotonie V 816
— bei idiopathischer Herzhypertrophie II 975
— und Insulin IV 380
— bei intraarterieller Sauerstoffinsufflation VI 209
— und Kallikrein V209, 218
— bei Karditis rheumatica VI 565
—, Kavernome der VI 598
— und Klima IV 8, 27ff.
— bei Kollagenosen II 979ff.
— und Kollaps I 1112
— bei Leukämie IV 675ff.
— und Luftdruck IV 8, 27ff.
— bei Luftembolie IV 127ff.
— bei Lymphgefäßinsuffizienz VI 610
— bei Lymphödem VI 610
— bei maligner Hypertonie V 626ff., 629ff.
— bei Marfan-Syndrom III 489ff., 492ff.
— bei Migräne VI 249
— bei Periarteriitis nodosa II 988; VI 326ff.
— bei Phäochromocytom V 569ff.
— bei Phlebitis VI 500ff.
— bei Polycythämie IV 664ff.
— bei Postural hypotension V 816
— bei Pseudo-Cushing-Syndrom V 701
— und Puerperium IV 522
— bei Purpura infektiosa VI 568
— bei Purpura rheumatica VI 565
— und Rauwolfia-Aklaloide V 524
Augen bei Raynaud-Syndrom VI 224ff.
— bei rheumatischem Fieber VI 565
— bei Riesenzellarteriitis VI 238ff.
— bei Sauerstoffmangel IV 287ff.
— im Schock 1112
— und Serotonin V 185
— bei Sturge-Weber-Syndrom VI 590
— und Sympathektomie V 474ff., 478ff.
— und Teleangiektasen VI 541
— bei Thrombophlebitis VI 500ff.
— bei Toxoplasmose II 933
— u. Vasomotorik V 185, 474f., 478f.
— und Veratrumalkaloide V 564
— bei Vergiftungen V 771ff.
Augenhintergrund bei angeborenem Herzfehler II 492, 454
— bei Angiopathia diabetica IV 354ff., *362*ff.; VI 550
— bei Aortenbogensyndrom III 454; VI 377
— bei Aorteninsuffizienz II 1462
— bei Aortenisthmusstenose III 454
— bei Arteriosklerose V 423; VI 419ff., 501
— bei arteriovenösen Fisteln VI 481
— bei bakterieller Endokarditis II 691, 712, 720f.
— bei Bleivergiftung V 771ff.
— und Blutdruck V 61ff., 156, 243ff., 387ff., 395, 401ff., *422*ff.
— bei Capillaraneurysmen VI 545
— bei Capillaropathia diabetica VI 550
— und Capillarpermeabilität VI 549ff.
— und Capillarresistenz VI 565
— und Carotissinus V 716
— bei Cor pulmonale IV 148ff.
— und Cortison V 709
— bei Diabetes mellitus IV 354ff., *362*ff.; V 425, 450; VI 545, 550
— bei Endangitis obliterans VI 289
— bei Endocarditis lenta II 691ff., 712, *720*ff.
— bei endokriner Hypertonie V 659ff.
Augenhintergrund bei Entzügelungs-Hochdruck V 156
— bei Erythemathodes II 979ff.
— bei essentieller Hypertonie V 243ff., 387ff., 395, 401ff., *422*ff.
— bei experimenteller Hypertonie V 61ff., 156
— bei Fettembolie IV 136
— und Flicker-Test V 257ff.
— und Geburtsakt IV 522
— bei Gefäßkrankheiten II 988; V 423; VI 289, 320, 419ff., 550
— bei Gefäßmißbildungen VI 590
— und Gravidität IV 501ff., 517
— bei Graviditätstoxikose IV 501ff.; V 731
— bei Hämangiomen VI 590, 598
— bei Hämochromatose IV IV 684
— bei hämorrhagischer Diathese VI 565
— bei Herzklappenfehler II 1462
— bei Hippel-Lindau-Syndrom VI 590
— bei Hirnbasisaneurysma VI 464
— und Hirndurchblutung V 395, 401ff.
— und Hydergin V 514
— und Hydralazine V 550
— bei Hypertonie V 61ff., 156, 243ff., 387ff., 395, 401ff., *422*ff.
— bei Hypoglykämie IV 380
— bei idiopathischer Herzhypertrophie II 975
— und Insulin IV 380
— und Kallikrein V 218
— bei Karditis rheumatica VI 565
— bei Kavernomen VI 598
— und Klima IV 8
— bei Kollagenosen II 979ff.
— im Kollaps I 1112
— bei Leukämie IV 675ff.
— und Luftdruck IV 127ff.
— bei Luftembolie IV 127ff.
— bei maligner Hypertonie V 422, 425, 626ff., 629ff.
— bei Marfan-Syndrom III 492
— bei Migräne VI 251
— und Niere V 422, 425
— bei Periarteriitis nodosa II 988; VI 326ff.
— bei Phäochromocytom V 659ff.

Augenhintergrund bei Phlebitis VI 500
— bei Polycythämie IV 664ff.
— bei Pseudo-Cushing-Syndrom V 701
— und Puerperium IV 522
— bei Purpura rheumatica VI 565
— bei rheumatischem Fieber VI 565
— bei Riesenzellarteriitis VI 337ff.
— und Sauerstoffmangel IV 8
— im Schock I 1112
— bei Sturge-Weber-Syndrom VI 590
— und Sympathektomie V 478ff.
— bei Thrombophlebitis VI 500ff.
— und Vasomotorik VI 251
— und Veratrumalkaloide V 564
— bei Vergiftungen V 771
Augenhintergrundsblutung s. u. Retinablutung
Aureomycin bei bakterieller Endokarditis II 756ff.
— bei Endocarditis lenta II 756ff.
— bei idiopathischer Perikarditis II 1073, 1075
— und infektiöser Schock I 984
— und Kationenaustauscher I 558
— und Kollaps I 984
— bei Perikarditis II 1073, 1075
— bei Perikarditis purulenta II 1086
— bei Riesenzellarteriitis VI 343
— und Schock I 984
Auriculärblock II 198ff.
—, Linksverspätung II 202ff.
—, Rechtsverspätung II 203
Auriculärtachykardie II 130ff;
„Ausbrechen der Kammern", Begriff II 222
Auskultationsbefund, kardialer, bei Aktinomykose II 940
—, —, bei Ankylostoma II 939ff.
—, —, bei allergischer Myokarditis II 953
—, —, bei Amyloidose II 963ff.
—, —, bei Anämie III 870ff.; IV 653ff.
—, —, bei Aneurysmen III 204, 206, 214; VI 51, 53ff.,443ff., 445, 448, 467
Auskultationsbefund, kardialer, bei angeborener Aortenstenose III 453ff.
—, —, bei angeborenem arteriovenösem Coronaraneurysma III 214
—, —, bei angeborenen arteriovenösen Fisteln VI 470
—, —, bei angeborener Mitralstenose III 549ff.
—, —, bei angeborenem perforiertem Sinus-Valsalvae-Aneurysma III 204, 206
—, —, bei angeborener Pulmonalinsuffizienz III 564ff.
—, —, bei angeborener Pulmonalstenose III 298, 304ff.
—, —, bei angeborener Tricuspidalinsuffizienz III 431
—, —, bei angeborener Tricuspidalstenose III 410ff.
—, —, bei Ankylostoma II 939ff.
—, —, bei Aortenaneurysma VI 445, 448
—, —, bei Aortenbogensyndrom V 767
—, —, bei Aortenhämatom, intramuralem VI 458
—, —, bei Aorteninsuffizienz II 1458ff.
—, —, bei Aortenisthmusstenose III 445, 454ff.
—, —, bei Aortenstenose II 1433ff.
—, —, bei Aortenthrombose VI 373ff.
—, —, bei Aortitis luica VI 356ff.
—, —, bei Aortopulmonalseptumdefekt III 195, 197ff.
—, —, bei Arteriosklerose VI 433
—, —, bei arteriovenösen Fisteln III 386ff.; VI 470ff., 474ff., 478ff.
—, —, bei arteriovenöser Lungenfistel III 386ff.
—, —, bei bakterieller Endokarditis II 690ff., *703*ff.
—, —, bei Blutkrankheiten IV 653ff., 672
—, —, bei Canalis atrioventricularis communis III 293ff.
Auskultationsbefund, kardialer, bei Carcinoid III 293ff.
—, —, bei Chages-Myokarditis II 931ff.
—, —, bei Coma diabeticum IV 376ff.
—, —, nach Commissurotomie II 1393ff., 1399ff.
—, —, bei Cor biloculare III 547ff.
—, —, bei Coronargefäßmißbildungen III 569
—, —, bei Cor triatriatum III 554
—, —, bei Cor triloculare biatriatum III 541ff.
—, —, bei Dermatomyositis II 991
—, —, bei Dextrokardie III 575
—, —, bei Dextroversion III 583
—, —, bei Diabetes mellitus IV 376ff.
—, —, bei Ductus Botalli persistens III 157, 165ff., 187
—, —, bei Dystrophia musculorum progressiva II 972
—, —, bei Dystrophia myotonica II 970
—, —, bei Ebstein-Syndrom III 417, 420ff.
—, —, bei Encephalomyokarditis II 920
—, —, bei Endokardfibrose II 787
—, —, bei Endokarditis II 551ff., 576ff., 614, 690ff., 703ff., 726ff., 780, 787, 979ff.; IV 551
—, —, bei Endokarditis acuta II 726ff.
—, —, bei Endokarditis lenta II 690, *703*ff.
—, —, bei Endokarditis parietalis fibroplastica II 787
—, —, bei Endokarditis rheumatica II 576ff., 614ff.
—, —, bei Endokarditis tuberculosa II 780
—, —, bei Erythematodes II 979ff.
—, —, bei Fallotscher Tetralogie III 329ff., 338ff.
—, —, bei Fleckfieber II 907
—, —, bei Foramen ovale persistens III 262
—, —, bei Gefäßkrankheiten VI 50ff.

Auskultationsbefund, kardialer, bei Gefäßmißbildungen III 386ff., 569; VI 470, 474ff., 478ff., 588ff.
—, —, bei Hämangiomen VI 590, 598
—, —, bei Hepatitis-Myokarditis II 929
—, —, bei Heredoataxie II 973
—, —, bei Herzdivertikel III 593
—, —, bei Herzinfarkt II 1083; III 1139ff.
—, —, bei Herzinfarkt-Perikarditis II 1083
—, —, bei Herztrauma II 503ff.
—, —, bei Herztumoren II 1179ff., *1187*ff.
—, —, bei Hydroperikard II 1153
—, —, bei idiopathischer Herzhypertrophie II 975
—, —, bei idiopathischer Perikarditis II 1074ff.
—, —, bei idiopathischer Pulmonalektasie III 369
—, —, bei intraarterieller Sauerstoffinsufflation VI 209
—, —, bei Karditis rheumatica II 576ff., 614
—, —, bei Kavernomen VI 598
—, —, bei Klippel-Trénaunay-Syndrom VI 558
—, —, bei Kollagenosen II 979ff.
—, —, bei kombiniertem Aortenfehler II 1478
—, —, bei kombiniertem Mitral-Aortenfehler II 1478ff.
—, —, bei kombiniertem Mitralfehler II 426, 1425ff.
—, —, bei kombiniertem Tricuspidalfehler II 1514
—, —, bei konstriktiver Perikarditis II 1102ff., 1120ff.
—, —, bei Leukämie IV 672
—, —, bei Libman-Sacks-Endokarditis II 979ff.
—, —, bei Lues VI 356
—, —, bei Luftembolie IV 124ff.
—, —, bei Lungenembolie IV 105
—, —, bei Lungenvenentransposition III 523ff., 527
Auskultationsbefund, kardialer, bei Lutembacher-Syndrom III 283ff.
—, —, bei Lymphogranulomatose IV 680
—, —, bei Malaria II 935
—, —, bei Marfan-Syndrom III 492
—, —, bei Masern II 922
—, —, bei Mitralatresie III 558
—, —, bei Mitralinsuffizienz II 1411ff.
—, —, bei Mitralstenose II 1320ff., 1323ff., 1376
—, —, bei Mononucleose II 927
—, —, bei Myokarditis II 575ff., 877ff., *882*ff.
—, —, bei Myokarditis rheumatica II 575ff.
—, —, und Operabilität IV 634
—, —, bei Panzerherz II 1102ff., 1120ff.
—, —, bei Parotitis II 928
—, —, bei Perikarditis II 597ff., 619, 1045ff., 1060ff., 1079ff., 1082, 1085
—, —, bei Perikarditis purulenta II 1085
—, —, bei Perikarditis rheumatica II 579ff., 619
—, —, bei Perikardtumoren II 1182
—, —, bei peripherer Pulmonalstenose III 377
—, —, bei Phlebitis VI 53
—, —, bei Pneumoperikard II 1154
—, —, bei Postcommissurotomie-Syndrom II 1393ff.
—, —, bei Pulmonalaneurysma VI 466
—, —, bei Pulmonalarterienaplasie III 382
—, —, bei Pulmonalatresie III 366
—, —, bei Pulmonalektasie III 369
—, —, bei Pulmonalsklerose IV 246
—, —, bei Pulmonalstenose III 377
—, —, bei rheumatischem Fieber II 574ff., 614, 1069ff.
—, —, bei rheumatischer Perikarditis II 1069ff.
—, —, bei Rickettsiosen II 907
Auskultationsbefund, kardialer, bei Scharlach-Myokarditis II 900ff.
—, —, bei Sklerodermie II 990
—, —, bei Sturge-Weber-Syndrom VI 590
—, —, bei Thrombophlebitis VI 53
—, —, bei Transposition der Aorta und Pulmonalis III 498ff.
—, —, bei Trichinose II 939
—, —, bei Tricuspidalatresie III 395, 401ff.
—, —, bei Tricuspidalinsuffizienz II 1507ff.
—, —, bei Tricuspidalstenose II 1491ff.
—, —, bei Truncus arteriosus communis persistens III 532, 535ff.
—, —, bei tuberkulöser Perikarditis II 1079ff.
—, —, bei urämischer Perikarditis II 1082
—, —, bei Valsalva-Versuch IV 783
—, —, bei Variola II 923
—, —, bei Ventrikelseptumdefekt III 217ff., 227
—, —, bei Vorhofseptumdefekt III 249ff., 262ff.
—, vasaler VI 50ff.
—, —, bei Aneurysmen VI 443ff., 467
—, —, bei angeborenem Herzfehler III 340, 455ff.
—, —, bei Aortenbogen-Anomalien III 478ff.
—, —, bei Aortenhämatom, intramuralem VI 458
—, —, bei Aorteninsuffizienz II 1462ff.
—, —, bei Aortenisthmusstenose III 455ff.
—, —, bei Aortenstenose II 1434
—, —, bei Aortenthrombose VI 373ff.
—, —, bei Arteriosklerosis obliterans VI 433
—, —, bei arteriovenöser Lungenfistel III 389
—, —, bei Fallotscher Tetralogie III 340
—, —, Formen VI 51
—, —, bei Gefäßkrankheiten VI 50ff.

Auskultationsbefund, vasaler, bei Hämangiomen VI 590, 598
—, —, bei intraarterieller Sauerstoffinsufflation VI 209ff.
—, —, bei Kavernomen VI 598
—, —, bei Klippel-Trénaunay-Syndrom VI 588
—, —, Mechanismus VI 50ff.
—, —, bei Pulmonalaneurysma VI 466
—, —, bei Sturge-Weber-Syndrom VI 590
—, —, bei Thrombophlebitis VI 53
—, —, Traubescher II 1462
—, —, bei Tricuspidalinsuffizienz II 1506ff.
Außenschichtschaden (Elektrokardiogramm) bei Erythematodes II 979ff.
— bei Fallotscher Tetralogie III 330
— bei Herzkatheterismus II 1258ff.
— bei Herztrauma II 519ff.
— bei Kollagenosen II 979ff.
— bei Libman-Sacks-Endokarditis II 979ff.
— und Links-Schenkelblock II 351
— bei Mononucleose IV 543
— bei Myokarditis II 881ff.
— und Schenkelblock II 351
Austin-Flint-Geräusch II 1301, 1336, *1460* ff.
— bei Aorteninsuffizienz II 1460
Austreibungszeit (Herzfunktion) I 14ff.
— bei Aorteninsuffizienz II 1454
— bei Aortenstenose II 1428ff.
— und Coronardurchblutung III 680
— und Coronargefäße III 680
— und Mitralinsuffizienz II 1405ff.
— und Vasomotorik II 680
Austrittsblockierung und Pararhythmie II 285ff., 297ff., 304, 307
— bei Parasystolie II 297ff., 304, 307
Autoallergie und allergische Myokarditis II 950ff.
— und Capillarpermeabilität VI 554
Autoallergie und diabetische Glomerulosklerose V 621
— und Endangitis obliterans VI 262, 277
— und Endocarditis fibrinosa II 776ff.
— bei Endocarditis lenta II 716
— und Endocarditis verrucosa simplex II 776ff.
— bei Erythemathodes II 977, 982ff.
— bei Glomerulonephritis V 612ff.
— und Glomerulosklerose V 621
— und Hypertonie V 612
— und Kälteurticaria VI 554
— bei Karditis rheumatica II 555ff., 600
— bei Kollagenosen II 977, 982ff.
— und Myokarditis II 950ff., 871
— bei Nephritis II 716; V 612
— und renale Hypertonie V 612ff.
— und rheumatisches Fieber II 555ff., 600
Automatie s. u. Kammerautomatie
„Autonomic imbalance", Begriff IV 716
Autoperfusion bei Embolie VI 367
Autotransfusion durch Blutspeicher I 1008
Autovaccine bei bakterieller Endokarditis II 761
— bei Endocarditis lenta II 761
„Auxomerie, unbeschränkte", Begriff II 181
Avertin zur Narkose IV 613ff.
— bei Graviditätstoxikose V 750ff.
— und Hypertonie V 750
Ayerza-Syndrom und Pulmonalsklerose IV 249ff.
Azapetine (Ilidar), Chemie VI 172
— bei Gefäßkrankheiten VI 172ff.
Azoospermie und Hydralazine V 594
Azotämie bei Hyperchlorämie I 588
— bei Hyperkaliämie IV 421ff.
— bei Hyponatriämie I 565ff., 574
— bei Waterhouse-Friedrichsen-Syndrom IV 565
Bachelor scurvy, Begriff VI 577
Bachmannsches Bündel II 199
Bacitracin bei bakterieller Endokarditis II 734, 748, 750ff., *755*
— bei Endocarditis lenta II 748, 750ff., *755*
— bei Pericarditis purulenta II 1086
Backward failure I 69
Bacterioides fragilis und Endokarditis II 676, 734
— fundiliformis und Endokarditis II 676
Bäderbehandlung s. u. Balneotherapie
Bagassose IV 221
Bainbridge-Reflex I 11, 66; II 231
— bei artiovenösen Fisteln VI 476
— und Bludruck V 27, 827
— und respiratorische Arrhythmie II 24
—, umgekehrter II 18
Bakteriämie s. u. Sepsis
Bactericidie, Begriff II 748ff.
Bakteriostase, Begriff II 748ff.
BAL und Chlorothiazid I 541
— bei Quecksilbervergiftung I 533ff.
Balantynesche Aneurysmen IV 365
Baldrian s. u. Valeriana
Ballistokardiogramm V 278ff.
— bei Angina pectoris III 700, 1003, *1046* ff.
— bei Aorteninsuffizienz II 1468ff.
— bei Aortenisthmusstenose III 458
— bei Aortenstenose II 1446
— bei Carcinoid II 785
— bei Chorea II 581
— bei Coronarinsuffizienz III 700
— bei Gefäßkrankheiten VI 83
— bei Herzinfarkt III 1205
— bei Karditis rheumatica II 581
— bei Mitralstenose II 1341ff.
— bei Myokarditis II 889ff., 939
— und Nicotin III 879ff., 883ff.
— bei rheumatischem Fieber II 581
— bei Trichinose II 939
Balneotherapie bei Akrocyanose VI 156, 534
— bei Angina pectoris III 1373ff., 1417ff.
—, Auftrieb I 654
—, Badereaktion I 694ff.

Balneotherapie und Blutdruck I 664, 673ff., 689, 695, 698ff.; V 496ff., *591*ff., 794, 822
— bei Capillarektasien VI 526
— bei Coronarinsuffizienz III 1373ff.
— bei Cor pulmonale IV 170ff.
— bei Cyanose VI 532ff.
— und Diabetes mellitus I 700
— und Diurese I 666
—, Dosierung I 692ff.
— bei Endangitis obliterans VI 300
— bei Erfrierung VI 557
— bei Erythromelalgie VI 526
— bei essentieller Hypertonie I 695, 698ff.; V 496ff., 591ff.
— bei essentieller Hypotonie V 794
— bei Gefäßkrankheiten VI 156ff.
— Gefahren I 403
— und Hämodynamik I 654ff.
—, Hauffesche Teilbäder s. dort
— bei Herzinsuffizienz I 653ff.
—, hydrostatischer Druck I 654ff.
— bei Hypertonie I 664, 695, 698ff.; V 496ff., *591*ff.
— bei Hypotonie V 794, 822
—, Indikationen I 653ff., 697ff.
—, Jodbäder I 692; V 496ff., 591
— bei Kälteurticaria VI 554
—, Kohlensäurebäder I 655ff., *682*ff.; V 591ff.
—, Kontraindikationen I 697ff.
—, Kurerfolge I 694ff.
— bei maligner Hypertonie I 649
—, Moorbäder I 654ff.
— bei postthrombotischem Syndrom VI 513
— bei renaler Hypertonie I 699
—, Solebäder I 654ff.
—, Thermowirkung I 667ff.
— bei Ulcus cruris VI 513
— bei vegetativer Labilität IV 845
—, Wirkung I 653ff.
— bei Wärmeurticaria VI 562
Bamberger-Zeichen bei Aortenaneurysma VI 448
Bandagen bei Hypotonie V 821ff.
— und Kollaps I 968
— bei Livedo reticularis VI 535
Bandagen und Lymphgefäßinsuffizienz VI 610, 614
— und Lymphödem VI 610, 614
— und Phlebektasien VI 521ff.
— bei Phlebitis VI 503ff.
— bei postthrombotischem Syndrom VI 513ff.
— und Schock I 968
— bei Thrombophlebitis VI 503ff.
— und traumatischer Schock I 968
— bei Ulcus cruris VI 514
— und Varicosis VI 521ff.
Bandscheiben und essentielle Hypertonie V 344
Bangsche Krankheit, Endokarditis bei IV 553
— — und Myokarditis II 904
Banthin bei essentieller Hypertonie V 493
Banti-Syndrom und Thrombophlebitis VI 497
Barbiturate bei angeborenem Herzfehler III 154
— bei Angina pectoris III 1374, 1397ff.
— bei Antesystolie II 402
— bei Aortenaneurysma VI 450ff.
— bei Aortogramm VI 135ff.
— und Blutdruck V 257ff., 492ff., 495ff., 808
— und Carotissinus V 715
— und essentielle Hypertonie V 257ff., 492ff., 495ff.
— bei Extrasystolie II 77
— bei Graviditätstoxikose V 749ff.
— und Hämodynamik V 279 und hämorrhagischer Schock I 1042
— und Herzfunktion I 8, 28ff.
— bei Herzinfarkt III 1447ff.
— bei Herzinsuffizienz I 419ff.
— und Hypertonie V 257ff., 492ff., 495ff.
— und Hypotonie V 808
— und Kollaps I 958, 1042; IV 601ff.
— und Kreislauf IV 592ff.
— und Lebensalter IV 624
— bei Luftembolie IV 131
— bei Lungenembolie IV 122
— bei Migräne VI 253
— und Myokard II 968
— zur Narkose IV 592ff., 612ff.
— und Operabilität IV 624
— bei Operationen IV 592ff., 612ff.
—, Pharmakologie IV 592ff.; V 492
Barbiturate und renale Hypertonie V 257
— und Schock I 958 1042; IV 601ff.
— und Schockniere I 1102
— im Sedationstest V 258ff.
— und Serotonin V 184
— bei vegetativer Labilität IV 853
— bei Wolff-Parkinson-White-Syndrom II 402
Barbitursäurevergiftung III 893
—, Blutdruck bei V 808
— und Coronarinsuffizienz III 893
—, Hypotonie bei V 808
— und Myokard II 968; III 893
Barium und Extrasystolie II 31
— und Lungenembolie IV 98
Bariumchlorid bei Adams-Stokes-Syndrom II 272
— und Capillarspasmen VI 537
— und Myokard II 968
— und Vasomotorik VI 537
Bariumsulphat zur Arteriographie VI 121ff.
„Barrage arteriolaire protegeant“, Begriff II 1314
Bartonellen und Endocarditis lenta II 677
Basalganglien s. u Stammganglien
Basedow-Syndrom s. u. Hyperthyreose
Basisnarkose IV 613ff.
Bazettsche Formel II 586ff.
BCG-Impfung und Periarteriitis nodosa VI 309
Bechersche Zellen bei experimenteller Hypertonie V 60
Bechterew-Syndrom s. u. Spondylitis ancylopoetica
Beckenarterien und Aortenhämatom, intramurales VI 461
— und Aortogramm VI 136
— bei Arteriosclerosis obliterans VI 433ff.
— und arteriovenöse Fisteln VI 470, 474
— bei Embolie VI 365
— bei Endangitis obliterans VI 285ff.
— bei Thrombose VI 370ff.
Beckenarterienaneurysmen VI 468
— bei Endocarditis lenta II 713
— bei Periarteriitis nodosa VI 325ff.
Beckenarterienembolie VI 365

Beckenarterienpulse bei Gefäßkrankheiten VI 48ff.
Beckenarterienthrombose VI 370ff.
Beckenarterienverschluß und Aortogramm VI 133ff.
— bei Embolie VI 365
— bei Thrombose VI 370
Becken-Phlebographie VI 141ff.
Beckenvenenthrombose VI 484, 492ff., 496ff.
— und Lungenembolie IV 92ff.
— und Phlebektasien VI 518ff.
—, Röntgendiagnose VI 141ff.
— und Varicosis VI 518ff.
Beck-Operation bei Angina pectoris III 1436
Belastung IV 764ff.
— und Adams-Stokes-Syndrom II 264
— und Adipositas IV 382ff.
— bei Anämie IV 644ff., 651ff., 657
— bei angeborener Aortenstenose III 435ff.
— bei angeborenem, arteriovenösem Coronaraneurysma III 214
— und angeborener Herzfehler III 144
— bei angeborenem perforiertem Sinus-Valsalvae-Aneurysma III 206ff.
— bei angeborener Pulmonalinsuffizienz III 564ff.
— bei angeborener Pulmonalstenose III 298ff., 303ff.
— bei angeborener Tricuspidalinsuffizienz III 431ff.
— und Angina pectoris III 1009ff., 1035ff., 1375ff.
— bei Aortenaneurysma VI 450ff.
— und Aortenhämatom, intramurales VI 456
— bei Aorteninsuffizienz II 1457ff.
— bei Aortenisthmusstenose III 445ff., 452ff.; V 759ff.
— und Antesystolie II 382ff.
— bei Aortopulmonalseptumdefekt III 197ff.
— bei Aortenstenose II 1432ff.
— und Aortitis luica VI 349, 355
— und Arteriosklerose III 786ff.; VI 395ff.
— und arteriovenöse Anastomosen VI 8
— bei arteriovenöser Lungenfistel III 386ff.
Belastung und Atmung IV 4ff., 22ff., 33ff., 81
— und Atrioventrikulärblock II 218ff., 230ff.
— und Atrioventrikular-Dissoziation II 289ff.
— und Atrioventrikular-Rhythmus II 283ff.
— und Beriberi IV 390ff.
— und Blutdruck V 14, 28, 149, 240ff., 263ff., 787ff.
— und Blutdruckmessung V 4ff.
— bei Blutkrankheiten IV 644ff., 651ff., 657
— und Blutspeicher I 1009
— und Bradykardie II 17
— und Capillarpermeabilität VI 562
— und Coronarinsuffizienz III 694ff., 786ff., 911ff., 1009ff., 1035ff., 1375ff.
— und Coronarsklerose III 786ff.
— und Coronarspasmen III 912ff.
— und Cor pulmonale IV 60, 67ff., 81, 143ff.
— bei Cor triatriatum III 553ff.
— bei Cor triloculare biatriatum III 541
— und Cyanose VI 531
— nach Commissurotomie II 1403ff.
— und Dermographie VI 40
— bei Druckbelastung I 887
— bei Ductus Botalli persistens III 157ff., 165ff.
— bei Dystrophia myotonica II 971
— bei Dystrophie IV 300, 305ff.
— bei Ebstein-Syndrom III 417, 420ff.
— und Effort-Syndrom IV 715, 769ff.
— und Endangitis obliterans VI 278ff., 285
— und Erfrierung I 981
— und Entzügelungs-Hochdruck V 149
— und essentielle Hypertonie V 240ff., 263ff., 787ff.
— und experimentelle Hypertonie V 149
— und Extrasystolie II 34, 37
— bei Fallotscher Tetralogie III 336ff.
— bei Fiedler-Myokarditis II 955ff.
— und Gasaustausch IV 81
Belastung bei Gefäßkrankheiten VI 55
— bei Gefäßmißbildungen III 366, 370ff., 382ff., 386ff.
— bei Gravidität IV 485, 488ff.
— und Graviditätstoxikose V 742
— bei Hämochromatose IV 685
— und Herzblock II 194, 197, 218ff., 230ff.
— und Herzdekompensation V 383
— bei Herzdivertikel III 593
— und Herzform I 865ff., 913ff.
— und Herzgewicht I 816, 865
— und Herzgröße I 816, 823, 830ff., 839ff., *847*ff., 854ff., *856*ff., *913*ff.
— und Herzhypertrophie I 733ff.
— und Herzinfarkt III 1491ff.
— und Herzruptur III 1240ff.
— und Herztonus I 881ff.
— und Herztrauma II 477, 480ff., 493ff., 516ff., 535
— bei Herztumoren II 1194
— und Herzvolumen I 829ff., 839ff., *847*ff., 854ff., *856*ff.
— bei Höhenadaptation IV 4ff., 22ff., 33ff.
— bei Hyperthyreose IV *316*ff., 322ff.
— und Hypertonie V 149, 240ff., 263ff.
— bei Hypothyreose IV 332ff.
— und Hypotonie IV 768ff., 809; V 787ff.
— bei idiopathischer Pulmonalektasie III 370
— bei Infektionen IV 550
— und Kallikrein V 223
— und Klima IV 4ff., 22ff., 33ff.
— und Kohlenoxyd-Vergiftung III 875
— und Kollaps I 958, 1009; IV 332ff., 771
— bei konstriktiver Perikarditis II 1100ff.
—, Kreislauf bei IV 764ff.
— und Luftdruck IV 4ff., 22ff., 33ff., 42ff.
— bei Luftüberdruck IV 42ff.
— bei Lungenemphysem IV 184ff., 189ff.
— und Lungenkreislauf IV 60, 67ff., 81
— bei Lungenvenentransposition III 527

Belastung bei Mitralatresie III 558
— bei Mitralinsuffizienz II 1411ff.
— bei Mitralstenose II 1312ff., 1319ff.
— und Monge-Syndrom IV 33ff.
— und Myokard I 733ff.
— bei Myokarditis II 955ff.; IV 550
— und Myokardstoffwechsel III 694ff., 911ff.
— und Ohnmacht IV 761ff.
— bei Oscillogramm VI 79ff.
— bei Panzerherz II 1100ff.
— und paroxysmale Tachykardie II 131ff., 144ff.
— bei Perikarditis II 1100ff.
— beim Perthestest VI 66
— und Phlebektasien VI 516
— und Phlebitis VI 949ff.
— und Plusdekompensation V 383
— bei Pneumokoniose IV 205ff., 214ff.
— und postthrombotisches Syndrom VI 510ff., 512ff.
— bei Postural hypotension IV 738ff.
— bei Pulmonalarterienaplasie III 382
— bei Pulmonalatresie III 366
— bei Pulmonalektasie III 370
— und Pulmonalsklerose IV 244ff.
— und reaktive Hyperämie VI 61
— und Reizleitung II 194, 197, 218ff., 230ff.
— und Regelkreis IV 744ff., 751ff., 767
— und respiratorische Arrhythmie II 22
— und Sauerstoffmangel IV 4ff., 22ff., 33ff.
— und Schock I 958, 1009
— bei Sichelzellänämie IV 240ff.
— bei Silikose IV 205ff., 214ff.
— und Sinuauriculärblock II 194, 197
— und Sportherz I 733ff., 736, 928ff., 937ff.
— und Sympathicotonie IV 722
— und Tachykardie II 8, 131ff., 144ff.,
— und Terminalstrombahn VI 14
— bei Thoraxdeformation IV 230

Belastung und Thrombophlebitis VI 494ff.
— und Thyreoidea IV *316*ff., 322ff., 333
— bei totalem Block II 230ff.
— bei Tricuspidalatresie III 395ff.
— bei Tricuspidalstenose II 1486ff.
— bei Truncus arteriosus, communis persistens III 535ff.
— und Vagotonie IV 722
— und Valsalva-Versuch IV 781
— und Varicen VI 516
— und Vasomotorik I 1009
— und vegetative Labilität IV 715, 738, 768, 781ff., 788ff., 809, 827ff.
— bei Ventrikelseptumdefekt III 217ff., 226ff.
— bei Vergiftung III 875
— und Vorhofflimmern II 86ff.
— bei Vorhofseptumdefekt III 257ff., 260ff.
— und Wärmeurticaria VI 562
— und Wolff-Parkinson-White-Syndrom II 382ff.
Belcaloid bei vegetativer Labilität IV 853ff.
Belladonna-Alkaloide s. a. u. Atropin
— und Acetylcholin V 200
— und Adenosin V 202
— bei allergischer Myokarditis II 950ff.
— bei Angina pectoris III 1397ff., 1403ff.
— bei Antesystolie II 382ff.
— bei arteriovenösen Fisteln VI 478
— und Atrioventrikularblock II 226, 231, 242
— und Atrioventrikulardissoziation II 289ff.
— und Atrioventrikular-Rhythmus II 278ff., 283ff.
— und Blutdruck V 29
— und Bradykardie II 5ff, 15
— und Capillaraneurysmen VI 545
— u. Capillarpermeabilität VI 547
— bei Carotissinus-Syndrom II 277
— als Cholinderivatantidot II 147
— und Depressan V 228, 231
— und Dermographie VI 40
— und Diabetes mellitus VI 545

Belladonna-Alkaloide bei Digitalis-Intoxikation I 492
— bei Dystrophie IV 296
— und Enteramin V 183
— bei essentieller Hypertonie V 493
— bei Extrasystolie II 39, 44, 75, 77
— bei Gefäßkrankheiten V 493; VI 180
— und hämorrhagischer Schock I 1033
— und Herzaktion II 5ff., 15
— und Herzblock II 194, 198, 226, 231, 242
— bei Herzinfarkt III 1481
— und Herztonus I 875ff.
— und Hypertensin V 98, 101
— bei Hypertonie V 493
— und Hypotonie IV 737; V 817
— und Interferenz-Dissoziation II 291ff.
— und Kallikrein V 214, 219, 221
— bei Kammertachykardie II 166
— bei Karditis rheumatica II 583ff.
— und Kationenaustauscher I 557
— und Kollaps I 1033; 1142; IV 760
— bei Luftembolie IV 132
— und Lungenembolie I 347
— und Lungenkreislauf I 347; IV 72
— bei Migräne VI 253
— bei Myokarditis II 950ff.
— und Narkose IV 592ff., 612ff.
— zur Narkose IV 612ff.
— bei Ohnmacht IV 760
— bei Operationen IV 612ff.
— bei paroxysmaler Tachykardie II 166
— und Pepsitensin V 102
— und Pherentasin V 187
— bei Postural hypotension IV 737; V 817
— und Prostaglandin V 206
— und Rauwolfia-Alkaloide V 524
— und Reizleitung II 194, 198, 226, 231, 242
— und Renin V 98
— bei rheumatischem Fieber II 583ff.
— und Schenkelblock II 341
— und Schock I 1033, 1142
— und Serotonin V 183ff.
— und Sinoauriculärblock II 194, 198
— und Substanz P V 203

Belladonna-Alkaloide bei Tachykardie II 14, 166
— und Terminalstrombahn VI 15ff., 16ff.
— und totaler Block II 231, 242
— und Umkehr-Extrasystolie II 315
— und Umkehrrhythmus II 315
— und Urticaria VI 547
— und Vagotonin V 207
— und Vasomotorik VI 16ff.
— und vegetative Labilität IV 724, 734, 851ff, 856; V 817
— und Veratrumalkaloide V 557ff.
— und Vesiglandin V 207
— und Vorhofflimmern II 80
— bei Wärmeurticaria VI 562
— bei Wolff-Parkinson-White-Syndrom II 382ff.
Bellafolin bei Carotis-Sinus-Syndrom II 277
Bellaravil bei Tachykardie II 14
Bellergal bei Extrasystolie II 75
— bei Tachykardie II 14
— bei vegetativer Labilität IV 856
Benadryl bei allergischer Myokarditis II 950ff.
— bei Gefäßkrankheiten VI 177
— bei Myokarditis II 950ff.
— bei Periarteriitis nodosa VI 333
Bends, Begriff IV 47
Bentyl-Hydrochlorid s. u. Dicyclomin
Benzazolin bei Gefäßkrankheiten VI 169ff.
— bei postthrombotischen Syndrom VI 514
— bei Ulcus cruris VI 514
Benzedrin bei Hypotonie IV 741; V 823ff.
— bei Postural hypotension IV 741
— bei vegetativer Labilität IV 741; V 823ff.
Benzidin und Depressan V 230
Benzodioxan und Blutdruck V 161, 493
— bei endokriner Hypertonie V 663, 668ff.
— bei essentieller Hypertonie V 493
— und experimentelle Hypertonie V 161
— bei Graviditätstoxikose V 750ff.
— und Hypertensin V 98
Benzodioxan und Hypertensinogen V 93
— und Hypertonie V 161, 493, 663, 668ff., 750
—, Nebenwirkungen V 493
— bei Phäochromocytom V 663, 668ff.
— und Pepsitensin V 102
— und Renin V 98
— und zentralnervöse Hypertonie V 161
Benzodioxantest V 663
Benzoesäure bei bakterieller Endokarditis II 754
— bei Endocarditis lenta II 754
Benzolvergiftung und Coronarinsuffizienz III 891
— und vegetative Labilität IV 827
Benzylimidazolin s. u. Priscol
Benzylimidazolinhydrochlorid s. u. Priscol
Benzylisochinoline bei Gefäßkrankheiten VI 177
Bergkrankheit s. u. Höhenkrankheit
Beriberi IV 389ff.
—, Anatomie IV 392ff.
— und Blutdruck V 717, 807
— und Entzügelungs-Hochdruck V 717
— und Fiedler-Myokarditis II 955
—, Formen IV 389ff.
— und Graviditätstoxikose IV 510
—, Herz bei I 27, 42, 44, 59, 128, 173, 448, 762
— und Herzinsuffizienz I 27, 42, 44, 59, 128, 448, 762
— und Hypertonie IV 510; V 717
—, Hypotonie bei V 807
—, kardiovasculäre IV 389ff.
—, Kreislauf bei I 27, 42, 44, 59, 128, 173, 448, 762
—, Kreislaufzeit bei I 173
— und Myokard I 762
— und Myokarditis II 955
— und Myokardose II 959ff.
— und neurogene Hypertonie V 717
—, okzidentale IV 391ff.
—, orientalische IV 389ff.
—, Pathologie IV 392ff.
—, polyneuritische IV 389ff.
—, Stoffwechsel bei IV 394ff.
—, Symptome IV 390
—, Therapie IV 396ff.
Berliner Blau-Reaktion auf Herzfehlerzellen I 771
Bernhard-Anastomose bei Aortenisthmusstenose V 764
Bernheim-Syndrom bei angeborenem Herzfehler III 143
—, P mitropulmonale bei II 206
Bernsteinsäure-Dehydrase bei Herzinfarkt III 710
— im Myokardstoffwechsel III 710
Berolase bei Schenkelblock II 378
Beruf und angeborener Herzfehler III 154
— und Aortitis luica VI 349
— und Arteriosklerose III 855; VI 395ff.
— und Blutdruck V 263ff.
— und Capillarresistenz VI 576, 577
— und Capillarspasmen III 855; VI 536
— und Coronarinsuffizienz III 855ff.
— und Coronarspasmen III 855
— und Cor pulmonale IV 139, 167ff., 199ff., *203*ff.
— und Embolie VI 362
— und Endangitis obliterans VI 258
— und essentielle Hypertonie V 263ff.
— und Gefäßkrankheiten VI 24
— und Hämosiderose IV 258
— und Herzinfarkt III 855
— und Hypertonie V 263ff.
— und Karditis rheumatica II 557ff.
— und Lungenfibrose IV 199ff., *203*ff.
— und Monge-Syndrom IV 34
— und Myokardstoffwechsel III 855ff.
— und Pneumokoniose IV 203ff.
— und Purpura VI 577
— und Purpura Majocchi VI 576
— und rheumatisches Fieber II 557ff.
—, sekundäres Raynaud-Syndrom als VI 237
— und Silikose s. dort
— und Skorbut VI 577
— und Vasomotorik VI 536
Berufskrankheiten s. a. u. den einzelnen Erkrankungen
—, Bleivergiftung als IV 221; V 771

Berufskrankheiten durch Cadmium IV 221
—, Capillarspasmen als VI 536
— durch Chromat IV 220
— und Cor pulmonale IV 139, 167ff., 199ff., *203*ff., *216*ff.
— durch Mangan IV 221
— durch Thomasschlacke IV 221
— durch Vanadiumpentoxyd IV 220
— durch Zink IV 221
— durch Zinnoxyd IV 220
— und Embolie VI 362
—, Gefäßkrankheiten als VI 24
— und Hämosiderose IV 258
— und Lungenfibrose IV 199ff., 203ff.
— und Monge-Syndrom IV 34
— und Operationen IV 599
—, Pneumokoniose s. dort
— und sekundäres Raynaud-Syndrom VI 237
—, Silikose s. dort
— und Vasomotorik VI 536
—, Vergiftungen als V 771
Berylliose IV 220ff.
— und Atmung IV 81, 199
— und Cor pulmonale IV 81, 199ff., 220ff.
— und Lungenfibrose IV 199ff.
— und Lungenkreislauf IV 81
Betain bei Arteriosklerose VI 425
Bettruhe I 413ff.
— bei Angina pectoris III 1373ff.
— bei Aortenaneurysma VI 450ff.
— bei Arteriitis rheumatica VI 345
— vor Commissurotomie II 1387
— bei Coronarinsuffizienz III 1373ff.
— bei Embolie VI 365ff.
— bei Gefäßkrankheiten VI 148ff.
— bei Grippemyokarditis II 526
— bei Herzinfarkt III 1443ff.
— bei Herzinsuffizienz I 413ff.
— bei Herzklappenfehler II 1387
— bei Herztrauma II 525ff.
— bei Hypertonie V 645
— und Kallikrein V 223
— bei Livedo reticularis VI 535
Bettruhe und Lungenödem I *129*ff., 416
— bei Mitralstenose II 1387
— bei Myokarditis II 526, 892, 928
— bei Nephritis V 645
— bei Parotitis-Myokarditis II 928
— bei Perniosis VI 560
— und Phlebektasien VI 517
— und Phlebitis VI 486ff., 491, 504ff.
— bei postthrombotischem Syndrom VI 513
— bei renaler Hypertonie V 645
— und Thrombophlebitis VI 486ff., 491, 504ff.
— bei Trichinose II 939
— und Ulcus cruris VI 380ff.
— und Varicosis VI 517
— und vegetative Labilität IV 824ff.
Bewegungstherapie s. u. Gymnastik und Training
Bewußtlosigkeit s. a. u. Ohnmacht
— bei Adams-Stokes-Syndrom II 251ff.
— bei arteriovenöser Fistel III 389
— bei arteriovenöser Lungenfistel III 389
— und Atmung IV 7, 10ff., 28ff.
— und Blutdruck II 144, 273ff.; IV 735; V 818
— bei Carotissinus-Syndrom II 144, 273ff.; V 818
— bei Cor pulmonale IV 98ff., 105ff., 124ff.
— bei Diphtherie-Myokarditis II 895ff.
— bei Gefäßmißbildungen III 389
— bei hämorrhagischer Diathese IV 563
— bei Herzinfarkt III 1122ff.
— bei Herztrauma II 503ff.
— bei Herztumoren II 1179ff.
— und Höhenadaptation IV 7, 10ff., 28ff.
— bei Hypotonie I 959ff.; IV 735ff.
— bei Infektionskrankheiten IV 563
— und Klima IV 7, 10ff., 28ff.
— bei Kohlenoxydvergiftung III 874ff.
— beim Kollaps I 959, 973, 975, 1054
— und Luftdruck IV 7, 10ff., 28ff.
— bei Luftembolie IV 124ff.
— bei Lungenembolie IV 98ff., 105ff.
— bei Myokarditis II 879ff.
Bewußtlosigkeit und neurogener Schock I 975
— und Orthostase IV 735
— bei Periarteriitis nodosa VI 328
— bei Phlebitis VI 499
— bei primärem Schock I 975ff.
— bei Sauerstoffmangel IV 7, 10ff., 28ff.
— bei Scharlach-Myokarditis II 902
— beim Schock I 959, 973, 975, 1954
— bei Thrombophlebitis VI 499ff.
— bei vegetativer Labilität IV 735; s. a. u. Kollaps und Orthostase
— bei Vergiftungen III 874
— bei Waterhouse-Friedrichsen-Syndrom IV 563
Bezold-Reflex s. u. Jarisch-Bezold-Reflex
Bicarbonathaushalt und Alkalose I 582
— bei angeborenem Herzfehler III 151
— und Atmung I 204ff.
— und Blutdruck V 69
— und Carboanhydrase I 536ff.
— und Chlorothiazid I 541ff.
— bei Cushing-Syndrom V 684ff.
— bei endokriner Hypertonie V 684ff.
— bei experimenteller Hypertonie V 69
— bei Herzinsuffizienz I 204ff., 211ff., 299ff.
— bei Hyperchlorämie I 588
— bei Hypertonie V 69
— bei Hypochlorämie I 582
— und Hyponatriämie I 568
— und Ödemflüssigkeit I 299ff.
— und Purine I 549
— und Säure-Basengleichgewicht I 206ff., 211ff.
Bienengift und Capillarpermeabilität VI 584
— und Capillarresistenz VI 584
Biersche Stauung und Capillarresistenz VI 102
Bigeminie II 32ff.
— und Adams-Stokes-Syndrom II 259
— bei Atrioventrikularblock II 228ff., 242
— durch Digitalis I 490ff.; II 114
— bei Blutkrankheiten IV 674
— bei Endocarditis lenta II 708ff.
— und Herzglykoside I 492; II 40ff., 114, 161

Bigeminie bei Herzkatheterismus II 1259ff.
— bei Herztrauma II 465ff., 519ff.
— Kammer- II 40ff., 68, 72ff.
— und Kammertachykardie II 161
— bei Leukämie IV 674
— und Nervensystem II 42ff.
— und Parasystolie II 304
— und paroxysmale Tachykardie II 161
— Pseudo- II 99, 310
— bei Reizleitungsstörungen II 228ff., 242ff.
— und Tachykardie II 161
— bei totalem Block II 228ff., 242
— bei Umkehr-Extrasystolie II 310ff.
— bei Umkehrrhythmus II 310ff.
— Vorhof- II 53
Bilharziose, Cor pulmonale bei IV 62, 140ff., *239*ff.
Bilirubin s. a. u. Ikterus
— und Bradykardie II 18
— bei Endocarditis lenta II 721
— bei Hämangioendotheliom VI 600
— bei Hämangiomen VI 598
— bei hämorrhagischer Diathese VI 572
— bei Herzinfarkt III 721; 1157; IV 108
— bei Kavernomen VI 598
— bei Lungenembolie IV 108
— bei Lungeninfarkt IV 108
— bei Moschcowitz-Symmers-Syndrom VI 572ff.
— und Myokarditis II 874
— bei Periarteriitis nodosa VI 314, 322
— bei Purpura VI 572ff.
Bindegewebsmassage s. u. Massage
Biosal als Kochsalzersatz I 509
Bishydroxycumarin s. u. Dicumarol
Bistrium bei Gefäßkrankheiten VI 174
Birutan und Capillarpermeabilität VI 586
— und Capillarresistenz VI 565, 586
— bei hämorrhagischer Diathese VI 565, 586
— bei Purpura rheumatica VI 565
— bei rheumatischem Fieber VI 565
Biuretreaktion und Capillarplethysmogramm VI 108
Blalock-Clagett-Anastomose bei Aortenisthmus-Stenose V 764
Blalock-Taussig-Anastomose III 156
— bei Cor triloculare biatriatum III 545ff.
— bei Ebstein-Syndrom III 429
— und Endocarditis lenta II 681
— bei Fallotscher Tetralogie III 359ff
—, spontane III 66
— bei Tricuspidalatresie III 408
Bland-White-Garland-Syndrom III 55
Blasser Hochdruck V 33ff.
Blastomatosen, ektodermale VI 598ff.
Blastomykose und Endocarditis lenta II 677
— und Myokarditis II 874, 941
— und Perikarditis II 1044
Blausucht s. u. Cyanose und Morbus coeruleus
Bleiäthylvergiftung und vegetative Labilität IV 827
Bleistaub-Pneumokoniose und Cor pulmonale IV 221
Bleivergiftung III 889
— und Angina pectoris III 889
— und Arteriosklerose III 889; VI 401
— und Blutdruck V 58, 771ff.
— und Capillarspasmen III 889; VI 537
— und Coronarinsuffizienz III 889
— und Coronarsklerose III 889
— und Coronarspasmen III 889
— und Dermographie VI 41ff.
— und Endangitis obliterans VI 268
— und Gefäßkrankheiten VI 27
—, Hypertonie bei V 58, 771ff.
—, sekundäres Raynaud-Syndrom bei VI 243ff.
— und Vasomotorik III 889; V 58, 771ff.; VI 41, 243ff.
— und vegetative Labilität IV 827
Blitzschlag, Kammerflattern bei II 173
—, Kammerflimmern bei II 173
Bloc bilateral manqué II 363
Blockdissoziation II 227, 285ff.
Blockierung (Elektrokardiogramm) s. u. Herzblock und den einzelnen Blockformen
Block im Block, Begriff II 235, 257
Blut s. a. u. Blutkrankheiten
— und ACTH II 644ff.
— bei Adipositas IV 385
— bei angeborenem Herzfehler III 123ff., *144*ff., 187
— bei Aortenbogensyndrom VI 377
— bei Aortitis luica VI 354
— und arteriovenöse Aneurysmen IV 252
— bei arteriovenöser Fisel III 388
— bei arteriovenöser Lungenfistel III 388
— und Atmung IV 4ff., 11ff., 18, 23, 25ff., 31ff., 34
— bei bakterieller Endokarditis II 740
— und Capillardruck VI 98ff.
— und Capillarektasien VI 572
— und Capillarmikroskopie VI 96ff.
— und Capillarpermeabilität VI 106ff.
— und Capillarresistenz VI 564ff.
— bei Chagas-Myokarditis II 931
— und Chlorothiazid I 544
— bei Chorea II 570, 609ff.
— bei Coma diabeticum IV 375ff.
— bei Cor pulmonale IV 144ff.
— und Cortison II 644ff.
— und Cyanose I 232ff.; VI 530ff.
— bei Cushing-Syndrom V 684ff., 687ff.
— bei Diabetes mellitus IV 371ff., 375ff.
— bei Digitalisvergiftung I 499ff.
— bei Ductus Botalli persistens III 165
— bei Echinokokkose II 938
— bei Endangitis obliterans VI 247ff., 265, 279ff.
— bei Endokardfibrose II 786ff.
— bei Endokarditis IV 551, 694, 697, 786ff.
— bei Endokarditis acuta bactericidis II 727ff.
— bei Endokarditis lenta II 694ff., 697
— bei Endokarditis parietalis fibroplastica II 786ff.
— bei endokriner Hypertonie V 662, 684ff., 687ff.

Blut bei Endomyokardfibrose II 787ff.
— bei Erythemathodes II 982ff.; VI 344
— und Erythralgie VI 527
— bei essentieller Hypotonie V 788ff.
— bei Fallotscher Tetralogie III 356
— bei Fettembolie IV 134
— bei Fiedler-Myokarditis II 957ff.
— bei Fruchtwasserembolie IV 137ff.
— bei Gravidität IV 479ff., 506, 510, 512ff; V 726ff.
— bei Graviditätstoxikose IV 506, 510, 512ff.
— bei Hämangiomen VI 597ff.
— bei hämorrhagischer Diathese VI 564ff.
— und Hämosiderose IV 257ff.
— und Herzglykoside I 459
— bei Herzinfarkt III 721, *1149*ff., 1353ff.
— bei Herzinsuffizienz I 163ff., 167ff., 459
— bei Herztamponade II 1063ff.
— bei Herztrauma II 505ff.
— bei Höhenadaptation IV 4ff., 11ff., 18, 23, 25ff., 31ff., 34ff.,
— bei Hyperthyreose IV 327, 333
— bei Hypertonie V 662, 684ff., 687f.
— bei Hyponatriämie IV 441ff.
— bei Hypothyreose IV 333
— bei Hypotonie V 788ff.
— bei idiopathischer Perikarditis II 1074ff.
— bei Kälteurticaria VI 554
— bei Kaposi-Sarkom VI 602
— und Karditis rheumatica II 556, 569ff., 605, *609*ff.; VI 564ff.
— und Kavernome VI 597ff.
— und Klima IV 4ff., 11ff., 18, 23, 25ff., 31ff., 34
— und Kollagenosen II 982ff.
— und Kollaps I 1006
— bei Leukämie IV 670ff.
— bei Lues VI 354
— und Luftdruck IV 4ff., 11ff., 18, 23, 25ff., 31ff., 34, 41
— bei Luftüberdruck IV 41
— und Lungenembolie IV 95ff., 98ff., 107ff., 115ff.
— bei Lungenfibrose IV 198ff.
— bei Lungeninfarkt IV 107ff.
— und Lungenödem I 129ff.
Blut und Mineralstoffwechsel I 165ff.
— bei Mitralstenose II 1323, 1368
— bei Möller-Barlow-Syndrom VI 577
— bei Monge-Syndrom IV 34
— bei Moschcowitz-Symmers-Syndrom VI 572
— bei Myokarditis II 876ff.
— bei Periarteriitis nodosa II 988; V 621ff.; VI 314ff.
— bei Perikarditis II 1063ff.
— bei Phäochromocytom V 662
— bei Phlebitis VI 485ff.
— bei Pneumokoniose IV 205ff.
— bei Poliomyelitis IV 542
— bei Polycythämie IV 660ff., 664ff.
— bei Polyglobulie IV 659ff.
— bei Porphyrie IV 397ff.
— bei Postcommissurotomie-Syndrom II 1393ff.
— bei Purpura rheumatica VI 564ff.
— und Pyrazole II 654
— und Quecksilberdiuretica I 534
— bei Raynaud-Syndrom VI 226
— und rheumatisches Fieber II 556, 569ff., 605, *609*ff.; VI 564ff.
— bei Riesenzellarteriitis VI 338ff.
— bei Sauerstoffmangel IV 4ff., 11ff., 18, 23, 25ff.; IV 31ff., 34
— und Schock I 1006
— und sekundäres Raynaud-Syndrom VI 246ff.
— bei Sichelzellanämie IV 240
— bei Silikose IV 205ff.
— bei Skorbut VI 577
— bei Sympathicotonie IV 722ff.
— bei Thoraxdeformation IV 229ff.
— und Thrombophlebitis VI 485ff.
— und Thrombose VI 369ff.
— und Thyroidea IV 327, 333
— bei Tumormetastasen IV 238
— bei Vagotonie IV 722ff.
— und vegetative Labilität IV 722ff.
— bei Verbrennung VI 562
— und Wasserhaushalt I 165
Blut bei Waterhouse-Friedrichsen-Syndrom IV 564ff.
Blutbildung s. u. Blut und Knochenmark
Blutdruck s. a. u. Hypertonie und Hypotonie
— und Acetylcholin V 29, 70, *199*ff., 235ff., 256
— und ACTH II 645; V 79ff., 138, 141ff., 708
— und Adams-Stokes-Syndrom II 259
— bei Addisonismus V 799ff.
— bei Addison-Syndrom V 780, *796*ff.
— und Adenosin V 201ff., 235ff.
— und Adipositas IV 382ff., 385ff., 625; V 17ff., 272, 334ff.
— und Adrenalektomie V 93, 112, 134, 144, 149, 158, 195, 397, 445, 489ff.
— und Adrenalin V 25ff., 29, 39ff., 70, 74ff., 132, 145, 150ff., 154, 157ff., *166*ff., 250ff., 649ff., 672ff.
— bei Adrenogenitalismus V 701ff.
— bei Akromegalie V 704
— und Aldosteron V 114ff., 136ff., 704ff., 710ff.
— und Allergie II 950; V 775
— bei allergischer Myokarditis II 950ff.
— und Alternans II 405, 409
—, Amplitude s. a. u. Blutdruckamplitude
— und Amputationen V 340ff.
— bei Amyloidose II 963; V 617
— bei Anämie IV 644, 645ff., 653, 657ff.
— und Anaesthesie IV 612
— und Androgene V 139ff.
— und Aneurysmen V 596, 601, 796
— bei angeborener Aortenstenose III 435
— bei angeborenem perforiertem Sinus-Valsalvae-Aneurysma III 204ff., 207
— bei angeborener Pulmonalstenose III 320
— bei angeborener Tricuspidalinsuffizienz III 431
— bei Angina pectoris III 700ff., 1007ff.
— bei Angina tonsillaris II 914
— bei Angiopathia diabetica IV 354ff., *361*ff; VI 550
— und Angiotomie V 88
— und Angioxyl V 208, 236

Blutdruck und Antesystolie II 395
— und Antihistamine V 496
— und Antirenin V 105ff.
— und Apoplexie V 32ff., 263ff., 367, *387*ff.
— bei Aortenaneurysma VI 448, 452
— bei Aortenbogensyndrom V 766ff.; VI 377ff.
— und Aortenhämatom, intramurales VI 456ff., 459
— und Aorteninsuffizienz II 1436, 1453, 1454, 1456ff., 1461; V 768
— bei Aortenisthmusstenose III 449ff., 453ff.; V 37ff., 251ff., 362ff., 596, *753*ff.
— bei Aortenkompression V 54
— bei Aortenstenose II 1431ff., *1435*ff.; V 780, 794
— bei Aortenthrombose VI 372ff.
— und Aortitis luica V 716; VI 355ff.
— und Aortogramm VI 135ff.
— bei Arrhythmia absoluta II 81, 86, 103ff.
— und Arterien V 277ff., 293ff.,
— und Arteriosklerose III 734ff., 748ff., 754, 798ff.; V 32ff., 37ff., 307ff., *351*ff., 387, 780, 795; VI 387ff., *397*ff., 416ff., 535
— bei Arteriosklerosis obliterans VI 435ff.
— und arteriovenöse Aneurysmen IV 252; V 769ff.
— und arteriovenöse Fisteln V 32ff., 37ff., 57, 307ff., *351*ff., 601; VI 67, 474ff., 477ff.
— und Asthma bronchiale V 339, 796
— und Asthma cardiale V 360
— und Atmung I 72, 129ff., 200; IV 10ff., 22ff., 31ff., 38; V 233
— und Atrioventrikulärblock II 213, 224, 230, 243ff.
— und Atrioventrikulardissoziation II 290
— und Atrioventrikular-Rhythmus II 283ff.
— und Augenhintergrund V 61ff., 156, 243ff., 387ff., 395, 401ff., *422*ff., 659ff.
— und Balneotherapie I 664ff. 673ff., 689; V 496ff., *591*ff.
Blutdruck und Banthin V 493
— und Barbiturate V 257ff., 492ff.
— bei Belastung IV 767ff., 768ff.; V 14, 28, 149, 240ff., 263ff.
— und Benzodioxan V 161, 493, 506ff., 519ff.
— bei Beriberi IV 390ff.
— bei Bleivergiftung V 771ff.
— bei Blutkrankheiten IV 644, 645ff., 653, 657ff.; V 40, 337ff.
— und Blutmenge V 8, 68ff., 125, 149, 158, 277ff., 289ff.
— und Blutspeicher I 1008ff.
— und Bradykardie II 16
— und Calciumstoffwechsel IV 453ff.; V 29
— und Cantharidenblase VI 109
— und Capillaraneurysmen VI 545
— und Capillardruck VI 100ff.
— bei Capillarektasien VI 526ff.
— und Capillaren V 192ff., 293ff.; VI 13ff.
— und Capillaropathia diabetica VI 550
— und Capillarpermeabilität VI 109, 550
— und Capillarresistenz VI 104ff.
— und Carcinom V 341ff.
— und Carotissinus V 23ff., 39ff., 69ff., 146ff., 304ff., 713ff.
— und Carotissinus-Syndrom II 274ff.; V 817ff.
— bei Cellophannephritis V 39, 54ff.
— und Chemoreceptoren V 23ff.
— und Chinidin II 119
— und Chlorothiazid V 588ff.
— und Cholin V 144, 505
— und Cholinderivate II 147
— und Cholinmangel V 144ff.
— und Chyne-Stoke-Atmung I 232
— und Coffein IV 826
— bei Coma diabeticum IV 375ff.; V 806
— und Commissurotomie II 1386, 1388, 1397ff.
— bei Conn-Syndrom V 704ff.
— und Coronardurchblutung III 676ff., 692ff., 1007ff.
— und Coronargefäße III 676ff., 692ff., 754f.; V 122ff., 154, 173ff., 197, 199ff., 216ff., 232ff., 241ff., *366*ff.
Blutdruck und Coronarinsuffizienz III 692ff., 700, 1007ff.
— und Coronarsklerose III 734ff., 748ff., 754, 798ff.
— und Coronarspasmen III 835ff.
— und Cor pulmonale V 339, 781, 796
— und Cortison II 645; V 73, 75ff., 79ff., 114ff., 134ff., 708ff.
— bei Cushing-Syndrom V 682ff.
— und Cyanose VI 530ff.
— bei Cystenniere V 37ff., 603, *606*ff.
— und Depressan V 29, 86ff., 228ff., 323ff., 502ff.
— und Depressorsubstanzen V 196ff.
— und Dermographie VI 40
— bei Diabetes mellitus IV 354ff., *361*ff., 366ff., 375ff.; V 272, 336ff., 806; VI 550
— bei diabetischer Glomerulosklerose IV 364ff.; V 618ff.
— und Diät V 244, 335, *445*ff.
—, Diagnose V 663ff.
—, diastolischer V 1ff.
— und Dibenamin V 151, 493, 508ff., 516ff.
— und Dibenzylin V 493, 508ff., 516ff.
—, Differenzen V 7
— und Digitalis V 494
— und Dihydroergotamin V 509ff.
— bei Diphtherie-Myokarditis II 894ff.
— und Diuretica V 494, 588ff.
— und divergierender Schenkelblock II 367
— und DOCA V 119ff., 315, 705ff.
— und doppelseitiger Schenkelblock II 362
— und Doryl V 255ff.
— und Druckbelastung I 884ff.
— bei Ductus Botalli persistens III 157, 167ff.
— bei Dystrophia myotonica II 970
— bei Dystrophie IV 301, 302ff., 311ff.; V 17ff., 790, 800, 806
— bei Effort-Syndrom IV IV 814ff.
— und Elastizität der Gefäße V 26

Blutdruck und Elektrokardiogramm V 374ff.
— bei Elektrounfall III 905ff.
— und Embolie I 717; V 597, 599ff.; VI 364ff.
— und Encephalopathie V 398ff.
— bei Endangitis obliterans V 37, *624*ff.; VI 277ff., 289ff.
— und Endocarditis lenta II 688, 707.ff., 715ff., 717ff.
— bei Endocarditis parietalis fibroplastica II 787
— bei Endokardfibrose II 787ff.
— und Enteramin V 182ff.
—, Entwicklungsgeschichte III 2ff.
— bei Epilepsie IV 875ff.
— bei Erfrierung I 981ff.; VI 555
— und Ernährung IV 625; V 144, 244, 263ff., 272ff., 334ff.
— bei Erythematodes II 976; V 622; VI 344
— bei Erythromelalgie VI 526ff.
— und experimenteller Schock I 989ff.
— und Extrasystolie II 37ff., 70
— bei Fallotscher Tetralogie III 334ff.
— und Fettembolie IV 133ff.
— und Ferritin V 195, 202ff., 493
— und Fieber V 17, 28, 244, 256ff., 445, 501ff.
— bei Fiedler-Myokarditis II 957ff.
— und Flicker-Test V 257ff.
— und Fokaltoxikose II 914
— und Ganglienblocker V 73, 161, 185, 205, 249, 378ff., 384, 389ff., 397, 489, 492, *565*ff.
— und Gefäße V 8, 19ff., 22ff., 37ff., 61, 122, 154, 165ff., 172ff., 176ff., 191ff., 197ff., 237ff., *244*ff., 277ff., 293ff., 344, 351ff.
— und Gefäßgeräusche VI 50ff.
— und Gefäßkrankheiten VI 23ff., 679
— und Genußgifte IV 826
— und Geschlecht V 9ff., 16ff., 240ff., 262, 264ff., 271ff.
— bei Glomerulonephritis V 612ff.

Blutdruck bei Glomerulosklerose II 603, 607, 684; IV 364ff.; V 37ff., 337, 595ff., 618ff.
— bei Goldblatt-Nephritis V 37, *49*ff.
— bei Gravidität IV 482ff., 493, 497ff., *500*; V 37ff., 725ff.
— und Graviditätstoxikose IV 482ff., 493, 497ff., *500*ff., 510ff., 517ff.; V 37ff., 387, 725ff., 730ff.
— bei Grippemyokarditis II 925
— und Guanidin V 67ff., 190
— und Hämatokritwert I 139
— bei Hämochromatose IV 684ff.
— und Hämodynamik V 37ff., 237ff., 277ff.
— und Hämoperikard II 1150ff.
— im hämorrhagischen Schock I 960ff., 1035ff.
— und Heparin V 445, 504ff.
— bei Hepatitis II 928ff.
— und Heredität V 18, 235, 239, 240ff., 269ff.
— und Herzblock II 213, 224, 230, 243ff.; V 768
— und Herzdekompensation V 383ff.
— und Herzform I 884, 886
— und Herzfrequenz II 9, 11, 16
— und Herzfunktion I 15ff., 45, 112, 403, 824, 886ff.; V 339, 360, *363*ff., 657ff.
— und Herzgewicht I 824
— und Herzglykoside I 453ff., 462ff.
— und Herzgröße I 824, 884, 886ff.
— und Herzhypertrophie I 736ff.
— und Herzinfarkt I 339ff.; III 707, 712ff., 1068, 1070ff., *1128*ff., 1351ff., 1359ff.; V 368, 818ff.
— und Herzinsuffizienz I 15, 33ff., 45, 70ff., 112, 121ff., 129ff., 173, 208, 232, 339ff., 345ff., 768ff.; V 39ff., 68, 149, 339ff., 360, 367, 381ff., 780, 795ff.
— und Herzkatheter I 831
— und Herzklappenfehler V 345ff., 780, *794*ff.
— und Herzruptur III 1240ff.
— bei Herztamponade II 1063ff.
— und Herztöne II 576ff.

Blutdruck und Herztrauma II 470ff., 500ff., 525ff.
— und Herzvolumen I 884, 886ff.
— und Hirn V 387ff.
— und Hirnaneurysma V 391; VI 465
— bei Hirnbasisaneurysma VI 464
— und Hirndruchblutung V 387ff., 393ff.
— und Hirndruck V 722ff.
— und Hirnsubstanz (Major u. Weber) V 206, 236
— und Histamin V 29, 159, 197ff., 235ff., 255, 494
— und Hochdruckstoff V 188
— bei Höhenadaptation IV 10ff., 22ff., 31ff., 38
— und Hormone V 29, 37ff., 113ff., 312ff., 445, 504
— und Hydergin V 445, 475, 492, 509ff.
— und Hydralazine V 73, 133, 145, 156, 161, 248, 399, 492, *541*ff.
— und Hydrochlorothiazid V 588ff.
— und Hydrocortison V 114ff., 136, 144
— bei Hyperkaliämie IV 421ff., 438, 442
— und Hypertensin V 29, 74, 80ff., 88ff., *93*ff., *111*ff., 308ff.
— und Hypertensinase V 103ff.
— und Hypertensinogen V 75, 88ff.
— bei Hyperthyreose IV 326ff.; V 40, 770
— bei Hypoglykämie IV 378ff.
— bei Hypokaliämie I 586ff.; IV 421ff., 437, 438
— und Hyponatriämie IV 441ff., 446
— und Hypophyse IV 345, 348ff.; V 37ff., 68, 70, 79ff., 133, *141*ff., 314ff., 490ff.
— und Hypophysektomie IV 345, 348ff.
— bei Hypothyreose IV 333ff., V 771, 800
— und idiopathische Herzhypertrophie II 974
— und Imidazol 494, 506, 517ff.
— und Infekte IV 824ff.; V 37ff., 263ff., 343ff.
— bei infektiösem Schock I 985ff.

Blutdruck bei Infektionen IV 530ff., 537, 557ff., 560ff., 567ff.; V 780, *801*ff.
— und Insulin IV 378ff.
— und Interferenz-Dissoziation II 296
— und intraarterielle Sauerstoffinsufflation VI 208
— und Jod V 496ff.
— und Kälte-Test IV *783*ff.; V 70, *247*ff.
— und Kallidin V 226ff.
— und Kallikrein V 208ff., 216ff., 236
— und Kationenaustauscher V 467ff.
— und Klima IV 10ff., 22ff., 31ff., 38; V 16ff., 246, 263ff., 271ff.
— und Körpergewicht IV 625
— und Körperstellung V 15, 24
— bei Kohlenoxydvergiftung V 774
— bei Kollagenosen II 976
— bei Kollaps I 960, 969, 975ff., 978, 987ff., 1004ff., 1019ff., *1034*ff., 1099ff., 1107ff., 1035; IV 601ff.
— bei kombiniertem Aortenfehler II 1436, 1478
— und Konstitution V 15ff., 239, 264ff., 269ff.
— bei konstriktiver Perikarditis II 1096ff., 1100ff.
— und Kreislauf V 237ff., 277ff., 658ff.
—, Kreislaufzeit I 173ff.
— und Lebensalter IV 621ff.; V 9ff., 16ff., 238ff., 260ff., 263ff., 271ff.
— und Links-Schenkelblock II 352ff., 356
— bei Livedo reticularis VI 534ff.
— und Lordose-Test V 339
— und Lues V 716; VI 355ff.
— und Luftdruck IV 10ff., 22ff., 31ff., 38
— bei Luftembolie IV 124ff.
— und Luftüberdruck IV 40ff.
— bei Lungenembolie I 346; IV 104ff., 123ff.
— und Lungenemphysem V 338ff., 796
— und Lungenkreislauf I 121ff.; V 297ff., 339ff., 346ff.
— und Lungenödem I 129ff., 768ff.
Blutdruck und Lungenstauung I 768ff.
— und Magnesium-Stoffwechsel IV 455ff., 460ff.; V 497
— und Magnesiumsulfat II 148
— bei Malaria II 935
— und Martorelli-Syndrom V 344; VI 380
— und Masern II 922
— und Menopause IV 870
— und Mesoappendix-Test V 192ff.
—, Messung s. a. u. Blutdruckmessung V 1ff.
— und Migräne VI 250ff.
— und Mineralhaushalt V 67ff., 315ff., 497
— und Minus-Dekompensation V 383ff.
— und Minutenvolumen V 280ff.
— bei Mitralinsuffizienz II 1411ff., 1424
— bei Mitralstenose II 1302., 1316ff., 1377ff., 1386, 1388; V 345ff., 780, 794
—, Mitteldruck V 1ff.
— bei Moschcowitz-Symmers-Syndrom VI 573
— und Myokard I 736ff.
— bei Myokarditis I 33ff.; II 877ff., 968ff.; V 780, 795
— bei Myokardose nach Gravidität IV 497ff.
— und Myokardstoffwechsel III 692ff.
— bei Myxödem IV 333ff.
— und Narkose IV 592ff., 607ff., 613ff.
— und Natriumstoffwechsel IV 441ff., 445ff.
— und Nebenniere V 37ff., 69ff., 74ff., 98ff., 112, 113ff., 312ff., 489
— bei Nebennierenregeneration V 137ff.
— und Nephrektomie V 41ff.
— und Nephrin V 179, 188ff.
— bei Nephritis V 612ff.
— bei Nephrose V 613, 617
— und Nephrotoxine V 57ff.
— und Nervensystem V 13ff., 22ff., 29ff., 37ff., 69ff., 71ff., 146ff., 163ff., 298ff., 660ff.
— bei neurogenem Schock I 972ff.
Blutdruck und Nicotin III 879ff.; IV 826
— und Niere V 32ff., 37ff., 41ff., 119ff., 144, 154, 157, 163ff., 250ff., 307ff., 402ff., 415ff., 595ff., 659ff.
— und Nierendurchblutung V 37ff., 49ff., 57, 65ff., 68, 99, 165, 176ff., 185, 259, 307ff, 328, 402ff.
— und Nierendystopie V 602
— bei Nierenembolie V 37ff., 57
— bei Nierenischämie V 37ff. 49ff.
— bei Nierenkompression V 39ff., 54ff.
— bei Nierentuberkulose V 37ff., 596ff., *611*ff.
— und Nitrite V 489, 494, 498ff.
— und Nitroglycerin V 250, 255
— und Noradrenalin V 75, 132, 150, 154, 157ff., 166ff., 251, 649ff., 672ff.
—, normaler V 1ff.
— und Novocain V 497ff.
— und Oestrogene V 139ff.
— und Ohnmacht IV 760ff.
— und Operabilität IV 621ff., 627ff., 632ff.
— und Operationen IV 601ff., 607ff.; V 806ff.
— und Ornitho-Kallikrein V 225ff.
— und Oscillogramm VI 79
— und Orthostase IV 729ff., 732ff., 736ff; V 808ff.
— und Oxytyramin V 179ff., 312
— bei Panzerherz II 1096ff., 1100
— und Pararhythmie II 290, 296, 303, 305
— und Parasystolie II 303, 305ff.
— und Parathyreoidea V 140
— bei Parotitis II 928
— bei paroxysmaler Tachykardie II 133ff., 164
— und Pepsitensin V 93, 102ff.
— bei Periarteriitis nodosa II 976; V 37ff., 122, 133, 598, *621*ff.; VI 310, 314
— bei Perikarderguß I 347
— bei Perikarditis II 1045ff.; V 780, 795
— und Perinephritis V 39ff., 54ff., *602*ff.
— und peripherer Widerstand V 38ff., 68ff., 283ff.
— bei Perniciosa IV 647ff.

Blutdruck bei Phäochromocytom V 646ff., *656*ff.
s. a. dort
— und Phenothiazin V 495ff.
— und Pherentasin V 186ff.
— und Phlebektasien VI 519
— und Phlebitis VI 496ff.
—, Physiologie V 1ff.
— und Plethysmogramm VI 72
— bei Pneumonie-Myokarditis II 911
— bei Poliomyelitis II 917; IV 573ff; V 37ff., 718ff.
— und Polyarthritis V 343
— bei Polycythämie IV 663; V 40, 337ff.
— bei Porphyrie IV 397ff.; V 37ff.
—, postinfktiöser IV 567ff.
— bei Postural hypotension IV *736*ff.; *814*ff.
— und Pressoreceptoren V 23ff., *146*ff., 713ff.
— und Pressorsubstanzen V 75ff., 80ff., 111ff., 166ff.
— bei primärem Schock I 975ff.
— und Procain V 492, 497
— und Prostaglandin V 206ff., 236
— bei Pseudo-Cushing-Syndrom V 700ff.
— und Psyche III 861ff.; V 13ff., 28, 163ff.,324ff., 418
— und Psychotherapie V 592ff.
— im Puerperium IV 501ff.
— und Purine V 399ff., 494, 498ff.
— und Purpura Majocchi VI 576
— bei Pyelonephritis V 37, 243, 602ff., *607*ff.
— bei Querschnittslähmung V 721
— und Rasse V 16ff., 263ff., 271ff.
— und Rauwolfia-Alkaloide V 133, 136, 145, 186, 248, 445, *492*ff., *520*ff.
— und Raynaud-Syndrom VI 224ff.
— und reaktive Hyperämie VI 58ff.
— und Rechts-Schenkelblock II 356
—, Regelkreis IV 741ff., 744ff., 750ff.; V 19ff.
— und Regitin V 151ff., 187, 384, 493, 519ff.
Blutdruck, Regulation V 19ff., 23ff.
— und Reizleitungsstörung II 213, 224, 230, 243ff.
— und relative Aorteninsuffizienz II 1453
— und relative Mitralinsuffizienz II 1424
— und Renin V 29, 45ff., 49ff., 60, 64, 70, 75, 79, *80*ff., *111*ff., 308ff., 503
— und Renotropin V 141
— und respiratorische Arrhythmie II 23ff.
—, retinaler V 429ff.
— bei Riesenzellarteriitis VI 341
— bei Roemheld-Syndrom IV 865
— bei Röntgenschäden V 40, 57
— und Säure-Basengleichgewicht I 208
— und Sauerstoffbedarf I 21
— bei Sauerstoffmangel IV 10ff., 22ff., 31ff., 38
— bei Scharlach-Myokarditis II 900ff.
— und Schenkelblock II 352ff. 356, 362
— und Schock I 960ff., 969, 975ff., 978, 987ff., 1004ff., 1019ff., *1034*ff., 1035, 1099ff., 1107ff.; IV 601ff.
— und Schockniere I 1099ff., 1107ff.
—, Schwankungen V 8ff., 245ff.
— und Sedations-Test V 258ff.
— und Sedativa V 445, 492, 495ff.
— bei Seidennephritis V 39, 54ff.
—, Seitendifferenzen V 7
— und Serotonin V 75, 150, 161, *181*ff.
— bei Sheehan-Syndrom V 799
— bei Simmonds-Syndrom IV 342; V 799ff.
— bei Sportherz I 871ff., 927ff., *935*ff.
— und Steroide V 113ff., 315, 319ff., 445, 504, 657, 662, 684ff., 687ff., *705*ff.
—, Steuerung V 23ff.
— und Strahlentherapie V 490ff.
— und Substanz P V 203ff., 236
Blutdruck und Sustained pressor principle V 188
— und Sympathektomie V 149, 374ff., 390, 397, 408, *470*ff.
— und Sympathin V 167
— und Sympathicolytica V 29, 70, 73, 149ff., 155, 158, 445, 492ff., 506ff.
— und Sympathicomimetica II 149
— bei Sympathicotonie IV 722ff.
—, systolischer V 1ff.
— und Tachykardie I 345; II 9, 11, 133ff., 164
—, Tagesschwankungen V 15
—, Testverfahren V 783ff.
— und Terminalstrombahn VI 13ff.
— bei Thalliumvergiftung V 773ff.
—, Thermoregulatoren V 28
— und Thiocyanate V 494, 499ff.
— bei Thrombophlebitis VI 496ff., 501ff.
— und Thrombose VI 569ff.; V 396ff.
— und Thymus V 39ff.. 141
— und Thyreoidea IV 326ff., 333ff.; V 40, 132ff., 145, 159
— und Tyramin V 177ff.
— und totaler Block II 320, 243ff.
— und Trauma V 601ff.
— bei traumatischem Schock I 965, 969, 1035ff.
— bei Trichinose II 939
— und Trypsin V 222
— und Tuberkulose V 343ff., 796
— bei Tumoren V 341ff., 596ff., 601ff., *605*ff.
— und Ulcus cruris V 344; VI 380
— und Umwelt V 16ff., 263ff., 271ff.
— und Urämie V 36, 41ff., 65ff., 281, 307ff., 367, 369, 402, 420ff.
— bei Ureterenverschluß V 39ff., 56
— und Urohypertensin V 189
— bei Vagotonie IV 722ff.
— und Vagotonin V 207ff., 236
— bei Valsalva-Versuch IV 776ff.
—, Varianten V 7, 8ff.
— und Varicosis V 791; VI 519
— und Vasodepressormaterial V 193ff., 195, 202ff.

Blutdruck und Vasoexcitormaterial V 190ff.
— und Vasomotorik V 22ff., 166ff., 197ff., 244ff., 298ff., 322ff.
— bei vegetativer Labilität IV 704ff., *732*ff., 797ff.
— und Venen V 293ff.
— und Venendruck I 91
— bei Ventrikelseptumdefekt III 238
— und Veratrumalkalioide V 73, 159, 248, 492ff., *553*ff.
— bei Verbrennung I 969ff., 978ff., 1035
— bei Verbrennungsschock I 969ff., 897ff., 1035
— bei Vergiftungen V 771ff., 808
— und Verzweigungsblock II 370
— und Vesiglandin V 207, 236
— und Vorhofflattern II 103ff.
— bei Vorhofflimmern II 81, 86ff., 103ff.
— und Wärmeureticaria VI 562
— und Wasserhaushalt V 67ff.
— und Wilson-Block II 356
— und Windkessel V 19ff.
— und Wolff-Parkinson-White-Syndrom II 395
— und Zentralnervensystem V 29ff., 37ff., 156ff.
Blutdruckamplitude V 1ff.
— bei Aneurysmen, arteriovenösen V 769ff.
— bei angeborener Aortenstenose III 435
— bei angeborenem, perforiertem Sinus-Valsalvae-Aneurysma III 204ff., 207
— bei Aortenaneurysma VI 449, 452
— bei Aorteninsuffizienz II 1436, 1461; V 768
— bei Aortenisthmusstenose V 755ff., 763
— bei Aortenstenose II 1431ff. *1435*ff.
— bei arteriovenösen Fisteln VI 477ff.
— und Atmung IV 10ff.
— und Balneotherapie I 664, 689
— bei Belastung IV 767ff.
— bei Beriberi IV 390ff.
— und Calciumstoffwechsel IV 454
Blutdruckamplitude bei Capillarektasien VI 526ff.
— und Commissurotomie II 1386
— bei Ductus Botalli persistens III 157, 167ff.
— bei Dystrophie IV 302
— bei Erythromelalgie VI 526
— bei essentieller Hypotonie V 788ff.
— bei Fiedler-Myokardtitis II 957ff.
— bei Gefäßkrankheiten VI 67
— bei Gravidität V 727
— bei Hämoperikard II 1151ff.
— bei hämorrhagischem Schock I 1037
— und Herzglykoside I 453ff.
— bei Herzinfarkt III 1131ff.
— bei Herzinsiffizienz I 348
— und Herzkatheter I 831
— bei Höhenadaptation IV 10ff.
— und Hydralazine V 546
— bei Hyperkaliämie IV 421ff., 438
— bei Hyperthyreose IV 326; V 770
— bei Hypoglykämie IV 378ff.
— bei Hypokaliämie IV 421ff., 438
— bei Hypothyreose IV 333ff.
— bei Hypotonie V 788ff.
— bei Infektionen IV 531ff., 561ff.
— und Insulin IV 378ff.
— und Kallidin V 227
— und Kallikrein V 219
— und Klima IV 10ff.
und Kollaps I 977, 1037
— bei kombiniertem Aortenfehler II 1436, 1478
— bei konstriktiver Perikarditis II 1096ff., 1100ff.
— und Lebensalter IV 621ff.
— und Luftdruck IV 10ff.
— und Mitralstenose II 1386
— bei Myokardititis I 348; II 957
— und Narkose IV 592ff.
— bei neurogenem Schock I 967
— und Nicotin III 879ff.
— und Noradrenalin V 176
— bei Orthostase IV 730ff., 734ff.; V 809ff.
— bei Panzerherz II 1096ff., 1100ff.
— bei paroxysmaler Tachykardie II 133
— bei Perikarditis I 347, 1096ff., 1100
Blutdruckamplitude bei Porphyrie IV 398
— bei primärem Schock I 977
— bei Roemheld-Syndrom IV 865
— bei Sauerstoffmangel IV 10ff.
— und Schock I 977, 1037
— bei Sportherz I 936ff.
— und Tachykardie II 11, 133
— und Thyreoidea IV 326, 333ff.
— bei Valsalva-Versuch IV 777ff.
— und Vasomotorik IV 734ff.; V 809
— bei vegetativer Labilität IV 730ff., 734ff.; V 809ff.
Blutdruckdifferenzen V 7
— bei angeborenem Herzfehler III 451
— bei Aortenaneurysma VI 448
— bei Aortenbogensyndrom V 766
— bei Aortenhämatom, intramuralem VI 458
— bei Aortenisthmusstenose III 451, 453ff.; V 754ff.
— bei Aortits luica VI 356
— bei Gefäßkrankheiten VI 67ff.
— bei Lues VI 356
Blutdruckkrisen V 33
— und Angina pectoris III 835ff., 1007ff.
— bei Aorteninsuffizienz II 1456ff.
— bei Aortenisthmusstenose V 763
—, Atrioventriculardissoziation bei II 290
— und Balneotherapie I 700
— bei Beriberi IV 391ff.
— und Bradykardie II 16
— und Coronarinsuffizienz III 835ff.
— und Coronarspasmen III 835ff.
— und Depressan V 235
— bei Endangitis obliterans V 625
—, Extrasystolie bei II 37ff.
—, Ganglienblocker bei V 584
—, Interferenz-Dissoziation bei II 296
— und Lebensalter IV 623ff.
— und Lungenödem I 129ff.
— und Menopause IV 872
— und Narkose IV 607
— und Operationen IV 607
— bei Phäochromocytom V 646ff.
— bei Porphyrie IV 397ff.

Blutdruckkrisen und Rauwolfia-Alkaloide V 540
Blutdruckmessung V 1ff.
—, direkte V 1ff.
— bei Gefäßkrankheiten VI 67ff
—, indirekte V 2ff.
— nach RIVA-ROCCI V 2ff.
Blutdruckregulation s.u. Blutdrucksteuerung
Blutdrucksteuerung V 19ff., 23ff.
—, Chemoreceptoren V 23ff.
—, eigenreflektorische V 23ff.
—, hormonale V 29ff.
—, Mechanoreceptoren V 23ff.
—, Pressoreceptoren V 22ff.
—, Regelkreis IV 741ff.; V 29ff.
—, Thermoregulation V 28
—, zentrale V 28ff.
Blutdruckzügler s.u. Pressoreceptoren
Blutegel bei Gefäßkrankheiten VI 192, 504
— bei Thrombophlebitis VI 504
Bluteindickung s.u. Hämokonzentration
Bluteiweißkörper s. a. u. Albumine, Dysproteinämie, Globuline
— und ACTH II 635ff.
— und Amyloidose II 961ff.; V 617
— bei Anämie IV 645ff.
— und Angiopathia diabetica IV 371ff.; VI 550
— bei Aortenbogensyndrom VI 377
— und Arteriosklerose IV 371ff.; V 353; VI 394ff.
— und Atmung IV 26
— bei bakterieller Endokarditis II 697ff., 717, 728, 741
— bei Beriberi IV 390ff.
— und Blutdruck V 70ff., 781ff.
— bei Blutkrankheiten IV 645ff., 668, 682, 688
— und Blutmengenbestimmung I 141
— und Calciumstoffwechsel IV 446ff.
— und Cantharidenblase VI 109
— bei Capillaropathia diabetica VI 550ff.
— und Capillarpermeabilität VI 107ff., 550ff.
— und Capillarplethysmogramm VI 108
— und Capillarresistenz VI 575
Bluteiweißkörper bei Chagas-Myokarditis II 931
— bei Coma diabeticum IV 375ff.
— und Cortison II 635ff.
— und Depressan V 230
— und Diabetes mellitus IV 371ff., 375ff.; V 620; VI 550
— bei diabetischer Glomerulosklerose V 620
— und Diät I 402ff., 417ff.
— bei Dystrophie IV 302
— und Eintauchfuß VI 560
— bei Endangitis obliterans VI 263, 280
— bei Endocarditis acuta bacterialis II 728
— bei Endocarditis lenta II 572, 697, 717ff., 741
— bei Endocarditis rheumatica II 572
— und Ernährung I 402ff., 417ff.
— bei Erythemathodes II 982ff.
— und essentielle Hypotonie V 790
— bei experimenteller Hypertonie V 70ff.
— bei Gefäßkrankheiten II 985ff.; VI 226, 263, 280, 338
— und Gefäßspinnen VI 544
— bei Glomerulosklerose V 620
— bei Gravidität IV 480ff.; V 726ff.
— bei Graviditätstoxikose IV 513; V 726ff., 734, 748
— bei Hämochromatose IV 682ff., 688
— und hämorrhagische Diathese I 1096; IV 564; VI 575, 580
— im hämorrhagischen Schock I 1096
— bei Hepatitis-Myokarditis II 929
— bei Herzinfarkt III 720ff., 1213ff.
— bei Herzinsuffizienz I 34, 131, 204ff., 244ff., 323ff., 404ff., 417ff.
— bei Herzklappenfehlern II 1491ff., 1507
— bei Höhenadaptation IV 26
— und Hydralazine V 546
— und Hydroperikard II 1152
— bei Hypertonie V 70ff.
— und Hypocalcämie IV 446ff.
Bluteiweißkörper bei Hyponatrimäie I 576ff.
— und Hypotonie V 781ff., 790
— bei Infektionen IV 542, 559
— bei Kälteurticaria VI 554
— bei Karditis rheumatica II 570ff., 590ff.
— und Klima IV 26
— bei Kollagenosen II 982ff.
— und Kollaps I 980, 997ff., 1001ff., 1006ff., *1096*; IV 602ff.
— bei konstriktiver Perikarditis II 1104ff.
— und Kreislauf IV 559
— und Luftdruck IV 26
— bei Lungenembolie IV 107
— bei Lungeninfarkt IV 107
— und Lungenödem I 131
— bei Möller-Barlow-Syndrom VI 580
— bei Moschcowitz-Symmers-Syndrom VI 571ff., 573
— und Myokardamyloidose II 961ff.
— bei Myokarditis II 876ff., 929, 1104
— und Myokardose II 959, *969*ff.
— bei Myokardtuberkulose II 944
— bei Nephritis V 617
— bei Nephrose V 617
— und Ödeme I 244ff., 247ff., 323ff., 402ff.
— in Ödemflüssigkeiten I 298ff., 323ff.
— und Operabilität IV 620, 625ff.
— und Operationen IV 596ff.
— bei Panzerherz II 1104ff.
— bei Periarteriitis nodosa II 985ff.
— bei Perikarditis II 1104ff.
— bei Poliomyelitis IV 542
— bei Polycythämie IV 668
— und Purpura VI 575
— und Rauwolfia-Alkaloide V 530
— bei Raynaud-Syndrom VI 226
— bei renaler Hypertonie V 617
— bei rheumatischem Fieber II 570ff., 590ff.
— bei Riesenzellarteriitis VI 338
— und Säure-Basen-Gleichgewicht I 204ff.
— bei Sauerstoffmangel IV 26
— und Schock I 979ff., 1001ff., 1006ff., *1096*; IV 602ff.

Bluteiweißkörper und sekundäres Raynaud-Syndrom VI 246ff.
— bei Skorbut VI 580
— bei Tricuspidalinsuffizienz II 1507
— bei Tricuspidalstenose II 1491, 1495
— bei Tuberkulose II 944
—, Vasomotorik VI 246ff.
— bei Verbrennungsschock I 979ff.
— und Wärmeurticaria VI 562
— bei Waterhouse-Friedrichsen-Syndrom IV 564
— bei Verbrennung VI 562
Blutgase s. a. u. Kohlensäure und Sauerstoff
— und Adams-Stokes-Syndrom II 260
— bei Adipositas IV 382ff., 385ff.
— und Adrenalin V 177
— bei allergischer Myokarditis II 952ff.
— bei Anämie III 868ff., 642ff.
— bei angeborenem arteriovenösem Coronaraneurysma III 215
— bei angeborenen arteriovenösen Fisteln VI 471
— bei angeborenem Herzfehler III 71ff., 124, 146ff.
— bei angeborener Mitralstenose III 550
— bei angeborenem perforiertem Sinus-Valsalvae-Aneurysma III 206
— bei angeborener Pulmonalstenose III 302ff., 320ff.
— und Angina pectoris III 847ff.
— bei Aortenatresie III 561
— bei Aorteninsuffizienz V 768
— bei Aortenisthmusstenose III 464
— und Arteriosklerose VI 398ff.
— und arteriovenöse Anastomosen VI 7ff.
— und arteriovenöse Aneurysmen IV 252ff.
— und arteriovenöse Fistel III 388
— bei arteriovenöser Lungenfistel III 388
— und Atmung IV 2ff., 31ff.
— und Balneotherapie I 656ff., 681ff.; VI 156
— bei Belastung IV 764ff.
— und Blut IV 4ff., 11ff., 18, 23, 25ff.
Blutgase und Blutdruck V 26ff., 67, 339ff., 718, 768
— bei Blutkrankheiten IV 642ff.
— und Bradykardie II 4ff., 17
— bei Canalis atrioventricularis communis III 294ff.
— und Cantharidenblase VI 109
— und Capillarektasien VI 527
— und Capillaren VI 12
— und Capillarpermeabilität VI 109
— und Carboanhydrase I 538ff.
— und Commissurotomie II 1396ff.
— und Coronaranastomosen III 706ff.
— bei Cor biloculare III 546ff.
— und Coronardurchblutung III 680ff., 847ff.
— und Coronargefäße III 680ff., 847ff.
— und Cor pulmonale IV 60, 72ff., 79ff., 140ff., *144*ff.
— bei Cor triatriatum III 554
— bei Cor triloculare biatriatum III 540ff.
— und Cyanose VI 530ff.
— bei Ductus Botalli persistens III 71ff., 164ff., 179ff., 187
— bei Effort-Syndrom IV 815ff.
— und Eintauchfuß IV 561
— bei Eisenmenger-Komplex III 218ff.
— bei Endangitis obliterans VI 280ff.
— und Endocarditis lenta II 688
— und Erfrierung I 981; VI 556
— und Erythralgie VI 527
— und essentielle Hypertonie V 339ff.
— bei essentieller Hypotonie V 788ff.
— bei experimenteller Hypertonie V 67
— und experimenteller Schock I 992
— und Extrasystolie II 43
— bei Fallotscher Tetralogie III 336ff., 353ff., 356ff.
— und Gefäße VI 23ff.
— und Gefäßkrankheiten VI 23ff.
— bei Gravidität IV 485
— und Graviditätstoxikose V 734, 742ff.
— bei hämorrhagischem Schock I 961ff.
Blutgase und Herz IV 1ff., 10ff, 13ff., 21ff.
— und Herzfrequenz II 4ff., 17
— und Herzgröße I 833ff.
— bei Herzinfarkt III 706ff., 709ff.; IV 116
— und Herzinsuffizienz I 201ff., 215ff., 471, 767, 775; IV 17
— bei Herzklappenfehlern II 1312ff.
— bei Herztrauma II 509ff.
— und Herzvolumen I 833ff.
— bei Höhenadaptation IV 2ff., 31ff.
— und Hydralazine V 547
— und Hypernatriämie IV 444
— bei Hyperthyreose IV 317ff., 326; V 770
— bei Hypertonie V 67, 339ff., 718
— bei Hypoglykämie IV 378ff.
— und Hypophyse V 143ff.
— bei Hypothyreose IV 333
— bei Hypotonie V 788ff.
— bei Infektionskrankheiten IV 531ff.
— und Insulin IV 378ff.
— und Kallikrein V 220
— und Klima IV 1ff., 3ff.
— und Kollaps I 958, 961ff. 972ff., *987*ff., 1011, 1026ff., 1077ff., 1103ff.; IV 601ff.
— bei konstriktiver Perikarditis II 1096
— und Kreislauf IV 1ff., 10ff., 13ff.
— und Lebensalter IV 620ff.
— und Leber IV 18ff.
— und Lebernekrose I 779
— und Leberstauung I 779, 782
— und Luftdruck IV 1ff., 31ff., 39ff.
— und Luftüberdruck IV 39ff.
— und Lunge IV 20
— bei Lungenemphysem IV 178ff., 182ff.
— bei Lungenfibrose IV 198ff.
— und Lungenkreislauf IV 72ff., 79ff.
— bie Lungenstauung I 775
— und Mesoappendix-Test V 193
— bei Mitralatresie III 557
— bei Mitralstenose II 1311ff., 1317ff.
— bei Monge-Syndrom IV 34
— bei Myokarditis II 882
— und Myokardstoffwechsel II 680ff., 847ff.

Blutgase und Narkose IV 592ff., 615ff.
— und neurogene Hypertonie V 718
— und neurogener Schock I 972ff.
— und Noradrenalin V 173, 177
— und Ohnmacht IV 760ff., 763
— und Operabilität IV 620ff., 627, 629ff., 636
— und Operationen IV 599
— und Orthostase IV 713ff.; V 810
— und Oxytyramin V 180
— bei paroxysmaler Tachykardie II 134ff.
— bei Perikarditis II 1096
— und Perniosis VI 556
— und Pitressin V 143ff.
— bei Pneumokoniose IV 205ff.
— bei Poliomyelitis II 917; V 718
— bei Polycythämie IV 659ff., 667ff.
— bei Pulmonalarterienaplasie III 382
— und Pulmonalsklerose IV 243, 245f.
— und Quecksilberdiuretica I 534
— und reaktive Hyperämie VI 57ff.
— und Renin V 81ff.
— und respiratorische Arrhythmie II 23ff.
— bei Sauerstoffmangel IV 1ff.; 31ff.
— und Saug-Drucktherapie VI 154
— und Schock I 958, 961ff., 972ff., *987*ff., 1011, 1026ff., 1077ff., 1103ff.; IV 601ff.
— und Schockniere I 1103ff.
— und Schützengrabenfuß VI 561
— bei Sichelzellanämie IV 240ff.
— bei Silikose IV 205ff.
— bei Sportherz I 936ff.
— bei Sympathicotonie IV 721ff.
— und Tachykardie II 4ff., 17, 134ff.
— bei Taussig-Bing-Komplex III 509
— bei Thoraxdeformation IV 229ff.
— und Thrombophlebitis VI 487ff.
Blutgase und Thrombose VI 369ff.
— und Thyreoidea IV 317ff., 326, 333
— bei Transposition der Aorta und Pulmonalis III 498ff., 509
— und traumatischer Schock I 967
— bei Tricuspidalatresie III 406
— bei Truncus arteriosus communis persistens III 535ff.
— bei Tuberkulose IV 222ff.
— bei Tumormetastasen IV 238ff.
— bei Vagotonie IV 721ff.
— bei Valsalva-Versuch IV 777
— und Vasodepressormaterial V 193
— und Vasoexcitormaterial V 193
— und Vasomotorik III 680ff.
— und vegetative Labilität IV 760ff.
— bei Vena-cava-Anomalie III 518ff.
— und Verbrennung I 980; VI 562
— und Verbrennungsschock I 980
— bei Ventrikelseptumdefekt III 218ff., 236ff., 242
— bei Vorhofseptumdefekt III 260ff., 271ff.
Blutgefäße s. u. Gefäße
Blutgefäßkrankheiten s. u. Gefäßkrankheiten
Blutgefäßtumoren s. u. den einzelnen Tumoren
Blutgefäßwiderstand s. u. Gefäßwiderstand
Blutgerinnung III 949ff.
— bei Adipositas IV 388ff.
— bei angeborenem Herzfehler III 123ff., 155
— und Angiopathia diabetica IV 371ff.
— und Aortographie VI 133ff.
— bei Arteriosklerose III 950ff., 963ff.; IV 371; VI 133ff., 145ff.
— und Blutdruck V 29, 65
— bei Blutkrankheiten IV 668ff.
— und Capillarresistenz VI 105, 564ff.
— und Chinidin II 119
— und Chlorothiazid I 544
— und Coronarinsuffizienz III 901ff.
— und Coronarsklerose III 950ff., 963ff.
Blutgerinnung und Coronarthrombose III 948ff., 963ff.
— und Diabetes mellitus IV 371ff.
— bei Dystrophie IV 301ff.
— und Endangitis obliterans VI 265, 279ff., 302
— bei experimenteller Hypertonie V 65
— und experimenteller Schock I 992
— bei Fettembolie IV 137
— bei Fruchtwasserembolie IV 137ff.
— und Gefäßkrankheiten VI 23
— und Hämoperikard II 1150.
— bei hämorrhagischer Diathese IV 564ff., 568; VI 572
— und hämorrhagischer Schock I 992
— und Herzglykoside I 459, 499
— und Herzinfarkt III 722, 901ff., 948ff., 963ff.
— bei Hyperthyreose IV 327
— und Hypertonie V 65
— bei Infektionskrankheiten IV 537, 562
— und Karditis rheumatica VI 564
— und Kollaps I 992, *1095*ff., 1112
—, latente IV 371
— bei Leukämie IV 675
— und Lungenembolie IV 95ff., 98, 101ff.; IV 108ff., 115ff.
— bei Lungeninfarkt IV 108ff., 118ff.
— bei Moschcowitz-Symmers-Syndrom VI 572
— bei Phlebitis VI 483, 485f.
— und Phlebographie VI 145ff.
— bei Polycythämie IV 668ff.
— und postthrombotisches Syndrom VI 513
— bei Purpura infektiosa VI 568
— bei Purpura rheumatica VI 564ff.
— und Quecksilberdiuretica I 534
— bei rheumatischem Fieber VI 564
— und Salicyl II 650
— und Schock I 992, *1095*ff., 1112
— und Serotonin V 181ff.
— und Thrombophlebitis VI 483, 485ff.

Blutgerinnung und Thrombose III 948ff., 963ff.; VI 369ff., 483, 485ff.
— und Thyreoidea IV 327
— bei Waterhouse-Friedrichsen-Syndrom IV 564ff.
Blutgruppe und Blutdruck V 343.
— und essentielle Hypertonie V 343
— und Hypertonie V 343
— und Karditis rheumatica II 556
— und rheumatisches Fieber II 556
Blutkörperchensenkungsgeschwindigkeit und ACTH II 637
— bei Aortenbogensyndrom VI 377
— bei Aortitis luica VI 354
— bei bakterieller Endokarditis II 741ff.
— und Capillarresistenz VI 565
— bei Chorea II 570
— und Commissurotomie II 1387
— und Cortison II 637
— bei Endangitis obliterans VI 279
— bei Endokardfibrose II 787ff.
— bei Endokarditis acuta II 728
— bei Endokarditis lenta II 700
— bei Endokarditis parietalis fibroplastica II 787
— bei Erythemathodes II 982; VI 344
— bei Gefäßkrankheiten II 988; VI 279, 315
— bei hämorrhagischer Diathese VI 565
— bei Herzinfarkt III 720ff., *1153*ff., 1353ff.; V 818ff.
— bei idiopathischer Perikarditis II 1074
— bei Karditis rheumatica II 569ff.
— bei Kollagenosen II 982, 988
— bei konstriktiver Perikarditis II 1104ff.
— bei Lues VI 354
— bei Lungenembolie IV 107ff.
— bei Lungeninfarkt IV 107ff.
— bei Mitralstenose II 1368, 1381ff.
Blutkörperchensenkungsgeschwindigkeit bei Myokarditis II 877ff.
— und Operabilität IV 626
— bei Panzerherz II 1104ff.
— bei Periarteriitis nodosa II 988; VI 315
— bei Perikarditis II 1045ff., 1074, 1104
— bei Postcommissurotomie-Syndrom II 1395
— bei Purpura rheumatica VI 565
— bei Pyelonephritis V 609
— bei Raynaud-Syndrom VI 226
— bei rheumatischem Fieber II 569ff.; VI 565
— bei Riesenzellarteriitis VI 338ff.
— bei Scharlach-Myokarditis II 900
Blutkrankheiten IV *642*ff.
— und Aderlaß I 591ff.
— und Adipositas IV 385ff.
— bei angeborenem Herzfehler III 123ff., *144*ff.
— bei Ankylostoma II 939
— bei Aorteninsuffizienz II 1477
— und Arteriosklerose III 803; VI 415
— und arteriovenöse Aneurysmen IV 252
— bei arteriovenöser Lungenfistel III 388ff.
—, Atmung bei IV 642ff., 648ff.
— und Atrioventrikularblock V 248ff.
— bei bakterieller Endokarditis II 688, 694ff., 740; IV 656
— und Blutdruck V 40, 337ff.
— und Blutgerinnung IV 668ff.
— und Blutmenge I 153, 162
— und Capillarektasien VI 527ff.
— und Capillarresistenz VI 566, 570
— und Capillarspasmen VI 538
— und Coronaranastomosen III 706
— und Coronardurchblutung III 687ff., 706, 803
— und Coronarinsuffizienz III 706
— und Coronarsklerose III 803
—, Cor pulmonale bei IV 62, 240ff., 654
— bei Cushing Syndrom V 684ff.
Blutkrankheiten und Cyanose I 233ff.
— bei Ductus Botalli persistens III 182
— bei Dystrophie IV 304
— bei Endocarditis acuta bact. II 728
— und Endocarditis fibrinosa II 778
— und Endocarditis lenta II 688, 694ff., 740; IV 656
— und Endocarditis verrucosa simplex II 778
— und Endokardsklerose II 789
— bei endokriner Hypertonie V 684ff.
— bei Erythematodes II 976; VI 344
— und Erythralgie VI 527
— und essentieller Hypertonie V 337ff.
— bei Fallotscher Tetralogie III 356
— und Gefäße VI 23ff.
— und Gefäßkrankheiten VI 23ff., 246ff.
— und Gravidität IV 510
— und Graviditätstoxikose IV 510; V 742
— bei Hämangiomen VI 597ff.
—, Hämoperikard bei II 1152
— und hämorrhagischer Diathese IV 668ff.
— und Hämosiderose IV 257ff.
—, Herz bei IV *642*ff., *652*ff.
— und Herzform I 888
— und Herzgröße I 888
— und Herzinfarkt III 1082
— und Herzinsuffizienz I 41, 44, 46ff., 153, 173, 404; IV 652ff., *656*ff.
— und Herztumoren II 1179, 1208, *1212*ff.
—, Hirn bei IV 646ff.
— und Hydralazine V 546, 551ff.
— und Hypercalcämie IV 446
— und Hypertonie V 40, 337ff., 633
— durch Hypertonie-Therapie V 494
— bei Hypothyreose IV 333ff.
— bei Kaposi-Sarkom VI 602
— bei Karditis rheumatica II 569, 575ff.
— und Kavernome VI 597ff.
— bei Kollagenosen II 976
— und Kollaps IV 602ff.
—, Kreislaufzeit I 173; IV *642*ff., 663ff.

Blutkrankheiten und Libman-Sacks-Endokarditis II 979ff.
— und Lungenembolie IV 96ff.
— bei Lungenfibrose IV 198ff.
— bei maligner Hypertonie V 633
— bei Mitralstenose II 1323
—, Myokard bei IV 653, 655ff.
— bei Myokarditis II 885
— und Myokardstoffwechsel III 687ff.
— bei Myxödem IV 333ff.
—, Niere bei IV 648
— und Operationen IV 596
— und Orthostase IV 739
— bei Periarteriitis nodosa II 976, 985ff.; VI 315
— und Perikarditis II 1042
— und Perikardtumoren II 1224ff.
— bei Pneumokoniose IV 205ff.
— bei Postural hypotension IV 739
— und Purpura VI 570
— und Purpura Majocchi VI 576
— bei Purpura rheumatica VI 566
— bei renaler Hypertonie V 633
— und rheumatischem Fieber II 569, 575ff.; VI 566
— bei Riesenzellarteriitis VI 338
— und Schock IV 602ff.
— und sekundäres Raynaud-Syndrom VI 246ff.
— bei Silikose IV 205ff.
— bei Teleangiektasien VI 541
— durch Thiocyanate V 494
— bei Thoraxdeformation IV 229ff.
— und Thrombose IV 666, 669ff.
— und Thrombophlebitis VI 485ff.
— und totaler Block II 248ff.
— als Tumoren IV 676ff.
— bei Tumormetastasen IV 238
— und Vasomotorik VI 246ff.
— und vegetative Labilität IV 739
— und Vitalkapazität I 182
— als Volumenbelastung I 888
Blutkreislauf s. u. Kreislauf
Blutkreislaufstörungen s. u. Durchblutungsstörungen und Kreislaufstörungen
Blutmenge bei Addison-Syndrom V 797
— bei Adipositas IV 384ff.
— und Adrenalin V 173ff.
—, aktive I 151
— bei Anämie IV 645ff., 657
— bei Aneurysmen, arteriovenösen V 769ff.
— bei Angina pectoris III 871ff.
— bei Aortenhämatom, intramuralem VI 458
— und arteriovenöse Anastomose VI 8
— bei arteriovenösen Fisteln VI 476ff.
— und Atmung IV 11ff., 34
— und Balneotherapie V 591ff., VI 156
— bei Belastung IV 765ff.
—, Bestimmungsmethoden I 138ff.; II 1278f.
— bei Beriberi IV 395
— und Blutdruck V 8ff., 68ff., 125, 149, 158, 277ff., 289ff., 342, 780ff., 784
— bei Blutkrankheiten IV 645ff., 657
— und Blutspeicher I 150ff., 1007ff.
— und Capillarmikroskopie VI 97
— und Capillarpermeabilität VI 108
— bei Coma diabeticum IV 375ff.
— und Coronardurchblutung III 692ff., 871ff.
— und Coronargefäße III 692ff., 871ff.
— und Coronarinsuffizienz III 692ff., 871ff.
— bei Cor pulmonale IV 144ff.
— und Cyanose I 233; VI 530ff.
— und Dekompensation V 382ff.
— bei Diabetes mellitus IV 375ff.
— und Diurese I 153, 155, 162, 323ff.
— und DOCA I 152; V 705
— bei Dumping-Syndrom IV 865
— und Dystrophie IV 304; V 807
— bei Embolie VI 364ff.
— und Endangitis obliterans VI 261, 279ff.
— bei endokriner Hypertonie V 663
Blutmenge bei Entzügelungs-Hochdruck V 149
— bei Erfrierung I 981
—, Erythrocytenvolumenbestimmung I 142ff.
— bei essentieller Hypertonie V 277ff., 289ff., 342
— bei essentieller Hypotonie V 789ff.
— bei experimenteller Hypertonie V 68ff., 125, 149, 158
— und experimenteller Schock I 989ff.
— und Ganglienblocker V 573ff.
— bei Gravidität I 838ff.; IV 479ff.; V 726ff.
— bei Graviditätstoxikose IV 512ff.
— und Glykoside I 454ff.
— bei hämorrhagischem Schock I 957ff., 959ff., 986ff.
— und Herzgröße I 835ff.
— bei Herzinfarkt I 341ff.; III 717ff.; V 818ff.
— und Herzinsuffizienz I 68, 90ff., 114, 129, 137, *138*ff., *153*ff., 236, 244, 323ff., 402; V 382ff.
— bei Herztrauma II 525ff.
— und Herzvolumen I 835ff.
— und Histamin V 199
— und Höhenadaptation IV 11ff., 34
— bei Hyperthyreose I 154; IV 327; V 770
— bei Hypertonie V 68ff., 125, 149, 158, 277ff., 289ff., 342
— und Hyponatriämie I 568; IV 441ff.
— bei Hypothyreose IV 333
— und Hypotonie V 780ff., 784, 789ff.
— bei Infektionen V 801ff.
— bei Infektionskrankheiten IV 532ff., 556ff.
— bei Infektions-Schock I 985ff.
— und Kallikrein V 219
— und Klappenfehler I 149 157, 160
— und Klima IV 11ff., 34
— und Kollaps I 957ff., *966*ff., *986*ff., *993*ff., 1020ff.; IV 600ff.
— bei konstriktiver Perikarditis II 1097ff., 1101ff.
— und Kreislaufzeit I 175
— und Lebensalter IV 620ff.
— bei Leukämie IV 675

Blutmenge und Luftdruck IV 11ff., 34
— bei Lungenembolie I 347
— und Lungenkreislauf I 129
— und Lungenödem I 133ff., 137
— und Mineralhaushalt I 152ff., 161, *323*ff.
— und Minus-Dekompensation V 382ff.
— bei Monge-Syndrom IV 34
— und Myokardstoffwechsel III 692ff., 871ff.
— bei Myxödem IV 333
— und Natriumstoffwechsel IV 441ff.
— bei Nephritis V 644
— und neurogener Schock I 974
— und Niere I 153, 155, 162, 323ff.
— und Noradrenalin V 174
—, Normalwerte I 150
— und Novocain V 498
— und Ödeme I 236, 244, 323ff.
— und Operabilität IV 620ff., 626
— und Operationen IV 596ff.; V 805ff.
— bei Operationsschock I 965ff.
— und Orthopnoe I 229
— bei Orthostase IV 728ff., 733ff.; V 808ff.
— bei Phäochromocytom V 663
— und Perikarditis II 1097ff.
— und Phlebektasien VI 519ff.
— und Phlebitis VI 487
— und Plus-Dekompensation V 382ff.
— bei Polycythämie IV 660ff.
— und Postural hypotension IV 736ff.; V 816
— bei primärem Schock I 977
—, pulmonale IV 20ff., 70ff.
— und Regelkreis IV 741ff.
—, Regulation I 150ff.
—, Reserveblut I 150ff.
— und Sauerstoffmangel IV 11ff., 34
— und Schock I 957ff., *966*ff., 986ff., *993*ff., 1020ff.; IV 600 ff.
— und Schockniere I 1097ff.
— bei Sportherz I 937
— bei Teleangiektasien VI 542
— und Terminalstrombahn VI 17
— und Thrombophlebitis VI 487
Blutmenge und Thyreoidea I 154; IV 326, 333
— und traumatischer Schock I 965ff., 993ff.
— und Tyramin V 179
— und Varicosis VI 519ff.
— und Vasomotorik VI 17ff.
— und vegetative Labilität IV 733ff.
— und Venendruck I 155, 159; VI 68
— und Verbrennung I 978ff., 993ff.; VI 563
— und Verbrennungsschock I 978ff., 993ff.
— bei Vorhofseptumdefekt III 256ff.
— und Wasserhaushalt I 152ff., 161ff., 323ff.
— und zentralnervöse Hypertonie V 158
Blutplasma bei Addison-Syndrom V 797
— und Blutdruck V 68, 125, 149, 342, 780ff.
— bei Blutkrankheiten IV 662
— und Blutmenge I 139ff., 161ff.
— und Capillaren VI 12
— und Capillarpermeabilität VI 107, 552
— und Capillarresistenz VI 580
— und Entzügelungs-Hochdruck V 149
— bei Erfrierung I 981ff.
— bei essentieller Hypertonie V 342
— bei experimenteller Hypertonie V 68, 125, 149
— bei Gravidität I 838ff.; IV 479ff.; V 726ff.
— bei Graviditätstoxikose IV 512
— bei hämorrhagischem Schock I 960ff.
— bei Herzinfarkt V 818ff.
— und Histamin V 199
— bei Hypertonie V 68, 125, 149, 342
— bei Hypothyreose IV 333
— und Hypotonie V 780ff.
— bei infektiösem Schock I 983ff.
— bei Infektionen V 803ff.
— und Kallidin V 226ff.
— und Kallidinogen V 226
— und Kallikrein V 211, 214ff.
— und Kollaps I 957, 960ff., *966*ff., *993*ff., 1020ff.; IV 600ff.
— bei Leukämie IV 675
— und Lungenödem I 129ff.
— bei Möller-Barlow-Syndrom VI 580
Blutplasma bei Nephritis V 644
— bei neurogenem Schock I 974
— bei Operationen V 805ff.
— bei Orthostase IV 728ff., 733ff.
— bei Polycythämie IV 662
— bei Purpura VI 580
— und Schock I 957, 960ff., *966*ff., *993*ff., 1020ff.; IV 600ff.
— und Serotonin V 181ff.
— und Skorbut VI 580
— und Substanz P V 204
— und Thyreoidea IV 333
— bei traumatischem Schock I 964ff.
— und vegetative Labilität IV 733ff.
— und Verbrennung I 978ff.; VI 562
— bei Verbrennungsschock I 978ff.
—, Volumenbestimmung I 139
Blutsenkung s. u. Blutkörperchensenkungsgeschwindigkeit
Blutspeicher I 1007ff.
—, Autotransfusion durch I 1008
—, Capillaren als I 1009
—, Haut als I 1009
— bei Herztamponade II 1063ff.
— und Kollaps I 988ff., 997ff., 1007ff., 1081ff.
—, Leber als I 1007ff.
—, Lunge als I 1009, 1016ff.
—, Milz als I 988ff., 1007ff.
—, Muskulatur als I 1009
—, 1. Ordnung I 1007ff.
—, 2. Ordnung I 1008ff.
—, 3. Ordnung I 1008ff.
— bei Perikarditis II 1063ff.
— und Schock I 988ff., 997ff., 1007ff., 1081ff.
—, Venen als I 1009
Blutströmungsgeschwindigkeit s. a. u. Kreislaufzeit
— bei Adipositas IV 384ff., 388
— bei Anämie IV 646, 649, 653
— bei Arteriosklerose III 810
— und arteriovenöse Fisteln VI 476ff.
— bei bakterieller Endokarditis II 705
— bei Belastung IV 765ff.
— bei Beriberi I 173
—, Bestimmungsmethoden I 168ff.; II 1277ff.; IV 454, 461; VI 110ff.

Blutströmungsgeschwindigkeit und Blutdruck V 277ff., 784
— bei Blutkrankheiten IV 646, 649, 653
— und Blutmenge I 159
— und Blutspeicher I 1009ff.
— und Calcium IV 454
— und Cantharidenblase VI 109
— und Capillaren VI 11ff.
— und Capillarmikroskopie VI 111
— und Capillarpermeabilität I 981, 983; VI 106ff., 109, 552ff.
— und Capillarresistenz VI 568
— und Coronargefäße III 810ff.
— und Coronarinsuffizienz III 948ff.
— und Coronarsklerose III 810ff.
— und Coronarthrombose III 948ff., 952
— und Cyanose VI 530ff.
— bei Dystrophie IV 302ff.; V 807
— bei Endocarditis lenta II 705ff.
—, Entwicklungsgeschichte III 2ff.
— bei Erfrierung I 981; VI 555ff.
— und essentielle Hypertonie V 277ff.
— bei Fiedler-Myokarditis II 957ff.
— und Gefäßgeräusche VI 50ff.
— bei Gravidität IV 481ff.
— und hämorrhagischer Schock I 1095
— bei Hegglin-Syndrom IV 428
— und Herzdekompensation V 382ff.
— und Herzglykoside I 453ff., 471ff.
— bei Herzinfarkt I 342; III 718, 948ff., 952
— bei Herzinsuffizienz I *168*ff.
— bei Herztamponade II 1064ff.
— bei Herztrauma II 509ff.
— und Hydralazine V 546
— und Hypertensin V 101
— bei Hyperthyreose I 173; IV 327, 333; V 770
— und Hypertonie V 277ff.
— und Hypophyse IV 343
— bei Hypothyreose I 173; IV 333

Blutströmungsgeschwindigkeit und Hypotonie V 784
— bei infektiösem Schock I 983
— bei Infektionen IV 532ff., 558ff.
— bei Karditis rheumatica II 576ff.
— bei Kollagenosen II 990
— und Kollaps I 967, 981, 983, 1009, 1010, 1079, 1095, 1112
— bei konstriktiver Perikarditis II 1101ff.
— und Lebensalter IV 622ff.
— und Magnesium IV 461
— und Minus-Dekompensation V 383ff.
— bei Myokarditis II 957
— und Operabilität IV 622ff.
— und Orthostase IV 728ff., 733
— bei Panzerherz II 1101ff.
— bei Perikarditis II 1064ff., 1101ff.
— und Plus-Dekompensation V 382ff.
— bei Polycythämie IV 663ff.
— und postthrombotischem Syndrom VI 509ff.
— bei Postural hypotension IV 737ff.
— und Purpura infectiosa VI 568
— bei rheumatischem Fieber II 576ff.
— und Schock I 967, 981, 983, 1009ff., 1010, 1079, 1095, 1112
— und Simmonds-Syndrom IV 343
— bei Sklerodermie II 989ff.
— bei Sportherz I 937
— und Thrombophlebitis VI 486ff., 487ff.
— und Thrombose VI 369ff.
— und Thyreoidea I 173; IV 327, 333
— bei traumatischem Schock I 967
— bei Tricuspidalstenose II 1490ff.
— bei vegetativer Labilität IV 733ff., 737ff.
— bei Vorhofflimmern II 86ff.

Bluttransfusion bei Anämie IV 657
— bei angeborenem Herzfehler III 154
— bei bakterieller Endokarditis II 747, 761
— und Blutdruck V 775
— bei Blutkrankheiten IV 657

Bluttransfusion bei Coma diabeticum IV 375
— bei Diabetes mellitus VI 375
— bei Endangitis obliterans VI 300
— bei Endocarditis lenta II 747, 761
— bei Erythemathodes II 983ff.
— und experimenteller Schock I 989ff.
— bei Fettembolie IV 136
— bei Fruchtwasserembolie IV 139
— bei Gefäßkrankheiten IV 566; VI 300
— bei hämorrhagischer Diathese VI 572
— bei hämorrhagischem Schock I 963
— bei Herzinfarkt III 1451
— bei Herztrauma II 525ff.
— und Hypertonie V 775
— bei Hypotonie V 828
— bei Infektionen IV 562
—, intraarterielle, beim Schock I 1129ff.
— bei Karditis rheumatica II 569
— bei Kollagenosen II 983ff.
— und Kollaps I 958, 963, 965ff., 989ff., 1119ff., *1126*ff.
— und Lebensalter IV 624ff.
— und Luftembolie IV 130ff.
— und Lungenödem I 133
— bei Moschcowitz-Symmers-Syndrom VI 572
— und Operabilität IV 624ff.
— bei Operationen IV 596ff.
— und Operationsschock I 965ff.
— bei rheumatischem Fieber II 569
— und Schock I 958, 963, 965ff., 989ff., 1119ff., *1126*ff.
— und Thrombophlebitis VI 486
— und traumatischer Schock I 965ff.
— bei Waterhouse-Friedrichsen-Syndrom IV 566

Blutungszeit s. u. Blutgerinnung

Blutverdünnung s. u. Hämodilution

Blutverlust und angeborene Herzfehler III 114, 154
— und Angina pectoris III 868ff.
— bei arteriovenöser Lungenfistel III 389

Blutverlust und Blutdruck V 804ff.
— und Blutmenge I 153
— und Blutspeicher I 1007ff.
— und Capillaren VI 16ff.
— und Coronardurchblutung III 692ff., 868ff.
— und Coronarinsuffizienz III 692ff., 868ff.
— und Erfrierung I 981
— und experimenteller Schock I 989ff.
— bei Fruchtwasserembolie IV 138ff.
— bei Gefäßmißbildungen III 389
— bei Hämangioendotheliom VI 600
— bei Hämangiomen VI 598
— und hämorrhagischer Schock I 959ff.
— und Herzversagen I 338
— und Hypotonie V 799, 804ff.
— bei Kaposi-Sarkom VI 602ff.
— bei Kavernomen VI 598
— und Kollaps I 957, *959*ff., *989*ff., *995*ff.; IV 599ff.
—, Leber bei IV 606
— und Myokardstoffwechsel I 27ff.; III 692ff.
— und neurogener Schock I 974
—, Ohnmacht bei IV 761ff.
— bei Operationen IV 596; V 804ff.
— und Operationsschock I 965ff.
— und Schock I 957, *959*ff., *989*ff., *995*ff.; IV 599ff.
— und Schockniere I 1101ff., 1105ff., 1108ff., 1117
— und Sheehan-Syndrom V 799
— bei Teleangiektasien VI 539
— und Terminalstrombahn VI 16ff.
— und traumatischer Schock I 964
— und vegetative Labilität IV 761ff.
— und Verbrennungsschock I 978
— und Vasomotorik VI 16ff.
— bei Waterhouse-Friedrichsen-Syndrom IV 563ff.
„Blutversacken“ s. a. u. Blutverteilung
— und Kollaps I 1064ff.,1081, 1112
„Blutversacken“ und Schock I 1064ff., 1081, 1112
Blutverteilung und Blutspeicher I 1007ff.
— bei Herztamponade II 1063ff.
— bei infektiösem Schock I 983
— im Kollaps I 993ff., 1064ff., 1081, 1111ff.
— bei Perikarditis II 1063ff.
— im Schock I 993ff., 1064ff., 1081, 1111ff.
Blutviscosität bei Anämie IV 653
— bei angeborenem Herzfehler III 147
— und Atmung IV 26
— bei arteriovenöser Lungenfistel III 388
— und Blutdruck V 8ff., 293
— bei Blutkrankheiten IV 653
— und Coronardurchblutung III 694
— und Coronarinsuffizienz III 694
— bei Endangitis obliterans VI 279ff.
— und essentielle Hypertonie V 293
— bei Fettembolie IV 133ff.
— bei Gefäßkrankheiten VI 279ff.
— bei Gefäßmißbildungen III 388
— bei Gravidität IV 481ff.
— bei Graviditätstoxikose IV 513ff.
— bei Höhenadaptation IV 26
— und Hypertonie V 293
— bei Karditis rheumatica II 614
— bei Klima IV 26
— im Kollaps I 967, 980, 1025, 1079, 1112
— bei Luftdruck IV 26
— und Lungenembolie IV 96ff.
— und Myokardstoffwechsel III 694
— bei Polycythämie IV 661, 663
— bei rheumatischem Fieber II 614
— bei Sauerstoffmangel IV 26
— im Schock I 967, 980, 1025, 1079, 1112
— bei Sichelzellanämie IV 240
— bei Simmonds-Syndrom IV 343
— und Thrombophlebitis VI 485ff.
— bei traumatischem Schock I 967
Blutviscosität und Verbrennungsschock I 980
Blutzucker und ACTH II 645
— und Adrenalin V 171
— und Angiopathia diabetica IV 368; V 438; VI 549ff.
— und Arteriosclerosis obliterans diabetica VI 438
— und Arteriosklerose VI 415ff., 438
— und Blutdruck V 100, 149, 320, 336ff.
— und Cantharidenblase VI 110
— und Capillaropathia diabetica VI 549ff.
— und Capillarpermeabilität VI 110, 549ff.
— und Capillarresistenz VI 104ff.
— und Capillarspasmen VI 537
— und Carboanhydrasehemmer I 539
— und Carotissinus V 716
— im Coma diabeticum IV 375ff.
— und Cortison II 645
— bei Cushing-Syndrom V 684ff., 687ff.
— und Depressan V 234
— bei Diabetes mellitus IV 368, 375ff.; VI 438, 549ff.
— und Dumping-Syndrom IV 866
— bei Endangitis obliterans VI 280
— bei endokriner Hypertonie V 662, 684ff., 687ff.
— bei Entzügelungs-Hochdruck V 149
— und essentielle Hypertonie V 320, 336ff.
— bei essentieller Hypotonie V 788
— und experimentelle Hypertonie V 100, 149
— bei Fettembolie IV 136
— bei Gefäßkrankheiten VI 280
— bei Glykogenose II 965ff.
— im hämorrhagischen Schock I 1080, 1090ff.
— und Hauttemperatur VI 88
— bei Hepatitis myocarditis II 928
— bei Herzinfarkt III 721, 1155ff., 1355
— und Hirndurchblutung V 395
— und Hypertensin V 100
— und Hypertonie V 100, 149, 320, 336ff.
— und Hypokaliämie IV 420ff.

Blutzucker bei Hypotonie IV 810ff.; V 788
— und Kallikrein V 220
— im Kollaps I 965, 1080, 1090ff.
— bei Moschcowitz-Symmers-Syndrom VI 573
— bei Myokarditis II 928
— und Noradrenalin V 171
— bei Phäochromocytom V 655, 662
— bei Pseudo-Cushing-Syndrom V 701
— und Rauwolfia-Alkaloide V 525, 530
— und Renin V 100
— im Schock I 965, 1080, 1090ff.
— bei Simmonds-Syndrom V 799
— bei traumatischem Schock I 965
— und vegetative Labilität IV 810ff.
Bohr-Effekt IV 171
Borelomyceten und Endocarditis lenta II 677
Bornholmkrankheit s. u. Coxsackie-Infekt
„borrowing-lending" VI 203
Botalli-Narbe, Begriff III 67
Bouveret-Hoffmannsche paroxysmale Tachykardie II 128ff.
Brachialgia paraesthaetica nocturna VI 239
Brachialisdarstellung durch Röntgendiagnose VI 125ff.
Brachialispuls bei Endangitis obliterans VI 282
— bei Gefäßkrankheiten VI 49
Brachiocephalicafistel, arteriovenöse VI 473
Bradyarrhythmie II 81, 92, 97, 122, 221
— bei Atrioventrikularblock II 210, 217, 221ff.
— und Umkehr-Extrasystolie II 311
Bradykardie und Acetylcholin V 200
— bei Adams-Stokes-Syndrom II 251ff., 259, 261ff.
— und Adenosin V 202
— und Adrenalin V 176
— bei Aortenaneurysma VI 449ff.
— und Arrhythmie II 81, 92, 122, 221
— bei arteriovenösen Fisteln VI 478
— und Atmung IV 11ff., 21ff.
Bradykardie bei Atrioventrikularblock II 210, 217, 221ff., 228ff.
— bei Atrioventrikular-Dissoziation II 287ff.
— bei Atrioventrikular-rhythmus II 279ff.
— bei Beriberi IV 392
— und Blutdruck V 387, 657ff., 785
— bei Blutkrankheiten IV 674
— bei Brucellosen II 904
— und Carotissinus V 713ff.
— bei Carotissinus-Syndrom II 16, 273ff.; V 818
— und Coronardurchblutung III 714
— durch Digitalis I 451, 479ff.; II 19
— bei Diphtherie-Myokarditis II 878, *895*ff.
— bei Dystrophia myotonica II 970
— bei Dystrophie II 7, 18; IV *295*ff.
— bei endokriner Hypertonie V 657ff.
— und Epilepsie IV 875
— bei essentieller Hypertonie V 387
— bei essentieller Hypotonie V 786ff.
— und Extrasystolie II 15
— und Fleckfieber II 907
— und Ganglienblocker V 492ff.
— und Geburtsakt IV 495ff.
— und Gravidität IV 495ff.
— bei Grippemyokarditis II 924ff.
— und Grundumsatz II 18
— bei Herzblock II 18ff., 185ff., 210, 217, 221, 228ff.
— und Herzglykoside I 479ff.
— bei Herzinfarkt III 714ff., 1136ff.
— bei Herztrauma II 465ff., 497ff., 519ff.
— und Hirndruck V 723
— und Höhenadaptation IV 11ff., 21ff.
— bei Hypercalcämie IV 447ff., 452
— bei Hyperkaliämie IV 421ff.
— bei Hypernatriämie IV 441ff.
— und Hypertensin V 101
— bei Hypertonie V 387, 657ff.
— durch Hypertonie-Therapie V 493
— bei Hypoglykämie IV 379
Bradykardie bei Hyponatriämie IV 441ff.
—, hypothermische II 17ff.
— bei Hypothyreose II 5, 18; IV 331ff.
— und Hypotonie V 785
—, infektiöse II 18
— bei Infektionen IV 532ff., 567; V 802ff.
— und Insulin IV 379
— und Interferenz-Dissoziation II 291ff.
— bei Karditis rheumatica II 590
— und Klima IV 11ff., 21ff.
— und Kollaps I 959, 976, 1032; II 17; IV 600ff.
—, konstitutionelle II 17
— bei Leukämie IV 674
— und Luftdruck IV 11ff., 21ff.
— und Luftüberdruck IV 40ff.
— und Magnesium-Stoffwechsel IV 456ff.
— bei Mononucleose IV 543
— bei Myocarditis rheumatica II 590
— bei Myokarditis II 878ff.
— bei Myokardose II 968ff.
— bei Myxödem II 5, 18; IV 331ff.
— in Narkose IV 615ff.
— und neurogene Hypertonie V 723
— und Nicotin III 883ff.
— und Noradrenalin V 176
— und Ohnmacht IV 760ff.
— bei Orthostase II 259; V 811
— bei Pancarditis rheumatica II 620
— bei Phäochromocytom V 657ff.
— bei Poliomyelitis II 917
—, postinfektiöse IV 567
— bei postsynkopalem Syndrom II 261ff.
— bei Postural hypotension V 816
— bei primärem Schock I 976
— und Puerperium IV 495ff.
— und Rauwolfia-Alkaloide V 524, 534, 537ff., 594
— und Renin V 101
bei rheumatischem Fieber II 590, 620
— als Rhythmusstörrung II 1ff.
— und Rickettsiosen II 907
— bei Sauerstoffmangel IV 11ff., 21ff.
— bei Scharlach IV 532

Bradykardie bei Scharlach-Myokarditis II 900ff.
— und Schock I 959, 976, 1032; IV 600ff.
— und Serotonin V 184
— und Simmonds-Syndrom IV 343
— Sinus- II 14ff.
— bei Sportherz I 919ff.
—, tetanische IV 448
—, Therapie II 19
— und Thyreoidea II 5, 18; IV 331ff.
— bei totalem Block II 228ff.
—, toxische II 18
— durch Training II 16
— bei Typhus IV 532
— und Überleitungszeit II 210, 217, 221
— und Umkehr-Extrasystolie II 311
— bei Vagotonie IV 721ff.
—, Vagotonin V 207ff.
— bei Valsalva-Versuch IV 775ff.
— und vegetative Labilität IV 787ff.
— und Veratrumalkaloide V 555ff., 594
— bei Vergiftungen V 807
— bei Vorhofflattern II 97ff.
— bei Vorhofflimmern II 81, 92, 122
—, Vorkommen II 4ff., 16ff.
— und zentralnervöse Hypertonie V 723
„Bradykardie orthostatique“ II 259
Bradykardie-Stoffwechselsyndrom, postsynkopales II 261ff.
„Bradykardisches Ödem“ s. u. Dystrophie
Bradykinin V 204, 222, 227
— und Migräne VI 252
— und Trypsin V 222
— und Vasomotorik VI 252
Bradykinogen V 222, 227
— und Trypsin V 222
Brauersche Kardiolyse bei konstriktiver Perikarditis II 1135
„break through“, Begriff IV 829
Brechmittel bei paroxysmaler Tachykardie II 146ff.
Brechreiz s. u. Nausea
Brechweinstein und Capillarresistenz VI 582
Brenzcatechole und Capillarpermeabilität VI 585
— und Capillarresistenz VI 585
Brenztraubensäurestoffwechsel III 686
— und Beriberi IV 394ff.
— und Coronardurchblutung III 686
— und Coronarinsuffizienz III 686
— bei Cor pulmonale IV 171ff.
— und Herzglykoside I 448ff.
— bei Herzinfarkt III 710, 722
— bei Herzinsuffizienz I 212, 602; III 710, 722
— und Kollaps I 1027, 1091ff.
— bei Luftüberdruck IV 43
— und Magnesiumstoffwechsel IV 457ff.
— und Myokard I 25ff., 448
— und Myokardstoffwechsel III 686
— und Säure-Basengleichgewicht I 212
— und Schock I 1027, 1091ff.
Brenztraubensäure-Transaminase und Herzinfarkt III 723
Breuer-Reflex I 223
Brocksche Operation bei angeborener Pulmonalstenose III 326ff.
Brodie-Trendelenburgtest s. u. Trendelenburgtest
Bromäthyl zur Narkose IV 615ff.
Bromharnstoff bei essentieller Hypertonie V 495
Bromide und Blutdruck V 258, 492ff., 495
— und essentielle Hypertonie V 258, 495
—, Nebenwirkungen V 492ff.
— im Sedations-Test V 258
Bromismus durch Hypertonie-Therapie V 493
Bromsulphophthaleinprobe und Blutdruck V 736, 814
— bei Graviditätstoxikose V 736
— bei Orthostase V 814
Bromural bei essentieller Hypertonie V 495
Bronchialcarcinom und Arteriosklerose VI 415
—, Cor pulmonale bei IV 239
— und Herztumoren II 1210
— und Links-Schenkelblock II 360
— und Lungenembolie IV 96
— und Perikarditis II 1044
Bronchialtumoren und Perikardtumoren II 1224ff.
— und Pneumoperikard II 1153
— und Schenkelblock II 360
Bronchialcysten und Perikardcysten II 1140
Bronchialkreislauf bei angeborenem Herzfehler III 29, 31, 36, 146ff., 381, 384, 402ff.
— und arteriovenöse Aneurysmen IV 252
— bei Bilharziose IV 239ff.
— bei Fallotscher Trilogie III 36
— bei Gefäßmißbildungen IV 252
— bei Herzklappenfehler II 1321ff.
— bei Lungenemphysem IV 178ff.
— und Lungenkreislauf IV 75ff.
— bei Mitralstenose II 1321ff.
— und Pericarditis purulenta II 1084
— und Perikarditis II 1084
—, Physiologie IV 75ff.
— und Pulmonalarterienaplasie III 381, 384
— bei Pulmonalstenose, angeborene III 36
— bei Tricuspidalatresie III 402ff.
— bei Truncens arteriosus communis persistus III 29, 31
Bronchialschleimhaut bei Cor pulmonale IV 255
— und Lungenemphysem IV 180ff.
Bronchialsystem bei Adipositas IV 385ff.
— und Adrenalin V 172
— bei allergischer Myokarditis II 952ff.
— bei angeborenem Herzfehler III 154, 217, 226, 242, 260
— bei Angina pectoris III 1006
— bei Angina tonsillaris II 914
— bei Aortenaneurysma VI 446, 448ff.
— bei Aortenbogen-Anomalien III 480ff.
— bei Aorteninsuffizienz II 1472
— und Arteriosklerose VI 415
— und arteriovenöse Aneurysmen IV 252ff.
— und Atmung I 186ff., 419; IV 37, 82
— bei bakterieller Endokarditis II 667, 682, 722

Bronchialsystem und Balneotherapie I 698
— bei Bilharziose IV 239ff.
— bei Canalis atrioventricularis communis III 297
— und Capillarpermeabilität VI 553
— bei Carcinoid II 784
— bei Coronargefäß-Mißbildungen III 569ff.
— und Coronarinsuffizienz III 1006
— und Cor pulmonale IV 62, 71, 82ff., 102ff., 106ff., 129ff., 139ff., 144ff., 167ff., *177*ff., 198ff., 210ff., 229ff., 232, 245, 252ff., 255ff.
— bei Cor triatriatum III 554
— und Cyanose I 233
— bei Dextrokardie III 577
— bei Dextroversion III 585ff.
— bei Endangitis obliterans VI 294
— und Endocarditis lenta II 667, 682, 722
— bei Erythemathodes II 983
— und Fiedler-Myokarditis II 954ff.
— bei Fokaltoxikose II 914
— und Geburtsakt IV 486
— und Gefäßkrankheiten V 621; VI 308, 318ff.
— bei Gefäßmißbildungen III 380ff., 480ff.; IV 252ff.
— bei Glomustumoren VI 594
— und Gravidität IV 486
— bei Grippemyokarditis II 925
— und Hämangiome VI 596
— bei Herzinfarkt III 1239
— bei Herzinsuffizienz I 186ff., 233, 419, 772, 775
— und Herztumoren II 1207, 1210ff.
— und Histamin V 198
— und Höhenadaptation IV 37
— und idiopathische Perikarditis II 1073
— bei Infektionen IV 556
— bei Karditis rheumatica II 605
— und Kavernome VI 596
— und Klima IV 37
— bei Kollagenosen II 983
— bei konstriktiver Perikarditis II 1103
— und Lebensalter IV 623
— und Luftdruck IV 37
— und Luftembolie IV 129ff.
— und Luftüberdruck IV 39ff.
Bronchialsystem bei Lungenembolie IV 102ff., 106ff.
— bei Lungenemphysem IV 178ff.
— und Lungenfibrose IV 198ff.
— bei Lungeninfarkt IV 107ff.
— und Lungenkreislauf IV 71
— bei Lungenstauung I 772, 775
— bei Lungenvenentransposition III 523ff.
— bei Mitralstenose II 1314ff., 1321ff., 1345ff., 1381
— und Myokarditis II 877ff., 911
— bei Myokardsarkoidose II 947
— und Narkose IV 614ff., 617ff.
— und Noradrenalin V 172
— und Operabilität IV 623ff., 629ff.
— nach Operationen IV 598ff.
— bei Panzerherz II 1103
— und Partialinsuffizienz IV 82ff.
— und Periarteriitis nodosa V 621; VI 308, 318ff.
— und Perikardcysten II 1140ff.
— und Pericarditis purulenta II 1084
— und Perikarditis II 1044, 1073, 1084, 1086
— und Perikardtumoren II 1224ff.
— bei Pneumokoniose IV 210ff.
— und Pneumoperikard II 1153
— bei Poliomyelitis II 917; IV 541
— bei Pulmonalarterienaplasie III 380ff.
— bei Pulmonalsklerose IV 245
— und Purine I 546ff.
— bei rheumatischem Fieber II 605
— bei Sarkoidose II 947
— und Sauerstoffmangel IV 37
— und Serotonin II 784; V 185
— bei Silikose IV 210ff.
— bei Teleangiektasien VI 539
— bei Thoraxdeformation IV 229ff.
— bei Tuberkulose IV 224
— bei Tumormetastasen IV 237
— bei Ventrikelseptumdefekt III 217ff., 226ff., 242
Bronchialsystem bei Vorhofseptumdefekt III 260ff.; 276ff.
Bronchiektasien und Balneotherapie I 698
— und Bronchialkreislauf IV 77
—, Cor pulmonale bei IV 62, 77, 140ff., 167ff., *177*ff., *196*ff.
— bei Dextrokardie III 577
— bei Dextroversion III 585ff.
— und Gefäßmißbildungen und Lungenemphysem IV 196
— und Lungenfibrose IV 198ff.
— und Lungenkreislauf IV 77
— und Narkose IV 617ff.
— und Pneumokoniose IV 211
— und Silikose IV 211
— bei Tuberkulose IV 224
Bronchiolen und Luftembolie IV 129ff.
— bei Lungenemphysem IV 178ff.
Bronchiolitis und Lungenemphysem IV 180ff.
Bronchiolostenose und Lungenemphysem IV 180ff.
Bronchitis bei Adipositas IV 385
— bei angeborenem Herzfehler III 154
—, asthmatoide IV 180ff., 195ff.
—, —, bei Lungenembolie IV 106
— und Blutdruck V 339
— und Capillarpermeabilität VI 553
— bei Coronargefäß-Mißbildungen III 569ff.
— bei Cor triatriatum III 554
— und Cor pulmonale IV 106, 139ff., 144ff., 167ff., 180ff., 195ff.
— und Cyanose I 233
— deformans IV 180, 211
— bei Endangitis obliterans VI 294
— und essentielle Hypertonie V 339
— und Geburtsakt IV 486
— und Gefäßkrankheiten VI 294, 319
— und Gravidität IV 486
— und Herzinsuffizienz I 775
— und Hypertonie V 339
— bei Infektionskrankheiten IV 556
— bei Karditis rheumatica II 605
— und Lebensalter IV 623ff.

Bronchitis und Luftüberdruck IV 39ff.
— bei Lungenembolie IV 106
— und Lungenemphysem IV 180ff., 195ff.
— bei Lungenstauung I 775
— bei Mitralstenose II 1321ff.
— und Operabilität IV 623ff., 629ff.
— nach Operationen IV 598ff., 599
— und paroxysmale Tachykardie bei II 143
— bei Periarteriitis nodosa VI 319
— bei Pulmonalsklerose IV 245
— und Rauwolfia V 594
— bei rheumatischem Fieber II 605
— und Silikose IV 211
— spastische bei Lungenembolie IV 106
—, Tachykardie bei II 143
— bei Thoraxdeformation IV 229ff.
— bei Vorhofseptumdefekt III 276ff.
Bronchographie und Lebensalter IV 624
— und Lungenfibrose IV 201ff.
— und Operabilität IV 624
Bronchopneumonie bei Angina tonsillaris II 914
— bei Aortenbogen-Anomalien III 480
— und Atmung IV 37
— bei bakterieller Endokarditis II 667, 682, 722
— und Blutdruck V 339
— und Commissurotomie II 1395
— bei Coronargefäß-Mißbildungen III 569ff.
— und Cor pulmonale IV 107ff., 144ff., 172, 255
— und Endokarditis lenta II 667, 682, 722
— und essentielle Hypertonie V 339
— und Fokaltoxikose II 914
— und Gefäßmißbildungen III 480
— bei Herzinfarkt III 1239
— und Herzinsuffizienz I 131, 403, 775
— und Höhenadaptation IV 37
— und Hypertonie V 339
— bei Karditis rheumatica II 605
Bronchopneumonie und Klima IV 37
— und Lebensalter IV 623ff.
— und Luftdruck IV 37
— und Luftüberdruck IV 39ff.
— bei Lungenembolie IV 107ff.
— und Lungenfibrose IV 199ff.
— bei Lungeninfarkt IV 107ff.
— und Lungenödem I 131
— bei Lungenstauung I 775
—, Myokarditis bei II 911; IV 544
— und Myokardsarkoidose II 947
— und Operabilität IV 623ff., 631
— und Postcommissurotomie-Syndrom II 1395
— bei rheumatischem Fieber II 605
— und Sarkoidose II 947
— und Sauerstoffmangel IV 37
— bei Thoraxdeformation IV 229ff.
— bei Vorhofseptumdefekt III 276ff.
Bronchoskopie bei Aortenaneurysma VI 450
— und Kreislaufanalyse I 116
— und Lebensalter IV 624
— und Operabilität IV 624
Bronchospasmen s. u. Asthma bronchiale
Bronchostenosen und Cor pulmonale IV 232
— und Lungenemphysem IV 180ff.
— und Lungenödem I 135
— und Partialinsuffizienz IV 82ff.
— bei Pneumokoniose IV 211ff.
— bei Silikose IV 211ff.
—, spastische IV 180ff.
Brucella abortus und Endokarditis acuta II 730
— — und Endokarditis lenta II 676, 705, 730
Brucella-Antigen und rheumatisches Fieber II 554
— melitense und Endocarditis acuta II 730
— — und Endocarditis lenta II 676
Brucellosen II 904ff.; IV 552
— und bakterielle Endokarditis II 676, 705, 723, 730, 758
Brucellosen und Endocarditis acuta II 723, 730ff.
— und Endocarditis lenta II 676, 705, 758
—, Myokarditis bei II 875ff., *904*ff.; IV 545
— und Phlebitis VI 484
—, Therapie II 758, 760
— und Thrombophlebitis VI 484
„Bruit de canon", Begriff II 228, 575
— — bei Myokarditis II 885
„Bruit de galop postsystolique" bei konstriktiver Perikarditis II 1121
Brustwandelektrokardiogramm s. a. u. Elektrokardiogramm
— bei Adipositas IV 388
— beim Alternans II 407
— bei Anämie IV 654
— und angeborener Herzfehler III 170, 293ff., 341ff., 422, 541ff., 554, 576
— bei angeborenem perforiertem Sinus-Valsalvae-Aneurysma III 207
— bei angeborener Pulmonalstenose III 308ff.
— bei Antesystolie II 380ff.
— bei Aortenatresie III 562
— bei Aorteninsuffizienz II 1466ff.
— bei Aortenstenose II 1445
— bei Atrioventrikular-Rhythmus II 279ff.
— bei auriculärer Leitungsstörung II 199ff., 202ff.
— bei Bayley-Block II 332
— und Blutdruck V 375ff.
— bei Blutkrankheiten IV 654
— bei Canalis atrioventricularis communis III 293ff.
— nach Commissurotomie II 1402ff.
— bei Coronargefäß-Mißbildungen III 570ff.
— bei Cor pulmonale IV 109ff., 159ff.
— bei Cor triatriatum III 554
— bei Cor triloculare biatriatum III 541ff.
— bei Dextrokardie III 576ff.
— bei divergierendem Schenkelblock II 363ff.
— und Druckbelastung I 885
— bei Ductus Botalli persistens III 170
— bei Dystrophia musculorum progressiva II 972
— bei Ebstein-Syndrom III 422ff.

Brustwandelektrokardiogramm bei Elektrounfall III 907
— bei essentieller Hypertonie V 375ff.
— bei Fallotscher Tetralogie III 341ff.
— bei Gefäßmißbildungen III 570
— bei hämorrhagischem Schock I 1031
— bei Herzdivertikel III 59
— bei Herzinfarkt III 1168ff., 1179ff.
— bei Herzinfarkt-Perikarditis II 1083
— und Hydralazine V 546
— bei Hypertonie V 375ff.
— bei Hypothyreose IV 332
— bei Kammerextrasystolie II 63ff.
— bei Kammertachykardie II 153ff., 160
— bei Karditis rheumatica II 585ff.
— bei Knotenrhythmus II 279
— im Kollaps I 1031ff.
— bei Links-Schenkelblock II 325ff.
— bei Linksverspätung II 373ff.
— bei Lungenembolie IV 109ff.
— bei Lungenvenentransposition III 529
— und Masern II 922
— bei Mitralatresie III 558
— bei Mitralinsuffizienz II 1414ff.
— bei Mitralstenose II 1338ff.
— bei Mononucleose II 927
— bei Myocarditis rheumatica II 585ff.
— bei Myokarditis II 880
— bei Myxödem IV 332
— bei paroxysmaler Tachykardie II 134ff., 153ff., 160
— bei Perikarditis II 1058ff.
— bei posttachykardem Syndrom II 167ff.
— bei Pulmonalatresie III 366
— bei Rechts-Schenkelblock II 329ff.
— bei Rechtsverspätung II 373ff.
— bei rheumatischem Fieber II 585ff.
— bei Schenkelblock II 319ff., 324ff.
Brustwandelektrokardiogramm im Schock I 1031ff.
— bei Sinusbradykardie II 15
— bei Sinustachykardie II 11ff.
— bei Sportherz I 928ff., 946
— bei Tachykardie II 134ff., 153ff., 160
— und Thyreoidea IV 332
— bei Transposition der Aorta und Pulmonalis III 503ff.
— bei Tricuspidalatresie III 401ff.
— bei Tricuspidalinsuffizienz II 1508ff.
— bei Tricuspidalstenose II 1502
— bei Ventrikelseptumdefekt III 217, 230ff.
— bei Verspätungskurven II 373ff.
— bei Verzweigungsblock II 369ff.
— bei Vorhofextrasystolie II 50ff.
— bei Vorhofflattern II 93ff.
— bei Vorhofflimmern II 88ff.
— bei Wilson-Block II 332ff.
— bei Wolff-Parkinson-White-Syndrom II 380ff.
Bucky-Tisch zur Aortographie VI 133
Budd-Chiari-Syndrom VI 521
Bündelstamm-Extrasystolen II 60ff.
Bürgersche Krankheit s. u. Endangitis obliterans
Bufotoxin bei Herzinsuffizienz I 426ff.
Bulboauricularsporn III 7
Bulbusdrehung, vektorielle III 6, 9, 44
Bulbusdruck und Atrioventrikularblock II 227
— und Bradykardie II 16
— und Herzblock II 194, 227
— bei paroxysmaler Tachykardie II 144ff.
Bulbusreflex, hyperaktiver II 145
— und Reizleitung II 194, 227
— und Sinoauriculärblock II 194
— bei Tachykardie II 144ff.
— und Vagotonin V 207
Bulbus-truncus-torsion III 9
Buscopan bei Gefäßkrankheiten VI 29
Butacain-Heparin bei Gefäßkrankheiten VI 193
Butamid und Diurese I 536ff.
Butazolidin bei allergischer Myokarditis II 950ff.
Butazolidin bei Aorteninsuffizienz II 1476ff.
— bei Karditis rheumatica II 651ff., 1476
— bei Kollagenosen II 988
— bei Lungenembolie IV 120
— bei Lungeninfarkt IV 121ff.
— bei Myokarditis II 950
— bei Periarteriitis nodosa II 988
— bei rheumatischem Fieber II 651ff., 1476
Butylsympatol s. u. Vasculat
Bypass-Methode IV 437ff.
Byssinose IV 221

Cadmium-Pneumokoniose IV 221
Cadmiumsulfatreaktion bei bakterieller Endokarditis II 728, 741
— bei Endocarditis acuta bacter. II 728
— bei Endocarditis lenta II 698ff.
— bei Karditis rheumatica II 571
— bei Moschcowitz-Symmers-Syndrom VI 573
— bei rheumatischem Fieber II 571
Caisson-Krankheit s. u. Druckfall-Syndrom
Calciumchlorid und Herzglykoside I 480ff.
— und Herztonus I 876ff.
— bei Kammerflattern II 178
— bei Kammerflimmern II 178; IV 449
Calciumgluconat und Blutdruck IV 453
— und Capillarresistenz VI 566
— bei Fettembolie IV 137
— bei Hypocalcämie IV 449
— bei paroxysmaler Tachykardie II 149
— bei Purpura rheumatica VI 566
— bei Tachykardie II 149
Calciumstoffwechsel IV 446ff. s. a. u. Hypercalcämie und Hypocalcämie
— und ACTH II 645
— und angeborener Herzfehler III 113
— und Blutdruck IV 453ff.; V 29
— und Cantharidenblase VI 110
— und Capillarpermeabilität VI 110, 547, 585

Calciumstoffwechsel und Capillarresistenz VI 585
— und Carboanhydrase I 539
— und Cortison II 645
— bei Cushing-Syndrom V 684ff., 687ff.
— und Digitalis IV 450ff.
— bei Digitalisvergiftung I 496
— und Diurese I 255
— und Elektrokardiogramm IV 419ff.
— bei Endangitis obliterans VI 280
— bei endokriner Hypertonie V 684ff., 687ff.
— und Extrasystolie II 31
— bei Gefäßkrankheiten VI 280
— und Gravidität IV 479
— und hämorrhagische Diathese VI 585
— und Hegglin-Syndrom I 32
— und Herzaktion II 4ff.
— und Herzglykoside I 449, 480ff.
— bei Herzinsuffizienz I 32, 34, 255, 299ff., 588
— und Herztonus I 876ff.
— und Hypertonie V 29
— und Kaliumstoffwechsel IV 450ff.
— und Kationenaustauscher I 555ff.
— und Kreislauf IV 446ff.
— und Magnesium-Stoffwechsel IV 458, 497
— und Myokard I 19ff., 31ff., 34; IV 446ff.
— bei Myokardose I 34
— und Ödemflüssigkeit I 299ff.
— und Perniosis VI 559
— bei Porphyrie IV 398ff.
— und Schenkelblock II 341
— bei Sympathicotonie IV 722ff.
— und Urticaria VI 547
— bei Vagotonie IV 722ff.
— bei vegetativer Labilität IV 722ff., 860
Calcium-Test bei endokriner Hypertonie V 663, 672
— bei Phäochromocytom V 663, 672
Calometrie VI 87ff.
— bei Gefäßkrankheiten VI 87ff.
—, Gradient- VI 91ff.
—, Methodik VI 87ff.
—, Sonden- VI 92
—, mit stehendem Medium VI 89ff.
—, Strömungs- VI 90ff.
Cambil I 558ff.
Campher s. u. Campheröle
Campheröle und Capillarpermeabilität VI 584
— und Capillarresistenz VI 584
— und Fettembolie IV 134
— und hämorrhagische Diathese VI 584
Camphidonium s. a. u. Ganglienblocker
—, Chemie V 568
Canalis atrioventricularis communis III 291ff.
— — —, Anatomie III 292ff.
— — —, Angiokardiographie bei III 296
— — —, Definition III 291ff.
— — — und Dextrokardie III 580
— — — und Dextroversion III 588
— — —, Differentialdiagnose III 297
— — —, Elektrokardiogramm bei III 293ff.
— — —, Entwicklungsgeschichte III 291ff.
— — —, Häufigkeit III 292ff.
— — —, Herzkathetherismus bei III 294ff.
— — — und Lävokardie III 590
— — —, partialis III 291
— — —, Pathologie III 292ff.
— — —, Physiologie III 293
— — —, Prognose III 296
— — —, Röntgendiagnose III 294
— — —, Symptome III 293
— — —, Therapie III 297
— — —, totalis III 291
Candida albicans und Endocarditis lenta II 677
Canescine V 523 s.a.u. Rauwolfia-Alkaloide
Cannonsche Notfallreaktion s.u. Notfallreaktion
Cantharidenblasentest VI 109ff.
— und Capillarpermeabilität VI 109ff., 548
— bei Diabetes mellitus VI 548
— bei Gefäßkrankheiten VI 109ff.
— zur Interstitialflüssigkeitsanalyse I 298
Capillaraneurysmen VI 545, 550
— bei Angiopathia diabetica IV 363
— bei Arteriosclerosis obliterans VI 433
Capillaraneurysmen bei Capillaropathia diabetica VI 550
— und Capillarpermeabilität VI 550
— bei Diabetes mellitus IV 363; VI 550
Capillardruck VI 98ff.
— bei Aorteninsuffizienz II 1468
— bei Aortenisthmusstenose III 464
— und Capillarmikroskopie VI 97
— nach Commissurotomie II 1396ff.
— bei Cor triatriatum III 554ff.
— bei Gefäßkrankheiten VI 98ff.
— und Kollaps I 1001, 1012ff.
— bei kombiniertem Mitralfehler II 1426
— bei konstriktiver Perikarditis II 1097
— und Lymphgefäßinsuffizienz VI 608ff.
— und Lymphödem VI 608ff.
—, Meßmethoden VI 98ff.
— bei Mitralinsuffizienz II 1408ff.
— bei Mitralstenose II 1307ff., 1312ff, 1365ff.
— und Ödeme I 239ff.
— bei Perikarditis II 1097
—, pulmonaler bei Aorteninsuffizienz II 1468ff.
—, —, bei Aortenisthmusstenose III 464ff.
—, —, bei Cor triatriatum III 554ff.
— — bei kombiniertem Mitralfehler II 1426
—, —, bei Tricuspidalstenose II 1488ff.
— bei Raynaud-Syndrom VI 230
— und Schock I 1001, 1012ff.
— bei Tricuspidalstenose II 1488ff
Capillarektasien VI 525ff. s.a.u. Teleangiektasien
— bei Capillaropathia diabetica VI 550ff.
— und Capillarpermeabilität VI 550ff.
— und Capillarresistenz VI 576
— und Cyanose VI 530ff.
— bei Diabetes mellitus VI 550ff.
— bei Endangitis obliterans VI 283

Capillarektasien bei Erythemathodes II 979ff.
— bei Gefäßkrankheiten VI 283
— und Hämangiome VI 595
— bei Kollagenosen II 979ff.
— bei Purpura Majocchi VI 576
— und Vasomotorik VI 525, 528ff.
—, vegetative Labilität VI 525
Capillaren VI 524ff.
— und ACTH II 635
— bei Addison-Syndrom V 797
— und Aderlaß I 590ff.
— bei Adipositas IV 384ff.
— bei Akrocyanose VI 532ff·
— bei Amyloidose V 617
— bei Anämie IV 646ff.
—, Anatomie VI 1, 9ff.
— bei angeborenem Herzfehler III 123ff., 146ff.
— bei angeborenem perforiertem Sinus-Valsalvae-Aneurysma III 204
— bei Angiopathia diabetica IV 354ff., *366*ff.; VI 438ff., 548ff.
— bei Aorteninsuffizienz II 1461ff.
— bei Aortenisthmusstenose III 464
— und Aortographie VI 138
— und Apoplexie V 400ff.
— bei Arteriosklerose III 737, 924ff.; VI 438ff.
— bei Arteriosklerosis obliterans diabetica VI 438ff.
— bei arteriovenöser Fistel III 386ff.
— bei arteriovenöser Lungenfistel III 386ff.
— und Ascites I 306
— nach Atmung IV 4, 7ff., 34
— und Balneotherapie I 666, 680, 684ff.; V 591ff.
— und Belastung IV 771
— bei Beriberi IV 391ff., 395
— und Blutdruck V 293ff., 344, 351ff., 371, V 400ff., 781ff.
— bei Blutkrankheiten IV 646ff.; VI 570
— als Blutspeicher I 1009
— nach Calciumstoffwechsel IV 454
— und Capillarektasien VI 525
— und Capillarmikroskopie VI 96ff.
— bei Capillaropathia diabetica VI 548ff.
— bei Coma diabeticum IV 375
Capillaren nach Commissurotomie II 1396ff.
— und Coronarsklerose III 737, 924ff.
— bei Coronarthrombose III 956ff.
— und Cortison II 635
— bei Cor triatriatum III 554ff.
— bei Cushing-Syndrom V 683ff.
— und Cyanose VI 530ff.
— bei Dermatosen VI 574
— und Dermographie VI 39ff.
— bei Diabetes mellitus IV 354ff., *366*ff., 375; VI 438ff., 548ff., 574ff.
— bei diabetischer Glomerulosklerose V 621
— und Digitalis V 494
— bei Diphtherie-Myokarditis II 894
— und Diuretica V 494
— bei Dystrophie IV 301, 303ff.
— bei Eintauchfuß VI 560ff.
— bei Elektrounfall III 904ff.
— bei Endangitis obliterans VI 273ff., 283ff.
— bei Endocarditis lenta II 693ff., 706ff., *711*ff.
— bei endokriner Hypertonie V 658, 683ff.
—, Entwicklungsgeschichte VI 1
— bei Entzündung VI 547ff.
— bei Erfrierung I 980ff.; VI 554ff.
— und Erythem VI 42
— bei Erythematodes II 979ff.
— bei Erythralgie VI 527
— bei Erythromelalgie VI 525
— und essentielle Hypertonie V 293ff., 344, 351ff., 371; 400ff.
— bei Fettembolie IV 133ff.
— bei Fokaltoxikose III 924ff.
— bei Gefäßmißbildungen VI 590
— bei Gefäßspinnen VI 543ff.
— und Gewebsclearance VI 113
— bei Glomerulonephritis V 612ff., 615
— bei Glomerulosklerose V 621
— bei Glomustumoren VI 592ff.
— bei Gravidität IV 481ff.
— bei Graviditätstoxikose IV 512ff., 517ff.; V 733, 747
— bei Hämangiomen VI 590, 595
Capillaren und hämorrhagische Diathese VI 564, 567, 569, 570, 576ff.
— bei hämorrhagischem Schock I 957, 961ff., 1045
— und Hämosiderose IV 258
— bei Herzinsuffizienz I 402, 767, 770
— bei Herztrauma II 482ff., 486ff.
— und Histamin V 494
— bei Höhenadaptation IV 4ff., 7ff., 34
— und Hydralazine V 547ff.
— und Hydroperikard II 1153
— und Hyperämieteste VI 57ff.
— bei Hyperthyreose IV 320ff., 331ff.
— und Hypertonie V 293ff., 344, 351ff., 371, 400ff., 612ff., 615
— und Hypertonie-Therapie V 494
— bei Hypoglykämie IV 379
— bei Hyponatriämie IV 441ff., 446
— bei Hypothyreose IV 331ff.
— und Hypotonie V 781ff.
— bei Infekten III 924ff.; IV 558ff.; V 801ff.; VI 567ff.
— bei infektiösem Schock I 983ff.
— und Insulin IV 379
— und intraarterielle Sauerstoffinsufflation VI 210
— bei Kälteurticaria VI 543ff.
— bei Kaposi-Sarkom VI 602
— bei Karditis rheumatica II 567, 604ff., 607; VI 564ff.
— und Kavernome VI 596ff.
— und Klima IV 4, 7ff., 34
— bei Kollagenosen II 979ff.
— und Kollaps I 957, 961ff., 964, 966ff., 979ff., 983ff., 994ff., 1001ff., 1009ff., 1012ff., 1062ff., *1112*ff.; IV 601ff., 771; VI 548, 553ff.
— bei kombiniertem Mitralfehler II 1426
— bei Livedo reticularis VI 534ff.
— und Luftdruck IV 4, 7ff., 34
— und Lungenembolie IV 99ff.
— bei Lungenemphysem IV 178ff.
— bei Lungenstauung I 767, 770

Capillaren und Lymphgefäßinsuffizienz VI 608ff.
— und Lymphödem VI 608ff.
— und Lymphsystem VI 108
— bei Malaria II 935
— bei Martorelli-Syndrom V 344
— bei Mitralinsuffizienz II 1408ff.
— bei Mitralstenose II 1307ff., 1312ff.
— bei Möller-Barlow-Syndrom VI 577ff.
— bei Monge-Syndrom IV 34
— bei Moschcowitz-Symmers-Syndrom VI 570ff.
— bei Myocarditis rheumatica II 567
— bei Myokarditis II 894
— des Myokards III 667
— bei Nephritis V 612ff., 615
— bei Nephrose V 617
— und Ödeme I 239ff., 298ff.
— und Orthostase IV 728ff., 732ff., 771; V 809ff.
— bei Periarteriitis nodosa II 984ff; VI 311ff.
— und Perikarditis II 1089
— bei Perniciosa IV 647ff.
— bei Perniosis VI 558ff.
— bei Phäochromocytom V 658
—, Physiologie VI 9ff.
— und Plethysmogramm VI 74
— bei Pneumonie-Myokarditis II 911
— bei Polycythämie IV 664
— bei Porphyrie IV 397ff.
— und postthrombotisches Syndrom VI 510ff.
— bei Pulmonalsklerose IV 242ff.
— und Purine V 494
— bei Purpura fulminans VI 569ff.
— bei Purpura infectiosa VI 567
— bei Purpura Majocchi VI 576
— bei Purpura rheumatica VI 564ff.
— und Pyrazole II 651
— und Quinckesches Ödem VI 546ff.
— bei Raynaud-Syndrom VI 224ff.
— und reaktive Hyperämie VI 58ff.
— und Regelkreis IV 745ff.; VI 13ff.
— und renale Hypertonie V 612ff., 615
Capillaren bei rheumatischem Fieber II 567, 604ff., 607; VI 564ff.
—, Röntgendiagnose VI 146ff.
— und Sauerstoffmangel IV 4, 7ff., 34
— und Schock I 957, 961, 964, 966, 979ff., 983, 994ff., 1001, 1009, 1012ff., 1062ff., *1112*ff.; VI 548, 553ff., 601 ff.
— und Schockniere I 1097ff., 1116ff.
— bei Schützengrabenfuß VI 560ff.
— und Serotonin VI 529
— bei Simmonds-Syndrom IV 343
— bei Skorbut VI 577ff.
— bei Sturge-Weber-Syndrom VI 590
— bei Teleangiektasien VI 538ff.
— als Terminalstrombahn VI 13ff.
— bei Thrombose VI 370
— und Thyreoidea IV 320ff., 331ff.
— und traumatischer Schock I 964, 966ff.
— bei Tricuspidalstenose II 1488ff.
— und Urticaria VI 546ff.
— bei Variola II 923
— und Venendruck VI 68
— bei Verbrennung I 968ff., 979ff; VI 562ff.
— bei Verbrennungsschock I 968ff., 979ff.
— bei Vergiftungen VI 243, 582ff.
— und Vitamine VI 577ff.
— bei Wärmeurticaria VI 561ff.
— bei Waterhouse-Friedrichsen-Syndrom IV 563ff.
Capillargifte VI 581ff.
Capillaritis, allergische VI 564
— und Capillarpermeabilität VI 564
— und Capillarresistenz VI 564
— bei Endocarditis lenta II 706ff., *711*ff.
— bei rheumatischem Fieber VI 564
Capillarmikroskopie VI 96ff.
— und Blutspeicher I 1009
— und Capillardruck VI 98ff.
— und Capillarpermeabilität VI 106
— und Capillarresistenz VI 97, 102ff.
— bei Erfrierung I 981
Capillarmikrospopie bei Gefäßkrankheiten VI 96ff.
— bei hämorrhagischem Schock I 1045
— bei Infektionen VI 567ff.
— beim Kollaps I 981, 1009, 1045
— und Kreislaufzeit VI 111
— bei Purpura infectiosa VI 568
— bei Raynaud-Syndrom VI 226, 228ff.
— beim Schock I 981, 1009, 1045
—, Technik VI 96ff.
Capillaropathia diabetica IV 366ff.; VI *548*ff.
— — und Aneurysmen VI 545, 550
— —, Augenhintergrund bei VI 550
— — und Capillarpermeabilität VI 548ff.
— — der Niere VI 550ff.
— —, Pathogenese VI 549
— —, Prophylaxe VI 551
— —, Symptome VI 550
— —, Therapie VI 551
— —, Vorkommen VI 549
Capillarpermeabilität VI 11ff., 105ff., 524ff., *546*ff.
— und ACTH II 635
— bei Amyloidose V 617
— bei Anämie IV 646ff.
— bei Angiopathia diabetica VI 548ff.
— und Arteriosklerose III 924ff.; VI 438ff.
— bei Arteriosklerosis obliterans diabetica VI 438ff.
— und Blutdruck V 781ff.
— bei Blutkrankheiten IV 646ff.
— und Capillaraneurysmen VI 545
— und Capillarmikroskopie VI 97
— bei Capillaropathia diabetica VI 548ff.
— und Capillarresistenz VI 105ff.
— und Coronarinsuffizienz III 924ff.
— und Coronarsklerose III 924ff.
— und Cortison II 635
— bei Diabetes mellitus V 621; VI 438ff., 548ff.
— bei diabetischer Glomerulosklerose V 621
— bei Diphtherie-Myokarditis II 894
— bei Eintauchfuß VI 560ff.

Capillarpermeabilität bei Endocarditis lenta II 693ff.
— bei endokriner Hypertonie V 658, 683ff.
— bei Entzündung VI 547ff.
— bei Erfrierung I 980ff.; VI 554ff.
— bei Erythematodes II 979ff.
— und Fokaltoxikose III 924ff.
— bei Gefäßkrankheiten VI 23ff., 97, 105ff.
— und Gewebsclearance VI 113
— bei Glomerulosklerose V 621
— bei Graviditätstoxikose V 733, 747
— und hämorrhagischer Diathese VI 564, 576
— bei hämorrhagischem Schock I 961ff.
— und Hydroperikard II 1153
— und Hypertonie V 615
— und Hypotonie V 781ff.
— und Infekte III 924ff.; IV 558ff.
— bei infektiösem Schock I 983ff.
— bei Karditis rheumatica II 572ff., 604ff., 607; VI 564ff.
— bei Kollagenosen II 979ff.
— und Kollaps I 964, 966ff., 979ff., 983ff., 994ff., *1062*ff.; VI 548, 553ff., 601ff.
— und Lymphgefäßinsuffizienz VI 608ff.
— und Lymphödem VI 608ff.
— und Lymphsystem VI 108
—, Meßmethoden VI 105ff.
— bei Myokarditis II 894
— bei Nephrose V 617
— und Ödeme I 244ff.
— und Operationen IV 596ff.
— und Perikarditis II 1089
— bei Perniciosa IV 647ff.
— bei Perniosis VI 558ff.
— bei Phäochromocytom V 658
— und postthrombotisches Syndrom VI 510ff.
— bei Purpura Majocchi VI 576
— bei Purpura rheumatica VI 564ff.
— und Pyrazole II 651
— und Quinckesches Ödem VI 546ff.
— bei rheumatischem Fieber II 572ff., 604ff., 607; VI 564ff.
Capillarpermeabilität und Schock I 961ff., 964, 966ff., 979ff., 983ff., 994ff., *1062*ff.; IV 601ff.; VI 548, 553ff.
— und Schockniere I 1097ff., 1116ff.
— bei Schützengrabenfuß VI 560ff.
— bei Simmonds-Syndrom IV 343
— und Trauma I 964ff.; VI 553
— bei traumatischem Schock I 964ff.
— und Urticaria IV 546ff.
— bei Variola II 923
— bei Verbrennung I 979ff.; 986ff., VI 562ff.
— bei Verbrennungsschock I 968ff., 979ff.
— bei Vergiftungen VI 581ff.
— bei Wärmeurticaria VI 561ff.
Capillarplethysmogramm VI 108ff.
— bei Gefäßkrankheiten VI 108
Capillarpuls II 1461
— bei angeborenem perforiertem Sinus-Valsalvae-Aneurysma III 204
— bei Aorteninsuffizienz II 1461ff.
— bei Gravidität IV 482
— bei totalem Block II 229
Capillarresistenz V 400ff.; VI 102ff., 524ff.
— bei Blutkrankheiten VI 570
— und Capillarektasien VI 576
— und Capillarmikroskopie VI 97, 102ff.
— und Capillarpermeabilität VI 105ff.
— bei Dermatosen VI 574
— bei Diabetes mellitus VI 574ff.
— bei Gefäßkrankheiten VI 97, 102ff.
— bei hämorrhagischer Diathese VI 567, 569, 570, 577ff.
— bei Infektionen VI 567ff.
— bei Karditis rheumatica VI 564ff.
—, Meßmethoden VI 102ff.
— bei Möller-Barlow-Syndrom VI 577ff.
— bei Moschcowitz-Symmers-Syndrom VI 570ff.
— und Perikarditis II 1089
— bei Purpura fulminans VI 569ff.
Capillarresistenz bei Purpura infectiosa VI 567
— bei Purpura Majocchi VI 576
— bei Purpura rheumatica VI 564ff.
— und rheumatisches Fieber VI 564ff.
— bei Skorbut VI 577ff.
— und Vasomotorik VI 104ff.
— bei Verbrennung VI 562
— bei Vergiftungen VI 581ff.
— und Vitamine VI 577ff.
Capillarspasmen VI 536ff.
„Capillary fibrosis" V 32
„Capsular drop", Begriff IV 365
Caput medusae bei Thrombophlebitis VI 498ff.
Carbaminoylcholinchlorid s. u. Doryl
Carbethoxysyringoylchlorid V 540, s. a. u. Rauwolfia-Alkaloide
Carboanhydrase und Cor pulmonale I 538ff.
— und Säure-Basengleichgewicht I 206
Carboanhydrasehemmer, Chemie I 536ff.
— bei Cor pulmonale IV 175ff.
— und Diabetes mellitus I 538ff.
— als Diuretica I 526ff., 535ff.
—, Dosierung I 539ff.
— und Hypokaliämie I 584ff.
—, Indikation I 538ff.
—, Kontraindikationen I 539
— bei Luftembolie IV 132
— und Mineralhaushalt I 537ff.
—, Nebenwirkungen I 539ff.
—, Präparate I 526ff., 539ff.
— und Säure-Basengleichgewicht I 214, 536ff.
—, Wirkungsweise I 536ff.
Carbomycin bei bakterieller Endokarditis II 750ff.
— bei Endocarditis lenta II 750ff.
Carboresin I 558ff.
Carcinoid, malignes, und Capillarektasien VI 529
—, —, Endokard bei II 782ff.
—, —, Pathogenese II 783ff.
—, —, und Serotonin V 186
Carcinom und Arteriosklerose VI 415
— und Bleivergiftung V 772
— und Blutdruck V 37ff., 341ff., 603, 606, 637
— und Capillarresistenz VI 574ff.
—, Cor pulmonale bei IV 62, 140ff., 199ff., 237ff.

Carcinom und Cushing-Syndrom V 684ff.
— und Endocarditis fibrinosa II 777ff.
— und Endocarditis lenta II 682
— und Endocarditis verrucosa simplex II 777ff.
— und endokrine Hypertonie V 684ff.
— und essentielle Hypertonie V 341ff.
— als Herztumoren II 1179, 1208ff., *1210*ff.
—, Hypercalcämie bei IV 446
— und Hypertonie II 37ff.; V 341ff., 603, 606, 637, 684
— und Links-Schenkelblock II 360
— und Lungenfibrose IV 199ff.
— und Lymphgefäßinsuffizienz VI 612
— und Lymphödem VI 612
— und Perikarditis II 1044, 1091
— als Perikardtumoren II 1225ff.
— und Phlebitis VI 484ff.
— und Pneumoperikard II 1153
— und Purpura VI 574ff.
— und renale Hypertonie V 603, 606, 637
— und Schenkelblock II 360
— und Thrombophlebitis VI 484ff.
— und Vergiftungen V 772
„cardiac jelly“ ,Begriff III 5,50
„cardiac shock“, Begriff I 338
cardiacos negros IV 249
Cardiaques noirs IV 249
Cardiazol und Dermographie VI 40
— bei Fettembolie IV 137
— bei Hypotonie V 827
— bei Luftembolie IV 131
— und Magnesiumstoffwechsel IV 459
— und Rauwolfia-Alkaloide V 522
— und Vasomotorik IV 856; VI 40
— bei vegetativer Labilität IV 856
Cardiazolschock und Hirndurchblutung V 394
„Cardiogenic shock“, Begriff I 338
„Cardiovascular disease“, Begriff IV 706
cardite recurrente de Henoch II 619
Cardrase und Diurese I 536ff.
Carnigen bei Gefäßkrankheiten VI 185
— bei vegetativer Labilität IV 849
Caronamid bei Endocarditis lenta II 754
Carotinoide und Arteriosklerose VI 384
Carotis und angeborene arteriovenöse Fisteln VI 469ff.
— bei Aortenbogensyndrom V 766; VI 376
— bei Aortenhämatom, intramuralem VI 455, 458
— bei Aorteninsuffizienz II 1461
— bei Arteriitis tuberculosa VI 347
— bei Arteriosklerose VI 387ff.
— bei Arteriosklerosis obliterans VI 433ff.
— und arteriovenöse Fisteln VI 469ff., 473ff., 480ff.
— und Blutdruck V 159ff.
— und Hirnbasisaneurysma VI 463ff.
— und Hypertonie V 159ff.
— bei Thrombose V 716
Carotisaneurysmen VI 443, 463
Carotiscavernosisaneurysma VI 480
Carotispuls bei Aorteninsuffizienz II 1461
— bei Gefäßkrankheiten VI 49
— in Kollaps I 1031
— im Schock I 1031
Carotissinus VI 2ff., s. a. u. Carotissinusreflex
Carotissinus-Anaesthesie und Blutdruck V 715ff.
— und neurogene Hypertonie V 715ff.
— bei Poliomyelitis V 718
Carotissinusdruck s. u. Carotissinusreflex
Carotissinusreflex I 87; II 144, 273ff.; V *22*ff., *713*ff.
— und Adams-Stokes-Syndrom II 255ff., 273ff.
— und Adrenalin V 169
— und angeborene arteriovenöse Fisteln VI 473
— und Angina pectoris III 835ff., 846ff.
— und Antesystolie II 380, 382ff.
— bei Aortenbogensyndrom V 766; VI 379
— bei Aorteninsuffizienz V 768
— bei Aortenisthmusstenose V 756ff., 762ff .
— bei Aortenstenose II 1433
Carotissinusreflex und arteriovenöse Anastomosen VI 8
— und Atmung IV 11ff.
— und Atrioventricularblock II 227, 243, 255ff., 273ff.
— und Blutdruck V 23ff., 39ff., 69ff., 146, 304, *713*ff., 780ff., 784, 817ff.
— und Bradykardie II 16, 273ff.
— und Coronardurchblutung III 676, 835, 846ff.
— und Coronarinsuffizienz III 835ff., 846ff.
— und Coronarspasmen III 835ff.
— und Depressan V 231ff.
— und Digitalis V 495
— und Elektrokardiogramm bei II 274ff.
— und Entzügelungshochdruck V 37ff., 146ff., 716ff., 718
— und essentielle Hypertonie V 304ff.
— bei essentieller Hypotonie V 790ff.
— und experimentelle Hypertonie V 69ff., 146ff.
— und Extrasystolie II 42, 275ff.
— und Ganglienblocker V 570ff.
— und Graviditätstoxikose V 746
— und Herzblock II 105, 194, 227, 243, 273ff.
— und Herzdekompensation V 383
— und Herzglykoside I 463; II 274ff.
— und Höhenadaptation IV 11ff.
—, hyperaktiver s. u. Carotissinussyndrom
— und Hypertensin V 97
— bei Hypertonie V 39ff., 69ff., 146ff., 304ff., *713*ff.
— und Hypoglykämie IV 379
— und Hypophyse V 144
— und Hypotonie V 780ff., 784, 790ff., 817ff.
— bei Infektionen V 801
— und Insulin IV 379
— und Kammertachykardie II 163
— bei Karditis rheumatica II 584
— und Klima IV 11ff.
— und Kollaps I 958ff., 976, 1033, 1055, 1061ff.
— und Luftdruck IV 11ff.
—, Mechanismus II 273ff.

Carotissinusreflex und neurogene Hypertonie V 713ff.
— und Noradrenalin V 169, 173
— und Orthostase IV 729ff.
— bei paroxysmaler Tachykardie II 134ff., 140, 143ff., 163
—, Physiologie II 273ff.; V 713ff.
— und Pitressin V 144
— und Plusdekompensation V 383
— bei Poliomyelitis V 718
— bei Postural hypotension IV 737ff.; V 816
— und primärer Schock I 976
— und Rauwolfia-Alkaloide V 522ff.
— und Regelkreis IV 745ff.
— und Regitin V 518
— und Reizleitung II 105, 194, 227, 243, 273ff.
— und Renin V 97
— bei rheumatischem Fieber II 584
— und Sauerstoffmangel IV 11ff.
— und Schenkelblock II 341
— und Schock I 958ff., 976, 1033, 1055, 1061ff.
— und Serotonin V 184
— und Sinoauriculärblock II 194, 273ff.
—, spontaner II 276ff.
— und Sportherz I 945
— und Synkope II 144ff., 255ff., 273ff.
— und Tachykardie II 134ff., 140, 143, 163
— bei Thalliumvergiftung V 774
—, Therapie II 277ff.
— und totaler Block II 243, 255ff., 273ff.
— und Umkehrextrasystolie II 315
— und Umkehrrhythmus II 315
— und Vagotonin V 207
— und Veratrumalkaloide V 557ff.
— und Wolff-Parkinson-White-Syndrom II 380, 382ff.
Carotissinussklerose und Blutdruck V 39ff.
Carotissinussyndrom II 145, 272ff.; IV 873ff.; V 714ff.
—, Ätiologie II 274ff.
— und angeborene arteriovenöse Fisteln VI 473
— bei angeborenem Herzfehler III 78, 164
Carotissinussyndrom und Angina pectoris III 846ff.
— bei Aortenbogensyndrom VI 379
— bei Aortenstenose II 1433
— und Balneotherapie I 700
—, Blutdruck bei V 780ff., 817ff.
— und Coronarinsuffizienz III 846ff.
—, depressorisches V 714
—, Elektrokardiogramm bei II 274ff.
—, Hypotonie bei V 780ff., 817ff.
—, kardio-vagales V 714
— und Kollaps I 958ff., 1061ff.
—, Mechanismus II 273ff.
— und Ohnmacht IV 761
—, Pathogenese II 274ff.
—, Physiologie II 273ff.
— und Schock I 958ff., 1061ff.
—, spontanes II 276ff.
—, Therapie II 277ff.
—, zentrales V 714
Carotisthrombose V 716
Carotisverschluß bei Aortenbogensyndrom V 766
— und Blutdruck V 159ff.
— und Depressan V 232
— und experimentelle Hypertonie V 159ff.
— und Hypertonie V 159ff.
— und neurogene Hypertonie V 159ff., 716
— und Serotonin V 184
— durch Thrombose V 716
— und zentralnervöse Hypertonie V 159ff.
Catecholamine und Acetylcholin V 175, 200
— bei Adams-Stokes-Syndrom II 265, 267ff.
— bei Addison-Syndrom V 797
— bei Akrocyanose VI 533
— bei allergischer Myokarditis II 954
— und Anaesthesie IV 612
— und Angina pectoris III 744, 849ff.
— bei Angiopathia diabetica VI 549
— und Antesystolie II 392.
— bei Arteriographie VI 122ff.
— und Arteriosklerose VI 400ff.
— und Atmung IV 13ff., 29
— und Atrioventrikularblock II 231, 242, 251
— und Atrioventrikular-Dissoziation II 290
Catecholamine und Atrioventrikular-Rhythmus II 279ff.
— bei Belastung IV 764ff.
— und Benzodioxan V 493
— und Beriberi IV 396
— und Blutdruck V 25ff., 27, 39ff., 70, 74ff., 132, 145, 150ff., 154, 157ff., *166*ff., 250ff., 312ff., 780ff., 791ff., 797, 807, *823*ff.
— und Blutdruckmessung V 8
— und Bradykardie II 17
— bei Capillarektasien VI 526ff.
— und Capillaren VI 14
— und Capillarfunktion V 192ff.
— und Capillaropathia diabetica VI 549
— und Capillarresistenz VI 104ff.
— und Capillarspasmen VI 537
— und Carotissinus V 150
— bei Carotissinus-Syndrom II 277
—, Chemie V 166ff.
— bei Coma diabeticum IV 376ff.
— und Coronardurchblutung III 676ff., *695*ff., 849ff.
— und Coronargefäße III 676ff., *695*ff., 849ff.
— und Coronarinsuffizienz III 695ff., 849ff.
— und Coronarsklerose III 744
— bei Cor pulmonale IV 123ff., 170ff.
— bei Cyanose VI 533
— und Cyclopropan II 41
— und Depressan V 232
— und Dermographie VI 40
— bei Diabetes mellitus IV 376ff., 378ff.; VI 549
— und Dibenzylin V 493
— und DOCA V 132, 145, 174, 705ff.
— bei Dystrophie IV 296
— bei Embolie VI 366
— und Endangitis obliterans VI 259ff., 266
— und Endocarditis parietalis fibroplastica II 786
— und Endokardfibrose II 786
— und endokrine Hypertonie V 646ff., 672ff.
— und Entzügelungs-Hochdruck V 150ff., 154
— bei Erythromalgie VI 326ff.

Catecholamine bei Erythromelalgie VI 526ff.
— und essentielle Hypertonie V 250ff., 312ff., 672ff.
— und essentielle Hypotonie V 791ff.
— und experimentelle Hypertonie V 70, 74ff., 132, 145, 150ff., 154, 157ff., *166*ff.
— und Extrasystolie II 41, 42ff.
— und Ferritin V 493
— bei Fettembolie IV 137
— und Ganglienblocker V 566ff.
— und Gefäßgeräusche VI 50
— bei Gefäßkrankheiten VI 162ff., 227ff.
— und Genußgifte IV 826
— und Glomerulonephritis V 615
— und Glykoside I 480ff., 496
— und Graviditätstoxikose V 744
— und hämorrhagischer Schock I 1033, 1042ff., 1070
— und Hauttemperatur VI 83
— und Hegglin-Syndrom I 32ff.
— und Heparin V 504
— und Herzaktion II 5ff., 9
— und Herzblock II 231, 242, 251
— bei Herzinfarkt III 722, 1450ff.
— und Herzmechanik I 12, 15, 32, 853ff.; II 5ff., 9ff.
— und Herztonus I 875ff.
— bei Herztrauma II 525ff.
— und Höhenadaptation IV 13ff., 29
— und Hydralazine V 542ff.
— und Hypertensin V 93, 98, 100ff.
— und Hyperthyreose IV 317ff., 326
— und Hypertonie V 27, 39ff., 70, 74ff., 132, 145, 150ff. 154, 157ff., *166*ff., 250ff., 312ff.
— und Hypertonie-Therapie V 492ff.
— und Hypoglykämie IV 378ff.
— und Hypokaliämie IV 437
— und Hypotonie V 780ff., 791ff., 797, 807, *823*ff.
— bei Infektionskrankheiten IV 559ff., 562ff.
— und Insulin IV 378ff.
Catecholamine und Interferenz-Dissoziation II 296
— und Kammerflattern II 173, 178ff.
— und Kammerflimmern II 173, 178ff.
— und Klima IV 13ff., 29
— und Kollaps I 1033, 1042ff., *1069*ff., *1135*ff.; II 17; IV 602ff.
— und Kreislauf V 173ff.
— und Luftdruck IV 13ff., 92
— bei Luftembolie IV 131ff.
— bei Lungenembolie IV 123ff.
—und Lungenkreislauf IV 71, 123ff.
— und Menopause IV 870
— und Mesoappendixtest V 192ff., 202ff.
— bei Myokarditis II 892
— und Myokardstoffwechsel III 695ff.
— und Narkose IV 613ff.
— und Nephritis V 615
— und neurogene Hypertonie V 157, 725
— und Nicotin III 879ff.; IV 826; VI 266
— und Nierendurchblutung V 408, 411
—und Noradrenalin V 168
— bei Ohnmacht IV 761ff.
— und Orthostase IV 734ff.
— und Oxytyramin V 168, 180
— und Pararhythmie II 290, 296
— bei paroxysmaler Tachykardie II 149
— und Phäochromocytom V 646ff., *672*ff.
—, Pharmakologie I 1135ff.
— bei Postural hypotension IV 737, 740
— und Rauwolfia-Alkaloide V 526
— und Raynaud-Syndrom VI 227ff., 232
— und reaktive Hyperämie VI 58ff.
— und Regelkreis IV 746ff.
— und Regitin V 493
— und Reizleitung II 231, 242, 251
— und Reizleitungsstörungen II 242
— und renale Hypertonie V 615
— und Renin V 100ff., 145
— und Sauerstoffmangel IV 13ff., 29
— und Schenkelblock II 341
Catecholamine und Schock I 1033, 1042ff., *1069*ff., *1135*ff.; IV 602ff.
— und Schockniere I 1108
— und Sexualfunktion IV 870
— und Steroide V 132, 145, 174
— und Sympathektomie V 475ff.
—, Synthese V 166ff.
— und Tachykardie II 9ff., 149; III 845
— und Terminalstrombahn VI 14ff.
— bei Thalliumvergiftung V 774
— und Thyreoidea IV 317ff., 326; V 169
— und totaler Block II 231, 242, 251
— und Tyramin V 165ff., 177ff.
— und Vasodepressormaterial V 193ff., 202ff.
— und Vasoexitormaterial V 195ff.
— und Vasomotorik III 676ff., *695*ff., 849
— und vegetative Labilität IV 724, 734ff.
— und Veratrumalkaloide V 557ff.
— bei Vergiftungen V 774, 807
—, Vorkommen V 165ff.
— und Wärmeurticaria VI 562
— und Waterhouse-Friedrichsen-Syndrom IV 565
—, Wirkung I 853, 1069ff., 1135ff.; V 165ff., 173ff.
— und Wolff-Parkinson-White-Syndrom II 392
— und zentralnervöse Hypertonie V 157ff., 725
Causat bei vegetativer Labilität IV 860
Cedilanid s. a. u. Lanatoside
— bei Arrhythmie II 113ff.
—, Erhaltungsdosis I 476ff., 482
— bei Kollaps I 465
—, Kontraindikation I 461ff.
— bei paroxysmaler Tachykardie II 147ff
—, Pharmakologie I 437ff., 458, 461ff., 468, *482*
—, Resorption I 478, 482
— bei Tachykardie II 147ff.
—, Vergiftung mit I 461ff., 482
— bei Vorhofflimmern II 112ff.
—, Wirkdauer I 437ff., 482
Celadigal, Eigenschaften I 482

Cellophannephritis V 39, 54ff., 60
— und Heparin V 504
Cellulartherapie bei Endangitis obliterans VI 302
Cellulitis und Lymphangitis VI 603
— und Lymphgefäßinsuffizienz VI 613
— und Lymphödem VI 613
— und Myokarditis II 874
Cerebralsklerose und Angiopathia diabetica IV 354, 361
— und Blutdruck V 352ff., 374, 397
— und Bradykardie II 19
— und Carotissinusreflex II 144
— und Cheyne-Stokes-Atmung I 232
— und Diabetes mellitus IV 354, 361, 381; VI 439ff.
— und essentielle Hypertonie V 352ff., 374, 397
—, experimentelle V 357
— und Ganglienblocker V 594
— und Herzglykoside I 464ff., 499
— und Hirndurchblutung V 397
— und Hypertonie V 352ff., 374, 397
— und Hypoglykämie IV 381
— und Insulin IV 381
— bei Karditis rheumatica II 604
— und Rauwolfia-Alkaloide V 540
— bei rheumatischem Fieber II 604
Cerebroside bei Arteriosklerose VI 428
Cerebrosidose und Cor pulmonale IV 201
— und Lungenfibrose IV 201
— und Myokard II 967
Ceruloplasmin bei Herzinfarkt III 724
Cervicalsyndrom IV 862ff.
— und sekundäres Raynaud-Syndrom VI 242
— und vegetative Labilität IV 862ff.
Cevadin V 554 s. a. u. Veratrumalkaloide
Cevin V 554 s. a. u. Veratrumalkaloide
Chagas-Myokarditis II 871, 874, 879, *931*ff., 936
—, Elektrokardiogramm bei 879, *931*ff.
—, Röntgendiagnose II 885ff., 932
Chemoreceptoren (Blutdruck) V 23ff.
— bei Anämie IV 650ff.
— und Atmung IV 11ff.
— und Blutdruck V 781ff.
— bei Blutkrankheiten IV 650ff.
— bei Cor pulmonale IV 172
— und Höhenadaptation IV 11ff.
— und Hypotonie V 781ff.
— und Klima IV 11ff.
— im Kollaps I 1056
— und Luftdruck IV 11ff.
— und Sauerstoffmangel IV 11ff.
— im Schock I 1056
„Chest discomfort", Begriff IV 814
„Chest pain", Begriff IV 708, 719ff., 814
Cheyne-Stokes-Syndrom I 230ff.
— und Adams-Stokes-Syndrom II 260
— bei Adipositas IV 385
— und Alternans II 409
— bei Angina tonsillaris II 914
— bei Coronarinsuffizienz III 1113
— bei Cor pulmonale IV 144
— bei essentieller Hypotonie V 789
— und Extrasystolie II 43
— bei Fokaltoxikose II 914
— bei Herzinfarkt III 1113
— und Höhenadaptation IV 34ff.
— bei Hypotonie V 789
— und Klima IV 34
— und Luftdruck IV 34
— bei Lungenemphysem IV 191
— bei paroxysmaler Tachykardie II 133ff.
— und respiratorischer Arrhythmie II 23ff.
— und Sauerstoffmangel IV 34
— und Tachykardie I 345; II 133ff.
Chiari-Syndrom s. u. Budd-Chiari-Syndrom
Chikago-Blau und Capillarpermeabilität VI 107
Chinidin II 115ff.
— und Alternans II 412
— und Aludrin II 120
— bei angeborenem Herzfehler III 155
— bei Angina pectoris III 1404ff.
— und Antesystolie II 382ff., 402
— und Antikoagulantien II 121
Chinidin und Arrhythmie II 105, 115ff.
— und Carotis-Sinus-Syndrom II 274ff.
— nach Commissurotomie II 1391
— und Coronaranastomosen III 706
— bei Coronarinsuffizienz III 706, 1404ff.
— und Digitalis II 117ff., 121ff.
— bei Digitalis-Vergiftung I 496, 498
—, Dosierung II 115ff.
— und Elektrokardiogramm II 121
— und Ephedrin II 120
—, Erhaltungstherapie II 115ff.
— bei Extrasystolie II 37, 39, 40ff., 45, 52ff., *76*ff.
— und Glykoside I 481, 496, 498
— und Gravidität II 45
— und Herzblock II 198
bei Herzinfarkt III 706, 1458ff.
— und Herzinsuffizienz II 117ff.
— bei Herztrauma II 526ff.
— und Hypertonie-Therapie V 589
—, Indikationen II 117ff.
— und Interferenz-Dissoziation II 291, 295ff.
— und Kallikrein V 214
— bei Kammerflattern II 179
—, Kammerflattern durch II 171
—, Kammerflimmern durch II 171
— und Kammerflimmern II 37, 179
— bei Kammertachykardie II 163ff.
— bei Karditis rheumatica II 589
—, Kontraindikationen II 117ff., 148
— bei Mitralstenose II 1322ff., 1391
— und Myokard II 968, 1391
— bei Myokardinfarkt II 37
— bei Myokarditis rheumatica II 589
—, Nebenwirkungen II 119ff., 372
— bei paroxysmaler Tachykardie II 148ff., 163ff.
— zur Prophylaxe II 37
— und Reizleitung II 121, 165, 183, 198, 372
— bei rheumatischem Fieber II 589

Chinidin und Sinuauriculärblock II 198
—, Stoßtherapie II 115ff.
— und Sympatol II 120
— bei Tachyarrhythmie II 115ff.
— bei Tachykardie I 460; II 148ff., 163ff.
—, Tachykardie durch II 40ff., 119
— und Vorhofextrasystolie II 53
— bei Vorhofflattern II 125
—, Vorhofflattern durch II 105
— bei Vorhofflimmern II 115ff.
—, Vorhofflimmern durch II 105
— und ventrikuläre Reizleitungsstörung II 372
— und Wolff-Parkinson-White-Syndrom II 382ff., 402
Chinidinum carbamidatum bei Tachykardie II 164
— dihydrochloricum bei Tachykardie II 164
— gluconicum bei Kammerflattern II 179
— — bei Kammerflimmern II 179
— — bei Kammertachykardie II 164
— — bei paroxysmaler Tachykardie II 148, 164
— — bei Tachykardie II 148, 164
— hydrochloricum bei Tachykardie II 164
— lactinum bei Tachykardie II 164
— sulfuricum bei Tachykardie II 148ff., 150ff.
Chinin und Alternans II 412
— und Antesystolie II 382ff.
— und Carotissinus-Syndrom II 274ff.
— nach Commissurotomie II 1393
— und Embolie VI 362
— und Extrasystolie II 41, 76ff.
— und Fettembolie IV 134ff.
— bei Herztrauma II 526ff.
— und Kallikrein V 214
—, Kammerflattern durch II 171
—, Kammerflimmern durch II 171
— bei Kammertachykardie II 163ff.
— und Kationenaustauscher I 557ff.
— bei Mitralstenose II 1393
Chinin bei paroxysmaler Tachykardie II 148, 163ff.
— bei Tachykardie II 148, 163ff.
— bei vegetativer Labilität IV 860
— und Wolff-Parkinson-White-Syndrom II 382ff.
Chinin-Silicat und Lymphgefäßinsuffizienz VI 605ff., 609
— und Lymphödem VI 609
Chininum dihydrochloricum bicarbamidatum II 148
Chloräthyl zur Narkose IV 614ff.
Chloral bei Graviditätstoxikose V 749ff.
— und Histamin V 199
Chloralosenarkose V 231
Chloramphenicol bei bakterieller Endokarditis II 731, 750ff., *758*ff.
— bei Endocarditis acuta II 731
— bei Endocarditis lenta II 750ff., *758*ff.
— und infektöser Schock I 983
— und Kationenaustauscher I 558
— und Kollaps I 983
— und Myokarditis II 906
— bei Pericarditis purulenta II 1086
— und Schock I 983
— und Typhus-Myokarditis II 906
Chlorazinil als Diureticum I 546ff.
Chlorbarium, Kammerflattern durch II 171
—, Kammerflimmern durch II 171
Chloralhydrat bei Angina pectoris III 1400ff.
— und Blutdruck V 258
— bei Carcinoid II 785
— und essentielle Hypertonie V 258
— und Hypertonie V 258
Chlorisondamin bei Hypertonie V 583ff. s. a. u. Ganglienblocker
Chlorkalivergiftung, Fettembolie bei IV 132ff.
Chlormerodrin als Diureticum I 530ff., 535 s. a. u. Quecksilber
Chloroform, Alternans durch II 408
—, Extrasystolie durch II 41
—, Kammerflattern durch II 171, 179
—, Kammerflimmern durch II 171, 179
Chloroform und Myokard II 968
— und Myokardose II 969
— zur Narkose IV 614ff.
— und Reizleitung II 183
Chlorom, Herz bei IV 677
Chloromycetin s. a. u. Chloramphenicol
— bei bakterieller Endokarditis II 731, 750ff., 758ff.
— bei Endocarditis acuta II 731
— bei Endocarditis lenta II 750ff., *758*ff.
— und Myokarditis II 906
— und Typhus-Myokarditis II 906
Chloroquin bei Erythemathodes II 984
Chlorose und Thrombophlebitis VI 485
Chlorothiazid und Alkalose I 581ff.
— bei angeborenem Herzfehler III 155
— und Blutdruck V 588ff., 594
—, Chemie I 540ff.; V 588
— bei Cor pulmonale IV 176
— als Diureticum I 526ff., 540ff.
—, Dosierung I 545
— bei essentieller Hypertonie V 588ff., 594
— bei Gefäßmißbildungen VI 590
— bei Hämangiomen VI 590
— bei Hypertonie V 588ff., 594
— und Hypochlorämie I 581ff.
— und Hypokaliämie I 584ff.
—, Indikation I 542ff.
— bei Infektionskrankheiten IV 556
— und Kollaps IV 603ff.
— in der Kombinationstherapie V 589ff.
—, Kontraindikationen V 594
— und Leber IV 606
—, Nebenwirkungen I 544; V 594
— und Schock IV 603ff.
— bei Sturge-Weber-Syndrom VI 590
—, Wirkung I 541ff.
Chlorpromazin s.u. Phenothiazin
Chlorstoffwechsel bei Adrenalektomie V 490
— und Alkalose I 581ff.
— und Ansäuerung I 561
— und Arteriosklerose V 356ff.
— bei arteriovenösen Fisteln VI 477
— bei Beriberi IV 395ff.

Chlorstoffwechsel und Blutdruck V 791ff.
— und Blutmenge I 152ff., 161
— und Carboanhydrase I 536ff.
— und Chlorothiazid I 542ff.; V 589
— und Cholinmangel V 146
— und Commissurotomie II 1387, 1393
— bei Cor pulmonale IV 148, 171ff.
— bei Cushing-Syndrom V 684ff., 687ff.
— und Diät I 402ff., 417ff.
— und Diurese I 255, *562*ff., 563ff.
— und Diuretica I 525ff., 531ff.; V 589
— und DOCA-Hypertonie V 705ff.
— bei Endangitis obliterans VI 300ff.
— bei endokriner Hypertonie V 684ff., 687ff.
— und Ernährung I 402ff., 417ff.
— und essentielle Hypotonie V 791ff.
— und Extrasystolie II 31
— bei Fleckfieber II 907
— und Ganglienblocker V 575
— bei Gravidität IV 479, 483ff., 488ff., 497, 503ff., 511ff.
— bei Graviditätstoxikose IV 503ff., 511ff.
— und Herzaktion II 4ff.
— bei Herzinfarkt I 344ff.; III 710
— bei Herzinsuffizienz I 97, 113ff., 129, 131, 205ff., 211, *234*ff., *269*ff., *284*ff., 299ff., 307ff., *402*ff., *417*ff., *504*ff., *562*ff., 563ff., 581ff.
— und Hydro-Chlorothiazid V 589
— und Hypertensin V 99, 122
— und Hypertonie V 701
— bei Hypochlorämie I 581ff.
— und Hypokaliämie IV 420ff.
— und Hypotonie IV 739; V 791ff.
— bei Infektionen V 803ff.
—, intracellulärer, bei Ödemen I 307ff.
— und Kationenaustauscher I 555ff.
— und Kollaps I 1005ff.; IV 602ff.
Chlorstoffwechsel bei Lungenödem I 131
— bei Mitralstenose II 1387, 1393
— und Myokard I 30ff.
— bei Myokarditis II 907
— und Myokardose II 969
— und Myokardstoffwechsel III 710
— und Nebenniere V 116ff.
— und Ödeme I 97, 113ff., 129ff., 205ff., 211, *234*ff., *269*ff., *284*ff., *299*ff., *307*ff., 402ff., *562*ff.
— und Ödemflüssigkeit I 299ff.
— und Orthostase IV 731ff.
— bei Postural hypotension IV 739
— bei Pseudo-Cushing-Syndrom V 701
— und Purine I 547ff.
— und Renin V 99, 112
— bei Rickettsiosen II 907
— und Säure-Basengleichgewicht I 205ff., 211ff.
— und Schock I 1005ff.; IV 602ff.
— und Steroide V 116ff.
— und Venendruck I 97, 113ff.
— und Veratrumalkaloide V 559ff.
— und Wasserhaushalt I 562ff.
Chlortetracylin s.a.u. Tetracyline
— bei Endocarditis lenta II 750ff., 755ff.
Chlotride s.a.u. Chlorothiazid
— bei angeborenem Herzfehler III 155
— als Diureticum I 527ff., 540ff.
Chokes, Begriff IV 47
Choledyl als Diureticum I 548
Cholera und Hypokaliämie IV 420ff.
— und infektiöser Schock I 982ff.
— und Kollaps I 957, 982; II 902
— und Mineralstoffwechsel IV 420ff.
—, Myokard bei IV 550
— und Myokarditis II 909
— und Schock I 957, 982; II 902
Cholera-Vaccine und rheumatisches Fieber II 554
Cholesterin bei Angiopathia diabetica IV 335ff., 369ff.
Cholesterin und Arteriosklerose III 740ff., 756ff., *767*ff., 779ff.; IV 369ff.; V 353ff.; VI 384ff., *403*ff.
— und Blutdruck V 17ff., 315, 319, 353ff., 457ff.
— und Capillarresistenz VI 565
— und Coronarinsuffizienz III 740ff., 756ff., 767ff.; III 797ff.
— und Coronarsklerose III 740ff., 756ff., *767*ff., 779ff.
— bei Cushing-Syndrom V 687ff.
— bei Diabetes mellitus IV 355ff., 369ff.
— und Diät V 457ff.
— bei Endangitis obliterans VI 280
— bei endokriner Hypertonie V 662, 687ff.
— und essentielle Hypertonie V 315, 319, 353ff., 457ff.
— und Gefäße VI 22ff.
— und Gefäßkrankheiten VI 22ff., 182, 280, 384
— bei hämorrhagischer Diathese VI 565
— bei Hydroperikard II 1153
— und Hyperthyreose IV 319ff., 322
— und Hypertonie V 315, 319, 353ff., 457ff.
— und Leber V 457
— und Myokardstoffwechsel III 740ff.
— und Perikarditis II 1088
— bei Phäochromocytom V 662
— bei Purpura rheumatica VI 565
— bei rheumatischem Fieber VI 565
— und Thyreoidea I 600; IV 319ff., 322
— und Thyreoidea-Hemmung I 600
Cholesterinose und Capillarresistenz VI 575
— und Cor pulmonale IV 201
— und hämorrhagische Diathese VI 575
— und Lungenfibrose IV 201
Cholin und Acetylcholin V 199ff.
—, Acetylmethyl- V 505
— und Adrenalin V 168
— bei Arteriosklerose V 356; VI 425
— und Blutdruck V 144ff., 505

Cholin, Carbaminoyl- s. u. Doryl
— nach Commissurotomie II 1393
— bei Endangitis obliterans VI 280
— bei essentieller Hypertonie V 505
— und experimentelle Hypertonie V 144ff., 505
— und Extrasystolie II 40ff.
— und Gefäßkrankheiten VI 280
— im Harn V 209
— und Hypertonie V 144ff., 505
— und Karditis rheumatica II 556
— und Kollaps I 958
— bei Mitralstenose II 1393
— und Noradrenalin V 168
— und Novocain V 497
— und rheumatisches Fieber II 556
— und Schock I 958
Cholinacetylase s. u. Cholinderivate
Cholinderivate, Acetylcholin siehe dort
— bei Angina pectoris III 1383
— und Angiopathia diabetica IV 374
— und Blutdruck V 144, 255, 505
— bei Coronarinsuffizienz III 1383
— und Diabetes mellitus IV 374ff.
—, Doryl s. dort
— bei essentieller Hypertonie V 255ff., 505
— bei Hypertonie V 144, 255, 505
— und Hypoglykämie IV 379
— und Insulin IV 379
—, Nebenwirkungen II 146, 147
— bei paroxsysmaler Tachykardie II 146ff., 149ff.
— und renale Hypertonie V 255ff., 505
— bei Tachykardie II 146ff., 149ff.
— und Terminalstrombahn VI 16ff.
Cholinesterase und Acetylcholin V 200
— bei Endangitis obliterans VI 280
— bei Herzinfarkt III 722, 724
— und Luftembolie IV 132
— und Novocain V 497
— bei Sympathicotonie IV 722ff.
— und Thyreoidea IV 318ff.
— bei Vagotonie IV 722ff.
Cholinesterase-Hemmer und Blutdruck V 497ff.
— bei essentieller Hypertonie V 497ff.
— bei Hypertonie V 497ff.
—, Novocain als V 497
— bei paroxysmaler Tachykardie II 146ff.
— bei Tachykardie II 146ff.
— bei vegetativer Labilität IV 850
Cholinmangelhochdruck V 144ff.
Chondrodysplasie bei Maffucci-Syndrom VI 589
Chondrom und Gefäßmißbildungen VI 589
— und Maffucci-Syndrom VI 589
— und Thrombophlebitis VI 484ff.
Chondrosarkome und Gefäßmißbildungen VI 589
— als Herztumoren II 1216
— und Maffucci-Syndrom VI 589
— als Perikardtumoren II 1225
Chorda arteriosa III 71
Chordae tendineae s. u. Sehnenfäden
Chordotomie bei Endangitis obliterans VI 304
Chorea rheumatica II 607ff.
— — und Antihyaluronidase II 595
— —, Blutbefunde bei II 609
— —, C-reaktives Protein bei II 597
— — und Erythemathodes II 980
— —, Hämodynamik bei II 581
— — und Herzklappenfehler II 1320ff., 1381
— — und Karditis rheumatica II 544ff., *607* ff.
— — und Kollagenosen II 980
— — und Libman-Sacks-Endokarditis II 980
— — und Mitralstenose II 1320ff., 1381
— —, Prognose II 627ff.
— — bei rheumatischem Fieber II 544ff., *607* ff.
— —, Salicylsäure bei II 648
Chorion und angeborener Herzfehler III 113
Chorionepitheliom und Blutdruck V 40
— und Cor pulmonale IV 237
— und Hypertonie V 40
Christafolin I 484
Chrom, radioaktives s. u. Radiochrom
Chromat-Pneumokoniose und Cor pulmonale IV 220
Chromobacterium prodigiosum und Endocarditis lenta II 676
„Chromoproteinniere“, Begriff I 1119
Chromsäureätzung bei Hämangiomen VI 599
Chylangiom VI 617
Chylomikronien III 765, 770
— und Arteriosklerose III 770
— und Coronarsklerose III 770
— und Coronarthrombose III 965
Chyloperikard II 1154
Chylothorax VI 606ff.
— und Lymphangitis VI 606ff.
— und Lymphgefäßinsuffizienz VI 606ff.
—, spontaner VI 607
— und Sympathektomie V 486
Chylurie VI 605
— und Lymphangitis VI 605
Chymotrypsin und Graviditätstoxikose V 741
„Circus movement“-Theorie, Begriff II 107ff.
Cirpon bei Angina pectoris III 1398ff.
Cirrhose cardiaque s. u. Stauungscirrhose
Citochol-Reaktion bei Endocarditis lenta II 699
Citrin s. u. Vitamin P
Citrogenase bei Arteriosklerose VI 424
„claquement d'ouverture de la mitral“ s. u. Mitralöffnungston
„claquement mesostolique pleuropericardique“ II 1062
Claudicatio intermittens s. u. Dysbasia intermittens
Clearance (Nierenfunktion) I 255ff. s. a. u. Filtrationsfraktion, Glomerulusfiltrat, Plasmadurchströmung sowie den einzelnen Clearanceverfahren
— und Adrenalin V 176ff.
— bei Anämie IV 648ff.
— bei Aortenisthmusstenose III 450; V 761
— bei Aortenthrombose VI 375
— und Aortographie VI 135
— und arteriovenösen Anastomosen VI 8
— bei arteriovenösen Aneurysmen V 769
— bei arteriovenösen Fisteln VI 477
— und Atmung IV 18

Clearance und Augenhintergrund V 424
— bei bakterieller Endokarditis II 718
— bei Belastung IV 765ff.
— bei Beriberi IV 395
— bei Bleivergiftung V 773
— und Blutdruck V 66, 68, 99, 165, 176ff., 185, 259, 307ff., 328ff., 402ff.
— bei Blutkrankheiten IV 648ff.
— und Capillarresistenz VI 565
— und Chlorothiazid V 589ff.
— bei Cor pulmonale IV 148
— und Cortison V 710
— bei diabetischer Glomerulosklerose V 620
—, Diodrast- s. dort
— bei Endangitis obliterans V 625; VI 259ff., 289ff., 290ff., 375
— bei Endocarditis lenta II 718
— bei endokriner Hypertonie V 660
— bei Erythematodes II 983ff.
— bei essentieller Hypertonie V 259, 307ff., 328ff., 402ff.
— bei experimenteller Hypertonie V 66, 68, 99
— bei experimentellem Schock I 1100
— und Ganglienblocker V 574ff.
— bei Gefäßkrankheiten VI 112, 259ff.
— bei Glomerulonephritis V 613
— bei Glomerulosklerose V 620
— bei Gravidität IV 482ff.; V 727
— bei Graviditätstoxikose IV 503, 505ff., 512ff.; V 734ff.
— bei hämorrhagischem Schock I 1074
—, Harnstoff- s. dort
— bei Herzdekompensation V 404
— bei Herzinfarkt III 717
— bei Herzinsuffizienz I 256ff.
— bei Höhenadaptation IV 18
— und Hydralazine V 548
— und Hydrochlorothiazid V 589ff.
— und Hypertensin V 99
— bei Hypertonie V 66, 68, 99, 165, 176ff., 185, 259, 307ff., 328ff., 402ff., 602, 609, 613
Clearance und Hypophysektomie IV 344
— bei Hypotonie IV 739; V 816
— bei Infektionen IV 531ff.
— Inulin- s. dort
— bei Kältetest IV 784ff.
— bei Karditis rheumatica II 607
— und Klima IV 18
— bei Kollagenosen II 983ff.
— im Kollaps I 1074, *1098*ff., 1107ff.
— bei konstriktiver Perikarditis II 1096ff., 1105
— Kreatinin- s. dort
— und Luftdruck IV 18
— bei maligner Hypertonie V 633
— bei Nephritis V 609, 613
— bei neurogener Hypertonie V 721
— und Noradrenalin V 176ff.
— bei Orthostase IV 731ff., 735; V 813
— bei Panzerherz II 1096ff., 1105
— Paraaminohippursäure- s. dort
— Perabrodil- s. dort
— bei Perikarditis II 1096ff., 1105
— bei Phäochromocytom V 660
— Phenolrot- s. dort
— bei Poliomyelitis V 721
— bei Polycythämie IV 665
— bei Polyglobulie IV 666
— bei Porphyrie IV 399
— bei Postural hypotension IV 739; V 816
— und Psyche V 328ff.
— bei Purpura rheumatica VI 565
— bei Pyelonephritis V 609
— und Rauwolfia-Alkaloide V 527ff.
— bei renaler Hypertonie V 602, 609, 613
— und Renin V 99
— bei rheumatischem Fieber II 607; VI 565
— bei Sauerstoffmangel IV 18
— im Schock I 1074, *1098*ff., 1107ff.
— bei Schockniere I 1098ff., 1107ff.
— und Sedationstest V 259
— und Serotonin V 185
— und spontane Hypertonie V 165
— und Steroide V 710
— und Sympathektomie V 479ff.
— und Vasomotorik V 479ff.
Clearance bei vegetativer Labilität IV 735ff.
— und Veratrumalkaloide V 561ff.
— bei Verbrennungsschock I 1100
— bei Vergiftungen V 773
Clostridieninfekte und Endocarditis lenta II 677
— und Kollaps I 958, 983
— und Purpura infectiosa VI 567
— und Schock I 958, 983
Clostridium haemolyticum und Purpura infectiosa VI 567
Clostridium oedematis maligni und Purpura infectiosa VI 567
Coarctatio aortae s. u. Aortenisthmusstenose
Cocarboxylase bei Digitalisvergiftung I 499
— und Myokard I 27ff.
Cocain und Acetylcholin V 185
— und Adrenalin V 175
— und Arrhythmie II 108
— und Beriberi IV 394ff., 397
— und Blutdruck V 70
— und experimentelle Hypertonie V 70
— bei Gefäßkrankheiten VI 188
— bei Herzinsuffizienz I 602
— und Histamin V 185
— und Hypertensin V 93, 98
— und Hypertonie V 70
— und Magnesiumstoffwechsel IV 457ff.
— und Pherentasin V 187
—, bei posttachykardem Syndrom II 170
—, Rauwolfia-Alkaloide V 522
— und Renin V 98
— bei Schenkelblock II 378
— und Substanz P V 205
— und Tyramin V 93, 178
— und Vorhofflattern II 108
— und Vorhofflimmern II 108
Coccidiomykose und konstriktive Perikarditis II 1094
— und Myokarditis II 874,940
— und Panzerherz II 1094
— und Pericarditis purulenta II 1085
— und Perikarditis II 1044
Cocktail lytique nach LABORIT und HUGUENARD II 148; III 1447ff.; IV 617
Codein bei Herzinsuffizienz I 420
Coecum s. u. Darm

Cölomcysten und Perikardcysten II 1140, 1149
Cölotheliom, Atrioventrikularblock bei II 247
— des Perikards II 1217, 1219
—, totaler Block bei II 247
Cœur en sabot, Elektrokardiogramm bei II 204
— — — bei Fallotscher Tetralogie III 346
— toxique bei Tuberkulose II 944
Coffein I 546
— bei Adams-Stokes-Syndrom II 265
— bei Angiographie VI 122
— bei Arteriographie VI 122
— und Arteriosklerose VI 401
— und Capillarpermeabilität VI 582
— und Capillarresistenz VI 582
—, Chemie I 546
— und Dermographie VI 40
— als Diureticum I 545 ff.
— und Extrasystolie II 75
— und Gefäßkrankheiten VI 253, 401
— bei Herzinsuffizienz I 422
— und Herzmechanik I 854
— und Kallikrein V 214
— bei Luftembolie IV 131
— bei Migräne VI 253
—, Pharmakologie I 546 ff.
— und Rauwolfia-Alkaloide V 522
—, Tachykardie durch II 10
— und Vasomotorik VI 253
— bei vegetativer Labilität IV 799 ff., 825 ff.
Cogans-Syndrom bei Periarteriitis nodosa VI 327
Cola bei vegetativer Labilität IV 855
Colchicin und Capillarpermeabilität VI 582, 584
— und Capillarresistenz VI 582, 584
Cold-pressure-Test s. u. Kälte-Test
Coley-Toxin bei Hämangioendotheliom VI 601
Coliinfektionen und angeborener Herzfehler III 81
— und bakterielle Endokarditis II 675, 723 ff., 730, 751, 757
— und Endangitis obliterans VI 264
— und Endocarditis acuta II 723, *730*
— und Endocarditis lenta II 675, 730, 751, 757
— und hämorrhagische Diathese IV 563 ff.
Coliinfektionen und Kollaps I 958
— und Myokarditis II 904
— und Pericarditis purulenta II 1085
— und Schock I 958
— und Sepsis II 904
—, Therapie II 751, 757, 760
— und Waterhouse-Friedrichsen-Syndrom IV 563 ff.
Colitis und Hypokaliämie IV 420 ff.
— und Mineralstoffwechsel IV 420 ff.
— und Myokardose II 969
— bei Periarteriitis nodosa VI 315
— und Phlebitis VI 493
— durch Quecksilberdiuretica I 533
— und Thrombophlebitis VI 493
— ulcerosa und Endocarditis fibrinosa II 778
— — und Endocarditis verrucosa simplex II 778
— — und Kollaps I 1006
— — und Periarteriitis nodosa V 621
— — und Phlebitis VI 493
— — und Schock I 1006
— — und Thrombophlebitis VI 493
Colon s. u. Darm
Coloncarcinom und Cor pulmonale IV 237
— und Endocarditis fibrinosa II 777 ff.
— und Endocarditis lenta II 682
— und Endocarditis verrucosa simplex II 777 ff.
Colostomie und Lungenembolie IV 95
Coma diabeticum s. u. Koma, diabetisches
— hepaticum s. u. Koma, hepatisches
— hyperglycaemicum s. u. Koma diabetisches
— uraemicum s. u. Koma, urämisches
Commissurotomie II 1382 ff.
— bei angeborener Pulmonalstenose III 326 ff.
— bei angeborener Tricuspidalstenose II 417
— bei Aortenstenose II 1449 ff.
— und bakterielle Endokarditis II 681, 770
Commissurotomie und Endocarditis lenta II 681, 770
—, Extrasystolie bei II 39
— bei Gravidität II 1377, 1388 ff.; IV 488 ff.
— bei Herzklappenfehler II 1322, 1377, *1382* ff., 1449, 1501
—, Indikationen II 1383 ff.
— und Karditis rheumatica II 632, 1385, 1387 ff.
—, Komplikationen II 1390 ff.
— bei Mitralstenose II 1322, 1377, *1382* ff.
—, Operationsvorbereitung II 1380 ff.
— und Postcommissurotomie-Syndrom II 1393 ff.
— und Rezidive II 632 ff.
— und rheumatisches Fieber II 632, 1385, 1387 ff.
— bei Tricuspidalstenose II 1501
„Common ejectile force", Begriff bei Ventrikelseptumdefekt III 221
Commotio cerebri und neurogene Hypertonie V 723
— — und sekundäres Raynaud-Syndrom VI 243
— — und zentralnervöse Hypertonie V 723
— cordis II 462 ff.
— — und Extrasystolie II 39
— —, Pathologie II 477 ff.
— —, Physiologie II 463 ff.
— —, Prognose II 523 ff.
— —, Therapie II 525 ff.
Compliance, Begriff I 178
Compound F s. u. Hydrocortison
Compressio cordis II 462 ff.
— —, Pathologie II 477 ff.
— —, Physiologie II 463 ff.
„conceald-conduction", Begriff II 188
„Concertina-effect", Begriff II 383
Concretio cordis II 1092 ff. s. a. u. Perikarditis, konstriktive
Concretio pericardii II 1091 ff.
— — bei Herztrauma II 476 ff.
— —, Leberstauung bei I 780
Concussio, Begriff I 952 s. a. u. Kollaps und Schock
Conjunctiva bei Angiopathia diabetica IV 363
—, Capillaraneurysmen der VI 545
— und Capillarmikroskopie VI 97 ff.

Conjunctiva bei Diabetes mellitus IV 363
— bei Endocarditis lenta II 693ff.
— bei Purpura infectiosa VI 568
Conn-Syndrom V 702, 704ff.
Conteben bei tuberkulöser Perikarditis II 1080
Contusio cerebri und neurogene Hypertonie V 723
— — und zentralnervöse Hypertonie V 723
— cordis II 462ff.
— — und Coronargefäße III 900ff.
— — und Extrasystolie II 39
— —, Pathologie II 477ff.
— —, Physiologie II 463ff.
— —, Prognose II 523
— —, Therapie II 525ff.
Conus pulmonalis bei Mitralinsuffizienz II 1418
— — bei Mitralstenose II 1332, 1353ff.
— — bei Tricuspidalinsuffizienz II 1510
Convallaria majalis bei Herzinsuffizienz I 426ff, 468, 486
Convallosid, Chemie I 429 ff.
—, Wirkung I 486
Convallotoxin, Chemie I 427ff
—, Resorption I 431, 486
—, Wirkung I 486
Convertin und Angiopathia diabetica IV 371
— und Arteriosklerose IV 371
— bei Blutkrankheiten IV 670
— und Diabetes mellitus IV 371
— bei Polycythämie IV 670
— und Waterhouse-Friedrichsen-Syndrom IV 564
Coombs-Test bei Endokardfibrose II 787ff.
— bei Endokarditis lenta II 695
— bei Endokarditis parietalis fibroplastica II 787
— bei Erythemathodes II 983ff.
— bei Karditis rheumatica II 555ff.
— bei Kollagenosen II 983ff.
—, und Moschcowitz-Symmers-Syndrom VI 573
Coramin bei Adams-Stokes-Syndrom II 271
— bei Fettembolie IV 137
— bei Hypotonie V 827
Cor biloculare III 546ff.
— —, Angiokardiogramm bei III 548
Cor biloculare, Elektrokardiogramm bei III 547
— —, Herzkatheterismus bei III 547ff.
— — und Lungenvenentransposition III 525
— — bei Mesokardie III 589
— —, Pathophysiologie III 546
— —, Prognose III 548
— —, Röntgendiagnose III 547
— —, Symptome III 547
— —, Therapie III 548
— — bei Tricuspidalatresie III 402ff.
— — und Vena cava-Anomalie III 518
— bovinum bei idiopathischer Herzhypertrophie II 975
— — und Schenkelblock II 343
Cordabromin bei Angina pectoris III 1383
Cordalin, Chemie I 546
— als Diureticum I 527ff., 546ff.
— und Herzmechanik I 853ff.
—, Wirkung I 546ff., 854
Cordalin-Ephedrin bei Adams-Stokes-Syndrom II 271
Cordelcortone bei Carditis rheumatica II 644
Corhormon bei Angina pectoris III 1388
Coronaranastomosen III 662ff.
— bei Coronarinsuffizienz III 704ff.
— bei Herzinfarkt III 704ff.
— und Kollateralkreislauf III 706ff.
Coronaraneurysma III 939ff., VI 347ff.
— arteriovenöses angeborenes III 213ff., 941
— — —, Anatomie III 213ff.
— — —, Angiokardiographie bei III 216
— — — und Arteriosklerose III 833
— — — und Coronarinsuffizienz III 833
— — — und Coronarsklerose III 833
— — —, Definition III 213
— — —, Differentialdiagnose III 216
— — —, Elektrokardiogramm bei III 215
Conoraraneurysma, arteriovenöses angeborenes, Entwicklungsgeschichte III 213
— — —, Häufigkeit III 214
— — —, Herzkatherismus bei III 215ff.
— — —, Pathologie III 213ff.
— — —, Physiologie III 214
— — —, Prognose III 216ff.
— — —, Röntgendiagnose III 215
— — —, Symptome III 214
— — —, Therapie III 217
— erworbenes III 939ff.
— —, Ätiologie III 939
— —, Angina pectoris bei III 939
— — bei Arteriitis luica VI 347ff.
— — bei Arteriosklerose III 939ff.
— — und Belastung III 912ff.
— — und Coronardurchblutung III 823ff., 939ff.
— — und Coronarembolie III 971
— — und Coronarinsuffizienz III 833ff., 939ff.
— — bei Coronarsklerose III 939ff.
— — bei Gefäßkrankheiten II 984ff; III 934, 939ff.; VI 347ff.
— — bei Kollagenosen II 984ff.
— — bei Lues III 936ff; VI 347ff.
— — und Myokardstoffwechsel III 833, 939ff.
— — bei Periarteriitis nodosa II 984ff.; III 934, 939
Coronardurchblutung III 657ff., *674*ff., 728ff.
— und Acetylcholin V 197, 200
— und Adenosin V 201
— und Adipositas IV 382ff., 387ff., 625
— und Adrenalin III 695; V 173ff.
— und Allergie III 888, 893ff.
— bei allergischer Myokarditis II 951ff.
— und Alternans II 408, 410
— bei Amyloidose II 961ff.
— bei Anämie III 867ff.; IV 642ff., 651ff., *655*ff.
— und Anaesthesie IV 612
— bei angeborener Aortenstenose III 443
— bei angeborenem arteriovenösem Coronaraneurysma III 213ff.

Coronardurchblutung und angeborene arteriovenöse Fisteln VI 470
— bei angeborenem Herzfehler III 143ff., 443, 496, 508, 945
— bei angeborenem Sinus-Valsalvae-Aneurysma III 211
— bei Angina pectoris III 699ff., 725f.
— bei Angiopathia diabetica IV 354ff., *358*ff.
— bei Aortenatresie III 40, 560ff.
— bei Aortenbogensyndrom VI 379
— und Aortenfehler II 1428ff.
— bei Aorteninsuffizienz II 1455ff., 1472ff.; III 942ff.
— bei Aortenisthmusstenose V 754ff.
— bei Aortenstenose II 1428ff., 1432ff., 1447; III 944
— bei Aortitis luica II 780ff.; VI 351ff.
— und Aortographie VI 136
— bei Arrhythmie II 37ff., 58, 74, 77, 79
— bei Arsenvergiftung III 890ff.
— bei Arteriitis luica VI 347ff.
— bei Arteriitis rheumatica VI 345
— und Arteriosklerose VI 387ff.
— und Atmung IV 7, 10, 13ff., 16ff., 37ff.
— und Balneotheraphie I 680, 699; V 591ff.
— und Barbitursäure III 893
— bei Belastung III 694ff., 912ff.
— bei Bleivergiftung III 889
— und Blutdruck III 677ff.; V 122ff., 154, 173ff., 197, 199ff., 216ff., 232ff., 241ff., *366*ff., 498
— und Blutgerinnung III 948ff., 963ff.
— bei Blutkrankheiten IV 642ff., 651ff., *655*ff.
— und Blutviscosität III 694
— und Bradykardie II 19
— bei Brucellosen II 904
— und Carotissinus V 714
— und Cholesterin III 740ff., 756ff., *767*ff., 779ff.

Coronardurchblutung bei Coronaraneurysma III 823ff., 939ff.
— bei Coronarembolie III 971ff.
— bei Coronargefäßmißbildungen III 54ff., 213ff., 564ff., 568ff., 661ff.
— und Coronarinsuffizienz III 688ff.
— bei Coronarsklerose III 736ff.
— bei Coronarspasmen III 834ff.
— bei Coronarthrombose III 947ff.
— und Coronarverschluß III 946ff.
— und Cor pulmonale VI 112, 125ff., 134ff.
— und Cyanidverbindungen III 893
— und Depressan V 232ff.
— bei Dermatomyositis II 991ff.
— bei Diabetes mellitus III 788ff.; IV 354ff., *358*ff., 381
— bei Druckhypertrophie I 739, 742ff.
— bei Dystrophia myotonica II 970
— bei Dystrophie IV 294ff., 311
— bei Echinokokkose II 937ff.
— bei Elektrounfall III 903ff.
— bei Endangitis obliterans III 737, 745ff., *918*ff., 930ff.; V 624ff.; VI 273, *286*ff.
— bei Endokardfibrose II 786ff.
— bei Endokarditis lenta II 705ff.
— bei Endokarditis luica II 780ff.
— bei Endokarditis parietalis fibroplastica II 786ff.
—, Entwicklungsgeschichte III 8
— bei Entzügelungs-Hochdruck V 154
— und Ernährung III 773ff.; IV 625
— bei Erythemathodes II 976ff.
— bei essentieller Hypertonie V 241ff., *366*ff., 498
— und experimentelle Hypertonie V 122ff., 154, 173ff.
— und Extrasystolie II 37ff., 58, 74, 77
— bei Fettembolie IV 134ff.

Coronardurchblutung und Fettstoffwechsel III 740ff., 756ff., *765*ff., 773
— bei Fiedler-Myokarditis II 957ff.
— bei Fokaltoxikose III 923ff.
— und Ganglienblocker V 573ff., 580ff., 594
— bei Gefäßkrankheiten III 730ff., *918*ff.
— bei Gefäßmißbildungen III 54ff., 213ff., 534ff., 561ff., 568ff., 825ff., *829*ff.
— bei Gefügedilatation I 753ff.
— und Geschlechtshormone III 749, 790ff.
— und Glykoside I 450ff., 458, 463ff.
— bei Gravidität IV 498
— bei Hämochromatose IV 684
— und Hämoperikard II 1151ff.
— bei hämorrhagischem Schock I 962ff., 1026, 1111; III 692
— und Herzfrequenz III 678
— und Herzgewicht I 43ff.
— und Herzhypertrophie I 733ff., 736ff., 739ff., 742ff.; III 807ff., 822ff.
— bei Herzinfarkt III 701ff., 725ff.
— bei Herzinsuffizienz I 74ff., *76*ff., 786
— bei Herzkatheterismus II 1257ff.
— bei Herzklappenfehler III 941ff.
— und Herztamponade II 1065
— und Herztrauma II 464ff., 477ff., 486ff., 505ff.; III 900ff.
— bei Herztumoren II 1184
— und Histamin V 199
— und Höhenadaptation IV 7, 10, 13ff., 16ff., 37ff.
— und Hormone III 749ff., 788ff.
— und Hydralazine V 594
— bei Hypercalcämie IV 447ff.
— bei Hyperthyreose IV 316ff., *328*ff.
— bei Hypertonie II 734ff., 754ff., 796ff.; III *798*ff., V 122ff., 154, 173ff., 241ff., *366*ff., 498
— bei Hypocalcämie IV 447ff.

Coronardurchblutung bei Hypoglycämie IV 381
— und Hypophyse III 749ff., 791ff.
— bei Hypothermie III 693
— bei Hypothyreose IV 334ff.
— und Hypotonie V 199ff.
— und idiopathische Herzhypertrophie II 974
— und Infekte III 923, 926ff.; IV 557ff.
— und Insulin III 699ff.; IV 381
— und Kallikrein V 216, 219
— bei Kammerflimmern II 79; III 676, 693
— bei Karditis rheumatica II 586, 603ff.
— und Katecholamine III 676ff.
— und Klima IV 7, 10, 13ff., 16ff., 37ff.
— und Körperbau III 759ff.
— und Körpergewicht IV 625
— bei Kohlenoxyd-Vergiftung III 873ff.
— bei Kollagenosen II 976ff.
— im Kollaps I 962ff., 1025ff., 1027, 1032, 1040, 1111
— bei konstriktiver Perikarditis II 1095ff., 1100ff.
— und Lebensalter IV 622ff.
— bei Leukämie IV 673
— bei Libman-Sacks-Endokarditis II 979ff.
— und Links-Schenkelblock II 356
— und Linksverspätung II 374
— bei Lues II 945; III 828ff., 935ff.
— und Luftdruck IV 7, 10, 13ff., 16ff., 37ff.
— bei Luftembolie IV 125ff.
— bei Lungenembolie IV 98ff., 112
— bei Lymphogranulomatose IV 680
— und Magnesium-Stoffwechsel IV 461ff.
— bei Malaria II 935
— bei maligner Hypertonie V 632
— und Methylalkohol III 892
— und Minutenvolumen III 674
—, Mißbildungen III 54ff.
— bei Mitralstenose II 1321ff.; III 941ff.
— und Myokarditis II 904, 911
— bei Myokarditis rheumatica II 586
— und Myokardlues II 945
Coronardurchblutung bei Myokardose IV 498
— und Myokardstoffwechsel III 680ff.
— bei Myokardtuberkulose II 943ff.
— und Narkose IV 594ff., 617ff.
— und Nebenniere II 749ff., 791ff.
— und Nervensystem III III 675ff.
— und Nicotin III 878ff.
— bei Nicotinallergie III 888ff.
— und Nitrobenzol III 891
— und Noradrenalin III 676, 695ff.; V 173ff.
— und Operabilität IV 622ff., 625
— und Operationen IV 599
— bei Orthostase V 810
— bei Paramyloidose II 962
— bei paroxysmaler Tachykardie II 130ff., 133ff.
—, Pathophysiologie III 687ff.
— bei Periarteriitis nodosa II 976, 984ff.; III 739, 923, 934ff.; VI 311ff., 315ff.
— bei Perikarditis II 1055ff., 1091
— bei Perikardtumoren II 1221ff.
— bei Phosphorvergiftung III 890
—, Physiologie III 674ff.
— und Pneumonie II 911
— bei Polycythämie IV 664
— und Purine I 547ff.; V 498
— bei Quecksilbervergiftung III 889ff.
— und Rauwolfia-Alkaloide V 527, 532
— und Rechts-Schenkelblock II 356
— und Reizleitungssystem III 658ff.
— und renale Hypertonie V 624
— bei Reticulosarkom IV 677
— bei rheumatischem Fieber II 586, 603ff.; III 922ff., 928ff.
— bei Riesenzellarteriitis III 935; VI 340
— und Sauerstoffmangel IV 7, 10, 13ff., 16ff., 37ff.
— bei Scharlach-Myokarditis II 903
— und Schenkelblock II 342, 356
— im Schock I 962ff., 1025ff., 1032, 1040, 1111; III 692ff.
Coronardurchblutung und Schwefelkohlenstoff III 892
— und Schwefelwasserstoff III 892
— bei Sklerodermie II 990
— bei Sportherz I 733ff., 736ff., 939ff.
— und Steroide V 122ff.
— und Stoffwechsel III 680
— und Synkardialmassage VI 152
— bei Tachykardie II 130ff., 133ff.; III 842ff.
— bei Taussig-Bing-Komplex III 508
— bei Tetanie IV 449ff.
— und Tetrachlorkohlenstoff III 891
— und Thyreoidea III 697ff., 792ff.; IV 316ff., *328*ff., 334ff.
— bei Transposition der Aorta und Pulmonalis III 496
— bei Trauma III 900ff.
— bei traumatischer Perikarditis II 1086
— bei traumatischem Schock I 1026ff.
— und Trichloräthylen III 891ff.
— bei Truncus arteriosus communis persistens III 31, 534ff.
— bei tuberkulöser Perikarditis II 1079
— bei Tuberkulose III 938ff.
— bei Valsalva-Versuch IV 782ff.
— und Vasomatorik III 657ff., 834ff.
— bei vegetativer Labilität IV 793ff.
— bei Vena cava-Anomalie III 513ff.
— bei Verbrennung I 1111
— bei Vergiftungen III 873ff.
— und Verspätungskurven II 374
— bei Volumenhypertrophie I 755ff.
— und Wilson-Block II 356
— bei Xanthomatose III 755ff.
Coronarembolie III 970ff.
— und Angina pectoris III 709ff., 970ff.
— und Blutdruck III 712ff.
— und Coronardurchblutung III 709ff.
— und Coronarinsuffizienz III 709
— bei Endocarditis lenta II 706ff.

Coronarembolie bei Fiedler-Myokarditis II 957
— und Herzinfarkt III 730ff., 709ff., 1060ff.
—, Hypotonie bei III 712ff. 730ff.
— bei Myokarditis II 957
—, Myokardstoffwechsel bei III 709ff.
— und Trauma III 902
Coronargefäßanomalien III 54ff., 213ff., 564ff., 661ff.
Coronargefäße III 657ff.
— und Acetylcholin V 197, 200
— und Adenosin V 201
— und Adipositas IV 382ff., 387ff., 625
— und Adrenalin III 695; V 173ff.
— und Allergie III 888, 893ff.
— bei allergischer Myokarditis II 951ff.
— und Alternans II 408, 410
— bei Amyloidose II 961ff.
— bei Anämie III 867ff.; IV 642ff., 651ff., *655*ff.
— und Anaesthesie IV 612
—, Anatomie III 657ff.
— bei angeborener Aortenstenose III 443
— bei angeborenem arteriovenösem Coronaraneurysma III 213ff.
— und angeborene arteriovenösen Fisteln VI 470
— bei angeborenem Herzfehler III 143ff., 443, 496, 508, 945
— bei angeborenem Sinus-Valsalvae-Aneurysma III211
— bei Angina pectoris III 699ff., 725ff.
— bei Angiopathia diabetica IV 354ff., *358*ff.
—, Anomalien III 661ff.
— bei Aortenatresie III 40, 560ff.
— bei Aortenbogensyndrom VI 379
— bei Aortenfehler II 1428ff.
— bei Aorteninsuffizienz II 1455ff., 1472ff.; III 942ff.
— bei Aortenisthmusstenose V 754ff.
— bei Aortenstenose II 1428ff., 1432ff., 1447; III 944
— bei Aortitis luica II 780ff.; VI 351ff.
— und Aortographie VI 136
— bei Arrhythmie II 37ff., 58, 74, 77, 79
— bei Arsenvergiftung III 890ff.
Coronargefäße bei Arteriitis luica VI 347ff.
— bei Arteriitis rheumatica VI 345
— bei Arteriosklerose VI 387ff.
— und Atmung IV 7, 10, 13ff., 16ff., 37ff.
— und Balneotherapie I 680, 699; V 591ff.
— und Barbitursäure III 893
— bei Belastung III 694ff., 912ff.
— bei Bleivergiftung III 889
— und Blutdruck III 677ff.; V 122ff., 154, 173ff., 197, 199ff., 216ff., 232ff., 241ff., *366*ff., 498
— und Blutgerinnung III 948ff., 963ff.
— bei Blutkrankheiten VI 642ff., 651ff., *655*ff.
— und Blutviscosität III 694
— und Bradykardie II 19
— bei Brucellosen II 904
— und Carotissinus V 714
— und Cholesterin III 740ff., 756ff., *767*ff., 779ff.
— bei Coronaraneurysma III 823ff., 939ff.
— bei Coronarembolie III 971ff.
— bei Coronargefäßmißbildungen III 54ff., 213ff., 564ff., 568ff., 661ff.
— und Coronarinsuffizienz III 688ff.
— bei Coronarsklerose III 736ff.
— bei Coronarspasmen III 834ff.
— bei Coronarthrombose III 947ff., 956ff.
— und Coronarverschluß III 946ff.
— und Cor pulmonale IV 112, 125ff., 134ff.
— und Cyanidverbindungen III 893
— und Depressan V 232ff.
— bei Dermatomyositis II 991
— bei Diabetes mellitus III 788ff.; IV 354ff., *358*ff., 381
— bei Druckhypertrophie I 739, 742ff.
— bei Dystrophia myotonica II 970
— bei Dystrophie IV 294ff., 311
— bei Echinokokkose II 937ff.
— bei Elektrounfall III 903ff.
— bei Endangitis obliterans III 737, 745ff., *918*ff., *930*ff.; V 624ff.; VI 273, *286*ff.
Coronargefäße bei Endokardfibrose II 786ff.
— bei Endokarditis lenta II 705ff.
— bei Endokarditis luica II 780ff.
— bei Endokarditis parietalis fibroplastica II 786ff.
—, Entwicklungsgeschichte III 8
— bei Entzügelungshochdruck V 154
— und Ernährung III 773ff.; IV 625
— bei Erythematodes II 976ff.
— bei essentieller Hypertonie V 241ff., *366*ff., 498
— und experimentelle Hypertonie V 122ff., 154, 173ff.
— und Extrasystolie II 37ff., 58, 74, 77
— bei Fettembolie IV 134ff.
— und Fettstoffwechsel III 740ff., 756ff., *765*ff., 773
— bei Fiedler-Myokarditis II 957ff.
— bei Fokaltoxikose III 923ff.
— und Ganglienblocker V 573ff., 580ff., 594
— bei Gefäßkrankheiten III 730ff., *918*ff.
— und Gefäßmißbildungen III 54ff., 213ff., 534ff., 561ff., 568ff., 825ff., *829*ff.
— bei Gefügedilatation I 753ff.
— und Geschlechtshormone III 749, 790ff.
— und Glykoside I 450ff., 458, 463ff.
— bei Gravidität IV 498
— bei Hämochromatose IV 684
— und Hämoperikard II 1151ff.
— und hämorrhagischer Schock I 962, 1026, 1111; III 692
— und Herzfrequenz III 678
— und Herzgewicht I 43ff.
— bei Herzhypertrophie I 733ff., 736ff., 739ff., 742ff.; III 807ff., 822ff.
— bei Herzinfarkt III 701ff., 725ff.
— bei Herzinsuffizienz I 74ff., 76ff., 786
— bei Herzkatheterismus II 1257ff.
— bei Herzklappenfehler III 941ff.
— und Herztamponade II 1065

Coronargefäße bei Herztrauma II 464ff., 477ff., 486ff., 505ff.; III 900ff.
— bei Herztumoren II 1184
— und Histamin V 199
—, Histologie III 665ff.
— und Höhenadaptation IV 7, 10, 13ff., 16ff., 37ff.
— und Hormone III 749ff., 788ff.
— und Hydralazine V 594
— bei Hypercalcämie IV 447ff.
— bei Hyperthyreose IV 316ff., *328*ff.
— und Hypertonie II 734ff., 754ff., 796ff.; III *798*ff.; V 122ff., 154, 173ff., 241ff., *366*ff., 498
— bei Hypocalcämie IV 447ff.
— bei Hypoglykämie IV 381
— und Hypophyse III 749ff., 791ff.
— bei Hypothermie III 693
— bei Hypothyreose IV 334ff.
— und Hypotonie V 199ff.
— und idiopathische Herzhypertrophie II 974
— und Infekte III 923ff., 926ff.; IV 557ff.
— und Insulin III 699ff.; IV 381
— und Kallikrein V 216, 219
— bei Kammerflimmern II 79; III 676, 693
— bei Karditis rheumatica II 586, 603ff.
— und Katecholamine III 676ff.
— und Klima IV 7, 10, 13ff., 16ff., 37ff.
— und Körperbau III 759ff.
— und Körpergewicht IV 625
— bei Kohlenoxydvergiftung III 873ff.
— bei Kollagenosen II 976ff.
— im Kollaps I 962ff., 1025ff., 1027ff., 1032, 1040, 1111
— bei konstriktiver Perikarditis II 1095, 1100ff.
— und Lebensalter IV 622ff.
— bei Leukämie IV 673
— bei Libman-Sacks-Endokarditis II 979ff.
— und Links-Schenkelblock II 356
— und Linksverspätung II 374
— bei Lues II 945; III 828ff., 935ff.
— und Luftdruck IV 7, 10, 13ff., 16ff., 37ff.
— bei Luftembolie IV 125ff.
— bei Lungenembolie IV 98ff., 112

Coronargefäße bei Lymphogranulomatose IV 680
— und Magnesiumstoffwechsel IV 461ff.
— und Malaria II 935
— bei maligner Hypertonie V 632
— und Methylalkohol III 892
— und Minutenvolumen III 674
—, Mißbildungen II 54ff.
— bei Mitralstenose II 1321ff.; III 941ff.
— bei Myocarditis rheumatica II 586
— und Myokarditis II 904, 911
— und Myokardlues II 945
— bei Myokardose nach Gravidität IV 498
— und Myokardstoffwechsel III 680ff.
— bei Myokardtuberkulose II 943ff.
— bei Myxödem IV 334ff.
— und Narkose IV 594ff., 617ff.
— und Nebenniere III 749ff., 791ff.
— und Nervensystem III 675ff.
— und Nicotin III 878ff.
— bei Nicotinallergie III 888
— und Nitrobenzol III 891
— und Noradrenalin III 676ff. *695*ff.; V 173ff.
— und Operabilität IV 622ff., 625
— und Operationen IV 599
— bei Orthostase V 810
— bei Paramyloidose II 962
— bei paroxysmaler Tachykardie II 130ff., 133ff.
—, Pathophysiologie III 687ff.
— bei Periarteriitis nodosa II 976, 984ff.; III 739, 923, 934ff.; VI 311ff., 315ff.
— bei Perikarditis II 1055ff., II 1091
— bei Perikardtumoren II 1221ff.
— bei Phosphorvergiftung III 890
—, Physiologie III 674ff.
— bei Pneumonie II 911
— bei Polycythämie IV 664
— und Purine I 547ff.; V 498
— bei Quecksilbervergiftung III 889ff.
— und Rauwolfia-Alkaloide V 527, 532
— und Rechts-Schenkelblock II 356

Coronargefäße und Reizleitungssystem III 658ff.
— und renale Hypertonie V 624
— bei Reticulosarkom IV 677
— bei rheumatischem Fieber II 586, 603ff.; III 922ff., 928ff.
— bei Riesenzellarteriitis III 935; VI 340
— und Sauerstoffmangel IV 7, 10, 13ff., 16ff., 37ff.
— und Scharlach-Myokarditis II 903
— und Schenkelblock II 342, 356
— im Schock I 1025, 1027, 1032, 1040, 1111; III 692ff.
— und Schwefelkohlenstoff III 892
— und Schwefelwasserstoff III 892
— bei Sklerodermie II 990
— bei Sportherz I 733ff., 736ff., 939ff.
— und Steroide V 122ff.
— und Stoffwechsel III 680
— und Synkardialmassage VI 152
— bei Tachykardie II 130ff., 133ff.; III 842ff.
— bei Taussig-Bing-Komplex III 508
— bei Tetanie IV 449ff.
— und Tetrachlorkohlenstoff III 891
— und Thyreoidea III 697ff., 792ff.; IV 316ff., *328*ff., 334ff.
— bei Transposition der Aorta und Pulmonalis III 496
— und Trauma III 900ff.
— und traumatische Perikarditis II 1086
— bei traumatischem Schock I 1026ff.
— und Trichloräthylen III 891ff.
— bei Truncus arteriosus communis persistens III 31, 534ff.
— bei tuberkulöser Perikarditis II 1079
— bei Tuberkulose II 943ff.; III 938ff.
— bei Valsalva-Versuch IV 782ff.
—, Variationen III 659ff.
— und Vasomotorik III 675ff., 834ff.
— bei vegetativer Labilität IV 793ff.
— und Vena cava-Anomalie III 513ff.

Coronargefäße bei Verbrennung I 1111
— bei Vergiftungen III 873ff.
— und Verspätungskurven II 374
— bei Volumenhypertrophie I 755ff.
— und Wilson-Block II 356
— und Xanthomatose III 754ff.
Coronargefäß-Mißbildungen III 54ff., 213ff., *568*ff.
—, Anatomie III 55
— und angeborenes perforiertes Sinus-Valsalvae-Aneurysma III 205
—, Angiokardiographie bei III 571
— und Arteriosklerose III 833
— und Coronarinsuffizienz III 833
— und Coronarsklerose III 833
—, Elektrokardiogramm bei III 570ff.
—, Entwicklungsgeschichte III 56
—, Herzkatheterismus bei III 570ff.
— und idiopathische Herzhypertrophie II 974
— und Myokardstoffwechsel III 833
—, Pathologie III 55
—, Prognose III 571
— und Pulmonalis III 568ff.
—, Röntgendiagnose III 570
Coronarinfarkt s. u. Herzinfarkt
Coronarinsuffizienz III 688ff.
— und Adipositas IV 382ff., 387ff.
— und Adrenalin III 695
—, Ätiologie III 725ff.
— und Allergie II 952 ff:, III 888, 893ff.
— bei allergischer Myokarditis II 952ff.
— bei Amyloidose II 963
— bei Anämie III 867ff; IV 651ff., *655*ff.
— bei angeborenem arteriovenösem Coronaraneurysma III 214
— bei angeborenem Herzfehler III 945; V 754ff.
— und Angina pectoris III 699ff., 725ff.
— bei Angiopathia diabetica IV 354ff., *358*ff.
— bei Aortenbogensyndrom V 1379
Coronarinsuffizienz bei Aorteninsuffizienz II 1456ff., 1472ff.; III 942ff.
— bei Aortenisthmus-Stenose V 754ff.
— und Aortenstenose II 1428ff., 1432ff., 1447; III 944
— bei Aortitis luica VI 351ff.
— und Aortographie VI 136
— bei Arsenvergiftung III 890ff.
— bei Arteriitis luica VI 347ff.
— bei Arteriosklerose III 730ff.
— und Atmung IV 37ff.
—, Ballistokardiogramm bei III 700, 1003, *1046*ff.
— und Barbitursäure III 893
—, Begriff III 726ff.
— und Belastung III 694ff., 912ff.
— bei Bleivergiftung III 889
— und Blutgerinnung III 948ff., 963ff.
— bei Blutkrankheiten IV 651ff., *655*ff.
— und Blutviscosität III 694
— und Cholesterin III 740ff., 756ff., *767*ff., 779ff.
— bei Coma diabeticum IV 376ff.
— bei Coronaraneurysma III 823ff., 939ff.
— und Coronardurchblutung III 688ff.
— bei Coronarembolie III 971ff.
— und Coronargefäße III 688ff.
— bei Coronargefäß-Mißbildungen III 569ff.
— bei Coronarsklerose III 730ff.
— bei Coronarspasmen III 834ff.
— bei Coronarthrombose III 947ff.
— und Coronarverschluß III 946ff., 971ff.
— bei Cor pulmonale IV 99ff., 112, 125ff., 145ff.
— und Cyanidvergiftungen III 893
— bei Diabetes mellitus III 788ff.; IV 354ff., *358*ff., 376ff., 381
—, Differentialdiagnose III 1282ff., *1284*ff., *1288*ff., 1295ff.
— bei Druckhypertrophie I 742ff.
— bei Endangitis obliterans III 737, 745ff., *918*ff., 930ff.; VI 286ff.
Coronarinsuffizienz bei Endokarditis lenta II 707ff.
—, Elektrokardiogramm bei III 1017ff.
— bei Elektrounfall III 903ff.
— und Ernährung III 773ff.
— und Fokaltoxikose III 923ff.
— bei Gefügedilatation I 753ff.
— bei Gefäßkrankheiten III 730ff., *918*, 935; VI 286ff., 316ff., 340
— bei Gefäßmißbildungen III 825ff., *829*ff.
— und Gravidität IV 498
— bei Hämochromatose IV 684
— bei hämorrhagischem Schock I 1031; III 692ff.
— und Heredität III 750ff.
— bei Herzhypertrophie I 742ff; III 807ff., 822ff.
— und Herzinfarkt III 701ff., 725ff., 1068ff.
— bei Herzinsuffizienz I 742ff.
— bei Herzklappenfehler III 941ff.
— bei Herztrauma II 464ff.; III 900ff.
— bei Herztumoren II 1184
— und Höhenadaptation IV 37ff.
— und Hormone III 749ff., *788*ff.
— bei Hyperthyreose IV 316ff., *328*ff.
— und Hypertonie III 734ff., 754ff., 796ff., *798*ff.
— bei Hypoglykämie IV 381
— bei Hypothyreose IV 335
— bei Infekten III 923, 926ff.; IV 557ff.
— und Insulin III 699ff.; IV 381
— bei Kälte III 693
— bei Kammerflimmern III 693
— und Klima IV 37ff.
— bei Kohlenoxydvergiftung III 873ff.
— und Kollaps I 1031
— bei konstriktiver Perikarditis II 1100ff.
—, Kreislauf bei III 699ff.
—, latente I 743
— und Lebensalter IV 622ff.
— bei Leukämie IV 673
— bei Lues III 828, 935ff.; VI 351ff.
— und Luftdruck IV 37ff.
— bei Luftembolie IV 125ff.
— bei Lungenembolie IV 99ff., 112

Coronarinsuffizienz und Magnesium-Stoffwechsel IV 461ff.
— bei maligner Hypertonie V 632
— und Methylalkohol III 892
— bei Mitralstenose II 1321ff.; III 941ff.
— und Myokard I 743ff.
— bei Myokarditis II 911
— bei Myxödem IV 335
— und Nebenniere III 749ff., 791ff.
— und Nicotin III 878ff.
— bei Nicotinallergie III 888
— und Nitrobenzol III 891
— und Noradrenalin III 695ff.
— und Operationen IV 599
— und Orthostase V 810
— bei Panzerherz II 1100ff.
—, Pathogenese III 725ff.
—, Pathophysiologie III 688ff.
— bei Periarteriitis nodosa III 739, 923, 934ff.; VI 316ff.
— bei Perikarditis II 1079
— bei Phosphorvergiftung III 890
— bei Pneumonie-Myokarditis II 911
—, Prophylaxe III 1498ff.
— bei Quecksilbervergiftung III 889ff.
—, relative I 743
— bei Reticulosarkom IV 677
— bei rheumatischem Fieber III 922ff., 928ff.
— bei Riesenzellarteriitis III 935; VI 340
—, Röntgendiagnose III 1049ff.
— und Sauerstoffmangel IV 37ff.
—, Schmerz bei III 700, *991* ff.
— und Schock I 1031; III 692ff.
— und Schwefelkohlenstoffvergiftung III 892
— und Schwefelwasserstoffvergiftung III 892
— bei Sportherz I 939ff.
—, Synkardialmassage bei VI 152
— bei Tachykardie III 842ff.
— und Tetrachlorkohlenstoff III 891
—, Therapie III 1366ff., 1373ff.
— und Thyreoidea III 697ff., 792ff.; IV 316ff., 328ff., 335
— und Trauma III 900ff.
— und Trichloräthylenvergiftung III 891ff.
— bei tuberkulöser Perikarditis II 1079
Coronarinsuffizienz bei Tuberkulose II 1079; III 938ff.
— und Vasomotorik III 691ff., 834ff.
— bei vegetativer Labilität IV 793ff.
— bei Vergiftungen III 873ff.
— bei Volumenhypertrophie I 754ff.
— und Xanthomatose III 754ff.
Coronaritis und Allergie III 893ff.
— und Coronarinsuffizienz III 894
— bei Erythemathodes II 976ff.
— und Fokaltoxikose III 923ff.
— bei Gefäßkrankheiten II 976
— und Infekte III 923ff.
— bei Kollagenosen II 976ff.
— bei Periarteriitis nodosa II 976
— rheumatica III 922ff.
— bei Sklerodermie II 990
— stenosans III 920ff.
Coronarreserve III 841ff.; IV 86
— bei Anämie IV 651
— und Angina pectoris III 1375
— bei Blutkrankheiten IV 651
— und Coronardurchblutung III 841ff.
— bei Coronarinsuffizienz III 841ff.
— bei Hyperthyreose IV *316* ff.
— und Kollaps I 1027
— und Magnesiumstoffwechsel IV 461ff.
— und Myokardstoffwechsel III 841ff.
— und Schock I 1027
— und Thyreoidea IV *316* ff.
Coronarruptur bei Periarteriitis nodosa VI 316ff.
— und Trauma III 901ff.
„Coronarsinusrhythmus" II 280ff.
Coronarsklerose III 731ff.
—, Adams-Stokes-Syndrom bei II 263
— und Adipositas IV 382ff., 387ff., 625
— und Allergie III 889
— und Alternans II 410
— bei Altersherz I 757
— und Anämie IV 653, 655ff.
—, Anatomie I 755ff.
— und Angina pectoris III 730ff.
Coronarsklerose bei Angiopathia diabetica IV 358ff.
—, Antesystolie bei II 395
— und Aortenstenose II 1428, 1447
— und Arrhythmie II 90, 100ff., 103ff.
— bei Arteriitis luica VI 348ff.
— und Arteriitis rheumatica VI 346
— und Atmung IV 37ff.
— und Atrioventrikulärblock II 211ff., 223ff., 231ff., 242ff.
— und Belastung III 913ff.
—, benigne III 737ff.
— bei Bleivergiftung III 889
— und Blutdruck III 734ff., 748ff., 754ff.; V 336ff.
— und Blutgerinnung III 948ff., 963ff.
— und Blutkrankheiten IV 653, 655ff.
— und Carotissinusreflex II 145; V 714
— und Carotissinussyndrom II 274ff.
— und Chinidin II 122
— und Cholesterin III 740ff., 756ff., *767* ff., 779ff.
— und Cholinderivate II 147
—, Coronaraneurysma bei III 939ff.
— bei Coronargefäß-Mißbildungen III 568ff.
— und Coronarinsuffizienz III 699ff., 750ff., 834ff.
— und Coronarspasmen III 834ff.
— und Coronarthrombose III 946ff.
— bei Diabetes mellitus III 788ff.; IV 358ff., 381
— und Digitalis II 122
—, divergierender Schenkelblock bei II 364
—, doppelseitiger Schenkelblock bei II 362
— und Dystrophie IV 294, 311
— und Elektrounfall III 905ff.
— bei Endangitis obliterans III 737, 918ff., 930ff.; VI 287ff.
— und Ernährung III 773ff.; IV 625
— und essentielle Hypertonie V 366ff.
— und Extrasystolie II 37ff., 58, 74, 77
— bei Gefäßkrankheiten III 730ff., *918* ff., 930ff.; VI 287ff.

Coronarsklerose bei Gefäßmißbildungen III 825ff., *829*ff.
— bei Hämochromatose IV 684
— bei Hämoperikard II 1152
—, Häufigkeit III 732ff.
— und Herzblock II 196ff., 211ff., 223ff., 231ff., 242ff.
— und Herzinfarkt III 703, 730ff.
—, Herzhypertrophie bei I 736, 756; III 822ff.
— bei Herzklappenfehler III 942ff.
— und Herztrauma II 483ff.; III 901ff.
— und Höhenadaptation IV 37ff.
— und Hormone III 749ff., 788ff.
— bei Hyperthyreose IV 328ff.
— und Hypertonie III 734ff., 754ff., 796ff., *798*ff.; V 366ff.
— und Hypoglykämie IV 381
— und Hypothyreose IV 335
—, infantile III 732ff.
— und Infekte III 924, 928; IV 558
— und Insulin IV 381
—, Interferenz-Dissoziation bei II 295ff.
—, juvenile III 732ff.
—, Kammerflattern bei II 171ff.
—, Kammerflimmern bei II 171ff.
— und Kammertachykardie II 150ff., 166ff.
— bei Karditis rheumatica II 603ff.
— und Klima IV 37ff.
— und Körperbau III 759ff.
— und Körpergewicht IV 625
— und Kollaps I 1027
— und konstriktive Perikarditis II 1130
—, Kreislauf bei III 699ff.
— und Links-Schenkelblock II 339, 352ff., 356
—, Linksverspätung bei II 374
— und Lues II 945; III 828ff., 938
— und Luftdruck IV 37ff.
— und Magnesiumstoffwechsel IV 461
—, maligne III 737
— bei Mitralstenose III 942ff.
—, Myokard bei I 707, 736, 755ff.; III *731*ff.
— und Myokarditis II 903, 944
Coronarsklerose und Myxödem IV 335
— und Narkose IV 595ff., 617ff.
— und Nebenniere III 749ff., 791ff.
— und Nicotin III 878ff., 885ff., 889ff.
— und Nitrobenzolvergiftung III 891
— und Operabilität IV 625ff., 627ff., 632ff.
— und Operationen IV 599
— und Panzerherz II 1130
—, Pararhythmie bei II 295ff., 305
—, Parasystolie bei II 305ff.
— und paroxysmale Tachykardie II 130ff., 133ff., 137, 145, 150ff., 166ff.
—, Pathogenese III 748ff.
—, Pathologie III 735ff.
— und Perikarditis II 1130
— bei Phosphorvergiftung III 890
— bei Polycythämie IV 664
—, Prophylaxe III 1498ff.
— und Psyche III 855ff., 865ff.
— und Rechts-Schenkelblock II 331, 340, 342, 352ff., 356
— und Reizleitungsstörungen II 196ff., 211ff., 223ff., 231ff., 242ff.
— und rheumatisches Fieber II 603ff.; III 922ff., 928ff.
— und Sauerstoffmangel IV 37ff.
— und Scharlach-Myokarditis II 903
—, Schenkelblock bei II 331, 339ff., 342, 352ff., 365, 362ff.
— und Schock I 1027
— und Schwefelwasserstoff III 892
— bei Sinuauriculärblock II 196ff.
— und Strophanthin II 147
— und Sympathicomimetica II 149
— und Thrombose III 737
— und Thyreoidea III 792ff.; IV 328ff., 335
— und totaler Block II 231ff., 242ff., 263
— und Trauma III 901ff.
— und Tuberkulose III 939
— und Tachykardie II 130ff., 133ff., 137, 145, 150ff., 166ff.
—, Umkehrextrasystolie bei II 315
Coronarsklerose, Umkehrrhythmus bei II 315
—, Verspätungskurven II 374
— und Vorhofflattern II 100, 103ff.
— und Vorhofflimmern II 90, 103ff.
— und Wilson-Block II 331, 352ff., 356
— und Xanthomatose III 754ff.
—, Wolff-Parkinson-White-Syndrom bei II 395
Coronarspasmen III 730, *834*ff.
— und Allergie III 888, 893ff.
—, Angina pectoris bei III 834ff.
— und Arteriosklerose III 834
— und Belastung 912ff.
— bei Bleivergiftung III 889
— und Coronardurchblutung III 730, 834ff.
—, Coronarinsuffizienz bei III 834ff.
— und Coronarsklerose III 834
— und Coronarthrombose III 948ff.
— bei Coronarverschluß III 946ff.
— bei Endangitis obliterans III 930ff.
— bei Gefäßkrankheiten III 834, 930ff.
— und Herzinfarkt III 1479ff.
— bei Herztrauma II 477ff.; III 901ff.
— bei Kohlenoxyd-Vergiftung III 873ff.
—, Myokardstoffwechsel bei III 834ff.
— und Nicotin III 879ff., 888
— und Psyche III 855ff.
— und Trauma II 477ff.; III 901ff.
— und Trichloräthylen III 891ff.
— bei Vergiftungen III 873ff.
Coronarstenose III 730
—, Alternans bei II 410
— bei Anämie III 872
— und Angina pectoris III 730ff., 975ff.
— bei Aortenstenose II 1447
— bei Aortitis luica II 780ff.; VI 352ff.; 359
— bei Arteriitis luica VI 348ff.
— bei Arteriosklerose III 730ff.
— und Coronarinsuffizienz III 730ff.
— bei Coronarsklerose III 730ff.
— und Coronarspasmen III 730, *834*ff.

Coronarstenose bei Endangitis obliterans III 919ff.; VI 287
— bei Endocarditis lenta II 707ff.
— bei Endocarditis luica II 780ff.
— und Fokaltoxikose III 923ff.
— bei Gefäßkrankheiten III 730, 919; VI 287
— und Hämodynamik III 817ff.
— und Herzinfarkt III 730ff.
— und Herzklappenfehler III 942
— bei Herztumoren II 1184
— und Infekte III 923ff., 926ff.
— bei Lues II 780ff., 945; III 936ff.; VI 348ff., 352ff., 359
— bei Mitralstenose III 942
— und Myokarditis II 945
— bei Myokardlues II 945
— bei Perikarditis II 1079
— bei Schwefelwasserstoffvergiftung III 892
— und Trauma III 902
— bei tuberkulöser Perikarditis II 1079
— und Vasomotorik III 730, *834*ff.
Coronarthrombose III 730, *947*ff.
— und Adipositas IV 388
— und Angina pectoris III 730, 745ff.
— bei Aortenstenose II 1447
— bei Arteriosklerose III 737, 745ff., 946, 948ff., 954ff.
—, Auslösung III 954ff.
— und Blutdruck V 369
— und Blutgerinnung III 948ff., 963ff.
— und Bradykardie II 19
— bei Brucellosen II 904
— und Carotissinus-Syndrom II 274ff.
— bei Coronaraneurysma III 939ff.
— und Coronarinsuffizienz III 730ff., 745ff., 946ff., 948ff., 954ff.
— bei Coronarsklerose III 737 745ff., 946ff., 948ff., 954ff.
— und Coronarspasmen III 948ff.
— bei Dermatomyositis II 991
— und Diurese I 590
— bei Endocarditis lenta II 706ff.
— und essentielle Hypertonie V 369
Coronarthrombose, Extrasystolie bei II 37
— bei Gefäßkrankheiten II 984; III 737, 745ff., 946ff., 954ff.; VI 316ff.
—, Häufigkeit III 947ff.
—, Heredität III 750ff.
— und Herzinfarkt III 714, 730ff., 745ff., 946ff., *1060*ff.
— bei Herztrauma II 482ff., 505ff., 526
— und Hypertonie V 369
— bei Infekten III 926ff.
— bei Kammertachykardie II 167
— und Kohlenoxydvergiftung III 875ff.
— bei Kollagenosen II 984ff., 991
— und Kollaps I 1032
— bei Lues III 936ff.
— bei Myokarditis II 904
— und Myokardstoffwechsel III 730ff.
— und Operabilität IV 633
— bei paroxysmaler Tachykardie II 167
— bei Periarteriitis nodosa II 984; VI 316ff.
— und Perikarditis II 1091
— und Rauwolfia-Alkaloide V 532
— und Rechts-Schenkelblock II 348
— und Schenkelblock II 348
— und Schock I 1032
— bei Tachykardie II 167
— und Trauma III 901ff., 955ff.
— und Vasomotorik III 948ff.
— bei Vergiftung III 875ff.
Coronarverschluß III 946ff.
—, Ätiologie III 730ff.
— und Angina pectoris III 730ff.
— bei Arteriosklerose III 946ff.
— und Blutgerinnung III 949ff.
— durch Coronarembolie III 970ff.
— und Coronarinsuffizienz III 730ff., 946ff.
— bei Coronarsklerose III 946ff.
— und Coronarspasmen III 948ff.
— durch Coronarthrombose III 946ff.
— bei Endangitis obliterans III 919
— bei Gefäßkrankheiten III 919, 946ff.; VI 316ff.
Coronarverschluß und Herzinfarkt III 701ff., 730ff., 946ff., 1060ff.
— bei Lues III 936ff.
—, Pathogenese III 948
— bei Periarteriitis nodosa VI 316ff.
— und Vasomotorik III 948ff.
Cor pulmonale IV 59ff.
— — und Aderlaß I 591
— — und Adipositas IV 94, 231, 385
— —, akutes IV 59, 62, 91ff.
— —, —, Elektrokardiogramm bei IV 109ff.
— —, —, bei Fettembolie IV 132ff.
— —, —, bei Fruchtwasserembolie IV 137ff.
— —, —, bei Infektionskrankheiten IV 539
— —, —, bei Luftembolie IV 124ff.
— —, —, bei Lungenembolie IV 92ff.
— —, —, bei Myokarditis IV 539
— —, —, durch Operationen IV 598
— — und Anämie IV 62, 240ff., 654
— — bei arteriovenösen Aneurysmen IV 251ff.
— — bei Asthma bronchiale IV 62, 139ff., 144ff., 169ff., *177*ff., 180ff., *195*ff.
— —, Atmung bei IV 84ff., 103, 106, 142ff., *144*ff., 167ff.
— — und Balneotherapie I 655ff., 698
— —, Begriff IV 69ff.
— — bei Bilharziose IV 62, 140ff.; *239*ff.
— —, Blutdruck bei V 339, 346ff., 781, 796
— — und Blutkrankheiten IV 62, 240ff., 654
— — und Bronchiektasen IV 62, 77, 140ff., 167ff., *177*ff., *196*ff.
— — und Bronchitis IV 106, 139ff., 144ff., 167ff., *180*ff., *195*ff.
— — und Carboanhydrase I 538ff.
— —, chronisches IV 59ff., 62, *139*ff.
— —, —, Atmung bei IV 144ff., 167ff.
— —, —, Diagnose IV 141ff.

Cor pulmonale, chronisches, Elektroencephalogramm bei IV 146, *161* ff.
— —, —, Elektrokardiogramm bei IV 157 ff.
— —, ,— Häufigkeit IV 139ff.
— —, —, bei Lungenembolie IV 108
— —, —, und Operabilität IV 631 ff.
— —, —, Prophylaxe IV 167 ff.
— —, —, Röntgendiagnose IV 151 ff.
— —, —, Symptome IV 141 ff.
— —, —, Therapie IV 167 ff.
— —, —, Vorkommen IV 139 ff.
— — und Coronaranastomosen III 706
— — und Coronarinsuffizienz III 706
— — und Cyanose I 234
— —, dekompensiertes IV 95, 139 ff., 170 ff.
— — bei Dermatomyositis II 991 ff.
— — und Diabetes mellitus IV 108, 124, 136
— — bei Echinokokkose II 938
— —, Elektroencephalogramm bei IV 146, *161* ff.
— —, Elektrokardiogramm IV 99 ff., 108 ff., 125, 135 ff., 157 ff.
— — bei Endangitis obliterans VI 294 ff.
— — und essentielle Hypertonie V 339, 346 ff.
— — bei Fettembolie IV 132 ff.
— — bei Fruchtwasserembolie IV 137 ff.
— — und Gefäßkrankheiten VI 294 ff., 319
— — und Glykoside I 453 ff., 465
— — und Gravidität IV 496 ff.
— — und Hämosiderose IV 257 ff.
— —, Häufigkeit IV 139 ff.
— — und Hypertonie V 339, 346 ff.
— —, Hypotonie bei V 781, 796
— — bei Infektionskrankheiten IV 539
— —, juveniles IV 255 ff.
— — bei Kollagenosen II 989
— — und Linksschenkelblock II 356
Cor pulmonale bei Lipoidosen IV 201
— — bei Luftembolie IV 62, 91, *124* ff.
— — bei Lungenembolie IV 59 ff., 62, 91, *92* ff., 598
— — bei Lungenemphysem IV 59 ff., 62, 139 ff., 167 ff., *177* ff., *180* ff., *195* ff.
— — und Lungenfibrose IV 62, 81, 140 ff., 169 ff., *197* ff.
— — und Lungenfunktion IV 85 ff.
— — bei Lungeninfarkt IV 106 ff.
— — und Lungenkreislauf I 128
— — und Lungenödem IV 123 ff.
— — und Lungenvenen IV 250 ff.
— —, und Minutenvolumen I 44, 48 ff.
— — und Morphin I 420
— —, Myokard bei I 707
— — bei Myokarditis IV 539
— — und Operabilität IV 628 ff., 631 ff.
— — durch Operationen IV 598
— — bei Periarteriitis nodosa VI 319
— — bei Pneumokoniose IV 62, 139 ff., 167 ff., 197 ff., *203* ff.
— — und Pneumothorax IV 62, 115, 167 ff., *224* ff.
— —, P. pulmonale bei II 205
— — und Pulmonalsklerose IV 140 ff., 178 ff., 206 ff., *241* ff.
— —, Purine bei I 546 ff.
— — und Quecksilberdiuretica I 533
— — und Rechtsschenkelblock II 352 ff., 356
— —, Rechtsverspätung bei II 374
— —, Röntgendiagnose IV 151 ff.
— — bei Sarkoidose II 946 ff.; IV 62, 81, 140 ff., 199, *200*
— — und Schenkelblock II 352 ff., 356
— —, sekundäres IV 60
— — bei Sichelzellanämie IV 62, 240 ff.
— — und Silikatosen IV 217 ff.
Cor pulmonale bei Silikose IV 139, 167 ff., 199 ff., *204* ff.
— — bei Sklerodermie II 989; IV 61 ff., 81, 140 ff., 197 ff., 200 ff.
— —, Steroide bei I 555
— —, subakutes IV 59, 62, *237* ff.
— — bei Thorakoplastik IV 140 ff., *221* ff.
— — und Thoraxdeformation IV 61 ff., 140 ff., 167 ff., 181 ff., 221 ff., *229* ff.
— — durch Thrombose IV 233 ff.
— — und Tuberkulose II 944; IV 62, 77, 81, 139 ff., 167 ff., 197 ff., 204 ff., *221* ff.
— — bei Tumormetastasen IV 62, 237 ff.
— —, Ursachen IV 62 ff.
— — und Venendruck I 99
— —, Verspätungskurven bei II 374
— —, Vorkommen IV 60 ff., 62 ff., 139 ff.
— — und Wilson-Block II 356
Corrigansche Lungencirrhose IV 201
Cortexon bei vegetativer Labilität IV 859 ff.
„Cortico-hypothalamic imbalance", Begriff IV 829
Corticosteron und Blutdruck V 114 ff.
—, Chemie V 114 ff.
— und Diurese I 279
— und experimentelle Hypertonie V 114 ff.
— bei Gravidität V 729
— und Hypertonie V 114 ff.
— und Myokardstoffwechsel I 28
— und Ödeme I 279
— und Wasserhaushalt I 297
Cortidelt bei Carditis rheumatica II 644
— bei rheumatischem Fieber II 644
Cortisol und Arteriosklerose III 794 ff.
—, Chemie V 114 ff.
— und Coronarsklerose III 794 ff.
— und Diurese I 279
— und Endokarditis parietalis fibroplastica II 786
— und Endokardfibrose II 786
— und Kollaps I 1073, 1145
— und Ödeme I 279
— und Schock I 1073, 1145
— und Wasserhaushalt I 279

Cortisolhemisuccinate s.u. Decortin, Scherisolon solub. Ultracorten, Urbason soluble
Cortison s.a.u. Steroide
— bei Adams-Stokes-Syndrom II 271ff.
— bei Adrenalektomie V 490
— bei Adrenogenitalismus V 703
— bei allergischer Myokarditis II 950ff., 954
— bei allergischer Perikarditis II 1089
— bei Antesystolie II 402
— und Antistreptolysin II 643
— bei Aortenbogensyndrom VI 379
— und Aortenfehler II 1476ff.
— bei Aorteninsuffizienz II 1476ff.
— bei Arteriitis disseminata VI 343ff.
— bei Arteriitis rheumatica VI 346
— und Arteriosklerose III 792, VI 413ff., 428
— bei bakterieller Endokarditis II 761
— und Blutdruck V 73, 75ff., 79ff., *114*ff., *134*ff., 144
— und Capillarresistenz VI 566
— und Capillarspasmen VI 537
—, Chemie V 114ff.
— bei Chorea II 609
— und Coronarinsuffizienz III 792
— und Coronarsklerose III 792
— bei Dermatomyositis II 992
— und Diurese I 269ff., 279
— als Diureticum I 551ff.
— und DOCA V 132
— bei Endangitis obliterans VI 302
— bei Endocarditis lenta II 761
— bei Erfrierung VI 558
— bei Erythematodes VI 345
— und experimentelle Hypertonie V 73, 75ff., 79ff., *114*ff., *134*ff., 144
— bei Fiedler-Myokarditis II 958
— bei Gefäßkrankheiten II 988; III 792; VI 190ff., 302, 333; 413ff., 428
— bei Gravidität IV 483
— und Graviditätstoxikose IV 511
— und Herzglykoside I 459
— und Herzhypertrophie V 366
Cortison bei Herzinfarkt III 1451ff., 1483ff.
— und Hypertonie V 73, 75ff., 79ff., *114*ff., *134*ff., 144
— bei Hypotonie V 800, 827ff.
— bei idiopathischer Perikarditis II 1076
— bei Karditis rheumatica II 570, 573, 584, 633, *634*ff., 641, *642*ff., *636*ff., 1476
— und Lungenembolie IV 96
— bei Lymphgefäßinsuffizienz VI 615
— bei Lymphödem VI 615
— und Mineralhaushalt V 117ff.
— bei Moschcowitz-Symmers-Syndrom VI 573
— bei Myocarditis rheumatica II 584
— bei Myokarditis II 892
— bei Myokardsarkoidose II 949
—, Nebenwirkungen I 645
— und Ödeme I 269ff., 279
— bei Periarteriitis nodosa II 988; VI 333ff.
— bei Perikarditis II 1071ff.
— bei Perikarditis purulenta II 1086
— bei Pneumokoniose IV 215
— bei Porphyrie IV 402
— bei Postcommissurotomie-Syndrom II 633, 1395
— bei Purpura rheumatica VI 566
— bei Raynaud-Syndrom VI 232
— bei rheumatischem Fieber II 570, 573, 584, 609, 633, *634*ff., *636*ff., 641, *642*ff., 1071, 1476
— bei rheumatischer Perikarditis II 1071
— bei Riesenzellarteriitis VI 337, 343
— bei Sarkoidose II 949
— bei Silikose IV 215
— bei Sklerodermie II 991
— und Thrombophlebitis VI 468
— bei Verbrennung VI 563
— und Wasserhaushalt I 269 ff.
— bei Waterhouse-Friedrichsen-Syndrom IV 563
— bei Wolff-Parkinson-White-Syndrom II 402
Cor triatriatum III 19ff., 551ff.
— —, Ätiologie III 552
— —, Anatomie III 552
— —, Angiokardiogramm bei III 555
— —, Elektrokardiogramm bei III 554
Cor triatriatum, Herzkatheterismus bei III 554ff.
— —, Pathophysiologie III 553
— —, Prognose III 555
— —, Röntgendiagnose III 554
— —, Symptome III 553ff.
— —, Therapie III 556
— triloculare biatriatum III *538*ff.
— — —, Anatomie III 539ff.
— — — und angeborenes arteriovenöses Coronaraneurysma III 213
— — —, Angiokardiogramm bei III 544
— — — und Dextrokardie III 577
— — — und Dextroversion III 588
— — —, Differentialdiagnose III 545
— — —, Elektrokardiogramm bei III 541ff.
— — —, Entwicklungsgeschichte III 539
— — —, Herzkatheterismus bei III 543ff.
— — — und Lungenvenentransposition III 525
— — — und Mitralatresie III 557
— — —, Pathophysiologie III 540ff.
— — —, Prognose III 544ff.
— — — und Pulmonalsklerose IV 243
— — — und Rechts-Schenkelblock II 359
— — —, Röntgendiagnose III 542ff.
— — — und Schenkelblock II 359
— — —, Symptome III 541ff.
— — —, Therapie III 545ff.
— — — und Truncus arteriosus communis persistens III 34
— — — und Ventrikelseptumdefekt III 60
— uniatrium triventriculosum III 10
— villosum nach Perikarditis II 1043
Corynebacterium diphtheriae und bakterielle Endokarditis II 675, 731
— — und Endokarditis acuta II 731

Corynebacterium diphtheriae und Endokarditis lenta II 675
— endokarditis II 675, 734
— haemolyticum und Endokarditis II 675
— liquefaciens und Endokarditis II 675
— paradiphtheriae und Endokarditis II 675
— pseudodiphtheriae und Endokarditis II 675
Co-Salt I 509
Cossio-Syndrom III 39, 59ff.
— — Anatomie III 59
— —, Pathologie III 59
— — und Vorhofseptumdefekt III 59
Costoclavicular-Syndrom IV 865
— und Gefäßkrankheiten VI 240
— und sekundäres Raynaud-Syndrom VI 240
— und Thrombophlebitis VI 487, 495
„Cotton candy lung" IV 248
Covatix und Angina pectoris III 1398ff.
Coxsackie-Infekt und Fiedler-Myokarditis II 956ff.
— und idiopathische Perikarditis II 1073
— und Myokarditis II 920
— und Perikarditis II 1073, 1086
Crafoord-Gross-Anastomose bei Aortenisthmusstenose V 764
Crataegus bei Angina pectoris III 1396
— und Blutdruck V 503
— bei essentieller Hypertonie V 503
— bei Extrasystolie II 77
— bei Herzinsuffizienz I 426ff., 486
— bei Hypertonie V 503
C-reaktives-Protein und Commissurotomie II 1387
— bei Herzinfarkt III 724
— bei Karditis rheumatica II 550ff., 570ff., 573, 596ff.
— bei Mitralfehler II 1381
— bei Mitralstenose II 1381
— bei Myokarditis II 877
— bei Postcommissurotomie-Syndrom II 1393ff.
— bei rheumatischem Fieber II 550ff., 570ff., 573, 596ff.
Crédescher Handgriff und Kollaps IV 762
Crush-Syndrom und Blutdruck V 39
— und Hyperkaliämie IV 420ff.
—, Hypertonie bei V 39
— und Kollaps I 957
—, Leber bei I 1115
—, Lebernekrose bei I 779
—, Niere bei I 1107, 1117
—, postoperatives IV 605
— und Schock I 957
— und Schockniere I 1107ff.
— und traumatischer Schock I 965ff.
Cruveilhier-Baumgarten-Syndrom, Gefäßgeräusche bei VI 54
— — — bei Thrombophlebitis VI 498
Cryoglobuline s. u. Kryoproteine
Cryptococcus farciminosus und Purpura infectiosa VI 568
Cumarine bei angeborenem Herzfehler III 155
— bei Angina pectoris III 1410ff.
— bei Arteriosclerosis obliterans VI 436
— und Capillarpermeabilität VI 582
— und Capillarresistenz VI 105, 582
—, Chemie VI 195ff.
— bei Coronarinsuffizienz III 1410ff.
— bei Endangitis obliterans VI 302
— bei Gefäßkrankheiten VI 195ff., 302, 436
— bei Herzinfarkt III 1462ff., 1472ff., 1477ff.
— bei Herzkatherismus II 1263
— bei Lungenembolie IV 118ff.
— bei Mitralstenose II 1322
— bei Periarteriitis nodosa VI 333
— bei Phlebitis VI 498, 505ff.
— bei Thrombophlebitis VI 498, 505ff.
Cumertilin als Diureticum I 530ff.
Curare und Acetylcholin V 200
—, intraarteriell VI 206
— und Lebensalter IV 624
— zur Narkose IV 611, 616ff.
— und Operabilität IV 624
Curshmannsche Nadeln I 560ff.
Curtasal I 509
— und Blutdruck V 126
Curtasal und experimentelle Hypertonie V 126
Cushing-Syndrom durch ACTH II 645
— und Adrenogenitalismus V 702
— und Akromegalie V 704
— und Aldosteron V 711
—, Anatomie V 684ff.
— und Arteriosklerose III 791; VI 414
— und Blutdruck V 37ff., *682*ff.
— und Blutmenge I 153
— und Conn-Syndrom V 704
— und Coronarinsuffizienz III 791
— und Coronarsklerose III 791
— durch Cortison II 645
— und Depressan V 235
— und Diabetes mellitus IV 362
—, Diagnose V 692ff.
—, endokrine Hypertonie bei V 37ff., *682*ff.
— und Extrasystolie II 45
— und Gefäßkrankheiten III 791; VI 414
—, Hauttemperatur bei VI 86
—, Hypertonie bei V 37ff., *682*ff.
— und Hypokaliämie IV 420ff.
— und Kaliumstoffwechsel IV 420ff.
— und Lungenembolie IV 96
— und Mineralstoffwechsel IV 420ff.
— und Noradrenalin V 174
—, Pathologie V 684ff.
—, Pathogenese V 686ff.
—, Polyglobulie bei IV 660
—, Prognose V 694ff.
— und Steroide V 684ff., 687ff.
—, Symptome V 682ff., 687ff.
—, Therapie V 697ff.
—, Verlauf V 694ff.
Cutis mormorata I 233; VI 531
— — bei angeborenem Herzfehler III 144
— — bei Hypotonie IV 809
— — bei vegetativer Labilität IV 809
Cyanidvergiftung III 893
— und Angina pectoris III 893
— und Coronarinsuffizienz III 893
— und Kollaps I 1102
— und Myokard II 968
— und Oxytyramin V 179ff.
— und Renin V 81ff.
— und Schock I 1102
— und Schockniere I 1102

Cyanose VI 530ff.
— bei Adams-Stokes-Syndrom II 252ff.
— bei Adipositas IV 385ff.
—, Ätiologie I 232ff.
— Akro- s. u. Akrocyanose
— bei angeborenem Herzfehler III 80ff., *105*ff., *144*ff., 298ff., 303, 336, 366, 395, 400ff., 420, 451, 471, 497ff., 532ff., 549
— bei angeborener Mitralstenose III 549
— bei angeborener Pulmonalstenose III 298ff., 303ff.
— bei Angina pectoris III 1006
— bei Angina tonsillaris II 914
— bei Aortenatresie III 561ff.
— bei Aortenisthmusstenose III 451ff., 471
—, arterielle I 233; VI 530ff.
— bei arteriovenösen Anastomosen VI 7
— und arteriovenöse Aneurysmen IV 252
— bei arteriovenöser Lungenfistel III 386ff.
—, atonische VI 531ff.
— bei Beriberi IV 390ff.
— bei Bilharziose IV 239
— bei Canalis atrioventricularis communis III 293ff.
— bei Capillarektasien VI 527ff., 530ff.
—, capilläre I 233; VI 12ff., 530ff.
— bei Chylothorax VI 607
— bei Coma diabeticum IV 375ff.
— und Commissurotomie II 1389
— bei Cor biloculare III 547ff.
— bei Coronargefäß-Mißbildungen III 569ff.
— bei Coronarinsuffizienz III 1000
— bei Cor triatriatum III 554
— bei Cor triloculare biatriatum III 540ff.
— bei Cossio-Syndrom III 59
— bei Dextrokardie III 580
— bei Dextroversion III 587
— bei Diabetes mellitus IV 375ff.
— bei Diphtherie-Myokarditis II 894ff.
— bei Ductus Botalli persistens III 165ff., 187
— bei Dystrophie IV 304ff.
Cyanose bei Ebstein-Syndrom III 420ff.
— bei Effort-Syndrom IV 715
— bei Eisenmenger-Komplex III 38
— bei Embolie VI 363ff.
— bei Encephalomyokarditis II 920
— bei Endangitis obliterans VI 283ff.
— bei Endocarditis lenta II 690ff.
— bei Endokardfibrose II 789
— bei Erfrierung VI 555ff.
— bei Erythralgie VI 527
— bei Fallotscher Tetralogie III 329ff., 336ff.
— bei Fettembolie IV 134ff.
— bei Fibroelastose II 789
— bei Fokaltoxikose II 914
— bei Gefäßkrankheiten VI 36ff.
— bei Gefäßmißbildungen III 386ff.
—, gemischte I 234
— bei Glykogenose II 966
— bei Grippenmyokarditis II 925
— bei Hämangiosarkom VI 602
— und Herzdekompensation V 383
— bei Herzinfarkt I 339; III 1124
— bei Herzinsuffizienz I 33ff., 232ff.; V 383
— bei Herztrauma II 404ff.
— bei Herztumoren II 1198
— bei Hypokaliämie IV 421ff.
—, hypoxämische VI 530ff.
— bei intraarterieller Sauerstoffinsuffizienz VI 210
— bei Karditis rheumatica II 605
— bei konstriktiver Perikarditis II 1103ff.
— bei Livedo reticularis VI 534ff.
— bei Luftembolie IV 124ff.
— bei Lungenembolie IV 102ff., 122ff.
— bei Lungenvenentransposition III 527ff.
— und Minus-Dekompensation V 383
— bei Mitralatresie III 558
— bei Mitralstenose II 1312ff., 1318ff., 1389
— bei Monge-Syndrom IV 34
— bei Myokarditis II 887ff.
— bei Myokardose I 33ff.
— bei Orthostase IV 735; V 810
—, orthostatische VI 13
—, Pathophysiologie I 232ff.
Cyanose bei paroxysmaler Tachykardie II 133ff.
— bei Perikarditis II 1045ff.
—, periphere I 233ff., III 303
—, permanente VI 531ff.
— und Plus-Dekompensation V 383
— bei Pneumonie-Myokarditis II 911
— bei Polycythämie IV 665
— bei postthrombotischem Syndrom VI 510ff.
— bei Pseudo-Cushing-Syndrom V 701
— bei Pulmonalaneurysma VI 466
— bei Pulmonalatresie III 366
— bei Pulmonalsklerose IV 245ff.
— bei Raynaud-Syndrom VI 224ff., 228ff.
— bei rheumatischem Fieber II 605
— bei Sichelzellanämie IV 240
—, Symptome VI 531ff.
— bei Tachykardie II 133ff.
— bei Taussig-Bing-Komplex III 39, 497ff.
—, Therapie VI 532ff.
— bei Thoraxdeformation IV 229
— bei Thrombophlebitis VI 370, 492, 499ff.
— bei Thrombose VI 370
— bei Transposition der Aorta und Pulmonalis III 497ff.
— bei Tricuspidalatresie III 395, 400ff.
— bei Tricuspidalinsuffizienz II 1506
— bei Tricuspidalstenose II 1491ff.
— bei Truncus arteriosus communis persistens III 532, 535ff.
— bei Tumormetastasen IV 237ff.
— bei vegetativer Labilität IV 708, 715, 735
— bei Vena cava-Anomalie III 17, 518ff.
— bei Ventrikelseptumdefekt III 61, 217ff.
— bei Vorhofseptumdefekt III 59, 249, 253ff., 261ff.
—, zentrale I 233ff.; III 303
Cyclocumarol, Chemie VI 196
— bei Gefäßkrankheiten VI 196ff.
Cyclopentanoperhydrophenandren (Glykoside) I 426
Cyclopropan und Adrenalin II 41
—, Extrasystolie durch II 41

Cyclopropan und Kammerflattern II 179
— und Kammerflimmern II 179
— und Lebensalter IV 625
— zur Narkose IV 614ff.
— und Operabilität IV 625
—, Wirkung IV 595
Cyclospasmol VI 178
— bei Arteriosclerosis obliterans diabetica VI 440
— bei Gefäßkrankheiten VI 178
Cymarin, Chemie I 427ff.
—, Resorption I 431
—, Wirkung I 486
Cymarose in Glykosiden I 427ff.
Cysten und Chylothorax VI 607
— bei Graviditätstoxikose V 737
— bei Hämangiomen VI 598
— im Herzen II 1201
—, Hypertonie bei V 602
— bei Kavernomen VI 598
— bei Lymphangiom VI 617
— und Lymphgefäßinsuffizienz VI 607
— des Perikards II 1140ff.
—, renale Hypertonie durch V 602
— und Vergiftungen V 772
Cystenlunge und Cor pulmonale IV 62, 140ff., 196ff.
— und Lungenemphysem IV 196ff.
Cystenniere und Bleivergiftung V 772
— und Blutdruck V 37ff., 603, 606ff.
— und Hirnbasisaneurysma VI 464
— und Hypertonie V 37ff., 603, 606ff.
— und renale Hypertonie V 37ff., 603, 606ff.
—, Therapie V 642
— und Vergiftungen V 772
Cystin bei Gravidität V 726ff.
— bei Graviditätstoxikose V 726ff.
— und Kallidin V 227
— und Kallikrein V 214
Cystinurie und Myokard II 967
Cystopyelitis und Blutdruck V 609
— und Hypertonie V 609
— und renale Hypertonie V 609
Cytochrome bei Angina pectoris III 1389ff.
— bei Arteriosklerose VI 428
— und Atmung IV 9ff.
Cytochrome bei Gefäßkrankheiten VI 185ff.
— bei Herzinsuffizienz I 602
— und Klima IV 9ff.
— im Kollaps I 1030, 1147
— bei Myokarditis II 892
— und Narkose IV 593ff.
— und Luftdruck IV 9ff.
— bei Porphyrie IV 398
— und Sauerstoffmangel IV 9ff.
— im Schock I 1030, 1147
— und Thyreoidea IV 319
Cytochromoxydase und Arteriosklerose VI 419
— und Atmung IV 9ff.
— bei Endangitis obliterans VI 281
— und Klima IV 9ff.
— und Luftdruck IV 9ff.
— und Sauerstoffmangel IV 9ff.
Cytostatica bei Lymphogranulomatose IV 680

Da-Costa-Syndrom II 8ff.; IV 714
Dakinsche Lösung und konstriktive Perikarditis II 1096
Dakryosialoadenopathia atrophicans s. u. Sjögren-Syndrom
Darm s. a. u. Digestionssystem
— und Acetylcholin V 200
— und Adams-Stokes-Syndrom II 259
— bei Adipositas IV 382ff.
— bei allergischer Myokarditis II 951ff.
— und Ammoniumchlorid I 561
— bei Amyloidose II 961
— bei Angina pectoris III 1006
— bei Aortenaneurysma VI 452
— bei Aortenhämatom, intramuralem VI 458
— bei Aortographie VI 134ff.
— bei Arteriosklerose V 361
— und arteriovenöse Anastomose VI 6
— bei arteriovenöser Lungenfistel III 389
— bei Bleivergiftung V 771ff.
— und Blutdruck V 361, 388, 787ff., 803ff.
— und Capillarresistenz VI 565
— bei Carcinoid II 782ff.
Darm bei Chagas-Myokarditis II 931ff.
— und Chinidin II 119
— und Chlorothiazid V 594
— und Cholinmangel V 146
— bei Coronarinsuffizienz III 1006
— und Depressan V 232ff.
— bei Dermatomyositis II 992
— bei Dextrokardie III 577
— bei Druckfall-Syndrom IV 46
— bei Dystrophia myotonica II 970
— bei Echinokokkose II 938
— bei Encephalopathie V 388
— bei Endangitis obliterans VI 292ff.
— und Endokarditis lenta II 682, 690ff.
— bei Erythemathodes II 983ff.; VI 344ff.
— bei essentieller Hypertonie V 361, 388
— bei essentieller Hypotonie V 787ff.
— und Gefäßmißbildungen III 389
— und Lungenembolie IV 95
— und Lymphgefäßinsuffizienz VI 607
— und Ganglienblocker V 492, 566ff., 580ff., 594
— und Glomustumoren VI 594
— bei Graviditätstoxikose IV 512
— bei Hämangioendotheliom VI 600
— und Hämangiome VI 596
— bei Hämochromatose IV 686
— und Herzinfarkt III 1074ff., 1117ff.
— und Histamin V 199
— und Hydralazine V 551, 594
— und Hypertensin V 100
— bei Hypertonie V 361, 388
— und Hypocalcämie IV 446
— und Hypokaliämie I 583ff.; IV 420ff.
— bei Hyponatriämie I 574
— und Hypotonie IV 810; V 787ff., 803ff.
— und infektiösem Schock I 984
— und Kaliumstoffwechsel IV 419ff.
— und Kallidin V 226ff.
— und Kallikrein V 218ff., 221ff.
— bei Kaposi-Sarkom VI 602

Darm bei Karditis rheumatica II 606; VI 565
— und Kationenaustauscher I 555ff.
— und Kavernome VI 596
— bei Kollagenosen II 983ff.
— und Kollaps I 957, 982ff. 997ff., *1121*ff.
— und Magnesium-Stoffwechsel IV 455ff., 460
—, Mesoappendix-Test V 192ff., s. a. dort
— bei Migräne VI 250
— und Mineralstoffwechsel IV 419ff.
— bei Möller-Barlow-Syndrom VI 580
— bei Moschcowitz-Symmers-Syndrom VI 573
— bei Myokarditis II 931ff., 951ff.
— und Myokardose II 969ff.
— und Nephrin V 189
— bei Ohnmacht IV 761ff.
— und Oxytyramin V 180ff.
— und Paramyloidose II 961
— und Pepsitensin V 102
— bei Periarteriitis nodosa II 986ff.; V 621; VI 315, 321
— bei Phlebitis VI 492ff., 499
— bei Postural hypotension IV 738
— und Prostaglandin V 206
— bei Purpura rheumatica VI 565
— und Quecksilberdiuretica I 533ff.
— und Rauwolfia-Alkaloide V 525, 528, 538ff., 594
— und Renin V 100
— bei rheumatischem Fieber II 606; VI 565
— und Salicyl II 650
— und Schock I 957, 982ff., 997ff., *1121*ff.
— und Serotonin V 181ff.
— bei Sklerodermie II 989ff.
— bei Skorbut VI 580
— und Substanz P V 203ff., 205
— und Sympathektomie V 486
— bei Teleangiektasien VI 539
— bei Thalliumvergiftung V 774
— bei Tricuspidalinsuffizienz II 1506
— bei Tricuspidalstenose II 1490
— bei Thrombophlebitis VI 492ff., 499
Darm bei vegetativer Labilität IV 719ff., 799ff., 810
— bei Vergiftungen V 771
— und Vesiglandin V 207
— bei Waterhouse-Friedrichsen-Syndrom IV 563ff.
Darmdivertikel III 1325
Darmresektion und Lungenembolie IV 95
„Darmstoff" V 205
Darmtumoren und Herztumoren II 1207
— und Perikardtumoren II 1224ff.
Daptazol als Analepticum I 420
Daquine als Diureticum I 546ff.
„Débilité surrénal congénitale", Begriff IV 811
Decadron bei Carditis rheumatica II 644
Decamethonium bei Gefäßkrankheiten VI 175
Decholin bei Fettembolie IV 137
— zur Kreislaufzeitbestimmung I 168ff.
Decidua und angeborener Herzfehler III 113
— und Graviditätstoxikose IV 511
Decortin bei allergischer Myokarditis II 954
— bei Carditis rheumatica II 644ff.
— bei Myokarditis II 954
— bei rheumatischem Fieber II 644ff.
„Defibrillator" bei Adams-Stokes-Syndrom II 266ff.
— bei Kammerflattern II 177
Defibrillation, elektrische, bei Adams-Stokes-Syndrom II 265ff.
—, —, bei Kammerflattern II 177ff.
—, —, bei Kammerflimmern II 177ff.
Deformationswiderstand (Lunge), Begriff I 179
DHT s. u. Dihydrotheophyllin
Dehydasal bei Gefäßkrankheiten VI 202
Dehydratation s. u. Exsiccose
Dehydrocortison bei Cor pulmonale IV 170ff.
Dehydroergotamin bei Migräne VI 253
Dekadron als Diureticum I 551ff.
Dekompensation s. u. Herzdekompensation
Delphicort bei Carditis rheumatica II 644
Deltacortone bei Carditis rheumatica II 644
Deltacortril bei Carditis rheumatica II 644
Deltatheorie (Arteriosklerose und Hypertonie) V 353
Delta-Welle (Elektrokardiogramm) bei Antesystolie II 379ff.
— bei Wolff-Parkinson-White-Syndrom II 379ff
Dendrodochiotoxikose und Purpura infektiosa VI 569
Dengue-Fieber und Myokarditis II 930ff.
Denitrogenisation bei Druckfall-Syndrom IV 48
Depot-Novadral bei Schock IV 602ff.
Depot-Padutin bei Gefäßkrankheiten VI 186
Depot-Penicillin bei Endocarditis lenta II 753ff.
Depot-Salicylsäure bei Pancarditis rheumatica II 649
Depressan und Adrenalin V 232
— und Atropin V 228, 231
— und Blutdruck V 29, 86ff., 133, 209ff., 222, 225, *228*ff., 323ff., 502ff.
— und Carotissinus V 715
— und Chemie V 228ff.
— und essentielle Hypertonie V 323ff., 502ff.
— und essentielle Hypotonie V 790
— und experimentelle Hypertonie V 86ff., 133
— und Hypertensin V 232ff.
— und Hypertonie V 86ff., 133, 323ff., 502ff.
— und Hypotonie V 209, 222, 225, 228ff., 790
— und Magnesium-Stoffwechsel IV 461ff.
— und maligne Hypertonie V 502
—, Pathologie V 234ff.
—, Pharmakologie V 231ff.
—, Physiologie V 234ff.
— und Renin V 232
— und Trypsin V 228
— im Urin V 209ff., 222, 225, *228*ff., *234*ff.
— und Vasopressin V 232
Depression und ACTH II 645
— bei Anämie IV 646ff.
— bei Aortitis luica VI 355
— bei Blutkrankheiten IV 646ff., 666
— nach Commissurotomie II 1396
— und Cortison II 645

Depression bei Gefäßkrankheiten VI 328
— bei Herzglykosidvergiftung I 499
— und Herzneurose IV 822
— und Hydralazine V 551
— und Lues VI 355
— bei Periarteriitis nodosa VI 328
— bei Polycythämie IV 666
— und Rauwolfia-Alkaloide V 530, 537ff.
— bei Riesenzellarteriitis VI 340
— und vegetative Labilität IV 822, 878
Depressorsubstanzen V 196ff.
—, Acetylcholin V 199ff., 235ff.
—, Adenosin V 201ff., 235ff.
—, Angioxyl V 208, 236
— aus Blut V 208, 236
— aus dem Darm V 208
—, Depressan V 209ff., 222, 225, *228*ff.
— bei essentieller Hypertonie V 494ff., 500ff.
— und essentielle Hypotonie V 790ff.
— aus Hirn V 208, 236
—, Histamin V 197ff., 235ff., 494
— bei Hypertonie V 494ff., 500ff.
— zur Hypertonie-Therapie V 494ff., 500ff.
— und Hypotonie V 790ff.
—, Kallidin V 224, 226ff.
—, Kallikrein V 208ff., 236
— aus der Niere V 208, 236ff.
—, Prostaglandin V 206ff., 236
—, Substanz P V 203ff., 235ff.
—, 4. Substanz V 208, 236
— und Vagotonin V 207ff., 236
—, Vasodepressormaterial V 193, 195, 202ff.
— bei Verbrennungsschock I 978ff.
—, Vesiglandin V 207, 236
— aus Urin V 208, 236
Depressorteste V 255ff.
— mit Acetylcholin V 256
— und Blutdruck V 255ff.
— mit Doryl V 255ff.
— bei essentieller Hypertonie V 255ff.
— und Flicker-Test V 257ff.
— mit Histamin V 255
— bei Hypertonie V 255ff.
— mit Nitroglycerin V 255ff.
—, Sedations-Test V 258ff.
— mit Vasculat V 256
Deriphyllin bei Angina pectoris III 1383
Deriphyllin bei Coronarinsuffizienz III 1383
Dermatitis und Entzügelungs-Hochdruck V 37ff., 146ff.
— exfoliatica und Myokarditis II 874
— durch Quecksilberdiuretica I 534
Dermatomyositis II 991ff.
—, C-reaktives Protein bei II 597
— als Kollagenose II 976, 991
— und Periarteriitis nodosa VI 324
Dermofluorometer VI 106
Dermographia alba VI 39ff.
— bei Aneurysmen, arteriovenösen V 769ff.
— und Capillarpermeabilität VI 548
— und Capillarspasmen VI 536ff.
— Coerulea VI 41
— elevata VI 41
— und Entzündung VI 548
— und Erythem VI 42
— bei Gefäßkrankheiten VI 38ff.
— und Histamin V 198
—, Latenzzeiten VI 39ff.
—, Mixta VI 41
—, negative VI 39ff.
— rabra VI 40ff.
—, Vasomotorik VI 38ff.
Dermoidcyste und Perikardcysten II 1150, 1217ff.
Desacetyl-Oleandrin I 430f., 486
Desoxycorticosteron und Blutdruck V 69
— und Diurese I 269ff., 279
— und experimentelle Hypertonie V 69
— und Graviditätstoxikose IV 511ff.
— und Herzglykoside I 459
— bei Herzinfarkt III 1451
— und Hypertonie V 69
— bei Infektionskrankheiten IV 562ff.
— und Myokardstoffwechsel I 28
— und Ödeme I 269ff., 279
— und Periarteriitis nodosa VI 309
— und Wasserhaushalt I 269ff., 279
Dexacortidelt bei Carditis rheumatica II 644
Dexamethason als Diureticum I 551ff.
— bei Karditis rheumatica II 644
Dextran und Kollaps I 1102, 1133
— und Schock I 1102, 1133
— und Schockniere I 1102
— bei Verbrennung VI 563
Dextranreaktion bei Hypertonie V 618
— bei Nephritis V 618
Dextransulfat bei Gefäßkrankheiten VI 195
Dextrin bei Gefäßkrankheiten VI 183
Dextrogramm II 1266ff.
— bei angeborener Tricuspidalstenose III 415
— bei Fallotscher Tetralogie III 354ff.
— bei Pulmonalarterienaplasie III 384
— bei Tricuspidalinsuffizienz II 1511
— bei Tricuspidalstenose II 1500
— bei Vorhofseptumdefekt III 276
Dextrokardie III 12, 75ff., *573*ff., 582ff.
—, Anatomie III 582ff.
— und Arterienmißbildungen III 66
— und Cor biloculare III 546
—, Elektrokardiogramm bei III 576ff.
—, Formen III 573
— und Heredität III 109
—, Röntgendiagnose III 576
— und Situs inversus III 573
—, Spiegelbild III 573ff.
— und Vena-cava-Anomalie III 518
Dextropositio cordis III 75ff.
Dextrose bei Endangitis obliterans VI 301
Dextroversion III 75ff., 581ff.
—, Anatomie III 582
—, Elektrokardiogramm III 584ff.
—, Röntgendiagnose III 583ff.
— und Transposition der Aorta und Pulmonalis III 548ff.
Diacetyl-Adrenalin und Carotissinus V 150
—, — und Blutdruck V 150
Di-Adreson bei Karditis rheumatica II 644
— bei rheumatischem Fieber II 644
Diäthylstilboestrol und Arteriosklerose VI 412
Diabetes insipidus und Kollaps I 957
— — bei Periarteriitis nodosa VI 326

Diabetes insipidus und Schock I 957
— mellitus IV 353ff.
— — und ACTH II 645
— — und Adrenalektomie V 490
— — und Adipositas IV 383
— — und Anaesthesie IV 612
— — und angeborener Herzfehler III 81, 111
— —, Angiopathia diabetica bei IV 345ff.; VI 548ff.
— — und Aortenthrombose VI 372ff.
— — und Arteriosklerose III 749ff., *788*ff.; IV *354*ff., 364ff., 369ff.; V 353, 419ff.; VI 415ff., 548ff.
— — und Augenhintergrund IV 354ff., *362*ff.; V 425; VI 550
— — und Balneotherapie I 700
— — und Beriberi IV 389
— — und Blutdruck IV 354ff., *361*ff., 366ff.; V 272, 336ff.
— —, Cantharidenblase bei VI 110
— —, Capillaraneurysmen bei VI 545, 550
— — und Capillarektasien VI 550ff.
— —, Capillaropathia diabetica bei IV 548ff.
— —, Capillarpermeabilität bei VI 110, 548ff.
— —, Capillarresistenz bei VI 104ff., 574ff.
— — und Carboanhydrase I 538ff.
— — und Cerebralsklerose IV 354, 361
— —, Coma diabeticum IV 375ff.
— — und Coronargefäße III 749ff., *788*ff.; IV 354ff., *358*ff.
— — und Coronarinsuffizienz III 788ff.
— — und Coronarsklerose III 749ff., *788*ff.
— — und Cor pulmonale IV 108, 124, 136
— — und Cortison II 645
— — bei Cushing-Syndrom V 684ff., 687ff.
— —, Durchblutungsstörungen bei IV 356ff.
— — und Eiweiß-Stoffwechsel IV 371ff.
— — und Endokarditis lenta II 667
Diabetes mellitus bei endokriner Hypertonie V 684ff., 687ff.
— — und essentielle Hypertonie V 272, 336ff.
— — und Fettembolie IV 136
— — und Fettstoffwechsel IV 369ff.
— —, Gangrän bei IV 356ff.
— — und Gefäßkrankheiten VI 45, 354ff., 437ff.
— —, Glomerulosklerose bei IV 364ff.; V 337, 618ff.; VI 550ff.
— — bei Glykogenose II 966
— — bei Gravidität IV 504
— — und Graviditätstoxikose IV 510ff.
— — und Hämochromatose IV 681ff.
— —, Herz bei I 27, 33, 338, 496ff., 538ff., 557, 700; IV 108, 124 *354*ff.
— — und Herzglykoside I 496ff.
— — und Herzinfarkt III 789ff., 1073ff., 1359ff.; IV 358ff.
— — nach Herzversagen I 338
— — und Hirndurchblutung IV *354*ff., 361; V 395
— — und Hypertonie IV 354ff., *361*ff., 366ff.; V 272, 336ff.
— —, Hypocalcämie bei IV 452
— —, Hypoglykämie bei IV 378ff.
— — und Hypokaliämie IV 420ff., 430
— —, Hypotonie bei V 806
— — und Insulin IV 378ff.
— — und Kaliumhaushalt I 496ff.
— — und Kallikrein V 220, 224
— — und Kaliumstoffwechsel IV 420ff.
— — und Kationenaustauscher I 557ff.
— — und Kohlenhydratstoffwechsel IV 372ff.
— — und Kollaps I 957, 1005
— —, Kreislauf bei I 27, 33, 338, 496, 538ff., 557, 700; IV 108, 124; *354*ff.
— — und Lungenembolie IV 108, 124
— — und Magnesium-Stoffwechsel IV 455ff.
Diabetes mellitus und Mineralstoffwechsel IV 420ff.
— — und Myokardose II 969
— — und Myokardstoffwechsel I 27, 33
— —, Niere bei IV *354*ff., *364*ff.; V 337, 419ff.; VI 550ff.
— — und Operabilität IV 629ff
— — und Orthostase IV 738
— —, Postural hypotension bei IV 738; V 814
— —, Purpura bei VI 574ff.
— — und Rauwolfia-Alkaloid V 526, 530
— —, renaler II 645
— — und renale Hypertonie IV 354ff., 366ff.; V 337, 419ff.
— — und Salicyl II 647
— — und Schock I 957, 1005
— — Steroid- II 645; IV 362
Diät und ACTH II 645
— bei Adipositas IV 389
— bei allergischer Myokarditis II 954
— bei Anämie IV 657
— und angeborener Herzfehler III 113
— bei Angina pectoris III 1445
— bei Angiopathia diabetica VI 551
—, ansäuernde I 561
— bei Aortenaneurysma VI 450ff.
— bei Arteriosklerose VI 420ff.
— und Blutdruck V 244, 335ff., *445*ff., 465ff.
— bei Blutkrankheiten IV 657
— bei Capillaropathia diabetica VI 551
— und Capillarpermeabilität VI 551
— und Coronarinsuffizienz III 1445
— bei Cor pulmonale IV 171ff., 177
— und Cortison II 645
— und Dermographie VI 40
— bei Diabetes mellitus VI 551
— und Eiweiß-Haushalt V 454
— bei Endokardfibrose II 788
— bei Endomyokardfibrose II 788
— bei essentieller Hypertonie V 244, 335ff., *445*ff., 465ff.
— bei Gefäßmißbildungen VI 590
— bei Gravidität IV 488ff., 503ff.

Diät bei Graviditätstoxikose IV 503ff.
— bei Hämangiomen VI 590
— bei Herzinfarkt III 1445
— bei Herzinsuffizienz I 403ff., *417*ff., *504*ff.
— bei Hypertonie V 465ff.
— und Hypokaliämie I 583ff.; IV 420ff.
— und Lebensalter IV 624ff.
— bei Migräne VI 254
— und Mineralhaushalt V 455ff.
— bei Myokarditis II 954
— bei Nephritis V 644
— und Operabilität IV 624ff., 631ff.
— und Periarteriitis nodosa VI 334
— bei Pyelonephritis V 644
— bei renaler Hypertonie V 644
— und Salicyl II 649
— und Skorbut VI 577
— und Stickstoffhaushalt V 454ff.
— bei Sturge-Weber-Syndrom VI 590
— bei Thrombophlebitis VI 504, 507
— bei vegetativer Labilität IV 859ff.
Diäthylaminoäthanol und Blutdruck V 497
— bei essentieller Hypertonie V 497ff.
— bei Gefäßkrankheiten VI 202
— bei Hypertonie V 497ff.
— und Novocain V 497
Diäthylbarbitursäure s. u. Veronal
Diäthyloxyphenyläthylamin und Adrenalin V 168
— und Noradrenalin V 168
Dialister und Endocarditis lenta II 677
Diaminophosphatide im Myokard II 967
Diamox s. a. u. Carboanhydrasehemmer
— bei angeborenem Herzfehler III 155
— bei Cor pulmonale IV 175ff.
— als Diureticum I 527ff., *535*ff.
— und Kollaps IV 603ff.
— und Leber IV 606
— bei Luftembolie IV 132
— und Schock IV 603ff.
Diarrhoe bei allergischer Myokarditis II 951ff.
— durch Ammoniumchlorid I 561
Diarrhoe und bakterielle Endokarditis II 620
— bei Bleivergiftung V 772
—, Blutdruck bei V 803ff.
— und Calciumstoffwechsel IV 448
— bei Carcinoid II 785
— bei Chagas-Myokarditis II 931ff.
— durch Chinidin II 119
— durch Cholinderivate II 147
— und Chlorothiazid I 544
— und Coronarinsuffizienz III 1092, 1117ff.
— durch Digitalis I 490
— bei Dystrophia myotonica II 970
— bei Echinokokkose II 938
— bei Endocarditis lenta II 690ff.
— bei Erythemathodes II 983ff.
— und Ganglienblocker V 594
— und Herzinfarkt III 1092, 1117ff.
— und Herzinsuffizienz I 520
— und Hydralazine V 551, 594
— und Hyperkaliämie IV 420ff.
— und Hypokaliämie I 583ff.; IV 420ff., 430, 446, 448
—, Hypotonie bei V 803ff.
— und infektiöser Schock I 982ff.
— und Kaliumstoffwechsel IV 420ff.
— und Kationenaustauscher I 557ff.
— bei Karditis rheumatica II 606
— bei Kollagenosen II 983ff.
— und Kollaps I 957, 982ff., 997ff., 1005; IV 602ff.
— und Magnesium-Stoffwechsel IV 455ff.
— bei Migräne VI 250
— und Mineral-Stoffwechsel IV 420ff.
— und Myokarditis II 931
— und Myokardose II 969
— und Operationen IV 596ff.
— bei Periarteriitis nodosa II 987ff.
— und Postural hypotension IV 738
— und Quecksilberdiuretica I 534
— und Rauwolfia-Alkaloide V 525, 528, 539, 594
— bei rheumatischem Fieber II 606
— und Salicyl II 650
— und Schock I 957, 982ff., 997ff., 1005; IV 602ff.
— und Sympathektomie V 486
Diarrhoe bei vegetativer Labilität IV 719ff.
— bei Vergiftungen V 772
— und Wasserhaushalt I 520
— bei Waterhouse-Friedrichsen-Syndrom IV 563ff.
Diasal I 509
Diastole I 730ff.
— und Alternans II 405
— und Amyloidose II 963ff.
— bei angeborener Pulmonalstenose III 322ff.
— bei Aorteninsuffizienz II 1454ff., 1464
— bei Aortenstenose II 1441
— bei arteriovenösen Fisteln VI 476
— und Balneotherapie I 663
— und Belastung I 854ff.
— und Blutdruck V 154
— und Calciumstoffwechsel IV 454
— und Coronardurchblutung III 680
— und Coronargefäße III 680
— bei Coronarsklerose I 756
— bei Druckhypertrophie I 740ff.
— bei Ebstein-Syndrom III 419
— elektrische II 5
— und Elektrokardiogramm V 379
— bei Entzügelungs-Hochdruck V 154
— und experimentelle Hypertonie V 154
— bei Fiedler-Myokarditis II 957ff.
— und Ganglienblocker V 572ff.
— bei Gefügedilatation I 750ff.
— und Glykoside I 449ff., 463
— bei Hegglin-Syndrom I 31ff.
— bei Herzblock V 768
— und Herzgröße I 834, 842ff.
— bei Herzhypertrophie I 736, 737ff., 740ff.
— bei Herztamponade II 1064ff.
— und Herztöne II 574ff.
— und Herztonus I 873ff.
— bei Herztrauma II 475ff.
— und Herzvolumen I 834, 842ff.
— und Hypertonie V 154
— bei Hypocalcämie IV 447ff.

Diastole bei konstriktiver Perikarditis II 1099ff., 1122ff.
— und Lebensalter IV 621ff.
— bei Lungenembolie IV 98ff.
—, Mechanik I 850ff.
— bei Mitralfehler II 1313ff.
— bei Mitralinsuffizienz II 1405ff.
— bei Mitralstenose II 1313ff., 1341ff., 1382
— und Myokard I 730ff.
— bei Myokarditis II 957
— und Nervensystem I 853ff.
— und Orthostase IV 729ff.
— bei paroxysmaler Tachykardie II 132ff.
— und Perikard II 1037ff.
— und Perikardcysten II 1145
— und Perikarddivertikel II 1145
— bei Perikarderguß I 347
— bei Perikarditis II 1064ff.
— bei Sportherz I 736, 872, 921ff.
— bei Tachykardie I 345; II 132ff.; III 845
— bei totalem Block II 229ff.
— und Training I 872
— bei Tricuspidalinsuffizienz II 1508ff.
— bei Tricuspidalstenose II 1486ff.
— und Venenpuls II 84
— bei Volumenhypertrophie I 753ff.
— und U-Welle V 379
Diathese, angiospastische, Begriff, IV 712, s. a. u. vegetative Labilität
—, hämorrhagische, und ACTH II 645
—, —, bei angeborenem Herzfehler III 125, 154
—, —, und Angina pectoris III 868ff.
—, —, bei Angiopathia diabetica IV 363ff., 367
—, —, bei Aortenhämatom, intramuralem VI 458
—, —, bei arteriovenösen Aneurysmen IV 253
—, —, bei arteriovenöser Lungenfistel III 389
—, —, bei bakterielle Endokarditis II 690, 692, 742
—, —, bei Beriberi IV 393
—, —, und Blutdruck V 422ff.
—, —, bei Blutkrankheiten IV 668ff.
Diathese, hämorrhagische, und Carboanhydrase I 539ff.
—, —, und Capillaren VI 11
—, —, und Capillarresistenz VI 102ff., 564ff.
—, —, durch Chinidin II 119
—, —, durch Chlorothiazid I 544
—, —, nach Commissurotomie II 1393
—, —, und Coronarinsuffizienz III 868ff.
—, —, und Cortison II 645
—, —, bei Cushing Syndrom V 683ff.
—, —, bei Dermatosen VI 574
—, —, bei Diabetes mellitus IV 363ff., 367; VI 574ff.
—, —, bei Endocarditis acuta bactericidis II 727
—, —, bei Endocarditis lenta II 690, 692ff., 714, 722, 742
—, —, bei endokriner Hypertonie V 683ff.
—, —, bei Erythematodes II 745
—, —, bei essentieller Hypertonie IV 422ff.
—, —, bei experimenteller Hypertonie V 61
—, —, bei Fallotscher Tetralogie III 338ff., 356ff.
—, —, familiäre VI 570, 581
—, —, bei Fettembolie IV 135, 137
—, —, bei Fruchtwasserembolie IV 138
—, —, und Gefäße VI 23
—, —, und Gefäßkrankheiten VI 23, 102ff.
—, —, und Gefäßmißbildungen III 382, 385ff.; VI 594
—, —, bei Glomustumoren VI 594
—, —, durch Glykoside I 459, 499
—, —, bei Gravidität IV 488ff.
—, —, bei Graviditätstoxikose IV 512, 517
—, —, und Hämoperikard II 1150ff.
—, —, bei Hämosiderose IV 257ff.
—, —, hereditäre VI 570, 581
—, —, bei Heredoataxie II 973
Diathese, hämorrhagische, und Herzinfarkt III 1068
—, —, bei Herzinsuffizienz I 768, 770
—, —, bei Herzklappenfehler II 1314ff.
—, —, bei Herztumoren II 1194
—, —, bei Hypertonie IV 422ff.; V 633
—, —, bei Hypoglykämie IV 380
—, —, bei Infekten IV 537, 559ff., 563ff.; VI 567ff.
—, —, und Insulin IV 380
—, —, bei Kaposi-Sarkom VI 602
—, —, bei Karditis rheumatica II 572, 604ff.; VI 564
—, —, bei Kollagenosen II 987ff.
—, —, im Kollaps I 957, 1113, 1121
—, —, bei Leukämie IV 675ff.
—, —, bei Libman-Sacks-Endokarditis II 745
—, —, und Lungenembolie IV 106ff., 115ff.
—, —, bei Lungenödem I 768
—, —, bei Lungenstauung I 768, 770
—, —, bei maligner Hypertonie IV 423; V 633
—, —, und Mitralfehler II 1314ff., 1320
—, —, und Mitralstenose II 1314ff, 1319ff.
—, —, bei Möller-Barlow-Syndrom VI 577ff.
—, —, bei Moschcowitz-Symmers-Syndrom VI 570ff.
—, —, Myokardstoffwechsel bei III 868ff.
—, —, neurotische, bei Lungenödem I 768
—, —, bei Periarteriitis nodosa II 985ff., 987; VI 315ff., 318ff., 321ff.
—, —, und Perikarditis II 1086, 1089
—, —, bei Perikardtumoren II 1217ff.
—, —, und Phlebitis VI 492
—, —, bei Polycythämie IV 668ff.
—, —, bei Postcommissurotomie-Syndrom II 1393ff.
—, —, bei Pulmonalaneurysma VI 466
—, —, bei Pulmonalarterienaplasie III 382, 385

Diathese, hämorrhagische, bei Pulmonalsklerose IV 245
—, —, und Purpura VI 570
—, —, bei Purpura fulminans VI 569ff.
—, —, bei Purpura infectiosa VI 567ff.
—, —, bei Purpura rheumatica VI 564ff.
—, —, bei renaler Hypertonie V 633
—, —, bei rheumatischem Fieber II 572, 604ff.; VI 564
—, —, im Schock I 957, 1113, 1121
—, —, senile VI 580ff.
—, —, bei Skorbut VI 577ff.
—, —, bei Teleangiektasien VI 540ff.
—, —, Therapie VI 585ff.
—, —, bei Thrombophlebitis VI 492
—, —, und traumatische Perikarditis II 1086
—, —, Tricuspidalinsuffizienz II 1506
—, —, und Tricuspidalstenose II 1490
—, —, bei Waterhouse-Friedrichsen-Syndrom IV 563ff.
Diatrizoat zur Angiographie VI 120
Diazobenzolsulfosäure und Kallidin V 226
Dibenamin und Blutdruck V 151, 493, 508ff., 516f.
— und Carotissinus V 151
—, Chemie V 508, 516; VI 171
— bei endokriner Hypertonie V 663, 671ff., 679
— bei essentieller Hypertonie V 493, 508ff., 516ff.
— bei Gefäßkrankheiten VI 171ff.
— und Hypertonie V 151, 493, 508ff., 516ff.
— und Kollaps I 1042, 1142
— und Lungenkreislauf IV 72
—, Nebenwirkungen V 493
— bei Phäochromocytom V 663, 671ff., 679
— und Pherentasin V 187
— und Schock I 1042, 1142
— und hämorrhagischer Schock I 1042
— und Serotonin V 185
—, Test V 663, 671ff.
— und vegetative Labilität IV 851
—, Wirkung V 492ff., 508ff., 516ff.
Dibenzylchloräthylaminohydrochlorid s. u. Dibenamin
Dibenzylin und Blutdruck V 493, 508ff., 516ff.
— bei Capillarektasien VI 527ff.
—, Chemie V 508; VI 171
— bei Erythromelalgie VI 527
— bei Erythralgie VI 527
— bei essentieller Hypertonie V 493, 508ff., 516ff.
— bei Gefäßkrankheiten VI 171ff.
— bei Hypertonie V 493, 508ff., 516ff.
—, Nebenwirkungen V 493
—, und Vasomotorik VI 527
—, Wirkung V 492ff., 508ff., 517
Dibucain bei Digitalismitose I 499
Dichlordiäthylsulfid und Capillarresistenz VI 582
— und hämorrhagische Diathese VI 582
Dichlotride s. a. u. Chlorothiazid
— als Diureticum I 527ff., 540ff.
Dicodid bei Herzinsuffizienz I 420
Dicumarine s. u. Cumarine
Dicumarol bei Angina pectoris III 1410ff.
— und Capillarpermeabilität VI 582
— und Capillarresistenz VI 582
— und Coronarinsuffizienz III 1410ff.
— bei Gefäßkrankheiten VI 195ff., 333
— und hämorrhagische Diathese VI 582
— und Herzinfarkt III 1462ff. 1472ff., 1477ff.
— bei Lungenembolie IV 118ff.
— bei Mitralstenose II 1322
— bei Periarteriitis nodosa VI 333
Dicurin als Diureticum I 529ff., 535
Dicyclomin bei Gefäßkrankkrankheiten VI 178
„Diencephalic autonomic attacks" IV 876ff.
Diencephalose und Hypertonie V 723ff.
Diet Saver I 509
Diffusion (Atmung) IV 79ff.
— und Cor pulmonale IV 84ff., 140ff.
Diffusion, Globalinsuffizienz IV 84ff.
— und Höhenadaptation IV 4ff., 82
— und Klima IV 4ff., 82
—, Kurzschlußdurchblutung IV 85ff.
— und Luftdruck IV 4ff., 82
— bei Lungenemphysem IV 178ff.
— bei Lungenfibrose IV 198ff.
— und Lungenkreislauf IV 79ff.
—, Partialinsuffizienz IV 82ff.
— bei Pneumokoniose IV 205ff.
— bei Sauerstoffmangel IV 4ff., 82
— bei Silikose IV 205ff.
—, Verteilungsstörungen s. u. Partialinsuffizienz
Diffusionsfibrose IV 198ff.
Diffusionskapazität (Lunge) I 197ff.; IV 79ff.
Diffusionskoeffizient (Atmung) I 197ff.
Diffusionskonstante (Atmung) I 197ff.
Diffusionsstörungen (Lunge) IV 79ff.
— bei Adipositas IV 231, 385
— bei angeborenem Herzfehler III 146ff.
— bei Cor pulmonale IV 144ff., 168ff.
— und Cyanose VI 530ff.
— im Kollaps I 1018ff.
— bei Lungenembolie IV 103, 106ff.
— bei Lungenemphysem IV 179ff.
— bei Lungenfibrose IV 198ff.
— und Lungenkreislauf IV 79ff.
— bei Mitralstenose II 1317ff.
— und Narkose IV 595ff., 598
— und Operabilität IV 629ff.
— und Operationen IV 598
— bei Pneumokoniose IV 205ff.
— bei Polycythämie IV 667
— und Polyglobulie IV 659
— bei Pulmonalsklerose IV 243
— und Schock I 1018ff.
— bei Silikose IV 205ff.
— bei Sklerodermie IV 201
— bei Thoraxdeformation IV 230
— bei Tuberkulose IV 222ff.
— bei Tumormetastasen IV 238ff.

Diffusionsstörungen bei Ventrikelseptumdefekt III 226
—, Vorkommen IV 81 ff.
Digalen I 480
— bei Arrhythmie II 113
— bei Herzinsuffizienz I 480 ff.
— bei Vorhofflimmern II 113
Digestionssystem und Acetylcholin V 200 ff.
— und Adams-Stokes-Syndrom II 255, 259, 262
— bei Adipositas IV 382 ff.
— und Alkalose I 581 ff.
— und allergische Myokarditis II 949 ff.
— und Ammoniumchlorid I 561
— bei Amyloidose II 961 ff.
— und Angioxyl V 208
— bei Angina pectoris III 1006
— bei Aortenaneurysma VI 452 ff.
— bei Aortenhämatom VI 458
— und Aortographie VI 134 ff.
— und Arrhythmie II 105
— bei Arteriosklerose V 361
— und arteriovenöse Anastomose VI 6 ff.
— bei arteriovenöser Lungenfistel III 389
— bei bakterieller Endokarditis II 682, 690 ff., 741
— und Banthin V 493
— bei Beriberi IV 390 ff., 395
— bei Bleivergiftung V 771 ff.
— und Blutdruck IV 390, 395, V 28, 61 ff., 361, 388, 786 ff., 803 ff.
— und Bradykardie II 16
— und Carboanhydrase I 538 ff.
— bei Carcinoid II 782 ff.
— und Capillaren VI 12
— und Capillarresistenz VI 565
— und Carboanhydrasehemmer I 538 ff.
— bei Chagas-Myokarditis II 931 ff.
— und Chinidin II 119
— und Chlorothiazid I 544; V 594
— und Cholinmangel V 146
— und Coronarinsuffizienz III 1006
— und Depressan V 232 ff.
— bei Dextrokardie III 577
— bei Dermatomyositis II 992
— und Dibenamin V 493
— und Dibenzylin V 493
— und Digitalis V 494
Digestionssystem bei Digitalis-Intoxikation I 489 ff.
— bei Diphtherie-Myokarditis II 895
— bei Druckfall-Syndrom IV 46
— und Dumping-Syndrom IV 865
— bei Dystrophia myotonica II 970
— bei Echinokokkose II 938
— bei Endangitis obliterans VI 291 ff.
— und Endocarditis fibrinosa II 778
— und Endocarditis lenta II 682, 690 ff., 741
— und Endocarditis verrucosa simplex II 778
— bei endokriner Hypertonie V 661
— und Erythematodes II 983 ff.; VI 344 ff.
— bei essentieller Hypertonie V 361, 388
— bei essentieller Hypotonie V 786 ff.
— und Extrasystolie II 43, 75
— und Ganglienblocker V 492, 566 ff., 580 ff., 594
— und Gefäßkrankheiten II 986 ff.; V 621; VI 291 ff., 315, 320
— und Gefäßmißbildungen III 389
— bei Glomustumoren VI 594
— bei Glykogenose II 966
— und Glykoside I 478, 489
— bei Graviditätstoxikose IV 512
— bei Hämangioendotheliom VI 600
— und Hämangiome VI 596
— und Hämangiosarkom VI 602
— und Hämatokritwert I 139
— bei Hämochromatose IV 686
— und Herzinfarkt III 1074 ff., 1092, *1115* ff.
— bei Herzinsuffizienz I 33, 417, 478
— bei Herztrauma II 504 ff.
— und Histamin V 199, 494
— und Hydergin V 492
— und Hydralazine V 546, 549 ff., 594
— bei Hypercalcämie IV 448
— und Hyperkaliämie IV 420 ff.
— und Hypertensin V 100 ff.
— und Hypertensinase V 103 ff.
— bei Hypertonie V 61 ff., 361, 388
Digestionssystem und Hypertonie-Therapie V 486, 492
— und Hypotonie IV 809 ff.
— und Hypocalcämie IV 446, 452
— und Hypochlorämie V 581 ff., 588
— und Hypokaliämie I 583 ff.; IV 420 ff., 436
— und Hyponatriämie I 568 ff.
— und Hypotonie IV 810; V 786 ff., 803 ff.
— und infektiöser Schock I 984
— bei intraarterieller Sauerstoffinsuffilation VI 210
— und Kallidin V 226 ff.
— und Kallikrein V 210, 218 ff., 221 ff.
— und Kaliumstoffwechsel IV 420 ff.
— bei Kaposi-Sarkom VI 602
— bei Karditis rheumatica II 606, 619, 621; VI 565
— und Kationenaustauscher I 555 ff.
— und Kavernome VI 596
— und Kollagenosen II 983 ff.
— und Kollaps I 957, 982 ff., 997, 1121 ff.; IV 599 ff.
— bei konstriktiver Perikarditis II 1100 ff.
— bei Lymphangitis VI 603
— und Lymphgefäßinsuffizienz VI 607
— bei Luftembolie IV 127 ff.
— bei Lungenembolie IV 95, 104 ff., 107 ff.
— bei Lungeninfarkt IV 107 ff.
— und Magnesium-Stoffwechsel IV 455 ff., 460
— bei maligner Hypertonie V 631 ff.
—, Mesoappendix-Test V 192 ff. s. a. dort
— bei Migräne VI 250
— und Mineral-Stoffwechsel IV 420 ff.
— bei Möller-Barlow-Syndrom VI 580 ff.
— bei Moschcowitz-Symmers-Syndrom VI 573
— bei Myokarditis II 877 ff.
— bei Myokardose I 33; II 969
— und Nephrin V 189
— und Nicotinwirkung II 10
— bei Ohnmacht IV 761 ff.
— und Oxytyramin V 180 ff.
— bei Pancarditis rheumatica II 619 ff.
— und Paramyloidose II 960 ff.

Digestionssystem und paroxysmale Tachykardie II 131 ff., 144
— und Pepsitensin V 102
— bei Periartriitis nodosa II 986 ff.; V 621; VI 315, 320 ff.
— und Perikarditis II 1100 ff.
— bei Phäochromocytom V 661
— und Phlebitis VI 492, 497 ff.,
— und Pneumoperikard II 1153
— bei Porphyrie IV 398
— bei postsynkopalem Syndrom II 261 ff.
— und Postural hypotension IV 738
— und Prostaglandin V 206
— und Purine I 547 ff.
— bei Purpura rheumatica VI 565
— und Pyrazole II 654
— und Quecksilberdiuretica I 533 ff.
— und Rauwolfia-Alkaloide V 525, 528, 538 ff., 594
— bei Raynaud-Syndrom VI 228
— bei renaler Hypertonie V 631
— und Renin V 100
— bei rheumatischem Fieber II 606, 619, 621; VI 565
— bei Riesenzellarteriitis VI 338, 341
— bei Roemheld-Syndrom IV 865
— und Salicyl II 650
— bei Scharlach-Myokarditis II 902
— und Schock I 957, 982 ff., 997, 1121 ff.; IV 599 ff.
— und Serotonin V 181 ff.
— bei Sklerodermie II 989 ff.
— bei Skorbut VI 580 ff.
— und Substanz P V 203 ff.
— und Sympathektomie V 486
— und Tachykardie II 131 ff., 144
— bei Teleangiektasien VI 539
— bei Thalliumvergiftung V 774
— und Thiocyanate V 494
— bei Thrombophlebitis VI 492, 497 ff.
— bei Tricuspidalinsuffizienz II 1506
— und Tricuspidalstenose II 1490
— und Vagotonin V 207 ff.
— und Vasomotorik VI 228
— bei vegetativer Labilität IV 719 ff., 799 ff., 809 ff.

Digestionsstörungen und Veratrin V 492
— und Veratrumalkaloide V 565, 594
— und Vergiftungen V 771, 774
— und Vesiglandin V 207
— und Vorhofflattern II 105
— und Vorhofflimmern II 105
— bei Waterhouse-Friedrichsen-Syndrom IV 563 ff.
Digilanid s. a. u. Lanatoside I 431
— bei Arrhythmie II 113 ff.
—, Chemie I 427 ff.
—, Eigenschaften I 431 ff., *483*
—, Erhaltungsdosis I 476 ff., 483
—, Latenz I 434 ff., 483
—, Resorption I 478, 483
— bei Vorhofflimmern II 113 ff.
—, Wirkdauer I 434 ff., 479, 483
—, Wirkung I 431, 434 ff., 458, 476 ff., 478, 483
Digimerck (s. a. u. Digitoxin) I 427 ff.
— bei Arrhythmie II 113
— bei Herzinsuffizienz I 427 ff.
— bei paroxysmaler Tachykardie II 148
— bei Tachykardie II 148
— bei Vorhofflimmern II 113
Diginatin, Chemie I 428 ff.
Diginatingenin, Chemie I 427 ff.
Digipuratum I 485
Digitaline bei Vorhofflimmern II 113
Digitalinum verum, Chemie I 428
Digitalis I 404 ff.
— bei Adams-Stokes-Syndrom II 272
— und Adrenalin I 480 ff.
—, Alternans durch II 408
— bei Amyloidose II 963
— bei angeborenem Herzfehler III 155
— bei Angina pectoris III 1395 ff.
— und Antesystolie II 382 ff.
— bei Aortenbogensyndrom VI 380
— bei Aortenfehler II 1448 ff., 1476
— bei Aorteninsuffizienz II 1476
— bei Aortenstenose II 1448 ff.
— und Arrhythmie I 489 ff.; II 105, 113 ff.

Digitalis und Atrioventrikularblock II 218 ff., 226, 243 ff., 248, 251
— und Atrioventricular-Rhythmus II 282
— bei Beriberi IV 396
—, Bigeminie I 490 ff.; II 40 ff., 114
— und Blutdruck I 71; V 494
— und Blutmenge I 149, 155
—, Bradykardie durch I 451, 479 ff.; II 19
— und Calcium I 480
— und Calciumstoffwechsel IV 450 ff.
— und Carotis-Sinus-Syndrom II 274 ff.
—, Chemie I 426 ff.
— und Chinidin II 117 ff., 121 ff.
— vor Commissurotomie II 1387, 1391 ff.
— bei Cor pulmonale IV 122 ff., 174 ff.
— bei Diabetes mellitus IV 378
— zur Diagnose I 462
— und Diurese I 457 ff.
— bei Dystrophia musculorum progressiva II 972
— und Elektrokardiagramm I 463, 479, 489 ff., *500* ff.; II 10
— und Elektrolythaushalt I 30, 113 ff.
— bei Endokardfibrose II 788
— bei Endomyokardfibrose II 788
—, Erhaltungsdosis I 476 ff.
— bei essentieller Hypertonie V 494
— und Extrasystolie I 462, 479, 490 ff.; II 39 ff., 53, 66 ff., *76* ff.
— bei Fibroelastose II 789
— bei Fiedler-Myokarditis II 958
— bei Gefäßkrankheiten VI 486, 986
— bei Gravidität IV 488, 498, 504
— bei Graviditätstoxikose IV 504
— bei Hämochromatose II 965
— und Herzarbeit I 8 ff., 30, 55 ff., 58 ff., 113 ff.
— und Herzblock II 193 ff., 198, 218 ff., 226
— bei Herzinfarkt I 464; III 1453 ff.
— bei Herzinsuffizienz I 8 ff., 30, 55 ff., 58 ff., 113 ff., 127 ff., 136, 149, 155, *404* ff., 458 ff.

Digitalis bei Herzthypertrophie II 975
— bei Herztrauma II 526ff.
— bei Hyperthyreose I 461ff., 471, 500, 503; IV 319, 323
— bei Hypertonie V 494
— und Hypocalcämie IV 451ff.
— und Hypokaliämie I 584ff.
— bei idiopathischer Herzhypertrophie II 975
—, Indikationen I 459ff.; II 113ff.
— und Inferferenz-Dissoziation II 295ff.
—, Intoxikation I 461ff., 479, *487*ff.
— und Kallikrein V 216
—, Kammerflattern durch II 171
—, Kammerflimmern durch II 171
— und Kammertachykardie II 151ff., 165
— bei Karditis rheumatica II 584ff., 656
— bei Klappenfehlern I 465
— im Körper I 432ff.
— bei Koma, diabetisches IV 378
—, Kontraindikation I 461ff.
— und Kollaps I 959, 968
— lanata I 426ff.
—, Latenz I 434ff.
— bei Lungenembolie IV 122ff.
— und Lungenkreislauf I 127ff.
— und Lungenödem I 136
— und Magnesium-Stoffwechsel IV 457ff., 459ff.
— bei Mitralfehler II 1382, 1387
— bei Mitralstenose II 1382, 1387
— bei Myocarditis rheumatica II 656
— und Myokard II 968
— und Myokarditis II 656, 877, 892, 918
— bei Myokardose II 969ff.; IV 498
— bei Myokardose nach Gravidität IV 498
— bei Myokardsarkoidose II 949
— bei Myokardtuberkulose II 945
— und Narkose IV 615ff.
—, Nebenwirkungen V 494
— und Operabilität IV 626, 634ff.

Digitalis und Pararhythmie II 295ff., 304, 307
— und Parasystolie II 304, 307
— und paroxysmale Tachykardie II 147ff., 151ff., 165
— bei Pneumonie-Myokarditis II 912
—, Präparate I 482ff.; II 113
—, probatorische Gaben I 462
— mit Puerperium IV 498
— purpurea I 426ff.
— und Reizleitungsstörungen II 193ff., 198, 218ff., 226, 243ff., 248, 251
—, Resorption I 431, 478
— bei rheumatischem Fieber II 584ff., 656
—, Sättigung I 474ff.
— bei Sarkoidose II 949
— und Schenkelblock II 341, 356
— und Schock I 465, 959, 968
— und Sinuauricularblock II 193, 198
—, Standardisierung I 430ff.
— und Tachykardie II 147ff., 149, 151ff., 165
— und Thrombophlebitis VI 486
— und Thrombose VI 986
—, Toleranztest I 472, 479
— bei Tricuspidalstenose II 1501ff.
—, Überdosierung I 458ff., 480, *493*ff.
— und Umkehr-Extrasystolie II 315
— und Umkehrrhythmus II 315
— und Venendruck I 113ff.
— und Vorhofflattern II 105, 123ff.
— und Vorhofflimmern II 105, 113ff.
— und Wenckebachsche Periodik II 218ff.
—, Wirkung I 56ff., 71, 127, *431*ff., *448*ff., *458*ff., *468*ff., *474*ff., 478ff.
—, Wirkungsdauer I 434ff., 479
— und Wolff-Parkinson-White-Syndrom II 382ff.
Digitalis-Bigeminie I 490ff.; II 40ff., 114, 304
Digitalis-Dispert I 485
Digitalisvergiftung I 489ff., 499ff.
—, Ätiologie I 487ff.
—, Alternans bei II 408

Digitalisvergiftung und Arrhythmie I 489ff.; II 105, 243ff.
— und Atrioventrikularblock II 218ff., 226, 243ff., 248
—, Blut bei I 499
—, Digestionssystem bei I 489
—, Herzrhythmus bei I 489ff.; II 105
— bei Hypertonietherapie V 494
— und Kaliumhaushalt I 458ff., 480, 493ff.
—, Mechanismus I 487ff.
— und Mineralhaushalt I 458ff., *493*ff.
— und Myokard II 968
— und Myokardose II 959
—, Nervensystem bei I 499
— und Reizleitungsstörungen II 193ff., 198, 218ff., 226, 243, 248
—, Symptome I 489ff., 499ff.; II 105
— und Therapie I 495ff.
— und totaler Block II 243ff., 248
Digitaloide I 433ff., *456*ff., 471ff.
— bei Adrenalektomie V 490
— bei angeborenem Herzfehler III 155
— bei Angina pectoris III 1395ff.
— und Antesystolie II 392
— bei Aorteninsuffizienz II 1476
— bei Arrhythmie II 113ff.
— bei Beriberi IV 396
— und Blutmenge I 149
— und Calcium I 480; IV 450ff.
— und Chemie I 426ff., 429ff.
— bei Cor pulmonale IV 122ff., 174ff.
— und Diurese I 457ff., 485ff.
—, Eigenschaften I 430ff., *481*ff., *485*ff.
— und Elektrokardiogramm I 500ff.
—, Erhaltungsdosis I 476ff.
—, Extrasystolie durch I 462; II 39ff., 44, 77ff.
— und Herzarbeit I 16ff., 25, 55ff., 76
— bei Herzinfarkt I 464; III 1453ff.
—, Indikationen I 459ff., 485ff.
— bei Infektionskrankheiten IV 556, 562ff.
— und Interferenz-Dissoziation II 291ff., 295ff.

Digitaloide, Intoxikation I 461 ff., 485 ff.
—, Kammerflattern durch II 171
—, Kammerflimmern durch II 171
— bei Karditis rheumatica II 656
— bei Klappenfehlern I 465
—, Kontraindikation I 461 ff.
—, Latenz I 434 ff., 481, 485 ff.
— bei Lungenembolie IV 122 ff.
— bei Myokarditis II 892
— und Operabilität IV 626, 634 ff.
— bei paroxysmaler Tachykardie II 147 ff., 149
— bei Pneumonie-Myokarditis II 912
— und Poliomyelitis II 918
— bei Pseudourämie V 388
—, Resorption I 431, 478, 481, 485 ff.
— bei rheumatischem Fieber II 656
—, Sättigung I 474 ff.
—, Standardisierung I 430 ff.
— und Stereoide I 459
— bei Tachykardie II 147 ff., 149
— und Thrombophlebitis VI 486
—, Todesfälle I 464; II 78
— bei Vorhofflimmern II 113 ff.
—, Wirkdauer I 434 ff., 479, 481, 485 ff.
—, Wirkung I 16 ff., 25, 55 ff., 76, 149, 431 ff., 434 ff., 448 ff., 458 ff., 464, 468 ff., 474 ff., *481* ff., 485 ff.
— und Wolff-Parkinson-White-Syndrom II 392
Digitalysat I 485
Digitoxigenin, Chemie I 427 ff.
Digitoxin I 430 ff., *489* ff.
— bei Arrhythmie II 113
—, Chemie I 427 ff.
— nach Commissurotomie II 1391
— und Diurese I 457 ff.
—, Erhaltungsdosis I 476 ff., 484 ff.
— bei Herzinsuffizienz I 113 ff., 427 ff., 468 ff.
— bei Herztrauma II 526 ff.
—, Intoxikation I 461 ff., 484 ff.
—, Kontraindikation I 461 ff.
—, Latenz I 434 ff., 484 ff.
— bei Mitralstenose II 1391
Digitoxin bei paroxysmaler Tachykardie II 148 ff.
—, Pharmakologie I 430 ff., *484* ff.
—, Resorption I 431, 478, 484 ff.
—, Sättigung I 475 ff., 484 ff.
—, Standardisierung I 430 ff.
— bei Tachykardie II 148 ff.
— in Verodigen I 483
— bei Vorhofflimmern II 113
—, Wirkdauer I 434 ff., 479, 484 ff.
—, Wirkung I 431 ff., 434 ff., 448 ff., 457 ff., 468 ff., 484 ff.
Digitoxose in Glykosiden I 427 ff.
Digoxigenin, Chemie I 427 ff.
Digoxin I 427 ff., 482 ff.
— bei Arrhythmie II 113 ff.
—, Chemie I 427 ff.
—, Eigenschaften I 431 ff., *482* ff.
—, Erhaltungsdosis I 476 ff., 482
— bei Extrasystolie II 76
— und Herzmechanik I 58, 427 ff.
—, Latenz I 434 ff., 482
—, Resorption I 431, 478, 482
—, Sättigung I 474 ff.
— und Steroide I 459
— bei Vorhofflimmern II 113 ff.
—, Wirkdauer I 434 ff., 479, 482
—, Wirkung I 58, 427 ff., 434 ff., 474 ff. 478, 482
Digitus mortuus bei Raynaud-Syndrom VI 224
Diglucomethoxan als Diureticum I 530 ff.
Dihydrazinophthalazin s. u. Nepresol
Dihydrochinidinchlorhydrat bei Vorhofflimmern II 115
Dihydroergocornin bei Angina pectoris III 1403
— und Blutdruck V 398, 509 ff.
—, Chemie V 509
— bei Coronarinsuffizienz III 1403
— bei essentielle Hypertonie V 398, 509 ff.
— bei Gefäßkrankheiten VI 166 ff.
— und Hirndurchblutung V 398
— bei Hypertonie V 398, 509 ff.
Dihydroergocristin und Blutdruck IV 858; V 509
— und essentielle Hypertonie V 509 ff.
Dihydroergocristin bei Gefäßkrankheiten VI 166 ff.
— und Hypertonie V 509 ff.
— bei vegetativer Labilität IV 858
Dihydroergokryptin und Blutdruck V 509
— und essentielle Hypertonie V 509
— bei Gefäßkrankheiten VI 166 ff.
— und Hypertonie V 509
Dihydroergotamin und Blutdruck IV 581; V 151, 509 ff.
— und Carotissinus V 151
— und essentielle Hypertonie V 509 ff.
— und Hypertonie V 151, 509 ff.
— bei vegetativer Labilität IV 851 ff.
Dihydrostreptomycin bei Endocarditis lenta II 754 ff.
Dihydrotachysterin und Hypercalcämie IV 446, 448
Dihydrotheophyllin als Diureticum I 527 ff., 548 ff.
— und Herzglykoside I 486
— und Oscillogramm VI 79
Dihydroxyphenylserin und Adrenalin V 168
— und Noradrenalin V 168
Dihyprylon bei vegetativer Labilität IV 859
Dilantin bei Digitalisvergiftung I 499
Dilatol VI 165
—, Chemie VI 165
— bei Gefäßkrankheiten VI 165 ff.
—, intraarteriell VI 207
— bei Raynaud-Syndrom VI 232
— und Terminalstrombahn VI 16
Dilaudid bei Angina pectoris III 1397
— bei Coronarinsuffizienz III 1397
— bei Herzinfarkt III 1446
— bei Lungenembolie IV 122
Dimedon und Kallikrein V 214
Dimercaprol bei essentieller Hypertonie V 501
Dimethylphenylpiperazin bei Phäochromocytom V 663, 667
—, Test V 663
Dinatriumäthylendiaminacetat und Calciumstoffwechsel IV 451
Dinitrophenol und Arteriosklerose VI 412

Diodon, Kammerflattern durch II 173
—, Kammerflimmern durch II 173
Diodrast zur Angiographie VI 120
— bei bakterieller Endokarditis II 754
— bei Endocarditis lenta II 754
Diodrastclearance und Adrenalin V 176
— bei Anämie IV 648
— und Blutdruck V 68, 406
— bei Blutkrankheiten IV 648
— bei essentieller Hypertonie V 406
— bei experimenteller Hypertonie V 68
— bei Gravidität V 727
— bei Herzinsuffizienz I 256
— und Hypertensin V 99
— bei Hypertonie V 602
— im Kollaps I 1098 ff.
— und Orthostase IV 735
— bei renaler Hypertonie V 602
— und Renin V 99
— im Schock I 1098 ff
— bei Schockniere I 1098 ff.
— und Sympathektomie V 479 ff.
— bei vegetativer Labilität IV 735
Dionin und Capillarpermeabilität VI 582
— und Capillarresistenz VI 582
— und hämorrhagische Diathese VI 582
— bei Herzinsuffizienz I 420
Dioxylin bei Gefäßkrankheiten VI 178
Dioxyphenylacetaldehyd und Blutdruck V 180
— und Hypotonie V 180
— und Oxytyramin V 179 ff.
Dioxyphenylalanin und Adrenalin V 168
— und Noradrenalin V 168
— und Oxytyramin V 179
Dioxypropyltheophyllin bei Angina pectoris III 1383
Diparcol und Gefäßkrankheiten VI 29
Dipetalonema und Lymphangitis VI 604
Diphenylaminreaktion bei Carditis rheumatica II 598
Diphenylenmethandisulfonamid und Diurese I 530 ff.
Diphenylhydantoin und Periarteriits nodosa VI 309
Diphosphorpyridinnucleotid V 313
Diphtherie, Adams-Stokes-Syndrom bei II 263
— und Addison-Syndrom V 798
— und angeborener Herzfehler III 114
—, Antesystolie bei II 395
—, Atrioventrikularblock bei II 224, 243 ff.
— und Blutdruck V 716, 798, 801 ff.
—, Bradykardie bei II 18
— und Endocarditis acuta bactericidis II 731
— und Entzügelungshochdruck V 716
—, Extrasystolie bei II 36 ff.
— und Gefäßkrankheiten VI 27
—, Herzblock bei II 224, 243 ff.
—, Herzinsuffizienz bei I 763 ff., 779
— und Hypertonie IV 569
— und Hypotonie V 798, *801* ff.
— und infektiöser Schock I 983 ff.
—, Interferenzdissoziation bei II 295
— und Kammertachykardie II 150 ff.
— und Kollaps I 958, 983
—, Lebernekrose bei I 779 ff.
—, Links-Schenkelblock bei II 357
—, maligne II 249, 357
— und Myokarditis I 348, 707, 763 ff.; II 357, 869 ff., 874 ff., 892 ff.; IV 546 ff.
— und neurogene Hypertonie V 716
—, Prognose II 897 ff.
—, Rechts-Schenkelblock bei II 357
—, Reizleitungsstörungen bei II 224, 243 ff., 357
— und Schenkelblock II 357
— und Schock I 958, 983 ff.
—, Tachykardie bei II 9 ff., 150
— und totaler Block II 243 ff., 249, 272
—, toxische II 249, 357, 893
—, Umkehrextrasystolie bei II 315
—, Umkehrrhythmus bei II 315
—, Verzweigungsblock bei II 357
—, Wilson-Block bei II 357
—, Wolff-Parkinson-White-Syndrom bei II 395
Diphtheriebakterien und Endocarditis lenta II 675
Diphtherie-Myokarditis I 763; II 357, 869 ff., 874 ff., *892* ff.; IV 546
—, Anatomie II 893 ff.,
—, Elektrokardiogramm bei II 878 ff., *895* ff.
—, Häufigkeit II 893
— und kardiogener Schock II 896
—, Kreislauf bei II 894 ff.
—, Pathologie II 893 ff.
—, Prognose II 897 ff.
—, Röntgendiagnose II 885
—, Symptome II 895 ff.
Diphtherieserum und allgerische Myokarditis II 952
— und allergische Perikarditis II 1089
— bei Diphtherie-Myokarditis II 892
Diphtherietoxin und Blutdruck V 57
— und Hypertonie V 57
— und Myokarditis IV 546 ff.
Diphtherie-Toxoid und rheumatisches Fieber II 554
Diplococcus pneumoniae s. u. Pneumokokken
Dipyrin bei Carditis rheumatica II 651
Dirnate und Diurese I 536 ff.
Diskordanz (EKG), Begriff II 317
„Dissociation isorhythmique", Begriff II 239
Dissoziation (Elektrokardiogramm) II 285 ff.
—, atrioventikulare II 285, *286* ff.
— Block- s. a. dort II 227, 285 ff.
—, einfache II 285
—, —, Elektrokardiogramm bei II 287 ff.
— Interferenz- s. a. dort II 240 ff., 285 ff., *290* ff.
—, —, isorhythmische II 288 ff.
—, —, Mechanik II 286 ff.
—, —, Symptome II 287 ff.
Diurese und Acidose I 566 ff., 588 ff.
— und ACTH II 645
— und Aderlaß I 591 ff.
— und Adiuretin I 236 ff., 275 *280* ff., 323 ff., 510
— und Adrenalin V 176 ff.
— und Aldosteron I 236 ff., *269* ff., 323 ff., 402 ff., 510, 550; V 710 ff.

Diurese durch Aldosteronhemmer I 550ff.
— und Alkalose I 566ff., 581ff.
— bei Anämie IV 646ff., 648, 657, 659
— bei Angina pectoris III 1006
— bei Angiopathia diabetica IV 354ff., 365ff.
— und Angioxyl V 208
— bei Aortenhämatom, intramuralem VI 458
— bei Aortenstenose II 1448
— bei Aortenthrombose VI 375
— und Aortographie IV 135
— bei arteriovenösen Aneurysmen V 769ff.
— bei arteriovenösen Fisteln VI 477ff.
— und Atmung I 329; IV 17ff., 26
— durch Ansäuerung I 561ff.
— und Augenhintergrund V 424
— und Balneotherapie I 666ff.
— bei Beriberi IV 395
— und Blutdruck V 68ff., 99ff., 165, 176ff., 185, 189, 208, 220, 241, 259, 307ff., 328ff., 402ff., 784
— bei Blutkrankheiten IV 646ff., 648, 657, 659
— und Blutmenge I 153, 155, 162, 323ff.
— und Calciumstoffwechsel IV 446
— und Capillarpermeabilität VI 106ff.
— durch Carboanhydrasehemmer I 536ff.
— durch Chlorothiazid I 541ff.; V 589ff.
— und Coma diabeticum IV 375ff.
— und Commissurotomie II 1387
— und Coronarinsuffizienz III 1006
— bei Cor pulmonale IV 96, 105ff., 124ff., 175ff.
— durch Corticoide I 550ff.
— und Cortison II 645; V 709ff.
— und Cyanose VI 531
— und Dehydratation I 566ff., 589ff.
— bei Dekompensation V 404
— bei Diabetes mellitus IV 354ff., 365ff., 375ff.; V 337, 419ff.
Diurese durch Digitalis I 406; V 494
— und Embolie I 534, 596
— bei Endangitis obliterans VI 259ff., 290
— bei Endokardfibrose II 788
— bei endokriner Hypertonie V 659
— bei Endomyokardfibrose II 788
— bei Erythemathodes II 983ff.
— und essentielle Hypertonie V 259, 307ff., 328ff., 402ff.
— bei experimenteller Hypertonie V 68ff., 99ff., 165, 176ff., 185, 189
— und Ganglienblocker V 570, 574ff.
— bei Gravidität IV 482ff., 727
— bei Graviditätstoxikose IV 503ff., 512ff., 517; V 734
— bei Hämochromatose IV 685
— bei Herzinfarkt III 717ff., 1118; V 818ff.
— bei Herzinsuffizienz I 33, 69, 74ff., 85, 91, 101, 129ff., 204ff., 214, *235*ff., *255*ff., 275, *280*ff., *301*ff., *329*ff., 338ff., 402ff., 419, 433, *456*ff., 480, 496ff., 502ff., 516ff., *521*ff.; V 404, 566
— bei Höhenadaptation IV 17ff., 26
— und Hydralazine V 548
— und Hydro-Chlorothiazid V 589ff.
— und Hyperchlorämie I 588ff.
— bei Hyperkaliämie IV 421ff.
— und Hypertensin V 99ff.
— bei Hypertonie V 68ff., 99ff., 165, 176ff., 185, 189, 241, 259, 307ff., 328ff., 402ff., 602ff.
— und Hypertonie-Therapie V 494, 589ff.
— und Hypocalcämie IV 446
— und Hypochlorämie I 581ff.
— und Hypokaliämie I 583ff.; IV 420ff.
— und Hyponatriämie I 568ff.
— und Hypotonie V 784
— bei Infektionskrankheiten IV 556, 562
Diurese und Kälte-Test IV 784
—, Kaliumhaushalt I 497ff., 566
— und Kallikrein V 220
— und Kationenaustauscher I 212, 507, *555*ff.
— und Klima IV 17ff., 26
— bei Kollagenosen II 983ff.
— und Kollaps I 957, 997ff., *1074*ff., *1098*ff., 1107ff.; IV 602ff.
— bei konstriktiver Perikarditis II 1096ff., 1105
— und Luftdruck IV 17ff., 26
— und Luftembolie IV 131
— und Lungenembolie IV 96, 105ff., 124ff.
— und Magnesiumstoffwechsel I 256; IV 455ff.
— bei Migräne VI 254
— und Mineralhaushalt I *562*ff., 566
— bei Mitralstenose II 1387
— bei Moschcowitz-Symmers-Syndrom VI 573
— bei Myokarditis II 902
— und Narkose IV 595ff.
— und Nephrin V 189
— bei Nephrose V 617
— und Noradrenalin V 176ff.
— bei Ohnmacht IV 761ff.
— und Operabilität IV 626, 631ff.
— und Operationen IV 596ff., *605*ff.
— bei Orthostase IV 730ff., 735; V 810, 813
—, osmotische I 561
— bei paroxysmaler Tachykardie II 134ff.
— bei Periarteriitis nodosa VI 317ff.
— bei Perikarditis II 1096, 1105
— bei Perniciosa IV 648
— bei Phäochromocytom V 659ff.
— bei Phlebitis VI 488, 496ff.
— bei Polycythämie IV 665ff.
— bei Postural hypotension IV 738ff.; V 816
— durch Purine I 526ff., *545*ff.; V 494
— bei Pyelonephritis V 609
— und Pyrazole II 651, 654
— bei renaler Hypertonie V 602ff.
— und Renin V 99ff.
— und Säure-Basengleichgewicht I 204ff., 214, 301, 510, 566ff., 581ff., 588ff.

Diurese bei Sauerstoffmangel IV 17ff., 26
— bei Scharlach-Myokarditis II 902
— und Schock I 957, 997ff., *1074*ff., *1098*ff., 1107ff.; IV 602ff.
— bei Schockniere I 1074ff., *1098*ff., 1107ff.
— durch Scilla I 485
— und Sedations-Test V 259
— und Sedativa I 419ff.
— und Serotonin V 185
— bei spontaner Hypertonie V 165
— und Steroide I 269ff., 323ff.
— und Sympathektomie V 479ff.
— bei Tachykardie I 345; II 134ff.
— bei Therapie I 404, 407ff., 566
— und Thrombophlebitis VI 488, 496ff.
— und Thrombose I 534, 590
— und Tyramin V 179
— bei vegetativer Labilität IV 719, 735
— und Vena cava-inferior-Ligatur I 596ff.
— und Venendruck I 85, 91
— und Veratrumalkaloide V 559ff.
— und Wasserhaushalt I *562*ff.
Diuretica I 521ff.
— und Acidose V 566ff., 588ff.
—, Aldosteronhemmer I 550ff.
— und Alkalose I 566ff., 581ff.
— bei Anämie IV 657
— bei angeborenem Herzfehler III 155
— bei Aortenstenose II 1448
— und Blutdruck V 494
— bei Blutkrankheiten IV 657
— und Calciumstoffwechsel IV 446
—, Carboanhydrasehemmer I 535ff.
—, Chemie I 526ff.
—, Chlorothiazid I 540ff.
— und Commissurotomie II 1387
— bei Cor pulmonale IV 175ff.
—, Corticoide als I 550ff.
—, Definition I 525ff.
— und Dehydratation I 566ff., 589ff.
— und Diabetes mellitus I 538ff., 557ff.
—, Dosierung I 527ff.
—, Eigenschaften I 527ff.
— und Embolie I 534, 590
Diuretica bei Endokardfibrose II 788
— bei Endomyokardfibrose II 788
—, Erhaltungstherapie I 524ff.
— bei essentieller Hypertonie V 494
—, extrarenale I 526ff.
— bei Gefäßmißbildungen VI 590
— bei Graviditätstoxikose IV 504
— bei Hämangiome VI 590
— bei Hämochromatose IV 685
— bei Herzinsuffizienz I 113ff., 129, 300ff., 315, *407*ff., 507ff., *521*ff., *528*ff., 566
— und Hyperchlorämie I 588ff.
— bei Hypertonie V 494
— und Hypocalcämie IV 446
— und Hypochlorämie I 581
— und Hypokaliämie I 583ff., 584; IV 420ff.
— und Hyponatriämie I 5, 568ff.
— bei idiopathischer Herzhypertrophie II 975
—, Indikation I 522ff.
—, Kationenaustauscher I 212, 507, *555*ff.
— und Kollaps I 957; IV 602ff.
—, Kontraindikationen I 525
— und Leber IV 606
— bei Luftembolie IV 131
— und Lungenembolie IV 96
— bei Lymphgefäßinsuffizienz VI 615
— bei Lymphödem VI 615
— und Magnesiumstoffwechsel IV 455ff.
— bei Migräne VI 254
— und Mineralhaushalt I 255, 496ff., 525ff., 531ff., 566
— bei Mitralstenose II 1387
—, Präparate I 526ff., 528ff.
— und Operabilität IV 631
—, osmotische I 526ff.
—, Quecksilber I 528ff.
—, renale I 526ff.
— und Schock I 957; IV 602ff.
—, Scilla I 485
— bei Sturge-Weber-Syndrom VI 590
— und Thrombose I 534, 590
—, Wirkung I 526ff.
—, Wirkungsweise I 526ff.
Diuretin bei Herzinsuffizienz I 545ff.
Diuril als Diureticum s. a. u. Chlorothiazid I 541
Divertikelruptur bei Herzdivertikel III 594
Divinyläther zur Narkose IV 615ff.
DOCA bei Addison-Syndrom V 797
— bei Adrenalektomie V 490
— bei allergischer Myokarditis II 950ff.
— und Arteriosklerose V 357ff.; VI 413ff.
— und Blutdruck V 39ff., 46ff., 70, 73ff., 112, *114*ff., 144, 315
— und Blutmenge I 152; V 705
—, Chemie V 114ff.
— und Cortison V 132
— bei Cyanose VI 532
— und endokrine Hypertonie V 705ff.
— und essentielle Hypertonie V 315, 706
— und essentielle Hypotonie V 791ff.
— und experimentelle Hypertonie V 46ff., 70, 73ff., 112, 114ff., 144
— und Gravidität V 729ff.
— und Graviditätstoxikose V 741
— Herzglykoside I 459
— und Herzhypertrophie V 366
— und Hydralazine V 544
— und Hypertensin V 127
— und Hypertensinogen V 93
— und Hypertonie V 39ff., 46ff., 70, 73ff., 112, *114*ff., 144, 315
— und Hypotonie V 791ff., *826*ff.
— bei Kollaps IV 602ff.
— und Mineralhaushalt I 306; V 116ff., 144
— und Myokarditis II 950ff.
— und Noradrenalin V 174
— und Orthostase IV 740ff.
— bei Postural hypotension IV 740ff.
— bei Pseudo-Cushing-Syndrom V 701
— und Renin V 112, 127, 144
— bei Schock IV 602ff.
— und Vasoexcitor material V 195
— bei vegetativer Labilität IV 850, 859ff.
— und Wasserhaushalt V 116ff.
DOCA-Hypertonie V 705ff.
— und Cortison V 132
— und Arteriosklerose V 357

DOCA-Hypertonie als endokrine Hypertonie V 705ff.
— und essentielle Hypertonie V 315
— und experimentelle Hypertonie V 46ff., 70, 73ff., 112, 114ff., 144
— und Heparin V 504
— und Hydralazine V 544ff.
— und Hypertensin V 127
— und Natriumstoffwechsel IV 444
— und Noradrenalin V 174
— und Renin V 112, 127, 144
Doerrsche Theorie (Transposition der Aorta und Pulmonalis) III 48ff.
Dolantin bei Angina pectoris III 1397ff.
— bei Aortographie VI 135
— und Coronarinsuffizienz III 1397ff.
— und Herzinfarkt III 1446
— bei Herzinsuffizienz I 420
— bei Kollaps I 1142
— bei Lungenembolie IV 122
— zur Narkose IV 617ff.
— bei paroxysmaler Tachykardie II 148
— beim Schock I 1142
— bei Tachykardie II 148
Donnan-Gleichgewicht I 299
Dopa und Adrenalin V 168
— und Noradrenalin V 168
Dopa-Decarboxylase und Adrenalin V 168, 173
— und Noradrenalin V 168, 173
— und Oxytyramin V 179ff.
—, Vorkommen V 180
„Doppel-Kanonenschlag", Begriff II 228
Doryl und Blutdruck V 255ff.
— nach Commissurotomie II 1393
— und Dermographie VI 40
— und essentielle Hypertonie V 255ff., 505
— bei Gefäßkrankheiten VI 160
— und Hauttemperatur VI 83
— bei Herztrauma II 526ff.
— und Hypertonie V 255ff., 505
— bei Mitralstenose II 1393
— bei paroxysmaler Tachykardie II 147ff., 149
— und renale Hypertonie V 255ff., 505
— bei Tachykardie II 147ff., 149
Doryl bei vegetativer Labilität IV 850
„double bruit de canon", Begriff, II 228
DPN s. u. Diphosphorpyridinnucleotid
Dracunculus medinensis und Lymphangitis VI 604
Drahtschlingenarterien bei Erythematodes VI 344
— durch Hydralazine V 546
Dreifachreaktion und Capillarpermeabilität VI 547
Drosselgefäße (Lunge) bei Herzklappenfehler II 1304ff.
— bei Mitralstenose II 1304ff.
Drosselungshochdruck V 111, 309, 596ff.
— durch Allergie V 775
— und Antirenin V 110ff.
— und Aortenisthmus-Stenose V 757
— bei Aortenhämatom, intramuralem VI 459
— und Arteriosklerose V 358
— und Blutdruck V 37, 49ff., 596ff.
— bei Cystenniere V 607
— bei Durchblutungsstörungen V 596ff.
— und Encephalopathie V 388
— bei Endangitis obliterans V 624ff.
— bei Endocarditis lenta II 717
— und Graviditätstoxikose V 741
—, Hirndurchblutung bei V 388
— und Hypertonie V 37, 49ff., 596ff.
— und maligne Hypertonie V 626ff.
— und Natriumacid V 501
— und Nephrin V 189, 355
— bei Perinephritis V 602ff.
— bei Pyelonephritis V 611
—, renale Hypertonie als V 596ff.
— und Renin V 110
— durch Tumoren V 605ff.
— und Vasodepressormaterial V 195, 230
— und Vasoexcitormaterial V 195, 203
Druckbelastung I 736ff., 884ff.
— bei angeborener Aortenstenose III 443
— und angeborener Herzfehler III 302, 443, 449ff., 508
Druckbelastung bei angeborener Pulmonalstenose III 302
— bei Aortenatresie III 561
— bei Aortenisthmusstenose I 886ff.; III 449ff., 457ff., 471ff.
— bei Aortopulmonalseptumdefekt III 199ff.
— bei Canalis atrioventricularis communis III 296
— bei Cor triatriatum III 553ff.
— bei Ductus Botalli persistens III 160ff.
— und Herzform I 884ff.
— und Herzgröße I 884ff.
— bei Herzklappenfehler II 1311ff.
— und Herzvolumen I 885ff.
— bei Mitralinsuffizienz II 1408ff.
— bei Mitralstenose II 1311ff., 1336ff.
— bei Taussig-Bing-Komplex III 508
— bei Transposition der Aorta und Pulmonalis III 508
— bei Tricuspidalinsuffizienz II 1505ff.
— bei Ventrikelseptumdefekt III 225, 232ff.
Druckfall-Syndrom IV 45ff.
— und Luftembolie IV 128ff.
—, Symptome IV 45ff.
Druckhyperplasie s. u. Druckhypertrophie
Druckhypertrophie I 736ff., 884ff.
—, exzentrische I 736ff., 744ff., 885ff.
—, —, Anatomie I 745ff.
—, —, Dynamik I 746ff., 751ff.
—, —, und Herzinsuffizienz I 751ff.
—, —, Mechanismus I 747ff.
—, —, Morphologie I 745ff.
—, —, Vorkommen I 744ff.
—, Gefügedilatation, plastische I 744ff.
— bei Herzklappenfehler II 1311ff.
—, konzentrische I 736ff.
—, —, Anatomie I 738ff.
—, —, bei angeborener Pulmonalstenose III 302ff.
—, —, Funktion I 740
—, —, Mechanik I 740ff.
—, —, Morphologie I 737ff.
—, —, Vorkommen I 737, 744
— bei Mitralstenose II 1311ff.

Druckpuls und Schock I 959
Druck-Volumen-Diagramm des Herzens I 3ff.
Ductus arteriosus persistens s. u. Ductus Botalli persistens
Ductus Botalli III 5ff.
— — persistens, Ätiologie III 159
— — —, Anatomie III 70ff., 159ff.
— — —, Aneurysma des II 714; III 171ff., 182ff.
— — — und angeborene Aortenstenose III 434
— — — und angeborenes arteriovenöses Coronaraneurysma III 213
— — — und angeborene arteriovenöse Fisteln VI 470
— — — und angeborene Mitralstenose III 27, 349ff.
— — — bei angeborener Pulmonalstenose III 34ff.
— — —, Angiokardiographie bei III 180ff., 184ff.
— — — und Aortenaneurysma VI 446
— — — und Aortenatresie III 40, 561ff.
— — — und Aortenbogen-Anomalien III 478ff.
— — — und Aortenisthmusstenose III 66, 71, 447, 451ff.
— — — und bakterielle Endokarditis II 667ff., 685, 689ff., 702ff., 714, 747, 762
— — — und Blutdruckmessung V 7
— — — und Cor pulmonale IV 232
— — —, Definition III 157ff.
— — — und Dextrokardie III 580
— — —, Differentialdiagnose III 191ff.
— — —, doppelter III 65ff.
— — — bei Eisenmenger-Komplex III 38
— — —, Elektrokardiogramm bei III 157, *168*ff., 187, 191
— — — und Endangitis obliterans VI 294
Ductus Botalli persistens und Endokarditis III 74, 182ff., 193ff.
— — — und Endokarditis lenta II 667ff., 685, 689ff., 702ff. 714, 747; III 74, 182ff., 193ff.,
— — —, Entwicklungsgeschichte III 70ff., 157ff.
— — — bei Fallotscher Tetralogie III 333, 337
— — —, Formen III 73, 159ff.
— — — und Geburtsakt IV 492ff.
— — — und Gravidität IV 492ff.
— — —, Geschlechtsverteilung III 108
— — — und Mitralatresie III 558
— — —, Häufigkeit III 160
— — — und Heredität III 109, 159
— — —, Herzform bei I 887; III 157
— — —, Herzgröße bei I 887
— — —, Herzkathetherismus bei III 140, *174*ff., 187
— — — und Hirnbasisaneurysma VI 464
— — —, Komplikationen III 182ff.
— — —, Kymogramm bei I 890; III 174
— — —, Prognose III 190ff.
— — —, Physiologie III 160ff.
— — —, Pathologie III 70ff., 159ff.
— — — und Puerperium IV 492ff.
— — — und Pulmonalaneurysma III 373; VI 466
— — — bei Pulmonalatresie III 366
— — — und Rechts-Schenkelblock II 330; III 170ff.
— — —, Röntgendiagnose I 890; III 157, *171*ff.
— — — und Schenkelblock II 170ff., 330
— — —, Shuntumkehr bei III 170, *183*ff.
Ductus Botalli persistens, Symptome III 157ff., 165ff.
— — —, Therapie III 193ff.
— — — bei Transposition der Aorta und Pulmonalis III 47ff., 495ff., 502ff., 509ff.
— — — und Tricuspidalatresie III 23, 396ff.
— — — bei Truncus arteriosus communis persistens III 29
— — — und Tuberkulose III 129ff.
— — — als Volumenbelastung I 887ff.
— —, Unterbindung bei Ductus Botalli persistens III 193ff.
— — — bei Endokarditis lenta II 762; III 182, 193ff.
Ductus Cuvieri III 5
— —, Entwicklungsgeschichte III 5
— — und Vena-cava-Anomalie III 513ff.
Ductus thoracicus und Chylothorax VI 607
— — beim Kollaps I 969
— — bei konstriktiver Perikarditis II 1098, 1104
— — beim Schock I 969
— — und Sympathektomie V 486
Ductus-thoracicus-Thrombose und Lymphgefäßinsuffizienz VI 605
Dünndarmcarcinoid s. u. Carcinoid
Dura-Sinus-Thrombose VI 500
Durchblutungsstörungen, abdominale VI 291ff.
— bei Adams-Stokes-Syndrom II 251ff., 260
— bei Addison-Syndrom V 799
— und Adenosin V 202
— und Adrenalin V 176ff.
— und Allergie VI 23ff., 27ff,. 29ff., 262ff., 277ff.
— bei Amyloidose II 963; V 617
— bei Anämie III 868ff.; IV 643ff., *646*ff.
— und Anaesthesie IV 612
— bei Aneurysmen VI 442ff.
— bei Aneurysmen, arteriovenösen V 769

Durchblutungsstörungen bei angeborenen arteriovenösen Fisteln VI 469ff.
— bei angeborenem Herzfehler III 123ff., 150, 356
— bei Angina pectoris III 699ff., 989ff.
—, Angiographie bei VI 117ff.
— bei Angiomen VI 587ff.
— bei Diabetes mellitus IV *354*ff., 361; V 337, 353, 395, 419ff., 425ff.; VI 437ff.
— und Antihistamine VI 176ff.
— bei Aortenaneurysma VI 445ff., 448
— bei Aortenbogensyndrom V 767; VI 375ff.
— bei Aortenhämatom, intramuralem VI 458ff.
— bei Aorteninsuffizienz II 1456ff.
— bei Aortenisthmusstenose III 447ff., 450ff.; V 754ff., 757, 761
— bei Aortenstenose II 1428ff., 1432ff., 1447; VI 1461
— bei Aortenthrombose VI 371ff., 375
— bei Aortitis luica VI 349ff.
— und Aortographie VI 130ff., 135
—, arterielle VI 223ff.
—, Arterienpuls bei VI 48ff.
— bei Arteriitis disseminata VI 343ff.
— bei Arteriitis luica VI 347ff.
— bei Arteriitis rheumatica VI 345
— bei Arteriitis tuberculosa VI 347
— und Arteriographie VI 122ff.
— bei Arteriosclerosis obliterans VI 429ff., 431ff.
— bei Arteriosclerosis obliterans diabetica VI 437ff., 439ff.
— bei Arteriosklerose V 351, 397, 595ff., 618ff.; VI *381*ff., 429ff., 437ff.
— und arteriovenöse Anastomosen VI 7ff.
— bei arteriovenösen Fisteln VI 469ff., 473ff., 477ff.
— bei arteriovenöser Lungenfistel II 389
— und Atmung IV 7, 10ff., 13ff.
—, Atrioventrikularblock bei II 225ff.
— und Augenhintergrund V 387ff., 423ff., 429

Durchblutungsstörungen bei bakterieller Endokarditis II 712, 718ff., 741, 767ff.
— und Balneotherapie I 698, 700; V 156ff., 591ff.; VI 156ff.
— und Barbiturate V 495
—, Belastungsprobe VI 55
— bei Beriberi IV 395
— und Bleivergiftung III 889; V 773
— und Blutdruck V 32ff., 37ff., 39ff., 49ff., 59ff., 65ff., 68, 99, 165, 176, 185, 241, 259, 263ff., 307ff., 328ff., 344, 351ff., 367, 387ff., 391, 393ff., 402, 498, 596ff., 605
— und Blutgerinnung VI 265, 279ff.
— bei Blutkrankheiten IV 643ff., 646ff., *648*ff., 676; VI 246ff.
— und Blutspeicher I 1007ff.
— und Calciumstoffwechsel IV 454
— und Calometrie VI 87ff.
— und Cantharidenblasentest VI 109ff.
— bei Capillaraneurysmen VI 545
— Capillardruck bei VI 98ff.
— bei Capillarektasien VI 525ff.
—, Capillarmikroskopie bei VI 96ff.
— bei Capillaropathia diabetica VI 548ff.
—, Capillarpermeabilität bei VI 97, 105ff., 548ff., 551ff.
—, Capillarplethysmogramm bei VI 108
—, Capillarresistenz bei VI 102ff., 565
— bei Capillarspasmen VI 536ff.
— und Carotissinus II 144, 273ff.; V 714ff.
— und Carotissinus-Syndrom II 144, 273ff.; V 815
— bei Cervicalsyndrom IV 864
— und Chlorothiazid V 589, 591
— bei Commissurotomie II 1385ff., 1396
— bei commotio cordis II 462ff.
— bei compressio cordis II 463ff.
— bei contusio cordis II 463ff.
— bei Coronargefäßmißbildungen III 569ff.

Durchblutungsstörungen bei Coronarinsuffizienz III 688ff., 699
— bei Coronarsklerose III 731ff.
— bei Cor pulmonale IV 148ff., 173
— und Cortison V 710
— bei Coxsackie-Infekt II 921
— und Cyanose VI 530ff.
— bei Cystenniere V 607
— bei Dermatomyositis II 991
— und Dermographie VI 38ff.
— bei Diabetes mellitus IV 354ff., 361; VI 437ff., 439ff.
— bei diabetischer Glomerulosklerose V 620
— und Diurese I 590
— bei Druckfall-Syndrom IV 47
—, Dysbasia intermittens bei VI 32ff.
— bei Dystrophie IV 305
— bei Effort-Syndrom IV 817
— bei Eintauchfuß VI 560ff.
—, Elektrodermatogramm bei VI 93ff.
—, Elektromyogramm bei VI 95ff.
— bei Elektrounfall III 904ff.
— bei Embolie VI 361ff.
— bei Endangitis V 624ff.; VI 255, 259ff., 278ff., 281ff., 287, 289ff., 375ff.
— und Endocarditis fibrinosa II 776ff.
— bei Endocarditis lenta II 691, 706ff., 710ff., 712, 718ff., 741, 767ff.
— und Endocarditis verrucosa simplex II 776ff.
— bei endokriner Hypertonie V 660
— bei Erfrierung I 981ff.; VI 554ff., 557
— und Ernährung VI 30
—, Erythem bei VI 37ff., 43ff.
— bei Erythematodes II 983ff.; VI 344ff.
— bei Erythralgie VI 527
— bei Erythromelalgie VI 525
— bei essentieller Hypertonie V 241, 259, 263, 307ff., 328ff., 344, 351ff., 367ff., 387ff., 391, 393ff., 402ff., 498
— bei experimenteller Hypertonie V 65ff., 68, 99
— und experimenteller Schock I 989ff., 1099ff.
— und Extrasystolie II 44
— bei Fallotscher Tetralogie III 356ff.

Durchblutungsstörungen bei Fettembolie IV 132ff., 134ff.
—, Ganglienblocker bei V 570, 575ff., 582ff.; VI 162, 173ff.
—, Gangrän bei VI 45ff.
—, Gefäßgeräusche bei VI 50ff.
— bei Gefäßkrankheiten VI 32ff., 112, 259ff.
— bei Gefäßmißbildungen III 64ff., 389; VI 587ff., 590
— und Gefäßspinnen VI 543ff.
—, Gehtest bei VI 55
— und Genußgifte IV 826
—, Gewebsclearance bei VI 113ff.
— bei Glomerulonephritis V 612ff.
— bei Glomerulosklerose V 620
— bei Glomustumoren VI 593ff.
— und Gravidität IV 481, 482, 522; V 727
— bei Graviditätstoxikose IV 503, 506, 510ff., 513; V 387ff., 397, 734ff., 736ff.
—, Haare bei VI 47
— bei Hämangioendotheliom VI 600
— und Hämangiome VI 590, 595, 599
— bei Hämangiosarkom VI 601ff.
— und Hämodynamik V 403ff.
— und hämorrhagische Diathese VI 102ff., 565
— bei hämorrhagischem Schock I 957, 960ff.. 986ff., 1074, 1101
—, Haut bei VI 36ff.
—, Hauttemperatur bei VI 38ff., *83*ff.
— und Heparin V 505
—, Herzblock durch II 225ff.
— bei Herzinfarkt III 701, 716ff., 1230ff., *1234*ff., 1256ff.
— bei Herzinsuffizienz I 256ff., 767, 788ff.
— und Herzklappenfehler II 1298, 1433ff., 1447
— und Herzminutenvolumen V 403ff.
— bei Herztrauma II 463ff.
— bei Herztumoren II 1181ff., 1184, 1194
— bei Hirnbasisaneurysma VI 463ff.
— und Histamin V 199; VI 176ff.
Durchblutungsstörungen und Höhenadaptation IV 7, 10ff., 13ff.
— und Hydergin V 513
— und Hydralazine V 542, 549
— und Hydrochlorothiazid V 589ff., 591
—, Hyperämietest bei VI 57ff., 61ff.
— bei Hyperthyreose IV 321
— und Hypertensin V 99
— und Hypertonie V 32, 39ff., 59, 241, 263ff., 328, 344, 351ff., 367, 387ff., 391, 393ff., 402, 498, 596, 602, 605, 609, 613; VI 289ff.
— bei Hypoglykämie IV 380
— und Hyponatriämie I 568ff.
— bei Hypophysektomie IV 344
— bei Hypotonie IV 739; V 799, 804, 816
— bei idiopathischer Herzhypertrophie II 975
— und Infekte IV 531ff., 562; V 804; VI 27, 29ff., 263ff.
— bei infektiösem Schock I 983ff.
— und Insulin IV 380
—, intraarterielle Sauerstoffinsufflation bei VI 208ff.
— bei Kälte VI 17, 25ff.
— bei Kälte-Test IV 784
— bei Kälteurticaria VI 543ff.
— und Kallikrein V 219
— bei Karditis rheumatica II 604, 634
— und Kavernome VI 596
— und Klima IV 7, 10ff., 13ff.
— bei Klippel-Trénaunay-Syndrom VI 587ff.
— bei Kohlenoxyd-Vergiftung III 873ff.
— bei Kollagenosen II 983ff.
— und Kollaps I 957, 960ff., 972, 974, *986*ff., *1044*ff., *1052*ff., 1112, 1117; IV 601, 605ff.
— bei konstriktiver Perikarditis II 1095ff., 1100ff.
— und Kreislaufzeit VI 110ff.
—, Lagerungsprobe bei VI 55ff.
— bei Leukämie IV 676
— bei Livedo reticularis VI 534ff.
— bei Lues VI 347ff.
— und Luftdruck IV 7, 10ff., 13ff., 42ff.
Durchblutungsstörungen bei Luftembolie IV 128ff.
— bei Luftüberdruck IV 42ff.
— und Lungenembolie IV 95ff., 98ff., 105ff.
— bei Lymphangitis VI 604
— und Lymphgefäßinsuffizienz VI 609
— und Lymphödem VI 609
— und Lymphsystem VI 108, 113, 115ff.
— und Magnesium-Stoffwechsel IV 461ff.
— bei Maffucci-Syndrom VI 589
— bei Malaria II 935
— bei maligner Hypertonie V 391, 626, 633
— bei Martorelli-Syndrom V 344; VI 380
— bei Mediasklerose VI 441
—, Meßmethoden V 393; VI 112
—, Migräne als VI 249ff.
— bei Mitralfehler II 1298
— bei Mitralstenose II 1371ff.
— bei Moschcowitz-Symmers-Syndrom VI 571ff.
— bei Myokarditis II 899, 944
— bei Myokardtuberkulose II 944
—, Nägel bei VI 47
— und Narkose IV 594ff.
— bei Nephritis V 609, 612ff.
— bei neurogener Hypertonie V 721
—, neurogener Schock I 972ff.
— und Nicotin III 878ff.; IV 226; VI 16ff.; 27ff., 265ff.
— bei Nicotinallergie III 888
— bei Nierentuberkulose V 612
— und Noradrenalin V 176ff.
— bei Ohnmacht IV 761ff.
— bei Orthostase IV 731ff.; V 810, 812ff., 813
—, Oscillogramm bei VI 76ff.
— und Oxytyramin V 180ff.
— bei Panzerherz II 1096ff., 1105
— bei Paramyloidose II 963
— bei Periarteriitis nodosa II 984ff.; V 624; VI 305ff., 327, 328ff.
— bei Perikarditis II 1055ff., 1105
— bei Perniciosa IV 646ff., 648ff.
— bei Perniosis VI 558ff.
— periphere VI 13ff.
—, Perthestest bei VI 66
— bei Phäochromocytom V 660
— bei Phlebektasien VI 515ff.
— bei Phlebitis VI 483ff.

Durchblutungstörungen, Phlebographie bei VI 138ff.
— der Placenta und Graviditätstoxikose IV 510ff.
— und Plethysmogramm VI 69ff.
— bei Poliomyelitis V 721
— bei Polycythämie IV 665ff.
— bei Porphyrie IV 400
— bei postsynkopalem Syndrom II 261ff.
— und postthrombotisches Syndrom VI 509ff.
— bei Postural hypotension IV 739; V 816
— und Pratt-Test VI 67
— und Prostaglandin V 206
— und Psyche III 861ff.; V 328ff.
— im Puerperium IV 522
— und Pulswelle VI 81ff.
— und Purine V 498
— und Purpura Majocchi VI 576
— bei Purpura rheumatica VI 566
— bei Pyelonephritis V 609, 611
— und Rauwolfia-Alkaloide V 528ff.
—, Raynaud-Syndrom VI 223ff.
— und reaktive Hyperämie VI 57ff.
—, Reizleitungsstörungen bei II 225ff.
—, renale Hypertonie bei V 49ff., 59ff.; V 387ff., 596ff., 602, 609, 613
— und Renin V 99
—, Rheogramm bei VI 74ff.
— bei rheumatischem Fieber II 604, 634; VI 565
— bei Riesenzellarteriitis VI 335ff.
—, Röntgendiagnose VI 117ff.
— und Sauerstoffmangel IV 7, 10ff., 13ff.
—, Saug-Drucktherapie bei VI 154
— bei Scharlach-Myokarditis II 899
— und Schock I 957, 960ff., 972ff., 974, 1035, *1052*ff., 1074, *1098*ff., 1112; IV 601f.
— bei Schockniere I 1098ff., 1100ff., 1107, 1117
—, Schmerz bei VI 32ff.
— bei Schützengrabenfuß VI 560ff.
—, Schwankungen V 393ff.
Durchblutungsstörungen, Schweißsekretion bei VI 43ff.
—, sekundäres Raynaud-Syndrom VI 234ff.
— und Serotonin V 185; VI 529
—, Skelet bei VI 46, 48
— bei Sklerodermie II 989ff.; VI 44
—, spastische VI 223ff., s. a. u. Vasospasmen
— und spontane Hypertonie V 165
— und Steroide V 710
— und Stoffwechsel VI 22ff.
— und Strahlenschäden VI 26
— bei Sturge-Weber-Syndrom VI 590
— und Sympathektomie V 479
— und Sympathicotonie VI 24
—, Symptome VI 32ff.
—, Synkardialmassage bei VI 150ff.
— bei Teleangiektasien VI 538ff.
— und Terminalstrombahn VI 13ff.
—, Testmethoden V 393
—, Therapie VI 147ff., 162ff.
— und Thrombophlebitis VI 483ff., 496ff.
— und Thrombophlebitis migrans VI 44
— bei Thrombose VI 369ff., 483ff., *486*ff.
— und Thyreoidea IV 321
—, Training bei VI 161ff.
— und Trauma VI 24ff., 235ff., 276
— und traumatischer Schock I 965ff., 1035
—, Trendelenburgtest bei VI 65ff.
— bei Tricuspidalatresie III 400ff.
— bei Tuberkulose II 944, VI 347
— bei Ulcus cruris V 344; VI 380
—, Untersuchungsmethoden VI 48ff., 55ff.
— bei Valsalva-Versuch IV 780ff.
— bei Varicen VI 515ff.
— und Vasodepressormaterial V 195
— und Vasoexcitormaterial V 195
— und Vasomotorik I 1100ff.; V 479; VI 223ff.
— und vegetative Labilität VI 24, 705ff.; 734ff.
—, Venendruck bei 65ff., *68*ff.
Durchblutungsstörungen und Veratrumalkaloide V 558ff., 561ff.
— bei Verbrennung I 980, 1117; VI 562
— bei Verbrennungsschock I 980, 1100
— bei Vergiftungen VI 243ff., 267ff.
—, Vibrometrie bei VI 95
—, Vorkommen VI 22ff.
—, Wärmetherapie bei VI 155ff.
— bei Wärmeurticaria VI 561ff.
— bei Waterhouse-Friedrichsen-Syndrom IV 564
Durst und Blutdruck V 75
— bei experimenteller Hypertonie V 75
— bei Herzinsuffizienz I 516
— und Hypertensinogen V 91
— bei Hypertonie V 75
— und Hyponatriämie I 574
— beim Kollaps I 1133
— beim Schock I 1133
— bei vegetativer Labilität VI 799ff.
Duvadilan bei Gefäßkrankheiten V 166
„Dynamische Zentrenlehre" IV 829
Dysbasia intermittens bei Aortenisthmusstenose V 754ff.
— — bei Aortenthrombose VI 372ff.
— — bei Arteriosklerosis obliterans VI 431ff.
— — bei Arteriosklerosis obliterans diabetica VI 439ff.
— — und Blutdruck V 241
— — und Diabetes mellitus VI 349ff.
— — bei Endangitis obliterans VI 278ff., 281ff.
— — und Erfrierung VI 557
— — bei essentieller Hypertonie V 241
— — bei Gefäßkrankheiten VI 32ff.
— — bei Herztumoren II 1194
— — bei Hypertonie V 241
— — bei Thrombose VI 370
— masticatoria VI 378
— visuelle VI 377
Dysphagia lusoria III 39, 65ff.
Dysphagie bei Aortenaneurysma VI 448
— bei Aortenbogenanomalien III 480
— bei Gefäßmißbildungen III 480

Dysphagie bei konstriktiver Perikarditis II 1100ff.
— bei Mitralstenose II 1345ff.
— bei Panzerherz II 1100ff.
Dyspnoe I 214ff. s. a. u. Atmung, Orthopnoe und Tachypnoe
— bei Anämie IV 645ff.
— bei Adipositas IV 382ff.
—, Ätiologie I 214ff.
— und Amyloidose II 963
— bei angeborenem arteriovenösem Coronaraneurysma III 214
— bei angeborenem Herzfehler III 150ff.
— bei angeborenem perforiertem Sinus-Valsalvae-Aneurysma III 204ff.
— bei angeborener Pulmonalstenose III 298ff., 303ff.
— und Angina tonsillaris II 914
— bei Aortenaneurysma VI 445ff.
— bei Aortenatresie III 561ff.
— bei Aorteninsuffizienz II 1457ff.
— bei Aortenisthmusstenose III 452; V 754ff.
— bei Aortenstenose II 1433ff.
— und arteriovenöse Aneurysmen IV 252ff.
— bei arteriovenösen Fisteln VI 476ff.
— und Atemfrequenz I 419
— und Atmung IV 27ff.
— und Atmungsregulation I 218ff.
— bei bakterieller Endokarditis II 726, 741ff.
— und Balneotherapie I 655ff.
— bei Belastung IV 770ff.
— bei Beriberi IV 390ff.
— und Blutdruck V 241ff., 360
— und Blutgase I 195, 202, 215ff.
— bei Blutkrankheiten IV 645ff.
— bei Canalis atrioventricularis communis VI 293ff.
— bei Chylothorax VI 607
— bei Coma diabeticum IV 376ff.
— und Commissurotomie II 1383ff.
— bei Cor biloculare III 547ff.
— bei Coronargefäßmißbildungen III 569ff.
— und Coronarinsuffizienz III 1112ff., 1215ff.
— bei Cor pulmonale IV 82, 102ff., 124ff., 134ff., 142ff.
Dyspnoe bei Cor triatriatum III 553ff.
— bei Dermatomyositis II 991
— bei Diabetes mellitus IV 376ff.
— bei Druckfall-Syndrom IV 47
— bei Ductus Botalli persistens III 165ff.
— und Dystrophie IV 307
— bei Dystrophia myotonica II 971
— bei Effort-Syndrom IV 715, 770, 814ff.
— bei Encephalomyocarditis II 920
— bei Endokardfibrose II 789
— bei Endokarditis acuta II 726ff.
— bei Endocarditis lenta II 690ff.
— bei Erythematodes II 983ff.
— bei essentieller Hypertonie V 241ff., 360
— bei Fallotscher Tetralogie 336ff.
— bei Fettembolie IV 134ff.
— bei Fibroelastose II 789
— und Fokaltoxikose II 914
— und Ganglienblocker V 580
— und Gasaustausch IV 82ff.
— und Gravidität IV 485, 488ff.
— und Grippemyokarditis II 925
— bei Hämochromatose IV 685
— bei Hepatitis-Myokarditis II 929
— und Herzglykoside I 453ff., 471ff.
— bei Herzinfarkt III 1112ff., 1215ff.
— bei Herzinsuffizienz I 33ff., 69ff., 113ff., 129ff., 137, *176*ff., 402ff., 419ff.; V 383
— bei Herztrauma II 501ff.
— bei Herztumoren II 1194
— unf Hirndurchblutung V 394
— bei Höhenadaptation IV 27ff.
— und Hydralazine V 551
— bei Hyperthyreose IV *316*ff. 333
— bei Hypertonie V 241ff., 360
— bei Hyponatriämie IV 441ff.
— und Hypotonie IV 809
Dyspnoe bei idiopathischer Perikarditis II 1074ff.
— bei Kammertachykardie II 152ff.
— bei Karditis rheumatica II 605
— und Klima IV 27ff.
— und Körperlage I 113, 173, 228ff., *413*ff., s. a. u. Orthopnoe
— bei Kollagenosen II 983ff.
— bei konstriktiver Perikarditis II 100ff.
— und Kreislaufzeit I 173
— bei Leukämie IV 670
— und Luftdruck IV 27ff., 39ff.
— bei Luftembolie IV 124ff.
— bei Luftüberdruck IV 39ff.
— und Lungenelastizität I 178ff.
— bei Lungenembolie I 346; IV 102ff.
— und Lungenkreislauf IV 82ff.
— bei Lungenödem I 129ff., 137
— bei Lungenvenentransposition III 527ff.
— und Lungenvolumina I 179ff.
— bei maligner Hypertonie V 631
— bei Minus-Dekompensation V 383
— bei Mitralinsuffizienz II 1411ff.
— bei Mitralstenose II 1317ff., 1381
— bei Myokarditis II 877ff., 887ff.
— bei Myokardose I 33ff.
— und Myokardsarkoidose II 947ff.
— in Narkose IV 615ff.
— und Operabilität IV 626ff.
— bei Pankarditis rheumatica II 620
— bei paroxysmaler Tachykardie II 152ff.
—, Pathogenese I 214ff.
— bei Periarteriitis nodosa V 622; VI 318ff.
— bei Perikarditis II 1045ff.
— bei Perikarditis purulenta II 1085
— und Phlebitis VI 499ff.
— und Pleurapunktion I 559ff.
— bei Plus-Dekompensation V 383
— bei Pneumokoniose IV 214ff.

Dyspnoe bei Postcommissurotomie-Syndrom II 1393ff.
— bei Pulmonalaneurysma VI 466
— bei Pulmonalarterienaplasie III 382
— bei Pulmonalsklerose IV 244ff.
— durch Purine I 547ff.
— und renale Hypertonie V 622, 631
— bei rheumatischem Fieber II 605
— und Säure-Basen-Gleichgewicht I 207ff., 211
— bei Sarkoidose II 947ff.
— bei Sauerstoffmangel IV 27ff., 39ff.
— bei Scharlach-Myokarditis II 902
—, Sedativa bei I 419ff.
— bei Sichelzellanämie IV 240
— bei Silikose IV 214ff.
— bei Sklerodermie II 990
— bei Tachykardie II 152ff.
— bei Thoraxdeformation IV 229
— bei Thrombophlebitis VI 499ff.
— und Thyreoidea IV *316*ff., *333*ff.
— und Toxoplasmose II 934
— bei Tricuspidalinsuffizienz II 1506ff.
— bei Transposition der Aorta und Pulmonalis III 498ff.
— bei Truncus arteriosus communis persistens III 535ff.
— bei Tumormetastasen IV 238ff.
— bei vegetativer Labilität IV 715, 719ff., 809
— und Vena -cava -inferior-Ligatur I 596ff.
— bei Ventrikelseptumdefekt III 217ff., 226ff.
— und Vitalkapazität I 178ff.
— bei Vorhofseptumdefekt III 261ff.
Dysproteinämie bei Amyloidose II 961ff.; V 617
— bei Angiopathia diabetica IV 371ff.; VI 550
— und Arteriosklerose VI 394ff.
— und Blutdruck V 790
— bei Blutkrankheiten IV 682, 688
—und Blutmengenbestimmung I 141
— bei Capillaropathia diabetica VI 550ff.
— und Capillarpermeabilität VI 108, 550
Dysproteinämie und Capillarplethysmogramm VI 108
— und Capillarresistenz VI 575
— bei Chagas-Myokarditis II 931
— bei Diabetes mellitis IV 371ff.; VI 550
— bei diabetischer Glomerulosklerose V 620
— bei Endocarditis lenta II 697ff., 717ff.
— und Erythematodes II 982ff.
— und essentielle Hypotonie V 790
—, Gefäßspinnen bei VI 544
— bei Glomerulosklerose V 620
— bei Graviditätstoxikose V 726ff., 734
— bei Hämochromatose IV 682, 688
— und Hepatitis-Myokarditis II 929
— bei Herzinsuffizienz I 34, 417
— und Hypocalcämie IV 446ff.
— und Hypotonie V 790
— und Kollagenosen II 982ff.
— und Kollaps I 980, 1006ff.; IV 602ff.
— bei konstriktiver Perikarditis II 1104
— und Myokardamyloidose II 961ff.
— und Myokarditis II 929
— und Myokardose I 33ff.; II 959, *969*ff.
— bei Myokardtuberkulose II 944
— bei Nephrose V 617
— und Operabilität IV 620, 625ff.
— bei Periarteriitis nodosa II 985ff.
— und Perikarditis II 1104
— und Purpura VI 575
— und Schock I 980, 1006ff.; IV 602ff.
— und sekundäres Raynaud-Syndrom VI 247ff.
— bei Tricuspidalinsuffizienz II 1507
— bei Tricuspidalstenose II 1495
— bei Tuberkulose II 944
— und Vasomotorik VI 247ff.
— bei Verbrennung I 980
Dysrhytmie. Begriff II 1ff.
Dystonie, vegetative s. u. Labilität, vegetative
Dystrophia musculorum progressiva und Antesystolie II 349
Dystrophia musculorum progressiva und Capillarektasien VI 528
— — — und Erythromelalgie VI 528
— — — und Myokard II 971ff.
— — — myotonica und Myokard I 970ff.
— — — und sekundäres Raynaud-Syndrom VI 242
— polyaneurysmalis arterialis VI 469
Dystrophie IV *293*ff.
— und Addison-Syndrom V 798
— und angeborener Herzfehler III 81, 112ff.
— bei Aortopulmonalseptumdefekt III 197
— und Arteriosklerose IV 294, 301, 311ff.; VI 394ff.
— und Belastung IV 305ff.
— und Blutdruck IV 301, 302ff., 311ff.; V 17ff.
—, Bradykardie bei II 7, 18; IV *295*ff.
— und Calciumstoffwechsel IV 447ff.
— und Cantharidenblase VI 109
— und Capillarpermeabilität VI 109
— und Capillarresistenz VI 575
— und Coronarsklerose IV 311
—, Elektrokardiogramm bei IV 297ff.
— und Endokarditis IV 310ff.
— und Endokarditis lenta II 698
— und Endomyokardfibrose II 788
— und essentielle Hypotonie V 790
— und Gefäßkrankheiten IV 294, 301, 303ff.; VI 394
—, Herz bei I 402ff., 417ff., *504*ff., 759ff.; II 7, 18; IV *292*ff.; V 17ff., 91
— und Herzaktion II 7, 18
— und Herzatrophie I 759ff.; IV *293*ff.
—, Herzfrequenz bei II 7, 18; IV *295*ff.
— und Herzinfarkt IV 311
— und Herzinsuffizienz I 402ff., 417ff., *504*ff., 759ff.; IV 307, *309*
—, Herzmechanik bei IV 300ff.
—, Herztöne bei IV 296ff.
— und Hypertensinogen V 91
— und Hypocalcämie IV 446

Dystrophie und Hypotonie V 790, 800, 806
— und Kollaps I 1006
— und Körperlage IV 305ff.
—, Kreislauf bei I 759ff.; II 7, 18; IV 17ff., 91, *292*ff., *301*ff.
—, Myokard bei I 759ff.; IV 294ff., 310ff.
— und Myokarditis II 874
— und Myokardose I 759; II 969
—, Niere bei IV 305
— und Ödeme I 298
— und Operabilität IV 625ff.
— und Orthostase IV 306ff., 732ff.; V 80f.
— und Polyarthritis rheumatica IV 310ff.
— und Purpura VI 575
—, Rehabilitationsphase IV 307ff.
— und Schock I 1006
— und Tachykardie IV 296, 306ff.
— vegetative Labilität IV 732ff.

„early diastolic dip" bei Endokardfibrose II 787
Ebrantan bei essentieller Hypertonie V 590
Ebstein-Syndrom III 417ff.
—, Anatomie III 418
—, Angiokardiographie bei III 426
—, Differentialdiagnose III 428ff.
—, Elektrokardiogramm bei III 417, 421ff.
—, Entwicklungsgeschichte III 418
—, Häufigkeit III 418ff.
—, Herzkatheterismus bei III 424ff.
—, Komplikationen III 427
—, Physiologie III 419ff.
—, Prognose III 427ff.
—, Röntgendiagnose III 417, 422ff.
—, Symptome III 420ff.
—, Therapie III 429
Echinokokkose, Embolie bei II 938
— und Endokard II 937ff.
— und Myokard V 7
— und Perikardcysten II 1141, 1149
Ecolid bei Hypertonie V 575, 583ff.
— s. a. u. Ganglienblocker
Ectokardia Alvarenga-Peacock III 11
Ectopia cordis abdominalis III 11
— — cephalica III 11
— — cervicalis III 11
— — extrathoracica III 11
— — nuda III 11
— — pectoralis III 11
— — subthoracica III 11
— — tecta III 11
— — thoracica III 11
— — ventralis III 11
Effortil bei Arteriographie VI 122ff.
— und Blutdruck V 800, 824ff.
— bei Cyanose VI 532
— und Herzmechanik I 853ff.
— bei Hypotonie V 800, 824ff.
— bei Hypothyreose V 800
— bei Migräne VI 254
—, Pharmakologie I 853ff.
— bei vegetativer Labilität IV 848ff.
Effort syncope IV 631
Effort-Syndrom II 8; IV 709, 714ff., *814*ff.
—, Atmung bei IV 814ff.
—, Begriff IV 714
—, Belastung bei IV 769
— und Blutdruck IV 814ff.
— und Hypotonie IV 814ff.
— und Infekte IV 825
— und Orthostase IV 814ff.
—, Symptome IV 715, *814*ff.
„Effort-thrombosis" VI 494
Einfluß-Stauung s. a. u. Stauungssyndrom
— bei angeborener Tricuspidalinsuffizienz III 431ff.
— bei Cor triatriatum III 553
— bei Ebstein-Syndrom III 149ff.
— bei Hämoperikard II 1151ff.
— bei Herzinfarkt III 1215ff.
— bei Herztumoren II 1180ff.
— bei konstriktiver Perikarditis II 1 095, 1098ff.
— bei Panzerherz II 1095, 1098ff.
— bei Perikarddivertikel II 1146
— bei Perikarditis II 1095ff.
— bei Perikardtumoren II 1217ff.
— bei Phlebitis VI 487, 499ff.
— und Thrombophlebitis VI 487, 499ff.
— bei Tricuspidalinsuffizienz II 1506ff.
— bei Tricuspidalstenose II 1485ff., 1490ff.
Einthovensches Dreieck II 50, 63
Eintauchfuß VI 536, *560*ff.
— und Capillarpermeabilität VI 560ff.
Eisen, radioaktives, s. u. Radioeisen
Eisenmenger-Komplex III 38
—, Anatomie III 38ff.
—, Definition III 218ff.
—, Entwicklungsgeschichte III 38, 53ff.
— und Geburtsakt IV 492
— und Gefäßkrankheiten VI 310
— und Gravidität IV 492ff.
—, Pathologie III 38ff.
— und Periarteriitis nodosa VI 310
— und Puerperium IV 492
— und Pulmonalsklerose IV 243
—, Rechtsschenkelblock bei II 359
—, Schenkelblock bei II 359
— und Ventrikelseptumdefekt III 60, 218ff.
Eisenstoffwechsel und angeborener Herzfehler III 113
— und Blutbildung I 166
— und Capillarresistenz VI 573, 580
— und Cor pulmonale IV 257ff.
— und Depressan V 230
— bei Endocarditis lenta II 695
— bei Gravidität IV 479
— und Hämochromatose IV 681ff.
— bei hämorrhagischer Diathese VI 573, 580
— bei Herzinsuffizienz I 166, 505
— und Kationenaustauscher I 557ff.
— bei Möller-Barlow-Syndrom VI 580
— bei Moschocowitz-Symmers-Syndrom VI 573
— bei Periarteriitis nodosa VI 315
— bei Purpura 573ff.
— bei Skorbut VI 580
Eiweißmangelödem s. u. Dystrophie
Eiweißstoffwechsel und ACTH II 644ff.
— bei Amyloidose V 617
— und angeborener Herzfehler III 81
— bei Angiopathia diabetica IV 371
— und Arteriosklerose III 784ff.; IV 371; VI 385ff., 394ff.
— und Augenhintergrund V 425
— bei Beriberi IV 394ff.
— und Blutdruck V 17, 67ff., 448ff.

Eiweißstoffwechsel und Blutmenge I 141
— und Calciumstoffwechsel IV 452
— und Capillaren VI 11 ff.
— bei Capillaropathia diabetica VI 550
— und Capillarpermeabilität VI 107, 550
— und Cantharidenblase VI 109
— bei Coma diabeticum IV 375
— und Coronarinsuffizienz III 784 ff.
— und Coronarsklerose III 784 ff.
— und Cortison II 644 ff.
— bei Diabetes mellitus IV 371, 375 ff.; V 620; VI 550
— bei diabetischer Glomerulosklerose V 620
— und Diät I 402 ff., 417 ff.; V 454 ff.
— bei Dystrophia myotonica II 970
— und Dystrophie IV 293 ff.
— bei Endocarditis lenta II 697 ff.
— und Ernährung I 402 ff., 417 ff.
— — bei essentieller Hypertonie V 448 ff.
— und essentielle Hypotonie V 790
— bei experimenteller Hypertonie V 67 ff.
— und Gefäßkrankheiten III 784; IV 371
— bei Glomerulosklerose V 620
— bei Gravidität IV 479; V 726 ff.
— bei Graviditätstoxikose IV 513 ff.
— in hämorrhagischem Schock I 1080
— bei Herzinfarkt III 720 ff.
— bei Herzinsuffizienz I 131, 204 ff., 244 ff., 323 ff., 402 ff., 417 ff., 504 ff.
— bei Hypertonie V 67 ff., 448 ff.
— und Hypocalcämie IV 452
— und Hypotonie V 790
— bei Karditis rheumatica II 570 ff.
— und Kollaps I 980, 1027 ff., 1080, *1092* ff.; IV 603 ff.
— bei Lungenödem I 131
— und Magnesium-Stoffwechsel IV 455 ff.
— im Myokard I 18 ff., 26 ff., 33 ff.
Eiweißstoffwechsel bei Myokardose I 33 ff.
— bei Nephrose V 617
— und Ödeme I 244 ff., 247 ff.
— und Operabilität IV 620, 625
— und Operationen IV 596 ff.
— und Punktionsbehandlung I 559 ff.
— bei rheumatischem Fieber II 570 ff.
— und Säure-Basengleichgewicht I 204 ff.
— und Schock I 980, 1027 ff., 1080, *1092* ff.; IV 603 ff.
— und Schockniere I 1107 ff.
— bei traumatischem Schock I 1096
— und Tricuspidalfehler II 1491, 1507
— bei Tricuspidalinsuffizienz II 1507
— bei Tricuspidalstenose II 1491
— bei Verbrennung VI 562 ff.
— im Verbrennungsschock I 980, 1096
Eklampsie IV 510 ff. s. a. u. Graviditätstoxikose
— und angeborener Herzfehler IV 492
— und Blutdruck V 387 ff., 730 ff.
— und Capillaraneurysmen VI 545
— und Capillarspasmen VI 538
—, Dextranreaktion bei V 618
— und Hirndurchblutung V 387 ff., 397
— und Hypertonie V 387 ff., 397, 730 ff.
— und Magnesiumstoffwechsel IV 455 ff.
— und Narkose IV 615
— und Nephritis IV 504 ff.
—, organotoxische V 736 ff.
Ekzem und allergische Myokarditis II 952 ff.
—, Capillarresistenz bei VI 574
— durch Chinidin II 119
— bei Endocarditis lenta II 693
— und Myokarditis II 952
— bei postthrombotischem Syndrom VI 511 ff.
—, Purpura bei VI 574
Elastizitätshochdruck V 38 ff.
— bei Arteriosklerose V 767 ff.
Elastofibrome des Herzens II 1198
Elastolyse bei Silikose IV 209 ff.
Elastomyxom des Herzens II 1192
Elastose bei Arteriosklerose VI 424
Eleblan V 561 s. a. u. Veratrumalkaloide
— bei essentieller Hypertonie V 590
Elektrolythaushalt s. u. Mineralhaushalt
Elektrodermatogramm VI 93 ff.
— und Capillardruck VI 98
— und Capillarmikroskopie VI 98
Elektroencephalogramm bei Adams-Stokes-Syndrom II 261
— bei Allergie II 951 ff.
— bei Amyloidase II 963 ff.
— bei Anämie IV 647
— bei angeborenem Herzfehler III 150
— bei Angiopathia diabetica IV 361
— und Atmung IV 8 ff., 14 ff.
— bei Carotissinus-Syndrom II 276
— bei Cor pulmonale IV 146, *161* ff.
— bei Blutkrankheiten IV 647
— und Blutdruck V 616
— bei Diabetes mellitus IV 361
— bei endokriner Hypertonie V 661
— bei Epilepsie (visceraler) IV 875 ff.
— und Extrasystolie II 44
— und Glomerulonephritis V 616
— bei Graviditätstoxikose V 734
— und Höhenadaptation IV 8 ff., 14 ff.
— bei Hypertonie V 387, 616
— und Klima IV 8 ff., 14 ff.
— bei Kollaps IV 763
— und Luftdruck IV 8 ff., 14 ff.
— und Nephritis V 616
— bei Ohnmacht IV 763
— bei paroxysmaler Tachykardie II 134 ff.
— bei Perniciosa IV 647
— bei Phäochromocytom V 661
— bei Porphyrie IV 401
— bei Postural hypotension IV 763
— und Rauwolfia-Alkaloide V 530
— und Regelkreis IV 753 ff.
— und renale Hypertonie V 616
— und Sauerstoffmangel IV 8 ff., 14 ff.
— bei Tachykardie II 134 ff.
— bei vegetativer Labilität IV 799 ff.

Elektrokardiogramm s. a. u. den einzelnen Teilen wie P-Welle, Kammerkomplexe, S-T-Strecke, T-Welle, Lagetyp
—, Absterbekurven II 355, 373
— und ACTH II 645
— bei Adams-Stokes-Syndrom II 254ff., 261ff.
— bei Adipositas IV 388
— bei allergischer Myokarditis II 951ff.
— beim Alternans II 406ff.
— und Amyloidose II 963ff.
— bei Anämie III 870ff.; IV 654
— bei angeborener Aortenstenose III 436ff.
— bei angeborenem arteriovenösem Coronaraneurysma III 215
— bei angeborener Mitralstenose III 549ff.
— bei angeborenem perforiertem Sinus-Valsalvae-Aneurysma III 204, 207ff.
— bei angeborener Pulmonalinsuffizienz III 564ff.
— bei angeborener Pulmonalstenose III 298, *308*ff.
— bei angeborener Tricuspidalinsuffizienz III 431
— bei angeborener Tricuspidalstenose III 411ff.
— bei Angina pectoris III 834ff., 1017ff.
— bei Angina tonsillaris II 912ff.
— bei Angiopathia diabetica IV 354
— bei Ankylostoma II 939ff.
— bei Antesystolie II 378ff.
— bei Aortenaneurysma VI 447
— bei Aortenatresie III 561ff.
— bei Aorteninsuffizienz II 1466ff.
— bei Aortenisthmusstenose III 445, *455*ff.; V 755ff.
— bei Aortenstenose II 1443ff.
— bei Aortopulmonalseptumdefekt III 198
— bei Arteriosklerosis obliterans VI 433ff.
— bei arteriovenösen Fisteln VI 479
— bei arteriovenöser Lungenfistel III 386ff.
— und Atmung IV 13ff., 25, 32
— bei Atrioventrikular-Dissoziation II 287ff.
Elektrokardiogramm bei atrioventrikulärer Reizleitungsstörung II 208ff., 232ff.
— bei atrioventrikulärer Reizleitungsstörung ersten Grades II 210ff.
— bei atrioventrikulärer Reizleitungsstörung zweiten Grades II 212ff.
— bei Atrioventrikular-Extrasystolie II 56ff.
— bei Atrioventrikular-Rhythmus II 278ff.
— bei auriculärer Reizleitungsstörung II 198ff.
— bei bakterieller Endokarditis II 707ff.
— und Balneotherapie I 677ff.
— und Barbitursäure III 893
— bei Bayley-Block II 332
— bei Beriberi IV 392
— und Blutdruck V 374ff., 657ff., 783
— bei Blutkrankheiten IV 654
— bei Brucellosen II 904
— bei Canalis atrioventricularis communis III 293ff.
— bei Carcinoid II 784ff.
— bei Carotissinus-Syndrom II 274ff.
— bei Chagas-Myokarditis II 879, *931*ff.
— und Chinidin II 121ff.
— bei Coma diabeticum IV 376
— nach Commissurotomie II 1400ff.
— bei Cor biloculare III 547
— und Coronardurchblutung III 711, 834ff.
— bei Coronargefäßmißbildungen III 569ff.
— und Coronarinsuffizienz III 711ff., 834ff.
— bei Coronarspasmen III 834ff.
— und Cortison II 645
— bei Cor triatriatum III 554
— bei Cor triloculare biatriatum III 541ff.
— bei Coxsackie-Infekt II 921
— bei Dermatomyositis II 991ff.
— bei Dextrokardie III 576ff., 578ff.
— bei Dextroversion III 584ff.
— bei Diabetes mellitus IV 354, 376
— bei Digitalis-Intoxikation I 490ff.
— bei Diphtherie-Myokarditis II 878ff., *894*ff.
Elektrokardiogramm, Diskrepanztypen III 1167ff.
— bei divergierendem Schenkelblock II 363ff.
— bei doppelseitigem Schenkelblock II 361ff.
— und Druckbelastung I 885
— bei Druckfall-Syndrom IV 46
— bei Ductus Botalli persistens III 157, *168*ff., 187, 191
— bei Dumping-Syndrom IV 866
— bei Dystrophia musculorum progressiva II 972
— bei Dystrophia myotonica II 971
— bei Dystrophie IV 297
— bei Ebstein-Syndrom III 417, 421ff.
— bei Echinokokkose II 937ff.
— bei Elektrounfall III 906ff.
— bei Encephalomyokarditis II 920
— bei Endokardfibrose II 787ff.
— bei Endocarditis parietalis fibroplastica II 787
— bei Endocarditis lenta II 707ff.
— bei endokriner Hypertonie V 657ff.
— bei Endomyokardfibrose II 788
— bei Erythematodes II 979ff.
— bei essentieller Hypertonie V 374ff.
— bei Extrasystolie II 32ff., 44, 46ff., 49ff.
— bei Fallotscher Tetralogie III 330ff.
— bei Fettembolie IV 135ff.
— bei Fibroelastose II 789
— bei Fiedler-Myokarditis II 957ff.
—, Flatterwellen II 92ff., 108ff., 124
— bei Fleckfieber II 907
—, Flimmerwellen II 82, 84, *87*ff., 108ff.
— bei fokalem Block II 320, 367ff.
— bei Fokaltoxikose II 912ff.
— bei Foramen ovale persistens III 264ff.
— bei Fruchtwasserembolie IV 138
— und Ganglienblocker V 573ff.
— und Gefäßmißbildungen III 204ff., 215ff., 386ff.

Elektrokardiogramm bei generalisierter ventrikulärer Leitungsstörung II 372ff.
— und Glomerulonephritis II 915
— und Glykogenose II 966
— bei Gravidität II 995; IV 484, 498; V 729ff.
— und Graviditätstoxikose II 915
bei Grippemyokarditis II 924ff.
— bei Hämangiosarkom VI 601
— bei Hämochromatose II 964; IV 682ff.
— bei hämorrhagischem Schock I 1031
—, Hegglin-Syndrom I 31ff.
— und Hepatitis II 928
— bei Heredoataxie II 973
— bei Herzblock II 194ff.
— bei Herzdivertikel III 593
— und Herzform I 885ff.
— und Herzglykoside I 463, 472, 479, 490ff., 493ff.
— bei Herzglykosidtherapie I 463, 479, 489, 490ff., *500*ff.
— bei Herzinfarkt III 710, *1162*ff.
— bei Herzinfarkt-Perikarditis II 1083
— bei Herzkatheterismus II 39, 1258ff.
— und Herztöne I 31ff.; II 574ff.
— bei Herztrauma II 464ff., 498ff., 519ff.
— bei Herztumoren II 1179ff., *1182*ff.
— und Höhenadaptation IV 13ff., 25, 32
— und Hydergin V 512
— und Hydralazine V 546, 551ff.
— bei Hydroperikard II 1153
— bei Hypercalcämie IV 452ff.
— bei Hypernatriämie IV 445ff.
— bei Hyperthyreose IV 323, *325*ff.
— bei Hypertonie V 374ff., 657ff.
— bei Hypocalcämie IV 449, 451ff.
— bei Hypoglykämie IV 381
— bei Hypokaliämie I 584ff.; IV 431ff.
— bei Hyponatriämie IV 445ff.
Elektrokardiogramm und Hypophysektomie IV 346
— bei Hypothyreose IV 332
— und Hypotonie V 783
— bei idiopathischer Herzhypertrophie II 975
— bei idiopathischer Perikarditis II 1074
— bei idiopathischer Pulmonalektasie III 369ff.
— und Infarktlokalisation III 1178ff., 1181ff.
— bei Infektionskrankheiten IV 539, 541, 550ff.
— und Insulin IV 381
— bei Interferenz-Dissoziation II 292ff.
— bei Kala-Azar II 936
— und Kaliumhaushalt I 495
— und Kaliumstoffwechsel IV *419*ff., 431ff., 432ff.
— bei Kammerextrasystolie II 60ff.
— bei Kammerflattern II 174ff.
— bei Kammerflimmern II 174ff.
— bei Kammertachykardie II 153ff., 160, 166ff.
— bei Karditis rheumatica II 581ff., 616ff.
— und Klima IV 13ff., 25, 32
— bei Kohlenoxyd-Vergiftung III 873ff.
— bei Kollagenosen II 979ff.
— im Kollaps I 1031ff.
— bei kombiniertem Aortenfehler II 1478
— bei kombiniertem Mitral-Aortenfehler II 1479ff.
— bei kombiniertem Tricuspidalfehler II 1514
— bei konstriktiver Perikarditis II 1095ff., *1114*ff.
— bei Lävokardie III 591ff.
—, Leitungszeiten II 184ff.
— bei Leptospirosen II 905
— bei Leukämie IV 674
— bei Libman-Sacks-Endokarditis II 979ff.
— bei Links-Schenkelblock II 318ff., *325*ff., 343, 347ff.
—, Linksverspätung II 373ff.
— bei Lues II 946
— und Luftdruck IV 13ff., 25, 32, 39ff.
— bei Luftembolie IV 125
— bei Luftüberdruck IV 39, 41
Elektrokardiogramm bei Lungenembolie I 346; IV 99ff., *108*ff., 125, 135ff., *157*ff.
— bei Lungenvenentransposition III 529ff.
— bei Lutembacher-Syndrom III 283ff.
— bei Lymphogranulomatose IV 678ff., 680
— und Malaria II 935
— bei maligner Hypertonie V 632
— und Masern II 922
— und Methylalkohol III 892
— und Mineralhaushalt I 495; II 4ff.; IV 458ff.
— und Mineralstoffwechsel IV 419ff.
— bei Mitralatresie III 558
— bei Mitralinsuffizienz II 1414ff.
— bei Mitralstenose II 1336ff., 1339ff., 1369, 1381
— bei Mononucleose II 926ff.; IV 543
— bei Moschcowitz-Symmers-Syndrom VI 572ff.
— bei Myokarditis II 877, *878*ff.; IV 539, 541
— bei Myocarditis rheumatica II 581ff., 616ff.
— und Myokardlues II 946
— bei Myokardose I 33ff.; II 969ff.
— bei Myokardose nach Gravidität IV 498
— bei Myokardsarkoidose II 947ff.
— und Myokardtuberkulose II 943ff.
— bei Myxödem IV 332
— und Narkose IV 592
— und Natriumstoffwechsel IV 442
— und Nicotin III 881ff.
— bei Nicotinallergie III 888
— und Nitrobenzol III 891
— und Ohnmacht IV 760ff.
— und Operabilität IV 626ff., 628ff.
— bei Ornithose II 926
— bei Orthostase V 809ff.
— bei Pancarditis rheumatica II 620
— bei Parasystolie II 299ff.
— bei Parotitis II 928
— bei paroxysmaler Tachykardie II 134ff., 153ff., 160, 166ff.
— bei Periarteriitis nodosa II 986ff.; VI 316ff.
— bei Perikardcysten II 1146

Elektrokardiogramm bei Perikarddivertikel II 1146
— bei Perikarditis II 1054ff.
— bei Perikarditis purulenta II 1085
— bei Perikarditis rheumatica II 619
— bei Perikardtumoren II 1182, 1220ff.
— bei peripherer Pulmonalstenose III 377
— bei Phäochromocytom V 657ff.
— und Plethysmogramm VI 72
— bei Pneumonie-Myokarditis II 911ff.
— bei Poliomyelitis II 381, 917ff.; IV 541
— bei Porphyrie IV 398
— bei postsynkopalem Syndrom II 261ff.
— bei posttachykardem Syndrom II 167ff.
— bei Postural hypotension V 816
— bei primärer chronischer Polyarthritis II 993
— bei Psittakose II 926
— und Psyche III 863ff.
— im Puerperium IV 498
— bei Pulmonalaneurysma VI 466
— bei Pulmonalarterienaplasie III 382
— bei Pulmonalatresie III 366
— und Pulmonalektasie III 369ff.
— bei Pulmonalsklerose II 205; IV 245
— bei Pulmonalstenose III 377
— bei Rechts-Schenkelblock II 318ff., *329*ff., 331, 340, 342
—, Rechtsverspätung II 373ff.
— bei Reizleitungsstörungen II 194ff.
— bei respiratorischer Arrhythmie II 21ff., 24ff.
— bei Reticulosarkom IV 677ff.
— und Rheogramm VI 76
— bei rheumatischem Fieber II 581ff., 616ff.
— bei rheumatischer Perikarditis II 1069ff.
— und Rhythmusstörungen II 2ff.
— und Rickettsiosen II 907
— und Röntgendiagnose I 802
— bei Sarkoidose II 947ff.
— und Sauerstoffmangel IV 13ff., 25, 32
Elektrokardiogramm bei Scharlach-Myokarditis II 878ff., *900*ff., 901ff.
— bei Schenkelblock II 316ff., 321ff.
—, Schenkelblockbild bei Extrasystolie II 51ff.
— bei Schlafkrankheit II 936
— im Schock I 1031ff.
— und Schwefelkohlenstoff III 892
— bei Sinuauriculärblock II 194ff.
— bei Sinusbradykardie II 15
—, Sinusextrasystolie II 44, 46ff.
—, Sinusrhythmus II 3ff.
— bei Sinustachykardie II 11ff.
— bei Sklerodermie II 990
— bei Sportherz I 927ff., 939ff., 945ff.
—, Stauchungsform II 373
— und Sympathektomie V 477
— bei Tachykardie II 11ff., 134ff., 153ff., 160, 166ff.
— bei Tetanie IV 449, 451ff.
— bei Tetrachlorkohlenstoffvergiftung III 891
— bei Thalliumvergiftung V 773ff.
— bei Thoraxdeformation IV 229
— und Thyreoidea IV 323, *325*ff., *332*ff.
— bei totalem Block II 232ff.
— bei Toxoplasmose II 933ff.
— bei Transposition der Aorta und Pulmonalis III 502ff.
— bei traumatischer Perikarditis II 1087
— bei Trichinose II 938ff.
— bei Tricuspidalatresie III 395, 401ff.
— bei Tricuspidalinsuffizienz II 1508ff.
— bei Tricuspidalstenose II 1498ff.
— bei Truncus arteriosus communis persistens III 532, 536ff.
— bei tuberkulöser Perikarditis II 1079ff.
— und Tuberkulose II 943ff.; IV 222
— bei Typhus-Myokarditis II 905ff.
— bei Umkehr-Extrasystolie II 310ff.
— bei Umkehrrhythmus II 310ff.
— bei urämischer Perikarditis II 1082
— bei Valsalva-Versuch IV 783
Elektrokardiogramm bei Variola II 923
— bei vegetativer Labilität IV 760ff., *787*ff.
— bei Ventrikelseptumdefekt III 217ff., *229*ff.
— und Veratrumalkaloide V 559ff.
— bei Vergiftungen I 32ff.; III 873ff., 891; V 773ff.
—, Verspätungskurven II 317, 320, *373*ff.
— bei Verzweigungsblock II 320ff., 369ff.
— bei Volumenbelastung I 889
—, Vorhofextrasystolie II 47ff.
— bei Vorhofflattern II 92ff., 108ff., 124
— bei Vorhofflimmern II 82, 84, *87*ff., 108ff.
— bei Vorhofseptumdefekt II 359; III 249ff., *264*ff.
— bei Wenckebachscher Periodik II 187, 195, 213ff.
— bei Wilson-Block II 320, 330ff.
— bei Wolff-Parkinson-White-Syndrom II 378ff.
Elektrokymogramm bei Alternans II 405
— bei angeborener Pulmonalstenose III 315ff.
— bei Angina pectoris III 1054ff.
— bei Antesystolie II 391
— bei Aorteninsuffizienz II 1464ff., 1468
— bei Aortenisthmusstenose III 463ff.; V 756ff.
— bei Aortenstenose II 1442
— bei Coronarinsuffizienz III 1054ff.
— bei Fallotscher Tetralogie III 349
— bei Herztumoren II 1185ff.
— bei kombiniertem Aortenfehler II 1478
— bei konstriktiver Perikarditis II 1105ff., 1113ff.
— bei Links-Schenkelblock II 337ff.
— bei Mitralinsuffizienz II 1411ff.
— bei Mitralstenose II 1362ff.
— bei Panzerherz II 1105ff., 1113ff.
— bei Perikarditis II 1050, 1105ff., 1113ff.
— bei Rechts-Schenkelblock II 337ff.
— bei Schenkelblock II 337ff.
— bei Wolff-Parkinson-White-Syndrom II 391
Elektromyogramm VI 95ff.

Elektrophorese und Capillarplethysmogramm VI 108
— bei Endokarditis acuta bact. II 728
— bei Endokarditis lenta II 572ff., 697ff.
— bei Endokarditis rheumatica II 572ff.
— bei Herzinfarkt III 720ff.
— bei Herzinsuffizienz I 248ff.
— bei Karditis rheumatica II 571ff.
— bei Moschcowitz-Symmers-Syndrom VI 573
— des Renins V 84ff.
— bei rheumatischem Fieber II 571ff.
Elektro-Plethysmogramm VI 73ff.
Elektroschock und Coronarinsuffizienz III 907ff.
— und Hirndurchblutung V 395
— und Kollaps IV 762ff.
— und Ohnmacht IV 762ff.
— und vegetative Labilität IV 762ff.
— und zentralnervöse Hypertonie V 724
Elektrotherapie bei Adams-Stokes-Syndrom II 265ff.
— und Extrasystolie II 44
— bei Gefäßkrankheiten VI 160
— bei Herztrauma II 526ff.
— bei Kammerflattern II 177
— bei Kammerflimmern II 177
— bei Phlebitis VI 507
— bei Thrombophlebitis VI 507
Elektrounfall III 903ff.
— und Angina pectoris III 905ff.
—, Antesystolie bei II 395
—, Arrhythmie bei II 104ff.
—, Blutdruck bei III 905
— und Coronarinsuffizienz III 903ff.
— und Coronarsklerose III 905ff.
—, Elektrokardiogramm bei III 906ff.
— und Endangitis obliterans VI 270ff.
— und Gefäßkrankheiten III 905ff.; VI 26, 270ff.
—, Kammerflattern durch II 171ff.
—, Kammerflimmern durch II 171ff.
— und Kollaps I 1119
—, Kreislauf bei III 905ff.
Elektrounfall, Pathologie III 904
— und Rhythmusstörungen III 904ff.
— und Schenkelblock II 357
— und Schock I 1119
— und Schockniere I 1119
—, Vorhofflattern bei II 104ff.
—, Vorhofflimmern bei II 104ff.
—, Wolff-Parkinson-White-Syndrom bei II 395
Elephantiasis VI 603ff., 608, 612
— und Lymphangitis VI 604, 612
— und Lymphödem VI 608, 612
— nostras VI 603ff.
—, Vorkommen VI 608
Elheparin bei Gefäßkrankheiten VI 195
Embolektomie bei Embolie VI 366ff.
— bei Gefäßkrankheiten VI 216
„Embolia pulmonar aminocaseosa“ IV 137
Embolie VI 361ff.
— und Addison-Syndrom V 799
— und Adipositas IV 94, 385, 625
—, Ätiologie VI 361ff.
— und Aneurysmen III 340, 373; VI 450, 463
— bei angeborener Aortenstenose III 444ff.
— und angeborene Herzfehler III 123ff.
— und Angina pectoris III 730ff.
— und Angina tonsillaris II 914
—, Angiographie bei VI 127ff.
— bei Aortenaneurysma VI 450
— bei Aorteninsuffizienz II 1472
— bei Aortenstenose II 1447
— und Aortographie VI 134ff.
— und Arrhythmie II 87, 106
—, arterielle VI 361ff.
—, Arteriographie bei VI 127ff.
— bei arteriovenöser Lungenfistel III 389
— bei bakterieller Endokarditis II 690ff., 706, *711*ff., 727, 741ff.
— und Balneotherapie I 698; VI 156
— bei Bettruhe I 416
— und Blutdruck V 37ff., 596ff.
Embolie und Calciumstoffwechsel IV 454
— bei Carcinoid II 785
— durch Chinidin II 120
— und Commissurotomie II 1383ff., 1390ff.
— und Coronaraneurysma III 940
— und Coronarinsuffizienz III 730
— und Cor pulmonale IV 59ff., 62, 91, *92*ff., 137ff., 140ff., 232
— und Cushing-Syndrom V 695
— und Diabetes millitus IV 108, 124
—, Diagnose VI 364ff.
—, Differentialdiagnose VI 364
— und Diurese I 534, 590
— bei Druckfall-Syndrom IV 47
— bei Ductus Botalli persistens III 162, 182
— und Dystrophie IV 302
— bei Echinokokkose II 938
— und Endangitis obliterans VI 282, 293
— bei Endokardfibrose II 786ff.
— bei Endokarditis acuta bacter. II 727
— und Endokarditis fibrinosa II 776ff.
— bei Endokarditis lenta II 690ff., 706ff., *711*ff., 741
— bei Endokarditis parietalis fibroplastica II 786ff.
— und Endokarditis verrucosa simplex II 776ff.
— und endokrine Hypertonie V 695
— und Entzügelungs-Hochdruck V 717
— und Ernährung IV 625
— und Extrasystolie II 44
— und Fallotsche Tetralogie III 357
—, falsche VI 363
— Fett- s. u. Fettembolie
— bei Fiedler-Myokarditis II 957ff.
— und Fokaltoxikose II 914
— und Foramen ovale persistens IV 106
— durch Fruchtwasser IV 137ff.
— Gas- s. u. Gasembolie
— und Geburtsakt IV 486
— und Gefäßgeräusche VI 539
— bei Gefäßkrankheiten VI 282, 293

Embolie und Gefäßmißbildungen III 373, 389
— und Gravidität IV 486, 497ff.
— bei Hämangiosarkom VI 601
— und Herzglykoside I 461ff.
— und Herzinfarkt III 716, 730ff., 1060ff., *1228*ff., 1360
— bei Herzinsuffizienz I 416, 461ff., 534, 590, 601ff., 698, 767, 774
— bei Herzkatheterismus II 1261ff.
— bei Herzklappenfehler II 1298
— und Herztrauma II 474, 478ff., 484ff., 505ff.
— bei Herztumoren II 1181ff., 1192ff.
— und Hirnbasisaneurysma VI 463
— Hirn- s. u. Hirnembolie
— bei Hyperthyreose IV 327
— und Hypertonie V 37ff., 596ff.
— und Hypotonie V 799, 819
— bei idiopathischer Herzhypertrophie II 975
— bei Infektionskrankheiten IV 530
— und Kammerflattern II 173ff.
— und Kammerflimmern II 173ff.
— und Kammertachykardie II 166ff.
— bei Karditis rheumatica II 586, 604, 634
— und Körpergewicht IV 625
— und Kollaps I 957ff., 964ff., 1112, 1124; IV 600ff.
— und Lebensalter IV 622ff.
— und Leukämie IV 675
— Luft- s. u. Luftembolie
— Lungen- s. u. Lungenembolie
— und Lungenkreislauf IV 59ff., 62, 91ff.
— und Lungenstauung I 774
— bei Mitralfehler II 1298
— bei Mitralstenose II 1322ff., 1368ff., 1376ff., 1385ff., 1391ff.
— bei Myokarditis II 889ff., 904
— bei Myokardose nach Gravidität IV 497
— bei Myokardsarkoidose II 948
— und Myokardstoffwechsel III 730ff.
Embolie bei Myokardtuberkulose II 944
— und Narkose IV 617
— und neurogene Hypertonie V 717
— und neurogener Schock I 976
— Nieren- s. u. Nierenembolie
— durch Operationen IV 598ff., 608ff.
—, paradoxe IV 106; VI 361
— und paroxysmale Tachykardie II 166ff.
—, periphere VI 361ff.
— bei Phlebitis VI 489ff., 504ff.
— und Placenta IV 486
— bei Polycythämie IV 667
—, postoperative IV 608ff., 617
— und postthrombotisches Syndrom VI 509ff.
— und primärer Schock I 976
—, Prognose VI 368ff.
— im Puerperium IV 486, 497ff.
— und Pulmonalaneurysma III 373
— durch Quecksilberdiuretica I 534
— und renale Hypertonie V 596ff.
— bei rheumatischem Fieber II 586, 604, 634
— bei Riesenzellarteriitis VI 337ff.
—, Röntgendiagnose VI 127ff.
— bei Sarkoidose II 948
— und Saug-Drucktherapie VI 154
— und Schock I 957ff., 964, 1112, 1124; IV 600ff.
—, septische II 904; IV 107ff., 109, 124, 232
—, Symptome VI 363ff.
— und Tachykardie II 166ff.
—, Therapie VI 365ff.
— und Thrombophlebitis VI 489ff., 504ff., 507ff.
— und Thrombose VI 361ff.
— und Thyreoidea IV 327
— und Trauma I 964ff.; III 902
— und traumatischer Schock I 964ff.
— bei Tricuspidalstenose II 1500ff.
— bei Truncus artericosus communis persistens III 538
— bei Tuberkulose II 944
—, Vasomotorik bei VI 364
— und Vena cava inferior-Ligatur I 596
Embolie bei Ventrikelseptumdefekt III 242
— und Vorhofflattern II 106
— und Vorhofflimmern II 87, 106
— bei Vorhofseptumdefekt III 277
— und Waterhouse-Friedrichsen-Syndrom IV 564ff.
Embran bei Angina pectoris III 1388
— bei Coronarinsuffizienz III 1388
— bei Gefäßkrankheiten VI 185
Embryokardie II 132
— bei Carditis rheumatica II 618
Embryopathia rubeolosa III 110
Emedian bei vegetativer Labilität IV 858
Emetin bei Adams-Stokes-Syndrom II 272
— bei Amöbiasis II 935
— und Capillarresistenz VI 582
— und Capillarpermeabilität VI 582
— und hämorrhagische Diathese VI 582
— und Interferenz-Dissoziation II 291ff.
— und Myokard 968
— und Myokarditis II 874
„Emphysem-Herz“ s. u. Cor pulmonale
Encephalin und Blutdruck V 161
— und experimentelle Hypertonie V 158, 161
— und neurogene Hypertonie V 158, 161, 725
— und zentralnervöse Hypertonie V 158, 161, 725
Encephalitis bei Bleivergiftung V 773
— und Blutdruck V 37ff.
— bei Chagas-Myokarditis II 931ff.
—, Chorea als II 608ff.
— und Cor pulmonale IV 231
— und Encephalomyokarditis II 919
— und Extrasystolie II 44
— bei Gefäßkrankheiten VI 328
— und hämorrhagische Diathese IV 563
— und Hypertonie IV 574; V 37ff.
— durch Hypertonie-Therapie V 494
— bei Hypokaliämie IV 420ff.

Encephalitis, Hypotonie bei IV 738
— bei Infektionen IV 530, 537
— und Karditis rheumatica II 608ff.
—, Kreislauf bei IV 561
— und Kollaps I 958
— und Lungenödem I 132
— und Myokarditis II 874, *918*ff.; IV 542
— und neurogene Hypertonie V 722ff.
— und Orthostase IV 738
— bei Parotitis II 927ff.
— und Periarteriitis nodosa VI 328
— und Postural hypotension IV 738
— und rheumatisches Fieber II 608ff.
— und Schock I 958
—, Tachykardie bei II 9ff., 44
— durch Thiocyanate V 494
— und Toxoplasmose I 934
— und vegetative Labilität IV 738
— bei Vergiftungen V 773
— und Waterhouse-Friedrichsen-Syndrom IV 563
— und zentralnervöse Hypertonie V 722ff.
Encephalomalacie und Augenhintergrund V 424
— und Blutdruck V 352, 374, 387ff.
— bei Endangitis obliterans VI 288
— bei essentieller Hypertonie V 352, 374, 387ff.
— bei Fettembolie IV 135ff.
— bei Gefäßkrankheiten VI 288
— bei Graviditätstoxikose V 737
— bei Herzinsuffizienz I 767
— bei Hypertonie V 352, 374, 387ff.
— bei Hypoglykämie IV 380
— und Insulin IV 380
— und Orthostase IV 740
— und Phlebitis VI 500
— und Postural hypotension IV 740
— bei Thrombophlebitis VI 500
— und vegetative Labilität IV 740
Encephalomyelitis bei Chagas-Myokarditis II 931
Encephalomyokarditis II 918ff.
— und Fiedler-Myokarditis II 956
Encephalopathie, angiospastische, Ätiologie V 387ff.
Encephalopathie, angiospastische, und Arteriosklerose V 391
—, —, und Augenhintergrund V 387ff., 424
—, —, und Blutdruck V 387ff.
—, —, bei Cor pulmonale IV 148
—, —, bei essentieller Hypertonie V 387ff.
—, —, bei experimenteller Hypertonie V 388
—, —, und Ganglienblocker V 579ff., 582ff.
—, —, bei Gravidität IV 493
—, —, bei Graviditätstoxikose IV 506
—, —, bei Hypertonie V 387ff.
—, —, bei Lungenemphysem IV 148
—, —, Pathologie V 387ff.
—, —, und Veratrumalkaloide V 563ff.
Endangitis obliterans VI 254ff.
— —, abdominale VI 291ff.
— —, Ätiologie VI 258ff.
— — und Angina pectoris III 737ff., 918ff., 930ff. 945ff.,
— — und Allergie VI 262ff., 277ff.
— —, aortale VI 286
— — und Aortenbogensyndrom VI 376ff.
— — und Aortenthrombose VI 372ff.
— —, Arteriographie bei VI 127ff.
— — und Arteriosklerose III 737, 918, *930*ff.; VI 274, 399
— — und Balneotherapie I 698
— —, bronchiale IV 179ff.
— —, Blutbefunde VI 279ff.
— — und Blutdruck V 37ff., *624*ff.; VI 289ff.
— — und Blutgerinnung VI 265, 279ff., 302
— — und Calciumstoffwechsel IV 454
— —, cerebrale VI 287ff.
— —, coronare III 737, 745ff., *918*ff., *930*ff.; VI 286ff.
— — und Coronardurchblutung III 737, 745ff., *918*ff., *930*ff.
— — und Coronarinsuffizienz III 737, 745ff., *918*ff., *930*ff.
— — und Coronarsklerose III 737, *918*ff., *930*ff.
— —, Definition VI 256
— —, Diagnose VI 295
Endangitis obliterans, Differentialdiagnose VI 295
— — und Erfrierung VI 556
— — Fokaltoxikose III 923ff.
— —, Formen VI 281ff.
— —, generalisierte VI 295
— —, Geschlechtsverteilung VI 256ff.
— —, Heredität VI 258ff.
— — und Herzinfarkt III 933ff.
— — und Hormone VI 259ff.
— —, Hypertonie bei V 37ff., *624*ff.
— — und Infekte VI 263ff.
— —, intestinale VI 281
— — und Karditis rheumatica II 604
— —, Kreislauf bei VI 279ff.
— —, Lokalisation VI 281ff.
— — und Lungenembolie IV 95ff.
— — bei Lungenemphysem IV 179ff.
— —, Morphologie VI 271ff.
— — und Myokardstoffwechsel III 737, 745ff., *918*ff., *930*ff.
— — und Nicotin III 878ff.; VI 265ff.
— —, Pathogenese VI 277ff.
— —, Pathologie VI 271ff.
— —, periphere VI 281
— — und Phlebitis VI 490
— —, Prognose VI 297ff.
— —, pulmonale VI 294
— —, renale VI 289ff.
— —, renale Hypertonie bei V 624ff.
— — und rheumatisches Fieber II 604
— — und Röntgendiagnose VI 128
— —, Saugdrucktherapie VI 154ff.
— — und sekundäres Raynaud-Syndrom VI 235, 283
— — bei Sichelzellanämie IV 240ff.
— —, Symptome VI 279ff.
— — und Synkardialmassage VI 150ff.
— — und Tetanie IV 454
— —, Therapie VI 298ff.
— — und Thrombophlebitis VI 490
— — und Thrombose VI 372ff., 490
— — und Trauma VI 270ff.
— — und Varicosis VI 282
— — und Vasomotorik VI 235, 259, 272ff., 274ff.

Endangitis obliterans und Vergiftungen VI 267ff.
— —, Vorkommen VI 256ff.
— —, Verlauf VI 296ff.
— —, zentrale VI 281
Endarteriektomie bei Gefäßkrankheiten VI 216
Endarteriitis und arteriovenöse Fisteln VI 475
— und Blutdruck V 19ff., 738,
— bei Beriberi IV 393
— bei Ductus Botalli persistens III 73, 74ff., 183
— bei Eisenmenger-Komplex III 38
— und Endocarditis acuta bactericidis II 731
— bei Endocarditis lenta II 707ff.
— bei Graviditätstoxikose V 738
— und Hypertonie V 738
— bei Karditis rheumatica II 604
— bei Lues II 225; V 738; VI 348
— bei maligner Hypertonie V 626
— necroticans II 604
— obliterans (Winiwarter Bürger) s. u. Endangitis obliterans
— bei rheumatischem Fieber II 604
— pulmonalis s. u. Pulmonalsklerose
— bei Tuberkulose VI 347
Endarteriolitis necroticans VI 255
Endokard bei Adipositas IV 383ff.
— und Allergie II 553ff., 556, 567, 950
— bei allergischer Myokarditis II 950ff.
— bei Amyloidose II 961ff.
— und angeborene Aortenstenose III 433, 444
— bei angeborenem Herzfehler III 12ff., 82ff.
— bei angeborener Mitralstenose III 549
— bei angeborener Pulmonalinsuffizienz III 567
— bei angeborener Tricuspidalinsuffizienz III 429ff.
— bei Angina tonsillaris II 912
— bei Aortenatresie III 560
— und Aorteninsuffizienz II 1294, 1452ff., 1472
— bei Aortenisthmusstenose III 453, 469ff.
— und Aortenstenose II 1427ff.
Endokard bei Aortitis luica VI 352
— bei Beriberi IV 393
— bei Blutkrankheiten IV 680
— bei Brucellosen IV 552ff.
— bei Carcinoid II 782ff.
— bei Chagas-Myokarditis II 932
— und Commissurotomie II 1387ff.
— bei Coronargefäß-Mißbildungen III 568ff.
— bei Coxsackie-Infekt II 921
— bei Ductus Botalli persistens III 74, 182ff.
— bei Dystrophia musculorum progressiva II 972
— bei Echinokokkose II 937ff.
— bei Elektrounfall III 904ff.
— bei Endangitis obliterans VI 287
— bei Endokardfibrose II 785ff.
— bei Endokarditis chronica fibrosa II 778ff.
— bei Endokarditis fibrinosa II 775ff.
— bei Endokarditis lenta II 701ff.; s. a. dort
— bei Endokarditis luica II 780ff.
— bei Endokarditis parietalis fibroplastica II 786ff.
— bei Endokarditis serosa II 772, 773ff.
— bei Endokarditis verrucosa simplex II 776ff.
— bei Endokardsklerose II 789ff.
—, Entwicklungsgeschichte III 5ff.
— bei Erythematodes II 976, *978*; VI 344
— bei Fallotscher Tetralogie III 356
— bei Fiedler-Myokarditis II 958
— bei Fleckfieber II 907
— und Fokaltoxikose II 912
— bei Gefäßkrankheiten VI 287, 309, 316
— bei Gefäßmißbildungen III 568ff.
— bei Glomerulonephritis II 915
— bei Herzdivertikel III 12ff., 592ff.
— bei Herzinfarkt III 1258
— bei Herzkatheterismus II 1262ff.
— bei Herzklappenfehler II 1296ff.
— bei Herztrauma II 485ff., 492, 534
— bei Herztumoren II 1211
Endokard, Hyalinose II 790
— bei idiopathischer Herzhypertrophie II 974ff.
— bei Infektionskrankheiten IV 530ff., 536, 551ff.
— bei Karditis rheumatica II 544ff., 548ff., 553ff., *562*ff., 567
— bei Kollagenosen II 976ff.
— im Kollaps I 1111
— und kombinierte Tricuspidalfehler II 1513
— bei Leptospirosen II 905
— und Libman-Sacks-Endokarditis II 979ff.
— bei Lues VI 352
— bei Lymphogranulomatose IV 680
— bei Malaria II 935
— bei Marfan-Syndrom III 491
— bei Mitralfehler II 1296ff.
— bei Mitralinsuffizienz II 1410
— bei Mitralstenose II 1320ff., 1368ff., 1381
— bei Moschcowitz-Symmers-Syndrom VI 573
— bei Myocarditis rheumatica II 567ff.
— bei Myokarditis II 871, 874
— und Myokardsarkoidose II 947ff.
— bei Parotitis II 928
— bei Periarteriitis nodosa VI 309, 316
— und Perikarditis II 1042ff., 1088
— bei Pneumonie IV 552
— bei Poliomyelitis IV 553
— bei primärer chronischer Polyarthritis II 992ff.
— bei rheumatischem Fieber s. a. u. Endocarditis rheumatica II 544ff., 548ff., 553ff., *562*ff., 567
— bei Rickettsiosen II 907
— und Riesenzellarteriitis VI 336ff.
— bei Sarkoidose II 947ff.
— bei Scharlach IV 549, 553
— bei Schlafkrankheit II 936
— im Schock I 1111
— bei Sepsis II 903
— bei Sklerodermie II 990
— bei Tricuspidalatresie III 408
— und Tricuspidalinsuffizienz II 1503
— und Tricuspidalstenose II 1482ff.
— bei Tuberkulose IV 552ff.
— bei Typhus IV 552ff.
Endokardfibrose II 785ff., 787ff.

Endokardfibrose bei angeborenem Herzfehler III 27, *82* ff., 453, 491, 549, 560, 568
— und angeborene Mitralstenose III 27, 549
— bei Aortenatresie III 560
— bei Aortenisthmusstenose III 453
— und bakterielle Endokarditis II 786 ff.
— bei Coronargefäßmißbildungen III 568 ff.
— bei Dystrophia musculorum progressiva II 972
—, Endocarditis parietalis fibroplastica II 786 ff.
— und Endocarditis lenta II 768 ff.
—, Fibroelastose II 788 ff.
— bei Gefäßmißbildungen III 568
— bei Herzklappenfehler II 1296 ff.
— und idiopathische Herzhypertrophie II 974
— bei Marfan-Syndrom III 491
— bei Mitralfehler II 1296 ff.
— und Tricuspidalstenose II 1483
Endokarditis, abakterielle II *736* ff., 776
—, —, und Capillarresistenz VI 564 ff.
—, —, bei Erythematodes II 978
—, ,—, und Purpura rheumatica VI 564 ff.
—, akute II 546 ff., 723 ff.; IV 551
—, —, bakterielle II 723 ff
—, —, —, Ätiologie II 723 ff.
—, —, —, Anatomie II 725 ff.
—, —. —, Pathogenese II 724 ff.
—, —, —, Pathologie II 725 ff.
—, —, —, und Sepsis II 724 ff.
—, —, —, Symptome II 726 ff.
— und Aneurysmen III 211, 940; VI 443, 445
— und angeborener Herzfehler III 23, 74, 117, *119* ff., 154, 182 ff., 356, 444, 469 ff., 567; VI 49
— bei angeborener Pulmonalinsuffizienz III 567
— und angeborene Pulmonalstenose III 117, 301 ff., 324 ff.
— bei angeborenem Sinus-Valsalvae-Aneurysma III 211
Endokarditis und Antistreptokinase II 596
— und Aortenaneurysma VI 445
— und Aorteninsuffizienz II 1294, 1452 ff,, 1472
— bei Aortenisthmusstenose II 685; III 469 ff.; V 754
— und Aortenstenose II 1427 ff.
— und Aortopulmonalseptumdefekt III 202
— und Aortitis luica VI 352
—, Arrhythmie bei II 104 ff.
— und arteriovenöse Fisteln VI 475
—, atypische abakterielle, bei Erythematodes II 978
— und Atrioventricularblock II 248
—, bakterielle, II 662 ff., 723 ff.
—, —, und Aneurysmen VI 443
—, —, und angeborener Herzfehler III 74, 121 ff., 154, 182 ff., 356 ff; 469 ff.
—, —, bei angeborener Pulmonalinsuffizienz III 567
—, —, bei angeborenem Sinus-Valsalvae-Aneurysma III 211
—, —, und Aortenaneurysma VI 445 ff.
—, —, und Aorteninsuffizienz II 1452 ff., 1472
—, —, bei Aortenisthmusstenose III 469 ff.
—, —, und Aortenstenose II 1427 ff.
—. —, und Aortitis luica VI 352
—, —, und arteriovenöse Fisteln VI 475
—, —, und Capillarresistenz VI 567
—, —, und Commissurotomie II 1388 ff.
—, —, und Coronaraneurysma III 940
—, —, und Coronarembolie III 971 ff.
—, —, und Coronarinsuffizienz III 940
—, —, bei Ductus Botalli persistent II 762; III 74, 182 ff., 193 ff.
—, —, und Endocarditis serosa II 727
—, —, und Embolien II 711 ff.
—, —, bei Fallotscher Tetralogie III 356 ff.
Endokarditis, bakteriellle, und Herzinfarkt III 1258
—, —, und Herztumoren II 1193
—, —, Hypertomie bei II 717; V 597
—, —, bei Karditis rheumatica II 546 ff.
—, —, und Mitralinsuffizienz II 1410
—, —, und Mitralstenose II 1368 ff.
—, —, bei Myokarditis II 874, 903
—, —, Niere bei II 690 ff., 699, 710 ff., 767
—, —, und Purpura infectiosa VI 567
—, —, bei rheumatischem Fieber II 546 ff.
—, —, und sekundäres Raynaud-Syndrom VI 247
—, —, und Sepsis II 903
—, —, und Tricuspidalstenose II 1482 ff.
—, —, bei Ventrikelseptumdefekt III 242
—, —, bei Vorhofseptumdefekt III 276
— und Balneotherapie I 699
— und Blutdruck V 123
— bei Brucellosen II 676, 705, 723, 730; VI 552 ff.
— und Capillarresistenz VI 564 ff.
— bei Carcinoid II 782 ff.
—, chronica II 778; IV 551
—, —, fibrosa II *778* ff.; IV 551
—, —, —. und Endocarditis verrucosa simplex II 778
—, —, —, und Karditis rheumatica II 778
—, —, bei Karditis rheumatica II 546 ff., 563 ff.
—, Coli- II 675, 723, *730*
— und Commissurotomie II 1387 ff.
— und Coronaraneurysma III 940
— und Coronarinsuffizienz III 940
— und Coronarembolie III 971 ff.
— und Cor pulmonale IV 232
—, C-reaktives Protein bei II 597
—, Diagnose IV 551 ff.
— bei Ductus Botalli persistens II 762; III 74, 182 ff., 193 ff.
— und Dystrophie IV 310 ff.
— und Embolie VI 361

Endokarditis und Endangitis obliterans VI 263, 287
— bei Erythemathodes II 976ff.; VI 344
—, Enterokokken- II 666, 669ff., *672*ff., 689ff., 718, 732ff.
— und experimentelle Hypertonie V 123
—, experimentelle II 687ff.
— und Extrasystolie II 36ff.
— bei Fallotscher Tetralogie III 356
— und Fallotsche Trilogie III 117
—, fetale II 779
— —, und angeborener Herzfehler III 23, 117, 301
—, — und angeborene Pulmonalstenose III 117, 301
—, — und Fallotsche Tetralogie II 117, 301
—, — und Fallotsche Trilogie III 117, 301
—, — und Tricuspidalstenose III 23
— fibrinosa II 773, *775*ff.; IV 551
— — bei bakterieller Endokarditis II 688, 711, 724
— — bei Endocarditis acuta II 724ff.
— — und Endocarditis lenta II 688, 711
— — bei Karditis rheumatica II 546ff., 565ff.
— fibroplastica Loeffler s. u. Endocarditis parietalis fibroplastica
—, Formen IV 551
— bei Gefäßkrankheiten VI 263, 287, 309, 316
— und Geburtsakt IV 490ff.
—, Gonokokken- II 225, 666, 669ff., 723ff., *729*ff., 789ff.,
— granulomatosa II 662ff., 773; IV 551
— — bei bakterieller Endokarditis II 662ff., 773
— — bei Endocarditis lenta II 662ff.
— und Gravidität IV 490ff.
— und hämorrhagische Diathese VI 564ff., 567
— und Herzinfarkt III 1258
— und Herzklappenfehler II 563ff., 573ff., 614ff., 683ff., 701ff., 1288ff., 1298
— und Herztumoren II 1193
— und Hirnbasisaneurysma VI 463
—, hyperergische IV 552ff.
Endokarditis, hyperergische, bei Scharlach IV 553
— und Hypertonie V 123
— bei Infektionen IV 530ff., 536ff., 551ff.
— bei Karditis rheumatica II 545ff., 565ff.
— bei Kollagenosen II 976
— und kombinierter Tricuspidalfehler II 1513
—, Lebernekrose bei I 779ff.
— lenta II 731ff.
— — und Aneurysmen III 211, 940; VI 443, 445
— — bei angeborenem Herzfehler III 356, 469ff.
— — bei angeborener Pulmonalinsuffizienz III 567
— — bei angeborenem Sinus-Valsalvae-Aneurysma III 211
— — bei Aortenfehler II 1427
— — bei Aortenaneurysma VI 445
— — und Aorteninsuffizienz II 1452ff., 1472
— — bei Aortenisthmusstenose III 469ff.
— — und Aortenstenose II 1427ff.
— — und arteriovenöse Fisteln VI 475
— — und Capillarresistenz VI 567
— — und Commissurotomie II 1388ff.
— — und Coronaraneurysma III 940
— — und Coronarembolie III 971ff.
— — und Coronarinsuffizienz III 940
— — bei Ductus Botalli persistent II 762; III 74, 182ff., 193ff.
— — bei Fallotscher Tetralogie III 356ff.
— — bei Gefäßkrankheiten VI 247
— — und Herzinfarkt III 1258
— — und Herzklappenfehler II 683ff., *701*ff., 1288ff., 1298
— — und Herztumoren II 1193
— — und Mitralfehler II 1298
— — und Mitralinsuffizienz II 1410
— — und Mitralstenose II 1368ff.
— — und Myokarditis II 874
Endokarditis lenta und Purpura infectiosa VI 567
— — und sekundäres Raynaud-Syndrom VI 247
— — und Tricuspidalstenose II 1482ff.
— — und Ventrikelseptumdefekt III 242
— — bei Vorhofseptumdefekt III 276
— bei Leptospirosen II 905
—, Libman-Sacks II 745
— — — und Erythemathodes II 978
— — — und Periarteriitis nodosa VI 309
— luica II 225, 780ff.
— — bei Aortitis luica II 780ff.
— —, Pathogenese II 781
— —, Symptome II 782
— —, Therapie II 782
— und Lutembacher-Syndrom III 282
—, Meningokokken- II 673ff., 691ff., 725, 727
— minima II 777
— und Mitralfehler II 1294ff., 1298ff.
— und Mitralinsuffizienz II 1410
— und Mitralstenose II 1320ff., 1368ff., 1381
— und Myokarditis II 871, 874, 903
— und Operabilität IV 631
— parietalis fibroplastica II 786ff.
— —, Anatomie II 786ff.
— — und bakterielle Endokarditis II 776ff.
— — und Endocarditis lenta II 776ff.
— —, Pathogenese II 786
— bei Parotitis II 928ff.
—, Pathogenese IV 552ff.
— und Perikarditis II 1042ff., 1088
— und Periarteriitis nodosa VI 309ff., 316
—, Pneumokokken- II 666ff., 669ff., 689ff., 703, 723ff., 727, *729*
— bei Pneumonie IV 552
— bei Poliomyelitis IV 553
— polyposa s. u. bakterielle Endokarditis und Endocarditis lenta
— —, Symptome II 787
—, postinfektiöse IV 536ff.
— bei primär chronischer Polyarthritis II 992
— und Puerperium IV 490ff.

Endokarditis und Purpura infectiosa VI 567
— und Purpura rheumatica VI 564ff.
— und Quecksilberdiuretica I 533
— und Reizleitungsstörungen II 248
—, rezidivierende s. a. u. Endokarditis chronica fibrosa
— — bei bakterieller Endokarditis II 768ff.
— — bei Endokarditis lenta II 768ff.
— — bei Karditis rheumatica II 546ff., 563ff., 778
— rheumatica II 545ff., s. a. u. Karditis rheumatica
— — und angeborener Herzfehler III 154, 276
— — und Aorteninsuffizienz II 1294, 1452ff., 1472
— — und Aortenstenose II 1427ff.
— — und Capillarresistenz VI 564ff.
— — und Commissurotomie II 1387ff.
— — bei Fallotscher Tetralogie III 356
— — und Gefäßkrankheiten VI 316, 336
— — und hämorrhagische Diathese VI 564ff.
— — und Herzklappenfehler II 547ff., 563ff., 576ff., 614ff., 631ff., 1288ff.
— — und kombinierter Tricuspidalfehler II 1513
— — und Lutembacher-Syndrom III 282
— — und Mitralfehler II 1294ff.
— — und Mitralinsuffizienz II 1410
— — und Mitralstenose II 1320ff., 1368ff., 1381
— — und Periarteriitis nodosa VI 316
— — und Purpura rheumatica VI 564ff.
— — und Tricuspidalinsuffizienz II 1503
— — und Tricuspidalstenose II 1482ff.
— — bei Vorhofseptumdefekt III 276
— bei Riesenzellarteriitis VI 336ff
— bei Scharlach IV 553
Endokarditis, septische II 248, *724*ff., 903
— serosa II *772*ff.; IV 551
— —, Anatomie II 774
— — und bakterielle Endokarditis II 668ff., 711, 727
— — und Endokarditis acuta II 727
— — und Endokarditis chronica fibrosa II 778ff.
— — und Endokarditis lenta II 668ff., 711
— — und Endokarditis verrucosa simplex II 776ff.
— —, Häufigkeit II 772ff.
— —, bei Karditis rheumatica II 546ff., 564ff., 605
— —, Pathogenese II 772ff.
— —, Pathologie II 774
— — bei rheumatischem Fieber II 546ff., 564ff., 605
— simplex II 776ff.
— —, Anatomie II 776ff.
— — und Endokarditis serosa II 776ff.
— —, Pathologie II 776ff.
— —, Symptome II 777ff.
— —, Vorkommen II 776ff.
—, Staphylokokken- II 666ff., 678ff., 689ff., 702ff., 712, 718, 723ff., *728*ff.
— und Steroide V 123
—, Streptokokken- II 666ff., *669*ff., 723ff., 727ff., *728*ff.
— subakute bakterielle s. u. lenta
— thrombotische II 776ff.
— — bei Endokarditis tuberculosa II 780
— und totaler Block II 248
— traumatica II 492
— bei Tricuspidalatresie III 408
— und Tricuspidalinsuffizienz II 1503
— und Tricuspidalstenose III 23, 1482ff.
— bei Tuberkulose II 780; IV 552ff.
— bei Typhus IV 552ff.
— ulceröse II 248, 773
— —, akute II 725ff.
— — bei Endokarditis lenta II 667ff.
— — und Hirnbasisaneurysma VI 463
— — bei Infektionen IV 553
— — bei Karditis rheumatica II 546ff.
— bei Ventrikelseptumdefekt III 242
Endokarditis verrucosa II *562*ff., 773, 778; IV 551
— —, Anatomie II 562ff.
— — und Endokarditis chronica fibrosa II 778ff.
— — und Endokarditis lenta II 668
— — bei Erythematodes II 978
— — und Mitralstenose II 1370ff.
— —, Pathologie II 562ff.
— — bei rheumatischem Fieber II *562*ff., 773, 778; IV 551
— Viridans- II 549ff., 670ff., 689ff., 718
—, Vorhofflattern bei II 104ff.
—, Vorhofflimmern bei II104ff.
— bei Vorhofseptumdefekt III 276
Endokardkissen, Begriff III 5
Endokardreaktion s. u. Endocarditis serosa
Endokardsklerose II 785, 789
— und angeborener Herzfehler III 82ff.
„Endokrine Heredodegeneration", Begriff IV 811
„Endokrine Niere" V 59
Endomyokardfibrose II 787ff.
— und angeborener Herzfehler III 82ff.
Endophlebitis bei Endangitis obliterans VI 276ff.
— und Thrombose VI 484ff., 497ff.
Endophlebitis hepatica obliterans VI 497
— — — bei rheumatischem Fieber II 604; VI 497
— idiopathica venae portae VI 498
— mesenterialis VI 498ff.
Endothel bei Allergie III 895
— bei angeborenem Herzfehler III 450ff.
— und Angiographie VI 119ff.
— bei Aortenhämatom (intramural) VI 454.
— bei Aortenisthmusstenose III 450ff.
— bei Arteriosklerose VI 383ff.
— bei bakterieller Endokarditis II 706ff., 716, 721ff., 740
— und Capillarpermeabilität VI 562
— und Capillarresistenz VI 566
und Coronarthrombose III 948
— bei Dystrophie IV 301ff.

Endothel bei Endangitis obliterans V 626; VI 272
— bei Endokarditis fibrinosa II 776ff.
— bei Endokarditis lenta II 706ff., 716, 721ff., 740
— bei Endokarditis verrucosa simplex II 776ff.
— bei Endokarditis rheumatica II 564ff.
—, Entwicklungsgeschichte III 4ff.
— bei Erythematodes VI 344ff.
— bei Gefäßkrankheiten V 626; VI 272, 383ff.
— bei Gefäßmißbildungen VI 593
— bei Glomerulonephritis V 612, 614
— bei Glomustumoren VI 593
— bei Hämangioendotheliom VI 595, 600
— bei hämorrhagischer Diathese VI 311, 571, 577
— bei Herzklappenfehler II 1302ff.
— und Hypertonie V 612, 614
— bei Kaposi-Sarkom VI 602
— bei Karditis rheumatica II 564ff., 604ff.
— bei Kavernomen VI 596
— und Kollaps I 1120
— bei Lymphangiom VI 616
— bei Möller-Barlow-Syndrom VI 577
— bei Moschcowitz-Symmers-Syndrom VI 571ff.
— bei Mitralstenose II 1302ff.
— bei Myokarditis II 911
— bei Nephritis V 612, 614
— bei Periarteriitis nodosa VI 311ff.
— bei Phlebitis VI 489
— bei Pneumonie-Myokarditis II 911
— bei Purpura rheumatica VI 566
— bei renaler Hypertonie V 612, 614
— bei rheumatischem Fieber II 564ff., 604; VI 566
— und Schock I 1112
— bei Schockniere I 1112
— bei Skorbut VI 577
— und Thrombophlebitis VI 489
— bei Verbrennung VI 562
Endothelherz, Begriff III 4
Endotheliom, Atrioventrikularblock bei II 247
—, Blutdruck bei V 605
— als Herztumoren II 1203
—, Hypertonie bei V 605
Endotheliom, renale Hypertonie bei V 605
—, totaler Block bei II 247
Endotheliotoxine und Capillarresistenz VI 581
— und Purpura VI 581
Enteramin V 182ff., 236
— und Blutdruck V 182ff.
— und experimentelle Hypertonie V 182ff.
— und Hypertonie V 182ff.
—, Pharmakologie V 184
—, Vorkommen V 182
—, Wirkung V 184ff.
Enteritis, Blutdruck bei V 804ff.
— und Hypokaliämie IV 420ff.
—, Hypotonie bei V 804ff.
— und infektiöser Schock I 982ff.
— und Kaliumstoffwechsel IV 420ff.
— und Kollaps I 982
— und Mineralstoffwechsel IV 420ff.
— und Myokarditis II 874
— und Schock I 982
Enterokokkeninfekte und bakterielle Endokarditis II 666, 669ff., *672*ff., 689ff., 718, *732*ff., 755ff.
— und Blutdruck V 804ff.
— und Endokarditis lenta II 666, 669ff., *672*ff., 689ff., 718, *732*ff., 755ff.
— und Hypotonie I 982; V 804
— und Karditis rheumatica II 657
— und Kollaps I 982ff.
— und rheumatisches Fieber II 657
— und Schock I 982f.
—, Therapie II 755ff.
Entspannungskollaps I 976ff., 1041, 1060
Entzügelungshochdruck V 37ff., *146*ff., *716*ff.
— bei Aortenbogensyndrom V 766; VI 379
— bei Aortenhämatom, intramuralem VI 459
— und Carotis-Sinus V 716
— und Depressan V 231ff.
— bei Endangitis obliterans VI 286
— bei Gefäßkrankheiten VI 286
—, neurogene Hypertonie als V 716ff.
— bei Porphyrie IV 400
— und Serotonin V 184
— bei Thalliumvergiftung V 716ff., 773ff.
—, Vorkommen V 716ff.
Eosinophile, Angina tonsillaris II 912
— bei allergischer Myokarditis II 952ff.
— bei bakterieller Endokarditis II 740
— bei Chagas-Myokarditis II 932
— bei Chorea II 609ff.
— bei Cushing-Syndrom V 684ff., 687ff.
— bei Echinokokkose II 938
— bei Endangitis obliterans VI 279ff.
— bei Endokarditis acuta bacterialis II 728
— bei Endokarditis lenta II 695ff.
— bei Endokarditis parietalis fibroplastica II 786ff.
— bei Endokardfibrose II 786ff.
— bei endokriner Hypertonie V 684ff., 687ff.
— bei Fiedler-Myokarditis II 958
— und Fokaltoxikose II 912
— bei Gefäßkrankheiten II 985ff.; V 621ff.; VI 279ff., 314ff.
— bei hämorrhagischer Diathese VI 564
— und Herzglykoside I 459
— bei Herzinfarkt III 721
— und Histamin V 199
— bei Kälteurticaria VI 554
— bei Karditis rheumatica II 609ff.; VI 564
— bei Kollagenosen II 985
— bei Moschcowitz-Symmers-Syndrom VI 571ff.
— bei Myokarditis II 876, 899
— bei Periarteriitis nodosa II 985ff.; V 621ff.; VI 314ff.
— bei Purpura rheumatica VI 564
— bei rheumatischem Fieber II 609ff.; VI 564
— bei Riesenzellarteriitis VI 337ff.
— bei Scharlach-Myokarditis II 899
— bei Trichinose II 939
Ephedrin bei Adams-Stokes-Syndrom II 271
— und Blutdruck V 29, 150
— bei Bradykardie II 19
— und Carotissinus V 150
— bei Carotissinus-Syndrom II 277
— und Chinidin II 120

Ephedrin bei Gefäßkrankheiten VI 184
— und Glykoside I 480ff.
—, und Herzarbeit I 15; II 10
— und Herzblock II 194, 198, 251
— und Hydralazine V 544
— und Hypotonie V 823
— bei Infektionskrankheiten IV 562ff.
— und Mesoappendix-Test V 193
— und Orthostase V 823
— bei Postural hypotension IV 740
— und Reizleitung II 194, 198
— und Sinuauriculärblock II 194, 198
—, Tachykardie durch II 10ff.
— bei totalem Block II 251
— und Vasomotorik V 29
— und vegetative Labilität IV 740
Ephedrinsulfat bei Adams-Stokes-Syndrom II 271
— bei Bradykardie II 19
Ephetonin und Blutdruck V 98, 655, 663, 667
— bei endokriner Hypertonie V 663, 667
— und Hypertensin V 98
— und Phäochromocytom V 655, 663, 667
—, Test V 663
Epididymis bei Periarteriitis nodosa VI 323
Epikard bei angeborenem Herzfehler III 12ff.
— bei Blutkrankheiten IV 672
— bei Endocarditis lenta II 705ff.
—, Entwicklungsgeschichte III 4ff.
— bei Gefäßkrankheiten VI 315ff.
— bei hämorrhagischer Diathese VI 573
— bei Herzdivertikel III 12ff., 592ff.
— bei Herzinfarkt III 1212
— und Herztrauma II 474ff., 485ff., 519ff., 523ff.
— bei konstriktiver Perikarditis II 1095
— bei Leukämie IV 672
— bei Lymphogranulomatose IV 678ff., 680
— bei Malaria II 935
— bei Moschcowitz-Symmers-Syndrom VI 573
— bei Myokarditis II 903
— bei Panzerherz II 1095
— bei Periarteriitis nodosa VI 315ff.
Epikard und Perikard II 1035ff.
— bei Perikarditis II 1055ff., 1095
— bei Perikarditis purulenta II 1084ff.
— bei Reticulosarkom IV 678
— bei Sarkoidose II 947
— bei Schlafkrankheit II 936
— bei Sepsis II 903
— bei traumatischer Perikarditis II 1087
— bei tuberkulöser Perikarditis II 1079ff.
Epilepsie bei Adams-Stokes-Syndrom II 251ff., 260
— bei angeborenen arteriovenösen Fisteln VI 472ff.
— bei Aortenstenose II 1433
— und Aortographie VI 136
— und Blutdruck V 387ff.
— und Carboanhydrase I 538ff.
— bei Cor pulmonale IV 147ff.
— bei Endangitis obliterans VI 288
— bei essentieller Hypertonie V 387ff.
— bei experimenteller Hypertonie V 388
— bei Fettembolie IV 135ff.
— bei Gefäßkrankheiten VI 288, 326ff.
— bei Gefäßmißbildungen VI 590
— bei Hämangiomen VI 590
— bei Herzinfarkt III 1122ff.
—, Hirndurchblutung bei V 387ff., 395
— bei Hypertonie V 387ff.
— bei Luftembolie IV 126
— und Magnesiumstoffwechsel IV 455ff.
— und paroxysmale Tachykardie II 134ff.
— bei Periarteriitis nodosa VI 326ff.
— bei Phlebitis VI 500
— bei Sturge-Weber-Syndrom VI 590
— und Tachykardie II 134ff.
— bei Thrombophlebitis VI 500
— und vegetative Labilität IV 875ff.
Epinephrektomie s. u. Adrenalektomie
Epinephrin und Lungenkreislauf IV 71
Epistaxis bei angeborenem Herzfehler III 165, 338ff.; V 754ff.
— bei Aortenisthmusstenose V 754ff.
Epistaxis bei arteriovenöser Lungenfistel III 389
— und Capillarresistenz VI 565
— bei Ductus Botalli persistens III 165
— bei Fallotscher Tetralogie III 338ff.
— bei Gefäßkrankheiten VI 320
— bei Gefäßmißbildungen III 389
— bei hämorrhagischer Diathese VI 565
— bei Karditis rheumatica II 604, 621
— bei Periarteriitis nodosa VI 320
— und Phlebektasien VI 516
— bei Purpura rheumatica VI 565
— bei rheumatischem Fieber II 604, 621; VI 565
— bei Teleangiektasien VI 540ff.
— und Varicen VI 516
Epitheloidzellen bei experimenteller Hypertonie V 61
— bei Myokardsarkoidose II 946ff.
— bei Myokardtuberkulose II 942
— bei Sarkoidose II 946ff.
— bei Tuberkulose II 942
Erbleichungsherde bei Herzinsuffizienz I 789
Erblindung s. u. Amaurose
Erbrechen bei Adams-Stokes-Syndrom II 262
— bei allergischer Myokarditis II 951ff.
— und Alkalose I 581ff.
— durch Ammoniumchlorid I 561
— bei Angina pectoris III 1006
— bei Aortenaneurysma VI 452
— und Banthin V 493
— bei Beriberi IV 390
— und Blutdruck V 61, 387, 631, 661, 802ff.
— bei Chagas-Myokarditis II 931ff.
— durch Chinidin II 119
— durch Cholinderivate II 147
— und Chlorothiazid V 594
— bei Coronarinsuffizienz III 1006
— und Dibenamin V 493
— und Dibenzylin V 493
— durch Digitalis I 489ff.; V 494

Erbrechen bei Diphtherie-Myokarditis II 895ff.
— bei Endangitis obliterans VI 293ff.
— bei Endokarditis lenta II 690ff.
— bei endokriner Hypertonie V 661
— bei Erythematodes II 983ff.
— bei essentieller Hypertonie V 387
— bei experimenteller Hypertonie V 61
— und Ganglienblocker V 594
— bei Hämangiomen VI 598
— bei Herzinfarkt III 1116
— bei Herztrauma II 503ff.
— und Hydralazine V 546, 549ff., 594
— bei Hyperchlorämie I 588
— bei Hyperkaliämie IV 421ff.
— und Hypertensin V 101
— bei Hypertonie V 61, 387, 631, 661
— durch Hypertonie-Therapie IV 486, 492ff.
— und Hypochlorämie I 581ff.
— bei Hypokaliämie IV 420, 421ff., 430
— und Hypotonie V 802ff.
— und infektiöser Schock I 985ff.
— und Kaliumstoffwechsel IV 420ff.
— bei Karditis rheumatica II 606
— bei Kavernomen VI 598
— und Kationaustauscher I 557ff.
— bei Kollagenosen II 983ff.
— und Kollaps I 957, 997ff.; IV 602ff.
— bei Luftembolie IV 127ff.
— bei Lungenembolie IV 104ff.
— bei Lymphangitis VI 603
— und Magnesiumstoffwechsel IV 455ff.
— bei maligner Hypertonie V 631
— bei Migräne VI 249
— und Mineralstoffwechsel IV 420ff.
— bei Myokarditis II 877ff.
— und Operationen IV 596ff.
— und Operationsschock I 966
— und paroxysmale Tachykardie II 144, 146
— bei Periarteriitis nodosa VI 315, 321
Erbrechen bei Phäochromocytom V 661
— bei postsynkopalem Syndrom II 262ff.
— und Purine I 548
— und Pyrazole II 654
— und Quecksilberdiuretica I 534
— und renale Hypertonie V 631
— bei rheumatischem Fieber II 606
— bei Riesenzellarteriitis VI 338
— und Säure-Basen-Haushalt I 205ff., 214
— und Salicyl II 649
— und Schock I 957, 997ff.; IV 602ff.
— und Sympathektomie V 486
— und Tachykardie II 144, 146
— und traumatischer Schock I 966
— bei vegetativer Labilität IV 719ff.
— durch Veratrin V 492
— und Veratrumalkaloide V 565, 594
— und Wasserhaushalt I 520
Erfrierung VI 554ff.
— und Arteriosklerose VI 555
— und Balneotherapie I 700
— und Capillarektasien VI 528
— und Capillarpermeabilität VI 554ff.
— und Capillarspasmen VI 536ff.
— und Cyanose VI 532ff.
— und Endangitis obliterans VI 268ff., 556
— und Erythromelalgie VI 528
— und Gefäße VI 25ff.
— und Gefäßkrankheiten VI 25ff.
— und Kollaps I 957
— und Perniosis VI 556
—, Prophylaxe VI 557
—, Saug-Drucktherapie bei VI 154
— und Schock I 957
—, Therapie VI 557ff.
—, „trockene" VI 556
Ergaloid bei vegetativer Labilität IV 858
Ergocornin und essentielle Hypertonie V 509
Ergokristin und essentielle Hypertonie V 509
Ergokryptin und essentielle Hypertonie V 509
Ergosterin und Arteriosklerose VI 402
Ergotamin und Adrenalin V 93
— bei Angina pectoris III 1034
— und Blutdruck V 93, 98, 151, 509
— und Carotissinus V 151
— bei Coronarinsuffizienz III 1034
— und experimentelle Hypertonie V 93, 98, 151, 509
— und Herzfrequenz II 9
— und Hydralazine V 550
— und Hypertensin V 93
— und Hypertonie V 93, 98, 151, 509
— bei Kammertachykardie II 151ff.
— und Lungenkreislauf IV 71
— bei paroxysmaler Tachykardie II 151ff.
— und Renin V 98
—, Tachykardie durch II 14, 15ff.
— bei vegetativer Labilität IV 851
— und zentralnervöse Hypertonie V 151
Ergotamintartrat und experimentelle Hypertonie V 157
— und Hypertonie V 157
— bei Migräne VI 253
Ergotamintest bei Angina pectoris III 1034ff.
— bei Coronarinsuffizienz III 1034
Ergotaminvergiftung s. u. Ergotismus
Ergothionin und Kallikrein V 214
Ergotin und Endangitis obliterans VI 267
Ergotismus und Endangitis obliterans VI 267
— und sekundäres Raynaud-Syndrom VI 245ff.
Ergotoxin und endokrine Hypertonie V 649
— und Phäochromocytom V 649
— bei vegetativer Labilität IV 851
„Ergotropes System", Begriff IV 726
Erholungsquotient bei Anämie IV 649
Ernährung s. a. u. Adipositas, Dystrophie, Hunger
— und Addison-Syndrom V 798
— und Adipositas IV 382ff., 389
— und allergische Myokarditis II 949ff.

Ernährung und Anaesthesie IV 591ff.
— und angeborene Herzfehler III 81, 112ff.
— und Angina pectoris III 1375ff.
— bei Aortenaneurysma VI 450
— und Arteriosklerose III 773ff., VI 390ff., 392ff.
— und Blutdruck V 17, 144ff., 244ff., 263ff., 272ff., 334ff., *445*ff., 790ff.
— und Bradykardie II 18
— und Capillarektasien VI 528
— und Cantharidenblase VI 109
— und Capillarpermeabilität VI 109
— und Capillarresistenz VI 575ff.
— und Coronarinsuffizienz III 773ff., 964ff.
— und Coronarsklerose II 773ff.
— und Dermographie VI 40
— und Druckfall-Syndrom IV 46
— und Endokarditis lenta II 698
— und Endomyokardfibrose II 788
— und essentielle Hypertonie V 244, 263ff., 272ff., 334, 335ff., *445*ff.
— und essentielle Hypotonie V 790ff.
— und experimentelle Hypertonie V 144ff.
— und Gefäße IV 301, 303ff.
— und Gefäßkrankheiten VI 30
— bei Gefäßmißbildungen VI 590
— und Genußgifte IV 826
— und Graviditätstoxikose IV 510
— bei Hämangiomen VI 590
— und Herz I 402ff., 417ff., *504*ff., 759ff.; II 7, 18; IV *93*ff., *292*ff.; V 17ff., 144ff., 223, 244, 263ff., 272ff., 335ff., *445*ff.
— und Herzaktion II 7, 18
— und Herzatrophie I 759ff.; IV *293*ff.
— und Herzinfarkt III 773ff.
— und Herzinsuffizienz I 402ff., 417ff., *504*ff., 759ff.
— und Hypertonie V 144ff., 244, 263ff., 272ff., 334ff., *445*ff.
Ernährung und Hypotonie V 268ff., 790ff.
— und Hypocalcämie IV 446
— und Hypokaliämie I 583ff.
— und Kallikrein V 223
— und Karditis rheumatica II 556, 558
— und Kreislauf I 404, 417, 505ff., 601, 759ff.; II 11, 23ff.; IV 47, 93ff., 292ff., 301ff., *382*ff.; V 17ff., 272, 334ff.
— und Lungenembolie IV 93ff., 95ff.
— bei Migräne VI 254
— und Möller-Barlow-Syndrom VI 577
— und Myokard I 759ff.
— und Myokarditis II 874
— und Myokardose II 969
— und Narkose IV 591ff.
— und Nicotin IV 826
— und Operabilität IV 620, 625ff., 631
— und Operationen IV 591ff.
— und Orthostase IV 732ff.
— und Periarteriitis nodosa VI 310, 334
— und Phlebitis VI 483ff., 488, 504, 507
— und Purpura VI 575ff.
— und rheumatisches Fieber II 556, 558
— und Skorbut VI 577
— bei Sturge-Weber-Syndrom VI 590
— und Vasomotorik VI 528
— und vegetative Labilität IV 732ff., 799ff., 826, 859ff.
— und Thrombophlebitis VI 483ff., 488, 504, 507
— und Thrombose VI 483ff.
Ernährungsbehandlung s. u. Diät
„Erregungskollaps" IV 764
Erregungsrückbildungsalternans II 408
Erregungsrückkehr, Begriff II 309
Ersatzrhythmus II 194, 197, 221ff., 227
— bei Carotis-Sinus-Syndrom II 273ff.
Ersatzsystolen II 221ff., 227, 286
— und Antesystolie II 383, 390
—, atrioventrikuläre II 278ff.
— bei Atrioventrikular-Dissoziation II 286, 288
— bei Atrioventrikular-Rhythmus II 278, 283
— bei Carotissinus-Syndrom II 272ff.
Ersatzsystolen bei Knotenrhythmus II 278, 283
— bei Sportherz I 927
— und Wolff-Parkinson-White-Syndrom II 383, 390
„Erschöpfung, gespannte", bei vegetativer Labilität IV 800
Erstickung bei Adams-Stokes-Syndrom II 260ff.
— und Atrioventrikularblock II 227, 248, 260
— und Herztrauma II 514ff.
— bei Lungenembolie IV 101, 104ff.
— in Narkose IV 615ff.
— und totaler Block II 227, 248, 260ff.
— und Valsalva-Versuch IV 777
Erysipel und angeborener Herzfehler III 114
— und Antistreptokinase II 596
— und Endokarditis acuta bactericidis II 728
— und Gefäßkrankheiten VI 324
— und Lymphangitis VI 603
— und Lymphgefäßinsuffizienz VI 612
— und Lymphödem VI 612
— bei Periarteriitis nodosa VI 324
Erysipeloid und Endokarditis acuta II 730
— und Endokarditis lenta II 675
— und Purpura infectiosa IV 568
Erysipelothrixinfekte s. u. Erysipeloid
Erythem durch Acetylcholin V 256
— bei Angina pectoris III 1006
— bei Arteriosklerosis obliterans VI 431ff.
— und Blutdruck V 256
— bei Capillarektasien VI 525ff.
— und Capillarresistenz VI 565
— und Capillarspasmen VI 536
— und Carboanhydrase I 539ff.
— durch Chlorothiazid I 544
— bei Coronarinsuffizienz III 1006
— und Dermographie VI 42
— bei Embolie VI 362ff.
— bei Erfrierung VI 556
— bei Erythematodes II 978ff., 982ff.; VI 344

Erythem bei Erythralgie VI 527
— bei Erythromelalgie VI 525ff.
— und essentielle Hypertonie V 256
— bei Gefäßkrankheiten VI 37ff., 43ff., 324, 431
— und Heparin V 505
— und Histamin V 198
— und Hydralazine V 546ff.
— und Hypertonie V 256
— bei Hypertonie-Therapie V 494
— durch Imidazol V 494
— und Kallikrein V 217
— bei Kollagenosen II 978ff., 982ff.
— bei Luftembolie IV 128
— durch Quecksilberdiuretica I 534
— bei Periarteriitis nodosa VI 324
— und Phlebitis VI 491ff.
— bei Purpura rheumatica VI 565
— und renale Hypertonie V 256
— und rheumatisches Fieber VI 565
— bei Riesenzellarteriitis VI 339
— bei Thrombophlebitis VI 491ff.
— und Vasomotorik VI 525ff.
—, vasomotorisches VI 528
Erythema annulare bei rheumatischem Fieber II 602ff.
— circinatum bei rheumatischem Fieber II 603
— exsudativum multiforme bei rheumatischem Fieber II 603
— gyratum bei rheumatischem Fieber II 603
— induratum Bazin und Arteriitis rheumatica VI 346
— marginatum und C-reaktives Protein II 597
— — bei Karditis rheumatica II 603, 622
— — bei Mitralstenose II 1381
— — bei rheumatischem Fieber II 603, 622
— —, Salicyl bei II 648
— —, Therapie II 637
— multiforme und Myokarditis II 875
— nodosum und Antistreptolysin II 590
Erythema nodosum und Arteriitis rheumatica VI 346
— — und Endangitis obliterans VI 263
— — bei rheumatischem Fieber II 603, 621
— — und Tuberkulose II 603
Erythematodes II 977ff.
—, Ätiologie II 977ff.
— und Allergie VI 344
— und allergische Myokarditis II 953
—, Anatomie II 978ff.
—, Antistreptolysin bei II 591
—, Arteriitis bei VI 344ff.
— und Blutdruck V 40, 622
— und Capillaraneurysmen VI 545
—, C-reaktives Protein bei II 597
—, Diagnose II 982
— und Endocarditis fibrinosa II 777
— und Endocarditis verrucosa simplex II 777
— und Endokardsklerose II 789
— als Gefäßkrankheiten VI 344ff.
—, Häufigkeit II 977
— und Herzklappenfehler II 1483
— und Hydralazine V 546, 551
— und Hypertonie V 40, 622
— und Karditis rheumatica II 607
— und Libman-Sacks-Endokarditis II 745
— und Magnesium-Stoffwechsel IV 455ff.
— und Myokarditis II 874, 953
—, Pathologie II 978ff.
— und Perikarditis II 979ff., 1041, 1044, *1088*
—, renale Hypertonie bei V 622
— und rheumatisches Fieber II 607
— und sekundäres Raynaud-Syndrom VI 247, 344
—, Symptome II 625ff., 978ff.
— und Vasomotorik VI 344
—, Therapie II 636, 984
— und Tricuspidalstenose II 1483
Erythermalgie s.u. Erythromelalgie
Erythralgie VI 527
Erythrocyanose bei Mitralstenose II 1323
Erythrocyanosis puellarum IV 708
Erythroltetranitrat bei Angina pectoris III 1034, 1379
— und Blutdruck V 498
Erythroltetranitrat bei Coronarinsuffizienz V 498
— bei essentieller Hypertonie V 498
— bei Gefäßkrankheiten VI 179
— bei Hypertonie V 498
Erythromelalgie VI 525ff
—, Ätiologie VI 525
—, Diagnose VI 526
—, idiopathische VI 525
—, Pathologie VI 525ff.
—, primäre VI 525ff.
—, Prognose VI 527
—, sekundäre VI 528
—, Symptome VI 526
—, symptomatische VI 525
—, Therapie VI 526ff.
— und Vasomotorik VI 525
Erythromycin bei bakterieller Endokarditis II 750ff., *755*ff.
— bei Endokarditis lenta II 750ff, *755*ff.
— bei Perikarditis purulenta II 1086
— bei Toxoplasmose II 934
Erythrophoren und Kallikrein V 217
Erythropoese s.u. Knochenmark
Erythrosis bei Polycythämie IV 664ff.
Erythrozyten s. a. u. Anämie und Knochenmark sowie Polycythämie
— bei Adipositas IV 385ff.
— bei Anämie IV 642ff.
— bei angeborenem Herzfehler III 123ff., 144ff.
— und arteriovenöse Aneurysmen IV 252
— und Atmung IV 4ff., 11ff., 18, 23ff., 25ff., 34
— und Blutdruck V 40, 337ff., 342
— und Blutmenge V 342
— und Blutspeicher I 1008ff.
— und Capillardruck VI 98ff.
— und Capillaren VI 11
— und Capillarmikroskopie VI 96ff.
— bei Cor pulmonale IV 96, 144ff.
— bei Cushing-Syndrom V 683ff., 687ff.
— und Cyanose VI 530ff.
— bei Ductus Botalli persistens III 165, 187
— bei Endangitis obliterans VI 247ff., 279ff.
— bei Endokarditis lenta II 694ff.

Erythrozyten bei endokriner Hypertonie V 663, 683ff., 687ff.
— bei essentieller Hypertonie V 337ff., 342
— bei Fallotscher Tetralogie III 356
— bei Gefäßkrankheiten VI 247ff., 279f., 315
— bei Gravidität IV 480, 510; V 726ff.
— und Graviditätstoxikose IV 510
— bei Hämangiomen VI 597
— bei hämorrhagischer Diathese VI 571
— bei Herzinsuffizienz I 163ff., 167ff.
— und Höhenadaptation IV 4ff., 11ff., 18, 23ff., 25ff., 34
— und Hydralazine V 546, 551
— und Hypertonie V 40, 337ff., 342
— bei Kaposi-Sarkom VI 602
— bei Karditis rheumatica II 569, 575ff., *610*ff.
— und Kavernome VI 597
— und Klima IV 4ff., 11ff., 18, 23ff., 25ff., 34
— und Kollaps I 994, 997ff., 1006, 1067, 1112
— und Luftdruck IV 4ff., 11ff., 18, 23ff., 25ff., 34, 41
— bei Luftüberdruck IV 41
— und Lungenembolie IV 96
— bei Lungenfibrose IV 198ff.
— bei Malaria II 935
—, Mineralgehalt I 333ff.
— bei Monge-Syndrom IV 34
— bei Moschcowitz-Symmers-Syndrom VI 571
— bei Myokarditis II 935
— bei Periarteriitis nodosa VI 315
— bei Phäochromocytom V 663
— bei Pneumokoniose IV 205ff.
— bei Polycythämie IV 660, 664
— bei Polyglobulie IV 659
— bei Porphyrie IV 397ff.
— bei postthrombotischem Syndrom VI 513
— bei rheumatischem Fieber II 569, 575ff., *610*
— und Sauerstoffmangel IV 4ff., 11ff., 18, 23ff., 25ff., 34
— und Schock I 994, 997ff., 1006, 1067, 1112
— bei Sichelzellanämie IV 240
Erythrozyten bei Silikose IV 205ff.
— bei Thoraxdeformation IV 229ff.
— und Thrombophlebitis VI 485
— bei Tumormetastasen IV 238
— bei Verbrennung I 979, 994
— bei Verbrennungsschock I 979, 994
— bei Ulcus cruis VI 513
Erythrozyturie s. u. Hämaturie
Esanin bei Extrasystolie II 75
— bei vegetativer Labilität IV 859
„escape from control", Begriff IV 829
Escherichia coli s. a. u. Coliinfektionen
— — und bakterielle Endokarditis II 675, 723ff., 730, 751, 757
— — und Endokarditis acuta II 723, *730*
— — und Endokarditis lenta II 675, 751, 757
— imperfecta und Endokarditis II 675
Eserin und Capillarpermeabilität VI 562
— und Cholinesterase V 200
— bei Wärmeurticaria VI 562
Esichése als Diureticum I 527ff., 540ff.
Esidron als Diureticum I 527ff., 535
Etamon s. u. Tetraäthylammoniumbromid
Etappentheorie, Begriff II 109ff.
Ethoxyzolamide und Diurese I 536ff.
Ethylen und Kammerflattern II 179
— und Kammerflimmern II 179
Eucalyptusöl und hämorrhagische Diathese VI 585
— und Capillarresistenz VI 585
Eucodal bei Angina pectoris III 1397ff.
— bei Herzinfarkt III 1446
Eupaverin bei Angina pectoris III 1381
— bei Coronarinsuffizienz III 1381
— bei Cor pulmonale IV 123ff.
— bei Embolie VI 366
— bei Fettembolie IV 137
— bei Gefäßkrankheiten VI 178
— und Hauttemperatur VI 83
Eupaverin bei Herzinfarkt III 1480
—, intraarteriell VI 207
— bei Lungenembolie IV 123ff.
— und Oscillogramm VI 79
— und Phlebitis VI 506
— bei Thrombophlebitis VI 506
— und Vasomotorik VI 83
Euphorie und ACTH II 645
— bei Anämie IV 646ff.
— und Atmung IV 15ff., 27ff.
— bei Blutkrankheiten IV 646ff.
— und Cortison II 645
— und Höhenadaptation IV 15ff., 27ff.
— und Hydralazine V 551
— und Klima IV 15ff., 27ff.
— und Luftdruck IV 15ff., 27ff.
— durch Narkose IV 613
— und Pyrazole II 654
— und Sauerstoffmangel IV 15ff., 27ff.
Euphyllin s. a. u. Purinkörper
— bei angeborenem Herzfehler III 155
— bei Angina pectoris III 1382ff.
— und Blutdruck V 498
—, Chemie I 546
— und Coronaranastomosen III 706
— bei Coronarinsuffizienz III 706, 1382ff.
— bei Cor pulmonale IV 123ff., 131, 170ff.
— als Diureticum I 527ff., *545*ff.
— bei essentieller Hypertonie V 498
— bei Gefäßkrankheiten VI 184
— und Herzglykoside I 486
— bei Herzinfarkt III 706, 1480
— bei Hypertonie V 498
—, intraarteriell VI 207
— und Kollaps I 1102
— bei Luftembolie IV 131
— bei Lungenembolie IV 123ff.
— bei Lungenödem I 137
— und Schockniere I 1102
— und Vasomotorik I 547; III 706; VI 184, 207
—, Wirkung I 547ff.
Eutonon bei Gefäßkrankheiten VI 185
Evans-Blau zur Blutmengenbestimmung I 139ff.

Evans-Blau und Capillarpermeabilität VI 107
— zum Hirnödemnachweis V 388
— zur Kreislaufanalyse I 139ff., 172; II 1278ff.; V 279
— Kreislaufzeit I 172
Evipan bei Aortographie VI 135
— und Blutdruck V 259
— und essentielle Hypertonie V 259
— bei Herzinfarkt III 1447
— und Hypertonie V 259
— bei Luftembolie IV 131
— im Sedationstest V 259
—, Wirkung IV 593
Exantheme und Capillarresistenz VI 565ff.
— und Chlorothiazid V 594
— bei Erythematodes II 983ff.
— bei Karditis rheumatica VI 565ff.
— bei Kollagenosen II 983ff.
— und Purpura infectiosa VI 567ff.
— bei Purpura rheumatica VI 565ff.
— und rheumatisches Fieber VI 565ff.
Exophthalmus bei arteriovenösen Fisteln VI 481
— bei Cushing-Syndrom V 683ff.
— bei endokriner Hypertonie V 683ff.
— und Gefäßkrankheiten VI 327
— bei Hirnbasisaneurysma VI 464
— und Hypertonie VI 683ff.
— bei Periarteriitis nodosa VI 327
— und Phlebitis VI 500
—, pulsierender VI 481
— bei Thrombophlebitis VI 500
Explosionsverletzungen, Herztrauma bei II 473ff., 487ff., 492ff., 516ff.
— und Kollaps I 976
—, Luftembolie bei IV 129ff.
— und neurogener Schock I 976
— und primärer Schock I 976
Exsiccose bei Coma diabeticum IV 375
— bei Diabetes mellitus IV 375
— und Diurese I 566ff.
— bei Herzinsuffizienz I 566ff.
— und Hyperkaliämie IV 420ff.
Exsiccose, hypertonische I 567, 589; IV 440ff.
— bei infektiösem Schock I 985ff.
—, isotonische I 567, 589
— und Kollaps IV 602ff.
— und Magnesiumstoffwechsel IV 455ff.
— bei Myokarditis II 906
— und Myokardose II 969
— und Operationsschock I 966
— und Schock I 966, 985ff.; IV 602ff.
— und traumatischer Schock I 966
— und Typhus-Myokarditis II 906
Extrasystolie II 1ff., 32ff.
— und Adams-Stokes-Syndrom II 258, 263
—, Allorhythmie II 32ff.
— und Alternans II 406, 409
— und Antesystolie II 387ff.
— bei angeborenem Herzfehler III 422
— bei Angina pectoris III 843, 1032ff.
— und Atmung II 43
—, atrioventriculare II 32ff., 35ff., *55*ff.
— und Atrioventricularblock II 214ff., 222ff., 228ff., 235ff., 242
—, Bedeutung II 73ff.
—, Bigeminie I 492; II 32ff., 40ff., 53, 68, 72
—, blockierte II 49ff., 52ff., 55ff.
— und Blutdruck V 144, 154, 657ff.
— bei Blutkrankheiten IV 674, 680
— und Bradykardie II 15
— bei Brucellosen II 904
—, Bündelstamm- II 60ff.
— durch Carotisdruck II 145
— und Carotissinus-Syndrom II 42, 275ff.
— bei Chagas-Myokarditis II 932
— und Commissurotomie II 1392
— und Coronarinsuffizienz III 843, 1032ff.
— bei Cor pulmonale IV 109ff., 142ff.
— bei Coxsackie-Infekt II 921
—, Definition II 27ff.
— bei Dermatomyositis II 991
— durch Digitalis I 490ff.; II 39ff.
— bei Dystrophia musculorum progressiva II 972
Extrasystolie bei Ebstein-Syndrom III 422
— bei Effort-Syndrom IV 715
—, ektopische Reizbildung II 31ff.
—, Elektrokardiographie bei II 32ff.
— und Elektrounfall III 906ff.
— bei Endokarditis lenta II 708ff.
— bei endokriner Hypertonie V 657ff.
—, Entstehungsorte II 32ff., 35ff., *45*ff.
— und Entzügelungshochdruck V 154
— bei essentieller Hypotonie V 788
— und experimentelle Hypertonie V 144, 154
—, fetale II 35ff.
— bei Fiedler-Myokarditis II 957ff.
— und Fleckfieber II 907
—, funktionelle II 34, 36
— und Genußgifte IV 826
— und Gravidität II 45; IV 495ff.
— bei Grippemyokarditis II 925
— bei Hämochromatose II 965; IV 683
— bei Heredoataxie II 973
— und Herzblock II 214ff., 222ff., 228ff., 235ff., 242
— und Herzglykoside I 462, 479, 490ff.; II 39ff., 66ff.
— bei Herzinfarkt III 1175ff.
— und Herzinsuffizienz II 77
— bei Herzkatheterismus II 1258ff.
— bei Herzneurose IV 821ff.
— bei Herztrauma II 464ff., 497ff., 519ff.
— bei Herztumoren II 1180ff., 1183ff.
— bei Hypercalcämie IV 447, 449
— und Hyperkaliämie IV 436
— bei Hyperthyreose II 44, 71; IV 323ff.
— und Hypertonie V 144, 154, 657ff.
— bei Hypocalcämie IV 449ff.
— und Hypophyse V 144
— bei Hypothyreose II 44
— bei Hypotonie V 788
— bei idiopathischer Perikarditis II 1074
—, infranodale II 55ff.
—, interpolierte II 55, 59, 68
— und Kaliumstoffwechsel IV 436

Extrasystolie, Kammer- s. dort
— und Kammerflimmern II 39, 41
— und Kammertachykardie II 128ff., 132, 136ff., 150ff., 161ff.
— bei Karditis rheumatica II 589ff.
— bei Kollagenosen II 987ff.
— bei konstriktiver Perikarditis II 1120
—, Kupplung II 29ff., 48ff., 53, 65ff.
— bei Leukämie IV 674
— bei Lungenembolie IV 109ff.
— und Magnesiumstoffwechsel II 31; IV 457
— durch Magnesiumsulfat II 148
— und Masern II 922
—, Mechanismus II 29ff.
— bei Mitralinsuffizienz II 1411ff., 1416
— bei Mitralstenose II 1392
— bei Mononucleose II 927
— bei Myokardinfarkt II 37ff., 66
— bei Myokarditis II 877ff.
— bei Myokarditis rheumatica II 589ff., 618
— und Myokardsarkoidose II 947
— und Myokardtuberkulose II 943ff.
— bei Myxödem II 44
— in der Narkose II 41
— und Nebenniere II 45
— und Nervensystem II *41*ff.
— und Nicotin IV 826
—, nodale s. u. Atrioventrikularextrasystolie
— und Operabilität IV 628
— und Parasystolie II 27, 29, 30ff., 304
— bei Parotitis II 928
— und paroxysmale Tachykardie II 128ff., 132ff., 136ff., 145, 158ff., 161ff.
— bei Periarteriitis nodosa II 987
— bei Perikarditis II 1074
— bei Phäochromocytom V 657ff.
— durch Pharmaka II 39ff.
— und Pitressin V 144
— bei Pneumonie-Myokarditis II 912
— und Poliomyelitis II 918
—, Polygeminie II 32ff., 53, 72
—, postoperative IV 608
—, pränatale II 35ff.
—, Quadrigeminie II 32ff.
—, Reentry-Theorie II 29ff.
Extrasystolie bei rheumatischem Fieber II 589ff.
— und Reizleitungsstörungen s. dort
— und Rickettsiosen II 907
— bei Roemheld-Syndrom IV 865
— und Sarkoidose II 947
— bei Scharlach-Myokarditis II 878ff., 895ff., 900ff.
— und Schenkelblock II 51ff., 159, 341ff.
—, Septum- II 61ff.
—, Sinus- II 32ff., 35ff., *45*ff.
—, supranodale II 55ff.
— und Tachykardie II 30, 34, 38, 44, 73ff., 128ff., 132ff., 136ff., 145, 150ff., 158, 161ff.
—, terminale II 128ff.
— bei Tetanie IV 449ff.
—, Therapie II 75ff.
— und Thyreoidea II 44, 71; IV 323ff.
— bei totalem Block II 228ff., 235ff., 242
—, Trigeminie II 32ff., 58
— und Tuberkulose II 943ff.
—, Umkehr- II 72, 190, 290, 296, *309*ff.
— bei vegetativer Labilität IV 704ff., 787ff.
—, ventrikuläre s. u. Kammerextrasystolie
—, Vorhof- II 32ff., 35ff., 47ff., 190f.
— und Vorhofflimmern II 37, 41, 44, 73ff., 189ff.
—, Vorkommen II 35ff.
— und Wenckebachsche Periodik II 214ff.
— und Wolff-Parkinson-White-Syndrom II 387ff.
„Extrasystolie à paroxysmes tachycardiques", Begriff II 128
„Extrasystolie ventriculaire en salves" II 151
Extrauteringravidität und hämorrhagischer Schock I 957
Eystersches Bündel II 199

Facialisparese bei Periarteriitis nodosa VI 326
factor for invasiveness s. u. Hyaluronidase
Fagarin bei Arrhythmie II 122
— bei Vorhofflimmern II 122
Fagarinchlorid bei Vorhofflimmern II 122
Faint (Fainting) s. u. Ohnmacht
Fallotsche Pentalogie III 38, 330
— —, Anatomie III 38
— — und Dextrokardie III 576
— —, Pathologie III 38
— Tetralogie III 316ff.
— —, Anatomie III 36ff., *331*ff.
— —, angeborene Pulmonalstenose bei III 36ff., 298, *329*ff.
— — und angeborene Tricuspidalstenose III 409
— —, Angiokardiogramm bei III 354ff.
— —, Auskultationsbefund bei III 338ff.
— — und Cor triatriatum III 552
— — und Cyanose I 234
— —, Definition III 330
— — und Dextroversion III 588
— —, Differentialdiagnose III 357ff.
— — und Ductus Botalli persistens III 333
— —, Elektrokardiogramm bei III 341ff.
— —, Entwicklungsgeschichte III 53ff., 331
— — und Gravidität IV 492ff.
— —, Häufigkeit III 333ff.
— —, Herzkatheterismus bei III 349ff.
— —, Komplikationen III 356ff.
— — und Lungenvenentransposition III 522
— —, Pathologie III 36ff., *331*ff.
— —, Phonokardiogramm bei III 338ff.
— —, Physiologie III 334ff.
— —, Prognose III 357ff.
— — und Pulmonalarterienaplasie III 381
— —, Rechts-Schenkelblock bei III 359
— —, Röntgendiagnose III 344ff.
— —, Schenkelblock bei II 359
— —, Symptome III 329ff., *336*ff.
— —, Therapie III 359ff.
— —, Ventrikelseptumdefekt bei III 60, *329*ff.
— — und Vorhofseptumdefekt III 330ff., 335ff.

Fallotsche Trilogie III 35ff., 319
— —, Anatomie III 35ff.
— —, angeborene Pulmonalstenose bei III 35ff., 298ff.
— — und Geburtsakt IV 492ff.
— — und Gravidität IV 492
— —, Pathologie III 35ff.
— — und Puerperium IV 492ff.
— —, Pulmonalstenose, angeborene bei III 35ff.
Farmerlunge IV 221
Febris recurrens s. u. Rückfallfieber
Feer-Syndrom, Entzügelungshochdruck bei V 717
Feldnephritis und Myokarditis II 915
Felsol bei Cor pulmonale IV 170ff.
Felty-Syndrom als Kollagenosen II 985
Femoralaneurysma bei Endocarditis lenta II 713
Femoralarterie bei Arteriitis tuberculosa VI 347
— bei Arteriosclerosis obliterans VI 433
— und arteriovenöse Fisteln VI 476ff.
—, Embolie der VI 365
—, Thrombose der VI 370
Femoralembolie bei Endocarditis lenta II 712
Femoralis-Phlebographie VI 139ff.
Femoralispuls bei Aortenisthmusstenose III 445ff., 453
— bei Gefäßkrankheiten VI 48ff.
Femoralis-Syndrom VI 370
Femoralisverschluß und Aortenhämatom, intramurales VI 462
— und Arteriographie VI 126ff.
— durch Embolie II 712
— bei Endangitis obliterans VI 272ff.
—, Röntgendiagnose VI 126ff.
— durch Thrombose IV 92
Femoralthrombose und Lungenembolie IV 92
Fenn-Effekt I 21
„Fernthrombose", Begriff VI 369
Ferritin und Blutdruck V 195, 202ff., 493
— bei essentieller Hypertonie V 493
— und Hämochromatose IV 688
Ferritin und Schock I 972, 1080, 1096
— und Vasodepressor material V 195, 202ff.
Fertilität s. u. Geschlechtsfunktion
Fettembolie IV 132ff.; VI 362ff.
— und Adipositas IV 385
—, Ätiologie IV 132ff.
— und Calciumstoffwechsel IV 137
—, cerebrale IV 133ff.
—, coronare III 971ff.
—, Cor pulmonale bei IV 62, 91, *132*ff.
— und Entzügelungshochdruck V 717
—, Häufigkeit IV 133ff.
— und Herzinfarkt III 971ff.
— und Hypertonie V 717
— und Kollaps I 964, 1112, 1124; IV 600ff.
—, portale IV 132ff.
—, pulmonale IV 134ff.
— und traumatischer Schock I 964ff.
—, Vorkommen IV 132ff.
„Fettherz" IV 383
Fettsäuren und Arteriosklerose III 782ff.
— und Coronarinsuffizienz III 686, 782ff.
— und Coronarsklerose III 782ff.
— und Coronarthrombose III 965
— und Kollaps I 1027, 1097
— und Schock I 1027, 1097
Fettstoffwechsel und ACTH II 644ff.
— und Angina pectoris III 740
— bei Angiopathia diabetica IV 355ff., 369ff., 549ff.
— bei Arteriosklerose III 740ff., 756ff., *765*ff.; IV 369ff.; V 353ff.; VI 383ff., 390ff., *403*ff.
— und Blutdruck V 17ff., 315, 319, 353ff.; V 448, 457ff.
— und Calciumstoffwechsel IV 452
— bei Capillaropathia diabetica VI 549ff.
— und Capillarpermeabilität VI 571
— und Coronarinsuffizienz III 740
— bei Coronarsklerose III 740ff., 756ff., *765*ff.
— und Coronarthrombose III 964ff.
— und Cortison II 644ff.
— bei Cushing-Syndrom V 687ff.
Fettstoffwechsel bei Diabetes mellitus IV 355ff., 369ff., 549ff.
— und Diät V 457ff.
— bei Dystrophia myotonica II 970
— und Dystrophie IV 293ff.
— bei Endangitis obliterans VI 280
— bei endokriner Hypertonie V 662, 687ff.
— und essentielle Hypertonie V 315, 319, 353ff., 448, 457ff.
— bei Fettembolie IV 136
— und Gefäßkrankheiten III 740ff., 756ff., *765*ff.; IV 355, 369ff., 549ff.; V 353 ff.; VI 22ff., 182, 383ff., 390ff., 403ff.; VI 22ff.
— bei Glykogenose II 966
— und hämorrhagische Diathese VI 571
— und Heparin V 504
— und Herzinfarkt III 964ff.
— bei Hydroperikard II 1153
— und Hyperthyreose IV 319ff., 322
— und Hypertonie V 315, 319, 353ff., 448, 457ff.
— und Hypocalcämie IV 452
— und Karditis rheumatica II 556
— im Kollaps I 1027ff., 1096ff.
— bei Moschcowitz-Symmers-Syndrom VI 571
— und Myokardose I 34
— und Myokardstoffwechsel I 19ff.; III 686
— und Perikarditis II 1088
— bei Phäochromocytom V 662
— und rheumatisches Fieber II 556
— im Schock I 1027ff., 1096ff.
— und Thyreoidea I 600; IV 319ff., 322
— und Thyreoidea-Hemmung I 600
Fibrillo-Flutter, Begriff II 96
Fibrin und Angiopathia diabetica IV 371
— und Arteriosklerose IV 371
— und bakterielle Endokarditis II 668, 747ff., 761
— und Coronarthrombose III 966ff.
— und Cor pulmonale IV 115
— und Diabetes mellitus IV 371
— und Endokarditis lenta II 668, 747ff., 761
— und Endokarditis rheumatica II 565ff.

Fibrin bei Fruchtwasserembolie IV 138
— und Herzinfarkt III 966ff.
— und Karditis rheumatica II 565ff.
— und Lungenembolie IV 115
— im Lungenödem I 770
— bei Perikarditis II 1042
— und rheumatisches Fieber II 565ff.
— bei Waterhouse-Friedrichsen-Syndrom IV 564ff.
„Fibrin caps", Begriff IV 365
Fibrinogen und ACTH II 637
— bei Blutkrankheiten IV 668
— und Cor pulmonale IV 96, 115
— und Cortison II 637
— bei Eintauchfuß VI 561
— bei Endocarditis lenta II 700
— und Endocarditis serosa II 773ff.
— bei Fruchtwasserembolie IV 139
— bei Infektionen IV 562
— und hämorrhagische Diathese VI 577
— bei Herzinfarkt III 722, 1213
— bei Karditis rheumatica II 571ff.
— im Kollaps I 1095
— und Lungenembolie IV 96, 115
— bei Möller-Barlow-Syndrom VI 577
— und Ödeme I 247
— bei Polycythämie IV 668
— bei rheumatischem Fieber II 571ff.
— und Salicyl II 647
— im Schock I 1095
— bei Schützengrabenfuß VI 561
— bei Skorbut VI 577
— bei Waterhouse-Friedrichsen-Syndrom IV 564ff.
Fibrinogen-Polymerisations-Test bei Fiedler-Myokarditis II 958
Fibrinoid bei allergischer Myokarditis II 952
— und Capillarresistenz VI 566
— bei Endangitis obliterans VI 272ff.
— bei Endocarditis rheumatica II 566ff.
— bei Erythematodes II 976ff.; VI 344
— bei experimenteller Hypertonie V 63ff.
— und hämorrhagische Diathese VI 566
Fibrinoid bei Karditis rheumatica II 566ff., 603ff.
— bei Kollagenosen II 976ff.
— bei Libman-Sacks-Endokarditis II 979ff.
— bei Myokarditis II 952
— bei Periarteriitis nodosa V 621ff.; VI 312ff.
— bei Pericarditis rheumatica II 568
— bei Purpura rheumatica VI 566
— bei rheumatischem Fieber II 566ff., 603ff.; VI 566
— bei Riesenzellarteriitis VI 337ff.
Fibrinolyse und Angiopathia diabetica IV 371
— und Arteriosklerose IV 371
— bei bakterieller Endokarditis II 761
— und Coronarthrombose III 966
— und Cor pulmonale IV 98, 101ff., 115
— und Diabetes mellitus IV 371
— bei Endangitis obliterans VI 301ff.
— bei Endokarditis lenta II 761
— bei Erstickung IV 101
— bei Gefäßkrankheiten VI 199ff., 301, 371
— bei Lungenembolie IV 98, 101ff., 115, 121
— und Salicylsäure II 648
— im Schock IV 98
—, therapeutische VI 199ff.
— bei Thrombophlebitis VI 490, 505ff.
Fibrinolysin bei Lymphödem VI 615
Fibroangiomyxom des Herzens II 1192
Fibrochondrosarkome als Perikardtumoren II 1225
Fibroelastomyxom des Herzens II 1192
Fibroelastose II 788ff.
— und angeborener Herzfehler III 27, 83, 453
— und angeborene Mitralstenose III 27
— und Aortenisthmusstenose III 453
— und Tricuspidalstenose II 1483ff.
Fibrolipome des Herzens II 1199
Fibrome als Herztumoren II 1179, *1197*ff.
— als Perikardtumoren II 1217, *1218*
Fibromyxosarkome als Herztumoren II 1203
Fibrosarkome als Herztumoren II 1203
— als Perikardtumoren II 1225
Ficksche Kreislaufanalyse I 36, 50
— — bei Herzinfarkt III 716
— — bei Herzinsuffizienz I 36, 50
— — bei Hypertonie V 278ff.
— — bei Mitralinsuffizienz II 1408
— — bei Mitralstenose II 1312ff.
Fieber und ACTH II 637
— bei allergischer Myokarditis II 950ff.
— bei Angina tonsillaris II 914
— und Antesystolie II 382
— bei Aortenbogensyndrom VI 377
— bei Aortenhämatom, intramuralem VI 458
— bei bakterieller Endokarditis II 740
— und Blutdruck V 17, 28, 244, 256ff., 501ff., 801ff.
— und Capillarpermeabilität VI 565
— und Capillarresistenz VI 565ff.
— bei Chagas-Myokarditis II 931ff.
— durch Chinidin II 119
— bei Chorea II 569, 608ff.
— und Commissurotomie II 1387
— bei Cor pulmonale IV 148
— und Cortison II 637
— und Depressan V 235
— und Dermographie VI 40
— bei Ductus Botalli persistens III 182
— bei Echinokokkose II 938
— bei Endokarditis VI 551ff.
— bei Endokarditis acuta II 726ff.
— bei Endokarditis bact. II 726ff.
— bei Endokarditis lenta II 690ff., *692*
— bei Endokarditis rheumatica II 568
— bei Erythematodes II 978ff; VI 344ff.
— und essentielle Hypertonie V 244, 256ff., 501ff.
— bei Fettembolie IV 134ff.
— bei Fiedler-Myokarditis II 957ff.
— bei Fokaltoxikose II 914

Fieber bei Gefäßkrankheiten II 985ff.; V 622; VI 313ff., 338ff.
— und hämorrhagische Diathese VI 565
— bei Hämosiderose IV 257
— und Hauttemperatur VI 85
— bei Herzinfarkt III 720ff., 1125ff., 1349ff.
— bei Herztumoren II 1194
— bei Herztrauma II 505ff.
— und Hydralazine V 551, 594
— und Hyperkaliämie IV 420ff.
— und Hypertonie V 244ff., 256ff., 501
— bei Hypertonietherapie V 492
— und Hypotonie V 801ff.
— bei idiopathischer Perikarditis II 1074ff.
— und infektiöser Schock I 983ff.
— bei Infektionen IV 530ff.
— bei Kaposi-Sarkom VI 602
— bei Karditis rheumatica II 543ff., 568ff., 575ff., 605, 608ff., 619, 1071
— bei Kollagenosen II 978ff.
— und Kollaps I 958, 983ff., 997ff.; IV 601ff.
— bei Libman-Sacks-Endokarditis II 979ff.
— bei Luftembolie IV 132
— und Luftüberdruck IV 39ff.
— und Lungenembolie IV 96, 107ff.
— bei Lungeninfarkt IV 107ff.
— bei Lymphangitis VI 603ff.
— und maligne Hypertonie V 502
— bei Mitralstenose II 1368ff., 1381ff.
— bei Möller-Barlow-Syndrom VI 580
— bei Moschcowitz-Symmers-Syndrom VI 572ff.
— bei Myokarditis II 877ff.
— bei Myokarditis rheumatica I 568, 605
— bei Myokardtuberkulose II 944
— und Narkose IV 613, 618
— bei Pancarditis rheumatica II 619ff.
— bei Periarteriitis nodosa II 985ff.; V 622; VI 313ff.
— bei Perikarditis II 1045ff.
— bei Perikarditis rheumatica II 568, 605, 619
— bei Phlebitis VI 492ff.
Fieber bei Postcommissurotomie-Syndrom II 1393ff.
— bei Purpura rheumatica VI 565ff.
— bei Pyelonephritis V 609
— und Pyrazole II 651
— und Quecksilberdiuretica I 534
— und renale Hypertonie V 256ff.
— und respiratorische Arrhythmie II 21ff.
— bei rheumatischem Fieber II 543ff., 568ff., 575ff., 605, 608ff., 618, 1071; VI 565
— bei rheumatischer Perikarditis II 1071
— bei Riesenzellarteriitis VI 338ff.
— und Salicylsäure II 648
— bei Scharlach-Myokarditis II 900ff.
— und Schock I 958, 983ff., *997*ff.; IV 601ff.
— bei Skorbut VI 580
— und Tachykardie II 9ff.
— bei Thrombophlebitis VI 492ff.
— bei tuberkulöser Perikarditis II 1079
— bei Tuberkulose II 944, 1079
— und Vasomotorik V 244, 256ff.
— und Wärmeurticaria VI 562
— bei Waterhouse-Friedrichsen-Syndrom IV 565ff.
—, Winterschlaf bei IV 618
— und Wolff-Parkinson-White-Syndrom II 382
—, zentrales IV 132
Fiedler-Myokarditis II 143, 871, 880, 886, *954*ff.
—, Anatomie II 955ff.
—, Diagnose II 958
—, Pathogenese II 954ff.
—, Pathologie II 955ff.
—, Symptome II 956ff.
—, Therapie II 958
Filariose und Lymphangitis VI 604
— und Pericarditis purulenta II 1085
Filtrationsfraktion (Clearance) bei Anämie IV 648
— bei Belastung IV 765ff.
— und Blutdruck V 408ff.
— bei Blutkrankheiten IV 648
— bei Cor pulmonale IV 148
— bei Endangitis obliterans V 625; VI 290ff.
Filtrationsfraktion (Clearance) bei endokriner Hypertonie V 660
— bei essentieller Hypertonie V 408ff., 735
— und Ganglienblocker V 570
— bei Glomerulonephritis V 613
— bei Gravidität IV 483; V 727ff.
— bei Graviditätstoxikose IV 506ff., 513ff.; V 734ff.
— bei Herzinfarkt III 717
— und Hydralazine V 548
— bei Hypertonie V 408ff., 609, 613
— bei konstriktiver Perikarditis II 1105
— bei maligner Hypertonie V 633
— bei Nephritis V 609, 613
— bei Perikarditis II 1105
— bei Phäochromocytom V 660
— bei Polycythämie IV 665
— bei renaler Hypertonie V 609, 613
— und Veratrumalkaloide V 559ff.
— bei Verbrennungsschock I 1100
Fingerarterienpuls bei Gefäßkrankheiten VI 49
Fischmaulatmung bei Coma diabeticum IV 376
— bei Hypokaliämie IV 42ff.
Fischmaulstenosen bei angeborenem Herzfehler III 34
Fisteln, arteriovenöse VI 469ff.
—, — und Aneurysmen VI 472ff.
—, —, angeborene VI 469ff.
—, —, —, Diagnose VI 471ff.
—, —, —, Entwicklungsgeschichte VI 469
—, —, —, Lokalisation VI 469ff.
—, —, —, Pathologie VI 469
—, —, —, Symptome VI 470ff.
—, —, —, Therapie VI 472
—, —, Angiogramm bei VI 130, 470ff., 479
—, —, und Aortenbogensyndrom VI 377
—, —, und Blutdruck V 37; VI 67, 474ff.
—, —, und Coronarinsuffizienz III 730
—, —, Diagnose VI 471ff., 478ff.
—, —, Elephantiasis bei VI 60
—, —, und Gefäßgeräusche VI 51, 54, 474ff.

Fisteln, arteriovenöse, artefizielle bei Gefäßkrankheiten VI 23ff., 218
—, —, und Gefäßmißbildungen VI 588ff.
—, —, Haare bei VI 47
—, —, und Hämangiome VI 587, 590, 595ff.
—, —, bei Klippel-Trénaunay-Syndrom VI 588ff.
—, —, der Lunge s.u. Lungenfistel, arteriovenöse
—, —, Pathologie VI 469ff., 473ff.
—, —, und Phlebektasien VI 470, 478
—, —, und Phlebitis VI 499
—, —, Physiologie VI 474ff.
—, —, und postthrombotisches Syndrom VI 510ff.
—, —, Röntgendiagnose VI 130, 470ff., 479
—, —, und Schweißsekretion VI 44
—, —, Skelet bei VI 46
—, —, bei Sturge-Weber-Syndrom VI 590
—, —, Symptome VI 470ff., 474ff.
—, —, und Teleangiektasien VI 540
—, —, Therapie VI 472ff., 479ff.
—, —, und Thrombophlebitis VI 499
—, —, und Varicosis VI 470, 478
—, —, Venendruck bei VI 68, 475ff.
Flack-Test IV 782
Flavone und Capillarpermeabilität VI 586
— und Capillarresistenz VI 556, 586
— bei Gefäßkrankheiten VI 189
— bei hämorrhagischer Diathese VI 566, 586
— bei Purpura VI 566, 586
— bei Purpura rheumatica VI 566
— bei Teleangiektasien VI 542
Fleckfieber II 907
—, Arteriitis bei VI 346
—, Blutdruck bei V 801ff.
—, Capillarresistenz bei VI 568
— und Coronarinsuffizienz III 927
— und Endangitis obliterans VI 264
— und Gefäßkrankheiten VI 27, 264, 568
Fleckfieber und hämorrhagische Diathese VI 568
—, Herzinsuffizienz bei I 762ff.
—, Hypotonie bei V 801ff.
— und Livedo reticularis VI 234ff.
—, Myokarditis bei I 762ff.; II 874ff., *907*; IV 543
—, Purpura infectiosa bei VI 568
— und Thrombophlebitis VI 484ff.
— und Waterhouse-Friedrichsen-Syndrom IV 564
Flicker-Test V 257ff.
— bei Graviditätstoxikose V 725ff.
— mit Nitroglycerin V 257ff.
Flimmerskotom bei Endangitis obliterans VI 288
— bei Migräne VI 249
— und Sympathektomie V 474
Flintsches Geräusch s.u. Austin-Flint-Geräusch
Flumethiazide und Diurese s.a. Chlorothiozid I 540ff.
Fluorescintest und Capillarpermeabilität VI 106ff.
— und Kreislaufzeit I 172, 174; VI 110
„Flush" und Capillarektasien VI 529
— und Serotonin VI 529
„Flying strain s.u. Effort-Syndrom
Föhn und Atmung IV 1ff., 35
— und Coronarinsuffizienz III 1083ff.
— und Herzinfarkt III 1083ff.
— und Höhenadaptation IV 35
— und Klima IV 1ff., 35
— und Luftdruck IV 1ff., 35
— und Sauerstoffmangel IV 35
— und vegetative Labilität IV 799ff.
Fokaler Block II 320, *367* ff.
Fokaltoxikose IV 537
— und angeborener Herzfehler III 154
— und Angiopathia diabetica VI 551
— und Antesystolie II 402
— und Antistreptokinase II 596
— und Arrhythmie II 106ff.
— bei Arteriitis rheumatica VI 346
— und Arteriosklerose III 923ff.
— und Atrioventriculärblock II 223ff.
—, Autoantikörper bei II 600
Fokaltoxikose bei bakterieller Endokarditis II 679ff., 741, 762
—, Blutdruck bei V 801ff.
— und Capillaropathia diabetica VI 551
— und Capillarpermeabilität VI 551
— und Capillarresistenz VI 565
— und Commissurotomie II 1387
— und Coronarinsuffizienz III 923ff.
— und Coronarsklerose III 924ff.
— und Cushing-Syndrom V 694ff.
— und Diabetes mellitus VI 551
— und Endangitis obliterans VI 262ff.
— und Endokarditis acuta II 725
— und Endokarditis lenta II 679ff., 741, 762
— und endokrine Hypertonie V 694ff.
— und Gefäßkrankheiten III 923ff.; VI 225, 262ff., 310, 336, 346
— und hämorrhagische Diathese VI 565
— und Herzblock II 223ff.
— und Herzinfarkt III 923ff.
— und Hypertonie V 694ff.
—, Hypotonie bei V 801ff.
— und idiopathische Perikarditis II 1072
— bei Karditis rheumatica II 572ff., 605, 621
— und konstriktive Perikarditis II 1094ff.
— und Kreislauf IV 537
— und Mitralstenose II 1320ff., 1381, 1387
— und Myokarditis II 874, 903, *912* ff.
— und Periarteriitis nodosa VI 310
— und Perikarditis II 1072, 1094ff.
— und Phlebitis VI 484
— und Purpura rheumatica VI 565
— und Raynaud-Syndrom VI 225
— und Reizleitungsstörung II 223ff.
— bei rheumatischem Fieber II 572ff., 605, 621
— und Riesenzellarteriitis VI 336ff.
—, Schenkelblock bei II 357
— und Sepsis II 903

Fokaltoxikose und Sportherz I 941
— und Thrombophlebitis VI 484
— und Valsalva-Versuch IV 781
— und vegetative Labilität IV 781, 825
— und Vorhofflattern II 106ff.
— und Vorhofflimmern II 106ff.
— und Wolff-Parkinson-White-Syndron II 402
Folia digitalis bei Herzinsuffizienz I 429ff.
Foliandrin, Extrasystolie durch II 40ff.
Follikelhormon s. u. Oestron
Foramen interventriculare III 7
Foramen ovale, Entwicklungsgeschichte III 7, 250ff.
— — persistens s. a. u. Vorhofseptumdefekt
— — — und angeborene Mitralstenose III 27, 549ff.
— — — und angeborene Pulmonalstenose III 35ff., 298, 301
— — — und angeborene Tricuspidalstenose III 409
— — — bei Aortenatresie III 40, 560ff.
— — — und bakterielle Endokarditis II 703ff.
— — — und Coronarembolie III 972
— — — bei Cor triatriatum III 552
— — — bei Cossio-Syndrom III 59
— — — bei Ebstein-Syndrom III 418ff.
— — — bei Eisenmenger-Komplex III 38
— — —, Elektrokardiogramm, bei III 264ff.
— — — und Embolie VI 361
— — — und Endokarditis lenta II 703ff.
— — — bei Fallotscher Pentalogie III 38
— — — und Fallotsche Trilogie III 35
— — — und Herzinfarkt III 972
— — — bei Levoatrialcardinalvein III 18
Foramen ovale, persistens und Luftembolie IV 125, 127ff.
— — — und Lungenembolie IV 106
— — — und Lungenvenentransposition III 522
— — — bei Transposition der Aorta und Pulmonalis III 498ff.
— — — und Tricuspidalatresie III 23
— — — als Vorhofseptumdefekt III 58ff., 252ff.
— — primum III 7, 251
— — sekundum III 7, 252
— Panizzae III 61
— subseptale III 7
— — und Aorticopulmonalfistel III 61
Formalin und Schock I 957ff.
Formoguanamine als Diureticum I 546ff.
Formyl-Gitoxin I 484
Formylstrospesid I 483
Fortecortin bei rheumatischem Fieber II 644
Formolgel-Probe bei Endokarditis lenta II 699
— bei Karditis rheumatica II 571
„Forward failure" I 71, 236, 339, 345, 347
— bei Herzinfarkt I 339, 345
Fourneau 933 s. u. Benzodioxan
Fragmentatio cordis s. u. Myokardfragmentation
Frakturen und Arteriosklerose III 795
— und Blutdruck V 684
— und Coronarsklerose III 795
— bei Cushing-Syndrom V 684
— bei endokriner Hypertonie V 684
—, Entzügelungshochdruck bei V 716ff.
— und Fettembolie IV 132ff.
— und Hypertonie V 684
— und Kollaps I 1112
— bei Möller-Barlow-Syndrom VI 579
— und Perikarditis II 1086
— und Phlebitis VI 483ff.
— bei Pseudo-Cushing-Syndrom V 701
— und Schock I 1112
— bei Skorbut VI 579
— und Thrombophlebitis VI 483ff.
Frank-Pettersches Manometer V 216
Frank-Straub-Starling-Gesetz s. u. Starling-Gesetz
Fremdkörpergranulome bei Fruchtwasserembolie IV 138
Frischzellentherapie s. u. Cellulartherapie
Fruchtwasserembolie IV 137ff.
— und Cor pulmonale IV 137ff.
Fructose-Aldolase bei Herzinfarkt III 724
„Frühgift" s. u. Adenylsäure
Fuadin bei Trichinose II 939
Fundus diabeticus IV 501ff., 684,; V 767ff.
— hypertonicus V 422
— polycythämicus IV 664ff.
Furunkulose und Endokarditis lenta II 682
— und Lymphangitis VI 603
— und Lymphödem VI 613
— und Perikarditis II 1042
Fusarium graminearum und Purpura infectiosa VI 560
Fußpulse bei Aortenisthmusstenose III 445ff.
— bei Endangitis obliterans VI 282
— bei Gefäßkrankheiten VI 49

„Gänsehaut" VI 17
Gaffkya tetragena und Endokarditis II 734
Galaktosamin bei Karditis rheumatica II 573
Gallavardinsche paroxysmale Tachykardie II 128ff.
Gallenwegssystem und Acetylcholin V 200
— bei Adipositas IV 383
— und Arteriosklerose III 803
— und bakterielle Endokarditis II 682, 725, 730
— und Coronarsklerose III 803
— bei Endangitis obliterans VI 291
— und Endokarditis acuta II 725
— und Endokarditis fibrinosa II 778
— und Endokarditis lenta II 682
— und Endokarditis verrucosa simplex II 778
— und Extrasystolie II 43
— bei Hämangioendotheliom VI 600
— und Hämangiome VI 598
— und Herzglykoside I 433
— und Herzinfarkt III 1074

Gallenwegssystem und Hypertensin V 100
— und Kallikrein V 221
— und Kavernome VI 598
— und Kollagenosen II 986ff.
— und Kollaps I 957
— und Lymphgefäßinsuffizienz VI 607
— bei Periarteriitis nodosa II 986ff.; VI 322ff.
— und Pericarditis purulenta II 1084
— und Schock I 957
— und Substanz P V 204
Gallensäuren bei Angina pectoris III 1414ff.
— und Arteriosklerose VI 402
— und Bradykardie II 18
— bei Gefäßkrankheiten VI 181
Galopprhythmus bei Amyloidose II 963
— bei angeborenem Herzfehler III 262
— bei Angina tonsillaris II 914
— bei Blutkrankheiten IV 672
— bei Chagas-Myokarditis II 931
— bei Cor pulmonale IV 105, 142ff.
— bei Endokardfibrose II 787
— bei Endokarditis lenta II 704, 707ff.
— bei Endokarditis parietalis fibroplastica II 787
— bei Fiedler-Myokarditis II 957
— bei Fleckfieber II 907
— bei Fokaltoxikose II 914
— und Gravidität IV 498
— bei Herzinfarkt III 1141, 1357
— bei idiopathischer Herzhypertrophie II 975
— bei Karditis rheumatica II 577ff., 618, 638
— bei Leukämie IV 672
— bei Lungenembolie IV 105
— bei Lymphogranulomatose IV 680
— und Magnesium-Stoffwechsel IV 459
— bei Masern II 922
— bei Myokarditis II 877ff., 882, *883*ff.
— bei Myokarditis rheumatica II 618
— bei Myokardose II 968ff.; IV 498
— bei Pneumonie-Myokarditis II 911ff.
— bei Pneumokoniose IV 214
—, präsystolischer, bei angeborenem Herzfehler III 262ff.
Galopprhythmus, präsystolischer, bei Karditis rheumatica II 577ff., 618
—, —, bei Myokarditis rheumatica II 618
—, —, bei Vorhofseptumdefekt III 262ff.
—, protodiastolischer, bei Fiedler-Myokarditis II 957
—, —, bei Karditis rheumatica II 578ff., 618
—, —, bei Myokarditis II 877ff., *883*ff., 957
—, —, bei Myokarditis rheumatica II 618
— bei rheumatischem Fieber II 577ff., 618, 638
— bei Rickettsiosen II 907
— bei Scharlach-Myokarditis II 900
— bei Silikose IV 214
— bei Vorhofseptumdefekt III 262ff.
Ganglienblocker V 492ff., 565ff., 568ff., 576ff.
— und ACTH V 709
— und Aderlaß I 592
— bei Akrocyanose VI 534
— bei angeborenem Herzfehler V 763
— bei Angina pectoris III 1401ff.
— bei Aortenhämatom, intramuralem VI 462
— bei Aortenisthmusstenose V 763
— und Arteriosklerose V 397
— bei Arteriosklerosis obliterans VI 436
— und Blutdruck V 73, 161, 185, 205, 249, 378ff., 384, 389ff., 397, 489, 492, *565*ff., 584ff., 590, 629, 645ff., 727
—, Chemie V 565ff.
— bei Coronarinsuffizienz III 1401ff.
— bei Cor pulmonale IV 123ff., 175ff.
— und Cortison V 709
—, Dosierung V 576ff.
— und Elektrokardiogramm V 378ff.
— bei Embolie VI 366
— bei endokriner Hypertonie V 663, 666ff.
— bei Erfrierung VI 558
— bei essentieller Hypertonie V 249, 378ff., 384, 389ff., 397, 489, 492, *565*ff., 584ff., 590
— bei experimenteller Hypertonie V 73ff., 161, 185
Ganglienblocker bei Fettembolie IV 137
— bei Gefäßkrankheiten VI 162, *173*ff.
— bei Graviditätstoxikose V 727, 744, 749ff.
— und Hämodynamik V 566ff., 571ff.
— bei hämorrhagischem Schock I 963, 1042
— bei Herzinsuffizienz I 419, 592ff.
— und Herztonus I 877ff.
— und Hirndurchblutung V 397
— und Hydralazine V 547
— zum Hyperämietest VI 64
— bei Hypertonie V 73, 161, 185, 205, 249, 378ff., 384, 389ff., 397, 489, 492, *565*ff., 584ff., 590, 629, 645ff., 727
— und Hypotonie V 205, 805
— bei Infektionen IV 562ff.
—, intraarteriell VI 205ff.
— und Kältetest V 249
— und Kollaps I 958, 963, 1042, *1142*ff.; IV 602ff.
—, Kontraindikationen V 580ff.
— und Lebensalter IV 624
— bei Lungenembolie IV 123ff.
— und Lungenkreislauf IV 72
— bei Lungenödem I 592
— bei Lymphgefäßinsuffizienz VI 606
— bei maligner Hypertonie V 398, 574, 584, 629, 645ff.
— bei Mitralstenose II 1316ff.
— zur Narkose IV 616ff.
—, Nebenwirkungen V 492, 579ff.
— und neurogene Hypertonie V 161
— und Niere V 570ff., 574ff.
— und Operabilität IV 624
— und Orthostase V 812
— und Oscillogramm VI 79
— bei Phäochromocytom V 663, 666ff.
—, Pharmakologie V 492, 568ff., 571ff.
— und Postural hypotension IV 738
— bei Raynaud-Syndrom VI 232
— bei renaler Hypertonie V 389ff.
— und Schock I 958, 963, 1042ff., *1142*ff.; IV 602ff.
— und Serotonin V 185
— und Steroide V 709

Ganglienblocker und Substanz P V 205
— und Sympathektomie V 489
— und Terminalstrombahn VI 16ff.
— zum Test V 663, 666
— bei traumatischem Schock I 1043, 1142
— bei vegetativer Labilität IV 853
— und Veratrumalkaloide V 558ff.
— bei Verbrennungsschock I 1142
Ganglioneurom und renale Hypertonie V 597, 601
Ganglion stellatum bei Angina pectoris III 1431
— — und Blutdruck V 396, 471ff., 489
— — bei Cor pulmonale IV 123ff.
— — bei essentieller Hypertonie V 396, 471ff., 489
— — bei Fettembolie IV 137
— — bei Graviditätstoxikose V 749ff.
— — und Hirndurchblutung V 396
— — bei Hypertonie V 396, 471ff., 489
— — und Luftembolie IV 127ff., 131
— — bei Lungenembolie IV 123ff.
— — bei paroxysmaler Tachykardie II 149
— — bei Raynaud-Syndrom VI 232
— — bei Riesenzellarteriitis VI 342
— — bei Tachykardie II 149
Gangliostat bei Cor pulmonale IV 104ff., 123ff.
— bei Lungenembolie IV 123ff.
Gangrän bei Angiopathia diabetica IV 356ff.; VI 438
— und Aortographie VI 134
— bei Arteriitis disseminata VI 343ff.
— bei Arteriosclerosis obliterans VI 432
— bei Arteriosclerosis obliterans diabetica VI 438ff.
— bei arteriovenösen Fisteln VI 480
— bei Diabetes mellitus IV 356ff.; VI 438ff.
— bei Embolie VI 369
Gangrän bei Endangitis obliterans VI 283ff.
— bei Endocarditis lenta II 712
— bei Erfrierung VI 556ff.
— bei Gefäßkrankheiten VI 225, 283ff., 323ff., 343ff., 432, 438ff., 556ff.
— bei Herzinfarkt III 1256ff.
— und intraarterielle Sauerstoffinsufflation VI 212
— und Kollaps I 968
— bei Periarteriitis nodosa VI 323ff.
— bei Phlebitis VI 489ff., 493
— bei Polycythämie IV 665
— bei postthrombotischem Syndrom VI 514
— bei Raynaud-Syndrom VI 225ff.
— und Saug-Drucktherapie VI 155
— und Schock I 968
—, Synkardialmassage bei VI 152ff.
— bei Thrombophlebitis VI 489ff., 493
— bei Waterhouse-Friedrichsen-Syndrom IV 564
— bei Ulcus cruris VI 514
Gargoylismus und Myokard II 967
Garland-Syndrom III 55
Gasaustausch (Lunge) s. u. Diffusion
Gasbrand und infektiöser Schock I 983ff.
— und Kollaps I 958, 983
— und Purpura infectiosa VI 567
Gasembolie IV 124ff.; VI 362ff.
— und Aortographie VI 135
—, arterielle IV 126ff.
—, cerebrale IV 128ff.
—, coronare III 982; IV 125ff.
—, Cor pulmonale bei IV 62, 91, *124*ff.
— bei Druckfall-Syndrom IV 47, 128ff.
— und Herzinfarkt III 982ff.
— bei intraarterieller Sauerstoffinsufflation IV 128, 130; VI 209
— und Kammerflimmern II 173
—, Prophylaxe IV 129ff.
— und Raynaud-Syndrom VI 230
—, spinale IV 130
—, Therapie IV 131ff.
—, venöse IV 126ff.
Gaskell-Effekt II 6
Gastritis und Beriberi IV 391
—, Blutdruck bei V 804ff.
Gastritis und Coronarembolie III 972ff.
— und essentielle Hypotonie V 786
— und Hypokaliämie IV 420ff.
— und Hypotonie IV 810; V 786, 804ff.
— und Kollaps I 982
— und Mineralstoffwechsel IV 420ff.
— und Myokarditis II 874
— und Schock I 982
— bei vegetativer Labilität IV 799ff., 810ff.
Gaucher-Syndrom s. u. Cerebrosidose
Geburtsakt und Aneurysmen IV 485ff., 522
— und angeborener Herzfehler III 357, 538; IV 491ff.
— und bakterielle Endokarditis II 681ff., 728, 733
— und Blutdruck V 799
— und Commissurotomie II 1389ff.
— und Endokarditis acuta II 728
— und Endokarditis lenta II 681ff., 733
— und Fallotsche Tetralogie III 357
— und Fettembolie IV 132ff.
— und Fruchtwasserembolie IV 137ff.
— und hämorrhagischer Schock I 957
— und Herzklappenfehler II 1389ff.
— und Hirnbasisaneurysma IV 522
— und Hypophyse IV 342; V 799
— und Hypotonie IV 342; V 799
— und Kollaps I 957, 959, 1112, 1117
— und Kreislauf IV 485ff.
— und Luftembolie IV 126ff.
— und Lungenembolie IV 94ff., 115
— bei Mitralstenose II 1388ff.
— und Myokarditis II 903, *915*
— und Pericarditis purulenta II 1084
— und Phlebitis VI 487ff., 500
— und Schock I 957, 959, 1112, 1117
— und Schockniere I 1117
— und Sepsis II 903
— und Sheehan-Syndrom IV 342ff.; V 799

Geburtsakt und Thrombophlebitis VI 487ff., 500
— bei Truncus arteriosus communis persistens III 538
Gefäße VI 1 ff. s. a. u. Arterien, Capillaren, Venen, Terminalstrombahn
— und Acetylcholin V 200
— und ACTH II 635
— bei Addison-Syndrom V 797
— und Adenosin V 201 ff.
— und Aderlaß I 590ff.
— bei Adipositas IV 382ff., 385ff., 625
— und Adrenalin V 165ff., 172ff., 176ff.
— bei Akrocyanose VI 532ff.
— und Allergie II 951; III 888, 893ff.; VI 23ff., 27, 29ff., 262ff., 277ff.
— und allergische Myokarditis II 951 ff.
— bei Amyloidose II 960ff.; V 617
— bei Anämie IV 644, 645ff., 653
—, Anatomie VI 1ff.
— bei Aneurysmen III 214ff.; V 769ff.; VI 442ff.
— bei angeborenem arteriovenösem Coronaraneurysma III 214ff.
— bei angeborenen arteriovenösen Fisteln VI 469ff.
— bei angeborenem Herzfehler III 77ff., 431, 561, 563ff.
— und angeborener Pulmonalinsuffizienz III 563ff.
— bei angeborener Pulmonalstenose III 36, 78
— bei angeborener Tricuspidalinsuffizienz III 431
— bei Angina pectoris III 699ff.
— und Angiographie VI 117ff.
— bei Angiopathia diabetica IV *354*ff.; VI 548ff.
— und Angioxyl V 208
— bei Aortenaneurysma VI 445ff.
— bei Aortenatresie III 561
— bei Aortenbogensyndrom V 766ff.; VI 375ff.
— und Aorteninsuffizienz II 1453ff., 1461 ff.
— bei Aortenisthmusstenose III 445, 447ff., 452ff.; V 362ff., 754ff.
— und Aortenstenose II 1427ff.
— bei Aortenthrombose VI 371ff.
Gefäße bei Aortitis luica VI 349ff.
— und Aortogramm VI 130ff.
— bei Aortopulmonalseptumdefekt III 195ff.
— bei Arsenvergiftung III 890ff.
— bei Arterienthrombose VI 371ff.
— bei Arteriitis disseminata VI 343ff.
— bei Arteriitis luica VI 347ff.
— bei Arteriitis rheumatica VI 345
— und Arteriographie VI 121ff.
— bei Arteriosklerose s. a. dort III 731ff., 736ff.; V 351ff., 595ff., 618ff.; VI 381ff.
— bei Arteriosklerosis obliterans VI 429ff.
— bei Arteriosklerosis obliterans diabetica VI 437ff.
— bei arteriovenösen Aneurysmen IV 251ff.; V 769ff.
— bei arteriovenösen Fisteln VI 469ff., 473ff., 477
— und Atmung IV 4, 7ff., 34
— im Augenhintergrund s. dort
— und Balneotherapie I 654ff., 680, 684ff.; V 591ff.; VI 156ff.
— und Barbitursäure III 893
— bei Belastung IV 765ff., 772ff.
— bei Beriberi IV 390ff.
— bei Bilharziose IV 239ff.
— und Bleivergiftung III 889; V 771ff.
— und Blutdruck V 8ff., 19ff., 37ff., 61, 122, 154, 165ff., 172ff., 176ff., 191ff., 198ff., 237ff., 244ff., 277ff., 293ff., 344ff., *351*ff., 387ff., 595ff., 780ff.; VI 67ff.
— und Blutgerinnung III 948ff., 963ff.; VI 265, 279ff.
— bei Blutkrankheiten IV 644, 645ff., 653; VI 246ff., 570
— als Blutspeicher I 1009
— bei Brucellosen II 904
— und Calciumstoffwechsel IV 447ff., 454
— und Calometrie VI 87ff.
— und Cantharidenblasentest VI 109ff.
— bei Capillaraneurysmen VI 545
— und Capillardruck VI 98ff.
Gefäße bei Capillarektasien VI 525ff.
— und Capillarmikroskopie VI 96ff.
— bei Capillaropathia diabetica VI 548ff.
— nnd Capillarpermeabilität VI 105ff.
— und Capillarplethysmogramm VI 108
— und Capillarresistenz VI 102ff.
— bei Carcinoid II 783ff.
— und Carotissinus V 714ff.
— bei Carotissinus-Syndrom V 818
— bei Cervicalsyndrom IV 863ff.
— und Chlorothiazid V 589ff.
— bei Coma diabeticum IV 375ff.
— nach Commissurotomie II 1396ff.
— bei Cor biloculare III 546ff.
— bei Coronarembolie III 971ff.
— bei Coronargefäßmißbildungen III 214, 568ff.
— bei Coronarinsuffizienz III 699ff.
— bei Coronarsklerose III 731ff., 736ff.
— und Coronarthrombose III 946ff.
— und Cor pulmonale IV 60, 62ff., 95ff., 124ff., 132ff., 140ff.
— und Cortison II 635
— bei Cor triatriatum III 554ff.
— bei Cor triloculare biatriatum III 540ff.
— bei Cossio-Syndrom III 59
— bei Coxsackie-Infekt II 921
— bei Cushing-Syndrom V 683ff.
— bei Cyanidvergiftung III 893
— und Cyanose VI 530ff.
— und Depressan V 228ff.
— bei Dermatomyositis II 991
— bei Dermatosen VI 574
— und Dermographie VI 38ff.
— bei Diabetes mellitus IV *354*ff., 375ff.; V 337, 353, 395, 419ff., 425ff.; VI 437ff., 548ff., 574ff.
— bei diabetischer Glomerulosklerose IV 362ff.; V *618*ff.
— und Digitalis V 494
— bei Diphtherie-Myokarditis II 894
— und Diuretica V 494, 589ff.
— bei Druckfall-Syndrom IV 46ff.

Gefäße und DOCA V 705
— bei Ductus Botalli persistens III 70ff., 74, 162ff.
— bei Dumping-Syndrom IV 865
— bei Dystrophie IV 294ff., 301ff.; V 807
— bei Echinokokkose II 938
— bei Eintauchfuß VI 560ff.
— bei Eisenmenger-Komplex III 38, 218ff.
—, Elastizität V 8. 20ff.
— und Elektrodermatogramm VI 93ff.
— und Elektromyogramm VI 95ff.
— bei Elektrounfall III 904ff.
— und Elephantiasis VI 608
— bei Embolie VI 361ff.
— bei Endangitis obliterans III 918ff., 930ff.; V 624ff.; VI 255ff.
— und Endokardfibrose II 786
— bei Endokarditis acuta bacterialis II 727ff.
— bei Endokarditis lenta II 692ff., 705ff., *710*ff.
— und Endokarditis parietalis fibroplastica II 786
— und Endokardsklerose II 789
— bei endokriner Hypertonie V 658ff.
— bei Endomyokardfibrose II 787ff.
—, Entwicklungsgeschichte III 1ff., 5ff.; VI 1
— bei Entzügelungs-Hochdruck V 154
— bei Entzündung VI 547ff.
— und Epilepsie IV 875
— bei Erfrierung I 981ff.; VI 554ff.
— und Ernährung IV 625; VI 30
— und Erythem VI 37ff., 42ff.
— bei Erythematodes II 978ff.; VI 344ff.
— bei Erythromelalgie VI 525ff.
— bei Erythralgie VI 527
— und essentielle Hypertonie V 237ff., *244*ff., 277ff., 293ff., 344, *351*ff., 387ff., 402ff., 422ff.
— bei essentieller Hypotonie V 786ff., 790ff.
— bei experimenteller Hypertonie V 37, 61ff., 122, 154
— und experimenteller Schock I 991ff.
— bei Fallotscher Tetralogie III 36ff., 332ff., 337ff.
Gefäße und Fettembolie IV 132ff.
— und Fiedler-Myokarditis II 955ff.
— bei Fleckfieber II 874, 907
— bei Fokaltoxikose III 923ff.
— und Ganglienblocker V 492, 565ff., 571ff.
— und Gefäßgeräusche VI 50ff.
— bei Gefäßmißbildungen III 64ff.; VI 587ff.
— bei Gefäßspinnen VI 543ff.
— und Gewebsclearance VI 113ff.
— bei Glomerulonephritis V 612ff.
— bei Glomerulosklerose IV 364ff.; V *618*ff.
— bei Glomustumoren VI 592ff.
— bei Gravidität IV 481ff., 492ff., *500*ff.
— bei Graviditätstoxikose IV 501ff., *510*ff., *517*ff.; V 73ff.
— bei Hämangioendotheliom VI 595ff., 600ff.
— bei Hämangiomen VI 587ff., *595*ff.
— bei Hämangiosarkom VI 601ff.
— und Hämoperikard II 1151ff.
— bei hämorrhagischer Diathese VI 564ff., 570ff., 576, 577ff.
— bei hämorrhagischem Schock I 957, 961ff., 1045
— und Hämosiderose IV 258, 684
— und Haut VI 36ff.
— und Hauttemperatur VI 83ff.
— und Heparin V 504ff.
— des Herzens III 657ff. s. a. u. Coronargefäße
— und Herzhypertrophie III 822ff.
— bei Herzinfarkt III 716, 718; V 818ff.
— bei Herzinsuffizienz I 767, 768ff., 772ff.; V 383ff.
— und Herzkatheterismus I 831; II 1261ff.
— bei Herzklappenfehler II 1302ff.; III 941ff.
— bei Herztamponade II 1063ff.
— bei Hertrauma II 464ff.
— bei Herztumoren II 1179ff.
— bei Hirnbasisaneurysma VI 463ff.
— und Histamin V 198ff.
Gefäße bei Höhenadaptation IV 4ff., 7ff., 34
— und Hydralazine V 546ff.
— und Hydrochlorothiazid V 589ff.
— und Hyperämieteste VI 57ff., 61ff.
— bei Hypercalcämie IV 447
— und Hypertensin V 98, 100
— bei Hyperthyreose IV 316ff., 319ff.
— und Hypertonie V 37ff., 61, 122, 154, 165ff., 172ff., 176ff., 191ff., 198ff., 237ff., *244*ff., 277ff., 293ff., 344, *351*ff., 387ff., 595
— und Hypertonietherapie V 494
— bei Hypocalcämie IV 447ff.
— bei Hypoglykämie IV 379
— und Hypokaliämie I 586
— bei Hyponatriämie IV 441ff., 446
— und Hypophysektomie IV 344ff.
— bei Hypothyreose IV 320ff., 335; V 353
— und Hypotonie V 198ff., 780ff., 786ff., 790ff.
— und idiopathische Herzhypertrophie II 974
— bei Infektionen I 983ff.; III 923ff., 926ff.; IV 530ff., 557ff., 563ff., 577ff.; V 801ff.; VI 27, 29ff., 263ff., 567ff.
— bei infektiösem Schock I 983ff.
— und Insulin IV 379
— und intraarterielle Sauerstoffinsufflation VI 208ff.
— und Jod V 496ff.
— und Kälte VI 17, 25ff., 543ff.
— und Kälte-Test IV 783ff.; V 70, 247ff.
— bei Kälteurticaria VI 543ff.
— und Kaliumstoffwechsel IV 439
— und Kallikrein V 208ff., 216ff.
— bei Kaposi-Sarkom VI 602
— bei kardiogenem Schock I 1025
— bei Karditis rheumatica II 567, 572ff., 586, 603ff., 607; VI 564ff.
— bei Kavernomen VI 596ff.
— und Klima IV 4, 7ff., 34
— bei Klippel-Trénaunay-Syndrom VI 587ff.
— und Körpergewicht IV 625

Gefäße bei Kohlenoxydvergiftung III 875ff.
— bei Kollagenosen II 976ff.
— im Kollaps I 957, 961, 964ff., 974ff., 983ff., 987ff., 993ff., 1027, 1037ff., 1044, *1112*ff.; IV 600ff.; VI 548, 553ff.
— bei kombiniertem Mitralfehler II 1408ff., 1426
— bei konstriktiver Perikarditis II 1095ff., 1101ff.
— und Kreislaufzeit VI 110ff.
— und Lebensalter IV 620ff.
— bei Leukämie IV 674ff.
— bei Levoatrialcardinalvein III 19
— bei Livedo reticularis IV 534ff.
— bei Lues II 945; III 935ff.; VI 347ff.
— bei Lues-Myokarditis II 945
— und Luftdruck IV 4, 7ff., 34
— bei Luftembolie IV 124ff.
— und Lungenembolie IV 95ff.
— bei Lungenemphysem IV 178ff.
— und Lungenfibrose IV 198ff.
— bei Lungenödem I 768ff.
— und Lungenstauung I 767ff., 772ff.
— bei Lungenvenentransposition III 523ff.
— bei Lutembacher-Syndrom III 282ff.
— und Lymphangitis VI 603ff.
— und Lymphgefäßinsuffizienz VI 608
— und Lymphsystem VI 108 113, 115ff.
— und Magnesiumstoffwechsel IV 459ff.; V 497
— bei Malaria II 935
— bei maligner Hypertonie V 626ff.
— bei Marfan-Syndrom III 490ff.
— bei Martorelli-Syndrom V 344
— bei Mediasklerose VI 441
—, Mesoappendix-Test V 192ff.
— bei Migräne VI 249ff.
— und Minus-Dekompensation V 383ff.
— bei Mitralatresie III 558
— bei Mitralinsuffizienz II 1408ff.
— bei Mitralstenose II 1302ff., 1311ff.; III 942
— bei Möller-Barlow-Syndrom VI 577ff.
Gefäße bei Monge-Syndrom IV 34
— bei Moschcowitz-Symmers-Syndrom VI 570ff.
— des Myokards III 657ff. s. a. u. Coronargefäße
— und Myokarditis II 882
— bei Myokarditis rheumatica II 567
— bei Myokardose nach Gravidität IV 498
— und Myokardstoffwechsel III 699ff.
— bei Myokardtuberkulose II 943
— und Narkose IV 592ff.
— und Natriumstoffwechsel IV 445ff.
— bei Nephritis V 612ff.
— bei Nephrose V 617
—, Netzcapillaren V 191
— und neurogene Hypertonie V 720
— bei neurogenem Schock I 972ff.
— und Nicotin III 878f., 888; VI 16ff., 265
—, Niederdrucksystem I 656ff.
— der Niere s. u. Nierendurchblutung
— und Nitrite V 494
— bei Nitrobenzolvergiftung III 891
— und Noradrenalin V 165ff., 172ff., 174, 176ff.
— und Ödeme I 239ff.
— bei Ohnmacht IV 760ff.
— und Operabilität IV 620ff., 625ff., 627ff., 629ff.
— bei Operationen I 966; V 805ff.
— und Operationsschock I 966
— bei Orthostase IV 728ff., 732ff.; V 809ff.
— und Oscillogramm VI 76ff.
— bei Paramyloidose II 961ff.
— bei Periarteriitis nodosa II 984ff.; III 934; V 621ff.; VI 305ff.
— bei Perikarditis II 1063f., 1097ff.
— bei peripherer Pulmonalstenose III 376
— bei Perniosis VI 558ff.
— und Perthestest VI 66
— bei Phäochromocytom V 658ff.
— bei Phlebektasien VI 515ff.
— bei Phlebitis VI 483ff.
— und Phlebogramm VI 138ff.
— bei Phosphorvergiftung III 890
Gefäße, Physiologie VI 1ff.
— und Plethysmogramm VI 69ff.
— bei Pneumokoniose IV 209ff.
— bei Pneumonie-Myokarditis II 911
— bei Poliomyelitis V 720
— bei Polycythämie IV 663ff.
— bei Porphyrie IV 397ff.
— und postthrombotisches Syndrom VI 509ff.
— bei Postural hypotension IV 740ff.; V 815
— und Pratt-Test VI 67
— bei primärem Schock I 975ff.
— und Prostaglandin V 206
— und Psyche III 865ff.
— und Pulmonalaneurysma III 373; VI 466
— bei Pulmonalsklerose IV 241ff.
— bei Pulmonalstenose III 376
— und Pulswelle VI 50, 81ff.
— und Purine V 494, 498ff.
— bei Purpura fulminans VI 569ff.
— bei Purpura infectiosa VI 567
— bei Purpura Majocchi VI 576
— bei Purpura rheumatica VI 564ff.
— und Pyelonephritis V 607ff.
— und Pyrazole II 651
— bei Quecksilbervergiftung III 889ff.
— und Quinckesches Ödem VI 546ff.
— und Rauwolfia-Alkaloide V 527ff., 537ff.
— bei Raynaud-Syndrom VI 223ff.
— und reaktive Hyperämie VI 57ff.
— und Regelkreis IV 745ff.; VI 13ff.
— und relative Aorteninsuffizienz II 1453
— und renale Hypertonie V 595ff.
— und Renin V 87, 100
— der Retina s. u. Augenhintergrund
— und Rheogramm VI 74ff.
— bei rheumatischem Fieber II 564ff., 567, 572ff., 586, 604ff., 607; III 922ff., 928ff.
— bei Rickettsiosen II 874, 907

Gefäße bei Riesenzellarteriitis VI 335ff., 339ff.
— und Röntgendiagnose VI 117ff.
— und Sauerstoffmangel IV 4, 7ff., 34
— und Saug-Drucktherapie VI 154
— im Schock I 957, 961ff., 964ff., 979ff., 983ff., 987ff., 993ff., 1027, 1037ff., 1044ff., *1112*ff.; IV 600ff.; VI 548, 553ff.
— bei Schockniere I 1100ff.
— bei Schützengrabenfuß VI 560ff.
— bei Schwefelwasserstoffvergiftung III 892
— und Schweißsekretion VI 43ff.
— bei sekundärem Raynaud-Syndrom VI 234ff.
— und Serotonin II 783ff.; VI 529
— bei Sichelzellanämie IV 240ff.
— bei Silikose IV 209ff.
— bei Simmonds-Syndrom IV 343
— bei Sklerodermie II 989ff.; VI 44
— bei Skorbut VI 577ff.
— bei Sportherz I 936ff.
— und Stoffwechsel VI 22ff.
— bei Strahlenschäden VI 26
—, Stromcapillaren V 191
— beim Sturge-Weber-Syndrom VI 590
— und Substanz P V 203ff.
— und Sympathektomie V 475ff.
— bei Sympathicotonie IV 24, 721ff.
— und Synkardialmassage VI 150ff.
— bei Taussig-Bing-Komplex III 508
— bei Teleangiektasien VI 538ff.
— und Tetrachlorkohlenstoffvergiftung III 891
— bei Thalliumvergiftung V 774
— bei Thrombophlebitis VI 482ff.
— bei Thrombose VI 369ff., 482f.
— und Thyreoidea IV 316ff., 319ff., 331ff.; V 353
— und Training VI 161ff.
— bei Transposition der Aorta und Pulmonalis III 45ff., 496, 498ff.
— und Trauma I 964ff., 1045; VI 235ff., 270
Gefäße und traumatischer Schock I 964ff., 1045
— und Trendelenburg-Test VI 65ff.
— bei Tricuspidalatresie III 401ff.
— bei Tricuspidalinsuffizienz II 1505ff.
— bei Tricuspidalstenose II 1488ff., 1498ff.
— bei Truncus arteriosus communis persistens III 29ff., 535
— bei Tuberkulose II 943; VI 347
—, Tumoren der, s. u. den einzelnen Tumoren
— und Tyramin V 178
— bei Ulcus cruris V 344; VI 380
— bei Urticaria VI 546ff.
— bei Vagotonie IV 721ff.
— und Vagotonin V 207ff.
— bei Valsalva-Versuch IV 775ff.
— bei Varicen VI 515ff.
— bei Variola II 923
— und Vasodepressor material V 193ff., 202ff.
—, Vasomotion V 191ff.
— bei vegetativer Labilität IV 24, 705ff., 710ff., 732ff.
— bei Vena cava-Anomalie III 19
— und Vena cava inferior-Ligatur I 596ff.
— und Venendruck VI 68
— bei Ventrikelseptumdefekt III 217ff., 221ff.
— und Veratrumalkaloide V 559ff.
— bei Verbrennung I 968ff., 978ff.; VI 562ff.
— bei Verbrennungsschock I 968ff., 978ff.
— und Vergiftungen III 875ff.; V 771ff., 807ff.; VI 243ff., 267ff., 581ff.
— und Vesiglandin V 207
— und Vibrometrie VI 95
— und Vitamine VI 577ff.
— bei Vorhofseptumdefekt III 59, 257ff.
— und Wärmetherapie VI 155ff.
— bei Wärmeurticaria VI 561ff.
— bei Waterhouse-Friedrichsen-Syndrom IV 563ff.
—, Widerstand, elastischer V 8, 20ff.
—, Windkesselfunktion V 19ff.
Gefäßgeräusche VI 50ff.
— bei Aneurysmen VI 443ff., 467
— bei Aortenbogen-Anomalien III 478ff.
— bei Aortenhämatom, intramuralem VI 458
— bei Aorteninsuffizienz II 1462ff.
— bei Aortenisthmusstenose III 455ff.
— bei Aortenstenose II 1434
— bei Aortenthrombose VI 373ff.
— bei Arteriosclerosis obliterans VI 433
— bei arteriovenöser Lungenfistel III 389
— bei Fallotscher Tetralogie III 340
—, Formen VI 51
— bei Gefäßkrankheiten VI 50ff.
— bei Gefäßmißbildungen III 387ff., 389; VI 588ff.
— bei Hämangiomen VI 590, 598
— bei intraarterieller Sauerstoffinsufflation VI 209ff.
— bei Kavernomen VI 598
— bei Klippel-Trénaunay-Syndrom VI 588
—, Mechanismus VI 50ff.
— bei Pulmonalaneurysma VI 466
— bei Sturge-Weber-Syndrom VI 590
— bei Thrombophlebitis VI 53
—, Traubesche II 1462
— bei Tricuspidalinsuffizienz II 1506ff.
Gefäßkrankheiten VI 22ff., s. a. u. den einzelnen Gefäßkrankheiten
—, Acetylcholin VI 176
—, Ätiologie VI 22ff.
— und Allergie III 888, 893ff., VI 23ff., 27ff., 262ff., 277ff.
— und allergische Myokarditis II 951ff.
—, Aneurysmen VI 442ff.
— bei angeborenen arteriovenösen Fisteln III 388; VI 470
— bei angeborenen Herzfehlern III 38, 59, 74ff., 162ff., 376, 450ff., 496
— und Angina pectoris III 730ff., *918*ff., 971ff.
—, Angiographie bei VI 117ff.
— und Antihistamine VI 176ff.
—, Antikoagulantien bei VI 192ff.

Gefäßkrankheiten bei Aortenaneurysma VI 444ff.
— und Aortenbogensyndrom V 766ff., VI *375*ff.
— und Aorteninsuffizienz II 1453ff.
— bei Aortenisthmusstenose III 450ff.
— und Aortenstenose II 1427ff.
— und Aortenthrombose VI 371ff.
—, Aortographie bei VI 130ff.
— bei Arsenvergiftung III 890ff.
—, arterielle VI 223ff.
—, Arterienpuls bei VI 48ff.
— und Arterienthrombose VI 369
—, Arteriographie bei VI 122ff.
— bei arteriovenösen Fisteln III 388; VI 51, 54, 470ff., 474ff., 478ff.
— und arteriovenöse Lungenfistel III 388
—, Balneotherapie VI 156ff.
—, Belastungsprobe VI 55
— und Bleivergiftung III 889
— und Blutbefunde VI 279ff.
— und Blutdruck V 596ff., 621ff.; VI 67ff., 289ff.
— und Blutgerinnung III 948ff., 963ff.; VI 265, 279ff.
— bei Blutkrankheiten VI 246ff.
— bei Brucellosen II 904
—, Calometrie bei VI 87ff.
—, Cantharidenblase bei VI 109ff.
—, Capillardruck bei VI 98ff.
—, Capillarmikroskopie bei VI 96ff.
—, Capillarpermeabilität bei VI 97, 105ff.
—, Capillarplethysmogramm bei VI 108
—, Capillarresistenz bei VI 102ff.
— und Coronaraneurysma III 934ff., 939ff.
— und Coronardurchblutung III 730ff., *918*ff.
— und Coronarembolie III 974
— der Coronargefäße III 730ff., *918*ff.
— bei Coronargefäß-Mißbildungen III 568ff.
— und Coronarinsuffizienz III 730ff., *918*ff., 971ff.
— und Coronarsklerose III 730ff., 918ff.
— und Coronarthrombose III 946ff.
Gefäßkrankheiten bei Cor triloculare biatriatum III 540ff.
— bei Cossio-Syndrom III 59
— bei Dermatosen VI 574
— bei Dermatomyositis II 991
— und Dermographie VI 38ff.
— bei Diabetes mellitus IV 354ff.; VI 437ff., 548ff.
— bei Ductus Botalli persistens III 74, 162ff.
—, Dysbasia intermittens bei VI 32ff.
— bei Eisenmenger-Komplex III 38
—, Elektrodermatogramm bei VI 93ff.
—, Elektromyogramm bei VI 95ff.
— bei Elektrounfall III 904ff.
— und Elephantiasis VI 608
— und Embolie VI 361ff.
— und Ernährung VI 30
—, Erythem bei VI 37ff., 42ff.
— bei Erythematodes VI 344ff.
— und Fiedler-Myokarditis II 955ff.
— bei Fleckfieber II 874, 907
— und Fokaltoxikose III 923ff.
—, Ganglienblocker bei VI 162, 173ff.
—, Gangrän bei VI 45ff.
—, Gefäßgeräusche bei VI 50ff.
— und Gefäßmißbildungen III 373, 376, 381ff., 386ff.
—, Gefäßverschluß bei s. dort
—, Gehtest bei VI 55
—, Gewebsclearance bei VI 113ff.
—, Haare bei VI 47
— und Hämoperikard II 1151
— und hämorrhagische Diathese VI 102ff.
— und Haut VI 36ff.
—, Hauttemperatur bei VI 38ff., *83*ff.
— und Herzinfarkt III 730ff., 933ff., 1060ff., 1068
— und Herzkatheterismus II 1261ff.
— bei Herztumoren II 1180ff.
— und Hirnbasisaneurysma VI 327, 463ff.
— und Histamin VI 176ff.
— und Hormone VI 189ff.
—, Hydergin bei VI 167
— und Hydralazine VI 179, 183ff.
—, Hyperämieteste VI 57ff., 61ff.
Gefäßkrankheiten, Hypertonie bei V 596, 621ff.; VI 289ff.
— und idiopathische Herzhypertrophie II 974
— und Infekte III 923ff.; VI 27, 29ff., 263ff.
—, intraarterielle Sauerstoffinsufflation bei VI 208ff.
— und Kälte VI 25ff.
— und Kallikrein VI 186
— als Kollagenose II 976ff.
— und Kollaps I 966, 1027, 1031, 1113
—, Kreislaufzeit bei VI 110ff.
—, Lagerungsprobe bei VI 55ff.
— bei Lues VI 347ff.
— und Lymphgefäßinsuffizienz VI 606
— und Lymphsystem VI 15ff. 108, 113
— bei Marfan-Syndrom III 490ff.
—, Martorelli-Syndrom V 344; VI 380
—, Migräne als VI 249ff.
— und Mitralinsuffizienz II 1410ff., 1424
— bei Mitralstenose II 1314ff.; III 942
— und Myokarditis II 882
— und Myokardstoffwechsel III 730ff., 918ff.
—, Nägel bei VI 47
— und Neuraltherapie VI 201ff.
— und Nicotin III 878ff., 888; VI 16ff., 27ff., 265ff.
—, Nicotinsäure bei VI 179
— bei Nitrobenzolvergiftung III 891
— und Operationsschock I 966
—, Oscillogramm bei VI 76ff.
— und Perikarditis II 1089
— bei peripherer Pulmonalstenose III 376
—, Perthes-Test bei VI 66
— und Phlebitis migrans VI 45
—, Phlebographie bei VI 138ff.
— bei Phosphorvergiftung III 590ff.
—, Plethysmogramm bei VI 69ff.
—, Pratt-Test bei VI 67
—, Prophylaxe III 1498ff.
— und Pulmonalaneurysma III 373; VI 466
— und Pulmonalstenose III 376
— und Pulswelle VI 81ff.

Gefäßkrankheiten und Purine 184
—, Purpura als VI 102ff.
— bei Pyelonephritis V 611
— und Rauwolfiaalkaloide VI 189
— und reaktive Hyperämie VI 57ff.
— und Regitin VI 170ff.
— und relative Aorteninsuffizienz II 1453
—, renale Hypertonie bei V 596ff., 621ff.
—, Rheogramm bei VI 74ff.
— und rheumatisches Fieber III 922ff., 928ff.; VI 345ff.
— bei Rickettsiosen II 874, 907
—, Röntgendiagnose VI 117ff.
—, Saug-Drucktherapie bei VI 154
—, Scarifikation bei VI 213
—, Schmerz bei VI 32ff.
— und Schock I 966, 1027, 1031, 1113
—, Schweißsekretion bei VI 43ff.
—, Secalealkaloide bei VI 166ff.
— und Serotonin VI 529
—, Skelet bei VI 46, 48
— bei Sklerodermie II 989ff.; VI 44
—, spastische VI 223ff.
— und Stoffwechsel VI 22ff.
— und Strahlenschäden VI 26
— und Sympathektomie VI 213ff.
— und Sympathicotonie VI 24
— und Sympathicusblockade VI 202ff.
—, Symptome VI 32ff.
—, Synkardialmassage bei VI 150ff.
—, Therapie VI 147ff., 162ff.
— und Thrombophlebitis migrans VI 45
—, Training bei VI 161ff.
— bei Transposition der Aorta und Pulmonalis III 496
— und Trauma I 966; VI 24ff., 235ff., 270
— und traumatischer Schock I 966
—, Trendelenburg-Test bei VI 65ff.
— bei Tuberkulose VI 347
— Ulcus cruris als V 344; VI 380
—, Untersuchungsmethoden VI 48ff., 55ff.
— und Vasomotorik VI 23ff.
— und vegetative Labilität VI 24
Gefäßkrankheiten, Venendruck bei VI 65ff., *68*ff.
— bei Vergiftungen III 889; VI 243ff., 267ff.
—, Vibrometrie bei VI 95
—, Vitamine bei VI 189ff.
— bei Vorhofseptumdefekt III 59
—, Vorkommen VI 22ff.
—, Wärmetherapie bei VI 155ff.
Gefäßkrisen, Palsche V 33
s. a. unter Blutdruckkrisen
Gefäßmißbildungen III 64ff.; VI 587ff.
— des Aortenbogens s. u. Aortenbogen-Anomalien
— und arteriovenöse Anastomosen VI 591ff.
— und Coronarinsuffizienz III 825ff., 829ff.
— und Coronarsklerose III 825ff., 829ff.
— bei Hippel-Lindau-Syndrom VI 590
— und idiopathische Herzhypertrophie II 974
— bei Klippel-Trénaunay-Syndrom VI 587ff .
— bei Maffucci-Syndrom VI 589
— bei Marfan-Syndrom III 491ff.
— und Myokardstoffwechsel III 825ff., 829ff.
— und Pulmonalaneurysma III 373
— bei Sturge-Weber-Syndrom VI 590
Gefäßresektion VI 216
— bei Aortenbogensyndrom VI 380
— bei Arteriosclerosis obliterans VI 436
— bei Embolie VI 367ff.
— bei Riesenzellarteriitis VI 342
Gefäßspinnen VI 543ff.
— und Gefäßmißbildungen VI 592
—, pulsierende VI 544
—, Therapie VI 544
Gefäßtraining bei Endangitis obliterans VI 299ff.
— bei Thrombose VI 370ff.
Gefäßtransplantation VI 217ff.
— bei angeborenem Herzfehler III 465, 473ff.
— bei Aortenaneurysma VI 450ff., 453
— bei Aortenhämatom, intramuralem VI 462
— bei Aortenisthmusstenose III 465, 473ff.; V 764
— und Aortographie VI 136
Gefäßtransplantation bei Gefäßkrankheiten VI 217ff.
— bei Gefäßmißbildungen III 375
— bei Pulmonalaneurysma III 375
— bei Thrombose VI 371ff.
Gefäßtumoren s. u. den einzelnen Tumoren
Gefäßverschluß, abdominaler VI 496ff.
— und ACTH II 645
— und Addison-Syndrom V 799
— und Adipositas IV 94, 385, 388, 625
—, Ätiologie VI 361ff., 483ff.
— bei Akrocyanose VI 533
—, akuter VI 361ff.
—, Anatomie VI 482ff.
— und Aneurysmen III 340, 373; VI 442ff., 450, 463, 499
— bei angeborener Aortenstenose III 444ff.
— und angeborener Herzfehler III 19, 73, *123*ff.
— und Angina pectoris III 730ff.
— und Angina tonsillaris II 914
—, Angiographie VI 127ff.
— bei Angiopathia diabetica IV 371; VI 439ff.
— bei Aortenaneurysma VI 450
— bei Aortenbogensyndrom VI 375ff.
bei Aorteninsuffizienz II 1472
— bei Aortenstenose II 1447
— bei Aortenthrombose VI 371ff.
— bei Aortitis luica VI 359
— und Aortographie VI 133ff., 134ff.
—, Arrhythmie bei II 87, 104ff., 106
—, arterieller VI 361ff., 369ff.
— bei Arteriitis disseminata VI 343ff.
— bei Arteriitis luica VI 347ff.
— bei Arteriitis rheumatica VI 346
—, Arteriographie bei VI 127ff.
— und Arteriosklerose IV 371, 384, 362ff.; V 595ff., 618ff.; VI 381ff., 384ff., 400
— bei Arteriosklerosis obliterans VI 429ff., 435
— bei Arteriosklerosis obliterans diabetica VI 437ff., 439ff.

Gefäßverschluß und arteriovenöse Aneurysmen IV 254
— bei arteriovenösen Fisteln VI 499
— bei arteriovenöser Lungenfistel III 389
—, autochthone VI 500
— bei bakterieller Endokarditis II 690ff., 706, *711*ff., 727, 741ff.
— und Balneotherapie I 698, 700; VI 156
— bei Beriberi IV 393
— bei Bettruhe I 416
—, blastomatöse VI 484
— und Blutdruck V 37ff., 391, 596ff., 607
— und Blutgerinnung VI 485ff.
— bei Blutkrankheiten IV 666ff., *669*ff.
— und Calciumstoffwechsel IV 454
— bei Capillarektasien VI 533
— bei Carcinoid II 785
— und Carotissinus V 716
— und Carotis-Sinussyndrom II 144, 273ff.
— durch Chinidin II 120
— und Commissurotomie II 1383ff., 1390ff.
— und Coronaraneurysma III 940
— und Coronarinsuffizienz III 730
— und Cor pulmonale IV 59ff., 62, 91ff., *92*ff., 106ff., 137ff.; IV 140ff., 210, 232, 250
— und Cortison II 645
— und Cushing-Syndrom V 695
— bei Cyanose VI 533
—, Definition VI 482ff.
— bei Diabetes mellitus IV 108, 124, 371; VI 439ff.
—, Diagnose VI 53, 65, 133, 145, 364ff., *501*ff.
—, Differentialdiagnose VI 364
— und Diurese I 534, 590
— bei Druckfall-Syndrom IV 47
— bei Ductus Botalli persistens III 73, 162ff., 182
— und Dystrophie IV 301ff.
— bei Echinokokkose II 938
— bei Embolie VI 361ff., 507ff.
— bei Encephalopathie V 391
Gefäßverschluß bei Endangitis obliterans V 624ff.; VI 272ff., 281ff., 293, 490
— bei Endokardfibrose II 786ff.
— bei Endokarditis acuta bacterialis II 727
— und Endokarditis fibrinosa II 776ff.
— bei Endokarditis lenta II 682, 690ff., 706ff., *711*ff., 725ff., 741
— bei Endokarditis parietalis fibroplastica II 786ff.
— und Endokarditis verrucosa simplex II 776ff.
— bei Endokardsklerose II 790
— und endokrine Hypertonie V 695
— bei Endomyokardfibrose II 788
— und Entzügelungs-Hochdruck V 717
— und Ernährung IV 625
— bei Erythematodes VI 344
— bei essentieller Hypertonie V 391
— und Extrasystolie II 37, 44
— und Fallotsche Tetralogie III 357
—, falsche VI 363
—, Fett- s. u. Fettembolie
— bei Fiedler-Myokarditis II 957ff.
— und Fokaltoxikose II 914
— und Foramen ovale persistens IV 106
— bei Fruchtwasserembolie IV 137ff.
— bei Gasembolie IV 124; VI 326
— und Geburtsakt IV 486
— und Gefäße VI 23
— und Gefäßgeräusche VI 53ff.
— bei Gefäßkrankheiten VI 23, 45, 282, 293
— und Gefäßmißbildungen III 373, 389
— und Gravidität IV 486, 497ff.
— bei Graviditätstoxikose V 737
— bei Hämangiosarkom VI 601
— und Hämodynamik VI 486ff.
— bei hämorrhagischer Diathese VI 571ff.
— und Herzglykoside I 461ff.
— und Herzinfarkt III 716, 730ff., 1060ff., *1228*ff., 1360
Gefäßverschluß bei Herzinsuffizienz I 416, 461ff., 534, 590, 601ff., 698, 767, 774, 782ff.
— bei Herzkatheterismus II 1261ff.
— bei Herzklappenfehler II 1298
— und Herztrauma II 474, 478ff., 484ff., 505ff.
— bei Herztumoren II 1181ff., 1192ff.
— und Hirnbasisaneurysma VI 463ff.
— bei Hyperthyreose IV 327
— und Hypertonie V 37ff., 391, 596, 607
— und Hypotonie V 799, 819
—, idiopathischer VI 498, 500
— bei idiopathischer Herzhypertrophie II 975
— bei Infektionen IV 530
— und Kammerflattern II 173ff.
— und Kammerflimmern II 173ff.
— und Kammertachykardie II 166ff.
— bei Karditis rheumatica II 564ff., 586, 604, 634
— und Körpergewicht IV 625
— und Kollaps I 957ff., 964ff., 1112, 1124; IV 600ff.
—, Komplikationen VI 507ff.
— und Lebensalter IV 622ff.
— bei Leberstauung I 782ff.
— und Leukämie IV 675
— bei Livedo reticularis VI 534ff.
—, Lokalisation VI 370ff.
— und Lues VI 347, 359
— bei Luftembolie IV 124; VI 362
— bei Lungenembolie IV 59ff., 62, *91*ff.; VI 492ff., *507*ff.
— und Lungeninfarkt IV 106ff.
— und Lungenkreislauf IV 59ff., 62, 91ff.
— und Lungenstauung I 774
— und Martorelli-Syndrom VI 380
— bei Mitralfehler II 1298
— bei Mitralstenose II 1322ff., 1368ff., 1376ff., 1385ff., 1391ff.
—, Morphologie VI 482ff.
— bei Moschcowitz-Symmers-Syndrom VI 571ff.
— bei Myokarditis II 889ff., 904
— bei Myokardose IV 497ff.

Gefäßverschluß bei Myokard-sarkoidose II 948
— bei Myokardtuberkulose II 944
— und Narkose IV 617
— und neurogene Hypertonie V 716ff.
— und neurogener Schock I 976
— der Nierengefäße V 37
— bei Operationen IV 598ff., 608ff.
—, paradoxe IV 106; VI 361
— und paroxysmale Tachykardie II 166ff.
—, Pathologie VI 482ff.
— bei Periarteriitis nodosa VI 312ff., 321
—, periphere VI 361ff.
— und Phlebektasien VI 497ff., 517ff.
— bei Phlebitis VI 483
— bei Phlebographie VI 145ff., 484, 493
—, Physiologie VI 488ff.
— und Placenta IV 486
— bei Pneumokoniose IV 210
— bei Polycythämie IV 666ff., 667, 669ff.
—, postoperative IV 608ff., 617
— und postthrombotisches Syndrom VI 509ff.
— und primärer Schock I 976
—, Prognose VI 368ff.
—, Prophylaxe VI 501ff., 506ff.
— im Puerperium IV 486, 497ff.
— und Pulmonalaneurysma III 373
— bei Purpura VI 571ff.
— und Pyelonephritis V 607
— durch Quecksilberdiuretica I 534
— bei Raynaud-Syndrom VI 223ff., 230
— und renale Hypertonie V 596ff., 607
— bei rheumatischem Fieber II 564, 586, 604, 634
— und Riesenzellarteriitis VI 336, 337ff.
—, Röntgendiagnose VI 127ff.
— bei Sarkoidose II 948
— und Saug-Drucktherapie VI 154
— und Schock I 957, 964, 1112, 1124; IV 600ff.
— und sekundäres Raynaud-Syndrom VI 235, 247
—, septische II 904; IV 107ff., 109, 124, 232
— bei Sichelzellanämie IV 240ff.
Gefäßverschluß bei Silikose IV 210
—, Symptome VI 363ff., 490ff.
— und Tachykardie II 166ff.
—, Therapie VI 365ff., 503ff.
— bei Thrombophlebitis VI 483, 489ff., 507ff.
— bei Thrombose VI 361ff., 369ff. 481ff., 483
— und Thyreoidea IV 327
— und Trauma I 964ff.; III 902
— und traumatischer Schock I 964ff.
— und Trendelenburg-Test VI 65
— bei Tricuspidalstenose II 1500ff.
— bei Truncus arteriosus communis persistens III 538
— bei Tuberkulose II 944
— bei Ulcus cruris VI 380
— und Varicosis VI 497ff., 517ff.
—, Vasomotorik VI 364, 369ff., 489ff.
— und Vena cava-inferior-Ligatur I 596ff.
—, Venendruck bei VI 68, 496, 499
— bei Ventrikelseptumdefekt III 223ff., 242
—, Vorhof- II 87, 104ff.
— und Vorhofanomalie III 19
— und Vorhofflattern II 106
— und Vorhofflimmern II 87, 106
— bei Vorhofseptumdefekt III 277
— und Waterhouse-Friedrichsen-Syndrom IV 564ff.
Gefäßwiderstand, cerebraler V 399,
—, —, bei Anämie IV 646ff.
—, —, bei Aortenisthmusstenose V 759
—, —, bei Blutkrankheiten IV 646ff.
—, —, bei Gefäßkrankheiten VI 177ff.
—, —, und Kollaps IV 731ff., 761
—, —, und Narkose IV 594ff.
—, —, bei Ohnmacht IV 761
—, —, bei Orthostase IV 731ff., 734ff.
—, —, bei Perniciosa IV 646ff.
—, —, und vegetative Labilität IV 731ff., 734ff.
—, coronarer III 676ff., 682ff., 806
—, —, bei Coronarsklerose III 806
Gefäßwiderstand, coronarer, bei Herzhypertrophie III 824
—, —, und Schock I 1025
—, elastischer V 8ff., 20ff.
—, —, bei Belastung IV 773
—, —, und Blutdruck V 8ff., 20ff., 287ff.
—, —, und Calciumstoffwechsel IV 454
—, —, bei Dystrophie IV 303
—, —, und essentielle Hypertonie V 287ff.
—, —, und essentielle Hypotonie V 791
—, —, und hämorrhagischer Schock I 1040ff.
—, —, und Hydralazine V 585
—, —, und Hypertonie V 287ff.
—, —, und Hypotonie V 791
—, —, und Kollaps I 962, 1040ff.
—, —, und Orthostase IV 734ff.
—, —, bei Panzerherz II 1101ff.
—, —, bei Perikarditis II 1101ff.
—, —, und Rauwolfia-Alkaloide V 585
—, —, und Schock I 962, 1040ff.
—, —, bei Sportherz I 936ff.
—, —, bei Sympathicotonie IV 721ff.
—, —, bei Vagotonie IV 721ff.
—, —, und vegetative Labilität IV 721ff., 734ff.
—, peripherer V 8ff., VI 590
—, —, bei Anämie IV 645ff.
—, —, bei angeborenem Herzfehler III 136ff., 145ff., 183ff., 296, 334ff., 402ff., 508, 535, 540ff., 561
—, —, bei angeborenem Sinus-Valsalvae-Aneurysma III 210
—, —, bei Aortenaneurysma VI 453
—, —, bei Aortenatresie III 561
—, —, bei Aorteninsuffizienz II 1454ff.; V 768
—, —, bei Aortenisthmusstenose III 451ff.; V 757ff.
—, —, bei Aortopulmonalseptumdefekt III 169ff.
—, —, bei arteriovenösen Aneurysmen V 769ff.
—, —, bei arteriovenösen Fisteln VI 476ff.

Gefäßwiderstand, peripherer, und Atmung IV 10ff.
—, —, bei bakterieller Endokarditis II 686
—, —, und Balneotherapie I 664ff.; V 591ff.
—, —, bei Belastung IV 765ff., 772ff.
—, —, bei Beriberi IV 395
—, —, und Blutdruck V 8ff., 20ff., 37ff., 68ff., 283ff., 383, 782ff., 790ff.
—, —, bei Blutkrankheiten IV 645ff.
—, —, und Blutspeicher I 1008ff.
—, —, und Calciumstoffwechsel IV 454
—, —, bei Canalis atrioventricularis communis III 296
—, —, und Carotissinus V 715
—, —, und Chlorothiazid V 589
—, —, bei Coma diabeticum IV 376ff.
—, —, bei Cor biloculare III 546ff.
—, —, und Coronardurchblutung III 682ff., 699ff.
—, —, bei Coronarinsuffizienz III 682ff., 699ff.
—, —, bei Cor triloculare biatriatum III 540ff.
—, —, und Cyanose III 145
—, —, bei Diabetes mellitus IV 376ff.
—, —, und DOCA V 705
—, —, bei Ductus Botalli persistens III 170ff., 183ff.
—, —, bei Dumping-Syndrom IV 866
—, —, bei Dystrophie IV 303; V 807
—, —, bei Elastizitätshochdruck V 768
—, —, und Endocarditis lenta II 686
—, —, und essentielle Hypertonie V 283ff., 383
—, —, bei essentieller Hypotonie V 790ff.
—, —, und experimentelle Hypertonie V 68ff.
—, —, bei Fallotscher Tetralogie III 334ff.
—, ,—, bei Fettembolie IV 133ff.
—, —, und Ganglienblocker V 566ff., 572ff.
—, —, und Gefäßkrankheiten VI 164, 177
Gefäßwiderstand, peripherer, bei Glomerulonephritis V 614
—, —, bei Gravidität IV 481ff.
—, —, bei Graviditätstoxikose IV 513ff.
—, —, und hämorrhagischer Schock I 1040
—, —, und Herzdekompensation V 383ff.
—, —, und Herzform I 886ff.; III 822ff.
—, —, und Herzgröße I 886ff.
—, —, und Herzhypertrophie III 822ff.; V 363ff.
—, —, bei Herzinfarkt III 717 ff.
—, —, und Herzkatheter I 831
—, —, bei Herzklappenfehler II 1454ff.
—, —, bei Herztamponade II 1063ff.
—, —, bei Herztrauma II 525ff.
—, —, bei Höhenadaptation IV 10ff.
—, —, und Hydergin V 513
—, —, und Hydralazine V 542ff., 546ff.
—, —, und Hydrochlorothiazid V 589
—, —, bei Hyperthyreose IV 321, 325; V 770
—, —, und Hypertonie V 38ff., 68ff., 283ff., 383, 615
—, —, und Hypophysektomie IV 344
—, —, bei Hypothyreose IV 333
—, —, und Hypotonie V 782ff., 790ff.
—, —, bei infektiösem Schock I 983ff.
—, —, bei Infektionen IV 560; V 801ff.
—, —, und Klima IV 10ff.
—, —, und Kollaps I 976, 977, 979, 983, 987ff., 1004, 1020ff., *1037* ff.; IV 600ff., 760ff.
—, —, bei konstriktiver Perikarditis II 1096ff., 1101 ff.
—, —, und Lebensalter IV 621 ff.
—, —, und Luftdruck IV 10ff.
—, —, bei Lungenembolie IV 98
—, —, bei Lungenvenentransposition III 527
—, —, und Magnesiumstoffwechsel IV 460
—, —, und Narkose IV 592ff.
—, —, bei Nephritis V 614
—, —, bei neurogener Hypertonie V 720
Gefäßwiderstand, peripherer, bei neurogenem Schock I 977
—, —, bei Ohnmacht IV 760ff.
—, —, und Orthostase IV 729ff., 734ff.
—, —, bei Panzerherz II 1096ff., 1101ff.
—, —, bei Perikarditis II 1063ff., 1096ff., 1101
—, —, bei Poliomyelitis V 720
—, —, bei Postural hypotension IV 736ff.
—, —, bei primärem Schock I 976
—, —, und Purine V 498ff.
—, —, und Rauwolfia-Alkaloide V 527ff., 529ff.
—, —, bei Raynaud-Syndrom VI 225
—, —, und Regelkreis IV 745ff.
—, —, bei Sauerstoffmangel IV 10ff.
—, —, und Schock I 976, 977, 979, 983, 987ff., 1004, 1020ff. *1037* ff.; IV 600ff.
—, —, bei Sichelzellanämie IV 240
—, —, bei Sportherz I 936ff.
—, —, und Suprifen V 499
—, —, und Sympathektomie V 475ff.
—, —, bei Sympathicotonie IV 721ff.
—, —, und Sympathicus IV 721; V 399
—, —, bei Taussig-Bing-Komplex III 508
—, —, und Terminalstrombahn VI 16ff.
—, —, und Thyreoidea IV 321, 325, 333
—, —, bei Transposition der Aorta und Pulmonalis III 508
—, —, bei Tricuspidalatresie III 402ff.
—, —, und Truncus arteriosus communis persistens III 535
—, —, bei Vagotonie IV 721ff.
—, —, bei Valsalva-Versuch IV 775ff.
—, —, und Vasculat V 499
—, —, und Vasomotorik III 682ff., 699ff.; IV 734; V 8ff., 475ff.
—, —, und vegetative Labilität IV 734ff.
—, —, bei Ventrikelseptumdefekt III 217ff.

Gefäßwiderstand, peripherer, und Veratrumalkaloide V 559ff.
—, —, im Verbrennungsschock I 979
—, portaler, und Kollaps I 1008, 1017, 1082; IV 31ff., 761ff.
—, —, bei Ohnmacht IV 761
—, —, bei Orthostase IV 31ff.
—, —, und Schock I 1008, 1017ff., 1082
—, —, und vegetative Labilität IV 761
—, pulmonaler IV 65ff.
—, —, bei angeborenem arteriovenösem Coronaraneurysma III 214
—, —, bei angeborenem Herzfehler III 137ff., 145ff.
—, —, bei angeborenem Sinus-Valsalvae-Aneurysma III 210
—, —, bei angeborener Tricuspidalinsuffizienz III 430ff.
—, —, bei arteriovenöser Lungenfistel III 388
—, —, und Atmung IV 67
—, —, bei Aortenatresie III 561
—, —, bei Aortenisthmusstenose III 451, 464
—, —, bei Aortenstenose II 1430ff.
—, —, bei Aortopulmonalseptumdefekt III 196ff.
—, —, und arteriovenöse Aneurysmen IV 252
—, —, und Belastung IV 67ff.
—, —, bei Canalis atrioventricularis communis III 293ff.
—, —, nach Commissurotomie II 1396ff.
—, —, bei Cor biloculare III 546ff.
—, —, und Cor pulmonale IV 59ff., 87ff., 91ff., 143ff.
—, —, bei Cor triloculare biatriatum III 540ff.
—, —, und Cyanose III 145
—, —, als Druckbelastung I 884ff.
—, —, bei Ductus Botalli persistens III 160ff., 183, 194ff.
—, —, bei Eisenmenger-Komplex III 219
—, —, bei Endangitis obliterans VI 294ff.
Gefäßwiderstand, pulmonaler, bei Fettembolie IV 133ff.
—, —, bei Gefäßmißbildungen III 388
—, —, und Herzform I 884
—, —, und Herzgröße I 884
—, —, bei Herzklappenfehler II 1307ff.
—, —, bei Hyperthyreose IV 321ff., 325
—, —, bei Hypothyreose IV 333
—, —, bei Infektionen IV 538
—, —, bei kombiniertem Mitralfehler II 1409
—, —, bei konstriktiver Perikarditis II 1101ff., 1125
—, —, bei Luftembolie IV 124ff.
—, —, bei Lungenembolie IV 91ff., 97ff., 123ff.
—, —, bei Lungenemphysem IV 179ff.
—, —, bei Lungenvenentransposition III 526ff.
—, —, Meßmethoden II 1252ff.
—, —, bei Mitralatresie III 557
—, —, bei Mitralinsuffizienz II 1409
—, —, bei Mitralstenose II 1307ff., 1313ff., 1352ff.
—, —, und Operationen IV 607
—, —, bei Panzerherz II 1101ff., 1125
—, —, bei Perikarditis II 1101ff., 1125
—, —, bei peripherer Pulmonalstenose III 377
—, —, und Pulmonalaneurysma III 373
—, —, bei Pulmonalsklerose IV 245ff.
—, —, bei Pulmonalstenose III 377
—, —, bei Sichelzellanämie IV 240
—, —, bei Taussig-Bing-Komplex III 508
—, —, bei Thoraxdeformation IV 230
—, —, und Thyreoidea IV 321ff., 325
—, —, bei Transposition der Aorta und Pulmonalis III 501ff., 508
—, —, bei Tricuspidalatresie III 402ff.
—, —, bei Tricuspidalstenose II 1488ff.
—, —, und Truncus arteriosus communis persistens III 535ff.
Gefäßwiderstand, pulmonaler, bei Tuberkulose II 944
—, —, bei Valsalva-Versuch IV 775ff.
—, —, bei Vorhofseptumdefekt III 256ff.
—, —, bei Ventrikelseptumdefekt III 217ff., 221ff., 238ff.
—, renaler V 409 ff.,
—, —, bei Aortenisthmusstenose V 761
—, —, bei Glomerulonephritis V 613ff.
—, —, bei Gravidität V 727
—, —, bei Graviditätstoxikose V 734ff.
—, —, bei hämorrhagischem Schock I 1101
—, —, und Hypophysektomie IV 344
—, —, im Kollaps I 1101; IV 761ff.
—, —, und Narkose IV 594ff.
—, —, bei Nephritis V 613ff.
—, —, bei Ohnmacht IV 761ff.
—, —, bei Polycythämie IV 665
—, —, und vegetative Labilität IV 761ff.
—, —, im Schock I 1101
Gefügedilatation, plastische I 736ff., 744ff.
—, —, bei Altersherz I 759
—, —, Anatomie I 745ff.
—, —, bei Beri-Beri I 762
—, —, bei Coronarsklerose I 756
—, —, Dynamik I 746 ff., 751 ff.
—, —, bei Herzatrophie I 762
—, —, und Herzdilatation I 764ff.
—, —, bei Herzhypertrophie I 744ff., 747ff., 751ff.
—, —, und Herzinsuffizienz I 751ff.
—, —, Mechanismus I 747ff.
—, —, Morphologie I 745ff.
—, —, bei Myokarditis I 764
—, —, Vorkommen I 744ff.
Gegenstromseptum, Begriff III 7
„Gegentorsion", Begriff III 8
Gehstreckentest bei Gefäßkrankheiten VI 55
Gelamon und Salicylsäure II 649
Gelatinelösung bei Schock I 1132ff.
„gelatinous reticulum", Begriff III 5, 50
Gelbfieber und Myokarditis II 930

elenke, ACTH bei II 645
- bei Amyloidose II 960, 961ff.
- und Angiographie VI 127ff.
- und Antihyaluronidase II 594
- und Antistreptokinase II 596
- und Antistreptolysin II 592
- und Arteriographie VI 127ff.
- bei Arteriosclerosis obliterans VI 433ff.
- und Autoantikörper II 600
- bei bakterieller Endokarditis II 683ff., 690, II 727, 740
-, Capillarresistenz bei VI 104, 564
- und Commissurotomie II 1387
-, Cortison bei II 645
-, C-reaktives Protein bei II 597
- bei Druckfall-Syndrom IV 47
- bei Endokarditis acuta bact. II 727ff.
- bei Endokarditis lenta II 683ff., 690, 740
- und endokrine Hypertonie V 709
- bei Erythematodes II 976, 978ff.; VI 344
- bei Gefäßkrankheiten II 985; VI 325ff., 338, 433ff.
- bei hämorrhagischer Diathese VI 104, 564
- bei Herzinfarkt III 1258ff.
- bei Karditis rheumatica II 553ff., 560ff., *601*ff., 611ff.,; VI 564ff.
- bei Kollagenosen II 976ff., 979
- bei Mitralstenose II 1381
- und Pancarditis rheumatica II 619ff.
- bei Paramyloidose II 961
- bei Periarteriitis nodosa II 985ff.; VI 325ff.
- und Perikarditis II 992, 1044, 1088
- bei Polyarthritis rheumatica s. dort
- bei Postcommissurotomie-Syndrom II 1393ff.
- bei primär chronischer Polyarthritis III 992ff.
- bei Purpura rheumatica VI 564ff.
- bei rheumatischem Fieber II 553ff., 560ff., *601*ff., 611ff.; VI 569

Gelenke bei Riesenzellarteriitis VI 338
— und sekundäres Raynaud-Syndrom VI 247
— bei Sklerodermie II 989ff.
Gemmangiome VI 602
Genine, Chemie I 426ff., 431ff.
Genußgifte und Angina pectoris III 878ff.
— und Arteriosklerose VI 400ff.
— bei Arteriosklerosis obliterans VI 435
— und Capillarspasmen VI 537
— und Coronarinsuffizienz III 878ff.
— und Eintauchfuß VI 561
— und Embolie VI 366
— und Endangitis obliterans VI 265ff., 301
— bei Erfrierung VI 558
— bei Gefäßmißbildungen VI 594
— und Gefäßkrankheiten VI 27, 181
— und Glomustumoren VI 594
— und hämorrhagischer Schock I 1042
— und Herzinfarkt III 1349, 1445
— und Kollaps I 1009, 1042
— und Myokardose II 968ff.
— und Perikarditis II 1089
— bei Perniosis VI 561
— und Raynaud-Syndrom VI 228, 230, 231ff.
— und Schock I 1009, 1042
— und Schützengrabenfuß VI 561
— und Terminalstrombahn VI 16ff.
— und Vasomotorik I 1009; VI 16ff.
— und vegetative Labilität IV 799ff., 825ff.
Gerinnungszeit s. u. Blutgerinnung
Germanin und Capillarpermeabilität VI 582
— und hämorrhagische Diathese VI 582
— und Kallikrein V 214
Germerin s. a. u. Veratrumalkaloide V 554
Germidin s. a. u. Veratrumalkaloide V 554
Germin s. a. u. Veratrumalkaloide V 554
Germitetrin s. a. u. Veratrumalkaloide V 554
Germitrin s. a. u. Veratrumalkaloide V 554

Gerusan bei Gefäßkrankheiten VI 182
Geschlechtsfunktion und Acetylcholin V 200
— und ACTH II 645
— bei Adrenogenitalismus V 701 ff.
— und Aldosteron V 711
— bei angeborenem Herzfehler III 81 ff., 108ff., 111ff., 115, 302, 357, 538; IV 492ff.
— bei angeborener Pulmonalstenose III 302ff.
— und Angina pectoris III 1009, 1413
— und Angiopathia diabetica VI 549ff.
— und Aortenhämatom (intramural) IV 373; VI 454, 456ff.
— bei Aortenthrombose VI 372ff.
— und Arteriosklerose III 749ff., 790; IV 373; VI 390ff., 396, *414* ff.
— und bact. Endokarditis II 681ff., 728ff.
— und Blutdruck V 37ff., 139ff., 144, 268ff., 486, 787ff.
— und Capillaraneurysmen VI 545
— und Capillaropathia diabetica VI 549ff.
— und Capillarpermeabilität VI 549ff.
— und Capillarresistenz VI 105
— und Capillarspasmen VI 538
— und Cholinmangel V 146
— und Commissurotomie II 1377, 1388ff.
— und Conn-Syndrom V 705
— und Chorea II 608
— und Coronarinsuffizienz III 749ff., 790, 926, 1009, 1413
— und Coronarsklerose III 749ff., 790
— und Cor pulmonale IV 237
— und Cortison II 645; V 709
— bei Cushing-Syndrom V 683ff.
— und Cyanose VI 531
— und Depressan V 234
— und Dermographie VI 40
— Diabetes mellitus IV 362, 373; VI 549ff.
— und Dystrophie IV 294ff.
— und Endangitis obliterans VI 261, 301
— und Endokarditis acuta bact. II 728

Geschlechtsfunktion und Endokarditis lenta II 681 ff., 733
— und Endokarditis subacuta II 733
— und endokrine Hypertonie IV 342 ff.; V 678, 683 ff.
— und Enteramin V 183
— bei Erythemathodes II 983 ff.
— und essentielle Hypertonie V 268 ff.; V 486, 787 ff.
— und experimentelle Hypertonie V 139 ff., 144
— und Extrasystolie II 44 ff.
— und Fallotsche Tetralogie III 357
— und Fettembolie IV 132 ff.
— und Fruchtwasserembolie IV 137 ff.
— und Ganglienblocker V 580, 594
— und Gefäßkrankheiten VI 225 ff., 261, 301, 323, 549
— und Gefäßspinnen VI 543 ff.
— und Hämochromatose IV 687
— und hämorrhagischer Schock I 957
— und Hauttemperatur VI 86
— und Herzglykoside I 459, 500
— und Herzgröße I 838 ff.
— und Herzinsuffizienz I 422
— und Herzklappenfehler II 1377 ff.
— und Herzvolumen I 838 ff.
— und Hirnaneurysma IV 522
— und Hydralazine V 594
— und Hypertensin V 100
— und Hypertonie V 37 ff., 139 ff., 144, 268 ff., 486
— bei Hypotonie IV 809 ff.; V 787 ff.
— und Hypophyse IV 342 ff.
— und Kälte-Test V 252
— und Kallidin V 227
— und Kallikrein V 219, 224
— und Karditis rheumatica II 608
— bei Kollagenosen II 983 ff.
— und Kollaps I 957 ff., 1073, 1112
— und Luftembolie IV 126 ff.
— und Lungenembolie IV 94 ff.
— und Lungeninfarkt IV 94 ff.
— bei Lutembacher-Syndrom III 283 ff.
— und Lymphgefäßinsuffizienz VI 606 ff., 609 ff.
— und Lymphödem VI 609 ff.
Geschlechtsfunktion und Magnesium-Stoffwechsel IV 455 ff.
— und Migräne VI 251
— und Mitralstenose II 1377 ff.
— und Myokarditis II 903, *915*
— und Nephrin V 189
— und neurogene Hypertonie V 721
— und Orthostase V 811
— bei Periarteriitis nodosa VI 323
— und Pericarditis purulenta II 1084
— und Phäochromocytom V 678
— und Phlebektasien VI 517 ff., 521 ff.
— und Phlebitis VI 484
— und Postural hypotension IV 736 ff.
— und Prostaglandin V 206 ff.
— und Pseudo-Cushing-Syndrom V 700 ff.
— bei Querschnittslähmung V 721
— und Rauwolfia-Alkaloide V 525, 540, 594
— bei Raynaud-Syndrom VI 225 ff., 227 ff.
— und Renin V 100
— und rheumatisches Fieber II 608
— bei Riesenzellarteriitis VI 338
— und Schock I 957 ff., 1073, 1112, 1117
— und Schockniere I 1117
— und Sepsis II 309
— und Serotonin V 183
— und Sheehan-Syndrom IV 342 ff; V 799
— bei Simmonds-Syndrom V 799 ff.
— und Substanz P V 203
— und Sympathektomie V 486
— und Sympathicotonie IV 722
— und Thrombophlebitis VI 484 ff.
— und Thrombose VI 371, 484 ff., 487 ff., 500
— bei Truncus arteriosus communis persistens III 538
— und Vagotonie IV 722
— und Varicosis VI 517 ff., 521 ff.
— und Vasomotorik VI 538
— und vegetative Labilität IV 708 ff., 722 ff., 736 ff., 809 ff., 833, *870* ff.
Geschlechtsfunktion bei Vena cava-Anomalie III 17
— und Veratrumalkaloide V 594
— und Vesiglandin V 207
Geschlechtshormone und angeborene Herzfehler III 111 ff.
— bei Angina pectoris III 1412 ff.
— und Angiopathia diabetica VI 549, 551
— und Arteriosklerose III 749, 768, 790 ff.; IV 373; VI 390 ff., 396, *414* ff., 427 ff.
— und Blutdruck V 139 ff., 144, 445, 504
— und Capillaropathia diabetica VI 549 ff., 551
— und Capillarpermeabilität VI 549 ff., 551
—, Chemie V 114 ff.
— und Coronarinsuffizienz III 768
— und Coronarsklerose III 749, 768, 790 ff.
— und Cyanose VI 531
— und Diabetes mellitus IV 373
— und Diurese I 279, 551; V 9
— und Endangitis obliterans VI 261
— bei essentieller Hypertonie V 445, 504
— bei experimenteller Hypertonie V 139 ff., 144
— bei Gefäßkrankheiten VI 189 ff.
— und Gefäßspinnen VI 544
— bei Gravidität IV 483 ff.; V 728
— bei Herzinsuffizienz I 279, 551, 602
— bei Hypertonie V 139 ff., 144, 445, 504
— und Kollaps I 1073
— und Martorelli-Syndrom VI 380
— und Myokard I 28, 601
— zur Narkose IV 613
— und Niere I 279, 551; V 139
— und Ödeme I 279, 551
— bei Phlebektasien VI 516
— bei postthrombotischem Syndrom VI 513
— und Raynaud-Syndrom VI 225 ff.
— bei Riesenzellarteriitis VI 343
— und Schock I 1073
— bei Teleangiektasien VI 542
— und Ulcus cruris VI 380, 513
— bei Varicen VI 516

Geschlechtshormone und Vasomotorik VI 251
— und Wasserhaushalt I 279, 551
Geschlechtsorgane und Acetylcholin V 200
— und ACTH II 645
— bei Adrenogenitalismus V 701ff.
— und Aldosteron V 711
— bei Amyloidose II 961ff.
— und angeborene Herzfehler III 111ff.
— und Angiopathia diabetica IV 373
— bei Aortenhämatom, intramuralem VI 459
— bei Aortenthrombose VI 372ff.
— und Arteriosklerose III 749, 768, 790ff.; IV 373; VI 390ff., 396, *414*ff.
— und arteriovenöse Anastomosen VI 6
— und Beriberi IV 389ff.
— und Blutdruck V 37ff., 139ff., 144, 268ff., 486, 603
— und Cholinmangel V 146
— und Coronarinsuffizienz III 768
— und Coronarsklerose III 749, 768, 790ff.
— und Cor pulmonale IV 94ff., 115, 237
— und Cortison II 645; V 709
— bei Cushing-Syndrom V 683ff., 686
— und Depressan V 234
— und Diabetes mellitus IV 362, 373
— bei Dystrophia myotonica II 970
— bei Endangitis obliterans VI 294, 301
— und Endokarditis acuta bactericidis II 728, 730
— und Endokarditis lenta II 681ff., 733
— und Endokarditis subacuta II 733
— bei endokriner Hypertonie V 683ff., 686
— und Enteramin V 183
— und essentielle Hypertonie V 268ff., 486
— bei essentieller Hypotonie V 787ff.
— und experimentelle Hypertonie V 139ff., 144
— und Extrasystolie II 44ff.
— und Fettembolie IV 132ff.
— und Fruchtwasserembolie IV 137ff.
Geschlechtsorgane und Ganglienblocker V 580, 594
— und Gefäßkrankheiten VI 227
— bei Glomustumoren VI 594
— und Glykoside I 459, 500
— und Hämochromatose IV 687
— und Hauttemperatur VI 86, 88
— und Herzinsuffizienz I 422
— und Hydralazine V 594
— und Hypertensin V 100
— und Hypertonie V 37ff., 139ff., 144, 268ff., 486, 603
— bei Hypotonie V 787ff.
— und Kälte-Test V 252
— und Kallidin V 227
— und Kallikrein V 219, 224
— bei Kollagenosen II 976
— und Kollaps I 957, 976; IV 762ff.
— und Luftembolie IV 126ff.
— und Lungenembolie IV 94ff., 115
— bei Lymphangiom VI 617
— bei Lymphangitis VI 605
— und Lymphgefäßinsuffizienz VI 609ff.
— und Lymphödem VI 609ff.
— und Magnesiumstoffwechsel IV 455ff.
— und Nephrin V 189
— und neurogene Hypertonie V 721
— und Ohnmacht IV 762ff.
— und Orthostase V 811
— und Paramyloidose II 961
— bei Parotitis II 928
— bei Periarteriitis nodosa II 976, 986; VI 323
— und Pericarditis purulenta II 1084
— und Phlebitis VI 484ff., 492ff., 500ff.
— und Phlebographie VI 142
— und Prostaglandin V 206ff.
— bei Pseudo-Cushing-Syndrom V 700ff.
— bei Querschnittslähmung V 721
— und Rauwolfia-Alkaloide V 525, 540, 594
— und Raynaud-Syndrom VI 227
— und renale Hypertonie V 603
— und Renin V 100
— und Schock I 957, 976
— und Serotonin V 183
— bei Simmonds-Syndrom V 799ff.
— und Substanz P V 203
Geschlechtsorgane und Sympathektomie V 486
— bei Teleangiektasien VI 540
— und Thrombophlebitis VI 484ff., 492ff., 500
— und Thrombose VI 371, 484ff., 487ff.
— und vegetative Labilität IV 870
— und Vesiglandin V 207
— und Waterhouse-Friedrichsen-Syndrom IV 564
Geschlechtsverteilung bei Adrenogenitalismus V 701ff.
— und Akrocyanose VI 533
— bei Alternans II 409
— bei Amyloidose II 961ff.
— bei Aneurysmen III 205, 214; VI 442ff., 450
— bei angeborenem Herzfehler III 13, 108, 293, 301, 434ff., 449, 560ff.
— bei angeborener Aortenstenose III 434ff.
— bei angeborenem arteriovenösem Coronaraneurysma III 214
— bei angeborenen arteriovenösen Fisteln VI 470
— bei angeborener Pulmonalstenose III 301
— bei angeborenem Sinus-Valsalvae-Aneurysma III 205
— bei Angina pectoris III 1342ff.
— und Angiopathia diabetica IV 356, 367ff., 373
— bei Antesystolie II 393
— und Antihyaluronidase II 594
— bei Aortenaneurysma VI 450
— bei Aortenatresie III 560ff.
— bei Aortenbogensyndrom VI 376
— bei Aortenhämatom (intramural) VI 454
— bei Aorteninsuffizienz II 1452ff., 1472
— bei Aortenisthmusstenose III 108, 449; V 753ff.
— bei Aortenstenose II 1431ff.
— bei Aortenthrombose VI 372ff.
— bei Aortitis luica VI 349
— und Arrhythmie II 102
— bei Arteriosklerose III 733, 748ff.; IV 373; V 368; VI 390, 430
— bei Arteriosklerosis obliterans VI 430
— bei Arteriosklerosis obliterans diabetica VI 439ff.

Geschlechtsverteilung und arteriovenöse Aneurysmen IV 252
— bei arteriovenöser Fistel III 387
— bei arteriovenöser Lungenfistel III 387
— und Atrioventriculärblock II 223, 242ff.
— und Blutbildung I 163ff.
— und Blutdruck V 9ff., 16ff., 240ff., 262, 264ff., 271ff.
— und Blutmenge I 140, 157
— bei Canalis atrioventricularis communis III 293
— bei Capillarektasien VI 526ff., 533
— und Capillarresistenz VI 104ff.
— und Carotissinus V 714
— bei Chagas-Myokarditis II 932
— bei Coronarinsuffizienz III 733, 748ff., 1065ff., 1342ff.
— bei Coronarsklerose III 733, 748ff.
— bei Coronarthrombose III 948ff.
— und Cor pulmonale IV 39, 139ff.
— und Cortison II 646
— und Cyanose VI 533
— bei Dextrokardie III 575
— und Diabetes mellitus IV 356, 367ff., 373; VI 439ff.
— bei Ductus Botalli persistens III 108
— und Dystrophie IV 294ff.
— bei Endangitis obliterans VI 256ff.
— bei Endokarditis lenta II 665ff.
— bei Endokarditis parietalis fibroplastica II 786ff.
— bei Endokardfibrose II 786ff.
— und endokrine Hypertonie V 700ff.
— bei Erythemathodes II 977; VI 344
— bei Erythromelalgie VI 526
— und essentielle Hypertonie V 240ff., 262, 264ff., 271ff.
— bei Gefäßkrankheiten III 733, 748ff.; IV 356, 367, 373; V 368; VI 256ff., 306ff., 390, 430
— bei Gefäßmißbildungen III 387
— bei Gefäßspinnen VI 544
— bei Hämangioendotheliom VI 601
Geschlechtsverteilung bei Hämangiomen VI 598
— bei Hämochromatose II 965
— bei hämorrhagischer Diathese VI 576
— und Herzblock II 223, 242ff.
— bei Herzdivertikel III 13
— und Herzfrequenz II 6
— und Herzgewicht I 814ff.
— und Herzglykoside I 444
— und Herzgröße I 814ff., 823ff.
— und Herzinfarkt III 720ff., 1065ff., 1348; V 368
— bei Herzklappenfehler II 1289
— und Herzneurose IV 821ff.
— und Herzruptur III 1243
— bei Herztumoren II 1196, 1202
— und Herzvolumen I 826ff.
— und Hyperthyreose V 770
— und Hypertonie V 240ff., 262, 264ff., 271ff.
— bei idiopathischer Perikarditis 1072
— und Kammertachykardie II 150ff.
— und Karditis rheumatica II 548ff., *561*ff.
— bei Kavernomen VI 598
— bei Kollagenosen II 977
— bei konstriktiver Perikarditis II 1092ff.
— bei Lävokardie III 590
— und Links-Schenkelblock II 355
— bei Livedo reticularis VI 535
— und Lungenembolie IV 93
— bei Lutembacher-Syndrom III 59, 282ff.
— bei maligner Hypertonie V 629
— bei Marfan-Syndrom III 490
— bei Martorelli-Syndrom VI 380
— und Masernmyokarditis II 922
— und Migräne VI 249
— bei Mitralfehler II 1294ff., 1320
— bei Mitralinsuffizienz II 1410ff.
— bei Mitralstenose II 1294ff., *1319*ff.
— bei Moschcowitz-Symmers-Syndrom VI 570ff.
— bei Myokardamyloidose II 961ff.
— und Myokarditis II 922
— und Narkose IV 591ff.
— und Operationen IV 591ff.
— bei Panzerherz II 1092
— und Paramyloidose II 961
Geschlechtsverteilung und Pararrhythmie II 307
— und Parasystolie II 307
— bei Parotitis II 928
— und paroxysmale Tachykardie II 130ff., 150ff.
— bei Periarteriitis nodosa VI 306ff.
— bei Perikarditis II 1041ff., 1072, 1077, 1092
— bei Phlebektasien VI 518
— bei Phlebitis VI 488, 495
— bei Porphyrie IV 398ff.
— und Postural hypotension IV 739
— und Pseudo-Cushing-Syndrom V 700ff.
— und Purpura Majocchi VI 576
— bei Raynaud-Syndrom VI 224, 227
— und Rechts-Schenkelblock II 354
— und Reizleitung II 185, 223, 242, 352ff.
— bei renaler Hypertonie V 629
— und rheumatisches Fieber II 548ff., *561*ff.
— bei Riesenzellarteriitis VI 335
— bei Sarkoidose II 946
— und Schenkelblock II 352ff., 354ff.
— bei Sklerodemie II 989ff.
— bei Sportherz I 914ff.
— und Tachykardie II 130ff., 150ff.
— bei Teleangiektasien VI 540
— und Thrombophlebitis VI 488, 495
— und totaler Block II 242ff.
— bei Transposition der Aorta und Pulmonalis III 497ff.
— bei Tricuspidalstenose II 1484
— bei tuberkulöser Perikarditis II 1077ff.
— bei Varicosis VI 518
— bei vegetativer Labilität IV 708ff.
— bei Vorhofflattern II 102
— bei Vorhofflimmern II 102
— und Vorhofseptumdefekt III 108, 252
— bei Wolff-Parkinson-White-Syndrom II 393
„Gespannte Erschöpfung“ bei vegetativer Labilität IV 800
Gestosen s. u. Graviditätstoxikose
Getreidestaublunge IV 221
Gewebsclearance und Capillarpermeabilität VI 113

Gewebsinnendruck bei Gefäßkrankheiten VI 115
Gicht, Blutdruck bei V 618
—, Diurese bei I 545
—, Glomerulosklerose bei V 618
„Giddiness" IV 720
Gießfieber IV 221
Gingivitis durch Quecksilberdiuretica I 533
— durch Thiocyanate V 494
Gitalin, Chemie I 428ff., 436ff., 483ff.
—, Erhaltungsdosis I 476ff., 483ff.
—, Latenz I 436ff., 483ff.
—, Resorption I 478, 483ff.
—, Wirkdauer I 436ff., 479, 483ff.
—, Wirkung I 434ff., 476, 478ff., 483ff.
Gitaloxin, Chemie I 427ff., 483ff.
Gitoxin I 483
Glaukom bei Angiopathia diabetica IV 363
— bei Aortenbogensyndrom VI 377
— bei arteriovenösen Fisteln VI 481
— und Carboanhydrase I 538ff.
— bei Diabetes mellitus IV 363
— und Gefäßkrankheiten IV 363; VI 224, 327
— bei Gefäßmißbildungen VI 590
— bei Hämangiomen VI 590
— bei Marfan-Syndrom III 492
— bei Periarteriitis nodosa VI 327
— und Phlebitis VI 501
— und Raynaud-Syndrom VI 224
— bei Sturge-Weber-Syndrom VI 590
— bei Thrombophlebitis VI 501
— und Vasomotorik VI 224
Gliom und Maffucci-Syndrom VI 589
Globalinsuffizienz bei Adipositas IV 231, 385
— bei Blutkrankheiten IV 667
— und Cor pulmonale IV 84ff., 103, 106, 142ff.
—, Herz bei V 384
— bei Herzinsuffizienz I 194ff., 203, 233
— bei Lungenembolie IV 103, 106
— bei Lungenemphysem IV 183ff., 190ff.
Globalinsuffizienz und Lungenkreislauf IV 84ff.
— und Lungenödem I 130
— und Lungenresektion IV 227
— und Narkose IV 595ff., 598
— und Operabilität IV 629ff.
— und Operationen IV 598
— bei Pneumokoniose IV 205ff.
— bei Polycythämie IV 659, 667
— bei Silikose IV 205ff.
— bei Thoraxdeformation IV 230
— bei Tuberkulose IV 222ff.
— bei Tumormetastasen IV 238
Globuline und ACTH II 635ff.
— und Amyloidose II 961ff.
— und Angiopathia diabetica IV 372; VI 550f.
— bei Aortenbogensyndrom VI 377
— und Arteriosklerose IV 372
— und Atmung IV 26
— bei Capillaropathia diabetica VI 550ff.
— und Capillarpermeabilität VI 550ff.
— und Capillarplethysmogramm VI 108
— und Chagas-Myokarditis II 931
— und Cortison II 635ff.
— und Diabetes mellitus IV 372; VI 550f.
— bei Endangitis obliterans VI 263, 280
— bei Endokarditis acuta bact. II 728
— bei Endokarditis lenta II 572, 697ff.
— bei Endokarditis rheumatica II 572
— bei Erythemathodes II 982ff.
— bei Gefäßkrankheiten II 985ff.; IV 372; VI 338, 550
— bei Gravidität IV 480ff.; V 726ff.
— bei Graviditätstoxikose V 743
— bei hämorrhagischer Diathese VI 550ff.
— bei hämorrhagischem Schock I 1096
— bei Herzinfarkt III 1214
— bei Höhenadaptation IV 26
— bei Kälteurticaria VI 554
— und Kallikrein V 215
— bei Karditis rheumatica II 571ff., 590ff.
Globuline und Klima IV 26
— und Kollagenosen II 982ff.
— bei Kollaps I 979ff., 1007, 1073, 1096
— und Luftdruck IV 26
— bei Lungenembolie IV 107
— bei Lungeninfarkt IV 107
— bei Moschcowitz-Symmers-Syndrom VI 571ff.
— und Myokardamyloidose II 961ff.
— bei Myokarditis II 931
— und Myokardose II 969ff.
— und Ödeme I 247ff.
— bei Periarteriitis nodosa II 985ff.
— bei rheumatischem Fieber II 571ff., 590ff.
— bei Riesenzellarteriitis VI 338
— bei Sauerstoffmangel IV 26
— und Schock I 979ff., 1007, 1073, 1096
— und Substanz P V 204
— bei traumatischem Schock I 1096
— und Verbrennungsschock I 979ff., 1096
Glomangiome s. u. Glomustumoren
Glomeruli bei Amyloidose V 617
— bei Angiopathia diabetica IV 354ff., *364*ff.
— bei Bleivergiftung V 771ff.
— und Blutdruck V 58ff., 415ff.
— bei Capillaropathia diabetica VI 549ff.
— und Capillarpermeabilität VI 549ff.
— und Capillarresistenz VI 565
— bei Crush-Syndrom I 1120
— bei Diabetes mellitus IV 365ff., *364*ff.; V 337
— bei Dystrophie IV 301
— bei Endangitis obliterans VI 291
— bei Endokarditis lenta II 716
— bei endokriner Hypertonie V 659ff.
— bei Erythematodes II 978ff.; V 622
— bei essentieller Hypertonie V 415ff.
— bei experimenteller Hypertonie V 58ff.
— und Gefäßkrankheiten VI 291
— bei Glomerulonephritis V 612
— bei Graviditätstoxikose IV 512, 515; V 734ff., 737ff., 747

Glomeruli bei hämorrhagischer Diathese VI 565
— bei Hypertonie V 58ff., 415ff.
— bei Infektionskrankheiten IV 530, 535
— bei Kollagenosen II 978ff.
— und Kollaps I 1074ff., *1099*ff., 1107ff., *1120*ff.
— bei Nephrose V 617
— bei Periarteriitis nodosa VI 315
— bei Phäochromocytom V 659ff.
— bei Purpura rheumatica VI 565
— bei Pyelonephritis V 607
— bei rheumatischem Fieber VI 565
— bei Schock I 1074ff., *1099*ff., 1107ff., *1120*ff.
— bei Schockniere I *1099*ff., 1107ff., *1120*ff.
— bei Verbrennung I 1120
— bei Vergiftungen V 771ff.
Glomerulonephritis, akute, und Antistreptolysin II 590
—, —, Autoantikörper bei II 600
—, —, Capillarresistenz bei VI 104
—, —, und Endokarditis fibrinosa II 778
—, —, und Endokarditis verrucosa simplex II 778
—, —, und Graviditätstoxikose IV 505ff., 510ff.
—, —, Hypertonie bei V *612*ff.
—, —, bei Periarteriitis nodosa VI 317ff.
—, —, renale Hypertonie bei V *612*ff.
—, —, Therapie V 644ff.
— und Angiopathia diabetica IV 354ff.
— Antihyaluronidase bei II 594
—, Antistreptolysin bei II 590
— und Antistreptokinase II 596
— bei Aortenisthmusstenose V 762
— und Augenhintergrund V 425, 429ff.
—, Autoantikörper bei II 600
— bei bakterieller Endokarditis II 740
— und Blutdruck V 32ff., 37ff., 281, 387, 595ff., *612*ff.
—, Capillarresistenz bei VI 104, 565
—, chronische, und Gravidität IV 504ff., V 729
Glomerulonephritis, chronische, und Graviditätstoxikose IV 504ff.
—, —, Hypertonie bei V 617
—, —, und Nephrose V 617
—, —, und Operationen IV 596ff.
—, —, bei Periarteriits nodosa VI 317ff.
—, —, und renale Hypertonie V 617
—, C-reaktives Protein bei II 597
— und Depressan V 234ff.
— und Dextranreaktion V 618
— und Diabetes mellitus IV 354ff.
— und Endangitis obliterans VI 263
— bei Endokarditis, acuta bacterialis II 727
— und Endokarditis fibrinosa II 778
— bei Endokarditis lenta II 710, *715*ff.
— und Endokarditis verrucosa simplex II 778
— bei Erythematodes II 979ff.; VI 344
—, experimentelle V 37, 49ff., 58ff.
— und Gravidität IV 504ff; V 729
— und Graviditätstoxikose IV 504ff.
— und hämorrhagische Diathese VI 565
—, herdförmige s. u. Herdnephritis
— und Herzminutenvolumen V 281
— und Hydralazine V 548
— und Hypertensinogen V 91
— und Hypertonie V 32ff., 37, 281, 387, 595ff., *612*ff.
— bei Infektionskrankheiten IV 530, 535, 571ff.
— und Kälte-Test IV 785
— und Karditis rheumatica II 606ff.
— bei Kollagenosen II 979ff.
— und Lungenödem I 131
— und Lymphgefäßinsuffizienz VI 607ff.
— und maligne Hypertonie V 627ff.
— und Mitralstenose II 1320
— und Myokarditis II 874, 915
— und Nephrose V 613, 617
— durch Nephrotoxin V 58
— bei Nierentuberkulose V 612
— und Ödeme I 245, 267, 275
— und Operationen IV 596ff.
Glomerulonephritis bei Periarteriitis nodosa VI 317ff.
—, postinfektiöse IV 571ff.
— bei Purpura rheumatica VI 565
—, renale Hypertonie bei V 595ff., *612*ff.
— und rheumatisches Fieber II 606ff.; VI 565
— und Sauerstoffbedarf I 267
—, Therapie V 644ff.
— und Wasserhaushalt I 245, 267, 275
Glomerulonephrose bei Graviditätstoxikose V 737
Glomerulosklerose bei Angiopathia diabetica IV 364ff.
— und Blutdruck V 37ff., 337, 595, *618*ff.
— und Blutkrankheiten IV 684
—, Cantharidenblase bei VI 109
— bei Capillaropathia diabetica VI 550ff.
—, Capillarpermeabilität bei VI 109, 550ff.
—, Capillarresistenz bei VI 104
— bei Diabetes mellitus IV 364ff.; V 337, *618*ff.; s. a. u. Kimmelstiel-Wilson-Syndrom
—, diffuse V 618
— und essentielle Hypertonie V 337
—, extracapilläre IV 364ff.; V 337, *618*ff.
— und Hämochromatose IV 684
— und Hypertonie V 37ff., 337, 595ff., *618*ff.
— und Karditis rheumatica II 603, 607
—, Kimmelstiel-Wilsonsche IV 364ff.; V 337, *618*ff.
—, noduläre V 618
— und renale Hypertonie IV 364ff.; V 595ff., 618ff.
— und rheumatisches Fieber II 603, 607
Glomerulusfiltrat (Clearance) und Adrenalin V 176
— bei Anämie IV 648
— bei Aortenisthmusstenose V 761
— bei Aortenthrombose VI 375
— bei arteriovenösen Aneurysmen, V 769ff.
— und Atmung IV 18
— bei Beriberi IV 395

Glomerulusfiltrat bei Bleivergiftung V 773
— und Blutdruck V 66, 68, 99, 185, 259, 405ff.
— bei Blutkrankheiten IV 648
— und Capillarresistenz VI 565
— und Chlorothiazid V 591
— bei Cor pulmonale IV 148
— und Cortison V 710
— bei diabetischer Glomerulosklerose V 620
— bei Endangitis obliterans VI 259ff., 290ff.
— bei endokriner Hypertonie V 660
— bei Erythematodes II 983ff.
— bei essentieller Hypertonie V 185, 259, 405ff., 735
— bei experimenteller Hypertonie V 66, 68
— bei experimentellem Schock I 1100
— und Ganglienblocker V 574ff.
— bei Glomerulonephritis V 613
— bei Glomerulosklerose V 620
— bei Gravidität IV 482ff.; V 727
— bei Graviditätstoxikose IV 506, 513ff.; V 734ff.
— bei hämorrhagischem Schock I 1074
— bei Herzinfarkt III 717
— bei Herzinsuffizienz V 257, 295
— bei Höhenadaptation IV 18
— und Hydralazine V 548
— und Hydro-Chlorothiazid V 589, 591
— und Hypertensin V 99
— bei Hypertonie V 66, 68, 259, 405, 602, 609, 613
— und Hyponatriämie I 568ff., 573
— und Hypophysektomie IV 344
— und Klima IV 18
— bei Kollagenosen II 983ff.
— im Kollaps I 1074, 1099
— bei konstrikterer Perikarditis II 1097ff.
— und Luftdruck IV 18
— bei Nephritis V 609, 613
— bei neurogener Hypertonie V 721
— und Nierendurchblutung V 405ff.
— und Noradrenalin V 176
— und Orthostase IV 731ff., 735; V 813
Glomerulusfiltrat bei Panzerherz II 1097ff.
— bei Perikarditis II 1097ff.
— bei Phäochromocytom V 660
— bei Poliomyelitis V 721
— bei Polycythämie IV 665
— bei Porphyrie IV 399
— bei Postural hypotension IV 739; V 816
— bei Purpura rheumatica VI 565
— bei Pyelonephritis V 609
— und Rauwolfia-Alkaloide V 527ff.
— bei renaler Hypertonie V 602, 609, 613
— und Renin V 99
— bei rheumatischem Fieber VI 565
— bei Sauerstoffmangel IV 18
— im Schock I 1074ff., 1099ff., 1107ff.
— bei Schockniere I 1099ff., 1107ff.
— und Sedations-Test V 259
— und Serotonin V 185
— und Sympathektomie V 479ff.
— und vegetative Labilität IV 735
— und Vena cava-inferior-Ligatur I 596
— und Veratrumalkaloide V 559ff.
— bei Verbrennungsschock I 1100
— bei Vergiftungen V 773
Glomusorgane s. a. u. arteriovenösen Anastomosen VI 7
Glomustumoren VI 592ff.
—, Ätiologie VI 593
—, Diagnose VI 544
—, Lokalisation VI 594
—, maligne VI 593
—, Pathologie VI 593
—, Symptome VI 594ff.
—, Therapie VI 594
— und Vasomotorik VI 594
Glossitis bei Periarteriitis nodosa VI 320ff.
— durch Thiocyanate V 494
Glossopharyngeusneuralgie II 276ff.
Glossopharyngeussyndrom IV 873ff.
Glottis und Luftembolie IV 129ff.
Glucagon und Arteriosklerose III 789
— und Glykogenose II 966
Glucocorticoide s. a. u. Steroide
— bei Addison-Syndrom V 797
Glucocorticoide und Arteriosklerose III 794
— und Blutdruck V 690, 780ff.
—, Chemie V 114ff.
— und Coronarsklerose III 794
— bei Cushing-Syndrom V 690
— und Diurese I 279
— als Diuretica I 551ff.
— und Endangitis obliterans VI 261
— bei endokriner Hypertonie V 690
— und Gefäßkrankheiten III 794; VI 261
— bei Gravidität V 729ff.
— und Hypertonie V 690
— und Hypotonie V 780ff.
— im Kollaps I 1091
— zur Narkose IV 613
— und Ödeme I 279
— im Schock I 1091
— und Wasserhaushalt I 279
Glucogitaloxin, Chemie I 428ff.
Glucose bei Angina pectoris III 1390ff.
— zur Clearance I 257
— bei Coma diabeticum IV 375ff.
— als Diureticum I 526, 561
— und Extrasystolie II 31
— bei Fettembolie IV 136
— bei Gefäßkrankheiten VI 183
— und Herzglykoside I 427ff., 481, 499
— bei Herzinfarkt III 709ff.
— bei Herzinsuffizienz I 481, 499
— bei Luftembolie IV 131
— im Myokardstoffwechsel I 25ff.; III 686
— bei posttachykardem Syndrom II 170
— und Vasomotorik VI 183
Glucosamin und Angiopathia diabetica IV 372ff.
— bei rheumatischem Fieber II 573
Glucoverodoxin, Chemie I 428ff.
Glutamat-Oxalat-Transaminase und Herzinfarkt III 722ff., 1158
Glutamin im Hypertensin V 96
Glutaminase und Carboanhydrase I 536ff.
Glutaminsäure und Herzinfarkt III 710, 1159ff.
— in Kochsalzersatz I 509
Glutathion und Herzinfarkt III 710

Glycerintrinitrat bei Angina pectoris III 1377
Glycin und Gefäßkrankheiten VI 188
Glykogenose II 965ff.
— und idiopathische Herzhypertrophie II 974
— und Myokardose II 965ff.
Glykogenstoffwechsel und Adrenalin V 171, 173
— und Cortison II 635
— bei Coronarinsuffizienz III 709
— im hämorrhagischen Schock I 1090ff.
— bei Herzinfarkt III 709
— und Herzinsuffizienz I 779
— im Kollaps I 1027ff., 1090ff.
— und Lebernekrose I 779
— und Leberstauung I 779
— im Myokardstoffwechsel I 19ff.; III 686ff., 709
— und Noradrenalin V 171
— und Salicylsäure II 647
— im Schock I 1027ff., 1090ff.
Glykokoll bei Gefäßkrankheiten VI 188
Glykoproteine bei rheumatischem Fieber II 573
Glykoside s. u. Herzglykoside
Glykosurie und ACTH II 645
— bei Arteriosklerose V 620
— bei Bleivergiftung V 772
— und Coma diabeticum IV 375
— und Cortison II 645
— bei Cushing-Syndrom V 687ff.
— bei Diabetes mellitus IV 375; V 620
— bei diabetischer Glomerulosklerose V 620
— bei Endangitis obliterans VI 280
— bei endokriner Hypertonie V 655, 687ff.
— bei Gefäßkrankheiten VI 280
— bei Glomerulosklerose V 620
— bei Herzinfarkt III 1155ff.
— bei Hypertonie V 655, 687ff.
— bei Phäochromocytom V 655
— und Salicylsäure II 647
— bei Vergiftungen V 772
Glyoxylsäure, Alternans durch II 408
Goldberger-Ableitungen (Elektrokardiogramm) bei Dextrokardie III 577
— bei Herzinfarkt III 1168ff.
Goldberger-Ableitungen bei konstriktiver Perikarditis II 1116ff.
— bei Panzerherz II 1116ff.
— bei Perikarditis II 1058ff., 1116ff.
Goldblattnephritis V 37, *49*ff.
— bei Endokarditis lenta II 717
— und Hypertonie V 37, *49*ff.
— bei Periarteriitis nodosa VI 326
Goltzscher Klopfversuch I 958, 972ff.
— — und Kollaps I 972ff.; IV 762
Gonadotropin und angeborener Herzfehler III 111
— bei Angina pectoris III 1413
— und Blutdruck V 139
— und Coronarinsuffizienz III 1413
— und Diurese I 279, 551
— und experimentelle Hypertonie V 139
— und Gravidität V 728
— bei Herzinsuffizienz I 279, 551
— und Hypertonie V 139
— bei Karditis rheumatica II 657
— und Ödeme I 279, 551
— bei rheumatischem Fieber II 657
Gonokokkeninfekte und Atrioventricularblock II 223ff.
— und bacterielle Endokarditis II 666, 669ff., 673, 689ff., 703, 723ff., *729*ff., 751ff.
—, Capillarresistenz bei VI 567
— und Endokarditis acuta II 723ff., 727, *729*ff.
— und Endokarditis lenta II 666, 669ff., 673, 689ff., 703, 723ff., 729ff 751ff.
— und hämorrhagische Diathese VI 567
— und Herzblock II 223ff.
— und Myokarditis II 903ff., 910
— und Pericarditis purulenta II 1085
—, Purpura infectiosa bei VI 567
— und Sepsis II 903ff.
—, Therapie II 751
Gradientcalometrie VI 91ff.
Grahamella und Endocarditis lenta II 677
Graham-Shell-Geräusch II 1335
Granulome bei allergischer Myokarditis II 952ff.
—, Aschoffsche II 566ff.
—, Atrioventricularblock durch II 245, 249
— und C-reaktives Protein II 597
— und Endocarditis lenta II 684ff., 701ff., 705ff.
— bei Fiedler-Myokarditis II 955ff.
— durch Fremdkörper IV 138
— bei Fruchwasserembolie IV 138
— bei Gefäßkrankheiten II 603ff.
— und Hämoperikard II 945
— und Herzblock II 245, 249
— bei Herzklappenfehler II 1368ff., 1381ff.
— bei Karditis rheumatica II 566ff., 602ff., 1069
—, luische II 945
— bei Mitralstenose II 1368ff., 1381ff.
— bei Myokarditis II 566ff., 597, 871, 899ff., 942, 945ff., 952ff.
— bei Myokarditis rheumatica II 566ff., 597
— bei Myokardsarkoidose II 946
— bei Myokardtuberkulose II 942
— bei Pancarditis rheumatica II 612ff.
— bei Pericarditis rheumatica II 1069
—, rheumatische s. u. Aschoffsche Knötchen
— bei Sarkoidose II 946
— bei Scharlach-Myokarditis II 899ff.
— bei Tuberkulose II 942
Graphit-Pneumokoniosen und Cor pulmonale IV 216ff.
Gravidität IV *479*ff.
— und Aldosteron V 711
— und angeborener Herzfehler III 81ff., 375, 491ff., 583
— und Angiopathia diabetica IV 374
— und Aortenhämatom (intramural) VI 454, 456ff.
— und Aortographie VI 134
— und Arteriosklerose IV 504
— und Beriberi IV 389ff.
— und Blutdruck IV 482ff., 486, 493, 497ff., 500ff.; V 37ff., 387, 725, 727, 730ff.
—, Bluteiweiße bei V 726ff.

Gravidität und Capillaraneurysmen VI 545
— und Capillarektasien VI 531
— und Capillaropathia diabetica VI 549ff.
— und Capillarpermeabilität VI 549ff.
— und Capillarresistenz VI 105
— und Capillarspasmen VI 538
— und Chorea II 608
— und Commissurotomie II 1388ff.
— und Conn-Syndrom V 705
— und Cor pulmonale IV 94ff., 115, 237, 496
— und C-reaktives Protein II 597
— und Cyanose VI 531
— und Depressan V 234
— und Diabetes mellitus IV 374, 504; VI 549ff.
— und Diurese I 551
— und Encephalopathie V 387
— und Endangitis obliterans VI 294
— und Endokarditis acuta bacterialis II 728
— und Endokarditis lenta II 681ff., 733
— und Endokarditis subacuta II 681, 733
— und endokrine Hypertonie V 700, 711
—, Extrasystolie bei II 45
— und Fallotsche Tetralogie III 357
— und Fettembolie IV 132ff.
—, Fruchtwasserembolie bei IV 137ff.
— und Ganglienblocker V 580
— und Gefäßkrankheiten VI 227
—, Gefäßspinnen bei VI 543
— und hämorrhagischer Schock I 957
—, Hauttemperatur bei VI 86
—, Herz bei IV *479*ff.
— und Herzgröße I 838ff.
— und Herzinsuffizienz I 404, 422; IV 486, 488ff.
— und Herzklappenfehler IV 487ff.
— und Herzvolumen I 838ff.
— und Hirnaneurysma IV 522
— und Hirndurchblutung V 387ff., 397
— und Hypertonie IV 482ff., 493, 497ff., *500*; V 37ff., 387, 725ff., *730*ff., 799
— und Hypophyse IV 342ff.
— und Hypotonie V 727, 799
— und Kälte-Test V 252
— und Kallikrein V 219, 224

Gravidität und Karditis rheumatica II 608
— und Kollaps I 957, 959, 1073, 1112, 1117
—, Kreislauf bei IV *479*ff.; V 726ff.
— und Luftembolie IV 126ff.
— und Lungenembolie IV 94ff., 115
— bei Lutembacher-Syndrom III 283ff.; IV 492ff.
— und Lymphgefäßinsuffizienz VI 606ff.
— und Lymphödem VI 609ff.
— und Magnesium-Stoffwechsel IV 455ff.
— und Migräne VI 251
— und Mitralstenose II 1377, 1388ff.
— und Myokarditis II 903, *915*
— und Myokardose II 969ff.; IV 497ff.
— und Narkose IV 615
— und Nephritis IV 504ff.
— und Niere IV 504ff.
— und Perikarditis purulenta II 1084
— und Phlebektasien VI 517ff., 519, 521ff.
— und Thrombophlebitis VI 484ff., 487ff.
— und Thrombose VI 484ff., 500
— und Vagotonie IV 722
— und Varicosis VI 517ff., 519, 521ff.
— und vegatative Labilität IV 722
— bei Vena cava-Anomalie III 17
— und Phlebitis VI 484ff., 487ff.
— und Polyarthritis rheumatica IV 488ff.
— und Pseudo-Cushing-Syndrom V 700ff.
— und Rauwolfia-Alkaloide V 525
— und Raynaud-Syndrom VI 227
— und rheumatisches Fieber II 608
— und Röntgendiagnose VI 134
— und Schock I 957, 959, 1073, 1112, 1117
— und Schockniere I 1117
— und Sepsis II 903
— und Sheehan-Syndrom IV 342ff.; V 799
— und Sympathektomie VI 486
— und Sympathicotonie IV 722

Gravidität bei Truncus arteriosus communis peristens III 538
— und Wasserhaushalt V 726ff.
Graviditätsnephropathie V 387ff.
— und Blutdruck V 387
—, Dextranreaktion bei V 618
— und Encephalopathie V 387
— und Hirndurchblutung V 387ff., 397
— und Hypertonie V 387
— und Kallikrein V 224
— und Magnesium-Stoffwechsel IV 455ff.
— und Myokardose II 969ff.
Graviditätstoxikose IV 500ff., *510*ff.; V *725*ff.
—, Ätiologie IV 510ff.
—, Anatomie V 736ff.
—, aufgepfropfte IV 501ff.; V 725, 730ff.
— und Blutdruck IV *500*ff.; V 37ff., 387, 725ff., 730ff.
— und Capillaraneurysmen VI 545
— und Capillarspasmen VI 538
— und Conn-Syndrom V 705
—, Dextranreaktion bei V 618
— und Encephalopathie V 387
— und Endangitis obliterans VI 294
— und endokrine Hypertonie V 705
— und Hirndurchblutung V 387ff., 397, 734ff.
—, Hypertonie bei IV *500*ff.; V 37ff., 387, 705, 725ff., *730*ff.
— und Kallikrein V 224
—, Koma bei V 733ff.
—, Krämpfe bei IV *512*; V 730ff., *733*ff.
— und Magnesium-Stoffwechsel IV 455ff.
— und Myokarditis II 915
— und Myokardose II 969ff.
— und Narkose IV 615
— und Nephritis IV 504ff.; V 729
—, Niere bei IV 515ff.; V 734ff.
—, Ödeme bei V 724, 731, *732*
—, Pathogenese IV 512ff.; V 740ff.
—, Pathologie V 736ff.
—, primäre IV 500ff.
—, Restschäden V 738ff.
—, Symptome IV 500ff.; V 731ff.
—, Therapie V 748ff.
—, Urinbefund bei IV 502ff.; V 731, 732

Grimsonsche Sympathektomie V 471
Grippe und angeborener Herzfehler III 114
—, Arrhythmie bei II 104ff.
—, Atrioventricularblock bei II 225, 241
— und bakterielle Endokarditis II 676ff., 682, 734, 755ff.
—, Blutdruck bei V 801ff.
—, Bradykardie bei II 18
— und Capillarresistenz VI 564ff.
— und Coronarinsuffizienz III 926
— und Cor pulmonale IV 232
— und Endocarditis lenta II 676ff., 682, 734, 755ff.
— und Fiedler-Myokarditis II 954ff.
— und Gefäßkrankheiten VI 27
— und hämorrhagische Diathese VI 564, 568
—, Herzblock bei II 225, 241
— und Herzinfarkt III 1079ff.
—, Hypotonie bei V 801ff.
— und infektiöser Schock I 982ff.
— und Kollaps I 958, 982
— und Myokarditis II 225, 875, *924*ff.; IV 543ff.
— und Myokardstoffwechsel III 926, 1079ff.
—, paroxysmale Tachykardie bei II 143
— und Perikarditis purulenta II 1085
— und Phlebitis VI 485f.
—, Purpura infectiosa bei VI 568
— und Purpura rheumatica VI 564
— und Riesenzellarteriitis VI 336ff.
— und Schock I 958, 982
—, Tachykardie bei II 143
— und Thrombophlebitis VI 485ff.
— und Thrombose VI 485ff.
—, totaler Block bei II 241
—, Vorhofflattern bei II 104ff.
—, Vorhofflimmern bei II 104ff.
— und Waterhouse-Friedrichsen-Syndrom IV 564
Grundumsatz s. a. u. Stoffwechsel
— und Adipositas IV 384ff.
— bei Anämie IV 648ff.
— und Arrhythmie II 114
— bei arteriovenösen Aneurysmen V 769ff.
— und Blutdruck V 785
Grundumsatz bei Blutkrankheiten IV 648ff.
— bei Cushing Syndrom V 687ff.
— und Dermographie VI 40
— bei Effort-Syndrom IV 815ff.
— bei Endangitis obliterans VI 280
— bei endokriner Hypertonie V 661, 687ff.
— bei essentieller Hypotonie V 788
— bei Fallotscher Tetralogie III 336
— bei Gravidität IV 485
— und Hämochromatose IV 687
— und Hauttemperatur VI 86
— und Herzaktion II 4ff., 7, 10
— bei Herzinsuffizienz I 188
— und Hypertensin V 102
— bei Hyperthyreose IV 316ff.; V 770
— bei Hypothyreose IV 333
— und Hypotonie V 785
— bei Infektionen IV 531ff.
— und Kallikrein V 220
— im Kollaps I 1079ff.
— bei Leukämie IV 673
— bei Myxödem IV 333
— und Narkose IV 592, 613
— und Operabilität IV 626
— und Orthostase IV 739
— bei Phäochromocytom V 661
— bei Polycythämie IV 668
— bei Postural hypotension IV 739; V 816
— und Rauwolfia-Alkaloide V 530
— und Schock I 1079ff.
— und Tachykardie II 4ff., 10
— und Thyreoidea I 599ff.; IV 316ff.
— und Thyreoidea-Hemmung I 599ff.
— und vegetative Labilität IV 739
— und Vorhofflimmern II 114
Gruppenalternans II 410
Guanidin und experimentelle Hypertonie V 67ff., 190
Guillain-Barré-Syndrom und Myokarditis II 874
— bei Periarteriitis nodosa VI 329
Gummen II 945
—, Atrioventricularblock durch II 245, 249
— und Hämoperikard II 1151
— bei Myokarditis II 945
Gummilösung bei Schock I 1132ff.
Gustamate (Salzersatz) I 509
Gymnastik bei Akrocyanose VI 534
— bei Angina pectoris III 1420ff., 1423ff.
— bei Coronarinsuffizienz III 1423ff.
— bei Cor pulmonale IV 167ff.
— bei Effort-Syndrom IV 819ff.
— bei Gefäßkrankheiten VI 148ff., 503, 534
— bei Phlebitis VI 503, 507
— bei Thoraxdeformation IV 230
— bei Thrombophlebitis VI 503ff.
— bei Trichinose II 939
— bei vegetativer Labilität IV 814ff., 844ff.
Gynäkomastie und ACTH II 645
— und Cortison II 645
— und Gefäßspinnen VI 544
— durch Glykoside I 459, 500
— bei Periarteriitis nodosa VI 322
Gynergen bei Capillarektasien VI 526, 528
— bei Erythromelalgie VI 526, 528
— und Gefäße VI 17ff.
— und Hauttemperatur VI 83
— bei Migräne VI 253
— und Vasomotorik VI 253, 526, 528

Hämangioendotheliome VI 595ff., *600*ff.
— als Herztumoren II 1179, 1185, 1203
—, Pathologie VI 595, 600ff.
— und renale Hypertonie V 605
—, Therapie VI 600ff.
Hämangiolymphosarkom VI 601
Hämangioma racemosum VI 599
Hämangiome VI 587ff., *595*ff.
— bei arteriovenösen Aneurysmen IV 251ff.
—, diffuse VI 599
— und Gefäßmißbildungen VI 587ff., 595
— und Glomustumoren VI 593
— als Herztumoren II 1179, *1195*ff.

Hämangiome bei Hippel-Lindau-Syndrom VI 590
— und Hirndurchblutung V 395
—, kavernöse VI 596ff. s. a. u. Kavernome
— bei Klippel-Trenaunay-Syndrom VI 587ff.
— bei Maffucci-Syndrom VI 589
—, Pathologie VI 595
— als Perikardtumoren II 1218ff.
— bei Sturge-Weber-Syndrom VI 590
—, Therapie VI 599ff.
Hämangioreticulom, Schenkelblock bei II 358ff.
Hämangiosarkome VI 601ff.
— als Herztumoren II 1203
Hämatemesis bei Hämangiomen VI 598
— bei Herzinfarkt III 1258
— bei Herzklappenfehler II 1440, 1506
— bei Kavernomen VI 598
— bei Periarteriitis nodosa VI 321
— bei Teleangiektasien VI 539
— bei Tricuspidalinsuffizienz II 1506
— bei Tricuspidalstenose II 1490
Hämochromatose II 964ff.; IV 681ff.
— und Cor pulmonale IV 257
—, Herz bei II 964ff.; IV 681ff.
—, Kreislauf bei IV 681ff.
—, Pathogenese IV 687
—, Pathologie IV 686
Hämodilution und Schock I 997ff., 1111
Hämatokrit bei Anämie IV 645ff.
— und Atmung IV 18
— und Blutdruck V 785
— bei Blutkrankheiten IV 645ff.
— und Blutmenge I 138ff.
— und Capillarpermeabilität VI 108
— und Capillarplethysmogramm VI 108
— bei Coma diabeticum IV 375
— dynamischer I 1102
— bei experimentellem Schock I 991ff.
— bei Fallotscher Tetralogie III 356
— bei Gravidität IV 480
— bei Graviditätstoxikose IV 506, 512
Hämatokrit bei hämorrhagischem Schock I 991
— bei Herztamponade II 1063ff.
— bei Höhenadaptation IV 18
— bei Hyponatriämie IV 441
— bei Hypothyreose IV 333
— und Hypotonie V 785
— bei Infektionskrankheiten IV 560
— bei Karditis rheumatica II 576, 610
— und Klima IV 18
— im Kollaps I 966ff., 991, 998ff.
— und Luftdruck IV 18
— bei Nephritis V 644
— bei Perikarditis II 1063ff.
— bei Polycythämie IV 660ff., 665ff.
— bei rheumatischem Fieber II 576, 610
— bei Sauerstoffmangel IV 18
— im Schock I 966ff., 991, 998ff.
— bei Schockniere I 1102
— bei Simmonds-Syndrom IV 343
— und Thyreoidea IV 333
— bei traumatischem Schock I 966
— bei Verbrennungsschock I 979ff.
Hämatom, intramurales, der Aorta VI 453ff.
— bei Periarteriitis nodosa VI 317
—, perirenales VI 317
Hämatoperikard s. u. Hämoperikard
Hämatothorax bei arteriovenösen Aneurysmen IV 254
— bei Aortenhämatom, intramuralem VI 458
— bei Herztrauma II 484ff.
— und Lungenfibrose IV 199ff.
Hämaturie bei Angiopathia diabetica VI 551
— bei Aortenhämatom, intramuralem VI 459
— bei bakterieller Endokarditis II 741ff.
— bei Bleivergiftung V 772
— bei Capillaropathia diabetica VI 551
— und Capillarpermeabilität VI 551
— und Capillarresistenz VI 565
— bei Diabetes mellitus VI 551
— bei Endangitis obliterans VI 290
Hämaturie bei Endokarditis lenta II 715ff.
— bei endokriner Hypertonie V 659ff.
— bei Erythematodes II 983ff.
— bei Gefäßkrankheiten II 987; V 622; VI 290, 315, 317ff.
— bei Graviditätstoxikose V 733ff.
— und hämorrhagische Diathese VI 565
— und Hydralazine V 551
— bei Hypertonie V 659ff.
— bei Karditis rheumatica II 607
— bei Kollagenosen II 983ff.
— bei Libman-Sacks-Endokarditis II 745
— bei maligner Hypertonie V 631, 633
— und Moschcowitz-Symmers-Syndrom VI 572
— bei Möller-Barlow-Syndrom VI 580
— bei Periarteriitis nodosa II 987; V 622; VI 315, 317ff.
— bei Phäochromocytom V 659ff.
— bei Purpura rheumatica VI 565
— und Quecksilberdiuretica I 532ff.
— bei renaler Hypertonie V 596ff., 660, 622, 631
— bei rheumatischem Fieber II 607, VI 565
— bei Riesenzellarteriitis VI 341
— bei Skorbut VI 580
— bei Teleangiektasien VI 541
— bei Vergiftungen V 772
Hämodynamik und Acetylcholin V 197, 200
— und ACTH V 708ff.
— bei Adams-Stokes-Syndrom II 251ff.
— bei Addisonismus V 799ff.
— bei Addison-Syndrom V 796ff.
— und Adenosin V 201ff.
— und Aderlaß I 590ff.
— bei Adipositas I 404, 417, 505ff., 601; II 11, 23ff.; IV 47, 94, 231, *382*ff., 625; V 17ff., 272, 334ff.
— und Adrenalin V 173ff.
— bei Adrenogenitalismus V 701ff.
— bei Akromealie V 704
— bei akuter Herzinsuffizienz I 338ff.
—, akutes Versagen I 338ff.

Hämodynamik und Aldosteron I 236ff. 255, *269*ff., 306, 323ff., 402ff., 510; V 710ff.
— und Alkohol IV 827
— und Allergie II 950ff.; III 888
— beim Alternans II 403ff.
— bei Altersherz I 759
— bei Amöbiasis I 1006; II 935
— und Amputationen V 340ff.
— bei Amyloidose II 963; V 617
— bei Anämie III 869ff.; IV *642*ff., *652*ff.
— und Anaesthesie IV 591ff.
— bei Aneurysmen VI 442ff.
— bei angeborener Aortenstenose III 40, 435ff.
— bei angeborenem arteriovenösem Coronaraneurysma III 213ff.
— bei angeborenen arteriovenösen Fisteln VI 469ff.
— bei angeborenem Herzfehler III 136ff.
— bei angeborener Mitralstenose III 549ff.
— bei angeborenem perforiertem Sinus-Valsalvae-Aneurysma III 204ff.
— bei angeborener Pulmonalinsuffizienz III 563ff.
— bei angeborener Pulmonalstenose III 34ff., 298ff., 302ff.
— bei angeborener Tricuspidalinsuffizienz III 430ff.
— bei angeborener Tricuspidalstenose III 410
— bei Angina pectoris III 699ff., 1007ff.
— bei Angina tonsillaris II 912ff., 914
— und Anginographie VI 119ff., 122ff.
— bei Angiokardiographie II 126ff.
— bei Angiomen VI 587ff.
— bei Angiopathia diabetica IV *354*ff.
— bei Antesystolie II 390ff., 401ff.
— bei Aortenaneurysma VI 445ff.
— und Aortenatresie III 25, 39ff., 561ff.
— bei Aortenbogenanomalien III 479
— bei Aortenbogensyndrom V 766ff.; VI 375ff.

Hämodynamik bei Aortenhämatom (intramural) VI 453ff.
— bei Aorteninsuffizienz II 1454ff., 1461ff.; V 768
— bei Aortenisthmusstenose III 66ff., 449ff.; V 754ff., 758ff.
— bei Aortenstenose II 1428ff.
— bei Aortenthrombose VI 371ff.
— bei Aortikopulmonalfistel III 61ff.
— bei Aortitis luica VI 348ff.
— und Aortographie VI 135ff.
— bei Aortopulmonalseptumdefekt III 61ff., *195*ff.
— und Arrhythmie II 78ff.
—, arterielle VI 223ff.
— bei Arterienmißbildungen III 65ff.
— bei Arterienthrombose VI 369ff.
— bei Arteriitis disseminata VI 343ff.
— bei Arteriitis luica VI 347ff.
— bei Arteriitis rheumatica VI 345
— bei Arteriitis tuberculosa VI 347
— und Arteriographie VI 122ff.
— bei Arteriosklerose V 595ff., 618ff.; VI *381*ff., 397ff., 1419ff.
— bei Arteriosklerosis obliterans VI 429ff.
— bei arteriovenösen Anastomosen VI 5ff.
— und arteriovenöse Aneurysmen IV 251ff.; V 769ff.
— bei arteriovenösen Fisteln VI 469ff., 473ff.
— bei arteriovenöser Lungenfistel III 387ff.
— und Ascitespunktion I 560ff.
— und Atmung I *176*ff.; II 21ff.; IV 1ff., 7ff., 10ff., 21ff., 27ff., 31ff., 34
— bei Atrioventricularblock II 217ff., 228ff.
— bei Atrioventricular-Dissoziation II 287ff.
— bei Atrioventricular-Rhythmus II 279ff.
— und Atrioventrikularzeit II 217, 228
— und Augenhintergrund V 387ff., 422ff.

Hämodynamik bei bakterieller Endokarditis II 662ff., 668, 705, 707, 709ff., 726ff., 741ff., 767ff.
— und Balneotherapie I 654ff., 667ff., 682ff.; V 591ff.; VI 156
— und Belastung I 829ff., 839ff., *847*ff., *854*ff.; IV 764ff., 768ff., 781, 809, 827ff.
— und Benzodioxan V 493
— bei Beriberi I 27, 42, 44, 59, 128, 173, 448, 762; IV *389*ff., 395ff.
— bei Bilharziose IV 62, 140ff., *239*ff.
— bei Bleivergiftung V 771ff.
— und Blutbildung I 163ff.
— und Blutdruck V 8ff.,19ff., *37*ff., 68ff., 124ff., 148ff., 158ff., 173ff., 198ff., 237ff., 277ff., 363ff., 382ff., 780ff., 794ff.
— bei Blutkrankheiten IV *642*ff., *652*ff.; VI 246ff.
— und Blutmenge I 68, 90ff., 114, 129, 138ff., 149, *153*ff., 957, *959*ff., *986*ff.; IV 600ff.
— und Blutspeicher I 1007ff.
— bei Brucellosen II 904
— und Calciumstoffwechsel IV 446ff., 453ff.
— bei Canalis atrioventricularis communis III 291ff.
— und Cantharidenblase VI 109
— und Capillardruck VI 98ff.
— bei Capillarektasien VI 525ff.
— und Capillaren VI 11ff.
— und Capillarmikroskopie VI 96ff.
— bei Capillaropathia diabetica VI 548ff.
— und Capillarpermeabilität VI 106ff., 109, 548ff., 551ff.
— und Capillarplethysmogramm VI 108
— bei Capillarspasmen VI 536ff.
— und Carboanhydrasehemmer I 536ff.
— bei Carcinoid II 782ff.
— und Carotissinus V 713ff.
— bei Carotissinus-Syndrom II 272ff.; V 817ff.
— bei Cervicalsyndrom IV 868ff.
— und Chagas-Myokarditis II 931

Hämodynamik und Chlorothiazid I 541ff.; V 589ff.
— bei Cholera I 957, 982; II 909
— und Chylothorax VI 607
— und Coffein IV 825ff., 855
— bei Coma diabeticum IV 375ff.; V 806
— und Commissurotomie II 1386ff., 1391ff., 1396ff.
— und Conn-Syndrom V 704ff.
— bei Cor biloculare III 546ff.
— und Coronardurchblutung III 666, 699ff.
— bei Coronargefäßmißbildungen III 569ff.
— bei Coronarinsuffizienz III 699ff.
— bei Coronarsklerose I 756; III 795ff.
— bei Coronarstenose III 817ff.
— und Coronarthrombose III 948, 952ff.
— bei Cor pulmonale I 44, 48ff.; IV 59ff., 95ff., 104ff., 124ff., 133ff., 139ff.
— und Cortison V 708ff.
— bei Cor triatriatum III 553 ff.
— bei Cor triloculare biatriatum III 540ff.
— bei Cossio-Syndrom III 59
— und Coxsackie-Infekt II 921
— bei Cushing-Syndrom V 682ff., 695
— und Cyanose I 232ff.; VI 530ff.
— und Depressan V 232ff.
— bei Dermatomyositis II 991ff.
— und Dermographie VI 40
— bei Dextrokardie III 575
— bei Dextroversion III 589
— bei Diabetes mellitus I 27, 33, 338, 496, 538ff., 557, 700; IV 108, 124, *354*ff.; V 336ff., 353, 395, 419ff., 425ff., 806,; VI 437ff.
— bei diabetischer Glomerulosklerose IV 364ff.; V 618ff.
— und Diät I 417ff., *504*ff.
— und Dibenamin V 493
— und Digitalis V 494
— bei Diphtherie-Myokarditis II 893ff.
— und Diuretica I 113ff., 129, 300ff., 315, *407*ff., 507, *521*ff.; V 494, 589ff.

Hämodynamik und DOCA-Hypertonie I 152; V 705ff.
— bei Druckbelastung I 884ff.
— bei Druckfall-Syndrom IV 47ff.
— bei Druckhypertrophie I 740fff., 746ff., 751ff.
— bei Ductus Botalli persistens III 70ff., *157*ff.
— bei Dumping-Syndrom IV 865
— bei Dystrophia musculorum progressiva II 972
— bei Dystrophia myotonica II 970
— bei Dystrophie I 402ff., 417ff., *504*ff., 759ff.; II 7, 18; IV *293*ff., *301*ff.; V 17ff., 91, 790, 800, 806ff.
— bei Ebstein-Syndrom III 418ff.
— bei Echinokokkose II 937ff.
— bei Effort-Syndrom IV 709, 714ff., 769, 809, *814*ff.
— bei Eintauchfuß VI 560ff.
— bei Eisenmenger-Komplex III 38, 218ff.
— bei Elektrounfall III 904ff.
— bei Embolie VI 361ff., 364ff.
— bei Endangitis obliterans V 624ff.; VI 255ff., 259ff., 277ff., 279f., 287, 294
— bei Endokarditis acuta II 726ff.
— und Endokarditis fibrinosa II 778
— und Endokarditis lenta II 662ff., 688, 703ff., *705*ff., 709ff., 741ff., 767ff.
— bei Endokarditis parietalis fibroplastica II 787ff.
— bei Endokarditis rheumatica II 614ff.
— bei Endokarditis serosa II 773ff.
— und Endokarditis verrucosa simplex II 778
— bei Endokardfibrose II 786ff.
— und Endokardsklerose II 789
— bei endokriner Hypertonie V 649ff., 657f., 663, 695
— bei Endomyokardfibrose II 787ff.
—, Entwicklungsgeschichte III 1ff., 3ff.
— und Entzügelungs-Hochdruck V 148ff., 716ff.

Hämodynamik und Epilepsie IV 875ff.
— bei Erfrierung I 980ff.; VI 554ff.
— und Ernährung I 414ff., *504*ff.; IV 625
— bei Erythematodes II 979; VI 344
— bei Erythralgie VI 527
— bei Erythromelalgie VI 525
— und essentielle Hypertonie V 237ff., 277ff., 363ff., 382ff., 786ff.
— bei essentieller Hypotonie V 786ff.
— bei experimenteller Hypertonie V 68ff., 124ff., 148ff., 158ff.
— und experimenteller Schock I 989ff.
— und Extrasystolie II 33ff.
— bei Fallotscher Pentalogie III 38
— bei Fallotscher Tetralogie III 36, 329ff., 334ff., 336ff.
— bei Fallotscher Trilogie III 35ff.
— und Fettembolie IV 133ff.
— bei Fibroelastose II 789
— bei Fiedler-Myokarditis II 955ff., 957ff.
— und Fleckfieber II 907
— und Fokaltoxikose II 912ff. 914
— und Ganglienblocker V 492ff, 566ff., 571ff.
— und Geburtsakt IV 485ff.
— und Gefäßgeräusche VI 50ff.
— und Gefäßkrankheiten VI 23, 65ff.
— bei Gefäßmißbildungen III 64ff.; VI 587ff.
— und Gefäßspinnen VI 543ff.
— bei Gefügedilatation I 744ff.
— und Genußgifte IV 799ff., 825ff.
— und Gewebsclearance VI 113ff.
— und Glomerulonephritis II 915; V *612*ff., 644
— bei Glomerulosklerose IV 364ff.; V 37ff., 337, 595ff., *618*ff.
— bei Glomustumoren VI 593ff.
— bei Glykogenose II 966
— und Gravidität I 404, 422, 551, 838ff.; II 45; IV *479*ff. 497; V 726ff.
— bei Graviditätstoxikose IV 500ff., *512*ff.

Hämodynamik bei Grippemyokarditis II 924
— bei Hämangioendotheliom VI 600
— und Hämangiome VI 595, 599
— bei Hämangiosarkom VI 601ff.
— bei Hämochromatose II 964; IV 681ff.
— bei Hämoperikard I 959; II 1151ff.
— und hämorrhagische Diathese VI 566ff.
— bei hämorrhagischem Schock I 957, 959ff., 986ff.
— und Hämosiderose IV 257ff.
— und Haut I 74ff.
— und Hauttemperatur VI 85ff.
— bei Hegglin-Syndrom I 31ff.; IV 428ff.
— bei Hepatitis II 928ff.
— und Herediät IV 708ff., 722ff., 832ff.
— bei Heredoataxie II 973
— bei Herzatrophie I 759ff.
— bei Herzblock II 194ff., 217ff., 228ff.; V 768
— bei Herzdivertikel III 593
— und Herzfrequenz I 41ff., 60ff.; II 9, 11, 16
— und Herzglykoside I 8ff., 16ff., 25, 55ff., 76ff., 113ff., 127ff., 136, 149, 155, *404*ff., *422*ff., *459*ff.
— bei Herzinfarkt I 339ff.; III 702ff., 711ff., 1096ff., V 818ff.
— bei Herzinsuffizienz I 2ff., *67*ff., 83ff., 402ff.; V 383
— und Herzkatheter I 831
— bei Herzklappenfehler II 1298
— bei Herzneurose IV 819ff.
— bei Herztamponade II 1063ff.
— und Herztonus I 874ff.
— bei Herztrauma II 466ff., 497ff., 519ff.
— bei Herztumoren II 1179ff.
— und Hirn I 69ff., 74ff., *80*ff., 767, 788ff.
— bei Hirnbasisaneurysma VI 463ff.
— und Hirndruck V 722ff.
— und Histamin V 199
— und Höhenadaptation IV 1ff., 7ff., 10ff., 21ff., 27ff., 31ff., 34
— und Hydergin V 492, 512
— und Hydralazine V 541ff.
Hämodynamik und Hydrochlorothiazid V 589ff.
— und Hydroperikard II 1152
— bei Hypercalcämie IV 447ff.
— und Hyperkaliämie IV 420ff.
— bei Hypernatriämie IV 443ff., 446
— und Hypertensin V 101
— und Hyperthermie IV 618
— bei Hyperthyreose I 41, 44, 46, 154, 173, 253, 403, 598ff; II 5; IV *316*ff.; V 382, 770
— und Hypertonie V 37ff., 68ff., 124ff., 148ff., 158ff., 173ff., 237ff., 277ff., 363ff., 382ff., 615
— bei Hypertonie-Therapie V 492ff.
— und Hypocalcämie IV 446ff.
— bei Hypoglykämie IV 378ff.
— und Hypokaliämie IV 420ff.
— bei Hyponatriämie I 568ff.; IV 441ff., 446
— und Hypophyse V 143
— und Hypophysektomie IV 344
— und Hypothermie IV 628
— bei Hypothyreose I 173, 598ff.; II 5, 18, 44, 248; IV 320ff., *332*ff.; V 800
— und Hypotonie V 198ff., 780ff., 794f.
— bei idiopathischer Herzhypertrophie II 975
— bei idiopathischer Perikarditis II 1074
— und idiopathische Pulmonalektasie III 369
— bei infektiösem Schock I 983ff.
— bei Infektionen I 983ff.; II 9ff., 150ff., 223ff.; IV 529ff., 557ff., 824ff.; V 801ff.
— und Insulin IV 378ff.
— bei Interferenz-Dissoziation II 292ff.
— und intraarterielle Sauerstoffinsufflation VI 212
— und Kälte-Test IV 783ff.; V *247*ff., 255
— bei Kälteurticaria VI 553ff.
— bei Kala-Azar II 936
— und Kaliumstoffwechsel IV *419*ff.
— und Kallidin V 227
— und Kallikrein V 216ff.
— bei Kammerflattern II 79ff., 170ff.
— bei Kammerflimmern II 79ff., 170ff.
Hämodynamik und Kammertachykardie II 150ff., 166ff.
— bei kardiogenem Schock I 1025
— und Karditis rheumatica II 544ff., 574ff.
— und Klima IV 1ff., 7ff., 10ff., 21ff., 27ff., 31ff., 34
— bei Klippel-Trénaunay-Syndrom VI 587ff.
— und Körperbau IV 810, 832ff.
— und Körpergewicht IV 625
— und Körperlage I 91, 113, 129ff., 173, *228*, 338, *413*ff.
— bei Kohlenoxyd-Vergiftung III 874ff.; V 774
— und Kollagenosen II 979ff.
— und Kollaps s. a. dort I 957, *959*ff., *986*ff.; IV 600ff.
— bei kombiniertem Aortenfehler II 1478
— bei kombiniertem Mitral-Aortenfehler II 1478ff.
— bei kombiniertem Mitralfehler II 1408ff.
— bei kombiniertem Tricuspidalfehler II 1513ff.
— bei konstriktiver Perikarditis II 1097ff., *1100*ff., *1122*ff.
— und Kreislaufzeit VI 110ff.
— bei Lävokardie III 590
— und Lebensalter IV 620ff.
— und Lebensweise I 421ff.
— und Leber I 33, *78*ff.
— und Lebernekrose I 779
— bei Leberstauung I 776ff.
— bei Leukämie IV 670ff.
— bei Levoatrialcardinalvein III 18
— bei Libman-Sacks-Endokarditis II 979ff.
— bei Linksinsuffizienz s. dort
— bei Livedo reticularis VI 534ff.
— bei Lues II 945ff.
— und Luftdruck IV 1ff., 7ff., 10ff., 21ff., 27ff., 31ff., 34
— bei Luftembolie IV 124ff.
— und Luftüberdruck IV 39ff.
— und Lunge I 69ff., 176ff.
— und Lungenelastizität I 178ff.
— und Lungenembolie I 346; IV 95ff., 104ff.
— bei Lungenemphysem I 42ff., 47
— und Lungenkreislauf IV 59ff., 63ff., 87ff.
— bei Lungenödem I 768ff.

Hämodynamik bei Lungenstauung I 768ff., 770ff.
— bei Lungenvenentransposition III 522ff., 526ff.
— und Lungenvolumina I 179ff.
— bei Lutembacher-Syndrom III 58ff., 282ff.
— Lymphangitis VI 603ff.
— und Lymphgefäßinsuffizienz VI 605ff.
— und Lymphödem VI 609
— bei Lymphogranulomatose IV 678ff.
— und Lymphsystem VI 115ff.
— bei Maffucci-Syndrom VI 589
— und Magnesium-Stoffwechsel IV 456ff.
— bei Malaria II 935
— bei maligner Hypertonie V 626ff., 629ff., 632ff.
— bei Marfan-Syndrom III 492
— bei Martorelli-Syndrom V 344; VI 380
— Masern II 922
— bei Mediasklerose VI 441
— und Menopause II 45; IV 708ff., 810, *870*ff.; V 700, 799
— bei Mesokardie III 589
— bei Migräne VI 249ff.
— und Mineralhaushalt I 19ff., 29ff., 33ff., 69ff., 113ff., 129, 203ff., *234*ff., *269*ff., *280*ff., *299*ff., *307*ff., *323*ff.
— und Mineral-Stoffwechsel IV *419*ff.
— bei Minus-Dekompensation V 383ff.
— bei Mitralatresie III 557ff.
— bei Mitralinsuffizienz II 1405ff.
— bei Mitralstenose II 1311ff., 1368ff.
— bei Monge-Syndrom IV 34
— bei Mononucleose II 926ff.
— bei Moschcowitz-Symmers-Syndrom VI 571ff.
— bei Myokarditis I 348, 764ff.; II 877ff., 887ff., 900, 931, 950ff.; IV 540ff.
— bei Myokarditis rheumatica II 615ff.
— und Myokardlues II 941ff.
— bei Myokardose I 33ff.; II 968ff.; IV 497
— bei Myokardsarkoidose II 946ff.
— bei Myokardtuberkulose II 942ff., 944ff.
— und Narkose IV 591ff.

Hämodynamik und Natriumstoffwechsel IV 439ff.
— und Nebenniere II 45
— bei Nephritis V *612*ff., 644
— und Nervensystem I 853ff.
— neurogener Schock I 972ff.
— und Nicotin III 878ff., 888; IV 825ff.
— und Niere I 33, 69ff., 74ff., 77ff., 101, *235*ff., *255*ff., *269*ff., *280*ff.; V 403ff.
— und Nierendurchblutung V 403ff.
— und Nitrite V 494
— und Noradrenalin V 173ff.
— und Novocain V 498
— und Ödeme I 2, 30, 69ff., 113ff., 129ff., 165ff., *234*ff., *269*ff., *280*ff.
— bei Ohnmacht s. a. dort IV 760ff.
— und Operabilität IV 620ff., 627ff.
— und Operationen IV 591ff., 606ff.; V 804ff.
— bei Operationsschock I 965ff.
— bei Ornithose II 926
— und Orthopnoe I 228ff.
— bei Orthostase IV 728ff., 732ff.; V 808ff.
— und Oscillogramm VI 77ff.
— bei Pancarditis rheumatica II 619ff.
— bei Paramyloidose II 963
— bei Parasystolie II 299ff.
— Parotitis II 928
— bei paroxysmaler Tachykardie I 345; II *127*ff., *132*ff., *150*ff., 166ff.
— bei Periarteriitis nodosa II 984ff.; V 621ff.; VI 305ff., 315ff.
— und Perikard II 1035ff.
— bei Perikarderguß I 347
— bei Perikarditis II 1043ff., *1062*ff., 1074
— bei Perikarditis purulenta II 1085
— bei Perikarditis rheumatica II 619
— bei Perikardtumoren II 1217ff.
— bei peripherer Pulmonalstenose III 376ff.
— bei Perniciosa IV 646ff., 652ff.
— bei Perniosis VI 558ff.
— beim Perthes-Test VI 66
— bei Phäochromocytom V 649ff., 657ff., 663
— und Phenothiazin V 496
— bei Phlebektasien VI 515ff.
— und Phlebographie VI 138ff.

Hämodynamik und Pitressin V 143
— und Plethysmogramm VI 69ff., 72ff.
— und Pleurapunktion I 559ff.
— bei Plus-Dekompensation V 383ff.
— bei Pneumonie-Myokarditis II 911ff.
— bei Pneumokoniose IV 205ff., 214ff.
— bei Pneumothorax IV 62, 115, 167ff., *224*ff.
— bei Poliomyelitis I 132, 762ff.; II 9ff., 381, 919ff.; IV 540; V 37ff., 718ff.
— bei Polycythämie IV 659ff., 662ff.
— bei Porphyrie IV 397ff.
— bei postsynkopalem Syndrom II 261ff.
— bei posttachykardem Syndrom II 167ff.
— und postthrombotischem Syndrom VI 509ff.
— Postural hypotension IV 736ff.; V 814ff.
— bei primärem Schock I 975ff.
— und Procain V 492
— und Prostaglandin V 206
— bei Pseudo-Cushing Syndrom V 700
— bei Psittakose II 926
— und Psyche II 861ff.; IV 704ff., 714ff., 739, 761, 798ff., 809ff., 816, 825ff., 829ff., *835*ff.
— im Puerperium IV 486ff.
— und Pulmonalaneurysma VI 466
— bei Pulmonalarterienaplasie III 382
— bei Pulmonalatresie III 366
— und Pulmonalektasie III 369
— und Pulmonalsklerose IV 140ff., 178ff., 206ff., *241*ff.
— bei Pulmonalstenose I 884; III 376ff.
— und Pulswelle VI 81ff.
— und Purine I 547ff.; V 494, 498ff.
— und Purpura Majocchi VI 576
— bei Purpura rheumatica VI 566
— bei Pyelonephritis V 37, 243, 602ff., 607ff.
— und Quecksilberdiuretica I 534
— bei Querschnittslähmung V 721

Hämodynamik und Rauwolfia-Alkaloide V 528, 534, 594
— bei Raynaud-Syndrom VI 223ff., 228
— bei Rechtsinsuffizienz s. dort
—, Regelkreis IV 557ff., *741*ff.
— bei Reizleitungsstörungen II 194ff., 217ff., 228ff.
— bei renaler Hypertonie V 615
— und Renin V 101ff.
— und Rheogramm VI 75
— und rheumatisches Fieber II 544ff., 574ff. 1070ff.
— bei rheumatischer Perikarditis II 1070ff.
— bei Rickettsiosen II 907
— bei Riesenzellarteriitis VI 341, 353ff.
— bei Roemheld-Syndrom IV 865
— bei Röteln II 923
— bei Ruhr II 908
— und Säure-Basengleichgewicht I 204ff.
— bei Sarkoidose II 946ff.
— und Sauerstoffmangel IV 1ff., 7ff., 10ff., 21ff., 27ff., 31ff., 34
— und Saug-Drucktherapie VI 154
— bei Scharlach-Myokarditis II 900
— bei Schenkelblock II 335ff.
— und Schock I 957, *959*ff., *986*ff.; IV 600ff.
— bei Schockniere I 1100ff.
— bei Schützengrabenfuß VI 560ff.
— und Sedativa I 419ff.
— bei sekundärem Raynaud-Syndrom VI 234ff.
— bei Sepsis II 903ff.
— und Serotonin V 184ff.; VI 529
— bei Sheehan-Syndrom IV 342ff.; V 799
— bei Sichelzellanämie IV 240ff.
— bei Silikose IV 205ff., 214ff.
— bei Simmonds-Syndrom IV 342ff.; V 799ff.
— bei Sinuauriculärblock II 193ff.
— bei Sklerodermie II 989ff.; IV 201
— bei Sportherz I 916ff., 920ff., *935*ff.
— und Steroide V 124ff.
—, Strömungswiderstand I 72ff.
— bei Sturge-Weber-Syndrom VI 590
Hämodynamik und Substanz P V 204ff.
— und Sympathektomie V 474ff.
— bei Sympathicotonie IV 721ff.
— und Synkardialmassage VI 150ff.
— bei Tachykardie I 345ff.; II 7ff., *127*ff., *132*ff., *150*ff., 160ff.; III 845
— bei Taussig-Bing-Komplex III 39, 508ff.
— bei Teleangiektasien VI 538ff.
— und Terminalstrombahn VI 13ff.
— bei Tetanie IV 448ff.
— bei Thalliumvergiftung V 773ff.
— bei Thorakoplastik IV 140ff., *221*ff.
— und Thoraxdeformation IV 61ff., 140ff., 167ff., 181ff., 221ff., *229*ff.
— und Thrombophlebitis VI 483ff., *486*ff.
— und Thrombose VI 369ff., 483ff., *486*ff.
— und Thyreoidea I 41, 44, 46, 154, 173, 200, 253, 403, 461, 471, 500, 503, 598ff., 787; II 5, 10, 18, 21, 44, 71, 103, 114, 130, 248, 357, 383, 394, 402; IV *316*ff., *326*ff., *332*ff.; V 40, 224, 353, 382
— und Thyreoidea-Hemmung I 598ff.
— bei totalem Block II 228ff.
— und Toxoplasmose II 934
— und Training IV 844ff.; VI 161ff.
— bei Transposition der Aorta und Pulmonalis III 45ff., 497ff.
— bei Transposition der Venen III 51
— bei Transposition der Venae pulmonales III 277ff.
— bei traumatischem Schock I 964ff.
— beim Trendelenburgtest VI 65
— bei Trichinose II 939
— bei Tricuspidalatresie III 402ff.
— bei Tricuspidalinsuffizienz II 1505ff.
— bei Tricuspidalstenose II 1485ff.; III 23ff.
— bei Truncus arteriosus communis persistens III 534ff.
Hämodynamik bei tuberkulöser Perikarditis II 1079ff.
— bei Tuberkulose II 942ff.; IV 221ff.; VI 347
— bei Tumoren IV 876ff.
— bei Tumormetastasen IV 237ff.
— und Tyramin V 179
— und Ulcus cruris V 344; VI 380
— bei Umkehr-Extrasystolie II 309ff.
— bei Umkehrrhythmus II 309ff.
—, Untersuchungsmethoden V 277ff.
— bei urämischer Perikarditis II 1082
— bei Vagotonie IV 721ff.
— und Vagotonin V 207ff.
— bei Valsalva-Versuch IV 775ff., 778ff.
— bei Varicen VI 515ff.
— bei Variola II 923
— und Vasodepressor material V 193, 195, 202ff.
— bei vegetativer Labilität IV *704*ff., *732*ff.
— bei Vena-cava-Anomalie III 17, 515ff.
— bei Vena-cava-inferior-Ligatur I 596ff.
— und Venendruck VI 68
— bei Ventrikelseptumdefekt III 60ff., 217ff.
— und Veratrumalkaloide V 555ff., 594
— bei Verbrennung VI 562
— bei Verbrennungsschock I 968ff., 978ff., 993ff.
— bei Vergiftungen III 874; IV 827; V 771ff., 807; VI 243ff.
— und Vesiglandin V 207
— und Vitalkapazität I 179ff.
— bei Volumenbelastung I 887ff.
— bei Volumenhypertrophie I 753ff.
— bei Vorhofanomalie III 20
— bei Vorhofflattern II 78ff., 86ff. s. a. dort
— bei Vorhofseptumdefekt III 58ff., 249ff.
— und Wärmetherapie VI 155ff.
— bei Wärmeurticaria VI 561ff.
— und Wasserhaushalt I 2, 30, 69ff., 113ff., 129ff., 165ff., *234*ff., *255*ff., *269*ff., *280*ff., 290ff., *299*ff., *307*ff.

Hämodynamik bei Waterhouse-Friedrichsen-Syndrom IV 563ff.
— und Windkessel V 19ff.
— bei Wolff-Parkinson-White-Syndrom II 390ff., 401ff.
— und zentralnervöse Hypertonie V 158ff., 722ff.
Hämofuscin bei Hämochromatose II 964; IV 686
Hämoglobin bei Anämie IV 642ff.
— bei angeborenem Herzfehler III 145ff.
— und Atmung IV 4ff., 18, 25ff., 34
— bei bakterieller Endokarditis II 740
— bei Blutkrankheiten IV 642ff.
— und Blutspeicher I 1008
— bei Coma diabeticum IV 375
— bei Cor pulmonale IV 134, 144ff.
— und Cyanose I 232ff.
— bei Diabetes mellitus IV 375
— bei Ductus Botalli persistens III 165
— bei Endokarditis lenta II 694ff.
— bei endokriner Hypertonie V 663
— bei Fettembolie IV 134
— bei Gravidität V 726ff.
— und hämorrhagische Diathese VI 576
— und Herzgröße I 835ff.
— und Herzvolumen I 835ff.
— bei Höhenadaptation IV 4ff., 18, 25ff., 34
— und Hypertonie V 663
— bei Karditis rheumatica II 569, 610
— und Klima IV 4ff., 18, 25ff., 34
— und Kollaps I 997ff.
— und Luftdruck IV 4 ff., 18, 25ff., 34, 41
— bei Luftüberdruck IV 41
— bei Monge-Syndrom IV 34
— bei Moschcowitz-Symmers-Syndrom VI 571ff.
— bei Phäochromocytom V 663
— bei Polycythämie IV 661
— und Purpura Majocchi VI 576
— bei rheumatischem Fieber II 569, 610
— und Sauerstoffmangel IV 4ff., 18, 25ff., 34
— und Schock I 997ff.
Hämoglobinurie im Kollaps I 1107, 1119
— bei Schockniere I 1107, 1119
Hämokonzentration bei Addison-Syndrom V 799
— und Atmung IV 25ff.
— und Blutdruck V 799, 803ff.
— und Capillarpermeabilität VI 108, 552
— und Coronarthrombose III 964
— und Endangitis obliterans VI 265
— bei Erfrierung I 981
— bei Gefäßkrankheiten VI 265
— bei Graviditätstoxikose IV 512
— bei Herzinfarkt III 964; V 818
— bei Höhenadaptation IV 25ff.
— und Hypotonie V 799, 803ff.
— bei Infektionen I 985ff.; V 803ff.
— und infektiöser Schock I 985ff.
— und Klima IV 25ff.
— im Kollaps I 966ff., *997*ff., 1111ff.
— und Luftdruck IV 25ff.
— und Magnesiumstoffwechsel IV 455ff.
— und Operationen IV 597; V 805ff.
— bei Pulmonalarterienaplasie III 382, 385
— bei Sauerstoffmangel IV 25ff.
— im Schock I 966ff., *997*ff., 1111ff.
— im traumatischen Schock I 966ff.
— bei Verbrennung I 979ff., VI 563
— bei Verbrennungsschock I 979ff., 980
Hämolyse und Blutdruck V 775
— und Blutmengenbestimmung I 140
— bei Endokarditis lenta II 695
— bei Erythematodes II 982
— bei Gefäßkrankheiten VI 315ff.
— und Hyperkaliämie IV 420ff.
— und Hypertensinase V 105
— und Hypertonie V 775
— bei Karditis rheumatica II 610
Hämolyse bei Kollagenosen II 982
— und Kollaps I 1107, 1117
— bei Periarteriitis nodosa VI 315
— bei Porphyrie IV 397ff.
— bei rheumatischem Fieber II 610
— und Schockniere I 1107, 1117
— durch Streptokokken II 548ff.
Hämometakinesie VI 203
Hämoperikard II 1150ff.
— bei Aortenhämatom, intramuralem VI 459
— bei Herzinfarkt II 1083, 1150ff.; III 1241
— und Herzinsuffizienz I 347
— bei Herzruptur III 1241
— und Herztamponade II 1151
— bei Herztrauma II 475ff.
— und Hydroperikard II 1153
— und Kollagenosen II 985
— und Kollaps I 959; II 1151ff.
— bei Myokarditis II 917, 1151
—, Pathogenese II 1150ff.
— bei Periarteriitis nodosa II 985ff., 1151
— bei Perikarditis II 1083, 1150ff.
— bei Perikardtumoren II 1217ff.
—, Poliomyelitis II 917
— und Postcommissurotomie-Syndrom II 1394
— und Schock I 959; II 1151f.
—, Symptome II 1151ff.
—, Therapie II 1152
— durch Trauma II 1087
Hämophilie und Capillarresistenz VI 570
Haemophilusinfekte und Capillarresistenz VI 568
— und Endokarditis lenta II 676, 755ff., 760
— und Purpura infectiosa VI 568
—, Therapie II 755ff., 760
Hämoptoe bei angeborenem Herzfehler III 338ff.
— bei Aortenhämatom, intramuralem VI 458
— bei arteriovenösen Aneurysmen IV 253
— bei arteriovenöser Lungenfistel III 389
— nach Commissurotomie II 1393
— bei Endokarditis lenta II 714, 722

Hämoptoe bei Fallotscher Tetralogie III 338ff.
— bei Gefäßkrankheiten II 987; VI 318ff.
— bei Gefäßmißbildungen III 382, 385ff., 389
— bei Gravidität IV 488ff.
— bei hämorrhagischer Diathese IV 563
— und Hämosiderose IV 257
— bei Herzinsuffizienz I 768, 770
— bei Herzklappenfehler II 1314ff.
— bei Herztumoren II 1194
— bei Hypoglykämie IV 380
— bei Infektionen IV 563; VI 567ff.
— durch Insulin IV 380
— bei Kollagenosen II 987ff.
— und Kollaps I 957
— bei Lungenembolie IV 106ff.
— bei Lungenödem I 768
— bei Lungenstauung I 768, 770
— bei Mitralstenose II 1314ff., 1319ff.
—, neurotische I 768
— bei Periarteriitis nodosa II 987; VI 318ff.
— bei Postcommissurotomie-Syndrom II 1393ff.
— bei Pulmonalaneurysma VI 466
— bei Pulmonalsklerose IV 245
— und Schock I 957
— bei Teleangiektasien VI 540ff.
— bei Waterhouse-Friedrichsen-Syndrom IV 563ff.
Hämorrhagine und Capillarresistenz VI 581
„Hämorrhagische Diathese“ s. u. Diathese, hämorrhagische
Hämosiderin bei Anämie IV 648
— und Capillarresistenz VI 566
— bei Endokarditis lenta II 720
— und Hämochromatose II 964; IV 685ff. s.a. dort
— bei hämorrhagischer Diathese VI 566, 571f., 578
— in Herzfehlerzellen I 770ff.
— bei Kaposi-Sarkom VI 602
— und Lungenstauung I 770
— bei Mitralstenose II 1310ff., 1355ff.
— bei Möller-Barlow-Syndrom VI 578
— bei Moschcowitz-Symmers-Syndrom VI 571ff.
— bei Perniciosa IV 648ff.
— bei Perniosis VI 559
— bei postthrombotischem Syndrom VI 510ff.
— bei Purpura rheumatica VI 566
— bei Skorbut VI 578
Hämosiderose s. u. Hämochromatose
Hämostase und Capillarpermeabilität I 1067; VI 552
— und Coronarthrombose III 948, 952ff.
— bei Erfrierung I 981; VI 555ff.
— und Herzinfarkt III 948, 952ff.
— und infektiöser Schock I 983
— und Kollaps I 981, 1067, 1112
— bei Malaria II 935
— bei Mitralstenose II 1323
— bei Myokarditis II 935
— und Schock I 981, 1067, 1112
— bei Thrombose III 948ff.
Haflutan als Diureticum I 540, 545
Halsrippen und Blutdruckmessung V 7
— und Cervicalsyndrom IV 864
— und Gefäßkrankheiten VI 239
— und sekundäres Raynaud-Syndrom VI 239
— und Thrombophlebitis VI 495
— und Vasomotorik VI 239
Hamartoblastom des Herzens II 1200
Hamartome des Herzens II 1199
Handharmonika-Phänomen bei Antesystolie II 380, 383ff.
— bei Wolff-Parkinson-White-Syndrom II 380, 383ff.
Hand-Schüller-Christian-Syndrom s. u. Cholesterinose
Haptoglobulin bei rheumatischem Fieber II 573
Harnblase und Gefäßkrankheiten VI 317
— und Banthin V 493
— und Blutdruck V 603
— und Capillarresistenz VI 580
— und Ganglienblocker V 580, 594
Harnblase, Hämangiome der VI 597
— und hämorrhagische Diathese VI 580
— und Hypertonie V 603
— und Hypertonietherapie V 493
—, Kavernome der VI 597
— und Pepsitensin V 102
— bei Periarteriitis nodosa VI 317
— bei Purpura VI 580
— und renale Hypertonie V 603
— bei Skorbut VI 580
— bei Teleangiektasien VI 541
— bei vegetativer Labilität IV 719
Harnsäurestoffwechsel und Ammoniumchlorid I 561
— und Capillarresistenz VI 565
— und Chlorothiazid I 544
— und Diurese I 255
— bei Endangitis obliterans VI 280
— bei hämorrhagischer Diathese VI 565, 573
— bei Herzinfarkt III 721
— im Kollaps I 1094ff.
— bei Moschcowitz-Symmers-Syndrom VI 573
— bei Purpura rheumatica VI 565
— im Schock I 1094ff.
Harnstoffclearance V 66
— bei Graviditätstoxikose IV 512ff.
— und Hypertensin V 99
— bei Hypertonie V 66, 68
— bei Postural hypotension IV 739; V 816
— und Renin V 99
— und Sympathektomie V 479ff.
Harnstoffstoffwechsel und Ammoniumchlorid I 561
— und Diurese I 255, 426ff., 561ff.
— bei Herzinfarkt III 1157ff.
— im Kollaps I 1092, 1098
— bei Postural hypotension V 816
— bei Schockniere I 1098ff.
Hasselbach-Hendersonsche Gleichung I 205
Hauffesche Teilbäder I 680; V 497
— — bei Angina pectoris I 680; III 1373ff., 1418ff.
— — bei Gefäßkrankheiten VI 156ff.

Hauffesche Teilbäder bei Herzinsuffizienz I 680
— — bei Hypertonie V 497
Haut und ACTH II 645
— bei Adams-Stokes-Syndrom II 252ff.
— und Adrenalin V 173
— bei Amyloidose II 961ff.
— bei Anämie IV 643ff.
— bei angeborenen arteriovenösen Fisteln VI 471
— bei angeborenem Herzfehler III 144ff., 336ff., 366
— bei Angina pectoris III 1006
— bei Angiomen VI 587
— bei Angiopathia diabetica IV 357ff., 364, 367
— und Antistreptolysin II 591
— bei Aortenaneurysma VI 448
—, Aortenfehler
—, Aorteninsuffizienz II 1461
— bei Arteriosclerosis obliterans diabetica VI 438ff.
— bei Arteriosclerosis obliterans VI 431ff.
— und arteriovenöse Anastomosen VI 6
— bei arteriovenösen Aneurysmen V 769ff.
— bei arteriovenösen Fisteln VI 471, 475, 478ff.
— und Atmung IV 10ff., 32
— bei bact. Endokarditis II 691ff., 726
— und Balneotherapie I 673ff., 680, 684ff.; VI 156
— und Blutdruck V 240ff., 658ff.; 785
— bei Blutkrankheiten IV 643ff.
— als Blutspeicher I 1009ff.
— und Cantharidenblase VI 109
— bei Capillaraneurysmen VI 545
— und Capillardruck VI 98ff.
— bei Capillarektasien VI 525ff.
— und Capillaren VI 11, 14
— und Capillarpermeabilität VI 107, 553ff.
— und Capillarresistenz VI 104ff., 564ff.
— und Capillarspasmen VI 536ff.
— und Carboanhydrase I 539ff.
— und Carotissinus V 716
— bei Cervicalsyndrom IV 863ff.
— und Chinidin II 119
— und Chlorothiazid I 544
— und Cholinmangel V 146
Haut bei Coma diabeticum IV 375ff.
— bei Coronarinsuffizienz III 1006
— bei Cor pulmonale IV 144, 149ff.
— und Cortison II 645
— und C-reaktives Protein II 597
— bei Cushing-Syndrom V 683ff.
— und Cyanose I 232ff.
— und Depressan V 232ff.
— bei Dermatomyositis II 991ff.
— bei Dermographie VI 38ff.
— bei Diabetes mellitus IV 357ff., 364, 367, 375; VI 438ff.
— bei Dystrophie IV 304ff.
— bei Echinokokkose II 938
— bei Effort-Syndrom IV 715
— bei Eintauchfuß VI 561
— bei Embolie VI 362ff.
— bei Endangitis obliterans VI 266, 278ff., 282ff.
— bei Endokarditis acuta II 726ff.
— bei Endokarditis lenta II 691, *692*ff.
— bei endokriner Hypertonie V 658ff., 683ff.
— bei Erfrierung VI 555ff.
— bei Erythem VI 42ff.
— bei Erythemathodes II 978f.; VI 344ff.
— bei Erythralgie VI 527
— und essentielle Hypertonie V 240ff.
— bei Fallotscher Tetralogie III 336ff.
— und Ganglienblocker V 566
— bei Gefäßkrankheiten VI 36ff., 114ff.
— bei Gefäßmißbildungen VI 587ff.
— bei Gefäßspinnen VI 543ff.
— und Genußgifte IV 826
— bei Glomustumoren VI 593ff.
— bei Glykosidintoxikation I 499
— bei Gravidität IV 482
— bei Graviditätstoxikose IV 513ff.
—, Hämangioendotheliom der VI 600
— bei Hämangiomen VI 587ff.
— bei hämorrhagische Diathese VI 104ff., 564ff.
— bei hämorrhagischem Schock I 960ff., 1045ff.
— und Heparin V 505
Haut bei Herzinfarkt I 339; III 1124, 1259ff.
— bei Herzinsuffizienz I 74ff.
— bei Herztrauma II 464
— und Histamin V 198
— bei Höhenadaptation IV 10ff., 32
— und Hydralazine V 546, 547, 551, 594
— und Hypertonie V 173ff., 198, 240ff., 658ff.
— bei Hyponatriämie IV 441
— bei Hypotonie IV 730, 739; 809; V 785
— und Imidazol V 494
— bei Infektionskrankheiten IV 532
— bei infektiösem Schock I 985ff.
— bei intraarterieller Sauerstoffinsufflation VI 210
— bei Kälteurticaria VI 553ff.
— und Kalium IV 419ff.
— und Kallikrein V 216ff.
— bei Kaposi-Sarkom VI 602
— bei Karditis rheumatica II 602ff., 621; VI 564
—, Kavernome der VI 596ff.
— und Klima IV 10ff., 32
— bei Klippel-Trénaunay-Syndrom VI 587ff.
— bei Kollagenosen II 978ff.
— beim Kollaps I 960ff., 980, 985ff., 1009ff., 1039ff., *1045*ff.; IV 602ff.
— bei Libman-Sacks-Endokarditis II 745
— bei Livedo reticularis VI 534ff.
— und Luftdruck IV 10ff., 32
— bei Luftembolie IV 127ff.
— bei Luftüberdruck IV 42ff.
— und Lymphangiom VI 616ff.
— bei Lymphangitis VI 604ff.
— bei Lymphgefäßinsuffizienz VI 611
— bei Lymphödem VI 611
— und Lymphsystem VI 115ff.
— bei Martorelli-Syndrom V 344; VI 680
— bei Migräne VI 250
— und Mineral-Stoffwechsel IV 419ff.
— bei Mitralstenose II 1381
— bei Moschcowitz-Symmers-Syndrom VI 571ff.
— bei Myokarditis II 901
— und Narkose IV 594ff., 616ff.
— und Nicotin IV 826; VI 266
— und Noradrenalin V 174

Haut und Orthostase IV 730ff.
— und Oscillogramm VI 79
— bei Pancarditis rheumatica II 619ff.
— bei Periarteriitis nodosa II 986ff.; V 621, 622; VI 314, 321, *323*ff., 329
— bei Perniosis VI 558ff.
— bei Phäochromocytom V 655, 658ff.
— und Phlebektasien VI 516
— und Phlebitis VI 491ff.
— bei Polycythämie IV 664ff.
— bei Porphyrie IV 397ff.
— bei postthrombotischem Syndrom VI 510ff.
—, Postural hypotension IV 739
— bei Pseudo-Cushing-Syndrom V 701
— bei Pulmonalatresie III 366
— bei Purpura fulminans VI 569ff.
— bei Purpura Majocchi VI 576
— bei Purpura rheumatica VI 564ff.
— und Quecksilberdiuretica I 534
— und Rauwolfia-Alkaloide V 529ff.
— bei Raynaud-Syndrom VI 224ff., 228ff.
— und reaktive Hyperämie VI 57ff.
— und Rheogramm VI 74ff.
— bei rheumatischem Fieber II 602ff., 621; VI 564
— bei Riesenzellarteriitis VI 339ff.
— bei Sauerstoffmangel IV 10ff., 32
— und Saug-Drucktherapie VI 154
— bei Scharlach-Myokarditis II 901
— beim Schock I 960ff., 980, 985ff., 1009., 1039ff., *1045*ff.; IV 602ff.
— bei Schützengrabenfuß VI 561
— und Schweißsekretion VI 43
— und Serotonin VI 529
— bei Sklerodermie II 989ff.
— bei Skorbut VI 577ff.
— bei Sturge-Weber-Syndrom VI 590
— und Synkardialmassage VI 151
— bei Teleangiektasien VI 539ff.
— und Terminalstrombahn VI 14ff.
— bei Tricuspidalstenose II 1492
Haut bei Thrombophlebitis VI 491ff.
— bei Thrombose VI 370ff.
— bei traumatischem Schock I 1045ff.
— bei Ulcus cruris V 344; VI 380
— und Varicen VI 516
— und Vasomotorik VI 528ff.
— bei vegetativer Labilität IV 708, 715, 809
— und Venendruck VI 68
— bei Verbrennung VI 562ff.
— bei Verbrennungsschock I 980
— bei Vorhofseptumdefekt III 261ff.
— und Wärmeurticaria VI 561ff.
— bei Waterhouse-Friedrichsen-Syndrom IV 563ff.
Hautatmungsherz, Begriff III 3
Hautatrophie bei Gefäßkrankheiten VI 44
— bei Perniosis VI 559
— und Purpura Majocchi VI 576
Hautdiphterie und Herzblock II 224
Hautdurchblutung I 74ff.
— bei Anämie IV 643ff.
— bei angeborenen atriovenösen Fisteln VI 471
— bei Angina pectoris III 1006
— bei Aorteninsuffizienz II 1461
— bei Arteriosclerosis obliterans VI 432
— — — diabetica VI 438ff.
— bei arteriovenösen Fisteln VI 471, 475, 478ff.
— und Balneotherapie VI 156
— und Blutdruck V 658ff., 785
— bei Capillaraneurysmen VI 545
— bei Capillarektasien VI 525ff.
— und Capillarspasmen VI 536ff.
— und Carotissinus V 716
— bei Cervicalsyndrom IV 863ff.
— bei Coronargefäß-Mißbildungen III 569ff.
— bei Coronarinsuffizienz III 1006
— bei Dermographie VI 38ff.
— bei Diabetes mellitus VI 438ff.
— bei Eintauchfuß VI 561
— bei endokriner Hypertonie V 658ff.
Hautdurchblutung bei Erfrierung VI 555ff.
— bei Erythem VI 42ff.
— bei Erythralgie VI 527
— bei Erythromelalgie VI 525ff.
— bei Gefäß-Mißbildungen III 569ff.
— bei Gefäßspinnen VI 543ff.
— und Genußgifte IV 826
— bei Glomustumoren VI 593ff.
— bei Hämangiomen VI 587
— bei hämorrhagischem Schock I 960ff.
— bei Herzinfarkt III 1124, 1259ff.
— und reaktive Hyperämie VI 57ff.
— bei Hypertonie V 658ff.
— und Hypotonie V 785
— bei Infektionskrankheiten IV 532
— bei infektiösem Schock I 985ff.
— bei intraarterieller Sauerstoffinsufflation VI 210
— bei Kollagenosen II 987ff.
— beim Kollaps I 960ff., 980, 985ff., 1039ff., *1045*ff.; IV 602ff.
— bei Livedo reticularis VI 534ff.
— und Martorelli-Syndrom VI 380
— bei Migräne VI 250
— und Narkose IV 594ff., 614
— und Nicotin VI 266, 826
— und Oscillogramm VI 79
— bei Periarteriitis nodosa II 987ff.
— bei Perniosis VI 558ff.
— bei Phäochromocytom V 658ff.
— und Phlebitis VI 492
— und Plethysmogramm VI 72
— bei Polycythämie IV 664ff.
— bei postthrombotischem Syndrom VI 511ff.
— bei Raynaud-Syndrom VI 224ff., 228ff.
— und Saug-Drucktherapie VI 154
— beim Schock I 960ff., 980, 985ff., 1039ff., *1045*ff.; IV 602ff.
— bei Schützengrabenfuß VI 561
— und Schweißsekretion VI 43
— und Serotonin VI 529
— und Synkardialmassage VI 151

Hautdurchblutung und Terminalstrombahn VI 14ff.
— bei Thrombophlebitis VI 492
— bei Thrombose VI 370ff.
— beim traumatischen Schock I 1045
— bei Ulcus cruris VI 380
— und Vasomotorik VI 528ff.
— bei Verbrennung VI 563
— beim Verbrennungsschock I 980
Hautfarbe VI 43 s.a.u. Cyanose
— bei Adams-Stokes-Syndrom II 252ff.
— bei Adipositas IV 385ff.
—, Ätiologie I 232ff.
— bei Akrocyanose s. dort
— bei angeborenen arteriovenösen Fisteln VI 471
— bei angeborenem Herzfehler III 80ff., *105*ff., *144*ff., 298ff., 303, 336, 366, 395, 400ff., 420, 451, 471, 497ff., 532ff., 549
— bei angeborener Mitralstenose III 549
— bei angeborener Pulmonalstenose III 298ff., 303ff.
— bei Angina pectoris III 1000, 1006
— bei Angina tonsillaris II 914
— bei Aortenatresie III 561ff.
— bei Aorteninsuffizienz II 1461ff.
— bei Aortenisthmusstenose III 451ff., 471
— bei Arteriosclerosis obliterans VI 431ff.
— bei arteriovenösen Anastomosen VI 7
— und arteriovenöse Aneurysmen IV 252
— bei arteriovenösen Fisteln VI 471, 475
— bei arteriovenöser Lungenfistel III 386ff.
— bei Beriberi IV 390ff.
— bei Bilharziose IV 239
— bei Canalis atrioventricularis communis III 293ff.
— bei Capillaraneurysmen VI 545
— bei Capillarektasien VI 525ff., 527ff., 530ff.
— und Capillarspasmen VI 536ff.
— bei Chylothorax VI 607
— bei Coma diabeticum IV 375ff.
— und Commissurotomie II 1389
— bei Cor biloculare III 547ff.
Hautfarbe bei Coronargefäßmißbildungen III 569ff.
— bei Coronarinsuffizienz III 1000, 1006
— bei Cor triatriatum III 554
— bei Cor triloculare biatriatum III 540ff.
— bei Cossio-Syndrom III 59
— bei Dermographie VI 38ff.
— bei Dextrokardie III 580
— bei Dextroversion III 587
— bei Diabetes mellitus IV 375ff.
— bei Diphtherie-Myokarditis II 894ff.
— bei Ductus Botalli persistens III 165ff., 187
— bei Dystrophie IV 304ff.
— bei Ebstein-Syndrom III 420ff.
— bei Effort-Syndrom IV 715
— bei Eintauchfuß VI 561
— bei Eisenmenger-Komplex III 38
— bei Embolie VI 362ff.
— bei Encephalomyokarditis II 920
— bei Endangitis obliterans VI 278ff., 283ff.
— bei Endokarditis lenta II 690ff.
— bei Endokardfibrose II 789
— bei Erfrierung VI 555ff.
— bei Erythem VI 42
— bei Erythematodes II 983ff.; VI 344ff.
— bei Erythralgie VI 527
— bei Erythromelalgie VI 525ff.
— bei Fallotscher Tetralogie III 329ff., 336ff.
— bei Fettembolie IV 134ff.
— bei Fibroelastose II 789
— bei Fokaltoxikose II 914
— bei Gefäßkrankheiten VI 36ff.
— bei Gefäßmißbildungen III 386ff.; VI 588ff., 589
— bei Glykogenose II 966
— bei Grippemyokarditis II 925
— bei Hämangiomen VI 587
— bei Hämangiosarkom VI 609
— bei hämorrhagischer Diathese VI 564ff.
— im hämorrhagischen Schock I 1045
— und Herzdekompensation V 383
— bei Herzinfarkt I 339; III 1124
— bei Herzinsuffizienz I 33ff., 232ff.; V 383
Hautfarbe bei Herztrauma II 404ff.
— bei Herztumoren II 1198
— bei Hypokaliämie IV 421ff.
— bei Hypoxämie VI 530ff.
— bei intraarterieller Sauerstoffinsufflation VI 210
— bei Karditis rheumatica II 605
— bei Klippel-Trénaunay-Syndrom VI 588, 589
— bei Kollagenosen II 983ff.
— bei Kollaps I 980, 1039ff., *1045*ff.
— bei konstriktiver Perikarditis II 1103ff.
— bei Livedo reticularis VI 534ff.
— bei Luftembolie IV 124ff.
— bei Lungenembolie IV 102ff., 122ff.
— bei Lungenvenentransposition III 527ff.
— bei Martorelli-Syndrom VI 380
— bei Migräne VI 250
— und Minus-Dekompensation V 383
— bei Mitralatresie III 558
— bei Mitralstenose II 1312ff., 1318ff., 1389
— bei Monge-Syndrom IV 34
— bei Myokarditis II 887ff.
— bei Myokardose I 33ff.
— bei Orthostase IV 735; V 810
—, Pathophysiologie I 232ff.
— bei paroxysmaler Tachykardie II 133ff.
— bei Periarteriitis nodosa VI 314, 329
— bei Perikarditis II 1045ff.
— bei Perniosis VI 559ff.
— bei Phlebitis VI 491ff.
— und Plus-Dekompensation V 383
— bei Pneumonie, Myokarditis II 911
— bei Polycythämie IV 665
— bei postthrombotischem Syndrom VI 510ff.
— bei Pseudo-Cushing-Syndrom V 701
— bei Pulmonalaneurysma VI 466
— bei Pulmonalatresie III 366
— bei Pulmonalsklerose IV 245ff.
— bei Raynaud-Syndrom VI 224ff., 228ff.
— bei rheumatischem Fieber II 605
— bei Riesenzellarteriitis VI 339ff.

Hautfarbe beim Schock I 980, 1039ff., *1045*ff.
— bei Schützengrabenfuß VI 561
— und Serotonin VI 529
— bei Sichelzellanämie IV 240
— bei Skorbut VI 578
— bei Tachykardie II 133ff.
— bei Taussig-Bing-Komplex III 39, 497ff.
— bei Thoraxdeformation IV 229
— bei Thrombophlebitis VI 370, 491ff., 499ff.
— bei Thrombose VI 370ff.
— bei Transposition der Aorta und Pulmonalis III 497ff.
— bei Tricuspidalatresie III 395, 400ff.
— bei Tricuspidalinsuffizienz II 1506
— bei Tricuspidalstenose II 1491ff.
— bei Truncus arteriosus communis persistens III 532, 535ff.
— bei Tumormetastasen IV 237ff.
— bei Ulcus crusis VI 380
— und Vasomotorik VI 528ff.
— bei vegetativer Labilität IV 708, 715, 735
— bei Venacava-Anomalie III 17, 518ff.
— bei Ventrikelseptumdefekt III 61, 217ff.
— bei Verbrennung VI 562ff.
— bei Verbrennungsschock I 980
— bei Vorhofseptumdefekt III 59, 249, 253ff., 261 ff.
Hautinfarkt bei Endangitis obliterans VI 282
— bei Periarteriitis nodosa VI 324
Hauttemperatur bei Adams-Stokes-Syndrom II 252ff.
— bei Akrocyanose VI 533
— bei angeborenen arteriovenösen Fisteln VI 471
— bei Angiopathia diabetica IV 357ff.
— bei Arteriosclerosis obliterans VI 432
— bei Arteriosclerosis obliterans diabetica VI 438ff.
— bei arteriovenösen Fisteln VI 471, 475, 478ff.
— und Balneotherapie I 673ff., 681
— und Blutdruck V 658ff., 785
— bei Capillarektasien VI 525ff.
Hauttemperatur und Capillarpermeabilität VI 555ff.
— und Capillarspasmen VI 536
— und Carotis-Sinus V 716
— bei Cor pulmonale IV 144, 149
— und Cyanose I 233
— bei Diabetes mellitus IV 357ff., 438ff.
— bei Druckfall-Syndrom IV 48
— bei Dystrophie IV 304ff.
— bei Effort-Syndrom IV 715
— bei Embolie VI 363ff.
— bei Endangitis obliterans VI 283ff.
— bei endokriner Hypertonie V 658ff.
— bei Erfrierung VI 555ff.
— und Erythem VI 42
— bei Erythralgie VI 527
— bei Erythromelalgie VI 525ff.
— und Ganglienblocker V 566
— bei Gefäßkrankheiten VI 38ff., *83*ff.
— bei Gefäßmißbildungen VI 589
— bei Glomustumoren VI 593ff.
— bei Gravidität IV 482
— bei Hämangiomen VI 587
— im hämorrhagischen Schock I 1045
— bei Herzinfarkt III 1259ff.
— und Hydralazine V 547ff.
— und Hyperämieteste VI 85
— und Hypertensin V 101
— bei Hypertonie V 658ff.
— und Hypotonie V 785
— bei intraarterieller Sauerstoffsufflation VI 210
— bei Klippel-Trénaunay-Syndrom VI 589
— im Kollaps I 1045; IV 602ff.; V 217
—, Meßmethoden VI 83ff.
— bei Migräne VI 250
— und Nicotin VI 266
— und Orthostase IV 730ff.
— und Oscillogramm VI 79
— bei Perniosis VI 558ff.
— bei Phäochromocytom V 658ff.
— bei Phlebitis VI 492
— bei postthrombotischem Syndrom VI 511ff.
— und Postural hypotension IV 739
— bei Raynaud-Syndrom VI 224ff.
— und reaktionäre Hyperämie VI 60, 85
Hauttemperatur und Saug-Drucktherapie VI 154
— im Schock I 1045; IV 602ff.
— und Schweißsekretion VI 43
— und Sympathektomie V 475
— und Synkardialmassage VI 151
— bei Thrombophlebitis VI 492
— bei traumatischem Schock I 1045
— und Vasomotorik VI 85ff.
— bei vegetativer Labilität IV 715
— und Wärmeurticaria VI 561ff.
Hauttest und Capillarpermeabilität VI 116
— bei Echinokokkose II 938
— bei Endangitis obliterans VI 264
— bei Gefäßkrankheiten VI 109ff., 114ff., 264
— bei Karditis rheumatica II 600
— und Lymphsystem VI 116
— bei rheumatischem Fieber II 600
Hauttransplantation bei Lymphödem VI 615ff.
Hautwiderstand, elektrischer VI 93ff.
— und Capillardruck VI 98
— und Capillarmikroskopie VI 98
Hegglin-Syndrom I 31ff.; IV 428
— bei allergischer Myokarditis II 954
— und Atrioventrikularblock II 237
—, Begriff 31ff.
— bei Coma diabeticum IV 377
— bei Dystrophia myotonica II 971
— bei Hepatitis II 929
— und Hyperkaliämie IV 442
— bei Hypocalcämie IV 448ff.
— bei Hypoglykämie IV 381
— und Insulin IV 381
—, Kreislauf bei I 31ff.; IV 428
— und Mineral-Stoffwechsel IV 428, 442
— bei Myokarditis II 912
— und Myokardose I 34
— bei Pneumonie II 912
— bei Poliomyelitis II 918
— bei Porphyrie IV 398
— bei Tetanie IV 448ff.
— und totaler Block II 237
Heilschlaf s.u. Schlaftherapie
Heine-Medinsche Erkrankung s.u. Poliomyelitis

Helium zur Atmungsanalyse I 181, 184
Helleborin und Extrasystolie II 40ff.
Hellebrin I 430
Hellibrigenin, Chemie I 430
Hemiplegie bei angeborenem Herzfehler III 123ff., 356
— bei Aortenhämatom, intramuralem VI 458
— bei arteriovenöser Lungenfistel III 389
— und Blutdruck V 661
— durch Carotisdruck II 144
— bei Endokarditis lenta II 690ff., 719
— bei endokriner Hypertonie V 661
— bei Fallotscher Tetralogie III 356
— und Geburt IV 522
— bei Gefäßkrankheiten VI 326ff.
— bei Gefäßmißbildungen III 389
— und Gravidität IV 522
— bei hämorrhagischer Diathese VI 572
— bei Hypertonie V 661
— bei Luftembolie IV 129
— bei Periarteriitis nodosa VI 326ff.
— bei Phäochromocytom V 661
— im Puerperium IV 522
— bei Moschocwitz-Symmers-Syndrom VI 572
Hendersonsche Gleichung I 205
Heparin bei angeborenem Herzfehler III 155
— bei Angina pectoris III 1409ff.
— und Angiopathia diabetica IV 371
— und Arteriosklerose IV 371; VI 422ff., 436
— bei Arteriosclerosis obliterans IV 436
— bei bakterieller Endokarditis II 747, 761
— und Capillarresistenz VI 105ff.
—, Chemie VI 193
— bei Coronarinsuffizienz III 1409ff.
— und Diabetes mellitus IV 371
— bei Embolie VI 366ff.
— bei Endangitis obliterans VI 302ff.
— bei Endokarditis lenta II 747, 761
— bei Erfrierung VI 558
— bei Fettembolie IV 137
Heparin bei Gefäßkrankheiten VI 193ff.
— bei Herzinfarkt III 1475ff.
— bei Herzkatheterismus II 1263
—, intraarteriell VI 208
— und Kallidin V 227
— und Kallikrein V 214
— bei Karditis rheumatica II 657
— und Lungenembolie IV 96ff., 118ff.
— bei Lymphgefäßinsuffizienz VI 615
— bei Lymphödem VI 615
— und Periarteriitis nodosa VI 333
— bei Raynaud-Syndrom VI 232
— bei rheumatischem Fieber II 657
— bei Thrombophlebitis VI 498, 505ff.
— bei Waterhouse-Friedrichsen-Syndrom IV 566
Heparinoide bei Embolie VI 366
— bei Gefäßkrankheiten VI 193, 195ff.
Heparintoleranztest und Thrombophlebitis VI 485ff., 502
Hepaticaaneurysmen VI 467
„Hepaticareflex“ I 1085
Hepatitis und Adams-Stokes-Syndrom II 272
—, Antistreptolysin bei II 591
— und Conn-Syndrom V 705
— und Endokarditis lenta II 721
— und Hypertonie V 705
—, Kreislauf bei IV 558ff.
—, Myokarditis bei I 762ff.; II 874, 928ff.; IV 543
— und Myokardose II 969
— bei Periarteriitis nodosa VI 322
Hepatojugularometer VI 69
Hepatorenales Syndrom IV 605
Heptakardie III 10
Herdnephritis bei Aortenisthmus-Stenose V 762
— bei bakterieller Endokarditis II 740
—, Blutdruck bei V 612
—, embolische II 727
— bei Endocarditis acuta bact. II 727
— bei Endokarditis lenta II *715*ff.
— bei Gefäßkrankheiten VI 317
— hämorrhagische II 716
— und Hypertonie V 718
Herdnephritis bei Infektionskrankheiten IV 530, 535
— und Karditis rheumatica II 607
—, Löhleinsche II 715ff.
— und neurogene Hypertonie V 718
— bei Periarteriitis nodosa VI 317
— bei Poliomyelitis V 718
— und rheumatisches Fieber II 607
Heredität bei Adipositas III 761ff.
— bei angeborenem Herzfehler III 11, 81, *84*ff., *108*ff., 159, 489ff., 575
— und Angina pectoris III 751ff.
— bei Antesystolie II 394ff.
— und Akrocyanose VI 532ff.
— bei Aortenisthmusstenose III 108ff.
— und Arteriosklerose III 750ff.
— bei arteriovenösen Aneurysmen IV 251
— und Blutdruck V 18, 235, 239, 240ff., 269ff., 629, 793
— und Capillarresistenz VI 570
— und Coronarinsuffizienz III 751ff.
— und Coronarsklerose III 750ff.
— und Coronarthrombose III 751ff.
— und Cor pulmonale IV 249
— und Depressan V 235
— bei Dextrokardie III 575
— bei Ductus Botalli persistens III 109, 159
— bei Dystrophia musculorum progressiva II 971ff.
— bei Dystrophia myotonica II 970ff.
— bei Endangitis obliterans VI 258ff.
— bei Erythemathodes II 977ff.
— und essentielle Hypertonie V 239, 240ff., *269*ff.
— und essentielle Hypotonie V 793
— bei Gefäßkrankheiten VI 258ff.
— bei Gefäßmißbildungen III 489; VI 588ff.
— bei Glykogenose II 966
— und Hämochromatose IV 686
— und hämorrhagische Diathese VI 570
— und Hämosiderose IV 258

Heredität bei Heredoataxie II 973ff.
— und Hypertonie V 239, 240ff., 269ff., 629
— und Hypotonie V 793
— bei idiopathischer Herzhypertrophie II 975
— und Karditis rheumatica II 548ff., 556ff.
— bei Klippel-Trénaunay-Syndrom VI 588
— bei Kollagenosen II 977ff.
— und Lymphgefäßinsuffizienz VI 610
— und Lymphödem VI 610
— und maligne Hypertonie V 629
— bei Marfan-Syndrom III 489ff.
— und Migräne VI 249
— und Phlebektasien VI 516ff.
— bei Pulmonalsklerose IV 249
— und Purpura VI 570
— bei Pyelonephritis V 609
— bei Raynaud-Syndrom VI 224
— und rheumatisches Fieber II 548ff., 556ff.
— und Sympathicotonie IV 722ff.
— bei Teleangiektasien VI 538ff.
— und Vagotonie IV 722ff.
— und Varicen VI 516ff.
— und vegetative Labilität IV 708ff., 722ff., 832ff.
— bei Wolff-Parkinson-White-Syndrom II 394ff.
— bei Xanthomatose III 755ff.
Heredoataxie, Herz bei II 973ff.
Herellae vaginicola und Endocarditis lenta II 677
Hering-Breuer-Reflex I 223
Hernien III 1317ff.
— und Antesystolie II 394
— und Cor pulmonale IV 256
— des Perikards s. u. Perikarddivertikel
— und Wolff-Parkinson-White-Syndrom II 394
Herniotomie und Lungenembolie IV 95
Herpangina s. u. Coxsackie-Infekt
Herpes zoster III 1337
— — und Carotissinussyndrom II 277
Herxheimer-Mönckeberg-Theorie (angeborener Herzfehler) III 41ff., 48
Herxheimer-Reaktion s. u. Jarisch-Herxheimer-Reaktion
Herz und Acetylcholin V 200
— und ACTH II 645
— bei Adams-Stokes-Syndrom II 251ff., 261ff.
—, Addison I 759ff.; V 797
— bei Addison-Syndrom V 797
— und Adenosin V 201ff.
— und Aderlaß I 590ff.
— und Adipositas I 404, 417, 505ff., 601; II 11, 23ff.; IV 47, 94, 231, *382*ff., 625; V 17ff., 272, 334ff.
— und Adrenalin III 676, 695; V 167ff., 173ff.
— bei Aktinomykose II 940
— bei akuter Insuffizienz I 338ff.
— und Aldosteron I 236ff., 255, *269*ff., 306, 323ff., 402ff., 510; V 710ff.
— und Allergie III 893ff.
— bei allergischer Myokarditis II 870ff., 949ff.
— bei allergischer Perikarditis II 1088ff.
— bei Allorhythmie II 32ff.
— beim Alternans II 403ff.
— bei Altersherz I 757ff.
— bei Amöbiasis II 935
— bei Amyloidose II 961ff.
— bei Anämie I 888; III 642, 868ff.; IV 642,ff.; 651ff. 652
— und Anaesthesie IV 591ff.
— bei angeborenem arteriovenösem Coronaraneurysma III 213ff.
— bei angeborenen arteriovenösen Fisteln VI 470
— bei angeborener Aortenstenose IV 40, 434ff.
— bei angeborener Mitralstenose III 26, 549ff.
— bei angeborener Pulmonalinsuffizienz III 563
— bei angeborener Pulmonalstenose III 34, 298ff.
— bei angeborenem perforiertem Sinus-Valsalvae-Aneurysma III 204ff.
— bei angeborener Tricuspidalinsuffizienz III 429ff.
— bei angeborener Tricuspidalstenose III 409ff.
— bei Angina pectoris III 699ff., 725ff.
— bei Angina tonsillaris II 874, 903, *912*ff.
— bei Angiokardiographie II 1267ff.
Herz und Angiopathia diabetica V 336ff., 806
— bei Ankylostomainfekt II 939
—, Anspannungszeit I 14ff.
— bei Antesystolie II 27, 378 ff.
— bei Aortenaneurysma VI 445ff., 449ff.
— und Aortenatresie III 25, 39ff., 560ff.
— bei Aortenbogen-Anomalien III 479
— bei Aortenbogensyndrom V 767; VI 378ff.
— bei Aortenhämatom, intramuralem VI 458
— bei Aorteninsuffizienz II 1454ff.; V 768
—, Aortenisthmusstenose III 66ff., 449ff.; V 754ff.
— bei Aortenstenose II 1427ff.
— bei Aortikopulmonafistel III 61ff.
— bei Aortitis luica VI 351
— und Aortographie VI 135ff.
— bei Aortopulmonalseptumdefekt III 61ff., *195*ff.
— und Arbeitsbelastung I 829ff., 839ff., *847*ff., *854*ff.; IV 768ff., 781, 809, 827ff.
—, Arbeitskurven I 5ff.
— und Arrhythmie s. a. dort II 78ff., 103ff.
— bei Arterienmißbildungen III 65ff.
— bei Arteriitis luica VI 347ff.
— bei Arteriitis rheumatica VI 345
— bei Arteriosclerosis obliterans VI 432ff.
— und arteriovenöse Anastomosen VI 6
— und arteriovenöse Aneurysmen IV 251ff.
— bei arteriovenösen Fisteln VI 470, 473ff.
— bei arteriovenöser Lungenfistel III 386ff.
— und Atmung I 176ff.; II 21ff.; IV 1ff., 10ff., 13ff., *21*ff., 27ff., 31ff., 34
— bei Atrioventrikulärblock II 209, 213ff., 228ff.
— bei Atrioventrikular-Dissoziation II 286ff.
— bei Atrioventrikularextrasystolie II 32ff., 35ff., 55ff.
— bei Atrioventrikular-Rhythmus II 279ff.

Herz und Augenhintergrund V 387ff., 422ff.
— bei auriculärer Leitungsstörung II 198ff.
—, Austreibungszeit I 14ff.
— bei bakterieller Endokarditis II 725ff., 741ff., 767ff.
— und Balneotherapie I 654ff.; V 591ff.; VI 156
— bei Bayley-Block II 332ff.
— bei Belastung I 829ff., 839ff., *847*ff., 854ff.; III 694; IV 764ff.
— und Benzodioxan V 519
— bei Beriberi I 27, 42, 44, 59, 128, 173, 448, 762; IV *389*ff.
—, Bigeminie I 492; II 32ff., 40ff., 53, 68, 72
— bei Bilharziose IV 62, 140ff., *239*ff.
— bei Bleivergiftung III 989
— und Blutdruck I 15ff., 736; II 9, 11, 16; V 32ff., 37ff., 61, 68ff., 88, 122ff., 139, 148, 159ff., 167ff., 199ff., 241ff., 277ff., 339, 360, *363*ff., 382ff., 780ff., 788ff., 794
— bei Blutkrankheiten IV *642*ff.
— und Blutmenge I 68, 90ff., 114, 129, 137, *138*ff., 149, *153*ff.
— und Blutspeicher I 1008ff.
— und Blutviscosität III 694
— bei Brucellosen II 875, *904*
— und Calciumstoffwechsel IV 446ff.
— bei Canalis atriventricularis communis III 291ff.
— und Cantharidenblase VI 109
— und Capillarpermeabilität VI 109, 553
— und Capillarresistenz VI 564ff.
— bei Carcinoid II 782ff.
— und Carotissinus V 713ff.
— bei Carotissinus-Syndrom II 272ff.; V 817ff.
— bei Cervicalsyndrom IV 863ff.
— bei Chagas-Myokarditis II 871, 874, 879, *931*ff.
— bei Chlorom IV 677
— und Chlorothiazid V 589ff.
— bei Cholera I 957, 982; II 909
— bei Cholesterin-Perikarditis II 1088
— und Cholinmangel V 146
— und Chylothorax VI 607
Herz und Coffein IV 826
— bei Coma diabeticum IV 375ff.; V 806
— nach Commissurotomie II 1396ff.
— bei Commotio cordis II 462ff.
— bei Compressio cordis II 462ff.
— und Conn-Syndrom V 705
— bei Contusio cordis II 462 ff.
— bei Cor biloculare III 546ff.
— bei Coronaraneurysma III 823ff., 939ff.
— und Coronardurchblutung III 674ff., 692ff.
— bei Coronarembolie III 970ff.
— und Coronargefäße III 657ff., 675ff., 692ff.
— bei Coronargefäß-Mißbildungen III 54ff., 568ff.
— bei Coronarinsuffizienz III 688ff., 692ff.
— bei Coronarsklerose I 755ff.; III 736ff.
— bei Coronarspasmen III 834ff.
— bei Coronarthrombose III 947ff.
— bei Cor pulmonale s. dort
— und Cortison II 645
— bei Cor triatriatum III 552ff.
— bei Cor triloculare biatriatum III 539ff.
— bei Cossio-Syndrom III 59
— bei Coxsackie-Infekt II 920ff.
— bei Cushing-Syndrom V 695
— und Cyanidverbindungen III 893
— und Cyanose I 232ff.; VI 530ff.
—, Dehnbarkeit I 12
— und Depression V 232ff.
— bei Dermatomyositis II 991ff.
— und Dermographie VI 41
— bei Dextrokardie III 573ff.
— bei Dextroversion III 581ff.
— bei Diabetes mellitus I 27, 33, 338, 496, 538ff., 557, 700; IV 108, 124, *354*ff.; V 336ff., 806
— und Diät I 417ff., *504*ff.
— und Digitalis V 494
— bei Diphtherie I 958, 983ff.; II 9ff., 36, 150, 224, 243ff., 357ff., 731, 763ff., 779, 878ff., *893*ff.; IV 546
Herz und Diuretica I 113ff., 129, 300ff., 315, *407*ff., 507, *521*ff.; V 589ff.
— bei divergierendem Schenkelblock II 363ff.
— bei doppelseitigem Schenkelblock II 361ff.
— bei Druckbelastung I 884ff.
— bei Druckfall-Syndrom IV 46
—, Druckhypertrophie I 737ff.
—, Druck-Volumen-Diagramm I 3ff.
— bei Ductus Botalli persistens III 70ff., *157*ff.
— bei Dumping-Syndrom IV 865
—, Dysrhythmie, Begriff II 1ff.
— bei Dystrophia musculorum progressia II 972
— bei Dystrophia myotonica II 970
— bei Dystrophie I 402ff., 417ff., *504*ff., 795ff.: II 7, 18; IV *293*ff.; V 17ff., 91, 790, 800, 806ff.
— bei Ebstein-Syndrom III 417ff.
— bei Echinokokkose II 937ff.
— bei Ectopia cordis III 11
— bei Effort-Syndrom IV 715, 814
— bei Eisenmenger-Komplex III 38, 228ff.
— bei Embolie VI 361ff.
— bei Elektrounfall III 903ff.
— bei Embolie VI 361ff.
— bei Encephalitis IV 542
— bei Encephalomyokarditis II 920
— bei Endangitis obliterans III 918ff.; VI 286ff., 294
— bei Endokarditis acuta II 725ff.
— bei Endokarditis chronica fibrosa II 778ff.
— bei Endokarditis fibrinosa II 775ff.; III 82
— bei Endokarditis lenta II 662ff., 688, 690ff., *701*ff., 741ff., 767ff.
— bei Endokarditis luica II 780ff.
— bei Endokarditis parietalis fibroplastica II 786ff.
— bei Endokarditis rheumatica II 562ff., 614ff.
— bei Endokarditis serosa II 773ff.
— bei Endokarditis tuberculosa II 780

Herz bei Endokarditis verrucosa simplex II 776ff.
— bei Endokardfibrose II 785ff.
— bei Endokardsklerose II 789; III 82
— bei endokriner Hypertonie V 649, *657*ff., 695
— bei Endomyokardfibrose II 787ff.
— und Energieübertragung I 28ff.
— und Enteramin V 182
—, Entwicklungsgeschichte III 1ff.
— bei Entzügelungshochdruck V 148, 716ff.
— bei Epilepsie IV 875ff.
— bei Erfrierung I 982
— und Ernährung I 417ff., *504*ff.; IV 625
— bei Erythematodes II 976, *978*ff.; VI 344
— bei essentieller Hypertonie V 241ff., 277ff., 339, 360, *363*ff., 382ff.
— bei essentieller Hypotonie V 786ff.
— bei experimenteller Hypertonie V 68ff., 122ff., 139, 148, 159ff., 167ff.
— bei experimentellem Schock I 989ff., 1014
— bei Extrasystolie s. dort
— bei Fallotscher Pentalogie III 38
— bei Fallotscher Tetralogie III 36ff., 329ff., 334ff., 353ff.
— bei Fallotscher Trilogie III 35, 319
— und Fenn-Effekt I 21
— bei fetaler Endokarditis II 779
— bei Fettembolie IV 134ff.
— bei Fibroelastose II 789; III 83
— bei Fiedler-Myokarditis II 955ff.
— bei Fleckfieber II 874, 907
— bei fokalem Block II 320, 367ff.
— bei Fokaltoxikose II 874, 903, *912ff.*; III 923ff.
— bei Fruchtwasserembolie IV 137ff.
—, Funktionsproben IV 627ff.
— und Ganglienblocker V 492ff., 572ff.
— und Geburtsakt IV 485ff.
— und Gefäßgeräusche VI 51ff.
— bei Gefäßkrankheiten III 918ff.
Herz und Gefäßmißbildungen III 213, 386ff.; IV 470ff.
— bei Gefügedilatation I 736ff., 744ff.
— bei Gelbfieber II 930
— und Genußgifte IV 799ff., 825ff.
— und Geschlechtsfunktion IV 708ff., 722ff., 736ff., 809ff., 833, *870*ff.
— und Glomerulonephritis II 874, 915
— bei Glykogenose II 965ff.
— bei Gonorrhoe II 903, 910
— und Gravidität I 404, 422, 551, 838; II 45, 915; IV 479ff.; V 727ff.
— bei Graviditätstoxikose IV 500ff., *512*ff.
— bei Grippemyokarditis II 875, *924*ff.
— bei Hämangioendotheliom VI 600
— und Hämangiosarkom VI 601ff.
— und Hämochromatose II 964, 965; IV 681
— und Hämoperikard II 1150ff., 1151ff.
— bei hämorrhagischem Schock I 959ff., 1014, 1032ff., 1111; III 692
— bei hämorrhagischer Diathese VI 564ff.
— und Hämosiderose IV 257ff.
— bei Hegglin-Syndrom I 31ff.; I V428ff.
— bei Hepatitis I 762ff.; II 272, 874, *928*; IV 543
— bei Heredoataxie II 973
— bei Herzatrophie I 759ff.
— bei Herzblock II 179ff., 193ff., 198ff., 209ff., 213ff., 228ff.,; V 768
— bei Herzdivertikel III 12ff., 592ff.
— und Herzfrequenz I 41ff.
— und Herzglykoside I 8ff., 16ff., 25, 55ff., 76ff., 113ff., 127ff., 136, 149, 155, *404*ff., *422*ff., *459*ff.
— bei Herzglykosidintoxikation I 500
— bei Herzhypertrophie I 734ff.
— bei Herzinfarkt I 339ff.; II 1083; III 701ff., 725ff.; V 818ff.
— bei Herzinsuffizienz I *785*ff.
— bei Herzkatheterismus II 125ff.
Herz bei Herzklappenfehler II 1298, 1311ff.
— bei Herzneurose IV 819ff.
— bei Herztamponade II 1063ff.
— und Herztöne II 574ff.
— bei Herztrauma II 462ff., 497ff., 519ff.
— bei Herztumoren II 243ff., 1178ff.
— und Hirn I 767, 788ff.
— und Hirnbasisaneurysma II 713, 718; VI 463
— und Hirndruck V 723ff.
— und Histamin V 199
— bei Höhenadaptation IV 1ff., 10ff., 13ff., *21*ff., 27ff., 31ff., 34
— und Hydergin V 513
— und Hydralazine V 541ff.
— und Hydrochlorothiazid V 589ff.
— bei Hydroperikard II 1152ff.
— bei Hypercalcämie IV 447ff.
— und Hyperkaliämie IV 420ff.
— bei Hypernatriämie IV 441ff.
— und Hypertensin V 101
— bei Hyperthyreose I 41, 44, 46, 154, 173, 253, 403, 598ff.; II 5; IV *316*ff.; V 382, 770
—, hypertones I 874
— bei Hypertonie I 15ff., 736ff.; V 32ff., 37ff., 61, 68ff., 112ff., 139, 148, 159ff., 167ff., 241ff., 277ff., 339, 360, *363*ff., 382ff.
— und Hypertonie-Therapie V 492ff.
— bei Hypocalcämie IV 446ff.
— bei Hypoglykämie IV 378ff.
— bei Hypokaliämie I 584ff.
— bei Hyponatriämie I 568ff.; IV 441ff.
— und Hypophyse I 787ff.; V 143ff.
— und Hypophysektomie IV 344
— bei Hypothermie III 693; IV 618
— bei Hypothyreose I 173, 598ff.; II 5, 18, 44, 248; IV 320ff., *332*ff.; V 800
— und Hypotonie V 780ff., 788ff., 794
— bei idiopathischer Herzhypertrophie II 974ff.

Herz bei idiopathischer Perikarditis II 1074
— bei idiopathischer Pulmonalektasie III 368 ff.
— bei Infekten II 9 ff., 150 ff., 223 ff.; III 923, *926* ff.; IV 529 ff., 555 ff., 824 ff.; V 801 ff.
— und infektiösem Schock I 983 ff.
— und Insulin III 699; IV 378 ff.
— bei Interferenzdissoziation I 290 ff.
—, isoliertes I 3
—, Isometrie I 847 ff.
—, Isotonie I 847 ff.
— und Kältetest IV 783 ff.; V 247 ff., 255
— bei Kala-Azar II 936
— und Kaliumstoffwechsel IV *419* ff.
— und Kallidin V 227
— und Kallikrein V 216 ff.
— bei Kammerextrasystolie II 32 ff., 35 ff., *58* ff.
— bei Kammerflattern II 79 ff., 170
— bei Kammerflimmern II 79 ff., 170
— und Kammertachykardie II 150 ff., 166 ff.
— bei kardiogenem Schock I 1025
— bei Karditis rheumatica II 543 ff., 574 ff.
— bei Klappenfehlern I 17 ff.; II 1298 ff.
— und Klima IV 1 ff., 10 ff., 13 ff., *21* ff., 27 ff., 31, 34
— und Körperbau II 10, 17; IV 832 ff.
— und Körpergewicht IV 625
— und Körperstellung I 91, 113, 129 ff., 173, *228* ff., 338, *413* ff.
— bei Kohlenoxydvergiftung III 873 ff.
— bei Kollagenosen II 976 ff.
— und Kollaps I 959 ff., 965 ff., 968 ff., 976, 982 ff., 987 ff., *1019* ff., 1031 ff., *1110* ff.; IV 600 ff.
— bei kombiniertem Aortenfehler II 1478
— bei kombiniertem Mitralfehler II 1408 ff.
— und Kreislaufzeit I 168 ff.
— bei Lävokardie III 590
— und Lebensalter IV 620 ff.
— und Lebensweise I 421 ff.
— und Leber I 33, *78* ff.
— und Lebernekrose I 777 ff.
— und Leberstauung I 777 ff.
— bei Lepra II 909
Herz bei Leptospirosen II 905
— bei Leukämie IV 670 ff.
— bei Levatrialcardinalvein III 18
— bei Libman-Sacks-Endokarditis II 745, 978 ff.
— bei Linksinsuffizienz s. dort
— bei Linksschenkelblock II 318 ff., 325 ff.
— bei Linksverspätung II 373 ff.
— bei Lipoidosen IV 201
—, Luciani-Perioden II 27
— bei Lues II 871, 874, *945* ff.; III 828 ff.
— und Luftdruck IV 1 ff., 10 ff., 13 ff., *21* ff., 27 ff., 31 ff., 34
— bei Luftembolie IV 124 ff.
— und Luftüberdruck IV 39 ff.
— und Lunge I 69, 99, 110, *115* ff., 176 ff.
— und Lungenelastizität I 178 ff.
— bei Lungenembolie I 346; IV 95 ff., 104 ff.
— bei Lungenemphysem I 42 ff., 47; IV 178 ff.
— bei Lungenfibrose IV 62, 81, 140 ff., 169 ff., 197 ff.
— und Lungenkreislauf I 115 ff., 121 ff., 129 ff.; IV 59 ff., 63 ff., 86 ff.
— und Lungenödem s. dort
— und Lungenstauung s. dort
— bei Lungenvenentransposition III 522 ff., 526 ff.
— bei Lutembacher-Syndrom III 58 ff., 282 ff.
— und Lymphgefäßinsuffizienz VI 606 ff.
— bei Lymphogranulomatose IV 678 ff.
— bei Lymphom IV 677
— bei Lymphosarkom IV 677
— und Magnesiumstoffwechsel IV 456 ff.
— bei Malaria II 874, *935*
— bei maligner Hypertonie II 737; V 626 ff., 629 ff., 632 ff.
— bei Marfan-Syndrom III 490 ff.
— bei Masern II 395, 875, 921 ff.; IV 543
— bei Meningitis II 910; IV 542
— und Menopause II 45; IV 708 ff., 810, *870* ff.; V 700, 799
— und Methylalkohol III 892
— und Mineralhaushalt I 19 ff., *29* ff., 33 ff., 69 ff., 113 ff., 129, 203 ff., *234* ff., *269* ff., *280* ff., *299* ff., *307* ff., *323* ff., *402* ff., *504* ff.; II 4 ff.; IV *419* ff.
— bei Minusdekompensation V 382 ff.
—, Minutenvolumen s. u. Herzminutenvolumen
— bei Mitralatresie III 26 ff.
— bei Mitralfehler II 1298
— bei Mitralinsuffizienz II 1405 ff.
— bei Mitralstenose II 1311 ff.; IV 557 ff.
— bei Monge-Syndrom IV 34
— bei Mononucleose II 874, *926* ff.; IV 543
— bei Moschcowitz-Symmers-Syndrom VI 571 ff.
— bei Multiplicitas cordis III 10
— bei Myasthenia gravis II 974
— bei Mykosen II 871, 874, *940* ff.
— bei Myokarditis I 348, 762 ff.; II *875* ff., *877* ff., 905 ff.; IV 539
— bei Myokarditis rheumatica II 543 ff., 566 ff., 575 ff.; II 615
— und Myokardlues II 871, 874, *945* ff.,
— bei Myokardose I 33 ff.; II 968 ff.; IV 497 ff.
— bei Myokardsarkoide II 947 ff.
— und Myokardstoffwechsel III 680 ff., 692 ff.
— und Myokardtuberkulose II 871, 874 ff., *941* ff.
— und Narkose IV 591 ff.
— und Natriumstoffwechsel IV 440 ff.
— und Nebenniere I 28, 33, 787 ff.; II 45
— und Nephrin V 189
— bei Nephritis V 644
—, Nerven des III 670 ff.
— und Nervensystem I 853 ff.
— und neurogene Hypertonie V 159 ff., 723 ff.
— und Nicotin III 878 ff.; IV 826
— bei Nicotinallergie III 888
— und Niere I 33, 69 ff., 74 ff., 76, 101, *235* ff., *255* ff., *269* ff., *280* ff.; V 403 ff.
— und Nierendurchblutung V 403 ff.
— und Noradrenalin III 676, 695 ff.; V 173 ff.
—, normotones I 874
— und Novocain V 498
— und Ödeme I 2, 30, 69, 113 ff., 129 ff., 165 ff., *234* ff., *269* ff., *280* ff., *290* ff.

Herz und Ohnmacht IV 760ff.
— und Operabilität IV 620ff., 627ff.
— und Operationen IV 591ff., 606ff.; V 804ff.
— und Operationsschock I 966
— bei Ornithose II 926
— und Orthopnoe I 228ff.
— und Orthostase IV 728ff., 723ff.; V 808ff.
— und Oscillogramm VI 79
— bei Ostium atrioventriculare commune III 22ff.
— bei Pankarditis rheumatica II 619ff.
— und Pankreas I 33
— bei Paramyloidose II 961
— bei Pararrhymthie II 285ff.
— Parasystolie II 27, 29ff., 298ff.
— bei Parotitis II 874, *927*ff.
— bei paroxysmaler Tachykardie I 345; II *127*ff., *132*ff., *150*ff., 166ff.
— bei Periarteriitis nodosa II 984ff.; III 923, 934ff.; VI 309ff., *315*ff.
— und Perikard II 1035ff.
— und Perikardcysten II 1145
— und Perikarddivertikel II 1145
— bei Perikarderguß I 347
— bei Perikarditis II 1043ff., 1070, 1077, 1082ff., 1087
— bei Perikarditis purulenta II 1084ff.
— bei Perikarditis rheumatica II 543ff., 568ff., 619, 1070
— bei Perikarditis tuberculosa II 1077ff.
— bei Perikardtumoren II 1217ff.
— und periphere Pulmonalstenose III 376
— bei Perniciosa IV 652ff.
— bei Pertussis II 909
— bei Pest II 909
— bei Phäochromocytom V 649, *657*ff.
— und Phlebektasien VI 517ff.
— bei Phlebitis VI 491ff.
— bei Phosphorvergiftung III 890
— und Pitressin V 143ff.
— und Pleurapunktion I 559ff.
— und Plethysmogramm VI 72
— bei Plusdekompensation V 383ff.
— bei Pneumokoniose IV 62, 139ff., 167ff., 197ff., *203*ff., *214*ff.
Herz bei Pneumonie II 874, 897, 903ff., *911*ff.
— bei Pneumothorax IV 62, 115, 167ff., *224*ff.
— bei Poliomyelitis I 132, 762ff.; II 9ff., 381, 873ff., 915ff.; IV 540; V 37ff., 718ff.
— bei Polycythämie IV 59ff., 662ff., 663ff.
— bei Polygeminie II 32ff., 53
— bei Porphyrie IV 397ff.
— bei postsynkopalem Syndrom II 261ff.
— bei posttachykardem Syndrom II 167ff.
— und Postural hypotension IV 736ff.; V 814ff.
— bei primärer chronischer Polyarthritis II 992ff.
— bei primärem Schock I 976
— bei Psittakose II 926
— und Psyche I 129ff., 176ff., 228, 416, *418*ff., 499; II 7ff.; III 861ff.
— und Puerperium IV 486ff.
— bei Pulmonalaneurysma VI 466
— bei Pulmonalarterienaplasie III 381ff.
— bei Pulmonalatresie III 366
— bei Pulmonalektasie III 368ff.
— bei Pulmonalsklerose IV 140ff., 178ff., 206ff., *241*ff.
— bei Pulmonalstenose I 884ff.; III 376
— und Purine I 547ff.; V 498ff.
— bei Purpura Majocchi VI 576
— bei Purpura rheumatica VI 564ff.
— bei Quadrigeminie II 32ff.
— und Quecksilberdiuretica I 534
— bei Quecksilbervergiftung III 889ff.
— und Rauwolfia-Alkaloide V 522ff., 534, 537ff., 594
— bei Raynaud-Syndrom VI 228
— bei Rechtsinsuffizienz s. dort
— bei Rechts-Schenkelblock II 318, 329ff.
— bei Rechtsverspätung II 373ff.
— und Regelkreis IV 741ff.
— und Regitin V 518
—, Reizbildung II 3ff.
— bei Reizleitungsstörungen s. u. d. einzelnen Reizleitungsstörungen
Herz bei renaler Hypertonie I 737; V 615
— und Renin V 101ff.
— bei respiratorischer Arrhythmie II 21ff.
— bei Reticulosarkom IV 677
— und Rheogramm VI 75
— bei rheumatischem Fieber II 543ff., 574ff., 619, 1070
—, Rhytmiemass II 21ff.
— bei Rickettsiosen II 874, 907
— bei Riesenzellarteriitis VI 337, 341
— bei Roemheld-Syndrom IV 865
—, Röntgendiagnose I 801ff.
— bei Röteln II 923
—, Ruhe-Dehnungskurve I 4ff.
— bei Ruhr II 908
— bei Sarkoidose II 874, *946*ff.
— und Säure-Basen-Gleichgewicht I 203ff.
—, Sauerstoffbedarf I 20ff., 188ff.
— und Sauerstoffmangel IV 1ff., 10ff., *21*ff., 27ff., 31ff., 34
— bei Scharlach-Myokarditis II 878ff., *899*ff.
— bei Schlafkrankheit II 936
—, Schlagvolumen s. u. Herzschlagvolumen
— bei Schenkelblock II 316ff.
— und Schock I 959ff., 965ff., 968ff., 976, 982ff., 987ff., *1019*ff., *1110*ff.; III 692; IV 600ff.
— und Sedativa I 419ff.
— und Serotonin V 184ff.; VI 529
— bei Sepsis II 903ff.
—, Septation, Begriff III 3
— bei Sheehan-Syndrom V 799; IV 342ff.
— bei Sichelzellanämie IV 240ff.
— bei Silikose IV 139, 167ff., 199ff., *204*ff., *214*ff.
— und Simmonds-Syndrom IV 342ff.
— bei Sinuauriculärblock II 193ff.
— bei Sinusarrhytmie II 19ff.
— bei Sinusextrasystolie II 32ff., 35ff., *45*ff.
— bei Sinusrhythmus II 3ff.
— bei Situs inversus III 12, 47, *75*ff.
— bei Sklerodermie II 989ff.; IV 61ff., 81, 140ff., 197ff„ 200ff.
— bei Sportherz I 734ff., 916ff.

Herz und Substanz P V 204ff.
— und Sympathektomie V 474ff.
— bei Sympathicotonie IV 721ff.
— und Sympathin V 167
— und Synkardialmassage VI 150ff.
— bei Tachykardie I 345; II 7ff., *127*ff., *132*ff., *150*ff., 166ff.; III 842ff.
— bei Taussig-Bing-Komplex III 39, *508*ff.
— bei Tetanie IV 448ff.
— und Tetrachlorkohlenstoff III 891
— bei Thalliumvergiftung V 773ff.
— bei Thorakoplastik IV 140ff., *221*ff.
— und Thoraxdeformation IV 61ff., 140ff., 167ff., 181ff., 221ff., *229*ff.
— bei Thrombophlebitis VI 491ff.
— und Thyreoidea I 41, 44, 46, 154, 173, 253, 403, 461, 471, 500, 503, 598ff., 787; II 5, 10, 18, 21, 44, 71, 103, 114, 130, 248, 357, 383, 394, 402; III 697ff.; IV *316*ff.; V 40, 224, 353, 382
— und Thyreoidea-Hemmung I 598ff.
—, Tonus s. u. Herztonus
—, Torsion, Begriff III 3
— bei totalem Block II 228ff.
— bei Toxoplasmose II 933ff.
— und Training I 9; II 16
— bei Transposition der Aorta und Pulmonaris III 45ff., 497ff.
— bei Transposition der Vena pulmonaris III 277ff.
— bei Transposition der Venen III 51
— und Trauma II 1087; III 900ff.
— bei traumatischem Schock I 965ff., 1034
— bei Trichinose II 938ff.
— und Trichloräthylen III 891ff.
— bei Tricuspidalatresie III 25, 395ff.
— bei Tricuspidalinsuffizienz II 1505ff.
— bei Tricuspidalstenose III 23ff.
— bei Trigeminie II 32ff., 58
— bei Truncus arteriosus communis persistens III 29ff., 532, 536ff.

Herz bei Tuberkulose II 871, 874ff., 941ff., 1077ff.; IV 62, 77, 81, 139ff., 167ff., 197ff., 204ff., *221*ff.
— bei Tularämie II 874, 909
— bei Tumormetastasen IV 237ff.
— bei Typhus II 905ff.
— und Tyramin V 179
—, Umformungszeit I 15ff.
— bei Umkehr-Extrasystolie II 309ff.
— bei Umkehrrhythmus II 309ff.
— bei urämischer Perikarditis II 1082
— bei Vagotonie IV 721ff.
— und Vagotonin V 207ff.
— bei Valsalva-Versuch IV 775ff.
— bei Varicellen II 923; IV 543
— und Varicosis VI 517ff.
— und Variola II 923
— und Vasodepressor material V 230
— bei vegetativer Labilität IV *704*ff., 732ff.
— bei Vena-cava-Anomalie III 17, 513ff., 515ff.
— und Vena-cava-inferior-Ligatur I 596ff.
— und Venendruck I 98ff.; VI 68
— und Venensystem I 83ff., 98ff.
— bei Ventrikelseptumdefekt III 60ff., 217ff.
— und Veratrumalkaloide V 555ff., 592ff
— bei Verbrennungsschock I 968ff., 1111
— bei vereiteltem doppelseitigem Schenkelblock II 363
— bei Vergiftungen I 32; III 873ff.; IV 827; V 807ff.
— bei Verspätungskurven II 373ff.
— bei Verzweigungsblock II 316ff., 369ff.
— und Vitalkapazität I 179ff.
— bei Volumenbelastung I 887ff.
—, Volumenhypertrophie I 753ff.
— bei Vorhofanomalie III 19ff.
—, bei Vorhofextrasystolie II 32ff., 35ff., *47*ff.
— bei Vorhofflattern II 78ff., 86ff., 103ff. s. a. dort
— bei Vorhofflimmern II 78ff., 86ff., 103ff. s. a. dort

Herz bei Vorhofseptumdefekt III 58ff., 249ff.
—, Wachstum I 724ff.
— und Wasserhaushalt I 2, 30, 69ff., 113ff., 129ff., 165ff., *234*ff., *255*ff., *269*ff., *280*ff., *290*ff., *299*ff., *307*ff., *323*ff., *504*ff., *515*ff.
— bei Wenckebachscher Periodik II 187ff., 213ff.
— bei Wilson-Block II 320, 330ff.
— bei Wolff-Parkinson-White-Syndrom II 378ff.
— bei Xanthomatose III 755
—, Zeitkurven I 13ff.
— und zentralnervöse Hypertonie V 159ff., 723ff.
Herzaneurysmen II 1206ff., *1250*ff.
—, akute III 1242
— bei Coronarsklerose I 756
—, Diagnose III 1253ff., 1297ff.
—, Häufigkeit III 1251
— bei Herzinfarkt III 1139ff., 1206ff., *1250*ff.
— und Herztamponade II 1044
— bei Herztrauma II 476ff.
— bei Lues II 946
— bei Myokarditis II 904, 946
— und Perikarddivertikel II 1149
—, Prognose III 1253
—, Röntgendiagnose III 1207f.
— bei Sepsis II 904
Herzangiom II 1179, *1195*ff.
Herzarbeit I 3ff.
Herzatrophie I 759ff.
— bei Addison-Syndrom I 759ff.
— bei angeborener Mitralstenose III 27
— bei Beri-Beri I 762
— bei Dystrophia musculorum progressiva II 972
— bei Dystrophie I 759ff., IV *293*ff.
— bei Hämochromatose II 965
— und Herzinsuffizienz I 759ff.
— bei konstriktiver Perikarditis II 1095ff.
— und Lebensalter IV 620ff.
— bei Mitralstenose II 1312ff.
—, Morphologie I 759ff.
— und Operabilität IV 620ff., 626
— bei Perikarditis II 1079, 1095ff.
— bei Simmonds-Syndrom IV 343

Herzatrophie bei tuberkulöser Perikarditis II 1079
Herzblock s. a. u. den einzelnen Formen
— und Adams-Stokes-Syndrom II 252ff. s. a. dort
— und Adenosin V 202
— bei Adipositas IV 383ff.
— und Adrenalin V 176
—, Ätiologie II 192ff., 223ff., 243ff.
— bei Allergie II 951
— bei Alternans II 406ff.
—, Amöbiasis II 935
—, Amyloidose II 963ff.
—, Anatomie II 192ff., 224, 248ff.
— bei angeborenem arteriovenösem Coronaraneurysma II 215
— bei angeborenem perforiertem Sinus-Valsalvae-Aneurysma III 207ff.
— bei angeborener Pulmonalinsuffizienz III 565
— bei angeborener Pulmonalstenose III 310
—, bei angeborener Tricuspidalinsuffizienz III 431
— bei angeborener Tricuspidalstenose III 412
— bei Angina pectoris III 1034
— und Antesystolie II 390
— bei Aortenaneurysma VI 447
— bei Aortenisthmusstenose III 445, 456ff.; V 756
— bei Aortenstenose II 1433, 1444ff.
— und Arrhythmie II 80ff., 84, 91ff., 96, 98, 105, 113ff., 122, 189ff., 213, 221, 231ff., 237
— und Atmung II 53
—, atrioventrikularer II 181, *208*ff., s. a. u. Atrioventrikularblock
— und Atrioventrikular-Extrasystolie II 55ff.
— und Atrioventrikular-Rhythmus II 282ff.
—, auriculärer II 181ff., 198ff.
— Austritts- II 285
— bakterielle Endokarditis II 708ff.
—, Bayley-Block II 332ff.
— bei Beriberi IV 392
—, bidirektionaler II 285
—, bilateraler ventrikulärer II 361ff.
—, Block im Block II 235, 257
— und Blutdruck V 37ff., 697ff.
Herzblock bei Blutkrankheiten IV 674
— und Bradykardie II 18ff., 185ff., 210, 217, 221, 228ff.
— und Calciumstoffwechsel II 341; IV 447ff.
— bei Canalis atrioventricularis communis III 293ff.
— bei Carcinoid II 785
— und Carotis-Sinus-Syndrom II 273ff.
— bei Chagas-Myokarditis II 932
— und Chinidin II 121, 148, 165, 183, 198
— bei Coronarinsuffizienz III 1034
— bei Cor pulmonale IV 109ff. 125, 159ff.
— bei Dermatomyositis II 992
— und Digitalis I 463, 490ff.; II 193ff., 198, 218ff., 226, 243ff., 248
— bei Diphtherie-Myokarditis II 878ff., 894ff.
— und Dissoziation II 285ff.
—, divergierender Schenkelblock II 363ff.
—, doppelseitiger Schenkelblock II 361ff.
— bei Ductus Botalli persistens II 330; III 170ff.
— bei Dystrophia myotonica II 971
— bei Dystrophie IV 297
— bei Echinokokkose II 937ff.
— bei Ebstein-Syndrom III 421ff.
—, Elektrokardiogramm bei II 208ff., 212ff., 232ff.
— bei Endokardfibrose II 788
— bei Endokarditis lenta II 708ff.
— bei endokriner Hypertonie V 657ff.
— bei essentieller Hypotonie V 786ff.
— und Extrasystolie II 30, 49ff., 51ff., 55ff., 189ff., 214ff., 228ff., 235ff., 242
— bei Fiedler-Myokarditis II 957ff.
—, fokaler II 320, *367*ff.
—, funktioneller II 209 ff.
— und Geburtsakt IV 496
—, Grade II 186ff., 210ff.
— und Gravidität IV 496
— bei Grippemyokarditis II 925
— bei Hämochromatose II 965; IV 683
Herzblock bei Heredoataxie II 973
— bei Herzinfarkt II 37ff., 232, 243ff., 348ff.; III 1175ff.
— bei Herzkatheterismus II 1259 ff.
— und Herztöne II 574ff.
— bei Herztrauma II 464ff., 498ff., 503ff., 519ff.
— bei Herztumoren II 358, 1178ff., *1182*ff.
— und „hohe Verbindungen" II 363
— bei Hypercalcämie IV 447ff.
— bei Hyperkaliämie IV 432ff.
— bei Hypertonie II 37ff.; V 657ff., 768
— bei Hyperthyreose II 248, 357, 382, 394, 402; IV *323*ff., 332
— bei Hypothyreose II 248; IV 332
— bei idiopathischer Pulmonalektasie III 369
— bei idiopathischer Herzhypertrophie II 975
— bei Infekten II 193, 217ff., 241; IV 539
—, infrafokaler II 293ff.
—, interauriculärer II 201
— und Interferenzdissoziation II 290ff.
—, intermittierender II 231ff.
— und Kaliumstoffwechsel IV 432ff.
—, Kammerextrasystolie II 32ff., 35ff., 58ff.
— und Kammerflattern II 173
— und Kammerflimmern II 173
— und Kammertachykardie II 156ff., 161ff.
— bei Karditis rheumatica II 582ff., 589ff., 616ff.
— und Kollaps I 959
—, kongenitaler II 245ff.
—, latenter II 210
— bei Leptospirosen II 905
— bei Leukämie IV 674
—, Links-Schenkelblock II 318, 325ff.
— bei Lues II 946
— bei Luftembolie IV 125
— bei Luftüberdruck IV 41
— bei Lungenembolie IV 109ff.
— bei Lungenvenentransposition III 529
— bei Lutembacher-Syndrom III 284

Herzblock bei Lymphogranulomatose IV 680
— und Magnesium-Stoffwechsel IV 457ff.
— bei Mitralinsuffizienz
— II 1422
— bei Mitralstenose II 1338ff.
—, Mononucleose II 927
— bei Myokarditis II 878ff;
— IV 539
bei Myokarditis rheumatica II 582ff., 589ff., 616ff.
— bei Myokardlues II 946
— bei Myokardsarkoidose II 947ff.
— bei Myokardtuberkulose II 943ff.
— und Noradrenalin V 176
— und Operabilität IV 628
— bei Pancarditis rheumatica II 620
— und Pararrhythmie II 285ff.
— bei Parasystolie II 297ff., 305ff.
— bei Parotitis II 928
— und paroxysmale Tachykardie II 128ff., 135, 138, 156ff., 161ff.
—, partieller I 491; II 186ff., 209, *212*ff.
—, —, und Adams-Stokes-Syndrom II 255
—, —, Ätiologie II 223ff.
—, —, Amyloidose II 963ff.
—, —, Anatomie II 224
—, —, bei Aortenstenose II 1445
—, —, und bakterielle Endokarditis II 708
—, —, bei Blutkrankheiten IV 674
—, —, und Chagas-Myokarditis II 932
—, —, und Digitalis II 218ff., 226
—, —, bei Dystrophie IV 297ff.
—, —, Elektrokardiogramm bei II 208ff., 212ff.
—, —, bei Endocarditis lenta II 708ff.
—, —, und Extrasystolie II 214, 222
—, —, bei Fiedler-Myokarditis II 957ff.
—, —, funktioneller II 209ff.
—, —, bei Grippemyokarditis II 925
—, —, bei Herzinfarkt III 1176
—, —, bei Herzkatheterismus II 1259ff.
—, —, bei Herztrauma II 498ff., 503ff., 519ff.
Herzblock, partieller, bei Herztumoren II 1181ff., 1183ff.
—, —, infektöser II 217, 223ff.
—, —, bei Karditis rheumatica II 582ff., 589ff., 616ff.
—, —, bei Leptospirosen II 905
—, —, bei Leukämie IV 674
—, —, bei Myokarditis II 879ff.
—, —, bei Myokarditis rheumatica II 582ff., 589ff., 616ff.
—, —, und Myokardsarkoidose II 948
—, —, und Myokardtuberkulose II 943ff.
—, —, bei Pneumonie-Myokarditis II 912
—, —, und Operabilität IV 628
—, —, bei Pancarditis rheumatica II 620
—, —, Physiologie II 209ff., 212ff.
—, —, Prognose II 223ff.
—, —, bei Roemheld-Syndrom IV 865
—, —, bei Röteln II 923
—, —, bei rheumatischem Fieber II 582ff., 589ff., 616ff.
—, —, und Sarkoidose II 948
—, —, Symptome II 221ff.
—, —, und Veratrumalkaloide V 559
—, —, Vorkommen II 223ff.
—, Pathologie II 209ff., 212ff., 224, 248ff.
—, sinoauriculärer II 181ff., *192*ff., 198ff.
—, —, Ätiologie II 192ff.
—, —, Anatomie II 198ff.
—, —, bidirektionaler II 285ff.
—, —, und Chinidin II 198
—, —, und Digitalis II 193ff., 198
—, —, Elektrokardiogramm bei II 194ff.
—, —, infektiöser II 193
—, —, Mechanismus II 192ff.
—, —, Pathologie II 179ff., 198ff.
—, —, Physiologie II 179ff., 198ff.
—, —, Prognose II 198
—, —, Symptome II 194ff.
—, —, Therapie II 198
—, —, toxischer II 192
—, —, umschriebener II 198ff.
—, —, Vorkommen II 193ff.
—, sinu-caudaler II 202
—, sinu-linksauriculärer II 201
—, sinu-kranialer II 201ff.
Herzblock, sinu-rechtsauriculärer II 201
— bei Sklerodermie II 990
— bei Sportherz I 946
—, subtotaler II 188, 213ff.
—, Symptome II 192ff., 221ff., 228ff.
— und Tachykardie II 1ff., 7ff., 128ff., 135, 138, 156ff., 161ff.
— bei Transposition der Aorta und Pulmonalis III 503ff.
—, Therapie II 250ff.
— und Thyreoidea II 348, 357, 382, 394, 402; IV *323*ff., *332*ff.
—, totaler I 491; II 186ff., 188, *227*ff. s. a. unter atrioventricularer, totaler
—, —, und Adams-Stokes-Syndrom II 252ff.
—, —, Ätiologie II 243ff.
—, —, Anatomie II 248ff.
—, —, bei Aortenstenose II 1433, 1445
—, —, bei bakterieller Endokarditis II 708
—, —, Blutdruck bei V 768
—, —, bei Blutkrankheiten IV 674
—, —, und Carotis-Sinus-Syndrom II 273ff.
—, —, und Chagas-Myokarditis II 932
—, —, und Digitalis II 243, 248
—, —, bei Diphtherie-Myokarditis II 878ff., 896ff.
—, —, und doppelseitiger Schenkelblock II 361
—, —, bei Dystrophia myotonica II 971
—, —, bei Echinokokkose II 937ff.
—, —, Elektrokardiogramm bei II 232ff.
—, —, bei Endocarditis lenta II 708ff.
—, —, und Extrasystolie II 228ff., 235ff., 242
—, —, bei Fiedler-Myokarditis II 957ff.
—, —, bei Grippemyokarditis II 925
—, —, und Hämochromatose II 965; IV 683
—, —, bei Herzinfarkt III 1175ff.
—, —, bei Herzkatheterismus II 1259ff.
—, —, und Herztöne II 577ff.
—, —, bei Herztrauma II 464, 499ff., 519ff.

Herzblock, totaler, bei Herztumoren II 243ff., 246ff., 1178ff., 1183ff.
—, —, Hypertonie bei V 768
—, —, bei Hypothyreose II 248; IV 332
—, —, infektiöser II 241
—, —, intermittierender II 231ff.
—, —, bei Karditis rheumatica II 616ff.
—, —, bei Kollagenosen II 990
—, —, kongenitaler II 245ff.
—, —, bei Leptospirosen II 905
—, —, bei Leukämie IV 674
—, —, bei Lymphogranulomatose IV 680
—, —, und Masern II 922
—, —, bei Myokarditis II 878ff.
—, —, bei Myokarditis rheumatica II 616ff.
—, —, bei Myokardsarkoidose II 947ff.
—, —, bei Myokardtuberkulose II 944
—, —, und Operabilität IV 628
—, —, bei Pancarditis rheumatica II 620
—, —, Pathologie II 248ff.
—, —, permanenter II 231ff.
—, —, bei Pneumonie-Myokarditis II 911ff.
—, —, Prognose II 249ff.
—, —, reflektorischer II 247ff.
—, —, bei Reticulosarkom IV 678
—, —, bei rheumatischem Fieber II 616ff.
—, —, bei Röteln II 923
—, —, Sarkoidose II 947ff.
—, —, bei Scharlach-Myokarditis II 902ff.
—, —, bei Sklerodemie II 990
—, —, Symptome II 228ff.
—, —, Therapie II 250ff.
—, —, und Thyreoidea II 248
—, —, toxischer II 241
—, —, transitorischer II 231ff.
—, —, bei Tuberkulose II 944
—, —, und Veratrumalkaloide V 559
—, —, bei Vorhofseptumdefekt III 265ff.
—, —, Vorkommen II 242ff.
—, —, mit Wenckelbachscher Periodik II 187, 195, 213ff.
—, toxischer II 193, 217, 223ff., 241
—, —, bei Periarteriitis nodosa II 987ff.
Herzblock, toxischer, und Periinfarktion-Block II 368
—, —, permanenter II 231ff.
—, —, bei Phäochromocytom V 657ff.
—, —, Physiologie II 192ff., 209ff., 212ff., 227ff.
—, —, bei Pneumonie-Myokarditis II 911ff.
—, —, bei posttachykardem Syndrom II 167ff.
—, —, bei Posturalhypotension IV 739
—, —, bei primärer chronischer Polyarthritis II 993
—, —, Prognose II 223, 249ff.
—, —, und Pulmonalektasie III 369
—, —, reflektorischer II 247ff.
—, —, bei Reticulosarkom IV 678
—, —, retrograder II 282, 285ff.
—, —, bei rheumatischem Fieber II 582ff., 589ff., 616ff.
—, —, bei Roemheld-Syndrom IV 865
—, —, und Röteln II 923
—, —, und Sarkoidose II 947ff.
—, —, bei Scharlach-Myokarditis II 901
—, —, und Schenkelblock s. dort
—, —, bei Schlafkrankheit II 936
—, —, und Schock I 959
—, Toxoplasmose II 934
— bei Trichinose II 939
— bei Tricuspidalatresie II 354ff.; III 401ff.
— bei Tricuspidalinsuffizienz II 1508ff.
—, Tuberkulose II 943ff.
—, Typen II 181, 187ff.
— bei Umkehr-Extrasystolie II 309ff.
— und Umkehrrhythmus II 309ff.
—, unindirektionaler II 190, 285
— bei Ventrikelseptumdefekt III 232
—, vereitelter doppelseitiger Schenkelblock II 363
— und Vorhofextrasystolie II 49ff., 52ff.
— und Vorhofflattern II 84, 92, 96, 98, 105, 113ff., 189ff.
— und Vorhofflimmern II 80ff., 84ff., 91ff., 105, 113ff., 122, 189ff.
Herzblock bei Vorhofseptumdefekt II 359; III 249, 264ff., 565ff.
—, Vorkommen II 193ff., 223ff., 242ff.
—, Verzweigungsblock II 320ff., 369ff.
— und Wenckebachsche Perioden II 187, 213ff.
—, Wilson-Block II 320, 330ff.
— und Wolff-Parkinson-White-Syndrom II 390
Herzbucht s. u. Herztaille
Herzdämpfung bei Perikarditis II 1045ff.
Herzdekompensation s. a. u. Herzinsuffizienz
— und Aldosteron V 711
— bei Anämie IV 652ff., *656*ff.
— und Anaesthesie IV 612
— bei Aneurysmen, arteriovenöse V 76ff.
— bei angeborenen arteriovenösen Fisteln VI 470
— bei angeborenem perforiertem Sinus-Valsalvae-Aneurysma III 206ff., 211
— bei angeborener Pulmonalstenose III 302ff., 325
— bei Aorteninsuffizienz II 1457ff.; V 768
— bei Aortenisthmusstenose III 452ff., 469ff.
— bei Aortenstenose II 1447
— bei Aortitis luica II 782
— und Aortographie VI 135ff.
— bei arteriovenösen Fisteln VI 470, 473ff.
— und Atmung IV 37
— und Balneotherapie V 591ff.
— und Blutdruck V 369, 375, 382ff.; V 658, 796
— bei Blutkrankheiten IV 652ff., *656*ff., 672
— und Calciumstoffwechsel IV 454
— und Cor pulmonale IV 95, 139ff., 170ff.
— bei Diphtherie-Myokarditis II 893ff.
— bei Ductus Botalli persistens III 164
— bei Endocarditis lenta II 705ff., *709*ff.
— bei Endocarditis luica II 782
— bei endokriner Hypertonie V 658
— bei essentieller Hypertonie V 369, 375, 382ff.
—, Extrasystolie bei II 37ff.
— und Geburtsakt IV 485ff.

Herzdekompensation und Gravidität IV 486ff.
— bei Hämochromatose IV 685
— und Herzform I 897ff.
— und Herzfrequenz II 11
— und Herzgröße I 897ff.
— bei Herzklappenfehler II 1298
— bei Herztrauma II 464ff., 497ff.
— und Höhenadaptation IV 37
— bei Hyperthyreose V 770
— und Hypertonie V 369, 375, 382ff., 632ff., 658
— bei Hypocalcämie IV 448
—, Hypotonie bei V 796
— bei Infektionskrankheiten IV 555ff.
— bei Karditis rheumatica II 581ff., 631ff.
— und Klima IV 37
— bei kombiniertem Mitral-Aortenfehler II 1479ff.
— bei kombiniertem Mitralfehler II 1409
— bei Leukämie IV 672
—, Links- s. u. Linksdekompensation
— und Luftdruck IV 37
— und Lungenembolie IV 95
— bei maligner Hypertonie V 632ff.
—, Mechanismus V 382ff.
—, Minus-Dekompensation s. dort
— bei Mitralfehler II 1298
— bei Mitralinsuffizienz II 1408ff., 1411ff.
— bei Mitralstenose II 1369ff., 1381ff.
— und Myokarditis II 885ff.
— und Narkose IV 615ff.
— und Operabilität IV 631ff.
— und paroxysmale Tachykardie II 134
— bei Perniciosa IV 652ff., 656ff.
— bei Phäochromocytom V 658
—, Plus-Dekompensation s. s. dort
— bei Pneumokoniose IV 204ff.
—, Rechts- s. u. Rechtsdekompensation
— bei rheumatischem Fieber II 581ff., 631ff.
— und Sauerstoffmangel IV 37
— bei Silikose IV 204ff.
— und Tachykardie II 134ff.
— bei Tetanie IV 448
— und Tricuspidalinsuffizienz II 1504ff., 1506ff.
Herzdekompensation bei Truncus arteriosus communis persistens III 535ff.
— bei Vena-cava-Anomalie III 17
—, Venendruck bei VI 68
— bei Vorhofflimmern II 86ff.
Herzdilatation, akute traumatische II 464ff., 497ff.
— bei allergischer Myokarditis II 953ff.
— bei Anämie IV 652ff., *656*ff.
— bei angeborenem, arteriovenösem Coronaraneurysma III 214
— bei angeborenem Herzfehler III 137ff., 444
— bei angeborener Mitralstenose III 27
— bei angeborenem perforiertem Sinus-Valsalvae-Aneurysma III 212
— bei angeborener Pulmonalinsuffizienz III 565
— bei angeborener Pulmonalstenose III 311
— bei angeborener Tricuspidalinsuffizienz III 429ff.
— bei Angina tonsillaris II 912
— bei Ankylostoma II 939
— bei Aorteninsuffizienz II 1460ff., 1463ff.
— bei Aortenisthmusstenose III 452ff.
— bei Aortopulmonalseptumdefekt III 199ff.
— und Arbeitsbelastung I 868ff.
— bei arteriovenösen Fisteln VI 475ff.
— bei arteriovenöser Lungenfistel III 393
— und Atmung IV 21ff.
— bei bakterieller Endokarditis II 741ff.
—, barogene IV 87
— bei Beriberi I 762; IV 390ff.
— bei Blutkrankheiten IV 652ff., *656*ff., 672
— bei Canalis atrioventricularis communis III 294
— bei Carcinoid II 784
— bei Chagas-Myokarditis II 931
— und Chinidin II 118, 123
— bei Coma diabeticum IV 376ff.
— bei Coronargefäßmißbildungen III 568ff.
— bei Cor pulmonale IV 59ff., 87ff., 152ff.
— bei Cor triatriatum III 554
— bei Cossio-Syndrom III 59
Herzdilatation bei Diabetes mellitus IV 376ff.
— bei Diphtherie-Myokarditis II 893ff.
— bei Ductus Botalli persistens III 183
— bei Dystrophia musculorum progressiva II 972
— bei Dystrophie IV 307
— bei Ebstein-Syndrom III 421ff.
— bei Eisenmenger-Komplex III 38
— und Embolie VI 361ff.
— bei Endangitis obliterans VI 287
— bei Endocarditis acuta II 726ff.
— bei Endocarditis bactericides II 726ff.
— bei Endocarditis lenta II 707ff.
— bei Fallotscher Tetralogie III 36ff.
— bei Fettembolie IV 134ff.
— bei Fiedler-Myokarditis II 955ff.
— bei Fleckfieber II 907
— bei Fokaltoxikose II 912
— bei Fruchtwasserembolie IV 137ff.
— bei Gefäßmißbildungen III 393
— und Gravidität IV 492ff., 498
— bei Hämochromatose II 964; IV 682ff.
— bei Hepatitis II 929
— bei Heredoataxie II 973
— und Herzhypertrophie I 7, 744ff.
— und Herzinfarkt III 1147ff.
— bei Herzinsuffizienz I 706ff., 744ff., 766
— bei Herzklappenfehler II 1298
— und Herztonus I 874ff.
— bei Herztrauma II 464ff., 497ff., 509ff., 520ff.
— und Höhenadaptation IV 21ff.
— bei Hyperthyreose IV 316ff.
— bei Hypokaliämie IV 421ff., 427
— bei Hypothyreose IV 331ff.
— bei Infektionskrankheiten IV 540
— bei Kala-Azar II 936
— und Kammertachykardie II 162
— bei Karditis rheumatica II 575ff., 631ff.
— und Klima IV 21ff.
— bei Kollagenosen II 989ff.

Herzdilatation bei Leptospirosen II 905
— bei Leukämie IV 672
—, Linksverspätung bei II 374
— und Luftdruck IV 21ff.
— bei Luftembolie IV 124ff.
— bei Luftüberdruck IV 39ff.
— bei Lungenembolie IV 98ff., 105ff.
— bei Lungenkreislauf IV 59ff., 87ff.
— bei Lutembacher-Syndrom III 58
— bei Lymphogranulomatose IV 680
— und Malaria II 935
— bei Marfan-Syndrom III 490ff.
— bei Masern IV 543
— bei Mitralfehler II 1298
— bei Mitralinsuffizienz II 1405ff.
—, myogene I 872, 897
—, —, bei angeborenem Herzfehler III 137ff.
—, —, bei Myokarditis II 885ff.
—, —, bei Vorhofseptumdefekt III 267ff.
—, Myokard bei I 706ff., 744ff.
— bei Myokarditis II 885ff.; IV 540, 928
— bei Myokarditis rheumatica II 575ff.
— bei Myokardose nach Gravidität IV 498
— und Parasystolie II 303
— bei Parotitis II 928
— bei paroxysmaler Tachykardie II 132ff., 162ff.
— bei Perniciosa IV 652ff., 656ff.
— bei Pneumokoniose IV 204ff.
— bei Pneumonie-Myokarditis II 911
— bei Poliomyelitis II 916ff.; IV 540
— bei Pulmonalaneurysma VI 466
— bei Pulmonalstenose, angeborene III 36ff.
— und Rechts-Schenkelblock II 340
—, Rechtsverspätung bei II 374
—, regulative I 871, 919, 943
— bei rheumatischem Fieber II 575ff., 631ff.
— bei Rickettsiosen II 907
— bei Sauerstoffmangel VI 21ff.
— bei Scharlach-Myokarditis II 900ff.
Herzdilatation und Schenkelblock II 320ff., 340
— bei Sichelzellanämie IV 240ff.
— bei Silikose IV 204ff.
— bei Sklerodermie II 989ff.
— und Sportherz I 868ff., 919, 943ff.
— und Sympathektomie V 477ff.
— bei Tachykardie II 132ff., 162ff.
— bei Taussig-Bing-Komplex III 39
— bei Thoraxdeformation IV 229ff.
— und Thyreoidea IV 316ff., 331ff.
—, tonogene I 872, 894; IV 97
—, —, antereismogene I 894
—, —, plesmogene I 894
—, traumatische II 464ff., 497ff.
— bei Trichinose II 939
— bei Tricuspidalatresie III 23
und Tricuspidalinsuffizienz II 1504ff.
— bei Typhus-Myokarditis II 906
— bei Ventrikelseptumdefekt III 221ff.
—, Verspätungskurven bei II 374
— bei Volumenbelastung I 888ff.; III 136ff.
— bei Vorhofseptumdefekt III 58, 267ff.
Herzdivertikel III 12ff., 592ff.
—, Ätiologie III 592
—, Anatomie III 592ff.
—, Elektrokardiogramm bei III 593
—, Physiologie III 593
—, Prognose III 594
—, Röntgendiagnose III 593ff.
—, Symptome III 593
—, Therapie III 595
Herzextrakte s. a. u. den einzelnen Präparaten
— bei Angina pectoris III 1388
— bei Coronarinsuffizienz III 1388
— bei Gefäßkrankheiten VI 185
— bei Herzinfarkt III 1388
— bei Herzinsuffizienz I 602
— bei vegetativer Labilität IV 849
Herzfehler s. u. Herzklappenfehler
—, angeborene III *1*ff., s. a. u. den einzelnen Formen
—, —, Ätiologie III 108ff.
—, —, Anatomie III 1ff.
Herzfehler, angeborene, und angeborene arteriovenöse Fisteln VI 470
—, —, und Antesystolie II 394
—, —, und Aortenaneurysma VI 446
—, —, und Aortenhämatom, intramurales VI 456
—, —, und Aorteninsuffizienz II 1454, 1472
—, —, und Arrhythmie II 103
—, —, und Atmung I 193; IV 37
—, —, und Atrioventricularblock II 232, 243ff.
—, —, bei bakterieller Endokarditis II 667ff., 684ff., 689ff., 701ff., 741, 770ff.
—, —, Blutdruck bei V 753ff.
—, —, und Blutdruckmessung V 7
—, —, und Blutmenge I 160
—, —, und Bronchialkreislauf IV 78
—, —, und Capillarektasien VI 530
—, —, und Carcinoid II 782ff., 784
—, —, und Cor pulmonale IV 232
—, —, und Cyanose I 233ff.; III *105*ff., 144ff.; VI 530
—, —, als Druckbelastung I 884ff.
—, —, und Dyspnoe III 150ff.
—, —, Einteilung III 106ff.
—, —, und Embolie III 123ff.; VI 361
—, —, und Endangitis obliterans VI 294
—, —, und Endokardfibrose II 789; III 27, *82*ff.
—, —, und Endokarditis III 23, 117, *119*ff., 154; IV 491ff.
—, —, und Endokarditis lenta II 667ff., 684ff., 689ff., 701ff., 770ff.
—, —, und Endokarditis serosa II 773ff.
—, —, und Endokardsklerose III 82
—, —, und Endomyokardfibrose III 82ff.
—, —, Entwicklungsgeschichte III 1ff., 80ff.
—, —, und Extrasystolie II 36
—, —, und Fibroelastose II 789, III 83
—, —, und Gefäßkrankheiten VI 294
—, —, Genese III 80ff.

Herzfehler, angeborene, Geschlechtsverteilung III 108
—, —, und Graviditätstoxikose IV 491 ff.
—, —, Häufigkeit III 107 ff.
—, —, Heredität III 81, *84* ff., *108* ff.
—, —, und Herzblock II 232, 243 ff.
—, —, Herzform bei I 884 ff.
—, —, Herzgröße bei I 884 ff.
—, —, Herzhypertrophie bei I 736 ff.; III 23
—, —, und Herzinsuffizienz III 143 ff.
—, —, und Herzklappenfehler II 1295 ff.
—, —, und Hirnbasisaneurysma VI 464
—, —, und Höhenadaptation IV 37
—, —, Hypertonie bei V 753 ff.
—, —, und idiopathische Herzhypertrophie II 974
—, —, und Kammertachykardie II 150 ff.
—. —, und Klima IV 37
—, —, und Körperentwicklung III 131 ff.
—, —, Komplikationen III 119 ff., 154
—, —, und Kreislaufzeit I 170
—, —, und Lebensalter III 107 ff., 117 ff.
—, —, und Links-Schenkelblock II 356 ff.
—, —, und Luftdruck IV 37
—, —, Lunge bei III 77 ff.
—, —, und Lungenkreislauf IV 78
—, —, und Lymphangiom VI 617
—, —, bei Marfan-Syndrom III 491 ff.
—, —, und Mißbildungen III 11, 81 ff., *113* ff., *118* ff.
—, —, und Mitralfehler II 1295 ff.
—, —, Myokard bei I 736 ff.
—, —, und Narkose IV 615
—, —, und Operabilität IV 631
—, —, und paroxysmale Tachykardie II 150 ff.
—, —, Pathologie III 1 ff.
—, —, Periarteriitis nodosa VI 310
—, —, Physiologie III 136 ff.
—, —, Polyglobulie bei III 123 ff., *144* ff.; IV 659
—, —, und Postcommissurotomie-Syndrom II 1394
Herzfehler, angeborene, pulmonale bei II 204
—, —, Prognose III 117
—, —, und Pulmonalaneurysma VI 466
—, —, und Pulmonalsklerose IV 243 ff.
—, —, und Rechts-Schenkelblock II 330, 352 ff., 356 ff.
—, —, Rechtsverspätung bei II 374
— — und Reizleitungsstörung II 232, 243 ff.
—, —, Röntgendiagnose I 810
—, —, Sauerstoffmangel IV 37
—, —, und Schenkelblock II 330, 352 ff., 356 ff.
—, —, und Serotonin II 784
—, —, und Tachykardie II 150 ff.
—, —, Therapie, allgemeine III 153 ff.
—, —, und Thrombose III 19, 73, *123* ff.
—, —, und totaler Block II 232, 243 ff.
—, —, und Toxoplasmose II 933 ff.
—, —, und Trommelschlegelfinger III 81, 144 ff., *151* ff.
—, —, und Tuberkulose III 77, 109, 114, *125* ff., 277
—, —, Umkehrextrasystolie bei II 315
—, —, Umkehrrhythmus bei II 315
—, —, Verspätungskurven bei II 374
—, —, als Volumenbelastung I 887 ff.
—, —, und Vorhofflattern II 103 ff.
—, —, und Vorhofflimmern II 103 ff.
—, —, und Wilson-Block II 356 ff.
—, —, Wolff-Parkinson-White-Syndrom II 394
Herzfibrom II 1197
Herzform I *801* ff.
— bei Addison-Syndrom V 797
— bei Anämie IV 652 ff.
— bei Aneurysmen, arteriovenösen V 769 ff.
— bei angeborener Aortenstenose III 434 ff., 436 ff.
— bei angeborenem arteriovenösem Coronaraneurysma III 214
— bei angeborenem Herzfehler I 884 ff.; III 139 ff.
Herzform bei angeborener Mitralstenose II 550
— bei angeborenem perforiertem Sinus-Valsalvae-Aneurysma III 208
— bei angeborener Pulmonalinsuffizienz III 565
— bei angeborener Pulmonalstenose III 298 ff., 311 ff.
— bei angeborener Tricuspidalinsuffizienz III 429 ff.
— bei angeborener Tricuspidalstenose III 412 ff.
— bei Angina pectoris III 1052 ff.
— und Angina tonsillaris II 914
— bei Aortenatresie III 561 ff.
— bei Aorteninsuffizienz II 1463 ff.
— bei Aortenisthmusstenose I 886 ff.; III 452 ff.; V 755 ff.
— bei Aortenstenose II 1437 ff.
— bei Aortitis luica VI 356 ff.
— bei Aortopulmonalseptumdefekt III 198 ff.
— und Arbeitsbelastung I 865 ff.
— bei arteriovenösen Fisteln VI 475 ff.
— bei arteriovenösen Lungenfisteln III 386 ff.
— und Belastung IV 765 ff.
—, „Bocksbeutelform“ II 619
— und Botalli III 140
— und Blutdruck V 658
— bei Blutkrankheiten IV 652 ff.
— bei Canalis atrioventricularis communis III 293 ff.
— nach Commissurotomie II 1400 ff.
— bei Coronargefäßmißbildungen III 568 ff.
— und Coronarinsuffizienz III 1052 ff.
— bei Cor pulmonale IV 141 ff., 151 ff., 178 ff.
— bei Cor triatriatum III 554
— bei Cor triloculare biatriatum III 542 ff.
— bei Dextrokardie III 578
— bei Druckbelastung I 884 ff.
— bei Ductus Botalli persistens I 887; III 157, *171* ff.
— bei Dystrophie IV 294 ff.
— bei Ebstein-Syndrom III 417 ff., 427
— bei Echinokokkose II 938
— bei endokriner Hypertonie V 658

Herzform bei Fallotscher Tetralogie III 338ff., 344ff.
— bei Fiedler-Myokarditis II 956ff.
— und Fokaltoxikose II 914
— und Gefäßmißbildungen III 386, 568ff.; IV 475
— bei Glykogenose II 966
— bei Gravidität IV 484, 488ff.
— bei Herzinfarkt III 1049ff., 1147ff.
— und Herzinsuffizienz I 895ff.
— bei Herzklappenfehlern I 884ff.
— und Herztonus I 875
— bei Hyperthyreose IV 324
— bei Hypertonie V 658
— idiopathische Pulmonalektasie III 369ff.
— bei Karditis rheumatica II 619
— bei Kollagenosen II 990
— bei kombiniertem Mitral-Aortenfehler II 1478ff.
— bei konstriktiver Perikarditis II 1105
— bei Lävokardie III 590ff.
— bei Lungenemphysem IV 178ff.
— bei Lungenvenentransposition III 523
— bei Mitralatresie III 558
—, mitrale I 121, 885
— bei Mitralinsuffizienz II 1405ff., 1411ff.
— bei Mitralstenose II 1311ff., 1343ff.
— bei Myokarditis II 887ff.
— und Orthostase IV 729ff.
— bei Perikarditis II 1045ff., 1082
— bei Perikarditis rheumatica II 619
— bei Perikardtumoren II 1182
— bei Perniciosa IV 652ff.
— bei Phäochromocytom V 658
— und Pulmonalarterienaplasie III 381
— bei Pulmonalatresie III 367
— bei Pulmonalektasie III 369ff.
— bei Pulmonalstenose I 884
— bei rheumatischem Fieber II 619
—, Röntgendiagnose I 801ff.
— bei Sklerodemie II 990
bei Sportherz I 867ff.
— bei Taussig-Bing-Komplex III 504
— bei Thoraxdeformation IV 229
Herzform und Thyreoidea IV 324
— und Training I 867ff.
— bei Transposition der Aorta und Pulmonalis III 499ff.
— bei Tricuspidalatresie III 386ff., 402ff.
— bei Tricuspidalinsuffizienz II 1508
— und Tricuspidalstenose III 23ff.
— bei Truncus arteriosus communis persistens III 532, 536ff.
— bei Typhus-Myokarditis II 906
— bei urämischer Perikarditis II 1082
— bei Valsalva-Versuch I 843; IV 775ff.
— und vegetative Labilität IV 733
— bei Ventrikelseptumdefekt III 217ff., *232*ff.
— bei Volumenbelastung I 887ff.
— und Vorhofseptumdefekt I 887; III 140, 249, 266ff.
Herzfrequenz II 1ff.
— und Acetylcholin V 200
— bei Adams-Stokes-Syndrom II 251ff.
— bei Addison-Syndrom V 797
— und Adenosin V 202
— bei Adipositas II 11, 23ff.; IV 382ff.
— und Adrenalin V 167ff., 174ff.
— und Allergie III 888
— bei allergischer Myokarditis II 950ff.
—, Allorhythmie II 32ff.
— beim Alternans II 155, 161, 403ff., 408
— bei Anämie III 868ff.; IV 644 ff., 657ff.
— bei angeborenem Herzfehler III 155
— bei angeborenem perforiertem Sinus-Valsalvae-Aneurysma III 206ff.
— bei Angina pectoris III 700, 843ff., 1007ff., 1032ff.
— bei Angina tonsillaris II 914
—, Antesystolie II 27ff., 378ff., 387ff.
— bei Aortenaneurysma VI 449ff.
— bei Aortenbogensyndrom V 767; VI 378ff.
— bei Aorteninsuffizienz II 1456ff.
Herzfrequenz und Aortographie VI 135ff.
— und Arrhythmie s. a. dort II 78ff., 81, 86, 90ff., 112ff.
— und arteriovenöse Aneurysmen IV 252
— bei arteriovenösen Fisteln VI 476, 478
— und Atmung I 193, 345; II 21ff.; IV 10ff., 21ff., 27ff., 31ff., 34
— bei Atrioventrikulärblock II 209ff., 213ff., 228ff.
— bei Atrioventrikular-Dissoziation II 286ff.
— bei Atrioventrikular-Rhythmus II 278ff.
— und Atrioventrikularzeit II 210, 217
— bei auriculärer Leitungsstörung II 198ff.
—, A-V-Extrasystolie II 32ff., 35ff., *55*ff.
— bei bakterieller Endokarditis II 703, 726
— und Balneotherapie I 663ff., 677ff., 698
—, Beeinflussung II 3ff.
— bei Belastung I 856ff.; IV 765ff.
— und Benzodioxan V 493, 519
— bei Beriberi IV 390ff., 392
—, Bigeminie I 492; II 32ff., 40ff., 53, 68, 72
— und Blutdruck II 9, 11, 16; V 68ff., 148, 167ff., 200ff., 242ff., 387, 780ff., 795ff.
— und Blutkrankheiten IV 644ff., 657ff.
— und Blutmenge I 153, 345
— bei Brucellosen II 904
— und Calciumstoffwechsel IV 447ff.
— bei Canalis atrioventricularis communis III 293ff.
— und Carotissinus V 713ff.
— bei Carotissinus-Syndrom II 272ff.; V 818
— und Chagas-Myokarditis II 932
— bei Chylothorax VI 607
— und Coffein IV 826
— bei Coma diabeticum IV 375ff.
— und Commissurotomie II 1392, 1397ff.
— und Coronardurchblutung III 676, 678ff., 843ff.
— und Coronargefäße III 676, 678ff.
— bei Coronarinsuffizienz III 700, 843ff.

Herzfrequenz bei Cor pulmonale IV 104ff., 109ff., 134ff., 142ff., 214ff.
— bei Coxsackie-Infekt II 921
— bei Dermatomyositis II 991ff.
— bei Diabetes mellitus IV 375ff.
— bei Digitalis-Intoxikation I 489ff.
— bei Diphtherie-Myokarditis II 878ff., *894*ff.
— bei Ductus Botalli persistens III 182
— bei Dumping-Syndrom IV 866
— bei Dystrophia musculorum progressiva II 972
— bei Dystrophia myotonica II 970
— bei Dystrophie II 7, 18; IV *295*ff., 306ff.
— bei Ebstein-Syndrom III 420ff.
— bei Echinokokkose II 938
— bei Effort-Syndrom IV 715, 814
— bei Elektrounfall III 906ff.
— bei Encephalomyokarditis II 920
— bei Endokarditis II 703, 726ff.; IV 551ff.
— bei Endokarditis acuta II 726ff.
— bei Endokarditis bacter. II 726ff.
— bei Endokarditis lenta II 703ff.
— bei endokriner Hypertonie V 649, 657ff.
— bei Entzügelungs-Hochdruck V 148, 716ff.
— und Epilepsie IV 875ff.
— und Erythematodes II 979ff.
— bei essentieller Hypertonie V 242ff., 387
— bei essentieller Hypotonie V 786ff.
— bei experimenteller Hypertonie V 68ff., 148, 167ff., 242ff.
— und experimenteller Schock I 989ff.
— bei Extrasystolie s. dort
— und Extrasystolie II 30, 33, 34, 38
— bei Fettembolie IV 134ff.
— bei Fiedler-Myokarditis II 957ff.
— und Fleckfieber II 907
— und Fokaltoxikose II 914
— und Ganglienblocker V 492ff.
— und Geburtsakt IV 495ff.
Herzfrequenz und Genußgifte IV 826
— bei Glykogenose II 966
— und Glykoside I 419, 450ff., 461, 462, 479ff., 489ff.
— und Gravidität II 45, 115; IV 481ff., *495*ff.; V 729ff.
— und Graviditätstoxikose II 915
— bei Grippemyokarditis II 924ff.
— bei Hämochromatose II 965; IV 683
— bei Hämoperikard II 1151ff.
— bei hämorrhagischem Schock I 959, 1033
— bei Heredoataxie II 973
— bei Herzblock II 179ff., 193ff., 198ff., 209ff., 213ff., 228ff.
— und Herzgröße I 833ff.
— bei Herzinfarkt I 339, 344; III 714ff., 1081ff., *1133*ff., 1175ff., 1350ff.; V 818ff.
— bei Herzinsuffizienz I 41ff., 60ff.
— bei Herzneurose IV 820ff.
— bei Herztamponade II 1063ff.
— und Herztöne II 575ff.
— und Herztonus I 876ff.
— bei Herztrauma II 465ff., 497ff., 519ff.
— bei Herztumoren II 1180ff., *1180*ff.
— und Herzversagen I 338
— und Herzvolumen I 833ff.
— und Hirndruck V 723ff.
— bei Höhenadaptation IV 10ff., 21ff., 27ff., 31ff., 34
— und Hydralazine V 546ff.
— bei Hypercalcämie IV 447ff., 452ff.
— bei Hyperkaliämie IV 421ff., 422ff.
— bei Hypernatriämie IV 441ff., 446
— und Hypertensin V 101
— bei Hyperthyreose II 4ff., 10, 130ff.; IV 316ff., *322*ff., V 770
— bei Hypertonie V 68ff., 148, 167ff.; V 242ff., 387
— bei Hypocalcämie IV 447ff.
— bei Hypoglykämie IV 379
— und Hypokaliämie IV 422ff.
— bei Hyponatriämie I 574ff.; IV 441ff.
Herzfrequenz bei Hypothyreose II 5, 18, 248; IV 331ff.
— und Hypotonie V 780ff., 795ff.
— bei Infekten II 9ff., 150ff., 223ff.; IV 530ff., 538ff., 566ff.; V 802ff.
— bei infektiösem Schock I 984ff.
— und Insulin IV 379
— bei Interferenz-Dissoziation II 290ff.
— bei Kala-Azar II 936
— und Kallidin V 227
— und Kallikrein V 216ff., 219
— bei Kammerextrasystolie II 32ff., 35ff., *58*ff.
— bei Kammerflattern II 78ff., 171ff.
— bei Kammerflimmern II 79ff., 171ff.
— bei Kammertachykardie II 150ff., 166ff.
— und kardiogener Schock I 1025
— bei Karditis rheumatica II 574ff., 580ff., 618, 638
— und Klima IV 10ff., 21ff., 27ff., 31ff, 34
— bei Knotenrhythmus II 278ff.
— bei konstriktiver Perikarditis II 1100ff., 1120
— bei Kohlenoxyd-Vergiftung III 874ff.
— Kollagenosen II 979ff.
— und Kollaps I 959, 965ff., 976, 984ff., 987ff., 1010, *1032*ff.; II 17; IV 600ff.
— und Konstitution II 10
—, kritische I 65ff., 193, 345
— und Lebensalter IV 620ff.
— bei Leptospirosen II 905
— bei Leukämie IV 672ff.
— und Libman-Sacks-Endokarditis II 979ff.
— bei Luciani-Perioden II 27
— und Luftdruck IV 10ff., 21ff., 27ff., 31ff., 34
— und Luftüberdruck IV 39ff.
— bei Lungenembolie IV 104ff., 109ff.
— bei Lutembacher-Syndrom III 284
— bei Lymphogranulomatose IV 680
— und Magnesium-Stoffwechsel IV 456ff.
— und Masern II 922
— und Menopause IV 870
— und Mineralhaushalt II 4ff.
— und Minutenvolumen I 41ff., 345

Herzfrequenz bei Mitralinsuffizienz II 1410ff.
— bei Mitralstenose II 1321ff., 1382, 1392
— bei Mononucleose II 927; IV 543
— bei Myocarditis rheumatica II 618
— bei Myokarditis II 877ff.; IV 538ff.
— bei Myokardose I 33ff.; II 968ff.
— und Myokardsarkoidose II 947ff.
— und Myokardstoffwechsel III 683, 843ff.
— bei Myokardtuberkulose II 943ff.
— und Narkose IV 592ff., 613ff.
— und Natriumstoffwechsel IV 439ff.
— und Nebenniere II 45
— und Nervensystem I 853ff.
— und neurogene Hypertonie V 723
— und Nicotin III 879ff., 883; IV 826
— bei Nicotinallergie III 888
— und Noradrenalin V 174ff.
— und Ohnmacht IV 760ff.
— und Operabilität IV 620ff., 627ff.
— bei Operationen IV 592ff., 607ff.; V 805
— und Orthostase IV 729ff., 734ff.; V 809ff.
— bei Pancarditis rheumatica II 620
— und Pararhythmie II 285ff.
— bei Parasystolie II 27, 29ff., 298ff.
— bei paroxysmaler Tachykardie I 345; II 127ff., 150ff., 166ff.
— bei Parotitis II 928
— bei Periarteriitis nodosa II 985ff.; V 622; VI 315ff.
— bei Perikarderguß I 347
— bei Perikarditis II 1045ff., 1100ff.
— und peripherer Widerstand I 831
— bei Phäochromocytom V 649, 657ff.
— bei Phlebitis VI 491
— und Plethysmogramm VI 72
— bei Pneumokoniose IV 214ff.
— bei Pneumonie-Myokarditis II 912
— bei Poliomyelitis II 9ff., 917; IV 541; V 718ff.
Herzfrequenz bei Polygeminie II 32ff., 53
— bei Porphyrie IV 397ff.
—, postinfektiöse IV 566ff.
— bei postsynkopalem Syndrom II 261ff.
— bei posttachykardem Syndrom II 167ff.
— bei Postural hypotension IV 736ff.; V 816
— bei primärem Schock I 976
— und Psyche II 9ff.; III 861ff.
— im Puerperium IV 495ff.
— bei Pulmonalsklerose IV 245ff.
— und Purine I 547ff.
— bei Purpura rheumatica VI 565
— bei Quadrigeminie II 32ff.
— und Rauwolfia-Alkaloide V 522ff., 534, 537ff., 594
— bei Raynaud-Syndrom VI 228
— und Regelkreis IV 741ff., 756ff.
— und Regitin V 518
— bei Reizleitungsstörungen II 179ff., 193ff., 198ff., 209ff., 213ff., 228ff.
— und Renin V 101
— und respiratorische Arrhythmie II 21ff.
— und Rheogramm VI 75
— bei rheumatischem Fieber II 574ff., 580ff., 618, 638
—, Rhythmiemaß II 21ff.
— und Rhythmusstörung II 1ff.
— bei Rickettsiosen II 907
— bei Roemheld-Syndrom IV 865
— bei Sarkoidose II 947ff.
— bei Sauerstoffmangel IV 10ff., 21ff., 27ff., 31ff., 34
— bei Scharlach IV 532
— bei Scharlach-Myokarditis II 878ff., *900*ff.
— und Schenkelblock II 339ff., 371
— und Schlagvolumen I 41ff., 60ff., 345; II 9
— und Schock I 959, 965ff., 976, 984ff., 987ff., 989ff., 1010, *1032*ff.; IV 600ff.
—, Schrittmachertheorie II 4ff.
— und Serotonin V 184ff.
— bei Silikose IV 214ff.
— und Simmonds-Syndrom IV 343
— bei Sinuauricularblock II 193ff.
— bei Sinusarrhythmie II 19ff.
Herzfrequenz bei Sinusbradykardie II 14ff.
— bei Sinusextrasystolie II 32ff., 35ff., 45ff.
— bei Sinusrhythmus II 3ff.
— bei Sinustachykardie II 7ff.
— bei Sportherz I 919ff., 945
— und Substanz P V 204
— bei Sympathicotonie IV 721ff.
— und Sympathin V 167
— bei Tachykardie I 345; II 7ff., 127ff., 150ff., 166ff.; III 845
— bei Tetanie IV 448ff.
— bei Thalliumvergiftung V 773ff.
— bei Thrombophlebitis VI 491ff.
— und Thyreoidea I 41, 44, 46; II 4ff., 10, 18, *21*ff., 44, 130ff.; IV 316ff., *322*ff., 331ff.
— bei totalem Block II 228ff.
— bei Toxoplasmose II 934
— und Training II 16
— bei traumatischem Schock I 965ff., 1034
— bei Trigeminie II 32ff., 58
— und Tuberkulose II 943ff.
— bei Typhus IV 532
— bei Typhus-Myokarditis II 906
— und Tyramin V 179
— bei Umkehr-Extrasystolie II 309ff.
— bei Umkehrrhythmus II 309ff.
— bei Vagotonie IV 721ff.
— und Vagotonin V 207ff.
— bei Valsalva-Versuch IV 776ff.
— bei Variola II 923
— und Vasomotorik III 678ff.
— bei vegetativer Labilität IV 705ff., 734ff., 787ff., 800ff.
— und Venendruck I 66, 345
— und Veratrumalkaloide V 555ff., 594
— und Vergiftungen III 874; V 773ff., 807
— bei Verzweigungsblock II 371
— bei Vorhofextrasystolie II 32ff., 35ff., *47*ff.
— bei Vorhofflattern II 78ff., 86ff. s. a. dort
— bei Vorhofflimmern s. a. dort II 78ff., 86ff., 90ff., 112ff.
— bei Vorhofseptumdefekt III 261ff.
— bei Wenckebachscher Periodik II 187, 213ff.

Herzfrequenz bei Wolff-Parkinson-White-Syndrom II 378ff., 387ff.
— und zentralnervöse Hypertonie V 723ff.
Herzfüllung s.a.u. Herzvolumen
— bei Addison-Syndrom V 797
— bei angeborener Aortenstenose III 434ff., 436ff.
— bei angeborenem Herzfehler III 136ff.
— bei angeborener Pulmonalinsuffizienz III 565ff.
— bei angeborener Tricuspidalinsuffizienz III 431ff.
— bei Aorteninsuffizienz II 1454ff.
— bei arteriovenösen Fisteln VI 476
— bei Ebstein-Syndrom II 419ff.
— bei hämorrhagischem Schock I 962
— und Herzgröße I 813ff.
— bei Herzklappenfehler II 1311ff.
— bei Herztamponade II 1064ff.
— und Herztonus I 874ff.
— bei Herztumoren II 1178
— bei Hydroperikard II 1152
— und Kollaps I 962, 1011ff., 1032
— bei kombiniertem Mitral-Aortenfehler II 1478ff.
— bei konstriktiver Perikarditis II 1098ff., 1121ff.
— bei Mitralinsuffizienz II 1405ff.
— bei Mitralstenose II 1311ff., 1330ff.
— bei Myokarditis II 883ff., 889ff.
— bei Myokardtuberkulose II 942
— bei Orthostase IV 728ff., 733ff.
— und Perikard II 1037ff.
— bei Perikarditis II 1064ff., 1050ff.
— bei Perikardtumoren II 1217ff.
—, Restblutmenge I 816ff.
—, Schlagvolumen I 820
— im Schock I 962, 1011ff., 1032
— und Training I 881
— bei Tricuspidlainsuffizienz II 1508
— bei Tricuspidalstenose II 1485ff.
Herzfüllung bei Tuberkulose II 942
— bei Valsalva-Versuch I 843; IV 775ff.
— und vegetative Labilität IV 733ff.
— als Volumenbelastung I 887ff.
Herzgeräusche II 935 s.a.u. Herztöne
— bei Aktinomykose II 940
—, akzidentelle, bei Anämie IV 653ff.
—, —, bei Carditis rheumatica II 577; IV 653ff.
—, —, bei Gravidität IV 484
—, —, bei Hyperthyreose IV 324
—, —, bei Masern II 922
—, —, bei Mitralinsuffizienz II 1412ff.
—, —, bei Mononucleose II 927
—, —, bei Myokarditis II 885ff.
—, —, bei rheumatischem Fieber II 577; IV 653ff.
— bei allergischer Myokarditis II 953
— bei Amyloidose II 963ff.
— bei Anämie III 870ff.; IV 653ff.
— bei Aneurysmen III 204, 206, 214
— bei angeborener Aortenstenose III 435ff.
— bei angeborenem arteriovenösem Coronaraneurysma III 214
— bei angeborenen arteriovenösen Fisteln VI 470
— bei angeborener Mitralstenose III 549
— bei angeborener Pulmonalinsuffizienz III 564ff.
— bei angeborener Pulmonalstenose III 298, 304ff.
— bei angeborenem Sinus-Valsalvae-Aneurysma III 204ff., 206ff.
— bei angeborener Tricuspidalinsuffizienz III 431
— bei angeborener Tricuspidalstenose III 410ff.
— bei Ankylostoma II 939ff.
— bei Aortenaneurysma VI 445
— bei Aortenbogensyndrom V 767
— bei Aorteninsuffizienz II 1458ff.
— bei Aortenisthmusstenose III 445, 454ff.
— bei Aortenstenose II 1433ff.
— bei Aortitis luica VI 356
Herzgeräusche bei Aortopulmonalseptumdefekt III 195, 197ff.
— bei arteriovenöser Lungenfistel III 386ff.
—, Austin-Flintsche II 1301, 1336, *1460*ff.
— bei bakterieller Endokarditis II 690ff., *703*ff., 726ff.
— bei Beriberi IV 390ff.
— bei Bilharziose IV 239
— bei Blutkrankheiten IV 653ff., 672
— bei Canalis atrioventricularis communis III 293ff.
— bei Carcinoid II 784
— bei Coma diabeticum IV 376ff.
— nach Commissurotomie II 1399ff.
— bei Cor biloculare III 547ff.
— bei Coronargefäß-Mißbildungen III 569
— bei Cor pulmonale IV 142ff.
— bei Cor triatriatum III 554
— bei Cor triloculare biatriatum III 541ff.
— mit Crescendocharakter bei angeborener Mitralstenose III 549
—, —, bei angeborener Pulmonalstenose III 305
—, —, bei angeborener Tricuspidalstenose III 410ff.
—, —, bei Canalis atrioventricularis communis III 294ff.
—, —, bei Fallotscher Tetralogie III 339ff.
—, —, bei Lutembacher-Syndrom III 283ff.
—, —, bei Mitralinsuffizienz II 1412ff.
—, —, bei Mitralstenose II 1327
— mit Decrescendocharakter bei angeborener Pulmonalinsuffizienz III 564ff.
—, —, bei angeborener Pulmonalstenose VI 305
—, —, bei Aorteninsuffizienz II 1458ff.
—, —, bei Aortenisthmusstenose III 455
—, —, bei Canalis atrioventricularis communis III 294ff.
—, —, bei kombiniertem Mitral-Aortenfehler II 1480ff.
—, —, bei Lutembacher-Syndrom III 283ff.

Herzgeräusche mit Decrescendocharakter bei Mitralinsuffizienz II 1411ff.
—, —, bei Mitralstenose II 1327ff.
—, —, bei Ventrikelseptumdefekt III 228
—, —, bei Vorhofseptumdefekt III 262ff.
— bei Dermatomyositis II 991
— bei Diabetes mellitus IV 376ff.
—, diastolische, bei Anämie IV 654
—, —, bei angeborenem arteriovenösem Coronaraneurysma III 214
—, —, bei angeborener Mitralstenose III 549
—, —, bei angeborener Pulmonalinsuffizienz III 564ff.
—, —, bei angeborenem Sinus-Valsalvae-Aneurysma III 204ff., 206ff.
—, —, bei angeborener Tricuspidalstenose III 410ff.
—, —, bei Aortenbogensyndrom V 767
—, —, bei Aorteninsuffizienz II 1458ff.
—, —, bei Aortenisthmusstenose III 445, 454ff.
—, —, bei Aortenstenose II 1435
—, —, bei Aortopulmonalseptumdefekt III 197
—, —, bei arteriovenöser Lungenfistel III 386ff.
—, —, bei bakterieller Endokarditis II 576ff., 614ff.
—, —, bei Beriberi IV 390ff.
—, —, bei Blutkrankheiten IV 654
—, —, bei Canalis atrioventricularis communis III 293ff.
—, —, bei Carditis rheumatica II 576ff., 614ff.
—, —, nach Commissurotomie II 1399ff.
—, —, bei Cor biloculare III 547
—, —, bei Coronargefäß-Mißbildungen III 569
—, —, bei Cor pulmonale IV 142ff.
—, —, bei Cor triatriatum III 554
Herzgeräusche, diastolische, bei Cor triloculare biatriatum III 541ff.
—, —, bei Ductus Botalli persistens III 157, 165ff. 187
—, —, bei Ebstein-Syndrom III 417, 421ff.
—, —, bei Endocarditis lenta II 703ff.
—, —, bei Endocarditis rheumatica II 576ff., 614ff.
—, —, bei Erythematodes II 979ff.
—, —, bei Fallotscher Tetralogie III 340ff.
—, —, bei Gravidität IV 486ff.
—, —, bei Heredoataxie II 973
—, —, bei Herzdivertikel III 593
—, —, bei idiopathischer Herzhypertrophie II 975
—, —, bei Kollagenosen II 979ff.
—, —, bei kombiniertem Aortenfehler II 1478
—, —, bei kombiniertem Mitral-Aortenfehler II 1479ff.
—, —, bei kombiniertem Tricuspidalfehler II 1514
—, —, bei Libman-Sacks-Endokarditis II 979ff.
—, —, bei Lungenvenentransposition III 523ff., 527
—, —, bei Mitralinsuffizienz II 1414ff.
—, —, bei Mitralstenose II 1320ff., *1325*ff.
—, —, bei Myokarditis II 877ff., 885ff.
—, —, bei Pericarditis rheumatica II 619
—, —, bei peripherer Pulmonalstenose III 377
—, —, bei Pneumokoniose IV 214
—, —, bei Pulmonalatresie III 366
—, —, bei Pulmonalstenose III 377
—, —, bei rheumatischem Fieber II 576ff., 614ff.,
—, —, bei Silikose IV 214
—, —, bei Transposition der Aorta und Pulmonalis III 499
—, —, bei Trichinose II 939
Herzgeräusche, diastolische, bei Tricuspidalatresie III 401
—, —, bei Tricuspidalinsuffizienz II 1508
—, —, bei Tricuspidalstenose II 1492ff.
—, —, bei Truncus arteriosus communis persistens III 535ff.
—, —, bei Ventrikalseptumdefekt III 217ff., 229
—, —, bei Vorhofseptumdefekt III 262ff.
— bei Ductus Botalli persistens III 157, 165ff., 187
— bei Dystrophia musculorum progressiva II 972
— bei Dystrophia myotonica II 971
— bei Dystrophie IV 297
— bei Ebstein-Syndrom III 417, 420ff.
— bei Encephalomyokarditis II 920
— bei Endokardfibrose II 787
— bei Endokarditis II 551ff., 576ff., 614, 690ff., 703ff., 726ff., 780, 787, 979; IV 551
— bei Endokarditis acuta II 726ff.
— bei Endokarditis lenta II 690, 703ff.
— bei Endokarditis parietalis fibroplastica II 787
— bei Endokarditis rheumatica II 576ff., 614ff.
— bei Endokarditis tuberculosa II 780
—, Entstehung II 574ff.
— bei Erythematodes II 979ff.
— bei Fallotscher Tetralogie III 329ff., 338
— bei Foramen ovale persistens III 262
— bei Gefäßkrankheiten VI 356
— bei Gefäßmißbildungen III 214, 382, 470, 569
—, Graham-Shellsche II 1335
— bei Gravidität IV 484
— bei Hepatitis II 929
— bei Heredoataxie II 973
— bei Herzdivertikel III 593
— bei Herzinfarkt II 1083; III 1139ff.
— bei Herztrauma II 503ff., 509ff.
— bei Herztumoren II 1179ff., 1187ff.
—, holosystolische, bei Fallotscher Tetralogie III 329ff., 339ff.

Herzgeräusche, holosystolische, bei Herzinfarkt III 1140ff.
—, —, bei kombiniertem Mitralfehler II 1426
—, —, bei Mitralinsuffizienz II 1412ff.
—, —, bei Ventrikelseptumdefekt III 228
— bei Hyperthyreose IV 324
— bei Hypokaliämie IV 421
— bei idiopathischer Herzhypertrophie II 975
— bei idiopathischer Perikarditis II 1074
— bei idiopathischer Pulmonalektasie III 369
— bei Karditis rheumatica II 575ff., 614, 619
— bei Kavernomen VI 598
—, „Klick", bei konstriktiver Perikarditis II 1121
—, —, bei Mitralinsuffizienz II 1412ff.
—, —, bei Perikarditis II 1062ff., 1121
— bei Kollagenosen II 979ff.
— bei kombiniertem Aortenfehler II 1478ff.
— bei kombiniertem Mitral-Aortenfehler II 1426, 1478ff.
— bei kombiniertem Mitralfehler II 1426
— bei kombiniertem Tricuspidalfehler II 1514
— bei konstriktiver Perikarditis II 1102, 1121
— bei Leukämie IV 672
— bei Libman-Sacks-Endokarditis II 745, 979ff.
—, Littensche IV 105
—, „Lokomotivgeräusch" II 619
—, —, bei Aortenaneurysma VI 445
—, —, bei konstriktiver Perikarditis II 1121ff.
—, —, bei Ductus Botalli persistens III 157, 166
—, —, bei Perikarditis II 1060ff., 1069ff., 1121ff.
—, —, bei rheumatischem Fieber II 1069ff.
—, —, bei Vorhofseptumdefekt III 262ff.
— bei Lues VI 356
— bei Luftembolie IV 124ff.
— bei Lungenembolie IV 105
— bei Lungenvenentransposition III 523ff., 527
— bei Lutembacher-Syndrom III 283ff.
Herzgeräusche bei Lymphogranulomatose IV 680
— bei Malaria II 935
— „Maschinengeräusche" s. u. „Lokomotivgeräusch"
— bei Masern II 922
— bei Mitralatresie III 558
— bei Mitralinsuffizienz II 1411ff.
— bei Mitralstenose II 1320ff., *1325*ff., 1335, 1376ff., 1381
— bei Mononucleose II 927
— Mühlengeräusch IV 124
— bei Myocarditis rheumatica II 575ff.
— bei Myokarditis 575ff., II 877ff., *882*ff.
— und Operabilität IV 634
— bei Parotitis II 928
— bei Perikarditis II 579ff., 619, 1045ff. 1060ff., 1079ff., 1082 ff., 1085
—, perikarditische II 580, 619
—, —, bei Aktinomykose II 940
—, —, bei Erythemathodes II 979ff.
—, —, bei Herzinfarkt III 1143ff.
—, —, bei Herztumoren II 1187
—, —, bei idiopathischer Perikarditis II 1074ff.
—, —, bei Herzinfarkt III 1139
—, —, bei Karditis rheumatica II 580, 619
—, —, bei Kollagenosen II 979ff.
—, —, bei konstriktiver Perikarditis II 1121ff.
—, —, Libman-Sacks-Endokarditis II 979ff.
—, —, bei Lymphogranulomatose IV 680
—, —, bei Parotitis II 928
—, —, bei Pericarditis purulenta II 1085
—, —, bei Perikarditis II 1060ff., 1074ff., 1082ff., 1121ff.
—, —, bei Perikardtumoren II 1182
—, —, bei Postcommissurotomie-Syndrom II 1393ff.
—, —, bei rheumatischem Fieber II 580, 619
—, —, bei urämischer Perikarditis II 1082
— bei Perikarditis purulenta II 1085
— bei Perikarditis rheumatica II 579ff., 619
Herzgeräusche bei Perikardtumoren II 1182, *1187*ff.
— bei peripherer Pulmonalstenose III 373, 377
— bei Pneumokomiosen IV 214
— bei Postcommissurotomie-Syndrom II 1393ff.
— präsystolische, bei angeborener Mitralstenose II 549
—, —, bei angeborener Tricuspidalsteose III 410ff.
—, —, bei Canalis atrioventricularis communis III 294
—, —, bei Carcinoid II 784
—, —, nach Commissurotomie II 1399ff.
—, —, bei Cor triatriatum III 554
—, —, bei Herztumoren II 1179ff., 1187ff.
—, —, bei Hyperthyreose IV 324
— — bei Karditis rheumatica II 577ff., 618
— — bei Lungenembolie IV 105
— — bei Lutembacher-Syndrom III 283ff.
—, —, bei Mitralstenose II 1325ff.
—, —, bei Myocarditis rheumatica II 618
—, —, bei Perikarditis II 1060ff.
—, —, bei rheumatischem Fieber II 577ff., 618
— — Tricuspidalstenose II 1503
—, —, bei Ventrikelseptumdefekt III 228
—, —, Vorhofseptumdefekt III 262ff.
— von Preßstrahlcharakter bei Fallotscher Tetralogie III 329ff.
—, protodiastolische, bei angeborener Tricuspidalstenose III 411
—, —, bei Carcinoid II 784
—, —, bei Herztumoren II 1179ff., 1187ff.
—, —, bei idiopathischer Pulmonalektasie III 369
—, — bei Karditis rheumatica II 618
—, —, bei Lungenembolie IV 105
— —, bei Lutembacher-Syndrom III 283ff.
—, —, bei Mitralinsuffizienz II 1412ff.

Herzgeräusche, protodiastolische, bei Mitralstenose II 1327ff.
—, —, bei Myocarditis rheumatica II 618
—, —, bei Perikarditis II 1060ff.
—, —, bei peripherer Pulmonalstenose III 377
—, —, bei Pulmonalektasie III 369
—, —. bei Pulmonalstenose III 377
—, —, bei rheumatischem Fieber II 618
—, —, bei Ventrikelseptumdefekt III 228
—, —, bei Vorhofseptumdefekt III 249
— bei Pulmoralaneurysma VI 466
— bei Pulmonalarterienaplasie III 382
— bei Pulmonalatresie III 366
— bei Pulmonalektasie III 369
— bei Pulmonalsklerose IV 246
— bei Pulmonalstenose III 377
— bei rheumatischem Fieber II 574ff., 614ff., 1069ff.
— bei rheumatischer Perikarditis II 1069ff.
— rhombenförmige s. u. spindelförmige
— bei Scharlach-Myokarditis II 900ff.
— bei Silikose IV 214
— bei Sklerodermie II 990
—, spindelförmige bei angeborener Pulmonalstenose III 304ff., 411
—, —, bei Aortenisthmusstenose III 454f.
—, —, bei Aortenstenose II 1434ff.
—, —, bei Fallotscher Tetralogie III 339
—, —. bei Mitralinsuffizienz II 1411ff.
—, —, bei Ventrikelseptumdefekt III 228
—, systolische, bei allergischer Myokarditis II 953
—, —, bei Amyloidose II 963ff.
—, —, bei Anämie IV 653ff.
—, —, bei angeborener Aortenstenose III 435ff.
—, —, bei angeborenem arteriovenösem Coronaraneurysma III 214
—, —, bei angeborenen arteriovenösen Fisteln VI 470ff.
Herzgeräusche, systolische, bei angeborener Mitralstenose III 549
—, —, bei angeborener Pulmonalinsuffizienz III 564ff.
—, —, bei angeborener Pulmonalstenose III 298, 304ff.
—, —, bei angeborenem Sinus-Valsalvae-Aneurysma III 204ff., 206ff.
—, —, bei angeborener Tricuspidalinsuffizienz III 431
—, —, bei Ankylostoma II 939
—, —, bei Aortenbogensyndrom V 767
—, —, bei Aorteninsuffizienz II 1461ff.
—, —, bei Aortenisthmusstenose III 445, 454ff.
—, —, bei Aortenstenose II 1433ff.
—, —, bei Aortitis luica VI 356
—, —, bei Aortenpulmonalseptumdefekt III 197
—, —, bei arteriovenöser Lungenfistel III 386ff.
—, —, bei bakterieller Endokarditis II 703ff., 726ff.
—, —, bei Beriberi IV 390ff.
—, —, bei Bilharziose IV 239
—, —, bei Blutkrankheiten IV 653ff.
—, —, bei Canalis atrioventricularis communis III 293ff.
—, —, bei Carcinoid II 784
—, —, nach Commissurotomie II 140ff.
—, —, bei Cor biloculare III 547ff.
—, —, bei Coronargefäß-Mißbildungen III 569
—, —, bei Cor pulmonale IV 142ff.
—, —, Cor triatriatum III 554
—, —, bei Cor triloculare biatriatum III 541ff.
—, —, bei Ductus Botalli persistens III 157, 165ff., 187
—, —, bei Dystrophia myotonica II 971
—, —, bei Dystrophie IV 297
—, —, bei Ebstein-Syndrom III 417, 421ff.
—, —, bei Encephalomyokarditis II 920
—, —, bei Endokardfibrosen II 787
Herzgeräusche, systolische, bei Endokarditis IV 551ff.
—, —, bei Endokarditis acuta II 726ff.
—, —, bei Endokarditis lenta II 703ff.
—, —, bei Endokarditis parietalis fibroplastica II 787
—, —, bei Endokarditis rheumatica II 576ff., 614ff.
—, —, bei Endokarditis tuberculosa II 780
—, —, bei Erythematodes II 979ff.
—, —, bei Fallotscher Tetralogie III 329ff., 338ff.
—, —, bei Foramen ovale persistens III 262
—, —, bei Gefäßkrankheiten VI 356
—, —, bei Gefäßmißbildungen III 5, 214, 382; VI 470, 569
—, —, bei Gravidität IV 484
—, —, bei Hepatitis II 929
—, —, bei Heredoataxie II 973
—, —, bei Herzdivertikel III 593
—, —, bei Herzinfarkt III 1139ff.
—, —, bei Herztrauma II 509ff.
—, —, bei Herztumoren II 1179ff., *1187*ff.
—, —, bei Hypokaliämie IV 421
—, —, bei idiopathischer Pulmonalektasie III 369
—, —, bei Karditis rheumatica II 574ff., 614ff.
—, —, bei Kavernomen VI 598
—, —, bei Kollagenosen II 979ff.
—, —, bei kombiniertem Aortenfehler II 1478
—, —, bei kombiniertem Mitral-Aortenfehler II 1478ff.
—, —, bei kombiniertem Mitralfehler II 1426
—, —, bei kombiniertem Tricuspidalfehler II 1514
—, —, bei konstriktiver Perikarditis II 1121
—, —, bei Leukämie IV 672
—, —, bei Libman-Sacks-Endokarditis II 979ff.

Herzgeräusche, systolische, bei Lues VI 356
—, —, bei Lungenembolie IV 105
—, —, bei Lungenvenentransposition III 523ff., 527
—, —, bei Malaria II 935
—, —, bei Mitralatresie III 558
—, —, bei Mitralinsuffizienz II 1411ff.
—, —, bei Mitralstenose II 1320ff., *1325*ff., 1335, 1376ff., 1381
—, —, bei Mononucleose II 927
—, —, bei Myocarditis rheumatica II 575ff.
—, —, bei Myokarditis II 877ff., 882ff.
—, —, bei Pericarditis rheumatica II 579ff., 619
—, —, bei Perikarditis II 1060ff.
—, —, bei peripherer Pulmonalstenose III 377
—, —, bei Pulmoralaneurysma VI 466
—, —, bei Pulmonalatresie III 366
—, —, bei Pulmonalarterienaplasie III 382
—, —, bei Pulmonalektasie III 369
—, —, bei Pulmonalstenose III 377
—, —, bei rheumatischem Fieber II 575ff., 614ff., 619
—, —, bei Scharlach II 900ff.
—, —, bei Sklerodermie II 990
—, —, bei Transposition der Aorta und Pulmonalis III 499
—, —, bei Trichinose II 939
—, —, bei Tricuspidalatresie III 395, 401ff.
—, —, bei Tricuspidalinsuffizienz II 1507ff.
—, —, bei Truncus arteriosus communis persistens III 532, 535
—, —, bei Ventrikelseptumdefekt III 217ff., 227ff.
—, —, bei Vorhofseptumdefekt III 249ff., 262ff.
— bei Transposition der Aorta und Pulmonalis III 498ff.
— bei Trichinose II II 939
— bei Tricuspidalatresie III 395, 401ff.
— bei Tricuspidalinsuffizienz II 1507ff.
Herzgeräusche bei Tricuspidalstenose II 1492ff.
— bei Truncus arteriosus communis persistens III 532, 535ff.
— bei tuberkulöser Perikarditis II 1079ff.
— bei urämischer Perikarditis II 1082
— bei Valsava-Versuch IV 783
— bei Ventrikelseptumdefekt III 217ff., 227ff.
— bei Vorhofseptumdefekt III 249ff., 262ff.
Herzgewicht I 813ff.
— und Adipositas IV 383
— bei Amyloidose II 962
— bei Anämie IV 653
— und Arbeitsbelastung I 816, 865ff.
— bei Blutkrankheiten IV 653
— und Coronardurchblutung III 674ff., 824ff.
— und Coronarinsuffizienz III 824ff.
— bei Diphtherie-Myokarditis II 894
— und Druckhypertrophie I 743ff.
— bei Dystrophie I 759ff.; IV 293ff.
— bei Fiedler-Myokarditis II 955ff.
— und Geschlecht I 814ff.
— bei Glykogenose II 966
— bei Gravidität IV 484
— bei Hämochromatose II 964; IV 686
— bei Herzatrophie I 759ff.
— und Herzgröße I 813ff.
— bei Herzhypertrophie I 737ff., 896
— bei idiopathischer Herzhypertrophie II 975
— bei Kollagenosen II 989ff.
— bei konstriktiver Perikarditis II 1095
—, kritisches, Begriff I 737, 869ff., 896, 941; III 824
— und Lebensalter I 814ff.
— bei Mitralstenose II 1311ff.
—, Müller-Index I 814
— und Myokard I 813ff.; III 674ff., 824ff.
— bei Myokarditis II 894
— und Myokardstoffwechsel I 743; III 824
— bei Paramyloidose II 962
— bei Perikarditis II 1095
— bei Sklerodermie II 989ff.
— bei Sportherz I 869ff., 941
— und Training I 816
— und Volumenhypertrophie I 753ff.
Herzglykoside s. a. u. Digitalis Digitaloide, Strophanthin sowie den übrigen Glykosiden
— bei Adams-Stokes-Syndrom II 272
— bei Adrenalektomie V 490
— und Adrenalin I 480ff.
—, Allergie gegen I 499ff.
— und Alternans II 408, 412
— bei Amyloidose II 963ff.
— bei angeborenem Herzfehler III 155
— bei Angina pectoris III 1391ff.
—, Anssprechbarkeit I 441ff.
— und Antesystolie II 382ff., 392
— und Antibiotica I 481
—, Anwendungsweise I 470ff.
— bei Aortenbogensyndrom VI 380
— bei Aorteninsuffizienz II 1476
— bei Aortenstenose II 1448ff.
— und Arrhythmie I 489ff.; II 105, 113ff.
— und Atrioventrikularblock II 218ff., 226, 243ff., 248, 251
— und Atrioventrikularrhythmus II 282
— und Atrioventrikularzeit II 193ff., 198, 218ff., 226, 243ff., 251
— bei Beriberi IV 396
— und Bigeminie I 490ff.; II 40ff., 114
— und Blutdruck I 71; V 494
— und Blutmenge I 149, 155
—, Bradykardie durch I 451, 479ff.; II 19
— und Calcium I 480ff.
— und Calciumstoffwechsel IV 450ff.
— und Carotissinus-Syndrom I 463; II 274ff.
— bei Cerebralsklerose I 464ff.
— bei Chagas-Myokarditis II 933
—, Chemie I 426ff., 429ff.
— und Chinidin I 481; II 117ff., 121ff.
— bei Coma diabeticum IV 378
— vor Commissurotomie II 1387, 1391ff.
— und Coronardurchblutung I 463ff.; III 1392ff.
— bei Coronarinsuffizienz I 463ff.; III 1392ff., 1453ff.
— bei Cor pulmonale I 453ff., 465; IV 122ff., 174ff.

Herzglykoside und Diabetes mellitus I 496ff.; IV 378
— zur Diagnose I 462
—, Diurese I 456ff., 485ff.
—, Dosierung I 466ff.
— bei Dystrophia musculorum progressiva II 972
—, Eigenschaften I 430ff., *481*ff., *485*ff.
—, Einzelpräparate I 481ff.
— und Elektrokardiogramm I 463, 479, 489ff., *500*ff.; II 10
— und Elektrolythaushalt I 33, 113ff.
— bei Endokardfibrose II 788
— bei Endomyokardfibrose II 788
—, Erhaltungsdosis I 476ff.
— bei essentieller Hypertonie V 494
— und Extrasystolie I 462, 479, 490ff.; II *39*ff., 44ff., 53, 66ff., *76*ff., 78
— bei Fibroelastose II 789
— bei Fiedler-Myokarditis II 958
— bei Gravidität IV 488ff., 498, 504
— bei Graviditätstoxikose IV 504
— und Grippemyokarditis II 925
— bei Hämochromatose II 965; IV 685
— und Herzarbeit I 8ff., 16ff., 25, 30, 55ff., 58ff., 76, 113ff.
— und Herzblock II 193ff., 198, 218ff., 226
— und Herzfrequenz I 450ff.
— bei Herzinfarkt I 442ff., 464; III 1453ff.
— bei Herzinsuffizienz I 8ff., 16ff., 25, 30, 55ff., 58ff., 76ff., 113ff., 127ff., 136, 149. 155, *404*ff., *422*ff., 426ff., 458, 468, 486
— und Herzrhythmus I 450ff., *459*ff., *462*ff., 471ff., 479, *489*ff.
— bei Herztrauma II 526ff.
— und Hypothreose I 461ff., 471, 500, 503; IV 319, 332
— bei Hypertonie V 494
— und Hypocalcämie IV 451ff
— und Hypokaliämie I 584ff.
— bei Hypothyreose IV 332
— bei idiopathischer Herzhypertrophie II 975
—, Indikationen I 459ff., 485ff.; II 113ff.
— bei Infekten I 465ff.; IV 556, 562ff.
Herzglykoside, inotrope Wirkung I 449
— und Interferenzdissoziation II 291ff., 295ff.
— und Kaliumhaushalt I 458ff., 480, *493*ff.
— und Kallikrein V 216
—, Kammerflattern durch II 171
—, Kammerflimmern durch II 171
— und Kammertachykardie II 150ff., 165
— bei Karditis rheumatica II 584ff., 656
—, bei Kindern I 479ff.
— bei Klappenfehlern I 465
— im Körper I 432ff.
— bei Kollaps I 1145
— bei Koma, diabetischem IV 378
—, Kontraindikationen I 461ff.
— und Kollaps I 959, 968
—, Latenz I 434ff., 481, 485ff.
— bei Lungenembolie IV 122ff.
— und Lungenkreislauf I 127ff.
— und Lungenödem I 136
— und Magnesium I 481; IV 457, 459ff.
— und Mineralhaushalt I 448ff., *456*ff., 458ff., 480, *493*ff.
— bei Mitralstenose II 1382, 1387
— und Myokard II 968
— und Myokarditis II 656, 877, 892, 918
— bei Myokarditis rheumatica II 656
— bei Myokardose II 969ff.; IV 498
—, Myokardsarkoidose II 949
—, Myokardtuberkulose II 945
—, Nachweismethoden I 432
— und Narkose IV 615ff.
—, natürliche I 467ff.
—, Nebenwirkungen V 494
— und Nervensystem I 499
— und Operabilität IV 626, 634ff.
— und Pararhythmie II 295ff., 304, 307
— und Parasystolie II 304, 307
— bei paroxysmaler Tachykardie II 147ff., 149, 150ff., 165
— bei Pneumonie-Myokarditis II 912
—, Präparate I 481ff.; II 113
—, Präparatwahl I 466ff.
—, Präparatwechsel I 477ff.
—, probatorische Gaben I 462
Herzglykoside und Procain I 481
— bei Pseudourämie V 388
— mit Puerperium IV 498
— Purpura I 426ff.
—, reine I 467ff.
— und Reizleitungsstörungen II 193ff., 198, 218ff., 226, 243ff., 248, 251
—, Resistenz I 462
—, Resorption I 431ff., 478, 481, 485ff.
— bei rheumatischem Fieber II 584ff., 656
—, Sättigung I 474ff.
— bei Sarkoidose II 949
— und Schenkelblock II 341, 356
—, Schnellsättigung I 472ff.
— im Schock I 465ff., 959, 968, 1145
— und Sinuauriculärblock II 193ff., 198
—, Standardisierung I 430ff.
— und Steroide I 459
— bei Tachykardie II 10, 147ff., 149, 150ff., 165
—, therapeutische Breite I 447ff.
— und Thrombophlebitis VI 486
— und Thrombose VI 486
— und Thyreoidea I 461ff., 471, 500, 503; IV 319, 322, 332
—, Todesfälle I 464; II 78
—, Toleranztest I 472, 479
— und totaler Block II 243ff., 248, 251
— bei Tricuspidalstenose II 1501ff.
— bei Tuberkulose II 945
— bei Typhus-Myokarditis II 907
—, Überdosierung I 458ff., 480, *493*ff.
— und Umkehr-Extrasystolie II 315
— und Umkehrrhythmus II 315
—, unverträgliche Kombinationen I 480ff.
— und Venendruck I 113ff.
—, Vorbehandlung I 477ff.
— und Vorhofflattern II 105, 123ff.
— und Vorhofflimmern II 105, 113ff.
— und Wenckebachsche Periodik II 218ff.
—, Wirkdauer I 434ff., 479, 481, 485ff.
—, Wirkung I 16ff., 25, 55ff., 71, 76, 127, 149, 431ff., 434ff., 448ff., 458ff.,

464, 468ff., 474ff., *481*ff., 485ff.
Herzglykoside, Wirkungsweise I 448ff.
— und Wolff-Parkinson-White-Syndrom II 382ff., 392
Herzglykosidvergiftung I 461ff., 479, *487*ff.
—, Corticoide bei I 555
—, und Tachykardie II 10
Herzgröße I *801*ff., s. a. u. Herzform und Herzhypertrophie
—, absolute I 822ff.
— bei Addison-Syndrom V 797
— und Adipositas I 826ff.
— bei allergischer Myokarditis II 953ff.
— beim Altersherz I 757ff.
— und Amyloidose II 962
— bei Anämie III 870ff.; IV 652ff., *656*ff.
—, Anatomie I 733ff., 738ff., 745ff.
— bei Aneurysmen I 736ff.
— bei angeborener Aortenstenose III 434ff.
— bei angeborenem arteriovenösem Coronaraneurysma III 214
— bei angeborenem Herzfehler I 736ff., 884ff.; III 23, 137ff,. 444
— bel angeborener Mitralstenose III 27, 550
— bei angeborenem perforiertem Sinus-Valsalvae-Aneurysma III 208, 212
— bei angeborener Pulmonalinsuffizienz III 565
— bei angeborener Pulmonalstenose III 298ff., *311*ff.
— bei angeborener Tricuspidalinsuffizienz III 429ff.
— bei Angina pectoris III 1052ff.
— und Angina tonsillaris II 912, 914
— bei Ankylostom II 939
— bei Aortenatresie III 561ff.
— bei Aorteninsuffizienz II 1456ff., 1460ff., 1463
— bei Aortenisthmusstenose I 886; III 452ff., 458; V 755ff., 768
— bei Aortenstenose II 1433ff., 1437ff.
— bei Aortitis luica VI 356ff.
— und Aortographie VI 135ff.
— bei Aortopulmonalseptumdefekt III 198ff.
Herzgröße und arteriovenöse Aneurysmen IV 252, 254; V 769
— bei arteriovenösen Fisteln VI 475ff.
— bei arteriovenöser Lungenfistel III 386ff., 393
— und Atmung I 833ff., 843; IV 17, 21ff., 32
— und bakterielle Endokarditis II 741ff.
— und Balneotherapie VI 156
— bei Belastung I 816, 823, 829ff., 830, 839ff., *847*ff., 854ff., *856*ff., 865ff., 867ff., *893*ff.; IV 765ff.
— bei Beriberi I 762; IV 390ff., 392ff.
— und Blutdruck I 736ff.; V 32ff., 61, 122ff., 149, 163, 339, 360, 658, 783
— bei Blutkrankheiten IV 652ff., *656*ff., 672
— und Blutmenge I 835ff.
— bei Canalis atrioventriculare communis III 293ff.
— bei Carcinoid II 784
— und Chagas-Myokarditis II 931ff.
— und Chinidin II 118, 123
— und Chylothorax VI 607
— bei Coma diabeticum IV 376ff.
— nach Commissurotomie II 1400ff.
— bei Cor biloculare III 547
— und Coronardurchblutung III 674ff., 824ff.
— bei Coronargefäßmißbildungen III 55, 568ff.
— und Coronarinsuffizienz III 824ff.
— bei Coronarsklerose I 736ff., 756; III 807ff.
— bei Cor pulmonale IV 59ff., 86ff., 141ff., 152ff., 178ff.
— bei Cor triatriatum III 554
— bei Cor triloculare biatriatum III 542ff.
— bei Cossio-Syndrom III 59
— und Coxsackie-Infekt II 921
— bei Dermatomyositis II 991
— bei Diabetes mellitus IV 376ff.
— bei Diphtherie-Myokarditis II 893ff.
— bei Druckbelastung I 884ff.
— bei Ductus Botalli persistens III 171ff., 183, 187
— bei Dystrophia musculorum progressiva II 972
Herzgröße bei Dystrophia myotonica II 970
— bei Dystrophie IV 293, 307
— bei Ebstein-Syndrom III 421ff.
— bei Echinokokkose II 937ff.
— bei Eisenmenger-Komplex III 38
— und Elektrokardiogramm V 374ff.
— und Embolie VI 361ff.
— bei Endangitis obliterans VI 287
— bei Endocarditis acuta II 726ff.
— bei Endocarditis bacterialis II 726ff.
— bei Endocarditis lenta II 707ff.
— bei Endocarditis parietalis fibroplastica II 787
— bei Endokardfibrose II 787ff.
— bei endokriner Hypertonie V 658
— bei Endomyokardfibrose II 788
— bei Entzügelungs-Hochdruck V 149
— bei Erythemathodes II 979ff.
— bei essentieller Hypertonie V 339, 360ff., *363*ff.
— bei essentielle Hypotonie V 788ff.
— bei experimenteller Hypertonie V 32ff., 61, 122ff. 149, 163
— bei Fallotscher Tetralogie III 36ff., 338ff., 344ff.
— bei Fallotscher Trilogie III 35
— bei Fiedler-Myokarditis II 955ff.
— bei Fleckfieber II 907
— bei Fokaltoxikose II 912, 914
— bei Fruchtwasserembolie IV 137ff.
— bei Gefäßmißbildungen II 366ff.,393
— und Geschlecht I 814ff., 823ff.
— bei Glykogenose II 966
— bei Gravidität I 838ff.; IV 492ff., 498; V 729ff.
— bei Graviditätstoxikose IV 506
— bei Hämochromatose II 964; IV 682ff., 686
— und Hämoglobin I 835ff.
— bei Hepatitis II 929
— bei Heredoataxie II 973
— und Herzform I 884
— und Herzgewicht I 813ff.

Herzgröße und Herzhypertrophie I 744ff.
— bei Herzinfarkt III 1049ff., 1147ff.
— und Herzinsuffizienz I 706ff., 744ff., 751ff., 766, 895ff.
— bei Herzklappenfehlern I 736ff., 884ff.; II 1298, 1311ff.
— bei Herzmißbildungen I 736ff.
— und Herzschlagvolumen I 813ff., 816ff., 820ff., 829ff.
— und Herztonus I 873ff.
— bei Herztrauma II 464ff., 497ff., 508ff., 520ff.
— bei Herztumoren II 1194
— und Höhenadaptation IV 17, 21ff., 32
— bei Hyperthyreose IV316ff.
— und Hypertonie I 736; III 807ff.; V 32ff., 61, 122ff., 149, 163, 339, 360, 363ff., 658
— bei Hypokaliämie IV 421ff. 427
— und Hypothyreose IV 331, 332
— und Hypotonie V 783, 788ff.
— bei idiopathischer Herzhypertrophie II 975
— bei idiopathischer Pulmonalektasie III 369ff.
— bei Infektionskrankheiten IV 539ff.
— bei Kala-Azar II 936
— und Kammertachykardie II 162ff.
— bei Karditis rheumatica II 575ff., 585ff., 617, 631ff.
— und Klima IV 17, 21ff., 32
— und Körpergewicht I 814ff., 825ff.
— und Körpergröße I 825ff.
— und Körperlage 809ff., 822ff., 843ff.
— und Kollagenosen II 979ff., 989ff.
— bei kombiniertem Mitral-Aortenfehler II 1478ff.
— bei konstriktiver Perikarditis II 1095
—, korrelative I 824ff.
— bei Lävokardie III 590ff.
— und Lebensalter I 814ff., 824ff.; IV 622ff.
— bei Leptospirosen II 905
— bei Leukämie IV 672
— bei Levoatrialcardinalvein III 19
Herzgröße und Libman-Sacks-Endokarditis II 979ff.
— und Links-Schenkelblock II 355ff.
—, Linksverspätung bei II 374
— bei Lues VI 356
— und Luftdruck IV 17, 21ff., 32
— bei Luftüberdruck IV 39ff.
— bei Lungenembolie IV 98ff., 105ff.
— bei Lungenemphysem IV 178ff.
— Lungenkreislauf IV 59ff., 86ff.
— und Lungenvenen IV 250
— bei Lungenvenentransposition III 525ff.
— bei Lutembacher-Syndrom III 58
— bei Lymphogranulomatose IV 680
— bei Malaria II 935
— bei maligner Hypertonie I 737
— bei Mareon IV 543
— bei Marfan-Syndrom III 490ff.
— bei Mitralatresie III 558
— und Mitralfehler II 1298
— bei Mitralinsuffizienz II 1405ff., 1411ff.
— bei Mitralstenose II 1311ff., 1336ff., 1381ff.
— und Mononucleose II 927
— und Myokard bei I 706ff., 733ff., 744ff.
— bei Myokarditis I 736ff.; II 885ff.; IV 539ff.
— bei Myokarditis rheumatica II 575ff., 617
— bei Myokardose nach Gravidität IV 498
— und Myokardstoffwechsel III 807ff., 822ff.; III 824
— und Myxödem IV 331ff., 332
— und Narkose IV 592ff.
— und Nervensystem I 853ff.
—, normale I 821ff.
— und Operabilität IV 627ff., 630ff.
— und Orthostase IV 729ff., 733ff.
— bei Pancarditis rheumatica II 620
— und Paramyeloidose II 962
— und Parasystolie II 303
— bei Parotitis II 928
— bei paroxysmaler Tachykardie II 131, 132ff., 162ff.
— und Perikard II 1039
Herzgröße bei Perikarditis II 1045ff., 1082
— bei Perikarditis rheumatica II 619
— bei Perniciosa IV 652ff., 656ff.
— bei Phäochromocytom V 658
— bei Pneumokoniose IV 204ff.
— bei Pneumonie-Myokarditis II 911
— bei Poliomyelitis II 916ff.; IV 540
— bei Polycythämie IV 663ff.
— und psychosomatische Hypertonie V 163
— bei Pulmonalaneurysma VI 466
— bei Pulmonalarterienaplasie III 381
— bei Pulmonalatresie III 366, 367
— bei Pulmonalsklerose IV 241ff.
— bei Pulmonalstenose I 884
— bei Pulmonalstenose, angeborener III 35, 36ff.
— und Rechts-Schenkelblock II 340, 353ff.
— bei renaler Hypertonie I 737
— bei rheumatischem Fieber II 575ff., 585ff., 617, 631ff.
— und Rickettsiosen II 907
—, Röntgendiagnose I 801ff.
— bei Sauerstoffmangel IV 17, 21ff., 32
— bei Scharlach-Myokarditis II 900ff.
— und Schenkelblock II 320ff., 326, 330, 340, 343, 353ff.
— bei Sichelzellanämie IV 240ff.
— bei Silikose IV 204ff.
— bei Sklerodermie II 989ff.
— bei Sportherz I 867ff., 913, 914ff., 919, 934ff.
— und Steroide V 122ff.
— und Sympathektomie V 477ff.
— und Tachykardie II 131ff., 162
— bei Taussig-Bing Komplex III 39
— bei Thoraxdeformation IV 229ff.
— und Thyreoidea IV 316ff., 331ff.
— und Toxoplasmose II 934

Herzgröße und Training
s. a. unter Sportherz I 816, 823ff., 830ff., 839ff.
— bei Transposition der Aorta und Pulmonalis III 499ff., 501ff.
— bei Trichinose II 939
— bei Tricuspidalatresie III 23, 396ff.
— bei Tricuspidalinsuffizienz II 1504ff., 1508
— bei Truncus arteriosus communis persistens III 532, 536ff.
— und Tuberkulose IV 221ff.
— bei Typhus-Myokarditis II 906
— bei urämischer Perikarditis II 1082
— bei Valsava-Versuch I 843; IV 775ff.
— und vegetative Labilität IV 733ff.
— bei Ventrikelseptumdefekt III 61, 217ff., 221ff., 229ff., 232ff.
— bei Volumenbelastung I 887ff.; III 136ff.
— bei Volumenhypertrophie I 753ff.
— bei Vorhofseptumdefekt I 887; III 58, 249, 266ff.
Herzhinterraum bei Aorteninsuffizienz II 1464ff.
— bei angeborener Aortenstenose III 436ff.
— bei angeborenem perforiertem Sinus-Valsalvae-Aneurysma III 209
— bei Belastung I 867ff.
— bei Canalis atrioventricularis communis III 295
— nach Commissurotomie II 1400ff.
— bei Cor biloculare III 547
— bei Coronargefäß-Mißbildungen III 570ff.
— bei Duct. Botalli persistens III 173ff.
— bei Ebstein-Syndrom III 423ff.
— bei Gefäßmißbildungen III 209, 570ff.
—, Herzklappenfehler bei idiopathischer Pulmonalektasie III 371
— bei konstriktiver Perikarditis II 1107
— bei Mitralinsuffizienz II 1415ff.
— bei Mitralstenose II 1344ff., 1362ff.
— bei Perikarditis II 1107
— bei Pulmonalektasie III 371
Herzhinterraum bei Sportherz I 867ff., 914ff.
— bei Transposition der Aorta und Pulmonalis III 503ff.
— bei Tricuspidalatresie III 405
— bei Tricuspidalinsuffizienz II 1508
— bei Ventrikelseptumdefekt III 217ff., 233ff.
— bei Volumenbelastung I 890
— bei Vorhofseptumdefekt III 267ff.
Herzhypertrophie I 737ff.
s. a. u. Herzform, Herzgröße, Linkshypertrophie und Rechtshypertrophie
— beim Altersherz I 757ff.
— bei Anämie III 870ff.; IV 652ff.
—, Anatomie I 733ff., 738ff., 745ff.
— bei Aneurysmen I 736ff.
— bei angeborener Aortenstenose III 434ff.
— bei angeborenem arteriovenösem Coronaraneurysma III 214
— bei angeborenem Herzfehler I 736ff.; III 23, 137
— bei angeborener Mitralstenose III 27
— bei angeborener Pulmonalstenose I 884; III 298ff., *311*ff.
— bei angeborener Tricuspidalinsuffizienz III 429ff.
— und Angina pectoris III 1052ff.
— bei Aortenatresie III 561ff.
— bei Aorteninsuffizienz II 1457ff, 1463ff.
— bei Aortenisthmusstenose III 458ff.; V 756ff.
— bei Aortenstenose II 1433ff.
— bei Aortitis luica VI 357ff.
— und Aortographie VI 135ff.
— bei Aortopulmonalseptumdefekt III 199ff.
— und arteriovenöse Aneurysmen IV 252, 254
— und Atmung IV 17, 21ff., 32
— und Atrioventrikularrhythmus II 281
— und Balneotherapie VI 156
— durch Belastung I 867ff.. *893*ff. s. a. u. Sportherz
— und Beriberi IV 392 ff.
— und Blutdruck I 736ff, V 32ff., 61, 122ff., 149, 163, 339, 360, *363*ff., 658
Herzhypertrophie bei Blutkrankheiten IV 652ff.
— bei Canalis atrioventricularis communis III 293ff.
— bei Carcinoid II 784
— bei Chages-Myokarditis II 932
— und Coronarinsuffizienz III 1052ff.
— bei Coronarmißbildung III 55, 568ff.
— bei Coronarsklerose I 736ff., 756; III 807ff.
— bei Cor pulmonale IV 68ff., 141ff., 152ff., 178ff.
— bei Cor triatriatum III 554
— bei Cossio-Syndrom III 59
— bei Druckbelastung I 736ff., 744ff., 884ff.
— bei Ductus Botalli persistens III 171ff.
— bei Dystrophia musculorum progressiva II 972
— bei Eisenmenger-Komplex III 38
— und Elektrokardiogramm II 205ff.; V 374ff.
— bei endokriner Hypertonie V 658
— bei Endomyokardfibrose II 788
— und Entzügelungs-Hochdruck V 149
— und essentielle Hypertonie V 339, 360ff., *363*ff.
— und experimentelle Hypertonie V 32ff., 61, 122ff., 149, 163
—, exzentrische I 736ff., 744ff.; IV 59
— bei Fallotscher Tetralogie III 36ff., 338ff., 344ff.
— bei Fallotscher Trilogie III 35
— bei Fiedler-Myokarditis II 955ff.
—, Gefügedilatation, plastische I 744ff., 747ff., 751ff.
— bei Glykogenose II 966ff.
— bei Hämochromatose II 964
— und Herzdilatation I 744ff.
—, Herzform bei I 884
—, Herzgröße bei I 884
— und Herzinfarkt III 1147ff.
— und Herzinsuffizienz I 751ff., 896ff.
— bei Herzklappenfehlern I 736ff.; II 1311ff.
— bei Herzmißbildungen I 736ff.
— und Herztonus I 874ff.
— bei Herztrauma II 508ff.

Herzhypertrophie und Höhenadaptation IV 17, 21 ff., 32
— und Hypertonie I 736; III 807 ff; V 32 ff, 61, 122 ff., 149, 163, 339, 360, *363* ff., 658
— bei Hypothyreose IV 331 ff.
—, idiopathische II 974 ff.; IV 243
— bei Infektionskrankheiten IV 539
— und Kammertachykardie II 162 ff.
— bei Karditis rheumatica II 585 ff.
— und Klima IV 17, 21 ff., 32
— bei Kollagenosen II 989 ff.
— bei kombiniertem Aortenfehler II 1479 ff.
—, konzentrische I 736 ff.; IV 59
— und Lebensalter IV 622 ff.
— bei Levoatrialcardinalvein III 19
— und Links-Schenkelblock II 355 ff.
—, Linksverspätung bei II 374
— und Lues VI 357 ff.
— und Luftdruck IV 17, 21 ff., 32
— bei Lungenemphysem IV 178 ff.
— und Lungenkreislauf IV 860
— und Lungenvenen IV 250
— bei Lutembacher-Syndrom III 58
— bei maligner Hypertonie I 737
— bei Marfan-Syndrom III 490 ff.
—, Mechanik I 734 ff., 740 ff., 746 ff.
— bei Mitralinsuffizienz II 1405 ff.
— bei Mitralstenose II 1311 ff., 1336 ff.
—, Myokard bei I 706 ff, 733 ff.
— bei Myokarditis I 736 ff.; IV 539
— und Myokardstoffwechsel III 807 ff., 822 ff.
— bei Pancarditis rheumatica II 620
— und Parasytolie II 303
— und paroxysmale Tachykardie II 131 ff., 162
—, pathologische I 736 ff.
— und Perikard II 1039
— bei Perikarditis II 1082
— bei Perniciosa IV 652 ff.
— bei Phäochromocytom V 658
—, physiologische I 919, 943; IV 17; s. a. u. Sportherz

Herzhypertrophie bei Pneumokoniose IV 204 ff.
— bei Polycythämie IV 663 ff.
— und psychosomatische Hypertonie V 163
—, pulmonale s. u. Cor pulmonale
— bei Pulmonalaneurysma VI 466
— bei Pulmonalatresie III 366 ff.
— bei Pulmonalsklerose IV 241 ff.
— bei Pulmonalstenose I 884 ff.
— und Rechts-Schenkelblock II 340, 353 ff.
—, Rechtsverspätung bei II 374
— bei renaler Hypertonie I 737
— bei rheumatischem Fieber II 585 ff.
— und Sauerstoffmangel IV 17, 21 ff., 32
— und Schenkelblock II 326, 330, 340, 343, 353 ff.
— bei Sichelzellanämie IV 240 ff.
— bei Silikose IV 204 ff.
— bei Sklerodermie II 989 ff.
— bei Sportherz I 867 ff., 913 ff., 943 ff.
— und Steroide V 122 ff.
— und Tachykardie II 131 ff., 162
— bei Taussig-Bing-Komplex III 39
— bei Thoraxdeformation IV 229 ff.
— und Thyreoidea IV 331 ff.
—, tonogene IV 88 ff.
— bei Toxoplasmose II 934
— bei Transposition der Aorta und Pulmonalis III 499 ff. 501 ff.
— bei Tricuspidalatresie III 23
— bei Tricuspidalinsuffizienz II 1508
— bei Truncus arteriosus communis persistens III 537 ff.
— und Tuberkulose IV 221 ff.
— bei urämischer Perikarditis II 1082
— bei Ventrikelseptumdefekt III 61, 217 ff., 229 ff.
—, Verspätungskurven bei II 374
— bei Volumenbelastung I 753 ff., 887 ff.
— bei Vorhofseptumdefekt III 58 ff., 267 ff.
—, Vorkommen I 733, 736 ff.

Herzhypochondrie s. u. Herzneurose
Herzinfarkt III 701 ff., 979 ff.
—, Adams-Stokes-Syndrom bei II 263
— bei Adipositas IV 388
—, Ätiologie III 725 ff.
— und Allergie III 893 ff.
— bei allergischer Myokarditis II 951 ff., 952
—, Alternans bei II 409
— und Anämie III 868 ff., IV 656
— bei angeborenem Sinus-Valsalvae-Aneurysma III 211
— und Angina pectoris III 1068 ff., 1088 ff.
— bei Angiopathia diabetica IV 358 ff.
—, anterolateraler III 1182 ff.
— und Antesystolie II 390, 395 ff.
— und Aortenhämatom, intramurales VI 458
— bei Aorteninsuffizienz III 942 ff.
— und Arrhythmie 98 II 103 ff.
— bei Arsenvergiftung III 890 ff.
— bei Arteriitis luicia VI 348 ff.
— und Arteriosklerose V 368
— nach Atmung IV 37 ff.
— und Atrioventricularblock II 232, 243 ff.
—, atypischer III 1261 ff., 1274 ff.
—, Auskultationsbefund III 1138 ff.
—, Auslösung III 1075 ff.
— und Balneotherapie I 699
— und Belastung III 913 ff.
— bei Beriberi IV 392
—, Blut bei III 720 ff. 1149 ff.
— Blutdruck bei III 712 ff., 1068, 1070 ff., 1128 ff.; V 368, 658
— und Blutdruckmessung V 7
— und Blutgerinnung III 722, 901, III 948 ff., 963 ff.
— und Blutkrankheiten IV 656
— und Blutmenge I 149
—, Brachykardie bei II 19; III 1136 ff.
— und Capillarpermeabilität VI 553
— und Cholesterin III 740 ff., 756 ff., *767* ff., 779 ff.
— und Coronardurchblutung III 701 ff.
— und Coronarembolie III 971 ff.
— und Coronargefäße III 701 ff.

Herzinfarkt bei Coronarinsuffizienz III 701ff., 1068ff.
— bei Coronarsklerose III 730ff.
— bei Coronarspasmen III 834ff., 981, 1045, 1479f.
— bei Coxsackie-Infekt II 921
—, Definition III 1060ff.
— bei Diabetes mellitis III 788ff., *1073*ff.; IV 358ff., 381ff.
—, Differentialdiagnose III 1282ff., 1287ff., *1292*ff., 1296ff.
—, Digestionssystem bei III 1074ff., 1092, 1115ff.
— und divergierender Schenkelblock II 364
—, Dyspnoe bei III 1112ff.
— und Dystrophie IV 311
— bei Dystrophia myotonica II 971
—, Elektrokardiogramm bei III 710, *1162*ff.
— und Embolie III 1068, 1081ff., *1228*ff., *1234*ff., VI 362ff.
— bei Endangitis obliterans III 933ff.; VI 286
— und Endocarditis fibrinosa II 778
— bei Endocarditis lenta II 682, 698, *706*ff.
— und Endocarditis verrucosa simplex II 778
— und Endokardsklerose II 789
— bei endokriner Hypertonie V 658
— und Ernährung III 773ff.
— bei essentieller Hypertonie V 368
— und essentielle Hypotonie V 786
—, experimenteller III 701ff.,
—, Extrasystolie bei II 37ff. 66
—, Fieber bei III 720ff., 1125ff.
— und Ganglienblocker V 580ff.
— und Gefäßkrankheiten III 730ff., 933ff.
— bei Gefäßmißbildung III 825ff., 829ff.
— und Gravidität IV 498
— bei Hämochromatose IV 684
— und Hämoperikard II 1083, 1150ff.
—, Häufigkeit III 1063ff.
— und Heredität III 750ff.
— und Herzaneurysma III 1139ff., 1206ff.; *1250*ff.
Herzinfarkt und Herzblock 37ff., II 232, 243ff.
— und Herzdekompensation V 383ff.
—, Herzfrequenz bei III 714ff.
— und Herzglykoside I 442ff., 464ff.
—, Herzgröße bei III 1147ff.
— und Herzhypertrophie III 822f.
— und Herzinsuffizienz I 27ff., 82, 129ff., 149, 174, 203, *339*ff., 404, 420, III 1068, 1094, 1098ff., 1147ff., 1254ff.
— bei Herzklappenfehler III 942
— und Herzruptur III 1139ff., *1240*ff.
— und Herztamponade II 1065, 1083, 1241
— und Herztrauma II 481ff., 505ff., 518ff.; III 900ff.
— und Herztumoren II 1184, 1217
— und Hirndurchblutung I 82
— und Hirnembolie III 1234ff.
— und Höhenadaptation IV 37ff.
— und Hormone III 749ff., *788*ff.
— und Hydralazine V 551ff.
— und Hyperkaliämie IV 422ff.
— und Hypertonie III 712ff., 734ff., 754ff., 796ff., 798ff., 1068, 1070ff., 1128ff.; V 368, 658, 786
— bei Hypoglykämie IV 381
—, Hypotonie bei III 712ff., 1228ff.
— und Infekte III 923ff., 927ff., 1079ff.
— der Innenschicht III 1195ff.
— und Insulin IV 381
— und Kaliumstoffwechsel IV 422ff.
— und Kammerflimmern II 171ff.
— und Kammertachykardie II 151ff., 162ff.
— und kardiogener Schock I 1025
— bei Karditis rheumatica II 586, 603ff., 634
— und Klima IV 37ff.
— und Kohlenoxyd-Vergiftung III 875ff.
—, Komplikationen III 1214ff.
— bei Kollagenosen II 984ff.
— und Kollaps I 959, 1025, 1112; II 984ff.; III 1096ff., 1224ff.; IV 600
Herzinfarkt Kreislauf bei III 715
— und Kreislaufkollaps I 339ff.
— und Kreislaufzeit I 174
—, larvierter III 1279ff.
—, lateraler III 1169, 1175, 1186ff.
— und Lebensalter V 368
—, Lebernekrose bei I 779ff.
— und Links-Schenkelblock II 348ff., 355ff.
—, Lokalisation III 1178ff.
— bei Lues II 946; III 828ff., 937
— bei Luftembolie IV 128ff.
— und Luftdruck IV 37ff.
— und Lungenembolie III 1230ff., 1237ff.; IV 92, 95ff., 100, 114
— und Lungenödem I 129ff.
— bei maligner Hypertonie V 632
—, miliarer I 722
— und Minus-Dekompensation V 383ff.
— bei Mitralstenose III 942
—, Morphologie I 719ff.
— bei Moschcowitz-Symmers-Syndrom VI 572ff.
— bei Myokarditis II 904, 944
— bei Myokarditis rheumatica II 586
—, Myokardstoffwechsel bei I 27ff.; III 701ff., 702ff., 709ff.
— bei Myokardtuberkulose II 944
—, Narkose bei IV 618
— und Natriumstoffwechsel IV 444ff.
— und Nebenniere III 749ff., 791ff.
—, Nervensystem bei III 1122ff.
— und Operabilität IV 628, 633
— und Operationen IV 600ff., 607ff.
—, Palpitationen bei III 1094, 1110ff.
— und Papillarmuskelriß III 1249ff.
— und paroxysmale Tachykardie II 143, 151, 162ff.
—, Pathogenese III 725ff.
—, Pathophysiologie III 701ff.
— bei Periarteriitis nodosa II 984ff., III 935, VI 315ff.
— und Perikard II 1041, 1044, *1083*ff.
— und Perikarddivertikel II 1149

Herzinfarkt und Perikarditis II 1041, 1044, 1065, *1083* ff.
— bei Phäochromocytom V 658
— und Plus-Dekompensation V 383 ff.
— und Pneumonie III 1239
—, posterolateraler III 1191 ff.
—, postoperativer IV 607 ff.
—, Prodrome III 1088 ff.
—, Prognose III 1343 ff.
—, Prophylaxe III 1494 ff.
— und Psyche III 1077 ff.
— und Rechts-Schenkelblock II 349 ff., 354, 356, 364
—, Rehabilitation III 1484 ff.
— und Reizleitungsstörung II 232, 243 ff.
— und renale Hypertonie V 658
— bei Reticulosarkom IV 677
— bei rheumatischem Fieber II 586, 603 ff., 634; III 929 ff.
— bei Riesenzellarteriitis III 935; VI 341
—, Röntgendiagnose III 1205 ff.
—, rudimentärer III 1185
— und Säure-Basen-Gleichgewicht I 209
— und Sauerstoffmangel IV 37 ff.
— und Schenkelblock II 348 ff., 354 ff., 364
—, schmerzloser III 1265 ff.
—, Schock bei I 959, 1025, 1112; III 1096 ff., *1224* ff.; IV 600 ff.
— bei Sepsis II 904
—, septaler III 1169, *1193* ff., 1246
— und Septumperforation III 1246 ff.
—, supraapikaler III 1184
—, Symptome I 339 ff.; III 1086 ff., *1096* ff.
—, symptomloser III 1262 ff.
— und Tachykardie II 143, 151, 162 ff.; III 1081 ff., *1133* ff.
—, Therapie I 420, 463; III 1366 ff., *1440* ff.
— und Thrombophlebitis VI 487
— und Thrombose III 1068, 1081 ff., *1228* ff.
— und Thyreoidea III 792 ff.
— und totaler Block II 232, 243 ff., 263
— und Trauma III 900 ff.
— und Trichloräthylen III 891 ff.
— und Tuberkulose II 944

Herzinfarkt und Vasomotorik III 701 ff., 834 ff., 981, 1095
— und Vergiftungen III 875 ff.
—, Vorhof- III 1180 ff.
—, Vorderwand- III 1182 ff.
— und Vorhofflattern II 98, 103 ff.
— und Vorhofflimmern II 103 ff.
—, Vorkommen III 1060 ff.
— und Wilson-Block II 349 ff., 354, 356
—, Winterschlaf bei IV 618
— und Wolff-Parkinson-White-Syndrom II 390, 395 ff.
— bei Xanthomatose III 754 ff.
Herzinfarkt-Perikarditis II 1041, 1044, *1083* ff.
Herzinnendruck s. u. Ventrikeldruck u. Vorhofdruck
Herzinsuffizienz s. a. u. Herzdekompensation, Linksinsuffizienz, Rechtsinsuffizienz
—, Acidose bei I 566 ff., 583 ff., 588 ff.
—, Aderlaß bei I 136, 324 ff., *590* ff.
— und Adipositas I 404, 417, 505 ff., 601; IV 382 ff.
—, akute I 338 ff.
— und Aldosteron I 236 ff., *269* ff., 323 ff., 402 ff., 510, 550; V 710 ff.
—, Aldosteronhemmer bei I 550 ff.
—, Alkalose bei I 566, 581 ff.
—, Alternans bei II 406, 409
— und Altersherz I 757 ff.
— Amyloidose II 963
— bei Anämie IV 652 ff., 656 ff.
—, Anatomie I 706 ff.
— bei angeborener Aortenstenose III 436 ff.
— bei angeborenem arteriovenösem Coronaraneurysma III 214
— bei angeborenen arteriovenösen Fisteln VI 470
— bei angeborenem Herzfehler III 137 ff., 143 ff., 155
— bei angeborenem perforiertem Sinus-Valsalvae-Aneurysma III 204 ff., 211
— und Angina pectoris I 755
— bei Angina tonsillaris II 913 ff.
— und Angiokardiographie II 1267 ff.

Herzinsuffizienz bei Ankylostoma II 940
—, Antibiotica bei I 600 ff.
—, Antikoagulantien bei I 601
— bei Aortenaneurysma VI 495 ff.
— bei Aortenatresie III 561 ff.
— bei Aortenbogensyndrom V 767; VI 380
— bei Aortenhämatom intramuralem VI 462
— bei Aorteninsuffizienz II 1457 ff; V 768
— bei Aortenisthmusstenose III 452 ff., 469 ff.; V 754 ff.
— bei Aortenstenose II 1447
— und arteriovenöser Anastomose VI 7
— und arteriovenöse Aneurysmen IV 252; V 769 ff.
— und Arrhythmie II 100 ff., 112 ff.
— bei arteriovenösen Fisteln VI 470, 473 ff., 478
— bei arteriovenöser Lungenfistel III 388
— und Ascitespunktion I 560 ff.
— und Atmung I *176* ff.; IV 13 ff., 37
— und Atrioventricularsystemschädigung I 707 ff.
— und Augenhintergrund V 423
— und bakterielle Endokarditis II 705, 707 ff., *709* ff., 767 ff.
—, Balneotherapie I 653 ff.; V 591 ff.
—, Begriff I *1* ff.
—, Behandlungsplan I 405 ff.
— und Belastung I 49 ff.
— bei Beriberi I 27, 42, 44, 59, 128, 448, 762
— bei Bilharziose IV 239 ff.
— und Blutbildung I 163 ff.
— und Blutdruck I 15 ff., 33 ff., 45, 70 ff., 112; V 39, 68, 149, 339 ff., 360 ff., 367, *381*, 658, 780 ff., 795
—, Bluteiweiße bei I 244 ff.
— bei Blutkrankheiten IV 652 ff., 656 ff.
— und Blutmenge I 68, 90 ff., 114, 129, *138* ff., 149, 153 ff.
— und Calciumstoffwechsel IV 446 ff.
— und Capillarpermeabilität VI 109
— bei Canalis atrioventricularis communis III 293 ff.
— und Cantharidenblasentest VI 109

Herzinsuffizienz und Carboanhydrasehemmer I 535ff.
— bei Carcinoid II 783ff.
— und Carotissinus-Syndrom II 274ff.
— bei Chagas-Myokarditis II 931ff.
— und Chinidin II 117ff, 123
— bei Chlorom IV 677
—, Chlorothiazid bei I 540ff.
—, chronische I 3ff.
— bei Coma diabeticum IV 376ff.
— und Commissurotomie II 1383ff., 1393
—, Conn-Syndrom bei V 705
— und Coronardurchblutung I 74ff., 76ff.
— bei Coronargefäß-Mißbildungen VI 569ff.
— und Coronarinsuffizienz I 755ff.
— und Coronarsklerose I 755ff.
— und Cor pulmonale I 44, 48ff., 99; IV 95ff., 105ff., 139ff.
— bei Cor triatriatum III 554
—, Corticoide bei I 550ff.
— bei Cossio-Syndrom III 60
— bei Cushing Syndrom V 695
—, Cyanose bei I 232ff.
—, Dehydratation bei I 566ff., 589ff.
— und Dekompensation V 382ff.
— bei Dermatomyositis II 991
— und Diabetes mellitus I 338, 496, 538ff., 557, 700; IV 376ff., 382
—, Diät bei I 417ff., *504*ff.
— bei Diphtherie IV 547
— bei Diphtherie-Myokarditis II 893ff.
— bei Diurese I *562*ff., 563ff.
—, Diuretica bei I 113ff., 129, 300ff., 315, *407*ff., 507ff., *521*ff., *528*ff.
— und divergierender Schenkelblock II 366
— und Druckbelastung I 884ff.
— und Druckhypertrophie I 736ff.
— bei Ductus Botalli persistens III 74, 164ff., 183
— bei Dystrophia musculorum progressiva II 972
— bei Dystrophia myotonica II 970
— bei Dystrophie I 402ff., 417ff., *504*ff., 759ff.; IV 307, *309*

Herzinsuffizienz bei Ebstein-Syndrom III 420ff., 427
— bei Echinokokkose II 937ff.
— bei Eisenmenger-Komplex III 39
— und Elektrokardiogramm I 31ff.
— und Elektrolythaushalt I 19ff., *29*ff., 33ff.
— und Embolie bei I 416, 461ff., 534, 590, 601ff.
— bei Encephalomyokarditis II 920
— bei Endangitis obliterans VI 287, 294
— und Endocarditis fibrinosa II 778
— bei Endocarditis lenta II 705, 707ff., *709*ff., II 767ff.
— bei Endocarditis parietalis fibroplastica II 787
— und Endocarditis verrucosa simplex II 778
— bei Endokardfibrose II 787ff.
— bei endokriner Hypertonie V 658, 695, 705
—, Endstadium I 338ff.
—, energetisch-dynamische I 31ff.
— und Entzügelungshochdruck V 149
—, Entzündungstheorie I 706ff.
—, Ernährung bei I 417ff., *504*ff.
— bei Erythemathodes II 983ff.; VI 345
— und essentielle Hypertonie V 339, 360ff., 367, *381*ff.
— bei experimenteller Hypertonie V 68, 149
— und Extrasystolie II 77
— bei Fallotscher Tetralogie III 357
— bei Fibroelastose II 789
— bei Fiedler-Myokarditis II 955ff.
— bei Fokaltoxikose II 913ff.
—, Ganglienblocker bei I 592ff.; V 572ff.
— und Geburtsakt IV 486ff.
— und Gefügedilatation I 736ff., 744ff., 751ff.
— bei Gefäßkrankheiten II 948; VI 287, 294, 316ff.
— bei Gefäßmißbildungen III 214, 388; VI 470
— bei Gelbfieber II 930
— und Glomerulonephritis II 915; V 615ff., 644
— bei Glykogenose II 966

Herzinsuffizienz und Gravidität I 404, 422, 551; IV 486, 488ff., 496ff.
— bei Graviditätstoxikose IV 517
— bei Grippemyokarditis II 925
— bei Hämangiosarkom VI 602
— bei Hämochromatose II 964; IV 681ff., 685
— bei hämorrhagischem Schock I 962ff.
— bei Hämosiderose IV 257ff.
—, Haut bei I 74ff.
—, Hegglinsche I 31ff.
— bei Hepatitis II 929
— bei Heredoataxie II 973
— bei Herzatrophie I 759ff.
— und Herzdivertikel III 593
— und Herzform I 895ff.
— und Herzfrequenz I 41ff., 60ff.
—, Herzglykoside bei I 8ff., 16ff., 25, 55ff., 76ff., 113ff., 127ff., 136, 149, 155, *404*ff., *422*ff., *459*ff.
— und Herzgröße I 895ff.
— und Herzhypertrophie I 706ff., 736ff., 744ff., 751ff., 896ff.
— und Herzinfarkt I 339ff., 404; III 1068, 1094, 1098ff., 1147ff., *1214*ff., 1358ff.
— bei Herzklappenfehler II 1298
— und Herzminutenvolumen I 7ff., 32, 34ff., 41ff., 49ff., 55ff.
— und Herzschlagvolumen I 34ff., 60ff.
—, und Herztöne I 31ff.
— bei Herztrauma II 504ff., 520ff., 536
— bei Herztumoren II 1181ff., 1215
— und Hirn I 69ff., 74ff., *80*ff., 767, 788ff.
— und Hirndurchblutung V 394
— und Höhenadaptation IV 13ff., 37
— und Hydralazine V 547
—, Hydroperikard bei II 1152
—, Hyperchlorämie bei I 588ff.
— bei Hyperthyreose IV 41, 44, 46, 253, 403, 598ff., 316ff., *327*ff.; V 382, 770
— und Hypertonie V 39ff., 68, 149, 339ff., 360, 367, *381*ff., 615ff., 658

Herzinsuffizienz, Hypocalcämie bei IV 446, 448
— und Hypoglykämie IV 382
—, Hypokaliämie bei I 458ff., 480, *493*ff., 563ff., 583ff.; IV 420ff.
—, Hyponatriämie bei I 563ff., *568*ff.
—, Hypophyse bei I 786
— und Hypophysektomie IV 344
— und Hypothyreose I 598ff.; IV 334ff.
—, Hypotonie bei V 780ff., 795
—, hypoxämische IV 13ff., 17
— bei idiopathischer Herzhypertrophie II 975
— bei Infektionskrankheiten I 132, 762ff.; IV 547, *555*ff., *560*ff.; V 801ff.
— und Insulin IV 382
—, Interstitialflüssigkeit bei I 294ff.
— bei Kala-Azar II 936
— und Kammertachykardie II 150ff., 162ff.
— und kardiogener Schock I 1025
— und Karditis rheumatica II 544ff., 575ff., 605, 616ff., 631ff., 638ff.
—, Kationenaustauscher bei I 212, 507, *555*ff.
—, bei Klappenfehlern I 17ff., 42ff., 65, 81ff.
— und Klima IV 13ff., 37
— bei Kollagenosen II 983ff.
— und Kollaps I 959, 962ff., 1111
— bei kombiniertem Aortenfehler II 1478
— und Kreislauf I 2ff., 67ff.
—, Kreislaufzeit 168ff.
— und Lebensalter IV 622ff.
—, Lebensweise bei I 421ff.
— und Leber I 33, *78*ff, 767, *775*ff.
—, Lebernekrose bei I 779ff.
—, Leberstauung bei I 775ff.
— bei Leptospirosen II 905
—, Linksinsuffizienz s. dort
—, Linksverspätung bei II 374
— bei Lipoidosen IV 201
— und Luftdruck IV 13ff., 37, 39ff.
— bei Luftüberdruck IV 39ff.
— und Lunge I 69, 99, 110, *115*ff., *129*ff., *176*ff., *768*ff.
— und Lungenelastizität I 178ff.
— und Lungenembolie I 346; IV 95ff., 105ff., 177ff., 184ff., 199ff., 201, 204, 214ff.

Herzinsuffizienz bei Lungenemphysem I 42ff., 47; IV 177ff., 184ff.
— bei Lungenfibrose IV 199ff.
— und Lungenkreislauf I *115*ff., 121ff., 127
—, Lungenödem bei I *129*ff., *768*ff.
— und Lungenstauung I 776ff., 770ff.
— und Lungenvolumina I 179ff.
— bei Lymphogranulomatose IV 678ff., 680
— und Lymphgefäßinsuffizienz VI 606
— bei Lymphosarkom IV 677
— und Magnesium-Stoffwechsel IV 459
— bei maligner Hypertonie V 626ff., 629ff., 632ff.
— bei Masern II 922
—, Mechanik I 3ff.
—, Milz bei I 767, 783ff.
—, Mineralhaushalt bei I 19ff., 29ff., 33, 69ff., 113ff., 129, 203ff., *234*ff., *269*ff., *280*ff., *299*ff., *307*ff., *323*ff., 562ff., 563ff.
— und Minus-Dekompensation V 382ff.
— bei Mitralfehler II 1298
— bei Mitralstenose II 1368ff.
— bei Mononucleose II 927
—, Morphologie I *706*ff.
— und Myokarditis I 348, 762ff.; II 869ff., 887
— und Myokarditis rheumatica II 544ff., 575ff., 616ff.
— bei Myokardose I 33ff.; II 968ff.; IV 497ff.
— bei Myokardsarkoidose II 948
— und Myokardstoffwechsel I 18ff., 25ff.
— bei Myokardtuberkulose II 944ff.
— und Narkose IV 612ff.
— und Nebenniere I 28, 33, 787ff.
— und Nephritis V 615ff., 644
—, Niere bei I 33, 69ff., 74ff., *77*ff., 101, *235*ff., *255*ff., *269*ff., *280*ff., 784ff.
— und Ödeme I 2, 30, 69ff., 113ff., 129ff., 165ff., *234*ff., *269*ff., *280*ff.
— und Operabilität IV 622ff., 626ff., 631ff.
— und Operationen IV 606ff.; V 805
— und Orthopnoe I 228ff.

Herzinsuffizienz bei Pancarditis rheumatica II 619ff.
—, Pankreas bei I 767, 784
— und Paramyloidose II 963
— und Parotitis II 928
— und paroxysmale Tachykardie II 128ff., 150ff., 162ff.
— und Parasytolie II 303
—, Pathologie I *706*ff.
—, Pathophysiologie I *1*ff.
— bei Periarteriitis nodosa II 984ff.; VI 316ff.
— und Perikard II 1039
— bei Perikarderguß I 347
— bei peripherer Pulmonalstenose III 379
— bei Perikardtumoren II 1217ff.
— bei Perniciosa IV 652ff., 656ff.
— bei Phäochromocytom V 658
— und Phlebektasien VI 517ff.
— bei Phosphorvergiftung III 890
—, physiologische im Alter IV 621
— und Pleurapunktion I 559
— und Plus-Dekompensation V 382ff.
— bei Pneumokoniose IV 204ff., 214ff.
— bei Pneumonie-Myokarditis II 911ff.
— bei Poliomyelitis I 132, 762ff.; II 916ff.
— bei Polycythämie IV 663
— bei Porphyrie IV 398
—, postoperative IV 606ff.
— und Postural hypotension V 816
—, primäre I 900ff.
—, Prophylaxe I 403
—, Psyche bei I 129ff., 176ff., 228, 416, *418*ff.
— und Puerperium IV 486ff., 497ff.
— und Pulmonalsklerose I 775; IV 245
— bei Pulmonalstenose I 884ff.; III 379
—, Punktionsbehandlung I 559ff.
—, Purinkörper bei I 526ff., *545*ff.
— bei Purpura rheumatica VI 566
— und Pyrazole II 654
—, Radiojod bei I 598ff.
—, Rechtsinsuffizienz s. dort
—, Rechts-Schenkelblock bei II 366

Herzinsuffizienz, Rechtsverspätung bei II 374
— und renale Hypertonie V 615ff., 626, 629, 632ff.
— und respiratorische Arrhythmie II 23ff.
— bei Reticulosarkom IV 677
— und rheumatisches Fieber II 544ff., 575, 605, 631ff., 638ff.
— bei rheumatischer Perikarditis II 1070
— bei Riesenzellarteriitis VI 341
— und Säure-Basen-Haushalt I 203ff.
— und Salzzufuhr I 284ff., 504ff.
— bei Sarkoidose II 948
—, Sauerstoff bei I 594ff.
— und Sauerstoffbedarf I 20ff.
— und Sauerstoffmangel IV 13ff., 37
—, Sauerstoffmangeltheorie I 708ff.
— bei Scharlach-Myokarditis II 900ff.
— und Schenkelblock II 366
— und Schock I 959, 962ff., 1111
—, Scilla bei I 485
—, Sedativa bei I 419ff.
— bei Sepsis II 903
— bei Silikose IV 204ff., 214ff.
— und Sinusarrhythmie II 23ff., 27
— bei Sklerodermie II 990; IV 201
—, Stoffwechseltheorie I 708ff.
— und Sympathektomie V 476ff.
— und Tachykardie I 345; II 128ff, 150ff., 162ff.
— bei Tetanie IV 448ff.
—, Therapie 55ff.; I *402*ff.
—, therapieresistente I 603ff.
— bei Thoraxdeformation IV 229ff.
— und Thrombophlebitis VI 487ff.
—, Thrombose bei I 416, 461ff., 534, 590, 601ff.
— und Thyreoidea I 41, 44, 46, 154, 173, 200, 253, 403, *598*ff.; IV 316ff, *327*ff., *334*ff.; V 382
—, Thyreoidea-Hemmung bei I 598ff.
— und Toxoplasmose II 934
—, Training bei I 403, 410
— bei Transposition der Aorta u. Pulmonalis III 498ff.
— bei Tricuspidalatresie III 23

Herzinsuffizienz und Tricuspidalinsuffizienz II 1504ff., 1506ff.
— bei Tricuspidalstenose II 1490ff.
— bei Truncus arteriosus communis persistens III 535ff.
— bei Tuberkulose II 949ff.; IV 222ff.
— bei Tumormetastasen IV 237ff.
— bei Typhus-Myokarditis II 906
—, Überdruckatmung bei I 594ff.
— und Varicosis VI 517ff.
— bei Vena cava-Anomalie III 17
—, Vena cava inferior-Ligatur bei I 595ff.
— und Venendruck I 98ff, 590ff.; VI 68
—, Venensystem bei I 83ff., 98ff., 100ff., 107ff., 789ff.
— bei Ventrikelseptumdefekt III 220, 221ff., *242*
— bei Vergiftungen I 32
—, Verspätungskurven II 374
—, Verzweigungsblock bei II 370
—, Vitalkapazität bei I 179ff.
— bei Volumenbelastung I 888
— und Volumenhypertrophie I 753ff.
— und Vorhofflimmern II 101ff., 112ff.
— und Vorhofflattern II 100ff.
— bei Vorhofseptumdefekt III 60, 277
—, Wasserhaushalt bei I 2, 30, 69ff., 113ff., 129ff., 165ff., *234*ff., *255*ff., *269*ff., *280*ff., *290*ff., *299*ff., *307*ff., *323*ff., *504*ff., *515*ff., *562*ff.
— und Wasserzufuhr I 290ff.
Herzkammern s. u. Ventrikel
Herzkatheterismus II 1244ff.
—, Alternans bei II 405ff.
— bei Amyloidose II 963
— bei angeborener Aortenstenose III 437ff.
— bei angeborenem Herzfehler III 123ff.
— bei angeborener Mitralstenose III 550ff.
— bei angeborener Pulmonalstenose III 315ff.
— bei angeborenem Sinus-Valsalvae-Aneurysma III 206, 208ff.
— bei angeborener Tricuspidalinsuffizienz III 431

Herzkatheterismus bei angeborener Tricuspidalstenose III 413ff.
— zur Angiokardiographie II 1263ff.
—, Antesystolie bei II 393
— bei Aorteninsuffizienz I 889
— bei Aortenisthmusstenose III 463ff.
— bei Aortenstenose II 1446
— bei Aortopulmonalseptumdefekt III 196ff., *200*ff.
— bei Arbeitsbelastung I 859
— bei arteriovenösen Fisteln VI 476ff.
— bei arteriovenöser Lungenfistel III 391ff.
— und Blutdruck I 831
— bei Canalis atrioventricularis communis III 294ff.
— bei Coma diabeticum IV 375
— nach Commissurotomie II 1396ff.
— bei Cor biloculare III 547ff.
— bei Cor triloculare biatriatum III 543ff.
— bei Diabetes mellitus IV 375
—, Druckmessung II 1245ff., 1249ff.
— bei Ductus Botalli persistens I 890; III 140, *174*ff., 185
— bei Ebstein-Syndrom III 424ff.
— und Endocarditis lenta II 681
—, Extrasystolie durch II 28, 38ff.
— bei Fallotscher Tetralogie III 349ff.
— bei Fiedler-Myokarditis II 957ff.
— bei Foramen ovale persistens III 275
— bei Gefäßmißbildungen III 391
—, Gefäßwiderstandmessung II 1252ff.
— bei Herzdivertikel II 594
— und Herzglykoside I 450
— und Herzinnendruck I 881
—, Herzminutenvolumenbestimmung I 36; II *1246*ff.
— und Herzschlagvolumen I 820, 831
— bei Herztrauma II 509ff.
— bei Herztumoren II 1178ff., 1186ff.
— bei Hyperthyreose IV 326
— bei Hypothyreose IV 332ff.
— bei idiopathischer Perikarditis II 1052

Herzkatheterismus bei idiopathischer Pulmonalektasie III 370ff.
— und Kollaps I 1019ff.
— bei kombiniertem Mitralaortenfehler II 1479ff.
— bei kombiniertem Mitralfehler II 1426
—, Komplikationen II 1257ff.
— bei konstriktiver Perikarditis II 1096ff., 1122ff.
— und Kreislauf I 831
— zur Kreislaufanalyse V 278ff.
— bei Luftembolie IV 131
— und Lungenembolie IV 101
— und Lungenkreislauf I 116, IV 65ff.
— und Lungenresektion IV 227
— bei Lungenvenentransposition III 523ff.
— bei Lutembacher-Syndrom III 284
— bei Mesokardie III 589
— und Minutenvolumen I 831
— bei Mitralatresie III 558ff.
— bei Mitralinsuffizienz II 1406ff., 1419
— bei Mitralstenose II 1350ff., *1365*ff.
— bei Myokarditis II 957
— und Operabilität IV 630ff.
— bei Perikarditis II 1050ff.
— bei peripherer Pulmonalstenose III 377ff.
— bei Pulmonalarterienaplasie III 383ff.
— bei Pulmonalatresie III 367
— bei Pulmonalektasie III 370ff.
— bei Pulmonalsklerose IV 244
— bei Pulmonalstenose III 377ff.
—, Schenkelblock bei II 321ff.
— im Schock I 1019ff.
—, Shuntvolumenbestimmung II 1246ff.
— bei Sportherz I 868, 916ff., 922
— bei Synkardialmassage VI 153
— bei Taussig-Bing-Komplex III 509
—, Technik II 1244ff., *1256*ff.
— bei Transposition der Aorta und Pulmonalis III 504ff.
— bei Transposition der Vena pulmonalis III 278ff.
— bei traumatischer Perikarditis II 1087
— bei Tricuspidalatresie III 406ff.
Herzkatheterismus bei Tricuspidalinsuffizienz II 1509ff.
— bei Tricuspidalstenose II 1488ff., 1497, 1499ff.
— bei Truncus arteriosus communis persistens III 537ff.
— bei Vena cava-Anomalie III 516ff., 529ff.
— und Venendruck I 660
— bei Ventrikelseptumdefekt III 236ff.
— bei Volumenbelastung I 889
— und Vorhofanomalie III 19
— und Vorhofseptumdefekt III 140, 271ff.
—, Wolff-Parkinson-White-Syndrom bei II 393
Herzkatheterom bei Antesystolie II 381ff.
— bei Atrioventricularrhythmus II 278ff.
— bei Linksschenkelblock II 328
— bei Schenkelblock II 321ff., 328
— und Vorhofextrasystolie II 50
— bei Vorhofflattern II 95
— bei Vorhofflimmern II 89
— bei Wilson-Block II 333
— bei Wolff-Parkinson-White-Syndrom II 381ff.
Herzklappen bei Amyloidose II 961ff.
— bei angeborenem Sinus-Valsalvae-Aneurysma III 204ff.
— bei Aortenhämatom, intramuralem VI 459
— bei Aortenstenose, angeborener III 41
— bei Aortitis luica VI 351
— bei Aortopulmonalseptumdefekt III 202
— bei bakterieller Endokarditis II 741ff.
— bei Blutkrankheiten IV 674
— bei Canalis atrioventricularis communis III 291ff.
— bei Carcinoid II 782ff.
— bei Ductus Botalli persistens III 182
— bei Endocarditis acuta II 725ff.
— bei Endocarditis bacterialis II 725ff.
— und Endocarditis chronica fibrosa II 778ff.
— bei Endocarditis fibrinosa II 776ff.
— bei Endocarditis lenta II 663ff., *667*ff., *701*ff.
Herzklappen bei Endocarditis parietalis fibroplastica II 786ff.
— bei Endocarditis rheumatica II 563ff., 614ff.
— bei Endocarditis serosa II 774
— bei Endocarditis tuberculosa II 780
— bei Endocarditis verrucosa simplex II 776ff.
— bei Endokardfibrose II 786ff.
— bei Endokardsklerose II 789
— bei Endomyokardfibrose II 788
—, Entwicklungsgeschichte III 5ff., *20*ff.
— bei Erythematodes II 978ff.; VI 344
— bei Fallotscher Tetralogie II 37, 357
— bei Fibroelastose II 789
—, Hämangioendotheliom der VI 600
— und Herztöne II 574ff.
— bei Herztrauma II 464ff., 477ff., 487ff., 490ff., 507ff., 521ff.
— bei Herztumoren II 1179ff., 1187ff.
— bei Karditis rheumatica II 563ff., 614ff.
— bei Kollagenosen II 978ff.
— bei Leukämie IV 674
— bei Levoatrialcardinalvein III 18
— und Libman-Sacks-Endokarditis II 978ff.
— bei Lues II 945
— bei Marfan-Syndrom III 490ff.
—, Mißbildungen III 56ff.
— bei Mitralstenose II 1325ff.
— bei Myokarditis II 885ff., 903
— bei rheumatischem Fieber II 563ff., 614ff.
— und Riesenzellarteriitis VI 337
— bei Sepsis II 903
— und Serotonin VI 529
— bei Truncus arteriosus communis persistens III 29ff.
— und Ventrikelseptumdefekt III 237, 242
— und Volumenbelastung I 887ff.
— bei Vorhofseptumdefekt III 262ff., 276
Herzklappenaneurysmen und bakterielle Endokarditis II 703, 725
— bei Endocarditis acuta II 725

Herzklappenaneurysmen und Endocarditis lenta

Herzklappenaneurysmen und Endocarditis lenta II 703ff.
Herzklappenfehler II *1288*ff. s. a. u. den einzelnen Formen
— und Adipositas IV 384ff.
—, Alternans bei II 406, 409
— und Anaesthesie IV 612
— und angeborene Herzfehler II 1295ff.
— bei angeborenem Sinus-Valsalvae-Aneurysma III 205, 207ff., 211
— und Angina pectoris III 941ff.
—, Antesystolie bei II 394ff.
— und Aortitis luica II 782
— und Arrhythmie II 88ff., 103ff.
— und Atmung I 178, 193, 200, 208; IV 37
— und Atrioventriculärblock II 214, 243ff.
— und Atrioventricular-Rhythmus II 281
— und bakterielle Endokarditis II 683, *701*ff., 770ff., 1288ff.
— und Balneotherapie I 655ff., 698
— und Blutbildung I 163ff.
— und Blutdruck V 37ff., 345ff., 780ff.
— und Bluteiweiß I 249
— und Blutmenge I 149, 157, 160
— und Bradykardie II 16
— und Capillarresistenz VI 576
— bei Carcinoid II 782ff.
— und Coronarinsuffizienz III 941ff.
— und Coronarsklerose III 942
— und Dermographie VI 41
— als Druckbelastung I 884ff.
— und Elektrokardiogramm II 205ff.
— und Embolie VI 361ff.
— und Endocarditis acuta II 726ff.
— und Endocarditis lenta II 683ff., *701*ff., 770ff., 1288ff.
— und Endocarditis luica II 782
— und Endocarditis rheumatica II 544ff., 563ff., 576ff., 614ff., 1288ff.
— bei Endokardsklerose II 789
— bei Endomyokardfibrose II 788
— und essentielle Hypertonie V 345ff.
—, Extrasystolie bei II 36ff., 67
—, Formen II 1289ff.
Herzklappenfehler und Geburtsakt IV 488ff.
—, Glykoside bei I 465
— und Gravidität IV 486, *487*ff.
—, Häufigkeit II 1289ff.
— und Herzarbeit I 17ff., 42ff., 403
— und Herzblock II 214, 243ff.
— und Herzform I 884ff.
— und Herzfrequenz II 11, 16, 65ff.
—, Herzglykoside bei I 465
— und Herzgröße I 884ff.
—, Herzhypertrophie bei I 736ff.
— und Herzinsuffizienz I 42ff., 403ff.
— und Herztöne II 574ff.
— bei Herztrauma II 508ff., 534
— und Hirndurchblutung I 81ff.; V 394
— und Höhenadaptation IV 37
— und Hyperkaliämie IV 420ff.
—, Hypertonie bei V 37ff., 345ff.
—, Hypotonie bei V 780ff., *794*ff.
— und Infektionskrankheiten IV 555ff.
— und Kammerflattern II 177
— und Kammerflimmern II 177
— und Karditis rheumatica II 544ff.
— und Klima II 558ff.; IV 37
— und Knotenrhythmus II 281
— und Kollaps I 959, 1027, 1031
—, kombinierte, und Endocarditis lenta II 701ff.
— und konstriktive Perikarditis II 1094, 1107
— und Kreislaufzeit I 173
— und Links-Schenkelblock II 352ff., 356
— und Luftdruck IV 37
— und Lungenelastizität I 178
— und Lungenembolie IV 106
— und Lungenkreislauf I 123ff., 127
— und Lungenödem I 129ff., 134, 136
—, Myokard bei I 736ff.
— bei Myokarditis II 882, 885ff., 903
— und Myokarditis rheumatica II 575ff.
—, Myokardstoffwechsel bei III 941
Herzklappenfehler und Narkose IV 613
— und Ohnmacht IV 761
— und Operabilität IV 630ff.
—, Oscillogramm bei VI 80
— und paroxysmale Tachykardie II 131ff.
— und Phlebitis VI 487
— und Postcommissurotomie-Syndrom II 1394
— und primär-chronische Polyarthritis II 993
— und Pulmonalaneurysma III 373; VI 466
— und Purpura Majocchi VI 576
— und Rechts-Schenkelblock II 352ff., 356
— und rheumatisches Fieber II 544ff., 1288ff.
—, Röntgendiagnose I 811
— und Säure-Basen-Gleichgewicht I 208
— und Sauerstoffmangel IV 37
— und Schenkelblock II 350, 352ff.
— und Schock I 959, 1027, 1031
— bei Sepsis II 903
— und Sportherz I 941ff.
— und Tachykardie II 11, 131ff.
— und Thrombophlebitis VI 487
— und totaler Block II 243ff.
— und Tuberkulose III 126
— und vegetative Labilität IV 761
— und Venendruck I 9ff.
— bei Ventrikelseptumdefekt III 242
— als Volumenbelastung I 887ff.
— und Vorhofflattern II 103ff.
— und Vorhofflimmern II 88ff., 103ff.
—, Vorhofthromben bei II 1296ff.
— und Wenckebachsche Periodik II 214
— und Wilson-Block II 356
—, Wolff-Parkinson-White-Syndrom bei II 394ff.
Herzklappenriß und bakterielle Endokarditis II 667, 703, 725
— bei Endocarditis acuta II 725ff.
— bei Endocarditis lenta II 667ff., 703ff.
— bei Herztrauma II 464ff., 477ff., 487ff., 490ff., 507ff., 521ff.

Herzklappenriß und kardiogener Schock I 1025
— und Kollaps I 959, 1025
Herzklappenverkalkung und Aortenstenose II 1427ff.
— und Commissurotomie II 1387
— bei Endocarditis serosa II 774
— bei Herzklappenfehler II 1297ff.
— und Karditis rheumatica II 774
— bei Mitralfehler II 1297
— und Mitralinsuffizienz II 1424
— bei Mitralstenose II 1360ff.
— bei Tricuspidalstenose II 1497
—, Vorkommen II 790
Herzkontraktion, abortive II 29, 81
— und Acetylcholin V 200
— bei Adams-Stokes-Syndrom II 251ff.
— und Adenosin V 202
— beim Alternans II 403ff.
— bei Angina pectoris III 707ff.
— bei Antesystolie II 390ff., 401ff.
— und Arrhythmie s. a. dort II 78ff.
— bei Atrioventricular-Dissoziation II 286ff.
— bei Atrioventricular-Rhythmus II 278ff.
—, baryogene I 879
— und Calciumstoffwechsel IV 447ff., 453ff.
— und Coronardurchblutung III 676, 678ff.
— und Coronarinsuffizienz III 707
— bei Dystrophia myotonica II 970
— und Enteramin V 182
—, frustrane II 29, 33, 81
— bei Herzinfarkt III 707ff.
— und Histamin V 199
— bei Hypercalcämie IV 447ff.
— bei Interferenz-Dissoziation II 291ff.
—, isometrische I 5
—, isotonische I 5
— bei Kammerflattern II 79ff., 171ff.
— bei Kammerflimmern II 79ff., 171ff.
— und Lebensalter IV 621ff.
— bei Links-Schenkelblock II 335
— und Operabilität IV 621ff.
— bei Pararhythmie II 285ff.
— bei Parasystolie II 298ff.
Herzkontraktion bei paroxysmaler Tachykardie II 132ff.
— bei postsynkopalem Syndrom II 261ff.
— bei Rechts-Schenkelblock II 335
— bei Schenkelblock II 316ff.
— bei Tachykardie II 132ff.
— bei Tetanie IV 448
— bei Umkehr-Extrasystolie II 309ff.
— bei Umkehrryhthmus II 309ff.
— und Vagotonin V 207ff.
— und Vasomotorik III 676, 678ff.
— bei Verzweigungsblock II 316ff.
— bei Vorhofflattern II 78ff., 86ff.
— bei Vorhofflimmern II 78ff., 86ff.
— bei Wilson-Block II 335
— bei Wolff-Parkinson-White-Syndrom II 390ff., 401ff.
Herzkropf I 787
Herz-Lungen-Präparat I 3ff.
Herzmassage bei Adams-Stokes-Syndrom II 264ff.
— bei Kammerflattern II 177
— bei Kammerflimmern II 177
—, manuelle II 177
Herzminutenvolumen I 7ff.
— bei Addison-Syndrom V 797
— und Adenosin V 202
— und Aderlaß I 591ff.
— bei Adipositas IV 382ff.
— und Adrenalin V 174ff.
— bei Anämie IV 642ff., 656ff.
— bei angeborenem Herzfehler III 137, 144, 147
— bei angeborener Pulmonalinsuffizienz III 567ff.
— bei angeborener Pulmonalstenose III 302ff.
— bei angeborenem Sinus-Valsalvae-Aneurysma III 206, 210
— bei Angina pectoris III 699ff., 1007ff.
— bei Aortenatresie III 561
— bei Aortenisthmusstenose V 758ff.
— bei Aortenstenose II 1431ff.
— und Arbeitsbelastung I 873
— bei Arteriosclerosis obliterans VI 432ff.
— und arteriovenöse Aneurysmen IV 252; V 769ff.
Herzminutenvolumen bei arteriovenösen Fisteln VI 476ff.
— bei arteriovenösen Lungenfisteln III 388
— und Atmung I 191; IV 7ff., 11ff., 22ff., 27ff., 31ff., 34
— bei Atrioventricularblock II 230
— und bakterielle Endokarditis II 686
— und Balneotherapie I 664ff., 675ff., 688ff.; V 691ff.; VI 156
— bei Belastung I 49ff.; IV 765ff., 770
— bei Beriberi IV 395ff.
—, Bestimmungsmethoden I 35ff., 36; II 1246ff., 1278ff.
— und Blutdruck V 8ff., 37ff., 68ff., 101ff., 144, 159ff., 277ff., 382ff., 794ff.
— bei Blutkrankheiten IV 642ff., 656ff.
— und Blutmenge I 153
— und Blutspeicher I 1008ff.
— und Calciumstoffwechsel IV 454
— und Capillarektasien VI 530
— und Carotis-Sinus V 715
— und Chlorothiazid V 590
— bei Coma diabeticum IV 375ff.
— nach Commissurotomie II 1396ff.
— und Coronardurchblutung III 674ff.
— bei Coronarinsuffizienz III 699ff.
— bei Cor biloculare III 546ff.
— und Cor pulmonale IV 59ff., 63ff., 87ff., 98, 146ff.
— bei Cyanose I 233; VI 530ff.
— bei Diabetes mellitus IV 375ff.
— und Diuretica V 590
— bei Ductus Botalli persistens III 160ff.
— bei Dumping-Syndrom IV 865ff.
— bei Dystrophie IV 300ff., 307; V 807
— bei Ebstein-Syndrom III 419ff.
— und Endocarditis lenta II 686, 688
— bei essentieller Hypertonie V 277ff., 280ff., 382ff.
— bei experimenteller Hypertonie V 68ff., 101ff., 144, 159ff.

Herzminutenvolumen und experimenteller Schock I 992, 1014
— bei Fallotscher Tetralogie III 353ff.
— und Ganglienblocker V 570ff.
— und Gefäßmißbildungen III 206, 210, 388; VI 476ff.
— bei Gravidität IV 480ff.; V 727ff.
— bei Graviditätstoxikose IV 513ff.
— bei hämorrhagischem Schock I 959, 960ff., 1014
— bei Hegglin-Syndrom I 32; IV 428
— bei Herzblock II 230
— und Herzdekompensation V 382ff.
— und Herzglykoside I 450ff.
— und Herzgröße I 835ff.
— bei Herzinfarkt III 1131ff.; V 715ff., 819
— bei Herzinsuffizienz I 34ff., 41ff.
— und Herzkatheter I 831
— bei Herzklappenfehler II 1312ff.
— bei Herztamponade II 1062ff.
— und Herztrauma II 535
— bei Herztumoren II 1187
— und Herzvolumen I 835ff.
— bei Höhenadaptation IV 7ff., 11ff., 22ff., 27ff., 31ff., 34
— und Hydergin V 513
— und Hydralazine V 542ff., 547ff.
— und Hydro-Chlorothiazid V 590
— und Hypertensin V 101
— bei Hyperthyreose IV *316*ff., *326*ff.; V 770
— und Hypertonie V 37ff., 68ff., 101ff., 144, 159ff., 277ff., 382ff.
— bei Hypoglykämie IV 378ff.
— bei Hypokaliämie IV 427ff.
— und Hyponatriämie I 568
— und Hypophyse V 144
— und Hypophysektomie IV 344
— bei Hypothyreose IV 333
— und Hypotonie V 794ff.
— bei infektiösem Schock I 984ff.
— bei Infektionen IV 531ff., 556, 558ff.; V 801ff.
— und Insulin IV 378ff.

Herzminutenvolumen und Kallikrein V 216
— bei kardiogenem Schock I 1025
— bei Karditis rheumatica II 580ff.
— bei Klappenfehlern I 42ff.
— und Klima IV 7ff., 11ff., 22ff., 27ff., 31ff., 34
— und Kollaps I 959, 960ff., 976ff., 984ff., 992, 1004, 1014ff., *1020*ff.; IV 557ff., 600ff.
— bei konstriktiver Perikarditis II 1097ff.
— und Kreislaufversagen I 338ff.
— und Kreislaufzeit I 171, 175
— und Lebensalter IV 621ff.
— bei Levoatrialcardinalvein III 19
— und Luftdruck IV 7ff., 11ff., 22ff., 27ff., 31ff., 34
— und Luftüberdruck IV 40ff.
— bei Lungenembolie I 346; IV 98, 108
— und Lungenkreislauf IV 63ff., 87ff., 98
— bei Lungenödem I 130
— bei Lungenvenentransposition III 531
— bei Lutembacher-Syndrom III 283ff.
—, Meßmethoden V 278ff.
— und Minus-Dekompensation V 382ff.
— bei Mitralatresie III 557
— bei Mitralinsuffizienz II 1406ff.
— bei Mitralstenose II 1312ff.
— bei Monge-Syndrom IV 34
— und Myokardstoffwechsel III 674ff.
— und Narkose IV 592ff., 600ff., 617ff.
— und Nervensystem I 853ff.
— bei neurogenem Schock I 977
— und Niere V 403ff.
— und Nierendurchblutung V 403ff.
—, normales I 39ff.
— und Novocain V 498
— und Ohnmacht IV 760ff.
— und Operabilität IV 621ff., 626
— und Orthostase IV 728ff., 734ff.; V 810
— bei paroxysmaler Tachykardie II 133ff.
— bei Perikarderguß I 347
— bei Perikarditis II 1063ff.
— und Phlebektasien VI 519

Herzminutenvolumen und Pitressin V 144
— und Plethysmogramm VI 72
— und Plus-Dekompensation V 382ff.
— bei Pneumokoniose IV 205ff.
— bei Polycythämie IV 662ff.
— und Postural hypotension IV 736ff.,; V 816
— bei primärem Schock I 976ff.
— im Puerperium IV 486ff.
— und Purine V 498
— und Rauwolfia-Alkaloide V 528
— und Regelkreis IV 741ff., 745ff.
— und Renin V 101
— bei rheumatischem Fieber II 580ff.
— in Ruhe I 39
— und Sauerstoffmangel IV 7ff., 11ff., 22ff., 27ff., 31ff., 34
— und Schock I 959ff., 976ff., 984ff., 992, 1004, 1014ff., *1020*ff.; IV 600ff.
— und Serotonin V 184
— bei Sichelzellanämie IV 240
— bei Silikose IV 205ff.
— und Simmonds-Syndrom IV 343
— bei Sportherz I 873, 920ff., 935ff., 943ff.
— und Sympathektomie V 474ff.
— bei Sympathicotonie IV 721ff.
— und Synkardialmassage VI 153
— bei Tachykardie I 345; II 133; III 845
— unter Therapie I 55ff.
— und Thorakoplastik IV 225
— und Thyreoidea IV *316*ff., *326*ff., *333*ff.
— bei totalem Block II 230
— bei Tricuspidalstenose II 1485ff.
— bei Tuberkulose IV 223ff.
— und Tyramin V 179
—, Untersuchungsmethoden V 278ff.
— bei Vagotonie IV 721ff.
— bei Valsalva-Versuch IV 775ff.
— und Varicosis VI 519
— bei vegetativer Labilität IV 721ff., 734ff., 770
— bei Vena cava-Anomalie III 17

Herzminutenvolumen und Veratrumalkaloide V 559ff.
— bei Vergiftungen V 808
— und Volumenbelastung I 887ff.
— bei Vorhofflimmern II 86ff.
— bei Vorhofseptumdefekt III 255, 256ff.
— und zentralnervöse Hypertonie V 159ff.
Herzmißbildungen s. u. Herzfehler, angeborene
Herzmuskel s. u. Myokard
Herzmyom II 1196
Herzmyxom II 1179, *1190*ff.
„Herzneurose", Begriff IV 710
Herzohren bei angeborener Mitralstenose III 27
— bei angeborener Pulmonalstenose III 315
—, Entwicklungsgeschichte III 20ff.
— bei Karditis rheumatica II 566ff.
— bei Mitralstenose II 1322, 1368
— bei Myocarditis rheumatica II 566ff.
— bei Perikarditis II 1069
— bei rheumatischem Fieber II 566ff.
— bei rheumatischer Perikarditis II 1069
— bei Tricuspidalatresie III 23
Herzohrresektion bei Mitralstenose II 1322
Herzohrthrombose und Embolie VI 361ff.
— und Lungenembolie IV 92
— bei Mitralfehler II 1296ff.
— bei Mitralstenose II 1322, 1376ff.
Herzpunktion s. u. Ventrikelpunktion und Vorhofpunktion
Herzrhythmus s. a. u. den einzelnen Herzrhythmusstörungen II 1ff.
— und Acetylcholin V 200
— bei Adams-Stokes-Syndrom II 251ff.
— bei Addison-Syndrom V 797
— und Adenosin V 202
— bei Adipositas II 11, 23ff.; IV 382ff.
— und Adrenalin V 167ff., 174ff.
— bei Allergie II 950ff.; III *888*
—, bei Allorhythmie II 32ff.
— beim Alternans II 403ff.
— bei Amöbiasis II 935
— bei Amyloidose II 963ff.
Herzrhythmus bei Anämie IV 644ff., 657ff.
— bei angeborenem arteriovenösem Coronaraneurysma III 215
— bei angeborener Pulmonalinsuffizienz III 565
— bei angeborener Pulmonalstenose III 310
— bei angeborenem Sinus-Valsalvae-Aneurysma III 204, 206
— bei angeborener Tricuspidalinsuffizienz III 431
— bei angeborener Tricuspidalstenose III 412
— und Angina pectoris III 700, 843, 1007ff., 1032ff.
— bei Angina tonsillaris II 914
— bei Antesystolie II 27ff., *378*ff.
— bei Aortenaneurysma VI 447
— bei Aortenbogensyndrom V 767; VI 378ff.
— bei Aorteninsuffizienz II 1456ff., 1460ff.
— bei Aortenisthmusstenose III 445, 456ff.; V 756
— bei Aortenstenose II 1433, 1444ff.
— und Aortographie VI 135ff.
—, Arrhythmie s. a. dort II 78ff.
— und arteriovenöse Aneurysmen VI 252
— bei arteriovenösen Fisteln VI 476ff.
— und Atmung II 21ff.; IV 10ff., 21ff., 27ff., 31ff., 34
— bei Atrioventrikulärblock II 209ff., 213ff., 228ff.
— bei Atrioventrikular-Dissoziation II 286ff.
— bei Atrioventrikularextrasystolie II 32ff., 55ff.
— bei Atrioventrikularrhythmus II 278ff.
— und Atrioventrikularzeit II 210
— bei auriculärer Leitungsstörung II 198ff.
—, und bakterielle Endokarditis II 703, 708, 726
— und Balneotherapie I 663ff., 667ff., 698
— bei Bayley-Block II 332ff.
—, Begriff II 1ff.
— bei Belastung IV 765ff.
— und Benzodioxan V 493, 519
— bei Beriberi IV 390ff., 392
Herzrhythmus, Bigeminie I 492; II 32ff., 40ff., 53, 68, 72
— und Blutdruck II 9, 11; V 3ff., 37ff., 148ff., 154, 167ff., 198ff., 241ff., 277ff., 387, 657ff., 768, 780ff., 795ff.
— und Blutdruckmessung V 3ff.
— bei Blutkrankheiten IV 644ff., 657ff.
— bei Brucellosen II 904
— und Calciumstoffwechsel II 341; IV 447ff.
— bei Canalis atrioventricularis communis III 293ff.
— bei Carcinoid II 785
— und Carotissinus V 713ff.
— bei Carotissinus-Syndrom II 272ff.; V 818
— bei Chagas-Myokarditis
— bei Chylothorax VI 607
— und Coffein IV 826
— bei Coma diabeticum IV 375ff.
— und Commissurotomie II 1385ff., 1391ff., 1397ff.
— und Coronardurchblutung III 676, 678f., 700, 843ff.
— und Coronarinsuffizienz III 700, 843ff.
— bei Cor pulmonale IV 95ff., 104ff., 109ff., 125, 134ff, 142ff., 214ff.
— bei Coxsackie-Infekt II 921
— bei Dermatomyositis II 991ff.
— bei Diabetes mellitus IV 375ff.
— und Digitalis V 494
— bei Digitalis-Intoxikation I 489ff.; II 19
— bei Diphtherie-Myokarditis II 878ff., *894*ff.
— bei divergierendem Schenkelblock II 363ff.
— bei doppelseitigem Schenkelblock II 361ff.
— bei Ductus Botalli persistens II 330; III 170ff., 182
— bei Dumping-Syndrom IV 866
— bei Dystrophia musculorum progressiva II 972
— bei Dystrophia myotonica II 970
— bei Dystrophie II 7, 18; IV *295*ff., 306ff.
— bei Ebstein-Syndrom III 420ff.
— bei Echinokokkose II 937ff.
— bei Effort-Syndrom IV 715

Herzrhythmus bei Elektrounfall III 903ff.
— und Embolie VI 361ff.
— bei Encephalomyokarditis II 920
— bei Endokardfibrose II 788
— bei Endokarditis IV 551ff.
— bei Endokarditis acuta II 726ff.
— bei Endokarditis lenta II 703ff., 708ff.
— bei endokriner Hypertonie V 649, *657*ff.
— bei Endomyokardfibrose II 788
— und Entzügelungs-Hochdruck V 148ff., 154, 716ff.
— bei Epilepsie IV 875ff.
— bei Erythematodes II 979ff.
— bei essentieller Hypertonie V 241ff., 277ff., 387
— bei essentieller Hypotonie V 786ff.
— bei experimenteller Hypertonie V 68ff., 148ff., 154, 167ff., 241ff.
— bei experimentellem Schock I 989ff.
—, Extrasystolie s. dort
— bei Fettembolie IV 134ff.
— bei Fibroelastose II 789
— bei Fiedler-Myokarditis II 957ff.
— bei Fleckfieber II 907
— bei fokalem Block II 320, 367ff.
— bei Fokaltoxikose II 914
— und Ganglienblocker V 492ff.
— und Geburtsakt IV 495ff.
— und Genußgifte IV 826
— bei Glykogenose II 966
— bei Gravidität II 45, 915; IV 481ff., 486ff., 490ff., *495*ff.; V 729ff.
— bei Graviditätstoxikose II 915
— bei Grippemyokarditis II 924ff.
— bei Hämochromatose II 965; IV 683
— bei Hämoperikard II 1151ff.
— bei hämorrhagischem Schock I 959, 1033ff.
— bei Heredoataxie II 973
— bei Herzblock II 179ff., 193ff., 198ff., 209ff.; 213ff., 228ff.
— und Herzdekompensation V 382ff.
— und Herzglykoside I 450ff., *459*ff., *462*ff., 471ff., 479, *489*ff., *500*ff.; II 19
Herzrhythmus und Herzgröße I 833ff.
— und Herzinfarkt III 714ff., 1081ff., *1133*ff., *1175*ff., 1357; V 818ff.
— bei Herzinsuffizienz I 403, 459ff.
— bei Herzkatheterismus II 1258ff.
— und Herzmechanik I 831
— bei Herzneurose IV 820ff.
— bei Herztamponade II 1063ff.
— und Herztöne II 574ff.
— und Herztonus I 876ff.
— bei Herztrauma II 464ff., 497ff., 519ff.
— bei Herztumoren II 243, 246ff., 1178ff., *1182*ff.
— und Herzvolumen I 833ff.
— und Hirndruck V 723ff.
— bei Höhenadaptation IV 10ff., 21ff., 27ff., 31ff., 34
— und Hydralazine V 541ff.
— bei Hypercalcämie IV 447ff., 452ff.
— bei Hyperkaliämie IV 421ff., 432ff.
— bei Hypernatriämie IV 441ff., 446
— und Hypertensin V 101
—, hyperthermische II 9
— bei Hyperthyreose II 4ff., 10, 21ff., 44, 71, 97, 103ff., 114, 130ff., 248, 357, 382, 394, 402; IV 316ff., *322*ff.; V 770
— und Hypertonie V 37ff., 68ff., 149, 154, 167ff., 241ff., 277ff., 387, 768
— bei Hypocalcämie IV 447
— bei Hypoglykämie IV 379
— bei Hyponatriämie I 574ff.; IV 440ff.
— und Hypophyse V 144
— und Hypothermie IV 618
— bei Hypothyreose II 5, 18, 248; IV 332ff.
— und Hypotonie V 780ff., 795ff.
— bei idiopathischer Herzhypertrophie II 975
— bei idiopathischer Perikarditis II 1074
— bei idiopathischer Pulmonalektasie III 369
— bei infektiösem Schock I 984ff.
— bei Infektionen II 9ff., 150ff., 193, 223ff.; IV 530ff., 538ff., 566ff.; V 802ff.
— und Insulin IV 379
Herzrhythmus bei Interferenz-Dissoziation II 290ff.
— bei Kala-Azar II 936
— und Kallidin V 227
— und Kallikrein V 216ff., 219
—, Kammerextrasystolie II 32ff., 35ff., *58*ff.
— bei Kammerflattern II 78ff., 171ff.
— bei Kammerflimmern II 79ff., 171ff.
— und Kammertachykardie II 150ff., 160, 166ff.
— und kardiogener Schock I 1025
— bei Karditis rheumatica II 574ff., 580, 582ff., 589ff., 616ff., 638
— und Klima IV 10ff., 21ff., 27ff., 31ff., 34
— und Körperbau II 10ff., 17
— und Körperlage IV 729ff.; V 809ff.
— bei Kohlenoxyd-Vergiftung III 874ff.
— bei Kollagenosen II 979ff.
— und Kollaps I 959, *987*ff., 1010, *1032*ff.; II 17; IV 600ff.
— bei konstriktiver Perikarditis II 1097, 1100ff., 1119ff.
— und Lebensalter IV 620ff., 624ff.
— bei Leptospirosen II 905
— bei Leukämie IV 672ff.
— bei Libman-Sacks Endokarditis II 979ff.
— bei Links-Schenkelblock II 318ff., 325ff.
—, Linksverspätung II 373ff.
—, Luciani-Perioden II 27
— bei Lues II 946
— und Luftdruck IV 10ff., 21ff., 27ff., 31ff., 34
— bei Luftembolie IV 125
— und Luftüberdruck IV 39ff.
— und Lungenembolie IV 95ff., 104ff., 109ff.
— bei Lungenvenentransposition III 529
— bei Lutembacher-Syndrom III 283ff.
— bei Lymphogranulomatose IV 678ff.
— und Magnesiumstoffwechsel II 31; IV 456ff.
— bei Malaria II 935
— bei Masern II 922
— und Menopause IV 872
— und Mineralhaushalt II 4ff.
— und Minus-Dekompensation V 382ff.

Herzrhythmus bei Mitralinsuffizienz II 1410ff.
— bei Mitralstenose II 1321ff., 1338ff., 1369ff.
— bei Monge-Syndrom IV 34
— bei Mononucleose II 927; IV 543
— bei Myokarditis II 877ff., 950; IV 538ff.
— bei Myokarditis rheumatica II 580ff., 589ff., 616ff.
— bei Myokardlues II 946
— bei Myokardose II 968ff.; IV 498
— bei Myokardsarkoidose II 947ff.
— und Myokardstoffwechsel I 27; III 683, 843ff.
— bei Myokardtuberkulose II 943ff.
— und Narkose IV 592ff., 612ff.
— und Natriumstoffwechsel IV 439ff., 441ff.
— und Nebenniere II 45
— und Nervensystem I 853ff.; II 9ff.
— und neurogene Hypertonie V 723ff.
— und Nicotin III 879ff., 883, 888; IV 826
— und Noradrenalin V 174ff.
— bei Ohnmacht IV 760ff.
— und Operabilität IV 620ff., 624ff., 627ff.
— und Operationen IV 592ff., 612ff.; V 805
— bei Orthostase IV 729ff., 734; V 809ff.
— bei Pancarditis rheumatica II 620
— bei Pararhythmien II 285ff.
— bei Parasystolie II 27, 29ff., 297ff.
— bei Parotitis II 928
— bei paroxysmaler Tachykardie I 345; II *127*ff., *150*ff., 160, 166ff.
— bei Periarteriitis nodosa II 985; V 622; VI 315ff.
— bei Perikarditis II 1045ff., 1060, 1074, 1079
— bei Phäochromocytom V 649, *657*ff.
— und Phlebitis VI 491ff.
— und Pitressin V 144
— und Plethysmogramm VI 72
— und Plus-Dekompensation V 382ff.
— bei Pneumonie-Myokarditis II 911ff.
— bei Pneumokoniose IV 214ff.
Herzrhythmus bei Poliomyelitis II 9ff., 917; V 718ff.
—, Polygeminie II 32ff., 53
— bei Porphyrie IV 397ff.
—, postinfektiöse IV 566ff.
—, postoperative IV 607ff.
— bei postsynkopalem Syndrom II 261ff.
— bei posttachykardem Syndrom II 167ff.
— und Postural hypotension IV 736ff., 739; V 816
— bei primärer chronischer Polyarthritis II 993
— bei primärem Schock I 976
— und Psyche I 129ff., 176ff., 228, 416, 418ff., 499; II 7ff.; III 861ff.
— und Puerperium IV 495ff.
— und Pulmonalektasie III 369
— bei Pulmonalsklerose IV 245ff.
— bei Purpura rheumatica VI 565
—, Quadrigeminie II 32ff.
— und Quecksilberdiuretica I 534
— und Rauwolfia-Alkaloide V 522ff., 534, 537ff., 594
— bei Raynaud-Syndrom VI 228
— bei Rechts-Schenkelblock II 318, 329ff.
—, Rechtsverspätung II 373ff.
— und Regelkreis IV 741ff.
— und Regitin V 518
— bei Reizleitungsstörungen II 179ff., 193ff., 198ff., 209ff., 213ff., 228ff.
— und Renin V 101
—, respiratorische Arrhythmie II 21ff.
— bei Reticulosarkom IV 678
— und Rheogramm VI 75
— bei rheumatischem Fieber II 574ff., 580ff., 582ff., 589ff., 616ff., 638
—, Rhythmiemaß II 21ff.
— und Rickettsiosen II 907
— bei Roemheld-Syndrom IV 865
— und Röteln II 923
— und Sarkoidose II 947ff.
— bei Sauerstoffmangel IV 10ff., 21ff., 27ff., 31ff., 34
— bei Scharlach-Myokarditis II 878ff., *900*ff.
— bei Schenkelblock II 316ff.
— bei Schlafkrankheit II 936
— und Schock I 959, *987*ff., 1010, *1032*ff.; IV 600ff.
Herzrhythmus, Schrittmachertheorie II 4ff.
— und Serotonin V 184ff.
— bei Silikose IV 214ff.
— und Simmonds-Syndrom IV 343
— bei Sinoauriculärblock II 193ff.
—, Sinusarrhythmie II 19ff.
—, Sinusbradykardie II 14ff.
—, Sinusextrasystolie II 32ff., 35ff., *45*ff.
—, Sinusrhythmus II 3ff.
—, Sinustachykardie II 7ff.
— bei Sportherz I 919ff., 945
— und Substanz P V 204
— bei Sympathicotonie IV 721ff.
— und Sympathin V 167
—, Tachykardie II 7ff., 127ff., 150ff., 160, 166ff.
— bei Tetanie IV 448ff.
— bei Thalliumvergiftung V 773ff.
— bei Thoraxdeformation IV 229ff.
— bei Thrombophlebitis VI 491ff.
— und Thyreoidea I 41, 44, 46; II 4ff., 10, 18, 21ff., 44, 71, 97, 103ff., 114, 130ff., 248, 357, 382, 394, 402; IV 316ff., *322*ff., *331*ff.
— bei totalem Block II 228ff.
—, toxische II 193
— und Toxoplasmose II 934
— und Training II 16ff.
— bei Transposition der Aorta und Pulmonalis III 503ff.
— bei traumatischem Schock I 965ff., 1034
— bei Trichinose II 939
— bei Tricuspidalatresie II 359; III 401ff.
— und Tricuspidalinsuffizienz II 1507ff.
— bei Tricuspidalstenose II 1490ff.
—, Trigeminie II 32ff., 58
— bei Tuberkulose II 943ff., 1079
— bei Typhus-Myokarditis II 906
— und Tyramin V 179
— bei Umkehr-Extrasystolie II 309ff.
— bei Umkehrrhythmus II 309ff.
— bei Vagotonie IV 721ff.
— und Vagotonin V 207ff.
— bei Valsalva-Versuch IV 776ff.

Herzrhythmus bei Variola II 923
— und Vasomotorik III 678ff.
— bei vegetativer Labilität IV 704ff., 734ff., 787ff., 800ff.
— bei Ventrikelseptumdefekt III 229ff., 232
— und Veratrumalkaloide V 555ff., 594
— bei vereiteltem doppelseitigem Schenkelblock II 363
— und Vergiftungen III 874; V 773ff., 807
—, Verspätungskurven II 373ff
— bei Verzweigungsblock II 316ff., 320ff., *369*ff.
—, Vorhofextrasystolie II 32ff., 35ff., *47*ff.
— bei Vorhofflattern s. a. dort II 78ff., 86ff.
— bei Vorhofflimmern s. a. dort II 78ff., 86ff.
— bei Vorhofseptumdefekt II 36, 359; III 249, 261ff., *264*ff.
— bei Wenckebachscher Periodik II 187, 213ff.
— bei Wilson-Block II 320, 330ff.
— bei Wolff-Parkinson-White-Syndrom II 378ff.
— und zentralnervöse Hypertonie V 723ff.
Herzruptur III 1240ff.
— und bakterielle Endokarditis II 707 ff.
— bei Blutkrankheiten IV 674
— bei Coronarembolie III 971
—, Diagnose III 1296ff.
— bei Ebstein-Syndrom III 424
— bei Endocarditis lenta II 707ff.
— und Hämoperikard II 1150
— bei Herzinfarkt II 1083; III 1139ff., *1240*ff.
— und Herztamponade II 1044, 1062ff.
— bei Herztrauma II 476ff., 487ff.
— bei Herztumoren II 1203ff.
— und Hypertonie III 1240, 1243ff.
— bei Leukämie IV 674
— bei Myokarditis II 891
— bei Myokardtuberkulose II 944
—, Pathogenese III 1243ff.
—, Pathologie III 1240ff.
— bei Periarteriitis nodosa VI 316ff.
— bei Perikarditis II 1083
Herzruptur bei Poliomyelitis II 917
— und traumatische Perikarditis II 1086
— bei Tuberkulose II 944
Herzsarkom II 1179, *1202*ff.
Herzschlagvolumen I 7ff.
— bei Addison-Syndrom V 797
— bei Adipositas IV 382ff.
— und Adrenalin V 175ff.
— bei Anämie III 869ff.; IV 645ff.
— bei Aneurysmen, arteriovenösen V 769ff.
— bei Angina pectoris III 699ff.
— bei Aorteninsuffizienz II 1454ff., 1463; V 768
— bei Aortenisthmusstenose V 758ff.
— bei Aortenstenose II 1431ff.
— und Arbeitsbelastung I 854ff., 868
— bei arteriovenösen Fisteln VI 476
— bei Atrioventrikularblock II 236
— und bakterielle Endokarditis 704
— und Balneotherapie I 664ff., 675ff., 688ff.
— bei Belastung I 49ff.; IV 765ff., 770
—, Bestimmungsmethoden I 35ff.
— und Blutdruck V 8ff., 37ff., 279, 382ff., 780ff.
— bei Blutkrankheiten IV 645ff.
— und Blutmenge I 153
— und Calciumstoffwechsel IV 447ff., 454ff.
— bei Capillarektasien VI 530
— und Chlorothiazid V 589ff.
— nach Commissurotomie II 1396
— und Coronardurchblutung III 677ff., 682ff.
— bei Coronarinsuffizienz III 699ff.
— bei Coronarsklerose I 756
— bei Cyanose VI 530ff.
— und Diuretica V 589ff.
— und Druckbelastung I 884ff.
— bei Ductus Botalli persistens III 160ff.
— bei Dumping-Syndrom IV 865ff.
— bei Dystrophie IV 295ff., 300ff., 307
— bei Ebstein-Syndrom III 419ff.
— bei Effort-Syndrom IV 715
Herzschlagvolumen bei Endocarditis lenta II 704
— bei Endocarditis parietalis fibroplastica II 787
— bei Endokardfibrose II 787ff.
— und essentielle Hypertonie V 279, 382ff., 615
— bei essentieller Hypotonie V 788ff.
— bei Extrasystolie II 70
— und Ganglienblocker V 572ff.
— und Glykoside I 450ff., 453ff.
— bei Gravidität IV 480ff.
— bei Graviditätstoxikose IV 513ff.
— und Hämochromatose II 965
— bei Herzblock V 768
— und Herzdekompensation V 382ff.
— und Herzfrequenz I 41ff., 60ff., 345; II 9, 11
— und Herzgröße I 813ff., 816ff., 820ff., 829ff.
— bei Herzinfarkt I 341ff; III 715ff., 1131ff.
— bei Herzinsuffizienz I 34ff., 41ff., 60ff.
— und Herzkatheter I 831
— bei Herzklappenfehlern I 42ff., 65
— bei Herztamponade II 1064ff.
— und Herztöne II 5, 575
— und Herztrauma II 535
— und Herzvolumen I 832ff.
— und Hydralazine V 542ff., 547ff.
— und Hydrochlorothiazid V 589ff.
— bei Hypercalcämie IV 447ff.
— und Hypertensin V 101
— bei Hyperthyreose IV 316ff., 326, 333, 770, 800
— und Hypertonie V 37ff., 279, 382ff.
— bei Hypocalcämie IV 447ff.
— und Hypokaliämie IV 438
— und Hypophyse V 144
— und Hypotonie V 780ff.
— und Kältetest V 255
— und Kallikrein V 216
— bei kardiogenem Schock I 1025
— bei Karditis rheumatica II 580ff.
— und Körperlage I 846
— und Kollaps I 987ff., 1014

Herzschlagvolumen bei konstriktiver Perikarditis II 1097ff., 1100ff.
— und Lebensalter IV 621ff.
— und Luftüberdruck IV 40ff.
— bei Lungenembolie I 346
— und Lungenkreislauf IV 64ff.
— und Minus-Dekompensation V 382ff.
— bei Mitralinsuffizienz II 1405ff.
— und Myokardstoffwechsel III 682ff.
— bei Myxödem IV 333
— und Narkose IV 592ff., 617ff.
— und Nervensystem I 853ff.
— und Niere V 403ff.
— und Nierendurchblutung V 403ff.
— und Noradrenalin V 174ff.
—, normales I 39ff.
— und Orthostase IV 733ff.; V 810
— bei paroxysmaler Tachykardie II 133
— und Perikard II 1039ff.
— bei Perikarderguß I 347
— bei Perikarditis II 1064ff.,
— und Pitressin V 144
— und Plus-Dekompensation V 382ff.
— bei Polycythämie IV 662ff.
— und Postural hypotension IV 737ff.
— und Psyche III 861ff.
— bei Pulmonalstenose I 884
— und Purine V 498
— und Rauwolfia-Alkaloide V 528
— und Regelkreis IV 745ff.
— bei renaler Hypertonie V 615
— und Renin V 101
— und Rheogramm VI 75
— bei rheumatischem Fieber II 580ff.
—, Röntgendiagnose I 820ff.
— und Schock I 987ff., 1014
— und Serotonin V 184
— bei Sportherz I 71ff., 734, 868, 916, *920*, *935*ff., 943ff.
— bei Sympathicotonie IV 721ff.
— bei Tachykardie I 345; II 138; III 845
— unter Therapie I 55ff.
— und Thyreoidea IV 316ff., 326, 333
— bei totalem Block II 236
— bei Vagotonie IV 721ff.
— bei Valsalva-Versuch IV 775ff.

Herzschlagvolumen und Vasomotorik III 677ff., 682ff.
— bei vegetativer Labilität IV 715, 770
— bei Vorhofflimmern II 81, 86ff.
— bei Vorhofseptumdefekt III 255
Herzschleife, Begriff III 5ff., 50
Herzseptum s. a. u. Ventrikelseptum und Vorhofseptum
— bei Diphtherie-Myokarditis II 894ff.
— bei Herzinfarkt III 1169, *1193*ff.
— bei Myokarditis II 894ff., 904
— bei Sepsis II 904
— bei Echinokokkose II 937ff.
— bei Lues II 945
— bei Herztumoren II 1197, 1201
Herzspitzenstoß bei angeborener Aortenstenose III 435ff.
— bei angeborener Pulmonalinsuffizienz III 564ff.
— bei angeborener Pulmonalstenose III 304ff.
— bei Aorteninsuffizienz II 1458ff.
— bei Aortenstenose II 1435
— bei Dextrokardie III 575
— bei Ductus Botalli persistens III 165
— bei Fallotscher Tetralogie III 338ff.
— bei Herzdivertikel III 593
— bei konstriktiver Perikarditis II 1102, *1127*
— bei Mitralinsuffizienz 1412ff.
— bei Perikarditis II 1045ff.
— bei rheumatischer Perikarditis II 1070
— bei Tricuspidalatresie III 401ff.
— bei Vorhofseptumdefekt III 261ff.
Herzstillstand bei Adams-Stokes-Syndrom II 253ff.
— bei Aortenstenose II 1433, 1447
— und Calciumstoffwechsel IV 449ff.
— und Carotissinus V 714
—, diastolischer IV 421
— bei Erfrierung I 982
— bei Herztrauma II 464ff.
— bei Hypercalcämie IV 447
— bei Hyperkaliämie IV 421
— bei Hypocalcämie IV 447
— und Hypothermie IV 618

Herzstillstand und Magnesium-Stoffwechsel IV 456ff.
— und Narkose IV 618ff.
— und Natriumstoffwechsel IV 442
— bei Operationen IV 618, 637
—, Therapie IV 637
Herztaille bei angeborener Mitralstenose III 550
— bei angeborenem perforiertem Sinus-Valsalvae-Aneurysma III 209
— und Arbeitsbelastung I 868
— bei Druckbelastung I 885ff.
— bei Ductus Botalli persistens III 171ff.
— bei Fallotscher Tetralogie III 345ff.
— bei Mitralinsuffizienz II 1415ff.
— bei Mitralstenose II 1343ff.
— bei Pulmonalstenose I 885
— bei Sportherz I 868, 914ff.
— bei Tricuspidalatresie III 403ff.
— bei Ventrikelseptumdefekt III 233ff.
— bei Vorhofseptumdefekt III 267ff.
Herztamponade II 1062ff.
— bei Aortenaneurysma VI 449
— bei Aortenhämatom, intramuralem VI 459
— bei Hämoperikard II 1151ff.; III 1241
— bei Herzinfarkt III 1241
— bei Herzinfarkt-Perikarditis II 1065, 1083
— bei Herzruptur III 1241
— bei Herztrauma II 475ff., 488ff.
— bei Herztumoren II 1215
— und Herzversagen I 338
— bei idiopathischer Perikarditis II 1075
— und kardiogener Schock I 1025
— bei Karditis rheumatica II 543ff.
— und Kollaps I 959; II 1075; IV 599ff.
— bei Myokarditis II 891
— bei Myokardtuberkulose II 944
— bei Periarteriitis nodosa VI 316ff.
— und Perikarditis II 1044, *1062*ff.
— bei Perikarditis rheumatica II 543ff., 619
— bei Perikardtumoren II 1182, 1217ff.
— bei rheumatischem Fieber II 543

Herztamponade und Schock I 959; II 1075
—, Schock bei IV 599ff.
— durch Trauma II 1087
— bei tuberkulöser Perikarditis II 1079ff.
— bei Tuberkulose II 944
— bei urämischer Perikarditis II 1082
—, Vorkommen II 1044, 1065
„Herztetanie" IV 448
Herztherapie s. u. den einzelnen Maßnahmen und Methoden
Herzthromben und Amyloidose II 963
— und Angina tonsillaris II 914
— und bakterielle Endokarditis II 682
— und Coronarembolie III 971ff.
— bei Diphtherie-Myokarditis II 894ff.
— und Embolie VI 361ff.
— bei Endangitis obliterans VI 287
— und Endocarditis lenta II 682
— bei Endokardfibrose II 786ff.
— und Endokardsklerose II 790
— bei Endomyokardfibrose II 788
— bei Fiedler-Myokarditis II 957ff.
— und Fokaltoxikose II 914
— und Herzinfarkt III 1230ff.
— bei Herzkatheterismus II 1259ff., 1262ff.
— bei Herzklappenfehler II 1296ff.
— bei Herztrauma II 478ff., 505ff.
— bei Herztumoren II 1192ff., 1216
— bei idiopathischer Herzhypertrophie II 975
— und kardiogener Schock I 1025
— und Kollaps I 959; IV 600ff.
— und Lungenembolie IV 92, 97
— bei Mitralfehler II 1296ff.
— bei Mitralstenose II 1322ff., 1376ff.
— bei Myokarditis II 889ff.
— bei Myokardose in der Gravidität IV 498
— bei Myokardtuberkulose II 942, 944
— und Paramyloidose II 962ff.
Herzthromben und Phlebitis VI 496
— und Schock I 959; IV 600ff.
— und Thrombophlebitis VI 497
— und Tricuspidalstenose II 1483ff.
— bei Tuberkulose II 942, 944
— und Vorhofanomalie III 19
— bei Vorhofseptumdefekt III 277
Herztod, akuter, bei angeborener Pulmonalstenose III 325
—, —, und Belastung III 912ff.
—, —, bei Beriberi IV 390
—, —, bei Coronarembolie III 971
—, —, bei Dystrophia musculorum progressiva II 972
—, —, bei Dystrophia myotonica II 971
—, —, bei Elektrounfall III 903ff.
—, —, bei Herzkatheterismus II 1263
—, —, bei Herztumoren II 1178, 1216
—, —, bei Hyperkaliämie IV 421ff.
—, —, bei Hypocalcämie IV 448
—, —, durch Kammerflattern II 171ff.
—, —, durch Kammerflimmern II 171ff.
—, —, bei Mitralstenose II 1371ff.
—, —, und Myokarditis II 869, 887
—, —, in Narkose IV 615
—, —, und Pavrine I 547ff.
—, —, durch Quecksilberdiuretica I 534
—, —, reflektorischer III 915
—, —, bei Tetanie IV 448
—, —, bei Toxoplasmose II 934
—, —, bei Trichinose II 939
Herztöne bei Adams-Stokes-Syndrom II 253ff., 261
— und Amyloidose II 963ff.
— bei angeborener Aortenstenose III 435ff.
— bei angeborener Mitralstenose III 549
— bei angeborener Pulmonalinsuffizienz III 564ff.
— bei angeborener Pulmonalstenose III 304ff.
Herztöne bei angeborener Tricuspidalstenose III 410ff.
— bei Aortenstenose II 1433ff.
— bei Aortopulmonalseptumdefekt III 198
— bei Atrioventricularblock II 212, 228, 237
— bei Atrioventricular-Dissoziation II 287ff.
— bei Atrioventricular-Rhythmus II 279ff.
— bei bakterieller Endokarditis 703, 707
— und Balneotherapie I 699
— bei Beriberi IV 390ff.
— bei Bilharziose IV 239
— und Blutdruck V 243
— bei Blutkrankheiten IV 672
—, „Bruit de canon" II 228, 575, 885
— und Chagas-Myokarditis II 931ff.
— bei Coma diabeticum IV 377
— nach Commissurotomie II 1396
— bei Cor pulmonale IV 141ff.
— bei Cor triatriatum III 554
— bei Dextrokardie III 575
— bei Diabetes mellitus IV 377, 381
—, „Doppelkanonenschlag" II 228
—, dritte, bei Endokarditis lenta II 704
—, —, bei Karditis rheumatica II 578ff., 583ff.
—, —, bei kombiniertem Mitralfehler II 1426
—, —, bei konstriktiver Perikarditis II 1120ff.
—, —, bei Mitralinsuffizienz II 1413ff.
—, —, bei Myokarditis II 884ff.
—, —, bei Perikarditis II 1120ff.
—, —, bei rheumatischem Fieber II 578ff., 583ff.
— bei Ductus Botalli persistens III 166
— bei Dystrophia myotonica II 970
— bei Dystrophie IV 296ff.
— bei Ebstein-Syndrom III 417, 421ff.
— bei Effort-Syndrom IV 715
— und Elektrokardiogramm I 31ff.
— bei Endocarditis lenta II 703ff., 707ff.
—, Entstehung II 574ff.

Herztöne bei essentieller Hypertonie V 243
— bei Extrasystolie II 70
— bei Fallotscher Tetralogie III 338ff.
—, Flattertöne II 84
—, Fleckfieber II 907
—, gespaltene, bei Mitralinsuffizienz II 1412ff.
—, —, bei Mitralstenose II 1325
— und Herzarbeit I 31ff.
— bei Herzinfarkt III 1138ff.
— bei Herztrauma II 503ff.
— bei Hypercalcämie IV 449
— bei Hyperkaliämie IV 421ff.
— bei Hyperthyreose IV 324
— bei Hypertonie V 243
— bei Hydroperikard II 1153
— bei Hypocalcämie IV 448ff., 451ff.
— bei Hypoglykämie IV 381
— bei Hypokaliämie IV 427ff.
— bei Hyponatriämie IV 441ff.
— bei Hypothyreose IV 331ff.
— und idiopathische Pulmonalektasie III 369
— und Insulin IV 381
— bei Interferenz-Dissoziation II 292ff.
— bei Kammerflattern II 174
— bei Kammerflimmern II 174
— bei Kammertachykardie II 152
—, „Kanonenschlag" II 228, 575, 885
— bei Karditis rheumatica II 574ff.
— bei kombiniertem Mitral-Aortenfehler II 1479ff.
— bei kombiniertem Mitralfehler II 1425ff.
— bei konstriktiver Perikarditis II 1102, 1120ff.
— bei Leukämie IV 672
— bei Links-Schenkelblock II 338
—, Littensche IV 105
— bei Luftembolie IV 124ff.
— bei Lungenembolie IV 105ff.
— bei Lungenvenentransposition III 523ff., 527
— bei Lutembacher-Syndrom III 283ff.
— bei Mitralatresie III 558
— bei Mitralinsuffizienz II 1412ff.
— bei Mitralstenose II 1325ff., 1330ff.
— bei Myokarditis II 877ff., *882*ff.

Herztöne bei paroxysmaler Tachykardie II 132ff., 152
— bei Perikarditis II 1069ff., 1081
— bei Pneumokoniose IV 214
— bei Pneumoperikard II 1154
— bei postsynkopalem Syndrom II 261ff.
— bei Pulmonalarterienaplasie III 382
— und Pulmonalektasie III 369
— bei Rechts-Schenkelblock II 338, 358
— bei rheumatischem Fieber II 574ff.
— bei rheumatischer Perikarditis II 1069ff.
— bei Rickettsiosen II 907
— bei Scharlach-Myokarditis II 900
— bei Schenkelblock II 335, 337ff., 358
— bei Silikose IV 214
— bei Tachykardie II 132ff., 152
— und Thyreoidea IV 324, 331
— bei totalem Block II 228ff., 237
— bei Transposition der Aorta und Pulmonalis III 499
— bei Trichinose II 939
— bei Truncus arteriosus communis persistens III 535ff.
— bei tuberkulöser Perikarditis II 1081
— bei Variola II 923
— bei vegetativer Labilität IV 715
— bei Ventrikelseptumdefekt III 217, 227ff.
—, verdoppelte, bei Ebstein-Syndrom III 421ff.
—, —, bei angeborener Pulmonalstenose III 307ff.
—, —, bei angeborener Tricuspidalstenose III 410
—, —, und idiopathische Pulmonalektasie III 370
—, —, bei Lutembacher-Syndrom III 283ff.
—, —, bei Mitralstenose II 1325ff.
—, —, Pulmonalektasie III 370
—, —, bei Truncus arteriosus communis persistens III 535
—, —, bei Vorhofseptumdefekt III 249ff., 262ff.
— bei Vorhofflattern II 84
— bei Vorhofflimmern II 83
— bei Vohofseptumdefekt III 249, *262*ff.

Herztonus I 11ff., 12, 873ff.
— bei Aorteninsuffizienz II 1465ff.
— und Arbeitsbelastung I 881
—, Begriff I 873ff.
— und Herzinnendruck I 877ff.
—, Röntgendiagnose I 874ff.
— und Training I 881
Herztrauma II *462*ff.
—, Anatomie II 477ff.
—, Antesystolie bei II 395
—, Arrhythmie bei II 104ff.
—, Begutachtung II 527ff.
— und Coronardurchblutung III 900ff.
— und Coronarinsuffizienz III 900ff.
— und Coronarsklerose III 901ff.
— und Coronarthrombose III 901ff., 955ff.
—, Diagnose II 519ff.
— und Extrasystolie II 39
—, Formen II 513ff.
— und Hämoperikard II 1151ff.
—, Häufigkeit II 492ff.
— und Herzinfarkt III 900ff.
— bei Kammerflattern II 173, 179
— bei Kammerflimmern II 173ff., 179ff.
— und Kollaps IV 599ff.
—, Mechanik II 463ff.
—, Pathologie II 477ff.
—, Physiologie II 463ff.
—, Prognose II 522ff.
— und Schock IV 599ff.
—, stumpfes II 462ff.
—, Symptome II 497ff.
—, Therapie II 525ff.
—, Vorhofflattern bei II 104ff.
—, Vorhofflimmern bei II 104ff.
— und Schenkelblock II 357
—, Wolff-Parkinson-White-Syndrom bei II 395
Herztumoren II 1178ff.
— und Alternans II 410
—, Atrioventrikulärblock bei II 243, 246ff., 1178ff.
—, benigne II 1179, 1190ff.
— bei Blutkrankheiten II 1179, 1208, *1212*ff.
—, Diagnose II 1188
—, Differentialdiagnose II 1188ff.
—, Elektrokardiogramm bei II 1182ff.
— und Hämoperikard II 1151ff.
— und Herztamponade II 1065
— und Hydroperikard II 1152
—, maligne II 1202ff.

Herztumoren, metastatische II 1178, *1204* ff.
— und Perikarditis II 1065
—, primäre II 1190 ff.
—, Rechts-Schenkelblock bei II 358 ff.
— und Reizleitungsstörungen II 243, 246 ff., 1178 ff.
—, Röntgendiagnose II 1178 ff., *1184* ff.
—, Schenkelblock bei II 358 ff., 1181 ff.
—, Symptome II 1178 ff.
—, Therapie II 1227 ff.
—, totaler Block bei II 243, 246 ff., 1178 ff.
— und Tricuspidalstenose II 1483
—, Wilson-Block bei II 358 ff.
Herzversagen s. a. u. Herzdekompensation und Herzinsuffizienz
—, akutes I 71, 338 ff.
— bei angeborener Pulmonalstenose III 325
— und Angina tonsillaris II 914
— bei Aortenisthmusstenose III 469
— bei Aortenstenose II 1447
— und Blutdruck I 71
— bei Diphtherie-Myokarditis II 893
— und Fokaltoxikose II 914
— und Grippemyokarditis II 925
— bei Herzhypertrophie I 755
— bei Herzinfarkt I 339 ff.
— bei Hypokaliämie IV 421 ff.
— bei Infektionskrankheiten IV 555 ff.
— bei Mitralstenose II 1371
— bei Myokarditis II 887
—, postoperatives IV 606 ff.
— bei Scharlach-Myokarditis II 900 ff.
— bei Transposition der Aorta und Pulmonalis III 498 ff.
Herzvolumen und Adipositas I 826 ff.
— bei angeborenen Herzfehlern I 884 ff.
— bei angeborener Pulmonalinsuffizienz III 565 ff.
— bei Aorteninsuffizienz I 889, II 1454 ff.
— und Arbeitsbelastung I 829 ff., 839 ff., *847* ff., 854 ff., *856* ff., 865 ff.
— bei arteriovenösen Fisteln VI 475 ff.
— und Atmung I 833 ff., 343
—, Berechnung I 804 ff.
Herzvolumen und Blutdruck I 886; V 783
— und Blutmenge I 835 ff.
— nach Commissurotomie II 1397 ff.
— bei Druckbelastung I 884 ff.
— und Ductus Botalli persistens I 890
— bei Epstein-Syndrom III 419 ff.
— und Hämoglobin I 835 ff.
— und Herzinnendruck I 877 ff., 881
— und Herzklappenfehler I 884 ff.
— und Herztonus I 874 ff.
— und Hypotonie V 783
— und Körpergewicht I 825 ff.
— und Körpergröße I 825 ff.
— und Körperlage I 822, 843 ff.
— bei kombiniertem Mitral-Aortenfehler II 1478 ff.
— bei konstriktiver Perikarditis II 1079 ff., 1120 ff.
— und Lebensalter I 825 ff.
— bei Mitralinsuffizienz II 1405 ff.
— bei Mitralstenose II 1311 ff., 1330 ff., 1397 ff.
— und Nervensystem I 853 ff.
—, normales I 821 ff.
— und Orthostase IV 729 ff., 733 ff.
— und Perikarditis II 1079 ff., 1120
— bei Pulmonalstenose I 884
— und Restblutmenge 816 ff.
—, Röntgendiagnose I 804 ff.
— und Schlagvolumen I 820
— bei Sportherz I 867 ff., 914 ff., 943 ff.
— und Training I 830 ff., 839 ff., 881
— bei Tricuspidalinsuffizienz II 1508
— bei Tricuspidalstenose II 1485 ff., 1499 ff.
— bei Valsalva-Versuch I 843; IV 775 ff.
— und vegetative Labilität IV 733 ff.
— bei Volumenbelastung I 888 ff.
Hesperidine bei Arteriosklerose VI 424
— und Capillarpermeabilität VI 586
— und Capillarresistenz VI 586
Heterotropie der Vorhofstätigkeit II 286, *307* ff.
Hetrazan bei Elephantiasis VI 615
Heufieber und Periarteriitis nodosa VI 308
Hexadexadrol bei rheumatischem Fieber II 644
Hexamethonium s. a. u. Ganglienblocker, bei Akrocyanose VI 534
—, Anwendung V 576 ff.
— bei Aortenhämatom, intramuralem VI 462
— und Arteriosklerose V 397
— und Blutdruck V 73, 185, 205, 248, 397, 492, *566* ff., 576 ff., 599
—, Chemie V 566; VI 177
—, Dosierung V 576 ff.
— und essentielle Hypertonie V 248, 397, 492, *566* ff., 576 ff., 594
— und experimentelle Hypertonie V 73, 185
— bei Gefäßkrankheiten VI 174 ff.
— und Hirndurchblutung V 397, 575 ff.
— bei maligner Hypertonie V 73, 185, 205, 248, 397, 398, 492, *566* ff., 574, 576 ff., 582
— in der Kombinationstherapie V 586 ff.
—, Kontraindikationen V 580 ff., 594
— und Lungenkreislauf IV 72
— bei Mitralstenose II 1316 ff.
—, Nebenwirkungen V 579 ff., 594
— und Niere V 574 ff.
— und Serotonin V 185
— und Substanz P V 205
— und Vasomotorik VI 534
— und vegetative Labilität IV 853
Hexamethoniumbromid bei essentieller Hypertonie V 577 ff.
Hexamethoniumchlorid bei Mitralstenose II 1316 ff.
Hexamethoniumjodid V 205
Hexamethylammoniumbromid bei Hypertonie V 582
Hexokinase und Arteriosklerose VI 419
Hexosamin und Arteriosklerose IV 372 ff.
— und Angiopathia diabetica IV 372 ff.
Hiatushernie III 1317 ff.
„High output failure“ s. u. Plusdekompensation
Hindernishypertrophie, Begriff III 138
Hinterwandinfarkt III 1175, 1179 ff., *1188* ff.

Hinterwandinfarkt und Antesystolie II 390, 396
— und Links-Schenkelblock II 350ff.
— und Rechts-Schenkelblock II 349ff.
— und Wilson-Block II 349ff.
— und Wolff-Parkinson-White-Syndrom II 390, 396
Hintonsche Sympathektomie V 471
Hippel-Lindau-Syndrom und Phäochromocytom V 653
Hirn s. a. u. Zentralnervensystem, bei Adams-Stokes-Syndrom II 251 ff., 261
— bei Adipositas IV 385ff.,
— bei Anämie IV 643ff., *646*ff.
— bei Aneurysmen IV 253; VI 442, 448
— und angeborene arteriovenöse Fisteln VI 472ff.
— bei angeborenem Herzfehler III 123ff., 150, 356, 400ff., 468ff.
— bei Angiopathia diabetica IV 354ff., 361
— bei Aortenaneurysma VI 448
— bei Aortenbogensyndrom VI 379
— bei Aortenisthmusstenose III 468ff.; V 754ff., 759ff., 767
— bei Aortenstenose II 1433ff., 1447
— und Aortographie VI 135
— bei Arteriitis luica VI 348
— bei Arteriitis rheumatica VI 345
— bei Arteriosclerosis obliterans diabetica VI 439ff.
— bei Arteriosklerose V 357, 361; VI 387ff.
— bei arteriovenösen Aneurysmen IV 253
— bei arteriovenöser Lungenfistel III 389
— und Atrioventrikular-Dissoziation II 290
— und Atmung IV 7, 10ff., 13ff., 27ff.
— und Augenhintergrund V 387ff., 423ff.
— bei bakterieller Endokarditis II 690ff., 711, *718*ff., 727, 730, 767ff.
— und Balneotherapie V 591ff.
— bei Bleivergiftung V 771ff.
— und Blutdruck V 37ff., 146, 154, 156ff., 361, 367, 387ff., 393ff.
Hirn bei Blutkrankheiten IV 643ff., *646*ff., 676
— und Bradykardie II 17, 19
— und Carotisdruck II 144
— und Carotis-Sinus V 714ff.
— bei Carotissinus-Syndrom II 144, 273ff.; V 818
— und Cholinmangel V 146, 154
— und Cheyne-Stokes-Syndrom I 232
— bei Commissurotomie II 1396
— bei Cor pulmonale IV 98ff., 105ff., 124ff., 131ff., 134ff., 146ff., 161ff., 173ff.
— bei Cushing-Syndrom V 695
— bei Cyanose VI 530ff.
— bei Diabetes mellitus IV 354ff., 361, 439ff.
— und Diurese I 590
— und Dyspnoe I 230, 232
— und Dystrophie IV 311
— bei Effort-Syndrom IV 817
— bei Endangitis obliterans V 624; VI 287ff.
— bei Endocarditis acuta bactericidis II 727, 730
— und Endocarditis fibrinosa II 776ff.
— bei Endocarditis lenta II 690ff., 711, *718*ff., 767ff.
— bei Endocarditis parietalis fibroplastica II 787
— und Endocarditis verrucosa simplex II 776ff.
— bei Endokardfibrose II 787ff.
— bei endokriner Hypertonie V 660ff.
— und Entzügelungs-Hochdruck V 154
—, Erbleichungsherde I 789
—, Erweichungsherde s. u. Encephalomalacie
— bei essentieller Hypertonie V 361, 367, 387ff., 393ff.
— und experimentelle Hypertonie V 146, 154, 156ff.
— bei Fallotscher Tetralogie III 356
— bei Fettembolie IV 134ff.
— und Ganglienblocker V 575ff., 582ff.
— und Geburtsakt IV 522
— bei Gefäßkrankheiten VI 112
— bei Gefäßmißbildungen III 389; VI 472ff., 590
— und Glomerulonephritis V 616
Hirn bei Glykogenose II 966
— bei Gravidität IV 481ff., 506, 512ff., 517, 522
— bei Graviditätstoxikose IV 506, 512ff., 517; V 734, 736
— und Hämangiome VI 590, 598
— bei hämorrhagischer Diathese VI 571
— bei hämorrhagischem Schock I 1112
— und Hämatokritwert I 139
— und Hauttemperatur VI 88
— und Heparin V 505
— und Herzglykoside I 458ff., 464ff., 499
— bei Herzinfarkt III 716ff., 1230, 1234ff.
— bei Herzinsuffizienz I 69ff., 74ff., *80*ff., 338ff., 767, 788ff.
— bei Herzklappenfehler II 1298ff.
— und Herzversagen I 338ff.
— bei Hippel-Lindau-Syndrom VI 590
— und Höhenadaptation IV 7, 10ff., 13ff., 27ff.
— und Hydralazine V 542, 549
— bei Hyperthyreose IV 321
— und Hypertonie V 37ff., 146, 154, 156ff., 361, 367, 387ff., 391, 393ff., 602, 616
— bei Hypoglykämie IV 380
— und Hypothermie IV 618
— bei idiopathischer Herzhypertrophie II 975
— bei Infektionskrankheiten IV 530, 537
— und Insulin IV 380
— bei intraarterieller Sauerstoffinsufflation VI 209
— bei Kälte-Test IV 784
— und Kallidin V 226
— und Kallikrein V 218ff.
— bei Karditis rheumatica II 569, 604, *607*ff., 634
—, Kavernome im VI 598
— und Klappenfehler I 81ff.
— und Klima IV 7, 10ff., 13ff., 27ff.
— bei Kohlenoxydvergiftung V 774
— und Kollaps I 958, *1052*ff., *1112*ff.; II 17
— bei Leukämie IV 676
— und Luftdruck IV 7, 10ff., 13ff., 27ff., 42ff.
— bei Luftüberdruck IV 42ff.
— bei Luftembolie IV 124ff., 131ff.

Hirn bei Lungenembolie IV 98ff., 105ff.
— und Lungenödem I 132
— bei maligner Hypertonie V 626ff., 629ff., 632ff.
— bei Migräne VI 249ff.
— bei Mitralfehler II 1298ff.
— bei Mitralstenose II 1371ff.
— bei Moschcowitz-Symmers-Syndrom VI 571ff.
— bei Myokarditis II 899, 903, 944
— bei Myokardtuberkulose II 944
— und Narkose IV 594ff., 613ff.
— und Nephritis V 616
— und neurogene Hypertonie V 712ff.
— bei neurogenem Schock I 972ff.
—, Ohnmacht IV 761ff.
—, Orthostase IV 731ff.; V 812ff.
— bei Periarteriitis nodosa II 984ff.; V 622; VI 326ff.
— bei Perniciosa IV 646ff.
— bei Phäochromocytom V 660ff.
—, bei Phlebitis VI 500
— bei Polycythämie IV 666
— bei Porphyrie IV 400
— und Posturalhypotension V 814
— im Puerperium IV 522
— bei Purpura VI 571
— und Rauwolfia-Alkaloide V 492, 521ff., 528ff.
— und renale Hypertonie V 602, 616
— bei rheumatischem Fieber II 569, 604, *607*ff., 634
— bei Sarkoidose II 947
— und Sauerstoffmangel IV 7, 10ff., 13ff., 27ff.
— und Scharlach-Myokarditis II 899
— und Schock I 958, *1052*ff., *1112*ff.
— bei Sepsis II 903
— und Serotonin V 182, 186
— bei Sturge-Weber-Syndrom VI 590
— und Substanz P V 204ff.
— und Sympathektomie V 474ff.
— bei Tachykardie I 345
— und Teleangiektasien VI 541
— bei Thrombophlebitis VI 500
— und Thyreoidea IV 321
Hirn bei Tricuspidalatresie III 400ff.
— bei Tuberkulose II 944
— bei Valsalva-Versuch IV 780ff.
— bei vegetativer Labilität IV 734ff.
— und Veratrumalkaloide V 558ff.
— bei Verbrennungsschock I 1113
— bei Vergiftungen V 771ff.
— bei Waterhouse-Friedrichsen-Syndrom IV 563ff.
— und zentralnervöse Hypertonie V 156ff.
Hirnabsceß bei angeborenem Herzfehler III 124, 357
— bei bakterieller Endokarditis II 713, 727, 730
— bei Endokarditis acuta bact. II 727, 730
— bei Endokarditis lenta II 719
— bei Fallotscher Tetralogie III 357
— bei Herzklappenfehlern I 789
— und Myokarditis II 903
— und Sepsis II 903
Hirnaneurysmen VI 465
— bei angeborenem Herzfehler III 468
— bei Aortenisthmusstenose III 468ff.
— bei Arteriitis luica VI 348, 463ff.
— und Arterienmißbildungen VI 465
— und angeborene arteriovenöse Fisteln VI 472ff.
— und Blutdruck V 391; VI 464
— bei Endocarditis lenta II 713, 718
— und essentielle Hypertonie V 391
— und Geburtsakt IV 522
— und Gravidität IV 522
— und Hypertonie V 391
— bei Lues VI 348, 463
—, miliare VI 465
— bei Periarteriitis nodosa VI 327
Hirnatrophie bei Endangitis obliterans VI 288
— bei Gefäßmißbildungen VI 590
— bei Hämangiomen VI 590
— bei Sturge-Weber-Syndrom VI 590
Hirnbasisaneurysmen VI 463ff.
Hirncysten bei Graviditätstoxikose V 737
Hirndruck und Atrioventrikular-Dissoziation II 290
— und Augenhintergrund V 387ff., 423ff.
— und Blutdruck V 37ff., 157, 387ff., 392, 616
—, Bradykardie durch II 17
— bei essentieller Hypertonie V 387ff., 392
— und experimentelle Hypertonie V 157
— bei Fettembolie IV 136
— bei Gefäßkrankheiten VI 327
— bei Gefäßmißbildungen VI 590
— bei Glomerulonephritis V 616
— bei Graviditätstoxikose IV 512, 517; V 734, 736ff.
— bei Hämangiomen VI 590
— und Hypertonie V 37ff., 157, 387ff., 392, 616 626ff., 629ff., 632ff., 722
— bei Luftembolie IV 131ff.
— bei maligner Hypertonie V 626ff., 629ff., 632ff.
— und Kollaps I 1113
— bei Migräne VI 250
— und Nephritis V 616
— und neurogene Hypertonie V 722ff.
— bei Periarteriitis nodosa VI 327ff.
— bei Phlebitis VI 506
— bei Porphyrie IV 400
— bei renaler Hypertonie V 387ff., 616, 632ff.
— und Schock I 1113
— bei Sturge-Weber-Syndrom VI 590
— bei Thrombophlebitis VI 506
— bei Verbrennungsschock I 1113
— und zentralnervöse Hypertonie V 157, 722ff.
Hirndurchblutung bei Adams-Stokes-Syndrom II 251ff., 260
— bei Anämie IV 643ff., *646*ff.
— bei angeborenem Herzfehler III 123ff., 150, 356
— bei Angiopathia diabetica IV 354ff., 361
— bei Aortenaneurysma VI 448
— bei Aortenbogensyndrom V 767; VI 379
— bei Aortenisthmus-Stenose V 759ff.
— bei Aortenstenose II 1433ff., 1447

Hirndurchblutung und Aortographie VI 135
— und Arteriosklerose V 397
— bei arteriovenöser Lungenfistel III 389
— und Atmung IV 7, 10ff., 13ff.
— und Augenhintergrund V 387ff., 423ff.
— bei bakterieller Endokarditis II 712, 719, 741, 767ff.
— und Balneotherapie V 591ff.
— und Blutdruck V 32ff., 39ff., 263ff., 367, 387ff., 391, 393ff., 498
— bei Blutkrankheiten IV 643ff., *646*ff., 676
— und Carotissinus II 144, 273ff.; V 714ff.
— und Carotissinus-Syndrom II 144, 273ff.; V 815
— bei Cerebralsklerose VI 387
— bei Commissurotomie II 1396
— bei Cor pulmonale IV 173
— bei Cyanose VI 530ff.
— bei Diabetes mellitus IV 354ff., 361
— und Diurese I 590
— bei Effort-Syndrom IV 817
— bei Endangitis obliterans VI 287ff.
— und Endokarditis fibrinosa II 776ff.
— bei Endokarditis lenta II 691, 712, 718ff., 741, 767ff.
— und Endokarditis verrucosa simplex II 776ff.
— und essentielle Hypertonie V 263ff., 367ff, 387ff., 391, 393ff., 498
— und Extrasystolie II 44
— bei Fallotscher Tetralogie III 356
— bei Fettembolie IV 134ff.
— und Ganglienblocker V 575ff., 582ff.
— bei Gefäßkrankheiten VI 112
— bei Gefäßmißbildungen III 389; VI 590
— bei Gravidität IV 481ff., 522
— bei Graviditätstoxikose IV 506, 513ff.; V 387ff., 397, 734ff., 737ff.
— bei Hämangiomen VI 590
— und Heparin V 505
— bei Herzinfarkt III 716ff., 1230ff., *1234*ff.
Hirndurchblutung bei Herzinsuffizienz I 767, 788ff.
— bei Herzklappenfehler II 1298, 1433ff., 1447
— nach Höhenadaptation IV 7, 10ff., 13ff.
— nach Hydralazine V 542, 549
— bei Hyperthyreose IV 321
— und Hypertonie V 32, 39ff., 263ff., 367, 387ff., 391, 393ff., 498
— bei idiopathischer Herzhypertrophie II 975
— bei Infektionskrankheiten IV 531ff.
— bei intraarterieller Sauerstoffinsufflation VI 209
— bei Kälte-Test IV 784
— und Karditis rheumatica II 634
— und Klima IV 7, 10ff., 13ff.
— und Kollaps I 972ff., *1052*ff., 1112
— bei Leukämie IV 676
— und Luftdruck IV 7, 10ff., 13ff., 42ff.
— bei Luftembolie IV 128ff.
— bei Luftüberdruck IV 42ff.
— bei Lungenembolie IV 98ff., 105ff.
— bei maligner Hypertonie V 391
—, Meßmethoden VI 112
— bei Migräne VI 249ff.
— bei Mitralfehler II 1298
— bei Mitralstenose II 1371ff.
— bei Myokarditis II 899, 944
— bei Myokardtuberkulose II 944
— und Narkose IV 594ff.
— bei neurogenem Schock I 972ff.
— bei Ohnmacht IV 761ff.
— bei Orthostase IV 731ff.; V 812ff.
— und Periarteriitis nodosa VI 327ff., 328ff.
— bei Perniciosa IV 646ff.
— bei Polycythämie IV 666
— bei Porphyrie IV 400
— und Posturalhypotension IV 739; V 816
— im Puerperium IV 522
— und Purine V 498
— und Rauwolfia-Alkaloide V 528ff.
— bei renaler Hypertonie V 387ff.
— und rheumatisches Fieber II 634
— und Sauerstoffmangel IV 7, 10ff., 13ff.
Hirndurchblutung bei Scharlach-Myokarditis II 899
— und Schock I 972ff., *1052*ff., 1112
—, Schwankungen V 393ff.
— bei Sturge-Weber-Syndrom VI 590
— und Sympathektomie V 479
— und Thyreoidea IV 321
— bei Tuberkulose II 944
— bei Valsalva-Versuch IV 780ff.
— und vegetative Labilität IV 734ff.
— und Veratrumalkaloide V 558, 559ff.
Hirnembolie bei angeborenem Herzfehler III 123ff.
— bei Aortenstenose II 1447
— und Aortographie VI 135
— bei arteriovenöser Lungenfistel III 389
— bei bakterieller Endokarditis II 712, 719, 741, 767ff.
— und Blutdruck V 391
— und Diurese I 590
— und Endokarditis fibrinosa II 776ff.
— bei Endokarditis lenta II 691ff., 712, 719, 741, 767ff.
— und Endokarditis verrucosa simplex II 776ff.
— und Extrasystolie II 44
— bei Fettembolie IV 135ff.
— bei Gefäßmißbildungen III 389
— bei Herzinfarkt III 716ff., 1230ff., *1234*ff.
— bei Herzinsuffizienz I 767
— bei Herzklappenfehler II 1298
— bei Hypertonie V 391
— bei idiopathischer Herzhypertrophie II 975
— bei intraarterieller Sauerstoffinsufflation VI 209
— und Karditis rheumatica II 634
— bei maligner Hypertonie V 391
— bei Mitralfehler II 1298
— bei Mitralstenose II 1371ff.
— und Myokarditis II 944
— bei Myokardtuberkulose II 944
— und rheumatisches Fieber II 634
— bei Tuberkulose II 944
Hirngefäße s. a. u. Hirndurchblutung
— bei Arteriitis luica VI 348

Hirngefäße bei Arteriitis rheumatica VI 345
— bei Arteriosklerose VI 387ff., s. a. u. Cerebralsklerose
— bei Endangitis obliterans VI 287ff.
— bei Periarteriitis nodosa VI 327ff.
Hirnnekrose im Schock I 1113
Hirnödem und Blutdruck V 387ff., 392, 616
— bei essentieller Hypertonie V 387ff., 392
— bei Fettembolie IV 136
— bei Gefäßkrankheiten VI 327ff.
— und Glomerulonephritis V 616
— bei Graviditätstoxikose IV 512, 517; V 734, 736ff.
— bei Hypertonie V 387ff., 392, 616
— und Kollaps I 1113
— bei Luftembolie IV 131ff.
— bei maligner Hypertonie V 626ff., 629ff., 632ff.
— bei Migräne VI 250
— und Nephritis V 616
— bei Periarteriitis nodosa VI 327ff.
— bei Porphyrie IV 400
— bei renaler Hypertonie V 387ff., 616, 632ff.
— im Schock I 1113
— bei Verbrennungsschock I 1113
Hirnsinusthrombosen II 899; VI 500
Hirnsubstanz nach MAJOR und WEBER V 206
Hirnthrombose VI 500ff.
— bei angeborenem Herzfehler III 123ff.
— und Blutdruck V 391
— bei Blutkrankheiten IV 676
— bei Endangitis obliterans VI 288
— bei essentieller Hypertonie V 391
— und Gravidität IV 522
— bei Graviditätstoxikose V 737ff.
— bei Hypertonie V 391
— bei Leukämie IV 676
— bei Myokarditis II 899
— im Puerperium IV 522
— bei Scharlach-Myokarditis II 899
Hirntrauma und Blutdruck V 40
— und Hirndruck V 723
— und Hypertonie V 40
— und Kollaps I 958
Hirntrauma und Schock I 958
— und vegetative Labilität IV 879ff.
— und zentralnervöser Hypertonie V 723
Hirntumoren und Blutdruck V 40
—, Bradykardie bei II 17
— und Gefäßmißbildungen VI 589
— und Gravidität IV 522
—, Hämangiome als VI 589
— und Hirndurchblutung V 395
— und Hypertonie V 40, 724
— und Maffucci-Syndrom VI 589
— und neurogene Hypertonie V 724
— und Posturalhypotension V 814
— bei Sturge-Weber-Syndrom VI 590
— und zentralnervöse Hypertonie V 724
Hirsutismus bei Adrenogenitalismus V 701ff.
— und Blutdruck V 683, 701ff.
— bei Cushing-Syndrom V 683ff.
— bei endokriner Hypertonie V 683ff., 700ff.
— und Hypertonie V 645, 683ff., 700ff.
— bei Pseudo-Cushing-Syndrom V 701
— durch Steroide II 645; V 683ff.
Hirudin bei Gefäßkrankheiten VI 192ff.
Hirudoidsalbe bei Gefäßkrankheiten VI 193, 222
— bei postthrombotischem Syndrom VI 513
— bei Thrombophlebitis VI 503ff.
Hirudo medicinalis bei Gefäßkrankheiten VI 192
— officinalis bei Gefäßkrankheiten VI 192
Hissches Bündel II 48, 51, 59, 184
— —, akzessorische Stränge II 396
— — bei angeborenem Herzfehler III 63, 207, 542
— — bei angeborenem Sinus-Valsalvae-Aneurysma III 207
— — und Antesystolie II 396ff.
— — und Atrioventricular-Rhythmus II 281
Hissches Bündel bei Chagas-Myokarditis II 931
— — und Coronargefäße III 658ff.
— — bei Cor triloculare biatriatum III 542
— — bei Diphtherie II 224, 248
— — bei doppelseitigem Schenkelblock II 361
— — bei Endokarditis II 248
— —, Entzündung im II 397
— — bei Hepatitis-Myokarditis II 929
— — bei Herztrauma II 505ff.
— — bei Kollagenosen II 987ff.
— — und Links-Schenkelblock II 352ff.
— — bei Myokarditis II 248, 929, 931
— — und paroxysmale Tachykardie II 143
— — bei Periarteriitis nodosa II 987ff.
— — und Schenkelblock II 352ff., 363
— — bei totalem Block II 227, 228ff., 240, 248
— —, Tumoren im II 248, 360
— — und Ventrikelseptumdefekt III 63
— — bei vereiteltem doppelseitigem Schenkelblock II 363
— — und Wolff-Parkinson White-Syndrom II 396ff.
Histamin und Antihistamine V 496
— und Blutdruck V 29, 159, *197*ff., 213, 235ff., 255, 494, 517, 780ff., 790ff.
— und Blutdruckmessung V 5
— und Capillarektasien VI 529
— und Capillaren VI 12
— und Capillarpermeabilität VI 109, 547, 554, 583
— und Capillarresistenz VI 583
—, Chemie V 197, 235ff.; VI 176
— und Cocain V 185
— und Dermographie VI 40
— und Endangitis obliterans VI 266
— bei endokriner Hypertonie V 663ff.
— und essentielle Hypertonie V 255, 494
— und essentielle Hypotonie V 790

Histamin und experimentelle Hypertonie V 159, *197* ff.
— und Gefäße VI 27
— und Gefäßkrankheiten VI 27, 176ff.
— und Heparin V 504
— und Herzglykoside I 449
— und Histidin V 197
— und Hydralazine V 542ff.
— und Hypertonie V 159, *197* ff., 235ff., 255, 494
— zur Hypertonie-Therapie V 494
— und Hypotonie V 199, 780ff., 790ff.
—, intraarteriell VI 205
— und Kälteurticaria VI 554
— und Kollaps I 957ff., 970
— zur Kreislaufzeitbestimmung I 169, 172
— und Lungenkreislauf IV 71ff.
— bei Migräne VI 254
—, Nebenwirkungen V 494
— und Nicotin VI 266
— und Phäochromocytom V 655, 663ff.
—, Pharmakologie V 198ff., 235ff., 494
— und Posturalhypotension IV 737
— und Pyrazole II 651
— bei Raynaud-Syndrom VI 232
— und reaktiive Hyperämie VI 57ff.
— und renale Hypertonie V 255
— bei Riesenzellarteriitis VI 343
— und Schock I 957ff., 970
— und Serotonin V 185
— und Test V 663
— und Thyreoidea IV 318ff.
— und Urticaria VI 547
— und Vasomotorik VI 583
— bei Verbrennung VI 563
— bei Verbrennungsschock I 978ff.
— bei Wärmeurticaria VI 562
— und zentralnervöse Hypertonie V 159
Histaminase und Hydralazine V 545
— und Histamin V 199
— und Blutdruck V 780ff.
— und Hypotonie V 780ff.
„Histamingesicht" bei Mitralstenose II 1323
Histaminquaddel bei Gefäßkrankheiten VI 110ff., 114
— und Kreislaufzeit VI 110ff.
Histidin bei Gefäßkrankheiten VI 177
— und Histamin V 197
— im Hypertensin V 95
Histiocyten und bakterielle Endokarditis II 668, 705ff., 716
— bei Chagas-Myokarditis II 936
— bei Diphtherie-Myokarditis II 894
— und Endokarditis lenta II 668, 705ff., 716
— und Endokarditis rheumatica II 565ff.
— und Karditis rheumatica II 565ff., 604ff.
— bei Myokarditis II 876
— und rheumatisches Fieber II 565ff., 604ff.
— bei Scharlach-Myokarditis II 899ff.
— bei Toxoplasmose II 936
— bei Typhus-Myokarditis II 906
„Histiotropes System", Begriff IV 726
Histoplasmose und Myokarditis II 941
Hitze und Angina pectoris III 1373ff.
— und Arteriosclerosis obliterans VI 435
— und Arteriosklerose III 739; VI 369
— und arteriovenöse Anastomose VI 8
— und Balneotherapie I 700
— bei Capillarektasien VI 526
— und Capillarpermeabilität VI 548, 557ff.
— und Capillarresistenz VI 104ff.
— und Coronardurchblutung III 697, 909
— und Coronarinsuffizienz III 697, 909, 1373ff.
— und Coronarsklerose III 793
— und Dermographie VI 40
— bei Embolie VI 365ff.
— und Entzündung VI 548
— bei Erfrierung VI 557
— und Erythematodes VI 344
— bei Erythromelalgie VI 526
— bei Luftembolie IV 132
— und Gefäße VI 26
— und Gefäßkrankheiten III 739; VI 26, 369
— und Herzinsuffizienz I 700
— als Hyperämietest VI 61ff.
— und Kollaps IV 602ff.
— und Oscillogramm VI 79
— und Plethysmogramm VI 72
Hitze und Pulswelle VI 81ff.
— bei Raynaud-Syndrom VI 231
— und Schock IV 602ff.
— und Terminalstrombahn VI 17ff.
— und Verbrennung VI 562ff.
— und Wärmeurticaria VI 561ff.
Hochdruckstauung I 71; V 37ff., 339ff.
Hochdruckstoff und Hypertensin V 188
— und experimentelle Hypertonie V 188
Hochspannung bei Ductus Botalli persistens III 170
— bei Glykogenose II 967
— bei Ventrikelseptumdefekt III 217
Hockerstellung bei angeborenem Herzfehler III 153, 303, 329, 337, 400, 476, 498
— bei angeborener Pulmonalstenose III 303ff.
— bei arteriovenösen Fisteln VI 476ff.
— bei Fallotscher Tetralogie II 329ff., 337ff.
— bei Transposition der Aorta und Pulmonalis III 498ff.
— bei Tricuspidalatresie III 400ff.
Hodgkin-Syndrom s. u. Lymphogranulomatose
Höhenadaptation, akute IV 27ff.
— und Angina pectoris III 744; IV 37ff.
—, Atmung bei IV 2ff., 82
—, Blut bei IV 4ff., 11ff., 18, 23ff., 25ff.
— und Blutdruck IV 38
— und Coronarinsuffizienz III 744; IV 37ff.
— und Cor pulmonale IV 60
—, Herz bei IV 1ff., 10ff., 13ff., 21ff.
— und Herzinsuffizienz IV 37
— und Hirn IV 7, 10ff., 13ff.
— und Hypertonie IV 38
—, Kollaps bei IV 11ff., 21ff., *28* ff.
—, Kreislauf bei IV 1ff., 10ff., 13ff., 21ff.
—, Leber bei IV 18ff.
— und Lungenleiden IV 36ff.
— und Lungenkreislauf IV 60, 82
— und Niere IV 17ff.
—, Polyglobulie bei IV 659
Höhenklima und Angina pectoris III 744; IV 37ff.
— und Arteriosklerose III 744

Höhenklima und Atmung IV 2ff., 82
— und Blut IV 4ff., 11ff., 18, 23ff., *25*ff.
— und Blutdruck IV 38
— und Capillarresistenz VI 104ff.
— und Coronarinsuffizienz III 744; IV 37ff.
— und Coronarsklerose III 744
— und Cor pulmonale IV 60
— und Erfrierung VI 556
—, Faktoren IV 1ff.
— und Herz III 744, 1082; IV 1ff., 10ff., 13ff., *21*ff., 37
— und Herzinfarkt IV 37ff.; III 1082
— und Hirn IV 7, 10ff., 13ff.
— und Hypertonie IV 38
— und Kollaps I 958, 1115; IV 11ff., 21ff., *28*ff.
— und Kreislauf IV 1ff., 10ff., 13ff., 21ff.
— und Leber IV 18ff.
— und Lebernekrose I 779
— und Luftdruck IV 1ff., 82
— und Lungenkreislauf IV 60, 82
— und Lungenleiden IV 36ff.
— und Monge-Syndrom IV 34
— und Niere IV 17ff.
— und Ohnmacht IV 763
— und Polycythämie IV 659
— und Sauerstoffmangel IV 1ff., 82
— und Schock I 958, 1115
— und vegetative Labilität IV 763
Höhenkrankheit, chronische IV 33ff. s. a. u. Monge-Syndrom
—, akute IV 34ff.
—, Kollaps bei IV 11ff., 21ff., *28*ff., 763
—, Lebernekrose bei I 779
— und Ohnmacht IV 763
—, Symptome IV 27ff.
— und vegetative Labilität IV 763
Höhentod, akuter IV 21, 23
Hörstörungen bei Aortenbogensyndrom VI 378
— und Atmung IV 27ff.
— bei Endocarditis lenta II 719ff.
— bei Gefäßkrankheiten VI 326ff., 499ff.
— bei Höhenadaptation IV 27ff.
— und Klima IV 27ff.
— und Luftdruck IV 27ff.
— bei Periarteriitis nodosa VI 326ff.
Hörstörungen bei Sauerstoffmangel IV 27ff.
— bei Thrombophlebitis VI 499ff.
— durch Veratrumalkaloide V 565
Hoffmann-Bouveretsche paroxysmale Tachykardie II 128ff.
Honig bei Arteriosklerose VI 422
— bei Gefäßkrankheiten VI 182, 422
Hormone s. a. u. den einzelnen Hormonen
— und Adams-Stokes-Syndrom II 271ff.
— bei Addisonismus V 799ff.
— bei Addison-Syndrom V 797
— bei Adrenalektomie V 490
— bei Adrenogenitalismus V 701ff.
— bei Akrocyanose VI 532ff.
— und Akromegalie V 704
— bei allergischer Myokarditis II 950ff., 954
— bei allergischer Perikarditis II 1089
— bei Anämie IV 646ff.
— und angeborene Herzfehler III 81, 111
— bei Angina pectoris III 1412ff.
— und Angiopathia diabetica IV 373
— und Antesystolie II 382, 395, 402
— und Antihyaluronidase
— II 595
— und Antistreptolysin II 591, 643
— bei Aorteninsuffizienz II 1476ff.
— bei Aortitis luica VI 360
— bei Arteriitis disseminata VI 343ff.
— bei Arteriitis rheumatica VI 346
— und Arteriosklerose III 749ff.; IV 373; V 357ff.; VI 390ff., 412ff.
— und Atmung IV 13ff.
— und Atrioventrikulardissoziation II 290
— bei bakterieller Endokarditis II 761
— bei Belastung IV 764ff.
— und Benzodioxan V 493
— und Blutdruck V 29, 37ff., 68ff., 70ff., 74ff., *113*ff., *166*ff., 312ff., 445ff., 504, *646*ff., 657, 662, 780ff., 791ff.
Hormone bei Blutkrankheiten II 646ff.; IV 680
— und Blutmenge I 153
— und Calciumstoffwechsel IV 446
— bei Capillarektasien VI 526
— und Capillaren VI 12
— bei Capillaropathia diabetica VI 551
— und Capillarpermeabilität VI 547, 551
— und Capillarresistenz VI 565ff.
— und Capillarspasmen VI 537
— bei Chorea II 609
— bei Conn-Syndrom V 704ff.
— und Coronargefäße III 676, 695ff.
— und Coronarinsuffizienz III 695ff.
— und Coronarsklerose III 749ff., 788ff.
— bei Cor pulmonale IV 169ff.
— und Cushing-Syndrom V 648ff., 687ff.
— und Cyanose VI 531
— und Depressan V 230ff.
— bei Dermatomyositis II 992
— und Diabetes mellitus IV 362, 373, 374, 379; VI 551
— und Dibenamin V 493
— und Dibenzylin V 493
— und Diurese I 236ff., 255, *269*ff., 323ff., 402, 510ff. 550ff.
— und DOCA-Hypertonie V 705 ff.
— bei Dystrophia myotonica II 970
— und Endangitis obliterans VI 259ff., 300ff.
— bei Endokarditis lenta II 761
— und Endokarditis parietalis fibroplastica II 786
— und Endokardfibrose II 786
— und endokrine Hypertonie V 312ff., 445, 504, 646ff., 657, 662, 684ff., 687ff.
— bei Erfrierung VI 558
— bei Erythematodes II 979ff.; VI 345
— bei Erythromelalgie VI 526
— und essentielle Hypertonie V 706
— und essentielle Hypotonie V 791ff.
— und experimentelle Hypertonie V 68, 70ff., 74ff., *113*ff., *166*ff.
— und Extrasystolie II 37ff., 45

Hormone und Ferritin V 493
— und Fiedler-Myokarditis II 955ff., 958
— und Gefäße VI 22ff.
— und Gefäßkrankheiten II 988; III 749ff., VI 22ff., 189ff., 259ff., 300ff., 309, 323, 326, 333
— und Gefäßspinnen VI 543ff.
— und Glykoside I 459
— bei Gravidität IV 483ff.; V 728ff.
— und Graviditätstoxikose IV 511ff.; V 729ff., 732
— und hämorrhagische Diathese VI 565ff.
— und Hauttemperatur VI 83
— und Herzaktion II 4ff.
— und Herzatrophie I 759ff.
— und Herzhypertrophie V 366
— bei Herzinfarkt III 722, 1451ff., 1483ff.
— und Herzinsuffizienz I 598ff., 602, 759ff., 786ff.
— und Höhenadaptation IV 13ff.
— und Hypercalcämie IV 446ff.
— und Hypernatriämie IV 444
— und Hypertensinogen V 92
— und Hypertonie V 37ff., 68, 70ff., 74ff., *113*ff., *166*ff., 312ff., 445, 504, *646*ff., 657, 662
— bei Hypoglykämie IV 379
— und Hypokaliämie I 584ff.; IV 420ff.
— und Hypotonie IV 810ff.; V 780ff., 791ff., 826ff.
— und idiopathische Herzhypertrophie II 974
— bei idiopathischer Perikarditis II 1076
— und infektiöser Schock I 983ff.
— bei Infektionen V 804
— und Insulin IV 379
— und Interferenzdissoziation II 296
— und Kaliumstoffwechsel IV 420ff.
— und Kallikrein V 224
— bei Karditis rheumatica II 556, 570, 573, 584, 591, 605, 620, 633, *634*ff., *641*ff.
— und Klima IV 13ff.
— und Kohlenoxydvergiftung V 774
— bei Kollagenosen II 979ff.
— und Kollaps I 964, 970, 976, 1033, 1042ff., *1068*ff., 1091, *1144*ff.; IV 602ff.
Hormone und Kreislauf IV 559ff.
— bei Lues VI 360
— und Luftdruck IV 13ff.
— bei Luftembolie IV 132
— und Luftüberdruck IV 40ff.
— und Lungenembolie IV 96
— bei Lymphgefäßinsuffizienz VI 615
— bei Lymphödem VI 615
— bei Lymphogranulomatose IV 680ff.
— und Magnesium-Stoffwechsel IV 455ff.
— und Martorelli-Syndrom VI 380
— und Menopause IV 870ff.
— und Migräne VI 251
— und Mineralstoffwechsel IV 420ff.
— bei Moschcowitz-Symmers-Syndrom VI 573
— und Myokard I 28, 33
— und Myokarditis II 872, 892
— bei Myokarditis rheumatica II 584
— und Myokardose II 959ff., 969
— bei Myokardsarkoidose II 949
— und Myokardstoffwechsel III 695ff.
— zur Narkose IV 613
— und Nebenwirkungen II 645
— und Ödeme I 236ff., 255, 269ff., 323, 402ff., 510, 550ff.
— und Operationen IV 596ff.
— und Orthostase IV 730ff., 735, 740; V 811
— bei Pancarditis rheumatica II 620
— und Pararrhythmie II 920, 296
— bei Periarteriitis nodosa II 988; VI 309, 323, 326, 333
— bei Perikarditis II 1071
— bei Perikarditis purulenta II 1086
— und Phäochromocytom V 646ff., 657, 662
—, Pharmakologie II 636ff.
— und Phlebektasien VI 516
— und Phlebitis VI 468
— bei Pneumokoniose IV 215
— bei Porphyrie IV 402
— bei Postcommissurotomie-Syndrom II 633, 1394
— bei postthrombotischem Syndrom VI 513
— bei Postural hypotension IV 740; V 814ff.
Hormone und Pseudo-Cushing-Syndrom V 700ff.
— bei Purpura rheumatica VI 565ff.
— und Rauwolfia-Alkaloide V 525
— und Raynaud-Syndrom VI 227ff., 232
— und Regelkreis IV 745ff.
— und Regitin V 493
— bei rheumatischem Fieber II 556, 570, 573, 584, 591, 605, 609, 620, 633, *634*ff., *641*ff.
— bei rheumatischer Perikarditis II 1071
— bei Riesenzellarteriitis VI 337, 342
— bei Sarkoidose II 949
— und Sauerstoffmangel IV 13ff.
— und Schock I 964, 970, 976, 1033, 1042, *1068*ff., 1091, *1144*ff.; IV 602ff.
— und Sheehan-Syndrom IV 342ff.
— bei Silikose IV 215
— bei Simmonds-Syndrom IV 342ff.; V 799ff.
— bei Sklerodermie II 991
— und Sympathektomie V 486
— bei Teleangiektasien VI 542
— und Terminalstrombahn VI 15
— und Thalliumvergiftung V 774
— und Thrombophlebitis VI 468
— und traumatischer Schock I 964ff.
— bei Trichinose II 939
— und Ulcus cruris V 380; VI 513
— und Urticaria VI 547
— bei Varicen VI 516
— und Vasoexcitor material V 195
— und Vasomotorik IV 745ff.; VI 227ff., 232
— und vegetative Labilität IV 708ff, 734ff., 810ff., 850, 854, *859*ff., *870*ff.
— bei Verbrennung VI 563
— und Vergiftungen V 774
— und Wärmeurticaria VI 562
— und Wasserhaushalt I 236ff., 255, *269*ff., 323, 402ff., 510ff., 550ff.
— bei Waterhouse-Friedrichsen-Syndrom IV 563
— und Wolff-Parkinson-White-Syndrom II 382, 395, 402

Horner-Syndrom bei Aortenaneurysma VI 449
— bei Aortenhämatom, intramuralem VI 458
— bei Gefäßmißbildungen VI 594
— bei Glomustumoren VI 594
— durch Sympathektomie V 475
Horton-Syndrom VI 252, 341
Hostacortin bei Carditis rheumatica II 644
„Hot ulcers", Begriff VI 511
Hürler-Pfaundler-Syndrom s.u. Gargoylismus
Huguenard- und Laboritscher Cocktail lytique II 148
„Hundepuls" II 23
Hunger s. u. Dystrophie
„Hungerherde" im Myokard I 759; IV 294
Hunting-reaction VI 17
— als Hyperämietest VI 62ff.
Husten bei angeborenem Herzfehler III 261
— bei Aortenaneurysma VI 448
— nach Commissurotomie II 1393ff.
— bei Coronargefäßmißbildungen III 569
— bei Cor pulmonale IV 126, 134ff., 146ff., 173ff., 255
— bei Druckfall-Syndrom IV 47
— bei Endokarditis lenta II 691ff.
— bei Endokardfibrose II 789
— bei Erythematodes II 983ff.
— bei Fettembolie IV 134ff.
— bei Fibroelastose II 789
— bei Gefäßkrankheiten VI 319
— bei Gefäßmißbildungen III 569; VI 448
— bei Hämosiderose IV 257ff.
— bei Herzinfarkt III 1215ff.
— bei Herzinsuffizienz I 419
— bei Herzklappenfehler II 1321ff.
— bei Herztumoren II 1194
— bei Karditis rheumatica II 605
— bei Kollagenosen II 983ff.
— bei konstriktiver Perikarditis II 1103
— und Luftdruck IV 39ff.
— bei Luftembolie IV 126
— und Luftüberdruck IV 39ff.
— bei Mitralstenose II 1321ff.
— bei Narkose IV 614ff.
— bei Periarteriitis nodosa VI 319
— bei Perikarditis II 1079
Husten bei Pneumokoniose IV 214ff.
— bei Postcommissurotomie-Syndrom II 1393ff.
— bei Pulmonalsklerose IV 245
— bei rheumatischem Fieber II 605
— bei Silikose IV 214ff.
— bei Thoraxdeformation IV 229ff.
— bei tuberkulöser Perikarditis II 1079
— bei Vorhofseptumdefekt III 261
Hyalinose bei Akrocyanose VI 533
— bei angeborenem Herzfehler III 223ff., 257ff.
— bei Angina tonsillaris II 912
— bei Angiopathia diabetica IV 363, 364ff.
— bei Aortitis luica II 781
— bei Arteriosklerose III 741; V 359ff., 361; VI 338
— und Blutdruck V 62, 122, 344, 361, 390ff., 415ff.
— bei Capillaraneurysmen VI 545
— bei Capillarektasien VI 533
— bei Capillaropathia diabetica VI 551
— und Capillarpermeabilität VI 551
— und Cholinmangel V 145
— bei Coma diabeticum IV 377
— der Coronargefäße III 741ff.
— bei Coronarinsuffizienz III 741ff.
— bei Coronarsklerose III 741
— bei Cushing-Syndrom V 684ff.
— und Cyanose VI 533
— bei Diabetes mellitus IV 363, 364ff., 377; VI 551
— bei diabetischer Glomerulosklerose V 618ff.
— bei Endangitis obliterans VI 273ff.
— des Endokard II 790
— und Endokarditis II 773
— bei Endokarditis luica II 781
— bei endokriner Hypertonie V 684ff.
— bei Erfrierung VI 555
— bei Erythematodes V 622
— und essentielle Hypertonie V 344, 361, 390ff., 415ff.
Hyalinose bei experimenteller Hypertonie V 61ff., 122
— bei Fiedler-Myokarditis II 955
— bei Fokaltoxikose II 912
— und Gefäßkrankheiten VI 44
— bei Glomerulonephritis II 915
— bei Glomerulosklerose V 618ff.
— bei Grippemyokarditis II 924
— und hämorrhagische Diathese VI 571ff.
— bei Herzinsuffizienz I 719
— bei Herzklappenfehler II 1303ff.
— und Hypernatriämie IV 444
— bei Hypertonie V 62, 122, 344, 361, 390ff., 415ff.
— bei konstriktiver Perikarditis II 1094
— bei maligner Hypertonie V 626ff.
— bei Martorelli-Syndrom V 344
— der Milz I 784
— bei Mitralstenose II 1303ff., 1359ff.
— bei Moschcowitz-Symmers-Syndrom VI 571ff.
— bei Myokarditis II 912
— bei Perikarditis II 1094
— bei Pneumokoniose IV 209ff.
— und Purpura VI 571ff.
— bei Raynaud-Syndrom VI 226
— bei Silikose IV 209ff.
— bei Thrombophlebitis VI 482
— bei Thrombose VI 482
— und Tyramin V 178
— bei Ventrikelseptumdefekt III 223
— bei Vorhofseptumdefekt III 257ff.
Hyaluronidase und ACTH II 635
— bei Angiographie VI 123
— bei Arteriographie VI 123
— und Arteriosklerose VI 413ff., 424
— und Capillarpermeabilität VI 587
— und Capillarresistenz VI 587
— und Cortison II 635
— bei Gefäßkrankheiten VI 160
—, intraarteriell VI 208
— und Karditis rheumatica II 549ff., 553ff., 593ff.

Hyaluronidase bei Lymphgefäßinsuffizienz VI 615
— bei Lymphödem VI 615
— bei Phlebographie VI 146
— und rheumatisches Fieber II 549ff., 553ff., 593ff.
Hyaluronsäure und rheumatisches Fieber II 549ff., 553ff.
Hydergin s. a. u. Secale-Alkaloide
— bei Angina pectoris III 1035, 1403
— bei Aortenisthmus-Stenose V 763
— und Blutdruck V 445, 475, 492, 509ff.
— und Carotissinus V 715
—, Chemie V 509
— bei Coronarinsuffizienz III 1035, 1403
— bei Cor pulmonale IV 123ff.
— und Elektrokardiogramm II 205
— bei Embolie VI 368
— bei essentieller Hypertonie V 445, 475, 492ff., 509ff.
— bei Gefäßkrankheiten VI 166ff.
— bei Graviditätstoxikose V 751ff.
— bei Hypertonie V 445, 475, 492, 509ff.
—, intraarteriell VI 204
— beim Kollaps I 1142
— bei Lungenembolie IV 123ff.
— bei Migräne VI 253
—, Nebenwirkungen V 492
— bei Phlebitis VI 505
— bei postthrombotischem Syndrom VI 514
— bei Raynaud-Syndrom VI 232
— beim Schock I 1142
— und Sympathektomie V 475
— bei Thrombophlebitis VI 505ff.
— bei Ulcus cruris VI 514
— bei vegetativer Labilität IV 850
Hydergintest bei essentieller Hypertonie V 513ff.
Hydralazine V 541
— bei Aortenisthmusstenose V 763
— und Blutdruck V 133, 145, 156, 187, 248, 399, *541*ff.
—, Chemie V 541
—, Dosierung V 549
— bei essentieller Hypertonie V 248, 399, *541*ff.
— und experimentelle Hypertonie V 133, 145, 156
Hydralazine bei Gefäßkrankheiten VI 183ff.
— bei Graviditätstoxikose IV 515; V 746, 749ff., 751ff.
— und Hämodynamik V 546ff.
— bei Hypertonie V 133, 145, 156, 161, 187, 248, 399, *541*ff., 644ff.
— und Kälte-Test V 248
— in der Kombinations-Therapie V 585ff., 590
—, Kontraindikationen V 594
— bei maligner Hypertonie V 646
—, Nebenwirkungen V 546, 550ff., 594
— bei Nephritis V 644ff.
—, Pharmakologie V 541ff.
— und Pherentasin V 187
— bei renaler Hypertonie V 644
Hydramnion und Graviditätstoxikose IV 510; V 742
Hydrazinophthalazin s. u. Apresolin
„Hydrocardials", Begriff IV 327
Hydrocephalus und Dextroversion III 587
— bei Endangitis obliterans VI 288
Hydrochinidin bei Arrhythmie II 115
— bei Vorhofflimmern II 115
Hydrochlorothiazid s. a. u. Chlorothiazid I 540ff., 588
— bei Acidose I 588
— bei Aortenhämatom, intramuralem VI 462
— und Blutdruck V 588ff., 594
—, Chemie V 588
— als Diureticum I 526ff., 540ff., 563
— bei essentieller Hypertonie V 588ff., 594
— bei Herzinsuffizienz I 588
— bei Hyperchlorämie I 588
— bei Hypertonie V 588ff., 594
— in der Kombinationstherapie V 589ff.
—, Kontraindikationen V 594
—, Nebenwirkungen V 594
Hydrocorticosteroide bei Gravidität V 729
Hydrocortidelt bei Carditis rheumatica II 644
Hydrocortison bei allergischer Myokarditis II 954
— und Arteriosklerose III 792
— und Blutdruck V 114ff., 136, 144
Hydrocortison und Coronarinsuffizienz III 792
— und Coronarsklerose III 792
— bei Cor pulmonale IV 170ff.
— bei Cushing-Syndrom V 690
— bei Endangitis obliterans VI 302
— bei endokriner Hypertonie V 690
— bei Erythematodes II 983ff.
— und experimentelle Hypertonie V 114ff., 136, 144
— bei Gefäßkrankheiten III 792; VI 232, 302
— bei Gravidität IV 483
— bei Herzinfarkt III 1451ff., 1483
— und Hypertonie V 114ff., 136, 144
— bei Karditis rheumatica II 641ff.
— bei Kollagenosen II 983ff.
— bei Myokarditis II 954
— bei Postcommissurotomie-Syndrom II 1394
— bei Raynaud-Syndrom VI 232
— bei rheumatischem Fieber II 641ff.
Hydronephrose und Aortographie VI 138
— und Blutdruck V 40, 635
— und Hypertonie V 40, 635, 708
— und renale Hypertonie V 40, 635
Hydroperikard II 1152ff.
— bei Beriberi IV 391ff.
— bei Chagas-Myokarditis II 931
— bei Dystrophie IV 294, 298
— und Endokardfibrose II 787
— und Endomyokardfibrose II 788
— bei Gravidität V 727
— bei Graviditätstoxikose V 727
— bei Hämochromatose IV 683
— und Hämoperikard II 1153
— bei Herzinfarkt III 1146, 1212
— bei Herzinsuffizienz I 301ff.
— bei Herztumoren II 1185ff., 1215ff.
— bei Hypothyreose IV 331
— bei idiopathischer Perikarditis II 1073ff.
— bei Mitralstenose II 1381, 1393

Hydroperikard und Periarteriitis nodosa II 985
— bei Perikarditis I 347; II 1043ff.
— und Perikardtumoren II 1182
— und Pneumoperikard II 1153
— bei Postcommissurotomie-Syndrom II 1393
— und Schock I 1025
—, Symptome I 347, 1044ff.
— durch Trauma II 476ff., 1086ff.
— und Tuberkulose II 1078
— und Urämie II 1082
Hydroquinidine (Houdé) bei Arrhythmie II 115
— bei Vorhofflimmern II 115
Hydrothorax s. a. u. Pleuraerguß
— und Atmung I 178, 180, 185, 201
— bei Beriberi IV 391ff.
— und Blutmenge I 327
— und Cyanose I 233
— bei Diphtherie-Myokarditis II 894
— bei Dystrophie IV 298ff.
— bei Hämochromatose IV 683
— bei Herzinsuffizienz I 178ff., 185, 201, 298ff., *302*ff., 327, 402ff., 790
— und Höhenadaptation IV 37
— bei Hypothyreose IV 331
— bei idiopathischer Perikarditis II 1073
— bei Karditis rheumatica II 605ff.
— und Kollaps I 957
— und Kreislaufzeit I 173
— und Luftdruck IV 37
— bei Lungenembolie IV 107ff., 124
— bei Lungeninfarkt IV 107ff.
— und Lungenödem I 135
— und Lymphgefäßinsuffizienz VI 606ff.
— bei Mitralstenose II 1393
— bei Myokarditis II 894
— bei Myxödem IV 331
— bei Pancarditis rheumatica II 620
— bei Perikarditis II 1073
— bei Phlebitis VI 499
— bei Postcommissurotomie-Syndrom II 1393ff.
— bei rheumatischem Fieber II 605ff., 620
— bei Sarkoidose II 947
— und Schock I 957
— bei Thrombophlebitis VI 499
Hydrothorax bei Tricuspidalinsuffizienz II 1506ff.
— bei tuberkulöser Perikarditis II 1079
— und Vitalkapazität I 180, 185
Hydroxybuttersäure im Myokardstoffwechsel III 686
Hydroxycorticosteroide bei Adrenogenitalismus V 702
— und Blutdruck I 1070, 1144; V 689ff., 702
— bei Cushing-Syndrom V 689ff.
— bei endokriner Hypertonie V 689ff., 702
— bei Gravidität IV 483ff.
— und hämorrhagischer Schock I 1070
— und Hypertonie V 689ff., 702
— und Kollaps I 1070ff., 1144
— und Schock I 1070ff., 1144
Hydroxydion zur Narkose IV 613ff.
Hydroxylamin und Kallikrein V 214
Hydroxylphenylaminopropanol und Blutdruck V 150
Hydroxypregnandion s. u. Viadril
Hydroxytryptamin s. u. Serotonin
Hydroxytyramin und Adrenalin V 168
— und Noradrenalin V 168
Hygrom VI 617
— und Perikardcysten II 1141
Hygroton als Diureticum I 545
Hypästhesie s. u. Parästhesie
„Hypadrenie", Begriff IV 811
Hyperabduktionssyndrom und sekundäres Raynaud-Syndrom VI 240ff.
Hyperacidität durch Histamin V 494
Hyperämie s. a. u. Hautdurchblutung
— bei Aorteninsuffizienz II 1457ff.
— durch Balneotherapie VI 156
— capillarovenöse VI 552
— und Capillarpermeabilität VI 552
— bei Eintauchfuß VI 561
— bei Erfrierung VI 555ff.
— bei Gefäßkrankheiten VI 56
— bei Gefäßspinnen VI 543ff.
— bei intraarterieller Sauerstoffinsufflation VI 210
— bei Lymphangitis VI 604
— bei Perniosis VI 561
Hyperämie, reaktive, und Balneotherapie VI 157
—, —, und Capillarpermeabilität VI 555ff.
—, —, und Capillarspasmen VI 536
—, —, bei Eintauchfuß VI 561
—, —, bei Endangitis obliterans VI 283
—, —, und Erfrierung VI 555ff.
—, —, bei Gefäßkrankheiten VI 57ff.
—, —, und Hauttemperatur VI 85
—, —, durch Kälte VI 62ff.
—, —, Mechanismus VI 57ff.
—, —, durch Narkose VI 64
—, —, bei Perniosis VI 561
—, —, und Plethysmogramm VI 73
—, —, bei Raynaud-Syndrom VI 225, 230
—, —, bei Schützengrabenfuß VI 561
—, —, und Terminalstrombahn VI 14
—, —, Testtechnik VI 59ff.
—, —, durch Wärme VI 61ff.
— bei Schützengrabenfuß VI 561
— bei Verbrennung VI 563
— durch Wärmetherapie VI 156
Hyperästhesie s. u. Parästhesien
Hyperaldosteronismus s. u. Conn-Syndrom
Hypercalcämie IV 446ff.
—, Myokard bei IV 447
—, Pathologie IV 448ff.
—, Vorkommen IV 446
Hyperchlorämie und Acidose V 588ff.
— und Diurese I 566ff., 588ff.
— und Herzinsuffizienz I 566ff., 588ff.
— bei Pseudo-Cushing-Syndrom V 701
Hypercholesterinämie und Arteriosklerose III 754; V 353ff.
— und Blutdruck V 17ff., 353ff.
— bei Endangitis obliterans VI 280
—, essentielle V 353
— und essentielle Hypertonie V 353ff.
— und Gefäßkrankheiten VI 22ff.
— und Hypertonie V 353ff.
— und Xanthomatose III 754

Hyperergie bei bakterieller Endokarditis II 740
— und Coronarinsuffizienz III 894
— und Dextranreaktion V 618
— bei Diphtherie IV 546ff.
— und Endangitis obliterans VI 263, 313
—, Endokarditis bei IV 552ff.
— bei Endokarditis lenta II 740
— bei Erythematodes II 977ff.
— bei Glomerulonephritis V 614ff.
— und Hypertonie V 614ff.
— bei Infektionskrankheiten IV 530, 534ff.
— und Karditis rheumatica II 548ff., 552ff.
— bei Kollagenosen II 977ff.
—, Kreislauf bei IV 558ff.
—, Myokarditis bei II 871; VI 540, 546ff.
— bei Myokarditis rheumatica II 566ff.
— bei Myokardtuberkulose II 942
— bei Nephritis V 614ff.
— und Periarteriitis nodosa VI 313
—, Perikarditis bei IV 554ff.
—, Pleuritis bei IV 555
— und Postcommissurotomie-Syndrom II 1394
— und renale Hypertonie V 614ff.
— und rheumatisches Fieber II 548ff., 552ff.
— und Riesenzellarteriitis VI 337
— gegen Streptokokken, rheumatisches Fieber als II 548ff., 552ff.
— bei Tuberkulose II 942
—, Waterhouse-Friedrichsen-Syndrom bei IV 563ff.
Hyperglobulinämie bei Endocarditis lenta II 697ff.
Hyperglykämie s. a. u. Blutzucker
— und Adrenalin V 171
— und Arteriosklerose VI 415ff.
— und Blutdruck V 655, 684ff.
— bei Cushing-Syndrom V 684ff., 687ff.
— bei endokriner Hypertonie V 662, 684ff., 687ff.
— bei Gefäßkrankheiten VI 415ff.
— und hämorrhagische Diathese VI 573
Hyperglykämie und hämorrhagischer Schock I 1090ff.
— bei Herzinfarkt III 721ff., 1155ff.
— und Hypertonie V 662, 684ff.
— und Kallikrein V 220
— und Kollaps I 965, 1090ff.
— bei Moschcowitz-Symmers-Syndrom VI 573
— und Noradrenalin V 171
— bei Phäochromocytom V 655, 662
— und Purpura VI 573
— durch Rauwolfia-Alkaloide V 525
— und Schock I 965, 1090ff.
— bei traumatischem Schock I 965
Hyperhidrosis s. u. Schweißsekretion
Hyperkaliämie IV 419ff., 442
— und Elektrokardiogramm IV 430
— bei endokriner Hypertonie V 662
— bei experimentellem Schock I 992
— und Herz IV 419ff.
— und Hypertonie V 662
— und Kollaps I 958; IV 603ff.
— und Kreislauf IV 419ff.
— und Myokard IV 421ff.
— bei Phäochromocytom V 662
— und Schock I 958; IV 603ff.
—, Symptome IV 421ff.
— bei Verbrennungsschock I 980
—, Vorkommen IV 420ff.
—, Ursachen IV 420
— bei Waterhouse-Friedrichsen-Syndrom IV 565ff.
Hyperkapnie und Operabilität IV 629, 636
— und reaktive Hyperämie VI 57ff.
Hypernatriämie IV 440ff.
— und ACTH II 645
— bei Conn-Syndrom V 704ff.
— und Cortison II 645
— bei Cushing-Syndrom V 688
— bei endokriner Hypertonie V 688
—, Symptome IV 440ff.
Hypernephrom und Blutdruck V 40, 605ff., 673
— und Hypertonie V 40, 605ff., 637
— und Perikardtumoren II 1225
—, renale Hypertonie bei V 40, 605ff., 637
„Hyperosmotisches Syndrom“ IV 440
Hyperpnoe bei Hyperchlorämie I 588
— und Salicyl II 649
— und Serotonin V 185
Hyperproteinämie bei Herzinsuffizienz I 34, 417
— und Myokardose I 34
— und sekundäres Raynaud-Syndrom VI 247ff.
Hyperpyrexie bei Carditis rheumatica II 568ff., 609, 627
— bei Chorea II 609
— und Kollaps I 958
— bei Pancarditis rheumatica II 619ff.
— bei rheumatischem Fieber II 568ff., 609, 627
— und Schock I 958
Hyperreaktoren und essentielle Hypertonie V 247ff.
— und Hypertonie V 247ff.
— und Kälte-Test V 247ff.
Hypersensivity angiitis s. u. Periarteriitis nodosa
Hypertensin und Fourneau 933 V 93
— und Blutdruck V 29, 74, 80ff., 88, 111ff., 613ff.
—, Chemie V 95
—, Darstellung V 94
— und Depressan V 232ff.
— und Ergotamin V 93
— und experimentelle Hypertonie V 74, 80ff., 88, 111ff.
— bei Glomerulonephritis V 613ff.
— und Hämodynamik V 101
— bei hämorrhagischem Schock I 1104
— und Hochdruckstoff V 188
— und Hypertensinase V 103ff.
— und Hypertonie V 74, 80ff., 88., 111ff., 613ff.
— und Kallikrein V 233
— und Kollaps I 1104
— und Mesoappendix-Test V 193
— bei Nephritis V 613ff.
— bei Nephrose V 613
— und Niere V 99ff.
—, Pharmakologie V 97ff.
— und renale Hypertonie V 613ff.
— und Renin V 83ff.
— und Schockniere I 1104
— und Sustained pressor principle V 188
—, Uro- s. u. Urohypertensin
—, Wirkung V 97ff., 99ff.
Hypertensinase V 93, *103*ff.
— und Blutdruck V 93, 103ff.

Hypertensinase und experimentelle Hypertonie V 93, 103ff.
— und Hypertensin V 103
— und Hypertonie V 93, 103ff.
— und Pepsitensin V 102
— und Renin V 103
Hypertensinogen und Blutdruck V 75, 88ff., 160
—, Darstellung V 90
— und Dystrophie V 807
—, Eigenschaften V 90ff.
— und essentielle Hypotonie V 790
— und experimentelle Hypertonie V 75, 88ff., 160
— bei Glomerulonephritis V 613ff.
— und Graviditätstoxikose V 742
— bei hämorrhagischem Schock I 1104
— und Hypertonie V 75, 88ff., 160
— und Hypotonie V 91, 790
— und Kollaps I 1104
— bei Nephritis V 613ff.
— bei Nephrose V 613
— und Pepsitensin V 103
— und renale Hypertonie V 613
— und Schockniere I 1104
— und zentralnervöse Hypertonie V 160
Hypertension s. u. Hypertonie
Hyperthermie s. u. Hitze
Hyperthyreose IV 316ff.
— und Adrenalin IV 317ff.
— und Anaesthesie IV 612
— bei Aneurysmen, arteriovenösen V 769ff.
—, Antesystolie bei II 382, 394, 402
— und Arrhythmie II 97, 103ff., 114; IV 316, 323
— und Arrhythmie II 21ff., 97, 103ff., 114; IV 322ff.
— und Arteriosklerose IV 316, *319*ff.; VI 412ff.
— und arteriovenöse Fisteln VI 474
— und Atmung I 200; IV 316ff.
— und Atrioventrikularblock II 248; IV 323
— und Beriberi IV 392
— und Blutdruck IV 326 ff.; V 40
—, Blutmenge bei I 154; IV 327
— und Coronargefäße IV 316ff., *328*ff.
—, Differentialdiagnose IV 329ff.
—, Elektrokardiogramm bei IV 325ff.
Hyperthyreose und Erythem VI 42
— und essentielle Hypertonie IV 326
—, Extrasystolie bei II 44, 71; IV 323
— bei Gravidität IV 485, 495ff.
—, Hämodynamik bei IV 326ff.
—, Hauttemperatur bei VI 86
—, Herz bei I 41, 44, 46, 154, 173, 253, 403, 461, 471, 500, 503, 598ff., 787; II 5, 10, 18, 21, 44, 71, 103, 114, 130, 248, 357, 383, 394, 402; IV *316*ff.; V 40, 224, 353, 382
— und Herzform I 888
— und Herzglykoside I 461ff., 471, 500, 503; IV 319, 323
— und Herzgröße I 888
— und Herzinsuffizienz I 41, 44, 46, 253, 403, 598ff., 787; IV 316ff., *327*ff.; V 382
— und Herzrhythmus II 5; IV 316, *322*ff.
— und Hypertonie IV 326ff.; V 40
— und Kallikrein V 224
—, Kreislauf bei I 41, 44, 46, 154, 173, 253, 403, 461, 471, 500, 503, 598ff., 787ff.; II 5, 10, 18, 21, 44, 71, 103, 114, 130, 248, 357, 383, 394, 402; IV *316*ff., *326*ff.; V 40, 224, 353, 382
—, Kreislaufzeit bei I 173; IV 327
—, Links-Schenkelblock bei II 357
— und Myokardose II 959ff.
— und Myokardstoffwechsel III 697ff.
— und Narkose IV 613, 617
— und Noradrenalin IV 317ff.
— und Ödeme I 253
— und Operabilität IV 628
—, paroxysmale Tachykardie bei II 130ff.; IV 323
—, Pathophysiologie IV 316ff.
— und Raynaud-Syndrom VI 227
— und respiratorische Arrhythmie II 21ff.; IV 322ff.
—, Schenkelblock bei II 357; IV 325
— und Schock I 959
—, Tachykardie bei II 4ff., 10, 130ff.; IV 316ff., *322*ff.
— und totaler Block II 248
— und Vasomotorik VI 227
Hyperthyreose als Volumenbelastung I 888
— und Vorhofflattern II 97, 103ff., 114
— und Vorhofflimmern II 103ff., 114; IV *323*ff.
—, Wolff-Parkinson-White-Syndrom bei II 382, 394, 402
Hypertonie V 1ff., *32*ff.
— und Acetylcholin V 70, 199ff., 256
— und ACTH II 645; V 79ff., 138, 141ff., 708ff.
— und Adams-Stokes-Syndrom II 259
— und Addison-Syndrom V 796ff.
— und Adenosin V 201ff.
— und Adipositas IV 382ff., 385ff.; V 17ff., 272, 334ff.
—, Adrenalektomie bei V 93, 112, 134, 144, 149, 158, 195, 397, 445, 489ff.
— und Adrenalin V 25ff., 29, 39ff., 70, 74ff., 132, 145, 166ff., 250ff., 312ff., 649ff., 672ff.
— bei Adrenogenitalismus V 701ff.
— bei Akromegalie V 704
— und Aldosteron V 114ff., 136ff., 704ff., 710ff.
— und Allergie V 775
—, Alternans bei II 405, 409
— und Amputationen V 340ff.
— bei Amyloidose V 617
— und Anaesthesie IV 612
— und Androgene V 139ff.
— und Aneurysmen V 596, 601, 769ff.; VI 450ff.
— bei angeborenem Herzfehler III 449ff.; V 37ff., 251, 362, 596, *753*ff.
— und Angina pectoris III 734ff., 748ff., 754ff., *798*ff., 1007ff.
— und Angiopathia diabetica IV 354ff., *361*ff., 366ff.; VI 550
— und Angiotonin V 88
—, Antesystolie bei II 395
—, Antihistamine bei V 496
— und Antirenin V 105ff.
— und Aortenaneurysma VI 450
— bei Aortenbogensyndrom V 766ff.
— und Aortenhämatom, intramurales VI 456ff., 459
— und Aorteninsuffizienz II 1453ff., 1456ff.; V 768

Hypertonie bei Aortenisthmusstenose III 449ff.; V 37ff., 251ff. 362ff., 596, *753*ff.
— bei Aortenkompression V 54
— bei Aortenthrombose VI 372ff., 375
— und Aortitis luica V 716; VI 355
— durch Aortographie VI 135ff.
—, Apoplexie bei V 32ff., 263ff., 367ff., *387*ff.
— und Arrhythmie II 103ff.
— und Arterien V 277ff., 293ff.
— und Arteriosklerose III 734ff., 748ff., 754ff., *798*ff.; V 32ff., 37ff., 307ff., *351*ff., 416ff., 767ff.; VI 387ff., *397*ff.
— bei arteriovenösen Aneurysmen V 769ff.
— und arteriovenöse Fisteln V 37, 57, 601; VI 474ff.
— und Asthma bronchiale V 339
— und Asthma cardiale V 360
— und Atmung I 72, 129ff., 200, 208; IV 10ff., 31ff., 38
— und Atrioventrikularblock II 213, 224, 230, 243ff.
— und Atrioventrikulardissoziation II 290
— und Atrioventrikular-Rhythmus II 283ff.
—, Augenhintergrund bei V 61ff., 156, 243ff., 387ff., 395, 401ff., *422*ff., 659ff.
—, Balneotherapie I 698; V 496ff., *591*ff.
—, Banthin bei V 493
—, Barbiturate bei V 257ff., 492ff.
— bei Belastung IV 771ff.; V 149, 240, 263ff.
— und Benzodioxan V 161, 493, 506ff., 519ff.
— bei Beriberi IV 391ff.
—, „blasser Hochdruck“, Begriff V 33ff.
— bei Bleivergiftung V 771ff.
— und Blutdruckschwankungen V 245ff.
— und Blutgefäße V 37ff., 61, 122, 154, 165ff., 172ff., 176ff., 191ff., 198ff., 237ff., *244*ff., 277ff., 293ff., 344, *351*ff.
— und Blutkrankheiten V 40, 337ff.
— und Blutmenge V 68ff., 125, 149, 159, 277ff, 289ff.
Hypertonie und Calciumstoffwechsel IV 454
—, Canth
aridenblase bei VI 109
—, Capillaraneurysmen bei VI 545
— und Capillaren V 293ff.
— und Capillaropathia diabetica VI 550
—, Capillarpermeabilität bei VI 109, 550
—, Capillarresistenz bei VI 104ff., 550
— und Carcinom V 341ff.
— und Carotissinus V 39ff., 69ff., 146ff., 304ff., 713ff.
— und Carotis-Sinus-Syndrom II 274ff.
— bei Cellophannephritis V 39, 54ff.
—, cervicale V 344
—, Chlorothiazid bei V 588ff.
— und Cholin V 445, 505
— und Cholinmangel V 144ff., 445, 505
— und Coffein IV 826
— und Commissurotomie II 1388
— bei Conn-Syndrom V 704ff.
— und Coronargefäße III 734ff., 748ff., 754ff. *798*ff., 835ff.; V 122ff., 154, 173ff., 197, 199ff., 216ff., 232ff., 241ff., *366*ff.
— und Coronarsklerose III 734ff., 748ff., 754ff., *798*ff.
— und Coronarspasmen III 835ff.
— und Cor pulmonale V 339
— und Cortison II 645; V 73, 75ff., 79ff., *114*ff., *134*ff., 708ff.
— bei Cushing-Syndrom V 682ff.
— bei Cystenniere V 37ff., *603*ff.
—, Definition V 32ff., 237ff.
— und Depressan V 86ff., 225, 231ff., 234ff., 323ff., 502ff.
— und Depressorsubstanzen V 197ff.
— und Dermographie VI 40
—, Dextranreaktion bei V 618, 629
— und Diabetes mellitus IV 354ff., *361*ff., 366ff.; V 272, 336ff., 419ff., 618ff.; VI 550
— bei diabetischer Glomerulosklerose IV 364ff.; V 618ff.
Hypertonie, Diät V 244, 335ff. *445*ff.
—, Diagnose V 243ff., 663ff.
—, Dibenamin bei V 151, 493, 508ff., 516ff.
—, Dibenzylin bei V 493, 508ff., 516ff.
—, Differentialdiagnose V 678ff.
—, Digitalis bei V 494
— und Dihydroergotamin V 445, 509ff.
— bei Diphtherie-Myokarditis II 878ff.
—, Diuretica bei V 494, 588ff.
— und divergierender Schenkelblock II 367
— durch DOCA V 119ff., 315, 705ff., 707
—, doppelseitiger Schenkelblock bei I 362
— und Doryl V 255ff.
— und Druckbelastung I 884ff.
— und Dystrophie IV 301, 307ff., 311ff.
—, Einteilung V 32ff., *37*ff.
—, Elastizitätshochdruck V 38ff., 159, 175
—, Elektrokardiogramm bei V 374ff.
— bei Elektrounfall III 905ff.
— durch Embolie I 717; V 597, 599ff.
—, emotionelle V 13ff.
—, Encephalopathie bei V 387ff.
— bei Endangiitis obliterans V 37, *624*ff.; VI 286, 289ff.
— und Endokarditis lenta II 688, 717ff.
— bei Endokarditis parietalis fibroplastica II 787
— bei Endokardfibrose II 787ff.
—, endokrine V 113ff.
—, —, und ACTH V 79ff., 138, 141ff., 708ff.
—, —, und Adrenalin V 649ff., 672ff.
—, —, bei Adrenogenitalismus V 701ff.
—, —, bei Akromegalie V 704
—, —, und Aldosteron V 114ff., 136ff., 704ff., 710ff.
—, —, Anatomie V 119ff.
—, —, und Androgene V 139ff.
—, —, Augenhintergrund bei V 659ff.
—, —, bei Conn-Syndrom V 704ff.

Hypertonie, endokrine, und Cortison V 73, 75ff., 79ff., *114*ff., *134*ff., 708ff.
—, —, bei Cushing-Syndrom V 682ff.
—, —, Diagnose V 663ff., 692ff.
—, —, Differentialdiagnose V 678
—, —, durch DOCA V 119ff.
—, —, und essentielle Hypertonie V 705
—, —, experimentelle V 39ff., 113ff.
—, —, Herz bei V 657ff., 695
—, —, und Hydrocortison V 114ff., 136, 144
—, —, und Hypophyse V 68, 70, 79ff., 133, 141ff.
—, —, Kreislauf bei V 658ff., 663, 695
—, —, und maligne Hypertonie V 704, 709
—, —, metacorticoidale V 131ff., 133
—, —, Mineralhaushalt bei V 116ff., 128ff.
—, —, und Nebenniere V 37ff., 69ff., 74ff., 98ff., 113ff., 137ff.
—, —, bei Nebennierenregeneration V 137ff.
—, —, Nervensystem bei V 660ff.
—, —, Niere bei V 121ff., 659ff., 687, 695
—, —, und Noradrenalin V 649ff., 672ff.
—, —, und Oestrogene V 139ff.
—, —, Operation bei V 679ff., 696ff.
—, —, und Parathyreoidea V 140
—, —, Pathologie V 119ff.
—, —, bei Phäochromocytom V *646*ff., *656*ff.
—, —, bei Pseudo-Cushing-Syndrom V 700ff.
—, —, und renale Hypertonie V 708
—, —, Röntgendiagnose V 676ff.
—, —, bei Sheehan-Syndrom V 799
—, —, durch Steroide V 113ff., 657, 662, 684ff., 687ff., *705*ff.
—, —, Therapie V 679ff., 695ff.
—, —, und Thymus V 141
—, —, und Thyreoidea V 132ff.
—, —, Wasserhaushalt V 116ff.
Hyertonie und Enteramin V 182ff.
—, Entzügelungshochdruck V 37ff., 146ff.
— bei Erfrierung I 982
— und Ernährung IV 625; V 144, 244ff., 263ff., 272ff., 334
— bei Erythematodes II 976; V 622; VI 344
—, essentielle V 33ff., *237*ff.
—, —, und Acetylcholin V 256
—, —, und Adipositas V 334ff.
—, —, Adrenalektomie bei V 397, 445, 489ff.
—, —, und Adrenalin V 250ff., 312ff., 672ff.
—, —, und Aldosteron V 711
—, —, und Amputationen V 340ff.
—, —, Antihistamine bei V 496
—, —, Apoplexie bei V 263ff., 367, *387*ff.
—, —, und Arterien V 277ff., 293ff.
—, —, und Arteriosklerose V 307, *351*ff., 416ff.
—, —, und Asthma bronchiale V 339
—, —, und Asthma cardiale V 360
—, —, Augenhintergrund bei V 243ff., 387ff., 395, 401ff., *422*ff.
—, —, Balneotherapie I 698; V 496ff., *591*ff.
—, —, Banthin bei V 493
—, —, Barbiturate bei V 257ff., 492ff.
—, —, Begriff V 237ff.
—, —, und Belastung V 240ff., 263ff.
—, —, und Benzodioxan V 493, 506ff., 519ff.
—, —, Blutdruckschwankungen V 245ff.
—, —, und Blutkrankheiten V 40, 337ff.
—, —, und Blutmenge V 277ff., 289ff.
—, —, Cantharidenblase bei VI 109
—, —, und Capillaren V 293ff.
—, —, Capillarpermeabilität bei VI 109
—, —, Capillarresistenz bei VI 104ff.
—, —, und Carcinom V 341ff.
—, —, und Carotissinus V 304ff.
—, —, Chlorothiazid bei V 588ff.
Hypertonie, essentielle, und Cholin 445, V 505
—, —, und Conn-Syndrom V 705
—, —, und Coronargefäße V 241ff., *366*ff.
—, —, und Cor pulmonale V 339
—, —, Definition V 237ff.
—, —, und Depressan V 225, 234ff., 323ff., 502ff.
—, —, Dextranreaktion bei V 618
—, —, bei Diabetes mellitus V 272, 336ff.
—, —, Diät bei V 244, 335ff., *445*ff.
—, —, Diagnose V 243ff.
—, —, Dibenamin bei V 493, 508ff., 516ff.
—, —, Dibenzylin V 493, 508, 518ff.
—, —, Digitalis bei V 494
—, —, und Dihydroergotamin V 445, 509ff.
—, —, Diuretica bei V 494, 588ff.
—, —, und DOCA V 315, 707
—, —, und Doryl V 255ff.
—, —, Elektrokardiogramm bei V 374ff.
—, —, Encephalopathie bei V 387ff.
—, —, und endokrine Hypertonie V 705
—, —, und Ernährung V 244ff., 263ff., 272ff., 334ff.
—, —, und Ferritin V 493
—, —, und Fieber V 244, 256ff., 445, 501ff.
—, —, und Flicker-Test V 257ff.
—, —, Folgen V 351ff., 363ff.
—, —, Ganglienblocker bei V 249, 378ff., 384, 389ff., 397, 489, 492, *565*ff.
—, —, und Gefäße V 237ff., *244*ff., 277ff., 293ff., 344, *351*ff.
—, —, Geschlechtsverteilung V 240ff., 262, 264ff., 271ff.
—, —, und Glomerulosklerose V 337
—, —, und Gravidität V 725ff., 730ff.
—, —, und Graviditätstoxikose IV 500ff., 510ff., 520; V 37ff., 387, 725ff., 730ff.
—, —, und Guanidin V 190
—, —, und Hämodynamik V 237ff., 277ff.

Hypertonie, essentielle, Häufigkeit V 260ff.
—, —, Heparin bei V 445, 504ff.
—, —, und Heredität V 239, 240ff., *269*ff.
—, —, und Herz V 339, 360, *363*ff.
—, —, und Herzdekompensation V 383ff.
—, —, und Herzinfarkt V 368
—, —, und Herzinsuffizienz V 339ff., 360, 367, *381*ff.
—, —, und Herzklappenfehler V 345ff.
—, —, und Herzminutenvolumen V 280ff.
—, —, Hirn bei V 387ff.
—, —, und Hirnaneurysma V 391
—, —, Hirndurchblutung bei V 387ff., 393ff.
—, —, Histamin bei V 255, 494
—, —, und Hormone V 312ff., 445, 504
—, —, Hydergin bei V 445, 475, 492, 509ff.
—, —, Hydralazine bei V 248, 399, 492, *541*ff.
—, —, Hydrochlorothiazid bei V 588ff.
—, —, und Hypertensin V 308ff.
—, —, und Hyperthyreose V 771
—, —, und Hypophyse V 314ff., 490ff.
—, —, und Imidazol V 494, 506, 517ff.
—, —, und Infekte V 263ff., 343ff.
—, —, Jod bei V 496ff.
—, —, und Kälte-Test IV 783ff.; V 247ff., 250ff.
—, —, und Kallikrein V 224ff.
—, —, Kationenaustauscher bei V 467ff.
—, —, und Klima V 246, 263ff., 271ff.
—, —, und Körperbau V 239, 264ff., 269ff.
—, —, Kombinations-Therapie V 584ff., 590
—, —, Komplikationen V 351ff., 363ff.
—, —, und Kreislauf V 237ff., 277ff.
—, —, latente V 248
—, —, und Lebensalter V 238ff., 260ff., 263ff., 271ff.
—, —, und Lungenemphysem V 338ff.
Hypertonie, essentielle, und Lungenkreislauf V 297ff., 339ff., 346ff.
—, —, und Magnesium-Stoffwechsel IV 461; V 497
—, —, und maligne Hypertonie V 626ff.
—, —, und Migräne VI 251
—, —, und Mineralhaushalt V 244, 263ff., 315ff.
—, —, und Minus-Dekompensation V 383ff.
—, —, und Mitralstenose V 345ff., 497
—, —, und Nebenniere V 312ff., 489ff.
—, —, und Nervensystem V 298ff.
—, —, und Niere V 307ff., 402ff., 415ff.
—, —, Nierendurchblutung bei V 259, 307ff., 328ff., *402*ff.
—, —, Nitrite bei V 489, 494 498ff.
—, —, und Nitroglycerin V 250, 255
—, —, und Noradrenalin V 251, 312ff., 672ff.
—, —, Novocain bei V 497ff.
—, —, und Oxytyramin V 312ff.
—, —, und Periarteriitis nodosa V 623
—, —, und peripherer Widerstand V 283ff.
—, —, Phenothiazin bei V 495ff.
—, —, und Polyarthritis V 343
—, —, und Polycythämie V 337ff.
—, —, und Polyglobulie V 337ff.
—, —, Procain bei V 492, 497
—, —, Prognose V 431ff., 481ff.
—, —, und Psyche V 242ff., 253ff., 324ff.
—, —, Psychotherapie V 592ff.
—, —, Purine bei V 399ff., 494, 498ff.
—, —, und Pyelonephritis V 607ff.
—, —, und Rasse V 263ff., 271ff.
—, —, Rauwolfia-Alkaloide V 445, *492*ff., *520*ff.
—, —, Regitin bei V 384, 493, 518ff.
—, —, und renale Hypertonie V 596ff., 607, 616
—, —, und Renin V 308ff., 503
Hypertonie, essentielle, Röntgentherapie V 490ff.
—, —, Sedations-Test bei V 258ff.
—, —, Sedativa bei V 445, 492, 495ff.
—, —, und Steroide V 315, 319ff., 445, 504ff.
—, —, Strahlentherapie V 490ff.
—, —, Sympathektomie bei V 374ff., 390, 397, 408, *470*ff.
—, —, und Sympathicolytica V 445, 492ff., 506ff.
—, —, Symptome V 237ff., *240*ff.
—, —, Therapie V 444ff., 491ff.
—, —, Thiocyanate bei V 494, 499ff.
—, —, und Tuberkulose V 343ff.
—, —, und Tumoren V 341ff.
—, —, und Umwelt V 263ff., 271ff.
—, —, und Urämie V 307ff., 367, 369, 402, 420ff.
—, —, und Urohypertensin V 189
—, —, und Varicosis V 791
—, —, und Vasoexcitor material V 196
—, —, und Vasomotorik V 244ff., 298ff., 322ff.
—, —, und vegetative Labilität IV 783ff., 805ff.
—, —, und Venen V 293ff.
—, —, Veratrin bei V 492
—, —, Veratrumalkaloide bei V 248, 492ff., 553ff.
—, —, Verlauf V 239
—, experimentelle V 37ff.
—, —, endokrine V 39ff., 113ff.
—, —, neurogene V 37ff., 69ff., 146ff.
—, —, renale V 33, 37, *40*ff.
—, Extrasystolie bei II 37ff., 70
— und Ferritin V 493
— und Fieber V 244, 256ff., 445, 501ff.
— und Flicker-Test V 257ff.
—, Folgen V 351ff., 363ff.
— und Ganglienblocker V 73, 161, 185, 205, 249, 378ff., 384, 389ff., 397, 489, 492, *565*ff.
— und Gefäße V 237ff., *244*ff., 277ff., 293ff., 344, *351*ff.
— und Gefäßkrankheiten VI 23ff.

Hypertonie, genuine V 33ff.
— und Genußgifte IV 826
— und Geschlechtsfunktion IV 8
—, Geschlechtsverteilung V 240ff., 262, 264ff., 271ff.
— bei Glomerulonephritis V *612*ff.
— bei Glomerulosklerose II 303, 307, 604; IV 364ff.; V 37ff., 337, 595ff., *618*ff.
— bei Goldblatt-Nephritis V 37, *49*ff.
— und Gravidität IV 482ff., 493, 497ff., *500*ff.; V 37ff., 725ff., 730ff.
— und Graviditätstoxikose IV 500ff., 510ff.; V 37ff., 387, 725ff.
— bei Grippemyokarditis II 925
— und Guanidin V 67ff., 190
— bei Hämochromatose IV 684ff.
— und Hämodynamik V 37ff., 68ff., 237ff., 277ff.
— und Hämoperikard II 1150
— und hämorrhagische Diathese VI 576
—, Häufigkeit V 260ff.
— und Heparin V 445, 504ff.
— und Heredität V 239, 240ff., *269*ff.
—, Herz bei I 15ff.; V 339, 360, *363*ff., 657ff.
— und Herzblock II 213 224, 230; V 768
— und Herzdekompensation V 383ff.
— und Herzform I 884ff.
— und Herzgewicht I 824
— und Herzglykoside I 453ff., 462ff.
— und Herzgröße I 884ff.
—, Herzhypertrophie bei I 736ff.
— und Herzinfarkt I 339ff.; III 712, 799ff., 1068, *1070*ff., *1228*ff., 1359ff.; V 368
— und Herzinsuffizienz I 71, 112, 121ff., 339ff., 403ff., 707ff., 768ff.; V 39ff., 68, 339ff., 360ff., 367, *381*ff.
— und Herzklappenfehler V 345ff.
— und Herzminutenvolumen V 37ff., 175, 280ff.
— und Herzruptur III 1240ff.
— und Herztöne II 577
— bei Herztrauma II 508ff.
— und Herzvolumen I 884ff.
Hypertonie, Hirn bei V 387ff., 393ff., 463, 465, 722ff.
— und Hirnaneurysma V 391; VI 463, 465
— und Hirndruck V 722ff.
—, Hirndurchblutung bei V 387ff., 393ff.
— und Histamin V 159, 197ff., 255, 494
— und Hochdruckstoff V 188
— bei Höhenadaptation IV 10ff., 31ff., 38
— und Hormone V 37ff., *113*ff., 312ff., 445, 504
—, hormonelle s. u. endokrine
—, humorale Genese V 80ff., 111ff., 166ff.
—, Hydergin bei V 445, 475, 492, 509ff.
— und Hydralazine V 73, 133, 145, 156, 161, 248, 399, 492, *541*ff.
—, Hydrochlorothiazid bei V 588ff.
— und Hydrocortison V 114ff., 136, 144
— bei Hypernatriämie IV 445ff.
— und Hypertensin V 29, 74, *80*ff., 88ff., *93*ff., *111*ff., 308ff.
— und Hypertensinase V 103ff.
— und Hypertensinogen V 75, 88ff.
— bei Hyperthyreose IV 326ff.; V 40, 770ff.
— und Hypophyse V 68, 70, 79ff., 133, 141ff., 314ff., 490ff.
— bei Hypothyreose IV 333ff.; V 771
— und idiopathische Herzhypertrophie II 974
— und Imidazol V 494, 506, 517ff.
— und Infekte IV 530ff., 535ff., *567*ff., 824ff.; V 37ff., 263ff., 343ff.
— und Interferenzdissoziation II 296
—, Jod bei V 496ff.
— und Kältetest IV 783ff., V 70ff., 247ff., 250ff.
— und Kallikrein V 224ff.
—, kardiovasculäre V 39ff.
—, Kationenaustauscher V 467ff.
— und Klima IV 10ff., 31ff., 38; V 246, 263ff., 271ff.
— und Körperbau IV 625; V 239, 264ff., 269ff.
— und Körpergewicht IV 625
— bei Kohlenoxydvergiftung V 774
Hypertonie bei Kollagenosen II 976, 985ff.
— im Kollaps I 965, 975, 979, 1027, 1031, 1035ff.
—, Kombinationshochdruck V 40ff.
—, Kombinationstherapie V 584ff., 590
—, Komplikationen V 351ff., 363ff.
— und Kreislauf V 237ff., 277ff., 658ff.
—, Kreislaufzeit bei I 173ff.
—, labile IV 771ff.
—, latente V 248
— und Lebensalter V 10ff., 238ff., 260ff., 263ff., 271ff.
— und Linksschenkelblock II 352ff., 356
— bei Livedo reticularis VI 534ff.
— und Lordose-Test V 339
— bei Lues V 716; VI 355
— und Luftdruck IV 10ff., 31ff., 38
— und Luftüberdruck IV 40ff.
— und Lungenemphysem V 338ff.
— und Lungenkreislauf I 121ff.; V 297ff., 339ff., 346ff.
— und Lungenödem I 129ff., 768ff.
— und Lungenstauung I 768ff.
— und Magnesiumstoffwechsel IV 460ff.; V 497
—, maligne V 37, *626*ff.
—, —, und Acetylcholin V 256
—, —, Adrenalektomie bei V 490
—, —, Anatomie V 626ff.
—, —, und Aortenhämatom, intramurales VI 457
—, —, und Apoplexie V 391
—, —, und Arteriosklerose V 352
—, —, Augenhintergrund bei V 422ff., 429ff.
—, —, und Balneotherapie I 699
—, —, bei Bleivergiftung V 772
—, —, Cantharidenblase bei VI 109
—, —, Capillarpermeabilität bei VI 109
—, —, Capillarresistenz bei VI 104ff.
—, —, und Conn-Syndrom V 704ff.
—, —, und Cortison V 709
—, —, und Depressan V 502

Hypertonie, maligne, Dextranreaktion bei V 618, 629
—, —, und Doryl V 256
—, —, und Encephalopathie V 391
—, —, und endokrine Hypertonie V 704ff.
—, —, und essentielle Hypertonie V 626ff.
—, —, und Fieber V 502
—, —, und Ganglienblocker V 398, 574ff., 584
—, —, und Gefäße V 352
—, —, und Glomerulonephritis V 617
—, —, bei Graviditätstoxikose V 734ff.
—, —, und Herzinsuffizienz I 769
—, —, Hirndurchblutung bei V 391, 398
—, —, und Höhenadaptation IV 38
—, —, und Hydralazine V 548
—, —, und Kälte-Test V250ff.
—, —, und Karditis rheumatica II 603, 607
—, —, und Klima IV 38
—, —, und Luftdruck IV 38
—, —, und Lungenödem I 769
—, —, und Nephritis V 617
—, —, und Nierendurchblutung V 308ff., 402ff.
—, —, und Nitroglycerin V 256
—, —, Novocain bei V 498
—, —, und Operabilität IV 632
—, —, Pathologie V 626ff.
—, —, und Periarteriitis nodosa V 623
—, —, und Pyelonephritis V 608ff., 627ff.
—, —, und Quecksilberdiuretica I 533
—, —, und renale Hypertonie V 600, 608, 617, 627ff.
—, —, und rheumatisches Fieber II 603, 607
—, —, und Sauerstoffmangel IV 38
—, —, und Steroide V 707
—, —, Sympathektomie bei V 490
—, —, Symptome V 629ff.
—, —, Therapie V 634ff.
—, —, und Veratrumalkaloide V 563ff.
—, —, bei Vergiftungen V 772
—, —, Vorkommen V 626ff.
— und Martorelli-Syndrom V 344; VI 380
Hypertonie und Menopause IV 872
— und Mesoappendix-Test V 192ff.
—, metacorticoidale V 131ff.
— und Migräne VI 251
— und Mineralhaushalt I 244, 263ff., 315ff.
— und Mineralstoffwechsel V 67ff., 315ff., 497
— und Minus-Dekompensation V 383ff.
—, Minutenvolumenhochdruck V 37ff., 175, 280ff.
— und Mitralinsuffizienz II 1424
— bei Mitralstenose II 1377ff.; V 345ff., 497
— und Moschcowitz-Symmers-Syndrom VI 573
—, Myokard bei I 707, 736ff.
— und Myokarditis II 882
— bei Myokardose nach Gravidität IV 497ff.
— und Myokardstoffwechsel III 734ff.
— nach Narkose IV 613ff., 617ff.
— und Natriumstoffwechsel IV 445ff.
— und Nebenniere V 37ff., 69ff., 74ff., 98ff., 113ff., 312ff., 489ff.
— bei Nebennierenregeneration V 137ff.
— durch Nephrektomie V 41ff.
— und Nephrin V 179, 188ff., 355
— bei Nephritis V *612*ff.
— durch Nephrotoxine s. a. u. Masugi-Nephritis V 57ff., 68ff., 78, 108ff., 134, 145
— durch Nervendurchschneidung V 146ff.
— und Nervensystem V 22ff., 29ff., 37ff., 69ff., *146*ff,. 163ff., 298ff., 660ff.
—, neurogene V 37ff., 69ff., *146*ff.
—, —, und Aortenhämatom, intramurales VI 459
—, —, bei Aorteninsuffizienz V 768
—, —, bei Aortenisthmusstenose III 450ff.
—, —, bei Bleivergiftung V 773
—, —, und Carotissinus V 713ff.
—, —, bei Cor triatriatum III 555
—, —, Entzügelungs-Hochdruck V 146ff. s. a. dort
Hypertonie, neurogene und Ganglienblocker V 161, 570
—, —, und Hirndruck V 722ff.
—, —, bei Infektionen IV 573ff.; V 37ff., 718ff.
—, —, bei Kohlenoxydvergiftung V 774
—, —, im Kollaps I 973
—, —, bei Poliomyelitis IV 573ff., V 37ff., 718ff.
—, —, bei Porphyrie IV 401
—, —, und Pressoreceptoren V 713ff.
—, —, psychosomatische V 163ff.
—, —, bei Querschnittslähmung V 721
—, —, und Rauwolfia-Alkaloide V 526
—, —, und Renotropin V 141
—, —, bei Thalliumvergiftung V 716ff., 773ff.
—, —, Therapie V 725
—, —, und Trauma V 722ff.
—, —, und Veratrumalkaloide V 557ff.
—, —, bei Vergiftungen V 773ff.
—, —, zentralnervöse V 156ff. s. a. dort
— bei neurogenem Schock I 973
— und Nicotin III 881ff., IV 826
— und Niere V 32ff., 37ff., 41ff., 119ff., 144, 154, 157, 163ff., 250ff., 307ff., 402ff., 415ff., 595ff., 659ff.
— und Nierendurchblutung V 37ff., 49ff., 66, 68, 99, 165, 176ff., 185, 259, 307ff., 328ff., 402ff.
— bei Nierendystopie V 602
— bei Nierenembolie V 37ff., 57, 596, 599ff.
—, Nierenfunktion bei V 58ff., 65ff.
— bei Niereninfarkt V 597, 599ff.
— bei Nierenkompression V 39ff., 54ff.
— bei Nierentuberkulose V 37ff., 596ff., *611*ff.
—, Nitrite bei V 250, 255, 489, 494, 498ff.
— und Nitroglycerin V 250, 255
— und Noradrenalin V 75, 132, 150, 154, 157ff., *166*ff., 250ff., 312ff., 649ff., 672ff., 674ff.

Hypertonie, Novocain bei V 497ff.
— und Oestrogene V 139ff.
— und Operabilität IV 625, 632ff.
—, Operation bei V 679ff.
— und Ornitho-Kallikrein V 225ff.
— und Orthostase IV 757ff.
— und Oxytyramin V 179ff., 312ff.
— und Pararhythmie II 290ff., 296, 303, 305ff.
—, parasympathische IV 727
— und Parasystolie II 303, 305
— und Parathyreoidea V 140
—, paroxysmale s. u. Blutdruckkrisen
— und paroxysmale Tachykardie bei II 130ff.
—, Pathogenese V 41ff., *71*ff., 166ff.
— und Pepsitensin V 93, 102ff.
— bei Periarteriitis nodosa II 976, 985ff; V 37ff., 122ff., 133, 598, *621*ff., 623; VI 310, 314, 316
— bei Perinephritis V 39ff., 54ff., *602*ff.
— und peripherer Widerstand V 38ff., 68ff., 283ff.
— bei Phäochromocytom V 646ff., *656*ff.
—, Phenothiazin bei V 495ff.
— und Pherentasin V 186ff.
— und Phlebitis VI 496, 501
— bei Poliomyelitis IV 573ff., V 37ff., 718ff.
— und Polyarthritis V 343
— bei Polycythämie IV 663; V 40, 337ff.
— und Polyglobulie V 337ff.
— bei Porphyrie IV 37ff., 397ff.
— portale, bei Gefäßkrankheiten VI 112
—, —, bei infektiösem Schock I 983
—, —, und Kollaps I 983, 1008
—, —, bei konstriktiver Perikarditis II 1103ff.
—, —, und Operabilität IV 631
—, —, bei Panzerherz II 1103
—, —, bei Perikarditis II 1103ff.
—, —, und Phlebitis VI 499
—, —, und Phlebographie VI 144ff.
—, —, und Schock I 983, 1003
—, —, bei Thrombophlebitis VI 499
—, —, und Varicosis VI 521
Hypertonie, postinfektiöse IV 535ff., *567*ff.
—, posttoxämische recurrierende IV 520
— und Pressoreceptoren V 23ff., 69ff., 146ff., 713ff.
— und Pressorsubstanzen V 75, 80ff., 111ff., 166ff.
—, Procain bei V 492, 497
—, Prognose V 431ff., 481ff.
— bei Pseudo-Cushing-Syndrom V 700ff.
— und Psyche I 418; V 13ff., 163ff., 242ff., 253ff., 324ff., 700ff.
—, Psychotherapie V 592ff.
— und Puerperium IV 497ff.; 501ff.
— pulmonale I 129
—, —, bei angeborenem arteriovenösem Coronaraneurysma III 214
—, —, und angeborene Pulmonalinsuffizienz III 563ff.
—, —, und Angina pectoris III 945
—, —, bei Aortenisthmusstenose III 448ff., 457
—, —, bei Aortenstenose II 1430ff.
—, —, und Arteriosklerose VI 389ff.
—, —, bei arteriovenöser Lungenfistel III 388
—, —, bei Beriberi IV 391ff.
—, —, bei Bilharziose IV 239ff.
—, —, und Blutdruck V 789
—, —, bei Canalis atrioventricularis communis III 293ff.
—, —, bei Carcinoid II 783ff.
—, —, und Commissurotomie II 1396ff.
—, —, und Coronarinsuffizienz III 945
—, —, und Cor pulmonale IV 59ff., 141ff.
—, —, bei Cossio-Syndrom III 59
—, —, bei Ductus Botalli persistens III 162ff., 187ff., 194ff.
—, —, bei Eisenmenger-Komplex III 38
—, —, bei Endangitis obliterans VI 294ff.
—, —, essentielle IV 251
—, —, und essentielle Hypotonie V 789
—, —, bei Fettembolie IV 134ff.
Hypertonie, pulmonale, bei Gefäßkrankheiten V 623; VI 230, 294ff., 389ff.
—, —, bei Gefäßmißbildungen III 214, 382
—, —, und Gravidität IV 496ff.
—, —, bei Herztumoren II 1181ff.
—, —, und Hypotonie V 789
—, —, bei Karditis rheumatica II 576ff.
—, —, bei Kollagenosen II 989ff.
—, —, bei kombiniertem Mitral-Aortenfehler II 1479ff.
—, —, bei kombiniertem Mitralfehler II 1409, 1411ff.
—, —, bei konstriktiver Perikarditis II 1095ff.
—, —, bei Luftembolie IV 124ff.
—, —, bei Lungenembolie IV 92ff., 105ff., 233ff.
—, —, und Lungenfibrose IV 198ff.
—, —, und Lungenvenen IV 250
—, —, bei Lungenvenentransposition III 527ff.
—, —, bei Lutembacher-Syndrom III 284
—, —, bei Mitralinsuffizienz II 1407ff.
—, —, bei Mitralstenose II 1302ff., 1314ff., 1335ff., 1352ff.
—, —, bei Myokarditis II 911
—, —, und Narkose IV 617ff.
—, —, und Operabilität IV 630ff.
—, —, bei Operationen IV 598
—, —, bei Panzerherz II 1095
—, —, Pathogenese I 129
—, —, bei Periarteriitis nodosa V 623
—, —, bei Perikarditis II 1095ff.
—, —, bei peripherer Pulmonalstenose III 376
—, —, bei Pneumokoniose IV 205ff.
—, —, bei Pneumonie-Myokarditis II 911
—, —, und Pulmonalaneurysma III 373
—, —, bei Pulmonalarterienaplasie III 382
—, —, bei Pulmonalsklerose IV 241ff., 245ff.
—, —, bei Pulmonalstenose III 376

Hypertonie, pulmonale, bei Raynaud-Syndrom VI 230
—, —, bei rheumatischem Fieber II 576ff.
—, —, und Serotonin II 783ff.
—, —, bei Sichelzellanämie IV 240
—, —, bei Silikose IV 205ff.
—, —, bei Sklerodermie II 989ff.; IV 201
—, —, bei Thoraxdeformation IV 230
—, —, bei Tuberkulose IV 222ff.
—, —, bei Tumormetastasen IV 237ff.
—, —, und Vasomotorik VI 230
—, —, bei Ventrikelseptumdefekt III 61
—, —, bei Vorhofseptumdefekt III 59, 256ff.
—, Purine bei V 399ff., 494, 498ff.
— und Purpura Majocchi VI 576
— bei Pyelonephritis V 37, 243, 602ff., *607*ff.
— bei Querschnittslähmung V 721
— und Rasse V 263ff., 271ff.
— und Rauwolfia-Alkaloide V 133, 136, 145, 186, 248, 445, *492*ff., *520*ff.
— und Raynaud-Syndrom VI 224ff.
— und Rechts-Schenkelblock II 356
— und Regelkreis IV 757ff.
— und Regitin V 151ff., 187, 384, 493, 518ff.
— und Reizleitungsstörungen II 213, 224, 230, 243ff.
— und relative Aorteninsuffizienz II 1453
— und relative Mitralinsuffizienz II 1424
—, renale V 33, 37, *40*ff., *595*ff.
—, —, und Acetylcholin V 256
—, —, und Aldosteron V 711
—, —, durch Allergie V 775
—, —, bei Amyloidose V 617
—, —, Anatomie V 58ff.
—, —, und Aneurysmen V 596, 601, 769ff.
—, —, und Angiopathia diabetica IV 354ff., 366; V 337
—, —, und Angiotonin V 88
—, —, und Antirenin V 105ff.
—, —, bei Aortenhämatom (intramuralem) VI 459
Hypertonie, renale, bei Aortenisthmusstenose III 450ff.; V 757
—, —, bei Aortenthrombose VI 375
—, —, und Apoplexie V 387ff.
—, —, und Arteriosklerose V 358
—, —, bei arteriovenösen Aneurysmen V 769ff.
—, —, bei arteriovenöser Fistel V 601
—, —, und Augenhintergrund V 423
—, —, und Balneotherapie I 699
—, —, und Bleivergiftung V 772
—, —, und Cholin V 255ff., 505
—, —, und Cortison V 709
—, —, bei Cystenniere V 37ff., 603, *606*ff.
—, —, und Depressan V 86ff., 235
—, —, Dextranreaktion bei V 618
—, —, und Diabetes mellitus IV 354ff., 366ff.; V 337, 419ff., 618ff.
—, —, bei diabetischer Glomerulosklerose IV 364ff.; V 618ff.
—, —, und DOCA-Hypertonie V 708
—, —, und Doryl V 255ff.
—, —, und Embolie I 717; V 596, 599ff.
—, —, Encephalopathie bei V 387ff.
—, —, bei Endangitis obliterans V 624ff.; VI 289ff.
—, —, bei Endokarditis lenta II 717; V 597, 600
—, —, und endokrine Hypertonie V 708
—, —, bei Erythematodes V 622
—, —, und essentielle Hypertonie V 596ff., 607, 616
—, —, experimentelle V 33ff., 37ff., *40*ff.
—, —, und Fieber V 256
—, —, und Ganglienblocker V 389ff., 570, 574ff.
—, —, bei Glomerulonephritis V 612ff.
—, —, und Gravidität V 725ff., 729, 730ff.
—, —, und Graviditätstoxikose V 725ff., 729, 730ff., 734ff.
—, —, und Guanidin V 190
—, —, Hämodynamik V 68ff.
Hypertonie, renale, Häufigkeit V 260ff.
—, —, und Heparin V 504
—, —, und Herzinsuffizienz I 769
—, —, und Herzminutenvolumen V 281
—, —, Hirndurchblutung bei V 387ff.
—, —, und Histamin V 255
—, —, und Höhenadaptation IV 38
—, —, humorale Genese V 80ff., 111ff.
—, —, und Hydergin V 514
—, —, und Hydralazine V 544
—, —, und Hypertensin V 74, *80*ff., 88ff., *93*ff., *111*ff.
—, —, und Hypertensinase V 103ff.
—, —, und Hypertensinogen V 75, 88ff.
—, —, und Hypophyse V 68, 70, 79ff.
—, —, bei Infarkten V 597, 599ff.
—, —, bei Infektionen V 37ff., 54ff., 243, 602ff.
—, —, und Kälte-Test V 250ff.
—, —, und Klima IV 38
—, —, bei Kollagenosen II 985ff.
—, —, und Kollaps I 1099
—, —, und Luftdruck IV 38
—, —, und Lungenödem I 769
—, —, und maligne Hypertonie V 600, 627ff.
—, —, und Mineralhaushalt V 67ff.
—, —, bei Mitralstenose II 1377
—, —, und Nebenniere V 37ff., 69ff., 74ff.
—, —, und Nephrin V 189, 355
—, —, bei Nephritis V 612ff.
—, —, und Nervensystem V 69ff., 71ff.
—, —, bei Nierendystopie V 602
—, —, Nierenfunktion bei V 65ff.
—, —, bei Nierentuberkulose V 37ff., 596ff., *611*ff.
—, —, und Nitroglycerin V 255ff.
—, —, Pathogenese V 41ff., *71*ff.
—, —, Pathologie V 58ff.
—, —, und Pepsitensin V 93, 102ff.

Hypertonie, renale, bei Periarteriitis nodosa II 985ff.; V 37ff., 122ff., 133, 598, *621*ff.; VI 316
—, —, bei Perinephritis V 39ff., 54ff., *602*ff.
—, —, bei Phlebitis VI 496
—, —, bei Pyelonephritis V 37, 243, 602ff., *607*ff.
—, —, und Rauwolfia-Alkaloide V 526
—, —, und Renin V 45ff., 49ff., 60, 64, 70, 75, 79, *80*ff., *111*ff., 503
—, —, und Sauerstoffmangel IV 38
—, —, im Schock I 1099
—, —, Therapie V 634ff.
—, —, bei Thrombophlebitis VI 496
—, —, durch Trauma V 601ff.
—, —, durch Tumoren V 596ff., 601ff., *605*ff.
—, —, und Veratrumalkaloide V 557, 563ff.
—, —, und Vergiftungen V 772
—, —, Vorkommen V 595ff.
—, —, Wasserhaushalt V 67ff.
— und Renin V 29, 45ff., 49ff., 60, 64, 70, 75, 79, *80*ff., *111*ff., 308, 503, 596ff., 607, 616
— und Renotropin V 141
— und respiratorische Arrhythmie II 23ff.
— bei Riesenzellarteriitis VI 341
— bei Roemheld-Syndrom IV 865
— bei Röntgenschäden V 40, 57
—, Röntgentherapie V 490ff.
—, „roter Hochdruck“, Begriff V 33ff.
— und Säure-Basen-Gleichgewicht I 208
— bei Sauerstoffmangel IV 10ff., 31ff., 38
— und Schenkelblock II 352ff., 356, 362
— im Schock I 965, 975, 979, 1027, 1031, 1035ff.
— und Schockniere I 1099
—, Sedations-Test bei V 258ff.
—, Sedativa bei V 445, 492, 495ff.
— bei Sheehan-Syndrom V 799
— bei Seidennephritis V 39, 54ff.
— und Serotonin V 75, 150, 161, *181*ff.
Hypertonie, spontane V 164ff.
— und Sportherz I 941ff.
—, Stauungshochdruck V 37ff.
— und Steroide V 113ff,. 315, 319ff., 445, 504ff., 657, 662, 684ff., 687ff., *705*ff.
—, Strahlentherapie V 490ff.
— und Substanz P V 206
— durch Sulfonamide V 775
— und Sustained pressor principle V 188
—, Sympathektomie bei V 149, 374ff., 390, 397, 408, *470*ff.
— und Sympathicolytica V 70, 73, 149ff., 155, 158, 445, 492ff., 506ff.
— und Sympathicomimetica II 149
— und Sympathin V 167
—, sympathische, Begriff IV 727, 757
—, Symptome V 237ff., *240*ff.
— und Tachykardie I 345; II 130ff.
— bei Thalliumvergiftung V 773ff.
—, Therapie V 444ff., 491ff., 679ff.
—, Thiocyanate bei V 494, 499ff.
— bei Thrombophlebitis VI 496, 501
— durch Thrombose V 596ff.; VI 496, 501
— und Thymus V 141
— und Thyreoidea IV 326ff.; V 40, 132ff.
— und totaler Block II 230, 243ff.
— durch Trauma V 601ff.
— bei traumatischem Schock I 965, 1035ff., 1043
— und Tuberkulose V 343ff.
— durch Tumoren V 341ff., 596ff., 601ff., *605*ff.
— und Tyramin V 177ff.
— und Ulcus cruris V 344; VI 380
— und Umwelt V 263ff., 271ff.
— und Urämie V 36, 41ff., 65ff., 281ff., 307ff., 367, 369, 402, 420ff.
— durch Ureterenverschluß V 39ff., 56
— und Urohypertensin V 189
— bei Valsalva-Versuch IV 776ff.
— und Vasodepressor material V 193ff., 203
— und Vasoexcitor material V 190ff., 196
— und Vasomotorik V 166ff., 197ff., 244ff., 298ff., 322ff.
Hypertonie bei vegetativer Labilität IV 704ff., 710ff., 727, 757ff., 771ff., 783ff., 797ff., 805ff.
— und Venen V 293ff.
—, Veratrin bei V 492
— und Veratrumalkaloide V 73, 159, 248, 492ff., 553ff.
— bei Verbrennungsschock I 979, 1035, 1043
— bei Vergiftungen V 771ff.
—, Verlauf I 239
—, Verzweigungsblock bei II 370
— und Vorhofflattern II 103ff.
— und Vorhofflimmern II 103ff.
—, Vorkommen V 37ff.
— und Wärmeurticaria VI 562
—, Wasserhaushalt bei V 67ff.
—, „weißer Hochdruck“, Begriff V 33ff.
—, Widerstandshochdruck V 38ff., 154ff., 159ff., 175
— und Wilson-Block II 356
—, Wolff-Parkinson-White-Syndrom bei II 395
— zentralnervöse V *712*ff.
— — bei Aorteninsuffizienz V 768
— — bei Bleivergiftung V 773
— — und Hirndruck V 722ff.
— — bei Infektionen IV 573ff.; V 37, 718ff.
— — bei Porphyrie IV 401
— — und Trauma V 722ff.
— — bei Vergiftungen V 773
Hypertrichose durch ACTH II 645
— durch Cortison II 645
— bei Cushing Syndrom V 683ff.
Hyperventilation s. a. u. Atmung
— und Adams-Stokes-Syndrom II 260
— bei Anämie IV 650ff.
— und Blutdruck V 257, 723
— bei Blutkrankheiten IV 650ff.
— und Cor pulmonale IV 224
— und essentielle Hypertonie V 257
— bei essentieller Hypotonie V 788ff.
— bei Gefäßmißbildungen III 382
— und Hirndruchblutung V 395

Hyperventilation bei Höhenadaptation IV 2ff., 17, 22ff., 27ff., 31ff.
— und Hydralazine V 547
— und Hypertonie V 257, 723
— bei Hypotonie IV 809; V 788ff.
— und Klima IV 2ff., 17, 22ff., 27ff., 31ff.
— und Kollaps I 1011, 1019
— und Luftdruck IV 2ff., 17, 22ff., 27ff., 31ff.
— und Luftüberdruck IV 42
— und maligne Hypertonie V 257
— und Narkose IV 613
— und Niere IV 17ff.
— bei Phäochromocytom V 655ff.
— bei Postural hypotension V 817
— bei Pulmonalarterienaplasie III 382
— und renale Hypertonie V 257
— und Salicyl II 649
— bei Sauerstoffmangel IV 2ff., 17, 22ff., 27ff., 31ff.
— und Schock I 1011, 1019
— und Tuberkulose IV 224
— bei vegetativer Labilität IV 809
Hypnotica bei angeborenem Herzfehler III 154
— bei Angina pectoris III 1374, 1397ff.
— bei Antesystolie II 402
— bei Aortenaneurysma VI 450ff.
— bei Aortographie VI 135ff.
— und Blutdruck V 257, 258ff., 492ff., 495ff., 808
— und Carotissinus V 715
— und essentielle Hypertonie V 257ff., 492ff., 495ff.
— bei Extrasystolie II 77
— bei Graviditätstoxikose V 749, 750ff.
— und Hämodynamik V 279
— und hämorrhagischer Schock I 1042
— und Herzfunktion I 8, 28ff.
— bei Herzinfarkt III 1447ff.
— bei Herzinsuffizienz I 419ff.
— und Hypertonie V 257, 258ff., 492ff., 495ff.
— und Hypotonie V 808
— und Kollaps I 958, 1042; IV 601ff.
— und Kreislauf IV 592ff.
— und Lebensalter IV 624
— bei Luftembolie IV 131
— bei Lungenembolie IV 122
Hypnotica bei Migräne VI 253
— und Myokard II 968
— zur Narkose IV 592ff., 612ff.
— bei Operationen IV 592ff., 612ff.
— Pharmakologie IV 592ff.; V 492
— und renale Hypertonie V 257
— und Schock I 958, 1042; IV 601ff.
— und Schockniere I 1102
— im Sedations-Test V 258ff.
— und Serotonin V 184
— bei vegetativer Labilität IV 853
— bei Wolff-Parkinson-White-Syndrom II 402
Hypocalcämie IV 446ff.
— bei Herzinsuffizienz I 588
— und Kaliumstoffwechsel IV 426ff.
— und Kationenaustauscher I 588; IV 446
—, Myokard bei IV 447ff.
— bei Porphyrie IV 398ff.
—, Vorkommen IV 446ff.
Hypochlorämie I 581ff.
— und Alkalose I 566, 581ff.
— nach Commissurotomie II 1393
— bei Cushing-Syndrom V 684ff., 688
— durch Diurese I 563ff.
— durch DOCA V 116
— bei endokriner Hypertonie V 684ff., 688
— bei Herzinsuffizienz I 563ff.
— und Hypertonie V 684ff.
— und Hypokaliämie IV 420ff.
— bei Mitralstenose II 1393
— und Myokardose II 969
Hypogenitalismus und Angiopathia diabetica VI 549ff.
— und Arteriosklerose III 791
— und Capillaropathia diabetica VI 549ff.
— und Capillarpermeabilität VI 549ff.
— und Coronarsklerose III 791
— bei Cushing-Syndrom V 684ff.
— und Diabetes mellitus VI 549ff.
— bei endokriner Hypertonie V 684ff.
— und Gefäßkrankheiten III 791; VI 323, 549ff.
— und Hämochromatose IV 687
— und Hypertonie V 684
— bei Periarteriitis nodosa VI 323
Hypoglykämie IV 378ff.
— und Adrenalin V 171
— und Angiopathia diabetica IV 368
— und Arteriosklerosis obliterans diabetica VI 438
— und Blutdruck V 788
— und Cantharidenblase VI 110
— und Capillarpermeabilität VI 110
—, Capillarresistenz bei VI 104, 574ff.
— und Capillarspasmen VI 537
— bei Diabetes mellitus IV 378ff.
—, Elektrokardiogramm bei IV 381
— bei Endangitis obliterans VI 280
— bei essentieller Hypotonie V 788
— bei Fettembolie IV 136
— und Glykogenose II 965ff.
— und hämorrhagische Diathese VI 574
— im hämorrhagischen Schock I 1080
— und Hepatitis II 928
— und Hepatitis-Myokarditis II 928
— und Hirndurchblutung V 395
— und Hypokaliämie IV 420ff.
— und Hypotonie IV 810ff.; V 788
— durch Insulin IV 378ff.
— im Kollaps I 1080ff.
— und Myokarditis II 928
— und Noradrenalin V 171
— und Purpura VI 574
— und Rauwolfia-Alkaloide V 530
— im Schock I 1080ff.
— bei Simmonds-Syndrom V 799ff.
— und vegetative Labilität IV 810ff.
Hypokaliämie I 583ff.; IV 419ff.
— und ACTH II 645
— und Adams-Stokes-Syndrom II 261ff.
— bei Beriberi IV 394ff.
— und Chlorothiazid V 589
— bei Coma diabeticum IV 375ff.
— nach Commissurotomie II 1391ff.
— bei Conn-Syndrom V 704ff.
— und Cortison II 645
— bei Cushing-Syndrom V 684ff., 688
— bei Diabetes mellitus IV 374ff.

Hypokaliämie, Diagnose I 584 ff.
— und Digitalis IV 436
— und Diurese I 563 ff., 566
— und Diuretica V 589
— durch DOCA V 116
— und Elektrokardiogramm IV 430 ff.
— bei endokriner Hypertonie V 684 ff., 688
— und Herz IV *419* ff.
— und Herzglykosidtherapie I 458 ff., 480, *493* ff.
— bei Herzinsuffizienz I 458 ff., 480, *493* ff., 563, *583* ff.; IV 373 ff.; V 563 ff.
— und Hydrochlorothiazid V 589
— und Hypertonie 684 ff.
— bei Hypertonie-Therapie V 589
— und idiopathische Herzhypertrophie II 974
— durch Kationenaustauscher V 467
— und Kollaps IV 603 ff.
— und Kreislauf IV *419* ff.
— und Lebensalter IV 624 ff.
— bei Mitralstenose II 1391 ff.
— und Myokard IV 421 ff.
— und Operabilität IV 624 ff., 631
— bei Operationen IV 597
—, Pathogenese I 583 ff.
— bei Poliomyelitis IV 420 ff., 541
— und postsynkopales Syndrom II 261 ff.
— und Schock IV 603 ff.
—, Symptome I 586; IV 421 ff.
—, therapeutische I 583 ff.; IV 420 ff.
—, Therapie I 586 ff.
—, Ursachen IV 420
—, Vorkommen IV 420 ff.
Hyponatriämie I 568 ff.; IV 439 ff.
— bei Conn-Syndrom V 701
— durch Diurese I 563 ff.
— und Fleckfieber II 907
— bei Herzinsuffizienz I 563 ff.
— und Kollaps IV 602 ff.
—, Mangel-Form I 566, 573 ff.
— und Myokarditis II 907
— und Myokardose II 969
— und Operationsschock I 966
—, Pathogenese I 568 ff.
— und Rickettsiosen II 907
— und Schock IV 602 ff.
—, Symptome I 573 ff.; IV 440 ff.
—, Therapie I 573 ff.
— und traumatischer Schock I 966
—, Verdünnungsform I 566, 570, 575 ff.
Hyponatriämie, Verteilungsform I 570, 575 ff.
Hypophyse und Addisonismus V 799 ff.
— und Adrenalin V 169, 173
— und Akrocyanose VI 532 ff.
— und Akromegalie V 704
— und Arteriosklerose III 749 ff., 791 ff.; VI 414
— und Atmung IV 13 ff.
— und Blutbildung I 167
— und Blutdruck V 37 ff., 68, 70, 79 ff., 133, 141 ff., 144, 156 ff., 163, 314 ff., 646 ff., 780 ff.
— und Capillarspasmen VI 537
— und Conn-Syndrom V 701
— und Coronarinsuffizienz III 749 ff., 791 ff.
— und Coronarsklerose III 749 ff., 791 ff.
— und Cushing-Syndrom V 682 ff., 689, 695 ff.
— und Cyanose VI 532 ff.
— und Depressan V 230 ff.
— und Diurese I 236, 278 ff.
— und DOCA V 133 *141* ff.
— und Endangitis obliterans VI 261
— bei endokriner Hypertonie V 646 ff., 662, 682 ff., 689, 695 ff.
— und Entzügelungshochdruck V 156 ff.
— und essentielle Hypertonie V 314 ff.
— und experimentelle Hypertonie V 68, 70, 79 ff., 133, 141 ff., 144, 156 ff., 163
— und Gefäßkrankheiten III 749 ff., 791 ff.; VI 261, 326
— und Geschlechtsfunktion IV 483, 870 ff.
— bei Gravidität IV 483
— und Graviditätstoxikose IV 511; V 732, 743
— und Hämochromatose IV 687 ff.
— und Hämodynamik V 143 ff.
— und Herzglykoside I 459
— bei Herzinsuffizienz I 167, 786
— und Höhenadaptation IV 13 ff.
— und Hypertensinogen V 92
— und Hypertonie V 37 ff., 68, 70, 79 ff., 133, 141 ff., 144, 156 ff., 163, 314 ff., 646 ff.
— bei Hypoglykämie IV 379
— und Hypotonie V 780 ff., 799 ff.
— und Insulin IV 379
Hypophyse und Kallikrein V 224
— und Karditis rheumatica II 556
— und Klima IV 13 ff.
— und Kollaps I 1075 ff., 1112; IV 602 ff.
— und Luftdruck IV 13 ff.
— und Magnesiumstoffwechsel IV 455 ff.
— und Menopause IV 870 ff.
— und Noradrenalin V 169, 173
— und Orthostase V 811
— bei Periarteriitis nodosa VI 326
— und Phäochromocytom V 646 ff., 662
— bei Postural hypotension IV 740; V 814 ff.
— und psychosomatische Hypertonie V 163
— und Renin V 98, 144
— und rheumatisches Fieber II 556
— und Sauerstoffmangel IV 13 ff.
— und Schock I 1075, 1112; IV 602 ff.
— und Sheehan-Syndrom IV 342 ff.; V 799
— bei Simmonds-Syndrom IV 342 ff.; V 799 ff.
— und Steroide V 133, 141, 144
— und vegetative Labilität IV 740; V 811 ff.
— und Waterhouse-Friedrichsen-Syndrom IV 563 ff.
Hypophysektomie IV 344
— und Adrenalin V 169
— und Blutdruck V 68, 79 ff., 133, 141, 144, 156 ff.
— und Cushing-Syndrom V 689, *698* ff.
— und Depressan V 231
— und DOCA V 133
— und endokrine Hypertonie V 689, *698* ff.
— und Entzügelungshochdruck V 156 ff.
— und experimentelle Hypertonie V 68, 79 ff., 133, 141, 144, 156 ff.
— und Hypertensinogen V 92
— und Hypertonie V 68, 79 ff., 133, 141, 144, 156 ff.
— und Noradrenalin V 169
— und Renin V 98
— und Simmonds-Syndrom IV 344
— und Steroide V 133, 145
Hypophysenadenom und Akromegalie V 704
—, basophiles V 37 ff.
— und Blutdruck V 37 ff.

Hypophysenadenom, chromophobes V 684
—, Cushing-Syndrom bei V 682ff.
—, endokrine Hypertonie bei V 682ff.
— und Hypertonie V 37ff.
Hypophysenkoagulation bei Cushing-Syndrom V 696ff.
Hypophysennekrose im Schock I 1112
— und Sheehan-Syndrom IV 342ff.
Hypophysentumor und Akromegalie V 704
— und Blutdruck V 37ff.
—, Cushing-Syndrom bei V 682ff.
—, endokrine Hypertonie bei V 682ff.
—, Hypertonie bei V 37ff.
— und Kallikrein V 224
—, Therapie V 695ff.
Hypophysenvorderlappeninsuffizienz s. u. Sheehan-Syndrom und Simmonds-Syndrom
Hypophysin und Graviditätstoxikose V 741
— beim Kollaps I 1138
— beim Schock I 1138
Hypoproteinämie und Blutmengenbestimmung I 141
— bei Endokarditis lenta II 717ff.
— bei Graviditätstoxikose V 726ff., 734
— und Hypocalcämie IV 446ff.
— und Kollaps IV 602ff.
— und Myokardose I 34
— bei Nephrose V 617
— und Operabilität IV 620, 625ff.
— und Schock IV 602ff.
Hyporeaktoren und Kälte-Test V 247ff.
Hyposystolie und Alternans II 408
—, totale II 408
Hypothalamus und Adrenalin V 171
— und Barbiturate V 495
— und Blutdruck V 156,158ff., 686
— und Capillarspasmen VI 537
— und Cushing-Syndrom V 686
— und Digitalis V 494
— und endokrine Hypertonie V 646ff., 686
— und Entzügelungshochdruck V 156, 158ff.
Hypothalamus und experimentelle Hypertonie V 156, 158ff.
— und Extrasystolie II 43ff., 44
— und Hydergin V 492
— und Hydralazine V 546
— und Hypertonie V 156, 158ff., 646ff., 686, 712ff.
— und Hypertonie-Therapie V 492ff.
— und infektiöser Schock I 985
— und Kollaps I 985, 1056ff., 1112
— und neurogene Hypertonie V 712ff., 721ff.
— und Noradrenalin V 171
— und Ohnmacht IV 762ff.
— und Orthostase IV 762ff.
— und Postural hypotension IV 740
— und Protoveratrin V 492
— und Rauwolfia-Alkaloide V 530, 594
— und Schock I 985, 1056, 1112
— und Sedativa V 495
— und sekundäres Raynaud-Syndrom VI 243
— und Substanz P V 205
— und Terminalstrombahn VI 17ff.
— und Vasomotorik VI 243
— und vegetative Labilität IV 829ff.
— und Veratrin V 492, 594
— und zentralnervöse Hypertonie V 721ff.
Hypothermie s.u. Kälte
Hypothyreose bei Adipositas IV 389
— und angeborene Herzfehler III 115
— und Aortenhämatom, intramurales VI 457
—, artefizielle I 598ff.
— und Arteriosklerose III 792ff.; IV 320ff., 335; V 353; VI 412ff.
— und Atrioventricularblock II 248; IV 332ff.
—, Blutdruck bei V 771, 780ff., 800
—, Bradykardie bei II 5, 18; IV 331ff.
— und Coronardurchblutung III 698
— und Coronarinsuffizienz III 698
— und Coronarsklerose III 792ff.
— und Extrasystolie II 44
— und Gefäße VI 22ff.
Hypothyreose und Gefäßkrankheiten III 792ff.; IV 320ff., 335; V 353; VI 22ff., 412ff.
—, Hauttemperatur bei VI 86
—, Herz bei I 173, 598ff.; II 5, 18, 44, 248; IV 320ff., *332*ff.; V 353
— und Herzfrequenz II 5, 18, 248; IV 332ff.
— und Herzinsuffizienz I 598ff.; IV 334ff.
— und Herzrhythmus II 5, 18, 248; IV 332ff.
— und Hydroperikard II 1152; IV 331
—, Hypertonie bei V 771
—, Hypotonie bei V 780ff., 800
— und Kallikrein V 224
—, Kreislauf bei I 173, 598ff.; II 5, 18, 44, 248; IV 320ff., *332*ff.; V 353
—, Kreislaufzeit bei I 173; IV 333
— und Myokardose II 959ff.
— und Myokardstoffwechsel III 698
— und Ödeme I 253
— und totaler Block II 248
Hypotonie V *777*ff.
— und Acetylcholin V 199ff.
— bei Addisonismus IV 811; V 798
— bei Addison-Syndrom V 780ff., 796ff., 814
— und Adenosin V 201ff.
— und Adrenalin V 173ff.
— bei allergischer Myokarditis II 950ff.
— bei Amyloidose II 963
— bei Anämie IV 656
— und Anaesthesie IV 612
— und Angina tonsillaris II 914
— und Angioxyl V 208
— bei Aortenbogensyndrom V 766; VI 377ff.
— und Arteriosklerose VI 397ff.
— bei arteriovenösen Aneurysmen V 769ff.
— und Atmung IV 10ff.; V 233
— bei Belastung IV 768ff.
— bei Bleivergiftung V 772
— bei Blutkrankheiten IV 656
— und Capillarfunktion V 192
— bei Carotissinus-Syndrom V 817ff.
— durch Chinidin II 119
— durch Cholinderivate II 147
—, chronische V 780ff., *786*ff.
—, —, konstitutionelle, s.u. essentielle Hypotonie V 780ff., *786*ff.

Hypotonie und Coffein IV 826
— bei Coma diabeticum IV 375ff.; V 806
— und Coronardurchblutung III 692ff.
— und Coronargefäße III 692ff.
— und Coronarinsuffizienz III 692ff., 707ff.
— bei Cor pulmonale IV 104ff., 123ff., 134ff., 146ff.
— und Cyanose VI 530ff.
—, Definition V 777ff.
— und Depressan V 228ff.
— bei Diabetes mellitus IV 375ff.; V 806
—, Diagnose V 783ff., 793
— und Dibenzylin V 493
— bei Diptherie-Myokarditis II 895ff.
— und DOCA V 706
— bei Dystrophia myotonica II 970
— bei Dystrophie IV 302ff.; V 790, 800, 806
— bei Effort-Syndrom IV 814ff.
—, Einteilung V 779ff.
— bei Embolie VI 364
— bei Endangitis obliterans V 624ff.; VI 277ff.
— bei Endokardfibrose II 787ff.
— bei Endokarditis lenta II 707ff.
— bei Endokarditis parietalis fibroplastica II 787
—, endokrine V 779ff., *796*ff.
—, —, bei Addisonismus V 799ff.
—, —, bei Addison-Syndrom V 780, *796*ff.
—, —, bei Hypothyreose V 800
—, —, bei Sheehan-Syndrom V 799
—, —, bei Simmonds-Syndrom V 799ff.
— bei Epilepsie IV 875ff.
— und Erfrierung VI 555
—, essentielle V 779ff., *786*ff.
—, —, Begriff V 779, 786
—, —, Definition V 786ff.
—, —, Diagnose III 793
—, —, Heredität V 793
—, —, und Hormone V 791ff.
—, —, und Muskulatur V 792ff.
—, —, Pathogenese V 789ff.
—, —, Symptome V 787ff.
—, —, Therapie V 793ff.
— und experimenteller Schock I 989ff.
— bei Fettembolie IV 134ff.
— und Fokaltoxikose II 914
Hypotonie und Ganglienblocker V 492ff., 594
— und Genußgifte IV 826
— bei Gravidität IV 482, 486; V 727
— und Grippemyokarditis II 925
— bei Hämochromatose IV 684ff.
— bei hämorrhagischem Schock I 960ff.
—, Häufigkeit V 778ff.
— bei Hepatitis II 928ff.
—, Heredität V 793
— bei Herzinfarkt I 339ff.; III 707ff., *712*ff., 1128ff., 1351; V 818ff.
— bei Herztamponade II 1063ff.
— bei Herztrauma II 470ff., 500ff., 525ff.
— und Hirnsubstanz (MAJOR und WEBER) V 206
— und Histamin V 198ff.
— bei Höhenadaptation IV 10ff.
— und Hormone V 780ff., 791ff.
— und Hydergin V 492
— und Hydralazine V 546, 594
— bei Hyperkaliämie IV 442
— und Hypertensinogen V 91
— durch Hypertonie-Therapie V 492ff.
— bei Hypoglykämie IV 379
— und Hypokaliämie I 584ff.; IV 437
— bei Hyponatriämie I 576ff.; IV 441ff., 446
— und Hypophyse V 144
— bei Hypothyreose IV 333ff.
— bei infektiösem Schock I 985ff.
— bei Infektionskrankheiten IV 530ff., 560ff., 824ff.; V 802ff.
— und Insulin IV 379
— und Kallidin V 226ff.
— und Kallikrein V 208ff., 216ff.
— und Klima IV 10ff.
— und Kollaps I 960ff., 975ff., 985ff., 987ff., 1032, *1034*ff.; IV 602ff.
— bei konstriktiver Perikarditis II 1095ff.
—, labile IV 768
— und Lebensalter IV 622ff.
— und Luftdruck IV 10ff.
— bei Lungenembolie I 346; IV 104ff., 123ff.
— und Magnesium-Stoffwechsel IV 455ff.
— durch Magnesiumsulfat II 148
Hypotonie bei Malaria II 935
— und Masern II 922
— und Migräne VI 251
— und Muskulatur V 792ff.
— bei Myokarditis II 877ff.
— bei Myokardose I 33ff.; II 968ff.
— und Myokardstoffwechsel III 692ff.
— bei Myxödem IV 333ff.
— bei Nephrose V 617
—, neurogene V 779ff.
— und neurogener Schock I 976
— bei Nierentuberkulose V 611ff.
— und Ohnmacht IV 760ff., 771
— und Operabilität IV 622ff., 626
— durch Operationen V 806ff.
— und Orthostase IV 729ff., *732*ff.; V 808ff.
— und Parotitis II 928
—, passagere V 780ff., *801*ff.
—, —, bei Carotissinus-Syndrom V 817ff.
—, —, bei Herzinfarkt V 818ff.
—, —, bei Infektionen V 780, *801*ff.
—, —, durch Operationen V 806ff.
—, —, bei Orthostase V 808ff.
—, —, Therapie V 820ff.
—, —, toxische V 804
—, Pathogenese V 780ff., 789ff.
— bei Perikarderguß I 347
— bei Perikarditis II 1045ff.
— und Pherentasin V 187
— bei Pneumonie-Myokarditis II 911
— bei Poliomyelitis II 917
— bei Polycythämie IV 663ff.
— bei Postural hypotension V 814ff.
— bei primärem Schock I 975ff.
— und Prostaglandin V 206ff.
— bei Raynaud-Syndrom VI 232
— bei Roemheld-Syndrom IV 865
— bei Sauerstoffmangel IV 10ff.
— bei Scharlach-Myokarditis II 900ff.
— und Schock I 960ff., 976, 987, 1032, *1034*ff.; IV 602ff.
— und Schockniere I 1107ff.
— und Serotonin V 184ff.
— und Sheehan-Syndrom V 799ff.

Hypotonie und Simmonds-Syndrom IV 342; V 799ff.
— bei Sportherz I 935ff.
— und Steroide V 706
— und Substanz P V 203ff.
— durch Sympathektomie V 474ff.
—, symptomatische V 780, *794*ff.
—, —, bei Aortenstenose V 780ff., 794ff.
—, —, bei Arteriosklerose V 780, 795
—, —, bei Asthma bronchiale V 796
—, —, bei Cor pulmonale V 781, 796
—, —, bei Diabetes mellitus V 806
—, —, bei Dystrophie V 790, 800, 806
—, —, und Herzinsuffizienz V 780, 795ff.
—, —, bei Herzklappenfehlern V 780ff., *794*ff.
—, —, bei Lungenemphysem V 796
—, —, bei Mitralstenose V 780ff., *794*ff.
—, —, bei Myokarditis V 780ff., 795ff.
—, —, bei Perikarditis V 780, 795
—, —, bei Tuberkulose V 796
—, Symptome V 787ff.
— und Tachykardie I 345; II 9ff.
—, Testverfahren V 783ff.
—, Therapie V 793ff., 820ff.
— und Thrombose VI 369ff.
— und Thyreoidea IV 333ff.
—, toxische V 804
— und traumatischer Schock I 969
— bei Trichinose II 939
— und Trypsin V 222
— und Vagotonin V 207ff.
— bei Valsalva-Versuch IV 777ff.
— und Varicosis V 791
— und Vasodepressor material V 193, 195, 202ff.
— und vegetative Labilität IV 713, 720, 730ff., *732*ff., *736*ff., 768ff., 789, *807*ff.
— bei Verbrennungsschock I 978ff.
— bei Vergiftungen V 772, 807ff.
— und Vesiglandin V 207
—, Vorkommen V 780ff.
Hypoventilation bei Adipositas IV 231, 385
— alveolare s. a. u. Globalinsuffizienz IV 82
Hypoventilation und Atmung IV 34
— und Blutkrankheiten IV 659, 667
— bei Cor pulmonale IV 102ff., 124ff., 131ff., *142*ff., 168ff., 231
— und Effort-Syndrom IV 814ff.
— und Gravidität IV 497
— und Höhenadaptation IV 34
— und Klima IV 34
— im Kollaps I 1018
— und Luftdruck IV 34
— bei Lungenembolie IV 102ff.
— bei Lungenemphysem IV 181ff.
— und Lungenfibrose IV 198ff.
— und Lungenresektion IV 227
— bei Monge-Syndrom IV 34
— und Narkose IV 595ff., 598ff.
— und Operabilität IV 625, 629ff.
— und Operationen IV 598ff.
— bei Pneumokoniose IV 205ff.
— bei Pneumothorax IV 224
— bei Polycythämie IV 667
—, Polyglobulie bei IV 659
— bei Sauerstoffmangel IV 34
— im Schock I 1018
— bei Silikose IV 205ff.
— bei Thorakoplastik IV 224
— bei Tuberkulose IV 222ff.
— bei Tumormetastasen IV 238
Hypoxie und Adams-Stokes-Syndrom II 260
—, akute IV 26ff.
— bei allergischer Myokarditis II 952ff.
— bei Anämie III 868ff.
— bei angeborenem Herzfehler III 124
— und Angina pectoris III 847ff., 1042ff.
— bei Aorteninsuffizienz V 768
— und arteriovenöse Anastomosen III 706; VI 8
— und arteriovenöse Aneurysmen IV 252ff.
— bei arteriovenöser Lungenfistel III 394
— und Balneotherapie VI 156
—, Blut bei IV 4ff., 11ff., 18, 23ff., 25ff.
— und Blutdruck IV 38; V 339, 768
— und Cantharidenblasentest VI 109
Hypoxie und Capillarektasien VI 527
— und Capillaren VI 12
— und Capillarpermeabilität VI 109
— und Chlorothiazid V 594
— bei Commissurotomie II 1396ff.
— und Coronaranastomosen III 706
— und Coronardurchblutung III 683ff., 847ff.; IV 37ff.
— und Coronarinsuffizienz III 1042ff.; IV 37ff.
— bei Cor pulmonale IV 122ff., 124ff., 131ff., 144ff., 168, 171ff.
— bei Ductus Botalli persistens III 164ff.
— und Cyanose VI 530ff.
— bei Eintauchfuß VI 561
— bei Embolie VI 361ff.
— und Endokarditis lenta II 688
— und Endokarditis serosa II 773ff.
— und Endokardsklerose II 789
— und Endomyokardfibrose II 788
— und Erfrierung I 981
— und Erythralgie VI 527
— und essentielle Hypertonie V 339ff.
— und experimenteller Schock I 992
— bei Fallotscher Tetralogie III 336ff., 356ff.
— bei Fibroelastose II 789
— und Ganglienblocker V 594
— und Gefäßkrankheiten VI 23ff.
— bei Gefäßmißbildungen III 394
— bei Graviditätstoxikose V 734, 742ff.
— bei hämorrhagischem Schock I 961ff.
—, Herz bei IV 1ff., 13ff., 17, 21ff.
— bei Herzinfarkt III 706ff., 709ff.; IV 37ff.
— bei Herzinsuffizienz I 767, 775; IV 13ff., 17, 21ff., 37
—, Hirn bei IV 7, 10ff., 13ff.
— und Hydralazine V 594
— und Hypertonie IV 38; V 339ff.
— und Klima IV 1ff.
— und Kollaps I 958, 961ff., 972ff., *987*ff., 1026ff.; IV 11ff., 21ff., *28*ff., 601ff.
—, Kreislauf bei IV 1ff., 13ff., 17, 21ff.

Hypoxie, Leber bei IV 18ff.
— und Lebernekrose I 779
— und Luftdruck IV 1ff., 39ff.
— bei Luftembolie IV 124ff., 131ff., 168ff.
— bei Lungenembolie IV 102ff., 104ff., 122ff.
— und Lungenfibrose IV 198ff.
— und Lungenleiden IV 36ff.
— bei Lungenstauung I 767, 775
— und Mesoappendix-Test V 193
—, Monge-Syndrom bei IV 33ff.
— bei Myokarditis II 882
— und Myokardstoffwechsel III 683ff., 709ff., 847ff.; IV 1ff., 13ff., 17, 21ff.
— und Narkose IV 595ff., 615ff.
— und neurogene Hypertonie V 718, 719
— bei neurogenem Schock I 972ff.
—, Niere bei IV 17ff.
— und Noradrenalin V 173
— und Ohnmacht IV 760ff.
— und Operabilität IV 629ff.
— und Operationen IV 599
— und Orthostase IV 734ff.; V 810
— bei Perniciosa IV 646ff.
— bei Pneumokoniose IV 205ff.
— bei Poliomyelitis II 917; V 719
— bei Polycythämie IV 667
— bei Postural hypotension IV 739
— und reaktive Hyperämie VI 57ff.
— und Sauerstoffspannung IV 1ff., 39ff.
— und Schock I 958, 961ff., 972ff., *987*ff.; IV 601ff.
— und Schockniere I 1103ff.
— bei Schützengrabenfuß VI 561
— bei Silikose IV 205ff.
— bei Thoraxdeformation IV 229ff.
— und Thrombophlebitis VI 369ff., 487ff.
— und Thrombose VI 369ff.
— bei Transposition der Aorta und Pulmonalis III 498ff.
— und traumatischer Schock I 967ff.
— bei Tricuspidalatresie III 406
Hypoxie bei Truncus arteriosus communis persistens III 535ff.
— beim Valsalva-Versuch IV 780ff.
— und Vasodepressor material V 193
— und Vasoexcitor material V 193
— und Vasomotorik V 193
— und vegetative Labilität IV 734ff.
— bei Vena-cava-Anomalie III 518ff.
— bei Ventrikelseptumdefekt III 242
— bei Verbrennung VI 562
— bei Verbrennungsschock I 980
Hypoxie-Lienin und Schock I 1081
Hypoxie-Test bei Angina pectoris III 1042ff.
— bei Coronarinsuffizienz III 1042ff.; IV 37ff.

Ichthophen bei Gefäßkrankheiten VI 187
„Ictus laryngé des bronchitiques" IV 146
Idiotie und angeborene Herzfehler III 23, 81, 114ff.
Ikterus, Bradykardie bei II 18
— bei Endocarditis lenta II 721
— bei Gefäßkrankheiten VI 314, 322
— bei Hämangioendotheliom VI 600
— bei Hämangiomen VI 598
—, hämolytischer, bei Endocarditis lenta II 695
— und hämorrhagische Diathese VI 568, 572
— bei Herzinfarkt III 721, 1157; IV 108
— infectiosus Weil und Capillarresistenz VI 568
— — — und Myokarditis II 874, 904
— — — und Purpura infectiosa VI 568
— bei Kavernomen VI 598
— bei Lungenembolie IV 108
— bei Lungeninfarkt IV 108
— und Lymphgefäßinsuffizienz VI 607
— bei Moschcowitz-Symmers-Syndrom VI 572ff.
— und Myokarditis II 874
— bei Periarteriitis nodosa VI 314, 322
— bei Purpura VI 572ff.
Ikterus bei Tricuspidalstenose II 1492ff.
Ileus III 1324
— bei Aortenhämatom, intramuralem VI 458
— nach Aortographie VI 134ff
— bei Erythematodes II 979ff.
— und Ganglienblocker V 492ff., 580, 594
— bei Gefäßkrankheiten VI 321, 492
— durch Hypertonie-Therapie V 493, 580, 594
— und Hypokaliämie I 586; IV 420ff.
— bei Hyponatriämie I 574
— und infektiöser Schock I 983ff.
— und Kaliumstoffwechsel IV 420ff.
— bei Kollagenosen II 979ff.
— und Kollaps I 957ff., 968, 983; IV 599ff.
— und Mineralstoffwechsel IV 420ff.
— und Myokarditis II 923
— bei Periarteriitis nodosa VI 321
— bei Phlebitis VI 492
— und Schock I 957ff., 968, 983; IV 599ff.
— bei Thrombophlebitis VI 492
Ilicalarterien s. u. Beckenarterien
Ilidar, Chemie VI 172
— bei Gefäßkrankheiten VI 172
— und Terminalstrombahn VI 16ff.
„images d'amputation" bei Silikose IV 210
Imidazole VI 169ff.
—, Äthylamin s. u. Histamin
— und Angiopathia diabetica IV 362; VI 549ff.
— und Blutdruck V 27, 151, 185, 213, 494, 517ff.
— und Blutdruckmessung V 5
—, Benzyl- s. u. Priscol
— und Capillarektasien VI 529
— und Capillaren VI 12
— bei Capillaropathia diabetica VI 549ff.
— und Capillarpermeabilität VI 109, 547, 554, 583
— und Capillarresistenz VI 583
— und Carotissinus V 151
—, Chemie V 197, 235ff., 518; VI 169, 176
— und Cocain V 185
— und Dermographie VI 40

Imidazole und Diabetes mellitus IV 362; VI 549ff.
— bei Embolie VI 366
— und Endangitis obliterans VI 266
— bei endokriner Hypertonie V 663ff., 672
— bei Erfrierung VI 558
— bei essentieller Hypertonie V 255, 494, 517ff.
— bei essentieller Hypotonie V 790
— und experimentelle Hypertonie V 159, *197*ff.
— und Gefäße VI 27
— bei Gefäßkrankheiten VI 27, 169ff., 176ff.
— und Hauttemperatur VI 83
— und Heparin V 504
— und Herzglykoside I 449
— und Histidin V 197
— und Hydralazine V 542ff.
— und Hyperämie VI 64
— bei Hypertonie V 159, *197*ff., 235ff., 255, 475, 494, 517ff.
— und Hypotonie V 199, 780ff., 790ff.
— bei Infektionen IV 562ff.
—, intraarteriell VI 205
— und Kälteurticaria VI 554
— im Kallikrein V 213
— und Kollaps I 957ff., 970, 1143
— zur Kreislaufzeitbestimmung I 169, 172
— und Lungenkreislauf IV 71ff.
— bei Migräne VI 254
—, Nebenwirkungen V 494
— und Nicotin VI 266
— und Oscillogramm VI 79
— bei Perniosis VI 560
— bei Phäochromocytom V 655, 663ff., 672
—, Pharmakologie V 198ff., 235ff., 494
— und Postural hypotension IV 737
— und Pyrazole II 651
— bei Raynaud-Syndrom VI 232
— und reaktive Hyperämie VI 57ff.
— und renale Hypertonie V 255
— bei Riesenzellarteriitis VI 343
— und Schock I 957ff., 970, 1143
— und Serotonin V 185
— und Sympathektomie V 475
— und Terminalstrombahn VI 16ff.
Imidazole zum Test V 663
— und Thyreoidea IV 318ff.
— und Urticaria VI 547
— und Vasomotorik V 27, 517ff.; VI 583
— bei Verbrennung VI 563
— und Verbrennungsschock I 978ff.
— bei Wärmeurticaria VI 562
— und zentralnervöse Hypertonie V 159
Immersion-foot s. u. Eintauchfuß
„impacted small artery pressure", Begriff IV 66
Impetigo herpetiformis und Purpura VI 574
Impfungen und Periarteriitis nodosa VI 308ff.
— und rheumatisches Fieber II 554
— und Thrombophlebitis VI 499
Impotenz bei Aortenthrombose VI 372ff.
— bei Cushing-Syndrom V 683ff.
— bei endokriner Hypertonie V 683ff.
— und Ganglienblocker V 580, 594
— bei Hypertonie V 683ff.
— bei Hypotonie IV 486, 736ff.; V 799
— bei Postural hypotension IV 736ff.
— und Rauwolfia-Alkaloide V 540, 594
— bei Simmonds Syndrom V 799ff.
— durch Sympathektomie V 486
— bei Thrombose VI 371
Inamycin bei Endocarditis lenta II 758
Incontinentia alvi bei Adams-Stokes-Syndrom II 252
— — bei Angina pectoris III 1006
— — bei Herzinfarkt III 1117
— urinae bei Adams-Stokes-Syndrom II 252
— — bei Angina pectoris III 1006
— — bei Herzinfarkt III 1117
— — bei Periarteriitis nodosa VI 317
„Index of fitness" IV 769
Infarkt bei bakterieller Endokarditis II 695, 699, 706ff., 727ff., 730
— und Blutdruck V 597, 599
Infarkt bei Endokarditis acuta II 727ff., 730
— und Endokarditis fibrinosa II 778
— bei Endokarditis lenta II 695, 699, 706ff.
— und Endokarditis verrucosa simplex II 778
—, Herz- s. u. Herzinfarkt
—, Hypertonie durch V 597, 599ff.
—, Lungen- s. u. Lungeninfarkt
—, miliare II 706ff.
—, Milz- s. u. Milzinfarkt
—, renale Hypertonie durch V 597, 599ff.
Infarktabsceß IV 107
Infarktikterus IV 108
Infarktperikarditis II 1041, 1044, *1083*ff.
„Infarktphobie" s. u. Herzneurose
Infarktpleuritis IV 107
Infarktpneumonie IV 107
Infektionen IV 529ff.
— und ACTH II 645
— und Adams-Stokes-Syndrom II 263, 272
— und Addison-Syndrom V 798
— und Akrocyanose VI 533
— und allergische Myokarditis II 949ff.
—, Alternans bei II 409
— und Amyloidose II 960ff.
—, Aneurysmen bei VI 442ff.
— und angeborene Herzfehler III 81ff., 109ff., 154, 356ff., 469ff., 567
— bei angeborener Pulmonalinsuffizienz III 567
— bei angeborener Pulmonalstenose III 77
— und Angiopathia diabetica IV 358
—, Antesystolie bei II 381, 394ff., 402
— und Antihyaluronidase II 549ff., 552ff., 573, 593ff.
— und Antistreptokinase II 549ff., 573, 593ff.
— und Antistreptolysin II 549ff., 554, 570ff., 590ff.
— und Aortenbogensyndrom V 766ff.; VI 376ff.
— und Aortenhämatom, intramurales VI 454ff., 457
— und Aorteninsuffizienz II 1452ff.
— bei Aortenisthmusstenose III 469ff.
— und Aortenstenose II 1294, 1427ff.

Infektionen und Arrhythmie II 103ff., 193
—, Arteriitis bei VI 346ff.
— und Arteriosklerose III 748ff., 803, 923ff., 928, 964, 971; V 353; VI 385, 415, 432, 440ff.
— und Arteriosklerosis obliterans VI 432
— bei Arteriosklerosis obliterans diabetica VI 440ff.
— und Atmung IV 35
— und Atrioventricularblock II 216ff., 223ff., 241
— und bakterielle Endokarditis II 669ff., 723ff.
— und Balneotherapie I 698
— und Beriberi IV 389ff.
— und Blutdruck IV 530ff., 537, 557, 560ff., 567ff.; V 37ff., 263ff., 343ff., 596, *611* ff., 615, 779ff.
—, Bradykardie bei II 17, 18
— bei Canalis atrioventricularis communis III 297
— und Cantharidenblasentest VI 110
— und Capillarektasien VI 528
— und Capillaropathia diabetica VI 549ff.
— und Capillarpermeabilität VI 110, 547ff., 549ff., 553
— und Capillarresistenz VI 564ff.
— und Carotissinus V 716
— und Chylothorax VI 606ff.
— und Coronarembolie III 971ff.
— bei Coronargefäßmißbildungen III 569ff.
— und Coronarinsuffizienz III 923ff.
— und Coronarsklerose III 748ff., 803, 924ff., 928
— und Coronarthrombose III 964
— und Cor pulmonale IV 95ff., 180ff., 198ff., 229ff., 232
— und Cortison II 654
— und C-reaktives Protein II 596ff.
— bei Cushing-Syndrom V 683ff., 694ff.
— und Cyanose VI 532ff.
— und Dekompensation V 383ff.
— bei Dermatomyositis II 992
— und Dermographie VI 40
— und Dextrokardie III 577
— und Diabetes mellitus IV 358ff., 366ff.; V 620; VI 549ff.
Infektionen und diabetische Glomerulosklerose V 620
— und Ductus Botalli persistens III 73, 159
— bei Ebstein-Syndrom III 427
— und Effort-Syndrom IV 715, 825
—, Elektrokardiogramm bei IV 538ff.
— und Embolie I 1112; VI 361ff.
— und Endangitis obliterans V 626; VI 263ff.
—, Endokarditis bei IV 536, 551ff.
— und Endokarditis acuta II 669ff., 723ff.
— und Endokarditis fibrinosa II 777
— und Endokarditis lenta II 669ff.
— und Endokarditis parietalis fibroplastica II 786
— und Endokarditis serosa II 668ff., 711, 727, 773ff.
— und Endokarditis verrucosa simplex II 777ff.
— und Endokardfibrose II 786
— bei endokriner Hypertonie V 683ff., 694ff.
— und Endomyokardfibrose II 788
— und Entzügelungshochdruck V 716ff., 718ff.
— und Erythematodes II 977ff.
— und Erythromelalgie VI 528
— und essentielle Hypertonie V 263ff., 343ff.
—, Extrasystolie bei II 36ff.
— und Fallotsche Tetralogie III 356ff.
— und Fiedler-Myokarditis II 954ff.
— und Geburtsakt IV 486
— und Gefäßkrankheiten III 748ff., 803, 923ff., 928, 964, 971; VI 27ff., 225, 228, 263ff., 307, 336, 385
— bei Gefäßmißbildungen III 373, 380
—, Glomerulonephritis bei V 612ff., 615
— und Glomerulosklerose V 620
— und Gravidität IV 486
— und Graviditätstoxikose IV 511
—, Hämodynamik bei IV 530ff.
— und Hämoperikard II 1151
Infektionen und hämorrhagische Diathese VI 564, 567
—, Herz bei IV 530ff.
— und Herzblock II 193, 216ff., 223ff., 241
—, Herzfrequenz bei II 9ff., 17, 18, 150
— und Herzglykoside I 465ff., 481
— und Herzinfarkt III 923ff., 927, 1079ff.
— und Herzinsuffizienz I 33, 132, 338, 348, 403, 762, 775ff., 779; IV 555ff.
— und Herzrhythmus II 9ff., 17ff., 36ff., 103ff., 150ff., 193; IV 530ff., 538, 566ff.
— und Herztonus I 874
— und Herztrauma II 534
— und Herzversagen I 338
— und Hirnbasisaneurysma II 713, 718; VI 463
— und Höhenadaptation IV 35
— und Hypertonie IV 530ff., 535, *567* ff.; V 37ff., 263ff., 343ff., 596, *611* ff., 615, 694
— und Hypokaliämie IV 420ff.
— und Hypotonie IV 809; V 779ff., 786, 798, *801* ff.
— und idiopathische Perikarditis II 1072ff.
— und infektiöser Schock I 982ff.
—, Interferenz-Dissoziation bei II 295ff.
— und Kaliumstoffwechsel IV 420ff.
— bei Kaposi-Sarkom VI 603
— und Karditis rheumatica II 543ff., 548ff., 572, 605ff.; VI 564
— und Klima IV 35
— und Kollagenosen II 977ff., 992
— und Kollaps I 957ff., *982* ff., 1112; IV 530ff., *557* ff., 601ff.
— und konstitutionelle Hypotonie V 786
— und konstriktive Perikarditis II 1085, 1094ff.
— und Kreislauf IV 529ff., 557ff.
— und Lebensalter IV 624ff.
—, Lebernekrose bei I 779ff.
— und Links-Schenkelblock II 356ff.
—, Livedo reticularis bei VI 534ff.
— und Luftdruck IV 35
— und Lungenembolie IV 95ff.

Infektionen und Lungenemphysem IV 180ff.
— und Lungenfibrose IV 198ff.
— und Lungenödem I 132
— und Lungenstauung I 775
— und Lymphangiom VI 617
— und Lymphangitis VI 603ff.
— und Lymphgefäßinsuffizienz VI 606ff.
— und Lymphödem VI 611ff.
— und maligne Hypertonie V 626ff.
— bei Marfan-Syndrom III 492ff.
— bei Martorelli-Syndrom VI 381
— und Mineralstoffwechsel IV 420ff.
— und Minus-Dekompensation V 383ff.
— und Mitralinsuffizienz II 1410ff.
— und Mitralstenose II 1320, 1368ff., 1381ff.
—, Myokard bei I 707
— und Myokarditis I 348, 762ff.; II 869ff., *874*ff.; IV 530, 536, *537*ff.
— und Myokardose I 33
—, Narkose bei IV 617ff.
— und Nebenniere IV 559ff.
—, Nephritis bei IV 536; V 612ff., 615
— und Nephrose V 617
— und neurogene Hypertonie V 716, 718ff.
— und Operabilität IV 624ff., 629ff.
— und Operationen IV 599
— und Operationsschock I 966
— und Orthostase V 814
— und Pararhythmie II 295ff., 307
— und Parasystolie II 307
— und Periarteriitis nodosa VI 307ff.
— und Perikard II 1035ff.
— und Perikarddivertikel II 1143
— und Perikarditis II 1041ff., 1044; IV 554ff.
— und Perikarditis purulenta II 1084
— bei Perniosis VI 559
— und Phlebektasien VI 517
— und Phlebitis VI 484ff., 499
— und Pneumoperikard II 1153
— und Postcommissurotomie-Syndrom II 1394
Infektionen und postthrombotisches Syndrom VI 510ff.
— und Pulmonalaneurysma III 373; VI 466
— und Pulmonalarterienaplasie III 380ff.
— bei Pulmonalsklerose IV 245, 249
— und Purpura infectiosa VI 567ff.
— und Purpura rheumatica VI 564ff.
— und Raynaud-Syndrom VI 225, 228
— und Rechts-Schenkelblock II 356ff.
— und Reizleitungsstörungen II 193
— und relative Aorteninsuffizienz II 1453, 1472
— und renale Hypertonie V 37ff., 596, *611*ff., 615
— und rheumatisches Fieber II 543ff., 548ff., 572, 605ff.; VI 564
— und Riesenzellarteriitis VI 336ff.
— und Sauerstoffmangel IV 35
— und Schenkelblock II 356ff.
— und Schock I 957ff., *982*ff., 1112; IV 601ff.
— und Schweißsekretion VI 43ff.
— und Sinuauriculärblock II 193
— und Sportherz I 940ff.
— und Tachykardie II 9ff., 17, 18, 103ff., 150ff.; IV 530ff., 535, 541, 551, 567ff.
— und Teleangiektasien VI 539
— bei Thoraxdeformation IV 229ff.
— und Thrombophlebitis VI 484ff., 499
— und Thrombose I 1112
—, totaler Block bei II 241
— und traumatischer Schock I 964
— und Ulcus cruris VI 381
—, Umkehrextrasystolie bei II 315ff.
—, Umkehrrhythmus bei II 315ff.
— und Valsalva-Versuch IV 781
— und Varicosis VI 517
— und Vasomotorik VI 225ff.
— und vegetative Labilität IV 715, 781, 809, *824*ff.
— bei Ventrikelseptumdefekt III 217ff., 226ff., 242
— und Verbrennung I 980
Infektionen und Verbrennungsschock I 980
—, Verzweigungsblock bei II 357
— und Vorhofflattern II 103ff.
— und Vorhofflimmern II 103ff.
— bei Vorhofseptumdefekt III 260ff., 276ff.
—, Waterhouse-Friedrichsen-Syndrom bei IV 563ff.
— und Wilson-Block II 356ff
—, Winterschlaf bei IV 618
—, Wolff-Parkinson-White-Syndrom II 381, 394ff., 402
Infusionen bei Coma diabeticum IV 375ff.
— bei Diabetes mellitus IV 375ff.
— bei Embolie VI 366
— bei Endangitis obliterans VI 300ff.
— und Gefäßkrankheiten VI 300ff., 366, 484
— bei Herzinfarkt III 1451ff.
— bei Hypotonie V 828
— beim Kollaps I 1132ff.
— und Luftembolie IV 130
— bei Moscowitz-Symmers-Syndrom VI 572
— bei Myokarditis II 892
— und Ödeme I 234ff.
— und Phlebitis VI 484
— beim Schock I 1032ff.
— und Thrombophlebitis VI 484
— bei Verbrennung VI 563
Inhalation bei Cor pulmonale IV 170ff.
Inhalationsnarkose IV 614ff.
— und Lebensalter IV 625
— und Operabilität IV 625
Inkoordination, atonische, Begriff II 171
—, konvulsive, Begriff II 171
—, zitternde, Begriff II 171
Innenschichtinfarkt III 1195ff.
Innenschichtschaden (Elektrokardiogramm) bei Diphtherie-Myokarditis II 895
— im Kollaps I 1032
— bei Myokarditis II 881ff.
— im Schock I 1032
Inosit bei Arteriosklerose VI 425
Inositolhexanitrat bei essentieller Hypertonie V 499
Insektenstiche und Capillarpermeabilität VI 547
Insulin und angeborene Herzfehler III 112

Insulin und Angiopathia diabetica VI 440, 551
— und Arteriosclerosis obliterans diabetica VI 440
— und Blutdruck V 320
— und Capillaropathia diabetica VI 551
— und Capillarpermeabilität VI 551
— und Capillarresistenz VI 574ff.
— und Capillarspasmen VI 537
— und Carotissinus-Syndrom II 276
— bei Coma diabeticum IV 375ff.
— bei Diabetes mellitus IV 354ff., 375ff., 378ff., 440, 551
— bei Endangitis obliterans VI 300ff.
— und essentielle Hypertonie V 320
— und Hämochromatose IV 681ff.
— und hämorrhagische Diathese VI 574ff.
— und Hauttemperatur VI 88
— und Herz IV 378ff.
— und Hypertonie V 320
— und Hypoglykämie IV 378ff.
— und Kallikrein V 220
— und Kollaps I 1091
— und Kreislauf IV 378ff.
— und Purpura VI 574ff.
— und Schock I 1091
Insulinbelastungstest und Angiopathia diabetica IV 368
— und Blutdruck V 320
— bei endokriner Hypertonie V 663
— bei essentieller Hypertonie V 320, 792
— bei Hypertonie V 320
— bei Hypotonie V 792
— bei maligner Hypertonie V 320
— bei Phäochromocytom V 663
— bei Postural hypotension IV 737
— bei Pseudo-Cushing-Syndrom V 701
Insulinschock und Hirndurchblutung V 394
—, Hypoglykämie bei IV 378ff.
—, Kreislauf bei IV 380ff.
— und Rauwolfia-Alkaloide V 530
„Insultphobie“ s. u. Herzneurose
Interferenz, einfache II 285ff., 299ff.
Interferenz und Parasystolie II 299ff.
Interferenzdissoziation II 240ff., 285ff., 290ff.
—, Anatomie II 296ff.
— und Atrioventrikular-Rhythmus II 283
— und Automatie II 285ff.
—, Begriff II 290ff.
— bei Carotis-Sinus-Syndrom II 273ff.
— und Commissurotomie II 1392
—, Definition II 290ff.
— bei Diphtherie-Myokarditis II 878ff., 896
—, Elektrokardiogramm bei II 292ff.
— bei Herzkatheterismus II 1259ff.
—, Historisches II 291
—, infektiöse II 295ff.
— bei Karditis rheumatica II 584, 618
—, Mechanismus II 291ff.
— und Mitralfehler II 1392
— bei Mitralstenose II 1392
—, Mobitzsche II 156,159
— bei Myokarditis II 878ff.
— bei Myokarditis rheumatica II 584, 618
— bei Pararhythmie II 285ff.
— und Parasystolie II 285
—, Pathologie II 296
—, Physiologie II 291ff.
— bei rheumatischem Fieber II 584, 618
— bei Scharlach-Myokarditis II 878ff., 901
—, Symptome II 291ff.
—, Therapie II 297
— bei totalem Block II 240ff.
—, toxische II 295ff.
— bei Trichinose II 939
—, Typen II 292ff.
— und Umkehr-Extrasystolie II 313
— undUmkehrrhythmus II313
—, unvollständige II 295
—, Vorkommen II 295ff.
Intermittenzen II 194
Interruptio graviditatis IV 488ff., 499ff.
— — bei angeborenen Herzfehlern IV 492ff.
— — und Endocarditis lenta II 681
— — bei Graviditätstoxikose IV 503ff.
— — und Herzinfarkt IV 498
— — bei Herzinsuffizienz IV 495ff.
— — bei Herzklappenfehlern II 1377, 1388; IV 488ff.
Interruptio gravidatitis bei Hypertonie IV 504
— — bei Mitralstenose II 1377, 1388; IV 488ff.
Interstitialflüssigkeit bei Ödemen I 298ff.
Intima (Gefäße) VI 1ff.
— bei Akrocyanose VI 533
— und Allergie III 895
—, Anatomie VI 1ff.
— bei angeborenem Herzfehler III 77ff., 146, 223, 257, 367, 448ff.
— bei angeborener Pulmonalstenose III 77ff.
— bei Angiographie VI 119ff., 133
— bei Angiopathia diabetica IV 357
— bei Aortenhämatom (intramural) VI 455
— bei Aortenisthmusstenose III 448ff.
— bei Aortitis luica II 781; VI 352ff.
— bei Aortographie VI 133
— bei Arteriitis tuberculosa VI 347
— bei Arteriosclerosis obliterans diabetica VI 437ff.
— bei Arteriosklerose III 736ff.; V 355, 595ff., 618ff.; VI *383*ff., 437ff.
— bei arteriovenösen Fisteln VI 474
— und Blutdruck V 351ff., 415
— bei Capillarektasien VI 533
— und Capillarpermeabilität VI 555
— der Coronargefäße III 665ff.
— bei Coronarsklerose III 736ff.
— bei Coronarthrombose III 958ff.
— und Cyanose VI 533
— bei Diabetes mellitus IV 357; VI 437ff.
— bei Drosselungshochdruck V 355
— bei Ductus Botalli persistens III 73ff.
— bei Endangitis obliterans VI 262, 272ff.
— bei Endocarditis luica II 781
— bei Erfrierung VI 555
— bei essentieller Hypertonie V 351ff., 415
— bei experimenteller Hypertonie V 355ff.

Intima und Gefäßkrankheiten II 984ff.; III 736ff.; V 355, 595ff., 618ff.; VI 227, 262, 272ff., 311ff., 337ff., 383ff., 437
— bei Gefäßmißbildungen III 376ff.
— bei Hämangiosarkom VI 601
— bei Herzklappenfehler II 1303ff.
— bei Herztrauma II 486ff.
— bei Hypertonie V 351ff., 415
— bei Infektionskrankheiten II 781; VI 347, 352ff.
— bei Lues II 781; VI 352ff.
— bei Martorelli-Syndrom VI 380
— bei Mitralstenose II 1303ff.
— bei Periarteriitis nodosa II 984ff.; VI 311ff.
— bei peripherer Pulmonalstenose III 376
— bei Pneumokoniose IV 209ff.
— bei Porphyrie IV 399
— bei postthrombotischem Syndrom VI 511ff.
— bei Pulmonalsklerose IV 247
— bei Pulmonalstenose III 376
— und Raynaud-Syndrom VI 227, 230
— bei Riesenzellarteriitis VI 337ff.
— bei Silikose IV 209ff.
— bei Teleangiektasien VI 542
— bei Thrombose VI 369ff.
— bei Tuberkulose VI 347
— bei Ulcus cruris VI 380
— bei Ventrikelseptumdefekt III 223ff.
— bei Vorhofseptumdefekt III 257ff.
Intimanekrose bei Coronarsklerose III 737
Intimaödem bei Coronarsklerose III 741
— bei Coronarthrombose III 958ff.
Intimaverquellung bei Coronarthrombose III 958ff.
Intraarterielle Injektion VI 203ff.
Intrakardialinjektion bei Adams-Stokes-Syndrom II 265
— und Hämoperikard II 1151
Intratrachealnarkose und Atmung IV 595ff.
— und Lebensalter IV 624ff.
— und Luftembolie IV 126, 129ff.
Intratrachealnarkose und Operabilität IV 624ff.
„Intrinsikoider Ausschlag“ (EKG), Begriff II 320
Intubationsnarkose s. u. Intratrachealnarkose
Intussusception bei Periarteriitis nodosa VI 321
Inulinclearance und Adrenalin V 176
— bei Anämie IV 648
— bei Aortenisthmusstenose V 761
— und Atmung IV 18
— und Blutdruck V 66, 68, 259, 405
— bei Blutkrankheiten IV 648
— bei Endangitis obliterans VI 290ff.
—, endogene V 727
— bei essentieller Hypertonie V 259, 405
— bei experimenteller Hypertonie V 66, 68
— bei Glomerulonephritis V 613
— bei Gravidität IV 482ff.; V 727
— bei Graviditätstoxikose IV 506ff., 513
— bei Herzinsuffizienz V 295
— bei Höhenadaptation IV 18
— und Hypertensin V 99
— bei Hypertonie V 66, 68, 259, 405, 602, 613
— und Klima IV 18
— und Luftdruck IV 18
— bei Nephritis V 613
— und Noradrenalin V 176
— bei Orthostase IV 735
— bei renaler Hypertonie V 602, 613
— und Renin V 99
— bei Sauerstoffmangel IV 18
— und Sedationstest V 259
— und Sympathektomie V 479ff.
— bei vegetativer Labilität IV 735
Invasin s. u. Hyaluronidase
Irgapyrin bei Aorteninsuffizienz II 1476ff.
— bei idiopathischer Perikarditis II 1076
— bei Karditis rheumatica II 651ff., 1476
— bei Perikarditis II 1076
— bei Postcommissurotomie-Syndrom II 1395
— bei rheumatischem Fieber II 651ff., 1476
Iris bei angeborenem Herzfehler III 429
— bei Angiopathia diabetica IV 363
Iris bei Diabetes mellitus IV 363
— bei experimenteller Hypertonie V 63
— bei Marfan-Syndrom III 429
„Irritable heart“, Begriff IV 714
Ischämie s. u. Durchblutungsstörungen
Iso-Ajmalin V 521ff. s. a. u. Rauwolfia-Alkaloide
Isoamyläthylbarbitursäure s. u. Amytal
Isoamylamin und Urohypertensin V 189
Isoleucin im Hypertensin V 97
Isolevin bei Cor pulmonale IV 170ff.
Isometrie, Herzmechanik I 848ff.
Isonicotinsäurehydrazid bei Angina pectoris III 1401, 1415ff.
— und Capillarpermeabilität VI 582
— und Capillarresistenz VI 582
— bei Coronarinsuffizienz III 1415
— und hämorrhagische Diathese VI 582
Isopropylnoradrenalin bei Adams-Stokes-Syndrom II 256, 268
— und Atrioventrikularblock II 242, 251
— bei Bradykardie II 19
— bei Carotis-Sinus-Syndrom II 277
— bei Interferenz-Dissoziation II 297
— bei Pararhythmie II 297
— und totaler Block II 242, 251
Iso-Rauhimbin V 521ff.
— s. a. u. Rauwolfia-Alkaloide
Iso-Rauwolfin V 521ff.
— s. a. u. Rauwolfia-Alkaloide
Isoreserpilin V 523
— s. a. u. Rauwolfia-Alkaloide
Isosthenurie bei Anämie IV 648
— bei Blutkrankheiten IV 648
— bei Endocarditis lenta II 718
— und Kollaps I 1077
— und Operabilität IV 632
— bei Perniciosa IV 648
— bei Pyelonephritis V 609
— und Schock I 1077
Isotonie, Herzmechanik I 848ff.

Jahreszeiten und Akrocyanose VI 533
— und angeborene Herzfehler III 337ff.
— und Blutdruck V 263ff.
— und Capillarektasien VI 533
— und Cyanose VI 533
— und Coronarinsuffizienz III 1083ff.
— und Ductus Botalli persistens III 159
— und essentielle Hypertonie V 263ff.
— und Fallotsche Tetralogie III 337ff.
— und Gefäßkrankheiten VI 234ff., 533
— und hämorrhagische Diathese VI 571
— und Herzinfarkt III 1083ff.
— und Herzklappenfehler II 1321
— und Hypertonie V 263ff.
— und Karditis rheumatica II 544ff., 558
— und Livedo reticularis VI 234ff.
— und Mitralstenose II 1321ff.
— bei Moschcowitz-Symmers-Syndrom VI 571
— bei Perniosis VI 559
— und Purpura VI 571
— und rheumatisches Fieber II 544ff., 558
Janeway-Flecken bei bakterieller Endokarditis II 693, 727, 741
— bei Endocarditis acuta II 727
— bei Endocarditis lenta II 693, 741
Jarisch-Bezold-Reflex I 343; II 16; III 674; V 27
— und Atmung IV 13
— und Blutdruck V 781ff.
— und Graviditätstoxikose V 746
— bei Hegglin-Syndrom IV 428
— bei Herzinfarkt III 1137; V 819
— und Höhenadaptation IV 13ff.
— und Hypotonie V 781ff.
— und Klima IV 13
— und Luftdruck IV 13
— und Noradrenalin V 176
— und Sauerstoffmangel IV 13
— und Serotonin V 184
— und Veratrumalkaloide V 557
Jarisch-Herxheimer-Reaktion bei Aortenbogensyndrom VI 380
— bei Aortitis luica VI 357ff.
Jervin s.a.u. Veratrumalkaloide V 558
Jod bei Adams-Stokes-Syndrom II 272
— zur Angiographie II 1265ff.; VI 117ff.
— bei Aortitis luica VI 360
— bei Arrhythmie II 114
— bei Arteriosklerose VI 428; V 496ff.
— und Blutdruck V 496ff.
— bei essentieller Hypertonie V 496ff.
— bei Gefäßkrankheiten VI 186
— bei Hypertonie V 496ff.
— bei Lues VI 360
— zur Röntgendiagnose VI 117ff.
— bei Vorhofflimmern II 114
Jod-Adrenochrom V 314
Jodallergie und Angiokardiographie II 1265ff.
Jodbäder bei Angina pectoris III 1418ff.
— und Blutdruck V 496ff., 591
— bei Coronarinsuffizienz III 1418ff.
— bei essentieller Hypertonie V 496ff., 591
— bei Gefäßkrankheiten VI 157
— bei Herzinsuffizienz I 692
— bei Hypertonie V 496ff., 591
Jodkali bei Adams-Stokes-Syndrom II 272
— bei Gefäßkrankheiten VI 186
Jodöle und Lungenfibrose IV 201ff.
Joduron zur Angiographie VI 120
Jontophorese bei Akrocyanose VI 534
— bei Gefäßkrankheiten VI 160
— bei Lymphgefäßinsuffizienz VI 615
— bei Lymphödem VI 615
— bei postthrombotischem Syndrom VI 514
— bei Raynaud-Syndrom VI 232
— bei Ulcus cruris VI 514
Juckreiz bei Endangitis obliterans VI 281
— bei Erfrierung VI 556
— bei Gefäßkrankheiten VI 281, 519, 556, 559
Juckreiz bei Kaposi-Sarkom VI 602
— bei Perniosis VI 559
— bei Phlebektasien VI 519
— bei postthrombotischem Syndrom VI 511ff.
— bei Varicosis VI 519
Jugularvenen und angeborene arteriovenöse Fisteln VI 469ff.
— bei angeborener Tricuspidalinsuffizienz III 431
— bei angeborener Tricuspidalstenose III 410
— bei Antesystolie II 391
— und arteriovenöse Fisteln VI 469ff., 473ff.
— bei Atrioventricularblock II 230
— bei Atrioventricular-Rhythmus II 279ff.
— bei Endocarditis rheumatica II 614
— bei Herzblock II 230ff.
— bei Herzinfarkt III 1215
— bei Herztrauma II 509ff.
— bei Herztumoren II 1180ff.
— bei Karditis rheumatica II 614
— bei konstriktiver Perikarditis II 1097ff., 1101ff., 1123ff.
— bei Lungenembolie IV 92, 105ff.
— bei Mitralstenose II 1376ff.
— bei Myokarditis II 887
— bei Panzerherz II 1097ff., 1101ff., 1123ff.
— bei Perikarditis II 1097ff.
— bei rheumatischem Fieber II 614
— bei totalem Block II 230ff.
— bei Tricuspidalstenose II 1490ff.
— bei Wolff-Parkinson-White-Syndrom II 391
Jugularvenenthrombose VI 501
— und Lungenembolie IV 92
—, septische IV 92

Kachexie und Endocarditis fibrinosa II 777
— und Endocarditis verrucosa simplex II 777
— bei Gefäßkrankheiten II 985ff.; VI 326
—, Hydroperikard bei II 1152
—, hypophysäre s. u. Simmonds-Syndrom
— bei Kälteurticaria VI 554
— und Kallikrein V 224
— bei Kaposi-Sarkom VI 602
— bei Kollagenosen II 985ff.
— und Kollaps IV 602

Kachexie bei Leukämie IV 670
— und Lungenembolie IV 95ff.
— bei Lymphogranulomatose IV 680
— und Narkose IV 613, 617ff.
— und Operabilität IV 620, 625
— bei Periarteriitis nodosa II 985ff.; VI 326
— und Schock IV 602
—, Simmondsche s. u. Simmonds-Syndrom
Kälte und Akrocyanose VI 533
— und angeborene Herzfehler III 337ff.
— und Angina pectoris III 700ff., 838ff., 908
— und Arteriosklerose III 795
— und arteriovenöse Anastomosen VI 8
— und Blutdruck IV 783ff.; V 70, 247ff., 475, 489, 805
—, Bradykardie bei II 17ff.
— bei Capillarektasien VI 525ff.
— und Capillarpermeabilität VI 548, 553ff.
— und Capillarresistenz VI 104ff.
— und Capillarspasmen III 838ff.; VI 536ff.
— und Coronardurchblutung III 693, 700ff.
— und Coronarinsuffizienz III 693, 700, 908ff.
— und Coronarsklerose III 795
— und Coronarspasmen III 838ff.
— und Cyanose VI 532ff.
— und Dermographie VI 40
— und Eintauchfuß VI 560ff.
— und Endangitis obliterans VI 268ff.
— und Endocarditis parietalis fibroplastica II 786
— und Endokardfibrose II 786
— und endokrine Hypertonie V 663ff.
— und Entzündung VI 548
— und Erfrierung 558ff.
— und Erythematodes VI 344
— bei Erythromelalgie VI 525ff.
— und essentielle Hypertonie IV 783; V 247ff., 475, 489
— und experimentelle Hypertonie V 70
— und Fallotsche Tetralogie III 337ff.
— und fokaler Block II 369
Kälte und Ganglienblocker V 572ff.
— und Gefäßkrankheiten III 795; VI 17, 25ff., 229ff, 286ff.
—, generalis, ventrikuläre Leitungsstörung bei II 372
— bei Graviditätstoxikose V 751
— bei Herzinfarkt I 339; III 908
— und Hydergin V 512
— und Hydralazine V 544, 546
— als Hyperämietest VI 62ff.
— und Hypertonie V 70, 247ff., 475, 489
— und Hypotonie V 805
— und Kälteurticaria VI 553ff.
— und Kammerflattern II 173
— und Lebensalter IV 622ff.
— und Livedo reticularis VI 535
— und Myokardstoffwechsel I 27; III 693
— als Narkose IV 617, 618ff.
— und neurogene Hypertonie V 721
— und Nierendurchblutung V 403
— und Operabilität IV 622ff.
— und Orthostase IV 737, 785
— bei Pancarditis rheumatica II 620ff.
— und Perniosis VI 558ff.
— und Phäochromocytom V 663ff.
— und Postural hypotension IV 737
— und Pulswelle VI 81ff.
— bei Querschnittslähmung V 721
— und Raynaud-Syndrom VI 224ff., 228
— und reaktive Hyperämie VI 58ff.
— und Regelkreis IV 783ff.
— und Schenkelblock II 369, 372
— und Schock I 1114
— und Schützengrabenfuß VI 560ff.
— und sekundäres Raynaud-Syndrom VI 239, 246ff.
— und Sympathektomie V 475, 489
— und Terminalstrombahn VI 17ff.
— und Vasomotorik III 838ff.; VI 58ff., 224ff., 228, 239, 536ff., 560
— und vegetative Labilität IV 737, 783ff.
— und Veratrumalkaloide V 559ff.
Kälteagglutination bei Endocarditis lenta II 699, 741
— und Gefäßkrankheiten VI 23ff.
— und Lungenembolie IV 96
— und sekundäres Raynaud-Syndrom VI 246ff.
Kälte-Test IV *783*ff.; V 70, *247*ff.
— bei Angina pectoris III 700ff.
— und Blutdruck IV 783ff.; V 70, 247ff., 475, 489
— und Coronardurchblutung III 700ff.
— bei Coronarinsuffizienz III 700ff., 908ff.
— bei endokriner Hypertonie V 663ff.
— bei essentieller Hypertonie IV 783; V 247ff., 475, 489
— bei experimenteller Hypertonie V 70
— und Ganglienblocker V 572ff.
— bei Gefäßkrankheiten VI 229ff.
— bei Graviditätstoxikose V 751
— und Hydergin V 512
— und Hydralazine V 544, 546
— bei Hypertonie V 70, 247ff., 475, 489
— und Lebensalter IV 622ff.
— bei neurogener Hypertonie V 721
— und Nierendurchblutung V 403
— und Operabilität IV 622
— und Orthostase IV 737, 785
— bei Phäochromocytom V 663ff.
— und Postural hypotension IV 737
— bei Querschnittslähmung V 721
— bei Raynaud-Syndrom VI 229ff.
— und Regelkreis IV 783ff.
— und sekundäres Raynaud-Syndrom VI 246ff.
— und Sympathektomie V 475, 489
— und Vasomotorik 229ff., 246ff.
— und vegetative Labilität IV 737, 783ff.
— und Veratrumalkaloide V 559ff.
Kälteurticaria VI 553ff.
— und Capillarpermeabilität VI 553ff.
—, Symptome VI 554ff.

Kälteurticaria, Therapie VI 554
„Kältezittern“ VI 18
Kaffeegenuß I 546ff.
— und Arteriosklerose VI 401
— und Dermographie VI 40
— als Diureticum I 545ff.
— und Extrasystolie II 75
— und Gefäßkrankheiten VI 401
— bei Herzinfarkt III 1445
— bei Herzinsuffizienz I 422
— und Herzmechanik I 854
— und Kallikrein V 214
— bei Migräne VI 253
—, Tachykardie durch II 10
— bei vegetativer Labilität IV 799ff., 825ff.
Kahlerdiätsalz I 509
Kahlstorf-Formel s. u. Rohrer-Kahlstorf-Formel
Kahn-Reaktion bei Endocarditis lenta II 699
Kala-Azar und Myokarditis II 936
— und sekundäres Raynaud-Syndrom VI 247
Kaliumbicarbonat bei Hypokaliämie I 587
Kalium-Calcium-Quotient IV 446, 451
— bei Perniosis VI 559
— bei Sympathicotonie IV 722ff.
— bei Vagotonie IV 722ff.
Kaliumchlorid bei Hypokaliämie I 587
— bei Kammertachykardie II 165
— als Kochsalzersatz I 509
— und Myokard IV 437ff.
— und Narkose IV 618
— bei paroxysmaler Tachykardie II 165
Kaliumcitrat bei Endangitis obliterans VI 300
Kalium-Diätsalz Kahler I 508ff.
Kaliumoxalat und Hypertonie V 58
Kaliumsalze bei Arrhythmie II 114; IV 437ff.
— als Diuretica I 526
— bei Endangitis obliterans VI 300
— bei Extrasystolie II 77
— und Hypertonie V 58
— bei Hypokaliämie I 587
— bei Kammerflattern II 178
— bei Kammerflimmern II 178
— bei Kammertachykardie II 165
— als Kochsalzersatz I 508ff.
— und Myokard IV 437ff.
— und Narkose IV 618
Kaliumsalze bei paroxysmaler Tachykardie II 165
— bei posttachykardem Syndrom II 170
— bei Tachykardie II 165
— bei Vorhofflimmern II 114; IV 437ff.
Kaliumstoffwechsel IV 419ff.
— und ACTH II 645
— und Adams-Stokes-Syndrom II 261ff.
— bei Addison-Syndrom V 798
— bei Adrenogenitalismus V 703
— und Aldosteron V 711
— und Angiopathia diabetica IV 374
— und Ansäuerung I 561
— und Arrhythmie II 114; IV 437ff.
— bei Beriberi IV 394ff.
— und Blutbildung I 165ff.
— und Blutdruck V 68ff., 75, 116ff., 134, 791
— und Calciumstoffwechsel IV 450ff.
— und Carboanhydrase I 536ff.
— und Chlorothiazid I 541ff.; V 589
— und Cholinmangel V 146
— und Coma diabeticum IV 375ff.
— nach Commissurotomie II 1391ff.
— bei Conn-Syndrom V 704ff.
— und Cortison II 645; V 134, 710
— bei Cushing-Syndrom V 684ff., 687ff.
— und Diabetes mellitus I 496ff.; IV 374, 375ff.
— und Digitalis IV 436ff.
— und Digitalisvergiftung I 458ff., 480, *493*ff.
— und Diurese I 255, 275, 497, 526, 531ff., 562ff.; V 589
— und Elektrokardiogramm I 495; IV 430ff.
— bei Endangitis obliterans VI 280, 300
— bei endokriner Hypertonie V 662, 684ff., 687ff.
— und essentielle Hypotonie V 791ff.
— bei experimenteller Hypertonie V 68ff., 75, 116ff., 134
— bei experimentellem Schock I 992
— und Extrasystolie II 31, 77
Kaliumstoffwechsel bei Gefäßkrankheiten VI 280, 300
— bei Gravidität IV 483
— bei hämorrhagischem Schock I 1036
— bei Hepatitis-Myokarditis II 928
— und Herzfunktion II 4ff.
— und Herzglykoside I 449, 458ff., 480ff.
— bei Herzinfarkt III 710
— bei Herzinsuffizienz I 33, 165ff., 206ff., 237, 255, 275, 299ff., 307ff., 449, 458, 480, 493ff., *562*ff., 583ff.
— und Herztonus I 876ff.
— und Hydrochlorothiazid V 589
— und Hypertensin V 100
— bei Hypertonie V 68ff., 75, 116ff., 134
— und Hypertonie-Therapie V 589
— bei Hypophysektomie IV 342
— und Hypotonie V 791ff.
— und idiopathische Herzhypertrophie II 974
— bei Infektionen IV 420, 541, 559
— und Insulin IV 380ff.
—, intracellulärer bei Ödemen I 307ff.
— bei Kammerflattern II 173, 178
— bei Kammerflimmern II 173, 178
— und Kationenaustauscher I 555ff.; V 467
— und Kollaps I 958, 970, 980, 992, 1003ff., 1075; IV 603ff.
— und Kreislauf IV *419*ff.
— und Lebensalter IV 624ff.
— bei Mitralstenose II 1391ff.
— und Myokard I 19ff., 29ff., 33; II 372; IV 421, 437
— bei Myokarditis II 878ff.
— bei Myokardose I 33
— und Myokardstoffwechsel III 710
— und Narkose IV 575ff., 618
— und Natriumstoffwechsel IV 440ff.
— und Nebenniere V 116ff., 134
— und Niere I 497
— und Ödeme I 237, 299ff.
— und Ödemflüssigkeit I 299ff.
— und Operabilität IV 624ff., 631
— und Operationen IV 597ff.

Kaliumstoffwechsel bei paroxysmaler Tachykardie II 165
— und Perniosis VI 559
— bei Phäochromocytom V 662
— bei Poliomyelitis IV 420, 541
— bei posttachykardem Syndrom II 170
— und Purine I 547ff.
— bei Raynaud-Syndrom VI 231
— und Reizleitung II 372
— und Säure-Basen-Gleichgewicht I 206ff.
— und Schock I 958, 970, 980, 992, 1003ff., 1075; IV 603ff.
— bei Simmonds-Syndrom IV 342
— und Steroide V 116ff., 134
— bei Sympathicotonie IV 722ff.
— bei synkopalem Syndrom II 261ff.
— bei Tachykardie II 165
— bei Vagotonie IV 722ff.
— bei vegetativer Labilität IV 722ff., 860ff.
— und ventrikuläre Leitungsstörung II 372
— bei Verbrennungsschock I 980
— bei Vorhofflimmern II 114; IV 437ff.
— und Wasserhaushalt I 562ff.
— bei Waterhouse-Friedrichsen-Syndrom IV 565ff.
Kaliumvergiftung I 32
— und Calciumstoffwechsel IV 447ff.
—, Herz bei I 32
— und ventrikuläre Leitungsstörung II 372; IV 432ff.
Kallidin V 224
— und Blutdruck V 219, 224, 226ff.
— und Hypotonie V 226ff.
— und Kallikrein V 224, 226
Kallidinogen und Kallikrein V 224, 226
Kallikrein V 208ff., 236
—, Aktivierung V 221ff.
— und Atropin V 214, 219, 221
—, Bildung V 221ff.
— und Blutdruck V 29, 208ff.
— und Capillarpermeabilität VI 587
— und Capillarresistenz I 970; VI 587
—, Chemie V 210ff.
— und Chinidin V 214
— und Coffein V 214
Kallikrein und Digitalis V 216
— und essentielle Hypotonie V 790
— bei Gefäßkrankheiten VI 186
— und Hypertensin V 233
— und Hypothyreose V 224
— und Hypotonie V 208ff., 790
—, Inaktivierung V 214ff.
— und Kallidin V 224, 226
— und Kallidinogen V 224, 226
— und Kollaps I 958, 970
— und Kreislauf V 216ff.
— und Lobelin V 214
— und Myxödem V 224
— und Nicotin V 217
— und Novocain V 214
—, Ornitho- V 225ff.
—, Pathologie V 221ff.
—, Pharmakologie V 216ff.
—, Physiologie V 221ff.
— und Prostigmin V 214
— und Schock I 958, 970
— und Stoffwechsel V 220ff.
— und Trypsin V 221ff.
— und Vasomotorik V 208ff.
Kallikreinogen V 222
— und Trypsin V 222
„Kammer-Anarchie" II 156
Kammerautomatie II 285ff.
— und Adams-Stokes-Syndrom II 253ff., 255ff., 261ff.
— bei Atrioventrikularblock II 214, 220, 228ff., 237ff., 285ff.
— und Atrioventrikular-Dissoziation II 286ff.
—, ausschließliche II 285ff.
— und Carotissinus-Syndrom II 273ff.
— und Dissoziation II 285ff.
— und doppelseitiger Schenkelblock II 361ff.
—, Formen II 285ff.
— bei Herzblock II 188, 220
— und Interferenz-Dissoziation II 285ff., *290*ff.
— und Kammerflattern II 173
— und Kammerflimmern II 173
— bei Pararhythmie II 285ff.
—, Parasystolie s. a. dort II 231, 235, 237, 285ff., 297ff.
— bei paroxysmaler Tachykardie II 138
— bei Reizleitungsstörungen II 188ff., 220, 228ff.
— und Schenkelblock II 361ff.
— und Schutzblockierung II 285ff., 297ff.
Kammerautomatie, sekundäre II 285ff.
— und Sinoauricularblock II 188, 285ff.
— und Sinusrhythmus II 237ff.
—, tertiäre II 285ff., 289, 304
— bei totalem Block II 228ff., 237ff.
— und Umkehr-Extrasystolie II 313
— und Umkehrrhythmus II 313
— bei Vorhofflattern II 99
— bei Vorhofflimmern II 84ff., 90, 92
— und Wenckebachsche Periodik II 214
Kammerbigeminie II 40ff., 68, 72
— bei Atrioventrikularblock II 242
Kammerextrasystolie II 32ff., 35ff., *58*ff., 148, 151, 189
— und Adams-Stokes-Syndrom II 258
— und Antesystolie II 390
— bei Atrioventrikularblock II 222ff., 235ff., 242ff.
— bei Blutkrankheiten IV 680, 683
—, Bündelstamm-Extrasystolie II 60
— durch Carotisreflex II 145
— und Carotissinus-Syndrom II 275ff.
— bei Chagas-Myokarditis II 932
— bei Cor pulmonale IV 109ff.
— bei Hämochromatose IV 683
— und Herzblock II 222ff., 235ff., 242ff.
— bei Herzinfarkt II 37ff.; III 1175ff.
— bei Herzkatheterismus II 38ff., 1258
—, interpolierte II 59ff., 68, 189, 235
—, Ketten II 72ff.
—, Kupplung II 59ff., 65ff.
— bei Lungenembolie IV 109ff.
— bei Lymphogranulomatose IV 680
— durch Magnesiumsulfat II 148
— bei Mitralinsuffizienz II 1411ff., 1416
— bei Myokarditis II 878ff.
— bei Myokarditis rheumatica II 618
—, Myokardsarkoidose II 947ff.
—, Myokardtuberkulose II 943ff.

Kammerextrasystolie bei Narkose II 41
— und Nervensystem II 42
— und Operabilität IV 628
— und Parasystolie II 304
— bei Parotitis II 928
— durch Pharmaka II 39ff.
— bei Pneumonie-Myokarditis II 912
— bei Reizleitungsstörungen II 222ff., 235ff.
— bei Sarkoidose II 947ff.
— und Schenkelblock II 341ff.
—, Septumextrasystolie II 61
— bei totalem Block II 235ff., 242ff.
— bei Tuberkulose II 943ff.
— und Umkehr-Extrasystolie II 310ff.
— und Umkehrrhythmus II 310ff.
— bei Vorhofflattern II 99, 189
— bei Vorhofflimmern II 92, 189
— und Wolff-Parkinson-White-Syndrom II 390
Kammerflattern II 155
— und Adams-Stokes-Syndrom II 174, 253ff., 258ff.
—, Begriff II 170ff.
— nach Commissurotomie II 1392
—, Elektrokardiogramm II 174ff.
— und Extrasystolie II 39
— bei Herztrauma II 519ff.
—, Mechanismus II 174ff.
— bei Mitralstenose II 1392
—, Prognose II 176
—, Prophylaxe II 179
—, Symptome II 174ff.
—, terminales II 171ff.
—, Therapie II 176ff.
—, Vorkommen II 171ff.
Kammerflimmern II 1ff.,
— und Adams-Stokes-Syndrom II 174, 253ff., 258ff.
—, Absterbe- II 175
—, Begriff II 170ff.
— und Calciumstoffwechsel II 178; IV 449ff.
— durch Chinidin II 120
— nach Commissurotomie II 1392
— und Coronardurchblutung III 676, 693
— und Coronarinsuffizienz III 693
— durch Digitalis I 490ff.
—, Elektrokardiogramm II 174ff.
Kammerflimmern bei Elektrounfall III 903
— und Extrasystolie II 39, 41
— bei Herzkatheterismus II 1263
— bei Herztrauma II 465ff., 519ff.
— bei Herztumoren II 1216
— bei Hypercalcämie IV 447
— bei Hyperkaliämie IV 433, 437ff.
— und Hyponatriämie IV 441ff.
— und Hypothermie IV 618
— und Kammertachykardie II 163
—, Mechanismus II 175ff.
— bei Mitralstenose II 1392
— bei Myokarditis II 891
— und Myokardstoffwechsel I 27
— und Myokardstoffwechsel III 693
— in Narkose II 41; IV 617
— und Noradrenalin V 176
— und Operabilität IV 633
— und Operationen IV 607, 617ff.
— und paroxysmale Tachykardie II 163
—, postoperatives IV 607
—, Prognose II 176
—, Prophylaxe II 179
— und Quecksilberdiuretica I 534
—, Symptome II 174ff.
— und Tachykardie II 163
—, terminales II 171ff.
—, Therapie II 176ff.
— und Veratrumalkaloide V 555ff.
—, Vorkommen II 171ff.
Kammergradient s. u. Ventrikelgradient
Kammerkomplex (Elektrokardiogramm) bei Adipositas IV 388
— bei allergischer Myokarditis II 951ff.
— beim Alternans II 408
— bei Anämie IV 654
— bei angeborener Aortenstenose III 436ff.
— bei angeborenem arteriovenösem Coronaraneurysma III 215
— bei angeborener Pulmonalinsuffizienz III 565
— bei angeborener Pulmonalstenose III 308ff.
— bei angeborenem Sinus-Valsalvae-Aneurysma III 207
— bei angeborener Tricuspidalinsuffizienz III 431
Kammerkomplex bei angeborener Tricuspidalstenose III 412
— bei Angina pectoris III 1034
— bei Antesystolie II 378ff.
— bei Aortenatresie III 562
— bei Aorteninsuffizienz II 1466ff.
— bei Aortenisthmusstenose III 445, 455ff.
— bei Aortenstenose II 1443ff.
— und Atmung IV 25, 32
— bei atrioventrikulärer Reizleitungsstörung II 210ff., 232ff.
— bei Atrioventrikular-Dissoziation II 287ff.
— bei Atrioventrikular-Extrasystolie II 56ff.
— bei Atrioventrikular-Rhythmus II 278ff.
— bei bakterieller Endokarditis II 708
— und Balneotherapie I 677ff.
— bei Bayley-Block II 332
— bei Beriberi IV 392
— und Blutdruck V 375ff.
— bei Blutkrankheiten IV 654
— bei Canalis atrioventricularis communis III 293ff.
— bei Carcinoid II 785
— bei Carotissinus-Syndrom II 275
— und Chagas-Myokarditis II 931ff.
— und Chinidin II 121
— nach Commissurotomie II 1400ff.
— bei Coronargefäß-Mißbildungen III 570ff.
— bei Coronarinsuffizienz III 1034
— bei Cor pulmonale IV 109ff., 157ff.
— bei Cor triatriatum III 554
— bei Cor triloculare biatriatum III 541ff.
— bei Dermatomyositis II 992
— bei Dextrokardie III 576ff., 579
— bei Dextroversion III 584ff.
— bei Diphtherie-Myokarditis II 895ff.
— bei divergierendem Schenkelblock II 364
— bei doppelseitigem Schenkelblock II 361ff.
— bei Druckfall-Syndrom IV 46
— bei Ductus Botalli persistens III 157, *168*ff., 187, 191

Kammerkomplex bei Dystrophia musculorum progressiva II 972
— bei Dystrophia myotonica II 971
— bei Dystrophie IV 298ff.
— bei Ebstein-Syndrom III 422ff.
— bei Echinokokkose II 937
— bei Elektrounfall III 907
— bei Endocarditis lenta II 708ff.
— bei Endocarditis parietalis fibroplastica II 787
— bei Endokardfibrose II 787ff.
— bei essentieller Hypertonie V 375ff.
— bei Fallotscher Tetralogie III 341ff.
— bei Fiedler Myokarditis II 957ff.
— bei fokalem Block II 367ff.
— bei Foramen ovale persistens III 264ff.
— Gefäßmißbildungen III 207, 215
— bei generalisierter ventrikulärer Leitungsstörung II 372
— bei Glykogenose II 967
— bei Gravidität II 915; IV 484
— bei Graviditätstoxikose II 915
— bei Grippemyokarditis II 925
— bei Hämochromatose II 965
— bei Hepatitis II 928ff.
— bei Herzdivertikel III 593
— und Herzform I 885ff.
— bei Herzinfarkt III 711, *1165*ff., 1167ff., 1197ff.
— bei Herzinfarkt-Perikarditis II 1083
— bei Herzkatheterismus II 1259ff.
— und Herztöne II 575ff.
— bei Herztrauma II 465ff., 519ff.
— bei Herztumoren II 1182ff.
— bei Höhenadaptation IV 25, 32
— bei Hypercalcämie IV 452ff.
— bei Hyperkaliämie IV 432ff.
— bei Hypernatriämie IV 445
— bei Hyperthyreose IV 325ff.
— bei Hypertonie II 378; V 375ff.
— bei Hypocalcämie IV 451ff.
— bei Hypoglykämie IV 381
— bei Hypokaliämie IV 431ff.

Kammerkomplex bei Hyponatriämie IV 445ff.
— bei Hypothyreose IV 332
— bei Infektionskrankheiten IV 539
— und Insulin IV 381
— bei Interferenz-Dissoziation II 292ff.
— und Kaliumstoffwechsel IV 432ff.
— bei Kammerextrasystolie II 60ff.
— bei Kammerflattern II 174ff.
— bei Kammerflimmern II 174ff.
— bei Kammertachykardie II 153ff., 160, 166ff.
— bei Karditis rheumatica II 584ff.
— und Klima IV 25, 32
— im Kollaps I 1032
— bei kombiniertem Aortenfehler II 1478
— bei kombiniertem Mitral-Aortenfehler II 1478ff.
— bei kombiniertem Tricuspidalfehler II 1513ff.
— bei konstriktiver Perikarditis II 1116, 1118ff., 1120
— bei Links-Schenkelblock II 318ff., *325*ff.
— bei Linksverspätung II 373ff.
— und Luftdruck IV 25, 32
— bei Luftüberdruck IV 41
— bei Lungenembolie IV 109ff.
— bei Lungenvenentransposition III 529
— bei Lutembacher-Syndrom III 284
— und Magnesium-Stoffwechsel IV 458ff.
— bei Mitralinsuffizienz II 1414ff.
— bei Mitralstenose II 1338ff.
— bei Mononucleose II 927
— bei Myokarditis II 881ff., 891; IV 539
— bei Myokarditis rheumatica II 584ff.
— bei Myokardose II 969ff.
— bei Myokardsarkoidose II 948
— bei Myokardtuberkulose II 948
— und Natriumstoffwechsel VI 442
— bei Parasystolie II 301
— bei paroxysmaler Tachykardie II 134ff., 153ff., 160, 166ff.
—, pathologische II 378

Kammerkomplex bei Periarteriitis nodosa II 986ff.
— bei Perikarditis II 1058ff.
— bei Pneumonie-Myokarditis II 912
— bei Poliomyelitis II 919
— bei posttachykardem Syndrom II 167ff.
— bei Pulmonalaneurysma VI 466
— bei Pulmonalatresie III 366
— bei Rechts-Schenkelblock II 318ff., *329*ff.
— bei Rechtsverspätung II 373ff.
— bei rheumatischem Fieber II 584ff.
— und Sarkoidose II 948
— bei Sauerstoffmangel IV 25, 32
— bei Scharlach-Myokarditis II 900ff.
— bei Schenkelblock II 316ff., 321ff., 326ff.
— im Schock I 1032
— und Schwefelkohlenstoff III 892
— bei Sinusbradykardie II 15
— bei Sinustachykardie II 11ff.
— bei Sklerodermie II 990
— bei Sportherz I 929ff., 940ff., 946
—, Stauchungsform II 373
— bei Tachykardie II 11ff., 134ff., 153ff., 160, 166ff.
— bei Thoraxdeformation IV 229
— und Thyreoidea IV 325ff., 332
— bei totalem Block II 232ff.
— bei Toxoplasmose II 934
— bei Transposition der Aorta und Pulmonalis III 503ff.
— bei Trichinose II 939
— bei Tricuspidalatresie III 395, 400ff.
— bei Tricuspidalinsuffizienz II 1508ff.
— bei Tricuspidalstenose II 1484ff., 1499
— bei Truncus arteriosus communis persistens III 532, 536
— bei Tuberkulose II 948
— bei Umkehr-Extrasystolie II 310ff.
— bei Umkehrrhythmus II 310ff.
— bei vegetativer Labilität IV 787ff.
— bei Ventrikelseptumdefekt III 217, 229ff.
— bei Verspätungskurven II 373ff.

Kammerkomplex bei Verzweigungsblock II 320ff., 369ff.
— bei Vorhofextrasystolie II 50ff., 53
— bei Vorhofflattern II 99ff.
— bei Vorhofflimmern II 90ff.
— bei Vorhofseptumdefekt II 358; III 249, *264* ff.
— bei Wenckebachscher Periodik II 215
— bei Wilson-Block II 330ff., 332ff.
— bei Wolff-Parkinson-White-Syndrom II 378ff.
—, Zeitdauer II 184ff.
Kammerpolygeminie II 72
Kammerseptumdefekt s. u. Ventrikelseptumdefekt
Kammertachykardie II 150ff.
— und Adams-Stokes-Syndrom II 152, 253ff., 257ff.
— und Alternans II 155, 161
— und Arrhythmie II 155ff.
—, Auslösung II 151ff.
— bei Blutkrankheiten IV 683
— bei Chagas-Myokarditis II 932
— durch Chinidin II 119, 122
— durch Cholinderivate II 147
— und Commissurotomie II 1392ff.
— und Coronardurchblutung III 678, 1175ff.
— und Coronarinsuffizienz III 678
— durch Digitalis I 490ff.; II 114, 151
— bei Diphtherie-Myokarditis II 224, 878ff.
—, Elektrokardiogramm bei II 153ff.
—, essentielle II 151ff.
— und Extrasystolie II 128ff., 132, 136ff., 150ff., 158ff., 161ff.
—, Folgen II 166ff.
— bei Gravidität IV 496
— bei Hämochromatose IV 683
— und Herzinfarkt II 150ff., 162ff., 166ff.; III 1175ff.
— und Herzinsuffizienz II 150ff., 163, 166
— bei Herzkatheterismus II 1259ff.
— bei Herzneurose IV 821ff.
— bei Herztrauma II 466ff.
—, infektiöse II 150, 224, 878
— und Interferenz-Dissoziation II 292ff.
— und Magnesium-Stoffwechsel IV 457ff.
—, Mechanismus II 161ff.
Kammertachykardie bei Mitralstenose II 1392
— bei Myokarditis II 878ff.
— bei Myokardsarkoidose II 947
—, paroxysmale II 150ff.
—, —, Anatomie II 161ff.
—, —, und Arrhythmie II 155ff.
—, —, Auslösung II 151ff.
—, —, durch Chinidin II 122
—, —, durch Cholinderivate II 147
—, —, durch Digitalis I 490ff.; II 114, 151
—, —, Elektrokardiogramm bei II 153ff.
—, —, essentielle II 151ff.
—, —, und Extrasystolie II 151, 158ff., 161ff.
—, —, Folgen II 166ff.
—, —, und Herzinfarkt II 150ff., 162ff., 166ff.
—, —, und Herzinsuffizienz II 150ff., 163, 166ff.
—, —, infektiöse II 150
—, —, Mechanismus II 161ff.
—, —, Pathologie II 161ff.
—, —, polymorphe II 114
—, —, Prognose II 162ff.
—, —, Symptome II 151ff.
—, —, terminale II 151, 163
—, —, Therapie II 163ff.
—, —, toxische II 150ff.
—, —, bei Vorhofflattern II 97
—, —, bei Vorhofflimmern II 112ff., 114, 150
—, —, Vorkommen II 150ff.
—, Pathologie II 161ff.
—, polymorphe II 114
—, Prognose II 162ff.
—, Pseudo- II 390
— bei Sarkoidose II 947
— bei Scharlach-Myokarditis II 878ff.
— und supraventrikuläre paroxysmale Tachykardie II 139
—, Symptome II 151ff.
—, terminale III 151, 163
—, Therapie II 163ff.
—, toxische II 150ff.
— und Vasomotorik III 678
— bei Vorhofflattern II 97
— bei Vorhofflimmern II 112ff., 114, 150
—, Vorkommen II 150ff.
Kammerwogen II 175
Kampfstoffvergiftung und Capillarpermeabilität I 131; VI 582
— und Capillarresistenz VI 582
— und Lungenödem I 131
— und Purpura VI 582
Kanamycin und Endocarditis lenta II 772
„Kanonenschlag"-Begriff II 228
Kaolin-Pneumokoniose und Cor pulmonale IV 219
—, Hypertonie durch V 157ff.
„Kardialgisches Syndrom" bei vegetativer Labilität IV 800
Kardioangiographie II 1276ff.
Kardiopexie bei Angina pectoris III 1434
Kardiophobie s. u. Herzneurose
„Kardiorespiratorisches Syndrom" s. u. Effort-Syndrom
„Kardiorespiratorisch-tetaniformer Symptomenkomplex" s. u. Effort-Syndrom
Karditis connatale und angeborene Herzfehler III 81
—, fetale II 779
—, —, und angeborener Herzfehler III 43
—, —, und angeborene Pulmonalstenose III 117, 301
—, —, und Fallotsche Tetralogie III 117, 301
—, —, und Fallotsche Trilogie III 117, 301
—, —, und Tricuspidalstenose III 23
—, rheumatica II 543ff.; III 1301
—, —, ACTH bei II 556, 573, 584, 591, *634* ff., *641* ff.
—, —, Ätiologie II 548ff.
—, —, Aktivität II 622ff.
—, —, und Allergie II 543ff., 548ff., *552* ff.
—, —, ambulatorische II 611
—, —, Anatomie II 562ff.
—, —, und angeborener Herzfehler III 154, 276
—, —, und Angina pectoris III 929ff.
—, —, bei Angina tonsillaris II 912
—, —, und Antihyaluronidase II *549* ff., 552ff., 573, *593* ff.
—, —, und Antistreptokinase II 549ff., 573ff., 595ff.
—, —, und Antistreptolysin II *549* ff., 551, 554, 570ff., *590* ff.
—, —, und Aorteninsuffizienz II 1294, 1452ff., 1472
—, —, und Aortenstenose II 1294, 1427ff.
—, —, und Arteriosklerose III 922ff.

Karditis, rheumatica, und Autoantikörper II 555ff., 600
—, —, und bakterielle Endokarditis II 630ff., 662, 683ff., 691, 701ff.
—, —, Begriff II 543
—, —, Blutbefunde II 556, 569ff., 605, *609*ff.
—, —, und Capillarpermeabilität II 605
—, —, und Capillarresistenz VI 564ff.
—, —, und Commissurotomie II 1385ff., 1387ff.
—, —, und Coronarinsuffizienz III 929
—, —, und Coronarsklerose III 922ff.
—, —, Cortison bei II 570, 573, 584, 609, 633, *634*ff., 641, *642*ff.
—, —, und C-reaktives Protein II 550ff., 570ff., 596ff.
—, —, Diagnose II 620ff.
—, —, Differentialdiagnose II 624ff.
—, —, Digestionssystem bei II 606
—, —, Elektrokardiogramm bei II 581ff.
—, —, und Endocarditis chronica fibrosa II 778ff.
—, — und Endocarditis fibrinosa II 546ff., 565ff.
—, —, und Endocarditis lenta II 630ff., 662, 683ff., 691, 701ff.
—, —, und Endocarditis serosa II 546ff., 564ff., 605
—, —, und Endomyokardfibrose II 788
—, —, und Fallotsche Tetralogie III 356
—, — Fieber bei II 568ff.
—, —, bei Fokaltoxikose II 912ff.
—, —, und Gefäßkrankheiten II 586, 603ff.; VI 316
—, — Geschlechtsdisposition II 548ff., *561*ff.
—, —, und Hämodynamik II 580ff.
—, —, und hämorrhagische Diathese VI 564ff.
—, —, Häufigkeit II 544ff.
—, —, Haut bei II 602ff.
—, —, Heredität II 548ff., 556ff.
—, —, Herzbefund bei II 574ff.
—, —, und Herzgeräusche II 575ff.
—, —, und Herzinfarkt III 929ff.
Karditis, rheumatica, und Herzklappenfehler II 547ff., *1288*ff.
—, —, und Herzmechanik II 580ff.
—, —, Herztöne II 574ff.
—, —, und idiopathische Perikarditis II 1073
—, —, und Klima II 544ff., 548ff., 557, *558*ff.
—, —, und kombinierte Tricuspidalfehler II 1513
—, —, und konstriktive Perikarditis II 1069ff., 1093ff.
—, —, und Lebensalter II 544ff., 551ff., *560*ff.
—, —, und Lutembacher-Syndrom III 282
—, —, und Mitralinsuffizienz II 1294, 1410ff.
—, —, bei Mitralstenose II 1320ff., 1368ff., 1381ff.
—, —, monocyclische II 611, 613
—, —, und Myokarditis II 870ff., 874ff., 899
—, —, und Myokardstoffwechsel III 929
—, —, und Nervensystem II 569, 604, *607*ff.
—, —, Niere bei II 603ff., 606ff.
—, —, und Panzerherz II 1069ff., 1093ff.
—, —, Pathologie II 562ff.
—, —, perakute II 611, 613
—, —, und Periarteriitis nodosa VI 316
—, —, und Perikarditis II 1041, 1044, *1068*ff.
—, —, und Polyarthritis II 553ff., 560, *601*ff.
—, —, und Postcommissurotomie-Syndrom II 1394ff.
—, —, Prognose II 627ff.
—, —, und Prophylaxe II 552, 657ff.
—, —, und Pulmonalaneurysma VI 466
—, —, und Purpura rheumatica VI 564ff.
—, —, Pyrazole bei II 569, 651ff.
—, —, und Rasse II 546ff., 557ff.
—, —, rekurrierende II 611, 612
—, —, und Respirationssystem II 605ff.
—, —, Salicylsäure bei II 569, 584, 591, 605, *647*ff.
Karditis, rheumatica, und Scharlach-Myokarditis II 899
—, —, Serologie II *548*ff., 552ff., 573ff., *590*ff.
—, —, und Streptokokken II 548ff.
—, —, und subakute II 611, 612ff.
—, —, subklinische II 611, 613
—, —, Symptome II 568ff.
—, —, Therapie II 634ff.
—, —, und Tricuspidalinsuffizienz II 1504ff.
—, —, und Tricuspidalstenose II 1482ff.
—, —, und Umwelt II 546ff., 557ff.
—, —, Verlaufsformen II 610ff.
—, —, und Vorhofseptumdefekt III 276
Kartagener-Syndrom und Dextrokardie III 577
Kastration und Arteriosklerose III 790; VI 390ff., 414
— und Coronarsklerose III 790 und Endangitis obliterans VI 261
— und Hauttemperatur VI 86
— und Kallikrein V 224
Katalase bei Porphyrie IV 398
Katapyrin als Diureticum I 527ff., 546ff.
Katarakt, angeborener, und angeborener Herzfehler III 81, 114
Kationenaustauscher I 555ff.
— und Blutdruck V 467ff.
— und Carboanhydrase I 540
—, Chemie I 555ff.
— und Diabetes mellitus I 557ff.
— als Diuretica I 555ff.
— bei Erythematodes II 983ff.
— bei essentieller Hypertonie V 467ff.
— bei Herzinsuffizienz I 212, 507, *555*ff.
— und Hyperchlorämie I 588
— bei Hypertonie V 467ff.
— und Hypocalcämie I 588; IV 446
— und Hypokaliämie IV 420ff.
—, Indikationen I 558ff.
— und Kaliumstoffwechsel IV 420ff.
— bei Kollagenosen II 983ff.
— und Kollaps IV 603ff.
—, Kontraindikationen I 558ff.
— und Leber IV 606
— und Mineralstoffwechsel I 588; IV 420ff.
—, Nebenwirkungen I 556ff.; IV 420ff.; V 467

Kationenaustauscher bei Ödemen I 212, 507, *555* ff.
— und Operabilität IV 631
—, Pharmakologie I 555ff.
— und Schock IV 603ff.
Katonil als Diureticum I 527ff., 535
Katovit bei vegetativer Labilität IV 856
Kauffmann-Versuch und Hypotonie V 784
Kaustik bei Gefäßspinnen VI 544
— bei Hämangiomen VI 599
— bei Teleangiektasien VI 542
Kavernen bei Lungeninfarkt IV 106ff.
— und Myokarditis II 943
— und Myokardtuberkulose II 943
— bei Periarteriitis nodosa VI 318
— und Pneumoperikard II 1153
Kavernome VI 596ff.
—, Pathologie VI 596ff.
Kempner-Diät s. u. Reisernährung
„Kentsches Bündel" II 378, 398; III 14
Kepler-Power-Test s. u. Robinson-Kepler-Power-Test
Kerasinose und Cor pulmonale IV 201
Kerleysche Linien bei Mitralstenose II 1357ff., 1360
Ketone und Myokard I 27
Ketose bei Glykogenose II 965ff.
17-Keto-Steroide bei Addison-Syndrom V 798
— bei Adrenogenitalismus V 703
— und Angiopathia diabetica IV 374
— und Arteriosklerose IV 374
— und Blutdruck V 657, 662
— bei Cushing-Syndrom V 687ff.
— und Diabetes mellitus IV 374
— bei Effort-Syndrom IV 810ff.
— bei Endangitis obliterans VI 280
— bei endokriner Hypertonie V 657, 662
— bei Gefäßkrankheiten IV 374; IV 280, 323
— bei Gravidität IV 483ff.; V 729
— bei Herzinfarkt III 722ff.
— bei Hypertonie V 657, 662, 687ff.
17-Keto-Steroide bei Hypotonie V 798
— und Karditis rheumatica II 556
— bei Periarteriitis nodosa VI 323
— bei Phäochromocytom V 657, 662
— bei Pseudo-Cushing-Syndrom V 701
— und rheumatisches Fieber II 556
— und vegetative Labilität IV 810ff.
Keuchhusten s. u. Pertussis
Khelline bei Angina pectoris III 1035, *1385* ff.
— bei Gefäßkrankheiten IV 178
Kiemenbogenarterien III 5, 64ff.
— und angeborene Herzfehler III 31
— und Arterienmißbildungen III 64ff.
—, Entwicklungsgeschichte III 5, 64ff.
— bei Truncus arteriosus communis persistens III 31
Kiemenherz, Begriff III 3
Kieselgur, experimentelle Hypertonie durch V 72
Kieselgur-Pneumokoniose und Cor pulmonale IV 216ff.
Kimmelstiel-Wilson-Syndrom IV *364* ff.; V 337, *618* ff.
— bei Angiopathia diabetica IV 364ff., 369ff.; V 337
— und Blutkrankheiten IV 684
— bei Diabetes mellitus IV 364ff., 369ff.; V 337
— und Hämochromatose IV 684
—, renale Hypertonie bei IV 364ff., V *618* ff.
„Kippschwingung", Begriff und vegetative Labilität IV 723
„Kirchenohnmacht" IV 763
Kjeldahl-Methode und Capillarplethysmogramm VI 108
Klebsiellainfekte und Endocarditis lenta II 675, 751, 760
—, Therapie II 751, 760
Klima und Angina pectoris III 1010ff.
— und Aortenbogensyndrom VI 376ff.
— und Arteriosklerose VI 391ff.
— und Atmung IV 2ff., 82
— und Blut IV 4, 11ff., 18, 23, 25ff.
Klima und Blutdruck IV 38; V 16ff., 246, 263ff.
— und Blutspeicher I 1009
— und Capillarresistenz VI 104ff.
— und Coronarinsuffizienz III 1010ff.; IV 37ff.
— und Coronarsklerose III 744
— und Cor pulmonale IV 60, 139ff., 168ff.
— und Dermographie VI 40
— und Endangitis obliterans VI 258, 268ff.
— und Endomyokardfibrose II 788
— und Erfrierung I 980ff.; VI 555ff.
— und essentielle Hypertonie V 246, 263ff.
—, Faktoren IV 1ff.
— und Fallotsche Tetralogie III 337ff.
— und Gefäßkrankheiten VI 224ff., 228
— und Gravidität IV 482ff.
— und Hauttemperatur VI 84ff.
— und Herz IV 1ff., 10ff., 13ff., *21* ff.
— und Herzaktion II 7
— und Herzinfarkt III 1082; IV 37ff.
— und Herzinsuffizienz I 403, 422, 517, 520; IV 37ff.
— und Hypertonie IV 38; V 246, 263ff.
— und Hyponatriämie I 572ff.
— und Hypotonie IV 809
— und Karditis rheumatica II 544ff., 548ff., 557, *558* ff.
— und Kollaps I 958, 980ff., 1009, 1115; IV 11ff., 21ff., 28ff.
— und Kreislauf IV 1ff.
— und Leber IV 18ff.
— und Luftdruck IV 1ff., 82
— und Lungenembolie IV 97
— und Lungenleiden IV 36ff.
— und Lymphgefäßinsuffizienz VI 610
— und Lymphödem VI 610
— und Monge-Syndrom IV 33ff.
— und Ohnmacht IV 763
— und Perniosis VI 558ff.
— und Phlebitis VI 483ff.
— und Raynaud-Syndrom VI 224ff., 228
— und rheumatisches Fieber II 544ff., 548ff., 557, *558* ff.
— und Riesenzellarteriitis VI 335

Klima und Sauerstoffmangel IV 1ff., 82
— und Schock I 958, 980ff., 1009, 1115
— und Schützengrabenfuß VI 560ff.
— und Schweißsekretion VI 44
— und Thrombophlebitis VI 483ff., 488
— bei vegetativer Labilität IV 799ff., 809
Klimakterium s. u. Menopause
Klippel-Trénaunay-Syndrom VI 587ff.
Klumpfuß und Wolff-Parkinson-White-Syndrom II 394
Knochenmark und Capillarektasien VI 527
— bei Endocarditis lenta II 694ff., 697
— bei Endocarditis parietalis fibroplastica II 787
— bei Endokardfibrose II 787ff.
— und Erythralgio VI 527
— bei Gefäßkrankheiten VI 314ff.
— und Gravidität IV 510
— und Graviditätstoxikose IV 510
— bei hämorrhagischer Diathese VI 571
— bei Herzinsuffizienz I 163ff.
— bei Möller-Barlow-Syndrom VI 579
— bei Moschcowitz-Symmers-Syndrom VI 571
— bei Periarteriitis nodosa VI 314ff.
— bei Polycythämie IV 664ff.
— bei Polyglobulie IV 660
— und Purpura VI 571, 579
— bei Skorbut VI 579
„Knochenschädel" bei Aortenbogensyndrom VI 378
„Knock-out-Symptomatik", Begriff IV 762
Knopflochstenose III 34
— bei angeborenem Herzfehler III 34
— bei Endocarditis lenta II 669
— bei Karditis rheumatica II 563
— bei Lutembacher-Syndrom III 59
— bei Mitralstenose II 1340
Knotenrhythmus s. u. Atrioventrikularrhythmus
Kobalt bei Gefäßkrankheiten VI 187
—, intraarteriell VI 208
Kochsalzentzug und ACTH II 645
— bei allergischer Myokarditis II 954
— bei Aortenaneurysma VI 450ff.
— und Blutdruck V 17, 244, 445ff.
— und Commissurotomie II 1387
— bei Cor pulmonale IV 171ff.
— und Cortison II 645
— und DOCA V 706
— bei Endokardfibrose II 788
— und endokrine Hypertonie V 701
— bei Endomyokardfibrose II 788
— bei essentieller Hypertonie V 244, 445ff.
— und Gefäßmißbildungen VI 590
— bei Gravidität IV 488ff., 503ff.
— bei Graviditätstoxikose IV 503ff.
— und Hämangiome VI 590
— bei Herzinsuffizienz I 406ff., 417ff., *504*ff.
— bei Hypertonie V 244, 445ff., 644
— und Hyponatriämie I 563ff.
— und Kollaps IV 602ff.
— und Lungenembolie IV 96
— bei Mitralstenose II 1387
— bei Myokarditis II 892
— und Operabilität IV 631ff.
— bei Pseudo-Cushing-Syndrom V 701
— bei Pyelonephritis V 644
— und Schock IV 602ff.
— und Steroide II 645
— bei Sturge-Weber-Syndrom VI 590
Kochsalzersatzmittel und essentielle Hypertonie V 447
— und experimentelle Hypertonie V 126
— bei Herzinsuffizienz I 404, *508*ff.
—, Präparate I 508ff.
Kochsalzquaddel bei Gefäßkrankheiten VI 114
Kochsalzstoffwechsel IV 439ff.
— und Acidose I 568
— und ACTH II 645
— bei Addison-Syndrom V 797
— bei Adrenalektomie V 490
— bei Adrenogenitalismus V 703
— und Aldosteron I 269ff.; V 710ff.
— und Alkalose I 581ff.
Kochsalzstoffwechsel bei allergischer Myokarditis II 954
— bei Anämie IV 645ff.
— und Ansäuerung I 561
— und Arteriosklerose V 356ff.
— bei arteriovenösen Aneurysmen V 769
— bei arteriovenösen Fisteln VI 477
— und Atmung IV 17ff.
— bei Belastung IV 765ff.
— bei Beriberi IV 395ff.
— und Blutbildung I 165ff.
— und Blutdruck V 17ff., 68ff., 75, 99, 112, 116ff., 144, 244, 263ff., 315ff., 445ff.
— bei Blutkrankheiten IV 645ff.
— und Blutmenge I 152ff., 161, 323ff.
— und Carboanhydrase I 536ff.
— und Chlorothiazid I 541ff., 589
— und Cholinmangel V 146
— und Coma diabeticum IV 375ff.
— und Commissurotomie II 1387, 1393
— bei Conn-Syndrom V 704ff.
— bei Cor pulmonale IV 148, 171ff.
— und Cortison II 645; V 710
— bei Cushing-Syndrom V 684ff., 687ff.
— und Diabetes mellitus IV 375ff.
— und Diät I 402ff., 417ff.
— und Diurese I *562*ff., 563ff.
— und Diuresemechanismus I 255
— und Diuretica I 525ff., 531ff.; V 589
— und DOCA-Hypertonie V 705ff.
— bei Endangitis obliterans VI 300ff.
— bei Endokardfibrose II 788
— bei endokriner Hypertonie V 684ff., 687ff.
— bei Endomyokardfibrose II 788
— und Ernährung I 402ff., 417ff.
— bei essentieller Hypertonie V 244, 263ff., 315ff., 445ff.
— und essentielle Hypotonie V 791ff.
— bei experimenteller Hypertonie V 68ff., 75, 99, 112, 116ff., 144
— und Extrasystolie II 31

Kochsalzstoffwechsel bei Fleckfieber II 907
— und Ganglienblocker V 575
— bei Gefäßkrankheiten VI 300ff.
— bei Gravidität IV 479, 483ff., 488ff., 497, 503ff., 511ff.; V 728ff.
— und Graviditätstoxikose IV 503ff., 511ff.
— und hämorrhagischer Schock I 1074
— und Herzfunktion II 4ff.
— und Herzglykoside I 458ff.
— bei Herzinfarkt I 344ff.; III 710
— bei Herzinsuffizienz I 30ff., 91ff., 113ff., 129ff., 165ff., 204ff., 211ff., *234*ff., *269*ff., *284*ff., *299*ff., *307*ff., *323*ff., *403*ff., *417*ff., *504*ff., *562*ff., 563ff.
— bei Höhenadaptation IV 17ff.
— und Hydralazine V 548
— und Hydro-Chlorothiazid V 589
— und Hypertensin V 99, 112
— und Hypertonie V 68ff., 75, 99, 112, 116ff., 144ff., 244ff., 263ff., 315ff., 445ff.
— und Hypertonie-Therapie V 589ff.
— und Hypokaliämie IV 420ff.
— und Hypophyse IV 342
— und Hypotonie V 791ff.
— bei Infektionen V 803ff.
— bei Infektionskrankheiten IV 559ff.
—, intracellulärer bei Ödemen I 307ff.
— und Kationenaustauscher I 555ff.
— und Klima IV 17ff.
— und Kollaps I 966, 1005ff., 1074ff.; IV 602ff.
— und Luftdruck IV 17ff.
— bei Mitralstenose II 1387, 1393
— im Myokard I 19, *29*ff., 33ff., 137
— bei Myokarditis II 892
— und Myokardose II 969
— und Myokardstoffwechsel III 710
— und Narkose IV 595ff.
— und Nebenniere V 116ff., 144.
— und Ödeme I 30ff., 91ff., 113ff., 129ff., 165ff., 204ff., 211, *234*ff., *269*ff., *284*ff., *299*ff., *307*ff., *323*ff., 403ff., *562*ff.
Kochsalzstoffwechsel und Ödemflüssigkeit I 299ff.
— und Operabilität IV 631ff.
— und Operationen IV 597ff.
— und Operationsschock I 966
— und Orthostase IV 730ff.
— und Postural hypotension IV 739; V 816
— bei Pseudo-Cushing-Syndrom V 701
— und Punktionsbehandlung I 559ff.
— bei Pyelonephritis V 644
— und Rauwolfia-Alkaloide V 525
— und Reizleitung II 183
— bei renaler Hypertonie V 644
— und Renin V 99, 112, 144
— bei Rickettsioen II 907
— und Säure-Basengleichgewicht I 204ff., 212ff.
— bei Sauerstoffmangel IV 17ff.
— und Schock I 966, 1005ff., 1074ff.; IV 602ff.
— bei Simm nds-Syndrom IV 342
— und Steroide I 269ff.; V 116ff., 144
— und traumatischer Schock I 966
— und Venensystem I 91, 97ff., 113ff.
— und Veratrumalkaloide V 559ff.
— und Wasserhaushalt I *562*ff.
Körperbau s. a. u. Adipositas, Dystrophie, Körpergewicht
— bei Adipositas s. dort
— und Anaesthesie IV 591ff.
— bei angeborener Aortenstenose III 435ff.
— bei angeborenen arteriovenösen Fisteln VI 470
— und angeborene Herzfehler III 131ff.
— bei angeborener Mitralstenose III 549
— bei angeborener Pulmonalinsuffizienz III 564ff.
— bei angeborener Pulmonalstenose III 298ff., 302ff.
— und Angina pectoris III 748ff., 759, 761ff.
— und Angiopathia diabetica VI 549ff.
— bei Aortenisthmusstenose III 445, 452ff.
— und Arrhythmie II 23ff.
— und Arteriosklerose III 749ff. 759ff.; V 354; VI 390ff.
Körperbau und arteriovenöse Fisteln III 386ff.; VI 470, 480
— bei arteriovenöser Lungenfistel III 386ff.
— und Atmung IV 28ff., 35
— und Balneotherapie I 699
— und Blutdruck V 15ff., 239, 264ff., 270ff., 786ff.
— und Bradykardie II 17
— bei Canalis atrioventricularis communis III 293ff.
— und Capillaropathia diabetica VI 549ff.
— und Capillarpermeabilität VI 549ff.
— bei Coronargefäßmißbildungen III 569ff.
— und Coronarinsuffizienz III 759ff.
— und Coronarsklerose III 749ff., 759ff.
— und Cor pulmonale IV 94, 231, 385
— bei Cushing-Syndrom V 682ff.
— und Diabetes mellitus IV 383; VI 549ff.
— und Druckfall-Syndrom IV 47
— bei Ebstein-Syndrom III 417, 420ff.
— bei Effort-Syndrom IV 715
— und Elektrokardiogramm II 316
— und Elektrounfall III 904ff.
— und Embolie IV 94, 385
— und Endangitis obliterans VI 259ff.
— und endokrine Hypertonie V 682ff.
— und essentielle Hypertonie V 239, 264ff., 270ff.
— und essentielle Hypotonie V 786, 788ff.
— bei Fallotscher Tetralogie III 329ff., 336ff.
— und Gefäßkrankheiten III 749ff., 759ff.; IV 382ff., 385ff.; V 354; VI 259ff., 390ff.
— bei Gefäßmißbildungen III 369, 386ff., 569ff.
— und Graviditätstoxikose IV 511; V 742
— und Herzaktion II 7
— und Herzblock II 193
— und Herzfrequenz II 10, 17
— und Herzgröße I 825ff.
— und Herzinfarkt III 759ff.
— und Herzinsuffizienz I 404, 417, 505ff., 601
— und Herzrhythmus II 193
— und Herztöne II 579
— und Herzvolumen I 825ff.

Körperbau und Höhenadaptation IV 28ff., 35
— und Hypertonie V 239, 264ff., 270ff.
— und Hypotonie IV 810; V 786ff.
— bei idiopathischer Pulmonalektasie III 369
— und Kälte-Test IV 785
— und Kaliumstoffwechsel IV 420ff.
— und Karditis rheumatica II 548ff.
— und Klima IV 28ff., 35
— und Luftdruck IV 28ff., 35
— und Lungenembolie IV 94
— bei Lungenvenentransposition III 527
— und Mineralstoffwechsel IV 420ff.
— bei Mitralatresie III 558
— und Narkose IV 591ff.
— und Operationen IV 591ff.
— und Orthostase IV 733; V 812
— und paroxysmale Tachykardie II 131
— bei Phlebektasien VI 516ff.
— und Phlebitis VI 483ff., 488
— und Polycythämie IV 667
— und Polyglobulie IV 660
— und Porphyrie IV 397ff.
— und postthrombotisches Syndrom VI 511
— und Pseudo-Cushing-Syndrom V 700ff.
— bei Pulmonalektasie III 369
— und Reizleitungssystem II 193
— und respiratorische Arrhythmie II 23ff.
— und rheumatisches Fieber II 548ff.
— und Sauerstoffmangel IV 28ff., 35
— und Sinuauriculärblock II 193
— und Sympathicotonie IV 722ff.
— und Tachykardie II 10, 131
— und Thrombophlebitis VI 483ff., 488
— bei Transposition der Aorta und Pulmonalis III 498ff.
— bei Tricuspidalatresie III 395
— bei Truncus arteriosus communis persistens III 535ff.
— und Vagotonie IV 722ff.
— und Valsalva-Versuch IV 778ff.
— und Varicen VI 516ff.
— bei vegetativer Labilität IV 715, 733, 810, 832ff.
Körperbau bei Ventrikelseptumdefekt III 226
— bei Vorhofseptumdefekt III 249ff., 261ff.
Körpergewicht s. a. u. Adipositas, Dystrophie, Kachexie und Marasmus
— und ACTH II 645
— und angeborene Herzfehler III 132ff.
— und Angina pectoris III 748ff.
— und Angiopathia diabetica VI 549ff.
— und Aortographie VI 135
— und Arteriosklerose IV 382ff., 385ff.; VI 390ff.
— und Atmung IV 385ff.
— und Balneotherapie I 654
— und Blutdruck IV 382ff., 385ff.; V 263ff., 272ff., 334ff.
— und Capillaropathia diabetica VI 549ff.
— und Capillarpermeabilität VI 549ff.
— und Coronarinsuffizienz III 748ff.
— und Coronarsklerose III 748ff., 761ff.
— und Cortison II 645
— bei Cushing-Syndrom V 682ff.
— und Diabetes mellitus VI 549ff.
— und DOCA-Hypertonie V 705ff.
— und Druckfall-Syndrom IV 47
— bei Dystrophie s. dort
— bei Endocarditis lenta II 690ff.
— bei endokriner Hypertonie V 682ff.
— bei Erythematodes II 978ff.; VI 344ff.
— und essentielle Hypertonie V 263ff., 788ff.
— bei Gravidität IV 479ff.
— und Graviditätstoxikose IV 502ff., 510ff.; V 731ff., 742
— und Herzaktion II 7, 11
— und Herzgewicht I 814ff.
— und Herzglykoside I 444, 471ff.
— und Herzgröße I 814ff., *825*ff.
— und Herzinfarkt III 761ff., 1348ff.
— und Herzinsuffizienz I 404, 409, 417, 505ff., 601
— und Herzvolumen I 825ff.
— bei Hyperthyreose V 770
Körpergewicht und Hypertonie V 263
— und Hypotonie V 788ff.
— bei konstriktiver Perikarditis II 1096ff.
— und Lungenembolie IV 94
— bei maligner Hypertonie V 631
— bei Mitralstenose II 1312ff., 1323
— und Operabilität IV 625ff.
— und Operationen IV 599
— und Orthostase IV 732ff.
— und Oscillogramm VI 78
— bei Pancarditis rheumatica II 619ff.
— bei Periarteriitis nodosa II 985ff.; VI 314
— und Perikarditis II 1096ff.
— und Phlebektasien IV 625; VI 516
— und Polycythämie IV 667
— und Polyglobulie IV 660
— bei Pseudo-Cushing-Syndrom V 700ff.
— und Rauwolfia-Alkaloide V 539
— und renale Hypertonie V 731
— und respiratorische Arrhythmie II 23ff.
— bei Riesenzellarteriitis VI 338
— und Tachykardie II 11
— und Thrombophlebitis VI 483ff., 488
— und Thrombose VI 483ff.
— und Varicen IV 625; VI 516
— und vegetative Labilität IV 732ff., 799ff.
— bei Ventrikelseptumdefekt III 226
— bei Vorhofseptumdefekt III 249ff., 261ff.
Körperlage s. u. Körperstellung
Körperstellung und Adams-Stokes-Syndrom II 259ff.
— und Akrocyanose VI 533
— und Anaesthesie IV 612
— bei angeborenem Herzfehler III 151ff., 153, 303ff.
— bei angeborener Pulmonalstenose III 303ff.
— und Angina pectoris III 1113, 1215
— bei Angina tonsillaris II 914
— bei Angiographie VI 122ff., 131ff.
— und Antesystolie II 382, 384
— bei Aortenaneurysma VI 447

Körperstellung bei Aortenbogensyndrom V 767; VI 377
— und Aortenhämatom, intramurales VI 457ff.
— und Aorteninsuffizienz II 1456ff.
— und Aortenstenose II 1433ff.
— und Arteriographie VI 122ff., 131ff.
— bei Arteriosclerosis obliterans VI 432
— und Arteriosklerose V 357
— bei arteriovenösen Fisteln VI 476ff.
— und Atmung IV 12ff., 21ff., 29
— und Atrioventrikularblock II 219
— und Belastung IV 771
— und Blutdruck V 15, 24, 339, 780ff.
— und Blutdruckmessung V 4ff.
— und Blutspeicher I 1009ff.
— und Bradykardie II 17
— bei Capillarektasien VI 526ff.
— und Capillaren VI 13
— zur Capillarmikroskopie VI 96ff.
— und Capillarpermeabilität VI 553
— und Coronarinsuffizienz III 1113, 1215
— bei Cor pulmonale IV 177
— und Cyanose VI 530ff.
— und Dibenamin V 493
— und Dibenzylin V 493
— bei Diphtherie-Myokarditis II 894ff.
— und Dumping-Syndrom IV 866
— bei Dystrophie IV 305ff.; V 807
— und Effort-Syndrom IV 814ff.
— bei Eintauchfuß VI 561
— bei Embolie VI 365ff.
— bei Endangitis obliterans VI 299ff.
— und Endocarditis lenta II 690
— und Erfrierung VI 555
— bei Erythromelalgie VI 526
— und essentielle Hypotonie V 787ff.
— und Extrasystolie II 34ff.
— bei Fallotscher Tetralogie III 329ff., 337ff.
— Fokaltoxikose II 914
— und Ganglienblocker V 492ff., 566ff., 571ff., 594

Körperstellung und Gefäßgeräusche VI 52
— bei Gefäßkrankheiten VI 161ff.
— bei Gravidität IV 482ff., 488ff.
— und Hauttemperatur VI 85
— und Herzblock II 219
— und Herzform I 809ff.
— und Herzfrequenz II 10ff., 17
— und Herzgröße I 809ff., 822ff., 843ff.
— bei Herzinfarkt III 1113, 1215
— und Herzinsuffizienz I 91, 113, 129ff., 173, *228*ff., 338, *413*ff
— und Herztonus I 874ff.
— und Herztrauma II 480ff.
— bei Herztumoren II 1179, 1187ff.
— und Herzvolumen I 843ff.
— und Hirndurchblutung V 398
— und Höhenadaptation IV 12ff., 21ff., 29
— und Hydergin V 492, 512
— und Hydralazine V 594
— bei Hyperthyreose IV 325
— und Hypertonie V 339
— und Hypertonie-Therapie V 472ff., 492ff.
— und Hypokaliämie IV 437
— und Hyponatriämie IV 441ff., 446
— und Hypothyreose V 800
— und Hypotonie IV 809ff.; V 780ff.
— bei idiopathischer Perikarditis II 1074
— bei intraarterieller Sauerstoffinsufflation VI 208
— und Kammertachykardie II 151
— und Klima IV 12ff., 21ff., 29
— und Kollaps I 959; IV 771
— und konstriktive Perikarditis II 1100
— bei Livedo reticularis VI 535
— und Luftdruck IV 12ff., 21ff., 29
— und Luftembolie IV 125, 126, 131
— und Lungenembolie IV 117ff.
— und Lungenödem I *129*ff., *416*ff.
— und Lymphgefäßinsuffizienz VI 610, 615
— und Lymphödem VI 610, 615

Körperstellung bei Martorelli-Syndrom VI 381
— bei Myokarditis II 877, 892
— und Narkose IV 594ff., 616ff.
— und Ohnmacht IV 761ff.
— und Operabilität IV 627
— und Oscillogramm VI 77ff.
— bei Panzerherz II 1100
— und paroxysmale Tachykardie II 131ff., 144, 151
— und Periarteriitis nodosa VI 310
— und Perikard II 1035ff.
— und Perikarditis II 1045ff.
— und Perniosis VI 561
— und Phenothiazin V 496
— und Phlebektasien VI 516ff., 521ff.
— und Phlebitis VI 486ff.
— und Phlebographie VI 140
— und Plethysmogramm VI 72
— bei Pneumokoniose IV 214
— und postthrombotisches Syndrom VI 510ff.
—, Postural hypotension IV 736ff., V 814ff.
— und P pulmonale II 205
— und P-Zacken II 207
— und reaktive Hyperämie VI 59ff.
— und Regelkreis IV 751ff.
— und Reizleitungssystem II 219
— und Röntgendiagnose I 809, 843
— und Sauerstoffmangel IV 12ff., 21ff., 29
— und Schenkelblock II 341
— und Schock I 959
— bei Schützengrabenfuß VI 561
— bei Silikose IV 214
— und Sportherz I 868, 916ff., 944
— und Sympathektomie V 472ff.
— und Tachykardie II 10ff., 131ff., 144, 151
— und Thrombophlebitis VI 499ff.
— und Thrombose VI 486ff., 499ff.
— bei Transposition der Aorta und Pulmonalis III 498ff.
— bei Trichinose II 939
— bei Tricuspidalatresie III 400ff.
— bei Tricuspidalstenose II 1495
— und Thyreoidea IV 325
— als Training VI 161ff.

Körperstellung beim Trendelenburg-Test VI 65ff.
— bei Ulcus cruris VI 381
— und Valsalva-Versuch IV 776ff.
— und Varicen IV 732ff.; VI 516ff., 521ff.
— und vegetative Labilität IV 709ff., 732ff., 809ff.
— und Veratrumalkaloide V 559
— und Wolff-Parkinson-White-Syndrom II 382, 384
Körpertemperatur und ACTH II 637
— und Adipositas IV 382ff.
— bei allergischer Myokarditis II 950ff.
— und Angina tonsillaris II 914
— und Antesystolie II 382
— bei Aortenbogensyndrom VI 377
— bei Aortenhämatom, intramuralem VI 458
— bei Arteriosclerosis obliterans VI 432
— und arteriovenöse Anastomosen VI 7ff.
— und Atmung I 188
— bei bakterieller Endokarditis II 726, 740
— und Balneotherapie I 673ff., 681, 684ff., 700
— bei Beriberi IV 390
— und Blutdruck V 17, 28, 234ff., 257, 658ff., 801ff.
— und Blutspeicher I 1009
— und Bradykardie II 17ff.
— bei Capillarektasien VI 525ff.
— und Capillaren VI 11ff.
— und Capillarpermeabilität VI 554
— und Capillarresistenz VI 565ff.
— und Carotis-Sinus V 716
— bei Chagas-Myokarditis II 931ff.
— und Chinidin II 119
— bei Chorea II 569, 608ff.
— und Commissurotomie II 1387
— und Cortison II 637
— und Cyanose I 234
— und Depressan V 234ff.
— und Dermographie VI 40
— bei Druckfall-Syndrom IV 48
— bei Ductus Botalli persistens III 182
— bei Echinokokkose II 938
— bei Endangitis obliterans VI 281
Körpertemperatur bei Endokarditis IV 551ff.
— bei Endokarditis acuta II 726ff.
— bei Endokarditis lenta II 690ff., *692*
— bei Endokarditis rheumatica II 568
— bei endokriner Hypertonie V 658ff.
— bei Erfrierung I 982
— bei Erythemathodes II 978ff.; VI 344ff.
— bei Erythromelalgie VI 525ff.
— und essentielle Hypertonie V 257
— bei Fettembolie IV 134
— bei Fiedler-Myokarditis II 957ff.
—, fokaler Block II 369
— und Fokaltoxikose II 914
— und Ganglienblocker V 566ff.
— und Gefäßmißbildungen VI 593
— bei Glomustumoren VI 593ff.
— und hämorrhagische Diathese VI 565ff.
— bei Hämosiderose IV 257
— und Hauttemperatur VI 839
— und Herzfrequenz II 9, 17ff.
— und Herzglykoside I 466
— bei Herzinfarkt I 339; III 720ff., 1125ff., 1349ff.; V 818ff.
— bei Herzinsuffizienz I 188
— bei Herztrauma II 505ff.
— bei Herztumoren II 1194
— und Hydralazine V 547, 551, 594
— und Hyperkaliämie IV 420ff.
— und Hypertensin V 101
— bei Hyperthyreose IV 316ff.
— bei Hypertonie V 658ff.
— bei Hypertonie-Therapie V 492
— und Hypotonie V 801ff., 805
— bei idiopathischer Perikarditis II 1074ff.
— und infektiöser Schock I 983ff.
— bei Infektionskrankheiten IV 530ff.
— und Kälteurticaria VI 554
— und Kammerflattern II 173
— und Kammerflimmern II 173
— bei Kaposi-Sarkom VI 602
— bei Kollagenosen II 978ff.
Körpertemperatur und Kollaps I 958, 983ff., 997ff.; IV 601ff.
— und Libman-Sacks-Endokarditis II 979ff.
— bei Luftembolie IV 132
— und Luftüberdruck IV 39ff.
— und Lungenembolie IV 96, 107ff.
— bei Lungeninfarkt IV 1079
— bei Lymphangitis VI 603ff.
— und maligne Hypertonie V 257
— bei Mitralstenose II 1368ff., 1381ff.
— bei Möller-Barlow-Syndrom VI 580
— bei Moschcowitz-Symmers-Syndrom VI 572ff.
— bei Myokarditis II 877ff.
— bei Myokarditis rheumatica II 568
— bei Myokardtuberkulose II 944
— und Narkose IV 613, 618
— bei Pancarditis rheumatica II 619ff.
— bei Periarteriitis nodosa II 984ff.; V 622; VI 313ff.
— bei Perikarditis II 1045ff.
— bei Perikarditis rheumatica II 568, 605, 619
— bei Phäochromocytom V 658ff.
— und Phlebitis VI 491ff.
— bei Postcommissurotomie-Syndrom II 1393ff.
— bei Purpura rheumatica VI 565ff.
— bei Pyelonephritis V 609
— und Pyrazole II 651
— und Quecksilberdiuretica I 634
— und Rauwolfia-Alkaloide V 525, 530
— und renale Hypertonie V 257
— und respiratorische Arrhythmie II 21ff.
— bei rheumatischem Fieber II 543ff., 568ff., 575ff., 608ff.
— bei rheumatischer Perikarditis II 1071
— bei Riesenzellarteriitis VI 338ff.
— und Salicyl II 648
— bei Scharlach-Myokarditis II 900ff.
— und Schenkelblock II 369
— und Schock I 958, 983ff., 997ff.; IV 601ff.
— bei Skorbut VI 580
— und Tachykardie II 9

Körpertemperatur und Terminalstrombahn VI 13ff., 18ff.
— bei Thrombophlebitis VI 491ff.
— und Thyreoidea IV 316ff.
— bei tuberkulöser Perikarditis II 1079
— bei Tuberkulose II 944
— und Vasomotorik VI 18ff.
— und vegetative Labilität IV 799ff.
— und Wärmeurticaria VI 562
— bei Waterhouse-Friedrichsen-Syndrom IV 566ff.
— und Winterschlaf IV 618
— und Wolff-Parkinson-White-Syndrom II 382
Kohlendioxyd zur Insufflation IV 130
Kohlenhydratstoffwechsel und ACTH II 645
— bei Adrenalektomie V 490
— und Adrenalin V 171, 173
— und Anaesthesie IV 612
— und angeborene Herzfehler III 81, 111
— und Angiopathia diabetica IV 354ff., 367ff., *372*ff.
— und Arteriosklerose IV 367, 372ff.; VI 415ff.
— und Arteriosklerosis obliterans diabetica VI 438ff.
— und Beriberi IV 394ff.
— und Blutdruck V 100, 149, 320, 336ff., 465
— und Cantharidenblase VI 110
— und Capillaropathia diabetica VI 549ff.
— und Capillarpermeabilität VI 110, 549ff.
— und Capillarresistenz VI 104ff.
— und Capillarspasmen VI 537
— und Carboanhydrase I 538ff.
— und Carotissinus V 716
— im Coma diabeticum IV 375ff.
— und Coronardurchblutung III 686
— und Coronarsklerose III 749ff., 785ff., *788*ff.
— bei Cor pulmonale IV 171ff.
— und Cortison II 645
— bei Cushing-Syndrom V 684ff., 687ff.
— und Depressan V 234
— bei Diabetes mellitus IV 354ff., 367ff., *372*ff., 375ff., 620; V 620; VI 438ff., 549ff.
Kohlenhydratstoffwechsel und diabetische Glomerulosklerose V 620
— und Dumping-Syndrom IV 866
— bei Embolie VI 361ff.
— bei Endangitis obliterans VI 280, 301
— bei endokriner Hypertonie V 661, 684ff., 687ff.
— und Entzügelungshochdruck I 149
— und essentielle Hypertonie V 320, 336ff., 465, 788
— und experimentelle Hypertonie V 100, 149
— bei Fettembolie IV 136ff.
— und Gefäße VI 22ff.
— und Gefäßkrankheiten VI 22ff., 182ff.
— und Glomerulosklerose V 620
— und Glykogenose II 965ff.
— und Glykoside I 448ff., 481
— bei Gravidität IV 483
— und Hämochromatose IV 681ff.
— und hämorrhagische Diathese VI 573
— im hämorrhagischen Schock I 1080, 1090ff.
— und Hauttemperatur VI 88
— und Hegglin-Syndrom I 32ff.
— und Hepatitis-Myokarditis II 928
— bei Herzinfarkt III 709ff., 721ff., 1155ff., 1355
— und Herzinsuffizienz I 779
— und Hypertensin V 100ff.
— und Hypertonie V 100, 149, 320, 336ff., 465
— und Hypokaliämie IV 420ff.
— und Hypotonie IV 810ff.; V 788
— und Kallikrein V 220
— im Kollaps I 965, 1027, 1048, 1080ff., *1090*ff.
— und Lebernekrose I 779
— und Leberstauung I 779
— und Lungenembolie IV 108, 124
— und Magnesiumstoffwechsel IV 457ff.
— und Moschcowitz-Symmers-Syndrom VI 573
— im Myokard I 19ff., 25ff., 32ff.
— und Myokarditis II 928
— und Myokardose I 34; II 969
— und Myokardstoffwecheel III 686
— und Noradrenalin V 171
Kohlenhydratstoffwechsel bei Ohnmacht IV 761ff.
— und Operabilität IV 629ff.
— bei Phäochromocytom V 655, 661
— bei Polycythämie IV 667ff.
— bei Pseudo-Cushing-Syndrom V 701
— und Purpura VI 573
— und Rauwolfia-Alkaloide V 525, 530
— und reaktive Hyperämie VI 57ff.
— und Renin V 100ff.
— im Schock I 965, 1027, 1048, 1080ff., *1090*ff.
— bei Simmonds-Syndrom V 799
— und Thyreoidea IV 318ff.
— bei traumatischem Schock I 965
— und vegetative Labilität IV 810ff.
Kohlenoxydvergiftung III 873ff.
— und Angina pectoris III 873ff.
—, Antesystolie bei II 395
— und Blutdruck V 247ff., 774
— und Cornarinsuffizienz III 873ff.
— und Coronarspasmen III 873ff.
—, Elektrokardiogramm bei III 874ff., *876*
— und Endangitis obliterans VI 268
— und essentielle Hypertonie V 247ff.
— und Gefäßkrankheiten VI 268
— und Hypertonie V 247ff., 774
— und Kollaps I 958
— und Luftembolie IV 130
— und Myokard II 968; III 873
— und Myokarditis II 874
—, Narkose bei IV 618
— und neurogene Hypertonie V 722
— und Schock I 958
—, Symptome III 874ff.
— und vegetative Labilität IV 827
—, Vorkommen III 877ff.
—, Winterschlaf bei IV 618
—, Wolff-Parkinson-White-Syndrom bei II 395
— und zentralnervöse Hypertonie V 722
Kohlensäure (Blutgase) I 202, 215ff., 225ff.

Kohlensäure und Adams-Stokes-Syndrom II 260
— bei Anämie IV 650
— bei angeborenem Herzfehler III 150ff.
— bei Aorteninsuffizienz V 768
— und Atmung I 202ff.; IV 31ff.
— und Balneotherapie I 656ff., 686ff.
— bei Belastung IV 766ff.
— und Blutdruck V 26ff., 247ff., 257, 339ff.
— bei Blutkrankheiten IV 650
— und Capillaren VI 12
— bei Cor pulmonale IV 171ff.
— und Ductus Botalli persistens III 71ff.
— bei Effort-Syndrom IV 815ff.
— und essentielle Hypertonie V 247ff., 257, 339ff.
— bei essentieller Hypotonie V 788ff.
— und Extrasystolie II 43
— und Herzaktion II 4ff.
— bei Höhenadaptation IV 31ff.
— und Hydralazine V 547
— und Hypertonie V 247ff., 257, 339ff.
— bei Hypotonie V 788ff.
— und Kallikrein V 220
— und Klima IV 31ff.
— und Kollaps I 1011
— und Luftdruck IV 31ff.
— und Luftüberdruck IV 43ff.
— bei Lungenemphysem IV 183ff.
— bei Lungenfibrose IV 198ff.
— und Lungenkreislauf IV 72ff.
— und maligne Hypertonie V 257
— bei Mitralstenose II 1318
— und neurogene Hypertonie V 719ff.
— und Noradrenalin V 173
— und Operabilität IV 629ff., 636
— bei Poliomyelitis V 719ff.
— und reaktive Hyperämie VI 57ff.
— und renale Hypertonie V 257
— und respiratorische Arrhythmie II 23ff.
— und Säure-Basen-Gleichgewicht I 203ff.
— bei Sauerstoffmangel IV 31ff.
Kohlensäure und Schock I 1011
— bei Tumormetastasen IV 238
— und Valsalva-Versuch IV 777
— und Vasomotorik V 26ff., 247ff., 257, 339ff.
Kohlensäurebäder I 682ff.
— bei Akrocyanose VI 534
— bei Angina pectoris III 1417ff.
— und Blutdruck I 664ff.; V 591ff.
— bei Coronarinsuffizienz III 1417ff.
— bei Cyanose VI 532
— bei Erfrierung VI 558
— bei essentieller Hypertonie V 591ff.
— bei essentielle Hypotonie V 794
— bei Gefäßkrankheiten VI 157ff.
— bei Herzinsuffizienz I 655ff., 682ff.
— bei Hypertonie I 664ff.; V 591ff.
— bei Hypotonie V 794, 822
Kohlensäureschnee bei Hämangiomen VI 599ff.
Kohlenstoff, radioaktiver s. u. Radiokohlenstoff
Kokain und Kollaps I 958
— und Schock I 958
Kokkeninfekte und Aneurysmen VI 443ff.
— und angeborene Herzfehler III 114, 469ff.
— und Angina pectoris III 924
— bei Angina tonsillaris II 912ff.
— und Antihyaluronidase II *549*ff., 573, *593*ff.
— und Antistreptokinase II 549ff., 573ff., 595ff.
— und Antistreptolysin II 549ff., 554, 570, 590, 592
— bei Aortenisthmusstenose III 469ff.
— und Arteriosklerose III 924
— und Autoantikörper II 600
—, Blutdruck bei V 802ff.
— und Capillarektasien VI 528
— und Capillarresistenz VI 564ff.
— und Coronarembolie III 973ff.
— und Coronarinsuffizienz III 924, 973ff.
— und Coronarsklerose III 924
Kokkeninfekte und C-reaktives Protein II 550ff., 570ff., 596ff.
— und Cushing-Syndrom V 694ff.
— und Endangitis obliterans VI 263ff.
— und Endocarditis lenta II 666, 669ff.
— und endokrine Hypertonie V 694ff.
— und Erythromelalgie VI 528
—, Extrasystolie bei II 36ff.
— bei Fokaltoxikose II 912ff.
— und Gefäßkrankheiten III 924; VI 263ff., 310ff., 336ff.
— und hämorrhagische Diathese VI 567ff.
— und Herzinfarkt III 973ff.
— und Hypertonie V 694ff.
—, Hypotonie bei V 802ff.
— und idiopathische Pericarditis II 1073
— und infektiöser Schock I 983ff., 1071
— und Kammertachykardie II 150ff.
— und Karditis rheumatica II 543ff., 548ff., 590ff., 657ff.; VI 564
— und Kollaps I 958, 983, 1071
— bei Lymphangitis VI 603ff.
— und Lymphgefäßinsuffizienz VI 611
— und Lymphödem VI 611
— und Mitralstenose II 1368ff., 1381ff.
— und Mononucleose II 927
— und Myokarditis II 871ff., 874ff., 879ff., 899ff., 903ff.
— und paroxysmale Tachykardie II 150ff.
— und Periarteriitis nodosa VI 310
— und Perikarditis II 1042, 1044
— und Perikarditis purulenta II 1085
— und Phlebitis VI 484
— und Purpura infectiosa VI 567ff.
— und Purpura rheumatica VI 564ff.
— und rheumatisches Fieber II 543ff., 548ff., 590ff., 657ff.; VI 564
— und Riesenzellarteriitis VI 336ff.
— und Scharlach-Myokarditi II 849ff.

Kokkeninfekte und Schock I 958, 983, 1071
— und Sepsis II 903ff.
— und Tachykardie II 150ff.
— und Thrombophlebitis VI 484ff.
— und vegetative Labilität IV 824ff.
Koliken und Kollaps I 957
— und Schock I 957
Kollagenosen II 976ff.
— und Angiopathia diabetica VI 549
— und Aortenbogensyndrom VI 376
— und Arteriitis disseminata VI 343ff.
— und Capillaropathia diabetica VI 549
— und Capillarpermeabilität VI 549
— und Diabetes mellitus VI 549
— und Endangitis obliterans VI 280
— und Endokardfibrosen II 786, 789
— und Endokarditis parietalis fibroplastica II 786
— und Endokardsklerose II 789
— und Fiedler-Myokarditis II 955
— und Gefäßkrankheiten VI 280, 313, 337
— und hämorrhagische Diathese VI 572ff.
—, Herz bei II 976ff.
— und Moschcowitz-Symmers-Syndrom VI 572ff.
— und Myokarditis II 949
— und Periarteriitis nodosa VI 313
— und Perikarditis II 979ff., 987ff., 1041, 1044, *1088*
— und Purpura VI 572
—, Riesenzellarteriitis als VI 337
Kollaps I 338ff., *955*ff.; IV 719ff., 735, 760ff.; V 782
— bei Adams-Stokes-Syndrom II 252ff.
— bei Addison-Syndrom V 797, 799
— bei Adipositas IV 384ff.
— und Adrenalin I 1033, 1043, *1069*ff.
—, Ätiologie I 955ff.
— und Aldosteron I 1074ff.
— bei Allergie I 958, 982; II 952ff.
— bei allergischer Myokarditis II 952, 954
— bei Amöbiasis I 1006
Kollaps bei Anämie IV 656ff.
— bei Anaesthesie IV 600ff.
— bei anaphylaktischem Schock I 533
—, Anatomie I 1109ff.
— bei angeborenem Herzfehler III 337ff.
— bei angeborenem Sinus-Valsalvae-Aneurysma III 204, 206
— bei Angina pectoris III 692ff.
— bei Angina tonsillaris II 914
— bei Angiokardiographie II 1267ff.
— bei Aortenbogensyndrom V 767; VI 377ff.
— und Aortenhämatom (intramural) VI 457ff., 460
— bei Aortenstenose I 959; II 1433ff.
— und Arteriosklerose VI 397ff.
— und Atmung IV 11ff., 21ff., 28ff.
— bei Atrioventricularblock II 228ff., 251ff.
—, Begriff I *952*ff.; V 782
— und Belastung IV 770ff.
—, Blutdruck bei I 960ff., 975ff., 987ff., 1004ff., 1019ff., *1034*ff.; V 178ff., 240ff., 780ff., 782, 802ff., 814ff.
— und Blutgerinnung I 992, 1095ff.
— bei Blutkrankheiten IV 656ff.
— und Blutmenge I 149, 153, 161ff., 957, 959ff., 966ff., 986ff., 989ff., *993*ff.
— und Blutspeicher I 1007ff.
— und Blutverlust I 957, *959*ff., *989*ff., *995*ff.
— und Bradykardie II 17
— und Capillarfunktion V 192
— und Capillarpermeabilität I 964, 966ff., 979ff., 983ff., 994ff., *1062*ff.; VI 108, 148, 548, 553ff.
—, chirurgischer IV 599ff.
— bei Cholera I 957, 982; II 902
— und Chylothorax VI 607
— bei Coma diabeticum IV 375ff.; V 806
— und Commissurotomie II 1387
— und Coronardurchblutung I 962ff., *1025*; III 687, 692ff.
— und Coronarinsuffizienz III 692ff.
Kollaps bei Cor pulmonale IV 95, 98ff., 104ff., 123ff., 146ff.
— bei Coxsackie-Infekt II 921
— und Cyanose VI 530ff.
—, Definition I 952ff.; V 782
— bei Diabetes mellitus IV 375ff.; V 806
—, Differentialdiagnose IV 873ff.
—, Digestionssystem beim I 1121ff.
— bei Digitalis-Vergiftung I 493
— bei Diphtherie-Myokarditis II 893ff.
— und Diurese I 256, 957, 975; 997ff., *1074*ff.
— und Diuretica V 494
— bei Dumping-Syndrom IV 865
— bei Dystrophie IV 306ff.
— bei Echinokokkose II 938
— bei Effort-Syndrom IV 770ff.
— und Elektrodermatogramm VI 94
— und Embolie I 957ff., 964ff., *1112*; VI 361ff.
— und Endokardsklerose II 787
—, erethischer I 1035
— bei Erfrierung I 980ff.
— bei essentieller Hypertonie V 241ff.
—, experimenteller I 959ff., *989*ff.
— bei experimenteller Hypertonie V 178ff.
— bei Fallotscher Tetralogie III 337ff.
—, febriler IV 531ff.
— bei Fettembolie IV 133ff.
— bei Fleckfieber II 907
— bei Fokaltoxikose II 914
— und Ganglienblocker V 492ff., 594
— und Geburtsakt IV 486, 495, 497
— und Gefäße I *1111*ff.
— bei Gefäßkrankheiten VI 23ff., 310
— und Gravidität IV 482, 486ff., 488ff., 493, 497
— und Graviditätstoxikose IV 517; V 742
— bei Grippemyokarditis II 925
— bei Hämochromatose IV 688
—, Hämodynamik beim I 986ff.
—, hämolytischer I 1107, 1117
— bei Hämoperikard I 959; II 1151ff.

Kollaps, hämorrhagischer I 957, *959* ff., *989* ff.
—, Hautdurchblutung im I 960 ff., 980, 985 ff., 1009 ff., 1039 ff., *1045* ff.
—, Herz im I *1019* ff., *1110* ff.
— bei Herzblock II 228 ff., 251 ff.
— und Herzdekompensation V 383
— und Herzfrequenz I 959, 965 ff., 976, 984 ff., 987 ff., 1010, *1032* ff.
—, Herzglykoside bei I 465 ff., 480
— und Herzgröße I 854
— bei Herzinfarkt I 339 ff.; III 1096 ff., *1224*., 1252 ff.; V 818 ff.
— bei Herzinsuffizienz I 68, 338 ff., 465 ff.
— bei Herzkatheterismus II 1258 ff.
— bei Herzklappenfehler I 959; II 1433 ff.
— bei Herztamponade I 959; II 1075
— bei Herztrauma II 484 ff., 501 ff., 519 ff., 525 ff.
— bei Herztumoren II 1194
— und Herzversagen I 68, 130, 338 ff., 465 ff.
— und Hirndurchblutung V 395, 398
— und Histamin V 199, 494
— und Höhenadaptation IV 11 ff., 21 ff., 28 ff.
— und Hormone I 964, 970, 976, 1033, 1042 ff., *1068* ff.
— und Hydergin V 512
— und Hydralazine V 546
— bei Hyperkaliämie IV 420 ff.
— und Hypertensin V 98
— und Hypertonie I 965, 975, 979, 1027, 1031, 1035 ff.; V 178 ff., 240 ff.
— bei Hypertonie-Therapie V 475, 492 ff.
— und Hypoglykämie IV 379
— bei Hypokaliämie IV 421 ff.
— und Hyponatriämie I 568 ff.; IV 441 ff., 446
— bei Hypothermie IV 618
—, Hypotonie bei I 960 ff., 975 ff., 985 ff., 1032 ff., *1034* ff.; IV 809; V 780 ff., 802 ff., 814 ff.
— bei idiopathischer Perikarditis II 1075
— bei Infektionen I 957, *982* ff.; II 902; IV 530, 541, 556 ff.; V 802 ff.
— bei infektiösem Schock
— und Insulin IV 379
Kollaps, irreversibler I 992
— und Kälteurticaria VI 553 ff.
— und Kammertachykardie II 162 ff.
—, kardiogener I 130, 338 ff., 465 ff., 480, 1025; IV 98, 104 ff., 600 ff.
— bei kardiogenem Schock I 1025; IV 600 ff.
— und Klima IV 11 ff., 21 ff., 28 ff.
— bei Kohlenoxyd-Vergiftung III 874 ff.
— bei kombiniertem Mitral-Aortenfehler II 1478
—, kompensierter I 992
— bei konstitutioneller Hypotonie V 787 ff.
—, latenter I 992
— und Lebensalter IV 623 ff.
—, Leber im I 957, 968 ff., 978 ff., 983 ff., *988* ff., 1006 ff., 1040, 1045, *1077* ff., *1114* ff.; IV 606
—, Lebernekrose bei I 779 ff.
— und Luftdruck IV 11 ff., 21 ff., 28 ff.
— bei Luftembolie IV 124 ff.
—, Lunge im I 957 ff., 976, 1009, *1016* ff., 1111 ff., *1123* ff.
— bei Lungenembolie I 345 ff.; IV 95, 98 ff., 104 ff., 123 ff.
— und Lungenkreislauf I 1016 ff.
— und Lungenödem I 131 ff.
—, manifester I 992
— und Mesoappendix-Test V 192 ff.
— und Mineralhaushalt I 957 ff., 966, 970, 979 ff. 992, 997 ff., *1000* ff.; IV 602 ff.
— und Minus-Dekompensation V 383
— bei Mitralfehler II 1298
— bei Mitralstenose II 1397
— und Muskulatur I 958, 960, 965 ff., 982, 1009, 1011 ff., *1047* ff.
—, Myokard beim I 1025 ff., *1110* ff.
— und Myokarditis I 348, 959; II 869, 879, 889, 893, 900 ff., 911, 916 ff., 949
— und Myokardose II 969
— und Myokardstoffwechsel I 27; III 687, 692 ff.
— und Narkose IV 595 ff., 599 ff., 618
— und Nebenniere I 957, 964, 983 ff., 1005, 1068 ff., 1071 ff., *1124*
Kollaps und Nervensystem I 957, 964 ff., *972* ff., *1112* ff.
—, neurogener I 957, 964 ff., *972* ff.; IV 600 ff.
— bei Nicotinallergie III 888
—, Niere im I 957 ff., 960 ff., 968, 980, 985 ff., 1035, 1040, 1044, 1074 ff., *1097* ff., *1116* ff.; IV 601 ff., 605 ff.
— und Noradrenalin I 1042, *1069* ff.
— und Ohnmacht IV 760 ff.
— nach Operationen I 965 ff., *975* ff.; IV 599 ff., 618; V 804 ff.
— bei Operationsschock I 967 ff.
— bei Orthostase IV 761 ff., 771, 809; V 398, 809 ff.
—, orthostatischer I 91; II 11, 17
— und paroxysmale Tachykardie II 131 ff., 162 ff.
—, Pathogenese IV 761 ff.
—, Pathologie I 1109 ff.
—, Pathophysiologie I 986 ff.
— und Periarteriitis nodosa VI 310
— und Perikard II 1089
— bei Perikarderguß I 347
— bei Perikarditis II 1075
— und peripherer Widerstand I 976 ff., 979, 983, 987 ff., 1004, 1020 ff., *1037* ff.
— durch Phenothiazin V 496
— und Pleurapunktion I 560 ff.
— bei Pneumonie-Myokarditis II 911
— bei Poliomyelitis II 916 ff.; IV 541
—, postoperativer IV 599 ff., 618; V 804 ff.
— bei Postural hypotension V 814 ff.
—, primärer I 975 ff.
— durch Procain V 492
—, progressiver I 992.
—, protoplasmatischer I 1002; IV 558
—, psychogener IV 761, 763 ff.
— und Puerperium IV 495, 497
— und Purine V 494
— und Quecksilberdiuretica I 534
— und Regelkreis I 959, 960 ff., *1054* ff.; IV 756 ff.
— und Renin V 81 ff.
— bei Sauerstoffmangel IV 11 ff., 21 ff., 28 ff.
— bei Scharlach-Myokarditis II 900 ff.

Kollaps und Schock I 955
—, spinaler I 958
—, Stadien I 992
— und Steroide I 983ff., *1070*ff.
— und Stoffwechsel I 957, 961ff., 981ff., 984ff., 987ff., 1027ff., 1047ff., *1077*ff., *1114*ff.
— und Sympathektomie V 475
—, Symptome IV 760ff.
— bei Tachykardie I 345; II 11, 131ff., 162ff.
—, terminaler I 992
— und Terminalstrombahn I 964, 966ff., 979ff., 983ff., 994ff., 1001ff., 1009, 1012ff., *1062*ff.; VI 20
—, Therapie I 1125ff.; V 823ff.
— bei Thoraxdeformation IV 229
— und Thrombose I 957, 1112
—, Tourniquetscher IV 601
— und Trauma I 957, 960ff., *964*ff.
—, traumatischer I 131, 153, 956, 960ff., *964*ff.; IV 599ff.
— bei Trichinose II 939
— und Tyramin V 178ff.
— und Valsava-Versuch IV 778
— und Vasodepressor material V 193ff., 203
— und Vasoexitor material V 192ff.
— und Vasomotorik I 957, 960ff., 966ff., 1035ff., 1039ff.
— bei vegetativer Labilität IV 719ff., 735, 760ff., 770
— und Venensystem I 91, 465, 987ff., 991ff., *1010*ff.
— und Veratrumalkaloide V 594
— bei Verbrennung I 968, 977ff.; VI 562ff.
— bei Vergiftungen III 874ff.; V 808
—, Vorkommen IV 761ff.
— und Wärmeurticaria VI 562
— und Wasserhaushalt I 957, 966, 985ff., 997ff., *1000*ff.
— bei Waterhouse-Friedrichsen-Syndrom IV 563ff.
— und Zentralnervensystem I 958, 972ff., 982ff., 985ff., *1052*ff., *1112*ff.
„Kollapsphobie“ s. u. Herzneurose
Kollargol und Capillarpermeabilität VI 582
Kollargol und Capillarresistenz VI 582
— bei Endocarditis lenta II 747
Kollateralkreislauf bei angeborenen Herzfehlern III 68ff., 146, 333, 335ff., 396ff., 402ff., 447ff., 461ff., 489
— bei angeborener Pulmonalstenose III 333, 335ff.
— bei Angina pectoris III 702ff.
—, Angiographie bei VI 126ff.
— bei Angiopathia diabetica VI 439ff.
— bei Aortenbogensyndrom V 755, 767; VI 379
— bei Aortenisthmusstenose III 68ff., 447ff., 461ff.
— bei Aortenthrombose VI 373ff.
—, Aortographie bei VI 134, 137ff.
—, Arteriographie bei VI 126ff
— bei Arteriosclerosis obliterans VI 430ff.
— bei Arteriosclerosis obliterans diabetica VI 439ff.
— bei arteriovenösen Fisteln VI 474ff., 477, 480
— und Capillarmikroskopie VI 97ff.
— und Coronaranastomosen III 706ff.
— und Coronardurchblutung III 662ff., 702ff.
— bei Coronargefäßmißbildungen III 569ff.
— bei Coronarinsuffizienz III 702ff.
— bei Ductus Botalli persistens III 335
— bei Embolie VI 364ff.
— bei Endangitis obliterans VI 272ff., 278ff., 284ff., 293ff.
— bei Fallotscher Tetralogie III 333, 335, 337ff., 340, 348ff.
—, Gefäßgeräusche bei VI 52
— und Gefäßkrankheiten VI 56, 148ff., 272ff., 278ff., 284ff., 293ff., 316ff., 330, 430ff., 439ff.
— bei Gefäßmißbildungen III 381, 384ff., 569ff.; VI 588ff.
— bei Herzinfarkt III 702ff.
— bei Klippel-Trénaunay-Syndrom VI 588ff.
— bei Periarteriitis nodosa VI 316ff., 330
— bei Phlebitis VI 489ff., 497ff.
Kollateralkreislauf und Phlebographie VI 139ff.
— und Plethysmogramm VI 72
— bei postthrombotischem Syndrom VI 512ff.
— bei Pulmonalarterienaplasie III 381, 384ff.
— bei Pulmonalatresie III 335
— und Rheogramm VI 76
—, Röntgendiagnose VI 126ff.
— und Saug-Drucktherapie VI 155
— bei Thrombophlebitis VI 489ff., 497ff.
— bei Thrombose VI 369ff., 373, 489ff., 497ff.
— bei Transposition der Aorta und Pulmonalis III 498ff.
— und Trendelenburgtest VI 65
— bei Tricuspidalatresie III 396ff., 402ff.
— bei Ventrikelseptumdefekt III 333, 335
— und Wärmetherapie VI 155ff.
Kollidon zur Arteriographie VI 121
— und Schock I 1133
Kolloidosmotischer Druck und Ödeme I 247ff.
Koma und Arteriosklerose IV 368; VI 438ff.
— und Blutdruck I 975, 1005; V 806
— und Carboanhydrase I 539
— durch Chlorothiazid I 544
— bei Chorea II 609
—, diabetisches IV 375ff.
—, —, und Angiopathia diabetica IV 368
—, —, und Arteriosklerosis obliterans diabetica VI 438ff.
—, —, und Blutdruck V 806
—, —, Elektrokardiogramm bei IV 376
—, —, und Gefäßkrankheiten IV 368, VI 438ff.
—, —, Herzglykoside I 496
—, —, und Herzversagen I 338
—, —, und Hirndurchblutung V 395
—, —, und Hyperkaliämie IV 420ff.
—, —, und Hypokaliämie IV 420ff.
—, —, Hypotonie bei V 806
—, —, und Kaliumstoffwechsel I 496; IV 420ff.
—, —, Kreislauf bei IV 375ff.
—, —, und Kollaps I 957, 1005

Koma, diabetisches, und Magnesium-Stoffwechsel IV 455ff.
—, —, und Mineralstoffwechsel IV 420ff.
—, —, und Myokardose II 969
—, —, und Schock I 957, 1005
— und Endocarditis fibrinosa II 778
— und Endocarditis verrucosa simplex II 778
— bei Fettembolie IV 135ff.
— bei Gefäßkrankheiten IV 323, 368, 438ff.
— bei Graviditätstoxikose V 731ff., 733ff.
— bei hämorrhagischer Diathese VI 573
— und Hegglin-Syndrom I 32
—, hepatisches, und Carboanhydrase I 539
—, —, durch Chlorothiazid I 544
—, —, und Endocarditis fibrinosa II 778
—, —, und Endocarditis verrucosa simplex II 778
—, —, bei Hepatitis II 969
—, —, Hypocalcämie bei IV 452
—, —, und Kationenaustauscher I 557ff.
—, —, und Kollaps IV 606ff.
—, —, bei Myokarditis II 969
—, —, und Myokardose II 969
—, —, und Operationen IV 606
—, —, und Schock IV 606ff.
—, —, bei Thrombophlebitis VI 497
— bei Hepatitis-Myokarditis II 929
— und Hirndurchblutung V 395
— bei Hyperchloraemie I 588
— und Hyperkaliämie IV 420ff.
— und Hypocalcämie IV 452
— und Hypokaliämie IV 420ff.
— bei Hyponatriämie I 574
—, Hypotonie bei V 806
— bei Karditis rheumatica II 609
— und Kationenaustauscher I 557ff.
— und Kollaps I 957; IV 606ff.
— bei Luftembolie IV 131
— und Magnesium-Stoffwechsel IV 455ff.
— bei Moschcowitz-Symmers-Syndrom VI 573
— bei Myokarditis II 929
— und Myokardose II 969
Koma und Operationen IV 606
— bei Periarteriitis nodosa VI 323
— und Phlebitis VI 497
— bei rheumatischem Fieber II 609
— und Schock I 957
— und Thrombophlebitis VI 497
—, urämisches, und Myokardose II 969
Kombetin I 481ff. s. a. u. Strophantin
— bei Arrhythmie II 113ff.
— und Herzarbeit I 16ff.
—, Pharmakologie I 16ff., 481ff.
— bei Vorhofflimmern II 113ff.
Kombinationshochdruck, Begriff V 40ff.
Kombinationsnarkose IV 613ff.
— und Lebensalter IV 624
— und Operabilität IV 624
Kombinationssystolen bei Atrioventricular-Dissoziation II 289ff.
— bei Parasystolie II 302
Kombitonogramm V 4ff.
„Kompensatorische Pause“ s. u. Pause, kompensatorische
Kongorot bei Carditis rheumatica II 657
Kongorotschwund bei Raynaud-Syndrom VI 226
Konkordanz (Elektrokardiogramm), Begriff II 317
Konstitution s. u. Körperbau
Konstriktine V 196
Kontrastmittel zur Angiographie VI 117ff.
— zur Angiokardiographie II 1265ff.
— zur Aortographie VI 135
— bei Gefäßkrankheiten VI 117ff.
— und Lungenfibrose IV 201ff.
— zur Phlebographie VI 141
„Konvulsive Inkoordination“ II 171
Konzeption und Rauwolfia-Alkaloide V 525
Kopfschmerzen bei angeborenen arteriovenösen Fisteln VI 473
— bei angeborenem Herzfehler III 338ff., 452; V 754ff.
— bei Aortenisthmusstenose III 452; V 754ff.
— bei arteriovenösen Fisteln VI 473, 481
— und Atmung IV 34
Kopfschmerzen bei bakterieller Endokarditis II 741
— bei Belastung IV 770
— und Blutdruck V 240ff., 387ff.
— bei Blutkrankheiten IV 666
— bei Cervicalsyndrom IV 864
— bei Chorea II 609
— bei Cor pulmonale IV 144ff., 148
— bei Cushing-Syndrom V 683ff.
— bei Effort-Syndrom IV 770
— bei Endangitis obliterans VI 294
— bei Endocarditis lenta II 690ff., 718ff.
— bei endokriner Hypertonie V 660ff.
— bei essentieller Hypertonie V 240ff., 387ff.
— bei Fallotscher Tetralogie III 338ff.
— und Ganglienblocker V 577, 581
— bei Gefäßkrankheiten VI 294, 314, 326ff.
— bei Gefäßmißbildungen IV 473, 481; VI 473, 590
— und Genußgifte IV 826
— und Geschlechtsfunktion IV 871
— bei Hämangiomen VI 590, 598
— bei hämorrhagischer Diathese VI 572
— bei Hirnbasisaneurysma VI 464ff.
— durch Histamin V 494
— und Höhenadaptation IV 34
— und Hydralazine V 546, 549, 594
— bei Hypertonie V 240ff., 387ff.
— durch Hypertonie-Therapie V 492, 494
— bei Hypotonie V 787ff.
— bei Karditis rheumatica II 609, 621
— bei Kavernomen VI 598
— und Klima IV 34
— bei konstitutioneller Hypotonie V 787ff.
— bei Leukämie IV 670
— und Luftdruck IV 34
— bei maligner Hypertonie V 630ff.
— und Menopause IV 871
— bei Monge-Syndrom IV 34
— bei Moschcowitz-Symmers-Syndrom VI 572
— bei Myokarditis II 877ff.

Kopfschmerzen und Nicotin IV 826
— durch Nitrite V 494
— bei Periarteriitis nodosa VI 314, 326ff.
— bei Phäochromocytom V 660ff.
— bei Phlebitis VI 499ff.
— bei Polycythämie IV 666
— bei Porphyrie IV 399
— bei Purpura VI 572
— bei Raynaud-Syndrom VI 225
— bei renaler Hypertonie V 630
— bei rheumatischem Fieber II 609, 621
— bei Riesenzellarteriitis VI 338ff.
— bei Sauerstoffmangel IV 34
— bei Sturge-Weber-Syndrom VI 540
— und Sympathektomie V 481
— bei Thoraxdeformation IV 229
— bei Thrombophlebitis VI 499ff.
— und Vasomotorik VI 225, 249ff.
—, vasomotorische VI 249
— bei vegetativer Labilität IV 719ff., 800ff.
Korotkoffsche Gefäßgeräusche VI 50
Krämpfe s. a. u. Epilepsie
— bei Adams-Stokes-Syndrom II 251ff., 260
— bei angeborenen arteriovenösen Fisteln VI 472ff.
— bei angeborenem Herzfehler III 123ff., 154, 337ff., 356
— bei Aortenbogensyndrom VI 377, 379
— bei Aortenstenose II 1433
— bei Aortographie VI 135
— bei arteriovenöser Lungenfistel III 389
— und Atmung IV 28ff.
— bei Bleivergiftung V 771
— und Blutdruck V 616
— und Carboanhydrase I 538ff.
— durch Carotissinusreflex II 144
— bei Carotissinus-Syndrom II 276; V 818
— bei Cor pulmonale IV 147ff.
— bei Elektrounfall III 905ff.
— bei Endangitis obliterans VI 288
— bei endokriner Hypertonie V 661
Krämpfe bei Erythematodes II 979ff.
— bei essentieller Hypertonie V 387ff.
— bei experimenteller Hypertonie V 388
— bei Fallotscher Tetralogie III 337ff., 356
— bei Fettembolie IV 135ff.
— und Ganglienblocker V 581
— bei Gefäßkrankheiten VI 288, 326ff.
— bei Gefäßmißbildungen III 389; VI 590
— und Glomerulonephritis V 616
— und Graviditätstoxikose IV 512; V 730ff., *733*ff.
— bei Hämangiomen VI 590
— bei hämorrhagischer Diathese VI 572
— bei Herzinfarkt III 1122ff.
— bei Herztumoren II 1179
— und Hirndurchblutung V 387ff., 395
— bei Höhenadaptation IV 28ff.
— und Hydralazine V 546
— und Hypertonie V 387ff., 616
— bei Hypoglykämie IV 380
— bei Hyponatriämie I 574
— und Insulin IV 380
— und Klima IV 28ff.
— bei Kollagenosen II 979ff.
— und Luftdruck IV 28ff.
— bei Luftembolie IV 126ff., 131ff.
— bei Luftüberdruck IV 39ff.
— bei Lungenembolie IV 104
— und Magnesium-Stoffwechsel IV 455ff.
— bei maligner Hypertonie V 632
— bei Moschcowitz-Symmers-Syndrom VI 572
— bei Narkose IV 615ff.
— und Nephritis V 616
— und paroxysmale Tachykardie II 134ff.
— bei Periarteriitis nodosa VI 326ff.
— bei Phäochromocytom V 661
— bei Phlebitis VI 500
— durch Prostigmin II 147
— bei Purpura VI 572
— und Rauwolfia-Alkaloide V 522
— und renale Hypertonie V 616
— bei Sauerstoffmangel IV 28ff.
Krämpfe bei Sturge-Weber-Syndrom VI 590
— und Tachykardie II 134ff.
— bei Thrombophlebitis VI 500
— und vegetative Labilität IV 875ff.
— bei Vergiftungen V 771
„Krampfurämie“ bei essentieller Hypertonie V 387
— und Ganglienblocker V 587
— bei Hypertonie V 387, 632
— bei maligner Hypertonie V 632
— bei renaler Hypertonie V 632
Kreatininclearance s. a. u. Clearance
— und Blutdruck V 99, 185, 405
— und Capillarresistenz VI 565
— und Chlorothiazid V 589
— bei Endangitis obliterans VI 290ff.
—, endogene V 405, 589, 727
— bei Erythematodes II 983ff.
— bei essentieller Hypertonie V 405
— bei Gefäßkrankheiten VI 290ff.
— bei Gravidität V 727ff.
— bei Herzinfarkt III 717
— bei Herzinsuffizienz I 257
— und Hydrochlorothiazid V 589
— und Hypertension V 99
— bei Hypertonie V 405
— bei Kollagenosen II 984
— und Orthostase IV 735
— bei Postural hypotension IV 739; V 816
— bei Purpura rheumatica VI 565
— und Rauwolfia-Alkaloide V 527
— und Renin V 99
— und rheumatisches Fieber VI 565
— und Serotonin V 185
— bei vegetativer Labilität IV 735
Kreatininphosphorsäure und Myokard I 28ff.
— und Thyreoidea IV 318
Kreatininstoffwechsel und Blutdruck V 67ff., 190
— bei Endangitis obliterans VI 280
— bei experimenteller Hypertonie V 67ff.
— bei Gefäßkrankheiten VI 280

Kreatininstoffwechsel bei Herzinfarkt III 710, 721
— und Hypertonie V 67ff., 190
— im Kollaps I 1098
— und Myokardstoffwechsel I 284ff.; III 710
— im Schock I 1098
— bei Schockniere I 1098
Krebs-Martius-Tricarbonsäurecyclus im Myokard I 19ff.
Kreislauf s. u. Hämodynamik
Kreislaufstörungen und Acetylcholin V 197, 200
— und ACTH V 708ff.
— bei Adams-Stokes-Syndrom II 251ff.
— bei Addisonismus V 799ff.
— bei Addison-Syndrom V 796ff.
— und Adenosin V 201ff.
— und Aderlaß I 590ff.
— und Adipositas I 404, 417, 505ff., 601.; II 11, 23ff.; IV 47, 94, 231, *382*ff., 625; V 17ff., 272, 334ff.
— und Adrenalin V 173ff.
— bei Adrenogenitalismus V 701ff.
— bei Akromegalie V 704
— bei akuter Herzinsuffizienz I 338ff.
—, akutes Versagen I 338ff.
— und Aldosteron I 236ff., 255, *269*ff., 306, 323ff., 402ff., 510; V 710ff.
— und Alkohol IV 827
— und Allergie II 950ff.; III 888
— bei allergischer Myokarditis II 950ff.
— beim Alternans II 403ff.
— bei Altersherz I 759
— bei Amöbiasis I 1006; II 935
— und Amputationen V 340ff.
— bei Amyloidose II 963ff., V 614
— bei Anämie III 869ff.; IV *642*ff., *652*ff.
— und Anaesthesie IV 591ff.
— bei anaphylaktischem Schock I 533
— bei Aneurysmen VI 442ff.
— bei angeborener Aortenstenose III 40, 435ff.
— bei angeborenem arteriovenösem Coronaraneurysma III 213ff.
— bei angeborenen arteriovenösen Fisteln VI 469ff.
— bei angeborenen Herzfehlern II 40; III 136ff., 410, 430ff., 435ff., 549ff., 563ff.
Kreislaufstörungen bei angeborener Mitralstenose III 549ff.
— bei angeborener Pulmonalinsuffizienz III 563ff.
— bei angeborener Pulmonalstenose III 34ff., 298ff., 302ff.
— bei angeborenem Sinus-Valsalvae-Aneurysma III 204ff.
— bei angeborener Tricuspidalinsuffizienz III 430ff.
— bei angeborener Tricuspidalstenose III 410
— bei Angina pectoris III 699ff., 1007ff.
— bei Angina tonsillaris II 912ff., 914
— und Angiographie VI 119ff., 122ff.
— bei Angiokardiographie II 1267ff.
— bei Angiomen VI 587ff.
— bei Angiopathia diabetica IV *354*ff.
— bei Antesystolie II 390ff., 401ff.
— bei Aortenaneurysma VI 445ff.
— bei Aortenatresie III 25, 39ff., 561ff.
— bei Aortenbogen-Anomalien III 479
— bei Aortenbogensyndrom V 766ff.; VI 375ff.
— bei Aortenhämatom (intramural) VI 453ff.
— bei Aorteninsuffizienz II 1454ff., 1461ff.; V 768
— bei Aortenisthmusstenose III 66ff., 449ff.; V 754ff., 758ff.
— bei Aortenstenose II 1428ff.
— bei Aortenthrombose VI 371ff.
— bei Aorticopulmonalfistel III 61ff.
— bei Aortitis luica VI 348ff.
— und Aortographie VI 135ff.
— bei Aortopulmonalseptumdefekt III 61ff., *195*ff.
— und Arrhythmie s. a. dort II 78ff.
—, arterieller VI 223ff.
— bei Arterienmißbildungen III 65ff.
— bei Arterienthrombose VI 371ff.
— bei Arteriitis disseminata VI 343ff.
— bei Arteriitis luica VI 347ff.
— bei Arteriitis rheumatica VI 345
Kreislaufstörungen bei Arteriitis tuberculosa VI 347
— und Arteriographie VI 122ff.
— und Arteriosklerose V 595ff., 618ff.; VI *381*ff., *397*ff.
— bei Arteriosklerosis obliterans VI 429ff.
— bei arteriovenösen Anastomosen VI 5ff.
— und arteriovenöse Aneurysmen IV 251ff.; V 769ff.
— bei arteriovenösen Fisteln III 387ff.; VI 469ff., 473ff.
— bei arteriovenöser Lungenfistel III 387ff.
— und Ascitespunktion I 560ff.
— und Atmung I *176*ff.e II 21ff.; IV 1ff., 10ff., 21ff., 27ff., 31ff., 34
— bei Atrioventrikularblock II 217ff., 228ff.
— bei Atrioventrikular-Dissoziation II 287ff.
— bei Atrioventrikular-Rhythmus II 279ff.
— und Augenhintergrund V 387ff., 422ff.
— bei bakterieller Endokarditis II 662ff., 668, 705, 707, 709ff., 726ff., 741ff., 767ff.
— und Balneotherapie I 654ff., 667ff., 682ff.; V 591ff.; VI 156
— und Belastung I 829ff., 839ff., *847*ff., *854*ff.; IV 764ff., 768ff., 781, 809, 827ff.
— und Benzodioxan V 493
— bei Beriberi I 27, 42, 44, 59, 128, 173, 448, 762; IV *389*ff., 395ff.
— bei Bilharziose IV 62, 140ff., *239*ff.
— bei Bleivergiftung V 771ff.
— und Blutbildung I 163ff.
— und Blutdruck V 8ff., 19ff., *37*ff., 68ff., 124ff., 148ff.; 158ff., 173ff., 198ff., 237ff., 277ff., 363ff., 382ff., 780ff., 794ff.
— und Blutgerinnung I 992, 1095
— bei Blutkrankheiten IV *642*ff., *652*ff.; VI 246ff.
— und Blutmenge I 68, 90ff., 114, 129, 138ff., 149, *153*ff.

Kreislaufstörungen und Blutspeicher I 1007ff.
— bei Blutverlust I *957* ff., *989* ff., *995* ff.
— und Bradykardie II 17
— bei Brucellosen II 904
— und Calciumstoffwechsel IV 446ff., 453ff.
— bei Canalis atrioventricularis communis III 291ff.
— und Cantharidenblase VI 109
— und Capillardruck VI 98ff.
— bei Capillarektasien VI 525ff.
— und Capillaren V 192; VI 11ff.
— und Capillarmikroskopie VI 96ff.
— bei Capillaropathia diabetica VI 548ff.
— und Capillarpermeabilität VI 106ff., 109, 548ff., 551ff.
— und Capillarplethysmogramm VI 108
— bei Capillarspasmen VI 536ff.
— und Carboanhydrasehemmer I 536ff.
— bei Carcinoid II 782ff.
— und Carotissinus V 713ff.
— bei Carotissinus-Syndrom II 272ff; V 817ff.
— bei Cervicalsyndrom IV 868ff.
— bei Chagas-Myokarditis II 931
— und Chlorothiazid I 541ff.; V 589ff.
— bei Cholera I 957, 982; II 909
— und Chylothorax VI 607
— und Coffein IV 825ff., 855
— bei Coma diabeticum IV 375ff.; V 806
— und Commissurotomie II 1386ff., 1391ff., 1396ff.
— bei Conn-Syndrom V 704ff.
— bei Cor biloculare III 546ff.
— und Coronardurchblutung I 756; III 666ff., 699ff.
— bei Coronarembolie III 730, 970
— bei Coronargefäß-Mißbildungen III 569ff.
— bei Coronarinsuffizienz I 962ff., 1025ff.; III 687ff., 699ff.
— bei Coronarsklerose I 756
— und Coronarthrombose III 948, 952ff.
Kreislaufstörungen bei Cor pulmonale I 44, 48ff.; IV 59ff., 95ff., 104ff., 124ff., 133ff., 139ff.
— bei Cor triatriatum III 553ff.
— bei Cor triloculare biatriatum III 540ff.
— und Cortison V 708ff.
— bei Cossio-Syndrom III 59
— bei Coxsackie-Infekt II 921
— bei Cushing-Syndrom V 682ff., 695
— und Cyanose I 232ff.; VI 530ff.
— und Depressan V 232ff.
— bei Dermatomyositis II 991ff.
— und Dermographie VI 40
— bei Dextrokardie II 575
— bei Dextroversin III 589
— und Diabetes mellitus I 27, 33, 338, 496, 538ff., 557, 700; IV 108, 124, *354* ff.; V 336ff., 353, 395, 419ff., 425ff., 806; VI 437ff.
— bei diabetischer Glomerulosklerose IV 364ff., V 618ff.
— und Diät I 417ff., *504* ff.
— und Dibenamin V 493
— und Digitalis V 494
— bei Digitalisvergiftung I 493
— bei Diphtherie-Myokarditis II 893ff.
— und Diurese I 256ff., 957, 975, 997ff., *1074* ff.
— und Diuretica I 113ff., 129, 300ff., 315, *407* ff., 507, *521* ff.; V 494, 589ff.
— und DOCA-Hypertonie I 152; V 705ff.
— bei Druckbelastung I 884ff.
— bei Druckfall-Syndrom IV 47ff.
— bei Druckhypertrophie I 740ff., 746ff., 541ff.
— bei Ductus Botalli persistens III 70ff., *157* ff.
— bei Dumping-Syndrom IV 865
— bei Dystrophia musculorum progressiva II 972
— bei Dystrophia myotonica II 970
— bei Dystrophie I 402ff., 417ff., *504* ff., 759ff.; II 7, 18; IV *293* ff., *301* ff.; V 17ff., 91, 790, 800, 806ff.
— bei Ebstein-Syndrom III 418ff.
Kreislaufstörungen bei Echinokokkose II 937ff.
—, Effort-Syndrom IV 709, 714ff., 769, 809; IV *814* ff.
— bei Eintauchfuß VI 560ff.
— bei Eisenmenger-Komplex III 38, 218ff.
— und Elektrodermatogramm VI 94
— und Elektrokardiogramm s. dort
— bei Elektrounfall III 904ff.
— bei Embolie VI 361ff., 364ff.
— bei Endangitis obliterans V 624ff.; VI 255ff., 259ff., 277ff., 279ff., 287, 294
— bei Endocarditis acuta II 726ff.
— und Endocarditis fibrinosa II 778
— bei Endocarditis lenta II 662ff., 688, 703ff., *705* ff., *709* ff.; II 741, 767ff.
— bei Endocarditis parietalis fibroplastica II 787ff.
— bei Endocarditis rheumatica II 614ff.
— bei Endocarditis serosa II 773ff.
— und Endocarditis verrucosa simplex II 778
— bei Endokardfibrose II 786ff.
— und Endokardsklerose II 789
— bei endokriner Hypertonie V 649ff., 657ff., 663, 695
— bei Endomyokardfibrose II 787ff.
— und Endokardsklerose II 787
—, Entwicklungsgeschichte III 1ff., 3ff.
— und Entzügelungs-Hochdruck V 148ff., 716ff.
— bei Epilepsie IV 875ff.
— bei Erfrierung I 980ff.; VI 554ff.
— und Ernährung I 417ff., *504* ff.; IV 625
— bei Erythematodes II 979ff., VI 344
— bei Erythralgie VI 527
— bei Erythromelalgie VI 525
— und essentielle Hypertonie V 237ff., 277ff., 633ff., 382ff., 786ff.
— bei essentieller Hypotonie V 786ff.

Kreislaufstörungen bei experimenteller Hypertonie V 68ff., 124ff., 148ff., 158ff.
— bei experimentellem Schock I 989ff.
— und Extrasystolie II 33ff.
— bei Fallotscher Pentalogie III 38
— bei Fallotscher Tetralogie III 329ff., 334ff., 336ff.
— bei Fallotscher Trilogie III 35ff.
— im Fieber IV 531
— und Fettembolie IV 133ff.
— bei Fibroelastose II 789
— bei Fiedler-Myokarditis II 955ff., 957ff.
— bei Fleckfieber II 907
— bei Fokaltoxikose II 912ff., 914
—, funktionelle Begriffe IV 711ff., s. a. u. Labilität, vegetative
— und Ganglienblocker V 402ff., 566ff., 571ff.
— und Geburtsakt IV 485ff.
— und Gefäßgeräusche V 150ff.
— und Gefäßkrankheiten II 982; III 213ff.; V 624ff.; VI 23, 65ff., 255ff., 277ff., 287, 294, 469ff.
— bei Gefäßmißbildungen III 64, 213ff., 522ff., 569ff.; VI 469ff., 587ff.
— und Gefäßspinnen VI 543ff.
— bei Gefügedilatation I 744ff.
— und Genußgifte IV 799ff., 825ff.
— und Geschlechtsfunktion IV 708ff., 722ff., 736ff., 809ff., 833, *870*ff.
— und Gewebsclearance VI 113ff.
— und Glomerulonephritis II 915; V *612*ff., 644
— bei Glomerulosklerose IV 364ff.; V 37ff., 337, 595ff., *618*ff.
— bei Glomustumoren VI 593ff.
— bei Glykogenose II 966
— und Gravidität I 404, 422, 551, 838ff.; II 45; IV *479*ff.; V 726ff.
— bei Graviditätstoxikose IV 500ff., *512*ff.
— bei Grippemyokarditis II 924
— bei Hämangioendotheliom VI 600
Kreislaufstörungen und Hämangiome VI 595, 599
— bei Hämangiosarkom VI 601ff.
— bei Hämochromatose II 964; IV 681ff.
— bei Hämoperikard I 959; II 1151ff.
— bei hämorrhagischer Diathese VI 576
— bei hämorrhagischem Schock I 957, 959ff., 986ff.
— und Hämosiderose IV 257ff.
— und Haut I 74ff.
— und Hautdurchblutung I 960ff., 980ff., 1009ff., 1039ff., *1045*ff.
— und Hauttemperatur VI 85ff.
— bei Hegglin-Syndrom I 31ff.; IV 428ff.
— bei Hepatitis II 928ff.
— und Heredität IV 708ff., 722ff., 832ff.
— bei Heredoataxie II 973
— bei Herzatropie I 759ff.
— bei Herzblock II 194ff., 217ff., 228ff.; V 768
— bei Herzdekompensation V 383ff.
— bei Herzdivertikel III 593
— und Herzfrequenz I 41ff., 60ff.; II 9, 11, 16
— und Herzglykoside I 8ff., 16ff., 25, 55ff., 76ff., 113ff., 127ff., 136, 149, 155, *404*ff., *422*ff., *459*ff.
— und Herzgröße I 854ff.
— bei Herzinfarkt I 339ff.; III 702ff., 711ff., 1096ff.; V 818ff.
— und Herzinsuffizienz I 2ff., *67*ff., 83ff.
— und Herzkatheter I 831
— bei Herzklappenfehler II 1298
— bei Herzneurose IV 819ff.
— bei Herztamponade II 1063ff.
— und Herztonus I 874ff.
— bei Herztrauma II 466ff., 497ff., 519ff.
— bei Herztumoren II 1179ff.
— bei Herzversagen I 68, 130, 338ff., 465ff.
— und Hirn I 69ff., 74ff., *80*ff., 767, 788ff.
— bei Hirnbasisaneurysma VI 463ff.
— und Hirndruck V 722ff.
— und Hirndurchblutung V 395ff.
— und Histamin V 199
Kreislaufstörungen bei Höhenadaptation IV 1ff., 7ff., 10ff., 21ff., 27ff., 34
— und Hydergin V 492ff., 512
— und Hydralazine V 541ff.
— und Hydrochlorothiazid V 589ff.
— und Hydroperikard II 1152ff.
— bei Hypercalcämie IV 447ff.
— und Hyperkaliämie IV 420ff.
— bei Hypernatriämie IV 443ff., 446
— und Hypertensin V 101
— und Hyperthermie IV 618
— bei Hyperthyreose I 41, 44, 46, 154, 173, 253, 403, 598ff.; II 5; IV *316*ff., V 382, 770
—, hypertone s. a. u. Hypertonie und vegetative Labilität IV 713ff., 720, *771*ff., 781, *797*ff.; V 37ff., 68ff., 124ff., 148ff., 158ff., 173ff., 237ff., 277ff., 363ff., 382ff.
— und Hypertonie V 37ff., 68ff., 124ff., 148ff., 158ff., 173ff., 237ff., 277ff., 363ff., 382ff., 615
— bei Hypertonie-Therapie V 492ff.
— und Hypocalcämie IV 446ff.
—, hypodyname s. a. u. Postural hypotension und vegetative Labilität IV 713, 720, 730, *736*ff.; V 814ff.
— bei Hypoglykämie IV 378ff.
— und Hypokaliämie IV 420ff.
— und Hyponatriämie I 568ff.; IV 441ff., 446
— und Hypophyse IV 344; V 143
— und Hypophysektomie IV 344
— und Hypothermie IV 618
— bei Hypothyreose I 173, 598ff.; II 5, 18, 44, 248; IV 320ff., *332*ff.; V 800
—, hypotone s. a. u. Hypotonie, Orthostase und vegetative Labilität IV 713ff., 720, *730*ff., 768ff., 789, *807*ff.
— und Hypotonie V 198ff., 780ff., 794ff.
— bei idiopathischer Herzhypertrophie II 975

Kreislaufstörungen bei idiopathischer Perikarditis II 1074
— bei idiopathischer Pulmonalektasie III 369
— bei infektiösem Schock I 983ff.
— und Infektionen II 9ff., 150ff., 223ff.; IV 529ff., 557ff., 824ff.; V 801ff.
— und Insulin IV 378ff.
— bei Interferenz-Dissoziation II 292ff.
— und intraarterielle Sauerstoffinsufflation VI 212
— und Kälte IV 618, 783ff.; V 247, 255
— und Kälte-Test IV 783ff.; V 247ff., 255
— bei Kälteurticaria VI 543ff.
— bei Kala-Akar II 936
— und Kaliumstoffwechsel IV *419*ff.
— und Kallidin V 227
— und Kallikrein V 216ff.
— bei Kammerflattern II 79ff., 170ff.
— bei Kammerflimmern II 79ff., 170ff.
— und Kammertachykardie II 150ff., 166ff.
— bei kardiogenem Schock I 1025
— und Karditis rheumatica II 544ff., 574ff.
— und Klima IV 1ff., 7ff., 10ff., 21ff., 27ff., 31ff., 34
— bei Klippel-Trénaunay-Syndrom VI 587ff.
— und Körperbau IV 810, 832ff.
— und Körpergewicht IV 625
— und Körperstellung I 113, 129ff., 173, *228*ff., 338, *413*ff.
— und Körpertemperatur IV 531
— bei Kohlenoxydvergiftung III 874ff.; V 774
— bei Kollagenosen II 979ff.
— im Kollaps s. a. dort I 957, *959*ff., *986*ff.; IV 600ff., 760ff.
— bei kombiniertem Aortenfehler II 1478
— bei kombiniertem Mitral-Aortenfehler II 1478ff.
— bei kombiniertem Mitralfehler II 1408ff.
— bei kombiniertem Tricuspidalfehler II 1513ff.
— bei konstriktiver Perikarditis II 1097ff., 1100ff.
Kreislaufstörungen und Kreislaufzeit VI 110ff.
— bei Lävokardie III 590
— und Lebensalter IV 620ff.
— und Lebensweise I 421ff.
— und Leber I 33, *78*ff.
— und Lebernekrose I 779
— und Leberstauung I 776ff.
— bei Leukämie IV 670ff.
— bei Levoatrialcardinalvein III 18
— bei Libman-Sacks-Endokarditis II 979ff.
—, Linksinsuffizienz s. dort
— bei Livedo reticularis VI 534ff.
— bei Lues II 945ff.
— und Luftdruck IV 1ff., 7ff., 10ff., 21ff., 27ff., 31ff., 34
— bei Luftembolie IV 124ff.
— und Luftüberdruck IV 39ff.
— und Lunge I 69ff., 176ff., 179ff.
— und Lungenelastizität I 178ff.
— und Lungenembolie I 346; IV 95ff., 104ff.
— bei Lungenemphysem I 42ff., 47
— und Lungenkreislauf IV 59ff., 63ff., 87ff.
— bei Lungenödem I 768ff.
— bei Lungenstauung I 768ff., 770ff.
— bei Lungenvenentransposition III 277ff., 522ff., 526ff.
— bei Lutembacher-Syndrom III 58ff., 282ff.
— und Lymphangitis VI 603ff.
— und Lymphgefäßinsuffizienz VI 605ff.
— und Lymphödem VI 609
— bei Lymphogranulomatose IV 678ff.
— und Lymphsystem VI 115ff.
— bei Maffucci-Syndrom VI 589
— und Magnesium-Stoffwechsel IV 456ff.
— bei Malaria II 935
— bei maligner Hypertonie V 626ff., 629ff., 632ff.
— bei Marfan-Syndrom III 492
— bei Martorelli-Syndrom V 344; VI 380
— bei Masern II 922
— bei Mediasklerose VI 44f.
— und Menopause II 45; IV 708ff., 810, *870*ff.; V 700, 799
— bei Mesokardie III 589
Kreislaufstörungen bei Migräne VI 249ff.
— und Mineral-Stoffwechsel I 19ff., 29ff., 33, 69ff., 113ff., 129, 203ff., *234*ff., *269*ff., *280*ff., *299*ff., *307*ff., *323*ff.; IV *419*ff.
— bei Minus-Dekompensation V 383ff.
— bei Mitralatresie III 557ff.
— bei Mitralfehler II 1298
— bei Mitralinsuffizienz II 1405ff.
— bei Mitralstenose II 1311ff. 1368ff.
— bei Monge-Syndrom IV 34
— bei Mononucleose II 926ff.
— bei Moschcowitz-Symmers-Syndrom VI 571ff.
— und Muskulatur I 958ff., 965ff., 982ff., 1009ff., *1047*ff.
— bei Myokarditis I 348, 764ff.; II 877ff., 887ff.; IV 540ff.
— bei Myokarditis rheumatica II 615ff.
— bei Myokardlues II 941ff.
— bei Myokardose I 33ff.; II 968ff.
— bei Myokardose nach Gravidität IV 497ff.
— bei Myokardsarkoidose II 946ff.
— und Myokardstoffwechsel III 699ff.
— bei Myokardtuberkulose II 942ff., 944ff.
— und Narkose IV 591ff.
— und Natriumstoffwechsel IV 439ff.
— und Nebenniere II 45
— bei Nephritis V *612*ff., 644
— und Nervensystem I 853ff.
— bei neurogenem Schock I 972ff.
— und Nicotin III 878ff.; IV 825ff.
— bei Nicotinallergie III 888
— und Niere I 33, 69ff., 74ff., 77ff., 101, *235*ff.. *255*ff., *269*ff., *280*ff.; V 403ff.
— und Nierendurchblutung V 403ff.
— und Nitrite V 494
— und Noradrenalin V 173ff.
— und Novocain V 498
— und Ödeme I 2, 30, 69ff., 113ff., 129ff., 165ff., *234*ff., *269*ff., *286*ff.
— bei Ohnmacht s. a. dort IV 760ff.
— und Operabilität IV 620ff., 627ff.

Kreislaufstörungen und Operationen IV 591ff., 606ff.; V 804ff.
— bei Operationsschock I 965ff.
— bei Ornithose II 926
— und Orthopnoe I 228ff.
— bei Orthostase IV 728ff., 732ff.; V 808ff.
— und Oscillogramm VI 77ff.
— bei Pankarditis rheumatica II 619ff.
— bei Panzerherz II 1097ff., 1100ff.
— bei Paramyloidose II 963ff.
— bei Parasystolie II 299ff.
— bei Parotitis II 928
— bei paroxysmaler Tachykardie I 345; II *127*ff., *132*ff., *150*ff., 166ff.
— bei Periarteriitis nodosa II 984ff.; V 621ff.; VI 305ff., 315ff.
— und Perikard II 1035ff.
— bei Perikarderguß I 347
— bei Perikarditis II 1043ff., 1062ff.
— bei Perikarditis purulenta II 1085
— bei Perikarditis rheumatica II 619
— bei Perikardtumoren II 1217ff.
—, periphere s. u. Durchblutungsstörungen
— bei peripherer Pulmonalstenose III 376ff.
— bei Perniciosa IV 646ff., 652ff.
— bei Perniosis VI 558ff.
— beim Perthestest VI 66
— bei Phäochromocytom V 649ff., 657ff., 663
— und Phenothiazin V 496
— bei Phlebektasien VI 515ff.
— bei Phlebitis VI 483ff., 486ff.
— und Phlebographie VI 138ff.
— und Pitressin V 143
— und Plethysmogramm VI 69ff., 72ff.
— und Pleurapunktion I 559ff.
— bei Plus-Dekompensation V 383ff.
— bei Pneumonie-Myokarditis II 911ff.
— bei Pneumokoniose IV 205ff., 214ff.
— bei Pneumothorax IV 62, 115, 167ff., *224*ff.
— bei Poliomyelitis I 132, 762ff.; II 9ff., 381, 919; IV 540; V 37ff., 718ff.
— bei Polycythämie IV 662ff.
Kreislaufstörungen bei Porphyrie IV 397ff.
—, postoperative IV 599ff., 618
— bei postsynkopalem Syndrom II 261ff.
— bei posttachykardem Syndrom II 167ff.
— bei postthrombotischem Syndrom VI 509ff.
— bei Postural hypotension IV 736ff.; V 814ff.
— bei primärem Schock I 975ff.
— und Procain V 492
— und Prostaglandin V 206
— bei Pseudo-Cushing-Syndrom V 700
— bei Psittakose II 926
— und Psyche III 861ff.; IV 704ff., 714ff., 739, 761, 798ff., 809ff., 816, 825ff., 829ff., *835*ff.
— und Puerperium IV 486ff.
— und Pulmonalaneurysma VI 466
— bei Pulmonalarterienaplasie III 382
— bei Pulmonalatresie III 366
— bei Pulmonalektasie III 369
— und Pulmonalsklerose IV 140ff., 178ff., 206ff., *241*ff.
— bei Pulmonalstenose I 884; III 376ff.
— und Pulswelle VI 81ff.
— und Purine I 547ff.; V 494, 498ff.
— und Purpura Majocchi VI 576
— bei Purpura rheumatica VI 566
— bei Pyelonephritis V 37, 243, 602ff., 607ff.
— und Quecksilberdiuretica I 534
— bei Querschnittslähmung V 721
— und Rauwolfia-Alkaloide V 528, 534, 594
— bei Raynaud-Syndrom VI 223ff., 228
—, Rechtsinsuffizienz s. dort
— und Regelkreis IV 557ff., *741*ff.
— bei Reizleitungsstörungen II 194ff., 217ff., 228ff.
— bei renaler Hypertonie V 615
— und Renin V 101ff.
— und Rheogramm VI 75
— und rheumatischem Fieber II 544ff., 574ff.
— bei rheumatischer Perikarditis II 1070ff.
— bei Rickettsiosen II 907
Kreislaufstörungen bei Riesenzellarteriitis VI 341, 353ff.
— bei Roemheld-Syndrom IV 865
— bei Röteln II 923
— bei Ruhr II 908
— und Säure-Basen-Gleichgewicht I 204ff.
— bei Sarkoidose II 946ff.
— und Sauerstoffmangel IV 1ff., 7ff., 10ff., 21ff., 27ff., 31ff., 34
— und Saug-Drucktherapie VI 154
— bei Scharlach-Myokarditis II 900ff.
— bei Schenkelblock II 335ff.
— und Schock s. a. dort I 957, *959*ff., *986*ff.; IV 600ff.
— bei Schockniere I 1100ff.
— bei Schützengrabenfuß VI 560ff.
— und Sedativa I 419ff.
— bei sekundärem Raynaud-Syndrom VI 234ff.
— bei Sepsis II 903ff.
— und Serotonin V 184ff.; VI 529
— bei Sheehan-Syndrom IV 342ff.; V 799
— bei Sichelzellanämie IV 240ff.
— bei Silikose IV 205ff., 214ff.
— bei Simmonds-Syndrom IV 342ff.; V 799ff.
— bei Sinuaurikulärblock II 193ff.
— bei Sklerodermie II 989ff.; IV 201
— bei Sportherz I 916ff., 920ff., *935*ff.
— und Steroide V 124ff.
— und Stoffwechsel I 957, 961ff., 981ff., 1024ff., 1047ff., *1077*ff., *1114*ff.
— und Strömungswiderstand I 72ff.
— bei Sturge-Weber-Syndrom VI 590
— und Substanz P V 204ff.
— und Sympathektomie IV 342; V 474ff., 799ff.
— bei Sympathikotonie IV 721ff.
— und Synkardialmassage VI 150ff.
— bei Tachykardie I 345ff.; II 7ff., *127*ff., *132*ff., *150*ff., 166ff.; III 845
— bei Taussig-Bing-Komplex III 39, 508ff.
— bei Teleangiektasien VI 538ff.

Kreislaufstörungen und Terminalstrombahn VI 13ff.
— bei Tetanie IV 448ff.
— bei Thalliumvergiftung V 773ff.
— bei Thorakoplastik IV 140ff., *221*ff.
— und Thoraxdeformation IV 61ff., 140ff., 167ff., 181ff., 221ff., *229*ff.
— und Thrombophlebitis VI 483ff., *486*ff.
— und Thrombose VI 369ff,, 483ff., *486*ff.
— und Thyreoidea I 41, 44, 46, 154, 173, 200, 253, 403, 461, 471, 500, 503, 598ff., 787; II 5, 10, 18, 21, 44, 71, 103, 114, 130, 248, 357, 383, 394, 402; IV *316*ff., *326*ff., *332*ff.; V 40, 224, 353, 382
— und Thyreoideahemmung I 598ff.
— bei totalem Block II 228ff.
— bei Toxoplasmose II 934
— und Training IV 844; VI 161ff.
— bei Transposition der Aorta und Pulmonalis III 45ff., 497ff.
— bei Transposition der Venen III 51
— bei traumatischem Schock I 946ff., 964ff.
— beim Trendelenburg-Test VI 65
— bei Trichinose II 939
— bei Tricuspidalatresie III 402ff.
— bei Tricuspidalinsuffizienz II 1505ff.
— bei Tricuspidalstenose II 1485ff.; III 23ff.
— bei Truncus arteriosus communis persistens III 534ff.
— bei tuberkulöser Perikarditis II 1079ff.
— und Tuberkulose II 944ff., 1079ff.; IV 221ff.; VI 347
— bei Tumoren IV 876ff.
— bei Tumormetastasen IV 237ff.
— und Tyramin V 179
— und Überleitungszeit II 217, 228
— bei Ulcus cruris V 344; VI 380
— bei Umkehr-Extrasystolie II 309ff.
— bei Umkehrrhythmus II 309ff.
— und Umwelt IV 827, *829*ff., *841*ff.

Kreislaufstörungen, Untersuchungsmethoden bei V 277ff.
— bei urämischer Perikarditis II 1082
— bei Vagotonie IV 721ff.
— und Vagotonin V 207ff.
— bei Valsalva-Versuch IV 775ff., 778ff.
— bei Varicen VI 515ff.
— bei Variola II 923
— und Vasodepressor material V 193, 195, 202ff.
— und Vasoexcitor material V 192ff.
— und Vasomotorik s. dort
—, vegetative s. u. Labilität, vegetative
— bei Vena-cava-Anomalie III 17, 515ff.
— und Vena-cava-inferior-Ligatur I 596ff.
— und Venen I 91, 465, 987ff., 991ff., 1100ff.
— und Venendruck VI 68
— bei Ventrikelseptumdefekt III 60ff., 217ff.
— und Veratrumalkaloide V 555ff., 594
— bei Verbrennung VI 562
— bei Verbrennungsschock I 986ff., 978ff., 993ff.
— bei Vergiftungen III 874ff.; IV 827; V 771ff., 807ff.; VI 243ff.
— und Vesiglandin V 207
— und Vitalkapazität I 179ff.
— bei Volumenbelastung I 887ff.
— bei Volumenhypertrophie I 753ff.
— bei Vorhofanomalie III 20
— bei Vorhofflattern s. a. dort II 78ff., 86ff.
— bei Vorhofflimmern s. a. dort II 78ff., 86ff.
— bei Vorhofseptumdefekt III 58ff., 249ff.
— und Wärmetherapie VI 155ff.
— bei Wärmeurticaria VI 561ff.
— und Wasserhaushalt I 2, 30, 69ff., 113ff., 129ff., 165ff., *234*ff., *255*ff., *269*ff., *280*ff., 290ff., *299*ff., *307*ff.
— bei Waterhouse-Friedrichsen-Syndrom IV 563ff.
— und Windkessel V 19ff.
— bei Wolff-Parkinson-White-Syndrom II 390ff. 401ff.
— bei zentralnervöser Hypertonie V 158ff., 722ff.

Kreislaufversagen s. u. Kollaps u. Schock
Kreislaufzeit I 168ff.; II 1277ff.; IV 454, 461; VI 110ff.
— bei Anämie IV 646ff.
— bei arteriovenösen Fisteln VI 477ff.
— bei bakterieller Endokarditis II 705
— bei Belastung IV 765ff.
— bei Beriberi I 173
—, Bestimmungsmethoden I 168ff.; II 1277ff.; IV 454, 461; VI 110ff.
— und Blutdruck V 784
— bei Blutkrankheiten IV 646ff.
— und Blutmenge I 159
— und Calcium IV 454
— und Cantharidenblase VI 109
— und Capillarmikroskopie VI 111
— und Capillarpermeabilität VI 106ff., 109, 111
— bei Dystrophie IV 305; V 807
— bei Endocarditis lenta II 705ff.
— bei Fiedler-Myokarditis II 957ff.
— bei Gravidität IV 481ff.
— und hämorrhagischer Schock I 1095
— bei Hegglin-Syndrom IV 428
— und Herzkompensation V 382ff.
— und Herzglykoside I 453ff., 471ff.
— bei Herzinfarkt I 342; III 718
— bei Herzinsuffizienz I *168*ff.
— bei Herztamponade II 1064ff.
— bei Herztrauma II 509ff.
— und Hydralazine V 546
— und Hypertension V 101
— bei Hyperthyreose I 173; IV 327, 333; V 770
— bei Hypothyreose I 173; IV 333
— und Hypotonie V 784
— bei Kollagenosen II 990
— im Kollaps I 967, 1010, 1095
— bei konstriktiver Perikarditis II 1101ff.
— und Magnesium IV 461
— und Minus-Dekompensation V 383ff.
— bei Myokarditis II 957
— bei Orthostase IV 733ff.

Kreislaufzeit bei Panzerherz II 1101ff.
— bei Perikarditis II 1064ff.
— und Plus-Dekompensation V 382ff.
— bei Polycythämie IV 663
— im Schock I 967, 1010, 1095
— bei Sklerodemie II 989ff.
— bei Sportherz I 937
— bei Thrombophlebitis VI 487ff.
— und Thrombose VI 368ff.
— und Thyreoidea I 173; IV 327, 333
— bei traumatischem Schock I 967
— bei vegetativer Labilität IV 733ff.
— bei Vorhofflimmern II 86ff.
Kreislaufzentralisation bei Dumping-Syndrom IV 866
— bei hämorrhagischem Schock I 960ff.
— bei Infektionen IV 531ff., 562
— und Kollaps I 960ff., 972ff., 1016ff., 1043, 1053, 1099; IV 602
— bei neurogenem Schock I 972ff.
— und Niere IV 605ff.
— bei Orthostase IV 735
— und Schock I 960ff., 972ff., 1016ff., 1043, 1053, 1099; IV 602
— und Schockniere I 1099
— bei Sportherz I 936
— bei traumatischem Schock I 1043
— bei vegetativer Labilität IV 735, 866
— bei Verbrennungsschock I 1043
Kretinismus und Kallikrein V 224
Kreuzungsphänomene (Augenhintergrund) V 422ff.
— bei Endocarditis lenta II 720
— bei essentieller Hypertonie V 422ff.
— bei Gravidität IV 501
Krisan bei vegetativer Labilität IV 860
Krötengifte bei Herzinsuffizienz I 426ff.
Kropf s. u. Struma
Krotonöl und Kollaps I 957ff.
Kryoproteine und Capillarpermeabilität VI 554
— und Capillarresistenz VI 575
— bei Endocarditis lenta II 698
Kryoproteine bei Gefäßkrankheiten II 985
— bei hämorrhagischer Diathese VI 575
— bei Kälteurticaria VI 554
— bei Kollagenosen II 985
— bei Periarteriitis nodosa II 985
— und Purpura VI 575
— und sekundärem Raynaud-Syndrom VI 247
— und Vasomotorik VI 247
Kryotherapie bei Gefäßkrankheiten VI 162
Künstliche Niere und Hypokaliämie IV 420ff.
Kumulation bei Glykosiden I 434ff.
Kupferdrahtarterien (Augenhintergrund) bei essentieller Hypertonie V 422ff.
Kupferstoffwechsel und Depressan V 230
— bei Herzinfarkt III 724
— und Kationenaustauscher I 557ff.
Kupplung bei Extrasystolie II 29ff.
—, fixe II 29ff., 59
—, gleitende II 29ff.
— bei Kammerextrasystolie II 59ff., 65ff.
— bei Vorhofextrasystolie II 48ff., 53, 67
Kurzschlußdurchblutung s. a. u. Shunt IV 85ff.
— bei angeborenem arteriovenösem Coronaraneurysma III 213ff.
— bei angeborenem Herzfehler III 105ff.
— bei angeborener Mitralstenose III 549
— bei angeborener Pulmonalstenose III 298ff., 302ff.
— bei angeborenem Sinus-Valsalvae-Aneurysma III 206ff.
— bei angeborener Tricuspidalstenose III 410
— und Angina pectoris III 730
— bei Aortenatresie III 40
— bei Aortenisthmusstenose III 71, 447, 451ff., 464ff., 471ff.
— bei Aorticopulmonalfistel III 61
— bei Aortopulmonalseptumdefekt III 61ff., *195*ff.
— bei arteriovenösen Anastomosen VI 5ff.
— bei arteriovenösen Aneurysmen III 206, 213; IV 252; V 769ff.
Kurzschlußdurchblutung bei arteriovenösen Fisteln III 387ff.; VI 5ff., 469ff., 473ff.
— bei arteriovenöser Lungenfistel III 387ff.
— und Blutdruck V 601, 769ff.
— bei Canalis atrioventricularis communis III 293ff.
— und Coronarinsuffizienz III 730
— bei Coronargefäßmißbildungen III 213
— und Cor pulmonale IV 169ff.
— bei Cor triloculare biatriatum III 541ff.
— und Cyanose I 233
— bei Ductus Botalli persistens III 71, *74*, 160ff.; IV 492
— bei Ebstein-Syndrom III 419ff.
— bei Eisenmenger-Komplex III 38, 218ff.
— bei Fallotscher Pentalogie III 38
— bei Fallotscher Tetralogie III 36, 330ff., 335ff., 344ff., 353ff.
— bei Fallotscher Trilogie III 35
— bei Gefäßmißbildungen III 66, 206, 213, 381, 387ff.; IV 252; VI 469ff., 473ff., 588ff., 591ff.
—, Haare bei VI 47
— bei Hämangiomen VI 588
— und Herzform I 887ff.
— und Herzgröße I 887ff.
—, Herzkatheterismus bei II 1246ff.
— und Hypertonie V 601, 769ff.
— bei Klippel-Trénaunay-Syndrom VI 588
— im Kollaps I 1105
— der Lunge I 196ff.; III 387ff.
— bei Lungenvenentransposition III 523ff.
— bei Lutembacher-Syndrom III 283ff.
—, Meßmethoden II 1246ff.
— bei Mitralatresie III 27
— bei Mitralstenose II 1318ff.
— und Narkose IV 598
— und Operabilität IV 629ff.
— und Operationen IV 598
— bei Perniosis VI 559
— und Phlebektasien VI 470, 478, 517
— der Placenta IV 482ff.

Kurzschlußdurchblutung und postthrombotisches Syndrom VI 511ff.
— bei Pulmonalarterienaplasie III 381, 383
— und Pulmonalstenose III 34ff.
— und renale Hypertonie V 601
— bei Schockniere I 1105
—, Skelet bei VI 46
— bei Taußig-Bing-Komplex III 39, 508
— bei Transposition der Aorta und Pulmonalis III 47ff., 497ff., 505
— bei Tricuspidalatresie III 25, 400ff., 405
— bei Truncus arteriosus communis persistens III 534ff.
— und Tuberkulose III 129ff.
— bei Tumormetastasen IV 238
— und Varicosis VI 470, 478, 517ff.
— bei Vena-cava-Anomalie III 17, 515ff.
—, Venendruck bei VI 68
— bei Ventrikelseptumdefekt III 60ff., 217ff., 222ff., 240ff.
— als Volumenbelastung I 887ff.
— bei Vorhofseptumdefekt III 249ff.
Kurzwellentherapie bei Erfrierung VI 558
— bei Gefäßkrankheiten VI 159
Kymogramm s. u. Röntgenkymogramm
Kyphoskoliose s. a. u. Thoraxdeformation
— und Blutdruck V 281
—, Cor pulmonale bei IV 61, 62, 140ff., *229*ff.
— und essentielle Hypertonie V 281
— und Gravidität IV 496ff.
— und Herzinsuffizienz I 99
— und Hypertonie V 281
— und Lungenemphysem IV 181ff.
— und Narkose IV 599
— und Operationen IV 599

Labilität, vegetative IV *704*ff.
—, —, und Akrocyanose VI 532ff.
—, —, und Alkohol IV 827
—, —, und allergische Myokarditis II 951ff.
Labilität, vegetative, bei Aneurysmen, arteriovenösen V 769ff.
—, —, und Angina pectoris III 843ff., 1007ff.
—, —, und Antesystolie II 394
—, —, und Arteriosklerose VI 400
—, —, und Atmung IV 27ff., 38ff.
—, —, und Atrioventrikularblock II 223
—, —, und Atrioventrikular-Dissoziation II 288ff.
—, —, Begriff IV 704ff., 710ff.
—, —, und Belastung IV 768ff., 781, 809, 827ff.
—, —, und Blutdruck IV 749ff., V 779ff.
—, —, und Capillarektasien VI 525, 532ff.
—, —, und Capillaren VI 12
—, —, und Carotis-Sinus V 716
—, —, und Carotis-Sinus-Syndrom II 274ff.
—, —, bei Cervicalsyndrom IV 862ff.
—, —, und Coffein IV 825ff., 855
—, —, und Coronardurchblutung III 843ff.
—, —, und Coronarinsuffizienz III 843ff., 1006ff.
—, —, und Coronarsklerose III 749ff.
—, —, und Coronarspasmen III 843ff.
—, —, und Cyanose VI 532ff.
—, —, Definitionen IV 704ff., 710ff.
—, —, und Dermographie VI 39ff., 40
—, —, Differentialdiagnose IV 866ff., 873ff.
—, —, und Dumping-Syndrom IV 865
—, —, bei Dystrophia myotonica II 970
—, —, und Dystrophie IV 307ff.
—, —, Effort-Syndrom IV 709, 714ff., 769, 809, *814*ff.
—, —, und Elektrodermatogramm VI 94
—, —, und Elektrokardiogramm IV 538, 787ff.
—, —, und Erythem VI 42
—, —, und essentielle Hypertonie IV 783ff., 805ff.; V 238
—, —, und Extrasystolie II 43, 75ff.
Labilität, vegetative, und Gefäßkrankheiten VI 24, 228
—, —, und Genußgifte IV 799ff., 824ff.
—, —, und Geschlechtsfunktion IV 708ff., 722ff., 736ff., 809ff., 833, *870*ff.
—, —, Geschlechtsverteilung IV 708ff., 809ff.
—, — und Grippemyokarditis II 925
—, —, Häufigkeit IV 705ff.
—, —, und Heredität IV 708ff. 722ff., 832ff.
—, —, und Herzblock II 223
—, —, und Herzneurose IV 819ff.
—, —, und Herzrhythmus II 8ff., 21ff., 43
—, —, und Höhenadaptation IV 27ff., 38ff.
—, —, und Hyperämietest VI 63
—, —, und Hypertonie IV 704ff., 710ff., 713ff., 720, 727, 757ff., *771*ff., 781, 783ff., *797*ff., 805; V 238
—, —, und Hypotonie IV 713ff., 720, *730*ff., *768*ff., 789, *807*ff.; V 779ff.
—, —, und Infekte IV 824ff.
—, —, und Kälte-Test IV 783ff.
—, —, und Klima IV 27ff., 38ff.
—, —, und Körperbau IV 810, 832ff.
—, —, Kollaps bei I 974ff.; IV 735, 760ff.
—, —, Lebensalter bei IV 707ff., 709ff., 809ff.
—, —, und Luftdruck IV 27ff., 38ff.
—, —, und Lymphgefäßinsuffizienz VI 605ff.
—, —, und Menopause IV 708ff., 810, *870*ff.
—, —, und Migräne VI 251
—, —, und Myokarditis II 877ff.
—, —, bei Myokardsarkoidose II 948
—, —, und neurogener Schock I 977
—, —, und Nicotin IV 825ff.
—, —, Ohnmacht bei IV 735, 760ff.
—, —, und Operabilität IV 627

Labilität, vegetative, und Orthostase IV 710, 732ff.
—, —, Pathogenese IV 822ff.
—, —, Pathophysiologie IV 720ff.
—, —, und Periarteriitis nodosa VI 310
—, —, Physiologie IV 720ff.
—, —, bei Poliomyelitis II 918
—, —, Postural hypotension IV 736ff.; V 814ff.
—, —, und primärer Schock I 977
—, —, Prognose IV 861ff.
—, —, und Psyche IV 704ff., 714ff., 739, 761, 798ff., 800ff., 809ff., 816, 825ff., 829ff., *835*ff.
—, —, und Raynaud-Syndrom VI 228
—, —, und Regelkreis IV 741ff.
—, —, und Reizleitungsstörungen II 223
—, —, und respiratorische Arrhythmie II 21ff.
—, —, und Riesenzellarteriitis VI 338
—, —, bei Roemheld-Syndrom IV 865
—, —, bei Sarkoidose II 948
—, —, und Sauerstoffmangel IV 27ff., 38ff.
—, —, und Scharlach-Myokarditis II 901
—, —, und Schock I 974ff.
—, —, und Sportherz I 941ff.
—, —, und Sympathicotonie IV 721ff.
—, —, Symptome IV 719ff., 798ff., 809ff.
—, —, Therapie IV 840ff.
—, —, Training bei VI 844ff.
—, —, und traumatischer Schock I 974
—, —, bei Tumoren IV 876ff.
—, —, und Typhus-Myokarditis II 906
—, —, Umkehrrhythmus bei II 315
—, —, Umkehrsystolie bei II 315
—, —, und Umwelt IV 827, *829*ff., *841*ff.
—, —, und Vagotonie IV 721ff.
—, —, und Valsalva-Versuch IV 778ff.
—, —, und Vasomotorik VI 228, 532ff.
—, —, und Vergiftungen IV 827
—, —, und Wolff-Parkinson-White-Syndrom II 394
Laborit- und Huguenardscher Cocktail lytique II 148; III 1447; IV 617
Labyrinthitis und Bradykardie II 16
Lacarnol bei Angina pectoris III 1388
Lachgasnarkose IV 614ff.
— als Hyperämietest VI 64
— und Lebensalter IV 625
— und Operabilität IV 625
Lactathaushalt und Myokard I 25
Lactationshormon und experimentelle Hypertonie V 79
Lactobacteriacae und Endocarditis lenta II 674
Lactoflavin s. u. Vitamin B
Lacton bei Herzinsuffizienz I 426
Lähmungen bei angeborenem Herzfehler III 123ff.
— bei Aortenaneurysma VI 448
— bei Aortenbogenanomalien III 482ff.
— bei Aortenhämatom, intramuralem VI 458
— bei Aortenstenose II 1433
— nach Aortographie VI 134
— bei Arteriitis luica VI 348
— bei arteriovenösen Fisteln VI 481
— bei arteriovenöser Lungenfistel III 389
— bei Bleivergiftung V 771ff.
— und Blutdruck V 388
— bei Carditis rheumatica II 605
— durch Carotisdruck II 144
— bei Coma diabeticum IV 376ff.
— und Commissurotomie II 1395ff.
— bei Conn-Syndrom V 704ff.
— bei Diabetes mellitus IV 376ff.
— bei Embolie VI 363ff.
— bei Encephalomyokarditis II 919ff.
— bei Endangitis obliterans VI 288
— bei Endocarditis lenta II 690ff., 719ff.
— bei endokriner Hypertonie V 661
— und Erythemathodes II 979ff.
— bei essentieller Hypertonie V 388
— bei Fallotscher Tetralogie III 337ff., 356
— bei Fettembolie IV 135ff.
— und Ganglienblocker V 579
Lähmungen und Geburtsakt IV 522
— und Gefäßkrankheiten VI 325ff.
— und Gefäßmißbildungen III 389, 482ff.; VI 590
— bei Gravidität IV 522
— bei Hämangiomen VI 590, 597
— und hämorrhagische Diathese VI 572
— bei Herzklappenfehler II 1301
— bei Hyperkaliämie IV 421ff.
— und Hypertonie V 40, 388
— durch Hypertonie-Therapie V 492ff.
— und Hypokaliämie IV 420ff.
— bei Infektionskrankheiten IV 530
— und Kavernome VI 597
— und Kollagenosen II 979ff.
— und Kollaps I 975ff.
— bei Lues VI 348
— bei Luftembolie IV 126ff.
— und Lymphgefäßinsuffizienz VI 606
— bei Mitralfehler II 1301
— bei Mitralstenose II 1301
— bei Moschcowitz-Symmers-Syndrom VI 572
— und Myokarditis II 917ff.
—, neurogene Hypertonie bei V 718ff., 721
— und neurogener Schock I 975
— bei Periarteriitis nodosa VI 325, 326ff.
— bei Phäochromocytom V 661
— und Phlebitis VI 487ff., 500
— bei Poliomyelitis II 917ff. s. a. dort
— bei Porphyrie IV 398
— bei Postcommissurotomie-Syndrom II 1395ff.
— und primärer Schock I 975ff.
— im Puerperium IV 522
— und Purpura VI 572
— bei rheumatischem Fieber II 605
— und Schock I 975ff.
— und sekundäres Raynaud-Syndrom VI 242
— bei Sturge-Weber-Syndrom VI 590
— und Thrombophlebitis VI 487ff., 500
— bei Vergiftungen V 771ff.
Lävogramm (Angiokardiogramm) II 1266ff.

Lävogramm bei angeborener Aortenstenose III 437ff.
— bei angeborenem arteriovenösem Coronaraneurysma III 216
— und angeborenem Herzfehler III 437ff.
— bei angeborener Pulmonalstenose III 324
— bei Aortenbogen-Anomalie III 488
— bei Aortenstenose II 1441ff., 1446
— bei arteriovenöser Lungenfistel III 392
— und Gefäßmißbildungen III 392
— bei kombiniertem Mitralfehler II 1426
— bei Pulmonalarterienaplasie III 384
— bei Pulmonalatresie III 367ff.
— bei Tricuspidalatresie III 406ff.
— bei Vorhofseptumdefekt III 276
Lävokardie III 589ff.
—, Anatomie III 590
—, Elektrokardiogramm bei III 591ff.
—, Prognose III 592
—, Röntgendiagnose III 590ff.
Laevoral bei Gefäßkrankheiten VI 182
Lävosan und Periarteriitis nodosa VI 333
Lävoversion III 590
Lävulose bei Angina pectoris III 1390
Lagerungsprobe VI 55ff.
— bei Arteriosclerosis obliterans VI 433
— bei Endangitis obliterans VI 283
— bei Phlebektasien VI 519ff.
— bei Varicosis VI 519ff.
Lagetypen (Elektrokardiogramm) bei Adipositas IV 388
— bei Anämie IV 654
— bei angeborener Aortenstenose III 436ff.
— bei angeborenem arteriovenösem Coronaraneurysma III 215
— bei angeborenem perforiertem Sinus-Valsalvae-Aneurysma III 207
— bei angeborener Pulmonalinsuffizienz III 565
— bei angeborener Pulmonalstenose III 308ff.
— und Antesystolie II 379ff.
— bei Aortenatresie III 562
Lagetypen bei Aorteninsuffizienz II 1466ff.
— bei Aortenisthmusstenose III 445, 455ff.
— bei Aortenstenose II 1443ff.
— und Atmung IV 32
— und Blutdruck V 374ff.
— bei Blutkrankheiten IV 654
— bei Canalis atrioventricularis communis III 293ff.
— bei Carcinoid II 785
— nach Commissurotomie II 1400ff.
— bei Cor pulmonale IV 109ff., 157ff.
— bei Cor triatriatum III 554
— bei Cor triloculare biatriatum III 541ff.
— bei Dermatomyositis II 992
— bei Dextrokardie III 579
— bei Dextroversion III 584ff.
— bei Diphtherie-Myokarditis II 895ff.
— und divergierender Schenkelblock II 363ff.
— bei Druckfall-Syndrom IV 46
— bei Ductus Botalli persistens III 157, *168*ff., 187, 191
— bei Dystrophie IV 298
— bei Endocarditis parietalis fibroblastica II 787
— bei essentieller Hypertonie V 374ff.
— bei Fallotscher Tetralogie III 341ff.
— bei Fiedler-Myokarditis II 958
— und Glykogenose II 967
— bei Gravidität IV 484
— und Hämochromatose II 965
— bei Hepatitis II 929
— und Herzform I 885ff.
— bei Herzinfarkt III 1167ff., 1197ff.
— bei Höhenadaptation IV 32
— bei Hyperthyreose IV 325ff.
— bei Hypertonie II 378; V 374ff.
— bei Hypokaliämie IV 431ff.
— und Kaliumstoffwechsel IV 431ff.
— und Klima IV 32
— im Kollaps I 1032
— bei kombiniertem Aortenfehler II 1478
— bei kombiniertem Mitral-Aortenfehler II 1478ff.
— bei konstriktiver Perikarditis II 1120
Lagetypen und Links-Schenkelblock II 326ff.
— und Luftdruck IV 32
— bei Lungenembolie IV 109ff.
— bei Lungenvenentransposition III 529
— bei Mitralinsufizienz II 1414ff.
— bei Mitralstenose II 378, 1337ff.
— bei Myokarditis II 880, 891
— und Myokardsarkoidose II 948
— und Myokardtuberkulose II 948
— bei Panzerherz II 1120
—, pathologische II 378
— bei Periarteritis nodosa II 986ff.
— bei Perikarditis II 1058ff., 1120
— bei Poliomyelitis II 919
— bei Pulmonalaneurysma VI 466
— bei Pulmonalatresie III 366
— und Rechts-Schenkelblock II 329ff.
— und Sarkoidose II 948
— bei Sauerstoffmangel IV 32
— und Schenkelblock II 326ff.
— im Schock I 1032
— bei Sklerodermie II 990
— bei Sportherz I 929ff.
— bei Thoraxdeformation IV 229
— und Thyreoidea IV 325ff.
— und Toxoplasmose II 934
— bei Transposition der Aorta und Pulmonalis III 502ff.
— bei Tricuspidalatresie III 395, 400ff.
— und Tricuspidalinsuffizienz II 1509
— bei Tricuspidalstenose II 1484ff., 1499
— bei Truncus arteriosus communis persistens III 532, 536
— und Tuberkulose II 948
— bei vegetativer Labilität IV 788ff.
— bei Ventrikelseptumdefekt III 217, 229ff.
— bei Vorhofseptumdefekt III 249, 264ff.
— und Wilson-Block II 332ff.
— und Wolff-Parkinson-White-Syndrom II 379ff.
„Lamson-bottle“ I 991ff.
Lanatoside I 431ff., *482*ff.
— bei Arrhythmie II 113ff.
—, Chemie I 427ff.

Lanatoside bei Cor pulmonale IV 175ff.
—, Eigenschaften I 431ff., *482*ff.
—, Erhaltungsdosis I 476ff., 482ff.
— bei Herztrauma II 526ff.
— bei Karditis rheumatica II 584
—, Latenz I 434ff., 482ff.
— und Lungenkreislauf I 127
— bei Myocarditis rheumatica II 584
— bei paroxysmaler Tachykardie II 147ff.
—, Pharmakologie I 56ff., 127, 431ff., 458, 474ff., 482ff.
—, Resorption I 431, 478, 482
— bei rheumatischem Fieber II 584
—, Sättigung I 474ff., 482ff.
— bei Tachykardie II 147ff.
— bei Vorhofflimmern II 113ff.
Landis-Hitzroth-Verfahren s. u. Saug-Drucktherapie
Landis-Test VI 108ff.
— und Capillarpermeabilität VI 548, 586
— und Capillarresistenz VI 586
— bei Diabetes mellitus VI 548ff.
— und Purpura VI 586
— bei rheumatischem Fieber II 605
Landrysche Paralyse und Blutdruck V 40
— — bei Coma diabeticum IV 376
— — und Hypertonie V 40
Langwellentherapie bei Raynaud-Syndrom VI 231
Lanicor, Eigenschaften I 482ff.
Lanoxin bei Vorhofflimmern II 113ff.
Laparoskopie bei Hämangioendotheliom VI 600
— und Periarteriitis nodosa VI 330
— bei Thrombophlebitis VI 498
Laparotomie und Lungenembolie IV 95
Largactil und Angina pectoris III 1398ff.
— bei Gefäßkrankheiten VI 201
— beim Kollaps I 1142
— bei paroxysmaler Tachykardie II 148
— beim Schock I 1142
— bei Tachykardie II 148
Laryngitis und Karditis rheumatica II 605
Larynx bei Amyloidose II 961
— bei Aortenaneurysma VI 448ff.
— bei Diphtherie-Myokarditis II 897ff.
— und Paramyloidose II 961
Larynxödem bei Diphtherie-Myokarditis II 897
— bei Myokardsarkoidose II 947
— bei Sarkoidose II 947
Lateralinfarkt III 1169, 1175, *1186*ff.
Lateralsklerose, amyotrophische, und sekundäres Raynaud-Syndrom VI 242
Latibon bei Angina pectoris III 1400ff.
„layering effect" II 521
Lebensalter und Adipositas IV 382ff.
— und Adrenogenitalismus V 701ff.
— und Akrocyanose VI 533
— bei Alternans II 409
— und Altersherz I 757ff.
— und Amyloidose II 961ff.
— und Anaesthesie IV 591ff., 612, 624
— bei angeborener Aortenstenose III 40, 441
— bei angeborenem arteriovenösem Coronaraneurysma III 214, 216
— bei angeborenen arteriovenösen Fisteln VI 470
— bei angeborenem Herzfehler III *107*ff., *117*ff.
— bei angeborener Mitralstenose III 27, 551
— bei angeborenem perforiertem Sinus-Valsalvae-Aneurysma III 205, 211
— bei angeborener Pulmonalinsuffizienz III 567
— bei angeborener Pulmonalstenose III 35, 325
— bei angeborener Tricuspidalstenose III 415
— bei Aneurysmen VI 442ff.
— und Angina pectoris III 732ff., 1341ff.
— und Angiopathia diabetica IV 354ff., 367ff. VI 549ff.
— und Antesystolie II 378ff., 393ff.
— und Antihyaluronidase II 593
— und Antistreptokinase II 596
— und Aortenatresie III 39ff.
Lebensalter bei Aortenbogensyndrom VI 376
— bei Aortenhämatom (intramural) VI 454
— bei Aorteninsuffizienz II 1472ff.
— bei Aortenisthmusstenose III 67, 447; V 754ff., 763
— bei Aortenstenose II 1427ff., 1431ff., 1447
— bei Aortenthrombose VI 372ff.
— und Aortitis luica VI 349ff.
— bei Aortopulmonalseptumdefekt III 202ff.
— und Apoplexie V 387ff.
— bei Arteriosclerosis obliterans VI 429ff.
— und Arteriosclerosis obliterans diabetica VI 438ff.
— und Arteriosklerose V 360ff., 418; VI 382ff., 388ff.
— und arteriovenöse Aneurysmen IV 252
— und Atmung IV 28ff., 35ff., 81
— und Atrioventrikulärblock II 210, 217, 223, 242ff., 249ff.
— und bakterielle Endokarditis II 666ff., 707, 729, 764, 779
— und Belastung IV 766ff.
— und Beriberi IV 390ff.
— und Bleivergiftung V 773
— und Blutdruck V 9ff., 16ff., 238ff., 260ff., 263ff., 271, 360ff., 387, 779
— und Bradykardie II 19
— bei Canalis atrioventricularis communis III 293ff., 296ff.
— und Cantharidenblase VI 109
— und Capillaraneurysmen VI 545
— bei Capillarektasien VI 526ff.
— und Capillaropathia diabetica VI 549ff.
— und Capillarpermeabilität VI 109
— und Capillarresistenz VI 104ff., 580ff.
— und Carotissinus II 145; V 714ff.
— bei Chagas-Myokarditis II 931ff.
— und Commissurotomie II 1385ff.
— bei Cor biloculare III 547ff.
— und Coronarembolie III 973ff.

Lebensalter bei Coronargefäßmißbildungen III 55, 571
— bei Coronarinsuffizienz III 732ff.
— bei Coronarsklerose III 732ff.
— und Coronarthrombose III 948ff.
— und Cor pulmonale IV 81, 93, 95, 133ff., 140ff., 244, 249, 252, 255ff.
— bei Cor triatriatum II 553ff.
— bei Cossio-Syndrom III 59
— und Coxsackie-Infekt II 921
— und Cyanose VI 531ff.
— und Dermographie VI 40
— bei Dextroversion III 589
— und Diabetes mellitus IV 345ff., 354ff., 367ff.; VI 438ff., 549ff.
— und Diphtherie-Myokarditis II 898
— und divergierender Schenkelblock II 367
— bei Ductus Botalli persistens III 74, 160, 190ff.
— und Dystrophie IV 294ff., 310
— bei Ebstein-Syndrom III 427ff.
— und Endangitis obliterans VI 257, 287
— und Endokarditis II 545ff.; IV 554
— und Endokarditis acuta II 729, 779
— und Endokarditis chronica fibrosa II 779
— und Endokarditis fibrinosa II 776ff., 779
— und Endokarditis lenta II 666ff., 707, 764, 779
— bei Endokarditis parietalis fibroplastica II 786ff.
— und Endokarditis rheumatica II 545ff., 560ff., 779
— und Endokarditis serosa II 772ff., 779
— und Endokarditis verrucosa simplex II 776ff., 779
— bei Endokardfibrose II 785ff.
— und endokrine Hypertonie V 648ff.
— und Erythem VI 42ff.
— bei Erythromelalgie VI 526
— und essentielle Hypertonie V 238ff., 260ff., 263ff., 271, 360ff., 387
— und Extrasystolie II 35ff.
— bei Fallotscher Tetralogie III 357
— bei Fallotscher Trilogie III 36
Lebensalter und Fettembolie IV 133ff.
— bei Fibroelastose II 788ff.
— bei Fiedler-Myokarditis II 955ff.
— und Flicker-Test V 257
— und Ganglienblocker V 576ff.
— und Gasaustausch IV 81
— und Gefäßkrankheiten V 360ff., 418; VI 257, 287, 306ff., 335, 382ff., 388ff., 429ff., 438ff.
— bei Gefäßmißbildungen VI 590, 593
— bei Gefäßspinnen VI 543ff.
— und Genußgifte IV 826
— und Glomustumoren VI 593
— bei Glykogenose II 966
— und Gravidität IV 490ff.
— bei Grippemyokarditis II 924ff.
— und Hämangioendotheliom VI 600
— bei Hämangiomen VI 590, 598
— und Hämochromatose II 965; IV 685
— und Hämoperikard II 1150
— und hämorrhagische Diathese VI 569ff., 580ff.
— und Hämosiderose IV 257ff.
— und Herzaktion II 6
— und Herzblock II 210, 217, 223, 242ff., 249ff.
— bei Herzdivertikel III 594
— und Herzfrequenz II 6, 10ff., 19, 127
— und Herzgewicht I 814ff.
— und Herzglykosiddosierung I 479ff., 500
— und Herzgröße I 724ff., 814ff., *824*ff.
— und Herzhypertrophie I 745
— und Herzinfarkt III 769ff., 1065ff., 1347ff.
— und Herzinsuffizienz I 66, 404
— und Herzklappenfehler II 1298ff.
— und Herzmechanik I 66
— und Herzneurose IV 821ff.
— und Herzrhythmus II 22ff., 127
— und Herzruptur III 1243
— und Herztöne II 575, 579
— und Herztrauma II 464ff.
— bei Herztumoren II 1190, 1196, 1202
— und Herzvolumen I 825ff.
Lebensalter bei Hippel-Lindau-Syndrom VI 590
— und Hirndurchblutung V 395
— und Höhenadaptation IV 28ff., 35ff.
— und Hyperthyreose IV 327ff.
— und Hypertonie V 10ff., 238ff., 260ff., 263ff., 271, 360ff., 387
— und Hypotonie IV 809; V 778ff.
— bei idiopathischer Herzhypertrophie II 974ff.
— bei idiopathischer Perikarditis II 1072
— und Kälte-Test IV 786; V 248ff.
— und Kallikrein V 225
— und Karditis rheumatica II 544ff., 551ff., *560*ff., *631*ff., 779
— bei Kavernomen VI 598
— und Klima IV 28ff., 35ff.
— und Kollaps I 1112
— bei konstriktiver Perikarditis II 1092ff.
— und Kreislauf IV 620ff.
— bei Lävokardie III 592
— bei Libman-Sacks Endokarditis II 745
— und Links-Schenkelblock II 355ff.
— bei Livedo reticularis VI 535
— und Luftdruck IV 28ff., 35ff.
— und Lungenembolie IV 93, 95
— und Lungenkreislauf IV 81
— und Lungenvenentransposition III 522ff., 525ff.
— bei Lutembacher-Syndrom III 58, 284
— und Lymphangiom VI 617
— und Lymphgefäßinsuffizienz 610ff.
— und Lymphödem VI 610ff.
— bei maligner Hypertonie V 629
— bei Marfan-Syndrom III 493
— bei Martorelli-Syndrom VI 380
— und Migräne VI 249
— bei Mitralatresie III 559
— und Mitralfehler II 1298ff., 1319ff.
— bei Mitralinsuffizienz II 1409ff.
— bei Mitralstenose II 1298ff., 1319ff., 1368ff., 1370ff.

Lebensalter und Möller-Barlow-Syndrom VI 577
— und Morphinwirkung I 420
— und Myokardamyloidose II 961ff.
— bei Myokarditis II 874
— und Myokarditis bei Poliomyelitis IV 540
— und Myokarditis rheumatica II 560ff.
— bei Myokardtuberkulose II 941ff.
— und Narkose IV 591ff., 615ff., 624
— und Nicotin IV 826
— und Ohnmacht IV 764
— und Operabilität IV 620ff.
— und Operationen IV 591ff., 599
— und Orthostase IV 730ff.; V 811
— bei Pancarditis rheumatica II 619ff.
— bei Panzerherz II 1092ff.
— und Pararhythmie II 307
— und Paramyloidose II 961
— und Parasystolie II 307
— bei Parotitis II 928
— und paroxysmale Tachykardie II 131ff., 143, 145, 150, 127ff.
— bei Periarteriitis nodosa VI 306ff.
— und Perikard II 1038ff.
— bei Perikarditis II 1041ff.
— und Perikarditis rheumatica II 619
— bei Perikardtumoren II 1182ff., 1217ff.
— und Phäochromocytom V 648ff.
— und Phlebektasien VI 516
— und Plethysmogramm VI 72
— bei Pneumonie-Myokarditis II 911
— und Polycythämie IV 663ff.
— bei Porphyrie IV 398ff.
— bei Postural hypotension IV 738ff.; V 814ff.
— und Pulmonalsklerose IV 244, 249
— und Purpura VI 580ff.
— bei Purpura fulminans VI 569
— und Pyelonephritis V 607
— und Pyrazole II 654
— und Rauwolfia-Alkaloide V 540
— bei Raynaud-Syndrom VI 224
— und Rechts-Schenkelblock II 354

Lebensalter und respiratorische Arrhythmie II 22ff.
— und rheumatisches Fieber II 544ff., 551ff., *560*ff., *631*ff., 779
— und Riesenzellarteriitis VI 335
— und Sauerstoffmangel IV 28ff., 35ff.
— und Schenkelblock II 323ff., 352ff., 367
— und Schock I 1112
— und Skorbut VI 577
— und Sportherz I 936ff.
— bei Sturge-Weber-Syndrom VI 590
— und Sympathektomie V 487
— und Sympathicotonie IV 722
— und Tachykardie II 10ff., 127ff., 131ff., 143, 145, 150ff.
— bei Taussig-Bing-Komplex III 39
— und Teleangiektasien VI 545
— und Thrombophlebitis VI 483ff., 488
— und Thrombose VI 483ff.
— und totaler Block II 242ff., 249ff.
— bei Trichinose II 939
— bei Tricuspidalatresie III 24, 407ff.
— bei Truncus arteriosus communis persistens III 34, 535, 538
— bei tuberkulöser Perikarditis II 1077ff.
— und Tuberkulose II 941ff.
— und Überleitungszeit II 210, 217, 223
— und Vagotonie IV 722
— und Valsalva-Versuch IV 781
— und Varicen VI 516, 518
— bei vegetativer Labilität IV 707ff., 709ff., 809, 833
— bei Ventrikelseptumdefekt III 220ff., 242ff.
— bei Vorhofflattern II 101ff.
— bei Vorhofflimmern II 101ff.
— bei Vorhofseptumdefekt III 58
— und Waterhouse-Friedrichsen-Syndrom IV 563ff.
— und Wolff-Parkinson-White-Syndrom II 378ff., 393ff.

Lebensweise und Angina pectoris III 856ff., 1375ff.
— und Coronarinsuffizienz III 771ff., 856ff.
— und Coronarsklerose III 771ff., 856ff.
— und Herzinfarkt III 771ff., 856ff.
— bei Herzinsuffizienz I 421ff.
Leber und Adams-Stokes-Syndrom II 272
— und Adipositas IV 383
— und Aldosteron V 711
— und Ammoniumchlorid I 561
— bei Amylosidose II 960ff.
— bei Anämie IV 657
— bei angeborenen arteriovenösen Fisteln VI 470
— bei angeborenem Herzfehler III 356ff.
— bei angeborener Tricuspidalinsuffizienz III 431ff.
— bei angeborener Tricuspidalstenose III 410
— bei Angina tonsillaris II 914
— bei Angiopathia diabetica IV 372, 373
— bei Aorteninsuffizienz II 1462
— bei Aortenisthmusstenose V 761ff.
— und Aortographie VI 136
— bei Arteriosklerose V 361; VI 415
— und Ascites I 305ff.
— und Atmung IV 11ff.
— bei bakterieller Endokarditis II 741ff.
— bei Beriberi IV 390ff.
— bei Bilharziose IV 239ff.
— und Blutbildung I 165
— und Blutdruck V 91, 98, 104, 146, 361
— und Bluteiweißkörper I 249ff.
— bei Blutkrankheiten IV 657, 660, 668
— und Blutmenge I 153
— als Blutspeicher I 1007ff.
— und Bradykardie II 18
— und Calciumstoffwechsel IV 446ff.
—, Capillaren der VI 12
— und Capillarpermeabilität VI 106ff.
— und Capillarresistenz VI 571, 575
— und Carboanhydrase I 538ff.
— bei Chagas-Myokarditis II 931ff.
— und Chlorothiazid I 540ff.

Leber und Cholesterin V 457
— und Cholinmangel V 146
— und Conn-Syndrom V 705
— bei Coronargefäß-Mißbildungen III 569ff.
— bei Cor pulmonale IV 105ff. 108, 124, 143ff.
— bei Cor triatriatum III 554
— bei Crush-Syndrom I 1115
— bei Diabetes mellitus IV 372, 373
— bei Diphtherie-Myokarditis II 894ff.
— bei Dystrophie IV 301ff.
— bei Echinokokkose II 937ff.
— bei Encephalomyocarditis II 920
— bei Endangitis obliterans VI 291
— bei Endokarditis acuta bacteriosa II 727ff., 730
— und Endokarditis fibrinosa II 778
— bei Endokarditis lenta II 714, *720*ff.
— und Endokarditis verrucosa simplex II 778
— und Entzügelungs-Hochdruck V 154
— bei Erythematodes II 979ff.; VI 344
— bei essentieller Hypertonie V 361
— und experimentelle Hypertonie V 91, 98, 104, 146
— bei Fallotscher Tetralogie III 356ff.
— bei Fiedler-Myokarditis II 957ff.
— und Fokaltoxikose II 914
— bei Gefäßkrankheiten VI 112
— und Gefäßspinnen VI 544
— bei Glykogenose II 965ff.
— bei Gravidität IV 481ff.; V 736
— bei Graviditätstoxikose IV 512ff.; 517, V 736ff.
—, Hämangioendotheliom der VI 600
—, Hämangiome der VI 598
— und Hämatokritwert I 139
— bei Hämochromatose IV 681ff., 786
— und hämorrhagische Diathese VI 571, 575
— und hämorrhagischer Schock I 1040, 1114
— und Herzdekompensation V 383
— und Herzglykoside I 459
— bei Herzinfarkt III 1219ff.
— bei Herzinsuffizienz I 33, *78*ff. 99, 153, 165, 249ff., 273, 305ff., 338ff., 345ff., 419, 459, 497ff., 516, 767, *775*ff.
Leber bei Herztrauma II 505ff.
— bei Herztumoren II 1179ff.
— und Herzversagen I 338ff.
— und Histamin V 199, 218
— und Höhenadaptation IV 11ff., 18ff.
— bei Höhenkrankheit I 1115
— und Hypertensinase V 104ff.
— und Hypertensinogen V 91
— bei Hyperthyreose IV 321
— und Hypertonie V 91, 98, 104, 146, 361
— und Hypocalcämie IV 446ff., 452
— und Hypokaliämie IV 420ff.
— und Hyponatriämie I 578
— bei Hypothyreose IV 331ff.
— bei idiopathischer Herzhypertrophie II 975
— bei infektiösem Schock 983ff.
— bei Infektionen IV 556
— und Kaliumhaushalt I 497
— und Kallidin V 226
— und Kallikrein V 218
— bei Kammertachykardie II 166ff.
— bei Kaposi-Sarkom VI 603
— bei Karditis rheumatica II 571, 604ff., 618
— und Kationenaustauscher I 557ff.
—, Kavernome der VI 598
— und Klima IV 11ff., 18ff.
— bei Kollagenosen II 979ff.
— und Kollaps I 957, 968ff., 978ff., 983ff., *988*ff., 1006ff., 1040, 1045, *1077*ff., *1114*ff.; IV 601ff.
— bei konstriktiver Perikarditis II 1098, *1103*ff.
— bei Leberstauung I 775ff.
— bei Leukämie IV 674
— und Luftdruck IV 11ff., 18ff.
— und Luftüberdruck IV 39ff.
— und Lungenembolie IV 96ff., 98, 105ff., 108, 124
— bei Lungeninfarkt IV 108
— bei Lungenvenentransposition III 527ff.
— und Lymphgefäßinsuffizienz VI 607
— und Magnesium-Stoffwechsel IV 460
— und Minus-Dekompensation V 383
— und Mitralfehler II 1376ff., 1381
Leber bei Mitralinsuffizienz II 1408ff.
— bei Mitralstenose II 1376ff., 1381
— bei Mononucleose II 927
— bei Moschcowitz-Symmers-Syndrom VI 571
— bei Myokarditis rheumatica II 618
— bei Myokarditis I 348; II 887ff.
— und Myokardose I 33; II 959ff., *969*ff.
— und Narkose IV 593, 606, 613ff.
— und Noradrenalin V 169ff.
— und Ödeme I 249ff., 253, 273, 277, 306
— und Ohnmacht IV 761ff.
— und Operabilität IV 625ff.
— und Orthostase I 1115; IV 731ff., 735; V 814
— und Oxytyramin V 180
— bei Pankarditis rheumatica II 620
— bei Panzerherz II 1098, *1103*ff.
— bei Paramyloidose II 960ff.
— bei paroxysmaler Tachykardie II 166ff.
— bei Periarteriitis nodosa II 986ff.; V 622; VI 312, 322
— bei Perikarderguß I 347
— bei Perikarditis II 1070, 1081, 1098, 1103
— und Phlebektasien VI 517
— bei Phlebitis VI 497ff.
— und Plus-Dekompensation V 383
— bei Pneumokoniose IV 214ff.
— bei Polycythämie IV 660ff., 668
— bei Porphyrie IV 397
— und Prostaglandin V 206
— und Purpura VI 571, 575
— und Pyrazole II 654
— und Renin V 98
— bei rheumatischem Fieber II 571, 604ff., 618
— bei rheumatischer Perikarditis II 1070
— bei Riesenzellarteriitis VI 338
— und Salicyl II 649
— und Sauerstoffmangel IV 11ff., 18ff.
— und Sedativa I 419
— und Schock I 957, 968ff., 978ff., 983ff., *988*ff., 1006ff., 1040, 1045, *1077*ff., *1114*ff.; IV 601ff.
— bei Silikose IV 214ff.
— bei Sklerodermie II 990

Leber und Steroide I 553ff.
— und Sympathin V 167
— bei Tachykardie I 345; II 166ff.
— und Teleangiektasien VI 539ff.
— und Terminalstrombahn VI 20
— bei Thoraxdeformation IV 229
— bei Thrombophlebitis VI 497ff.
— und Thyreoidea IV 321
— bei Toxoplasmose II 934
— bei Tricuspidalatresie III 401
— bei Tricuspidalinsuffizienz II 1506
— bei Tricuspidalstenose II 1490ff.
— bei tuberkulöser Perikarditis II 1081
— und Tyramin V 179
— und Varicosis VI 517, 521
— und Vasodepressor material V 193, 202ff.
— und vegetative Labilität IV 735
— und Vena cava inferior-Ligatur I 597
— und Venendruck I 99; VI 69
— bei Verbrennungsschock I 968, 978ff., 1114
Leberabsceß und Endokarditis acuta II 730
— und Endokarditis fibrinosa II 778
— und Endokarditis verrucosa simplex II 778
— bei Periarteriitis nodosa VI 322
Leberaneurysmen VI 467
— bei Endokarditis lenta II 714
Leberatrophie, akute gelbe, bei Graviditätstoxikose IV 517; V 737
—, — —, und Myokarditis II 928
—, — —, und Myokardose II 929
—, — —, bei Thrombophlebitis VI 497ff.
Lebercapillaren bei Herzinsuffizienz I 77ff.
— und Lebernekrose I 779
— bei Leberstauung I 777ff.
Lebercarcinom und Endokarditis fibrinosa II 778
— und Endokarditis verrucosa simplex II 778
Lebercirrhose und Amyloidose II 960ff.
Lebercirrhose und Angiopathia diabetica IV 372, 373
— und Ascites I 305ff.
— und Capillarresistenz VI 571, 575
— bei Cor pulmonale IV 143ff.
— bei Hämochromatose IV 681ff., 786
— und hämorrhagische Diathese VI 571, 575
— bei Herzinsuffizienz I 780ff.
— bei konstriktiver Perikarditis II 1103ff.
— bei Leberstauung I 780ff.
— bei Panzerherz II 1103ff.
—, Pathologie I 780ff.
— bei Perikarditis II 1081ff., 1103
—, Picksche s.u. Stauungscirrhose
— bei Tricuspidalinsuffizienz II 1507
— bei Tricuspidalstenose II 1490ff.
— bei tuberkulöser Perikarditis II 1081ff.
— bei Tuberkulose II 1081ff.
— und Varicosis VI 517, 521
Leberdurchblutung bei angeborenem Herzfehler III 356
— bei Fallotscher Tetralogie III 356
— und hämorrhagischer Schock I 1040
— im Kollaps I 1040, 1045, *1083*ff.
— im Schock I 1040, 1045, *1083*ff.
Leberembolie bei Mitralstenose II 1376ff.
Leberfibrose und Schock I 1115
Leberinfarkt bei Periarteriitis nodosa VI 322
Leberinsuffizienz s.a.u. Koma, hepatisches
— und Endocarditis fibrinosa II 778
— und Endokarditis verrucosa simplex II 778
— bei Hämochromatose IV 681ff.
— und Narkose IV 613
— nach Operationen IV 605ff.
—, postoperative IV 605ff.
— und Pyrazole II 654
Leberkoma s.u. Koma, hepatisches
Lebernekrose bei Endokarditis lenta II 721
—, Entstehung I 778ff.
— bei Graviditätstoxikose V 736ff.
Lebernekrose bei Herzinsuffizienz I 777ff.
— bei Hyperthyreose IV 321
— und Kollaps I 968, 1115
— bei Leberstauung I 777ff.
— bei Lungenembolie IV 106ff.
—, Pathologie I 777ff.
— und Schock I 968, 1115
— und Thyreoidea IV 321
—, Vorkommen I 779
Leberpuls und angeborener Herzfehler III 410
— bei angeborener Tricuspidalstenose III 410
— bei Aorteninsuffizienz II 1462
— bei Beriberi IV 390ff.
— bei Cor pulmonale IV 105ff., 142ff.
— bei Endokarditis rheumatica II 614
— bei Karditis rheumatica II 614
— bei Lungenembolie IV 105ff.
— bei rheumatischem Fieber II 614
— bei Tricuspidalatresie III 401
— bei Tricuspidalinsuffizienz II 1506f.
— bei Tricuspidalstenose II 1490ff.
— bei Vorhofflimmern II 82
Leberpunktion bei Periarteriitis nodosa VI 330
Lebersperre bei infektiösem Schock I 983
— und Kollaps I 983, 988
Leberstauung, Anatomie I 249ff., 776ff.
— bei angeborenem Herzfehler III 431, 554
— bei angeborener Tricuspidalinsuffizienz III 431
— und Angina tonsillaris II 914
— und Ascites I 304ff.
— bei Beriberi IV 390ff.
— und Blutbildung I 165
— und Bluteiweiß I 249ff.
— und Calciumstoffwechsel IV 446ff.
— bei Chagas-Myokarditis II 931
— bei Coronargefäßmißbildungen III 569ff.
— bei Cor pulmonale IV 96ff., 108, 143ff., 214ff.
— bei Cor triatriatum III 554
— bei Diphtherie-Myokarditis II 894ff.
— bei Encephalomyokarditis II 920

Leberstauung bei Endokarditis lenta II 720ff.
— bei Fiedler-Myokarditis II 957ff.
— bei Fokaltoxikose II 914
— und Herzglykoside I 459, 497
— bei Herzinfarkt III 1219ff.
— bei Herzinsuffizienz I 249, 767, *775*ff.
— bei Herztrauma II 505ff.
— bei Herztumoren II 1179ff.
— und Hypocalcämie IV 446ff.
— und Hypokaliämie IV 420ff.
— bei idiopathischer Herzhypertrophie II 975
— bei Infektionskrankheiten IV 556
— und Kalium IV 420ff.
— bei Kammertachykardie II 166ff.
— bei Karditis rheumatica II 618
— und Kollaps I 1115
— bei konstriktiver Perikarditis II 1103ff.
—, Lebernekrose bei I 777ff.
— und Lungenembolie IV 96ff., 108
— bei Lungeninfarkt IV 108
— bei Lungenvenentransposition III 527ff.
— und Mineralstoffwechsel IV 420ff.
— bei Mitralinsuffizienz II 1408ff.
— bei Mitralstenose II 1381
—, Morphologie I 776ff.
— bei Myokarditis I 348; II 887ff.
— bei Myokarditis rheumatica II 618
— und Myokardose II 970
— und Ödeme I 249
— bei Pancarditis rheumatica II 620
— bei Panzerherz II 1103ff.
— bei paroxysmaler Tachykardie II 166ff.
—, Pathologie I 776ff.
— und Perikarderguß I 347
— bei Perikarditis II 1070, 1081, 1103
— bei Pneumokoniose IV 214ff.
— bei rheumatischem Fieber II 618, 1070
— bei rheumatischer Perikarditis II 1070
— und Schock I 1115
— bei Silikose IV 214ff.
— bei Sklerodermie II 990
Leberstauung bei Tachykardie I 345; II 166ff.
— bei Thoraxdeformation IV 229
— bei Tricuspidalinsuffizienz II 1506
— bei Tricuspidalstenose II 1490ff.
— bei tuberkulöser Perikarditis II 1081ff.
— und Vena cava inferior-Ligatur I 597
Lebertumoren und Herztumoren II 1207ff.
— und Perikardtumoren II 1224ff.
Lebervenen als Blutspeicher I 1008ff.
— bei Herzinsuffizienz I 781ff.
— und Kollaps I 1008ff., 1084
— bei Leberstauung I 781ff.
— und Schock I 1008ff., 1084
Lebervenenthrombose VI 497ff.
— bei Blutkrankheiten IV 676
— bei Herzinsuffizienz I 782ff.
— und Leberstauung I 782ff.
— bei Leukämie IV 676
Leberverfettung bei Endocarditis lenta II 720ff.
— bei Herzinsuffizienz I 781
— und Kollaps I 1115
— bei Leberstauung I 781
— und Schock I 1115
Lecithin und Acetylcholin V 200
— bei Arteriosklerose VI 426
— bei Endangitis obliterans VI 280
— bei Gefäßkrankheiten VI 280, 426
„left atrial abnormality“, Begriff II 204ff.
Leiomyofibrome als Perikardtumoren II 1219
Leiomyome als Herztumoren II 1179
Leiomyosarkome als Herztumoren II 1203
— als Perikardtumoren II 1224ff.
Leishmania donovani und Myokarditis II 936
Leishmaniasis s. u. Kala-Azar
Leistenkerne bei Herzinsuffizienz I 707
— im Myokard I 707
Leitungsalternans II 408, 410
LE-Phänomen s. u. Lupus erythematodes-Phänomen
Lepra, Myokarditis bei II 909; IV 545
— und Thrombophlebitis VI 484
Leptomeninx und Bradykardie II 17
Leptospirosen und Capillarresistenz VI 568
— und hämorrhagische Diathese VI 568
— und Myokarditis II 874, 904ff.; IV 545
— und Purpura infectiosa VI 568
Leptospirosis Canicola und Myokarditis II 905
„les Allongés“, Begriff IV 811
Leucin im Hypertensin V 96
Leukämie IV 670ff.
— und Anämie IV 670ff.
— und Arteriosklerose VI 415
— und Atrioventrikularblock II 248ff.
— und Endocarditis fibrinosa II 778
— und Endocarditis verrucosa simplex II 778
— und Hypercalcämie IV 446
— und Gefäßkrankheiten VI 415
—, Hämoperikard bei II 1152
—, Herz bei IV 670ff.
— und Herztumoren II 1179, 1208, 1214ff.
—, Kreislauf bei IV 670ff.
— und Perikarditis II 1042
— und Perikardtumoren II 1224ff.
— und Phlebitis VI 485ff.
— und sekundäres Raynaud-Syndrom VI 247
— und Thrombophlebitis VI 485ff.
— und totaler Block II 248ff.
Leukopenie bei bakterieller Endokarditis II 740
— bei Endokarditis acuta bacterialis II 728
— bei Erythematodes II 982ff.; VI 344
— bei Gefäßkrankheiten VI 314
— und Hydralazine V 551
— bei Kollagenosen II 982ff.
— bei Periarteriitis nodosa VI 314
Leukocyten bei Aortenbogensyndrom VI 377
— bei bakterieller Endokarditis II 740
— und Blutdruck V 662, 684ff., 687ff., 788ff.
— und Carboanhydrase I 539ff.
— bei Carditis rheumatica II 569, *609*ff.
— und Carotissinus V 716

Leukocyten und Chagas-Myokarditis II 931
— bei Cushing-Syndrom V 684ff., 687ff.
— bei Diphtherie-Myokarditis II 894
— bei Endangitis obliterans VI 279ff.
— bei Endokardfibrose II 786ff.
— bei Endokarditis acuta bacterialis II 727ff.
— bei Endokarditis lenta II 695ff.
— bei Endokarditis parietalis fibroplastica II 786ff.
— bei endokriner Hypertonie V 662, 684ff., 687ff.
— bei Erythematodes II 982ff.; VI 344ff.
— bei essentieller Hypertonie V 788ff.
— bei Fettembolie IV 135ff.
— bei Fiedler-Myokarditis II 957ff.
— und hämorrhagische Diathese VI 564
— und Herzglykoside I 459
— bei Herzinfarkt III 721ff., 1149ff., 1353ff.
— und Histamin V 199
— und Hydralazine V 546, 55
— und Hypertonie V 684ff., 687ff.
— bei Hypotonie V 788ff.
— bei Kälteurticaria VI 554
— und Kallikrein V 220
— bei Kollagenosen II 982ff.
— bei Lungenembolie IV 107ff.
— bei Lungeninfarkt IV 107ff.
— und Mitralfehler II 1368
— bei Mitralstenose II 1368
— und Moschcowitz-Symmers-Syndrom VI 571ff.
— bei Myokarditis II 877ff.
— bei Periarteriitis nodosa II 988; V 621ff.; VI 314ff.
— bei Perikarditis II 1074
— bei Phäochromocytom V 662
— und Poliomyelitis II 916
— bei Polycythämie IV 660ff.
— bei Postcommissurotomie-Syndrom II 1393ff.
— bei Purpura rheumatica VI 564
— und Pyrazole II 654
— und Quecksilberdiuretica I 534
— bei rheumatischem Fieber II 569, *609*ff.; VI 564
Leukocyten bei Riesenzellarteriitis VI 338
— bei Scharlach-Myokarditis II 899ff.
— bei Sympathicotonie IV 722ff.
— bei Vagotonie IV 722ff.
Leukocytose bei Aortenbogensyndrom VI 377
— bei bakterieller Endokarditis II 740
—, Chagas-Myokarditis II 931
— bei Endangitis obliterans VI 279ff.
— bei Endokardfibrose II 787ff.
— bei Endokarditis IV 551
— bei Endokarditis acuta bactericidis II 727ff.
— bei Endokarditis lenta II 695ff.
— bei Endokarditis parietalis fibroplastica II 787
— bei endokriner Hypertonie V 662
— bei Fettembolie IV 135ff.
bei Fiedler-Myokarditis II 957ff.
—, Gefäßkrankheiten II 988; VI 279ff., 314ff.
— bei Herzinfarkt III 721, 1149ff., 1353ff.
— bei Herztrauma II 505ff.
—, Hypertonie V 662
— bei idiopathischer Perikarditis II 1074
— bei Karditis rheumatica II 569, *609*ff.
— bei Lungenembolie IV 107ff.
— bei Lungeninfarkt IV 107ff.
— bei Mitralstenose II 1368
— bei Myokarditis II 877ff.
— bei Periarteriitis nodosa II 988; V 622; VI 314ff.
— bei Perikarditis II 1074
— bei Phäochromocytom V 662
— bei Postcommissurotomie-Syndrom II 1393ff.
— bei rheumatischem Fieber II 569, *609*ff.
„Levoatrialcardinal vein" III 18ff.
Lewis-Reaktion VI 17
Libido und ACTH II 645
—, Blutdruck V 683ff.
— und Cortison II 645
— bei Cushing-Syndrom V 683ff.
— bei endokriner Hypertonie V 683ff.
— und Ganglienblocker V 580
Lipido bei Hypertonie V 683ff.
— und Hypotonie IV 810ff.
— und Rauwolfia-Alkaloide V 594
— und Sympathektomie V 486
— und vegetative Labilität IV 810ff.
Libman-Sacks-Endokarditis II *978*ff.; V 663
— und Erythemathodes II 978ff.
— und Kollagenosen II 978ff.
— und konstriktive Perikarditis II 1094
— und Perikarditis II 1088, 1094
Lidödem bei Thrombophlebitis VI 500
Lienalisaneurysma VI 467
Lienin und hämorrhagischer Schock I 1081
„Life stress", Begriff IV 718
Liliaceen bei Herzinsuffizienz I 426ff.
Linkshypertrophie s. a. u. Herzhypertrophie I 886ff.
— bei angeborener Aortenstenose III 434ff.
— bei angeborenem Herzfehler III 23, 171ff., 199ff., 217ff., 229ff., 294ff., 434ff., 458ff., 554; V 756ff.
— bei Aorteninsuffizienz II 1457ff., 1463ff.
— bei Aortenisthmusstenose III 458ff.; V 756ff.
— bei Aortenstenose II 1433ff., 1437ff.
— bei Aortopulmonalseptumdefekt III 199ff.
— und Atmung IV 17
— bei Belastung I 867ff.
— bei Beriberi IV 393ff.
— und Blutdruck V 163, 339, 360, *363*ff.
— bei Canalis atrioventricularis communis III 294ff.
— bei Chagas-Myokarditis II 933
— bei Coronargefäßmißbildungen III 55, 568ff.
— und Cor pulmonale V 339
— bei Cor triatriatum III 554
— und Druckbelastung I 887ff.
— bei Ductus Botalli persistens III 171ff.
— bei Endokardfibrose II 788
— bei Endomyokardfibrose II 788

Linkshypertrophie und essentielle Hypertonie V 339, 360, *363*ff.
— und experimentelle Hypertonie V 163
— bei Gefäßkrankheiten VI 316ff.
— bei Heredoataxie II 973
—, Herzform bei I 886ff.
—, Herzgröße bei I 886ff.
— und Höhenadaptation IV 17
— und Hypertonie V 163, 339, 360, *363*ff.
— bei idiopathischer Herzhypertrophie II 974
— bei Infektionen IV 539
— und Klima IV 17
— bei kombiniertem Mitral-Aortenfehler II 1479ff.
— und Lebensalter IV 622ff.
— und Luftdruck IV 17ff.
— und Lungenkreislauf IV 17, 86ff.
— bei Mitralinsuffizienz II 1414ff.
— bei Myokarditis IV 539
— bei Periarteriitis nodosa VI 316ff.
— bei Perikarditis II 1082ff.
—, physiologische IV 17, 86
— und psychasomatische Hypertonie V 163
— und Sauerstoffmangel IV 17
— bei Sportherz I 867ff.
— bei Tricuspidalatresie III 23
— bei urämischer Perikarditis II 1082ff.
— bei Ventrikelseptumdefekt III 217ff., 229ff.
— bei Volumenbelastung I 889ff.
Linksinsuffizienz I 42ff., 71, 129ff., 339ff., 886ff., 898ff. s. a. u. Herzinsuffizienz
— und Aderlaß I I 591ff.
—, akute I 129ff., 339ff., 345
— bei angeborenem Herzfehler III 23, 164ff., 183, 224, 452ff., 554
— bei Angina tonsillaris II 913ff.
— bei Aorteninsuffizienz II 1457ff., 1471ff.
— bei Aortenisthmusstenose III 452ff.
— bei Aortenstenose II 1449
— bei arteriovenösen Fisteln VI 478
— und Atmung I 180ff., 232; IV 17, 21, 23
— und Balneotherapie I 698
— bei Beriberi IV 391ff.
Linksinsuffizienz und Blutdruck V 360, 369, 384, 658
— und Blutmenge I 149, 162
— bei Chagas-Myokarditis II 932
— bei Coronargefäßmißbildungen III 570ff.
— bei Cor pulmonale IV 124, 142ff.
— bei Cor triatriatum III 554
—, Diät bei I 508ff.
— bei Ductus Botalli persistens III 164ff., 183
— bei Endokarditis parietalis fibroplastica II 787
— bei Endokardfibrose II 787ff.
— bei endokriner Hypertonie V 658
— und essentielle Hypertonie V 360, 369, 384
— bei Fokaltoxikose II 913ff.
— bei Gefäßkrankheiten VI 316ff.
— bei Gefäßmißbildungen III 570ff.
— bei Glomerulonephritis II 915
— bei Grippemyokarditis II 925
— bei Hämochromatose II 965; IV 682ff.
—, Herzform bei I 886ff., 898ff.
— und Herzglykoside I 454ff., 460
—, Herzgröße bei I 886ff., 898ff.
— bei Herzinfarkt I 339ff.; III 1215ff.
— bei Herztrauma II 483ff., 501ff., 520ff.
— bei Herztumoren II 1181ff.
— und Höhenadaptation IV 17, 21, 23
— und Hypertonie V 360, 369, 384, 658
— bei idiopathischer Herzhypertrophie II 975
—, isolierte I 99ff.
— und kardiogener Schock I 1025
— bei Karditis rheumatica II 575ff., 605, 618, 634
— und Klima IV 17, 21, 23
— bei Kollagenosen II 990
—, Kreislaufzeit bei I 172ff.
— und Lebensalter IV 622ff.
— und Luftdruck IV 17, 21, 23
— bei Lungenembolie IV 124
— und Lungenkreislauf I 123, 127ff.
—, Lungenödem bei I 129ff., 768
Linksinsuffizienz und Lungenstauung I 768ff., 770ff.
— und Lymphgefäßinsuffizienz VI 606
— bei Mitralinsuffizienz II 1405ff., 1408ff.
— bei Myocarditis rheumatica II 575ff., 618
— bei Myokarditis II 886ff.
— und Operabilität IV 622ff., 631ff.
— bei Periarteriitis nodosa VI 316ff.
— und Perikard II 1039
— bei Phäochromocytom V 658
— bei Pneumonie-Myokarditis II 911
— bei Poliomyelitis I 132
— bei Polycythämie IV 664
— bei rheumatischem Fieber II 575ff., 605, 618, 634
— und Sauerstoffmangel IV 17, 21, 23
— bei Sklerodermie II 990; IV 201
— bei Tricuspidalatresie III 23
— und Venendruck I 99ff.
— bei Ventrikelseptumdefekt III 224ff.
— und Vitalkapazität I 180ff.
Links-Rechts-Shunt s. a. u. Kurzschlußdurchblutung und Shunt
— bei angeborenem Herzfehler III 105ff.
— bei angeborener Pulmonalstenose III 302ff.
— bei angeborenem Sinus-Valsalvae-Aneurysma III 206ff.
— bei angeborener Tricuspidalstenose III 410
— bei Aortenisthmusstenose III 464
— bei Aortopulmonalseptumdefekt III 196ff.
— bei Canalis atrioventricularis communis III 293ff.
— bei Cor triloculare biatriatum III 545
— bei Ductus Botalli persistens III 164, 178
— und Endokarditis lenta II 702ff.
— bei Fallotscher Tetralogie III 330ff., 345ff., 353ff.
—, Herzkatheterismus bei II 1248ff.
— bei Lutembacher-Syndrom III 283ff.
—, Meßmethoden II 1248ff.
— und Pulmonalsklerose IV 243

Links-Rechts-Shunt bei Taussig-Bing-Komplex III 508
— bei Transposition der Aorta und Pulmonalis III 505, 508
— bei Tricuspidalatresie III 405
— und Tuberkulose III 129
— bei Ventrikelseptumdefekt III 217ff., 222ff., 240ff.
— bei Vorhofseptumdefekt III 253ff.
Linksschenkelblock II 318, 323, *325*ff. s. a. u. Schenkelblock
—, Ätiologie II 352ff.
—, alternierender II 343ff., 361ff.
— bei angeborenem arteriovenösem Coronaraneurysma III 215
— bei angeborenen Herzfehlern II 356ff., 359; III 171, 401
— bei Angina pectoris III 1034
— bei Aortenisthmusstenose III 456ff.
— bei Aortenstenose II 144ff.
— bei bakterieller Endokarditis II 708ff.
— bei Beriberi IV 392
— bei Chagas-Myokarditis II 932
— bei Coronarinsuffizienz III 1034
— bei Diphtherie-Myokarditis II 879ff.
— bei Ductus Botalli persistens III 171
—, Elektrokardiogramm bei II 318ff., 323ff., *325*ff.
— bei Endokardfibrose II 788
— bei Endokarditis lenta II 708ff.
— bei Endomyokardfibrose II 788
— bei Fiedler-Myokarditis II 957ff.
—, Hämodynamik bei II 335ff.
—, Häufigkeit II 352ff., 355ff.
— bei Herzinfarkt II 348ff.; III 1176, 1198
—, Herztöne bei II 335ff.
— bei Herztumoren II 1182ff.
— bei Hyperthyreose II 357
— und Interferenz-Dissoziation II 295
— bei Mitralstenose II 1338ff.
— bei Myokarditis II 879ff., 884
— und Operabilität IV 628
— und Pathogenese II 321ff.
—, Prognose II 377
Linksschenkelblock und Thyreoidea II 357
— bei Toxoplasmose II 934
— bei Tricuspidalatresie II 359; III 401
—, unbeständiger II 338ff.
— und Verzweigungsblock II 371
—, Vorkommen II 339ff., *352*ff., 355ff.
Linkstyp (Elektrokardiogramm) s. a. u. Lagetypen
— bei Anämie IV 654
— bei angeborenem Herzfehler III 157, 168ff., 229ff., 249, 265, 293ff., 342ff., 445, 457ff., 541ff., 579
— und Antesystolie II 379ff.
— bei Aorteninsuffizienz II 1466ff.
— bei Aortenisthmusstenose III 445, 457ff.
— bei Aortenstenose II 1443ff.
— und Atmung IV 32
— und Blutdruck V 374ff.
— bei Blutkrankheiten IV 654
— bei Canalis atrioventricularis communis III 293ff.
— bei Cor pulmonale IV 158ff.
— bei Cor triloculare biatriatum III 541ff.
— bei Dextrokardie III 579
— und divergierender Schenkelblock II 363ff.
— bei Ductus Botalli persistens III 157, 168ff.
— bei essentieller Hypertonie V 374ff.
— bei Fallotscher Tetralogie III 342ff.
— bei Fiedler-Myokarditis II 958
— bei Glykogenose II 967
— bei Herzinfarkt III 1197ff.
— bei Höhenadaptation IV 32
— bei Hypertonie V 374ff.
— und Klima IV 32
— und Links-Schenkelblock II 326ff.
— und Luftdruck IV 32
— bei Myokardtuberkulose II 948
—, pathologischer II 378
—, —, bei essentieller Hypertonie V 374ff.
—, —, bei Herzinfarkt III 1197
— bei Poliomyelitis II 919
— bei Sauerstoffmangel IV 32
— und Schenkelblock II 326ff.
— bei Tricuspidalatresie III 395, 400ff.
Linkstyp bei Tricuspidalstenose II 1499
— bei Tuberkulose II 948
—, überdrehter II 363
—, —, bei Canalis atrioventricularis communis III 293ff.
—, —, bei Cor pulmonale IV 158ff.
—, —, bei Fiedler-Myokarditis II 958
—, —, bei Myokarditis II 958
—, —, bei Vorhofseptumdefekt III 249, 265ff.
— bei Ventrikelseptumdefekt III 229ff.
— bei Vorhofseptumdefekt III 249, 265ff.
— und Wilson-Block II 333
— und Wolff-Parkinson-White-Syndrom II 379ff.
„Linksüberlastungs-P", Begriff II 204ff. s. a. u. P mitrale
Linksverspätung (Elektrokardiogramm) II 373ff.
— bei angeborenem Herzfehler III 168ff.
— und Druckbelastung I 887
— bei Ductus Botalli persistens III 168ff.
— und Herzinfarkt III 1197
— bei Ventrikelseptumdefekt III 230ff.
—, Vorkommen II 374
Lipämie und Angina pectoris III 755ff.
— bei Angiopathia diabetica IV 355ff., 371
— und Arteriosklerose III 755; IV 371; VI 390ff.
— und Blutmengenbestimmung I 140
— und Coronarinsuffizienz III 755ff.
— und Coronarsklerose III 755ff.
— und Coronarthrombose III 964ff.
— und Cor pulmonale IV 61ff.
— bei Diabetes mellitus IV 355ff., 371
—, essentielle und Cor pulmonale IV 61ff.
—, —, und Gefäße VI 22ff.
—, —, und Gefäßkrankheiten VI 22ff.
— und Fettembolie IV 136
— und Gefäßkrankheiten III 756ff.; VI 391ff.
— bei Glykogenose II 966
— und Heredität III 757ff.
— und Herzinfarkt III 756ff.

Lipämie und Karditis rheumatica II 557
— und Myokard II 967; III 755
— und rheumatisches Fieber II 557
Lipocaic-Faktor bei Arteriosklerose VI 424
Lipofuscin im Altersherz I 757
— und Hämochromatose IV 686
— bei Hypothyreose IV 331
Lipoidnephrose und Conn-Syndrom V 705
Lipoidol und Lungenfibrose IV 201
Lipoidosen und Cor pulmonale IV 201
— und Lungenfibrose IV 201
„Lipoidphanerose" und Arteriosklerose VI 384
Lipome und Gefäßmißbildungen VI 593
— und Glomustumoren VI 593
— als Herztumoren II 1179, *1199* ff.
— als Perikardtumoren II 1217, *1218*
Lipooxydase bei Arteriosklerose VI 424
Lipoproteide und Angiopathia diabetica IV 370 ff.
— und Arteriosklerose III 757, 768 ff.; IV 370 ff.; VI 408 ff.
— und Coronarsklerose III 757 768 ff.
— und Diabetes mellitus IV 370 ff.
— und Gefäßkrankheiten III 757, 768 ff.; IV 370 ff.; VI 408 ff.
— und Herzinfarkt III 769 ff.
Lipostabil bei Arteriosklerose VI 425
Liquemin bei Herzkatheterismus II 1263
Liquor cerebrospinalis bei Arteriitis luica VI 348
— — und Capillarpermeabilität VI 106
— — und Gefäßkrankheiten VI 327, 348
— — bei Hirnbasisaneurysma VI 464
— — bei Lues VI 348
— — bei Periarteriitis nodosa VI 327
— — bei Thrombophlebitis VI 500 ff.
Liquordruck und Arteriosklerose V 354
— und Augenhintergrund V 387 ff., 423 ff.
— bei Cor pulmonale IV 148
Liquordruck und Entzündungs-Hochdruck V 719
— bei essentieller Hypertonie V 387 ff., 423 ff.
— bei experimenteller Hypertonie V 157
— bei Hypertonie V 157, 387 ff., 423 ff., 630 ff.
— bei Luftembolie IV 131 ff.
— bei maligner Hypertonie V 630 ff.
— bei Migräne VI 250
— und neurogene Hypertonie V 719
— bei Poliomyelitis V 719
— bei Valsalva-Versuch IV 775 ff.
— bei zentralnervöser Hypertonie V 157
Liquorpunktion bei Dyspnoe I 230
— bei Hirnbasisaneurysma VI 464 ff.
— bei Hirndruck V 723
— bei Hypertonie V 633
— bei Luftembolie IV 131 ff.
— bei maligner Hypertonie V 633
— bei neurogener Hypertonie V 723
— bei renaler Hypertonie V 633
— bei zentralnervöser Hypertonie V 723
Listeria monocytogenes und Endocarditis lenta II 675
Listeriose und Endocarditis lenta II 633, 675, 733
Lithium und Extrasystolie II 31
Littensches Geräusch bei Lungenembolie IV 105
Livedo racemosa bei Periarteriitis nodosa VI 324
— reticularis VI 530, *534* ff.
— —, Ätiologie VI 534
— — und Akrocyanose VI 535
— —, Symptome VI 535
— —, Therapie VI 535
Lobektomie und Cor pulmonale IV 225
— und Lungenemphysem IV 181
— bei Teleangiektasien VI 543
Lobelin und Blutdruck V 25
— bei Herzinsuffizienz V 420
— und Kallikrein V 214
— zur Kreislaufzeitbestimmung I 169, 172, 174; II 705
— bei Postural hypotension IV 737
Löffler-Syndrom und Periarteriitis nodosa VI 319
Lokalanaesthesie IV 612 ff.
— zur Aortographie VI 133
— und Arteriographie VI 122
— und Kollaps IV 600 ff.
— und Lebensalter IV 624
— und Operabilität IV 624
— und Schock IV 600 ff.
Lordose-Test und Hypertonie V 339
Lorfan als Analepticum I 420
„Lower nephron nephrosis" und Schockniere I 1117
Low output failure s. u. Minusdekompensation
Low salt syndrome s. u. Salzmangelsyndrom
Luciani-Perioden II 27
— bei Hypercalcämie IV 447
Ludwigsches Manometer V 216
Lues, Adams-Stokes-Syndrom bei II 263
— und Addison-Syndrom V 799
—, Alternans bei II 409
—, Aneurysmen bei III 373, 939 ff.; VI 347 ff., 442 ff., 466
— und angeborene Herzfehler III 109, 113 ff.
—, Angina pectoris bei III 828 ff., 937
— und Aortenbogensyndrom V 766 ff.; VI 376 ff.
— und Aortenhämatom (intramural) VI 454 ff.
— und Aorteninsuffizienz II 1453
—, Aortitis luica bei II 780 ff.; VI 348 ff.
— und Arrhythmie II 103 ff.
—, Arteriitis luica bei VI 347 ff.
— und Arteriosklerose III 828, 938; V 353
—, Atrioventrikularblock bei II 223 ff., 243 ff.
— und bakterielle Endokarditis II 667, 686
— und Blutdruck V 263 ff., 799
— und Capillarektasien VI 528
— und Capillarresistenz VI 568
— und Carotissinus V 716
—, Coronaraneurysma bei III 939 ff.; VI 347 ff.
— und Coronarinsuffizienz III 828 ff., 935 ff.
— und Coronarsklerose III 828 ff., 938
— und Cor pulmonale IV 232, 250
— und Endangitis obliterans VI 264
— und Endocarditis lenta II 667, 686

Lues, Endokarditis bei II 225, 667, 686, 780
— und Erythromelalgie VI 528
— und essentielle Hypertonie V 263ff.
— und Gefäßkrankheiten III 828, 938; V 353; VI 264, 307, 347ff.
— und Hämoperikard II 1151
— und hämorrhagische Diathese VI 568
— und Herzblock II 223ff., 243ff.
— und Herzglykoside I 481
— und Herzinfarkt III 937, 1447
— und Herztrauma II 534
— und Hirnbasisaneurysma VI 348, 463
— und Hypertonie V 263ff.
— und Hypotonie IV 738; V 799, 814
— und Kammertachykardie II 151ff.
—, Links-Schenkelblock bei II 356
—, Livedo reticularis bei VI 534ff.
— und Lymphangitis VI 640
— und Lymphgefäßinsuffizienz VI 606ff.
— und Mitralinsuffizienz II 1410ff.
— und Myokarditis II 871, 874, *945*ff.; IV 545
— und Myokardstoffwechsel III 828ff., 935ff.
— und neurogene Hypertonie V 716
— und Operabilität IV 631
— und Periarteriitis nodosa VI 307
— und Phlebitis VI 499ff.
— und Postural hypotension IV 738; V 814
— und Pulmonalaneurysma III 373; VI 466
— und Pulmonalsklerose IV 250
— und Purpura infectiosa VI 568
—, Rechts-Schenkelblock bei II 356
— und Reizleitungsstörungen II 223ff., 243ff.
— und relative Aorteninsuffizienz II 1453, 1472
—, Schenkelblock bei II 356
—, Tabeskrisen bei III 1337
— und Thrombophlebitis VI 499ff.
— und totaler Block II 243ff.
— und Vorhofflattern II 103ff.
— und Vorhofflimmern II 103ff.
Lues, Wilson-Block bei II 356
Luftdruck und Atmung IV 2ff., 82
— und Blut IV 4, 11ff., 18, 23, 25ff.
— und Blutdruck IV 38
— und Coronarinsuffizienz IV 37ff.
— und Cor pulmonale IV 60
— und Herz IV 1ff., 10ff., 13ff., *21*ff.
— und Herzinfarkt IV 37ff.
— und Herzinsuffizienz IV 37
— und Herztrauma II 473ff.
— und Hirn IV 7, 10ff., 13ff.
— und Hypertonie IV 38
— und Klima IV 1ff.
— und Kollaps IV 11ff., 21ff., *28*ff.
— und Kreislauf IV 1ff.
— und Leber IV 18ff.
— und Luftembolie IV 129ff.
— und Lungenkreislauf IV 60, 82
— und Lungenleiden IV 36ff.
— und Monge-Syndrom IV 33ff.
— und Niere IV 17ff.
— und Sauerstoffmangel IV 1ff., 82
Luftembolie IV 124ff.; VI 362ff.
— bei Aortographie VI 135
—, arterielle IV 126ff.
—, cerebrale IV 128ff.
—, coronare III 972ff.; IV 125ff.
—, Cor pulmonale bei IV 62, 91, *124*ff.
— bei Druckfallsyndrom IV 128ff.
— und Herzinfarkt III 972ff.
— bei Herzkatheterismus II 1261ff.
— und Herztrauma II 474
— bei intraarterieller Sauerstoffinsufflation IV 128, 130; VI 209
— und Kammerflattern II 173
— und Kammerflimmern II 173
— und Kollaps IV 604ff.
—, Prophylaxe IV 129ff.
— und Schock IV 604ff.
—, spinale IV 130
—, Therapie IV 131ff.
—, venöse IV 126ff.
Lumbalpunktion bei Dyspnoe I 230
Luminal s. a. u. Barbiturate
— und Blutdruck V 258, 495
— und Carotissinus V 715
— bei essentieller Hypertonie V 258, 495
— bei Extrasystolie II 77
Luminal bei Hypertonie V 495
— bei Luftembolie IV 131
— bei paroxysmaler Tachykardie II 149ff.
— im Sedations-Test V 258
— bei Tachykardie II 149ff.
— bei vegetativer Labilität IV 854
Lunge und Acetylcholin V 197, 200
— und Adenosin V 201
— und Aderlaß I 591ff.
— bei Adipositas IV 231, 385
— bei allergischer Myokarditis II 952ff.
—, Alveolarbelüftung I 193ff.
— bei Amyloidose II 961ff.
— bei angeborenem arteriovenösem Coronaraneurysma III 214
— bei angeborenem Herzfehler III *77*ff., *125*ff., 144ff., 154, 336ff., 344ff., 376ff., 396ff., 402ff., 410ff., 412ff., 419ff., 430ff., 461ff., 508, 558, 563ff.
— bei angeborener Mitralstenose III 549ff.
— bei angeborener Pulmonalinsuffizienz III 563ff.
— bei angeborener Pulmonalstenose III 36ff., 298ff.
— bei angeborenem Sinus-Valsalvae-Aneurysma III 204ff., 206ff.
— bei angeborener Tricuspidalinsuffizienz III 430ff.
— bei angeborener Tricuspidalstenose III 410ff., 412ff.
— bei Aortenaneurysma VI 447ff.
— bei Aortenatresie III 561ff.
— bei Aortenbogen-Anomalien III 480
— bei Aortenhämatom, intramuralem VI 458
— bei Aorteninsuffizienz II 1457ff., 1468
— bei Aortenisthmusstenose III 461ff.
— bei Aortenstenose II 1430ff., 1450
— bei Aortopulmonalseptumdefekt III 195ff.
— und Arteriosklerose VI 415
— und arteriovenöse Anastomosen VI 7ff.
— bei arteriovenösen Aneurysmen IV 251ff.
— bei arteriovenösen Fisteln III 386ff.; VI 478
— bei arteriovenöser Lungenfistel III 386ff.

Lunge und Ascitespunktion I 560ff.
—, Atemäquivalent I 183
—, Atemgrenzwert I 184ff.
—, Atemmechanik I 177ff.
—, Atemreserve I 183ff.
— und Atmung IV 1ff., 20ff., 33, 34, 36ff.
—, Atmungsarbeit I 186ff.
—, Atmungsregulation I 215ff.
— bei bakterieller Endokarditis II 691ff., 712, *722*ff., *727*
— und Balneotherapie I 654ff., 698
— bei Belastung IV 765ff.
— und Beriberi IV 390ff.
— bei Bilharziose IV 62, 140ff., *239*ff.
— und Blutdruck V 297ff., 338ff., 346ff., 360ff., 658, 780ff.
— als Blutspeicher I 1009, 1016ff.
— bei Bronchographie IV 201ff.
— bei Canalis atrioventricularis communis III 293ff.
— und Capillarpermeabilität VI 553
— und Capillarresistenz VI 566
— und Carboanhydrase I 536ff.
— bei Carcinoid II 784ff.
— und Cheyne-Stokessche Atmung I 230ff.
— und Cholinderivate II 147
— und Chylothorax VI 606ff.
— bei Coma diabeticum IV 376ff.
— nach Commissurotomie II 1396ff.
—, Compliance I 178
— bei Cor biloculare III 546ff.
— bei Coronargefäß-Mißbildungen III 569ff.
— bei Coronarinsuffizienz III 1113, 1212
— und Cor pulmonale IV 59ff., 79ff., 92ff., 124ff., 133ff., 137ff., 139ff.
— bei Cor triatriatum III 553ff.
— bei Cor triloculare biatriatum III 540ff.
— und Corticoide I 555
— und Cyanose I 232; VI 530ff.
—, Deformationswiderstand I 179
— und Depressan V 232
— bei Diabetes mellitus IV 376ff.
—, Diffusionskapazität IV 79ff.
Lunge, Diffusionsstörungen IV 79ff. s. a. dort
— bei Diphtherie-Myokarditis II 894ff., 897
— bei Druckfall-Syndrom IV 47
— bei Ductus Botalli persistens III 71ff., 160ff.
— bei Ebstein-Syndrom III 419ff., 422ff.
— bei Echinokokkose II 937ff.
— bei Effort-Syndrom IV 814ff.
— bei Eisenmenger-Komplex III 78
—, Elastizität I 177ff.
— und Embolie VI 361ff.
— bei Encephalomyokarditis II 920
— bei Endangitis obliterans VI 293ff.
— bei Endocarditis acuta II 727
— und Endocarditis fibrinosa II 777ff.
— bei Endocarditis lenta II 691ff., 712, *722*ff.
— bei Endokarditis parietalis fibroplastica II 786
— und Endokarditis verrucosa simplex II 777ff.
— bei Endokardfibrose II 786
— bei endokriner Hypertonie V 658
— bei Erythemathodes II 979ff.; VI 345
— und essentielle Hypertonie V 297ff., 338ff., 346ff., 360ff.
— bei Fallotscher Tetralogie III 78, 330, 336ff., 344ff.
— bei Fettembolie IV 133ff.
— und Fiedler-Myokarditis II 954, 956ff.
— bei Fruchtwasserembolie IV 137ff.
— und Ganglienblocker I 592ff.; V 572ff., 594
—, Gasaustausch I 196ff.; IV 79ff.
— bei Gefäßkrankheiten II 986ff.; V 623; VI 293, 308, 318ff.
— bei Gefäßmißbildungen III 376ff., 380ff., 386ff., 480, 569ff.
—, Globalinsuffizienz I 194ff.; IV 84ff.
— bei Glomustumoren VI 593
— bei Glykogenose II 966ff.
—, Hämangioendotheliom der VI 600
—, Hämangiome der VI 596
Lunge und Hämangiosarkom VI 601
— und Hämatokritwert I 139
— bei hämorrhagischer Diathese VI 566, 567, 569ff.
— und hämorrhagischer Schock I 957ff., 1124
—, Hämosiderose der IV 257ff.
— und Hauttemperatur VI 88
— und Herzglykoside I 453ff.
— bei Herzinfarkt I 339; III 1113, 1212
— und Herzinsuffizienz I 69, 99, 110ff., 115ff., *129*ff., *176*ff., 301, 402ff., *768*ff.
— bei Herzkatheterismus II 1261ff.
— bei Herzklappenfehler II 1302ff.
— bei Herztamponade II 1063ff.
— bei Herztumoren II 1181ff.
— und Histamin V 199
— bei Höhenadaptation IV 1ff., 20ff., 33, 34, 36ff.
— und Hydralazine V 547
— und Hydroperikard II 1152
— bei Hypercalcämie IV 488
— bei Hyperthyreose IV 321
— und Hypertonie V 297ff., 339ff., 346ff., 360ff., 658
— und Hypertonie-Therapie V 492ff.
— bei Hypoglykämie IV 381
— bei Hypothyreose IV 332ff.
— und Hypotonie V 780ff.
— bei idiopathisches Perikarditis II 1074
— bei Infektionskrankheiten IV 563
—, Innervation I 219ff.
— und Insulin IV 381
— und kardiogener Schock I 1025
— bei Karditis rheumatica II 568ff., 603ff., 605ff.; VI 566
—, Kavernome der VI 569ff.
— und Klima IV 1ff., 20ff., 33, 34, 36ff.
— und Kallidin V 226
— und Kallikrein V 218
— bei Kammertachykardie II 166
— und Körperlage s. u. Orthopnoe
— bei Kollagenosen II 979ff.
— und Kollaps I 957ff., 976, 1009, *1016*ff., 1111ff., *1123*ff.
— bei kombiniertem Mitral-Aortenfehler II 1479ff.

Lunge bei kombiniertem Mitralfehler II 1409, 1426
—, Komplementärluft I 182ff.
— und konstriktive Perikarditis II 1094ff., 1103
—, Kurzschlußdurchblutung I 196ff.; IV 85ff.
— bei Lipoidosen IV 201
— und Luftdruck IV 1ff., 20ff., 33, 34, 36ff.
— bei Luftembolie IV 124ff.
— bei Luftüberdruck IV 39ff.
— bei Lungenembolie I 346; IV 59ff., 62, 91, 92ff.
— bei Lungenemphysem IV 178ff.
— bei Lungenödem I 129ff., 768ff.
— bei Lungenstauung I 767ff., 770ff.
— bei Lungenvenentransposition III 523ff.
— und Lymphgefäßinsuffizienz VI 606ff.
— bei Mitralatresie III 558
— bei Mitralinsuffizienz II 1406ff., 1411ff.
— bei Mitralstenose II 1302ff., 1307ff., 1318ff., 1343ff., 1355ff., 1368ff.
— bei Monge-Syndrom IV 34
— bei Moschcowitz-Symmers-Syndrom VI 572
— bei Myokarditis II 887ff.
— bei Myxödem IV 332ff.
— und Narkose IV 595ff., 598ff.
— und neurogener Schock I 976, 1124
— und Noradrenalin V 169
— und Operabilität IV 620ff., 625ff., 629ff.
— und Operationen IV 598ff.
— und Operationsschock I 1124
— bei Pankarditis rheumatica II 620
— bei Panzerherz II 1094, 1103
— und Paramyloidose II 961
— bei paroxysmaler Tachykardie II 166
— bei Partialinsuffizienz I 194ff.; IV 82ff.
— bei Periarteriitis nodosa II 986ff.; V 623; VI 308, 318ff.
— und Perikard II 1035ff.
— und Perikarddivertikel II 1143
— bei Perikarderguß I 347
— bei Perikarditis II 1045ff.
— bei Perikarditis purulenta II 1084ff.
Lunge bei Perikardtumoren II 1221ff.
— bei peripherer Pulmonalstenose III 376ff.
— bei Phäochromocytom V 658
— bei Phlebitis VI 492ff., 501ff., 507ff.
— und Pleurapunktion I 559ff.
— bei Pneumonie-Myokarditis II 911
— bei Pneumokoniose IV 62, 139ff., 167ff., 197ff., *203*ff.
— und Pneumoperikard II 1153
— bei Pneumothorax IV 62, 115, 167ff., *224*ff.
— bei Poliomyelitis II 917
— bei Polycythämie IV 659, 667
— und Prostaglandin V 206
— bei Pulmonalaneurysma VI 466
— bei Pulmonalarterienaplasie III 380ff.
— und Pulmonalsklerose I 775; IV 140ff., 178ff., 206ff., *241*ff.
— bei Pulmonalstenose III 376ff.
— und Purine I 546ff.
— und Purpura fulminans VI 569ff.
— und Purpura infectiosa VI 567ff.
— bei Purpura rheumatica VI 566
— und Pyrazole II 654
—, „Requirement" I 189
—, Reserveluft I 182ff.
—, Residualluft I 182ff.
— bei rheumatischem Fieber II 568ff., 603ff., 605ff.
—, Rigidität I 177ff.
— und Säure-Basen-Gleichgewicht I 195, 203ff., 275, 300ff.
— bei Sarkoidose II 946ff.; IV 200ff.
—, Sauerstoffaufnahme I 192ff.
— und Sauerstoffmangel IV 1ff., 20ff., 33, 34, 36ff.
—, Sauerstoffschuld I 188ff.
—, Sauerstoffverbrauch I 188ff.
— und Schock I 957ff., 976, 1009, *1016*ff., 1111ff., *1123*ff.
— und Sedativa I 419
— und Serotonin II 784; V 185
Lunge bei Sichelzellanämie IV 240ff.
— bei Silikose IV 139, 167ff., 199ff., *204*ff.
— bei Sklerodemie II 989ff.; IV 61ff., 81, 140ff., 197, 200ff.
— bei Tachykardie I 345; II 166ff.
— bei Taussig-Bing-Komplex III 78, 508
— bei Teleangiektasien VI 541
— bei Thorakoplastik IV 140ff., *221*ff.
— und Thoraxdeformation IV 61ff., 140ff., 167ff., 181ff., 221ff., *229*ff.
— bei Thrombophlebitis VI 492ff., 501ff., 507ff.
— und Thyreoidea IV 321, 332ff.
—, Tiffeneau-Test I 187
—, „tissue viscance" I 179
—, Totraumventilation I 193ff.
bei Toxoplasmose II 934
— bei Transposition der Aorta und Pulmonalis III 497ff.
— und traumatischer Schock I 1124
— bei Tricuspidalatresie III 78, 396ff., 402ff.
— bei Tricuspidalstenose II 1488ff.
— und Truncus arteriosus communis persistens III 78
— bei Tumormetastasen IV 237ff.
— bei Typhus-Myokarditis II 906
— und Tyramin V 179
— und Vena cava-inferior-Ligatur I 596ff.
— und Venendruck I 99, 110ff.
—, Ventilation I 183ff.
— bei Ventrikelseptumdefekt III 224
— und Veratrumalkaloide V 559ff.
—, Verteilungsinsuffizienz I 177
—, Vitalkapazität I 179ff. s. a. dort
—, Volumina I 179ff.
— bei Vorhofseptumdefekt III 249
— bei Waterhouse-Friedrichsen-Syndrom IV 563ff.
Lungenabsceß bei Aortenaneurysma VI 448
— und Cor pulmonale IV 255

Lungenabsceß bei Endokarditis acuta II 727
— bei Lungenembolie IV 107ff.
— und Lungenfibrose IV 199ff.
— und Lungeninfarkt IV 107ff.
— und Narkose IV 617ff.
— bei Periarteriitis nodosa VI 318ff.
— und Pericarditis purulenta II 1084
— und Pneumoperikard II 1153
Lungenalveolen bei angeborenem Herzfehler II 146ff.
— und Atmung I 196ff.; IV 79ff.
— und Cor pulmonale IV 63; 173ff.
— und Cyanose I 233
— und Gasaustausch IV 79ff.
— bei Gefäßkrankheiten VI 318ff.
— bei Gefäßmißbildungen III 381
— bei Hämosiderose IV 258
— und Herzfehlerzellen I 771
— bei Herzinsuffizienz I 129ff., 767ff., 768ff.
— bei Herzklappenfehler II 1303ff.
— im Kollaps I 1017, 1124
— bei Kurzschlußdurchblutung IV 85
— und Luftembolie IV 129ff.
— bei Lungenembolie IV 102ff.
— bei Lungenemphysem IV 178ff.
— und Lungenfibrose IV 198ff.
— bei Lungenödem I 129ff., 768ff.
— bei Lungenstauung I 768ff., 770ff.
— und Mikrolithiasis IV 203
— bei Mitralstenose II 1303ff., 1318ff., 1355ff.
— und Partialinsuffizienz IV 82ff.
— bei Periarteriitis nodosa VI 318ff.
— und Pleurapunktion I 559ff.
— bei Pulmonalarterienaplasie III 381
— bei Pulmonalsklerose IV 242ff.
— und Schock I 1017, 1124
— bei Tumormetastasen IV 237ff.
Lungenatelektase bei Aortenaneurysma VI 447
—, angiektatische I 770
— und Atmung IV 85
— und Bronchialkreislauf IV 78
— bei Cor pulmonale IV 255
— bei Herzinfarkt III 1212
— bei Herzinsuffizienz I 770
— bei Karditis rheumatica II 605
— und Kurzschlußdurchblutung IV 85ff.
— bei Lungenembolie IV 103ff.
— und Lungenfibrose IV 198ff.
— und Lungenkreislauf I 770; IV 78
— bei Lungenstauung I 770
— und Luftüberdruck IV 39ff.
— bei Mitralstenose II 1345ff., 1357ff.
— und Narkose IV 596
— bei Perikardtumoren II 1221ff.
—, postoperative IV 607
— bei rheumatischem Fieber II 605
— bei Thoraxdeformation IV 230
Lungenatrophie und Lungenemphysem IV 180ff.
Lungencapillardruck bei Aorteninsuffizienz II 1468
— bei Aortenisthmusstenose III 464
— nach Commissurotomie II 1396ff.
— bei Cor triatriatum III 554ff.
— bei kombiniertem Mitralfehler II 1426
— bei Mitralinsuffizienz II 1408ff., 1419
— bei Mitralstenose II 1307ff., 1312ff., 1365ff.
— bei Tricuspidalstenose II 1488ff.
Lungencapillaren, Anatomie IV 64ff.
— bei angeborenem Herzfehler III 78, 160, 201, 238, 272ff., 464, 554ff.
— bei Aorteninsuffizienz II 1468
— bei Aortenishmusstenose III 464
— bei Aortopulmonalseptumdefekt III 201
— und arteriovenöse Aneurysmen der IV 254
— bei arteriovenöser Lungenfistel III 386ff.
— und Atmung IV 79ff.
Lungencapillaren bei Cor pulmonale IV 149ff.
— bei Cor triatriatum III 554ff.
— bei Ductus Botalli persistens III 160
— bei Fettembolie IV 133ff.
— bei Fruchtwasserembolie IV 137ff.
— und Gasaustausch IV 79ff.
— bei Gefäßmißbildungen III 386ff.
— bei Hämosiderose IV 258
— bei Herzinsuffizienz I 768ff.
— bei kombiniertem Mitralfehler II 1426
— bei konstriktiver Perikarditis II 1097
— bei Luftembolie IV 125ff.
— und Lungenembolie IV 99ff.
— bei Lungenemphysem IV 178ff.
— bei Lungenödem I 768ff.
— bei Lungenstauung I 768ff., 770ff.
— bei Mitralinsuffizienz II 1408ff., 1419
— bei Mitralstenose II 1307ff., 1312ff., 1365ff.
— bei Myokarditis II 911
— bei Panzerherz II 1079
— und Perikard II 1039
— und Perikarditis II 1097
—, Physiologie IV 63ff.
— bei Pneumokoniose IV 205ff.
— bei Pneumonie-Myokarditis II 911
— bei Pulmonalsklerose IV 242ff.
— bei Silikose IV 205ff.
— bei Tricuspidalstenose II 1488ff.
— bei Ventrikelseptumdefekt III 238
— bei Vorhofseptumdefekt III 272ff.
Lungencarcinom, Cor pulmonale bei IV 62, 140ff.
Lungencirrhose, Corrigansche IV 201
Lungencysten, Cor pulmonale bei IV 62, 140ff., 196ff.
— und Lungenemphysem IV 196ff.
— bei Sklerodermie IV 200
Lungendurchblutung s. u. Lungenkreislauf
Lungendystrophie, progressive IV 248
Lungenembolie I 346ff.; IV 92ff.
— und Adipositas IV 94

Lungenembolie, akute IV 92ff.
— bei angeborenem Herzfehler III 162, 182, 242, 277, 538
— bei Aortenstenose II 1450
— und Atmung IV 81
— bei bakterieller Endokarditis II 691ff., 712, 722
— und Balneotherapie I 698
— bei Bilharziose IV 62, 140ff., *239*ff.
— und Blutdruck V 625, 819
— und Bronchialkreislauf IV 77
— bei Carcinoid II 785
— durch Chinidin II 120
—, chronische IV 233ff.
— und Cor pulmonale IV 59ff., 62, 91, *92*ff.
— und Cushing-Syndrom V 695
— und Diabetes mellitus IV 108, 124
—, Differentialdiagnose IV 114ff.
— bei Ductus Botalli persistens III 162, 182
— und Dystrophie IV 302
— bei Echinokokkose II 938
—, Elektrokardiogramm bei II 205, 354; IV 99ff., 108ff.
— bei Endangitis obliterans VI 293
— und Endocarditis fibrinosa II 778
— bei Endocarditis lenta II 691ff., 712, 722
— bei Endocarditis parietalis fibroplastica II 787
— und Endocarditis verrucosa simplex II 778
— bei Endokardfibrose II 787
— und endokrine Hypertonie V 695
— bei Fiedler-Myokarditis II 957ff.
—, fulminante IV 103
— bei Gefäßkrankheiten VI 293
— bei Hämangiosarkom VI 601
—, Häufigkeit IV 93, 103
— bei Herzinfarkt III 1230ff., *1237*ff.; IV 100, 114
— und Herzinsuffizienz I 770, 774
— bei Herzkatheterismus II 1261ff.
— bei Herzklappenfehler II 1298
— bei Herztrauma II 484ff.
— bei Herztumoren II 1193ff.
— und Herzversagen I 338
— und Hypertonie V 695
Lungenembolie und Hypotonie V 819
— bei intraarterieller Sauerstoffinsufflation VI 209
— bei Kammertachykardie II 166
— und kardiogenen Schock I 1025
— bei Karditis rheumatica II 634
— und Kollaps I 957ff., 976, 1025, 1112, 1124; IV 604ff.
— bei Leukämie IV 676
— und Lungeninfarkt IV 106ff.
— und Lungenkreislauf IV 59ff., 62, 77, 91ff.
— und Lungenödem IV 123ff.
— und Lungenstauung I 770, 774
— bei Mitralfehler II 1298
— bei Mitralstenose II 1323, 1368ff.
— bei Myokardsarkoidose II 948
— und neurogenen Schock I 976
— und Operabilität IV 628
— bei Operationen IV 610ff.
— bei paroxysmaler Tachykardie II 166ff.
—, Pathophysiologie IV 97ff.
—, perakute IV 103
— bei Phlebitis IV 91; VI 492ff., 507ff.
— und Pleurapunktion I 560ff.
— bei Polycythämie IV 667
—, postoperative IV 610ff.
— und primärer Schock I 976
—, Prodromalsymptome IV 104
—, Prophylaxe IV 116ff.
— und Rechts-Schenkelblock II 354
— bei rheumatischem Fieber II 634
—, Röntgendiagnose IV 112ff.
— bei Sarkoidose II 948
— und Schenkelblock II 354
— und Schock I 957ff., 976, 1025, 1112, 1124; IV 604
—, septische IV 107ff., 109, 124
—, subakute IV 103
—, Symptome IV 103ff.
— bei Tachykardie II 166ff.
—, Therapie IV 116ff.
— bei Thrombophlebitis IV 91; VI 492ff., 507ff.
— bei Tricuspidalstenose II 1500
— bei Truncus arteriosus communis persistens III 538
Lungenembolie, Ursachen IV 92ff.
— und Vena cava inferior-Ligatur I 596
— bei Ventrikelseptumdefekt III 242
— bei Vorhofseptumdefekt III 277
—, Vorkommen IV 92ff., 93ff.
Lungenemphysem IV 178ff.
— und Adipositas IV 385
—, Anatomie IV 178ff.
— und Asthma bronchiale IV 180ff., 195ff.
— und Atmung I 178ff., 202, 208; IV 81, 21, 34, 36, 144ff., 167, *181*ff., 181ff.
—, atrophisches IV 212
— und Balneotherapie I 655ff., 698
— und Belastung IV 184ff., *189*ff.
— und Blutdruck V 338ff., 780ff., 796
— und Blutmenge I 160
— und Bronchiektasen IV 196
— und Bronchitis IV 180ff., 195ff.
—, bullöses , 197IV 213
— und Commissurotomie II 1388
— und Cor pulmonale IV 59ff., 62, 139ff., 167ff., *177*ff., *180*ff., *195*ff., 255
— und Cyanose I 233ff.; VI 530ff.
— und Cystenlunge IV 196ff.
—, diffuses IV 212
—, divergierender Schenkelblock bei II 364
—, Elektrokardiogramm bei II 205, 364
— und Endocarditis fibrinosa II 777
— und Endocarditis verrucosa simplex II 777
— und essentielle Hypertonie V 338ff.
—, Formen IV 193ff., 212ff.
— und Gasaustausch IV 81
— und Gefäßmißbildungen III 373
— und Herzinsuffizienz 42ff., 47
— bei Höhenadaptation IV 21, 34, 36
— und Hypertonie V 338ff.
—, hypertrophisches IV 212
—, Hypotonie bei V 780ff., 796
— bei Infektionen IV 565
— und Klima IV 21, 34, 36
—, kompensatorisches IV 212
—, Kreislaufzeit I 173

Lungenemphysem und Lebensalter IV 181ff., *193*ff., 212
— und Luftdruck IV 21, 34, 36
— und Lungenelastizität I 178ff.
— und Lungenfibrose IV 198ff.
— und Lungenkreislauf IV 59ff., 62, 81
— und Lungenödem I 135
— und Mitralstenose II 1388
— bei Monge-Syndrom IV 34, 36
— und Narkose IV 613
—, obstruktives IV 180, 195ff., 212
— und Operationen IV 599
—, Pathogenese IV 180ff.
—, Pathologie IV 178ff.
— per distensionem IV 181ff.
—, perifokales IV 212
—, physiologisches IV 21 II 364
— und Pneumokoniose IV 205ff., 211ff.
—, Prognose IV 190ff.
— und Pulmonalaneurysma III 373
— bei Pulmonalarterienaplasie III 381
— und Pulmonalsklerose IV 178ff.
—, Rechts-Schenkelblock bei II 364
— und Säure-Basengleichgewicht I 208
— bei Sauerstoffmangel IV 21, 36
—, Schenkelblock bei II 364
— und Silikose IV 205ff., 211ff.
— substantielles IV 180ff.
— bei Thoraxdeformation IV 230
— bei Tuberkulose IV 224
—, Valsalva-Versuch bei IV 780
— und Venendruck I 99
—, Verlauf IV 190ff.
—, vikarierendes IV 212
— bei Waterhouse-Friedrichsen-Syndrom IV 565
Lungenentlastungsreflex I 121, 343
Lungenfibrose und Atmung I 178, 185; IV 81
— und Balneotherapie I 698
—, Cor pulmonale bei IV 62, 81, 140ff., 169ff., *197*ff.
—, diffuse IV 140
—, Formen IV 197ff.
— und Ganglienblocker V 580
— und Gasaustausch IV 81
—, herdförmige IV 198ff.
Lungenfibrose bei Herzinsuffizienz I 767ff.
— bei Herzklappenfehler II 1307ff.
— und Hydroperikard II 1153
—, interstitielle IV 62, 81, 198ff.
—, intraalveolare IV 198ff.
— bei Kollagenosen II 989
— bei Lipoidosen IV 201
— und Lungenelastizität I 178
— und Lungenemphysem IV 198ff.
— und Lungenkreislauf IV 62, 81
— bei Mitralstenose II 1307ff. 1318ff.
— und Operationen IV 599
—, parenchymatöse IV 198
—, Pathogenese IV 197ff.
—, peribronchiale IV 198ff.
—, pleurale IV 198ff.
—, Pneumokoniose als IV 203ff.
— und Pulmonalaneurysma VI 467
— bei Sarkoidose II 946ff.; IV 200
— und Silikose IV 199ff., 204ff.
— bei Sklerodermie II 989ff.; IV 200
— bei Thoraxdeformation IV 230
— bei Tuberkulose IV 223ff.
—, vasculäre IV 198ff.
Lungenfistel, arteriovenöse III 386ff.
—, —, Anatomie III 386ff.
—, —, Angiokardiographie bei III 392ff.
—, —, Differentialdiagnose III 394
—, —, Häufigkeit III 387
—, —, Herzkatheterismus bei III 391ff.
—, —, Komplikationen III 393ff.
—, —, Pathogenese III 386ff.
—, —, Physiologie III 387ff.
—, —, Prognose III 394
—, —, Röntgendiagnose III 389ff.
—, —, Symptome III 386ff., 388ff.
—, —, Therapie III 394ff.
Lungengefäße s. a. u. Pulmonalis
—, Anatomie IV 63ff.
— bei angeborenem arteriovenösem Coronaraneurysma III 215
— bei angeborenen Herzfehlern III 16ff., 29, 38, 59, 74ff., 77ff., 162, 171, 187, 219, 283, 344ff., 348ff., 412, 509, 550, 558, 561, 563
Lungengefäße bei angeborener Mitralstenose III 550
— und angeborene Pulmonalinsuffizienz III 563ff.
— bei angeborener Pulmonalstenose III 36, 77ff., 206ff., 298ff., 302ff., 311ff.
— bei angeborenem Sinus-Valsalvae-Aneurysma III 204ff.
— bei angeborener Tricuspidalstenose III 412ff.
— bei Aortenatresie III 561ff.
— bei Aorteninsuffizienz II 1457ff., 1468
— bei Aortenisthmusstenose III 448ff., 461ff., 464ff.
— bei Aortenstenose II 1430ff.
— bei Aortopulmonalseptumdefekt III 195ff.
— bei Arteriitis rheumatica VI 346
— bei arteriovenösen Aneurysmen IV 252
— bei arteriovenöser Lungenfistel III 386ff.
— und Atmung IV 4ff., 81
— bei Bilharziose IV 239ff.
— bei Canalis atrioventricularis communis III 294ff.
— nach Commissurotomie II 1396ff.
— bei Cor biloculare III 546ff.
— und Cor pulmonale IV 59ff., 149ff.
— bei Cor triatriatum III 552ff.
— bei Cor triloculare biatriatum III 540ff.
— bei Cossio-Syndrom III 59
— bei Ductus Botalli persistens III 74, 162ff., 171ff., 187
— bei Eisenmenger Komplex III 38, 78, 219
— und Embolie VI 361ff.
— bei Endangitis obliterans VI 294
— bei Endocarditis parietalis fibroplastica II 786
— bei Endokardfibrose II 786
— bei Fallotscher Tetralogie III 78, 330, 334, 344ff., 348ff.
— bei Fettembolie IV 133ff.
— bei Fruchtwasserembolie IV 137ff.
— und Gasaustausch IV 79ff.
— bei Gefäßkrankheiten VI 294, 318

Lungengefäße bei Gefäßmißbildungen III 204ff., 215, 382
— bei Hämosiderose IV 258
— bei Herztamponade II 1063ff.
— bei Höhenadaptation IV 4ff.
— bei Karditis rheumatica II 603
— und Klima IV 4ff.
— bei kombiniertem Mitral-Aortenfehler II 1479ff.
— bei kombiniertem Mitralfehler II 1409
— bei konstriktiver Perikarditis II 1095
— und Kurzschlußdurchblutung IV 85ff.
— bei Lävokardie III 591
— bei Lues IV 232
— und Luftdruck IV 4ff.
— bei Luftembolie IV 125ff.
— bei Lungenembolie IV 92ff. 97ff.
— bei Lungenemphysem IV 178ff.
— und Lungenfibrose IV 198ff.
— bei Lungenvenentransposition III 523ff., 527ff.
— bei Lutembacher-Syndrom III 283
—, Mißbildungen III 16ff.
— bei Mitralatresie III 558
— bei Mitralinsuffizienz II 1406ff., 1411ff.
— bei Mitralstenose II 1302ff., 1311ff., 1357ff.
—, Morphologie IV 63ff.
— und Orthostase IV 728ff.
— bei Panzerherz II 1095
— bei Periarteriitis nodosa VI 318ff.
— und Perikard II 1039
— bei Perikarditis II 1063ff., 1095ff.
— bei peripherer Pulmonalstenose III 376
— bei Pneumokoniose IV 205ff.
— und Pneumonie-Myokarditis II 911
— bei Polycythämie IV 664, *666*ff.
— bei Pulmonalarterienaplasie III 382
— bei Pulmonalsklerose IV 241ff.
— bei Pulmonalstenose III 376
— bei rheumatischem Fieber II 603
— bei Sichelzellanämie IV 240ff.
Lungengefäße bei Silikose IV 205ff.
— bei Sklerodermie IV 200
— bei Taussig-Bing-Komplex III 78, 509
— bei Thorakoplastik IV 225ff.
— bei Tricuspidalatresie III 78, 396ff.
— bei Tricuspidalstenose II 1488ff.
— bei Truncus arteriosus communis persistens III 29, 78, 535ff.
— und Tumormetastasen IV 237
— bei Valsalva-Versuch IV 775ff.
— bei Vena cava Anomalie III 513
— bei Ventrikelseptumdefekt III 217ff., 221ff., 232ff.
— bei Vorhofseptumdefekt III 59, 249, 257fff., 267ff., 277
Lungengerüst I 178
— bei angeborenem Herzfehler III 224, 257ff.
— bei Asthma bronchiale I 178
— bei kombiniertem Mitralfehler II 1409
— bei Mitralinsuffizienz II 1408ff.
— bei Mitralstenose II 1302ff., 1307ff., 1315ff., 1355ff.
— bei Ventrikelseptumdefekt III 224
— bei Vorhofseptumdefekt III 257ff.
Lungenhämosiderose und hämorrhagische Diathese VI 566
— bei Mitralstenose II 1355ff.
— bei Purpura rheumatica VI 566
Lungenherz, Begriff III 3
Lungenhilus bei angeborenem Herzfehler III 171, 187, 217, 249, 267, 283, 294, 330, 344, 348ff., 402, 422ff., 461ff., 501ff., 536ff., 542,ff. 550, 565
— bei angeborener Mitralstenose III 550
— bei angeborener Pulmonalinsuffizienz III 565ff.
— bei angeborenem Sinus-Valsalvae-Aneurysma III 204ff.
— bei Aortenisthmusstenose III 461ff.
— bei Aortopulmonalseptumdefekt III 200
— bei arteriovenösen Aneurysmen IV 252
Lungenhilus bei arteriovenöser Lungenfistel III 392
— bei Bilharziose IV 239
— bei Canalis atrioventricularis communis III 294ff.
— und Cor pulmonale IV 210ff., 238ff., 251
— bei Cor triloculare biatriatum III 542ff.
— bei Ductus Botalli persistens III 171ff., 187
— bei Ebstein-Syndrom III 422ff.
— bei Fallotscher Tetralogie III 330, 344ff., 348ff.
— bei Gefäßmißbildungen III 204ff., 382, 392
— bei Lutembacher-Syndrom III 283
— bei Mitralinsuffizienz II 1422
— bei Perikarditis II 1048ff.
— und Perikardtumoren II 1225
— bei Pneumokoniose IV 210ff., 251
— bei Pulmonalarterienaplasie III 382
— bei Silikose IV 210ff., 251
— bei Transposition der Aorta und Pulmonalis III 501ff.
— bei Tricuspidalatresie III 402ff.
— bei Truncus arteriosus communis persistens III 536ff.
— bei Tumormetastasen IV 238
— bei Ventrikelseptumdefekt III 217ff.
— bei Vorhofseptumdefekt III 249, 267ff.
Lungeninfarkt und Blutdruck V 819
— und Bronchialkreislauf IV 77
—, Cor pulmonale bei IV 92, 106ff.
— bei Endangitis obliterans VI 293
— bei Endocarditis acuta II 727
— bei Herzkatheterismus II 1261ff.
— und Hypotonie V 819
— bei Kammertachykardie II 166
— und Lungenembolie IV 106ff.
— und Lungenkreislauf IV 77
— und Lungenödem I 131
— bei Lungenstauung I 770
— bei Mitralstenose II 1323, 1368
— bei paroxysmaler Tachykardie II 166

Lungeninfarkt und Pulmonalaneurysma VI 466
—, septischer IV 92, 109
— bei Tachykardie II 166
— bei Tricuspidalstenose II 1500
— bei Truncus arteriosus communis persistens III 538
Lungenkollaps bei Herztrauma II 484ff.
— bei Operationen IV 598
— und Vasomotorik VI 532ff.
Lungenkreislauf IV 63ff.
— und Acetylcholin V 197, 200
— und Adenosin V 201
— und Aderlaß I 136, 591
— bei Anämie IV 657
—, Anatomie IV 63ff.
— bei angeborenem arteriovenösem Coronaraneurysma III 214
— bei angeborenen Herzfehlern III 1ff., 5ff., 19ff., 38ff., 59, 61, 71, 74, *77*ff., 125ff., 146ff., 160ff., 195ff., 219ff., 283, 293ff., 334ff., 344ff., 348ff., 366ff., 377, 381, 396, 412ff., 419ff., 430ff., 499ff., 509ff., 523ff., 534ff., 540ff., 546ff., 558
— bei angeborener Mitralstenose III 549ff.
— bei angeborener Pulmonalinsuffizienz III 563ff.
— bei angeborener Pulmonalstenose III 36, 77ff., 298ff., 302ff.
— bei angeborenem Sinus-Valsalvae-Aneurysma III 204, 206ff., 208ff.
— bei angeborener Tricuspidalinsuffizienz III 430ff.
— bei angeborener Tricuspidalstenose III 412ff.
— bei Angina pectoris III 1113
— bei Angina tonsillaris II 913
— und Alternans II 409
— bei Aortenatresie III 561
— bei Aorteninsuffizienz II 1457ff., 1468
— bei Aortenisthmusstenose III 448ff., 452ff., 462ff.
— bei Aortenstenose II 1430ff.
— bei Aortopulmonalseptumdefekt III 195ff.
— bei arteriovenösen Aneurysmen IV 251ff.
— bei arteriovenösen Fisteln VI 478
— bei arteriovenösen Lungenfisteln III 387ff.
Lungenkreislauf und Atmung I 115ff., 121ff., 128, 176ff., 179ff., 187ff., 191ff., 196ff., 224, 329; IV 1ff., 20ff., 23ff., 34, 67, 72ff.
— bei bakterieller Endokarditis II 707ff., 722
— und Balneotherapie I 654ff., 698
— bei Belastung I 121, 125; IV 67ff., 765ff.
— bei Beriberi IV 390ff.
— und Blutdruck V 297ff., 338ff., 346ff., 360ff., 384ff., 658ff., 789
— und Blutgase IV 72ff.
— bei Blutkrankheiten IV 657
— und Blutmenge I 162ff.
— bei Bilharziose IV 62, 140ff., *239*ff.
— und Bronchialkreislauf IV 75ff.
— bei Canalis atrioventricularis communis III 293ff.
— bei Carcinoid II 784
— bei Coma diabeticum IV 376ff.
— und Commissurotomie II 1388ff., 1396ff.
— bei Cor biloculare III 546ff.
— bei Coronargefäßmißbildungen III 569ff.
— bei Coronarinsuffizienz III 1113, 1218
— und Cor pulmonale IV 59ff.
— bei Cor triatriatum III 553ff.
— bei Cor triloculare biatriatum III 540ff.
— bei Cossio-Syndrom III 59
— und Cyanose I 232ff.
— und Depressan V 232
— bei Diabetes mellitus IV 376ff.
— bei Diphtherie-Myokarditis II 894ff.
— und Diurese I 329ff.
— bei Druckfall-Syndrom IV 47ff.
—, Druckgefälle, intrapulmonales I 117ff.
— und Ductus Botalli persistens III 71ff., 74, 78, 160ff.
— bei Ebstein-Syndrom III 419ff.
— bei Echinokokkose II 937ff.
— bei Eisenmenger-Komplex III 38, 78, 219
— bei Endokarditis lenta II 707ff., 722
— bei endokriner Hypertonie V 658
Lungenkreislauf Entwicklungsgeschichte III 1ff., 5ff.
— und essentielle Hypertonie V 297ff., 338ff., 346ff., 360ff., 384ff.
— und essentielle Hypotonie V 789
— bei Fallotscher Tetralogie III 36, 78, 334ff., 336ff., 344ff., 348ff.
— bei Fettembolie IV 134ff.
— bei Fiedler-Myokarditis II 956ff.
— bei Fokaltoxikose II 913
— und Ganglienblocker I 592ff.,; V 572ff.
— und Geburtsakt IV 486ff.
— bei Gefäßkrankheiten V 623; VI 230, 318ff.
— bei Gefäßmißbildungen III 204, 206ff., 214, 366, 373, 376, 381ff., 569ff.
— bei Gravidität IV 486ff.
— bei Graviditätstoxikose IV 517
— bei Hämangiosarkom VI 601ff.
—, Hämodynamik IV 70ff.
— und Hämosiderose IV 257ff.
— und Herzglykoside I 453ff.
— bei Herzinfarkt I 339ff.; III 1113, 1218
— bei Herzinsuffizienz I *115*ff., *121*ff., *129*ff., 229, 232ff., 339ff., 402ff., 767f., 768ff.
— bei Herzklappenfehler I 123ff., 127; II 1298, 1302ff., 1312ff., 1355ff., 1406, 1409ff., 1426, 1430, 1457, 1468, 1479f., 1488
— bei Herztamponade II 1063ff.
— bei Herztrauma II 475ff., 484ff., 501ff., 520ff.
— bei Herztumoren II 1181ff.
— bei Höhenadaptation IV 1ff., 20ff., 23ff., 34
— und Hydralazine V 547
— bei Hydroperikard I 347
— und Hydrothorax I 560ff.
— und Hypertonie V 297ff., 338ff., 346ff., 360ff., 384ff., 658
— bei Hyperthyreose IV 321
— bei Hypoglykämie IV 381
— und Hypophyse V 144
— bei Hypothyreose IV 332ff.
— und Hypotonie V 789
— bei Infektionen IV 556; V 801ff.
— und Insulin IV 381
— und Kallikrein V 218

Lungenkreislauf und kardiogener Schock I 1025
— bei Karditis rheumatica II 605, 620, 634
— und Klima IV 1ff., 20ff., 23ff., 34
— bei Kollagenosen II 989
— und Kollaps I 957, 976, *1016*ff., 1111ff.
— bei kombiniertem Mitral-Aortenfehler II 1479ff.
— bei kombiniertem Mitralfehler II 1409, 1426
— bei konstriktiver Perikarditis II 1095, 1100ff.
—, Kreislaufzeit I 168ff.
—, Kurzschlußdurchblutung I 196ff.; IV 85ff.
— und Lebensalter IV 622ff.
— bei Levoatrialcardinalvein III 19
— bei Links-Schenkelblock II 337ff., 356
— und Luftdruck IV 1ff., 20ff., 23ff., 34
— und Luftüberdruck IV 39ff.
— und Lungenelastizität I 177ff.
— bei Lungenembolie I 346; IV 92ff., 97ff., 124ff.
— bei Lungenemphysem IV 178ff.
— und Lungenfibrose IV 198ff.
— bei Lungeninfarkt IV 106ff.
— und Lungenödem I 129ff., 768ff.
— bei Lungenresektion IV 225ff.
— bei Lungenstauung I 768ff., 770ff., 773ff.
— bei Lungenvenentransposition III 523ff., 526ff.
— und Lungenvolumina I 179ff.
— bei Lutembacher-Syndrom III 283ff.
— und Lymphgefäßinsuffizienz VI 606
—, Meßmethoden I 115ff.
— bei Mitralatresie III 558
— bei Mitralfehler II 1298
— bei Mitralinsuffizienz II 1406ff., 1411ff.
— bei Mitralstenose II 1302ff., 1312ff., 1355ff.
— bei Monge-Syndrom IV 34
— bei Myxödem IV 332ff.
— und Narkose IV 592ff., 617ff.
— und Nervensystem IV 69ff.
—, normaler I 116ff.
—, Operabilität IV 622ff., 630ff.
Lungenkreislauf und Orthopnoe I 229
— und Orthostase IV 728ff., 733ff.
— bei Pankarditis rheumatica II 620
— bei Panzerherz II 1095, 1100ff.
— bei Periarteriitis nodosa V 623; VI 318ff.
— bei Perikard II 1039
— bei Perikarderguß I 347
— bei Perikarditis II 1063ff.
— bei peripherer Pulmonalstenose III 376ff.
— bei Phäochromocytom V 658
— und Pharmaka IV 71ff.
—, Physiologie IV 63ff.
— und Pitressin V 144
— und Pleurapunktion I 560ff.
— bei Pneumokoniose IV 205ff., 214ff.
— bei Pneumonie-Myokarditis II 911, 912
— bei Pneumothorax IV 62, 115, 167ff., *224*ff.
— bei Poliomyelitis II 917
— bei Polycythämie IV 664, *666*ff.
— und primärer Schock I 976
— und Prostaglandin V 206
— und Puerperium IV 486ff.
— und Pulmonalaneurysma III 373; VI 466
— bei Pulmonalarterienaplasie III 381ff.
— bei Pulmonalatresie III 366
— und Pulmonalsklerose I 775; IV 140ff., 178ff., 206ff., *241*ff.
— bei Pulmonalstenose III 376ff.
— und Purine I 546ff.
— bei Raynaud-Syndrom VI 230
— bei Rechts-Schenkelblock II 337ff., 352, 354ff., 356
— bei rheumatischem Fieber II 605, 620, 634
— und Ruhe IV 65ff.
— und Säure-Basen-Gleichgewicht I 207ff.
— bei Sarkoidose IV 62, 81, 140ff., 199, 200
— bei Sauerstoffmangel IV 1ff., 20ff., 23ff., 34
— im Schock I 957, 976, *1016*ff., 1111ff.
— bei Schenkelblock II 337ff., 352, 354ff., 356
— und Serotonin II 784; V 184, 185
Lungenkreislauf bei Sichelzellanämie IV 240ff.
— bei Silikose IV 205ff., 214ff.
— bei Sklerodemie II 989; IV 62, 81, 140ff., 199, *200*ff.
— bei Sportherz I 916ff.
— bei Tachykardie I 345
— bei Taussig-Bing-Komplex III 78, 508ff.
— bei Thorakoplastik IV 140ff., *221*ff.
— und Thoraxdeformation IV 61ff., 140ff., 167ff., 181ff., 221ff., *229*ff.
— und Thyreoidea IV 321, 332
— bei Transposition der Aorta und Pulmonalis III 497ff., 499ff.
— bei Tricuspidalatresie III 396ff.
— bei Tricuspidalstenose II 1488ff.
— bei Truncus arteriosus communis persistens III 78, 534ff.
— bei Tuberkulose IV 221ff.
— bei Tumormetastasen IV 237ff.
— bei Typhus-Myokarditis II 906
— und Tyramin V 179
— bei Valsalva-Versuch IV 775ff.
—, Vasomotorik I 119ff.; VI 230
— und vegetative Labilität IV 733ff.
— und Vena-cava-inferior-Ligatur I 596ff.
— bei Ventrikelseptumdefekt III 61, 78, 217ff., 232ff.
— und Veratrumalkaloide V 559ff.
— und Vitalkapazität I 179ff.
— bei Vorhofanomalie III 20
— bei Vorhofflimmern II 86
— bei Vorhofseptumdefekt III 78, 249, 257ff.
Lungenödem I *129*ff., *768*ff.
—, Ätiologie I 129ff.
— und Alternans II 409
— bei angeborenem Herzfehler III 183, 224ff., 551ff.
— bei angeborener Mitralstenose III 551
— bei Angina tonsillaris II 914
— bei arteriovenösen Fisteln VI 478
— und Atmung I 129ff., 137, 185, 202; IV 21, 39ff.
— und Balneotherapie I 698
— und Beriberi IV 390, 392
— und Blutdruck V 658

Lungenödem bei Coma diabeticum IV 376ff.
— und Commissurotomie II 1388ff.
— bei Cor pulmonale IV 123ff.
— und Cortison V 709
— bei Cor triatriatum III 553ff.
— bei Diabetes mellitus IV 376ff.
—, Diuretica I 533
— bei Ductus Botalli persistens III 183
— bei endokriner Hypertonie V 658
— bei Erythematodes II 979ff.
—, experimentelles I 768ff.
— bei Fettembolie IV 134ff.
— bei Fokaltoxikose II 914
— bei Fruchtwasserembolie IV 137ff.
— und Ganglienblocker I 592ff.; V 577, 580
— bei Gravidität IV 488ff.
— bei Graviditätstoxikose IV 517
— und hämorrhagischer Schock I 1124
—, Herzglykoside bei I 468
— bei Herzinfarkt I 339ff.; III 1213, 1218
— bei Herzinsuffizienz I 129ff., 468, 767
— bei Herzklappenfehler II 1298, 1314ff., 1354ff., 1368ff.
— bei Herztrauma II 483ff., 501ff., 520ff.
— bei Herztumoren II 1181ff.
— bei Höhenadaptation IV 21
— und Hydrothorax I 560ff.
— bei Hypertonie V 658
— bei Hypoglykämie IV 381
—, induriertes I 769
— bei Infektionen I 132; IV 556
— und Insulin IV 381
—, interstitielles, bei Infektionen IV 556
— und kardiogener Schock I 1025
— bei Karditis rheumatica II 634
— und Klima IV 21
— und Körperstellung I *129*ff., 416
— und Kollaps I 1025, 1123ff.
— und konstriktive Perikarditis II 1103ff.
— und Lebensalter IV 622ff.
— und Luftdruck IV 21, 39ff.
— und Luftüberdruck IV 39ff.
— bei Lungenembolie IV 123ff.
— bei Lungenvenentransposition III 527ff.
— und Lymphgefäßinsuffizienz VI 606
— bei Mitralfehler II 1298
— bei Mitralinsuffizienz II 1406ff., 1411ff.
— bei Mitralstenose II 1314ff., 1354ff., 1368ff.
— und Morphin I 420
— und Operationsschock I 1124
— bei Panzerherz II 1103ff.
—, Pathogenese I 130ff.
—, Pathologie I 768ff.
— bei Perikarditis II 1103ff.
— bei Phäochromocytom V 658
— und Pleurapunktion I 560ff.
— bei Pneumonie-Myokarditis II 911
— bei Poliomyelitis I 132
—, postoperatives IV 607
— und Quecksilberdiuretica I 533
— bei rheumatischem Fieber II 634
—, Sauerstoff bei I 594ff.
— bei Sauerstoffmangel IV 21
— und Schock I 1025, 1123ff.
— bei Sklerodermie IV 201
— und Steroide I 555; V 709
—, subchronisches I 769
—, Symptome I 129ff.
— bei Tachykardie I 345
—, Therapie I 136, 420, 468
— bei Toxoplasmose II 934
— bei traumatischem Schock I 1124
— und Tricuspidalstenose II 1488ff.
— bei Ventrikelseptumdefekt III 224ff.
— bei Vergiftungen I 131
Lungenresektion bei arteriovenösen Aneurysmen IV 255
— bei arteriovenöser Lungenfistel III 395
—, Cor pulmonale bei IV 62, 81, 181, *221*ff.
— und Gasaustausch IV 81
— bei Gefäßmißbildungen III 385, 395
— und Lungenemphysem IV 181
— und Lungenkreislauf IV 62, 81
— bei Pulmonalarterienaplasie III 385
Lungenschußverletzung und Embolie VI 361ff.
— und Herztrauma II 476ff.
Lungensklerose bei angeborenem Herzfehler III 224, 257
— und Herzinsuffizienz I 41ff.
— und Lungenstauung I 775
— bei Ventrikelseptumdefekt III 224
— bei Vorhofseptumdefekt III 257ff.
Lungenstauung s. a. u. Lungenkreislauf
— und Aderlaß I 136, 591ff.
— und Alternans II 409
— bei Anämie IV 657
— bei angeborenem arteriovenösem Coronaraneurysma III 214
— bei angeborenem Herzfehler III 36, 78, *126*ff., 221, 226, 452ff., 462ff., 499ff., 551ff., 561ff.
— bei angeborener Mitralstenose III 551
— bei angeborener Pulmonalstenose III 36
— bei angeborenem Sinus-Valsalvae-Aneurysma III 208ff.
— bei Angina pectoris III 1113, 1215ff.
— bei Angina tonsillaris II 913
— bei Aortenatresie III 561
— bei Aorteninsuffizienz II 1457ff.
— bei Aortenisthmusstenose III 452ff., 462ff.
— und Atmung I 176ff., 179ff., 187ff., 191ff., 916ff., 224; IV 21
— bei bakterieller Endokarditis II 707ff., 722ff.
— und Balneotherapie I 655ff.
— und Beriberi IV 390ff.
— und Blutdruck V 339, 346ff., 658
— bei Blutkrankheiten IV 657
— und Blutmenge I 162
— und Bronchialkreislauf IV 77
—, chronische I 770ff.
— und Commissurotomie II 1388ff., 1396ff.
— bei Coronargefäßmißbildungen III 569ff.
— bei Coronarinsuffizienz III 1113, 1213, 1215ff.
— und Cor pulmonale IV 59ff., 63
— bei Cor triatriatum III 553ff.
— und Cyanose I 233ff.
— bei Diphtherie-Myokarditis II 894ff.

Lungenstauung bei Ductus Botalli persistens III 183
— bei Embolie I 346
— bei Endocarditis lenta II 707ff., 722
— bei endokriner Hypertonie V 658
— bei Erythematodes II 979ff.
— und essentielle Hypertonie V 339, 346ff.
— bei Fallotscher Trilogie III 36
— bei Fiedler-Myokarditis II 956ff.
— bei Fokaltoxikose II 913
— und Ganglienblocker I 592ff.
— und Geburtsakt IV 486ff.
— bei Gefäßmißbildungen III 208ff., 214, 569ff.
— und Gravidität IV 486ff.
— bei Herzinfarkt I 339ff.; III 1113, 1213, 1215ff., 1218ff.
— und Herzinsuffizienz I 69ff., 114, 124ff., 338ff., 402ff.
— bei Herztrauma II 502ff., 520ff.
— bei Herztumoren II 1180ff.
— und Höhenadaptation VI 21
— bei Hydroperikard I 347
— und Hypertonie V 339, 346ff., 658
— bei Infektionen IV 556
— bei Kammertachykardie II 166ff.
— bei Karditis rheumatica II 605, 620, 634
— und Klima IV 21
— bei Kollagenosen II 979ff., 990
— bei konstriktiver Perikarditis II 1098, 1100ff.
— und Kreislaufzeit I 73
— und Lebensalter IV 622ff.
— und Luftdruck IV 21
— und Lungenelastizität I *176*ff.
— und Lungenkreislauf IV 77
— und Lungenödem I 134, 768ff.
— und Lungenvolumina I 179ff.
— und Lymphgefäßinsuffizienz VI 606ff.
— bei Mitralinsuffizienz II 1411ff.
— bei Mitralstenose II 1302ff., 1311ff., 1355ff., 1368ff., 1381ff.
— und Morphin I 420
— bei Myokarditis II 887ff.
Lungenstauung und Operabilität IV 622ff., 632ff.
— und Orthostase IV 728ff.
— bei Pancarditis rheumatica II 620
— bei Panzerherz II 1098, 1100ff.
— bei paroxysmaler Tachykardie II 166ff.
—, Pathologie I 770ff.
— bei Perikarderguß I 347
— bei Perikarditis II 1098, 1100
— bei Phäochromocytom V 658
— bei Poliomyelitis II 917
— und Puerperium IV 486ff.
—, Pulmonalgefäße bei I 768ff., 770ff., 773ff.
— bei Pulmonalsklerose I 775; IV 245
— bei rheumatischem Fieber II 605, 620, 634
— und Säure-Basengleichgewicht I 207ff.
— bei Sauerstoffmangel IV 21
— bei Sklerodermie II 990; IV 201
— bei Tachykardie I 345; II 166ff.
— bei Transposition der Aorta und Pulmonalis III 499ff.
— und Tricuspidalstenose II 1488ff.
— bei Typhus-Myokarditis II 906
— und Vena cava inferior-Ligatur I 596ff.
— bei Ventrikelseptumdefekt III 221ff., 226ff.
— und Vitalkapazität I 179ff.
Lungenthrombose s.u. Pulmonalthrombose
Lungentuberkulose und ACTH II 645
— und Amyloidose II 960ff.
— und angeborene Herzfehler III 77, 109, 114, *125*ff., 129ff., 277, 357, 427
— und Arteriitis tuberculosa VI 347
— und Arteriosklerose VI 415
—, Blutdruck bei V 796
— und Bronchialkreislauf IV 77
—, Cor pulmonale bei IV 62, 77, 81, 139ff., 167ff., 197ff., *221*ff.
— und Cortison II 645
— bei Ductus Botalli persistens III 129
— bei Ebstein-Syndrom III 427
Lungentuberkulose und Endocarditis fibrinosa II 77
— und Endocarditis verrucosa simplex II 778
— bei Erythematodes II 983ff.
— und Fallotsche Tetralogie III 128, 357
— bei Fallotscher Trilogie III 128
— und Gasaustausch IV 81
— bei Gefäßkrankheiten VI 347
— bei Gefäßmißbildungen III 373
—, Hypotonie bei V 796
— und idiopathische Perikarditis II 1073
— bei Kollagenosen II 983ff.
— und Lungenfibrose IV 197ff., 199ff.
— und Lungenkreislauf IV 77, 81
— und Lutembacher Syndrom III 130
— und Mitralinsuffizienz III 126ff.
— und Mitralstenose III 126ff.
— und Myokarditis II 874
— und Narkose IV 617ff.
— und Operationen IV 599
— und Perikarddivertikel II 1143
— und Perikarditis II 1073, 1077ff.
— und Phlebitis VI 484
— und Pneumoperikard II 1153
— und Pulmonalaneurysma III 373, VI 466
— und Sarkoidose IV 200
— und Thrombophlebitis VI 484
— und Tricuspidalatresie III 128
— und tuberkulöse Perikarditis II 1077ff.
— bei Ventrikelseptumdefekt III 129
— bei Vorhofseptumdefekt III 129, 277
Lungentumoren, Cor pulmonale bei IV 61, 62, 233
— und Endocarditis fibrinosa II 778
— und Endocarditis verrucosa simplex II 778
— und Gasaustausch IV 81
— und Herztumoren II 1207
— und Lungenkreislauf IV 61, 62, 81
— und Pneumoperikard II 1153
Lungenüberblähung, Cor pulmonale bei IV 62

Lungenvenen bei angeborenen Herzfehlern III 20, 161, 257, 271, 277ff., 513ff., 552
— und Cor pulmonale IV 250ff.
— bei Cor triatriatum III 552
— bei Ductus Botalli persistens III 161
— und Embolie VI 361ff.
—, Kreuzung der III 17
—, Mißbildungen III 17ff.
— bei Mitralstenose II 1306ff., 1314ff., 1354ff.
— und Orthostase IV 733ff.
— bei vegetativer Labilität IV 733ff.
— bei Vena cava-Anomalie III 513ff.
— bei Vorhofanomalie III 20
— bei Vorhofseptumdefekt III 257, 271, 277ff.
Lungenvenentransposition III 271, *277*ff., *522*ff.
—, Anatomie III 522
— und Aortenisthmusstenose III 465
— bei Cor triatriatum III 553
— und Dextrokardie III 577
— bei Lävokardie III 590
— und Mitralatresie III 559
—, partielle III 522ff.
—, —, Angiokardiogramm bei III 524
—, —, Herzkatheterismus bei III 523ff.
—, —, Röntgendiagnose III 523
—, —, Symptome III 522ff.
—, totale III 525ff.
—, —, Anatomie III 525ff.
—, —, Elektrokardiogramm bei III 529ff.
—, —, Formen III 525
—, —, Häufigkeit III 525ff.
—, —, Pathophysiologie III 526ff.
—, —, Röntgendiagnose III 527ff.
—, —, Symptome III 527
—, —, Therapie III 286ff., 531
— und Transposition der Aorta und Pulmonalis III 51, 497ff., 512ff., 525
— und Vorhofseptumdefekt III 271, *277*ff., 522
Lupus erythematodes s. u. Erythematodes
Lupus-erythematodes-Phänomen II 981ff.
— bei Erythematodes II 977ff.; VI 344ff.
— bei Gefäßkrankheiten VI 315, 344
— und Hydralazine V 546
Lupus-erythematodes-Phänomen bei Kollagenosen II 977ff.
— bei Libman-Sacks-Endokarditis II 981ff.
— bei Periarteriitis nodosa VI 315
Lutembacher-Syndrom III 58, 282ff.
—, Anatomie III 58ff.
—, angeborene Mitralstenose bei III 26, *58*ff., 249, 263ff., *282*ff.
— und angeborene Pulmonalstenose III 298ff.
—, Differentialdiagnose III 285
—, Elektrokardiogramm bei III 283ff.
—, Entwicklungsgeschichte III 282ff.
—, und Geburtsakt III 283; IV 492
— und Gravidität III 283; IV 492ff.
—, Pathologie III 58ff.
—, Physiologie III 282ff.
—, Prognose III 284
—, und Puerperium IV 492
—, Symptome III 282ff.
—, Therapie III 286ff.
— und Tuberkulose III 130
—, Vorhofseptumdefekt bei III 58, 249, 263ff., *282*ff.
Lymphadenome als Perikardtumoren II 1224
Lymphangiektasien VI 605ff.
— und Lymphangitis VI 605
— und Lymphgefäßinsuffizienz VI 606, 610
— und Lymphödem VI 610
Lymphangioblastom, malignes VI 617
Lymphangioendotheliom, Atrioventrikularblock bei II 247
Lymphangiolitis streptococcica VI 603
Lymphangiome VI 616ff.
— und Blutdruck V 601
— cystische VI 617
—, fissurare VI 617
— bei Gefäßmißbildungen VI 588, 589
— und Hämangiome VI 588
— als Herztumoren II 1179
— und Hypertonie V 601
—, hypertrophische VI 616
—, kavernöse VI 616
— bei Klippel-Trénaunay-Syndrom VI 588
— und Lymphangioplastik bei Lymphödem VI 615
— und Lymphangiospasmus VI 605
— und Lymphödem VI 617
Lymphangiome und Maffucci-Syndrom VI 589
—, Pathologie VI 616ff.
— und Perikardcysten II 1140ff.
— als Perikardtumoren II 1217, 1219
— und renale Hypertonie V 601
—, Therapie VI 617
Lymphangitis VI 603ff.
—, Ätiologie VI 603ff.
— und Chylothorax VI 607
— und Elephantiasis VI 604
— bei Endangitis obliterans VI 284
— und Lymphgefäßinsuffizienz VI 605ff.
— und Lymphödem VI 610, 612ff.
— und Myokarditis II 874
— und Thrombophlebitis VI 501
Lymphgefäßinsuffizienz VI 605ff.
— und Chylothorax VI 606ff.
—, Formen VI 605
—, hepatische VI 607
—, intestinale VI 607
—, kardiale VI 606
— und Lymphangiom VI 617
— und Lymphangitis VI 605ff.
—, pulmonale VI 606ff.
—, renale VI 607ff.
Lymphgefäßsystem VI 20ff., *603*ff.
— und ACTH II 644ff.
— bei Amyloidose II 960ff.
—, Anatomie VI 20ff.
— bei Aortenaneurysma VI 448
— und Aortitis luica VI 353
— und Ascites I 304ff.
— bei bakterieller Endokarditis II 695ff, 707ff., 721ff.
— bei Blutkrankheiten IV 671
— und Blutmengenbestimmung I 141
— und Capillarpermeabilität VI 108
— und Cortison II 644ff.
— bei Endangitis obliterans VI 276ff., 284ff.
— bei Endocarditis lenta II 695ff., 707ff., 721ff.
— bei endokriner Hypertonie V 662
— und Enteramin V 182
—, Entwicklungsgeschichte VI 20ff.
— bei Entzündung VI 547ff.
— bei Erythematodes II 979ff.; VI 344ff.

Lymphgefäßsystem bei essentieller Hypotonie V 788ff.
— und Fettembolie IV 132ff.
— bei Gefäßkrankheiten VI 115ff., 276ff., 284ff.
— bei Gefäßmißbildungen VI 588
— und Gewebsclearance VI 113
— bei Glomustumoren VI 593
— bei Glykogenose II 966
— und Hämangiome VI 588
— bei Herzinsuffizienz I 767, 768ff.
— und Hydralazine V 551
— und Hydrothorax I 303
— bei Hypotonie V 788ff.
— bei Infektionen IV 565
— und Kallidin V 226
— und Kallikrein V 215ff., 222
— bei Kaposi-Sarkom VI 602
— bei Karditis rheumatica II 605
— bei Klippel-Trénaunay-Syndrom VI 588
— bei Kollagenosen II 979ff.
— und Kollaps I 969, 1115
— bei konstriktiver Perikarditis II 1098
— bei Leberstauung I 782ff.
— bei Leukämie IV 671, 674
— bei Lues VI 353
— bei Lungenödem I 131ff., 768ff.
— und Lungenstauung I 767ff., 772
— bei Lymphangitis VI 603ff.
— bei Lymphogranulomatose IV 678ff.
— und Myokarditis II 942ff.
— und Myokardtuberkulose II 942
— und Ödeme I 246, 250ff., 303ff.
— bei Panzerherz II 1098
— bei Paramyloidose II 960ff.
— und Perikard II 1037ff.
— und Perikardcysten II 1141
— und Perikarditis II 1077ff., 1098ff.
— bei Phäochromocytom V 662
— bei Phlebitis VI 459ff., 501ff.
—, Physiologie VI 21ff.
— und Pleuraerguß I 303
— bei Pneumokoniose IV 210ff.
— bei rheumatischem Fieber II 605
— und Schock I 969, 1115
— und Serotonin V 182
— bei Silikose IV 210ff.
— und Sympathektomie V 486
Lymphgefäßsystem und Synkardialmassage VI 151ff.
— bei Thrombophlebitis VI 495ff., 501ff.
— und tuberkulöse Perikarditis II 1077ff.
— und Tuberkulose II 942, 1077ff.
— und Tumormetastasen IV 237
— bei Verbrennung I 969, 979ff., 1114ff.; VI 562
— und Verbrennungsschock I 969, 979ff., 1114ff.
— bei Waterhouse-Friedrichsen-Syndrom IV 565
Lymphocyten bei Coxsackie-Infekt II 921
— bei Diphtherie-Myokarditis II 894
— bei Encephalomyokarditis II 920
— bei Herzinfarkt III 721
— bei Myokarditis II 876
— bei Poliomyelitis II 916
— bei Scharlach-Myokarditis II 899ff.
— bei Sympathicotonie IV 722ff.
— bei Typhus-Myokarditis II 906
— bei Vagotonie IV 722ff.
Lymphödem VI 608ff.
—, Ätiologie VI 608ff.
—, Diagnose VI 613
— und Elephantiasis VI 608, 612
—, familiäres VI 610
—, Formen VI 608
—, kongenitales VI 610ff.
— und Lymphangiom VI 617
— und Lymphangitis VI 610, 612ff.
— und Lymphgefäßinsuffizienz VI 608ff.
—, Pathologie VI 609
—, primäres VI 609ff.
—, sekundäres VI 611ff.
—, Therapie VI 613
— und Thrombose VI 609ff.
— bei Tumoren VI 611ff.
Lymphogranulomatose IV 678ff.
—, Cor pulmonale bei IV 62
—, Hämoperikard bei II 1152
—, Herz bei IV 678ff.
—, Herztumoren bei II 1179, 1206, *1212*ff.
—, Kreislauf bei IV 678ff.
— und Perikarditis II 1042
— und Perikardtumoren II 1225ff.
— und Phlebitis VI 484
—, Therapie IV 680ff.
— und Thrombophlebitis VI 484ff.
Lymphom, Herz bei IV 677
— und Herztumoren II 1207
— bei Thrombophlebitis VI 499ff.
Lymphosarkome II 1214ff.; IV 677
—, Blutdruck bei V 601
—, Herz bei IV 677
— als Herztumoren II 1203, *1214*ff.
— und Hypertonie V 601
— als Perikardtumoren II 1224ff.
— und renale Hypertonie V 601
— und sekundäres Raynaud-Syndrom VI 247
Lysoformvergiftung u. Kollaps I 1119
— und Schockniere I 1119

Maffucci-Syndrom VI 589
Magen und Adams-Stokes-Syndrom II 259
— und Alkalose I 581ff.
— und Ammoniumchlorid I 561
— bei Amyloidose II 961
— bei Aortenaneurysma VI 452
— bei Aortenhämatom (intramural) VI 458
— und Arrhythmie II 105
— bei Arteriosklerose V 361
— und arteriovenöse Anastomosen VI 6ff.
— bei arteriovenöser Lungenfistel III 389
— und Banthin V 493
— bei Beriberi IV 390ff.
— und Blutdruck V 361
— und Bradykardie II 16
— und Capillarresistenz VI 566
— und Carboanhydrase I 538ff.
— und Carboanhydrasehemmer I 538ff.
— und Chinidin II 119
— und Chlorothiazid I 544; V 594
— bei Dermatomyositis II 992
— und Dibenamin V 493
— und Dibenzylin V 493
— und Digitalis V 494
— bei Digitalisvergiftung I 489ff.
— bei Druckfall-Syndrom IV 46
— und Dumping-Syndrom IV 865
— bei Endangitis obliterans VI 293

Magen bei Endocarditis lenta II 690ff.
— bei Erythematodes VI 344
— bei essentieller Hypertonie V 361
— bei essentieller Hypotonie V 786ff.
— und Extrasystolie II 43
— und Ganglienblocker V 594
— bei Gefäßkrankheiten II 986ff.; VI 293, 321 338, 341
— bei Gefäßmißbildungen III 389
— bei Glomustumoren VI 594
— bei Hämangioendotheliom VI 600
— und Hämangiome VI 596
— bei Hämangiosarkom VI 602
— bei hämorrhagischer Diathese VI 566, 580
— und Herzinfarkt III 1074, 1258
— bei Herzinsuffizienz I 417
— bei Herztrauma II 504ff.
— und Histamin V 199, 494
— bei Hypercalcämie IV 448
— bei Hyperchlorämie I 588
— bei Hypertonie V 361
— und Hypertonie-Therapie V 486, 492
— und Hypocalcämie IV 452
— und Hypochlorämie I 581ff.
— und Hypokaliämie I 583ff.; IV 420ff.
— und Hyponatriämie I 568ff.
— bei Hypotonie IV 810; V 787ff.
— und Kaliumstoffwechsel IV 420ff.
— und Kallikrein V 221ff.
— bei Kaposi-Sarkom VI 602
— bei Karditis rheumatica II 606
— und Kationenaustauscher I 555ff.
— und Kavernome VI 596
— bei Kollagenosen VI 344
— im Kollaps I 1121ff.
— bei konstriktiver Perikarditis II 1100ff.
— und Lungenembolie IV 95
— und Lymphgefäßinsuffizienz VI 607
— und Magnesium-Stoffwechsel IV 455ff.
— und Mineral-Stoffwechsel IV 420ff.
— bei Möller-Barlow-Syndrom VI 580
— bei Moschcowitz-Symmers-Syndrom VI 573
— und Myokardose II 969ff.
Magen und Nicotin II 10
— bei Panzerherz II 1100ff.
— bei Paramyloidose II 961
— und paroxysmale Tachykardie II 144ff.
— bei Periarteriitis nodosa II 986ff.; VI 321
— bei Perikarditis II 1100ff.
— und Pneumoperikard II 1153
— und Purine I 547ff.
— bei Purpura rheumatica VI 566
— und Rauwolfia-Alkaloide V 525
— bei rheumatischem Fieber II 606; VI 566
— bei Riesenzellarteriitis VI 338, 341
— bei Roemheld-Syndrom IV 865
— und Salicylsäure II 649
— im Schock I 1121ff.
— bei Skorbut VI 580
— und Sympathektomie V 486
— und Tachykardie II 144ff.
— bei Teleangiektasien VI 539
— bei Tricuspidalinsuffizienz II 1506
— bei Tricuspidalstenose II 1490
— bei vegetativer Labilität IV 719, 799ff., 810ff.
— und Veratrin V 492
— und Veratrumalkaloide V 565
— und Vorhofflattern II 105
— und Vorhofflimmern II 105
Magencarcinom und Cor pulmonale IV 237
— und Endocarditis fibrinosa II 778
— und Endocarditis verrucosa simplex II 778
— und Herztumoren II 1207
— und Pneumoperikard II 1154
Magendivertikel III 1325
Magenresektion und Dumping-Syndrom IV 865
— und Lungenembolie IV 95
— bei Teleangiektasien VI 543
— und vegetative Labilität IV 865
Magensaft und Histamin V 494
— und Kallikrein V 221
— und Rauwolfia-Alkaloide V 525
Magnamycin bei Endocarditis lenta II 756
Magnesiumdehydrocholat bei Endangitis obliterans VI 301
— bei Gefäßkrankheiten VI 187, 301
Magnesiumnicotinat bei Endangitis obliterans VI 301
— bei Gefäßkrankheiten VI 187, 301
Magnesiumsalze bei Arrhythmie II 114
— bei Arteriosklerose VI 426
— und Blutdruck V 497
— und Digitalis I 498; IV 459ff.
— bei Endangitis obliterans VI 301
— bei essentieller Hypertonie V 497
— bei Extrasystolie II 78
— bei Fettembolie IV 136
— bei Gefäßkrankheiten VI 187, 301, 426
— bei Graviditätstoxikose V 750ff.
— bei Hypertonie V 497
— bei Kammertachykardie II 165ff.
— bei Luftembolie IV 131
— zur Narkose IV 616ff.
— bei paroxysmaler Tachykardie II 148ff., 165ff.; IV 458
— bei vegetativer Labilität IV 860
— bei Vorhofflimmern II 114
Magnesiumstoffwechsel IV 454ff.
— und Arteriosklerose V 497
— und Blutdruck IV 461ff.; V 497
— und Cholinmangel V 146
— und Digitalis IV 457, 459ff.
— und Diurese I 256
— und Elektrokardiogramm IV 458ff.
— bei essentieller Hypertonie V 497
— und Extrasystolie II 31; IV 457
— und Gefäßkrankheiten VI 187
— und Gravidität IV 479
— und Herz I 19ff., 30ff.; IV *454*ff.
— und Herzglykoside I 481
— bei Herzinsuffizienz I 588
— bei Hypertonie IV 460ff.; V 497
— und Kationenaustauscher I 555ff.
— und Kreislauf IV *454*ff.
— und Myokard I 19ff., 30ff.; IV 456ff.
— und vegetative Labilität IV 860
Magnesiumsulfat bei Arrhythmie II 114
— und Blutdruck V 497

Magnesiumsulfat und Digitalis I 498; IV 459ff.
— bei Digitalisvergiftung I 498
— bei essentieller Hypertonie V 497
— bei Extrasystolie II 78
— bei Fettembolie IV 136
— bei Graviditätstoxikose V 750ff.
— bei Hypertonie V 497
— bei Kammertachykardie II 165ff.
—, Kontraindikationen II 148
— bei Luftembolie IV 131
— zur Narkose IV 616ff.
— bei paroxysmaler Tachykardie II 148ff., 165ff.; IV 458
— bei vegetativer Labilität IV 860
— bei Vorhofflimmern II 114
Major-Webersche Hirnsubstanz V 206
Makrocytose bei Herzinsuffizicnz I 163ff., 167ff.
Makrodex bei Schock I 1133; IV 602
Makrophagen bei Coronarsklerose III 740
Maladie postoperative IV 597, 617ff.
Malaria II 935
— und Beriberi IV 389ff.
— und Blutdruck V 265
— und Endangitis obliterans VI 264
— und essentielle Hypertonie V 265
— und Gefäßkrankheiten VI 264
— und Myokarditis II 874, *935*
Mallsche Fasern bei Ventrikelseptumdefekt III 63
Maltafieber und Myokarditis II 904
Maltose bei Gefäßkrankheiten VI 183
Mammacarcinom und Cor pulmonale IV 237
— und Lymphgefäßinsuffizienz VI 612
— und Lymphödem VI 612
— und Thrombophlebitis VI 487
Mangan-Pneumokoniose IV 221
Manganvergiftung und vegetative Labilität IV 827
Mangelernährung s. u. Dystrophie
Mannitol als Diureticum I 526ff., 561
Mannitol-Clearance und Blutdruck V 185, 405
— bei essentieller Hypertonie V 405
— und Serotonin V 185
Mannitolhexanitrat bei essentieller Hypertonie V 499
Manvene bei Arteriosklerose VI 428
Marasmus und Endocarditis fibrinosa II 777
— und Endocarditis verrucosa simplex II 777
— bei Kaposi-Sarkom VI 603
— und Lungenembolie IV 96
— bei Periarteriitis nodosa VI 314
Marcumar VI 196 s. a. u. Cumarine und Antikoagulantien
— bei angeborenem Herzfehler III 155
—, Chemie VI 196
— bei Herzinfarkt III 1477ff.
— bei Herzkatheterismus II 1263
— bei Lungenembolie IV 119ff.
Marey-Reflex bei arteriovenösen Fisteln VI 476
Marfan-Syndrom III 489ff.
—, Ätiologie III 490
—, Anatomie III 490ff.
—, Aneurysmen bei VI 443ff.
— und angeborene Aortenstenose III 434
— und angeborene Herzfehler III 434, 489ff.
— und Aortenaneurysma VI 444ff.
— und Aortenhämatom, intramurales VI 456
—, Differentialdiagnose III 493
— und Gefäßmißbildungen III 491ff.; VI 443ff.
—, Häufigkeit III 491
—, Pathogenese III 490
—, Prognose III 492ff.
—, Symptome III 491ff.
—, Therapie III 493
Marsilid bei Angina pectoris III 1415ff.
Martius-Cyclus s. u. Krebs-Martius
Martorelli-Syndrom V 344; VI 380ff.
— und Hypertonie V 344; VI 380
— und postthrombotisches Syndrom VI 512
—, Symptome V 344; VI 380
—, Therapie VI 381
—, Ulcus cruris bei V 344; VI 380
Masern, Antesystolie bei II 395
—, Capillarresistenz bei VI 568
— und hämorrhagische Diathese VI 568
— und Myokarditis II 875, *921*ff.; IV 543
—, Perikarditis bei IV 554
—, Purpura infectiosa bei VI 568
—, Wolff-Parkinson-White-Syndrom bei II 395
Masoten I 558ff. s. a. u. Kationenaustauscher
Massage bei Akrocyanose VI 534
— bei Angina pectoris III 1373ff., 1421ff.
— und Blutdruck V 794, 822
— bei Coronarinsuffizienz III 1373ff., 1421ff.
— bei Cor pulmonale IV 167ff.
— bei Cyanose VI 532
— bei Endangitis obliterans VI 299ff.
— bei essentieller Hypotonie V 794
— bei Gefäßkrankheiten VI 160ff., 299ff.
— bei Herzinsuffizienz I 416
— bei Hypotonie V 794, 822
— bei postthrombotischem Syndrom VI 515
—, synkardiale, bei Gefäßkrankheiten VI 150ff.
—, —, und Oscillogramm VI 79ff., 152
—, —, und Pulswelle VI 150
— bei Ulcus cruris VI 515
— bei vegetativer Labilität IV 845ff.
Massenblutung, cerebrale s. u. Apoplexie
Mastoiditis und Myokarditis II 899, 903
—, Scharlach-Myokarditis II 899
— und Sepsis II 903
Masugi-Nephritis V 39ff., 57ff., 68ff., 78, 108ff., 134, 145
— und Antirenin V 108ff.
— und Blutdruck V 39ff., 57, 68ff., 78, 108ff., 134, 145
— und Cortison V 134, 145
— und experimentelle Hypertonie V 39ff., 57, 68ff., 78, 108ff., 134, 145
— und Graviditätstoxikose V 741
—, Hämodynamik V 68ff.
— und Hypertonie V 39ff., 57ff., 68ff., 78, 108ff., 134, 145

Masugi-Nephritis und Niere V 39ff., 78, 145
— und Periarteriitis nodosa V 623
— und Renin V 108, 145
— und Steroide V 134, 145
Matas-Versuch bei Endangitis obliterans VI 283
Maximakurven und Herzvolumen I 848ff.
McGinn-White-Kurve bei Cor pulmonale IV 110
Mecamylamin bei Hypertonie V 568, 584
— s. a. u. Ganglienblocker
Mecholyl und Blutdruck V 159
— bei endokriner Hypertonie V 663ff.
— und experimentelle Hypertonie V 159
— bei Gefäßkrankheiten VI 160
— bei paroxysmaler Tachykardie II 147
— bei Phäochromocytom V 663ff.
— bei Tachykardie II 147
— und zentralnervöse Hypertonie V 159
Mecholyl-Test V 663
Meckelsches Divertikel III 1325
Media (Gefäße) VI 1ff.
—, Anatomie VI 1ff.
— und Aneurysmen VI 442ff.
— bei angeborenem Herzfehler III 146, 162f., 223ff., 257f., 376, 448ff., 490ff.
— bei angeborener Pulmonalstenose III 78
— bei Angiopathia diabetica IV 357, 379
— bei Aortenhämatom (intramural) VI 453
— bei Aortenisthmusstenose III 448ff.
— bei Aortitis luica VI 353
— bei Arteriosklerose III 744ff.; V 351ff.; VI 384ff.
— bei arteriovenösen Fisteln VI 474ff.
— bei Bleivergiftung V 772
— und Blutdruck V 351ff.
— der Coronargefäße III 665ff.
— bei Coronarinsuffizienz III 744ff.
— bei Coronarsklerose III 744ff.
— bei Diabetes mellitus IV 357, 379
— bei Drosselungshochdruck V 355
Media bei Ductus Botalli persistens III 162ff.
— bei Dystrophie IV 301ff.
— bei Endangitis obliterans VI 272, 274ff.
— bei essentieller Hypertonie V 351ff.
— bei experimenteller Hypertonie V 355ff.
— bei Gefäßmißbildungen III 376
— bei hämorrhagischer Diathese VI 571
— bei Herztrauma II 486ff.
— bei Hirnbasisaneurysma VI 464
— bei Hypertonie V 351ff.
— bei Karditis rheumatica II 567
— bei Lues VI 353
— bei maligner Hypertonie V 626ff.
— bei Marfan-Syndrom III 490ff.
— bei Mediasklerose VI 441
— bei Mitralstenose II 1305ff.
— bei Moschcowitz-Symmers-Syndrom VI 571ff.
— bei Myokarditis rheumatica II 567
— bei Periarteriitis nodosa V 621ff.; VI 311ff.
— bei peripherer Pulmonalstenose III 376
— bei postthrombotischem Syndrom VI 511ff.
— bei Pulmonalsklerose IV 249
— bei Pulmonalstenose III 376
— bei Purpura VI 571ff.
— bei rheumatischem Fieber II 567
— bei Riesenzellarteriitis VI 337ff.
— und Thyreoidea IV 319ff.
— bei Ventrikelseptumdefekt III 223ff.
— bei Verbrennung VI 562
— bei Vergiftungen V 772
— bei Vorhofseptumdefekt III 257ff.
Medianekrose und Aortenaneurysma VI 447
— und Aortenhämatom, intramuralem VI 457ff., 460
—, cystische VI 447, 455, 460
—, idiopathische VI 447, 455, 460
— bei Marfan-Syndrom III 491ff.
Mediasklerose III 746ff., 793; VI 441
—, infantile III 746ff.
Mediastinalemphysem III 1316
— und Cor pulmonale IV 197
— bei Diphtherie-Myokarditis II 897
— bei Herzinfarkt III 1258
— bei Myokarditis II 897
Mediastinaltumoren bei Thrombophlebitis VI 499ff.
Mediastinitis bei Aktinomykose II 940
— und Cor pulmonale IV 250
— und Lungenvenen IV 250
— und Myokarditis II 940
— und Pericarditis purulenta II 1084
— und Thrombophlebitis VI 499
Mediastinum bei Aktinomykose II 940
— bei Aortenisthmusstenose III 459
— und arteriovenöse Aneurysmen IV 25
— bei Cor pulmonale IV 153ff. 157ff., 197, 250
— bei Diphtherie-Myokarditis II 897
—, Glomustumoren im VI 594
— und Hämangiome VI 597
— bei Herzinfarkt III 1258
— bei Herztrauma II 512ff., 521ff.
— bei Kaposi-Sarkom VI 602
— und Kavernome VI 597
— und Lungenvenen IV 250
— bei Lymphangiom VI 617
— bei Myokarditis II 897, 940
— und Perikard II 1035ff.
— und Perikardcysten II 1141
— bei Perikarddivertikel II 1142
— bei Perikarditis II 1081, 1084
— und Perikarditis purulenta II 1084
— bei Perikardtumoren II 1221ff.
— und Thrombophlebitis VI 499ff.
— bei tuberkulöser Perikarditis II 1081
Medinawurm und Lymphangitis VI 604
Medionecrosis idiopathica cystica und Aortenaneurysma VI 447
— — — und Aortenhämatom, intramurales VI 455ff., 460
„Meditherm“ VI 85

Medulla oblongata und Barbiturate V 495
— — und Blutdruck V 157
— — und Entzügelungs-Hochdruck V 718
— — bei Erfrierung I 982
— — und experimentelle Hypertonie V 157
— — und Extrasystolie II 44
— — bei Gefäßmißbildungen VI 590
— — bei Hämangiomen VI 590
— — bei Hippel-Lindau-Syndrom VI 590
— — und Hypertonie V 157
— — und Kollaps I 958
— — und neurogene Hypertonie V 712ff.
— — und neurogener Schock I 975
— — bei Poliomyelitis V 718ff.
— — und primärer Schock I 975ff.
— — und Regelkreis IV 747ff.
— — und Schock I 958
— — und Sedativa V 495
— — und zentralnervöse Hypertonie V 157
— spinalis bei Aortenhämatom, intramuralem VI 459
— — bei Arteriitis luica VI 348
— — bei Arteriosklerose VI 387ff.
— — bei Endangitis obliterans VI 289
— — bei Gefäßkrankheiten VI 289, 328, 348, 387ff.
— — und Hämangiome VI 597
— — und Kavernome VI 597
— — und Kollaps I 958, 1114
— — bei Lues VI 348
— — bei Myokarditis II 933ff.
— — und neurogener Schock I 975
— — bei Periarteriitis nodosa VI 328
— — und primärer Schock I 975ff.
— — bei Teleangiektasien VI 541
— — bei Toxoplasmose II 933ff.
Meeksches Bündel II 199
Megaphen s. a. u. Phenothiazin
— bei Angina pectoris III 1398ff.
Megaphen bei Aortographie VI 135
— bei Coronarinsuffizienz III 1398ff.
— bei Graviditätstoxikose V 750ff.
— bei Herzinfarkt III 1448
— bei Herztrauma II 525ff.
— bei Hypertonie V 750ff.
— beim Kollaps I 1142ff.
— zur Narkose IV 617ff.
— beim Schock I 1142ff.
Meinicke-Klärungsreaktion bei Endocarditis lenta II 699
— bei Moschcowitz-Symmers-Syndrom VI 573
Melaena bei Angina pectoris III 868
— bei arteriovenöser Lungenfistel III 389
— und Capillarresistenz VI 565
— bei Coronarinsuffizienz III 868
— bei Endangitis obliterans VI 293ff.
— bei Erythematodes II 984
— bei Gefäßkrankheiten II 987; VI 293ff., 315, 321
— bei Gefäßmißbildungen III 389
— bei hämorrhagischer Diathese VI 565
— bei Hypertonie V 61
— bei Karditis rheumatica VI 565
— bei Kollagenosen II 984
— bei Periarteriitis nodosa II 987; VI 315, 321
— bei Phlebitis VI 498
— bei Purpura rheumatica VI 565
— bei Teleangiektasien VI 539
— bei Thrombophlebitis VI 498
— bei Tricuspidalstenose II 1490
Melanin und Hämochromatose IV 686
— bei postthrombotischem Syndrom VI 511ff.
Melanome und Herztumoren II 1207, *1211*ff.
Melanophoren und Kallikrein V 217
Melcain bei essentieller Hypertonie V 497
Melioidosis und Purpura infectiosa VI 568
Menarche und angeborene Herzfehler III 112
Menière-Syndrom und Bradykardie II 16
— und Capillarresistenz VI 580
Menière-Syndrom bei Skorbut VI 580
—, Synkardialmassage bei VI 151
Meningen bei Erythematodes II 979ff.
— bei Hämangiomen VI 590
— und Kollaps I 1113
— bei Sturge-Weber-Syndrom VI 590
Meningismus bei Endokarditis lenta II 690ff.
— bei Erythematodes II 979ff.
— und Ganglienblocker V 581
Meningitis bei Arteriitis luica VI 348
— und Blutdruck IV 574; V 717
—, Bradykardie bei II 17
— und Capillarresistenz VI 567ff.
— bei Chagas-Myokarditis II 931
—, Chorea als II 608ff.
— bei Coxsackie-Infekt II 920
— und Dermographie VI 41
— bei Endokarditis lenta II 695, 719ff.
—, Entzügelungshochdruck bei V 717
— und Erythem VI 42
— bei Gefäßkrankheiten VI 327, 348
— und hämorrhagische Diathese VI 563, 567ff.
— und Hypertonie IV 574ff.; V 717
— und Hypokaliämie IV 420ff.
— und infektiöser Schock I 983, 1041
— und Karditis rheumatica II 608ff.
— und Kollaps I 958, 1071
—, Lebernekrose bei I 779ff.
— bei Lues VI 348
— und Myokarditis II 875, 903, 910; IV 542, 545
— bei Parotitis II 927ff.
— bei Periarteriitis nodosa VI 327
— bei Phlebitis VI 484
—, Purpura infectiosa bei VI 567ff.
— und rheumatisches Fieber II 608ff.
— und Schock I 958, 1071
— und Sepsis II 903
—, Tachykardie bei II 9
— und Thrombophlebitis VI 484
— tuberculosa II 17
— bei Waterhouse-Friedrichsen-Syndrom IV 563

Meningoencephalitis beiChagas-Myokarditis II 931
Meningokokkeninfekte und bakterielle Endokarditis II 673ff., 691ff., 725ff., 750ff.
— und Capillarresistenz VI 567
— und Endocarditis acuta II 725, 727
— und Endocarditis lenta II 673ff., 691ff., 750ff.
— und hämorrhagische Diathese VI 563, 567
— und infektiöser Schock I 983, 1071
— und Kollaps I 958, 1071
— und Myokarditis II 875, 910
— und Pericarditis purulenta II 1085
— und Purpura infectiosa VI 567
— und Schock I 958, 1071
—, Therapie II 750, 760
— und Waterhouse-Friedrichsen-Syndrom IV 563ff.
Menopause und ACTH II 646
— und Angina pectoris III 768, 790
— und Arteriosklerose III 768, 790; VI 390ff., 414ff.
— und Blutdruck IV 810; V 678, 700, 799
— und Coronarinsuffizienz III 768, 790
— und Coronarsklerose III 768, 790
— und Cortison II 646
— und Cyanose VI 531
— und Dermographie VI 40
— und Diabetes mellitus IV 362, 374
— und Endangitis obliterans VI 261, 301
— und endokrine Hypertonie V 678, 700
— und Extrasystolie II 45
— und Gefäßkrankheiten III 768, 790; VI 227, 261, 301, 390, 414
— und Hypertonie V 678, 700, 799
— und Hypotonie IV 810; V 799
— und Migräne VI 251
— und Phäochromocytom V 678
— und Pseudo-Cushing-Syndrom V 700ff.
— und Raynaud-Syndrom VI 227
— und vegetative Labilität IV 708ff., 810, *870*ff.
Menses und ACTH II 645
— und angeborene Herzfehler III 112
— und Arteriosklerose VI 396
— und Blutdruck V 683ff., 700, 787ff.
— und Cortison II 645
— bei Cushing-Syndrom V 683ff.
— und Dermographie VI 40
— und Endangitis obliterans VI 261
— bei endokriner Hypertonie V 683ff.
— bei Erythematodes II 983ff.
— bei essentieller Hypotonie V 787ff.
— und Extrasystolie II 45
— und Gefäßkrankheiten VI 261
— und Hypertonie V 683ff., 700
— und Hypotonie IV 809ff.
— bei Kollagenosen II 983ff.
— und Lymphgefäßinsuffizienz VI 610
— und Lymphödem VI 610
— und Migräne VI 251
— bei Pseudo-Cushing-Syndrom V 700ff.
— und Raynaud-Syndrom VI 227ff.
— bei Simmonds-Syndrom V 799ff.
— und Sympathicotonie IV 722
— und Vagotonie IV 722
— und vegetative Labilität IV 809ff., 873
Mepazin bei Angina pectoris III 1398ff.
Mephenamin bei Angina pectoris III 1398ff.
Meprobamate bei Angina pectoris III 1398ff.
— bei vegetativer Labilität IV 855
Merallurid als Diureticum I 529ff., 535
Merbiurelidin als Diureticum I 530ff.
Mercaptan bei essentieller Hypertonie V 501
Mercaptomerin als Diureticum I 529ff., 535
Mercuhydrin als Diureticum I 529ff., 535
Mercumatilin als Diureticum I 530ff.
Mercurialismus s. unter Quecksilbervergiftung
Mercurophyllin als Diureticum I 529ff., 535
Mercuzanthin als Diureticum I 529ff., 535
Merdroxon als Diureticum I 529ff.
Merethoxylin als Diureticum I 529ff., 535
Merpurat als Diureticum I 529ff.
Mersalyl als Diureticum I 529ff., 535
Mersoben als Diureticum I 530ff. s.a. unter Quecksilber
Mesaortitis luica VI 349ff., 353ff.
— — und Herztrauma II 534
— rheumatica bei rheumatischem Fieber II 604
— — bei Riesenzellarteriitis VI 340
Mesenterialaneurysmen bei Endocarditis lenta II 713ff.
Mesenterialarterien bei Aortenthrombose VI 375
— bei Endangitis obliterans VI 293
— und Endocarditis lenta II 713
— bei Periarteriitis nodosa VI 311ff., 321
Mesenterialembolie III 1325
— bei Endangitis obliterans VI 293
— und Endocarditis fibrinosa II 778
— und Endocarditis verrucosa simplex II 778
— bei Mitralstenose II 1376ff.
— bei Periarteriitis nodosa VI 321
— bei Thrombophlebitis VI 499
Mesenterialvenenthrombose VI 498ff.
— bei Aortenthrombose VI 375
— bei Periarteriitis nodosa VI 321
Mesenterium bei Aortenhämatom, intramuralem VI 460
— bei Endangitis obliterans VI 292ff.
— bei Endokardfibrose II 786
— bei Endokarditis lenta II 711
— bei Endokarditis parietalis fibroplastica II 786
—, Glomustumoren im VI 594
— und Kollaps I 957, 1112
— und Lymphangiom VI 616
—, Mesoappendixtest V 192ff.
— bei Mitralstenose II 1376ff.
— und Schock I 957, 1112

Mesoappendixtest V 192ff.
— und Adenosintriphosphat V 193
— und Adrenalin V 192ff., 203
— und Blutdruck V 193ff.
— und Ephedrin V 193
— und experimentelle Hypertonie V 192ff.
— und Hypertensin V 193
— und Hypertonie V 193ff.
— und Noradrenalin V 193
— und Pherentasin V 187, 193
— und Schock V 192ff.
—, Technik V 192ff.
— und Tyramin V 193
— und Vasodepressor material V 193, 195, 202ff.
— und Vasoexcitor material V 193
Mesoblastom des Herzens II 1201ff., 1203
Mesokardie III 589
Meso-Periarteriitis s. u. Periarteriitis nodosa
Mesopulmonitis bei Carditis rheumatica II 604
Mesotheliome als Perikardtumoren II 1179, 1219, *1221* ff.
Mestinon bei Gefäßkrankheiten VI 180
—, intraarteriell VI 206
— bei paroxysmaler Tachykardie II 134ff., 147, 149
Metacholin und Terminalstrombahn VI 16ff.
Metacortandracin bei Carditis rheumatica II 641ff., 644ff.
Metacortandralon bei Carditis rheumatica II 644
Metandra-Coracin bei Carditis rheumatica II 646
Metandracortalon bei Carditis rheumatica II 646
Meteorismus s. a. u. Roemheld-Komplex
— bei Adipositas IV 383ff.
— bei Aortenaneurysma VI 452
— und Blutdruck V 241
— bei Coronarinsuffizienz III 1117
— bei Druckfall-Syndrom IV 46
— bei Endangitis obliterans VI 293ff.
— bei Endocarditis lenta II 690ff.
— bei essentieller Hypertonie V 241
— bei essentieller Hypotonie V 787ff.
— und Extrasystolie II 43, 75
— bei Herzinfarkt III 1117
— bei Herzinsuffizienz I 417
Meteorismus bei Hypertonie V 241
— bei Hypotonie V 787ff.
— bei konstitutioneller Hypotonie V 787ff.
— und paroxysmale Tachykardie II 131, 144
— und Roemheld-Syndrom IV 865
— und Tachykardie II 131,144
— und vegetative Labilität IV 865
Meterox als Diureticum I 530ff.
Methadon bei Raynaud-Syndrom VI 232
Methanthelinbromid s. u. Banthin
Methionin bei Arteriosklerose VI 425
— bei Gravidität V 726ff.
— bei Graviditätstoxikose V 726ff.
— bei Periarteriitis nodosa VI 333
Methoniumsalze bei Gefäßkrankheiten VI 173ff.
— bei Raynaud-Syndrom VI 232
Methylalkoholvergiftung und Coronarinsuffizienz III 892ff.
Methylaminoisocamphanhydrochlorid s. u. Mecamylamin
Methylandrostendiol und experimentelle Hypertonie V 139, 144
Methylcamphidiniummethylsulfat s. u. Camphidonium
Methylcylohexenylmethylbarbitursäure s. unter Evipan
Methylenblau zur Kreislaufzeitbestimmung I 174
Methylglucose und experimentelle Hypertonie V 133ff.
— und Steroide V 133ff.
Methylpentapyrrolidinjodid s. a. unter Pentapyrrolidin und Ganglienblocker bei Hypertonie V 583
Methylpentapyrrolidinum s. a. unter Ganglienblocker V 567
— bei essentieller Hypertonie V 579
—, Nebenwirkungen V 579
Methylreserpat s. a. unter Rauwolfia-Alkaloide V 540
Methylsalicylat und Lungenödem I 131
Methyltestosteron und Arteriosklerose VI 414
Meticorten bei Carditis rheumatica II 644
Metrotonin bei vegetativer Labilität IV 858
„Metzgerohnmacht“ IV 763
Micoren als Analyticum I 420
Micrococcus prodigiosus und Endokarditis II 673
— pyogenes und Endokarditis II 673
— tetragenus und Endokarditis II 673
Mictine als Diureticum I 546ff.
Migräne VI 249ff.
—, abdominale VI 250
— bei Blutkrankheiten IV 666
—, cervicale IV 864
— und Endangitis obliterans VI 288
— bei Gefäßmißbildungen VI 590
— und Hämangiome VI 590
— und Magnesium-Stoffwechsel IV 461
— bei Periarteriitis nodosa VI 326ff.
— bei Polycythämie IV 666
— und Raynaud-Syndrom VI 224
— bei Riesenzellarteriitis VI 338ff.
— bei Sturge-Weber-Syndrom VI 590
— und Teleangiektasien VI 539
—, Therapie VI 253
— und Vasomotorik VI 224, *249* ff.
Mikroaneurysmen VI 545
— bei Angiopathia diabetica IV 363
— bei Arteriosklerosis obliterans VI 433
— bei Capillaropathia diabetica VI 545, 550
— und Capillarpermeabilität VI 550
Mikroangiothrombose s. u. Moschcowitz-Symmers-Syndrom
Mikroembolien bei Endokarditis acuta II 727
— bei Infekten IV 530
— im Schock I 1112
Mikrolithiasis alveolaris und Cor pulmonale IV 203
Miktion und Ganglienblocker V 580
Milchsäuredehydrogenase bei Herzinfarkt III 723, 1158, 1161ff.
Milchsäurestoffwechsel und Adrenalin V 173
— bei Anämie IV 650
— bei Belastung IV 766ff.
— bei Blutkrankheiten IV 650
— bei Coronarinsuffizienz III 685ff.

Milchsäurestoffwechsel bei Cor pulmonale IV 171ff.
— bei Endangitis obliterans VI 280
— im experimentellen Schock I 992
— und hämorrhagischer Schock I 992
— und Herzglykoside I 448
— bei Herzinfarkt III 709ff., 722ff.
— bei Herzinsuffizienz I 211, 602
— und Kollaps I 992, 1027ff., 1048, 1091; IV 761ff.
— und Myokarditis II 941ff.
— und Myokardstoffwechsel I 19ff., 25ff., 448; III 685ff.
— und Myokardtuberkulose II 941ff.
— bei Ohnmacht IV 761ff.
— und Säure-Basen-Gleichgewicht I 211
— und Schock I 992, 1027ff., 1048, 1091
— und Tuberkulose II 941ff.
— bei vegetativer Labilität IV 761ff.
Miliartuberkulose und Arteriitis tuberculosa VI 347
— und Atmung IV 81
—, Atrioventricularblock bei II 225
—, Capillarresistenz bei VI 567
— und Endokarditis tuberculosa II 780
— und Gasaustausch IV 81
—, Gefäßkrankheiten bei VI 347
— und hämorrhagische Diathese VI 567ff.
—, Herzblock bei II 225
— und Hypokaliämie I 430
— und Lungenfibrose IV 199ff.
— und Lungenkreislauf IV 81
— und Myokarditis II 942; IV 545ff.
— und Myokardtuberkulose II 942
— und Perikarditis II 1079
—, Purpura infectiosa bei VI 567
Millicorten bei Carditis rheumatica II 644ff.
Millonsche Probe bei Herzinfarkt III 1157
Miltaun bei Angina pectoris III 1398ff.
Milz bei Amyloidose II 960ff.
— und angeborene arteriovenöse Fistel VI 470
— bei Aorteninsuffizienz II 1462
Milz und Aortographie VI 135
— bei Arteriosklerose V 361; VI 387ff.
— und Atmung IV 11ff., 34
— bei bakterieller Endokarditis II 690ff., 699, 711, 714ff., 721ff., 727ff., 762
— und Blutdruck V 100, 154, 361
— und Blutmenge I 139, 150
— und Blutmengenbestimmung I 146
— als Blutspeicher I 139, 150, 988ff., 1007ff.
— bei Chagas-Myokarditis II 931ff.
— bei Ductus Botalli persistens III 182
— bei Endangitis obliterans VI 291
— bei Endokardfibrose II 786
— bei Endokarditis acuta II 727ff.
— bei Endokarditis lenta II 690ff., 699, 711, 714ff., *721*ff.
— bei Endokarditis parietalis fibroplastica II 786
— und Enteramin V 182
— und Entzügelungs-Hochdruck V 154
— bei Erythematodes II 979ff.; VI 344ff.
— bei essentieller Hypertonie V 361
— und experimentelle Hypertonie V 100, 154, 361
— bei experimentellem Schock I 991
— bei Glykogenose II 966ff.
— bei Hämangiomen VI 598
— und Hämangiosarkom VI 601
— und Hämatokritwert I 139
— und hämorrhagische Diathese VI 572ff.
— bei Herzinsuffizienz I 767, 783ff.
— bei Herztamponade II 1063ff.
— und Höhenadaptation IV 11ff., 34
— und Hydralazine V 551
— und Hypertension V 100
— und Hypertensinase V 103ff.
— und Hypertonie V 100, 154, 361
— bei idiopathischer Herzhypertrophie II 975
— bei Infektionskrankheiten IV 565
— und Kallidin V 226
— und Kallikrein V 218
Milz bei Karditis rheumatica II 604
— bei Kavernomen VI 598
— und Klima IV 11ff., 34
— bei Kollagenosen II 979ff.
— beim Kollaps I 988, 991ff., 1007ff.
— bei konstriktiver Perikarditis II 1095
— bei Leukämie IV 675
— und Luftdruck IV 11ff., 34
— und Lungenembolie IV 95
— bei Mitralstenose II 1376ff.
— bei Monge-Syndrom IV 34
— bei Moschcowitz-Symmers-Syndrom VI 572ff.
— bei Myokarditis II 931
—, Noradrenalin in V 168
— bei Pankarditis rheumatica II 620
— bei Panzerherz II 1095
— bei Paramyloidose II 960ff.
— bei Periarteriitis nodosa II 986ff.; VI 323
— bei Perikarditis II 1063ff.
— bei Phlebitis VI 497ff.
— und Phlebographie VI 145
— bei Polycythämie IV 660ff.
— bei Polyglobulie IV 660
— bei Porphyrie IV 397ff.
— und Renin V 100
— bei rheumatischem Fieber II 604
— bei Riesenzellarteriitis VI 338
— und Sauerstoffmangel IV 11ff., 34
— beim Schock I 988, 991ff., 1007ff.
— und Serotonin V 182
— bei Teleangiektasien VI 541
— bei Thrombophlebitis VI 497ff.
— bei Tricuspidalstenose II 1491ff.
— und Tyramin V 179
— und Vasodepressor material V 202ff.
— bei Waterhouse-Friedrichsen-Syndrom IV 565
Milzaneurysma VI 467
— bei Endokarditis lenta II 714, 721ff.
Milzbrand und Capillarresistenz VI 567
—, Purpura infectiosa bei VI 567
— und Thrombophlebitis VI 484
Milzembolie bei bakterieller Endokarditis II 712
— und Endokarditis fibrinosa II 778
— bei Endokarditis lenta II 712

Milzembolie und Endokarditis verrucosa simplex II 778
— bei idiopathischer Herzhypertrophie II 975
— bei Mitralstenose II 1376ff.
Milzexstirpation bei Endokarditis lenta II 695, 721ff., 762
— und hämorrhagische Diathese VI 572
— und Lungenembolie IV 95ff.
— bei Moschcowitz-Symmers-Syndrom VI 572
Milzfibrose bei konstriktiver Perikarditis II 1095
Milzinfarkt III 1324
— bei Endangitis obliterans VI 291
— bei Endokarditis lenta II 699, 721ff.
— bei Karditis rheumatica II 604
— bei Kollagenosen II 987
— bei Periarteriitis nodosa II 987; VI 323
— bei rheumatischem Fieber II 604
Milzruptur bei Endokarditis lenta II 714, 722
— und hämorrhagischer Schock I 957
— und Kollaps I 957
Milztumor und Atmung IV 34
— bei Chagas-Myokarditis II 931ff.
— bei Ductus Botalli persistens III 182
— bei Endangitis obliterans VI 291
— bei Endokarditis lenta II 690ff., *721*ff.
— bei Erythematodes II 979ff.; VI 344ff.
— und hämorrhagische Diathese VI 572ff.
— bei Herzinsuffizienz I 783ff.
— bei Höhenadaptation IV 34
— bei Infektionen IV 565
— und Klima IV 34
— bei Kollagenosen II 979ff.
— und Luftdruck IV 34
— bei Monge-Syndrom IV 34
— bei Moschcowitz-Symmers-Syndrom VI 572ff.
— bei Myokarditis II 931
— bei Pankarditis rheumatica II 620
— bei Phlebitis VI 498
— bei Polycythämie IV 660ff.
— bei Porphyrie IV 397ff.
— bei Riesenzellarteriitis VI 338
Milztumor bei Sauerstoffmangel IV 34
—, septische II 721ff.
— bei Teleangiektasien VI 541
— bei Thrombophlebitis VI 498
— bei Tricuspidalstenose II 1491
— bei Waterhouse-Friedrichsen-Syndrom IV 565
Milzvenenthrombose VI 497, *498*
— bei Leukämie IV 676
Mimea und Endokarditis lenta II 677
Mineralcorticoide V 114ff. s. a. unter Aldosteron, Cortenil, Cortiron, Doca, Percorten
— bei Addison-Syndrom V 797
— und Arteriosklerose III 794
— und Blutdruck V 70, 115ff., 320, 780ff.
—, Chemie V 114ff.
— und Coronarsklerose III 794
— und Diabetes mellitus IV 374
— und Diurese I 269ff., 323
— und Endangitis obliterans VI 261
— und essentielle Hypertonie V 320
— und essentielle Hypotonie V 791ff.
— und experimentelle Hypertonie V 70, 115ff.
— bei Gravidität V 728ff.
— und Hypertonie V 70, 115ff., 320
— und Hypotonie V 780ff.
— bei Luftembolie IV 132
— zur Narkose IV 613
Mineralstoffwechsel s. a. unter den einzelnen Mineralien
— und Acidose I 566ff., 588ff.
— und ACTH II 644ff.
— bei Adams-Stokes-Syndrom II 262
— bei Addison-Syndrom V 797
— bei Adrenogenitalismus V 703
— und Aldosteron I 269ff.; V 710ff.
— und Alkalose I 566ff., 581ff.
— bei allergischer Myokarditis II 954
— bei Anämie IV 645ff.
— und angeborene Herzfehler III 113ff.
— und Angiopathia diabetica IV 374
Mineralstoffwechsel und Ansäuerung I 561
— und Arteriosklerose V 356ff.; VI 401ff.
— bei arteriovenösen Aneurysmen, V 769
— bei arteriovenösen Fisteln VI 477
— und Atmung IV 17ff.
— bei bakterieller Endokarditis II 695
— bei Belastung IV 765ff.
— bei Beriberi IV 394ff.
— und Blutbildung I 165ff.
— und Blutdruck V 17ff., 68ff., 75, 99, 112, 116ff., 134, 144, 149, 244, 263ff., 315ff., *446*ff.
— bei Blutkrankheiten IV 645ff.
— und Blutmenge I 152ff., 161, 323ff.
— und Cantharidenblase VI 110
— und Capillarpermeabilität I 979ff.; VI 107ff., 110, 547, 963
— und Carboanhydrase I 536ff.
— und Chlorothiazid I 541ff.; V 589
— und Cholinmangel V 146
— bei Coma diabeticum IV 375ff.
— und Commissurotomie II 1387, 1391ff.
— bei Conn-Syndrom V 704ff.
— bei Cor pulmonale IV 106ff., 124, 148, 171ff.
— und Cortison II 644ff.; V 134, 144, 710
— bei Cushing-Syndrom V 684ff., 687ff.
— und Dehydratation I 589
— und Diabetes mellitus I 496ff.; IV 374, 375ff.
— und Diät I 402ff., 417ff., *502*ff.; V 455
— und Digitalis IV 436ff.; V 494
— und Digitalisvergiftung I 458ff., 480, *493*ff.
— und Diurese I 255, 497ff., 525ff., *531*ff., *562*ff.
— und Diuretica V 494, 589
— und DOCA-Hypertonie V 705ff.
—, Donnan-Gleichgewicht I 299
— und Elektrokardiogramm I 495; IV 430ff.
— bei Embolie VI 361ff.
— bei Endangitis obliterans VI 280, 300ff.

Mineralstoffwechsel bei Endocarditis lenta II 695
— bei endokriner Hypertonie V 662, 684ff., 687ff.
— und Entzügelungs-Hochdruck V 149
— und Ernährung I 402ff., 417ff., *502*ff.
— und essentielle Hypertonie V 244, 263ff., 315ff., 446ff., 788, 791ff.
— bei experimenteller Hypertonie V 68ff., 75, 99, 112, 116ff., 134, 144, 149
— und experimenteller Schock I 992
— und Extrasystolie II 31
— bei Fleckfieber II 907
— und Ganglienblocker V 575
— bei Gravidität IV 479, 483ff., 488ff., 497, 503ff., 511ff.; V 726ff.
— bei Graviditätstoxikose IV 503ff., 511ff.
— und hämorrhagischer Schock I 1036, 1074ff.
— und Hauttemperatur VI 83
— und Hegglin-Syndrom I 31ff.
— bei Hepatitis-Myokarditis II 928
— und Herzaktion II 4ff.
— und Herzglykoside I 448ff., *456*ff., 458ff., 480ff., *493*ff.
— bei Herzinfarkt I 344ff.; III 710
— bei Herzinsuffizienz I 11, 19ff., 29ff., 30ff., 33ff., 69ff., 113ff., 129, 131, 165, 203ff., *234*ff., *269*ff., *284*ff., *307*ff., *323*ff., 402, *504*ff., *515*ff., *521*ff., *562*ff.
— und Herztonus I 876ff.
— bei Höhenadaptation IV 17ff.
— und Hydralazine V 548
— und Hydrochlorothiazid V 589
— bei Hyperchlorämie I 588ff.
— und Hypertensin V 99ff., 112
— bei Hypertonie V 68ff., 75, 99, 112, 116ff., 134, 144, 149, 244, 263ff., 315ff., *446*ff.
— und Hypertonie-Therapie V 494, 589
— bei Hypochlorämie I 581ff.
— bei Hypoglykämie IV 380ff.
— bei Hypokaliämie I 563ff., 583ff.
— bei Hyponatriämie I 568ff.
Mineralstoffwechsel bei Hypotonie V 788, 791ff.
— und idiopathische Herzhypertrophie II 974
— bei Infektionen IV 420, 541, 559ff.; V 803ff.
— und Insulin IV 380ff.
—, intracellulärer, bei Ödem I 307ff.
— bei Kammerflattern II 173, 178
— bei Kammerflimmern II 173, 178
— und Kallikrein V 220
— und Kationenaustauscher I 555ff.; V 467
— und Klima IV 17ff.
— und Kollaps I 957ff., 966, 970, 979ff., 992, 997ff., 1000ff., 1074ff.; IV 600ff.
— und Kreislauf IV *418*ff.
— und Lebensalter IV 624ff.
— und Luftdruck IV 17ff.
— bei Lungenembolie IV 106ff., 124
— bei Lungenödem I 131, 137
— bei Mitralstenose II 1387, 1391ff.
— und Myokarditis II 872, 878
— bei Myokardose I 33ff.; II 969ff.
— und Myokardstoffwechsel I 19ff., *29*ff., 33ff.; III 710; IV 421ff.
— und Narkose IV 595ff.
—, Natriumstoffwechsel IV 439ff.
— und Nebenniere V 116ff., 134, 144
— und Ödeme I 30ff., 113ff., *234*ff., *269*ff., *284*ff., *298*ff., 307ff., 323ff., 402ff., *504*ff., 515ff., *521*ff., 562ff.
— und Operabilität IV 624ff., 631
— und Operationen IV 596ff.
— und Operationsschock I 966
— und Orthostase IV 730ff.
— bei Periarteriitis nodosa VI 315
— bei Perniosis VI 559
— bei Phäochromocytom V 662
— bei Porphyrie VI 398ff.
— und postsynkopales Syndrom II 262
— bei Postural hypotension IV 739; V 816
— bei Pseudo-Cushing-Syndrom V 701
— und Punktionsbehandlung I 559ff.
Mineralstoffwechsel und Purine I 547ff.; V 494
— und Quecksilberdiuretica I 533ff.
— und Rauwolfia-Alkaloide V 525
— bei Raynaud-Syndrom VI 231
— und Reizleitung II 183
— und Renin V 99, 112, 144
— und rheumatisches Fieber II 556
— bei Rickettsiosen II 907
— und Säure-Basen-Gleichgewicht I 204ff., 566ff., 581ff., 588ff.
— bei Sauerstoffmangel IV 17ff.
— und Schock I 957ff., 966, 970, 979ff., 992, 997ff., 1000ff., 1074ff.; IV 600ff.
— bei Simmonds-Syndrom IV 342; V 799
— und Steroide I 269ff.; V 116ff., 134, 144
— bei Sympathicotonie IV 722ff.
— und traumatischer Schock I 966, 970
— bei Typhusmyokarditis II 906
— und Urticaria VI 547
— bei Vagotonie IV 722ff.
— bei vegetativer Labilität IV 860ff.
— und Venendruck I 85, 91, 97ff., 113ff.
— und Veratrumalkaloide V 559ff.
— bei Verbrennung I 979ff.; VI 563
— bei Verbrennungsschock I 979ff.
— und Wasserhaushalt I *562*ff.
— und Waterhouse-Friedrichsen-Syndrom IV 565
Minimakurven (Herzmechanik) I 848ff.
— und Herztonus I 877ff.
— und Herzvolumen I 848ff.
Minusdekompensation V *382*ff.
—, Blutdruck bei V 796
— und Blutmenge I 154
— bei Herzinsuffizienz I 47ff., 154, 457
—, Hypotonie bei V 796
—, Mechanismus V 382ff.
—, Symptome V 383ff.
— und Thrombophlebitis VI 487ff.
—, Venendruck bei VI 68
Minutenvolumen s. u. Herzminutenvolumen

Minutenvolumenhochdruck V 38ff.
— und Aortenisthmusstenose V 758
—, Begriff V 38ff.
— und Herzform I 888
— als Volumenbelastung I 888
Miokon zur Aortographie VI 135
Miosis und Kallikrein V 209
— durch Rauwolfia-Alkaloide V 524
Miroton bei Herzinsuffizienz I 486
Mischblutcyanose VI 530ff.
— bei angeborenen arteriovenösen Fisteln VI 470
— bei angeborenem Herzfehler III 80, 105ff., 144ff., 226, 298ff.
— bei angeborener Mitralstenose III 549
— bei angeborener Pulmonalstenose III 298ff., 303ff.
— bei angeborener Tricuspidalstenose III 410
— bei Aortenatresie III 561ff.
— bei Aortenisthmusstenose III 471
— bei arteriovenöser Lungenfistel III 388
— bei Canalis atrioventricularis communis III 293ff.
— bei Cor triloculare biatriatum III 540ff.
— bei Ductus Botalli persistens III 165ff., 187
— bei Ebstein-Syndrom III 420ff.
— bei Fallotscher Tetralogie III 329, 336ff.
— bei Gefäßmißbildungen III 366
— bei Lungenvenentransposition III 526ff.
— bei Mitralatresie III 557
— bei Pulmonalatresie III 366
— bei Tricuspidalatresie III 400ff.
— bei Truncus arteriosus communis persistens III 534ff.
— bei Ventrikelseptumdefekt III 217ff., 226
— bei Vorhofseptumdefekt III 249, 253ff., 261ff.
Mißbildungen und angeborene Aortenstenose III 434
— und angeborene Herzfehler III 11, 81ff., *113*ff., *118*ff.
— und Antesystolie II 394
— und Blutdruck V 37ff.
Mißbildungen und Cor pulmonale IV 251ff.
— bei Dextrokardie III 577
— bei Dextroversion III 585ff., 587
— und Fallotsche Tetralogie III 338ff.
— der Gefäße s. u. Gefäßmißbildungen
— und Herzdivertikel III 593
— des Herzens s. unter angeborene Herzfehler
— und Hypertonie V 37ff.
— und Lymphangiome VI 616ff.
— bei Marfan-Syndrom III 491ff.
— der Niere V 37ff.
— und Wolff-Parkinson-White-Syndrom II 394
Mistelextrakt s. u. Viscum album
Mitochondrien im Myokard bei Herzinsuffizienz I 713ff.
— und Narkose IV 592ff.
Mitralatresie III 557ff.
—, Anatomie III 26ff., 557
— und Aortenatresie III 40, 562ff.
—, Entwicklungsgeschichte III 557
— und Levoatrialcardinalvein III 18
—, Pathologie III 26ff., 557
—, Pathophysiologie III 557ff.
Mitralfehler II 1290ff. s. a. unter Mitralinsuffizienz und Mitralstenose
—, Alternans bei II 406
—, Anatomie II 1292ff.
— und angeborene Herzfehler II 1295ff.
—, Antesystolie bei II 395
— und Aortenfehler II 1427ff., 1478ff.
— und Aorteninsuffizienz II 1479ff.
— und Aortenisthmus-Stenose V 763
— und Aortenstenose II 1478ff.
— und Arrhythmie II 88ff., 103ff.
— und Atmung I 193
— und Artrioventrikularblock II 214
— und bakterielle Endokarditis II 701ff.
— und Balneotherapie I 655ff., 698
—, Blutdruck bei V 345ff., 780ff., 794ff.
— und Bluteiweißkörper I 249
Mitralfehler und Canalis atrioventricularis communis III 293ff.
— und Commissurotomie II 1386, 1400
— und Cyanose I 234
— und Endokarditis lenta II 701ff.
— bei Endokarditis rheumatica II 581ff.
— und Endokardsklerose II 789
— und Embolie VI 361ff.
— und essentielle Hypertonie V 345ff.
— und Extrasystolie II 37ff., 67
— und Gravidität IV 486, 488ff.
—, Häufigkeit II 1289, 1294ff.
— und Herzblock II 214
—, Herzfehlerzellen bei I 772
—, Herzform bei I 887ff.
— und Herzfrequenz II 11, 65ff.
— und Herzglykoside I 465
—, Herzgröße bei I 887ff.
— und Herzinsuffizienz I 42ff., 770ff.
— und Herztöne II 574ff.
— bei Herztrauma II 508ff.
— und Hirndurchblutung V 394
— bei Hyperthyreose IV 324
— und Hypertonie V 345ff.
—, Hypotonie bei V 780ff., 794ff.
— und Kammerflattern II 177
— und Kammerflimmern II 177
— bei Karditis rheumatica II 575ff., 581ff.
—, kombinierter II 1408ff., *1425*ff.
—, Komplikationen II 1298
— und Kreislaufzeit I 175
— und Links-Schenkelblock II 356
— und Lungenödem I 134
— und Lungenstauung I 770ff.
— und Lungenstauung I 123, 134ff., 770ff.
— bei Lutembacher-Syndrom III 58
— und Myokarditis II 885
— bei Myokarditis rheumatica II 575ff., 618
— und Operabilität IV 630ff.
—, Pathologie II 1292ff.
—, Physiologie II 1408ff.
—, Prognose II 632
— und Pulmonalaneurysma VI 466

Mitralfehler und Rechts-Schenkelblock II 352ff., 356
— bei rheumatischem Fieber II 575ff., 581ff.
— und Säure-Basen-Gleichgewicht I 208ff.
— und Schenkelblock II 352ff., 356
— und Tachykardie II 11
— und Thrombophlebitis VI 487
— und totaler Block II 243ff.
— und Tricuspidalstenose II 1484
— und Tuberkulose III 126
— und Venendruck I 99ff.
— als Volumenbelastung I 887ff.
— und Vorhofflattern II 103ff.
— und Vorhofflimmern II 88, 103ff.
— und Vorhofseptumdefekt III 58
—, Vorhofthromben bei II 1296ff.
— und Wenckebachsche Periodik II 214
— und Wilson-Block II 356
—, Wolff-Parkinson-White-Syndrom bei II 395
Mitralinsuffizienz II 1289, *1404*ff.
—, Ätiologie II 1410ff.
—, Anatomie II 1292ff.
— und Aorteninsuffizienz II 1480ff.
— und Aortenstenose II 1479
— und Arrhythmie II 88ff., 103ff.
— und Atmung I 193
— und Atrioventricularblock II 214
—, Auskultationsbefund bei II 1411ff.
— und bakterielle Endokarditis II 702ff.
— bei Canalis atrioventricularis communis III 293ff.
— und Commissurotomie II 1386ff., 1400ff.
—, Differentialdiagnose II 1422ff.
—, Elektrokardiogramm bei II 1414ff.
— und Endocarditis lenta II 702ff.
— bei Endocarditis rheumatica II 581ff.
—, Extrasystolie bei II 37ff., 67
—, funktionelle, bei Aorteninsuffizienz II 1460ff.
— und Gravidität IV 488ff.
Mitralinsuffizienz, Häufigkeit II 1409ff.
—, und Herzarbeit I 17ff., 42ff.
— und Herzblock II 214
—, Herzform bei I 887ff.
—, Herzgröße bei I 887ff.
— und Herzinsuffizienz I 42ff., 770ff.
— und Herztöne II 574ff.
— bei Herztrauma II 508ff.
— und Hirndurchblutung I 81ff.
— bei Karditis rheumatica II 575ff., 1294ff., 1410ff.
—, Kreislaufzeit bei I 175
— und Links-Schenkelblock II 356
— und Lungenkreislauf I 123, 134ff.
— und Lungenödem I 134
— und Lungenstauung I 770ff.
— und Mitralstenose II 1320ff., 1335, 1408ff.
— bei Myokarditis II 885
— bei Myokarditis rheumatica II 575ff.
—, Pathologie II 1292ff.
—, Physiologie II 1405ff.
—, Prognose II 632, 1421ff.
— und Rechts-Schenkelblock II 356
—, relative II 1299, *1424*
—, —, bei Aorteninsuffizienz II 1468ff.
—, —, bei Aortenisthmusstenose II 1424; III 459
—, —, bei Karditis rheumatica II 575ff.
—, —, bei Myokarditis II 885
—, —, bei Myokarditis rheumatica II 575ff.
—, —, bei rheumatischem Fieber II 575ff.
— bei rheumatischem Fieber II 575ff., 1294ff., 1410ff.
—, Röntgendiagnose II 1408ff., *1415*ff.
— und Schenkelblock II 356
— bei Sepsis II 903
—, Symptome II 1411ff.
— und Tuberkulose III 126
—, Verlauf II 1421ff.
— als Volumenbelastung I 887ff.
— und Vorhofflattern II 103ff.
—, Vorhofflimmern bei II 88ff., 103ff.
— bei Vorhofseptumdefekt III 262
— und Wenckebachsche Periodik II 214
— und Wilson-Block II 356
Mitralisation I 121
Mitralklappen II 1290ff.
—, Anatomie II 1290ff.
—, Anomalien III 27ff.
— bei bakterieller Endokarditis II 667ff., 701ff.
— bei Blutkrankheiten IV 674
— bei Canalis atrioventricularis communis III 291ff.
— bei Ductus Botalli persistens III 182
— bei Endocarditis acuta bactericidis II 731
— bei Endocarditis fibrinosa II 777ff.
— bei Endocarditis lenta II 667ff., 701ff.
— bei Endocarditis luica II 781
— bei Endocarditis rheumatica II 562ff., 614ff.
— bei Endocarditis tuberculosa II 780
— bei Endocarditis verrucosa simplex II 777ff.
— bei Endomyokardfibrose II 788
—, Entwicklungsgeschichte III 21ff.
— bei Fibroelastose II 789
— und Herztöne II 574ff.
— bei Herztrauma II 490ff., 508ff.
— bei Herztumoren II 1179ff.
— bei Karditis rheumatica II 575ff., 614ff.
— bei Leukämie IV 674
— bei Mitralinsuffizienz II 1292ff., 1405ff.
— bei Mitralstenose II 1292ff., 1312ff., 1360
— bei Myokarditis II 885, 903
— bei Myokarditis rheumatica II 575ff.
—, Physiologie II 1291ff.
— bei rheumatischem Fieber II 575ff., 614ff.
— bei Sepsis II 903
— bei Vorhofseptumdefekt III 262ff., 276
Mitralklappenaneurysma, angeborenes III 28
— bei Endocarditis lenta II 703ff.
Mitralklappenanomalien III 27ff.
Mitralklappenriß bei bakterieller Endokarditis II 703
— bei Herztrauma II 490ff., 508ff.
Mitralklappenverkalkung und Commissurotomie II 1387
— bei Mitrialstenose II 1360

Mitralöffnungston nach Commissurotomie II 1400ff.
— bei kombiniertem Mitral-Aortenfehler II 1479ff.
— bei kombiniertem Mitralfehler II 1426ff.
— und Mitralinsuffizienz II 1413ff.
— bei Mitralstenose II 1325ff., 1331ff.
Mitralstenose II 1299ff.
—, Anatomie II 1292ff., 1302ff.
—, angeborene III 549ff.
—, —, Anatomie III 26ff., 549
—, —, Angiokardiogramm bei III 550
—, —, und Aortenatresie III 40
—, —, Elektrokardiogramm bei III 549ff.
—, —, Herzkatheterismus bei III 550
—, —, und Levoatrialcardinalvein III 18
—, —, bei Lutembacher-Syndrom III *58*, 249, 265, *282*ff.
—, —, Pathologie III 26ff.
—, —, Prognose III 551
—, —, und Rechts-Schenkelblock II 358ff.
—, —, Röntgendiagnose III 550
—, —, und Schenkelblock II 358ff.
—, —, Symptome III 549
—, —, Therapie III 551
—, —, und Vorhofseptumdefekt III *58*, 249, 265, 282ff.
—, —, und Wilson-Block II 358ff.
—, Angiokardiographie bei II 1350ff., 1363ff.
— und Aorteninsuffizienz II 1479ff.
— und Aortenstenose II 1386ff., 1478ff.
— und Arrhythmie II 88ff., 103ff.
— und Atmung I 178, 193, 200, 208
— und Atrioventricularblock II 243ff.
—, Auskultationsbefund II 1323ff.
— und bakterielle Endokarditis II 703
— und Balneotherapie I 655ff., 698
—, Blutdruck bei V 345ff., 780ff., 794ff.
— und Bluteiweißkörper I 249
—, Commissurotomie bei II 632, 1382ff.; IV 488ff.
Mitralstenose und Cyanose I 234
—, Differentialdiagnose II 1377ff.
—, Elektrokardiogramm bei II 205ff., 1336ff.
— und Embolie VI 361ff.
— und Endocarditis lenta II 703ff.
— bei Endocarditis rheumatica II 577ff., 581ff., 614ff.
— und Endokardsklerose II 789
— und essentielle Hypertonie V 345ff.
—, Extrasystolie bei II 37ff., 67
—, Geschlechtsverteilung II 1294ff., *1319*ff.
—, Grade II 1318ff., 1372ff.
—, —, und Commissurotomie II 1383ff.
— und Gravidität IV 486, 488ff.
—, Hämodynamik II 1311ff.
—, Häufigkeit II 1289, 1319ff.
— und Herzarbeit I 17ff., 42ff.
—, Herzfehlerzellen bei I 772
— und Herzfrequenz II 11, 65ff.
—, Herzglykoside bei I 465
— und Herzinsuffizienz I 42ff., 770ff.
—, Herzkatheterismus bei II 1350ff., *1365*ff.
—, Herzpunktion bei II 1360ff.
— und Herztöne II 574ff.
— bei Herztumoren II 1179ff.
— und Hirndurchblutung I 81ff.; V 394
—, Historisches II 1299ff.
— und Hypertonie V 345ff.
—, Hypotonie bei V 780ff., 794ff.
— und Kammerflattern II 177
— und Kammerflimmern II 177
— bei Karditis rheumatica II 577ff., 581ff., 614ff., 632ff., 1294ff., 1320ff., 1368ff.
—, Komplikationen II 1368ff.
—, Kreislaufzeit bei I 173ff.
—, Kymogramm bei II 1361ff.
—, Lebensalter II 1294ff., *1319*ff.
— und Links-Schenkelblock II 356
—, Lunge bei II 1302ff.
— und Lungenelastizität I 178
Mitralstenose und Lungenkreislauf I 123ff., 127
— und Lungenödem I 129ff., 134, 136
— und Lungenstauung I 770ff.
— bei Lutembacher-Syndrom III 58ff., 282ff.
— bei Marfan-Syndrom III 491ff.
— und Mitralinsuffizienz II 1320ff., 1335ff., 1408ff.
— und Operabilität IV 630ff.
—, Operationsvorbereitung II 1380ff.
—, Oscillogramm bei VI 80
—, Pathologie II 1292ff., 1302ff.
—, Physiologie II 1311ff.
—, Prognose II 632, 1368
— und Rechts-Schenkelblock II 356
—, Rechtsverspätung bei II 374
—, relative II 1414
—, —, bei Hyperthyreose IV 324
—, —, bei Karditis rheumatica II 577ff., 618
—, —, bei Myocarditis rheumatica II 618
— bei rheumatischem Fieber II 577ff., 581ff., 614ff., 632ff., 1294ff., 1320ff., 1368ff.
—, Röntgendiagnose II 1342ff.
— und Säure-Basen-Gleichgewicht I 208ff.
— und Schenkelblock II 356
—, „stumme" II 1326, 1336
—, Symptome II 1318ff.
—, Tachykardie bei II 11
—, Therapie II 1380ff.
— und totaler Block II 243ff.
— und Tricuspidalstenose II 1488ff., 1501
— und Tuberkulose III 126
— und Venendruck I 99ff.
—, Verlauf II 1368ff.
—, Verspätungskurven bei II 374
— und Vorhofflattern II 103ff.
—, Vorhofflimmern bei II 88ff., 103ff.
— und Vorhofseptumdefekt III 58ff., 282ff.
— und Wilson-Block II 356
„Mitralwiderstand", Begriff II 1314ff.
Mitstromseptum, Begriff III 7
Mitteltyp (Elektrokardiogramm) s. a. u. Lagetypen

Mitteltyp bei angeborener Aortenstenose III 436ff.
— bei angeborener Pulmonalstenose III 308ff.
— bei Aortenisthmusstenose III 445, 456ff.
— bei Aortenstenose II 1443ff.
— bei Dextroversion III 584ff.
— bei Ductus Botalli persistens III 170
— und Linksschenkelblock II 326ff.
— bei Mitralinsuffizienz II 1414ff.
— bei Pulmonalatresie III 366
— und Schenkelblock II 326ff.
— bei Transposition der Aorta und Pulmonalis III 503ff.
— bei Tricuspidalstenose II 1499
— bei Ventrikelseptumdefekt III 229
— bei Vorhofseptumdefekt III 265ff.
— bei Wilson-Block II 333
Mobitzsche Interferenzdissoziation II 159
Möller-Barlow-Syndrom VI 577ff.
—, Capillarpermeabilität bei VI 577
—, Capillarresistenz bei VI 577ff.
Mönckeberg-Sklerose VI 396, 401, 441,
— und Aortenstenose II 1427
Mönckeberg-Theorie (angeborener Herzfehler) III 41ff. 48
Monge-Syndrom IV 33ff.
Mongolismus und angeborene Herzfehler III 23, 81, *114*ff., 119
— und Dextrokardie III 577
— und Fallotsche Tetralogie III 338ff.
Moniliasis und Endokarditis lenta II 677
— und Myokarditis II 941
Monocyten bei Angina tonsillaris II 912
— bei Fokaltoxikose II 912
— bei Glomerulonephritis II 915
— bei Myokarditis II 912, 915
— bei Periarteriitis nodosa VI 314
Monomakrophagen bei Endocarditis lenta II 696
Mononeuritis multiplex bei Periarteriitis nodosa VI 329
Mononucleose, infektiöse, C-reaktives Protein bei II 597
—, —, Myokarditis bei II 874, *926*ff.; IV 542ff.
—, —, Perikarditis bei II 1086; IV 554
Moorbäder I 654ff.
— bei Gefäßkrankheiten VI 158
— bei Herzinsuffizienz I 654ff.
Morbus coeruleus bei angeborenen arteriovenösen Fisteln VI 470
— — bei angeborenem Herzfehler III 80ff., *105*ff., *144*ff.
— — bei angeborener Mitralstenose III 549
— — bei angeborener Pulmonalstenose III 298ff., 303ff.
— — bei angeborener Tricuspidalstenose III 410
— — bei Aortenatresie III 561ff.
— — bei Aortenisthmusstenose III 471
— — bei arteriovenöser Lungenfistel III 386ff.
— — bei Canalis atrioventricularis communis III 293ff.
— — bei Cor triloculare biatriatum III 541ff.
— — bei Ductus Botalli persistens III 165ff., 187
— — bei Ebstein-Syndrom III 420ff.
— — bei Fallotscher Tetralogie III 329, 336ff.
— — bei Gefäßmißbildungen III 366
— — bei Lungenvenentransposition III 526ff.
— — bei Mitralatresie III 557
— — bei Pulmonalatresie III 366
— — bei Tricuspidalatresie III 395, *400*ff.
— — bei Truncus arteriosus communis persistens III 534ff.
— — bei Ventrikelseptumdefekt III 217ff., 226
— — bei Vorhofseptumdefekt III 249, 253ff., 261ff.
Morgagni-Adams-Stokessche Anfälle s. u. Adams-Stokes-Syndrom
Morphin s. a. u. Opiate
— bei angeborenem Herzfehler III 154
Morphin bei Angiographie VI 122
— zur Aortographie VI 131ff.
— bei Arteriographie VI 122
—, Blutdruck V 663
— und Cheyne-Stokes-Syndrom I 232
— bei Cor pulmonale IV 174
— bei endokriner Hypertonie V 663
— bei Gravidität IV 496
— bei Graviditätstoxikose V 749ff.
— und Hämodynamik V 279
— bei Herzinfarkt III 1446ff.
— bei Herzinsuffizienz I 137, 232, 419ff.
— bei Hypertonie V 663ff., 749ff.
— bei Kammertachykardie II 166
— und Kollaps I 958, 1147
— und Lebensalter IV 624
— bei Lungenembolie IV 122ff.
— bei Lungenödem I 137
— zur Narkose IV 624
—, Nebenwirkungen I 420
— und Operabilität IV 624
— bei paroxysmaler Tachykardie II 166
— bei Phäochromocytom V 663
— und Schock I 958, 1147
— bei Tachykardie II 166
— bei Verbrennung VI 563
Moschcowitz-Symmers-Syndrom VI 570ff.
— und Capillarresistenz VI 570ff.
—, Diagnose VI 572ff.
— und hämorrhagische Diathese VI 570ff.
—, Pathogenese VI 571ff.
—, Pathologie VI 571
—, Prognose VI 574
—, Symptome VI 572ff.
—, Therapie VI 573ff.
Moskowicz-Test bei Gefäßkrankheiten VI 56
Mucomycose und Myokarditis II 941
Mucopolysaccharide und Angiopathia diabetica IV 365, 372
— und Arteriosklerose VI 372, 383
— bei Capillaropathia diabetica VI 549ff.
— und Capillarpermeabilität VI 549ff.
— und Capillarresistenz VI 566
— bei Diabetes mellitus IV 365, 372

Mucopolysaccharide bei Erythematodes II 976ff.
— und hämorrhagische Diathese VI 566
— bei Kollagenosen II 976ff.
— bei Purpura rheumatica VI 566
Mucoproteide und Arteriosklerose VI 410
— bei Herzinfarkt III 1213
— bei rheumatischem Fieber II 573, 598
Mühlengeräusch bei Luftembolie IV 124
Müller-Index (Herzgewicht) I 814
Müller-Versuch und arteriovenöse Aneurysmen IV 253
— und Herzgröße I 843
— und Herzvolumen I 843
— bei paroxysmaler Tachykardie II 144ff.
— bei Teleangiektasien VI 541
Müttersterblichkeit IV 486ff.
— bei angeborenen Herzfehlern IV 491ff.
— und Commissurotomie II 1389
— bei Graviditätstoxikose IV 510; V 738ff.
— bei Herzklappenfehlern IV 488
— bei Hypertonie IV 502ff.
— bei Mitralstenose II 1377, 1388ff.
— bei Myokardose nach Gravidität IV 498
— bei Nephropathie IV 507ff.
Multiplicitas cordis III 10ff.
Multisaccharid Homburg bei Gefäßkrankheiten VI 182
Mumps s. u. Parotitis
Muscarin und Acetylcholin V 200
— und Atrioventrikularblock II 227
— und Blutdruck V 29
— und Herzblock II 227f.
— und Lungenödem I 131
— und Reizleitung II 227
Muskatnußleber bei Herzinsuffizienz I 780
Muskeldystrophie, progressive s. u. Dystrophia musculorum progressiva
Muskelfibrillieren bei Gefäßkrankheiten VI 55
Muskelherz, Begriff III 4
„Muskelpumpe", Begriff IV 729, 732
Muskelrelaxantien und Hypotonie V 805
— und Lebensalter IV 624
Muskelrelaxantien zur Narkose IV 616ff.
— und Operabilität IV 624
Muskulatur und Acetylcholin V 200
— bei Addison-Syndrom V 796ff.
— und Adenosin V 201
— bei Adipositas IV 382ff., 625
— und Adrenalin V 173
— bei Amyloidose II 960ff.
— bei Anämie IV 642ff.
— bei Angiopathia diabetica IV 367
— bei Aortenbogensyndrom VI 378ff.
— bei Aortenstenose II 1433ff.
— bei Arteriitis rheumatica VI 346
— bei Arteriosclerosis obliterans VI 431
— bei Arteriosklerose V 361
— und arteriovenöse Anastomosen VI 8
— und Atmung I 187; IV 28ff.
— bei bakterieller Endokarditis II 690ff.
— und Balneotherapie VI 156
— bei Belastung IV 765ff.
— bei Beriberi IV 391ff.
— und Blutdruck V 14, 28, 315, 361
— bei Blutkrankheiten IV 642ff.
— als Blutspeicher I 1009
— und Calciumstoffwechsel IV 446ff.
— und Capillaren VI 11, 14
— und Capillarresistenz VI 579
— und Chlorothiazid V 594
— und Cholinmangel V 146
— bei Chorea minor II 608, 644ff.
— bei Coma diabeticum IV 376ff.
— bei Cor pulmonale IV 147ff., 167ff.
— und Depressan V 232ff.
— bei Dermatomyositis II 991ff.
— bei Diabetes mellitus IV 367, 376ff.
— und Digitalis V 494
— bei Dystrophia myotonica II 970
— bei Echinokokkose II 937ff.
— bei Embolie VI 363ff.
— bei Endokarditis lenta II 690ff.
— bei Endokarditis parietalis fibroplastica II 786
Muskulatur bei Endokardfibrose II 786
— bei Erfrierung I 982
— und Ernährung IV 625
— bei essentieller Hypertonie V 315, 361
— und essentieller Hypotonie V 792
— bei Gefäßkrankheiten VI 55
— bei Gefäßmißbildungen VI 588
— und Genußgifte IV 826
— und Gewebsclearance VI 113
— bei Graviditätstoxikose IV 513ff.
— und Hämatokritwert I 139
— und hämorrhagischer Diathese VI 572ff.
— bei hämorrhagischem Schock I 960
— und Hauttemperatur VI 85
— und Herzgewicht I 816
— bei Herzglykosidvergiftung I 458ff., 499
— und Herzgröße I 816
— bei Herzinsuffizienz I 187 419
— und Herztonus I 874ff.
— und Histamin V 199ff.
— bei Höhenadaptation IV 28ff.
— und Hydralazine V 594
— und Hyperämie VI 57ff.
— und Hyperämieteste VI 57ff.
— bei Hyperkaliämie IV 421ff.
— und Hypertensin V 101
— bei Hypertonie V 315, 361
— bei Hypokaliämie I 586ff.; IV 421ff.
— bei Hyponatriämie I 574
— und Hypotonie V 792
— bei Infektionen IV 530ff.
— bei intraarterieller Sauerstoffinsufflation VI 211
— und Kallidin V 226
— und Kallikrein V 217
— bei Karditis rheumatica II 544ff., 607ff.
— und Klima IV 28ff.
— bei Klippel-Trénaunay-Syndrom VI 588
— und Körpergewicht IV 625
— und Kollaps I 958, 960, 965ff., 982, 1009, 1011ff., *1047*ff., 1114
— und Lebensalter IV 620ff.
— und Luftdruck IV 28ff.
— und Luftüberdruck IV 39ff.
— und Lymphgefäßinsuffizienz VI 605ff.

Muskulatur und Magnesiumstoffwechsel IV 455ff.; V 497
— bei Marfan-Syndrom III 491ff.
— bei Mitralstenose II 1318
— bei Möller-Barlow-Syndrom VI 579
— bei Moschcowitz-Symmers-Syndrom VI 572ff.
— und Narkose IV 593ff., 614
— und Nicotin IV 826
— und Nitrite V 494
— und Ödeme I 251
— bei Ohnmacht IV 762ff.
— und Operabilität IV 620ff., 625, 627ff.
— bei Orthostase IV 729ff., 732ff.; V 810
— und Oscillogramm VI 79
— und Pepsitensin V 102
— bei Periarteriitis nodosa II 986ff.; V 622; VI 324
— beim Perthestest VI 66
— und Phlebektasien VI 517ff.
— bei Phlebitis VI 492, 495ff.
— und Plethysmogramm VI 72ff.
— bei Porphyrie IV 399ff.
— und Purine V 494
— bei Purpura VI 579
— und Rauwolfia-Alkaloide V 529ff., 537ff., 594
— und reaktive Hyperämie VI 57ff.
— bei rheumatischem Fieber II 544ff., 607ff.
— bei Sauerstoffmangel IV 28ff.
— und Schock I 958, 960, 965ff., 982, 1009, 1011ff., *1047*ff., 1114
— und sekundäres Raynaud-Syndrom VI 240
— bei Simmonds-Syndrom V 799
— bei Skorbut VI 579
— und Substanz P V 203ff.
— und Teleangiektasien VI 539
— und Terminalstrombahn VI 14
— bei Thrombophlebitis VI 486, 492, 495ff.
— und Thrombose VI 486ff.
— und traumatischer Schock I 965ff.
— und Tyramin V 179
— und Varicosis VI 517ff.
— und Vasodepressor material V 193, 195, 202ff.
— bei vegetativer Labilität IV 762ff.

Musset-Zeichen bei Aortenaneurysma VI 448
— bei Aorteninsuffizienz II 1461
Mutterkornalkaloide s. u. Secalealkaloide
M_2 Woelm bei Gefäßkrankheiten VI 182
Myalgia epidemica s. u. Coxsackie-Infekt
Myanesin zur Narkose IV 616ff.
Myasthenia gravis, Herz bei II 974
—, Postural hypotension bei IV 738; V 814
Mycobakterien und Endokarditis lenta II 677
Mydriasis durch Hypertonie-Therapie V 493
Myelitis und Capillarektasien VI 528
— und Erythromelalgie VI 528
Myelom s. u. Plasmocytom
Myelopaese bei Herzinsuffizienz I 163ff.
— und Hydralazine V 551
— und Kallikrein V 220
Mykosen und Aneurysmen VI 443ff.
— und bakterielle Endokarditis II 677, 707, 735
—, Capillarresistenz bei VI 569
— und Cor pulmonale IV 221, 232
— und Endangitis obliterans VI 264
— und Endocarditis lenta II 677, 707
— und Gefäßkrankheiten VI 264
— bei Gefäßmißbildungen III 373
— und hämorrhagische Diathese VI 569, 574
— und konstriktive Perikarditis II 1094
— und Myokarditis II 871, 874, *940*ff.
— und Perikarditis II 1044
— und Perikarditis purulenta II 1085
— und Pulmonalaneurysma III 373
—, Purpura infectiosa bei VI 569
Myoblastome als Perikardtumoren II 1225
Myofibrillen des Myokard s. u. Myokardfibrillen
Myofibrosis cordis s. a. u. Myokardfibrose I 721

Myoglobinurie und Kollaps I 1107ff., 1119
— u. Schockniere I 1107ff., 1119
— und traumatischer Schock I 1107
Myokard s. a. u. Herz
— und ACTH II 645
— bei Adams-Stokes-Syndrom II 252ff., 261ff.
— bei Addison I 759ff.
— und Adipositas IV 382ff., 388
— und Adrenalin III 695
— bei Aktinomykose II 940
— und Allergie II 553ff., 566ff.; III 888, 893ff.
— bei allergischer Myokarditis II 870, 949ff.
— beim Alternans II 403ff.
— bei Altersherz I 757ff.
— bei Amöbiasis II 935
— bei Amyloidose II 961ff.
— bei Anämie III 867ff.; IV 642ff., 651ff., *655*ff.
— bei Aneurysmen I 736ff.
— bei angeborener Aortenstenose III 442ff.
— bei angeborenem arteriovenösem Coronaraneurysma III 213ff.
— bei angeborenem Herzfehler III 12ff., 82ff., 143ff., 945
— bei angeborener Pulmonalstenose III 298ff., 308ff.
— bei angeborenem Sinus-Valsalvae-Aneurysma III 205 211
— bei Angiopathia diabetica IV 354ff., 358ff.
— bei Angina pectoris III 699ff., 725ff.
— bei Angina tonsillaris II 874, 903, 912ff.; IV 550
— bei Antesystolie II 378ff., 395ff.
— bei Aortenatresie III 560
— bei Aortenbogensyndrom VI 379
— bei Aortenhämatom, intramuralem VI 458
— bei Aorteninsuffizienz II 1456ff., 1472ff.; III 942ff.
— bei Aortenisthmusstenose III 445, 450ff.; V 754ff.
— bei Aortenstenose II 1428ff., 1432ff., 1443ff.; III 944
— und Aortographie VI 136
— und Arrhythmie s. a. dort II 78ff., 103ff.
— bei Arsenvergiftung III 890ff.

Myokard bei Arteriitis luica VI 347ff.
— bei Arteriosklerose V 361
—, arteriovenöse Anastomosen im VI 6
— und Atmung IV 7, 10, 13ff., 23ff., 37ff.
— bei Atrioventrikularblock II 209ff., 213ff., 228ff.
— bei Atrioventrikular-Dissoziation II 286ff.
— bei Atrioventrikular-Rhythmus II 278ff.
— bei auriculärer Leitungsstörung II 198ff.
—, Autoantikörper gegen II 600
— bei bakterieller Endokarditis II 698, 704ff.
— und Balneotherapie I 680; V 591ff.
— und Barbitursäure III 893
— bei Bayley-Block II 332ff.
— und Belastung I 868ff.; III 694ff., 912ff.; IV 770ff.
— bei Beriberi I 27, 762; IV 392ff.
— bei Bilharziose IV 240
— bei Bleivergiftung III 889
— und Blutdruck I 736ff.; V 70ff., 123ff., 139, 361, 374ff., 616, 657, 790ff., 795ff.
— bei Blutkrankheiten IV 642ff., 651ff., *655*ff.
— und Blutviscosität III 694
— und Bradykardie II 19
— bei Brucellosen II 875, *904*
— und Calciumstoffwechsel IV 447ff.
—, Capillaren im III 667ff.
— und Carotissinus V 714
— bei Carotissinus-Syndrom II 272ff.
— bei Chagas-Myokarditis II 874, 879, *931*ff.
— bei Cholera II 909
— und Cholesterin III 740ff., 756ff., *767*ff., 779ff.
— bei Coma diabeticum IV 376ff.
— bei commotio cordis II 462ff., 477ff.
— bei compressio cordis II 462ff., 477ff., 519ff.
— bei contusio cordis II 462ff., 477ff.
— bei Coronaraneurysma III 823ff., 939ff.
— bei Coronarembolie III 971ff.
— und Coronargefäße III 657ff.
— bei Coronargefäß-Mißbildungen III 54ff., 568ff.
Myokard bei Coronarsklerose I 736ff., 755ff.; III 736ff.
— bei Coronarspasmen III 834ff.
— bei Coronarthrombose III 947ff.
— und Coronarverschluß III 946ff.
— und Cor pulmonale IV 61, 92, 98ff., 125ff., 134ff., 138, 145ff., 157ff.
— und Cortison II 645
— bei Coxsackie-Infekt II 920ff.
— und Cyanidverbindungen III 893
—, Dehnbarkeit s. u. Herztonus
— bei Dermatomyositis II 991ff.
— bei Diabetes mellitus I 27, 33; III 788ff.; IV 354ff., 358ff., 376ff., 380ff.
— bei Diphtherie-Myokarditis II 893ff., 897ff.; IV 546ff.
— bei divergierendem Schenkelblock II 363ff.
— bei doppelseitigem Schenkelblock II 361ff.
— und Druckbelastung I 884ff.
— bei Druckfall-Syndrom IV 46
— bei Druckhypertrophie I 737ff., 741ff., 744ff.
— und Ductus Botalli persistens III 157, *168*ff., 187
— bei Dystrophia musculorum progressiva II 972
— bei Dystrophia myotonica II 970
— bei Dystrophie I 759ff.; IV 294ff., 310ff.
— bei Echinokokkose II 937ff.
—, Elektrolythaushalt I 19ff., *29*ff., 33ff.; II 4ff., 262
— bei Elektrounfall III 904ff.
— bei Encephalitis II 920; IV 542
— bei Endangitis obliterans III 737, 745ff., *918*ff., *930*ff.; VI 286ff.
— bei Endocarditis acuta II 726ff.
— bei Endocarditis bacterialis II 726ff.
— bei Endocarditis lenta II 698, 704, 705ff.
— bei Endocarditis luica II 781
— und Endocarditis pariet. fibroplast. II 786
Myokard und Endokardfibrose II 786, 787ff.
— und Endokardsklerose II 789
— bei endokriner Hypertonie V 657ff.
—, Energieübertragung I 28ff.; II 4ff.
—, Entwicklungsgeschichte III 4ff.
— und Ernährung III 773ff.
— bei Erythematodes II 976, *978*ff.; VI 344ff.
— bei essentieller Hypertonie V 361, 374ff.
— und essentielle Hypotonie V 790ff.
— bei experimenteller Hypertonie V 70ff., 123ff., 139
— und Extrasystolie II 36ff., 66ff.
— bei Fallotscher Tetralogie III 356ff.
— bei Fettembolie IV 134ff.
— und Fettstoffwechsel III 740ff., 756ff., *765*ff., 773ff.
— bei Fibroblastose II 789
— Fibrose des s. u. Myokardfibrose
— bei Fiedler-Myokarditis II 955ff.
— bei Fleckfieber II 874ff., *907*; IV 543
— bei fokalem Block II 320, 367ff.
— bei Fokaltoxikose II 874, 903, *912*ff.; III 929ff.
— bei Foramen ovale persistens III 264ff.
— bei Fruchtwasserembolie IV 138
— und Ganglienblocker V 573ff., 580ff., 594
— bei Gefäßkrankheiten III 730ff., *918*ff.
— und Gefäßmißbildungen III 825ff., *829*ff.
— bei Gefügedilatation I 736ff., 744ff.
— bei Gelbfieber II 930
— und Geschlechtshormone III 749, 790ff.
— und Glomerulonephritis II 915; V 616
— bei Glykogenose II 966ff.
— bei Gonorrhoe II 903, 910
—, Granulierung I 713ff.
— bei Gravidität II 915; IV 497ff.
— bei Graviditätstoxikose II 915
— bei Grippe IV 543ff.
— bei Grippemyokarditis II 875, *924*ff.

Myokard und Hämangiosarkom VI 601
— bei Hämochromatose II 964; IV 681, 683ff.
— und Hämoperikard II 1151
— und hämorrhagische Diathese VI 571ff.
— bei hämorrhagischem Schock I 962ff., 1031, 1111; III 692
— bei Hepatitis I 762ff.; II 874, *928*ff.; IV 543
— bei Heredoataxie II 973
— bei Herzatrophie I 759ff.
— bei Herzblock II 179ff., 193ff., 198ff., 209ff., 213ff., 228ff.
— bei Herzdivertikel III 12ff., 592
— und Herzglykoside I 448ff., 461ff., 500
— bei Herzglykosidvergiftung I 500
— und Herzgröße I 813ff.
— bei Herzhypertrophie I 363ff., 374ff., 733ff., 736ff.; III 807ff., 822ff.
— bei Herzinfarkt III 701ff., 709ff., 719ff., 725ff., 1256
— bei Herzinsuffizienz I 18ff., 25ff., 33ff., 74ff., 76ff., 402ff., 598ff., 707ff., *785*ff.; V 381ff.
— bei Herzklappenfehlern I 736ff.; II 1298; III 941ff.
— bei Herzmißbildungen I 736ff.
— bei Herzruptur III 1240ff.
—, und Herztöne I 31ff.; II 574ff.
— und Herztonus I 873ff.
— bei Herztrauma II 462ff., 477ff., 485ff.
—, Herztumoren im II 1181ff.
— und Höhenadaptation IV 7, 10, 13ff., 23ff., IV 37ff.
— und Hormone III 749ff., *788*ff.
—, Hungerherde im I 759; IV 294ff., 310
— und Hydrazine V 551ff., 594
— bei Hypercalcämie IV 447ff.
— in Hyperkaliämie IV 421ff.
— bei Hypernatriämie IV 443ff.
— bei Hyperthyreose IV 316ff., 328ff.
— Hypertonie I 73; III 734ff., 754ff., 796ff., 798ff.; V 70ff., 123ff., 139, 361, 374ff., 116, 657ff.
Myokard bei Hypoglykämie IV 380ff.
— und Hypokaliämie I 584ff.; IV 421ff.
— bei Hyponatriämie IV 441ff.
— und Hypophyse III 749ff., 791ff.; IV 343
— bei Hypothermie III 693; IV 618
— bei Hypothyreose IV 331ff.
— und Hypotonie V 790ff., 795ff.
— bei idiopathischer Herzhypertrophie II 974ff.
— bei Infarkt I 719ff.
— bei Infekten II 9ff., 150ff., 223ff.; III 923ff., *926*ff.; IV 530ff., *537*ff., 557ff.
— und Insulin III 699ff.; IV 380ff.
— bei Interferenz-Dissoziation II 290ff.
— bei Kala-Azar II 936
— und Kaliumstoffwechsel IV 421ff.
— bei Kammerflattern II 78ff., 170ff., 177ff.
— bei Kammerflimmern II 79ff., 170ff., 177ff.; III 693
— und Kammertachykardie II 150ff., 166ff.
— bei Karditis rheumatica II 543ff., 548ff., 553ff., *566*ff., *581*ff.
—, Kentsches Bündel II 378, 398
— bei Klappenfehlern I 17ff., 711ff.
— und Klima IV 7, 10, 13ff., 23ff., 37ff.
— und Körperbau III 759ff.
— bei Kohlenoxydvergiftung III 873ff.
— bei Kollagenosen II 976ff., 990
— und Kollaps I 959, 962ff., 1022ff., 1025ff., *1110*ff.; IV 600ff.
— bei konstriktiver Perikarditis II 1095ff., 1118ff.
— und Lebensalter IV 620ff.
— bei Lepra II 909
— bei Leukämie IV 672ff.
— bei Libman-Sacks-Endokarditis II 979ff.
— bei Linksschenkelblock II 318ff., 325ff.
— bei Linksverspätung II 373ff.
— bei Lues II 871, 874, *945*ff.; III 828ff., 935ff.
Myokard bei Luftembolie IV 125ff.
— und Luftdruck IV 7, 10, 13ff., 23ff., 37ff.
— und Luftüberdruck IV 39ff.
— und Lungenembolie IV 92, 98ff.
— und Lungenkreislauf IV 86ff.
— bei Lutembacher-Syndrom III 283ff.
— und Lymphgefäßinsuffizienz VI 606ff.
— bei Lymphogranulomatose IV 679ff.
— bei Lymphosarkom IV 677
— und Magnesiumstoffwechsel I 19ff., 30ff.; IV 456ff.
— bei Malaria II 874, *935*
— bei maligner Hypertonie I 737; V 632
— bei Marfan-Syndrom III 490ff.
— bei Masern II 395, 875, *921*ff.; IV 543
— bei Meningitis II 910; IV 542, 545
— und Methylalkohol III 892
—, Mitochondrien in I 713ff.
— und Mitralfehler II 1298, 1311ff.
— bei Mitralinsuffizienz II 1408ff.
— und Mitralstenose II 1311ff., 1339, 1368ff., 1381; III 941ff.
— bei Mononucleose II 874, *926*ff.; IV 543
— bei Moschcowitz-Symmers-Syndrom VI 571ff.
— bei Mykosen II 871, 874, *940*ff.
— bei Myokarditis I 736ff., 763ff.; II 871ff., 875ff.
— bei Myokardose II 959ff., 968ff.
— bei Myokardose nach Gravidität IV 498
—, Narben im I 721ff.
— und Narkose IV 592ff., 607ff., 614ff
— und Natriumstoffwechsel IV 440ff.
— und Nebenniere I 28, 33; III 749ff., 791ff.
—, Nekrosen im I 718ff.
— und Nephritis V 616
—, Nerven im III 670ff.
— und Nicotin III 878ff.
— bei Nicotinallergie III 888
— und Nitrobenzol III 891
— und Noradrenalin V 168, 176
— und Ödeme I 114, 711ff.

Myokard und Ohnmacht IV 760ff.
— und Operabilität IV 620ff., 626, 628ff., 633ff.
— und Operationen IV 592ff., 600ff., 607ff.
— bei Orthostase V 809ff.
— bei Paramyloidose II 962
— bei Pararhythmie II 285ff.
— bei Parasystolie II 298ff.
— bei Parotitis II 874, *927*ff.; IV 543
— bei paroxysmaler Tachykardie I 345; II *127*ff., *132*ff., 150ff., 166ff.
— bei Pankarditis rheumatica II 619
— bei Periarteriitis nodosa II 984ff.; III 737, 923, 934ff.; VI 315ff.
— und Perikard II 1035ff.
— und Perikarditis II 1041, 1055ff.
— und Perikarditis purulenta II 1084ff.
— bei Perikardtumoren II 1217ff.
— bei Pertussis II 909
— bei Pest II 909
— bei Phäochromocytom V 657ff.
— bei Phosphorvergiftung III 890
—, Physiologie I 3ff.; II 4ff.
— bei Pneumonie II 874, 897, 903ff., *911*ff.; IV 543ff.
— bei Poliomyelitis II 873ff., *915*ff.
— bei Porphyrie IV 398ff.
— bei posttachykardem Syndrom II 167ff., 261ff.
— bei primärer chronischer Polyarthritis II 992ff.
— im Puerperium IV 497ff.
— und Purine I 547ff.
— und Purpura VI 571ff.
— bei Quecksilbervergiftung III 889ff.
— und Rauwolfia-Alkaloide V 534
— bei Rechtsschenkelblock II 318, 329ff.
— bei Rechtsverspätung II 373ff.
— bei Reizleitungsstörungen II 4ff., 179ff., 193ff., 198ff., 209ff.
— bei renaler Hypertonie I 737; V 616
— und respiratorische Arrhythmie II 23ff.
— bei Reticulosarkom IV 677
— bei rheumatischem Fieber s. a. u. Myocarditis rheumatica II 543ff., 548ff., 553ff., *566*ff., *581*ff.; III 922ff., 928ff.
Myokard bei rheumatischer Perikarditis II 1070
— bei Rickettsiosen II 874ff., *907*; IV 543
— bei Riesenzellarterien III 935; VI 341
— bei Ruhr II 908; IV 550
— bei Sarkoidose II 874, *946*ff.
—, Sauerstoffbedarf I 20ff., 188ff.
— und Sauerstoffmangel IV 7, 10, 13ff., 23ff., 37ff.
— bei Scharlach IV 546ff., 548ff.
— bei Scharlach-Myokarditis I 763ff.; II 899ff.; IV 546, 548ff.
— bei Schenkelblock II 316ff.
— bei Schlafkrankheit II 936
— und Schock I 959, 962ff., 1022ff., 1025ff., *1110*ff.; III 692; IV 600ff.
— und Schwefelkohlenstoff III 892
— und Schwefelwasserstoff III 892
— bei Sepsis II 874, 876ff., 899ff., 903ff.
— bei Simmonds-Syndrom IV 343
— bei Sinusaurikulärblock II 193ff.
— bei Sklerodermie IV 201
— bei Sportherz I 733ff., 868ff., 913ff., 927ff., 939ff.
—, Stoffwechsel bei Adams-Stokes-Syndrom II 262
—, —, bei Insuffizienz I 18ff., 25ff., 33ff., 534; II 5
—, —, bei posttachykardem Syndrom II 169ff.
—, Strukturdynamik I 727 ff.
— bei Tachykardie II 7ff., *127*ff., *132*ff., 150ff., 166ff., 345; III 842ff.
— bei Tetanie IV 448ff.
— und Tetrachlorkohlenstoff III 891
— und Thyreoidea I 598ff.; III 697ff., 792ff.; IV 316ff., 328ff., 331ff.
— und Thyreoidea-Hemmung I 598ff.
— bei totalem Block II 228ff.
— bei Toxoplasmose II 933ff.
— bei Transposition der Aorta und Pulmonalis III 503
— und Trauma III 900ff.
— bei traumatischer Perikarditis II 1087
— bei Trichinose II 938ff.
Myokard und Tricuspidalinsuffizienz II 1504ff.
—, trübe Schwellung I 713ff.
— bei Tuberkulose II 871, 874ff., *941*ff., 1077ff.; III 938; IV 545ff.
— bei tuberkulöser Perikarditis II 1077ff., 1079
— bei Tularämie II 874, 909
— bei Typhus II 905ff.; IV 544
— bei Umkehrextrasystolie II 309ff.
— bei Umkehrrhythmus II 309ff.
—, Vacuolen im I 715ff.
— bei Valsalva-Versuch IV 782ff.
— bei Varicellen II 923; IV 543
— und Variola II 923
— und Vasodepressor material V 203
— bei vegetativer Labilität IV 793
— bei Ventrikelseptumdefekt III 61, 217ff., 221ff., 229ff.
— bei Verbrennung I 1111
— bei vereiteltem doppelseitigem Schenkelblock II 363
—, Verfettung I 717ff.
— bei Vergiftungen I 32ff.; III 873ff.
— bei Verspätungskurven II 373ff.
— bei Verzweigungsblock II 316ff., 369ff.
— bei Volumenbelastung I 887ff.
— bei Volumenhypertrophie I 753ff.
— bei Vorhofflimmern s. a. dort II 78ff., 86ff., 103ff.
— bei Vorhofflattern s. a. dort II 78ff., 86ff., 103ff.
— bei Vorhofseptumdefekt III 249, 264ff.
—, Wachstum I 724ff.
— bei Wenckebachscher Periodik II 187, 213ff.
— bei Wilson-Block II 320, 330ff.
— bei Wolff-Parkinson-White-Syndrom II 378ff., 395ff.
— und Xanthomatose III 754ff., 755
Myokardabsceß bei Aktinomykose II 940
— bei bakterieller Endokarditis II 726ff.
— bei Endokarditis acuta II 726ff., 730
— und Herztamponade II 1065

Myokardabsceß bei Myokarditis II 876ff., 881, 899, 903
— und Pericarditis purulenta II 1084
— und Perikarditis II 1077
— bei Scharlach-Myokarditis II 899ff., 903
— und tuberkulöse Perikarditis II 1077
Myokardalteration II 870ff.
— bei Diphtherie-Myokarditis II 893ff.
— bei Glomerulonephritis II 915
— bei Herztumoren II 1183ff.
— bei Lues II 945
— bei Malaria II 935
— bei Myokarditis II 870, 875
— bei Myokardlues II 945
— bei Parotitis II 927ff.
— bei Perikarditis II 1055ff.
— bei Pneumonie-Myokarditis II 911ff.
— bei Poliomyelitis II 917
— bei Ruhr II 908
— und Sepsis II 903ff.
Myokardblutungen bei Angina tonsillaris II 912
— bei bakterieller Endokarditis II 706ff.
— bei Blutkrankheiten IV 672
— bei Diphtherie-Myokarditis II 894
— bei Endocarditis lenta II 706ff.
— bei Fokaltoxikose II 912
— bei Gelbfieber II 930
— bei Glomerulonephritis II 915
— bei hämorrhagischem Schock I 1026ff.
— bei Hepatitis II 929
— bei Herztrauma II 485ff., 519ff.
— im Kollaps I 1111
— bei Leukämie IV 672
— bei Malaria II 935
— bei Poliomyelitis II 917
— bei Scharlach-Myokarditis II 901
— im Schock I 1111
— bei traumatischem Schock I 1026ff.
— bei Variola II 923
Myokarddegeneration I 715ff., 719ff.
— bei allergischer Myokarditis II 950ff.
— bei Anämie III 867ff.
—, basophile I 717, 745
— bei Chagas-Myokarditis II 931ff.
— bei Dermatomyositis II 991
Myokarddegeneration, fettige I 717ff.
—, —, bei Anämie III 867
—, —, bei Coronarinsuffizienz III 725ff.
—, —, bei Diphtherie-Myokarditis II 894
—, —, bei Dystrophia musculorum progressiva II 972
—, —, bei Dystrophia myotonica II 970
—, —, bei Dystrophie IV 294ff.
—, —, bei Encephalomyokarditis II 920
—, —, bei Fiedler-Myokarditis II 955
—, —, bei Gelbfieber II 930
—, —, bei Hämochromatose II 965
—, —, bei Hepatitis-Myokarditis II 929
—, —, bei Heredoataxie II 973
—, —, bei konstriktiver Perikarditis II 1095
—, —, bei Malaria II 935
—, —, bei Myokarditis II 876
—, —, bei Myokardose II 968
—, —, bei Scharlach-Myokarditis II 900
—, —, bei Sepsis II 903
—, —, bei Typhus-Myokarditis II 906
—, fibrinoide, bei allergischer Myokarditis II 952
—, —, bei Dermatomyositis II 991
—, —, bei Hämochromatose II 964
—, hyaline I 719ff.
—, —, bei Angina tonsillaris II 912
—, —, bei Fiedler-Myokarditis II 955
—, —, bei Fokaltoxikose II 912
—, —, bei Glomerulonephritis II 915
—, —, bei Grippe-Myokarditis II 924
—, —, bei Myokarditis II 912, 955
—, hydropische I 716
— bei Kollagenosen II 990
—, mucoide, bei Dermatomyositis II 991
—, —, bei Kollagenosen II 991
— bei Myokarditis II 876, 950ff.
— und Myokardstoffwechsel III 725ff.
—, vacuoläre I 715ff.
—, —, bei Dermatomyositis II 991
Myokarddegeneration, vacuoläre, bei Dystrophia myotonica II 970ff.
—, —, bei Fiedler-Myokarditis II 955
—, —, bei Gelbfieber II 930
—, —, bei Glykogenose II 966
—, —, bei Grippemyokarditis II 924
—, —, bei Heredoataxie II 973
—, —, bei Kollagenosen II 990
—, —, bei Myokarditis II 876
—, —, bei Sklerodermie II 990
—, —, bei Typhus-Myokarditis II 906
— bei Verbrennungsschock I 978ff.
Myokarddurchblutung s. u. Coronardurchblutung
Myokardfibrillen bei Addison-Syndrom I 759ff.
— bei Altersherz I 757ff.
— bei Amyloidose II 963ff.
— bei angeborenem Herzfehler III 13
— bei Angina tonsillaris II 912
— bei Arteriosklerose I 755
— bei Beriberi I 762; IV 393
— bei Blutkrankheiten IV 672
— bei Chagas-Myokarditis II 931ff.
— und Coronarinsuffizienz III 823ff.
— bei Coronarsklerose I 755ff.
— bei Dermatomyositis II 991
— bei Diphtherie-Myokarditis II 893ff.
— bei Druckhypertrophie I 737ff., 745ff.
— bei Dystrophia musculorum progressiva II 972
— bei Dystrophie I 759ff.; IV 294
— bei Encephalomyokarditis II 920
— bei Fiedler-Myokarditis II 955, 958
— bei Fokaltoxikose II 912
— bei Gefügedilatation I 744ff.
— bei Glomerulonephritis II 915
— bei Glykogenose II 966
—, Granulierung I 713ff.
— bei Grippemyokarditis II 924ff.
— bei Hämochromatose II 965; IV 686
— bei Hepatitis II 929
— bei Heredoataxie II 973
— bei Herzatrophie I 759ff.

Myokardfibrillen bei Herzhypertrophie I 733ff., 736ff.; III 823ff.
— bei Herzinfarkt I 719ff.
— bei Herzinsuffizienz I 708ff.
— und Herztonus I 880
— bei Herztrauma II 464ff., 487ff.
— bei idiopathischer Herzhypertrophie II 975
— bei Infektionen IV 540
— bei Karditis rheumatica II 568
— bei Kollagenosen II 990
— im Kollaps I 1111
— bei konstriktiver Perikarditis II 1118
— bei Leukämie IV 672
— bei Malaria II 935
—, Mitochondrien im I 713ff.
— bei Mononucleose II 927
— bei Myocarditis rheumatica II 568
— bei Myokarditis I 762ff.; II 875ff.; IV 539ff.
— bei Myokardose II 968ff.
— und Narben I 721ff.
—, Nekrosen I 718ff.
—, Ödem der I 711ff.
— bei Perikarditis II 1118
— bei Pneumonie-Myokarditis II 911
— bei Poliomyelitis II 917; IV 540
— bei rheumatischem Fieber II 568
— im Schock I 1111
— bei Sklerodermie II 990
— bei Sportherz I 733ff.
—, Strukturdynamik I 727ff.
— bei Tachykardie III 845
— bei Trichinose II 939
— bei Typhus-Myokarditis II 906
— bei Varicellen II 923
— bei Variola II 923
— bei Volumenhypertrophie I 753ff.
—, Wachstum I 724ff.
Myokardfibrose I 33
— bei Aktinomykose II 940
— bei allergischer Myokarditis II 952ff.
— bei Altersherz I 757ff.
— bei angeborenem Herzfehler III 82
— bei Angina tonsillaris II 912
— bei Aortenatresie III 560
— bei Aortenstenose II 1428
— bei Arteriitis luica VI 348
— bei Arteriosklerose III 740
— bei Beriberi IV 393
— bei Blutkrankheiten V 672
— bei Brucellosen II 904
Myokardfibrose bei Chagas-Myokarditis II 932
— bei Coronargefäß-Mißbildungen III 568ff.
— bei Coronarinsuffizienz III 740
— bei Coronarsklerose III 740
— bei Diphtherie-Myokarditis II 897ff.
— und doppelseitiger Schenkelblock II 362
— bei Druckhypertrophie I 745ff.
— bei Dystrophia musculorum progressiva II 972
— bei Dystrophia myotonica II 970
— bei Dystrophie IV 294
— bei Echinokokkose II 937ff.
— bei Endocarditis lenta II 706ff.
— bei Endocarditis parietalis fibroplastica II 787ff.
— bei Endokardfibrose II 787ff.
— bei Endomyokardfibrose II 788
— bei Erythematodes II 978ff.
— bei Fiedler-Myokarditis II 955
— bei Fleckfieber II 907
— bei Fokaltoxikose II 912
— bei Grippemyokarditis II 924
— bei Hämochromatose II 964; IV 685ff.
— bei Heredoataxie II 973
— bei Herzhypertrophie I 721, 745ff., 757
— bei Herzinsuffizienz I 33
— bei Hypothyreose IV 331ff.
— bei idiopathischer Herzhypertrophie II 974ff.
— bei Kollagenosen II 978ff., 990
— bei konstriktiver Perikarditis II 1095
— bei Leukämie IV 672
— bei Lues II 945
— bei Malaria II 935
— bei Marfan-Syndrom III 490ff.
— bei Masern II 922
— und Myokarditis II 876, 897
— bei Myokardose II 968ff.
— bei Panzerherz II 1095
— bei Parotitis II 927ff.
— bei Periarteriitis nodosa II 984ff.
— bei Perikarditis II 1095
— bei Rickettsiosen II 907
— bei Ruhr II 908
— bei Sarkoidose II 946ff.
Myokardfibrose und Schenkelblock II 362
— und Thyreoidea IV 331ff.
— bei Trichinose II 939
Myokardfragmentation bei Diphtherie-Myokarditis II 894
— bei Dermatomyositis II 991
— bei Dystrophia musculorum progressiva II 972
— bei Encephalomyokarditis II 920
— bei Fiedler-Myokarditis II 958
— bei Gelbfieber II 930
— bei Myokarditis II 876
— bei Poliomyelitis II 817
— bei Schlafkrankheit II 936
Myokardgefäße s. u. Coronargefäße
Myokardgranulome bei allergischer Myokarditis II 952ff.
— bei Fiedler-Myokarditis II 955ff.
— bei Karditis rheumatica II 566ff., 597
— bei Myokarditis II 566ff., 597, 619, 899, 955ff.
— bei Myokardsarkoidose II 946
— bei Myokardtuberkulose II 942
— bei primärer chronischer Polyarthritis II 992
— bei Sarkoidose II 946
— bei Scharlach-Myokarditis II 899ff.
— bei Tuberkulose II 942
Myokardie, Begriff II 960
— s. a. u. Myokardose
Myokardinfarkt s. u. Herzinfarkt
Myokarditis II *869*ff.; III 1289ff.; IV *537*ff.
—, abscedierende I 762
— und Adams-Stokes-Syndrom II 263, 272
— bei Aktinomykose II 940
—, akute I 338, 348, 762ff.; II 870ff.
—, —, Hypotonie bei V 795
—, allergische II 870ff., *949*ff.; III 895
—, —, Definition II 949
—, —, Elektrokardiogramm bei II 951ff.
—, —, experimentelle II 950ff.
—, —, Pathogenese II 951ff.
—, —, Prognose II 953
—, —, und rheumatisches Fieber II 949
—, —, und Schock II 952
—, —, Therapie II 954

Myokarditis, alterative s. u. Myokardalteration
— bei Amöbiasis II 935
— und Anämie II 688, 694ff., 703, 740; IV 656
—, Anatomie I 762ff.; II 875ff.
— und Aneurysmen II 667ff., 686, 703, 711ff., 713ff., 762
— bei Angina tonsillaris II 874, 903ff., *912*ff.; IV 550
—, Antesystolie bei II 395
— und Atrioventrikularblock II 216, 223ff., 233, 243ff., 248
—, Autoantikörper bei II 600
— bei bakterieller Endokarditis II 726ff.
— und Balneotherapie I 699
—, Begriff II 869ff.
— und Blutdruck V 139, 616, 780ff., 795ff.
—, Bradykardie bei II 16
— bei Brucellosen II 875, *904*
— bei Chagas-Krankheit II 871, 874, 879, *931*ff.
— bei Cholera II 909
—, chronische I 762ff.; II 870ff.
— chronisch fibroplastische II 790
— bei Coxsackie-Infekt II 920ff.
—, C-reaktives Protein bei II 597
—, Definition II 869ff.
—, degenerative II 875
— bei Dermatomyositis II 991ff.
—, Diagnose II 890
—, diffuse I 762; II 871, 911, 914ff.
— bei Diphtherie II *893*ff., *897*ff.; IV 546ff.
— disseminata II 476
— und divergierender Schenkelblock II 366
— bei Echinokokkose II 937ff.
—, Elektrokardiogramm bei II 878ff.
— und Encephalitis II 874, *918*ff.; IV 542
— bei Endokarditis acuta II 726ff.
— und Endokarditis lenta II 704, 705ff.
— und Endokardfibrose II 789
— und Endokarditis II 704, 705f., 726, 871
— und Endokardsklerose II 789
— bei Erythematodes II 979ff.
Myokarditis, experimentelle II 871ff.
— und experimentelle Hypertonie V 139
—, Extrasystolie bei II 36ff., 68ff.
— bei Fallotscher Tetralogie III 356ff.
—, fetale II 871
—, —, und Fallotsche Tetralogie III 36
—, fibröse bei Lues II 945
—, Fiedlersche I 764; II 143, 357, 871, 880, 886, *954*ff.
— bei Fleckfieber II 874ff., *907*ff., IV 543
— bei Fokaltoxikose II 874, 903, *912*ff.
—, Formen I 762ff.
—, fulminante II 620, 870ff.
— bei Gelbfieber II 930
— bei Glomerulonephritis II 874, 915; V 616
— bei Gonorrhoe II 903, 910
—, granulomatöse I 762ff., II 871, 942, 946, 952ff.
— bei Gravidität II 915
— bei Graviditätstoxikose II 915
— bei Grippe II 875, *924*ff.; IV 543ff.
—, Hämodynamik bei I 764ff.
— und Hämoperikard II 1151
—, Häufigkeit II 872ff.
— bei Hepatitis I 762ff.; II 874; *928*ff., IV 543
—, herdförmige I 762ff.
— bei Heredoataxie II 973
—, Herz bei II 877ff.
— und Herzblock II 216ff., 223ff., 233, 243ff., 248
— und Herzglykoside I 462, 471, 481
—, Herzhypertrophie bei I 736, 755
— und Herzinsuffizienz I 338ff., 403ff., 460, 762ff.
— und Herzklappenfehler II 1298ff.
— und Herztamponade II 1065
— bei Herztrauma II 476, 494
—, hyperergische II 871ff.; IV 540
—, —, bei Diphtherie IV 547ff.
—, —, bei Ruhr IV 550
—, —, bei Scharlach IV 549ff.
— und Hypertonie V 139, 616
—, Hypotonie bei V 780ff., 795ff.
—, idiopathische I 764; II 871, 880, 886, *954*ff., s. a. u. Fiedler-Myokarditis
Myokarditis und idiopathische Herzhypertrophie II 974
— bei Infekten II 9ff., 224ff., 243ff., 248, *869*ff.; IV 530, 536, *537*ff
—, —, Elektrokardiogramm bei IV 538ff.
—, —, Pathogenese IV 539ff.
—, —, Diagnose IV 537ff.
— und infektiöser Schock I 983ff.
—, interstitielle II 143, 875, *876*ff., 914ff.; IV 539, 542
—, —, bei Angina tonsillaris IV 550
—, —, bei bakterieller Endokarditis II 726ff.
—, —, bei Diphtherie II *893*ff.; IV 547ff.
—, —, bei Encephalitis IV 542
—, —, bei Endokarditis acuta II 726ff.
—, —, und Endokarditis lenta II 704, 705ff.
—, —, bei Infektionen IV 539, 542
—, —, bei Mononucleose IV 542
—, —, bei Parotitis IV 543
—, —, bei Ruhr IV 550
—, —, bei Tuberkulose IV 546
—, isolierte s. u. Fiedler-Myokarditis I 764
— bei Kala-Azar II 936
— und Kammertachykardie II 163
— und kardiogener Schock I 1025
— bei Kollagenosen II 979ff.
— und Kollaps I 959; II 869; IV 600ff.
— bei Lepra II 909
— bei Libman-Sacks-Endokarditis II 979ff.
—, luische II 871, 874, *945*ff.
— bei Malaria II 874, *935*
— bei Masern II 875, *921*ff.; IV 543
— bei Meningitis II 910; IV 542, 545
— und Mitralfehler II 1298
— bei Mitralstenose II 1339, 1368ff., 1381
— bei Mononucleose II 874, *926*ff.; IV 543
— bei Mykosen II 871, 874, 940ff.
—, Myokard bei I 707, 736
— und Nephritis V 616
— und Operabilität IV 628, 633
— bei Ornithose II 926
—, parenchymatöse II 875, *876*
— bei Parotitis II 874, *927*ff.; IV 543

Myokarditis, paroxysmaler Tachykardie bei II 143, 163
—, Pathogenese II 871
—, Pathologie I 762ff.; II 875ff.
— bei Periarteriitis nodosa VI 316ff.
— und Perikarditis II 1041, 1079; IV 555
—, perniciöse II 790 s. u. Fiedler-Myokarditis
— bei Pertussis II 909
— bei Pest II 909
— bei Pneumonie II 874, 897, 903ff., *911*ff.; IV 543ff.
— bei Poliomyelitis I 762; II 873, 874, *915*ff.; IV 540ff.
—, postinfektiöse IV 536ff., 537ff.
— bei primärer chronischer Polyarthritis II 992ff.
—, Prognose II 890ff.
— bei Psittakose II 926
— und Rechts-Schenkelblock II 366
—, recidivierende bei Scharlach IV 549
— und Reizleitungsstörungen II 216ff., 223ff., 233, 243ff., 248
— rheumatica s. a. u. Karditis rheumatica I 762ff.; II 543ff., *545*ff., *566*ff., 611ff., 615ff., 773, 870; IV 551, 553ff.
— —, Ätiologie II 548ff.
— —, und Allergie II 553ff., 556
— —, Anatomie II 562ff.
— — und Aortitis luica II 782
— —, Autoantikörper bei II 600
— — und bakterielle Endokarditis II 630ff., 667, 769
— —, Blutbefunde II 572
— —, C-reaktives Protein bei II 597
— —, Elektrokardiogramm bei II 581ff.
— — und Endokarditis chronica fibrosa II 778ff.
— — und Endokarditis fibrinosa II 546ff., 565ff.
— — und Endokarditis lenta II 630ff., 667, 769
— — und Endokarditis luica II 782
— — und Endokarditis rheumatica II 544ff., 605, 615ff.; IV 551, 553
Myokarditis, rheumatica, Endokarditis serosa II 546ff., 564ff., 605
— — bei Fallotscher Tetralogie III 356ff.
— —, Fieber bei II 568
— —, Häufigkeit II 545ff.
— —, Herzbefund bei II 575ff.
— — und Herzgeräusche II 575ff.
— —und Herzmechanik II 580ff.
— —, Herztöne II 575ff.
— — und Lebensalter II 545ff., 560ff.
— — und Mitralfehler II 1339
— — und Mitralstenose II 1339, 1368ff., 1381
— —, Pathologie II 562ff.
— — und Periarteriitis nodosa VI 316
— — und Perikarditis rheumatica II 615ff., 619
— —, Prognose II 630ff.
— —, Symptome II 568ff.
— —, Therapie II 634ff.
— —, Verlauf II 614ff.
— bei rheumatischer Perikarditis II 1070
— bei Rickettsiosen II 874ff., *907*ff.; IV 543ff.
—, Röntgendiagnose II 885ff.
— bei Ruhr II 957ff., 982, *908*ff.; IV 550
— bei Sarkoidose II 874, *946*ff.
— bei Scharlach I 763ff.; II *899*ff.; IV 546, 548ff.
— und Schenkelblock II 343, 356ff., 366
— bei Schlafkrankheit II 936
— und Schock I 959; II 893ff. 917, 949ff.; IV 600ff.
— bei Sepsis I 762; II 874, 876ff., 899ff., *903*ff.
— bei Sklerodemie II 989ff.
— und Steroide I 481
—, subchronische I 762ff.
—, Symptome II 877ff.
—, Tachykardie bei II 9ff., 143, 163
—, Therapie II 892
— und totaler Block II 233, 243ff., 248
—, toxische II 9ff., 871ff.; IV 530, 536ff., 540
—, —, bei Diphtherie IV 546ff.
—, —, bei Ruhr IV 550
—, —, bei Scharlach IV 546, 549ff.
— bei Toxoplasmose II 933ff.
— traumatica II 476, 494
— bei Trichinose II 938ff.
Myokarditis tuberculosa II 871
— — und Endokarditis tuberculosa II 780
— — bei tuberkulöser Perikarditis II 1079
— bei Tuberkulose II 871, 874ff., *941*ff., 1079; IV 545ff.
— bei Tularämie II 874, 909
— bei Typhus II 905ff.; IV 544
— unspezifische, bei rheumatischem Fieber II 568
— bei Varicellen II 923; IV 543
— bei Variola II 874, *923*
—, Vorkommen I 762; II 874ff.
— und Wenckebachsche Periodik II 216
—, Wolff-Parkinson-White-Syndrom bei II 395
Myokardlues II 945
Myokardnekrose bei Aktinomykose II 940
— bei allergischer Myokarditis II 950ff.
— bei Anämie III 870ff.; IV 653
— bei Aortenstenose II 1428,; III 944
— bei Arteriosklerose III 740ff.
— und Belastung III 912ff.
— bei Blutkrankheiten III 870; IV 653, 672, 679
— bei Brucellosen II *904*
— und Coronardurchblutung III 725ff.
— bei Coronarinsuffizienz III 726ff.
— bei Coronarsklerose III 740ff.
— bei Coxsackie-Infekt II 920ff.
— bei Dermatomyositis II 991
— bei Erythematodes II 978ff.
— fibrinoide bei Dermatomyositis II 991
— — bei Erythematodes II 979ff.
— — bei Kollagenosen II 979ff.
— — bei Libman-Sacks-Endokarditis II 979ff.
— — bei Periarteriitis nodosa II 984ff.
— bei Gefäßkrankheiten II 984; III 740
— bei Grippemyokarditis II 924ff.

Myokardnekrose bei hämorrhagischer Diathese VI 573
— bei Hepatitis II 929
— bei Heredoataxie II 973
— bei Herzinfarkt III 1060ff., 1131
— und Herzruptur III 1241ff.
— bei Herztrauma II 479ff., 487ff.
— bei Kohlenoxyd-Vergiftung III 873ff.
— bei Kollagenosen II 978ff.
— bei Leptospirosen II 905
— bei Leukämie IV 672
— bei Libman-Sacks-Endokarditis II 979ff.
— bei Lymphogranulomatose IV 679ff.
— bei Malaria II 935
— bei Masern II 922
— bei Moschcowitz-Symmers-Syndrom VI 573
— bei Myokarditis II 872ff., 899ff.
— und Myokardstoffwechsel III 726ff., 740
— bei Periarteriitis nodosa II 984ff.
— bei primärer chronischer Polyarthritis II 992
— bei Purpura VI 573
— bei Quecksilbervergiftung III 889ff.
— und Scharlach-Myokarditis II 899ff., 903
— bei Toxoplasmose II 933ff.
— bei Trichinose II 939
— bei Varicellen II 923
— bei Variola II 924
— bei Vergiftungen III 873ff., 889
Myokardödem bei allergischer Myokarditis II 952ff.
— bei Dermatomyositis II 991
— bei Erythematodes II 978ff.
— bei Hepatitis II 929
— bei Kollagenosen II 978ff.
— bei Myokarditis II 929ff., 952ff., 978ff, 991ff.
— bei Poliomyelitis II 916
Myokardose I 33ff.; II 870, 958ff., *968*ff.
— bei Amyloidose II 960ff.
—, Anatomie II 968ff.
—, Begriff II 870, 958ff.
— bei Blutkrankheiten IV 688
—, Elektrokardiogramm IV 498, 538
—, Formen II 959ff.
— und Geburtsakt IV 497ff.
— und Gravidität IV 497ff.
— bei Hämochromatose IV 688
Myokardose und Hegglin-Syndrom I 34
— bei Hepatitis II 929
—, idiopathische, bei Gravidität IV 497ff.
— und idiopathische Herzhypertrophie II 974
—, Pathogenese II 969ff.
—, Pathologie II 968
— im Puerperium IV 497ff.
—, Symptome II 968ff.
— bei Tuberkulose II 944
Myokardruptur s. u. Herzruptur
Myokardsarkoidose II 946ff.
Myokardschwellung, trübe I 713ff.
—, — bei Diphtherie-Myokarditis II 894
—, — bei Fiedler-Myokarditis II 955
—, — bei Grippemyokarditis II 924
—, — bei Herzinsuffizienz I 713ff.
—, — bei Myokarditis II 876
—, — bei Poliomyelitis IV 540
—, — bei Sepsis II 903
—, — bei Typhus-Myokarditis II 906
Myokardschwielen bei bakterieller Endokarditis II 706ff.
— bei Blutkrankheiten IV 683
— bei Endocarditis lenta II 706ff.
— und Fiedler-Myokarditis II 955ff.
— bei Hämochromatose IV 683
— bei Herzinfarkt III 1255ff.
— nach Herztrauma II 502ff.
— nach Karditis rheumatica II 544ff.
— und Kollaps I 1111
— und Malaria II 935
— nach Myocarditis rheumatica II 544ff.
— bei Periarteriitis nodosa VI 316ff.
— bei rheumatischem Fieber II 544ff.
— bei Scharlach-Myokarditis II 903
— und Schock I 1111
Myokardstoffwechsel I *18*, 19ff., *25*, 32ff., 742ff., 785; III 680ff., 728ff.
— und Adrenalin III 695
— und Allergie III 888, 893ff.
— bei Anämie III 867ff.
— bei angeborenem Herzfehler III 945
— und Angina pectoris III 699ff., 725ff.
Myokardstoffwechsel bei Aorteninsuffizienz III 942ff.
— bei Aortenstenose III 944
— bei Arsenvergiftung III 890ff.
— bei Arteriosklerose III 730
— und Atmung IV 24ff.
— und Belastung III 694ff., 913ff., 915ff.
— bei Bleivergiftung III 889
— und Blutdruck V 657
— und Blutviscosität III 694
— und Cholesterin III 740ff., 756ff., *767*ff., 779ff.
— bei Coronaraneurysma III 823, 939ff.
— und Coronardurchblutung I 742; III 676, 680ff.
— bei Coronarembolie III 971ff.
— bei Coronarsklerose III 730ff.
— bei Coronarspasmen III 834ff.
— bei Coronarthrombose III 947ff.
— und Coronarverschluß III 946ff., 971ff.
— und Cyanidverbindungen III 893
— bei Diabetes mellitus I 27, 33; III 788f.
— bei Druckhypertrophie I 742ff.
— bei Elektrounfall III 904ff.
— bei Endangitis obliterans III 737, 745, 918ff., 930ff.
— bei endokriner Hypertonie V 657ff.
— und Ernährung III 773ff.
— bei Fokaltoxikose III 923ff.
— bei Gefäßkrankheiten III 730ff., *918*ff.
— bei Gefäßmißbildungen III 825ff., *829*ff.
— bei Glykogenose II 967
— bei hämorrhagischem Schock III 692
— bei Hegglin-Syndrom I 32ff.
— und Herzgewicht I 743
— bei Herzhypertrophie I 742ff.; III 807ff., 822ff.
— bei Herzinfarkt III 703, 709ff., 725ff.
— bei Herzinsuffizienz I 25ff., 32ff., 33ff., 742ff., 785ff.
— bei Herzklappenfehler III 941ff.
— bei Höhenadaptation IV 24ff.
— und Hormone III 749ff., *788*ff.

Myokardstoffwechsel bei Hypertonie III 734ff., 754ff., 796ff., *798*ff.; V 657ff.
— und idiopathische Herzhypertrophie II 974
— bei Infekten III 923ff., 926ff.
— und Insulin III 699ff.; IV 381
— bei Kälte III 693; IV 618
— bei Kammerflimmern III 693
— bei Karditis rheumatica II 585ff.
— und Klima IV 24ff.
— bei Kohlenoxyd-Vergiftungen III 873ff.
— im Kollaps I 1027ff.
— bei Lues III 828ff., 935ff.
— und Luftdruck IV 24ff.
— und Magnesium-Stoffwechsel IV 457ff.
— und Methylalkohol III 892
— und Milchsäure III 685ff.
— bei Mitralstenose III 941ff.
— und Myokarditis II 870, 875ff.
— bei Myokardose I 33ff.; II 959
— und Nebenniere III 749ff.
— und Nicotin III 878ff.
— bei Nicotinallergie III 888
— und Nitrobenzol III 891
— und Noradrenalin III 695ff.
—, normaler I 18ff., 25ff.
— bei Periarteriitis nodosa III 737, 923, 934ff.
— bei Phäochromocytom V 657ff.
— bei Porphyrie IV 398ff.
— bei Quecksilbervergiftung III 889ff.
— bei rheumatischem Fieber II 585ff.; III 922ff., 928ff.
— bei Sauerstoffmangel IV 24ff.
— und Schock I 1027ff.; III 692ff.
— bei Schwefelwasserstoffvergiftung III 892
— bei Tachykardie III 842ff.
— bei Tetrachlorkohlenstoffvergiftung III 891
— und Thyreoidea III 697ff., 792ff.; IV 318ff.
— und Trauma III 900ff.
— und Tuberkulose III 938
— und Vasomotorik III 680ff.
— bei Vergiftungen III 873ff.
— und Xanthomatose III 754ff.

Myokardtuberkulose II 871, 874ff., *941*ff.
—, Anatomie II 942ff.
—, diffuse interstitielle II 942ff.
— und Hämoperikard II 1151
—, miliare II 942
—, nodöse II 942
—, Pathogenese II 942ff.
—, Pathologie II 942ff.
— und Perikarditis II 1077
—, Symptome II 943ff.
—, Therapie II 945
Myokardverkalkung II 968
— bei Coronargefäß-Mißbildungen III 568ff.
— bei Herzinfarkt III 1208ff., 1255ff.
—, Pathogenese III 1255ff.
Myokardverquellung bei Coronarsklerose III 742ff.
Myokombin s. a. u. Strophanthin
— bei Vorhofflimmern II 113ff.
Myolipom des Herzens II 1201
Myolyse bei Angina tonsillaris II 912
— bei Diphtherie-Myokarditis II 894ff.
Myome als Herztumoren II 1179ff., *1196*ff.
Myorenales Syndrom s. u. Crush-Syndrom
Myosin im Myokard I 18ff.
Myotonie, dystrophische s. u. Dystrophia myotonica
Myxofibrom des Herzens II 1192
Myxödem s. u. Hypothyreose
Myxome, Atrioventrikularblock bei II 247
— als Herztumoren II 247, 1179, *1190*ff.
Myxosarkome als Herztumoren II 1203

Nachkriegsendokarditis IV 311
Nägel und Capillardruck VI 99
— und Capillarmikroskopie VI 96ff.
— bei Endangitis obliterans VI 284
— bei Gefäßkrankheiten VI 47, 226
— bei Gefäßmißbildungen VI 593
— bei Glomustumoren VI 593
— bei Raynaud-Syndrom VI 226
— bei Teleangiektasien VI 541
Naevus VI 596ff.
—, beerenförmiger VI 596
— flammeus VI 589, *596*

Naevus bei Gefäßmißbildungen VI 587ff.
— und Hämangiome VI 587, 596
— bei Hippel-Lindau-Syndrom VI 590
—, kavernöser VI 596ff.
— bei Klippel-Trénaunay-Syndrom VI 587ff.
— bei Sturge-Weber-Syndrom VI 590
—, Therapie VI 599ff.
— variqueux osteohypertrophique s. u. Klippel-Trénaunay-Syndrom
Nalline als Analepticum I 420
N-Allylmorphin als Analepticum I 420
Naphthyl-Thiouracil-Vergiftung I 768ff.
Narkose IV 591ff.
— bei Angiographie VI 122
—, Angiokardiographie in II 1267ff.
— bei Aortographie VI 135
— bei Arteriographie VI 122
—, Basis- IV 613ff.
— und Blutdruck V 73, 258ff., 804ff.
—, Blutdrucksenkung als IV 616ff.
—, Chloralose- V 231
— und Depressan V 228ff.
— und Elektrodermatogramm VI 94
—, erleichterte IV 617ff.
— und Ernährung IV 591ff.
— und essentielle Hypertonie V 258ff.
— und experimentelle Hypertonie V 73
— und Gefäßkrankheiten VI 64
—, Herz bei IV 606ff.
— und Hirndurchblutung V 395
— und Histamin V 198ff.
— als Hyperämietest VI 64
— und Hypertonie V 73, 258ff.
— und Hypotonie V 804ff.
—, Inhalations- IV 614ff.
—, Intratracheal- s. dort
—, intravenöse IV 613
— und Kallikrein V 220
—, Kammerflattern bei II 173ff., 179
—, Kammerflimmern bei II 173ff., 179
— und Kollaps I 958, 1113; IV 595ff., 599ff.
—, Kombinations- IV 613ff.,
— und Kreislauf IV 591ff.
— und Lebensalter IV 624ff.
—, Lipoidtheorie IV 592ff.

Narkose und Luftembolie IV 126, 129ff.
— und Lungenembolie IV 99
— und Magnesiumstoffwechsel IV 455ff., 497
—, Mechanismus IV 592ff.
— beim Mesoappendixtest V 192
—, Methoden IV 611ff.
—, Muskelrelaxantien zur IV 616ff.
— und neurogener Schock I 974
—, Numal- V 220
— und Operationsschock I 966
—, Pernocton- V 231
—, Physiologie IV 592ff.
—, potenzierte IV 617ff.
—, Prämedikation IV 612ff.
—, rectale IV 313ff.
— und Renin V 98
— und Schock I 958, 1113; IV 599ff.
— und Serotonin V 184
— und traumatischer Schock I 966
— und Tyramin V 178
—, Überdruck- s. u. Intratrachealnarkose
—, Winterschlaf als s. dort
— und Vasomotorik IV 616f.
—, Verfahren IV 611ff.
—, Wirkungen IV 592ff.
Narkotica s. a. u. den einzelnen Präparaten
— bei Angina pectoris III 1397
— bei Angiographie VI 122
— bei Aortographie VI 135
— bei Arteriographie VI 122
— und Blutdruck V 258ff., 492ff.
— bei Coronarinsuffizienz III 1397
— und essentielle Hypertonie V 258ff., 492ff.
—, Extrasystolie durch II 41
— und hämorrhagischer Schock I 1042
— zum Hyperämietest VI 64
— und Hypertonie V 258ff., 492ff.
— und Hypotonie V 805
—, Kammerflattern II 173ff., 179
—, Kammerflimmern durch II 173ff., 179
— und Kollaps I 1042
— und Schock I 1042
— im Sedations-Test V 258ff.
— und Substanz P V 204
— und Vasomotorik VI 64
Nase bei Aortenbogensyndrom VI 378
— und arteriovenöse Anastomosen VI 6
Nase und Dextrokardie III 577
— bei Druckfall-Syndrom IV 46
— und Hydergin V 492
— und Hypertonie-Therapie V 493
— bei Periarteriitis nodosa VI 320
— und Rauwolfia-Alkaloide V 537ff., 594
— bei Riesenzellarteriitis VI 340
— bei Teleangiektasien VI 538ff.
Nasenbluten s. u. Epistaxis
Nasennebenhöhlen und Dextrokardie III 577
— bei Karditis rheumatica II 605
— und Periarteriitis nodosa VI 310, 320
— bei rheumatischem Fieber II 605
— bei Riesenzellarteriitis VI 340
Natrantit L I 558ff.
— bei Erythematodes II 983ff.
— bei Kollagenosen II 983ff.
Natrium, radioaktives s.u. Radionatrium
Natriumacid und essentielle Hypertonie V 501
Natriumamytal bei essentieller Hypertonie V 258
Natriumbromid und Kälte-Test V 250
Natriumbromidtest und Capillarpermeabilität VI 106ff.
Natriumcitrat bei Endangitis obliterans VI 300
Natriumentzug s.u. Kochsalzentzug
Natriumjodid zur Angiographie VI 119
Natrium-Kalzium-Quotient und Schock I 1075
Natriumkarbonat bei Graviditätstoxikose IV 512
Natriumlactat bei Adams-Stokes-Syndrom II 265, 270
— und Atrioventrikularblock II 242, 251, 265, 270
— bei Graviditätstoxikose IV 512
— bei Hyperkaliämie IV 442
— bei Infektionen IV 562
— und Myokard IV 442
Natriumnitrat und Blutdruck V 27
Natriumoxalat und Hypertonie V 58
Natriumpenthotal und essentielle Hypertonie V 258
Natriumsalicylat in Diuretin I 545
— bei Karditis rheumatica II 649
Natriumstoffwechsel IV 439ff. s.a.u. Kochsalzstoffwechsel
— und ACTH II 645
— bei Addison-Syndrom V 797
— bei Adrenalektomie V 490
— bei Adrenogenitalismus V 703
— und Aldosteron I 269ff.; V 710ff.
— bei allergischer Myokarditis II 954
— bei Anämie IV 645ff.
— und Arteriosklerose V 356ff.
— bei arteriovenösen Aneurysmen V 769
— bei arteriovenösen Fisteln VI 477
— und Atmung I 131, 137, 204; IV 17ff.
— bei Beriberi IV 395ff.
— und Blutbildung I 165ff.
— und Blutdruck V 17ff., 68ff., 75, 99, 112, 116ff., 144, 244, 263, 315ff., 445ff.
— bei Blutkrankheiten IV 645ff.
— und Blutmenge I 152ff., 161, 323ff.
— und Carboanhydrase I 536ff.
— und Chlorothiazid I 541ff.; V 589
— und Cholinmangel V 146
— und Coma diabeticum IV 375ff.
— und Commissurotomie II 1387ff.
— bei Conn-Syndrom V 704ff.
— bei Cor pulmonale IV 148, 171ff.
— und Cortison II 645; V 710
— bei Cushing-Syndrom V 687ff.
— und Diät I 402ff., 417ff.
— und Diabetes mellitus IV 375ff.
— und Diurese I 255ff., *562*ff.
— und Diuretica I 525ff., 531ff., 589
— bei DOCA-Hypertonie V 705
— bei Endangitis obliterans VI 300ff.
— bei endokriner Hypertonie V 687ff.
— und Ernährung I 402ff., 417ff.

Natriumstoffwechsel bei essentieller Hypertonie V 244, 263ff., 315, 445ff.
— und essentielle Hypotonie V 791ff.
— bei experimenteller Hypertonie V 68ff., 75, 99, 112, 116ff., 144
— und Extrasystolie II 31
— und Fleckfieber II 907
— und Ganglienblocker V 575
— bei Gefäßkrankheiten VI 300
— bei Gravidität IV 479, 483ff., 488ff., 497, 503ff., 511ff.; V 728ff.
— und Graviditätstoxikose IV 503ff., 511ff.
— und hämorrhagischer Schock I 1074
— und Herzaktion II 4ff.
— und Herzglykoside I 458ff.
— bei Herzinfarkt I 344ff.; III 710
— bei Herzinsuffizienz I 30ff., 91ff., 113ff., 129ff., 137, 165ff., 204ff., 212ff., *234*ff., *269*ff., *284*ff., *299*ff., *307*ff., *323*ff., *402*ff., *417*ff., *504*ff., 561, *562*ff.
— bei Höhenadaptation IV 17ff.
— und Hydralazine V 548
— und Hydro-Chlorothiazid V 589
— bei Hyperkaliämie IV 442
— und Hypertensin V 99, 112
— bei Hypertonie V 68ff., 75, 99, 112, 116ff., 144, 244, 263, 315ff., 445ff.
— und Hypertonie-Therapie V 589
— und Hypophyse IV 342
— und Hypotonie IV 739; V 791ff., 816
— bei Infektionen IV 559ff., V 803ff.
—, intracellulärer, bei Ödemen I 307ff.
— und Kaliumstoffwechsel IV 440ff.
— und Kationenaustauscher I 555ff.
— und Klima IV 17ff.
— und Kollaps I 966, 1005ff., 1074ff.; IV 602ff.
— und Luftdruck IV 17ff.
— bei Lungenödem I 131, 137
— bei Mitralstenose II 1387
— im Myokard I 30ff.
— bei Myokarditis II 892
— und Myokardose II 969
— und Myokardstoffwechsel III 710
Natriumstoffwechsel und Narkose IV 595ff.
— und Nebenniere V 116ff., 144, 315
— und Ödeme I 30ff., 91ff., 113ff., 129ff., 137, 165ff., 204ff., 212ff., *234*ff., *269*ff., *284*ff., *299*ff., *307*ff., 402ff., *562*ff.
— und Ödemflüssigkeit I 299ff.
— und Operationen IV 597ff.
— und Operationsschock I 966
— und Orthostase IV 730ff.
— bei Postural hypotension IV 739; V 816
— bei Pseudo-Cushing-Syndrom V 701
— und Punktionsbehandlung I 559ff.
— und Purine I 547ff.
— und Rauwolfia-Alkaloide V 525
— und Reizleitung II 183
— und Renin V 99, 112, 144
— bei Rickettsiosen II 907
— und Säure-Basen-Gleichgewicht I 212ff.
— bei Sauerstoffmangel IV 17ff.
— und Schock I 966, 1005ff., 1074ff.; IV 602ff.
— bei Simmonds-Syndrom IV 342
— und Steroide I 269ff.; V 116ff., 144
— und traumatischer Schock I 966
— und Venensystem I 91, 97ff., 113ff.
— und Veratrumalkaloide V 559ff.
Natriumsulfat bei Karditis rheumatica II 657
Natriumtetrathionat bei Endangitis obliterans VI 300
Natriumthiocyanat bei essentieller Hypertonie V 445
Natriumthiosulfat bei Endangitis obliterans VI 300
Nausea durch Ammoniumchlorid I 561
— bei Angina pectoris III 1006
— bei Aortenaneurysma VI 452
— bei Aortenhämatom, intramuralem VI 458
— bei Aortographie VI 135
— und Atmung IV 27ff., 34
— bei bakterieller Endokarditis II 741
— und Banthin V 493
— und Bradykardie II 16
Nausea und Carboanhydrase I 538ff.
— durch Chinidin II 119
— und Chlorothiazid V 594
— durch Cholinderivate II 147
— und Coronarinsuffizienz III 1006
— durch Depressan V 235
— und Dibenamin V 493
— und Dibenzylin V 493
— durch Digitalis I 489ff., 494
— bei Dumping-Syndrom IV 865
— bei Endangiitis obliterans VI 293ff.
— bei Endokarditis lenta II 690ff.
— bei Erythematodes II 983ff.
— und Hauttemperatur VI 88
— bei Herzinfarkt III 1116
— bei Höhenadaptation IV 27ff., 34
— und Hydralazine V 549ff.
— und Hydergin V 492
— bei Hyperchlorämie I 588
— bei Hyperkaliämie IV 421ff.
— und Hypertensin V 101
— und Hypertonie V 631
— durch Hypertonie-Therapie V 486, 492
— bei Hypokaliämie I 586ff.; IV 421ff.
— und Hyponatriämie I 568ff.
— und Hypotonie IV 809
— und Kationenaustauscher I 557ff.
— und Klima IV 27ff., 34
— bei Kollagenosen II 983ff.
— und Kollaps IV 760ff.
— und Luftdruck IV 27ff. 34
— bei Luftembolie IV 127ff.
— bei Lungenembolie IV 104ff.
— bei maligner Hypertonie V 631
— und Menopause IV 871
— bei Migräne VI 249
— bei Monge -Syndrom IV 34
— bei Myokarditis II 877ff.
— bei Nicotinallergie III 888
— und Ohnmacht IV 760ff.
— bei Orthostase V 809ff.
— und Purine I 548
— und Pyrazole II 654
— durch Quecksilberdiuretica I 535
— bei Riesenzellarteriitis VI 338
— und Salicyl II 649

Nausea bei Sauerstoffmangel IV 27ff., 34
— bei Scharlach-Myokarditis II 902
— und Serotonin V 185
— und Sympathektomie V 486
— bei vegetativer Labilität IV 760ff., 809ff.
— durch Veratrin V 492, 594
Nebenniere und Acetylcholin V 200
— und Adams-Stokes-Syndrom II 271ff.
— bei Addisonismus V 799ff.
— und Addison-Syndrom V 796ff.
— und Adrenalektomie V 490
— und Adrenalin V 168ff.
— und Adrenogenitalismus V 701ff.
— und Akromegalie V 704
— bei Amyloidose II 961
— und Angiopathia diabetica IV 374
— und Antesystolie II 395
— und Arteriosklerose III 749ff., 791ff.; IV 374; V 357ff.; VI 413ff.
— und Atmung IV 13ff.
— und Atrioventrikulardissoziation II 290
— bei Belastung IV 764ff.
— und Blutdruck V 37ff., 69ff., 74ff., 98ff., 112, *113*ff., 144, 149, 157, 163, 195, 312ff., 397, 657, 662, 682ff., 780ff., 791ff.
— und Blutmenge I 153
— und Capillarspasmen VI 537
— bei Conn-Syndrom V 704ff.
— und Coronarinsuffizienz III 749ff.
— und Coronarsklerose III 749ff., 791ff.
— und Cushing-Syndrom V 684ff., 695ff.
— und Depressan V 235
— und Diabetes mellitus IV 362, 374
— und Diurese I 236ff., 255, 269ff., 323ff., 402, 510ff., 550ff.
— und Endangitis obliterans VI 259ff., 294, 303
— bei Endokarditis lenta II 718ff.
— und endokrine Hypertonie V 646ff., 657, 662, 682ff.
— und Entzügelungshochdruck V 149
— und essentielle Hypertonie V 312ff., 397
Nebenniere und essentielle Hypotonie V 791ff.
— und experimentelle Hypertonie V 69ff., 74ff., 98ff., 112, *113*ff., 144, 149, 157, 163, 195
— und Extrasystolie II 37ff., 45
— und Gefäßkrankheiten II 986ff.; VI 259ff., 294, 303, 323
— und Glykoside I 459
— bei Gravidität IV 483ff.; V 728ff.
— bei Graviditätstoxikose IV 512, 517; V 732, 734
— und Hämochromatose IV 687ff.
— und hämorrhagische Diathese VI 571ff.
— und Herzatrophie I 759ff.
— und Herzhypertrophie V 366
— und Herzinsuffizienz I 759ff., 787ff.
— und Hirndurchblutung V 397
— und Höhenadaptation IV 13ff.
— und Hypernatriämie IV 444
— und Hypertensin V 100, 112
— und Hypertensinase V 104ff.
— und Hypertensinogen V 93
— und Hypertonie V 37ff., 69ff., 74ff., 98ff., 112, *113*ff., 144, 149, 157, 163ff., 195, 312ff., 397, 657, 662, 682ff., 695ff.
— bei Hypoglykämie IV 379
— und Hypokaliämie I 584ff.; IV 420ff., 430
— und Hypophysektomie IV 344ff.
— und Hypotonie IV 810ff.; V 780ff., 791ff.
— und infektiöser Schock I 983ff., 1071
— bei Infektionen IV 530; V 804ff.
— und Insulin IV 379
— und Interferenzdissoziation II 296
— und Kaliumstoffwechsel IV 420ff., 430
— und Karditis rheumatica II 556
— und Klima IV 13ff.
— und Kohlenoxydvergiftung V 774
— und Kollaps I 957, 964, 983ff., 1005ff., 1068ff., 1071ff., *1124*; IV 602ff.
— und Kreislauf IV 559ff.
Nebenniere und Luftdruck IV 13ff.
— und Luftüberdruck IV 40ff.
— und maligne Hypertonie V 629
— und Menopause IV 870ff.
— und Mineralstoffwechsel IV 420ff.
— bei Moschcowitz-Symmers-Syndrom VI 571 573
— und Myokard I 28, 33
— und Noradrenalin V 168ff.
— und Ödeme I 236ff., 255, *269*ff., 323, 402ff., 510ff., 550ff.
— und Oxytyramin V 180ff.
— und Pararhythmie II 290, 296
— und Pepsitensin V 102ff.
— bei Periarteriitis nodosa II 986ff.; VI 323
— und Perinephritis V 195
— und Phäochromocytom V 646ff., 657, 662
— und Porphyrie IV 402
— und Postural hypotension V 814
— und Pseudo-Cushing-Syndrom V 700ff.
— und psychosomatische Hypertonie V 163
— und Purpura VI 571ff.
— bei Querschnittslähmung V 721
— und Rauwolfia-Alkaloide V 525
— und Raynaud-Syndrom VI 227
— und Regelkreis IV 745ff.
— und Renin V 81, 98, 100, 112
— und rheumatisches Fieber II 556
— und Sauerstoffmangel IV 13ff.
— und Schock I 957, 964, 983ff., 1005ff., 1068ff., 1071ff., *1124*; IV 602ff.
— und Serotonin V 185
— und Simmonsd-Syndrom IV 342; V 799ff.
— und Terminalstrombahn VI 20
— bei Thalliumvergiftung V 774
— und traumatischer Schock I 964
— und Vasoexcitor material V 195
— und vegetative Labilität IV 810ff.
— bei Vergiftungen V 774
— und Wasserhaushalt I 236ff., 255, *269*ff., 323, 402ff., 510, 550ff.

Nebenniere bei Waterhouse-Friedrichsen-Syndrom IV 563ff.
— und Wolff-Parkinson White-Syndrom II 395
— und zentralnervöse Hypertonie V 157
Nebennierenadenom und Akromegalie V 704
— und Blutdruck V 37ff., 684ff., 704
— und Cushing Syndrom V 684ff.
Nebennierencarcinom, Hypertonie bei V 37ff.
Nebennierenregenerationshochdruck V 137ff.
Nebennierenresektion s. u. Adrenalektomie
Nebennierentumoren bei Adrenogenitalismus V 701ff.
— und Akromegalie V 704
— und Aldosteron V 711
— und Antesystolie II 395
—, Atrioventriculardissoziation bei II 290
— und Blutdruck V 37ff., 251ff., 685ff.
— bei Conn-Syndrom V 704ff.
—, Cushing-Syndrom bei V 685ff.
—, endokrine Hypertonie bei V 685ff.
— und Extrasystolie II 37ff., 45
—, Hypertonie bei V 37ff., 251ff., *684*ff.
— und Interferenzdissoziation II 296
—, Kälte-Test bei V 251ff.
— und Pararhythmie II 290, 296
— und Wolff-Parkinson-White-Syndrom II 395
Nebenvorhöfe III 19ff., 551ff.
Neisseria flava und Endokarditis II 673, 734
— flavescens und Endokarditis II 673
— gonorrhoea s. a. u. Gonokokkeninfekte
— meningitides und Endokarditis II 673
— perflava und Endokarditis II 673
Nekrosen s. a. u. Gangrän
— bei Aktinomykose II 940
— und Allergie II 554ff., 950ff.
— bei Anämie III 870; IV 653
— bei angeborenen arteriovenösen Fisteln VI 470
— bei Aortenstenose II 1428; III 944
— bei Aortitis luica VI 352
Nekrosen bei Arteriitis rheumatica VI 345
— bei Arteriitis tuberculosa VI 347
— bei Arteriosklerose III 740ff.; VI 384, 432, 440
— bei Arteriosklerosis obliterans VI 432, 440
— bei Arteriosklerosis obliterans diabetica VI 440ff.
— bei arteriovenösen Fisteln 470, 478ff.
— bei Blutkrankheiten III 870; IV 653, 672, 679
— bei Brucellosen II 904
— bei Capillarspasmen VI 537
— bei Coronarsklerose III 740ff.
— bei Coxsackie-Infekt II 920ff.
— bei Dermatomyositis II 991
— bei Diabetes mellitus VI 440ff.
— bei Embolie VI 364ff.
— bei Endangitis obliterans VI 277ff., 282ff.
— bei Endokarditis rheumatica II 564ff.
— bei Erfrierung VI 555
— bei Erythematodes II 976ff.; VI 344
— bei experimenteller Hypertonie V 61ff.
—, fibrinoide II 564ff.
—, —, bei Dermatomyositis II 991
—, —, bei Endangitis obliterans VI 273ff.
—, —, bei Erythematodes II 979ff.
—, —, bei Libman-Sacks-Endokarditis II 979ff.
—, —, Periarteriitis nodosa II 984ff.
— bei Gefäßkrankheiten II 984ff.; III 740ff.; VI 277ff., 282ff., 311ff., 324, 337, 345, 347, 352, 364, 370, 380, 384, 432ff., 440ff., 483, 555ff., 572
— bei Gefäßmißbildungen VI 470
— bei Grippe II 924ff.
— bei hämorrhagischer Diathese VI 573
— bei Hepatitis II 929
— bei Heredoataxie II 973
— bei Herzinfarkt III 1060ff., 1131
— und Herzruptur III 1241ff.
Nekrosen bei Herztrauma II 479ff., 487ff.
— bei Infekten II 899ff., 903ff., 920ff., 924, 929, 933ff., 939ff.; VI 352
— bei Kaposi-Sarkom VI 602
— bei Karditis rheumatica II 554ff., 564ff.
— bei Kohlenoxydvergiftung III 873ff.
— bei Kollagenosen II 976ff.
— und Kollaps I 1117
— bei Leptospirosen II 905
— bei Leukämie IV 672
— bei Libman-Sacks-Endokarditis II 979ff.
— bei Lues VI 352
— bei Lymphogranulomatose IV 679ff.
— bei Malaria II 935
— bei Martorelli-Syndrom VI 380
— bei Masern II 922
— bei Moschcowitz-Symmers-Syndrom VI 572
— bei Myokarditis II 872ff., 950ff.
— bei Myokarditis rheumatica II 567ff.
— bei Periarteriitis nodosa II 984ff.; VI 311ff., 324ff.
— bei Perniosis VI 559
— und Phlebitis VI 483
— bei primärer chronischer Polyarthritis II 992
— bei Purpura VI 573
— bei Quecksilbervergiftung III 889ff.
— bei rheumatischem Fieber II 554ff., 564ff., 602; VI 345
— bei Riesenzellarteriitis VI 337ff.
— bei Scharlach II 899ff., 903
— bei Schockniere I 1117ff.
— und Thrombophlebitis VI 483
— und Thrombose VI 370ff., 483
— bei Toxoplasmose II 933ff.
— bei Trichinose II 939
— bei Tuberkulose VI 347
— bei Ulcus cruris VI 380
— bei Varicellen II 923
— bei Variola II 924
— bei Vergiftungen III 873ff., 889
— und Wärmetherapie VI 155ff.
Nekrosin und Karditis rheumatica II 600
Nembutal und essentielle Hypertonie V 258ff., 495

Nembutal und experimentelle Hypertonie V 495
— beim Mesoappendixtest V 192
— und Renin V 98
— im Sedations-Test V 258ff.
Neo-Ajmalin V 521 ff. s. a. u. Rauwolfia-Alkaloide
Neo-Antergan bei allergischer Myokarditis II 954
Neocurtasal I 509
Neohydrin als Diureticum I 530ff., 535 s. a. u. Quecksilber
Neo-Jopax zur Angiographie VI 120
Neomycin bei Endokarditis lenta II 750ff., 758
— und infektiöser Schock I 983ff.
Neoplasmen s. u. Tumoren u. d. einzelnen Geschwülsten
Neosalvarsan bei Endokarditis lenta II 747
Neoselektan zur Angiographie VI 120
Neosinephrine bei paroxysmaler Tachykardie II 149
Neostigmin bei paroxysmaler Tachykardie II 146ff.
Neoteben bei Myokardsarkoidose II 949
Nephelogramm bei rheumatischem Fieber II 571
Nephrektomie, doppelseitige, und Hypertonie V 41ff., 112, 144
— einseitige und Hypertonie V 48ff., 112, 144, 159ff.
— bei Endangitis obliterans V 624
— und experimentelle Hypertonie V 41ff., 112, 144; 159ff.
— und Hochdruckstoff V 188
— und Hypertensinogen V 92
— bei Hypertonie V 599ff., 606, 608ff., 610
— und Kälte-Test V 252
— bei maligner Hypertonie V 629
— bei Nierentuberkulose V 612
— und Pepsitensin V 102
— bei Pyelonephritis V 610
— bei renaler Hypertonie V 599ff., 606ff., 608ff., 610, 612, 624, *629*ff.
— und Renin V 98, 112, 144
— subtotale und Blutdruck V 41ff., 144, 252
— und Sustained pressor principle V 188
— und zentralnervöse Hypertonie V 159ff.
Nephrin V 179, *188*ff.
— und experimentelle Hypertonie V 188ff.
Nephritis s. a. u. Glomerulonephritis Herdnephritis Pyelonephritis
—, akute, und Antistreptolysin II 590
—, —, Autoantikörper bei II 600
—, —, Blutdruck bei V *612*ff.
—, —, Capillarresistenz bei VI 104
—, —, und Endokarditis fibrinosa II 778
—, —, und Endokarditis verrucosa simplex II 778
—, —, und Graviditätstoxikose IV 505ff.
—, —, Hypertonie bei V *612*ff.
—, —, und Kallikrein V 224
—, —, bei Periarteriitis nodosa VI 317ff.
—, —, renale Hypertonie bei V *612*ff.
—, —, Therapie V 644ff.
— und Angiopathia diabetica IV 354ff.; V 337
—, Antihyaluronidase bei II 594
— und Antistreptokinase II 596
—, Antistreptolysin bei II 590
— bei Aortenisthmus-Stenose V 762
— und Augenhintergrund V 425, 429ff.
—, Autoantikörper bei II 600
— bei bakterieller Endokarditis II 740
— und Blutdruck V 32ff., 37, 281, 387, 595ff., *612*ff.
—, Cantharidenblase bei VI 109
— und Capillarpermeabilität VI 106ff., 109
— und Capillarresistenz VI 104, 565, 575
— und Capillarspasmen VI 538
—, Cellophan- s. dort
—, chronische, und Blutdruck V 617
—, —, bei Gefäßkrankheiten VI 317ff.
—, —, und Gravidität IV 504ff.; V 729
—, —, und Graviditätstoxikose IV 504ff., 508ff.
—, —, Hypertonie bei V 617
—, —, und Hypokaliämie IV 420ff.
—, —, und Kallikrein V 224
—, —, und Kollaps IV 602ff.
—, —, und Mineral-Stoffwechsel IV 420ff.
Nephritis, chronische, und Myokarditis II 874
—, —, und Nephrose V 613, 617
—, —, und Operationen IV 596ff.
—, —, bei Periarteriitis nodosa VI 317ff.
—, —, und Perikarditis II 1042
—, —, und renale Hypertonie V 617
—, —, und Schock IV 602ff.
—, C-reaktives Protein bei II 597
— und Depressan V 234ff.
—, Dextranreaktion bei V 618
— und Diabetes mellitus IV 354ff.; V 337
—, embolische IV 530
—, —, bei Endokarditis acuta II 727
—, —, bei Endokarditis lenta II 715ff.
—, —, bei Infektionen IV 530
— und Endangitis obliterans VI 263
— bei Endokarditis acuta II 727
— und Endokarditis fibrinosa 778
— und Endokarditis lenta II 698, 710, *715*ff.
— und Endokarditis verrucosa II 778
— bei Erythematodes II 979ff.; VI 344
—, experimentelle V 37, 49ff., 58ff.
— bei Gefäßkrankheiten VI 263, 315, 317ff.
—, Glomerulo- s. u. Glomerulonephritis
—, Goldblatt- s. dort
— und Gravidität IV 482ff., 504ff., 510ff.; V 729
— und Graviditätstoxikose IV 504ff., 508ff., *510*ff.
— und hämorrhagische Diathese VI 104, 565, 575
—, herdförmige s. u. Herdnephritis
— und Hydralazine V 548
— und Hypertensinogen V 91
— und Hypertonie V 32ff., 37ff., 281, 387, 595ff., *612*ff.
— und Hypokaliämie I 583; IV 420ff.
— bei Infektionskrankheiten IV 530, 571ff.
—, interstitielle, Dextranreaktion bei V 618
—, —, bei Endokarditis lenta II 715ff., *716*ff.

Nephritis, interstitielle, bei Gefäßkrankheiten VI 317
—, —, und Graviditätstoxikose IV 508
—, —, bei Infektionen IV 530, 535
—, —, und Karditis rheumatica II 607
—, —, und Kollaps I 1121
—, —, bei Periarteriitis nodosa VI 317
—, —, und rheumatisches Fieber II 607
—, —, und Schockniere I 1121
— und Kälte-Test IV 785
— und Kaliumstoffwechsel IV 420 ff.
— und Kallikrein V 224
— und Karditis rheumatica II 606 ff.; VI 565
— bei Kollagenosen II 979 ff.
— und Kollaps I 957, 1121; IV 602 ff.
—, Löhleinsche, bei Endokarditis lenta II 715 ff.
— und Lungenödem I 131, 769
— und Lymphgefäßinsuffizienz VI 607 ff.
— und Magnesium-Stoffwechsel IV 455 ff.
— und maligne Hypertonie V 627 ff.
—, Masugi- s. dort
— und Mineral-Stoffwechsel IV 420 ff., 455 ff.
— und Mitralstenose II 1320 ff.
— und Myokarditis II 874, *915*
— und Nephrose V 613, 617
— durch Nephrotoxin V 58
— bei Nierentuberkulose V 612
— und Ödeme I 245, 267, 275
— und Operationen IV 596 ff.
— bei Periarteriitis nodosa VI 315, 317 ff.
— und Perikarditis II 1042
—, postinfektiöse IV 571 ff.
— und Purpura VI 565, 575
— bei Purpura rheumatica VI 565
—, Pyelo- s. u. Pyelonephritis
—, renale Hypertonie bei V 595 ff., *612* ff.
— und rheumatisches Fieber II 606 ff., VI 565
— und Sauerstoffbedarf I 267
— und Schock I 957, 1121; IV 602 ff.
— und Schockniere I 1121
—, Seiden- s. dort
—, subchronische, und Kallikrein V 224
—, Therapie V 644 ff.
—, tubulointerstitielle, nach Schockniere I 1121
Nephritis und Tyramin V 178
— und Urohypertensin V 189
— und Wasserhaushalt I 245, 267, 275
Nephrocalcinose durch Carboanhydrasehemmer I 539
— bei Cushing-Syndrom V 684 ff.
— bei endokriner Hypertonie V 684 ff.
Nephrographie durch Aortographie VI 137
Nephrohydrose bei Schockniere I 1119
Nephrolithiasis und renale Hypertonie V 40, 603
Nephropathia diabetica IV 364 ff.
— — bei Capillaropathia diabetica VI 550 ff.
— — und Capillarpermeabilität VI 550 ff.
Nephroptose, renale Hypertonie bei V 602
Nephrose, Amyloid- s. u. Amyloidnephrose
—, akute bei Graviditätstoxikose IV 517
— und Aldosteron V 701 ff.
—, Antistreptolysin bei II 591
— und Arteriosklerose V 353
— bei bakterieller Endokarditis II 715, 717
— und Blutdruck V 91, 163
— und Cantharidenblase VI 109
—, Capillarpermeabilität bei VI 109
— und Capillarresistenz VI 565
— und Conn-Syndrom V 705
—, Dextranreaktion bei V 618
— bei Diabetes mellitus V 618 ff.
— bei Endokarditis lenta II 715, 717
— und endokrine Hypertonie V 705
— bei Erythematodes II 979 ff.
— und experimentelle Hypertonie V 91, 163
— und Gefäßkrankheiten II 987 ff.; VI 22 ff.
—, Glomerulo- s. dort
— und Glomerulonephritis V 613, 617
— bei Gravidität IV 517
—, hämoglobinurische I 1119
— und hämorrhagische Diathese VI 565
—, Hydroperikard bei II 1152
— und Hypertensinogen V 91
— und Hypertonie V 91, 163, 705
Nephrose und Hypokaliämie IV 420 ff.
— bei Infektionen IV 530
— und Kaliumstoffwechsel IV 420 ff.
— und Kallikrein V 224
— bei Karditis rheumatica II 607; VI 565
— bei Kollagenosen II 979 ff., 987
— und Kollaps I 1006, 1112, 1119; IV 603 ff.
— und Mineralstoffwechsel IV 420 ff.
— und Nephritis V 613, 617
—, paraproteinämische V 620
— bei Periarteriitis nodosa II 987 ff.
— und Phlebitis VI 485
— und psychosomatische Hypertonie V 163
— bei Purpura rheumatica VI 565
— durch Quecksilber I 533
— und renale Hypertonie V 91, 163, 705
— und rheumatisches Fieber II 607; VI 565
— und Schock I 1006, 1112, 1119; IV 603 ff.
— und Schockniere I 1119
—, Symptome V 617
— und Thrombophlebitis VI 485
—, toxische bei Infektionen IV 530, 535
Nephrosklerose bei Angiopathia diabetica IV 366 ff.
— bei Bleivergiftung V 772
— und Blutdruck V 37 ff., 119 ff., 145, 595 ff.
— bei Blutkrankheiten IV 665
—, Cantharidenblase bei VI 109
—, Capillarpermeabilität bei VI 109
—, Capillarresistenz bei VI 104
— bei Diabetes mellitus IV 366 ff.
— und Diurese I 267
— bei endokriner Hypertonie V 660
— und experimentelle Hypertonie V 119 ff., 145
—, glomeruläre V 620
— und hämorrhagische Diathese VI 104
— und Hypertonie V 37 ff., 119 ff., 145, 595 ff.
— bei Karditis rheumatica II 603, 607
—, maligne s. u. maligne Hypertonie

Nephrosklerose und maligne Hypertonie V 627ff.
— bei Phäochromocytom V 660
— bei Polycythämie IV 665ff.
—, renale Hypertonie bei V 595ff.
— bei rheumatischem Fieber II 603, 607
— durch Steroide V 119ff., 145
— und Tyramin V 178
—, vasculäre V 620
— bei Vergiftungen V 772
Nephrotoxine s. a. u. Masugi-Nephritis
— und Blutdruck V 57ff., 68, 78, 108ff., 134, 145
Nepresol V 541 s. a. u. Hydralazine
—, Chemie V 541
— bei essentieller Hypertonie V 541ff.
— in der Kombinationstherapie V 585ff., 590
—, Nebenwirkungen V 546, 550ff.
Nereifolin bei Herzinsuffizienz I 430
Nervensystem s. a. u. Parasympathicus, Sympathicus, Zentralnervensystem
— und Acetylcholin V 167, 200
— und ACTH II 645
— bei Adams-Stokes-Syndrom II 251ff., 258ff.
— und Adenosin V 202
— bei Adipositas IV 384ff.
— und Adrenalin V 167ff.
— bei Anämie IV 646ff.
— und Anaesthesie IV 591ff.
— bei Aneurysmen V 769ff.; VI 448ff.
— und angeborene arteriovenöse Fisteln VI 472ff.
— bei angeborenem Herzfehler III 123ff.
— bei Angina pectoris III 1430ff.
— bei Angiopathia diabetica VI 439ff.
— und Antesystolie II 382ff., 394
— bei Aortenaneurysma VI 448ff.
— bei Aortenbogensyndrom VI 379
— bei Aortenhämatom, intramuralem VI 458
— bei Aortenisthmusstenose III 450ff.
— bei Aortenstenose II 1433, 1447
— und Aortitis luica VI 351
— und Aortographie VI 134ff.
Nervensystem und Arrhythmie II 105, 114
— und Arteriitis luica VI 348
— bei Arteriosklerose III 749ff.; VI 387ff., 436, 439ff.
— bei Arteriosklerosis obliterans VI 436
— bei Arteriosklerosis obliterans diabetica VI 439ff.
— und arteriovenöse Anastomosen VI 8
— bei arteriovenösen Aneurysmen V 769ff.
— bei arteriovenösen Fisteln III 389; VI 480
— bei arteriovenöser Lungenfistel III 389
— und Atmung I 219ff.; IV 7, 10ff., 13ff., 27ff., 31ff.
— bei Atrioventrikularblock II 210ff., 219, 226, 230ff., 243ff.
— und Atrioventrikularrhythmus II 279ff., 283ff., 284ff.
— bei bakterieller Endokarditis II 690ff., *718*ff., 727ff., 741, 767ff.
— und Balneotherapie I 666ff.
— und Banthin V 493
— und Barbiturate V 492ff.
— bei Belastung IV 764ff.
— und Benzodioxan V 161, 493
— bei Beriberi IV 389ff.
— bei Bleivergiftung V 771ff.
— und Blutdruck V 13ff., 22ff., 29ff., 37ff., 69ff., 71ff., *146*ff., 163ff., 298ff., 374ff., 390, 397, 408ff., 470ff., 492ff., 658ff., 780ff.
— bei Blutkrankheiten IV 646ff.
— und Bradykardie II 17
— und Bromide V 492
— bei Capillarektasien VI 525, 528ff.
— und Capillarpermeabilität VI 547ff.
— und Capillarressistenz VI 576ff.
— und Capillarspasmen VI 537ff.
— und Carboanhydrase I 538ff.
— und Carotis-Sinus V 714ff.
— und Carotis-Sinus-Syndrom II 144, 273ff.; V 818
— bei Cervicalsyndrom IV 863ff.
— und Coffein IV 826
Nervensystem und Commissurotomie II 1395ff.
— und Coronardurchblutung III 675ff.
— und Coronargefäße III 670ff.
— und Coronarsklerose III 749ff.
— bei Cor pulmonale IV 98ff., 105ff., 124ff., 131ff., 134ff., 146ff., 161ff.
— und Cortison II 645
— bei Coxsackie-Infekt II 920ff.
— bei Cushing-Syndrom V 683ff.
— bei Cyanose VI 530ff.
— und Depressan V 231ff.
— und Dermographie VI 40
— bei Diabetes mellitus VI 439ff.
— und Dibenamin V 493
— und Dibenzylin V 493
— und Digitalis V 494
— bei Digitalisvergiftung I 490, 499
— bei Dumping-Syndrom IV 866
— bei Dystrophie IV 296
— und Effort-Syndrom IV 715, 817ff.
— bei Eintauchfuß VI 561
— und Elektrodermatogramm VI 94
— und Elektromyogramm VI 95
— bei Elektrounfall III 903ff.
— und Elephantiasis VI 612
— bei Embolie VI 361ff., 363ff.
— bei Encephalomyokarditis II 919ff.
— und Endangitis obliterans V 624; VI 271, 277, 281ff., *287*ff., 296
— bei Endokarditis acuta II 727, 730
— bei Endokarditis fibrinosa II 776ff.
— bei Endokarditis lenta II 690ff., *718*ff., 741, 767ff.
— und Endokarditis verrucosa simplex II 776ff.
— und endokrine Hypertonie V 647ff., 658ff., 660ff., 683ff.
— und Entzügelungs-Hochdruck V 37ff., 146ff., 716ff.
— und Entzündung VI 548
— bei Erfrierung I 981ff.; VI 556, 558
— und Erythem VI 42ff.

Nervensystem bei Erythematodes II 979ff.; VI 344ff.
— und Erythralgie VI 527
— bei Erythromelalgie VI 525, 528ff.
— und essentielle Hypertonie V 298ff., 374ff., 390, 397, 408, 470ff., 492ff.
— bei essentieller Hypotonie V 787ff., 790ff.
— bei experimenteller Hypertonie V 69ff., 71ff., *146*ff., V 163ff.
— und Extrasystolie II 42ff., 75ff.
— bei Fallotscher Tetralogie III 337ff.
— und Ferritin V 493
— bei Fettembolie IV 134ff.
— bei Fleckfieber II 907
— bei Fruchtwasserembolie IV 137ff.
— und Ganglienblocker V 492ff., 565ff., 571ff., 594
— und Geburtsakt IV 522
— und Gefäßkrankheiten II 985; V 622, 624; VI 23ff., 34ff., 162ff., 239ff., 242ff., 271ff., 277ff., 281ff., 287ff., 296ff., 322, 326ff., 340, 381, 387ff., 436ff.
— bei Gefäßmißbildungen VI 472, 590
— und Genußgifte IV 825ff.
— und Geschlechtsfunktion IV 722ff., 870ff.
— bei Glomustumoren VI 593
— bei Glykogenose II 966
— bei Gravidität IV 506, 511ff., 522ff.
— bei Graviditätstoxikose IV 506, 511ff.; V 746
— bei Hämangiomen VI 590, 597
— bei hämorrhagischer Diathese VI 576ff., 580
— und hämorrhagischer Schock I 957ff., 1033, 1041ff., 1112
— und Hauttemperatur VI 83ff., 88
— bei Heredoataxie II 973
— und Herzaktion II 5ff., 8ff., 17
— und Herzblock II 183ff., 193ff., 219, 226, 230ff.
— des Herzens III 657ff.
— und Herzgröße I 853ff.
— bei Herzinfarkt III 1122ff.
— und Herzinsuffizienz I 767ff.
— bei Herzklappenfehler II 1301
Nervensystem und Herzmechanik I 853ff.
— und Herzneurose IV 819ff.
— und Herztonus I 875ff.
— und Herzvolumen I 853ff.
— bei Hippel-Lindau-Syndrom VI 590
— und Histamin V 494
— und Höhenadaptation IV 7, 10ff., 13ff., 27ff., 31ff.
— und Hydergin V 492
— und Hydralazine V 542ff.
— bei Hypercalcämie IV 452
— und Hyperämietest VI 63ff.
— und Hypertensin V 97
— und Hyperthyreose IV 317ff., 329ff.
— und Hypertonie V 37ff., 69ff., 71ff., *146*ff., 163ff., 298ff., 374ff., 390, 397, 408, 470ff., 492ff., 558ff., 602
— und Hypertonie-Therapie V 492
— und Hypocalcämie IV 447ff.
— bei Hypoglykämie IV 379
— und Hypokaliämie IV 420ff.
— und Hyponatriämie I 574ff.
— bei Hypothyreose IV 332ff.
— und Hypotonie IV 736ff.; V 780ff., 814
— bei idiopathischer Herzhypertrophie II 975
— bei infektiösem Schock II 983ff.
— bei Infektionen I 938; IV 530ff., 562ff.; V 801ff.
— und Insulin IV 379
— und Interferenz-Dissoziation II 291ff.
— und Kälte-Test IV 784; V 249
— und Kallikrein V 221
— und Kammerflattern II 174ff.
— und Kammerflimmern II 174ff.
— bei Kammertachykardie II 159ff., 163ff.
— und Karditis rheumatica II 569, 604, *607*ff.
— bei Kavernomen VI 597
— und Klima IV 7, 10ff., 13ff., 27ff., 31ff.
— bei Kohlenoxydvergiftung V 774
— bei Kollagenosen II 979ff.
— und Kollaps I 957ff., 964ff., 972ff., *987*ff., 1033, 1041ff., 1105ff., 1112ff.; II 17; IV 600ff.
Nervensystem und Kreislauf IV 561ff.
— und Lebensalter IV 622ff.
— bei Livedo reticularis VI 534ff.
— bei Lues VI 351, 384
— und Luftdruck IV 7, 10ff., 13ff., 27ff., 31ff.
— bei Luftembolie IV 124ff., 131ff.
— und Luftüberdruck IV 39ff.
— bei Lungenembolie IV 98ff., 105ff.
— und Lungenkreislauf IV 69ff.
— und Lungenödem I 768ff.
— und Lungenstauung I 768ff.
— und Lymphgefäßinsuffizienz VI 605ff., 612
— und Lymphödem VI 612
— und Magnesiumstoffwechsel IV 455ff., 457ff.; V 497
— bei maligner Hypertonie V 629
— bei Martorelli-Syndrom VI 381
— und Menopause IV 722ff., 870ff.
— bei Migräne VI 249ff.
— bei Mitralstenose II 1301, 1320ff., 1381
— bei Möller-Barlow-Syndrom VI 580
— bei Moschcowitz-Symmers-Syndrom VI 571ff.
— und Myokard III 672ff.
— und Narkose IV 591ff.
— und neurogene Hypertonie V 37ff., *146*ff., 156ff.
— und neurogener Schock I 972ff.
— und Nicotin IV 825ff.
— und Nitrite V 494
— und Noradrenalin V 167ff.
— und Novocain V 497ff.
— und Operabilität IV 622ff.
— und Operationen IV 591ff.
— und Operationsschock I 966
— und Orthostase IV 729ff., 734ff.; V 810
— und Oscillogramm VI 79
— und Parasystolie II 298ff., 302ff.
— und paroxysmale Tachykardie II 131ff., 143ff., 159ff., 163ff.
— bei Periarteriitis nodosa II 985ff.; V 622; VI 326ff.
— und Perikard II 1037ff.
— bei Perikarditis II 1045ff.
— bei Perniciosa IV 646ff.

Nervensystem und Perniosis VI 560
— und Phäochromocytom V 647ff., 658ff., 660ff.
— bei Phlebitis VI 487ff., 500ff.
— bei Poliomyelitis II 918ff., V 718
— bei Porphyrie IV 398ff., 400ff.
— bei Postcommissurotomie-Syndrom II 1395ff.
— und postthrombotisches Syndrom VI 511
— bei Postural hypotension IV 736ff.; V 814
— und P pulmonale II 205
—, Pressoreceptoren V 22ff., s. a. dort
— und primärer Schock I 975ff.
— und Procain V 492
— und psychosomatische Hypertonie V 163ff.
— in Puerperium IV 522
— und Purine I 547ff.; V 494
— und Purpura VI 576ff.
— und Pyrazole II 654
— und Rauwolfia-Alkaloide V 492, 521ff., 594
— bei Raynaud-Syndrom VI 225ff., 228ff.
— und Regelkreis IV 745ff.
— und Regitin V 493
— und Reizleitungssystem II 182ff., 193ff., 210ff., 219, 226, 230ff., 243ff.
— bei renaler Hypertonie V 602
— und Renin V 82, 97
— und respiratorische Arrhythmie II 21ff.
— und rheumatisches Fieber II 569, 604, *607*ff.
— bei Rickettsiosen II 907
— bei Riesenzellarteriitis VI 340ff.
— und Roemheld-Syndrom IV 865
— und Sauerstoffmangel IV 7, 10ff., 13ff., 27ff., 31ff.
— und Schenkelblock II 356
— und Schock I 957ff., 964ff., 972ff., *987*ff., 1033, 1041ff., 1105ff., 1112ff.; IV 600ff.
— und Schockniere I 1105ff.
— bei Schützengrabenfuß VI 560
— und Schweißsekretion VI 43ff.
— und Sedativa V 492ff.
— und sekundäres Raynaud-Syndrom VI 239ff., 242ff.

Nervensystem und Serotonin V 182, 184
— und Sinuauriculärblock II 194ff.
— bei Skorbut VI 580
— und Sportherz I 868, 945
— bei Sturge-Weber-Syndrom VI 590
— und Substanz P V 205
— bei Sympathicotonie IV 721ff.
— und Synkardialmassage VI 151ff.
— und Tachykardie II 8ff., 131ff., 143ff., 159ff., 163ff; III 845
— und Teleangiektasien VI 539
— und Terminalstrombahn VI 13ff.
— bei Thalliumvergiftung V 773ff.
— und Thiocyanate V 494
— bei Thrombophlebitis VI 487ff., 500ff.
— und Thyreoidea IV 317ff., 329ff., 332ff.
— und totaler Block II 230ff., 243ff.
— bei Toxoplasmose II 933ff.
— und traumatischer Schock I 964ff.
— bei Tricuspidalatresie III 400ff.
— und Ulcus cruris VI 381
— und Umkehr-Extrasystolie II 315
— und Umkehrrhythmus II 315
— und Urticaria VI 547
— bei Vagotonie IV 721ff.
— und Vagotonin V 207ff.
— bei Valsalva-Versuch IV 777ff.
—, Vasomotorenzentrum V 22ff.
— und Vasomotorik s. dort
— bei vegetativer Labilität IV 704ff., 734ff., 798ff., 817ff., 829ff.
— vegetatives s. u. Parasympathicus und Sympathicus
— und Veratrin V 492
— und Veratrumalkaloide V 557ff., 594
— bei Verbrennung I 978ff., 1113; VI 563
— bei Verbrennungsschock I 978ff., 1113
— bei Vergiftungen V 771ff., 807
— und Vorhofflattern II 105
— und Vorhofflimmern II 80, 105, 114

Nervensystem bei Wärmeurticaria VI 561ff.
— bei Waterhouse-Friedrichsen-Syndrom IV 563ff.
— und Wolff-Parkinson White-Syndrom II 382ff., 394
—und zentralnervöse Hypertonie V 156ff.
„Nervous origin“ IV 72
Nervus accelerans II 5ff.
— — und Adrenalin V 167, 174
— — und Atrioventrikular-Dissoziation II 287ff.
— — und Atrioventrikular-Rhythmus II 279
— — und Entzügelungs-Hochdruck V 717
— — und Extrasystolie II 42
— — und Ganglienblocker V 565ff.
— — und Herzfrequenz II 5ff.
— — und Herztonus I 876ff.
— — und Interferenz-Dissoziation II 291ff.
— — und Kammerflattern II 174ff.
— — und Kammerflimmern II 174ff.
— — und Rauwolfia-Alkaloide V 524
— — beim Valsalva-Versuch IV 777ff.
— — und Veratrumalkaloide V 558
— — und Vorhofflimmern II 80
— depressor II 5ff.; V 23ff.
— — und Blutdruck V 23ff., 69ff., 146ff.
— — und Coronardurchblutung III 676
— — und Herzfrequenz II 5ff.
— — und Hypertonie V 69ff., 146ff.
— — und Regelkreis IV 745ff.
— — und Vagotonin V 207
— glossopharyngeus bei Entzügelungs-Hochdruck V 716ff.
— — bei Poliomyelitis V 718
— opticus bei Aortenbogensyndrom V 767; VI 378
— — bei arteriovenösen Fisteln VI 481
— — und Blutdruck V 388, 401, 422ff.
— — bei Endangitis obliterans VI 289

Nervus opticus bei Endokarditis lenta II 720
— — und endokrine Hypertonie V 659ff.
— — bei essentieller Hypertonie V 388, 401, 422ff.
— — und Geburtsakt IV 522
— — bei Gravidität IV 522
— — bei Graviditätstoxikose IV 501, 506
— — bei Hirnbasenaneurysma VI 464
— — und maligne Hypertonie V 422ff., 626ff.
— — bei Periarteriitis nodosa VI 326
— — und Phäochromocytom V 659ff.
— — und Phlebitis VI 500
— — bei Polycythämie IV 664
— — im Puerperium IV 522
— — bei Riesenzellarteriitis VI 339
— — bei Thrombophlebitis VI 500ff.
— phrenicus bei Aortenaneurysma VI 449ff.
— — bei Lungenembolie IV 107
— recurrens und Perikard II 1037ff.
— splanchnicus und Adrenalin V 171ff.
— — und Blutdruck V 72ff., 97, 102, 162, 471, 781
— — und essentielle Hypertonie V 471, 486, 489
— — und experimentelle Hypertonie V 72ff., 97, 102, 162
— — bei Graviditätstoxikose V 750
— — und Hypertensin V 97, 102
— — und Hypertonie V 72ff., 97, 102, 162, 471
— — und Hypotonie V 781ff.
— — und Kollaps IV 761
— — bei Lungeninfarkt IV 107
— — und neurogene Hypertonie V 721
— — und Orthostase IV 731 ff.
— — bei Periarteriitis nodosa VI 329
— — und Perikard II 1037ff.
— — bei Postcommissurotomie-Syndrom II 1395ff.
Nervus splanchnicus bei Querschnittslähmung V 721
— — und Renin V 97
— — und Venensystem I 87
— — und zentralnervöse Hypertonie V 162
Nesselgifte und Capillarpermeabilität VI 584
— und Capillarresistenz VI 584
Netzcapillaren V 191
Netzhaut s. u. Retina
Netzhautablösung s. u. Retinaablösung
Netzhautblutung s. u. Retinablutung
Neuralgien III 1337
— bei Embolie VI 364
— durch Herzglykoside I 499
Neuritis bei Arteriosclerosis obliterans diabetica VI 439ff.
— und Capillarektasien VI 528
— bei Diabetes mellitus VI 528
— und Erythromelalgie VI 528
— bei Infektionen IV 537
— bei Periarteriitis nodosa II 987; VI 329
— und sekundäres Raynaud-Syndrom VI 242
Neuroangitis fibrosa obliterans VI 255
Neurodermitis und Antistreptokinase II 596
Neurofibrome und Gefäßmißbildungen VI 593
— und Glomustumoren VI 593
— des Perikards II 1219
— und Phäochromocytom V 653ff.
Neuroretinitis bei maligner Hypertonie V 423
Niacin bei Typhus-Myokarditis II 906
Niconacid zum Hyperämietest VI 64
Nicotin III 878ff.; V 263ff.; VI 265ff.
— und Acetylcholin V 200
— und Angina pectoris III 878ff., 884ff.
— und Arteriosklerose III 885ff.; VI 400
— und Atrioventrikularblock II 227
— und Blutdruck V 25, 189, 263ff., 807
— und Capillarspasmen III 878ff.; VI 537
— und Coronarinsuffizienz III 878ff.
— und Coronarsklerose III 885ff.
Nicotin und Coronarspasmen III 878
— und Endangitis obliterans VI 265ff.
— bei endokriner Hypertonie V 663
— und essentielle Hypertonie V 263ff.
— und experimentelle Hypertonie V 189
— und Gefäßkrankheiten III 885ff.; VI 27, 85, 228, 265ff., 400
— und Hauttemperatur VI 85
— und Herzblock II 227
— und Herzinfarkt III 878ff., 1445ff.
— und Histamin VI 266
— und Hypertensin V 98
— und Hypertonie V 189, 263ff., 807
— und Hypotonie V 807
— und Kallikrein V 217
— und Kollaps III 888
— und Myokard II 968; III 878ff.
bei Phäochromocytom V 663
—, Pharmakologie III 879ff.
— und Raynaud-Syndrom VI 228
— und Reizleitung II 227
— und Renin V 98
— und Serotonin V 185
— und Sportherz I 942
— und Substanz P V 205
—, Tachykardie durch II 10ff.; III 878ff.
— und Terminalstrombahn VI 16ff.
— und Vasomotorik III 878ff.; VI 16ff., 266, 537
— bei vegetativer Labilität IV 799ff., 825ff.
Nicotinallergie III 888ff.; VI 27ff.
— und Coronarspasmen III 888ff.
— und Gefäßkrankheiten III 888ff.; VI 27ff.
„Nicotinherz“, Begriff IV 826
Nicotinolytica VI 29
Nicotinsäure bei Angina pectoris III 1386
— bei Arteriosklerose VI 426
— und Capillarresistenz VI 581
— und Gefäßkrankheiten VI 179ff.
— und hämorrhagische Diathese VI 581
— und Hirndurchblutung V 398
— zum Hyperämietest VI 64

Nicotinsäure, intraarteriell VI 206
— bei Purpura VI 581
— bei vegetativer Labilität IV 860
Nicotinvergiftung und Hypertonie V 807
—, Hypotonie bei V 807 ff.
Niederspannung (Elektrokardiogramm) bei Amyloidose II 963 ff.
— bei bakterieller Endokarditis II 708 ff.
— bei Beriberi IV 392
— bei Blutkrankheiten IV 674, 680
— bei Chagas-Myokarditis II 931 ff.
— bei Cor pulmonale IV 157 ff.
— bei Dermatomyositis II 991 ff.
— bei Diphtherie-Myokarditis II 896, 898
— bei Dystrophia myotonica II 971
— bei Dystrophie IV 297 ff.
— bei Endocarditis lenta II 708 ff.
— bei Endocarditis parietalis fibroplastica II 787
— bei Endokardfibrose II 787 ff.
— bei Endomyokardfibrose II 788
— bei Fibroelastose II 789
— bei Fiedler-Myokarditis II 957 ff.
— bei Fleckfieber II 907
— bei Glykogenose II 967
— bei Grippemyokarditis II 925
— bei Hämochromatose II 965; IV 682 ff.
— bei Hepatitis II 929
— bei Heredoataxie II 973
— bei Herztumoren II 1182 ff.
— bei Hydroperikard II 1153
— bei Hypothyreose IV 332
— bei idiopathischer Herzhypertrophie II 975
— bei Kollagenosen II 987
— im Kollaps I 1032
— bei konstriktiver Perikarditis II 1118 ff.
— bei Leptospirosen II 905
— bei Leukämie IV 674
— bei Lymphogranulomatose IV 680
— bei Mononucleose II 927
— bei Myokarditis II 891, 896, 898
— bei Myokardose II 969 ff.
— bei Myokardsarkoidose II 948
Niederspannung bei Myokardtuberkulose II 943 ff.
— bei Myxödem IV 332
— bei Pancarditis rheumatica II 620
— bei Panzerherz II 1118 ff.
— bei Periarteriitis nodosa II 987 ff.
— bei Pericarditis tuberculosa II 1079
— bei Perikarditis II 1055 ff., 1059 ff., 1079, 1118
— bei Perikardtumoren II 1220 ff.
— bei Reticulosarkom IV 678
— bei Rickettsiosen II 907
— bei Sarkoidose II 948
— bei Scharlach-Myokarditis II 901
— im Schock I 1032
— bei Sklerodermie II 990
— und Thyreoidea IV 332
— bei Tuberkulose II 943 ff., 1079
Niemann-Pick-Syndrom s. u. Sphingomyelinose
Niere s. a. u. Diurese
— und ACTH II 645; V 79 ff., 138, 141 ff., 144
— und Addison-Syndrom V 799
— und Adenosin V 201 ff.
— und Aderlaß I 591 ff.
— und Adiuretin I 236 ff., 275, *280* ff., 323, 510
— und Adrenalin V 173 ff., 176 ff.
— und Aldosteron I 236 ff., *269* ff., 323 ff., 402 ff., 510, 550; V 114 ff., 136 ff., 710 ff.
— bei Amyloidose II 960 ff.; V 617
— bei Anämie IV 646., *648* ff., 659
— bei Anaesthesie IV 605 ff.
— und Androgene V 139 ff., 144
— bei Aneurysmen V 769
— bei Angiopathia diabetica IV 354 ff., *364* ff.; VI 549 ff.
— bei Aortenhämatom, intramuralem VI 458
— und Aortenisthmusstenose III 450 ff.; V 757 ff., 761 ff.
— bei Aortenthrombose VI 375
— und Aortographie VI 135 ff.
— bei Arteriosklerose V 361, 417 ff.; VI 387 ff.
— und arteriovenöse Anastomosen VI 6, 8
Niere bei arteriovenösen Aneurysmen V 769
— und arteriovenöse Fisteln VI 474, 477 ff.
— und Atmung I 329 ff.; IV 17 ff., 26
— und Augenhintergrund V 423 ff.
— bei bakterieller Endokarditis II 690 ff., 699, 710 ff., *715* ff., 740, 767 ff.
— und Balneotherapie I 666; V 591 ff.
— und Barbiturate V 495
— bei Belastung IV 765 ff.
— bei Beriberi IV 395
— bei Bleivergiftung V 771 ff.
— und Blutdruck IV 364 ff.; V 32 ff., 37 ff., *41* ff., 119 ff., 144, 154, 157, 163 ff., 250 ff., 307 ff., 339, 361, 367, *402* ff., *415* ff., 596 ff., 612 ff., 617 ff., 621 ff., 626 ff., 659 ff., 781 ff., 799, 804
— bei Blutkrankheiten IV 646, *648* ff., 659
— und Blutmenge I 153, 155, 162, 323 ff.
— und Calciumstoffwechsel IV 446 ff., 452
— und Cantharidenblase VI 109
— bei Capillaropathia diabetica VI 549 ff.
— und Capillarpermeabilität VI 106 ff., 549 ff.
— und Capillarresistenz VI 565 ff., 571
— und Capillarspasmen VI 538
— und Carboanhydrase I 536 ff.
— und Cheyne-Stokes-Atmung I 232
— und Chlorothiazid I 541 ff.; V 589 ff.
— und Cholinmangel V 145 ff.
—, Clearance-Methoden I 255 ff.
— und Coma diabeticum IV 375 ff., 377
— bei Conn-Syndrom V 704 ff.
— bei Cor pulmonale VI 98, 105 ff., 124 ff., 148, 175 ff.
— und Cortison II 645; V 73, 75 ff., 79 ff., 114 ff., 134 ff., 144, 709 ff.
— bei Crush-Syndrom I 1107, 1117
— bei Cushing-Syndrom V 687 ff., 695
— und Cyanose VI 531

Niere und Depressan V 234ff.
— bei Diabetes mellitus IV 354ff., *364*ff., 375, 377; V 337, 419ff., 618
— bei diabetischer Glomerulosklerose IV 364ff.; V 618ff.
— und Digitalis V 494
— und Diuretica V 589ff.
— und DOCA V 119ff., 144
— bei Dystrophie IV 301, 305
— bei Endangitis obliterans V 624; VI 259ff., *289*ff.
— bei Endocarditis acuta II 727
— und Endocarditis fibrinosa II 777ff.
— bei Endocarditis lenta II 690ff., 699, 710ff., *715*ff., 767ff.
— bei Endocarditis parietalis fibroplastica II 786
— und Endocarditis verrucosa simplex II 777ff.
— bei Endokardfibrose II 786
—, endokrine V 59, 119
— bei endokriner Hypertonie V 659ff., 687ff., 695
— bei Entzügelungs-Hochdruck V 154
— bei Erythematodes II 976ff., 978ff., V 622; VI 344
— und essentielle Hypertonie V 259, 307ff., 361, 367, *402*ff., *415*ff.
— bei experimenteller Hypertonie V 41ff., 58ff., 112, 119ff., 144, 154, 157, 163ff.
— im experimentellen Schock I 1099ff.
— bei Fallotscher Tetralogie III 356ff.
— bei Fettembolie IV 134ff.
—, Filtrationsfraktion s. dort
— bei Fruchtwasserembolie IV 137ff.
— und Ganglienblocker V 570ff., 574ff.
— bei Gefäßkrankheiten V 361, 417ff.; VI 112, 311ff., 341, 387ff.
— bei Glomerulonephritis V 612ff.
— bei Glomerulosklerose V 618ff.
—, Glomerulusfiltrat s. dort
— bei Glykogenose II 965ff.
— bei Gravidität IV 482ff., 502ff., V 725ff.
— und Graviditätstoxikose IV 504ff., *512*ff., 515ff.; V 725ff., 731ff., *734*ff.
Niere, Hämangiome der IV 597
— und Hämatokritwert I 139
— bei Hämochromatose IV 684
— und hämorrhagische Diathese VI 565ff., 571
— bei hämorrhagischem Schock I 960ff., 1101
— und Heparin V 505
— und Herzglykoside I 433ff., *456*ff., 480
— bei Herzinfarkt III 716ff.
— bei Herzinsuffizienz I 33, 69ff., 74ff., 85, 91, 101, 129ff., 153, 204ff., 214, *235*ff., *255*ff., 275, *280*ff., 301, 329ff., 338ff., 402ff., 419ff., 433, *456*ff., 480, 496ff., 502ff., 516ff., *521*ff., 784ff.
— und Herzversagen I 338ff.
— und Histamin V 199
— und Hochdruckstoff V 188
— bei Höhenadaptation IV 17ff., 26
— und Hydergin V 513
— und Hydralazine V 544, 547ff.
— und Hydrochlorothiazid V 589ff.
— und Hydrocortison V 114ff. 136, 144
— und Hydroperikard II 1153
— bei Hypercalcämie IV 448
— und Hyperchlorämie I 588
— bei Hyperkaliämie IV 421ff.
— und Hypertensin V 100, 112
— und Hypertensinase V 103ff.
— und Hypertensinogen V 91ff.
— und Hypertonie IV 364ff.; V 32ff., 37ff., *41*ff., 119ff., 144, 154, 157, 163ff., 250ff., 307ff., 339, 361, 367, *402*ff., *415*ff., 596ff., 612ff., 617ff., 621ff., 626ff., 659ff.
— und Hypertonie-Therapie V 492ff.
— und Hypocalcämie IV 446ff., 452
— bei Hypoglykämie IV 380
— und Hypokaliämie I 583ff.; IV 420ff.
— und Hyponatriämie I 568ff.
— und Hypophyse IV 344, 347ff.; V 37ff., 68, 70, 79ff., 133, 141ff., 144
— bei Hypophysektomie IV 344, 347ff.
Niere und Hypotonie IV 739; V 781ff., 799, 804, 816
— bei idiopathischer Herzhypertrophie II 975
— bei infektiösem Schock I 985ff.
— bei Infektionen I 985; IV 530, 562ff.; V 804
— und Insulin IV 380
— bei Kälte-Test IV 784; V 250ff.
— und Kaliumstoffwechsel I 496ff.; IV 419ff.
— und Kallidin V 226
— und Kallikrein V 208ff., 218, 220, 224
— bei Karditis rheumatica II 603ff., 606ff.; VI 565ff.
— und Kationenaustauscher I 557ff.
— und Kavernome VI 597
— und Klima IV 17ff., 26
— bei Kollagenosen II 976, 978ff.
— und Kollaps I 957, 960ff., 968, 980, 985ff., 1035, 1040, 1044, 1074ff., *1097*ff., 1112, *1116*ff.; IV 601ff.
— bei konstriktiver Perikarditis II 1096ff., 1105ff.
— bei Libman-Sacks-Endokarditis II 745
— und Lordose-Test V 339
— und Luftdruck IV 17ff., 26
— bei Lungenembolie IV 96, 98, 105ff., 124ff.
— und Lungenödem I 131, 769
— und Lymphgefäßinsuffizienz VI 607
— und Magnesium-Stoffwechsel I 256; IV 455ff., 460ff.
— bei maligner Hypertonie V 626ff.
— und Migräne VI 251
— und Mineralstoffwechsel I 255, 496ff., 531ff.; IV 419ff.
— bei Mitralstenose II 1376ff.
— bei Moschcowitz-Symmers-Syndrom VI 571ff.
— und Myokardose I 33
— und Narkose IV 594ff., 613ff.
— und Nebenniere V 69ff., 74ff., 98ff., 113ff., 144
— bei Nebennierenregeneration V 137ff.
— und Nephrin V 188ff.
— bei Nephritis V 612ff.
— bei neurogener Hypertonie V 721

Niere und Noradrenalin V 169, 176ff.
— und Ödeme I *234*ff., 244, 301
— und Oestrogene V 139ff.
— bei Ohnmacht IV 761ff.
— und Operabilität IV 626ff., 629ff.
— nach Operationen IV 596ff., 605ff.
— bei Orthostase IV 730ff., 735ff.; V 810, 813
— und Oxytyramin V 180
— bei Panzerherz II 1096f., 1105
— bei Paramyloidose II 960ff.
— und Parathyreoidea V 140
— bei paroxysmaler Tachykardie II 134ff.
— und Pepsitensin V 102
— bei Periarteriitis nodosa II 984ff.; V 621ff.; VI 311ff., *315*ff.
— und Perikarditis II 1082ff., 1096, 1105
— bei Perniciosa IV 648ff.
— bei Phäochromocytom V 659ff.
— und Pherentasin V 186ff.
— bei Phlebitis VI 496ff.
— bei Poliomyelitis V 721
— bei Polycythämie IV 665ff.
— bei Porphyrie IV 397, 399ff.
— bei Postural hypotension IV 739; V 816
— und Prostaglandin V 206
— und psychosomatische Hypertonie V 163ff.
— und Purine I 526ff., 547ff.
— bei Purpura rheumatica VI 565ff.
— und Pyrazole II 651, 654
— und Quecksilberdiuretica I 532ff.
— und Rauwolfia-Alkaloide V 527ff.
— bei renaler Hypertonie V 596ff.
— und Renin V 80ff., 99ff., 112, 144
— und Renotropin V 141
— bei rheumatischem Fieber II 603ff., 606ff.; VI 565ff.
— bei Riesenzellarteriitis VI 341
— und Säure-Basengleichgewicht I 204ff., 214, 301, 510
— bei Sauerstoffmangel I 267ff.; IV 17ff., 26
— und Schock I 957ff., 960ff., 968, 980, 985ff., 1035, 1040, 1044, 1074ff., *1097*ff., 1112, *1116*ff.; IV 601ff., 605ff.
Niere bei Sedations-Test V 258ff.
— und Sedativa I 419; V 495
— und Serotonin V 184ff.
— bei Sklerodermie II 989ff.
— und Steroide V 113ff., 144
— und Sustained pressor principle V 188
— und Sympathektomie V 479ff.
— bei Tachykardie I 345; II 134ff.
— und Teleangiektasien VI 541
— bei Thrombophlebitis VI 496ff.
— und Thyreoidea V 132ff., 144
— und traumatischer Schock I 1035, 1097ff.
— und Tyramin V 177ff.
— und urämische Perikarditis II 1082ff.
— und Urohypertensin V 189
— und Vasoexcitor material V 193ff.
— und Vasomotorik I 1100ff.
— und vegetative Labilität IV 735ff., 739; V 816
— und Vena cava inferior-Ligatur I 596ff.
— und Venendruck I 85, 91, 101
— und Veratrumalakaloide V 559ff.
— bei Verbrennung I 968, 980, 1035, 1100; VI 563
— bei Verbrennungsschock I 968, 980, 1100
— bei Vergiftungen V 771ff.
— bei Waterhouse-Friedrichsen-Syndrom IV 565
— und zentralnervöse Hypertonie V 157
Nierenamyloid s. u. Amyloidnephrose
Nierenaneurysmen VI 467
— und renale Hypertonie V 596ff., 601
Nierenantikörper s. a. u. Masuginephritis
— und Hypertonie V 58, 68ff., 78, 108ff., 134ff., 145
Nierenaplasie und Hypertonie V 603
Nierenarteriendrosselung s. u. Drosselungshochdruck
Nierenatrophie, Hypertonie bei V 599
—, renale Hypertonie bei V 599
Nierencarcinom s. u. Nierentumoren
Nierencysten s. u. Cystenniere
Nierendurchblutung s. a. u. Clearance
— bei Addison-Syndrom V 799
— und Adenosin V 202
— und Adrenalin V 176ff.
— bei Amyloidose V 617
— bei Anämie IV 646, *648*ff.
— bei Aortenhämatom, intramuralem VI 458
— und Aortenisthmusstenose III 450ff.; V 757, 761
— bei Aortenthrombose VI 375
— und Aortographie IV 135
— und arteriovenöse Anastomosen VI 8
— bei arteriovenösen Aneurysmen V 769
— bei arteriovenösen Fisteln VI 477ff.
— und Atmung IV 17ff.
— und Augenhintergrund V 424
— bei bakterieller Endokarditis II 718
— und Barbiturate V 495
— bei Belastung IV 765ff.
— bei Beriberi IV 395
— bei Bleivergiftung V 773
— und Blutdruck V 37ff., 49ff., 59ff., 65ff., 68, 99, 165, 176ff., 185, 259, 307ff., 328ff., 402ff., 596ff., 605
— bei Blutkrankheiten IV 646, *648*ff.
— und Capillarresistenz VI 565
— und Chlorothiazid V 589, 591
— bei Cor pulmonale IV 148ff.
— und Cortison V 710
— bei Cystenniere V 607
— bei diabetischer Glomerulosklerose V 620
— und Diuretica V 591
— bei Dystrophie IV 305
— bei Endangitis obliterans V 624ff.; VI 259ff., 289ff., 375
— bei Endocarditis lenta II 718
— bei endokriner Hypertonie V 660
— bei Erythematodes II 983ff.; VI 344
— bei essentieller Hypertonie V 259, 307ff., 328ff., 402ff.
— bei experimenteller Hypertonie V 58ff., 65ff., 68, 99
— im experimentellen Schock I 1099ff.

Nierendurchblutung bei Fallotscher Tetralogie III 356
— und Ganglienblocker V 570ff., 574ff.
— bei Gefäßkrankheiten V 624ff.; VI 112, 259, 290, 316ff.
— bei Glomerulonephritis V 612ff.
— bei Glomerulosklerose V 620
— bei Gravidität IV 482ff.; V 727ff.
— bei Graviditätstoxikose IV 503, 505ff., 512ff.; V 734ff., 741ff.
— und Hämodynamik V 403ff.
— und hämorrhagische Diathese VI 565
— bei hämorrhagischem Schock I 960ff., 1074, 1101
— und Heparin V 505
— bei Herzdekompensation V 404
— bei Herzinfarkt III 716ff.
— bei Herzinsuffizienz I 256ff., 264ff., 785
— und Herzminutenvolumen V 403ff.
— und Histamin V 199
— bei Höhenadaptation IV 17ff.
— und Hydergin V 513
— und Hydralazine V 544, 547ff.
— und Hydrochlorothiazid V 589ff., 591
— und Hypertensin V 99
— bei Hypertonie V 37ff., 49ff., 59ff.. 65ff., 68, 99, 165, 176ff., 185, 259, 307ff., 328ff., 402ff., 596ff., 602, 605, 609, 613
— und Hypertonietherapie V 479ff., 492ff.
— und Hyponatriämie I 568ff.
— und Hypophysektomie IV 344
— und Hypotonie IV 739; V 799, 804, 816
— bei infektiösem Schock I 985ff.
— bei Infektionen I 985ff.; IV 531ff., 562; V 804
— bei Kältetest IV 784ff.
— und Kallikrein V 219
— bei Karditis rheumatica II 607
— und Klima IV 17ff.
— bei Kollagenosen II 983ff.
— im Kollaps I 960ff., 1035, 1040, 1044, 1074ff., 1098ff., 1107, 1117; IV 605ff.
Nierenburchblutung bei konstriktiver Perikarditis II 1096, 1105
— und Luftdruck IV 17ff.
— und Magnesiumstoffwechsel IV 460ff.
— bei maligner Hypertonie V 626ff., 633
—, Meßmethoden VI 112
— bei Mißbildungen V 605
— und Narkose IV 594ff.
— bei Nephritis V 609, 612ff.
— bei neurogener Hypertonie V 721
— bei Nierentuberkulose V 612
— und Noradrenalin V 176ff.
— und Ohnmacht IV 761ff.
— bei Orthostase IV 731ff., 735ff.; V 810, 813
— bei Panzerherz II 1096, 1105
— bei Periarteriitis nodosa V 624; VI 316ff.
— bei Perikarditis II 1096ff., 1105
— bei Perniciosa IV 648ff.
— bei Phäochromocytom V 660
— bei Phlebitis VI 496ff.
— bei Poliomyelitis V 721
— bei Polycythämie IV 665ff.
— bei Porphyrie IV 399ff.
— bei Postural hypotension IV 739; V 816
— und Prostaglandin V 206
— und Psyche V 328ff.
— bei Purpura rheumatica VI 565
— bei Pyelonephritis V 609, 611
— und Rauwolfia-Alkaloide V 527ff.
— und renale Hypertonie V 49ff., 59ff., 596ff., 602, 609, 613
— und Renin V 99
— bei rheumatischem Fieber II 607; VI 565
— bei Sauerstoffmangel IV 17ff.
— im Schock I 960ff., 1035, 1040, 1044, 1074ff., *1098*ff., 1107, 1117; IV 605ff.
— bei Schockniere I 1098ff. 1107ff., 1117
— und Sedationstest V 259
— und Sedativa V 495
—, Selbststeuerung I 1101ff.
— und Serotonin V 185
— und spontane Hypertonie V 165
Nierendurchblutung und Steroide V 710
— und Sympathektomie V 479ff.
— und Thrombophlebitis VI 496ff.
— in traumatischem Schock I 1035
— bei Tumoren V 605
— und Vasoexcitor material V 195
— und Vasomotorik I 1100ff.; V 195, 479ff.
— bei vegetativer Labilität IV 735ff.; V 816
— und Vena cava inferior-Ligatur I 596ff.
— und Veratrumalakaloide V 559ff., 561ff.
— bei Verbrennung I 1100, 1117
— beim Verbrennungsschock I 1100
— bei Vergiftungen V 773
Nierendystopie und Hypertonie V 37ff., 602
Nierenextrakte und Blutdruck V 502ff.
Nierenfibrose nach Schockniere I 1121
Nierengefäße s. a. u. Nierendurchblutung
— bei Amyloidose V 617
— bei Aortenhämatom VI 458
— bei Aortenisthmusstenose III 450ff.; V 757, 761
— bei Aortenthrombose VI 375
— bei Arteriosklerose s. u. Nephrosklerose
— und arteriovenöse Anastomosen VI 8
— und arteriovenöse Aneurysmen V 769
— und arteriovenöse Fisteln VI 477ff.
— bei bakterieller Endokarditis II 615, 699, 717, 727
— bei Bleivergiftung V 773
— bei Diabetes mellitus V 620
— bei Embolie IV 138
— bei Endangitis obliterans V 625; VI 259ff., 289ff., 375
— und Endocarditis lenta II 712ff., 715ff., 717
— und Endokarditis II 712ff., 715ff., 717, 778
— bei Erythematodes II 978ff.; VI 344
— bei Fruchtwasserembolie IV 138
— bei Glomerulonephritis V 612ff.

Nierengefäße bei Glomerulosklerose V 620
— bei Gravidität IV 482ff.; V 727ff.
— bei Graviditätstoxikose IV 503, 505ff., 512ff.; V 734ff., 741ff.
— und Hypertonie s. a. u. Drosselungshochdruck V 596ff., 599ff.
— bei idiopathischer Herzhypertrophie II 975
— bei Karditis rheumatica II 604
— bei Kollagenosen II 978ff.
— bei maligner Hypertonie V 626ff., 633
— bei Mitralstenose II 1376
— bei Nephritis V 609, 612ff.
— bei Periarteriitis nodosa VI 311ff., 316ff.
— bei Phlebitis VI 496
— bei Pyelonephritis V 611
— bei rheumatischem Fieber II 604
— bei Thrombophlebitis VI 496
— bei Verbrennung I 1100, 1117
— bei Verbrennungsschock I 1100
Nierengefäßembolie bei bakterieller Endokarditis II 615, 699, 717, 727
— und Blutdruck V 37ff., 57, 596ff., 599ff.,
— bei Endangitis obliterans V 625
— und Endocarditis fibrinosa II 778
— bei Endocarditis lenta II 712ff., 715ff., 717
— und Endocarditis verrucosa simplex II 778
— bei Fruchtwasserembolie IV 138
— und Hypertonie V 37ff., 57, 596ff., *599*ff.
— bei idiopathischer Herzhypertrophie II 975
— bei Karditis rheumatica II 604
— bei Mitralstenose II 1376ff.
— bei Periarteriitis nodosa VI 317ff.
— bei Phlebitis VI 496
— bei Pyelonephritis V 611
— und renale Hypertonie V 596ff., 599ff.
— bei rheumatischem Fieber II 604
— bei Thrombophlebitis VI 496
Nierengefäßthrombose bei Aortenthrombose VI 375
Nierengefäßthrombose bei Graviditätstoxikose V 737
— im Kollaps I 1112
— bei Thrombophlebitis VI 496
„Nierenglaukom“ bei Schockniere I 1107ff.
Nierenhypoplasie und maligne Hypertonie V 627ff.
— und renale Hypertonie V 604ff., 627ff., 637
Niereninfarkt bei bakterieller Endocarditis acuta II 727
— und Blutdruck V 40, 597ff., 599ff.
— bei Endangitis obliterans V 625
— bei Endocarditis lenta II 615, 699, 717
— und Hypertonie V 40, 597ff., *599*ff.
— bei Karditis rheumatica II 604
— bei Periarteriitis nodosa VI 317ff.
— bei Phlebitis VI 496
— bei Pyelonephritis V 611
— und renale Hypertonie V 597ff., 599ff.
— bei rheumatischem Fieber II 604
— bei Thrombophlebitis VI 496
Niereninsuffizienz s. a. u. Urämie
— bei Addison-Syndrom V 799
—, Alternans bei II 406
— bei Amyloidose V 617
— bei Anaesthesie IV 605ff.
— bei Angiopathia diabetica IV 366ff.
— bei Aortographie VI 135
— bei bakterieller Endokarditis II 710, 716, 718, 767ff.
— bei Bleivergiftung V 772
— und Blutdruck V 36, 41ff., 65ff., 281, 307ff., 367, 369, 402, 420, 799, 804
— und Capillarpermeabilität VI 106ff.
— und Capillarresistenz VI 575
— bei Conn-Syndrom V 704ff.
— und Cortison V 709
— bei Cushing-Syndrom V 695
— bei Diabetes mellitus IV 366ff.
— bei diabetischer Glomerulosklerose V 618ff.
— bei Endangitis obliterans VI 290
Niereninsuffizienz und Endocarditis fibrinosa II 777
— bei Endocarditis lenta II 710, 716, 718, 745, 767ff.
— und Endocarditis verrucosa simplex II 777
— bei endokriner Hypertonie V 660, 695
— bei Erythematodes II 978ff., 983ff.
— und essentielle Hypertonie V 307ff., 367, 369, 402, 420ff.
— bei experimenteller Hypertonie V 41ff., 61ff., 65ff.
— bei Fettembolie IV 136
— bei Fruchtwasserembolie IV 138
— und Ganglienblocker V 580, 594
— bei Gefäßkrankheiten VI 290, 316ff.
— und generalisierte ventrikuläre Leitungsstörung II 372
— bei Glomerulonephritis V 617
— bei Glomerulosklerose V 618ff.
— und Gravidität V 728ff.
— bei Graviditätstoxikose IV 505ff., 509ff., 512ff., 517; V 748ff.
— und hämorrhagische Diathese VI 572, 575
— und Herzinsuffizienz I 520
— und Hyperkaliämie IV 426
— und Hypertonie V 36, 41ff., 65ff., 281, 307ff., 367, 369, 402, 420ff.
—, Hypocalcämie bei IV 446ff., 448, 452
— und Hypotonie V 799, 804
— bei Infektionen IV 565; V 804
— und Kallikrein V 208ff.
— und Karditis rheumatica II 607
— bei Kollagenosen II 978ff., 983ff.
— und Kollaps I 958, 980, 1035, 1076ff., *1097*ff., 1107ff., 1112, *1117*ff. IV 605ff.
— bei Lungenembolie IV 106ff.
— und Lungenödem I 769
— und Magnesium-Stoffwechsel IV 455ff.
— bei maligner Hypertonie V 626ff., 629ff., 633ff.
— und Minutenvolumen V 281
— bei Moschcowitz-Symmers-Syndrom VI 572

Niereninsuffizienz bei Myokarditis II 915
— und Myokardose II 969
— und Narkose IV 595ff., 613ff.
— bei Nephritis V 617
— und Operabilität IV 629ff., 632
— bei Periarteriitis nodosa II 987ff.; V 623; VI 316ff.
—, Perikarditis bei II 1041, 1044, 1082ff.
— bei Phäochromocytom V 660
— bei Phlebitis VI 496
—, postoperative IV 605ff., 607
— und Purpura VI 575
— bei Pyelonephritis V 608
— und Pyrazole II 654
— und renale Hypertonie V 608, 629ff., 633ff.
— und rheumatisches Fieber II 607
— und Schock I 958, 980, 1035, 1076ff., *1097*ff., 1107ff., 1112, *1117*ff.; IV 605ff.
— bei Schockniere I 1098ff. 1107ff.
— und Sympathektomie V 480
— bei Thrombophlebitis VI 496
—, traumatische IV 605ff.
— bei traumatischem Schock I 1035, 1097ff.
—, urämische Perikarditis bei II 1082ff.
— und Veratrumalkaloide V 594
— bei Verbrennung I 980, 1035; VI 563
— bei Verbrennungsschock I 980, 1035
— bei Vergiftungen V 772
— bei Waterhouse-Friedrichsen-Syndrom IV 565
Nierenkolik, Alternans bei II 409
Nierenmißbildungen und Blutdruck V 37ff., 603ff., 627ff., 639
— und maligne Hypertonie V 627ff.
Nierennekrose bei Aortographie VI 135ff.
— bei experimenteller Hypertonie V 58ff.
— bei Graviditätstoxikose V 734ff., 737ff.
— nach Kollaps I 1112, 1118, 1121
— bei Nierentuberkulose V 612
Nierennekrose nach Schock I 1112, 1118, 1121
— bei Schockniere I 1112, 1118
Nierenruptur und Kollaps I 957
Nierensenkung s. u. Nephroptose und Nierendystopie
Nierenstoffwechsel bei Schockniere I 1103ff.
Nierentuberkulose und angeborene Herzfehler III 114
— und Aortographie VI 138
— und Hypertonie V 37ff., 596ff., *611*ff., 636ff.
Nierentumoren und Herztumoren II 1207
— und Hypertonie V 37ff., 596ff., *605*ff., 637
— und Perikardtumoren II 1224ff.
Nierenvenenthrombose VI 496ff.
— im Schock I 1112
Ninhydrin und Depressan V 230
— und Kallidin V 226
— und Kallikrein V 214ff.
Nirexon s. a. u. Quecksilber
— als Diureticum I 527ff., 536ff.
Nitrate bei Angina pectoris III 1034, 1377
— und Blutdruck V 498ff.
— und Coronarinsuffizienz III 1034, 1377
— bei essentieller Hypertonie V 498ff.
— bei Gefäßkrankheiten VI 179
— bei Hypertonie V 498ff.
Nitrite bei Angina pectoris III 837, 1003, 1034, 1373ff., *1377*ff.
— und Blutdruck V 489, 494, 498
— und Coronaranastomosen III 706
— und Coronarinsuffizienz III 706, 837, 1003
— bei Cor pulmonale IV 123ff.
— bei Endangitis obliterans VI 301
— bei essentieller Hypertonie V 489, 494, 498
— und Fettembolie IV 137
— bei Gefäßkrankheiten VI 179
— bei Herzinfarkt III 706, 1480ff.
— bei Hypertonie V 489, 494, 498
— bei Lungenembolie IV 123ff.
— und Lungenkreislauf IV 71
Nitrite, Nebenwirkungen V 494
—, und Oscillogramm VI 79
— und Sympathektomie V 489
—, Tachykardie durch II 10, 14
Nitrobenzolvergiftung III 891
Nitroglycerin bei Angina pectoris III 837, 1003, 1034, 1373, *1379*ff.
— und Blutdruck V 250, 255, 257
— und Coronardurchblutung III 835
— bei Coronarinsuffizienz III 837
— bei Coronarspasmen III 837
— und essentielle Hypertonie V 250, 255, 257
—, Flicker-Test V 257ff.
— bei Gefäßkrankheiten VI 178ff.
— und Herzinfarkt III 1480ff.
— und Hypertonie V 250, 255, 257
— und Kältetest V 250
— und maligne Hypertonie V 256ff.
— und Oscillogramm VI 79
— bei Raynaud-Syndrom VI 232
— und renale Hypertonie V 255ff.
— und Schenkelblock II 342
Nitroprussidnatrium bei Hypertonie V 500
„nodal rhythm", Begriff II 278
— s. a. u. Atrioventrikularryhthmus
Nonnensausen bei Anämie IV 654
— bei Blutkrankheiten IV 654
Noradrenalin s. a. u. Catecholamine
— bei Adams-Stokes-Syndrom II 265, 267ff.
— und Addison-Syndrom V 797
— und Adrenalin V 168
— bei allergischer Myokarditis II 954
— und Anaesthesie IV 612
— und Angiopathia diabetica VI 549
— bei Arteriographie VI 122ff.
— und Atmung IV 13ff.
— und Atrioventrikularblock II 242, 251
— und Atrioventrikular-Dissoziation II 290
— bei Belastung IV 764ff.
— und Benzodioxan V 493
— und Blutdruck V 27, 75, 132, 150, 154, 157ff., *166*ff., 251, 312ff., 780ff., 791ff., 797, 807, *823*ff.

Noradrenalin und Blutdruckmessung V 8
— bei Capillarektasien VI 527ff.
— und Capillaren VI 14
— und Capillaropathia diabetica VI 549
— und Capillarspasmen VI 537
— und Carotissinus V 150
— bei Carotissinus-Syndrom II 277
—, Chemie V 166ff.
— bei Coma diabeticum IV 376ff. VI 549
— und Coronardurchblutung III 676ff.
— und Coronargefäße III 676ff., *695*ff.
— und Coronarinsuffizienz III 695ff.
— bei Cor pulmonale IV 123ff.
— bei Diabetes mellitus IV 376ff.; VI 549
— und Dibenzylin V 493
— und DOCA V 132, 174, 706
— bei Embolie VI 366
— und Endangitis obliterans VI 260ff.
— und endokrine Hypertonie V 646ff.
— und Entzügelungs-Hochdruck V 154
— bei Erythromelalgie VI 527
— und essentielle Hypertonie V 251, 312ff., 672ff.
— und essentielle Hypotonie V 791ff.
— und experimentelle Hypertonie V 75, 132, 150, 154, 157ff., *166*ff.
— bei Fettembolie IV 137
— und Ganglienblocker V 566ff.
— bei Gefäßkrankheiten VI 162ff.
— und Glomerulonephritis V 615
— und Glykoside I 480ff.
— und hämorrhagischer Schock I 1042, 1070
— und Heparin V 504
— und Herzaktion II 5ff.
— bei Herzinfarkt III 722, 1450ff.
— und Herzmechanik I 853ff.
— bei Herztrauma II 525ff.
— und Höhenadaptation IV 13ff.
— und Hydralazine V 542ff.
— und Hyperthyreose IV 317
— und Hypertonie V 27, 75, 132, 150, 154, 157ff., *166*ff., 251, 312ff.
Noradrenalin und Hypertonie-Therapie V 492ff.
— und Hypokaliämie IV 437
— und Hypotonie V 780ff., 791ff., 797, 807, *823*ff.
— bei Infektionskrankheiten IV 559ff., 562
— und Interferenz-Dissoziation II 296
— und Klima IV 13ff.
— und Kollaps I 1042,*1069*ff., *1135*ff.; IV 602ff.
— und Kreislauf V 173ff.
— und Luftdruck IV 13ff.
— bei Luftembolie IV 131ff.
— bei Lungenembolie IV 123ff.
— und Lungenkreislauf IV 71, 123ff.
— und Mesoappendix-Test V 193ff.
— bei Myokarditis II 892
— und Myokardstoffwechsel III 695ff.
— und Nephritis V 615
— und neurogene Hypertonie V 157ff., 725
— und Nicotin VI 266
— und Oxytyramin V 168, 180
— und Pararhythmie II 290, 296
— und Phäochromocytom V 646ff., *672*ff.
—, Pharmakologie I 1135ff.
— und Postural hypotension IV 737, 740
— und Rauwolfia-Alkaloide V 526
— bei Raynaud-Snydrom VI 232
— und Regelkreis IV 746ff.
— und Regitin V 493
— und Reizleitungsstörungen II 242
— und renale Hypertonie V 615
— und Sauerstoffmangel IV 13ff.
— und Schock I 1042, *1069*ff., *1135*ff.; IV 602ff.
— und Schockniere I 1108
— und Steroide V 132, 174
— und Sympathektomie V 475ff.
—, Synthese V 166ff.
— und Terminalstrombahn VI 14ff.
— und Thyreoidea IV 317; V 169
— und totaler Block II 242, 251
— und Vasomotorik III 676ff., *695ff.*
— und Veratrumalkaloide V 557ff.
Noradrenalin bei Vergiftungen V 807
—, Vorkommen V 165ff.
— und Waterhouse-Friedrichsen-Syndrom IV 565
—, Wirkung I 853, 1069ff., 1135ff.; V 165ff., 173ff.
— und zentralnervöse Hypertonie V 157ff., 725
Norephedrin bei Hypotonie V 823ff.
Norepinephrin und Hypertonie V 350
Normoreaktoren im Kälte-Test V 247ff.
Notfallreaktion, Cannonsche, und Adrenalin V 173
—, —, und Noradrenalin V 173
Novadral und Herzmechanik I 853ff.
— bei Infektionskrankheiten IV 562
— bei Kollaps I 1137; IV 602ff.
— und Pharmakologie I 853
— bei Schock I 1137; IV 602ff.
Novalgin bei Erythematodes II 983ff.
— bei Kollagenosen II 983ff.
Novasurol als Diureticum I 528 s. a. u. Quecksilber
Novirudin und Kallidin V 227
Novobiocin bei bakterieller Endokarditis II 758
— bei Endokarditis lenta II 758
Novocain bei Angina pectoris III 1373ff., 1402ff.
— bei Angiographie VI 122
— zur Aortographie VI 133
— bei Arrhythmie II 113
— und Arteriographie VI 122
— und Blutdruck V 214, 497ff.
— und Coronardurchblutung III 677ff.
— bei Coronarinsuffizienz III 1373ff., 1402ff.
— bei Cor pulmonale IV 123ff.
— und Embolie VI 368
— bei Erfrierung VI 558
— bei essentieller Hypertonie V 497ff.
— bei Extrasystolie II 77
— bei Fettembolie IV 137
— bei Gefäßkrankheiten VI 201ff.
— bei Graviditätstoxikose IV 515; V 749ff.
— und Herzinfarkt III 1447ff.
— bei Hypertonie V 497ff.
—, intraarteriell VI 206
— und Kallikrein V 214

Novocain, Kammerflattern durch II 171, 177
—, Kammerflimmern durch II 171, 177ff.
— bei Kammertachykardie II 164
— und Kollaps I 958, 1055
— bei Luftembolie IV 131
— bei Lungenembolie IV 123ff.
— bei maligner Hypertonie V 498
— bei paroxysmaler Tachykardie II 148, 164
— und Schock I 958, 1055
— und Schockniere I 1102
— bei Tachykardie II 148, 164
— und Vasomotorik III 677ff.
— bei vegetativer Labilität IV 860
— bei Vorhofflimmern II 113
Novocainamid bei Angina pectoris III 1404
— bei Arrhythmie II 122
— und Coronarinsuffizienz III 1404
— bei Extrasystolie II 77
— bei Herztrauma II 526ff.
—, Kammerflattern durch II 171
—, Kammerflimmern durch II 171
— bei Kammertachykardie II 164
— bei paroxysmaler Tachykardie II 148, 164
— bei Tachykardie II 148, 164
— bei Vorhofflattern II 125
— bei Vorhofflimmern II 122
Novocamid bei Arrhythmie II 122
— bei Digitalisintoxikation I 498
— bei Gravidität IV 496
— bei Kammertachykardie II 164
— bei paroxysmaler Tachykardie II 148, 164
— bei Tachykardie II 148, 164
— bei Vorhofflattern II 125
— bei Vorhofflimmern II 122
Novurit als Diureticum I 529ff., 535
Nucleoton bei Gefäßkrankheiten VI 185
Numalnarkose V 220
„Nutritional edema" s. u. Dystrophie
Nykturie bei essentieller Hypertonie V 241ff.
— und Ganglienblocker V 594
— und Gefäßkrankheiten VI 317
— bei Herzinsuffizienz I 419
Nykturie bei Hypertonie V 241ff., 600
— und Hypotonie IV 738
— bei Myokarditis II 902
— und Operabilität IV 626
— bei Periarteriitis nodosa VI 317
— und Postural hypotension IV 738
— bei renaler Hypertonie V 600
— bei Scharlach-Myokarditis II 902
Nylin-Treppe VI 79
— und Oscillogramm VI 79
Nystagmus bei Gefäßkrankheiten VI 326ff.
— und hämorrhagische Diathese VI 573
— bei Luftembolie IV 127ff.
— bei Moschcowitz-Symmers-Syndrom VI 573
— bei Periarteriitis nodosa VI 326ff.
— bei Purpura VI 573

„**O**berer-Knotenrhythmus" II 80ff.
Obstipation bei Endangitis obliterans VI 272ff., 293ff.
— bei essentieller Hypotonie V 787ff.
— und Extrasystolie II 75
— und Ganglienblocker V 492, 580, 594
— und Gefäßkrankheiten VI 293ff.
— bei Herzinfarkt III 1118
— durch Hypertonie-Therapie V 493, 580
— bei Hypotonie IV 738, 810ff.; V 787ff.
— und Kationenaustauscher I 555ff.
— und paroxysmale Tachykardie II 131, 144
— bei Postural hypotension IV 738
— und Tachykardie II 131ff., 144
— bei Thalliumvergiftung V 774
— bei vegetativer Labilität VI 799ff., 810ff.
— bei Vergiftungen V 774
Ochronose und Myokard II 967
Oculomotoriusparese bei Periarteriitis nodosa VI 327ff.
Ödeme I 234ff., 269ff.
— und Aderlaß I 324ff., 591ff.
— bei Akrocyanose VI 533
Ödeme und Aldosteron I 236ff., 255, *269*ff., 323ff., 402ff., 550ff.; V 710ff.
—, Aldosteronhemmer bei I 550ff.
— und Allergie II 553ff.
— bei allergischer Myokarditis II 951ff.
—, Allgemeines I 234ff.
— und Amyloidose II 963ff.
— bei Anämie IV 645, 657
— und Angina tonsillaris II 914
— bei Angiopathia diabetica IV 366ff.
— bei arteriovenösen Fisteln VI 475
— und Ascitespunktion I 560ff.
— und Atmung I 202ff.
— bei Beriberi IV 389ff., 395ff.
— und Blutbildung I 165ff.
— und Blutdruck V 69, 129, 134
— bei Blutkrankheiten IV 645ff., 657
— und Blutmenge I 236, 323ff.
— bradykarde s. u. Dystrophie
— und Cantharidenblase VI 109
— und Capillardruck I 239ff.
— und Capillarektasien VI 530, 533
— und Capillarpermeabilität VI 109, 546ff.
— und Capillarresistenz VI 565
—, Carboanhydrasehemmer bei I 535ff.
— bei Chagas-Myokarditis II 931
—, Chlorothiazid bei I 540ff.
— bei Conn-Syndrom V 704
— bei Cor pulmonale IV 96ff., 143ff., 214
—, Corticoide bei I 550ff.
— und Cortison V 134
— bei Cor triatriatum III 554
— bei Cushing-Syndrom V 683ff.
— und Cyanose VI 530, 533
— bei Diabetes mellitus IV 366ff.
— bei diabetischer Glomerulosklerose V 618ff.
— und Diurese I *255*ff., *269*ff., *280*ff.
—, Diuretica bei I 113ff., 129, 300ff., 315, *407*ff., 507, *521*ff.
—, Drainage I 560ff.
— bei Dystrophie I 759ff.; IV *293*ff.

Ödeme bei Eintauchfuß VI 561
—, Eiweißgehalt I 298ff.
—, Elektrolytgehalt I 299ff.
— bei Embolie VI 364ff.
— bei Endangitis obliterans VI 284ff.
— bei Endokarditis lenta II 690ff., 718ff.
— bei Endokarditis rheumatica II 566
— bei endokriner Hypertonie V 683ff.
— bei Entzündung VI 547ff.
— bei Erfrierung VI 556ff.
— und Erythem VI 42
— bei Erythematodes II 983ff.
— bei experimenteller Hypertonie V 69, 129, 134
— bei Fiedler-Myokarditis II 957ff.
— bei Fokaltoxikose II 914
— bei Gefäßkrankheiten VI 226
— bei Gefäßmißbildungen VI 588
—, „Gewebsfaktor" I 253ff.
— bei Glomerulonephritis II 915; V 613
— bei Glomerulosklerose V 618ff.
— bei Glykogenose II 966
— bei Gravidität IV 483ff.; V 727, 731ff.
— bei Graviditätstoxikose IV 506ff., 513; V 727, 731ff., *732*ff.
— bei Hämangiosarkom VI 602
— bei Hämochromatose IV 682ff., 685
— bei hämorrhagischer Diathese VI 565
— und Herzglykoside I 433ff., *456*ff., 471ff.
— bei Herzinfarkt III 1221ff.
— bei Herzinsuffizienz I 2, 30, 69ff., 113ff., 129ff., 165ff., 202ff., *234*ff., *269*ff., *284*ff., *298*ff., *307*ff., *323*ff., 402ff., *504*ff.
— bei Herztrauma II 508ff.
— bei Herztumoren II 1179ff.
— und Histamin V 198
—, Hunger- I 247
— und Hydralazine V 551, 594
— und Hypernatriämie IV 440ff.
— bei Hypertonie V 69, 129, 134, 600, 613
— durch Hypertonie-Therapie V 492ff.
—, hypertonisches IV 440
— und Hypokaliämie I 584ff.
Ödeme und Hyponatriämie I 578; IV 440ff.
— und Hypothyreose I 253
— bei Hypotonie IV 809
—, Interstitialflüssigkeit I 294ff., 298ff.
— und intracellulärer Mineralhaushalt I 307ff.
— und intracellulärer Wasserhaushalt I 307ff.
—, isonaträmisches IV 440
— bei Kala-Azar II 936
— bei Kammertachykardie II 166ff.
— bei Karditis rheumatica II 566, 618
— und Kationenaustauscher I 212, 507, *555*ff.
— bei Klippel-Trénaunay-Syndrom VI 588
— und Körpereiweiß I 244, 247ff.
— und Körperlage I 414
— bei Kollagenosen II 983ff.
— und kolloidosmotischer Druck I 247ff.
— bei konstriktiver Perikarditis II 1102ff.
— bei Livedo reticularis VI 535
—, Lungen- s. u. Lungenödem
— und Lungenembolie IV 96ff.
— und Lymphsystem I 250ff.
— und Migräne VI 250
— und Mineralstoffwechsel I 30ff., 113ff., *234*ff., *269*ff., *284*ff., *298*ff., *307*ff., *323*ff., 402ff., 550ff.; IV *440*ff.
— bei Mitralinsuffizienz II 1408ff., 1411ff.
— bei Mitralstenose II 1381
— im Myokard I 114, 711ff.
— bei Myokarditis II 877ff.
— bei Myokarditis rheumatica II 618
— und Natriumstoffwechsel IV 440ff.
— und Nebenniere I 236ff., *269*ff., 323, 402, 510, 550
— bei Nephritis V 613
— bei Nephrose V 617
— und Nierenfunktion I *255*ff., *269*ff., *280*ff.
— und Operabilität IV 626ff.
— und Operationen IV 596ff.
— und Orthopnoe I 229
— und Orthostase V 810
— und Oscillogramm VI 78
— bei Pankarditis rheumatica II 620
— bei paroxysmaler Tachykardie II 166ff.
Ödeme, Pathogenese I 234ff.
— bei Perikarditis II 1070
—, peripherer Mechanismus I 237ff.
— bei Perniosis VI 556ff.
— bei Phlebektasien VI 519ff.
— bei Phlebitis VI 489, 492ff., 496ff., 499ff.
— und Pleurapunktion I 559ff.
— bei Pneumokoniose IV 214ff.
— bei postthrombotischem Syndrom VI 510ff.
— bei Pulmonalsklerose IV 245ff.
—, Punktionsbehandlung I 559ff.
—, Punktionstherapie I 559ff.
—, Purinkörper I 526ff., *545*ff.
— bei Purpura rheumatica VI 565
—, Quecksilberdiuretica bei I 528ff.
— bei Raynaud-Syndrom VI 226
— bei renaler Hypertonie V 600, 613
—, renales I 245
— bei rheumatischem Fieber II 566, 618
— bei rheumatischer Perikarditis II 1070
— und Säure-Basengleichgewicht I 202, 207, 214
— bei Scharlach-Myokarditis II 901
— und Schenkelblock II 371
—, schleimiges, bei Endokarditis rheumatica II 566
— bei Schützengrabenfuß VI 560
—, Scilla bei I 485
— und Sedativa I 419
— bei Silikose IV 214ff.
— bei Sklerodermie II 990
— und Steroide V 129, 134
— bei Tachykardie I 345; II 166ff.
— bei Thoraxdeformation IV 229
— bei Thrombophlebitis VI 489, 492ff., 496ff., 499ff.
— und Thrombose VI 489, 492ff., 496ff., 499ff.
— und Thyreoidea I 253
— bei Tricuspidalinsuffizienz II 1506ff.
— bei Tricuspidalstenose II 1490ff.
— bei Varicosis VI 519ff.
— bei vegetativer Labilität IV 809

Ödeme und Vena-cava-inferior-Ligatur I 596ff.
— und Venendruck I 99, 240ff.
— bei Verbrennung VI 562ff.
— und Verzweigungsblock II 371
— und Wasserhaushalt I 30, 69ff., 131ff., *234*ff., *255*ff., *269*ff., *280*ff., 290ff., *298*ff., 307ff., 402ff., *504*ff., 550
„Oedème pailleté" bei Graviditätstoxikose IV 501
Ödemkrankheit s. u. Dystrophie
Ölpneumonie und Cor pulmonale IV 201
— und Lungenfibrose IV 201
Oesophagogramm bei angeborenem Herzfehler III 459
— bei Aortenbogenanomalien III 480ff.
— und Aortenisthmusstenose III 459
— bei Gefäßmißbildungen III 480ff.
— bei Mitralstenose II 1361ff.
Oesophagus bei angeborener Aortenstenose III 437
— bei Aortenaneurysma VI 448
— bei Aortenbogenanomalien III 480ff.
— bei Aorteninsuffizienz III 1465
— bei Aortenisthmusstenose III 459ff.
— bei Cor pulmonale IV 153
— bei Dextroversion III 587
— bei Ductus Botalli persistens III 171ff.
— und Gefäßkrankheiten VI 321
— bei Gefäßmißbildungen III 437, 459ff., 480ff.
— und hämorrhagischer Schock I 957
— und Herztumoren II 1207
— bei konstriktiver Perikarditis II 1100ff., 1108ff.
— bei Mitralstenose II 1343ff., 1361ff.
— bei Periarteriitis nodosa VI 321
— und Perikarditis purulenta II 1084
— und Pneumoperikard II 1153
— und Schock I 957, 1122
— bei Sklerodemie II 989ff.
— bei Tricuspidalstenose II 1495ff.
Oesophagus bei Vorhofseptumdefekt III 270ff.
Oesophagusableitungen bei Antesystolie II 381ff.
— bei atrioventriculärer Leitunsstörung II 236
— bei Atrioventricular-Rhythmus II 279ff.
— bei auriculärer Leitungsstörung II 199ff., 202ff.
— bei Hypothyreose IV 332
— bei Kammerextrasystolie II 72
— bei Kammertachykardie II 160
— bei Links-Schenkelblock II 328
— bei paroxysmaler Tachykardie II 140
— bei Schenkelblock II 328
— bei Tachykardie II 140
— und Thyreoidea IV 332
— bei totalem Block II 236
— bei vegetativer Labilität IV 790
— bei Vorhofextrasystolie II 50
— bei Vorhofflattern II 94ff.
— bei Vorhofflimmern II 88ff.
— bei Wilson-Block II 333
— bei Wolff-Parkinson-White-Syndrom II 381ff.
Oesophagusdivertikel und Thrombophlebitis VI 487
— und Thrombose VI 487
Oesophagustumoren und Herztumoren II 1153, 1207
— und Pericarditis purulenta II 1084
Oesophagusvaricen VI 521
— und hämorrhagischer Schock I 957
— und Kollaps I 957
— und Schock I 957
Oestradiol bei Endangitis obliterans VI 301
— bei Gravidität IV 483ff.
— bei Karditis rheumatica II 657
— und Myokardstoffwechsel I 28
— bei rheumatischem Fieber II 657
Oestriol bei Gravidität IV 483
Oestrogene und angeborene Herzfehler III 111
— bei Angina pectoris III 1414
— und Angiopathia diabetica IV 373
— und Arteriosklerose VI 373, 390ff., *414*ff., 427ff.
— und Blutdruck V 139ff., 445, 504
Oestrogene bei Capillarektasien VI 526ff.
—, Chemie V 114ff.
— und Coronarinsuffizienz III 790
— und Coronarsklerose III 790
— und Cyanose VI 531
— und Diabetes mellitus IV 373
— und Diurese I 279
— und Endangitis obliterans VI 261, 301
— bei Erythromelalgie VI 526ff.
— bei essentieller Hypertonie V 445, 504
— und experimentelle Hypertonie V 139ff.
— bei Gefäßkrankheiten VI 189ff., 227ff., 261, 301, 373, 390ff., *414*ff., 427ff.
— und Gefäßspinnen VI 544
— bei Gravidität IV 483ff.; V 728ff.
— und Hauttemperatur VI 38
— und Hypertonie V 139ff., 445, 504
— bei Karditis rheumatica II 657
— und Kollaps I 1073
— und Martorelli-Syndrom VI 380
— und Migräne VI 251
— und Myokard I 28
— und Oedeme I 279
— und Phlebektasien VI 516
— bei postthrombotischem Syndrom VI 513
— und Raynaud-Syndrom VI 227, 232
— bei rheumatischem Fieber II 657
— und Schock I 1073
— bei Teleangiektasien VI 542
— und Terminalstrombahn VI 17ff.
— und Ulcus cruris VI 380, 513
— und Varicen VI 516
— und vegetative Labilität IV 870ff.
— und Wasserhaushalt I 279
Oestron und angeborene Herzfehler III 111
— und Arteriosklerose III 791
— und Coronarsklerose III 791; VI 261
— und Endangitis obliterans VI 261
— und Gefäßkrankheiten III 791; VI 261
— bei Gravidität IV 483ff.; V 728ff.
— und Phlebektasien VI 516

Oestron bei postthrombotischem Syndrom VI 513
— und Raynaud-Syndrom VI 227
— bei Varicen VI 516
— und Ulcus cruris VI 513
Ohnmacht IV 760ff. s. a. u. Bewußtlosigkeit und Schock
— und angeborene Herzfehler III 337ff.
— bei Aortenbogensyndrom VI 377
— bei Aortenstenose I 959; II 1433ff.
— und Belastung IV 771
— und Cyanose VI 530ff.
—, Differentialdiagnose IV 873ff.
— bei Diphtherie-Myokarditis II 895ff.
— bei Dumping-Syndrom IV 865
— bei Fallotscher Tetralogie III 337ff.
— bei Herztumoren II 1194
— und Hypotonie IV 771, 809
— und Kollaps I 959, 973
— bei Myokarditis II 879ff.
— und Orthostase IV 735, 761ff., 771, 809
—, Pathogenese IV 761ff.
— und Postural hypotension IV 771, 809
—, psychogene IV 761, 763ff.
— und Regelkreis IV 756ff.
— bei Scharlach-Myokarditis II 902
— und Schock I 959, 973
—, Symptome IV 760ff.
— bei Valsalva-Versuch IV 778
— bei vegetativer Labilität IV 735, 760ff.
—, Vorkommen IV 761ff.
Ohrblutmonocytose bei Endokarditis lenta II 695ff.
Ohren und Atmung IV 27ff.
— bei Druckfall-Syndrom IV 46
— bei Endokarditis acuta II 728
— und Endokarditis lenta II 682, 719ff.
— bei Gefäßkrankheiten VI 326ff.
— bei Höhenadaptationen IV 27ff.
— und Klima IV 27ff.
— und Luftdruck IV 27ff.
— bei Periarteriitis nodosa VI 326ff.
— und Phlebitis VI 499
— und Salicylsäure II 649
Ohren bei Sauerstoffmangel IV 27ff.
— bei Teleangiektasien VI 540ff.
— bei Thrombophlebitis VI 499
— und Veratrumalkaloide V 565
Ohrensausen II 119
— bei Aorteninsuffizienz II 1456
— durch Chinidin II 119
— und Hypotonie IV 809
— und Menopause IV 871
— bei Orthostase V 809ff.
— und Salicylsäure II 649ff.
— und Sexualfunktion IV 871
— bei vegetativer Labilität IV 809ff.
— und Veratrumalkaloide V 565
Oleander bei Extrasystolie II 78
— bei Herzinsuffizienz I 426ff.
—, Pharmakologie I 431, 468, 486
—, Resorption I 431, 486
Oleander-Perpurat I 486
Oleandromycin und bakterielle Endokarditis II 772
Oleandrose in Glykosiden I 430
Oleandrin, Chemie I 430
Oleandryl I 486
Oleoperikard bei tuberkulöser Perikarditis II 1081
Oleothorax und Cor pulmonale IV 250
— und Lungenfibrose IV 201
— und Lungenvenen IV 250
Oligurie bei Endangitis obliterans VI 290
— bei Graviditätstoxikose V 736
— und hämorrhagische Diathese VI 573
— und Hypokaliämie I 587
— bei Hyponatriämie I 574
—, Kaliumvergiftung I 497
— und Kollaps I 1076, 1098ff., 1107ff.
— und Magnesiumstoffwechsel IV 455ff.
—, Moschcowitz-Symmers-Syndrom VI 573
—, postoperative IV 605ff.
— und Purpura VI 573
— und Schock I 1076, 1098ff., 1107ff.
— bei Schockniere I 1098ff., 1107ff.
Oliver-Cardarelli-Zeichen bei Aortenaneurysma VI 448
Ollier-Syndrom und Gefäßmißbildungen VI 589
—, Hämangiome VI 589
Olmagran als Diureticum I 540
— bei Herzinsuffizienz I 540
Onchocercainfekte und Lymphangitis VI 604
Oncovertin beim Schock I 1133
Opening snap of the mitral valve s. u. Mitralöffnungston
Operabilität IV 619ff.
— und Adipositas IV 625ff.
— bei angeborenen arteriovenösen Fisteln VI 470
— bei angeborenem Herzfehler III 155ff.
— bei angeborener Mitralstenose III 551
— bei angeborenem perforiertem Sinus-Valsalvae-Aneurysma III 212
— bei Aortenisthmus-Stenose V 763
— bei Aortenstenose II 1450ff.
— und Aortenvitium IV 631ff.
— bei Aortopulmonalseptumdefekt III 203ff.
— und Arrhythmie IV 628, 632
— bei arteriovenösen Fisteln VI 470, 479ff.
— und Blutdruck IV 621ff., 627ff., 632ff.
— bei Canalis atrioventricularis communis III 297
— und Coronarsklerose IV 625ff., 627ff., 632ff.
— bei Ductus Botalli persistens II 762; III 182, 193
— und Dystrophie IV 625
— bei Ebstein-Syndrom III 429
— und Endokarditis IV 631
— und Ernährung IV 625ff.
—, Faktoren IV 619ff.
— und Herzinfarkt IV 628, 633
— und Herzinsuffizienz IV 631ff.
— und Herzklappenfehler IV 630ff.
— und Herztrauma II 525ff.
— und Hypertonie IV 625, 632ff.
— bei kombiniertem Mitralfehler II 1426
— und konstitutionelle Hypotonie V 786
— bei konstriktiver Perikarditis II 1132ff.
— und Lebensalter IV 620ff.
— bei Lutembacher-Syndrom III 286ff.

Operabilität und Mitralfehler IV 630ff.
— bei Mitralinsuffizienz II 1425
— bei Mitralstenose II 1317ff., 1369ff.
— und Myokarditis IV 628, 633
— bei Perikardcysten II 1149ff.
— bei Perikarddivertikel II 1149ff.
— und Perikarditis IV 631, 633
— bei Transposition der Vena pulmonalis III 286ff.
— der Tricuspidalatresie III 408
— bei Vena-cava-Anomalie III 517
— bei Ventrikelseptumdefekt III 246ff.
— bei Vorhofseptumdefekt III 286ff.
—, Voruntersuchung IV 626ff.
Operationen IV 591ff.
— und Adipositas IV 625
— bei angeborener Aortenstenose III 441ff.
— bei angeborenem arteriovenösem Coronaraneurysma III 217
— bei angeborenen arteriovenösen Fisteln VI 470ff.
— bei angeborenem Herzfehler II 762; III 155ff., 193ff.
— bei angeborener Mitralstenose III 551
— bei angeborenem perforiertem Sinus-Valsalvae-Aneurysma III 212
— bei angeborener Pulmonalstenose III 326ff.
— bei angeborener Tricuspidalstenose III 417
— bei Angina pectoris III 1429ff.
— bei Aortenaneurysma VI 450
— bei Aortenbogen-Anomalien III 489
— und Aortenbogensyndrom V 767
— bei Aortenhämatom, intramuralem VI 462
— bei Aorteninsuffizienz II 1477
— bei Aortenisthmusstenose III 465, 473ff.; V 763ff.
— bei Aortenstenose II 1450ff.
— bei Aortenpulmonalseptumdefekt III 203ff.
— bei arteriovenösen Fisteln VI 474, 480
Operationen bei arteriovenöser Lungenfistel III 394
— und Atmung IV 597ff.
— und Blutdruck V 779ff., 804ff.
— bei Canalis atrioventricularis communis III 297
— und Capillarpermeabilität I 965ff.; VI 553
— bei Chyloperikard II 1154
— und Coronaranastomosen III 706ff.
— und Coronarinsuffizienz III 1429ff.
— und Coronarthrombose III 964
— bei Cor triatriatum III 556
— bei Cor triloculare biatriatum III 545ff.
— bei Cushing-Syndrom V 696ff.
— bei Ductus Botalli persistens II 762; III 182, 193ff.
— bei Ebstein-Syndrom III 429
bei Echinokokkose II 938
— und Embolie IV 598ff., 608ff.; VI 362
— bei endokriner Hypertonie V 696ff.
— und Ernährung IV 591ff., 625ff.
— und Erythematodes VI 344
— bei Fallotscher Tetralogie III 359
— bei Gefäßkrankheiten s. u. Gefäßtransplantationen
— bei Gefäßmißbildungen III 368, 375, 385ff., 394, 489
— bei Glomustomoren VI 592, 594
— bei Hämangioendotheliom VI 601
— bei Hämangiomen VI 596ff.
— bei Hämoperikard II 1152
— und hämorrhagischer Schock I 957ff.
—, Herz bei IV 606ff.
— bei Herzdivertikel III 594
— bei Herzinfarkt III 706ff., 1081ff.
— bei Herztumoren II 1227ff.
— bei Hirnbasisaneurysma VI 465
— und Hypertonie V 696
— und Hypotonie V 779ff., 804ff.
— bei Kavernomen VI 599ff.
— und Kollaps I 957ff., 965ff.; IV 599ff.
— bei kombiniertem Mitralfehler II 1409, 1426
Operationen bei kombiniertem Tricuspidalfehler II 1515
— und konstitutionelle Hypotonie V 786
— bei konstriktiver Perikarditis II 1131ff.
— und Kreislauf IV 591ff., 597ff.
—, Leber bei IV 605ff.
— bei Lungenvenentransposition III 531ff.
— bei Lutembacher-Syndrom III 286ff.
— und Lymphgefäßinsuffizienz VI 612ff.
— und Lymphödem VI 612ff.
— bei Mitralinsuffizienz II 1425
— bei Mitralstenose II 1322, *1382*ff.
— und Myokardose II 969
—, Niere bei IV 605ff.
— bei Panzerherz II 1131
—, Perikard bei II 1041ff.
— bei Perikardcysten II 1149
— bei Perikarddivertikel II 1149
— und Perikarditis II 1041ff., 1080ff., 1131
— bei Perikarditis purulenta II 1085
— bei Perikardtumoren II 1217, 1227ff.
— und Phäochromocytom V 696
—, Pharmakologie IV 596ff.
— und Phlebektasien VI 517ff.
— bei Pneumoperikard II 1154
— und Postcommissurotomie-Syndrom II 1394ff.
—, Prämedikation IV 612ff.
— und primärer Schock I 976
— bei Pulmonalaneurysma III 375
— bei Pulmonalarterienaplasie III 385ff.
— bei Pulmonalatresie III 368
— und Schock I 957ff., 965ff., IV 599ff.
— und sekundäres Raynaud-Syndrom VI 234
— und Thrombophlebitis VI 483ff.
— und Thrombose IV 608ff.; VI 483ff.
— bei Transposition der Aorta und Pulmonalis III 511
— bei Transposition der Vena pulmonalis II 286ff.
— als Trauma IV 596ff.
— bei traumatischer Perikarditis II 1087ff.
— und traumatischer Schock I 965ff.

Operationen bei Tricuspidalatresie III 408
— bei Tricuspidalstenose II 1501ff.
— bei tuberkulöser Perikarditis II 1080ff.
— und Varicosis VI 517ff.
— und Vena-cava-Anomalie III 517
— bei Ventrikelseptumdefekt III 246ff.
— bei Vorhofseptumdefekt III 286ff.
—, Voruntersuchung IV 626ff.
— und Waterhouse-Friedrichsen-Syndrom IV 564
Operationserfolg bei konstriktiver Perikarditis II 1136ff.
Operationsergebnisse und angeborene Herzfehler III 362ff.
— bei Aorteninsuffizienz II 1477
— bei Aortenisthmusstenose III 474ff.
— bei Aortenstenose II 1450ff.
— bei arteriovenöser Lungenfistel III 395
— nach Commissurotomie II 1396ff.
— bei Fallotscher Tetralogie III 362ff.
— und Gefäßmißbildungen III 395
— bei Lungenvenentransposition III 531ff.
— bei Mitralstenose II 1396ff.
— bei Tricuspidalstenose II 1502
Operationsschock I 965ff.
Opiate bei angeborenem Herzfehler III 154ff.
— bei Angina pectoris III 1035, 1374ff., 1397ff.
— zur Aortographie VI 131ff.
— bei Arteriographie VI 122
— und Blutdruck V 27, 151, 398ff., 521
— und Carotissinus V 151
—, Chemie VI 178
— und Coronaranastomosen III 706
— bei Coronarinsuffizienz III 1035, 1374, 1397ff.
— bei Cor pulmonale IV 174
— bei Embolie VI 366
— bei Endangitis obliterans VI 301
— bei endokriner Hypertonie V 663
— bei Erfrierung VI 558
— bei essentieller Hypertonie V 398ff., 521
— bei Fettembolie IV 137
Opiate bei Gefäßkrankheiten VI 177ff., 231ff., 301, 333
— und Gravidität IV 496
— bei Graviditätstoxikose V 749ff.
— und Hämodynamik V 279
— bei Herzinfarkt III 706, 1446, 1480
— bei Herzinsuffizienz I 419ff.
— bei Herztrauma II 525ff.
— und Hirndurchblutung V 398ff.
— bei Hypertonie V 399ff., 521
—, intraarteriell VI 206
— bei Kammertachykardie II 166
— und Kollaps I 958, 1102, 1147
— und Lebensalter IV 624ff.
— bei Luftembolie IV 131
— und Lungenembolie IV 100, 112ff.
— bei Lungeninfarkt IV 124
— zur Narkose IV 612ff.
—, Nebenwirkungen I 420
— und Operabilität IV 624ff.
— bei Operationen IV 612ff.
— und Oscillogramm VI 79
— bei paroxysmaler Tachykardie II 166
— und Periarteriitis nodosa VI 333
— bei Phäochromocytom V 663
— bei Phlebitis VI 506
— bei Postcommissurotomie-Syndrom II 1394
— bei Raynaud-Syndrom VI 231
— und Schock I 958, 1102, 1147
— und Schockniere I 1102
— bei Tachykardie II 166
— bei Thrombophlebitis VI 506
— bei Verbrennung VI 563
Opilon, intraarteriell VI 207
— bei Raynaud-Syndrom VI 232
— bei vegetativer Labilität IV 852, 858
Oppressionsgefühl s. u. Angina pectoris
Ornitho-Kallikrein V 225ff.
Ornithosen und bakterielle Endokarditis II 751
—, Capillarresistenz bei VI 568
— und Endokarditis lenta II 751
— und hämorrhagische Diathese VI 568
— und Myokarditis II 926; IV 544
Ornithosen und Purpura infectiosa VI 568
Orpidan, Chemie I 546
— als Diureticum I 527ff., 546ff.
—, Wirkung I 549ff.
„Orthasthenie", Begriff IV 732
Orthodiagraphie s. u. Röntgendiagnose
Orthopnoe I 228ff. bei Anämie IV 657
— und Angina tonsillaris II 914
— bei Aortenstenose II 1433ff.
— bei Blutkrankheiten IV 657
— und Coronarinsuffizienz III 1112, 1215
— und Cor pulmonale IV 142
— bei Diphtherie-Myokarditis II 894ff.
— bei Endocarditis lenta II 690ff.
— und Fokaltoxikose II 914
— und Ganglienblocker I 592
— bei Herzdekompensation V 383
— bei Herzinfarkt III 1112, 1215
— bei Herzinsuffizienz I 113, 413
— bei Karditis rheumatica II 605
— und konstriktive Perikarditis II 1100
— und Kreislaufzeit I 173
— bei Minus-Dekompensation V 383
— bei Mitralstenose II 1381ff.
— bei Myokarditis II 877ff.
—, Pathophysiologie I 228ff.
— und Perikarditis II 1100
— bei Pneumokoniose IV 214
— bei rheumatischem Fieber II 605
— bei Silikose IV 214
— und Tricuspidalstenose II 1490
— und Vena cava-inferior-Ligatur I 597
— und Vitalkapazität I 229
Orthostase IV 728ff.; V 808ff.
— und Adams-Stokes-Syndrom II 259
— bei Addison-Syndrom V 797
— und Antesystolie II 382, 384
— und Aortenbogensyndrom V 767; VI 377ff.
— und Aortenhämatom, intramurales VI 457ff.
— und Arteriosklerose V 357
— und Atmung IV 12ff., 21ff., 29

Orthostase und Atrioventricularblock II 219
— und Belastung IV 771
—, Blutdruck bei V 24ff., 780ff., *808*ff.
— und Bradykardie II 17
— und Capillaren VI 13
— und Capillarpermeabilität VI 553
— und Cyanose VI 530ff.
— und Dibenamin V 493
— und Dibenzylin V 493
— und Dumping-Syndrom IV 866
— bei Dystrophie IV 306ff.; V 807
— und Effort-Syndrom IV 814ff.
— und Eintauchfuß VI 561
—, Elektrokardiogramm bei II 14
— und Endokarditis lenta II 693
— und Erfrierung VI 555
— und essentielle Hypotonie V 787ff.
— und Extrasystolie II 35
— und Ganglienblocker V 492ff., 566ff., 571ff., 594
— und Gefäßkrankheiten V 357
— bei Gravidität IV 482ff.
— und Herzblock II 219
— und Herzgröße I 844ff.; V 783
— bei Herztumoren II 1194
— und Herzvolumen I 844ff., V 783
— und Hirndurchblutung V 398
— und Höhenadaptation IV 12ff., 21ff., 29
— und Hydergin V 492, 512
— bei Hyperthyreose IV 325
— und Hypertonie IV 757ff.
— und Hypertonie-Therapie V 472ff., 492ff.
— und Hypokaliämie IV 437
— bei Hyponatriämie IV 441ff., 446
— bei Hypothyreose V 800
—, Hypotonie bei IV 809ff.; V 780ff., *808*ff.
— und Kälte-Test IV 785
— und Kammertachykardie II 151
— und Klima IV 12ff., 21ff., 29
—, Kollaps bei I 91, 959; II 11, 17
— und Luftdruck IV 12ff., 21ff., 29
— und Luftembolie IV 129ff.
— und Narkose IV 594ff.
Orthostase und Ohnmacht IV 761ff.
— und paroxysmale Tachykardie II 151
— und Periarteriitis nodosa VI 310
— und Perniosis VI 561
— und Phenothiazin V 496
— und Phlebektasien VI 516ff., 521ff.
— und postthrombotisches Syndrom VI 510ff.
— und Postural hypotension IV 736ff.; V 814ff.
— und P pulmonale II 205
—, P-Zacken bei II 207
— und Regelkreis IV 757ff.
— und Reizleitungssystem II 219
— und Sauerstoffmangel IV 12ff., 21ff., 29
— und Schock I 959
— und Schützengrabenfuß VI 561
— und Sympathektomie V 472ff.
—, Tachykardie bei I 10ff.; II 151
— und Thyreoidea IV 325
— und Trendelenburg-Test VI 66
— und Valsalva-Versuch IV 778ff.
— und Varicosis IV 732ff.; VI 516ff., 521ff.
— und vegetative Labilität IV 709ff., 732ff.
— und Veratrumalkaloide V 559
— und Wolff-Parkinson-White-Syndrom II 382, 384
Ortin bei Gefäßkrankheiten VI 179
Oscillationsbett bei Gefäßkrankheiten VI 155
Oscillogramm VI 76ff.
— bei angeborenem Herzfehler III 453ff.
— bei Aortenbogensyndrom VI 378
— bei Aortenisthmusstenose III 453ff.
— bei Aortenthrombose VI 373ff.
— bei Arteriosclerosis obliterans VI 432ff.
— bei arteriovenösen Fisteln VI 478
— und Belastung VI 79
— bei Embolie VI 365
— bei Endangitis obliterans VI 295
— bei Endokarditis lenta II 712
Oscillogramm und Gefäße VI 72, 76ff.
— bei Gefäßkrankheiten VI 72, 76ff.
— bei Karditis rheumatica II 604
— bei Perniosis VI 559
— und Plethysmogramm VI 73
— bei rheumatischem Fieber II 604
— und Synkardialmassage VI 79ff., 152
—, Technik VI 76ff.
Osler-Knötchen bei bakterieller Endokarditis II 741
— bei Endokarditis acuta II 726
— bei Endokarditis lenta II 692ff., 710
— bei Sepsis II 726
Osler-Syndrom und arteriovenöse Aneurysmen IV 251
Osteochondrose, Cervicalsyndrom bei IV 862ff.
— und sekundäres Raynaud-Syndrom VI 239
— und vegetative Labilität IV 862ff.
Osteolyse, progressive, und Angiome VI 589
Osteomyelitis und Antistreptokinase II 596
— bei Arteriosclerosis obliterans VI 433
— und bakterielle Endokarditis II 682, 725
— und Endokarditis acuta II 725
— und Endokarditis lenta II 682
— und Gefäßkrankheiten VI 433
— und Myokarditis II 879, 903ff.
— und Scharlach-Myokarditis II 899
— und Sepsis II 903ff.
Osteomyelosklerose und Endangitis obliterans VI 284
Ostéopathie pneumique hypertrophiante s. u. Trommelschlegelfinger
Osteoporose und ACTH II 645
— bei Arteriosclerosis obliterans VI 433
— und Blutdruck V 683ff.
— und Cortison II 645
— bei Cushing-Syndrom V 683ff.
— bei Endangitis obliterans VI 284ff.
— bei endokriner Hypertonie V 683ff.

Osteoporose bei Gefäßmißbildungen VI 248ff., 433, 588
— und Hypertonie V 683ff.
— bei Klippel-Trénaunay-Syndrom VI 588
— und Lebensalter IV 620, 624
— und Myokard II 968
— und Operabilität IV 620, 624
— bei Periarteriitis nodosa VI 325ff.
Osteosklerose bei Periarteriitis nodosa VI 325ff.
Ostitis deformans (Paget) und Atrioventricularblock II 248
— —, Herz bei I 42, 44
Ostitis fibrosa und Calciumstoffwechsel IV 448
Ostium atrioventriculare commune III 22ff.
Otitis media und Endokarditis acuta II 728
— — und Endokarditis lenta II 682
— — und Myokarditis II 874
— — und Scharlach-Myokarditis II 899
Otrivin und essentielle Hypertonie V 250, 257
— und Kälte-Test V 250
— und renale Hypertonie V 257
Ouabaine bei Arrhythmie II 113ff.
— und Calciumstoffwechsel IV 451
—, Chemie I 426ff.
—, Eigenschaften I 435, 481ff.
— und Herzinsuffizienz I 59
—, Latenz I 435
—, Pharmakologie I 435, 481ff.
— bei Vorhofflimmern II 113ff.
Ovarialtumor und Angiome VI 589
— und Blutdruck V 40, 686ff.
— und Cushing-Syndrom V 686
— und endokrine Hypertonie V 686
— und Gefäßmißbildungen VI 589
— und Hämangiome VI 589
— und Herztumoren II 1207
— und Hypertonie V 40, 686ff.
— und Maffucci-Syndrom VI 589
— und Ouaba-Baum I 426
— und Perikardtumoren II 1225ff.
Ovarien bei Amyloidose II 961ff.
— und Arteriosklerose III 768ff.; VI 930, 414ff.
— und Coronarsklerose III 768, 790
— und Endangitis obliterans VI 301
— und Gefäßkrankheiten VI 301
— und Paramyloidose II 961
Oxalessigsäurevergiftung und Capillarspasmen VI 537
— und Gefäßkrankheiten VI 244
— und Herzinfarkt III 710, 1159
— und Magnesium-Stoffwechsel IV 455ff.
— und Myokardstoffwechsel III 710
— und sekundäres Raynaud-Syndrom VI 244
Oxyäthyl-Theophyllin I 546
— bei Angina pectoris III 1383
— als Diureticum I 527ff., 546ff.
— und Herzinfarkt III 1480
—, Herzmechanik I 853ff.
Oxyphenoniumbromid s. u. Antrenyl
Oxymethylaminopropanol s. u. Suprifen
Oxypropyltheobromin bei Angina pectoris III 1383
11-Oxysteroide und Blutdruck V 657, 687ff.
— bei Cushing-Syndrom V 687ff.
— bei endokriner Hypertonie V 657, 687ff.
— und Gefäßkrankheiten VI 323
— bei Herzinfarkt III 722
— bei Hypertonie V 657, 687ff.
— bei Periarteriitis nodosa VI 323
— bei Phäochromocytom V 657
Oxytetracylin s. a. u. Terramycin und Tetracyline
— bei bakterieller Endokarditis II 750ff., 757
— bei Cor pulmonale IV 177
— bei Endokarditis acuta II 730
— bei Endokarditis lenta II 750ff., 757
— und Kationenaustauscher I 558
Oxytocin und Blutdruck V 133
— und Diurese I 279
— und experimentelle Hypertonie V 133
Oxytocin und Hypertonie V 133
— und Hypotonie V 144
— und Ödeme I 279
— und Steroide V 133
— und Wasserhaushalt I 279
Oxytyramin und Adrenalin V 168, 180
— und Blutdruck V 168, 179ff., 312ff.
—, Chemie V 179
— und essentielle Hypertonie V 312ff.
— und experimentelle Hypertonie V 168, 179ff.
— und Hypertonie V 168, 179ff., 312ff.
— und Noradrenalin V 168, 180
—, Pharmakologie V 179ff.
— und Thyreoidea IV 318
— und Urosympathin V 180

Pacatal bei Angina pectoris III 1398ff.
— beim Kollaps I 1142ff.
— beim Schock I 1142ff.
— bei vegetativer Labilität IV 852
Pachymeningosis haemorrhagica und Bradykardie II 17
— — bei Periarteriitis nodosa VI 327
Padisal bei Cor pulmonale IV 170
Padutin bei Endangitis obliterans VI 301
— bei essentieller Hypertonie V 503
— bei Gefäßkrankheiten VI 186, 301
Pagetsche Krankheit s. u. Ostitis deformans
PAH s. u. Paraaminohippursäure
Paladino-Kentsches Bündel s. u. Kentsches Bündel
Palma-Syndrom VI 370
Palpationsbefund bei Akrocyanose VI 533
— bei angeborener Aortenstenose III 435ff.
— bei angeborenem arteriovenösem Coronaraneurysma III 215
— bei angeborenen arteriovenösen Fisteln VI 470ff.
— bei angeborenem Herzfehler III 157, 165, 198, 215
— bei angeborener Pulmonalinsuffizienz III 564ff.

Palpationsbefund bei angeborener Pulmonalstenose III 298, 304ff.
— bei Aortenaneurysma VI 448
— bei Aortenbogensyndrom VI 378
— bei Aorteninsuffizienz II 1458ff.
— bei Aortenisthmusstenose III 445, 453ff.
— bei Aortenstenose II 1433ff.
— bei Aortenthrombose VI 372ff.
— bei Aortitis luica VI 356
— bei Aortopulmonalseptumdefekt III 198
—, Arterienpulse VI 48ff.
— bei Arteriosklerosis obliterans VI 431, 432ff.
— bei Arteriosklerosis obliterans diabetica VI 43ff.
— bei arteriovenösen Fisteln III 386ff.; VI 470ff., 474ff., 478ff.
— bei arteriovenöser Lungenfistel III 386ff.
— bei Canalis atrioventricularis communis III 293ff.
— bei Capillarektasien VI 533
— bei Dextrokardie III 575
— bei Ductus Botalli persistens III 157, 165
— bei Ebstein-Syndrom III 420ff.
— bei Embolie VI 363ff.
— bei Endangitis obliterans VI 281ff., 295
— bei Fallotscher Tetralogie III 329ff., 338ff.
— bei Foramen ovale persistens III 262
— bei Gefäßkrankheiten VI 48ff., 281ff., 295
— bei Gefäßmißbildungen III 382, 386ff.; VI 588ff.
— bei Glomustumoren VI 593
— bei Hämangiomen VI 588
— bei Herzdivertikel III 593
— bei Klippel-Trénaunay-Syndrom VI 588
— bei konstriktiver Perikarditis II 1102, 1127
— und Lymphgefäßinsuffizienz VI 613
— bei Mitralinsuffizienz II 1411ff.
— bei Mitralstenose II 1323ff.
— bei Panzerherz II 1102, 1127
— bei Perikarditis II 1045ff., 1070, 1102, 1127
— bei Phlebektasien VI 519ff.
Palpationsbefund bei Pulmonalaneurysma VI 466
— bei Pulmonalarterienaplasie III 382
— bei Raynaud-Syndrom VI 226
— bei rheumatischer Perikarditis II 1070
— bei Riesenzellarteriitis VI 339ff.
— bei Teleangiektasien VI 540
— bei Thrombose VI 371ff.
— bei Transposition der Aorta und Pulmonalis III 499
— bei Tricuspidalatresie III 401ff.
— bei Tricuspidalinsuffizienz II 1507ff.
— bei Tricuspidalstenose II 1490ff., 1495
— bei Truncus arteriosus communis persistens III 535ff.
— bei Varicosis VI 519ff.
— bei Ventrikelseptumdefekt III 217ff.
— bei Vorhofseptumdefekt III 261ff.
Palpitationen bei Anämie IV 645ff.
— bei Angina tonsillaris II 914
— bei Aorteninsuffizienz II 1456ff.
— bei Aortenisthmus-Stenose III 452; V 754ff.
— bei arteriovenösen Fisteln VI 476
— bei Belastung IV 770
— und Blutdruck V 241ff.
— bei Blutkrankheiten IV 645ff., 672
— bei Brucellosen II 904
— bei Coronarinsuffizienz III 1094ff., 1110ff.
— bei Dystrophia myotonica II 971
— bei Echinokokkose II 937ff.
— bei Effort-Syndrom IV 770
— bei Endokarditis lenta II 690ff.
— bei essentieller Hypertonie V 241ff.
— bei essentieller Hypotonie V 787ff.
— bei Fokaltoxikose II 914
— und Genußgifte IV 826
— bei Grippemyokarditis II 924ff.
— bei Hepatitis-Myokarditis II 929
— bei Herzinfarkt III 1094, 1110ff.
— bei Herztumoren II 1194
Palpitationen und Hydralazine V 594
— bei Hypertonie V 241ff.
— bei Hypotonie IV 770, 809; V 787ff.
— bei idiopathischer Herzhypertrophie II 975
— bei Kohlenoxyd-Vergiftungen III 874ff.
— bei konstitutioneller Hypotonie V 787ff.
— bei Leukämie IV 672
— bei Malaria II 935
— bei Mitralinsuffizienz II 1411ff.
— bei Mitralstenose II 1321ff., 1382
— bei Myokarditis II 877ff.
— und Nicotin IV 826
— bei Typhus-Myokarditis II 906
— bei vegetativer Labilität IV 705ff., 770, 800, 809
— bei Vergiftungen III 874ff.
Palsche Krisen V 33
— s. a. u. Blutdruckkrisen
Panangitis s. u. Periarteriitis nodosa
Panarteriitis s. u. Periarteriitis nodosa
Pancardite Hodgkinienne, Begriff IV 679
pancardite de Trousseau II 619
Pandigal I 478, 483 s. a. u. Lanatoside
Pankarditis nach Commissurotomie II 1395
—, Extrasystolie bei II 57
— bei Infektionen IV 555
— und Operabilität IV 633
— und Postcommissurotomie-Syndrom II 1395
— rheumatica II 560ff., 579ff., 586, *619*ff.
— —, Anatomie II 562ff.
— —, nach Commissurotomie II 1395
— —, Elektrokardiogramm bei II 586, 620
— —, Herzgeräusche bei II 579ff.
— —, und Lebensalter II 560ff.
— —, Pathologie II 562ff.
— —, und Postcommissurotomie-Syndrom II 1395
— —, Prognose II 633
— —, Therapie II 634ff.
— —, Verlauf II 619ff.
Pankreas bei Amyloidose II 961
— und Angioxyl V 208
— bei Arteriosklerose V 361; VI 387ff., 417ff.

Pankreas und Blutdruck V 125, 337, 361, 388, 662, 686ff.
— und Coronarsklerose III 789
— bei Cor pulmonale IV 255
— und Cushing-Syndrom V 686, 695
— und Depressan V 231
— bei Endocarditis parietalis fibroplastica II 786
— bei Endokardfibrose II 786
— bei endokriner Hypertonie V 662, 686ff., 695
— bei Erythematodes II 979ff.
— und essentielle Hypertonie V 337, 361, 388
— und experimentelle Hypertonie V 125
— und Fettembolie IV 132ff.
— bei Gefäßkrankheiten II 986ff.; VI 312, 323
— bei Glykogenose II 966
—, Hämangiome des VI 598
— bei Hämochromatose IV 686
— bei hämorrhagischer Diathese VI 571
— und Hauttemperatur VI 88
— bei Herzinfarkt III 1258
— bei Herzinsuffizienz I 33, 417, 767, 784
— und Hypertensinase V 104ff.
— und Hypertonie V 125, 337, 361, 388, 662, 686
— und Kallidin V 226
— und Kallikrein V 210ff., 220ff.
—, Kavernome des VI 598
— bei Kollagenosen II 979ff.
— und Kollaps I 968
— und Magnesium-Stoffwechsel IV 455ff.
— bei Moschcowitz-Symmers-Syndrom VI 571
— und Myokarditis II 928, 979ff.
— und Myokardose I 33
— und Oxytyramin V 180
— bei Paramyloidose II 961
— bei Parotitis II 928
— bei Periarteriitis nodosa II 986ff.; VI 312, 323
— bei Phäochromocytom V 662
— und Schock I 968
— und Tyramin V 177ff.
— und Vagotonin V 207ff.
— und Vasodepressor material V 203
Pankreascysten und Cor pulmonale IV 255
— und Hämangiome VI 598
— und Kallikrein V 210
— und Kavernome VI 598
Pankreasfibrose und Cor pulmonale IV 255
Pankreasnekrose und Fettembolie IV 132ff.
— und Periarteriitis nodosa VI 323
— und Schock I 968
Pankreastumoren und Blutdruck V 686, 695
— und Cor pulmonale IV 237
— und Cushing-Syndrom V 686, 695
— und Endokarditis fibrinosa II 778
— und Endokarditis verrucosa simplex II 778
— und endokrine Hypertonie V 686ff., 695
— und Herztumoren II 1207, 1211
— und Kallikrein V 210
— und Perikardtumoren II 1224ff.
Pankreatitis und Arteriosklerose VI 417ff.
— bei Erythematodes II 979ff.
— bei Herzinfarkt III 1258
— bei Kollagenosen II 979ff.
— und Kollaps IV 600ff.
— bei Parotitis II 928
— bei Periarteriitis nodosa II 987
— und Schock IV 600ff.
— und Magnesiumstoffwechsel IV 455ff.
Panmyelose, benigne s. u. Polycythämie
Pansedon bei vegetativer Labilität IV 858
Panthesin bei Cor pulmonale IV 123ff.
— beim Kollaps I 1142
— bei Lungenembolie IV 123ff.
— bei Thrombophlebitis VI 505ff.
Pantopon bei Angina pectoris III 1397ff.
— und Hauttemperatur VI 83
— bei Lungenembolie IV 122
Panzerherz II 1092ff. s. a. u. Perikarditis, konstriktive
—, Ätiologie II 1093ff.
—, Anatomie II 1094ff.
—, Diagnose II 1127ff.
—, Elektrokardiogramm bei II 1114ff.
—, Häufigkeit II 1092ff.
— und Herzglykoside I 462
—, Herzkatheterismus II 1122
— und Herzklappenfehler II 1297ff.
— durch Herztrauma II 523, 1087, 1094ff.
Panzerherz bei Herztumoren II 1215
—, Leber bei II 1103ff.
—, Niere bei II 1096ff., 1105ff.
— durch Perikarditis II 1069ff., 1079ff., 1085, 1094
— bei Perikardtumoren II 1217ff.
— bei rheumatischem Fieber II 1069ff., 1093ff.
—, Röntgendiagnose II 1105ff.
—, Symptome II 1099ff.
— und Trauma II 523, 1087, 1094ff.
— bei Tuberkulose II 1079ff., 1093ff.
— bei Urämie II 1083
Papain und Kallidinogen V 226
— und Kallikrein V 215
Papaveril-Phosphat bei Angina pectoris III 1381
Papaverin VI 178
— bei Angina pectoris III 1035 1374ff.
— und Blutdruck V 27, 151, 398ff., 521
— und Carotissinus V 151
—, Chemie VI 178
— und Coronaranastomosen III 706
— bei Coronarinsuffizienz III 1035, 1374, *1380* ff.
— bei Embolie VI 366
— bei Endangitis obliterans VI 301
— bei Erfrierung VI 558
— bei essentieller Hypertonie V 399ff., 521
— bei Fettembolie IV 137
— bei Gefäßkrankheiten VI 177, 231ff., 301, 333
— bei Herzinfarkt III 706, 1480
— und Hirndurchblutung V 398ff.
— bei Hypertonie V 398ff., 521
—, intraarteriell VI 206
— bei Kammertachykardie II 166
— und Kollaps I 1102
— bei Luftembolie IV 131
— und Lungenembolie IV 100
— und Oscillogramm VI 79
— bei paroxysmaler Tachykardie II 166
— und Periarteriitis nodosa VI 333
— bei Phlebitis VI 506
— bei Raynaud-Syndrom VI 231ff.
— und Schockniere I 1102
— bei Tachykardie II 166

Papaverin bei Thrombophlebitis VI 506
Papilla nervi optici bei arteriovenösen Fisteln VI 481
— — — und Blutdruck V 388, 401, 422ff., 425
— — — und Cortison V 709
— — — bei Endangitis obliterans VI 289
— — — bei Endokarditis lenta II 720
— — — bei endokriner Hypertonie V 659ff.
— — — bei essentieller Hypertonie V 388, 401, 422ff.
— — — und Geburtsakt IV 522
— — — bei Gefäßkrankheiten VI 326, 339
— — — bei Gravidität IV 522
bei Graviditätstoxikose IV 501, 506ff.
— — — bei Hirnbasisaneurysma VI 464
— — — bei Hypertonie V 388, 401, 422ff.
— — — bei maligner Hypertonie V 422ff., 425, 626ff., 629ff.
— — — bei Periarteriitis nodosa VI 326
— — — bei Phäochromocytom V 659ff.
— — — bei Phlebitis VI 500ff.
— — — bei Polycythämie IV 664
— — — im Puerperium IV 522
— — — bei Riesenzellarteriitis VI 339
— — — bei Thrombophlebitis VI 500ff.
Papillarmuskel II 1291ff.
— bei Adipositas IV 383
— bei Anämie IV 652
—, Anatomie II 1291ff.
— bei angeborenem Herzfehler III 322, 409, 417ff. 429
— bei angeborener Pulmonalstenose III 322
— bei angeborener Tricuspidalinsuffizienz III 429ff.
— bei angeborener Tricuspidalstenose III 409
Papillarmuskel bei Blutkrankheiten IV 652
— bei Diphtherie-Myokarditis II 894ff.
— bei Dystrophia myotonica II 970
— bei Ebstein-Syndrom III 418
— bei Endocarditis lenta II 667ff., 703ff., 709ff.
— bei Endocarditis parietalis fibroplastica II 786ff.
— bei Endokardfibrose II 786ff.
—, Entwicklungsgeschichte III 5
— bei Herzinfarkt III 1139, *1249*ff.
— bei Herztrauma II 478ff.
— bei Hypernatriämie IV 443
— bei Infektionen IV 540
— und Kaliumstoffwechsel IV 422ff.
— bei Kollagenosen II 985
— im Kollaps I 1111
— bei Leptospirosen II 905
— und Magnesiumstoffwechsel IV 457ff.
— bei Mitralinsuffizienz II 1412ff.
— bei Mitralstenose II 1311ff.
— bei Myokarditis II 894, 903
— bei Periarteriitis nodosa II 985
—, Physiologie II 1291ff.
— bei Poliomyelitis IV 540
— bei Scharlach-Myokarditis II 900
— im Schock I 1111
— bei Sepsis II 903
— bei Trichinose II 939
— und Tricuspidalinsuffizienz II 1504ff.
Papillarmuskelriß, Diagnose III 1296
— bei Endocarditis lenta II 667ff., 703ff., 709ff.
— bei Herzinfarkt III 1139, *1949*ff.
— und Herztrauma II 478ff., 493ff., 523ff.
— und Herzversagen I 338
— bei Kollagenosen II 985
— bei Myokarditis II 903
— bei Periarteriitis nodosa II 985
—, Prognose III 1250
— bei Sepsis II 903
— und Tricuspidalinsuffizienz II 1504
Papillenödem (Opticus) bei arteriovenösen Fisteln VI 481
— und Blutdruck V 388, 401, *422*ff., 425
Papillenödem und Cortison V 709
— bei Endocarditis lenta II 720
— bei endokriner Hypertonie V 659ff.
— bei essentieller Hypertonie V 388, 401, 422ff.
— und Geburtsakt IV 522
— bei Gravidität IV 522
— bei Graviditätstoxikose IV 501, 506ff.
— bei Hirnbasisaneurysma VI 464
— bei Hypertonie V 388, 401, 422ff.
— bei maligner Hypertonie V 422ff., 425, 626ff., 629ff.
— bei Periarteriitis nodosa II 988; VI 326
— bei Phäochromocytom V 659ff.
— bei Phlebitis VI 500
— im Puerperium IV 522
— bei Riesenzellarteriitis VI 339ff.
— bei Thrombophlebitis VI 500ff.
Papillitis necroticans IV 366
Papillome als Herztumoren II 1179
Pappataci-Fieber und Myokarditis II 930
Paraaminobenzoesäure und Periarteriitis nodosa VI 309
Paraaminohippursäure bei Endokarditis lenta II 754
Paraaminohippursäureclearance und Adrenalin V 176
— bei Anämie IV 648
— bei Aortenisthmusstenose V 761
— und arteriovenöse Anastomosen VI 8
— und Atmung IV 18
— bei Beriberi IV 395
— und Blutdruck V 259, 403
— bei Blutkrankheiten IV 648
— bei Endangitis obliterans V 625; VI 290ff.
— und essentielle Hypertonie V 259, 403
— und Ganglienblocker V 574ff.
— bei Gefäßkrankheiten V 625; VI 290ff.
— bei Gravidität IV 482ff.
— bei Graviditätstoxikose IV 506ff., 514ff.
— bei Herzinfarkt III 717
— und Höhenadaptation IV 18

Paraaminohippursäure-clearance und Hypertonie V 259, 403
— und Klima IV 18
— im Kollaps I 1083, 1098ff.
— und Luftdruck IV 18
— bei maligner Hypertonie V 633
— bei neurogener Hypertonie V 721
— und Noradrenalin V 176
— bei Poliomyelitis V 721
— bei Porphyrie IV 399
— und Rauwolfia-Alkaloide V 527
— bei Sauerstoffmangel IV 18
— im Schock I 1083, 1098ff.
— bei Schockniere I 1098ff.
— und Sedations-Test V 259
— und Serotonin V 185
— und Veratrumalkaloide V 561ff.
Paraaminosalicylsäure und Hypokaliämie IV 420ff., 430
— bei Karditis rheumatica II 650
— bei Myokardtuberkulose II 945
— bei rheumatischem Fieber II 650
Paracoccidiomykose und Myokarditis II 941
Parästhesien und Carboanhydrase I 538ff.
— durch Digitalis I 499
— bei Endangitis obliterans VI 281ff., 296
— bei Endokarditis lenta II 690ff.
— bei Erfrierung VI 556
— bei Gefäßkrankheiten VI 34ff., 225, 281ff., 296, 556, 560
— und Hydralazine V 594
— bei Hyperkaliämie IV 421ff.
— durch Hypertonie-Therapie V 492
— bei Hypokaliämie IV 421ff.
— bei Migräne VI 250
— bei Perniosis VI 556
— bei Raynaud-Syndrom VI 225
— bei Schützengrabenfuß VI 560
— bei vegetativer Labilität IV 719
Paragangliom s. a. u. Phäochromocytom
—, Atrioventricular-Dissoziation bei II 290
— und endokriner Hypertonie V 647ff.
—, Extrasystolie bei II 37ff.
Paragangliom und Hypertonie V 647ff.
— und Interferenz-Dissoziation II 296
— und Pararhythmie II 290, 296
Paraldehyd bei Luftembolie IV 311
Paramyloidose II 960ff.; s. a. u. Amyloidose
— bei Periarteriitis nodosa VI 312
Pararhythmie II 14, 156, 159, *284*ff.
— und Atrioventricularblock II 221ff., 284ff.
—, Atrioventricular-Dissoziation II 285ff.,
—, Dissoziation II 285ff.
—, Formen II 285ff.
— und Interferenzdissoziation II 285ff., 290ff.
— und Kammerautomatie II 285ff.
—, Parasystolie II 285ff., 297ff.; s. a. dort
—, Schutzblockierung II 285ff.
— und Sinoauricularblock II 188, 198, 285ff.
Parasympathicolytica s. u. Atropin und den einzelnen Substanzen
Parasympathicomimetica s. u. Acetylcholin, Prostigmin und den übrigen Substanzen
Parasympathicotonie s. u. Vagotonie
Parasympathicus und Acetylcholin V 167, 200
— und Adams-Stokes-Syndrom II 255ff., 258ff.
— und Adenosin V 202
— und Angina pectoris III 851ff.
— und Antesystolie II 383ff.
— bei Aortenaneurysma VI 449ff.
— bei Aortenbogensyndrom VI 379
— bei Aortenhämatom, intramuralem VI 458
— und Arrhythmie II 80
— und arteriovenöse Anastomosen VI 8
— und Atmung IV 11ff., 31ff.
— bei Atrioventriculärblock II 210ff., 217, 230ff.
— und Atrioventricular-Dissoziation II 289ff.
— und Atrioventricular-Rhythmus II 279ff., 283ff.
— und Atrioventrikularzeit II 210ff.
Parasympathicus und Balneotherapie I 66ff.
— und Banthin V 492-
— und Barbiturate V 492ff.
— und Benzodioxan V 493
— bei Beriberi IV 396
— und Blutdruck V 29, 69ff., 72ff., 153, 157ff., 162, 492ff., 780ff.
— und Bradykardie II 15, 17
— und Bromide V 492
— und Capillarpermeabilität VI 547, 562
— und Carotissinus II 273ff.; V 153, 818
— und Carotissinus-Syndrom II 273ff.; V 818
— und Coronardurchblutung III 675ff., 851ff.
— und Coronargefäße III 670ff., 675ff., 851ff.
— und Coronarinsuffizienz III 851ff.
— und Dermographie VI 40
— und Dibenamin V 493
— und Dibenzylin V 493
— und Digitalis V 494
— und Elektrokardiogramm II 207ff.
— und essentielle Hypotonie V 790ff.
— und experimentelle Hypertonie V 69ff., 72ff., 153ff., 157ff., 162
— und Extrasystolie II 42ff.
— und Ferritin V 493
— und Ganglienblocker V 492ff., 565ff., 572ff.
— bei Gefäßkrankheiten VI 162, 176ff.
— und hämorrhagischer Schock I 1033
— und Hauttemperatur VI 88
— bei Heredoataxie II 973
— und Herzaktion II 5ff., 9ff., 15ff.
— und Herzblock II 183ff., 193ff., 210ff., 217, 230ff.
— und Herzglykoside V 494
— und Herzgröße I 853ff.
— und Herzmechanik I 853ff.
— und Herztonus I 875ff.
— und Herzvolumen I 853ff.
— und Histamin V 494
— und Höhenadaptation IV 11ff., 31ff.
— und Hydergin V 492, 512
— bei Hypercalcämie IV 452ff.
— und Hypertensin V 97, 101
— und Hypertonie V 69ff., 72ff., 153, 157ff., 162, 492ff.
— und Hypertonietherapie V 492ff.

Parasympathicus und Hypocalcämie IV 447ff.
— und Hypotonie V 780ff., 790ff.
— bei Infektionen IV 532ff., 562ff.
— und Kältetest IV 784
— und Kallikrein V 221
— und Kammerflattern II 174ff.
— und Kammerflimmern II 174ff.
— bei Kammertachykardie II 159ff., 163ff.
— und Klima IV 11ff., 31ff.
— und Kollaps I 958, 972ff., 976, 1033, 1056ff.; II 17
— und Luftdruck IV 11ff., 31ff.
— und Luftüberdruck IV 40ff.
— und Lungenembolie IV 99, 102
— und Lungenkreislauf IV 69ff.
— und Lungenödem I 132
— und Magnesiumstoffwechsel IV 457ff.
— und Narkose IV 592ff., 613ff.
— und Nicotin II 10
— und Nitrite V 494
— und Ohnmacht IV 760ff.
— und Parasystolie II 298ff., 302ff.
— und paroxysmale Tachykardie II 143ff., 159ff., 163ff.
— und Perikard II 1037ff.
— bei Poliomyelitis V 718
— bei Porphyrie IV 400
— und primärer Schock I 976
— und Procain V 492
— und Purine V 494
— bei Querschnittslähmung V 721
— und Rauwolfia V 492
— und Rauwolfia-Alkaloide V 524ff.
— und Regelkreis IV 745ff.
— und Regitin V 493
— und Reizleitungssystem II 183ff., 193ff., 210ff., 217, 230ff.
— und Renin V 97
— und respiratorische Arrhythmie II 21ff.
— bei Roemheld-Syndrom IV 865
— und Sauerstoffmangel IV 11ff., 31ff.
— und Schenkelblock II 356
— und Schock I 958, 972ff., 976, 1033, 1056ff.
— und Serotonin V 184ff.
Parasympathicus und Sinoauriculärblock II 194ff.
— und Sportherz I 868, 945
— und Substanz P V 205
— und Tachykardie II 143ff., 159ff., 163ff.
— und Terminalstrombahn VI 16ff.
— und totaler Block II 230ff.
— und Umkehrextrasystolie II 315
— und Umkehrrhythmus II 315
— und Urticaria VI 547
— und Vagotonin V 207ff.
— und Venensystem I 87
— und Veratrin V 492
— und Veratrumalkaloide V 557ff.
— bei Vergiftungen V 807
— und Vorhofflimmern II 80
— und Wärmeurticaria VI 562
— und Wolff-Parkinson-White-Syndrom II 383ff.
— und zentralnervöse Hypertonie V 157ff., 162
Parasystolie II 27, 29ff.,131, *285*ff., *297*ff.
—, Anatomie II 307
— bei angeborenem Herzfehler III 36
— und Antrittsblock II 285
—, Begriff II 297ff.
—, Elektrokardiogramm bei II 299ff.
— und Extrasystolie II 29 30ff.
— mit Interferenz II 285, 299
—, intermittierende II 299, 304
— und Kammerautomatie III 235, 237, 285ff.
—, Mechanismus II 297ff.
— als Pararhythmie II 285ff.
—, Pathologie II 307
—, Physiologie II 298ff.
—, supraventrikuläre II 304ff., 307
—, Symptome II 299ff.
—, Therapie II 307
— bei totalem Block II 231, 235, 237
— Vorhof- II 237
— bei Vorhofseptumdefekt II 36
—, Vorkommen II 307
—, ventrikuläre II 299ff.
Parathormon und Endangitis obliterans VI 304
— und experimentelle Hypertonie V 140
— und Hypercalcämie IV 446ff.
Parathyreoidea und ACTH II 645
— und Arteriosklerose III 793; VI 402, 414
— und Blutdruck V 140ff.
— und Calciumstoffwechsel IV 446
— und Coronarinsuffizienz III 793
— und Coronarsklerose III 793
— und Cortison II 645
— und Endangitis obliterans VI 261, 304
— und experimentelle Hypertonie V 140ff.
— und Extrasystolie II 45
— und Hypercalcämie IV 446ff.
— und Hypertonie V 140ff.
— und Hypocalcämie IV 446
— und Magnesiumstoffwechsel IV 455ff.
— und Tetanie IV 452
Paratyphus, Hypotonie bei V 802
— und Myokarditis IV 551
— und Perikarditis II 1042
Paredrin bei Adams-Stokes-Syndrom II 271
— und Orthostase IV 741
— bei Postural hypotension IV 741
Parephyllin als Diureticum I 548
Paritol bei Erfrierung VI 558
— und Gefäßkrankheiten VI 195, 558
Parkinsonismus bei Arteriitis luica VI 348
— und Postural hypotension IV 738
— durch Rauwolfia-Alkaloide V 530
Parmanil als Diureticum I 486, 548
Parotitis und angeborene Herzfehler III 81
—, Atrioventrikularblock bei II 225
— und Gefäßkrankheiten VI 321
—, Herzblock bei II 225
— und Kallikrein V 215, 222
— und Myokarditis II 874, 927ff.; IV 543
— bei Periarteriitis nodosa VI 321
— und Perikarditis II 1086, IV 554
— und Phlebitis VI 485ff.
—, Reizleitungsstörung bei II 225
— und Thrombophlebitis VI 485ff.

„Paroxysmale Tachykardie“ s. u. Tachykardie, paroxysmale
Parpanit und Gefäßkrankheiten VI 29
Parvobakterien und Endokarditis lenta II 676
Partialinsuffizienz I 194ff.; IV 82ff.
— bei Bronchographie IV 202
— bei Cor pulmonale IV 142ff. 168ff.
— bei Effort-Syndrom IV 814ff.
— bei Herzinsuffizienz I 207, 233
— und Kollaps I 1018
— und Lebensalter IV 623
— bei Lungenemphysem IV 181ff., 190ff.
— und Lungenkreislauf IV 82ff.
— bei Lungenresektion IV 226ff.
— und Operabilität 623, 629ff.
— und Operationen IV 598
—, Polyglobulie bei IV 659
— und Schock I 1018
— und Thorakoplastik IV 227
— bei Thoraxdeformation IV 230
— bei Tumormetastasen IV 238ff.
Pasteurellainfekte und Endokarditis II 676
— und Endokarditis lenta II 733ff.
— und Purpura infectiosa VI 568
„Pathosklerose“, Begriff VI 389ff.
Pause, kompensatorische, bei Atrioventrikular-Extrasystolie II 55
—, —, bei Kammerextrasystolie II 59ff., 71
—, —, und Schlagvolumen II 70
—, —, bei Vorhofextrasystolie II 49
Pavaex-Therapie s. u. Saug-Drucktherapie
Paveril bei Gefäßkrankheiten VI 178
P-kardiale, Begriff II 205; s. a. u. P-mitropulmonale
P-dextrokardiale, Begriff II 204; s. a. u. P-pulmonale
Peacocksche Ektokardie III 11
Pectinlösung bei Schock I 1132ff.
Peetsche Sympathektomie V 471
Pel-Ebstein-Syndrom und Periarteriitis nodosa VI 313
Peliosis rheumatica II 604
Pendelblut bei angeborener Pulmonalinsuffizienz III 563ff.
— bei angeborener Tricuspidalinsuffizienz III 430ff.
— bei Aorteninsuffizienz II 1454ff., 1460
— bei Aortenstenose II 1427
— und Commissurotomie II 1386ff.
— bei Ebstein-Syndrom III 418ff.
— bei Herzdivertikel III 593
— bei Karditis rheumatica II 581ff.
— bei kombiniertem Mitral-Aortenfehler II 1479ff.
— bei kombiniertem Mitralfehler II 1409, 1426
— bei kombiniertem Tricuspidalfehler II 1513ff.
— bei Marfan-Syndrom III 492
— bei Mitralinsuffizienz II 1405ff.
— bei Mitralstenose II 1386ff.
— bei Pulmonalatresie III 367
— bei relativer Aortenstenose II 1427
— bei rheumatischem Fieber II 581ff.
—, Röntgendiagnose I 817
— bei Tricuspidalinsuffizienz II 1505ff.
— als Volumenbelastung I 887ff.
Pendiomid V 567ff.; VI 175ff.; s. a. u. Ganglienblocker
— bei Aortenisthmus-Stenose V 763
— und Blutdruck V 384, 567ff., 581ff.
—, Chemie V 567ff.; VI 175
— bei Cor pulmonale IV 123ff., 175ff.
—, Dosierung V 581ff.
— bei Erfrierung VI 558
— und essentielle Hypertonie V 384, 567ff., 581ff.
— bei Gefäßkrankheiten VI 175, 558
— bei Gravidität V 746
— bei Graviditätstoxikose V 746
— und Herztonus I 877ff.
— und Hypertonie V 384, 567ff., 581ff.
—, intraarteriell VI 205
— bei Kollaps I 1142ff.
— bei Lungenembolie IV 123ff.
— bei Schock I 1142ff.
Pendiomid und Terminalstrombahn VI 16ff.
— und Vasomotorik VI 16ff.
Penicillin und allergische Myokarditis II 949ff.
— und Antihyaluronidase II 593
— bei Aortenaneurysma VI 445
— bei Aortenbogensyndrom VI 380
— bei Aortitis luica II 782; VI 357ff.
— bei bakterieller Endokarditis II 740, 748ff., *751*ff.
— und Capillarpermeabilität VI 582
— und Capillarresistenz VI 582
— und Coronarinsuffizienz III 894
— bei Cor pulmonale IV 170
— und Endokardfibrose II 786
— bei Endokarditis acuta bacterialis II 724ff.
— bei Endokarditis lenta II 709, 711, 748ff., *751*ff.
— bei Endokarditis luica II 782
— und Endokarditis parietalis fibroplastica II 786
— bei Erythematodes II 983ff.
— bei Gefäßkrankheiten II 782; VI 309, 333; 336ff., 343, 357ff.
— bei Gravidität IV 490, 495
— und hämorrhagische Diathese VI 582
— und Herzglykoside I 481
— und Herzinsuffizienz I 601
— und infektiöser Schock I 983ff.
— bei Infektionen I 983ff.; II 782, 946; IV 536; VI 357ff.
—, intraarteriell VI 208
— und Karditis rheumatica II 552, 605, 641, 643, 646, 657ff.
— und Kationenaustauscher I 558
— bei Kollagenosen II 983ff.
— und Kollaps I 983ff.
— bei Lues II 782, 946; VI 357ff.
— bei Lungenembolie IV 124
— bei Myokarditis II 903, 946, 949ff.
— bei Myokardlues II 946
— und Operabilität IV 631
— und Periarteriitis nodosa VI 309, 333

Penicillin bei Perikarditis purulenta II 1085
— und rheumatisches Fieber II 552, 605, 641, 643, 646, *657* ff.
— und Riesenzellarteriitis VI 336ff., 343
— bei Scharlach-Myokarditis II 903
— und Schock I 983ff.
Penicillin-Kreuzungseffekt bei Endokarditis lenta II 695
Pentaerythrotetranitrat bei Angina pectoris III 1379
— bei Coronarinsuffizienz III 1379
— bei Gefäßkrankheiten VI 179
Pentamethonium V 566; s. a. u. Ganglienblocker
— und Blutdruck V 492ff., 566ff.
—, Chemie V 566
— bei essentieller Hypertonie V 492, 566ff.
— bei Gefäßkrankheiten VI 174ff.
— bei Hypertonie V 492, 566ff.
—, intraarteriell VI 207
— und Niere V 574ff.
Pentamethylenpyrrolidinbitartrat V 581; s. a. u. Ganglienblocker
Pentapyrrolidin V 568; s. a. u. Ganglienblocker
— und Blutdruck V 248, 575, 581ff.
—, Chemie V 568
—, Dosierung V 581ff.
— bei essentieller Hypertonie V 248, 575, 581ff.
— und Kälte-Test V 248
— in der Kombinations-Therapie V 586
—, Kontraindikationen V 582
— bei maligner Hypertonie V 582ff.
—, Nebenwirkungen V 582
— und Niere V 575ff.
Penthonium V 574; s. a. u. Ganglienblocker
— und Niere V 574ff.
Penthotal und essentielle Hypertonie V 258
— bei Luftembolie IV 131
—, Pharmakologie IV 594, 613
— im Sedations-Test V 258
Pentobarbital bei Herzinsuffizienz I 419
Pentolinium V 570; s. a. u. Ganglienblocker
Pentolinum Ansolysen V 581; s. a. u. Ganglienblocker
Pepsin und Pepsitensin V 102
Pepsitensin V 93, *102* ff.
— und experimentelle Hypertonie V 93, 102
— und Hypertensinase V 102
Peptonschock I 958
Perabrodil zur Angiographie VI 120
— zur Angiokardiographie II 1265ff.
Perabrodilclearance bei Herzinsuffizienz I 256
— im Kollaps I 1098ff.
— bei Schockniere I 1098ff.
Percorten bei Cyanose VI 532
—, DOCA-Hypertonie durch V 705
— bei Hypotonie V 826
Perfringensinfekte nach Purpura infectiosa VI 567
Periaortitis bei Lues VI 356
Periarteriitis nodosa II 984ff.; III 737, 923, 934ff.; VI 305ff.
— —, abdominale VI 320ff.
— —, Ätiologie VI 307ff.
— — und Allergie II 984ff.; VI 305ff.
— — und allergische Myokarditis II 953
— —, Anatomie II 984ff.
— — und Aneurysmen VI 311ff., 325, 443ff.
— — und angeborene Herzfehler VI 310
— — und Angina pectoris III 34
— — und Aortenbogensyndrom VI 376
— — und Arteriosklerose VI 399
— —, Balneotherapie bei I 698
— —, Blutbefunde bei VI 314ff.
— — und Blutdruck V 37ff., 122, 133, 598, *621* ff.; VI 310ff., 314
— — bullosa VI 324
— —, Coronaraneurysma bei II 984ff.; III 934, 936ff., 939ff.
— —, coronare III 737, 923, 934; VI 311ff., *315* ff.
— — und Coronarinsuffizienz III 737, 923, 934; VI 311ff., 315ff.
— — und C-reaktives Protein II 597
— —, Definition VI 305ff.
— —, Diagnose VI 330ff.
— —, Differentialdiagnose VI 331ff.
Periarteriitis nodosa bei Eisenmenger-Komplex III 38
— — bei Endokardfibrose II 786
— — und Endokarditis lenta II 703
— — bei Endokarditis parietalis fibroplasticum II 786
— — und Endokardsklerose II 789
— — exanthematica VI 324
— — und experimentelle Hypertonie V 37ff., 122, 133
— —, Formen VI 306ff.
— — und Hämoperikard II 985ff., 1151
— —, Haut bei VI 323ff.
— — hepatica VI 322
— —, Herz bei II 985ff.; III 737, 923, 934; VI 311, 315ff.
— — und Herzinfarkt III 935
— — und Herzinsuffizienz I 769
— — und Hirnbasisaneurysma VI 327
— — und Hypertonie V 37ff., 122, 133, 598; V *621* ff.; VI 310ff., 314
— — und Infekte VI 307ff.
— — und Karditis rheumatica II 604, 607
— — als Kollagenose II 976, 984ff.
— — latens VI 325
— —, Livedo reticularis bei VI 534ff.
— — und Lungenödem I 769
— — maculosa VI 324
— — und maligne Hypertonie V 626
— —, mesenteriale VI 321
— —, Morphologie VI 311ff.
— — mutilans VI 320, 324
— — und Myokarditis II 953
— —, Nervensystem bei VI 326ff.
— —, Nomenklatur VI 305
— — obsoleta VI 332
— —, Pathogenese VI 312ff.
— —, Pathologie II 984ff.; VI 311ff.
— —, Prognose II 988; VI 332
— —, pulmonale VI 310, 330
— — pustulosa VI 324
— —, renale VI 316ff.
— —, renale, Hypertonie bei V 37ff., 122, 133, 598; *621* ff.
— — und rheumatisches Fieber II 604, 607

Periarteriitis nodosa und Riesenzellarteriitis VI 338
— — und sekundäres Raynaud-Syndrom VI 247, 325
— —, Symptome II 976, *984*ff.; VI 313ff.
— —, Therapie II 988; VI 332ff.
— — und Thyreoidea V 133
— — und Vasomotorik VI 247, 321, 325
— —, Verlauf II 988; VI 332
— —, Vorkommen VI 306ff.
Periarteriliotis bei maligner Hypertonie V 626
Periarthritis humeroscapularis III 1331
Periduralanaesthesie IV 612
— bei Graviditätstoxikose V 749ff.
— und Lebensalter IV 624
— und Operabilität IV 624
Periinfarction-Block II 368
Perilymphangitis VI 604
Perikard II 1035ff.
— bei Adipositas IV 383ff.
— bei Aktinomykose II 940
— bei allergischer Myokarditis II 950ff.
— bei Amöbiasis II 935
— bei Amyloidose II 961ff.
—, Anatomie II 1035ff.
— bei Aortenaneurysma VI 449
— bei Aortenhämatom, intramuralem VI 459
— bei bakterieller Endokarditis II 710, 726ff.
— bei Beriberi IV 391, 393
— bei Blutkrankheiten IV 671
— bei Chagas-Myokarditis II 931
— und Commissurotomie II 1388ff.
— und Cor pulmonale IV 61
—, Dehnbarkeit I 12
— bei Dermatomyositis II 991
— bei Dystrophie IV 294ff., 298
— bei Echinokokkose II 938
— bei Elektrounfall III 904ff.
— und Endokardfibrose II 787
— bei Endokarditis acuta II 726ff.
— bei Endokarditis lenta II 710
— und Endokarditis parietalis fibroplastica II 787
— bei Endomyokardfibrose II 788
—, Entwicklungsgeschichte III 4ff.
Perikard bei Erythematodes II 978ff., 1041, *1088*; VI 345
— bei experimenteller Hypertonie V 63
— und Extrasystolie II 36ff.
— bei Gefäßkrankheiten II 985; VI 316
— bei Grippemyokarditis II 925
—, Hämangiosarkom im VI 602
— bei Hämatochromatose IV 683
— bei Heredoataxie II 973
— und Herzdivertikel III 593
— bei Herzinfarkt III 1146, 1212
— bei Herzklappenfehler II 1297ff.
— bei Herzruptur III 1241
— und Hertzonus I 874ff.
— bei Herztrauma II 464ff., 491ff., 495, 505ff.
— bei Herztumoren II 1215
— und Hydralazine V 551
— bei Hypothyreose IV 331
— bei Infektionen IV 530ff., 536, 554ff.
— bei Karditis rheumatica II 543ff., 568
— bei Kollagenosen II 978ff., 1041
— und Kollaps I 959
— bei Leptospirosen II 905
— bei Leukämie IV 671
— bei Libman-Sacks-Endokarditis II 745
— bei Lungenembolie IV 107ff.
— bei Lungeninfarkt IV 107
— bei Lymphogranulomatose IV 678ff.
— bei Lymphosarkom IV 677
— bei Mitralfehler II 1297ff.
— bei Mitralstenose II 1320, 1381
— bei Mononucleose II 1068; IV 554
— bei Myokarditis II 899, 904
— bei Myokardsarkoidose II 947ff.
— und Myokardtuberkulose II 942ff.
— bei Myxödem IV 331
— und Operabilität IV 628, 631, 633
— bei Parotitis II 928
—, Pathogenese II 1040ff.
— bei Periarteriitis nodosa II 985; VI 316
— bei Perikarditis rheumatica s. dort
—, Physiologie II 1035ff.
Perikard bei Postcommissurotomie-Syndrom II 1393ff.
— bei primärer chronischer Polyarthritis II 992ff., 1044, 1088
— bei Reticulosarkom IV 677ff.
— bei rheumatischem Fieber II 543ff., 568
— bei Sarkoidose II 947ff.
— bei Scharlach-Myokarditis II 899
— und Schenkelblock II 371
— und Schock I 959
— bei Sepsis II 904, 1084ff.
— bei Sklerodermie II 990
— und Thyreoidea IV 331
— bei Toxoplasmose II 934
— und Trauma II 1086ff.
—, traumatica II 505ff.
— bei Tuberkulose II 942; IV 555
— und Verzweigungsblock II 371
Perikardadhäsionen II 1091ff.
— bei konstriktiver Perikarditis s. a. dort II 1092ff.
— und Mitralfehler II 1297ff.
— nach Perikarditis II 1068
— bei Perikarditis purulenta II 1085ff.
— nach rheumatischer Perikarditis II 1068
— und traumatische Perikarditis II 1087
— bei urämischer Perikarditis II 1083
Perikardcysten II 1140ff.
—, Differentialdiagnose II 1147ff.
—, Elektrokardiogramm bei II 1146
—, Röntgendiagnose II 1140ff., 1144ff.
—, Symptome II 1144ff.
—, Therapie II 1149
Perikarddivertikel II 1141ff.
—, angeborene II 1142
—, Differentialdiagnose II 1147ff.
—, Elektrokardiogramm bei II 1146
—, Formen II 1142ff.
—, Röntgendiagnose II 1143ff.
—, Symptome II 1144ff.
—, Therapie II 1149
Perikardektomie bei konstriktiver Perikarditis II 1131ff.
Perikarderguß II 1044; s. a. u. Hydroperikard
— bei Aktinomykose II 940
— bei Beriberi IV 391ff.

Perikarderguß bei Blutkrankheiten IV 671
— bei Chagas-Myokarditis II 931ff.
— bei Dystrophie IV 294, 298
— und Endokardfibrose II 787
— und Endokarditis parietalis fibroplastica II 787
— bei Endomyokardfibrose II 788
— bei experimenteller Hypertonie V 63
— bei Hämochromatose IV 683
— bei Hepatitis II 929
— bei Herzinfarkt II 1083
— bei Herzinsuffizienz I 301ff.
— und Herztamponade II 1062ff.
— bei Herztrauma II 476ff., 1086ff.
— bei Herztumoren II 1185ff., 1215ff.
— bei Hypothyreose IV 331
— bei idiopathischer Perikarditis II 1073ff.
— und kardiogener Schock I 959, 1025
— bei Karditis rheumatica II 543ff., 616ff.
— und Kollaps I 959, 1025
— und konstriktive Perikarditis II 1092ff.
— bei Leukämie IV 671
— bei Lymphogranulomatose IV 678ff.
— bei Lymphosarkom IV 677
— bei Mitralstenose II 1381
— bei Myokarditis II 929ff.
— und Panzerherz II 1092ff.
—, Pathologie I 790ff.
— bei Periarteriitis nodosa II 985
— und Perikarddivertikel II 1143ff.
— bei Perikarditis I 347; II 1043ff.
— bei Perikarditis rheumatica II 543ff., 619, 1068ff.
— bei Perikardtumoren II 1182
— bei Postcommissurotomie-Syndrom II 1393ff.
— bei Reticulosarkom IV 677
— bei rheumatischem Fieber II 543ff., 616ff., 1068ff.
— und Schenkelblock II 371
— und Schock I 959, 1025
— Symptome I 347, 1044ff.
— und Thyreoidea IV 331
— bei traumatischer Perikarditis II 476, 1086ff.
— bei tuberkulöser Perikarditis II 1078ff.
Perikarderguß bei urämischer Perikarditis II 1082
— und Verzweigungsblock II 371
—, Vorkommen II 1044
Perikardgranulome bei rheumatischer Perikarditis II 1069ff.
— bei tuberkulöser Perikarditis II 1078ff.
Perikardhernie s. u. Perikarddivertikel
Perikarditis II 1039ff.; III 1301
— und Aderlaß I 591
—, adhäsive s.u. konstriktive
—, akute I 347; II *1040*ff.
—, —, Anatomie II 1042ff.
—, —, Diagnose II 1065ff.
—, —, Elektrokardiogramm bei II 1054ff.
—, —, Formen II 1042ff.
—, —, und Herztamponade II 1062ff.
—, —, Kreislauf bei II 1062ff.
—, —, Pathogenese II 1040ff.
—, —, Pathologie II 1042ff.
—, —, Prognose II 1090ff.
—, —, Röntgendiagnose II 1046ff.
—, —, Symptome II 1045ff.
—, —, Therapie II 1067ff.
—, —, Verlauf II 1090ff.
—, allergische II 1088ff.
— bei Amöbiasis II 935
—, Anatomie II 1042ff.
— und Arrhythmie II 103ff.
— bei bakterieller Endokarditis II 710
— und Balneotherapie I 699
— und Blutdruck V 123, 780ff., 795ff.
— bei Blutkrankheiten IV 671
— und Commissurotomie II 1388ff.
— bei Coxsackie-Infekt II 921
—, Diagnose II 1065ff.
—, Differentialdiagnose II 1089ff.
— bei Echinokokkose II 938
—, Elektrokardiogramm bei II 206, 1054ff.
— bei Endokarditis lenta II 710
—, epistenokardische II 1041, 1044, 1083ff.
—, —, bei Herztrauma II 520
— bei Erythematodes II 979ff., 1041, *1088*; VI 345
— und experimentelle Hypertonie V 123
—, exsudativa II 1043; s.a.u. Hydroperikard und Perikarderguß
Perikarditis, exsudativa, bei Aktinomykose II 940
—, —, bei Chagas-Myokarditis II 931ff.
—, —, bei Endokardfibrose II 787
—, —, bei Endomyokardfibrose II 788
—, —, bei Hepatitis II 929
—, —, bei Herzinfarkt II 1083
—, —, und Herztamponade II 1062ff.
—, —, bei Herztumoren II 1184ff., 1215ff.
—, —, bei idiopathischer Perikarditis II 1073ff.
—, —, bei Karditis rheumatica II 543ff., 616ff.
—, —, und Kollaps I 959, 1025
—, —, und konstriktive Perikarditis II 1092ff.
—, —, bei Leukämie IV 672
—, —, bei Myokarditis II 929ff.
—, —, bei Periarteriitis nodosa II 985
—, —, und Perikarddivertikel II 1143ff.
—, —, bei Postcommissurotomie-Syndrom II 1393ff.
—, —, bei rheumatischem Fieber II 543ff., 619, 1068ff.
—, —, und Schock I 959, 1025
—, —, bei Tuberkulose II 1078ff.
—, —, bei Urämie II 1082
—, Extrasystolie bei II 36ff.
—, fibrinöse II *1042*ff.
—, —, bei bakterieller Endokarditis II 710
—, —, bei Blutkrankheiten IV 671
—, —, bei Endokarditis lenta II 710
—, —, bei Herzinfarkt II 1083
—, —, bei idiopathischer Perikarditis II 1075
—, —, bei Leukämie IV 671
—, —, bei rheumatischem Fieber II 1068ff.
—, —, bei Tuberkulose II 1078
—, —, bei Urämie II 1082ff.
—, Formen II 1041ff., 1068ff.
— bei Gefäßkrankheiten II 987ff.; IV 316
— und Grippemyokarditis II 925
—, hämorrhagische II 1043ff.
—, —, bei Herzinfarkt II 1083
—, —, bei Herztumoren II 1215
—, —, bei idiopathischer Perikarditis II 1074ff.

Perikarditis, hämorrhagische, bei Perikardtumoren II 1182, 1217ff.
—, —, durch Trauma II 1086ff.
—, —, bei Urämie II 1082
—, Häufigkeit II 1039ff.
— bei Herzinfarkt II 1041, 1044, 1065, *1083*ff.; III *1143*ff., 1212, 1357
— und Herzklappenfehler II 1297ff.
— und Herztamponade II 1044, *1062*ff.
— und Herztonus I 12
— bei Herztrauma II 476ff., 520ff.
— und Herzversagen I 338
— und Hydralazine V 551
—, hyperergische IV 554ff.
— und Hypertonie V 123
—, Hypotonie bei V 780ff., 795ff.
—, idiopathische II 1041, *1071*ff.
— bei Infektionen IV 530ff., 536, 554ff.
— bei Kollagenosen II 979ff., 987ff., 1041, 1044, 1088
— und Kollaps I 959
—, konstriktive II 1092ff.
—, —, Ätiologie II 1093ff.
—, —, Anatomie II 1094ff.
—, —, Blutdruck bei V 781, 795
—, —, Diagnose II 1127ff.
—, —, bei Echinokokkose II 938
—, —, Elektrokardiogramm bei II 1114ff.
—, —, experimentelle II 1095ff.
—, —, Häufigkeit II 1092ff.
—, —, und Herzglykoside I 462
—, —, Herzkatheterismus bei II 1122ff.
—, —, und Herzklappenfehler II 1297ff.
—, —, und Herztrauma II 523, 1087, 1094ff.
—, —, bei Herztumoren II 1215
—, —, Hypotonie bei V 781, 795
—, —, und Karditis rheumatica II 1069ff., 1093ff.
—, —, Kreislauf bei II 1101ff.
—, —, Leber bei II 1103ff.
—, —, und Mitralfehler II 1297ff.
—, —, Niere bei II 1096ff., 1105ff.
—, —, und Operabilität IV 631, 633
Perikarditis, konstriktive, Operationsindikation bei II 1132ff.
—, —, Pathologie II 1094ff.
—, —, und Perikarditis purulenta II 1085, 1094
—, —, bei Perikardtumoren II 1217ff.
—, —, Physiologie II 1095ff.
—, —, Prognose II 1130ff.
—, —, bei rheumatischem Fieber II 1069ff., 1093ff.
—, —, Röntgendiagnose II 1105ff.
—, —, Symptome II 1099ff.
—, —, Therapie II 1131ff.
—, —, und traumatische Perikarditis II 1087, 1094ff.
—, —, bei Tuberkulose II 1079ff., 1093ff.
—, —, Verlauf II 1130ff.
— bei Leptospirosen II 905
— bei Leukämie IV 671ff.
— bei Libman-Sacks-Endokarditis II 745, 979ff., 1088, 1094
— und Links-Schenkelblock II 351
— bei Lungenembolie VI 107ff.
— bei Lungeninfarkt IV 107
— bei Masern II 922
— und Mitralfehler II 1297ff., 1320ff., 1381
— und Mitralstenose II 1320ff., 1381
— bei Mononucleose II 927
— bei Myokarditis II 899, 904, 1041; IV 555
— und Myokardtuberkulose II 942ff.
— und Operabilität IV 628, 631
— bei Parotitis II 928
—, Pathologie II 1042ff.
— bei Periarteriitis nodosa II 987ff.; VI 316
— bei Postcommissurotomie-Syndrom II 1393ff.
—, postinfektiöse IV 536
— bei primärer chronischer Polyarthritis II 992, 1044, 1088
—, purulente II 1041, 1044, *1084*ff.
—, —, bei Amöbiasis II 935
—, —, und konstriktive Perikarditis II 1085, 1094
—, —, bei Myokarditis II 904
—, —, bei Sepsis II 904, 1084
—, —, durch Trauma II 1087
—, —, bei Tuberkulose II 1078ff.
Perikarditis, rheumatische II 543ff., 568, 1041, 1044, 1068ff.; IV 555
—, —, Ätiologie II 548ff.
—, —, Anatomie II 568, *1069*
—, —, und Commissurotomie II 1388ff.
—, —, Elektrokardiogramm bei II 619
—, —, und Endocarditis rheumatica II 619
—, —, Fieber bei II 568
—, —, Häufigkeit II 1068
—, —, und Herzklappenfehler II 1320
—, —, und Herztamponade II 1070
—, —, und konstriktive Perikarditis II 1069ff., 1093ff.
—, —, und Mitralstenose II 1320ff., 1381, 1388ff.
—, —, und Myokarditis rheumatica II 615ff., 619
—, —, Pathologie II 568, 1069
—, —, und Periarteriitis nodosa VI 316
—, —, Prognose II 627ff., 630, *1070*ff.
—, —, Salicylsäure bei II 648
—, —, Symptome II 568ff., *1069*ff.
—, —, Therapie II *634*ff., *1071*ff.
—, —, Verlauf II 619, 1070
—, Röntgendiagnose II 1046ff.
— und Scharlach-Myokarditis II 899
— und Schenkelblock II 351
— und Schock I 959
— bei Sepsis II 904
— septische II 1041, 1044
—, seröse II 1042ff.
—, —, bei rheumatischem Fieber II 1068ff.
—, —, bei idiopathischer Perikarditis II 1074
—, —, bei Tuberkulose II 1078
— und Steroide V 123
—, Symptome II 1045ff.
—, Therapie II 1067ff.
— bei Toxoplasmose II 934, 1085
—, traumatische II 476, 520ff., 1041, 1044, *1086*ff.
—, — und konstriktive Perikarditis II 1087
—, tuberkulöse II 942ff., 1041, 1044, *1076*ff.; IV 555
—, —, und Endokarditis tuberculosa II 780
—, —, Herztamponade bei II 1079

Perikarditis, tuberkulöse, und konstriktive Perikarditis II 1079ff., 1093ff.
—, —, und Myokardtuberkulose II 942
—, —, primäre II 1077ff.
— bei Tumoren II 1041, 1182, 1215, 1217
—, urämische II 1041, 1044, *1082*ff.
—, —, bei Endokarditis lenta II 710
— und Vorhofflattern II 103ff.
— und Vorhofflimmern II 103ff.
—, Vorkommen II 1041ff.
Perikardobliteration s. a. u. Panzerherz und Perikarditis, konstriktive
— bei Herzklappenfehler II 1297ff.
— bei konstriktiver Perikarditis II 1092ff. s. a. dort
— bei Leukämie IV 672
— bei Lymphogranulomatose IV 679
— bei Mitralfehler II 1297ff.
— nach Perikarditis II 1069ff., 1079ff.
— nach rheumatischem Fieber II 1069ff.
— nach Tuberkulose II 1079ff., 1081ff.
— bei Urämie II 1083
Perikardpunktion II 1067ff.
— bei Hämoperikard II 1150, 1152
— bei Herzinsuffizienz I 560
— bei Herztamponade II 1064ff.
— bei Hydroperikard II 1152
— bei Hypothyreose IV 331
— bei Perikardcysten II 1146
— bei Perikarddivertikel II 1146
— bei Perikarditis II 1046ff., *1067*ff.
— bei Perikarditis purulenta II 1085
— bei Perikarditis rheumatica II 619
— bei Perikardtumoren II 1182
— bei Pneumoperikard II 1154
— bei traumatischer Perikarditis II 1086ff.
— bei tuberkulöser Perikarditis II 1081
Perikardriß bei Herztrauma II 491ff.
Perikardschwielen II 1091ff.
— bei Herzklappenfehler II 1297ff.
Perikardschwielen bei konstriktiver Perikarditis II 1092ff. s. a. dort
— bei Mitralfehler II 1297ff.
— bei Perikarddivertikel II 1150
— nach Perikarditis purulenta II 1084
— nach tuberkulöser Perikarditis II 1080ff.
Perikardtamponade s. u. Herztamponade
Perikardtumoren II 1182, *1217*ff.
—, benigne II 1218ff.
—, Häufigkeit II 1217ff.
— und Herztamponade II 1065
— und Hydroperikard II 1152
—, maligne II 1219ff.
—, metastatische II 1182, 1224ff.
— und Perikardcysten II 1141
— und Perikarditis II 1065
—, Pneumoperikard bei II 1153
—, primäre II 1217ff.
—, Therapie II 1227ff.
Perikardverkalkung II 1091ff.
— nach idiopathischer Perikarditis II 1075
— bei konstriktiver Perikarditis II 1093ff. s. a. dort
— bei Panzerherz II 1093ff.
— bei Perikardcysten II 1149
— bei Perikarddivertikel II 1150
— nach Perikarditis II 1075
— nach Perikarditis purulenta II 1084
— bei tuberkulöser Perikarditis II 1078
Perinephritis, Hypertonie bei V 39ff., 54ff., *602*ff.
—, traumatische V 602
— durch Tumoren I 602
— und Vasodepressor material V 195
— und Vasoexcitor material V 195
Periost bei Möller-Barlow-Syndrom VI 579
— bei Periarteriitis nodosa VI 325ff.
— bei Skorbut VI 579
Peripherin bei Acrocyanose VI 534
— bei essentieller Hypotonie V 794
— bei Gefäßkrankheiten VI 184
— bei Hypotonie V 794, 823
— bei Migräne VI 254
— bei vegetativer Labilität IV 849ff.
Periphlebitis bei Capillaropathia diabetica VI 550
Periplocymarin, Chemie I 427ff.
Periplogenin, Chemie I 427ff.
Perisplenitis bei Endokarditis lenta II 722
— bei Periarteriitis nodosa VI 323
Peristaltik bei Aortenhämatom, intramuralem VI 458
— und Extrasystolie II 75
— und Ganglienblocker V 492ff., 566ff., 580
— und Hypertonie-Therapie V 493, 580
— bei Hyponatriämie I 574
— und Kationenaustauscher I 555ff.
— und paroxysmale Tachykardie II 131, 144
— bei Periarteriitis nodosa VI 321
— bei Thrombophlebitis VI 492
— und Tachykardie II 131ff., 144
Peristase bei Infektionskrankheiten IV 558
Periston-Schock I 1133; IV 602
Peristonausscheidung bei Graviditätstoxikose V 747
Peritheliom VI 601
Peritonealdialyse bei Herzinsuffizienz I 561
— und Hypokaliämie IV 420ff.
— bei Ödemen I 561
Peritoneum bei angeborenem Herzfehler III 13
— bei Endokarditis II 778
— bei Erythematodes II 979ff.
— bei Herzdivertikel III 13ff.
— bei Karditis rheumatica II 606
— bei Kollagenosen II 979ff.
— und Kollaps I 957, 968ff., *1121*ff.; IV 762
— und Ohnmacht IV 762
— bei Periarteriitis nodosa VI 321
— bei Perikarditis II 1081
— bei rheumatischem Fieber II 606
— und Schock I 957, 968ff., *1121*ff.; IV 600ff.
— bei Sympathektomie VI 497ff.
— bei Thrombophlebitis VI 497ff.
— bei tuberkulöser Perikarditis II 1081
— und vegetative Labilität IV 762

Peritonitis III 1324; V 486
—, Blutdruck bei V 805
— und Endocarditis fibrinosa II 778
— und Endocarditis verrucosa dimplex II 778
— bei Erythematodes II 979ff.
—, Hypotonie bei V 805
— und infektiöser Schock I 983ff.
— bei Karditis rheumatica II 606
— bei Kollagenosen II 979ff.
— und Kollaps I 957ff., 983 IV 600f.
— und Kreislauf IV 559
—, Lebernekrose bei I 779ff.
— bei Periarteriitis nodosa VI 321
— und Perikarditis II 1081
— bei rheumatischem Fieber II 606
— und Schock I 957ff., 983; IV 600ff.
— bei Sympathektomie V 486
— und tuberkulöse Perikarditis II 1081
Peritrat bei Gefäßkrankheiten VI 179
Perniciosa IV 646ff.
— und Angina pectoris III 868ff.
— und Blutmenge I 153
— und Capillarspasmen VI 538
— und Coronarinsuffizienz III 868ff.
— und Gefäßkrankheiten VI 23ff.
—, Herz bei III 868ff.; IV 652ff.
— und Herzinsuffizienz IV 652ff., 656ff.
—, Hirn bei IV 646ff.
—, Kreislauf bei IV 646ff.
— und Lungenembolie IV 96
—, Myokardstoffwechsel bei III 868ff.
—, Niere bei IV 648
Perniosis VI 554, *558* ff.
—, Diagnose VI 559
— und Eintauchfuß VI 560ff.
— und Erfrierung VI 556
—, Schützengrabenfuß VI 560ff.
Pernkopf-Wirtinger-Theorie (Transposition der Aorta und Pulmonalis) III 48
Pernoctonnarkose V 231
Perpurate der Herzglykoside I 485ff.
Persantin bei Angina pectoris III 1377, 1384ff.
Perspiratio insensibilis und Atmung IV 26
— — und Elektrodermatogramm VI 93
— — bei Höhenadaptation IV 26
Pertussis und angeborene Herzfehler III 81
— und Capillarresistenz VI 568
— und Myokarditis II 875, 909; IV 545
— und Purpura infectiosa VI 568
Pervitin und Hauttemperatur VI 83ff.
— bei Luftembolie IV 131
— bei vegetativer Labilität IV 855
Pest und Myokarditis II 909
— und Purpura infectiosa VI 568
Petechien VI 564ff.; s.a.u. Diathese, hämorrhagische und Purpura
— und Capillarresistenz VI 102ff., 564ff., 581ff.
— bei Endocarditis acuta II 727
— bei Gefäßkrankheiten VI 102ff., 321
— bei Heredoataxie II 973
— bei Karditis rheumatica VI 564
— beim Kollaps I 1113
— bei Libman-Sacks Endokarditis II 745
— bei Periarteriitis nodosa VI 321
— bei Purpura rheumatica VI 564ff.
— im Schock I 1113
— bei Thrombophlebitis VI 492
Pettersches Manometer s. u. FRANK-PETTER
Pfortader s. u. Vena portae
Pfropfungswellen bei Atrioventricular-Rhythmus II 279ff.
— bei Atrioventricular-Dissoziation II 287ff.
— bei Interferenz-Dissoziation II 292ff.
— bei totalem Block II 230
Phäochromocytom V 646ff.
— und Adrenalin V 649ff., 672ff.
—, Anatomie V 647ff.
—, Antesystolie bei II 395
—, Augenhintergrund bei V 659ff.
— und Balneotherapie I 700
—, Blut bei V 662ff.
Phäochromocytom und Blutdruck V 37ff., 251ff., 619, *646* ff., *656* ff.
—, Diagnose V 655ff., 663ff.
—, Differentialdiagnose V 678
— und endokrine Hypertonie V 37, 251ff., *646* ff., *656* ff.
—, Extrasystolie bei II 37ff., 45
— und Ganglienblocker V 566
—, Glomerulosklerose bei V 619
— und Gravidität IV 510
—, Häufigkeit V 648ff.
—, Herz bei V 657ff.
—, Hypertonie bei V 37ff., 251ff., 619, *646* ff., *656* ff.
—, Kälte-Test bei V 251ff.
—, Kreislauf bei V 658ff., 663
— und Lebensalter V 648
—, Lokalisation V 647ff., 652ff.
—, Nervensystem bei V 660ff.
— und Neurofibromatose V 653ff.
—, Niere bei V 659ff.
— und Noradrenalin V 649ff., 672ff.
—, Pathogenese V 649ff.
—, Pathologie V 647ff.
—, renale Hypertonie bei V 619
—, Röntgendiagnose V 676ff.
—, Symptome V 655ff.
—, Therapie V 679ff.
—, Vorkommen V 648ff.
—, Wolff-Parkinson-White-Syndrom bei II 395
Phanerose bei Myokarditis II 876
Pharynx und Endokarditis lenta II 682
— und rheumatisches Fieber II 605ff.
— bei Teleangiektasien VI 539
Phasin und Capillarresistenz VI 584
— und Capillarpermeabilität VI 584
Phenanthren und experimentelle Hypertonie V 114ff., 140
Phenergan bei Allergie II 954
— bei essentieller Hypertonie V 496
— bei Myokarditis II 954
— bei paroxysmaler Tachykardie II 148
Phenindion bei Gefäßkrankheiten VI 197
Phenolrotausscheidung und Blutdruck V 407, 413ff.
— und Capillarresistenz VI 565

Phenolrotausscheidung bei Endangitis obliterans V 625; VI 290ff.
— bei essentieller Hypertonie V 407, 413ff.
— und Ganglienblocker V 574
— bei hämorrhagischer Diathese VI 565
— bei Hypertonie V 407, 413ff., 600, 609, 633
— bei Hypotonie V 816
— bei maligner Hypertonie V 633
— bei Nephritis V 609
— bei Orthostase IV 735ff.; V 813ff.
— bei Postural hypotension V 816
— bei Purpura rheumatica VI 565
— bei Pyelonephritis V 609
— bei renaler Hypertonie V 600, 609
— bei rheumatischem Fieber VI 565
— bei vegetativer Labilität IV 735ff.; V 813ff.
Phenolrotclearance bei Gravidität V 727ff.
— und Hypertensin V 99
— bei Hypertonie V 66, 68,
— und Renin V 99
Phenolvergiftung und Capillarspasmen VI 244, 537
— und sekundäres Raynaud-Syndrom VI 244
Phenothiazine bei Angina pectoris III 1298ff., 1398ff.
— bei Aortographie VI 135
— und Blutdruck V 445, 495, 586
— bei Carcinoid II 785
— bei Coronarinsuffizienz III 1298ff., 1398ff.
— bei Cor pulmonale IV 170ff.
— bei essentieller Hypertonie V 445, 495, 586
— bei Gefäßkrankheiten VI 201ff.
— bei Graviditätstoxikose V 750ff.
— bei Herzinfarkt III 1448
— bei Herzinsuffizienz I 419ff.
— bei Herztrauma II 525ff.
— bei Hypertonie V 445, 495, 586, 750ff.
— und Hypotonie V 805
— bei Infektionen IV 562ff.
— und Kollaps I 1119, 1134, 1142ff.
— in der Kombinationstherapie V 586
Phenothiazine zur Narkose IV 611, 617ff.
— und Schock I 1119, 1134, 1142ff.
— und Schockniere I 1119
— bei vegetativer Labilität IV 852
Phenoxybenzylin bei Gefäßkrankheiten VI 171
Phenoxyisopropylbenzylchloräthylaminohydrochlorid s. u. Dibenzylin
Phentolamin s. u. Regitin
Phenyläthylbarbitursäure s. u. Luminal
Phenyläthylessigsäure bei Arteriosklerose VI 426
Phenylalanin im Hypertensin V 96
Phenylaminomethylimidazolin s. u. Otrivin
Phenylbutazon bei postthrombotischem Syndrom VI 514
— bei Riesenzellarteriitis VI 342
— bei Thrombophlebitis VI 504ff.
— bei Ulcus cruris VI 514
Phenylindandion bei Herzinfarkt III 1477
Phenylisobutylnorsuprifen s. u. Dilatol
Phenylnephrine und Herztöne II 577
Pherentasin V 186ff.
— und Atropin V 187
— und Cocain V 187
— und Dibenamin V 187
— und essentielle Hypertonie V 384
— und experimentelle Hypertonie V 186ff.
— und Mesoappendix-Test V 187, 193
— und Pyribenzamin V 187
— und Registin V 187
Phlebektasien VI 515ff.; s. a. u. Varicosis
—, Ätiologie VI 515ff.
— bei angeborenem Herzfehler III 498ff.
— bei Aortenaneurysma VI 448
— und Arteriographie VI 127
—, Begriff VI 515
— bei Erythematodes II 979ff.
— bei Fallotscher Tetralogie III 337ff.
— bei Gefäßkrankheiten VI 222, 497, 510, 517
— bei Gefäßmißbildungen VI 588
— und Hämangiome VI 595
Phlebektasien bei Herztumoren II 1180ff., 1195
— bei Klippel-Trénaunay-Syndrom VI 588
— bei Kollagenosen II 979ff.
—, Morphologie VI 517ff.
—, Pathologie VI 517ff.
— bei Phlebitis VI 497ff., 517
—, Physiologie VI 518ff.
— und postthrombotisches Syndrom VI 510ff., 514ff.
—, Prophylaxe VI 523ff.
—, Symptome VI 519ff.
—, Therapie VI 521ff.
— bei Thrombophlebitis VI 497ff., 517
— bei Transposition der Aorta und Pulmonalis III 498ff.
—, varicöse VI 515
—, Vasomotorik bei VI 519
—, Vorkommen VI 518
Phlebektomie bei Phlebektasien VI 522ff.
— bei Ulcus cruris VI 514ff.
— bei Varicosis VI 522ff.
Phlebitis VI 483ff.
— und ACTH II 645
—, Ätiologie VI 483ff.
—, Anatomie VI 483ff.
— und Aneurysmen VI 499
— und Angiographie VI 139
— bei arteriovenösen Fisteln VI 499
— bei bakterieller Endokarditis II 682, 725
— und Belastung VI 44
— und Coronarinsuffizienz III 1068, 1081, 1239
— und Cor pulmonale IV 92, *250*
— und Cortison II 645
—, Diagnose VI 501ff.
— bei Dystrophie IV 301ff.
— bei Eintauchfuß VI 561
— bei Endangitis obliterans VI 276ff., 282ff., 490
— und Endocarditis lenta II 682, 725
— und Erfrierung VI 557
— bei Gefäßkrankheiten VI 276ff., 282ff., 312, 342
— und Hämodynamik VI 486ff.
— und Herzinfarkt III 1068, 1081, 1239
— und Herzkatheterismus II 1261ff.
—, idiopathische VI 488, 498, 501
— bei Karditis rheumatica II 604
—, Komplikationen VI 507ff.
— und Lungenembolie IV 92

Phlebitis und Lymphangitis VI 603ff.
— migrans VI 491
— — bei Endangitis obliterans VI 276ff., 282ff.
— — bei Gefäßkrankheiten VI 45, 276ff., 282ff., 312ff.
— — bei Periarteriitis nodosa VI 312
—, Morphologie VI 483ff.
—, Pathologie VI 483ff.
— bei Periarteriitis nodosa VI 312
— bei Perniosis VI 561
— und Phlebektasien VI 497ff., 517ff.
—, Phlebogramm bei VI 139
—, Physiologie bei VI 488ff.
— und postthrombotisches Syndrom VI 509ff.
—, primäre VI 488
—, Prophylaxe VI 501ff., 506ff.
—, pulmonale IV 250
— bei rheumatischem Fieber II 604
— bei Riesenzellarteriitis VI 342
— und Saug-Druck-Therapie VI 155
— bei Schützengrabenfuß VI 561
—, septische IV 96
—, Symptome VI 490ff.
—, Therapie VI 503ff.
— und Varicosis VI 497ff., 517ff.
—, Vasomotorik bei VI 489ff.
Phlebogramm VI 138ff.
— bei Gefäßkrankheiten VI 138ff., 145, 484, 493, 515
— bei Gefäßmißbildungen VI 588ff.
— bei Hämangiomen VI 145ff.
— bei Herzklappenfehler II 1490
— bei Herztumoren II 1180ff.
—, intraossäre VI 138, 143ff.
—, intraspongiöse VI 138, 142ff.
— bei Klippel-Trénaunay-Syndrom VI 588
—, Komplikationen VI 145ff.
— bei Lymphgefäßinsuffizienz VI 612
— bei Lymphödem VI 612
— und Phlebitis VI 484, 493
— bei postthrombotischem Syndrom VI 512, 515
—, retrograde VI 140
—, Technik VI 138ff.
Phlebogramm und Thrombophlebitis VI 484, 493
— bei Thrombose VI 145, 484, 493
— bei Tricuspidalstenose II 1490
— bei Ulcus cruris VI 515
Phlebopathia diabetica VI 363
Phlebosklerose bei konstriktiver Perikarditis II 1101
Phlebothrombose VI 481; s.a.u. Thrombophlebitis und Thrombose
Phlegmasia caerulea dolens bei Embolie VI 365
— — — und sekundäres Raynaud-Syndrom VI 235
Phlegmonen bei Lymphangitis VI 604
Phlorrizin und Kallikrein V 214
Phonokardiogramm bei angeborener Aortenstenose III 435ff.
— bei angeborener Pulmonalinsuffizienz III 564ff.
— bei angeborener Pulmonalstenose III 304ff.
— bei Aorteninsuffizienz II 1460ff.
— bei Aortenisthmusstenose III 454ff.
— bei Aortenstenose II 1434ff.
— bei Canalis atrioventricularis communis III 294ff.
— nach Commissurotomie II 1400ff.
— bei Ebstein-Syndrom III 421ff.
— bei Fallotscher Tetralogie III 338ff.
— bei Herzinfarkt III 1138ff.
— bei Herztumoren II 1179ff.
— bei idiopathischer Pulmonalektasie III 370
— im Kollaps I 1031ff.
— bei kombiniertem Tricuspidalfehler II 1514
— bei konstriktiver Perikarditis II 1120ff.
— bei Mitralinsuffizienz II 1411ff.
— bei Mitralstenose II 1326ff.
— bei Myokarditis II 882ff.
— bei Perikarditis II 1120ff.
— bei peripherer Pulmonalstenose III 377
— bei Pulmonalektasie III 370
— bei Pulmonalstenose III 377
— im Schock I 1031ff.
— bei Tricuspidalinsuffizienz II 1507ff.
Phonokardiogramm bei Tricuspidalstenose II 1491ff.
— bei Valsalva-Versuch IV 783
— bei Ventrikelseptumdefekt III 227ff.
— bei Vorhofseptumdefekt III 262ff.
Phosaden bei Gefäßkrankheiten VI 184
Phosgenvergiftung und Capillarpermeabilität VI 582
— und Capillarresistenz VI 582
— und Lungenfibrose IV 198ff.
Phosphatasen bei Endocarditis lenta II 699
— und Kollaps I 1118
— und Magnesium V 497
— und Schockniere I 1118
Phosphathaushalt s. u. Phosphorhaushalt
Phosphin-Probe bei Fettembolie IV 136
Phosphohexoseisomerase bei Herzinfarkt III 724
Phosphokreatin im Myokard I 19ff.
— und Schock I 971
Phosphor, radioaktiver s. u. Radiophosphor
Phosphorlipoide bei Angiopathia diabetica IV 370ff.
— und Arteriosklerose III 768; IV 370ff.; VI 407ff.
— und Coronarinsuffizienz III 768, 965
— und Coronarsklerose III 768
— und Coronarthrombose III 965
— bei Diabetes mellitus IV 370ff.
— bei Herzinfarkt III 965
— und rheumatisches Fieber II 556
Phosphorstoffwechsel und angeborene Herzfehler III 113
— und Atmung I 204
— bei Beriberi IV 394ff.
— und Carboanhydrase I 536ff.
— bei Cushing-Syndrom V 687ff.
— und Diurese I 255
— bei endokriner Hypertonie V 687ff.
— bei essentieller Hypotonie V 788
— bei Gravidität IV 479
— und Herzglykoside I 448ff.

Phosphorstoffwechsel bei Herzinsuffizienz I 255, 299
— bei Hypertonie V 687ff.
— und Hypocalcämie IV 446
— bei Hypoglykämie IV 380ff.
— bei Hypotonie V 788
— und Insulin IV 380ff.
—, intracellulärer bei Ödemen I 307ff.
— und Kallikrein V 220
— im Myokard I 19ff., 28ff.
— und Ödemflüssigkeit I 299ff.
— und Operationen IV 597ff.
— und Purine I 548
— und Säure-Basen-Gleichgewicht I 204ff.
— und Thyreoidea IV 318ff.
Phosphorvergiftung III 890
— und Angina pectoris III 890
— und Arteriosklerose III 890
— und Coronarinsuffizienz III 890
— und Coronarsklerose III 890
—, Fettembolie bei IV 132ff.
— und Myokard II 968; III 890
— und Myokardose II 969
Photoplethysmogramm VI 73ff.
Photosensibilisierung bei Porphyrie IV 397
Phrenicusparese bei Commissurotomie II 1395ff.
„Physiosklerose", Begriff, VI 389ff.
Physostigmin und Blutdruck V 29
— und Atrioventricularblock II 227
— bei paroxysmaler Tachykardie II 146
Picksche Pseudocirrhose s. u. Stauungscirrhose
Pickwickian-Syndrom IV 231, 385
— — und Operabilität IV 625
Piezogramm VI 80ff.
Pigmente im Altersherz VI 424
— und Capillarpermeabilität VI 566
— und Capillarresistenz VI 566, 576, 578
— bei Gefäßmißbildungen VI 590
— bei Hämangiomen VI 590
— bei Hämochromatose IV 686
— bei hämorrhagischer Diathese VI 566, 576ff.
— bei Hippel-Lindau-Syndrom VI 590
— bei Hypothyreose IV 331
Pigmente bei Kaposi-Sarkom VI 602
— bei Mitralstenose II 1310
— bei Möller-Barlow-Syndrom VI 578
— bei Moschcowitz-Symmers-Syndrom VI 571ff.
— bei Perikarditis II 1089
— bei Perniosis VI 559
— bei postthrombotischem Syndrom VI 510ff.
— und Purpura Majocchi VI 576
— bei Purpura rheumatica VI 566
— bei rheumatischem Fieber VI 566
— bei Skorbut VI 578
Pikrotoxin und Rauwolfia-Alkaloide V 522
Pilocarpin und Blutdruck IV 739; V 29, 185
— und Capillarpermeabilität VI 562
— bei Dystrophie IV 296
— bei Postural hypotension IV 739
— und Serotonin V 185
— bei Wärmeurticaria VI 562
Pilzinfekte s. u. Mykosen
„pink disease" VI 533
Piperidin bei Gefäßkrankeiten VI 189
Piperidylbenzodioxan s. u. Regitin
Piperoxan s. u. Regitin
Pitressin bei Beriberi IV 396
— und Blutdruck V 70, 93, 133, 143
— und Diurese I 279
— und Endokardfibrose II 786
— und Endokarditis parietalis fibroplastica II 786
— bei experimenteller Hypertonie V 70, 93, 133, 143
— und Extrasystolie II 44
— und Ganglienblocker V 571
— und Hämodynamik V 143ff.
— und Hydralazine V 542ff.
— und Hypertonie V 70, 93, 133, 143
— bei Kollaps IV 761ff.
— und Ödeme I 279, 326
— bei Ohnmacht IV 761ff.
— und Rauwolfia-Alkaloide V 526
— bei vegetativer Labilität IV 761ff.
— und Veratrumalkaloide V 557ff.
— und Wasserhaushalt I 279
Pituitrin und Blutdruck V 133, 544, 725
— und Capillarpermeabilität VI 586
— und Capillarresistenz VI 586
— und experimentelle Hypertonie V 133
— und Hydralazine V 544
— und Steroide V 133
— und zentralnervöse Hypertonie V 725
P-kardiale s. a. u. P-Welle (Elektrokardiogramm)
— — bei angeborener Pulmonalinsuffizienz III 565
— — bei angeborener Tricuspidalinsuffizienz III 431
— — bei Foramen ovale persistens III 265
— — bei Mitralstenose II 1389
— — bei Vorhofseptumdefekt III 265ff.
Placenta IV 497ff.; V 738
— und angeborene Herzfehler III 113
— und Aortographie VI 134
— und Blutdruck V 39
— und Cor pulmonale IV 115ff.
— bei Graviditätstoxikose IV 510ff., 516ff.; V 732, 738
— und Hypertonie V 39
— und Luftembolie IV 126
— und Lungenembolie IV 115ff.
— und Röntgendiagnose VI 134
— bei postthrombotischem Syndrom VI 514
— bei Ulcus cruris VI 514
Placentaembolie IV 486
Placentainfarkt und Graviditätstoxikose IV 511; V 737
Placentalösung, vorzeitige und Cor pulmonale IV 115ff
— — und Graviditätstoxikose IV 511, 517
— — und Lungenembolie IV 115ff.
Placenta praevia, Aortographie bei VI 134
— —, Luftembolie bei IV 126
Placentaserol bei Ulcus cruris VI 513
— bei postthrombotischem Syndrom VI 513
Plättchen-Thrombose-Syndrom s. u. Moschcowitz-Symmers-Syndrom

Plasmadurchströmung (Niere) s. a. u. Clearance
— und Adrenalin V 176
— bei Anämie IV 648
— bei Aortenisthmusstenose V 761
— und arteriovenöse Anastomosen VI 8
— und Atmung IV 18
— und Beriberi IV 395
— bei Bleivergiftung V 773
— und Blutdruck V 259, 403
— bei Blutkrankheiten IV 648
— und Endangitis obliterans V 625; VI 290ff.
— und essentielle Hypertonie V 259, 403
— und Ganglienblocker V 574ff.
— bei Gefäßkrankheiten VI 290ff.
— bei Glomerulonephritis V 613
— bei Gravidität IV 482ff.; V 727ff.
— bei Graviditätstoxikose IV 506, 513ff.; V 734ff.
— bei Herzinfarkt III 717
— bei Herzinsuffizienz I 264
— und Höhenadaptation IV 18
— bei Hypertonie V 259, 403, 613
— und Hypophysektomie IV 344
— und Klima IV 18
— im Kollaps I 1083, 1098ff.
— und Luftdruck IV 18
— bei maligner Hypertonie V 633
— bei Nephritis V 613
— bei neurogener Hypertonie V 721
— und Noradrenalin V 176
— bei Poliomyelitis V 721
— bei Polycythämie VI 665
— bei Porphyrie IV 399
— und Rauwolfia-Alkaloide V 527
— bei renaler Hypertonie V 613
— und Sauerstoffmangel IV 18
— im Schock I 1083, 1098ff.
— bei Schockniere I 1098ff.
— und Sedations-Test V 259
— und Serotonin V 185
— und Veratrumalkaloide V 561ff.
— bei Vergiftungen V 773
Plasmaeiweiß s. u. Blutplasma
Plasmainfusionen bei Embolie VI 366
— bei hämorrhagischer Diathese VI 572
— bei Herzinfarkt III 1451ff.
Plasmainfusionen bei Hypotonie V 828
— beim Kollaps I 1130ff.
— bei Moschcowitz-Symmers-Syndrom VI 572
— beim Schock I 1130ff.
— bei Verbrennung VI 563
„plasma skimming" I 1102
Plasmazellen bei Angina tonsillaris II 912
— bei Aortitis luica VI 353
— bei Chagas-Myokarditis II 932, 936
— bei Diphtherie-Myokarditis II 894
— bei Encephalomyocarditis II 920
— bei Endocarditis lenta II 697, 707
— bei Fokaltoxikose II 912
— bei Glomerulonephritis II 915
— bei Kollaps I 1112
— bei Lues VI 353
— bei Riesenzellarteriitis VI 337ff.
— bei Scharlach-Myokarditis II 899ff.
— bei Schockniere I 1112
— bei Toxoplasmose II 936
— bei Trichinose II 939
— bei Typhus-Myokarditis II 906
Plasmochin, Extrasystolie durch II 41
— und Myokard II 41, 968
Plasmocytom und Amyloidose II 960ff.
— und Arteriosklerose V 621; VI 415
— und Gefäßkrankheiten V 621; VI 23ff., 247ff., 415
— und Glomerulosklerose V 621
— und Hypercalcämie IV 446
—, Nephrose bei V 621
— und Perikardtumoren II 1224ff.
— und sekundäres Raynaud-Syndrom VI 247ff.
— und Vasomotorik VI 247ff.
Plasmodex beim Schock I 1133
Plenosol bei Gefäßkrankheiten VI 202
Plethora vera IV 661
Plethysmogramm VI 69ff.
— bei Anämie IV 643ff.
— bei Arteriosclerosis obliterans VI 432ff.
— bei Arteriosclerosis obliterans diabetica VI 438ff.
— bei Blutkrankheiten IV 643ff., 661
Plethysmogramm und Blutspeicher I 1010
—, Capillar- VI 108ff.
— bei Diabetes mellitus VI 438ff.
—, elektrisches VI 73
—, funktionelles VI 70
— bei Gefäßkrankheiten VI 69ff,. 226, 230
— und Hyperämie VI 73
—, Impedanz VI 74
— bei intraarterieller Sauerstoffinsufflation VI 211
— im Kollaps I 1010, 1046
—, Methoden VI 70ff.
—, morphologisches VI 70
— und Oscillogramm VI 79
—, photoelektrisches VI 73ff.
— bei Polycythämie IV 661
— und Pulswellengeschwindigkeit VI 72, 81
—, quantitatives VI 70
— bei Raynaud-Syndrom VI 226, 230
— und Schock I 1010, 1046
Pleura bei Angina tonsillaris II 913
— bei Aortenaneurysma VI 449
— bei Aortenhämatom, intramuralem VI 460
— bei arteriovenösen Aneurysmen IV 255
— und Atmung I 173, 178 186ff., 223
— bei Beriberi IV 391ff.
— und Chylothorax IV 606ff.
— und Cor pulmonale IV 62, 167ff.
— bei Diphtherie-Myokarditis II 894
— bei Dystrophie IV 298
— bei Erythematodes II 979ff.; VI 345
— bei Fokaltoxikose II 913
— bei Gefäßkrankheiten VI 499
— bei Hämochromatose IV 683
— bei hämorrhagischer Diathese VI 573
— bei Herzdivertikel III 13
— und Herzinsuffizienz I 99
— bei Herztumoren II 1180ff.
— und Hydralazine V 551
— bei Hypothyreose IV 331
— bei idiopathischer Perikarditis II 1073
— bei Karditis rheumatica II 605ff., 620, 621
— bei Kollagenosen II 979ff.
— und Kollaps I 957
— und konstriktive Perikarditis II 1094
— und Kreislaufzeit I 173

Pleura bei Lungenembolie IV 103, 105ff., 107ff., 124
— und Lungenfibrose IV 198ff.
— bei Lungeninfarkt IV 107ff., 124
— und Lungenödem I 135
— und Lymphgefäßinsuffizienz VI 606ff.
— bei Mitralstenose II 1320ff.
— bei Moschcowitz-Symmers-Syndrom VI 573
— bei Myokarditis II 894, 913
— bei Myxödem IV 331
— und neurogener Schock I 976
— bei Operationen IV 598
— bei Pancarditis rheumatica II 620
— bei Panzerherz II 1094
— und Perikarditis II 1042, 1045, 1084, 1094
— und Perikarditis purulenta II 1084
— bei Phlebitis VI 499
— und Pneumoperikard II 1153
— bei Postcommissurotomie-Syndrom II 1393ff.
— und primärer Schock I 976
— bei rheumatischem Fieber II 605ff., 620, 621
— und Schock I 957
— und Sympathektomie V 485
— bei Thoraxdeformation IV 229ff.
— bei Thrombophlebitis VI 499
— und Thyreoidea IV 331
— bei tuberkulöser Perikarditis II 1077ff.
— und Tuberkulose II 1077; IV 223ff.
Pleuraempyem und konstriktive Perikarditis II 1094
— und Lungenfibrose IV 199ff.
— und Pericarditis purulenta II 1084
Pleuraerguß s. a. u. Hydrothorax
— bei Angina tonsillaris II 913
— und Atmung I 178, 180, 185, 201; IV 37
— bei Beriberi IV 391ff.
— und Blutmenge I 327
— und Chylothorax VI 607
— und Cyanose I 233
— bei Diphtherie-Myokarditis II 894
— bei Dystrophie IV 298ff.
—, Eiweißgehalt I 298ff.
Pleuraerguß bei Erythematodes VI 345
— bei Fokaltoxikose II 913
— bei Hämochromatose IV 683
— bei Herzinsuffizienz I 135, 173, 178, 180, 185, 201, 214, 233, 298ff., *302*, 402ff., 790
— bei Herztumoren II 1180ff.
— und Höhenadaptation IV 37
— bei Hypothyreose IV 331
— bei idiopathischer Perikarditis II 1073
— bei Karditis rheumatica II 605ff.
— und Kollaps I 957
— und konstriktive Perikarditis II 1094
— und Kreislaufzeit I 173
— und Luftdruck IV 37
— und Lungenelastizität I 178
— bei Lungenembolie IV 107ff., 124
— bei Lungeninfarkt IV 107ff.
— und Lungenödem I 135
— und Lymphgefäßinsuffizienz VI 606ff.
—, Mineralgehalt I 298ff.
— bei Mitralstenose II 1393
— und Myokarditis II 894, 913
— durch Operationen IV 598
— bei Pankarditis rheumatica II 620
— bei Panzerherz II 1094
—, Pathogenese I 303
— bei Perikarditis II 1073, 1084, 1094
— und Perikarditis purulenta II 1084
— bei Phlebitis VI 499
— bei Postcommissurotomie-Syndrom II 1393
— bei rheumatischem Fieber II 605ff., 620
— und Säure-Basen-Haushalt I 214
— bei Sarkoidose II 947
— und Schock I 957
— und Sympathektomie V 485
— bei Thrombophlebitis VI 499
— bei Tricuspidalinsuffizienz II 1506ff.
— bei tuberkulöser Perikarditis II 1079
— und Vitalkapazität I 180, 185
Pleurapunktion I 135, 559ff.
— und Kollaps I 957
— und Kreislaufzeit I 173
Pleurapunktion, Luftembolie bei IV 127ff.
— und Lungenödem I 135
— und neurogener Schock I 976
— und primärer Schock I 976
— und Säure-Basen-Gleichgewicht I 214
Pleuraschwarten, Cor pulmonale bei IV 62, 167ff.
— bei Karditis rheumatica II 605ff.
— und Lungenfibrose IV 199ff.
— und Operationen IV 599
— bei rheumatischem Fieber II 605ff.
— und Sympathektomie V 485
— bei Thoraxdeformation IV 229ff.
— und Tuberkulose IV 223ff.
Pleuritis III 1314
— und angeborene Herzfehler III 114
— bei Erythematodes II 979ff.
— exsudativa und Hydralazine V 551
— — bei Karditis rheumatica II 605ff.
— — bei Lungenembolie IV 107ff., 124
— — bei Lungeninfarkt IV 107ff.
— fibrinosa bei Karditis rheumatica II 606
— und Hydralazine V 551
— bei idiopathischer Perikarditis II 1073
—, Infarkt- IV 107ff.
— und infektiöser Schock I 985
— bei Karditis rheumatica II 605ff., 621
— bei Kollagenosen II 979ff.
— und konstriktive Perikarditis II 1094
— bei Lungenembolie IV 107ff., 124
— und Lungenfibrose IV 199ff.
— bei Lungeninfarkt IV 107ff.
— und Mitralstenose II 1320ff.
— bei Pankarditis rheumatica II 620
— und Panzerherz II 1904
— und Perikarditis II 1042, 1045, 1084
— und Perikarditis purulenta II 1084
— bei Postcommissurotomie-Syndrom II 1393ff.
— rheumatica II 605ff., 621
— bei rheumatischem Fieber II 606

Pleuritis serosa bei rheumatischem Fieber II 606
— bei Thoraxdeformation IV 229ff.
— tuberculosa und Perikarditis II 1077ff.
Pleurodynie bei Lungenembolie IV 103, 105ff., 107ff.
— bei Lungeninfarkt IV 107ff., 124
— bei rheumatischem Fieber II 605
Pleuropneumonie III 1314
Plexonal bei vegetativer Labilität IV 854
Plexusanaesthesie und Schock IV 601ff.
Plexuscyanose VI 531ff.
Plusdekompensation I 41, 45, *154*; V 383ff., 404
— bei Aneurysmen, arteriovenösen V 769ff.
— bei arteriovenösen Fisteln VI 476
— bei Beriberi IV 395
— und Blutdruck V 68
— und Blutmenge I 154
— bei Cor pulmonale IV 174
— bei Herzinsuffizienz I 41, 45, 233, 456
— bei Hyperthyreose IV 328; V 770
— bei Hypertonie V 68
—, Mechanismus V 383ff.
—, Symptome V 383ff.
— und Thyreoidea IV 328
—, Venendruck bei VI 68
P-mitrale (Elektrokardiogramm), Begriff II 204ff.
— bei Endokarditis lenta II 708ff.
— bei Karditis rheumatica II 582ff.
— bei konstriktiver Perikarditis II 1119ff.
— bei Mitralstenose II 1339ff.
— bei Myokarditis rheumatica II 582ff.
—, Vorkommen II 204ff.
P-mitropulmonale, Begriff II 205
Pneumektomie und Cor pulmonale IV 225
— und Lungenemphysem IV 181
Pneumencephalogramm und zentralnervöse Hypertonie V 724
Pneumococcus mucosus und Endokarditis acuta II 725
Pneumokokkeninfekte und bakterielle Endokarditis II 666ff., 669ff., 674, 689ff., 703, 723ff., *729*ff., 755ff.
Pneumokokkeninfekte, Blutdruck bei V 802ff.
— und Endokarditis acuta II 723ff., 727, *729*ff.
— und Endokarditis lenta II 666ff., 669ff., 674, 689ff., 703, 755ff.
—, Hypotonie bei V 802ff.
— und infektiöser Schock I 983
— und Kollaps I 958, 983
— und Myokarditis II 874, 903ff.
— und Perikarditis purulenta II 1085
— und Schock I 958, 983
— und Sepsis II 903ff.
—, Therapie II 755ff.
— und Waterhouse-Friedrichsen-Syndrom IV 564ff.
Pneumokokken-Vaccine und rheumatisches Fieber II 554
Pneumokoniosen IV 203ff.; s. a. u. den einzelnen Krankheiten
— und Atmung IV 81, 205ff.
—, Cor pulmonale bei IV 62, 139ff., 167ff., 197ff., *203*ff., *216*ff.
— und Gasaustausch IV 81
— und Lungenemphysem IV 205ff., 211ff.
— und Lungenfibrose IV 197ff., 203ff.
— und Lungenkreislauf IV 62, 81, 205ff.
— und Lymphgefäßinsuffizienz VI 606
— und Operationen IV 599
— und Perikarditis II 1084, 1089
— und Perikarditis purulenta II 1084
— und Pulmonalsklerose IV 206ff.
— und Tuberkulose IV 204ff.
Pneumolyse und arteriovenöse Fisteln VI 474
— und Thrombophlebitis VI 484
Pneumonie und angeborene Herzfehler III 114, 154, 276f.
— und Angina tonsillaris II 914
— und Antistreptolysin II 591
— bei Aortenbogen-Anomalien III 480
—, Arrhythmie bei II 104ff.
— und Atmung IV 35, 39ff.
Pneumonie, Atrioventricularblock bei II 224ff.
— und bakterielle Endokarditis II 667, 722, 729
— und Blutdruck V 339, 801ff.
— und Bradykardie II 18
— Broncho- s. dort
— und Capillarpermeabilität VI 553
—, Capillarresistenz bei VI 568, 572
— und Chylothorax VI 606ff.
— und Commissurotomie II 1395
— und Cor pulmonale IV 96, 107ff., 140ff., 144, 173, 255
— und C-reaktives Protein II 596
— und Cyanose I 233
— bei Dermatomyositis II 992
— bei Diphtherie-Myokarditis II 897ff.
— und Endokarditis II 667, 722, 729, 777ff.; IV 552
— und Endokarditis acuta II 729
— und Endokarditis fibrinosa II 777ff.
— und Endokarditis lenta II 667, 722
— und Endokarditis verrucosa simplex II 777ff.
— bei Erythematodes II 983ff.
— und essentielle Hypertonie V 339
— und Fiedler-Myokarditis II 954ff.
— bei Fokaltoxikose II 914
— und Ganglienblocker V 594
— bei Gefäßkrankheiten VI 318ff.
— bei Gefäßmißbildungen III 381, 385, 480ff., 569ff.
— und hämorrhagische Diathese VI 568ff., 572
—, Herzblock bei II 224ff.
—, Herzglykoside bei I 466, 480
— bei Herzinfarkt III 1239
— bei Herzinsuffizienz I 131, 233, 403, 416, 775
— und Höhenadaptation IV 37
— und Hypertonie V 339
—, Hypotonie bei V 801ff.
— und idiopathische Perikarditis II 1073
—, Infarkt- IV 107ff.
— und infektiöser Schock I 985

Pneumonie, Interferenz-Dissoziation bei II 295ff.
— bei Karditis rheumatica II 605, 621, 634
— und Klima IV 35
— bei Kollagenosen II 983ff.
— und Kollaps I 957ff., 983
— und konstriktive Perikarditis II 1094
—, Kreislauf bei IV 559
— und Lebensalter IV 623ff.
—, Lebernekrose bei I 779ff.
— und Luftdruck IV 35, 39ff.
— und Luftüberdruck IV 39ff.
— und Lungenembolie IV 96, 107ff.
— und Lungenfibrose IV 198ff.
— bei Lungeninfarkt IV 107ff.
— und Lungenödem I 131
— bei Lungenstauung I 775
— und Lymphgefäßinsuffizienz VI 606ff.
— bei Mitralstenose II 1371ff.
— bei Moschcowitz-Symmers-Syndrom VI 572
— und Myokarditis I 762ff.; II 874, 897, 903ff., *911*ff.; IV 543ff.
— bei Myokardsarkoidose II 974
—, Öl- s. dort
— und Operabilität IV 623ff.
— bei Pankarditis rheumatica II 620
— und Panzerherz II 1094
— bei Periarteriitis nodosa VI 318ff.
— und Perikarditis II 1041, 1084ff.; IV 554
— und Perikarditis purulenta II 1084ff.
— und Phlebitis VI 485ff.
— und Postcommissurotomie-Syndrom II 1395
—, postoperative IV 607
— und Pulmonalarterienaplasie III 381, 385
—, Purpura fulminans bei VI 569
—, Purpura infectiosa bei VI 568ff.
—, Reizleitungsstörungen bei II 224ff.
— bei rheumatischem Fieber II 568ff., 605, 621, 634
— bei Sarkoidose II 974
— und Sauerstoffmangel IV 35
— und Schock I 957ff., 983
— und Sepsis II 903ff.
— bei Thoraxdeformation IV 229ff.
Pneumonie und Thrombophlebitis VI 485ff.
— bei Toxoplasmose II 934
—, Vorhofflattern bei II 104ff.
—, Vorhofflimmern bei II 104ff.
— bei Vorhofseptumdefekt III 276ff.
Pneumonose I 195ff.
— bei angeborenem Herzfehler III 146
— und Atmung IV 81
— und Herzinsuffizienz I 195ff., 775
—, Lungenfibrose als IV 198ff.
— und Lungenkreislauf I 775; IV 81
— und Lungenstauung I 775
— bei Mitralstenose II 1307ff.
— und Narkose IV 615
Pneumoperikard II 1153
— bei Herztumoren II 1185
— und Hydroperikard II 1153
— bei idiopathischer Perikarditis II 1047
— bei tuberkulöser Perikarditis II 1081
Pneumoperitoneum und Luftembolie IV 126
— bei Hypertonie V 676f.
— bei Periarteriitis nodosa VI 321
— bei Phäochromocytom V 676ff.
Pneumotachogramm bei Balneotherapie I 655
Pneumothorax, Cor pulmonale bei IV 62, 115, 167ff., 224ff.
—, Luftembolie bei IV 127ff.
— und Kollaps I 957; IV 599ff.
— und neurogener Schock I 976
— und Pneumoperikard II 1153
— und primärer Schock I 976
— und Schock I 957, 976
—, Spontan-, siehe dort
—, Ventil- s. u. Ventilpneumothorax
poison oak und Periarteriitis nodosa VI 310
Polamidon bei Herzinfarkt III 1446
— bei Lungenembolie IV 122
Poliomat bei Cor pulmonale IV 173
Poliomyelitis IV 540ff.; V 718ff.
— und angeborene Herzfehler III 113
—, Antesystolie bei II 381
— und Blutdruck IV 573ff.; V 37ff., *718*ff.
Poliomyelitis und Carotissinus V 718
— und Encephalomyokarditis II 919
—, Endokarditis bei IV 553
— und Entzügelungs-Hochdruck V 718ff.
—, Hypertonie bei IV 573ff.; V 37ff., *718*ff.
— und Hypokaliämie IV 420ff., 541ff.
— und infektiöser Schock I 982ff.
— und Kollaps I 958, 982ff.; II 916ff.
—, Kreislauf bei IV 558ff.
— und Livedo reticularis VI 534ff.
— und Lungenödem I 132
— und Myokarditis I 762ff.; II 873, 874, *915*ff.; IV 540ff.
— und neurogene Hypertonie IV 573ff.; V 718ff.
—, Perikarditis bei IV 554
— und Schock I 958, 982ff.; II 916ff.
— und Schweißsekretion VI 43ff.
— und sekundäres Raynaud-Syndrom VI 242
—, Tachykardie bei II 9ff.; V 718ff.
— und Vasomotorik V 718ff.
—, Waterhouse-Friedrichsen-Syndrom bei IV 565
—, Wolff-Parkinson-White-Syndrom bei II 381
Polyarteriitis acuta nodosa s. u. Periarteriitis nodosa
Polyarthritis, primär chronische II 992ff.
—, — —, und Erythematodes II 979
—, — —, Herz bei II 992ff.
—, — — als Kollagenose II 979
— rheumatica, ACTH bei II 645
— — und Amyloidose II 960ff.
— — und Angiographie VI 127ff.
— — und Antihyaluronidase II 594
— — und Antistreptokinase II 596
— — und Antistreptolysin II 592
— — und Arteriographie VI 127ff.
— — und Autoantikörper II 600
— —, Capillarresistenz bei VI 104, 564

Polyarthritis rheumatica und Commissurotomie II 1387
— —, Cortison bei II 645
— —, C-reaktives Protein bei II 597
— —, Diagnose II 620ff.
— — und Endokarditis lenta II 683ff., 690
— — und endokrine Hypertonie V 709
— — und Erythematodes II 978ff.
— — und hämorrhagische Diathese VI 104, 564ff.
— — und Karditis rheumatica II 553ff., 560ff., *601*ff., 611ff.
— — als Kollagenose II 978ff.
— — und Mitralstenose II 1381
— — und Pankarditis rheumatica II 619ff.
— — und Periarteriitis nodosa VI 325ff.
— — und Perikarditis II 992, 1044, 1088
— —, Prognose II 628
— — und Purpura rheumatica VI 564ff.
— — bei rheumatischem Fieber II 553ff., 560ff., *601*ff., 611ff.
— — und sekundäres Raynaud-Syndrom VI 247
— —, Therapie II 634ff.
— —, Verlaufsformen II 611ff.
Polycythämie IV 659, *660*ff.
— und Aderlaß I 591
— und Adipositas IV 385ff.
— bei angeborenem Herzfehler III 123ff., *144*ff., 187, 356ff.
— bei arteriovenöser Lungenfistel III 388; IV 252ff.
— und Atmung IV 11ff., 23ff.; 34, 666ff.
— und Blutdruck V 40, 337ff.
—, Blutgerinnung bei IV 668ff.
— und Blutmenge I 153, 162
— und Capillarektasien VI 527
— und Capillarresistenz VI 576
— bei Chlorose IV 144
— und Cor pulmonale IV 144ff.
— bei Cushing-Syndrom V 684ff., 687ff.
— und Cyanose I 234
Polycythämie und Ductus Botalli persistens III 187
— bei Endangitis obliterans VI 294, 297ff.
— und Endokarditis lenta II 688
— bei endokriner Hypertonie V 684ff., 687ff.
— und Erythralgie VI 527
— und essentielle Hypertonie V 337ff.
— und Fallotsche Tetralogie III 356
— bei Gefäßkrankheiten VI 294, 485ff., 498, 527, 541
— bei Gefäßmißbildungen III 388; VI 598
— bei Hämangiomen VI 598
— und hämorrhagische Diathese IV 668ff.; VI 576
—, Herz bei IV 663ff.
— bei Herzinfarkt III 1468ff.
— und Herzinsuffizienz I 404
—, Hirn bei IV 666
— bei Höhenadaptation IV 11ff., 23ff., 25ff., 34
— und Hypertonie V 40, 337ff., 684ff., 687ff.
— bei Kavernomen VI 598
— und Klima IV 11ff., 23ff., 34
—, Kreislauf bei IV 23, 25f., 659ff., *662*ff.
— und Kreislaufzeit I 173
— und Luftdruck IV 11ff., 23ff., 25ff., 34
— und Lungenembolie IV 96ff.
— bei Lungenfibrose IV 198ff.
— bei Mitralstenose II 1323
— bei Monge-Syndrom IV 34
—, Niere bei IV 665ff.
— und Phlebitis VI 485ff., 489
— bei Pneumokoniose IV 205ff.
— und Purpura Majocchi VI 576
— und Sauerstoffmangel IV 11ff., 23ff., 25ff., 34
— und sekundäres Raynaud-Syndrom VI 247ff.
— bei Silikose IV 205ff.
—, Synkardialmassage bei VI 153
— bei Teleangiektasien VI 541
— bei Thoraxdeformation VI 229ff.
— und Thrombophlebitis IV 666ff., 669ff.; VI 485ff., 498
— und Thrombose IV 666ff., *669*ff.
— und Tumormetastasen IV 238
Polycythämie und Vasomotorik VI 247ff., 527
— und Vitalkapazität I 182
Polydipsie bei Cushing-Syndrom V 683ff.
— und Hypertonie V 75, 662, 683ff.
— bei Phäochromocytom V 662
Polygeminie II 32ff., 53
—, Kammer- II 72
Polyglobulie s. u. Polycythämie
Polymyxin bei Endokarditis lenta II 751ff., 758
Polyneuritis und Blutdruck V 37ff.
— und Entzügelungs-Hochdruck bei V 716ff., 773
—, Hypertonie bei V 37ff., 716ff., 773
— bei Periarteriitis nodosa V 622; VI 329
— bei Porphyrie IV 397ff., *400*ff.
— bei Thalliumvergiftung V 773ff.
Polyphagie bei Phäochromocytom V 662
Polyphenoloxydase und Kallidin V 226ff.
Polyradiculitis bei Periarteriitis nodosa VI 329
Polysaccharide bei diabetischer Glomerulosklerose V 619ff.
— und Myokard II 967
Polysaccharidose und Myokard II 967
Polyserositis bei Leukämie IV 671
— und Perikarditis II 1042, 1091
— bei rheumatischem Fieber II 568ff., 611ff.
Polysorbat bei Arteriosklerose VI 425
Polyurie s. a. u. Diurese
— bei Angina pectoris III 1006
— und Blutdruck V 69, 75
— bei endokriner Hypertonie V 659, 683ff.
— bei experimenteller Hypertonie V 69, 75
— bei Cushing-Syndrom V 683ff.
— bei Hyperkaliämie IV 421ff.
— bei Hypertonie V 69, 75, 600, 659, 683ff.
— bei Hypocalcämie IV 446
— im Kollaps I 1077, 1098ff., 1109
— und Magnesium-Stoffwechsel IV 455ff.

Polyurie bei Phäochromocytom V 659
— bei renaler Hypertonie V 600
— bei Schockniere I 1077, 1098ff., 1109
Polyvinylpyrrolidin s. a. u. Pentapyrrolidin und Ganglienblocker bei Hypertonie V 582ff.
— bei Gravidität V 733
Popliteaaneurysmen VI 442, 468
— bei Arteriosklerosis obliterans VI 435
Popliteaembolie VI 365
— bei Endokarditis lenta II 712
Popliteafisteln, arteriovenöse VI 476
Popliteapuls bei Gefäßkrankheiten VI 49
Popliteathrombose VI 370
Popliteaverschluß bei Arteriosklerosis obliterans VI 435
—, embolischer VI 365
— bei Endangitis obliterans VI 272ff.
— bei Endokarditis lenta II 712
—, thrombotischer VI 370
Porphobilinogen und Porphyrie IV 398ff.
Porphyrie IV 397ff.
—, acute IV 397
— und Blutdruck IV 397ff.; V 37ff.
—, cutane IV 397
— und Entzügelungs-Hochdruck V 717
—, erythropoetische IV 397
—, essentielle IV 397
—, hepatische IV 397
—, Hypertonie bei IV 397ff.; V 37ff.
—, kongenitale IV 397
—, Narkose bei IV 618
— bei Periarteriitis nodosa VI 322
—, Winterschlaf bei IV 618
Porphyrine bei Herzinfarkt III 721, 1157ff.
Postcommissurotomie-Syndrom II 1393ff.
— und Gravidität IV 489
— und Karditis rheumatica II 632ff., 1394
Posterolateralinfarkt III 1191ff.
Postgastrektomie-Syndrom s. u. Dumping-Syndrom
Postinfektiöses Syndrom IV 529, 536ff.
Postkardiotomie-Syndrom, Begriff II 1394
„Poststreptococcic state", Begriff IV 536
Posttachykardie-Syndrom II 167ff.
— und Angina pectoris III 843
Postthrombotisches Syndrom VI 509ff.
— —, Diagnose VI 512ff.
— — und Martorelli-Syndrom VI 512
— — und Phlebektasien VI 510ff.
— —, Symptome VI 510ff.
— —, Therapie VI 513ff.
— — und Ulcus cruris VI 511ff.
— — und Vasomotorik VI 511ff.
— —, Vorkommen VI 509ff.
Postural hypotension IV 736ff.; V 814ff.
Potenz und ACTH II 645
— und Cortison II 645
— und Ganglienblocker V 580
— bei Postural hypotension IV 736ff.
— und Rauwolfia-Alkaloide V 540
— und Sympathektomie V 486
„pouls lent permanent", Begriff II 209
„power of adaptation" IV 829
Power-Test s. u. Robinson-Kepler-Power-Test
P-pulmonale, Begriff II 204
— bei Cor pulmonale IV 109, 158ff.
— bei Ductus Botalli persistens III 191
— bei Hämangiosarkom VI 601
— bei Hyperthyreose IV 325
— bei Hypoglykämie IV 381
— und Insulin IV 381
— bei Lungenembolie IV 109
— bei Pulmonalsklerose II 205; IV 245
— und Thyreoidea IV 325
— bei Tuberkulose IV 222
— bei Ventrikelseptumdefekt III 231
— bei Vorhofseptumdefekt III 265ff.
—, Vorkommen II 204ff.
P—Q-Strecke (Elektrokardiogramm) s. u. Atrioventrikularzeit
Präeklampsie IV 510ff.; s. a. u. Graviditätstoxikose
— und Hypertonie IV 504; V 730ff.
— und Nephritis IV 504ff.
Präexcitation, Begriff II 378; s. a. u. Antesystolie
Prävalenztheorie und Situs inversus III 76
Pratt-Test VI 67
Prausnitz-Küstner-Phänomen bei Herzglykosiden I 499
Préalternans II 404
Prednisolon bei allergischer Myokarditis II 954
— bei Cor pulmonale IV 170ff.
— bei Endangitis obliterans VI 302
— bei Erythematodes II 983ff.; VI 345
— bei Karditis rheumatica II 641ff., 644ff.
— bei Kollagenosen II 983ff.
— bei Myokarditis II 954
— bei Periarteriitis nodosa VI 334
— bei Postcommissurotomie-Syndrom II 1394
— bei Riesenzellarteriitis VI 343
— bei rheumatischem Fieber II 641ff., 644ff.
Prednison bei Adams-Stokes-Syndrom II 272
— bei allergischer Myokarditis II 954
— bei Aortenbogensyndrom VI 380
— bei Arteriitis rheumatica VI 346
— und Arteriosklerose III 792
— bei Blutkrankheiten IV 681
— und Capillarresistenz VI 565
— und Coronarinsuffizienz III 792
— und Coronarsklerose III 792
— bei Cor pulmonale IV 170ff.
— als Diureticum I 551ff.
— bei Erythematodes II 984; VI 345
— bei Fiedler-Myokarditis II 958
— bei hämorrhagischer Diathese VI 565
— und Herzinfarkt III 1483
— bei idiopathischer Perikarditis II 1076
— bei Infektionen IV 562ff.
— bei Karditis rheumatica II 641ff., 644ff.; VI 565
— bei Kollagenosen II 984; VI 345
— bei Kollaps IV 602ff.
— bei Lymphogranulomatose IV 681
— bei Myokarditis II 892, 954, 958
— bei Periarteriitis nodosa VI 334

Prednison bei Perikarditis II 1076
— bei Pneumokoniose IV 215
— bei Purpura rheumatica VI 565
— bei rheumatischem Fieber II 641 ff., 644 ff.; VI 565
— bei Riesenzellarteriitis VI 343
— bei Schock IV 602 ff.
— bei Silikose IV 215
— bei Waterhouse-Friedrichsen-Syndrom IV 563
Pregnandiol bei Gravidität V 728 ff.
„Premature beats" II 28
Pressoreceptoren I 87, 161; V 23 ff., 69 ff., 146 ff., 157 ff., *713* ff.; VI 2 ff.; s. a. u. Carotissinus
— und Angina pectoris III 835 ff., 846
— bei Aortenbogensyndrom V 766 ff.
— bei Aorteninsuffizienz V 768
— bei Aortenisthmus-Stenose V 756 ff., 762 ff.
— bei Aortenstenose II 1433 ff.
— und Atmung IV 11 ff.
— und Balneotherapie I 665 ff.
— bei Bleivergiftung III 835 ff.; VI 537
— und Blutdruck V 23 ff., 69 ff., 146 ff., *713* ff.
— und Coronarinsuffizienz III 676, 835 ff., 846
— und Coronarspasmen III 835 ff.
— und Depressan V 231 ff.
— und Entzügelungs-Hochdruck V 37 ff., 146 ff., 716 ff.
— bei Erfrierung I 982
— bei experimenteller Hypertonie V 69 ff., *146* ff.
—, Funktion V 23 ff., 713 ff.
— und Herzinfarkt III 835 ff.; V 819
— und Höhenadaptation IV 11 ff.
— bei Hypertonie V 69 ff., *146* ff., 713 ff.
— und Hypertonie-Therapie V 492
— und Klima IV 11 ff.
— und Kollaps IV 601 ff.
— und Lebensalter IV 622 ff.
— und Luftdruck IV 11 ff
— bei Lungenembolie IV 100
— bei infektiösem Schock I 985 ff.
Pressoreceptoren und Kollaps I 976, 982, 985 ff., 1033, 1043, 1055 ff.
— und Narkose IV 594 ff.
— und neurogene Hypertonie V 713 ff.
— und Ohnmacht IV 761
— bei Orthostase IV 729 ff., 734 ff.
— bei Poliomyelitis V 718
— bei Postural hypotension IV 737 ff.; V 816
— bei primärem Schock I 976
— und Procain V 492
— und Regelkreis IV 745 ff.
— und Sauerstoffmangel IV 11 ff.
— und Schock I 976, 982, 985 ff., 1033, 1043, 1055 ff.; IV 601 ff.
— und Sympathicotonie IV 725
— und Terminalstrombahn VI 16 ff.
— bei Thalliumvergiftung V 774
— bei traumatischem Schock I 1043
— und Vagotonie IV 725
— bei Valsalva-Versuch IV 776 ff., 778 ff.
— und Vasomotorik I 87, 161; III 835 ff.; V 23 ff., 69 ff., 146 ff., 157 ff., *713* ff.; VI 2 ff.
— bei vegetativer Labilität IV 734 f.
— und Veratrumalkaloide V 594
— bei Verbrennungsschock I 1043
— bei Vergiftungen III 835 ff.; V 537, 774
Pressorsubstanzen V 166 ff.; s. a. u. den einzelnen Substanzen
—, Adrenalin V 166 ff.
—, basische V 189 ff.
—, Enteramin V 181 ff.
— und essentielle Hypotonie V 790
—, flüchtige V 189 ff.
— und Graviditätstoxikose V 743
—, Guanidin V 67 ff., 190
— und Heparin V 504
—, Hypertensin V 80 ff., 88, 111 ff.
— und Hypotonie V 790
— und Mesoappendix-Test V 192 ff.
—, Nephrin V 179, 188 ff.
—, Noradrenalin V 166 ff.
—, Oxytyramin V 179 ff.
—, Pepsitensin V 93, 102
Pressorsubstanzen, Pherentasin V 186 ff.
—, Renin V 80 ff., 111 ff.
—, Serotonin V 181 ff.
—, Tyramin V 177 ff.
—, Urohypertensin V 189
—, Vasoexcitor material V 190 ff.
Pressortest V 247 ff.
— mit Adrenalin V 247
— mit Ammoniak V 247
—, Cold-pressure-test s. u. Kälte-Test
— mit Eisessig V 247
— bei essentieller Hypertonie V 247 ff.
— bei experimenteller Hypertonie V 70
—, gekreuzter V 250
— bei Hypertonie V 70, 247 ff.
—, Kälte-Test s. dort
— mit Kohlendioxyd V 247
—, psychischer V 253 ff.
—, Valsalvaversuch s. dort
Price-Jones-Kurve bei Polycythämie IV 660 ff.
Priscol V 518; s.a.u. Imidazole
— und Angiopathia diabetica IV 362; VI 549 ff.
— und Blutdruck V 27, 151, 185, 475, 518
— bei Capillaropathia diabetica VI 549 ff.
— und Carotissinus V 151
—, Chemie V 518
— und Diabetes mellitus IV 362; VI 549 ff.
— bei Embolie VI 366
— bei endokriner Hypertonie V 663, 672
— bei Erfrierung VI 558
— bei essentieller Hypertonie V 475, 518
— bei Gefäßkrankheiten VI 169 ff.
— und Hauttemperatur VI 83
— zum Hyperämietest VI 64
— und Hypertonie V 185, 475, 518
—, intraarteriell VI 204
— und Kollaps I 1143
— und Lungenkreislauf IV 72
— und Oscillogramm VI 79
— bei Perniosis VI 560
— bei Phäochromocytom V 663, 672
— und Plethysmogramm VI 72
— bei Raynaud-Syndrom VI 232
— und Schock I 1143
— und Serotonin V 185
— und Sympathektomie V 475

Priscol und Terminalstrombahn VI 16ff.
Priscol-Test V 663, 672
Privin und Hydralazine V 542, 544
Probeexcision bei Aortenaneurysma VI 448
— bei Hämangioendotheliom VI 601
— bei Kaposi-Sarkom VI 603
— bei Periarteriitis nodosa VI 330
Procain V 492ff.
— bei Antesystolie II 382ff.
— und Arrhythmie II 105, 122
— und Blutdruck V 492
— nach Commissurotomie II 1393
— bei Digitalisvergiftung I 496, 498
— als Diureticum I 529, 535
— bei essentieller Hypertonie V 492
— bei Extrasystolie II 37, 39, 77
— bei Gefäßkrankheiten VI 202, 254, 342
— bei Herztrauma II 526f.
— bei Hypertonie V 492
— und Kammerflattern II 171, 177ff.
— und Kammerflimmern II 171, 177ff.
— bei Kammertachykardie II 164
— bei Luftembolie IV 131
— bei Migräne VI 254
—, Nebenwirkungen V 492
— bei paroxysmaler Tachykardie II 148, 150, 164
—, Pharmakologie V 492
— bei Riesenzellarteriitis VI 342
— bei Tachykardie II 148, 150, 164
— und Vorhofflattern II 105
— und Vorhofflimmern II 105, 122
— bei Wolff-Parkinson-White-Syndrom II 382ff.
Procainamid bei Antesystolie II 382ff.
— und Arrhythmie II 105
— nach Commissurotomie II 1393
— bei Digitalisvergiftung I 496, 498
— bei Extrasystolie II 37, 77
— bei Herztrauma II 526ff.
— und Kammerflattern II 171
— und Kammerflimmern II 171
— bei Kammertachykardie II 164
Procainamid bei paroxysmaler Tachykardie II 148ff., 150, 164
— und Vorhofflattern II 105
— und Vorhofflimmern II 105
— bei Wolff-Parkinson-White-Syndrom II 382ff.
Procainamidhydrochlorid s. u. Pronestyl
Prodigiosusinfekte und Endokarditis II 676, 734
Progresin bei Gefäßkrankheiten VI 187
Progesteron und angeborene Herzfehler III 111
— und Blutdruck V 139
— und Diurese I 279, 551
— und experimentelle Hypertonie V 139
— und Gravidität V 728
— bei Herzinsuffizienz I 279, 551
— und Hypertonie V 139
— bei Karditis rheumatica II 657
— und Ödeme I 279, 551
— bei rheumatischem Fieber II 657
Promethazin bei Angina pectoris III 1398ff.
Prominal bei Herzinfarkt III 1447
— bei Hypertonie V 495
— bei vegetativer Labilität IV 858
Pronestyl und Arrhythmie II 105, 114, 122
— bei Digitalisvergiftung I 498
— bei Extrasystolie II 77ff.
— und Kammerflattern II 179
— und Kammerflimmern II 179
— bei Kammertachykardie II 164
— bei paroxysmaler Tachykardie II 148, 164
— und Vorhofflattern II 105
— und Vorhofflimmern II 105, 114, 122
Properdin und infektiöser Schock I 984ff.
Prostaglandin V 206ff., 236
— und Atropin V 206
Prostata und arteriovenöse Anastomosen VI 6
— und Blutdruck V 39, 603
— und Capillarpermeabilität VI 553
— und Endangitis obliterans VI 264
— und Endokarditis lenta II 681
— und Ganglienblocker V 580
Prostata und Gefäßkrankheiten VI 264
— und Hypertonie V 39, 603
— und Phlebitis VI 485
— und Prostaglandin V 206
— und renale Hypertonie V 603
— und Quecksilberdiuretica I 533
— und Thrombophlebitis VI 485
Prostatahypertrophie und Ganglienblocker V 580
—, Hypertonie bei V 39ff., 603
— und Thrombophlebitis VI 485
Prostataresektion und Capillarpermeabilität VI 553
— und Endokarditis lenta II 681
Prostatatumoren und Cor pulmonale IV 237
— und Herztumoren II 1207
— und Perikardtumoren II 1225ff.
Prostatitis und Endangitis obliterans VI 264
Prostigmin II 146ff.
— und Carotissinus-Syndrom II 274
— nach Commissurotomie II 1393
— und Hauttemperatur VI 83
— bei Herztrauma II 526ff.
— und Kallikrein V 214
— bei Karditis rheumatica II 583ff.
— und Kollaps I 976
— und Magnesiumstoffwechsel IV 459
— bei Mitralstenose II 1393
— bei paroxysmaler Tachykardie II 146ff.
— und primärer Schock I 976
— bei rheumatischem Fieber II 583ff.
— und Schock I 976
— bei Tachykardie II 146ff.
— bei vegetativer Labilität IV 850
Prostration, Begriff I 952
s. a. u. Kollaps und Schock
„Protective cases", Begriff II 1314
Proteine, contractile I 29ff.
Proteinurie bei Angiopathia diabetica IV 354ff., 366ff., 372; VI 551
— und Arteriosklerose IV 372
— bei bakterieller Endokarditis II 717, 727, 741ff.
— bei Bleivergiftung V 771ff.
— bei Capillaropathia diabetica VI 551

Proteinurie und Capillarpermeabilität VI 107, 551
— und Capillarplethysmogramm VI 108
— und Capillarresistenz VI 565
— bei Cushing-Syndrom V 687ff.
— bei Diabetes mellitus IV 354ff., 366ff., 372; V 618ff.; VI 551
— bei diabetischer Glomerulosklerose V 618ff.
— bei Endokarditis acuta bacterialis II 727
— bei Endokarditis lenta II 717ff.
— bei endokriner Hypertonie V 659ff., 687ff.
— bei Erythematodes II 983ff.; VI 345
— bei Glomerulonephritis V 613
— bei Glomerulosklerose V 618ff.
— bei Gravidität IV 502
— bei Graviditätstoxikose IV 502ff., 512ff.; V 731, *732*ff.
— bei hämorrhagischer Diathese VI 565
— bei Karditis rheumatica II 607; VI 565
— bei Kollagenosen II 983ff.
— bei konstriktiver Perikarditis II 1105
— bei Libman-Sacks-Endokarditis II 745
— bei Nephritis V 613
— bei Nephrose V 617
— und Operationen IV 596ff.
— bei Panzerherz II 1105
— bei Periarteriitis nodosa II 987; VI 317
— bei Perikarditis II 1105
— bei Phäochromocytom V 659ff.
— bei Polycythämie IV 665ff.
— bei Purpura rheumatica VI 565
— und Quecksilberdiuretica I 532ff.
— bei renaler Hypertonie V 596ff., 613, 617, 618ff., 633
— bei rheumatischem Fieber II 607; VI 565
— bei Riesenzellarteriitis VI 341
— bei Vergiftungen V 771ff.
Proteusinfekte und bakterielle Endokarditis II 751, 760
—, Therapie II 751, 760
— und Waterhouse-Friedrichsen-Syndrom IV 564
Prothrombin s. a. u. Blutgerinnung
— bei angeborenem Herzfehler III 123ff., 155
— bei Endangitis obliterans VI 279
— und Hämoperikard II 1150
— bei hämorrhagischer Diathese VI 564, 572, 577
— und hämorrhagischer Schock I 1095
— bei Herzinfarkt III 722
— bei Karditis rheumatica VI 564
— im Kollaps I 1095, 1112
— und Lungenembolie IV 96ff.
— bei Möller-Barlow-Syndrom VI 577
— bei Moschcowitz-Symmers-Syndrom VI 572
— bei Purpura rheumatica VI 564
— bei rheumatischem Fieber VI 564
— im Schock I 1095, 1112
— bei Skorbut VI 577
— und Thrombophlebitis VI 485ff.
— bei Waterhouse-Friedrichsen-Syndrom IV 564ff.
Protoveratrin V 492, 554, 559ff., s. a. u. Veratrumalkaloide
— und Blutdruck V 248, 492ff., 554ff.
—, Chemie V 554
— und essentielle Hypertonie V 248, 492ff., 554ff.
— bei Graviditätstoxikose IV 515; V 746, 752
— und Hypertonie V 248, 492ff., 554ff.
— und Kälte-Test V 248
—, Nebenwirkungen V 492
—, Pharmakologie V 559ff.
Protozoeninfekte und Myokarditis II 935
P-R-Strecke (Elektrokardiogramm) bei Mitralstenose II 1339ff., 1381
Pseudoalternans II 405
Pseudoanämie bei Gravidität V 726
Pseudobigeminie und Umkehr-Extrasystolie II 310ff.
— bei Vorhofflattern II 99
Pseudo-Cushing-Syndrom V 451, 700ff.
Pseudoembolie VI 363
Pseudohämophilie und Capillarresistenz VI 570
Pseudohermaphroditismus und Hypertonie V 709
Pseudojervin V 558 s. a. u. Veratrumalkaloide
Pseudokammertachykardie II 390
Pseudomonasinfekte und bakterielle Endokarditis II 673, 758, 760
Pseudorheumatismus und essentielle Hypertonie V 240
Pseudotrigeminie und Umkehrsystolie II 310ff.
Pseudotruncus arteriosus communis III 30
— — —, aortaler III 30 ff.
— — —, pulmonaler III 30ff.
Pseudourämie bei essentieller Hypertonie V 387
— und Ganglienblocker V 581
P-sinistrocardiale, Begriff II 204ff. s. a. u. P-mitrale
Psittakose und Myokarditis II 926; IV 544
—, Perikarditis bei IV 554
Psoriasis, Antistreptolysin bei II 591
—, Capillarresistenz bei VI 574
Psyche und ACTH II 644ff.
— und Adams-Stokes-Syndrom II 259ff.
— und Alkohol IV 827
— bei Anämie IV 646ff.
— und Anästhesie IV 591ff., 612
— und angeborene Herzfehler III 23, 131ff., 154ff.
— bei Aortenbogensyndrom V 767
— bei Aortenisthmusstenose V 755ff.
— bei Aortitis luica VI 355
— und Arrhythmie II 21ff., 105
— und Atmung I *176*ff., 228, IV 15ff., 27ff., 33ff., 35, 144
— und Blutdruck IV 809ff.; V 13ff., 40, 154, 163ff., 185, 242ff., 253ff., 324ff., 388, 492, 495ff., 633, 780, 800ff., 819
— bei Blutkrankheiten IV 646ff., 666
— und Bradykardie II 7ff., 17
— bei Capillarektasien VI 526ff.
— und Capillarresistenz VI 576ff.
— und Carotissinus V 714ff.
— und Coffein IV 826
— bei Cor pulmonale IV 104, 134ff., 144ff.
— und Cortison II 644ff.

Psyche bei Cushing-Syndrom V 683ff.
— und Dyspnoe I 120, 176ff., 228
— und Effort-Syndrom IV 715, 816ff.
— bei Endangitis obliterans VI 288
— bei Endokarditis lenta II 719ff.
— bei endokriner Hypertonie V 683ff.
— und Entzügelungs-Hochdruck V 154
— und Erythem VI 42ff.
— bei Erythematodes II 979ff.
— bei Erythromelalgie VI 526
— und essentielle Hypertonie V 242ff., 253ff., 324ff., 388, 492, 495ff.
— bei essentieller Hypotonie V 787ff., 791
— und experimentelle Hypertonie V 154, *163*ff.
— und Extrasystolie II 33ff., 35, 75ff.
— bei Fettembolie IV 134ff.
— bei Gefäßkrankheiten VI 226, 249, 288, 314, 326, 328, 340, 526
— und Genußgifte IV 825ff.
— und Graviditätstoxikose IV 511ff.
— und hämorrhagische Diathese VI 573
— und Hauttemperatur VI 85
— und Herzaktion II 7, 8ff.
— und Herzfrequenz II 7ff., 8ff., 131ff.
— bei Herzglykosidvergiftung I 499
— und Herzinsuffizienz I 129ff., 176ff., 228, 416, *418*ff.
— und Herzneurose IV 819ff.
— und Herztherapie I 416, 418ff.
— und Höhenadaptation IV 15ff., 27ff., 33, 35
— und Hydralazine V 551ff., 594
— bei Hyperchlorämie I 588
— bei Hyperkaliämie IV 421ff.
— und Hyperthyreose IV 329ff.
— und Hypertonie V 40, 154, 163ff., 185, 242ff., 253ff., 324ff., 388, 492, 495ff., 633, 800ff.
— und Hypertonie-Therapie V 492, 495ff.
— bei Hypokaliämie IV 421ff.
Psyche und Hyponatriämie I 474ff.
— und Hypotonie IV 809ff.; V 780ff., 819ff.
— und Kammerflattern II 174
— und Kammerflimmern II 174
— und Klima IV 15ff., 27ff., 33, 35
— bei Kollagenosen II 979ff.
— und Kollaps I 957, 975ff., 1033; II 17; IV 600ff., 761ff.,
— und Lebensalter IV 624ff.
— bei Lues VI 355
— und Luftdruck IV 15ff., 27ff., 33, 35
— und Lungenembolie IV 104
— bei Lungenödem I 129ff.
— bei maligner Hypertonie V 633
— und Migräne VI 249
— bei Monge-Syndrom IV 33ff.
— bei Moschcowitz-Symmers-Syndrom VI 572
— und Narkose IV 591ff., 613
— und neurogene Hypertonie V 721
— und neurogener Schock I 975
— und Nicotin IV 826
— und Ohnmacht IV 761ff.
— und Operabilität IV 624ff., 634
— und Operationen IV 591ff.
— und paroxysmale Tachykardie II 131ff.
— bei Periarteriitis nodosa VI 314, 326, 328
— bei Perniciosa IV 646ff.
— bei Phlebitis VI 499
— und Plethysmogramm VI 72
— bei Polycythämie IV 666
— bei Porphyrie IV 398ff.
— bei Postural hypotension IV 739
— und Pressortest V 253ff.
— und primärer Schock I 975ff.
— und Purpura VI 576ff.
— und Pyrazole II 654
— und Querschnittslähmung V 721
— und Rauwolfia-Alkaloide V 522, 530, 537ff., 594
— bei Raynaud-Syndrom VI 226
— bei renaler Hypertonie V 633
— und respiratorische Arrhythmie II 21ff.
— bei Riesenzellarteriitis VI 340
Psyche und Sauerstoffmangel IV 15ff., 27ff., 33, 35
— und Schock I 957, 975ff., 1033; IV 600ff.
— und Schweißsekretion VI 43
— und Serotonin V 185
— und Tachykardie II 8ff., 131ff.
— bei Thrombophlebitis VI 499
— und Thyreoidea IV 329ff.
— und Vasomotorik V 714ff.
— bei vegetativer Labilität IV 704ff., 714ff., 739, 761, 798ff., 800ff., 809ff., 816ff., 825ff., 829ff., *835*ff.
— und Vorhofflattern II 105
— und Vorhofflimmern II 105
Psychosen und ACTH II 645
— und Arteriosklerose VI 415
— und Commissurotomie II 1395ff.
— bei Cor pulmonale IV 147
— und Cortison II 645
— bei Endokarditis lenta II 719ff.
— bei Erythematodes II 979ff.
— bei Gefäßkrankheiten VI 226, 328, 340, 415
— und Herzneurose IV 822
— und Herzruptur III 1240
— und Hirndurchblutung V 395
— und Hydralazine V 551ff., 594
— bei Hyperkaliämie IV 421ff.
— durch Hypertonie-Therapie V 492
— bei Hypokaliämie IV 421ff.
— bei Kollagenosen II 979ff.
— bei Periarteriitis nodosa VI 328
— bei Porphyrie IV 398ff.
— bei Postcommissurotomie-Syndrom II 1395ff.
— und Rauwolfia-Alkaloide V 530, 537ff., 594
— bei Raynaud-Syndrom VI 226
— bei Riesenzellarteriitis VI 340
— und vegetative Labilität IV 822, 878
„Psychogenie“ und vegetative Labilität IV 705ff., 832
Pteroylglutaminsäure bei Endokarditis lenta II 699
Pubertät und Adrenogenitalismus V 701ff.

Pubertät und angeborene Herzfehler III 302ff.
— und angeborene Pulmonalstenose III 302ff.
— und Atmung IV 35
— und Blutdruck V 268
— und Capillarektasien VI 531
— und Cyanose VI 531
— und Dystrophie IV 294
— bei endokriner Hypertonie V 700ff.
— und essentielle Hypertonie V 268
— und Gefäßkrankheiten VI 251, 323
— und Höhenadaptation IV 35
— und Hypertonie V 268
— und Hypotonie IV 810
— und Klima IV 35
— und Luftdruck IV 35
— und Lymphgefäßinsuffizienz VI 609ff.
— und Lymphödem VI 609ff.
— und Migräne VI 251
— und Periarteriitis nodosa VI 323
— und Pseudo-Cushing-Syndrom V 700ff.
— und vegetative Labilität IV 810, 833
Puerperium und angeborene Herzfehler IV 491ff.
— und bakterielle Endokarditis II 681, 682, 728
— und Coronarinsuffizienz III 926
— und Endokarditis acuta II 728
— und Endokarditis lenta II 681, 682
— und Graviditätstoxikose IV 514
—, Herz im IV 486ff.
— und Herzgröße I 838ff.
— und Herzvolumen I 838ff.
— und Hypertonie IV 501ff.
—, Kreislauf im IV 486ff.
— und Lymphgefäßinsuffizienz VI 606ff.
— und Myokarditis II 903
— und Myokardose IV 497ff.
— und Perikarditis purulenta II 1084
— und Phlebitis VI 484ff., 487ff.
— und Sepsis II 903, *915*; III 926
— und Sheehan-Syndrom IV 342ff.
— und Thrombophlebitis VI 484ff., 487ff.
— und Thrombose VI 484ff., 500

Pulmonalaneurysma III 373ff.,; VI 465ff.
—, Ätiologie III 373
—, Anatomie III 374
— bei angeborenem Herzfehler III 61, 171ff., 182, 184, 199ff., 202, 283, 466, 491ff.
— bei Aortopulmonalseptumdefekt III 199ff., 202
— bei Arteriitis rheumatica VI 346
— bei bakterieller Endokarditis II 710, 713ff., 722
— und Cor pulmonale IV 232
— bei Ductus Botalli persistens III 171ff., 182, 187
— bei Endokarditis lenta II 710, 713ff., 722
—, Formen VI 465ff.
— bei Lutembacher-Syndrom III 283
— bei Marfan-Syndrom III 491ff.
— bei rheumatischem Fieber VI 346
—, Symptome III 374ff.
—, Therapie III 375
— bei Ventrikelseptumdefekt III 61
Pulmonalarterienaplasie III 380ff.
—, Anatomie III 380ff.
—, Differentialdiagnose III 385
—, Entwicklungsgeschichte III 380
—, Häufigkeit III 381
—, Herzkatheterismus III 383ff.
—, Komplikationen III 385
—, Physiologie III 381
—, Prognose III 385
—, Röntgendiagnose III 382ff.
—, Symptome III 382ff.
—, Therapie III 385ff.
Pulmonalarterienhypoplasie s. u. Pulmonalarterienaplasie
Pulmonalarteriolosklerose s. u. Pulmonasklerose
Pulmonalatresie III 365ff.
—, Anatomie III 34ff., 365
— und angeborenes arteriovenöses Coronaraneurysma III 213
— und angeborene Tricuspidalstenose III 409
—, Angiokardiogramm bei III 367
— bei Cor biloculare III 547
— und Coronargefäßmißbildung III 55
—, Definition III 365

Pulmonalatresie, Differentialdiagnose III 367ff.
—, Elektrokardiogramm bei III 366ff.
—, Entwicklungsgeschichte III 365
— und Gefäßmißbildungen III 66, 213
—, Häufigkeit III 365ff.
—, Herzkatheterismus bei III 367
— und Lävokardie III 590
—, Pathologie III 34ff., 365
—, Physiologie III 366
—, Prognose III 368
—, Röntgendiagnose III 367ff.
—, Symptome III 366
—, Therapie III 368
— und Tricuspidalatresie III 23ff., 396ff.
— und Truncus arteriosus communis persistens III 30ff.
— und Vena-cava-Anomalie III 518ff.
— und Vorhofanomalie III 19
Pulmonalbogen bei angeborener Aortenstenose III 443ff.
— bei angeborenem arteriovenösem Coronaraneurysma III 215
— bei angeborenem Herzfehler III 171ff., 187, 198ff., 294ff., 298ff., 311ff., 345, 422ff., 542ff.
— bei angeborener Pulmonalinsuffizienz III 565ff.
— bei angeborener Pulmonalstenose III 298ff., 311ff.
— bei angeborenem Sinus-Valsalvae-Aneurysma III 208
— bei Aortenisthmusstenose III 461ff.
— bei Aortopulmonalseptumdefekt III 198ff.
— bei Canalis atrioventricularis communis III 294ff.
— bei Cor triloculare biatriatum III 542ff.
— bei Ductus Botalli persistens III 171ff., 187
— bei Ebstein-Syndrom III 422ff.
— bei Endangitis obliterans VI 294
— bei Fallotscher Tetralogie III 345ff.
— bei Gefäßkrankheiten VI 294
— bei Gefäßmißbildungen III 208, 215, 370
— bei idiopathischer Pulmonalektasie III 370

Pulmonalbogen bei Mitralstenose II 1344ff., 1352ff.
— bei Pulmonalektasie III 370
— bei Tricuspidalatresie III 402ff.
— bei Ventrikelseptumdefekt III 217ff., 232ff.
— bei Vorhofseptumdefekt III 249, 266ff.
Pulmonalconus bei angeborener Pulmonalstenose III 299ff.
— bei Belastung I 868ff.
— und Druckbelastung I 885ff.
— bei Fallotscher Tetralogie III 330
— bei Hyperthyreose IV 324
— bei Luftembolie IV 125, 131
— bei Pulmonalstenose I 885
— bei Sportherz I 814ff., 868ff.
— bei Thoraxdeformation IV 229ff.
— bei Ventrikelseptumdefekt III 242
— bei Volumenbelastung I 888
— bei Vorhofseptumdefekt III 270ff.
Pulmonalconusstenose bei angeborener Pulmonalstenose III 34ff.
„Pulmonaldehnungsgeräusch" bei Mitralstenose II 1335
Pulmonaldilatation s. u. Pulmonalektasie
„Pulmonaldystonie" s. u. Effort-Syndrom
„Pulmonale Herzhypertrophie" s. u. Cor pulmonale
Pulmonalektasie bei angeborener Pulmonalstenose III 35, 299ff., 311ff., 322ff.
— bei angeborener Tricuspidalstenose III 416
— bei Aortenaneurysma VI 445
— bei Aortenisthmusstenose III 462
— bei Aortopulmonalseptumdefekt III 199ff.
— bei Arteriitis rheumatica VI 346
— bei Cossio-Syndrom III 59
— bei Ductus Botalli persistens III 171ff., 187
— bei Eisenmenger-Komplex III 38
— und Fallotsche Trilogie III 36
—, idiopathische III 368ff.
— bei Lungenvenentransposition III 527ff.
Pulmonalektasie bei Lutembacher-Syndrom III 283
— bei Mitralinsuffizienz II 1412ff.
— bei Mitralstenose II 1335ff., 1352ff., 1377
— bei Ventrikelseptumdefekt III 60, 232ff.
— bei Vorhofseptumdefekt III 59, 263ff., 269ff.
Pulmonalinsuffizienz, angeborene III 563ff.
— bei angeborenem Sinus-Valsalvae-Aneurysma III 205
— bei bakterieller Endokarditis II 703ff.
— bei Cor triatriatum III 554
— bei Cor triloculare biatriatum III 541ff.
— bei Eisenmenger-Komplex III 39
— und Endokarditis lenta II 703ff.
— bei Endokarditis rheumatica II 615
—, Herzform bei I 887ff.
—, Herzgröße bei I 887ff.
— und idiopathische Pulmonalektasie III 369ff.
— bei Karditis rheumatica II 578ff., 615
— bei Mitralstenose II 1377
— und Pulmonalektasie III 369ff.
— bei rheumatischem Fieber II 578ff., 615
— als Volumenbelastung I 887ff.
— bei Vorhofseptumdefekt III 263ff.
Pulmonalis und Adenosin V 202
—, Anatomie IV 63ff.
— bei angeborener Aortenstenose III 438
— bei angeborenem arteriovenösem Coronaraneurysma III 113ff.
— bei angeborener Pulmonalstenose III 35, 298ff., 311ff., 322ff., 565ff.
— bei angeborener Tricuspidalinsuffizienz III 432
— bei angeborener Tricuspidalstenose III 416
— bei Aortenaneurysma VI 445
— bei Aortenatresie III 560
— bei Aortenisthmusstenose III 461ff.
— bei Aortopulmonalseptumdefekt III 195ff.
— bei Arteriitis rheumatica VI 346
Pulmonalis bei Arteriitis tuberculosa VI 347
— bei Arteriosklerose VI 387ff.
— und arteriovenöse Fisteln III 388ff.; VI 473
— bei arteriovenöser Lungenfistel III 388ff.
— und Atmung IV 5ff., 20ff., 33, 34, 81
— bei bakterieller Endokarditis II 710
— bei Belastung IV 765ff.
— bei Beriberi IV 390, 393
— bei Bilharziose IV 239
— und Blutdruck V 360, 384
— bei Canalis atrioventricularis communis III 294ff.
— bei Carcinoid II 782ff.
— bei Cor biloculare III 546ff.
— und Coronardurchblutung III 682
— bei Coronargefäßmißbildung III 55, 113ff.
— bei Cor pulmonale IV 62ff., 92ff., 98ff., 105ff., 124ff., 134ff., 140ff.
— bei Cor triatriatum III 555
— bei Cor triloculare biatriatum III 539ff.
— bei Cossio-Syndrom III 59
— und Depressan V 232
— bei Dextroversion III 582ff.
— und Druckbelastung I 885ff.
— bei Ductus Botalli persistens III 71, 160ff., 171ff., 182, 187
— bei Ebstein-Syndrom III 422ff.
— bei Eisenmenger-Komplex III 38
— bei Endangitis obliterans VI 294
— und Endokarditis acuta II 731
— bei Endokarditis lenta II 710
— bei Endokarditis luica II 781
— bei Endokarditis rheumatica II 615
— und Endokarditis serosa II 775
—, Entwicklungsgeschichte III 1ff.
— bei essentieller Hypertonie V 360, 384
— bei Fettembolie IV 134ff.
— bei Fallotscher Tetralogie III 330, 345ff.
— bei Gefäßkrankheiten VI 294, 319, 346ff., 387ff.
— bei Gefäßmißbildungen III 113ff., 388ff.

Pulmonalis bei Gravidität IV 484
— und Hämangiosarkom VI 601
— und Hämoperikard II 1151
— bei Herzinsuffizienz I 773ff.
— bei Herztamponade II 1063ff.
— bei Herztrauma II 489ff.
— bei Herztumoren II 1180ff.
— bei Höhenadaptation IV 5ff., 20ff., 33, 34
— bei Hyperthyreose IV 321, 324
— bei Hypertonie V 360, 384
— bei Hypothyreose IV 333
— bei idiopathischer Pulmonalektasie III 368ff.
— bei Infektionen IV 556
— und Kallikrein V 218
— bei Karditis rheumatica II 576ff., 604, 614ff.
— und Klima IV 5ff., 20ff., 33, 34
— bei Kollagenosen II 989ff.
— im Kollaps I 1111
— bei konstriktiver Perikarditis II 1095
— bei Levoatrialcardinalvein III 19
— bei Lues II 781; IV 232
— und Luftdruck IV 5ff., 20ff., 33, 34
— bei Luftembolie IV 124ff.
— bei Lungenembolie IV 92ff., 98ff., 105ff.
— bei Lungenemphysem IV 178ff., 182ff.
— bei Lungenresektion IV 227
— bei Lungenstauung I 773ff.
— bei Lungenvenentransposition III 527ff.
— bei Lutembacher-Syndrom III 283
— bei Marfan-Syndrom III 490ff.
— bei Mitralinsuffizienz II 1412ff.
— bei Mitralstenose II 1305ff., 1314ff., *1352*ff., 1377ff.
— bei Monge-Syndrom IV 34
—, Morphologie IV 63ff.
— und Narkose IV 594ff.
— und Nierendurchblutung V 403
— bei Panzerherz II 1095
— bei Periarteriitis nodosa VI 319
— und Perikard II 1037ff.
— bei Perikardtumoren II 1217ff.
— bei Pneumokoniose IV 205ff.
Pulmonalis bei Pulmonalsklerose s. dort
— bei Pulmonalstenose I 885
—, reitende, bei Taussig-Bing-Komplex III 39, 508ff.
—, —, bei Transposition der Aorta und Pulmonalis III 497ff., 508ff.
— bei rheumatischem Fieber II 576ff., 604, 614ff.
— bei Sauerstoffmangel IV 5ff., 20ff., 33, 34
— im Schock I 1111
— und Sichelzellanämie IV 240ff.
— bei Silikose IV 205ff.
— bei Sklerodemie II 989ff.
— bei Sportherz I 914ff.
— bei Taussig-Bing-Komplex III 39, 508ff.
— und Thyreoidea IV 321, 324
— bei Transposition der Aorta und Pulmonalis III 45ff., *494*ff.
— bei Tricuspidalatresie III 24, 396ff., 402ff.
— bei Tricuspidalinsuffizienz II 1510
— bei Tricuspidalstenose II 1488ff., 1498; III 23
— bei Tuberkulose VI 347
— und Tumoren IV 233
— und Tumormetastasen IV 237
— bei Valsalva-Versuch IV 775
— bei Ventrikelseptumdefekt III 60, 217ff., 232ff.
— bei Volumenbelastung I 888ff.
— bei Vorhofseptumdefekt III 59, 249, 263ff., 266ff.
Pulmonalisdruck bei angeborenen arteriovenösen Coronaraneurysmen III 214
— bei angeborenem Sinus-Valsalvae-Aneurysma III 208
— bei angeborener Pulmonalinsuffizienz III 563ff., 565
— bei angeborener Pulmonalstenose III 302ff., 316ff.
— bei angeborener Tricuspidalstenose III 414
— und Angina pectoris III 945
— bei Aorteninsuffizienz I 889
— bei Aortenisthmusstenose III 448ff., 452ff., 457, 464
— bei Aortenstenose II 1430ff.
— bei Aortopulmonalseptumdefekt III 196ff., 201ff.
Pulmonalisdruck und Arteriosklerose VI 389ff.
— bei arteriovenöser Lungenfistel III 388
— bei Belastung IV 765ff.
— bei Beriberi IV 391ff.
— bei Bilharziose IV 239ff.
— und Blutdruck V 789
— bei Canalis atrioventricularis communis III 293ff., 296
— bei Carcinoid II 783ff.
— nach Commissurotomie II 1396ff.
— bei Cor biloculare III 548
— und Coronardurchblutung III 682, 945
— und Coronarinsuffizienz III 945
— und Cor pulmonale IV 59ff., 141ff.
— bei Cossio-Syndrom III 59
— bei Druckbelastung I 884ff.
— bei Ductus Botalli persistens I 890; III 71, 160ff., 178ff., 183ff., 187ff., 194ff.
— bei Ebstein-Syndrom III 424ff.
— bei Eisenmenger-Komplex III 38
— bei Endangitis obliterans VI 294ff.
— und essentielle Hypotonie V 789
— bei Fallotscher Tetralogie III 334ff., 350ff.
— bei Fettembolie IV 134ff.
— bei Gefäßkrankheiten V 623; VI 230, 294ff., 389ff.
— bei Gefäßmißbildungen III 214, 382
— und Gravidität IV 496ff.
— bei Herzklappenfehler II 1302ff.
— bei Herztamponade II 1063ff.
— bei Herztumoren II 1181ff.
— und Hypotonie V 789
— bei idiopathischer Pulmonalektasie III 370
— bei Karditis rheumatica II 576ff.
— bei Kollagenosen II 989ff.
— im Kollaps I 1017ff.
— bei kombiniertem Mitralaortenfehler II 1479ff.
— bei kombiniertem Mitralfehler II 1409, 1411ff.
— bei konstriktiver Perikarditis II 1095, 1096ff., *1122*ff.
— bei Luftembolie IV 124ff.

Pulmonalisdruck bei Lungenembolie IV 92ff., 105ff., 233ff.
— und Lungenfibrose IV 198ff.
— und Lungenvenen IV 250
— bei Lungenvenentransposition III 527, 529ff.
— bei Lutembacher-Syndrom III 284
— bei Mitralatresie III 558
— bei Mitralinsuffizienz II 1407ff.
— bei Mitralstenose II 1302ff., 1311ff., 1314ff., 1335ff., 1352ff.
— bei Myokarditis II 911
— und Narkose IV 617ff.
— und Operabilität IV 630ff.
— bei Operationen IV 598
— bei Panzerherz II 1095
— bei Periarteriitis nodosa V 623
— bei Perikarditis II 1063ff., 1095ff.
— bei peripherer Pulmonalstenose III 376, 377ff.
— bei Pneumokoniose IV 205ff.
— bei Pneumonie-Myokarditis II 911
— und Pulmonalaneurysma III 373
— bei Pulmonalarterienaplasie III 382, 384
— bei Pulmonalektasie III 370
— bei Pulmonalsklerose IV 241ff., 245ff.
— bei Pulmonalstenose I 884ff.; III 376, 377ff.
— bei Raynaud-Syndrom IV 230
— bei rheumatischem Fieber II 576ff.
— im Schock I 1017ff.
— und Serotonin II 783ff.
— bei Sichelzellanämie IV 240
— bei Silikose IV 205ff.
— bei Sklerodermie II 989ff.; IV 201
— bei Sportherz I 922
— bei Taussig-Bing-Komplex III 508
— bei Thoraxdeformation IV 230
— bei Transposition der Aorta und Pulmonalis III 505
— bei Tricuspidalstenose II 1488ff.
— bei Tuberkulose IV 222ff.
— bei Tumormetastasen IV 237ff.
Pulmonalisdruck und Vasomotorik III 682; VI 230
— bei Ventrikelseptumdefekt III 61, 229, 238ff.
— bei Volumenbelastung I 889
— bei Vorhofseptumdefekt III 59, 256ff., 271ff.
Pulmonalis lanata congenita III 39
Pulmonalispunktion II 1270ff.
Pulmonalisruptur bei Arteriitis rheumatica VI 346
— bei Pulmonalaneurysma VI 466
Pulmonalklappen bei angeborenem Herzfehler II 242, 263, 549; III 182, 202, 299
— bei angeborener Mitralstenose III 549
— bei angeborener Pulmonalstenose III 299ff.
— bei angeborenem Sinus-Valsalvae-Aneurysma III 205
— bei Aortopulmonalseptumdefekt III 202
— bei bakterieller Endokarditis II 702ff.
— bei Ductus Botalli persistens III 182
— bei Endokarditis lenta II 702ff.
— bei Endokarditis luica II 781
— bei Endokarditis rheumatica II 615
— bei Gefäßmißbildungen III 205, 375
— und Herztöne II 575
— bei Herztrauma II 490ff.
— bei Karditis rheumatica II 578ff., 615
— bei Lues II 781
— bei Mitralstenose II 1325ff., 1331ff., 1377
— bei Pulmonalaneurysma III 375
— bei rheumatischem Fieber II 578ff., 615
— bei Ventrikelseptumdefekt III 242
— bei Vorhofseptumdefekt III 263ff.
Pulmonalklappenmißbildungen III 56ff.
Pulmonalklappenriß bei Herztrauma II 490ff.
Pulmonalsklerose IV 241ff.
—, Ätiologie IV 242ff.
— und Angina pectoris III 941
— bei Aortopulmonalseptumdefekt III 195ff.
—, arteriologene, Begriff IV 241
Pulmonalsklerose und arteriovenöse Lungenfistel III 388
—, Begriff IV 241ff.
— und Cor pulmonale IV 140ff., 178ff., 206ff., *241*ff.
— bei Cor triloculare biatriatum III 540ff.
— bei Ductus Botalli persistens III 179, 183
—, Elektrokardiogramm bei II 205; IV 245
— bei Gefäßmißbildungen III 376, 381, 382, 388
— und Gravidität IV 490ff.
—, Häufigkeit IV 244
— bei Herzinsuffizienz I 775; IV 245
—, idiopathische IV 140, *241*ff.; VI 387
— bei Karditis rheumatica II 603
— bei konstriktiver Perikarditis II 1095
— und Lungenelastizität I 177ff.
— bei Lungenemphysem IV 178ff.
— bei Lungenstauung I 775; IV 245
— bei Lutembacher-Syndrom III 284
— bei Mitralstenose II 1314ff., 1359ff., 1382
— bei Panzerherz II 1095
—, Pathogenese IV 246
— bei Periarteriitis nodosa VI 319
— bei Perikarditis II 1095
— bei peripherer Pulmonalstenose III 376
— bei Pneumokoniose IV 206ff.
—, posthypertonische IV 243
—, prähypertonische IV 243
—, primäre IV 140, *241*ff.; VI 387
— bei Pulmonalarterienaplasie III 381ff.
— bei Pulmonalstenose III 376
— und Operabilität IV 631
— bei rheumatischem Fieber II 603
—, sekundäre IV 242ff., 249ff.
—, senile IV 244
— bei Silikose IV 206ff.
—, Symptome IV 244ff.
— bei Transposition der Aorta und Pulmonalis III 501ff.
— und Venendruck I 99
— bei Ventrikelseptumdefekt III 223ff.
— und Vorhofseptumdefekt III 277

Pulmonalstenose II 177; III 375ff.
—, angeborene III 34ff., *298*ff.
—, —, Ätiologie III 301
—, —, Anatomie III 34ff., 299ff.
—, —, und angeborene Aortenstenose III 41
—, —, und angeborenes Sinus-Valsalvae-Aneurysma III 205
—, —, und angeborene Tricuspidalstenose III 409
—, —, und Angina pectoris III 945
—, —, Angiokardiographie bei III 322ff.
—, —, des Conuseingangs III 299
—, —, bei Cor biloculare III 546ff.
—, —, und Coronarinsuffizienz III 945
—, —, und Cor triloculare biatriatum III 542
—, —, Definition III 298ff.
—, —, und Dextrokardie III 578
—, —, und Dextroversion III 583ff., 588
—, —, Differentialdiagnose III 325
—, —, und Ductus Botalli persistens III 71
—, —, Elektrokardiogramm bei III 298, *308*ff.
—, —, und Endokarditis III 117, 301ff., 324ff.
—, —, Entwicklungsgeschichte III 301
—, —, bei Fallotscher Pentalogie III 38
—, —, bei Fallotscher Tetralogie III 36ff., 298, *329*ff.
—, —, und Fallotsche Trilogie III 35ff., 298ff.
—, —, Häufigkeit III 301
—, —, Herzkatheterismus bei III 315ff.
—, —, infundibuläre III 299ff.
—, —, Komplikationen III 324ff.
—, —, und Lävokardie III 590
—, —, bei Lungenvenentransposition III 527
—, —, Pathologie III 34ff., 299ff.
—, —, periphere III 375ff.
—, —, —, Anatomie III 376ff.
—, —, —, Angiokardiogramm bei III 378
—, —, —, Differentialdiagnose III 379ff.
—, —, —, Definition III 375ff.
Pulmonalstenose, angeborene, periphere, Entwicklungsgeschichte III 376
—, —, —, Häufigkeit III 376
—, —, —, Herzkatheterismus bei III 377ff.
—, —, —, Physiologie III 376ff.
—, —, —, Prognose III 378
—, —, —, Symptome III 377
—, —, —, Therapie III 380
—, —, Physiologie III 301
—, —, Prognose III 325
—, —, reine III 34ff., *298*ff.
—, —, Röntgendiagnose III 298ff., *311*ff.
—, —, Symptome III 298, *302*ff.
—, —, bei Taussig-Bing-Komplex III 508
—, —, Therapie III 326ff.
—, —, bei Transposition der Aorta und Pulmonalis III 496ff.
—, —, und Tricuspidalatresie III 24, 396ff.
—, —, und Tricuspidalstenose III 23
—, —, und Tuberkulose III 77, *127*ff.
—, —, valvuläre III 299ff.
—, —, und Vena cava-Anomalie III 513
—, —, und Ventrikelseptumdefekt III 239ff., 298; s. u. Fallotscher Tetralogie
—, —, und Vorhofseptumdefekt III 249, 298
— und Atmung IV 81
— und Balneotherapie I 698
— bei Carcinoid II 782ff.
— des Conuseingangs III 299
—, Cor pulmonale bei IV 62
— als Druckbelastung I 884ff.
— und Elektrokardiogramm II 205
— und Endocarditis serosa II 775
— und Gravidität IV 489, 493ff.
— bei Hämangiosarkom VI 602
—, Herzform bei I 884ff.
—, Herzgröße bei I 884ff.
—, infundibuläre III 299ff.
— und Kammerflattern II 177
— und Kammerflimmern II 177
— bei Karditis rheumatica II 576ff.
— bei Lungenembolie IV 92ff., 97ff.
— bei Mitralatresie III 558
Pulmonalstenose, periphere, angeborene III 375ff.
— und Postcommissurotomie-Syndrom II 1394
—, relative bei Karditis rheumatica II 576ff.
—, —, bei rheumatischem Fieber II 576ff.
— bei rheumatischem Fieber II 576ff.
—, Schenkelblock bei II 359
— bei Transposition der Aorta und Pulmonalis III 496ff.
—, valvuläre III 299ff.
— bei Ventrikelseptumdefekt III 242, 244ff.
— bei Vorhofseptumdefekt III 277
Pulmonalthrombose und arteriovenöse Lungenfistel III 388
— und Cor pulmonale IV 140ff., 233ff.
— und Embolie VI 361ff.
— bei Gefäßmißbildungen III 388
— bei Hämangiosarkom VI 601
— bei Ventrikelseptumdefekt III 223
— bei Vorhofseptumdefekt III 277
Pulmonaltöne bei angeborener Mitralstenose III 549
— bei angeborener Pulmonalinsuffizienz III 564ff.
— bei angeborener Pulmonalstenose III 307
— bei Aortopulmonalseptumdefekt III 198
— bei Ductus Botalli persistens III 166
— bei Endokarditis IV 251
— bei Fallotscher Tetralogie III 340ff.
— bei Gefäßmißbildungen III 369, 382
— und Herzmechanik II 575
— bei idiopathischer Pulmonalektasie III 369
— bei Karditis rheumatica II 576ff.
— bei Lungenvenentransposition III 523ff., 527
— bei Mitralatresie III 558
— bei Mitralinsuffizienz II 1412ff.
— bei Mitralstenose 1325ff., 1331ff.
— bei Myokarditis II 900ff.
— bei Pulmonalarterienaplasie III 382
— bei Pulmonalektasie III 369
— bei rheumatischem Fieber II 576ff.

Pulmonaltöne bei Scharlach-Myokarditis II 900
— bei Transposition der Aorta und Pulmonalis III 499
— bei Trichinose II 939
— bei Ventrikelseptumdefekt III 217ff.
„pulmonary arterial wedge pressure", Begriff IV 66
„Pulmonary heart diseare" s. u. Cor pulmonale
Pulmonitis bei rheumatischem Fieber II 576ff., 604
Puls bei Adams-Stokes-Syndrom II 251ff.
— bei Akrocyanose VI 533
— bei Alternans II 404ff.
— bei angeborener Aortenstenose III 439
— bei Angina pectoris III 839ff.
— bei Angina tonsillaris II 914
— und Angiopathia diabetica IV 357
— bei Antesystolie II 391
— bei Aortenbogensyndrom VI 376ff.
— bei Aortenfehler II 1428ff., 1435ff.
— bei Aortenhämatom, intramuralem VI 458
— bei Aorteninsuffizienz II 1436, 1455ff., 1461ff.
— bei Aortenisthmus-Stenose III 453; V 754, 766ff.
— bei Aortenstenose II 1428ff., *1435*ff.
— bei Aortitis luica VI 357ff.
— bei Arrhytmia absoluta II 81
— bei Arteriosklerose VI 419
— bei Atrioventricularblock II 229ff.
— bei Atrioventricular-Rhythmus II 279ff.
— bei Beriberi IV 390
— und Blutdruck V 2ff., 68ff., 149
— und Blutdruckmessung V 2ff.
— bei Capillarektasien VI 533
— bei Coma diabeticum IV 375ff.
— und Coronardurchblutung III 687ff., 810ff.
— bei Coronarspasmen III 839ff.
— bei Cyanose VI 533
— bei Diabetes mellitus IV 357, 375ff.
— bei Diphtherie-Myokarditis II 894ff.
— bei Ductus Botalli persistens III 167
Puls bei Embolie VI 363ff.
— bei Endangitis obliterans VI 281ff.
— und Entzügelungs-Hochdruck V 149
— bei experimenteller Hypertonie V 68ff., 149
— bei experimentellem Schock I 991
— bei Extrasystolie II 28, 33
— bei Fiedler-Myokarditis II 957
— bei Fokaltoxikose II 914
— bei Gefäßkrankheiten VI 48ff.
— bei hämorrhagischem Schock I 991
— bei Herzblock II 194, 229
— und Herzglykoside I 480ff.
— bei Herzinfarkt I 339
— bei Herztrauma II 497ff.
— und Hypertensin V 101
— bei Hypertonie V 68ff., 149
— bei Hypokaliämie IV 438
— bei Hyponatriämie IV 441ff.
— und Hypophyse V 143
— bei intraarterieller Sauerstoffinsufflation VI 210
— bei Kammerflattern II 174
— bei Kammerflimmern II 174
— bei Knotenrhythmus II 279ff.
— beim Kollaps I 991, 1033
— bei kombiniertem Aortenfehler II 1536, 1478
— bei konstriktiver Perikarditis II 1100ff.
— bei Links-Schenkelblock II 335ff.
— bei Luftembolie IV 127ff.
— bei Lungenembolie IV 104ff.
— bei Migräne VI 250
— bei Myokarditis II 894
— und Oscillogramm VI 76ff.
— bei Panzerherz II 1100ff.
— bei Perikarditis II 1081, 1100ff.
— und Pitressin V 143
— und Plethysmogramm VI 70ff.
— bei Raynaud-Syndrom VI 226
— bei Rechts-Schenkelblock II 335ff.
— und Reizleitung II 194
— und Renin V 101
— und Rheogramm VI 76
— und Röntgendiagnose I 802ff.
— bei Schenkelblock II 335ff.
— bei Schock I 991, 1033
— bei Sinoauricularblock II 194
Puls bei totalem Block II 228ff.
— bei Tricuspidalinsuffizienz II 1508
— bei tuberkulöser Perikarditis II 1081
— bei Vorhofseptumdefekt III 261
— bei Wilson-Block II 335ff.
— bei Wolff-Parkinson-White-Syndrom II 391
Pulsdefizit bei Arrhythmie II 81
— bei Herztrauma 499
Pulsdruck s. u. Blutdruckamplitude
Pulselessdisease s. u. Aortenbogensyndrom
Pulsfrequenz s. u. Herzfrequenz
Pulsus alternans s. u. Alternans
— altus bei Aortenstenose II 1433ff.
— — und Beriberi IV 390
— — bei Hypokaliämie IV 438
— bis pulsans II 29
— caprizans II 28
— celer bei Aorteninsuffizienz II 1462
— — bei Beriberi IV 390
— — bei Hypokaliämie IV 438
— differens bei Aortenbogensyndrom V 766ff.
— inaequalis II 81
— incongruens bei Aortenbogensyndrom V 766
— irregularis II 81
— paradoxus bei Angina tonsillaris II 914
— — bei Fiedler-Myokarditis II 957
— — bei Fokaltoxikose II 914
— — bei konstriktiver Perikarditis II 1102ff.
— — bei Panzerherz II 1102ff.
— — bei Perikarditis II 1081, 1102
— — bei Tricuspidalinsuffizienz II 1508
— — bei tuberkulöser Perikarditis II 1081
— parvus bei Aortenstenose II 1433ff.
— tardus bei Aorteninsuffizienz II 1462
Pulswelle V 2ff.; VI 81ff.
— und Adelphan V 585
— und Aortenhämatom (intramural) VI 454ff.
— bei Aorteninsuffizienz II 1455ff., 1462ff.

Pulswelle bei Aortenisthmusstenose V 756ff.
— bei Aortenstenose II 1429ff., 1436ff.
— und Arteriosklerose V 353; VI 381, 419
— und Balneotherapie I 664ff.
— und Blutdruckmessung V 2ff.
— bei Blutkrankheiten IV 675
— und Coronargefäße III 810
— bei Erfrierung I 982
— und Gefäßgeräusche VI 50ff.
— bei Gefäßkrankheiten I 982; V 353; VI 81ff., 381, 419
— im hämorrhagischen Schock I 1041
— im Kollaps I 976ff., 1041ff.
— und Lebensalter IV 621ff.
— bei Leukämie IV 675
— im Lungenkreislauf IV 64
— bei neurogenem Schock I 977
— bei Orthostase IV 730ff.
— und Plethysmogramm VI 72, 81
— bei primärem Schock I 976
— bei Raynaud-Syndrom VI 226
— und Rheogramm VI 76
— im Schock I 976ff., 1041ff.
— bei Sportherz I 936ff.
— und Synkardialmassage VI 150ff.
— bei Tricuspidalinsuffizienz II 1508
— und Windkessel V 19ff.
Purinkörper I 546ff., 854; s. a. u. den einzelnen Präparaten wie Aminophyllin, Coffein, Euphyllin, Theophyllin, Xanthin
— bei angeborenem Herzfehler III 155
— bei Angina pectoris I 463; III 1035, 1374ff., *1381*ff.
— bei Aortitis luica VI 360
— und Blutdruck V 399ff., 494, 498ff., 794
—, Chemie I 546
— und Coronaranastomosen III 706
— bei Coronarinsuffizienz III 1035, 1374ff., *1381*ff.
— bei Cor pulmonale IV 123ff., 131, 170ff.
— als Diuretica I 526ff., *545*ff.
— bei Erfrierung VI 558
— bei essentieller Hypertonie V 399ff., 494, 498ff., 794
Purinkörper bei Gefäßkrankheiten VI 180, 184, 207, 360
— und Herzglykoside I 486
— bei Herzinfarkt III 706, 1480
— und Herzmechanik I 854
— und Hirndurchblutung V 398ff.
— bei Hypertonie V 399ff., 494, 498ff., 794
— bei Hypotonie V 794, 823
—, intraarteriell VI 207
— bei Kollaps I 1102
— bei Lues VI 360
— bei Luftembolie IV 131
— bei Lungenembolie IV 123ff.
— bei Lungenödem I 137
— bei Myokarditis II 892
— und Oscillogramm VI 79
—, Pharmakologie I 854
— und Quecksilberdiuretica I 529ff.
— und Schenkelblock II 342
— bei Schockniere I 1102
— und Vasomotorik I 854; V 399ff., 498ff.; VI 180
Purkinje-Fasern bei Hyponatriämie IV 440ff.
— bei Schenkelblock II 320
— und Ventrikelseptumdefekt III 63
— bei Verzweigungsblock II 181, 320
Purostrophan I 481
Puroverin s. a. u. Veratrumalkaloide
Purpura VI 563ff. s. a. u. Diathese, hämorrhagische
— abdominalis Henoch s. u. Purpura fulminans
— — rheumatica VI 566
— anaphylactoides s. u. Purpura rheumatica
— anularis teleangiektodes s. u. Purpura Majocchi
— bei bakterieller Endokarditis II 692
— und Blutdruck V 344ff.
—, Capillarpermeabilität bei VI 564ff.
— und Capillarresistenz VI 105, 563ff., 569ff.
— bei Dermatosen VI 574
— bei Diabetes mellitus VI 574ff.
— bei Endokarditis II 692ff.; VI 567
— bei Endokarditis lenta II 692ff.
— enterale VI 566
— und essentielle Hypertonie V 344ff.
Purpura fulminans (Henoch) VI 315, *569*ff.
— bei Gefäßkrankheiten VI 315, 321
— durch Herzglykoside I 499
— und Hypertonie V 344ff.
— infectiosa IV 537, 562ff., *567*ff.
— bei Lues VI 568
— Majocchi V 344ff.
— und Mitralstenose II 1320ff.
— bei Moschcowitz-Symmers-Syndrom VI 570ff.
— neurogene VI 576ff.
— bei Periarteriitis nodosa VI 315, 321
—, psychogene VI 576ff.
— rheumatica II 572; VI *564*ff.
— bei Scharlach VI 567
— senilis VI 580ff.
—, Therapie VI 585ff.
—, toxische VI 581ff.
— und Vasomotorik VI 575
— bei Waterhouse-Friedrichsen-Syndrom IV 563ff.
— Werlhof VI 570
P-Welle (Elektrokardiogramm) s. u. Vorhofwelle
Pyelitis und Hypertonie V 40
— und Pyelonephritis V 607ff.
Pyelogramm bei Endangitis obliterans V 624
— bei endokriner Hypertonie V 676ff.
— bei essentieller Hypertonie V 243
— bei Phäochromocytom V 676ff.
— bei renaler Hypertonie V 596, 602
Pyelonephritis und Augenhintergrund V 425, 429ff.
— und Blutdruck V 37, 243, 602ff., *607*ff.
—, chronische IV 504ff., 508ff.
—, Dextranreaktion bei V 618
— bei Diabetes mellitus IV 366; V 618
— und Endokarditis fibrinosa II 778
— und Endokarditis lenta II 733
— und Endokarditis verrucosa simplex II 778
— und essentielle Hypertonie V 243
— und Gravidität IV 504ff., 508
— und Graviditätstoxikose IV 504ff. 508ff., 510ff.
—, Hypertonie bei V 37, 243, 602ff., *607*ff., 627, 635ff.

Pyelonephritis und maligne Hypertonie V 627ff.
— und Operationen IV 596ff.
—, renale Hypertonie bei V 602ff., *607*ff., 635ff.
—, Therapie V 643ff
Pyramidon bei Angina pectoris III 1374
— bei Erythematodes II 983ff.
— bei Karditis rheumatica II 569, *651*ff.
— bei Kollagenosen II 983ff.
— bei Perikarditis II 1071
— bei rheumatischem Fieber II 569, *651*ff., 1071
— bei rheumatischer Perikarditis II 1071
— bei Riesenzellarteriitis VI 342
Pyridoxin s. u. Vitamin B
Pyrimidopyrimidine bei Angina pectoris III 1377, 1384ff.
Pyrrolidine als Ganglienblocker s. dort
Pyrrolidinomethyltetracylin s. u. Reverin
Pyruvat im Myokard I 28

Quaddelbildung und Capillarpermeabilität VI 546ff., 553
— bei Entzündung VI 547ff.
— bei Gefäßkrankheiten VI 110, 114
— und Histamin V 198
— bei Kälteurticaria VI 553
— und Kallikrein V 217
— und Lymphsystem VI 116
— und Quinckesches Ödem VI 546ff.
— bei Urticaria VI 546ff.
Quadrigeminie II 32ff.
Quecksilberdiuretica bei Acidose I 588
— und Alkalose I 581ff.
— bei angeborenem Herzfehler III 155
— und Blutdruck V 494
—, Chemie I 528ff.
— bei Cor pulmonale IV 175ff.
—, Dosierung I 534ff.
— bei essentieller Hypertonie V 494
— bei Gefäßmißbildungen VI 590
— bei Hämangiomen VI 590
— bei Herzinsuffizienz I 113ff., 129, 300ff., 315, 406ff., 527ff., *528*ff., 588
— bei Hyperchlorämie I 588
— bei Hypertonie V 494
— und Hypochlorämie I 581ff.
Quecksilberdiuretica und Hypokaliämie I 584ff.; IV 420ff.
—, Indikationen I 532ff.
—, Intoxikation durch I 533ff.
—, Kontraindikationen I 532ff.
— und Leber IV 606
— bei Luftembolie IV 131
— und Lungenembolie IV 96
— und Mineralhaushalt I 525ff., 531ff.
—, Nebenwirkungen I 533ff.
—, Pharmakologie I 529ff.
—, Präparate I 528ff., 534ff.
— und Purine I 529ff.
— bei Sturge-Weber-Syndrom VI 590
Quecksilbervergiftung I 533ff.; III 889ff.
— und Angina pectoris III 889ff.
— und Blutdruck V 58
— und Coronarspasmen III 889
— als Diureticum I 529ff., 535
— und Embolie VI 362
— und Entzügelungshochdruck V 717
— und Hypertonie V 58
— bei Hypertonietherapie V 494
— und Kollaps I 957
— und Schock I 957
— und vegetative Labilität IV 827
Querschnittslähmung V 721
— nach Aortographie VI 134
— bei Arteriitis luica VI 348
— und Hypertonie V 721
— und Hypotonie IV 738
— und neurogene Hypertonie V 721
— und neurogener Schock I 975
— bei Periarteriitis nodosa VI 327
— und Postural hypotension IV 738
— bei primärem Schock I 975
— und sekundäres Raynaud-Syndrom VI 242
Quetschungen und hämorrhagischer Schock I 960ff.
— und Herztrauma II 489ff., 492ff.
— und Kollaps I 960ff.
— und Perikarditis II 1086
— und Schock I 960ff.
— und traumatische Perikarditis II 1086
— und traumatischer Schock I 965ff.
Q-Fieber, Endokarditis bei IV 553
Q-Fieber und Myokarditis II 908; IV 544
Quinckesches Ödem VI 546ff.
— — und Angina pectoris III 893
— — und Capillarpermeabilität VI 546ff.
— — und Herzinfarkt III 893
Quinicardine (Nativelle) bei Arrhythmie II 115
QRS-Komplex (Elektrokardiogramm) s. u. Kammerkomplex
Q-T-Strecke (Elektrokardiogramm) und Adams-Stokes-Syndrom II 261ff.
— bei Adipositas IV 388
— bei allergischer Myokarditis II 951ff., 954
— bei Anämie IV 655
— bei Angina pectoris III 1037
— und Atmung IV 25
— bei Atrioventrikularblock II 236
— bei bakterieller Endokarditis II 708ff.
— und Balneotherapie I 677ff.
— und Blutdruck V 375ff.
— bei Blutkrankheiten IV 655
— bei Brucellosen II 904
— bei Chagas-Myokarditis II 931ff.
— und Chinidin II 121
— bei Coronarinsuffizienz III 1037
— bei Cor pulmonale IV 158ff.
— bei Dystrophia musculorum progressiva II 972
— bei Dystrophie IV 299
— bei Endokarditis lenta II 708ff.
— bei essentieller Hypertonie V 375ff.
— bei Fiedler-Myokarditis II 957ff.
— bei generalisierter ventrikulärer Leitungsstörung II 372ff.
— bei Grippemyokarditis II 925
— bei Hegglin-Syndrom I 31ff.
— bei Hepatitis-Myokarditis II 929
— und Herzglykoside I 479, *502*ff.
— bei Herzinfarkt III 1171ff.
— bei Herztumoren II 1198
— bei Höhenadaptation VI 25
— bei Hyperkaliämie IV 433ff.
— bei Hyperthyreose IV 325
— bei Hypertonie V 375ff.
— bei Hypocalcämie IV 449, 451ff.
— bei Hypoglykämie IV 381

Q-T-Strecke bei Hypokaliämie IV 432ff.
— bei Hyponatriämie IV 445ff.
— bei Hypothyreose IV 332
— und Insulin IV 381
— und Kaliumstoffwechsel IV 432ff.
— bei Kammerextrasystolie II 70ff.
— bei Karditis rheumatica II 586ff., 616ff.
— und Klima IV 25
— bei Kollagenosen II 990
— bei konstriktiver Perikarditis II 1120
— und Luftdruck IV 25, 41
— und Magnesium-Stoffwechsel IV 458ff.
— bei Masern II 922
— bei Mononucleose II 927
— bei Myokarditis II 88ff., 878ff.
— bei Myokarditis rheumatica II 586ff., 616ff.
— bei Panzerherz II 1120
— bei Parasystolie II 301
— bei Perikarditis II 1120
— bei Poliomyelitis II 918
— bei postsynkopalem-Syndrom II 261ff.
— bei Sauerstoffmangel IV 25
— bei Scharlach-Myokarditis II 901
— bei Schenkelblock II 324ff.
— bei Sinusbradykardie II 15
— bei Sinustachykardie II 11ff.
— bei Sklerodermie II 990
— bei Sportherz I 934ff., 946
— bei Tetanie IV 449, 452ff.
— und Thyreoidea IV 325, 332
— bei totalem Block II 236
— bei vegetativer Labilität IV 787ff.

Radialispuls bei Aortenstenose II 1428ff.
— bei Aortitis luica VI 357ff.
— bei Endangitis obliterans VI 282
— bei Gefäßkrankheiten VI 49
— bei Raynaud-Syndrom VI 226
Radiochrom, Blutmengenbestimmung I 147
Radioeisen, Blutmengenbestimmung I 144
Radiojod bei Angina pectoris III 1408
— und Capillarpermeabilität VI 107
Radiojod bei Coronarinsuffizienz III 1408
— bei Herzinsuffizienz I 598ff.
— und Kreislaufzeit VI 111
— zur Thyreoidea-Hemmung I 598ff.
Radiokohlenstoff, Glykosidanalyse I 433
Radionatrium bei Gefäßkrankheiten VI 113
— zur Gewebsclearance VI 113
—, Kreislaufzeitbestimmung I 162; IV 446
Radiophosphor, Blutmengenbestimmung I 144, 156ff.
—, Kreislaufzeitbestimmung I 172
Radiostrontium bei Hämangiomen VI 600
Radium und Addison-Syndrom V 798ff.
— und angeborene Herzfehler III 111
— bei Hämangiomen VI 599
— bei Hypotonie V 798
— bei Lymphangiom VI 617
— bei Teleangiektasien VI 542
Radium C, Kreislaufzeitbestimmung I 172
Ranunculaceen bei Herzinsuffizienz I 426ff.
Rasse und Aneurysmen VI 444
— und Angina pectoris III 1062ff.
— und Angiopathia diabetica IV 356
— und Aortenaneurysma VI 444
— und Aortitis luica VI 349
— und Arteriosklerose VI 391ff.
— und Blutdruck V 16ff., 263ff., 271ff.
— und Coronarinsuffizienz III 770ff.
— und Coronarsklerose III 770ff.
— und Diabetes mellitus IV 356
— und Endangitis obliterans VI 257ff.
— und essentielle Hypertonie V 263ff., 271ff.
— und Gefäßspinnen VI 544
— und Herzinfarkt III 770ff., 1062ff.
— und Hypertonie V 263ff., 271ff.
— und Kaposi-Sarkom VI 602
— und Karditis rheumatica II 546ff., 557ff.
— und Marfan-Syndrom III 490
Rasse bei Periarteriitis nodosa VI 306ff.
— und rheumatisches Fieber II 546ff., 557ff.
— und Riesenzellarteriitis VI 335
— und Teleangiektasien VI 540
Rattenmesoappendixtest s. u. Mesoappendixtest
Raubasin s. a. u. Rauwolfia-Alkaloide V 521ff.
— bei Gefäßkrankheiten VI 189ff.
— bei Hypertonie V 521ff.
Raubasinin s. a. u. Rauwolfia-Alkaloide V 521ff.
Raudixin s. a. u. Rauwolfia-Alkaloide V 536
Rauhimbin s. a. u. Rauwolfia-Alkaloide V 521ff.
Raupin s. a. u. Rauwolfia-Alkaloide
— und Blutdruck V 248, 521ff.
—, Chemie V 521
— bei essentieller Hypertonie V 248, 521ff.
— und Hypertonie V 248, 521ff.
— und Kälte-Test V 248
Rauwiloid s. a. u. Rauwolfia-Alkaloide V 536
Rauwolfia-Alkaloide, Anwendung V 531ff.
— und Angina pectoris III 1398ff.
— bei Aortenhämatom, intramuralem VI 462
— bei Arrhythmie II 114
— und Blutdruck V 133, 136, 145, 186, 248, *492*ff., *520*ff., 594
—, Chemie V 520ff.
— bei Cor pulmonale IV 177ff.
— und Cortison V 136, 145
— und Diabetes mellitus V 526, 530
—, Dosierung V 531ff.
— bei essentieller Hypertonie V 445, *492*ff., *520*ff., 594
— und experimentelle Hypertonie V 133, 136, 145, 186
— bei Gefäßkrankheiten VI 189
— bei Gravidität IV 497, 506ff., 515
— bei Graviditätstoxikose IV 506ff., 515; V 746, 749ff., 751ff.
— und Hypertonie V 133, 136, 145, 186, 248, 445, *492*ff., *520*ff., 594, 635
— bei Infektionskrankheiten IV 562ff.

Rauwolfia-Alkaloide und Kälte-Test V 248
— in der Kombinations-Therapie V 585ff., 590
— und Lungenkreislauf IV 72
— bei Mitralstenose II 1382ff., 1384
—, Nebenwirkungen V 494, 528, 537ff., 594
— bei Nephritis V 645
— und Nervensystem V 521ff.
— bei paroxysmaler Tachykardie II 150
—, Pharmakologie V 521ff., 528ff.
— bei Raynaud-Syndrom VI 232
— und Serotonin V 186
— und Steroide V 133, 136, 145
— bei Tachykardie II 14, 150
— und Terminalstrombahn VI 16ff.
— und Vasomotorik V 521ff., VI 16ff., 232
— bei vegetativer Labilität IV 853, 858
— bei Vorhofflimmern II 114
Rauwolfin V 521ff.
Rauwolfinin V 521ff.
Raynaud-Syndrom IV 708; VI 223ff.
—, Ätiologie VI 227ff.
— und Angiographie VI 127ff.
— und Balneotherapie I 700
— und Arteriographie VI 127ff.
—, Definition VI 223ff.
—, Diagnose VI 226ff.
—, Differentialdiagnose VI 227
— bei Erythematodes II 983ff.
— bei Kollagenosen II 983ff.
—, Morphologie VI 231
—, Pathologie VI 228ff.
—, Physiologie VI 228ff.
—, primäres VI 223ff.
—, Prognose VI 231
—, Röntgendiagnose VI 127ff.
—, sekundäres VI 223ff.
—, —, bei Blutkrankheiten VI 246ff.
—, —, und Endangitis obliterans VI 283
—, —, und Erythematodes VI 344
—, —, und Nervensystem VI 242ff.
—, —, nach Operationen VI 236
—, —, und Periarteriitis nodosa VI 247, 325
—, —, und Skeletsystem VI 234ff., 239ff.
Raynaud-Syndrom, sekundäres, durch Trauma VI 235ff.
—, —, bei Vergiftungen VI 243ff.
—, —, Vorkommen VI 234ff.
—, Symptome VI 224ff.
—, Therapie VI 231ff.
—, Vasomotorik bei VI 223ff.
—, Vorkommen VI 224
Readsche Formel und Hyperthyreose IV 326
Reangiographie bei arteriovenösen Fisteln VI 480
Rechtshypertrophie I 884ff.
— bei angeborenem Herzfehler III 142
— bei angeborener Mitralstenose III 27
— bei angeborener Pulmonalstenose III 35ff., 298ff., 311ff.
— bei angeborener Tricuspidalinsuffizienz III 431
— und arteriovenöse Aneurysmen IV 254
— und Atmung IV 23ff., 32
— bei Belastung I 867ff.
— und Blutdruck V 339
— bei Canalis atrioventricularis communis III 293ff.
— bei Carcinoid II 784
— bei Cor pulmonale IV 59ff., 86ff., 142ff., 178ff.; V 339
— bei Cossio-Syndrom III 59
— bei Druckbelastung I 884ff.
— bei Eisenmenger-Komplex III 38
— und essentielle Hypertonie V 339
— bei Fallotscher Tetralogie III 36f., 330, 333ff., 338ff.
— bei Fallotscher Trilogie III 35
— und Herzform I 884ff.
—, Herzgröße I 884ff.
— bei Höhenadaptation IV 23ff., 32
— und Hypertonie V 339
— bei idiopathischer Herzhypertrophie II 975
— bei Infektionskrankheiten IV 539
— und Klima IV 23ff., 32
— bei Kollagenosen II 989ff.
— bei Levoatrialcardinalvein III 19
— und Luftdruck IV 23ff., 32
— bei Lungenemphysem IV 178ff.
— und Lungenkreislauf IV 59ff., 86ff., 142ff.
— bei Lutembacher-Syndrom III 58
Rechtshypertrophie bei Mitralfehler II 1311ff.
— bei Mitralstenose II 1311ff., 1336ff.
— bei Myokarditis IV 539
— bei Pneumokoniose IV 204ff.
— bei Pulmonalaneurysma VI 466
— bei Pulmonalatresie III 366ff.
— bei Pulmonalsklerose IV 241ff.
— bei Pulmonalstenose I 884
— bei Sauerstoffmangel IV 23ff., 32
— bei Sichelzellanämie IV 240ff.
— bei Silikose IV 204ff.
— bei Sklerodermie II 989ff.
— bei Sportherz I 867ff., 918ff.
— bei Taussig-Bing-Komplex III 39
— bei Thoraxdeformation IV 229ff.
—, tonogene IV 88
— und Toxoplasmose II 934
— bei Tricuspidalinsuffizienz II 1508
— und Tuberkulose IV 221ff.
— bei Tumormetastasen IV 237ff.
— bei Ventrikelseptumdefekt III 217ff., 229ff.
— bei Volumenbelastung I 888
— bei Vorhofseptumdefekt III 58, 267ff.
Rechtsinsuffizienz I 42ff., 884ff.
—, akute I 345ff.
— bei angeborener Mitralstenose III 27
— bei angeborenem perforiertem Sinus-Valsalvae-Aneurysma III 204ff.
— bei angeborener Tricuspidalinsuffizienz III 429ff.
— bei Angina tonsillaris II 914
— bei Aortenaneurysma VI 445ff.
— bei Aorteninsuffizienz II 1457ff.
— bei Aortenstenose II 1449
— und arteriovenöse Anastomosen VI 7
— und Augenhintergrund V 423
— bei bakterieller Endokarditis II 707ff.
— und Balneotherapie I 698
— bei Beriberi IV 390ff.
— und Blutdruck V 339, 369
— und Bluteiweiß I 249

Rechtsinsuffizienz bei Blutkrankheiten IV 682ff.
— und Blutmenge I 149, 162
— bei Carcinoid II 784
— und Commissurotomie II 1383ff.
— bei Coronargefäß-Mißbildungen III 570
— bei Cor pulmonale IV 59ff., 142ff.
— bei Cossio-Syndrom III 60
—, Diät bei I 508ff.
— bei Diphtherie IV 547
— und Druckbelastung I 884ff.
— bei Ductus Botalli persistens III 183
— bei Ebstein-Syndrom III 420ff.
— bei Eisenmenger -Komplex III 39
— bei Endangitis obliterans VI 294
— bei Endokardfibrose II 787ff.
— bei Endokarditis lenta II 707ff.
— bei Endokarditis parietalis fibroplastica II 787
— und essentielle Hypertonie V 339, 369
— bei Fiedler-Myokarditis II 957ff.
— bei Fokaltoxikose II 914
— und Geburtsakt IV 486ff.
— bei Glomerulonephritis II 915
— und Gravidität IV 486ff., 496f.
— bei Grippemyokarditis II 925
— bei Hämochromatose II 965; IV 682ff.
— bei Hämosiderose IV 257ff.
—, Herzform bei I 899ff.
—, Herzglykoside bei I 454ff., 460, 465
—, Herzgröße bei I 899ff.
— bei Herzinfarkt III 1215ff.
— bei Herztrauma II 521ff.
— bei Herztumoren II 1181ff.
— und Hypertonie V 339, 369
— bei idiopathischer Herzhypertrophie II 975
— bei Infektionskrankheiten IV 547, 556
—, isolierte I 99
— bei Karditis rheumatica II 578ff., 618
— und Kreislaufzeit I 172ff.
— bei Luftüberdruck IV 39ff.
— bei Lungenembolie I 346; IV 105ff.
— bei Lungenemphysem IV 177ff.

Rechtsinsuffizienz bei Lungenfibrose IV 199ff.
— und Lungenkreislauf I 123, 127ff.
— und Lungenstauung I 773ff.
— bei Mitralinsuffizienz II 1411ff.
— bei Mitralstenose II 1368ff.
— bei Myokarditis rheumatica II 618
— und Operabilität IV 631ff.
— bei Pneumokoniose IV 204ff.
— bei Poliomyelitis II 917
— im Puerperium IV 486ff.
— bei Pulmonalstenose I 884ff.
— bei rheumatischem Fieber II 578ff., 618
— bei Sichelzellanämie IV 240ff.
— bei Silikose IV 204ff.
— bei Thoraxdeformation IV 229ff.
— bei Tricuspidalinsuffizienz II 1506ff.
— bei Vorhofseptumdefekt III 60, 277
— und Venendruck I 99

Rechts-Links-Shunt und angeborene Herzfehler III 105ff., 145
— bei angeborener Pulmonalstenose III 299, 302ff., 318ff.
— bei Aortenisthmusstenose III 451ff.
— bei Aortopulmonalseptumdefekt III 197
— bei arteriovenösen Aneurysmen IV 253
— bei Canalis atrioventicularis communis III 296
— und Carcinoid II 784
— und Coronarinsuffizienz III 730
— bei Cor triloculare biatriatum III 541ff.
— und Cyanose I 233
— bei Ductus Botalli persistens III 170, 186ff.
— bei Ebstein-Syndrom III 419ff.
— bei Eisenmenger-Komplex III 219
— bei Fallotscher Tetralogie III 330ff., 344ff.
— und Herzkatheterismus II 1248ff.
— und Lungenembolie IV 106
—, Meßmethoden II 1248
— undPolycythämie bei IV659
— bei Taussig-Bing-Komplex III 508

Rechts-Links-Shunt bei Transposition der Aorta und Pulmonalis III 497ff., 508
— bei Tricuspidalatresie III 405
— bei Vena cava-Anomalie III 515ff.
— bei Ventrikelseptumdefekt III 217ff., 222ff., 240ff.
— bei Vorhofseptumdefekt III 261, 275ff.

Rechtsschenkelblock II 318 *329*ff.
—, Ätiologie II 352ff.
— bei allergischer Myokarditis II 951ff.
—, alternierender II 343ff., 361ff.
—, bei angeborenem Herzfehler II 330, 352ff., 356ff.
— bei angeborenem perforiertem Sinus-Valsalvae-Aneurysma III 207ff.
— bei angeborener Pulmonalinsuffizienz III 565
— bei angeborener Pulmonalstenose III 310
— bei angeborener Tricuspidalinsuffizienz III 431
— bei angeborener Tricuspidalstenose III 412
— bei Angina pectoris III 1034
— bei Aortenaneurysma VI 447
— bei Aortenisthmusstenose III 445, 456ff.; V 756
—, atypischer, bei Mitralstenose II 1338ff.
—, Bayley-Block II 332ff.
— bei Beriberi IV 392
— bei Blutkrankheiten IV 674
— bei Canalis atrioventricularis communis III 293ff.
— bei Carcinoid II 785
— bei Chagas Myokarditis II 932
— bei Cor pulmonale IV 109ff., 159ff.
— bei Diphtherie-Myokarditis II 879ff., 898
— bei Ductus Botalli persistens II 330; III 170ff.
— bei Dystrophie IV 299
— bei Ebstein-Syndrom III 417, 421ff.
—, Elektrokardiogramm II 318ff., 323ff., *329*ff.
— bei Endokardfibrose II 788
— bei Endokardits lenta II 708ff.
— bei Endomyokardfibrose II 788
— bei Fiedler-Myokarditis II 957ff.
— und fokaler Block II 368ff.

Rechtsschenkelblock, Hämodynamik II 335ff.
—, Häufigkeit II 352ff.
— bei Herzinfarkt II 348ff.; III 1176, 1200ff.
—, Herztöne bei II 335ff.
— bei Herztumoren II 358, 1183ff.
— bei Hyperkaliämie IV 433
— und idiopathische Pulmonalektasie III 369
— und Interferenz-Dissoziation II 295
— bei Karditis rheumatica II 585ff., 588
— bei Leukämie IV 674
— bei Lungenembolie IV 109ff.
— bei Lungenvenentransposition III 529
— bei Lutembacher-Syndrom III 284
— bei Masern II 922
— bei Mitralinsuffizienz II 1422
— bei Mitralstenose II 1338ff.
— bei Myokarditis II 879ff.
— bei Myokarditis rheumatica II 585ff., 588
— und Operabilität IV 628
—, Pathogenese II 321ff.
—, physiologischer I 946
—, Prognose II 377
— und Pulmonalektasie III 369
— bei rheumatischem Fieber II 585ff., 588
— bei Sportherz I 946
— bei Transposition der Aorta und Pulmonalis III 503ff.
— bei Tricuspidalinsuffizienz II 1508ff.
—, Typen II 330ff.
—, unbeständiger II 338ff.
—, unvollständiger, bei angeborenem perforiertem Sinus-Valsalvae-Aneurysma III 207ff.
—, —, bei angeborener Pulmonalstenose III 310
—, —, bei angeborener Tricuspidalinsuffizienz III 432
—, —, bei Aortenisthmusstenose III 445, 456ff.
—, —, bei Canalis atrioventricularis communis III 293ff.
—, —, bei Ductus Botalli persistens III 170
—, —, bei idiopathischer Pulmonalektasie III 369
—, —, bei Lungenvenentransposition III 529
Rechtsschenkelblock, unvollständiger, bei Lutembacher-Syndrom III 284
—, —, bei Mitralinsuffizienz II 1422
—, —, bei Pulmonalektasie III 369
—, —, bei Transposition der Aorta und Pulmonalis III 503ff.
—, —, bei Tricuspidalinsuffizienz II 1509
—, —, bei Ventrikelseptumdefekt III 232
—, —, bei Vorhofseptumdefekt III 249, 264ff
— bei Ventrikelseptumdefekt III 232
— und Vorhofflimmern II 345
— bei Vorhofseptumdefekt II 359; III 249, *264*ff.
—, Vorkommen II 339ff., *352*ff.
—, Wilson-Block II 320, 330ff.
Rechtstyp (Elektrokardiogramm) bei Anämie IV 654
— bei angeborenem arteriovenösem Coronaraneurysma III 215
— bei angeborenem perforiertem Sinus-Valsalvae-Aneurysma III 207
— bei angeborener Pulmonalinsuffizienz III 565
— bei angeborener Pulmonalstenose III 309ff.
— bei Aortenatresie III 562
— und Atmung IV 32
— bei Blutkrankheiten IV 654
— bei Carcinoid II 785
— bei Cor pulmonale IV 109ff., 157ff.
— bei Cor triloculare biatriatum III 541ff.
— bei Dermatomyositis II 992
— bei Dextrokardie II 579
— bei Ductus Botalli persistens III 169ff., 187, 191
— bei Endokardfibrose II 787ff.
— bei Endokarditis parietalis fibroplastica II 787
— bei Fallotscher Tetralogie III 330, 1341ff.
— und Glykogenose II 967
— und Herzform I 885ff.
— und Herzinfarkt III 1199
— bei Höhenadaptation IV 32
— und Klima IV 32
— bei Kollagenosen II 990
— und Links-Schenkelblock II 327
Rechtstyp und Luftdruck IV 32
— bei Lungenembolie IV 109ff.
— bei Lungenvenentransposition III 529
— bei Mitralstenose II 1336ff.
— bei Myokardsarkoidose II 948
—, pathologischer II 378
—, —, bei angeborener Pulmonalstenose III 309ff.
—, —, bei Ductus Botalli persistens III 170, 187, 191
—, —, bei Fallotscher Tetralogie III 342ff.
—, —, und Herzinfarkt III 1199
—, —, bei Mitralstenose II 378
—, —, bei Ventrikelseptumdefekt III 217, 231ff.
—, —, bei Vorhofseptumdefekt III 264ff.
— bei Perikarditis II 1058ff.
— bei Poliomyelitis II 919
— bei Pulmonalaneurysma VI 466
— bei Pulmonalatresie III 366
— und Rechts-Schenkelblock II 329ff.
— bei Sarkoidose II 948
— bei Sauerstoffmangel IV 32
— und Schenkelblock II 327
— bei Sklerodermie II 990
— bei Sportherz I 929ff.
— bei Toxoplasmose II 934
— bei Transposition der Aorta und Pulmonalis III 503ff.
— bei Tricuspidalatresie III 401
— bei Tricuspidalinsuffizienz II 1509
— bei Truncus arteriosus communis persistens III 532, 536
— bei vegetativer Labilität IV 791
— bei Ventrikelseptumdefekt III 217, 231ff.
— bei Vorhofseptumdefekt III 264ff.
— und Wilson-Block II 333
„Rechtsüberlastungs-P", Begriff II 204; s. a. u. P pulmonale
Rechtsverspätung II 373ff.
— und Absterbekurven II 355, 373
— bei angeborener Pulmonalinsuffizienz III 565
— bei angeborener Pulmonalstenose III 309ff.
—, Aortenisthmusstenose V 756

Rechtsverspätung und Druckbelastung I 885
— und Herzinfarkt III 1199ff.
— und Stauchungsform (EKG) II 373
— bei Ventrikelseptumdefekt III 217ff., 229ff.
— bei Vorhofseptumdefekt III 266
—, Vorkommen II 374
„Reciprocal rhythm", Begriff II 309
Recklinghausen-Syndrom s. u. Neurofibrom
Recosen bei Angina pectoris III 1389
— bei Arteriosklerose VI 429
— bei Extrasystolie II 78
— bei Gefäßkrankheiten VI 185
— und Herzinfarkt III 1481
—, intraarterielle VI 207
Recurrensparese bei Aortenbogen-Anomalien III 482ff.
— bei Gefäßmißbildungen III 482
— bei Herzklappenfehler II 1301
— bei Mitralstenose II 1301
Rediralt als Diureticum I 527ff., 535
Reentry-Theorie II 29ff., 309
— und Alternans II 407
—, Begriff II 29ff., 309
— der Extrasystolie II 29ff.
Reflextod III 915ff.
Reflux s. u. Pendelblut
Regelkreis (Kreislauf) IV 557ff., *741*ff.; V 29ff.
—, antinatriuretischer IV 558ff.
—, Begriff IV 742ff.
— und Belastung IV 767
— und Blutdruck IV 741ff., 744ff.
— und Blutgefäße VI 13ff.
— und Capillaren VI 13ff.
— bei hämorrhagischem Schock I 960ff.
— und Hypertonie IV 757ff.
— bei Kollaps I 959, 960ff., *1054*ff.; IV 756ff.
— und Nervensystem IV 745ff., 753ff.
— bei neurogenem Schock I 972ff.
— und Ohnmacht IV 756ff.
—, Physiologie IV 744ff.
— und Schock I 959, 960ff., *1054*ff.
— und Terminalstrombahn VI 13ff.
— und Valsalva-Versuch IV 751ff., 778
Regelkreis und vegetative Labilität IV 741ff.
Regitin und Blutdruck V 151ff., 187, 384, 493, 518, 586
— und Carotissinus V 151
— bei endokriner Hypertonie V 663, 669ff., 679
— und essentielle Hypertonie V 384, 493, 518, 586
— und experimentelle Hypertonie V 151ff., 187
— bei Gefäßkrankheiten VI 170ff.
— und Hypertonie V 151ff., 187, 384, 493, 518, 586
—, intraarteriell VI 204
— beim Kollaps I 1142
— in der Kombinationstherapie V 586ff.
— bei Phäochromocytom V 663, 669ff., 679
— und Pherentasin V 187
— bei Schock I 1142
— und Terminalstrombahn VI 16ff.
— und Vasomotorik VI 16ff.
— und vegetative Labilität IV 851
— und zentralnervöse Hypertonie V 151ff.
Regitin-Test V 663
— bei endokriner Hypertonie V 663, 669ff.
— bei Phäochromocytom V 518, 663, 669ff.
Reinsche Stromuhr V 216
Reisernährung bei allergischer Myokarditis II 954
— und Blutdruck V 263, 448
— bei essentieller Hypertonie V 263, 448
— und Hypertonie V 263, 448
— nach KEMPNER V 445, 448
— bei Myokarditis II 954
— bei Periarteriitis nodosa VI 334
—, Wirkung V 458ff.
Reizbildung II *1*ff., *32*ff., 73ff.
— bei Adams-Stokes-Syndrom II 257ff., 261ff.
— bei allergischer Myokarditis II 952ff.
—, Allorhythmie II 32ff
— beim Alternans II 406ff., 409
— bei Amyloidose II 963ff.
— bei angeborenem arteriovenösem Coronaraneurysma III 215
— bei angeborenem perforiertem Sinus-Valsavae-Aneurysma III 207ff.
Reizbildung bei Angina pectoris III 1032ff.
— und Antesystolie II 387ff.
— bei Aorteninsuffizienz II 1466ff.
— bei Aortenisthmusstenose III 458ff.
— bei Aortenstenose II 1445ff.
— bei Arrhythmie II 79ff., 106ff.
— und Atmung II 43
—, atrioventrikuläre II 130ff., *141*ff.
— bei Atrioventrikularblock II 214ff., 222ff., 228ff., 235ff., 242
— bei Atrioventrikular-Dissoziation II 286ff.
— bei Atrioventrikular-Extrasystolie II 55ff.
— bei Atrioventrikular-Rhythmus II 278ff.
—, auriculäre II 130ff., *141*ff.
— bei Bigeminie I 492; II 32ff., 40ff., 53, 68, 72
—, blockierte II 49ff., 52ff., 55ff.
— und Blutdruck V 144, 154, 657ff.
— bei Blutkrankheiten IV 674, 680
— und Bradykardie II 15
— bei Brucellosen II 904
— und Bündelstamm II 60ff.
— und Carotissinusreflex II 145
— und Carotissinus-Syndrom II 42, 275ff.
— bei Chagas-Myokarditis II 932
—, „Circus movement"-Theorie II 107ff., 141ff.
— und Commissurotomie II 1385ff., 1391ff.
— bei Cor pulmonale IV 109ff. 142ff.
— bei Coxsackie-Infekt II 921
— bei Dermatomyositis II 991
— und Digitalis I 490ff.; II 39ff.
— bei Dystrophia musculorum progressiva II 972
— bei Dystrophia myotonica II 971
— bei Ebstein-Syndrom III 422, 427
— bei Echinokokkose II 937
— bei Effort-Syndrom IV 715
—, ektopische (Extrasystolie) II 31ff.
— Elektrokardiogramm II 32ff.
— bei Elektrounfall III 903ff.
— bei Endokarditis lenta II 708ff.

Reizbildung bei endokriner Hypertonie V 657ff.
—, Entstehungsorte II 32ff., 35ff., *45*ff.
— und Entzügelungs-Hochdruck V 154
— bei Erythematodes II 981ff.
— bei essentieller Hypotonie V 788ff.
—, Etappentheorie II 109ff.
— und experimentelle Hypertonie V 144, 154
— bei Extrasystolie II 31ff.
—, fetale II 35ff.
— bei Fiedler-Myokarditis II 957ff.
— bei Fleckfieber II 907
— und Genußgifte IV 826
— und Herzglykoside I 462, 479, 490ff.; II *39*ff., 66ff.
— bei Gravidität II 45, 915; IV 495ff.
— bei Graviditätstoxikose II 915
— bei Grippemyokarditis II 925
— bei Hämochromatose II 965; IV 683
— bei Heredoataxie II 973
— bei Herzblock II 214, 222ff., 228ff., 235ff., 242
— bei Herzdivertikel III 593
— bei Herzinfarkt II 37ff.; III 1175ff.
— bei Herzinsuffizienz I 707ff.; II 77
— bei Herzkatheterismus II 1258ff.
— bei Herzneurose IV 821ff.
— bei Herztrauma II 464ff., 467ff., 497ff., 519ff.
— bei Herztumoren II 1180ff., 1183ff.
—, heterotope II 142, 1392ff.
—, hochfrequente II 106ff.
— bei Hypercalcämie IV 447, 449
— und Hyperkaliämie IV 422ff., 433, 436
— bei Hyperthyreose II 44, 71; IV 323ff.
— bei Hypertonie V 144, 154, 657ff.
— bei Hypocalcämie IV 449ff.
— und Hypokaliämie IV 422ff.
— bei Hyponatriämie IV 440ff.
— und Hypophyse V 144
— bei Hypothyreose II 44
— bei Hypotonie V 788
— bei idiopathischer Herzhypertrophie II 975
Reizbildung bei idiopathischer Perikarditis II 1074
— bei Infektionen II 295ff.
—, infranodale II 55ff.
— bei Interferenz-Dissoziation II 290ff.
—, interpolierte II 55, 59, 68
— und Kaliumstoffwechsel IV 421ff., 433, 436
— bei Kammerautomatie II 228ff., 232ff.
— bei Kammerextrasystolie II 32ff., 35ff., *58*ff.
— bei Kammerflattern II 171ff., 176ff.
— bei Kammerflimmern II 39, 41, 171ff., 176ff.
— bei Kammertachykardie II 128ff., 132, 136ff., 150ff., 161ff.
— bei Karditis rheumatica II 589ff.
— bei Knotenrhythmus II 278ff.
— bei Kohlenoxyd-Vergiftung III 875
— bei Kollagenosen II 981ff., 987ff.
— bei konstriktiver Perikarditis II 1119ff.
—, „kreisende Erregung" II 107ff., 142ff.
—, Kupplung II 29ff., 48ff., 53, 65ff.
— bei Leptospirosen II 905
— bei Leukämie IV 674
— bei Libman-Sacks-Endokarditis II 981ff.
— bei Lungenembolie IV 109ff.
— und Magnesium-Stoffwechsel II 31, 148; IV 456ff.
— bei Masern II 922
— bei Mitralinsuffizienz II 1411ff., 1416
— bei Mitralstenose II 1322ff., 1369ff., 1392
— bei Mononucleose II 927
— bei Myokardinfarkt II 37ff., 66
— bei Myokarditis II 877ff.
— bei Myokarditis rheumatica II 589ff., 618
— bei Myokardsarkoidose II 947
— bei Myokardtuberkulose II 939ff., 943ff.
— bei Myxödem II 44
— in Narkose II 41; IV 617ff.
— und Natriumstoffwechsel IV 440ff.
— und Nebenniere II 45
— und Nervensystem II *41*ff.
Reizbildung und Nicotin IV 826
— nodale II 55ff.
— und Noradrenalin V 176
— normale II 3ff.
— und Operabilität IV 628
— bei Operationen IV 607ff., 617ff.
— bei Pararhythmie II 285ff.
— bei Parasystolie II 27, 29, 30ff., 297ff., 304
— bei Parotitis II 928
— bei paroxysmaler Tachykardie II 128ff., 132ff., 136ff., *141*ff., 145, 150ff., 161ff.
— bei Periarteriitis nodosa II 987ff.
— bei Perikarditis II 1074ff., 1079
— bei Phäochromocytom V 657ff.
— und Pharmaka II 39ff.
— und Pitressin V 144
— bei Pneumonie-Myokarditis II 912
— bei Poliomyelitis II 918
— bei Polygeminie II 32ff., 53, 72
—, postoperative IV 608
— bei posttachykardem Syndrom II 167ff.
—, pränatale II 35ff.
— und P-Zacke II 208
— bei Quadrigeminie II 32ff.
—, Reentry-Theorie II 29ff.
— bei Reticulosarkom IV 678
— bei rheumatischem Fieber II 589ff.
— bei Rickettsiosen II 907
— bei Roemheld-Syndrom IV 865
— bei Sarkoidose II 947
— bei Scharlach-Myokarditis II 895ff., 901ff.; VI 878ff.
— bei Schenkelblock II 51ff., 159, 317ff., 341ff.
—, Schrittmachertheorie II 4ff.
— septale II 61ff.
—, sinoauriculäre II 130ff., *141*ff.
— bei Sinusextrasystolie II 32ff., 35ff., *45*ff.
—, Sinusknoten s. dort
— bei Sklerodermie II 990
— bei Sportherz I 927ff.
—, supranodale II 55ff.
— bei Tachykardie II 1ff., 7ff., 30, 34, 38, 44, 73, 128ff., *141*ff., 150ff., 158, 161ff.
—, terminale II 128ff.
— bei Tetanie IV 449ff.
—, Theorien der II 106ff.

Reizbildung und Thyreoidea II 44, 71; IV 323ff.
— bei totalem Block II 228ff., 237ff., 242
—, toxische II 295ff.
— bei Trichinose II 939
— bei Tricuspidalinsuffizienz II 1507ff.
— bei Tricuspidalstenose II 1490ff.
— bei Trigeminie II 32ff., 58
— bei tuberkulöser Perikarditis II 1079
— bei Tuberkulose II 943ff.
— bei Umkehr-Extrasystolie II 72, 190, 290, 296, *309*ff.
— bei Umkehrrhythmus II 309ff.
— „Unitary nature"-Theorie II 110ff.
— bei vegetativer Labilität VI 704ff., 709ff., 787ff.
— bei Vergiftungen III 875
— bei Vorhofextrasystolie II 32ff., 35ff., *47*ff., 49ff., 190ff.
— bei Vorhofflattern II 79ff., 106ff.
— bei Vorhofflimmern II 37, 41, 44, 73ff., 79ff., 106ff., 189ff.
—, wandernder Schrittmacher s. dort
— und Wenckebachsche Periodik II 214
— und Wolff-Parkinson-White-Syndrom II 387ff.
Reizkörpertherapie und Periarteriitis nodosa VI 304
Reizleitungssystem II 179ff., 198ff., 209ff., 212ff., 223ff., 242ff., 316ff., 375ff.
— bei Adams-Stokes-Syndrom II 252ff. s. a. dort
— und Adenosin V 202
— bei Adipositas IV 383ff.
— und Adrenalin V 176
—, akzessorische Muskelbündel II 395
— bei allergischer Myokarditis II 951ff.
— beim Alternans II 406ff.
— bei Amöbiasis II 935
— bei Amyloidose II 963ff.
—, Anatomie II 179ff., 192ff., 198ff., 224, 248ff.
— bei angeborenem arteriovenösem Coronaraneurysma III 215
— und angeborene Herzfehler III 14, 330, 352ff., 356ff.
Reizleitungssystem bei angeborenem perforiertem Sinus-Valsalae-Aneurysma III 204, 207ff.
— bei angeborener Pulmonalinsuffizienz III 565
— bei angeborener Pulmonalstenose III 309ff.
— bei angeborener Tricuspidalinsuffizienz III 431
— bei angeborener Tricuspidalstenose III 412
— bei Angina pectoris III 1032ff.
— bei Antesystolie II 27, 378ff., 395ff.
— bei Aortenaneurysma VI 447
— bei Aortenisthmusstenose III 445, 456ff.; V 756
— bei Aortenstenose II 1433, 1444ff.
— bei Arrhythmie II 80ff., 84, 91ff., 96, 97ff., 105, 113ff., 122, 189ff., 213, 221, 231ff., 237
—, Aschoff-Tawara-Knoten s. u. Atrioventrikularknoten
— und Atmung II 53
—, atrioventrikuläres II 181ff., 186
— bei atrioventrikulärer Reizleitungsstörung II 181ff., *208*ff., *223*ff., *243*ff., 248ff. s. a. u. Atrioventrikularblock
— bei Atrioventrikular-Dissoziation II 286ff.
— bei Atrioventrikularextrasystolie II 55ff.
— bei Atrioventrikular-Rhythmus II 278ff.
—, auriculäre II 181ff., 186, 198ff.
— bei auriculärer Leitungsstörung II 198ff.
—, Bahnung II 191
— bei bakterieller Endokarditis II 667, 708ff.
— bei Bayley-Block II 332ff.
—, Begriff II 180
— bei Beriberi IV 392
— bei Block im Block II 235, 257
— und Blutdruck II 213, 224, 230, 243ff., 259, 274ff., 283ff., 290, 296, 303ff., 352ff., 356ff., 362, 367, 370, 395, 405, 409; V 37ff., 657ff., 768, 795
— bei Blutkrankheiten IV 674
— und Bradykardie II 18ff., 185ff., 210, 217, 221, 228ff.
Reizleitungssystem bei Brucellosen II 904
— und Calciumstoffwechsel IV 447ff.
— bei Canalis atrioventricularis communis III 293ff.
— bei Carcinoid II 785
— bei Carotis-Sinus-Syndrom II 272ff.
— bei Chagas-Myokarditis II 931
— und Chinidin II 121, 148, 165, 183, 198
— und Commissurotomie II 1392
— und Coronargefäße III 658ff.
— bei Coronarinsuffizienz III 1032ff.
— bei Cor pulmonale IV 109ff., 125, 159ff.
— bei Cor triloculare biatriatum III 542
— bei Dermatomyositis II 992
— und Digitalis I 463, 490ff.; II 114, 193ff., 198, 218ff., 226, 243, 248
— bei Digitalis-Intoxikation I 489ff.
— bei Diphtherie-Myokarditis II 878ff., *892*ff. 894ff.
— bei divergierendem Schenkelblock II 363ff.
— bei doppelseitigem Schenkelblock II 361ff.
— bei Ductus Botalli persistens II 330; III 170ff.
— bei Dystrophia musculorum progressiva II 972
— bei Dystrophia myotonica II 970
— bei Dystrophie IV 297ff.
— bei Ebstein-Syndrom III 421ff.
— bei Echinokokkose II 937ff.
— und Elektrokardiogramm II 194, 208ff., 212ff., 232ff., 316ff., 321ff.
— bei Encephalomyokarditis II 920
— bei Endangitis obliterans VI 286ff.
— bei Endokardfibrose II 788
— bei Endokarditis acuta II 730
— bei Endocarditis lenta II 667, 708ff.
— bei endokriner Hypertonie V 657ff.
— bei Endomyokardfibrose II 788
—, Entwicklungsgeschichte III 5ff., 14, 17
—, Erholungszustand II 182ff.

Reizleitungssystem bei Erythematodes II 981ff.
— und Extrasystolie II 30ff., 49ff., 52ff., 55ff., 189ff., 214ff., 228ff., 235ff., 242, 341
— bei Fallotscher Tetralogie III 343ff.
— bei Fiedler-Myokarditis II 957ff.
— bei Fleckfieber II 907
— bei fokalem Block II 320, 367ff.
— bei funktionellen Reizleitungsstörungen II 91, 99, 159, 209ff.
— und Geburtsakt IV 496
— bei generalisierter ventrikulärer Reizleitungsstörung II 372ff.
— bei Glykogenose II 967
— und Gravidität IV 496
— bei Grippemyokarditis II 925
— bei Hämochromatose II 965; IV 683
— und Hämodynamik II 335ff.
— bei Hepatitis II 928
— bei Heredoataxie II 973
— und Herzfrequenz II 185ff.
— und Herzglykoside I 463, 479, 489ff., *500*ff.; II 114, 193ff., 218ff., 226, 243, 248
— bei Herzinfarkt II 37ff., 232, 243ff., 348ff.; III 714, 1175ff.
— und Herzinsuffizienz I 707ff.
— bei Herzkatheterismus II 1259ff.
— und Herztöne II 335ff., 574ff.
— bei Herztrauma II 464ff., 499ff., 504ff., 519ff.
— bei Herztumoren II 243, 246ff., 1178ff., *1182*ff.
—, Hissches Bündel s. dort
—, „hohe Verbindungen" II 363
— bei Hypercalcämie IV 447ff.
— bei Hyperkaliämie IV 422ff., 432ff.
— bei Hyperthyreose II 248, 357, 382, 394, 402; IV *323*ff.
— und Hypertonie II 213, 224, 230, 243ff., 259, 274ff., 283ff., 290, 296, 303, 305, 356ff., 362, 367, 370, 395, 405, 409; V 37ff., 657ff., 768
— bei Hypoglykämie IV 381

Reizleitungssystem und Hypokaliämie IV 422ff.
— bei Hyponatriämie IV 440ff.
— bei Hypothyreose II 248; IV 332ff.
— und Hypotonie V 795ff.
— bei idiopathischer Herzhypertrophie II 975
— bei idiopathischer Perikarditis II 1074
— bei idiopathischer Pulmonalektasie III 369
— bei Infektionen II 193, 217ff., 223ff., 241ff., 295ff., 381; IV 539, 541
— bei infrafokaler Reizleitungsstörung II 293ff.
— bei inkompletter Reizleitungsstörung II 317
— und Insulin IV 381
— bei interauriculärer Reizleitungsstörung II 201
— bei Interferenz-Dissoziation II 290ff.
— bei intermittierender Reizleitungsstörung II 231ff., 338ff.
— bei intraventrikulärer Reizleitungsstörung II 465ff., 520ff.
— und Kaliumstoffwechsel IV 421ff., 432ff.
— bei Kammerextrasystolie II 32ff., 35ff., *58*ff.
— bei Kammerflattern II 171ff.
— bei Kammerflimmern II 171ff.
— bei Kammertachykardie II 156ff., 161ff.
— bei Karditis rheumatica II 574ff., *582*ff., 589ff., 616ff.
—, Kentsches Bündel II 378, 398
— bei Kollagenosen II 981ff.
— und Kollaps I 959
— bei kompletter Reizleitungsstörung II 317
— bei kongenitaler Reizleitungsstörung II 245ff.
— bei konstriktiver Perikarditis II 1097ff.
— bei latenter Reizleitungsstörung II 210
— und Lebensalter IV 624ff.
—, Leitfähigkeit II 182
— bei Leptospirosen II 905
— bei Leukämie IV 674
— bei Libman-Sacks-Endokarditis II 981ff.
— bei Links-Schenkelblock II 318ff., 325ff.
— bei Linksverspätung II 373ff.

Reizleitungssystem bei Lues II 945ff.
— bei Luftembolie IV 125
— bei Luftüberdruck IV 41
— bei Lungenembolie IV 109ff., 125
— bei Lungenvenentransposition III 529
— bei Lutembacher-Syndrom III 284
— und Magnesium-Stoffwechsel IV 456ff.
— und Magnesiumsulfat II 148
— bei Masern II 922; IV 543
— bei Mitralinsuffizienz II 1422
— bei Mitralstenose II 1338ff., 1392
— bei Mononucleose II 927
— und Myokard I 707
— bei Myokarditis II 875, 878ff.; IV 539, 541
— bei Myokarditis rheumatica II 574ff., 582ff., 589ff., 616ff.
— bei Myokardsarkoidose II 947ff.
— bei Myokardtuberkulose II 943ff.
— und Narkose IV 614ff.
— und Natriumstoffwechsel IV 440ff.
— und Nervensystem II 182ff.
— und Noradrenalin V 176
— und Operabilität IV 624ff., 628
— und Orthostase IV 793
— bei Pankarditis rheumatica II 620
— bei Panzerherz II 1097ff.
— bei Pararhythmie II 285ff.
— bei Parasystolie II 297ff., 305ff.
— bei Parotitis II 928
— und paroxysmale Tachykardie II 128ff., 135, 138, 156, 161ff.
— bei partieller Reizleitungsstörung s. a. u. Atrioventrikularblock, partieller I 291ff.; II 209, *212*ff., 317
— bei Periarteriitis nodosa II 986ff.
— bei Periinfarktionblock II 368
— bei Perikarditis II 1060ff., 1074ff.
— bei permanenter Reizleitungsstörung II 231ff.
— bei Phäochromocytom V 657ff.
—, Physiologie II 179ff., 192ff. 199, 209ff., 212ff., 227ff.

Reizleitungssystem bei Pneumonie-Myokarditis II 911ff.
— bei Poliomyelitis II 381, 918; IV 541
— bei postsynkopalem Syndrom II 261ff.
— bei posttachykardem Syndrom II 167ff.
— bei Postural hypotension IV 739
— bei primärer chronischer Polyarthritis II 993
— bei Pulmonalektasie III 369
—, Purkinjesche Fasern s. dort
— und Rauwolfia-Alkaloide V 522
— bei Rechts-Schenkelblock II 318, 329ff., 333ff.
— und Rechtsverspätung II 373ff.
— bei reflektorischer Reizleitungsstörung II 247ff.
—, Refraktärperiode II 182ff.
— und Reizbildung II 1ff.
—, Reizstärke II 182
—, Reizsummation II 191
— bei rheumatischem Fieber II 574ff., *582*ff., 589ff., 616ff.
— bei Rickettsiosen II 907
— bei Roemheld-Syndrom IV 865
— bei Röteln II 923
— bei Sarkoidose II 947ff.
— bei Scharlach-Myokarditis II 878ff., *900*ff.
— bei Schenkelblock II 316ff., 339ff.
— bei Schlafkrankheit II 936
— und Schock I 959
— bei sinuauriculärer Reizleitungsstörung II 179ff., *192*ff., 198ff., 201
— bei sinu-caudaler Reizleitungsstörung II 202
— bei sinu-kranialer Reizleitungsstörung II 201ff.
—, Sinusknoten s. dort
— bei Sportherz I 927ff., 945ff.
— bei subtotaler Reizleitungsstörung II 188, 213ff.
— und Tachykardie II 1ff., 7ff., 128ff., 135, 138, 156, 161ff., 340
— und Thyreoidea II 248, 357, 382, 394, 402; IV *323*ff., *332*ff.
— bei totaler Reizleitungsstörung s. a. u. Atrioventrikularblock, totaler I 491; II 186ff., 188, *227*ff., 361ff.
Reizleitungssystem bei toxischen Reizleitungsstörungen II 193, 217, 223ff., 241, 295ff.
— bei Toxoplasmose II 934
— bei transitorischer Reizleitungsstörung II 231ff., 338ff.
— bei Transposition der Aorta und Pulmonalis III 503ff.
— bei Trichinose II 939
— bei Tricuspidalatresie II 359ff.; III 401ff.
— bei Tricuspidalinsuffizienz II 1508
—, Tricuspidalstenose II 1499
— bei Tuberkulose II 943ff.
—, Tumoren im II 247, 359ff., 410
— und Überleitungszeit II 347ff.
—, „übernormale Phase" II 191
— bei Umkehr-Extrasystolie II 309ff.
— bei Umkehrrhythmus II 309ff.
— bei umschriebenen Reizleitungsstörungen II 198ff.
— bei unbeständigen Reizleitungsstörungen II 338ff.
— bei Vena-cava-Anomalie III 17
— bei Ventrikelseptumdefekt III 60, 62ff.; III 229ff.
— bei ventrikulären Reizleitungsstörungen II 181ff., 316ff., 343ff., 352ff., 361ff.
— und Veratrumalkaloide V 555ff., 594
— bei vereiteltem doppelseitigem Schenkelblock II 363
— bei Verspätungskurven II 373ff.
—, Verzweigungsblock II 316ff., 369ff.
— und Vorhofextrasystolie II 49ff., 52ff.
— und Vorhofflattern II 84, 92, 96, 97ff., 105, 113ff.
— bei Vorhofflimmern II 80ff., 84ff., 91ff., 105ff., 113ff., 122, 189ff., 340, 345ff.
— bei Vorhofseptumdefekt II 36, 359; III 62, 249, 261ff., *264*ff.
Reizleitungssystem, Wenckebachsches Bündel s. dort
— bei Wenckebachscher Periodik II 187, 195, 213ff., 345
— bei Wilson-Block II 320, 330ff.
— bei Wolff-Parkinson-White-Syndrom II 9, 150ff., *378*ff., 395ff.
Rekanalisierung bei Endangitis obliterans VI 272ff.
— und hämorrhagische Diathese VI 571
— bei Moschcowitz-Symmers-Syndrom VI 571
— bei Periarteriitis nodosa VI 311ff., 330
— bei postthrombotischem Syndrom VI 512ff.
— bei Thrombophlebitis VI 489
Rekonvaleszenz und Bradykardie II 18
— und Coronarinsuffizienz III 925ff.
— bei Myokarditis II 877ff.
— und Orthostase IV 732ff.
— bei Scharlach-Myokarditis II 901
— und vegetative Labilität IV 732ff.
Relaxantien s. u. Muskelrelaxantien
Renin V 83ff.
— und Antirenin V 105ff.
—, Bildung V 51, 60,
— und Blutdruck V 29, 45ff., 49ff., 60, 64, 70, 75, 79, *80*ff., *111*ff., 144, 308ff., 503
— und Depressan V 232
— und essentielle Hypertonie V 308ff., 503
— und experimentelle Hypertonie V 45ff., 49ff., 60, 64, 70, 75, 79, *80*ff., *111*ff., 144
— bei Glomerulonephritis V 613ff.
— und Graviditätstoxikose IV 511ff.; V 740ff.
— und Hämodynamik V 101
— bei hämorrhagischem Schock I 1104
— und Hydralazine V 542
— und Hypertensin V 83ff.
— und Hypertensinase V 103ff.
— und Hypertonie V 45ff., 49ff., 60, 64, 70, 75, 79, *80*ff., 111ff., 144, 308ff., 503
— und Hypokaliämie IV 437
— und Kollaps I 1104

Renin bei Nephritis V 613ff.
— bei Nephrose V 613
— und Niere V 80ff., 99ff.,
—, Pharmakologie V 86ff., 97ff., 144
— und Rauwolfia-Alkaloide V 526
— und renale Hypertonie V 503
— bei Schockniere I 1104ff.
— und Thyreoidea IV 318ff.
Renotropin und Blutdruck V 141
Reptilase und Capillarpermeabilität VI 586
— und Capillarresistenz VI 586
„Requirement" I 189
Rescinamin V 521ff. s. a. u. Rauwolfia-Alkaloide
Resedoc I 558ff.
Reserpilin V 523 s. a. u. Rauwolfia-Alkaloide
Reserpin s. a. u. Rauwolfia-Alkaloide
— und Angina pectoris III 1398ff.
— bei Aortenhämatom, intramuralem VI 462
— und Blutdruck V 133, 136, 248, 521ff.
—, Chemie V 521
— und Cortison V 136
—, Dosierung V 531ff.
— und essentielle Hypertonie V 248, 521ff.
— und experimentelle Hypertonie V 133, 136
— bei Gravidität IV 497, 506, 515
— bei Graviditätstoxikose IV 506, 515
— bei Herzinsuffizienz I 419
— und Hypertonie V 133, 136, 248, 521ff.
— bei Infektionskrankheiten IV 562ff.
— in der Kombinations-Therapie V 585
— bei Mitralstenose II 1382ff., 1384
— und Steroide V 133, 136
— und Terminalstrombahn VI 16ff.
— und Vasomotorik VI 16ff.
— bei vegetativer Labilität IV 853ff.
Reserpinin V 521ff. s. a. u. Rauwolfia-Alkaloide
Residualblut, Begriff I 855
Resistomycin und bakterielle Endokarditis II 772
Resochin bei Erythematodes II 983ff.
Resochin bei Periarteriitis nodosa II 988
Respiratorischer Quotient und Balneotherapie I 667, 698
Restausat bei Gefäßkrankheiten VI 180
Restblutmenge bei Altersherz I 759
— bei angeborenem Herzfehler III 137ff.
— und Arbeitsbelastung I 854ff., 868
— bei Belastung IV 765ff.
—, Bestimmungsmethoden II 1278ff.
— bei Coronarsklerose I 756ff.
— bei Druckbelastung I 884ff.
— bei Druckhypertrophie I 740, 744
— bei Dystrophie I 759
— bei hämorrhagischem Schock I 962
— bei Herzatrophie I 759
— und Herzgröße I 813ff., *816*ff.
— bei Herzhypertrophie I 734ff., 736ff., 744
— und Herztonus I 876ff.
— und Körperlage I 845
— im Kollaps I 962, 1022
— und Lebensalter IV 621ff.
— bei Myokarditis II 883ff.
— und Nervensystem I 853ff.
— und Operabilität IV 621ff.
— und Orthostase IV 733
— bei Pulmonalstenose I 884
—, Röntgendiagnose I 816ff.
— im Schock I 962, 1022ff.
— bei Sportherz I 734ff., 868ff., 916ff., 939, 943ff.
— bei Valsalva-Versuch IV 775ff.
— und vegetative Labilität IV 733
— bei Volumenbelastung I 888ff.
— bei Volumenhypertrophie I 753
Restenil und Angina pectoris III 1398ff.
Restenosierung nach Commissurotomie II 1404ff.
Reststickstoff bei Bleivergiftung V 772
— und Blutdruck V 67ff., 145, 190, 633
— und Capillarresistenz VI 565
— und Chlorothiazid V 591
— und Cholinmangel V 145
— bei Cor pulmonale IV 105ff., 124
— und Cortison V 709
— und Diuretica V 591
Reststickstoff bei Endangitis obliterans VI 280
— bei Endokarditis lenta II 699
— bei endokriner Hypertonie V 659
— bei experimenteller Hypertonie V 67ff., 145, 190
— und Ganglienblocker V 575ff., 583ff.
— bei Gravidität V 727
— bei Graviditätstoxikose IV 505ff.
— und hämorrhagischer Schock I 1036, 1092
— bei Herzinfarkt III 721 1155, *1157*ff., 1354
— und Hydrochlorothiazid V 591
— bei Hypertonie V 67ff., 145, 190
— bei Hypochlorämie I 582
— und Hyponatriämie I 568ff.
— bei Lungenembolie IV 105ff., 124
— bei maligner Hypertonie V 633
— bei Moschcowitz-Symmers-Syndrom VI 573
— und Operabilität IV 63
— und Operationen I 1092; IV 596ff.
— bei Periarteriitis nodosa VI 317
— und Perikarditis II 1082
— bei Phäochromocytom V 659
— bei Purpura VI 565, 573
— bei renaler Hypertonie V 633
— bei Schock I 1036, 1092, 1098
— und Steroide V 709
— und Trauma I 1092
— und urämische Perikarditis II 1082
— bei Verbrennung I 1092; VI 563
— bei Vergiftungen V 772
Reticulocyten bei hämorrhagischer Diathese VI 572
— bei Herzinsuffizienz I 163ff.
— bei Moschcowitz-Symmers-Syndrom VI 572
— bei Periarteriitis nodosa VI 315
Reticuloendothel und ACTH II 644ff.
— und Cortison II 644ff.
— bei Endocarditis lenta II 716, 720ff., 740ff.
— und Glykogenose II 966
— bei Karditis rheumatica II 571

Reticuloendothel im Kollaps I 1082
— bei Periarteriitis nodosa VI 315
— im Schock I 1082
Reticulosarkome, Herz bei VI 677
— und Herztumoren II 1203, 1206, *1214* ff.
— als Perikardtumoren II 1224 ff.
Reticulose, Endokarditis lenta als II 721, 740
Retina bei Angiopathia diabetica IV 354 ff., *362* ff.; VI 550
— bei Aortenbogensyndrom III 454; VI 377 ff.
— bei Aorteninsuffizienz II 1462
— bei Aortenisthmusstenose III 454
— bei Arteriosklerose V 423; VI 419, 501
— bei arteriovenösen Fisteln VI 481
— und Atmung IV 8
— bei bakterieller Endokarditis II 619 ff., 712, *720*
— bei Bleivergiftung V 771 ff.
— und Blutdruck V 61 ff., 156, 243 ff., 387 ff., 395, 401, *422* ff., 429 ff.
— bei Blutkrankheiten IV 675 ff.
—, Capillaraneurysmen der VI 545
— bei Capillaropathia diabetica VI 550
— und Capillarpermeabilität VI 549 ff.
— und Capillarresistenz VI 565
— und Carotissinus V 716
— bei Cor pulmonale IV 148 ff.
— und Cortison V 709
— und Diabetes mellitus IV 354 ff., *362* ff.; V 425, 450; VI 545, 550
— bei Endangitis obliterans VI 289
— bei Endokarditis lenta II 691 ff., 712, *720*
— bei endokriner Hypertonie V 659 ff.
— bei Entzügelungshochdruck V 156
— bei Erythematodes II 979 ff.
— bei essentieller Hypertonie V 243 ff., 387 ff., 395, 401 ff., *422* ff., 429 ff.
— bei experimenteller Hypertonie V 61 ff.
— bei Fettembolie IV 136
Retina und Flicker-Test V 257 ff.
— und Geburtsakt IV 52
— bei Gefäßkrankheiten V 423; VI 289, 326 ff., 338, 377, 419, 501
— bei Gefäßmißbildungen VI 590
— und Gravidität IV 501 ff., 517, 522
— bei Graviditätstoxikose IV 501 ff., 517; V 731 ff., 736
— bei Hämangiomen VI 590, 598
— bei Hämochromatose IV 684
— bei hämorrhagischer Diathese VI 565
— bei Herzklappenfehler II 1462
— bei Hippel-Lindau-Syndrom VI 590
— bei Hirnbasisaneurysma VI 464
— und Hirndurchblutung V 395, 401
— und Hydergin V 514
— und Hydralazine V 550
— bei Hypertonie V 61 ff., 156, 243 ff., 387 ff., 395, 401, *422* ff., 429 ff.
— bei Hypoglykämie IV 380
— bei idiopathischer Herzhypertrophie II 975
— und Insulin IV 380
— und Kallikrein V 218
— bei Karditis rheumatica VI 565
—, Kavernome der VI 598
— und Klima IV 8
— bei Kollagenosen II 979 ff.
— im Kollaps I 1112
— bei Leukämie IV 675 ff.
— und Luftdruck IV 8
— und Luftembolie IV 127
— bei maligner Hypertonie V 422, 429, 626 ff., 629 ff.
— bei Marfan-Syndrom III 492
— bei Migräne VI 251
— und Niere V 422 ff.
— und Operabilität IV 626
— bei Periarteriitis nodosa II 988; VI 326 ff.
— bei Phäochromocytom V 659 ff.
— bei Phlebitis VI 500
— bei Polycythämie IV 664 ff.
— bei Pseudo-Cushing-Syndrom V 701
— und Puerperium IV 522
— bei Purpura rheumatica VI 565
Retina bei rheumatischem Fieber VI 565
— bei Riesenzellarteriitis VI 338 ff.
— und Sauerstoffmangel IV 8
— im Schock I 1112
— bei Sturge-Weber-Syndrom VI 590
— und Sympathektomie V 478
— bei Thrombophlebitis VI 500 ff.
— und Vasomotorik V 716; VI 251
— und Veratrumalkaloide V 564
— bei Vergiftungen V 771 ff.
Retinaablösung und Cortison V 709
— bei experimenteller Hypertonie V 61
— bei Graviditätstoxikose IV 517
— bei Marfan-Syndrom III 492 ff.
— bei Periarteriitis nodosa VI 327
Retinaatrophie bei Aortenbogensyndrom VI 377 ff.
Retinablutung bei Angiopathia diabetica IV 363 ff.
— bei Aortenbogensyndrom VI 378
— bei atriovenösen Fisteln VI 481
— bei bakterieller Endokarditis II 720
— und Blutdruck V 422 ff.
— bei Blutkrankheiten IV 675 ff.
— bei Capillaropathia diabetica VI 550
— und Capillarpermeabilität VI 550
— und Capillarresistenz VI 105, 565
— bei Diabetes mellitus IV 363 ff.
— bei Endangitis obliterans VI 289
— bei Endokarditis lenta II 720
— bei endokriner Hypertonie V 660
— bei Erythematodes II 979 ff.
— bei essentieller Hypertonie V 422 ff.
— bei Graviditätstoxikose IV 506 ff.
— bei Hypertonie V 422 ff.
— bei Hypoglykämie IV 380
— und Insulin IV 380
— bei Kollagenosen II 979 ff.

Retinablutung bei Leukämie IV 675ff.
— bei maligner Hypertonie V 423
— bei Periarteriitis nodosa II 988; VI 327
— bei Phäochromocytom V 660
— bei Purpura rheumatica VI 565
— bei Riesenzellarteriitis VI 339ff.
Retinagefäßaneurysmen VI 545
— bei Capillaropathia diabetica VI 550
— und Capillarpermeabilität VI 550
— bei Erythematodes II 979ff.
— bei Kollagenosen II 979ff.
Retinagefäße bei Aortenbogensyndrom VI 377ff.
— bei Aorteninsuffizienz II 1462
— bei Arteriosklerose VI 419, 501
— bei Blutkrankheiten IV 675ff.
—, Capillaraneurysmen der VI 545
— bei Capillaropathia diabetica VI 550ff.
— und Capillarpermeabilität VI 550
— und Carotis-Sinus V 716
— bei Diabetes mellitus VI 545
— bei Endangitis obliterans VI 289
— bei Endokarditis lenta II 691ff., 712, *720*
— bei Erythematodes II 979ff.
— im Flicker-Test V 257
— bei Graviditätstoxikose V 731ff., 736
— bei Hämochromatose IV 684
— bei idiopathischer Herzhypertrophie II 975
— bei Kollagenosen II 979ff.
— und Kollaps I 1112
— bei Leukämie IV 675ff.
— bei maligner Hypertonie V 626ff., 629ff.
— bei Migräne VI 251
— bei Periarteriitis nodosa VI 327ff.
— bei Polycythämie IV 664ff.
— bei Riesenzellarteriitis VI 338ff., 340ff.
— und Schock I 1112
— bei Thrombophlebitis VI 501
Retinagefäßembolie bei Endokarditis lenta II 691ff., 712, *720*
— bei idiopathischer Herzhypertrophie II 975
— bei Riesenzellarteriitis VI 338ff., 340ff.
Retinagefäßthrombose VI 501
— bei Blutkrankheiten IV 675ff.
— bei Endangitis obliterans VI 289
— im Kollaps I 1112
— bei Leukämie IV 675ff.
— bei Periarteriitis nodosa VI 327
— im Schock I 1112
„retinal sheen" bei Graviditätstoxikose IV 501
Retinaödem bei arteriovenösen Fisteln VI 481
— und Blutdruck V 388, 401, *422*ff., 425
— und Cortison V 709
— bei Endokarditis lenta II 720
— bei endokriner Hypertonie V 659ff.
— bei Erythematodes II 979ff.
— bei essentieller Hypertonie V 388, 401, 422ff.
— und Geburtsakt IV 522
— bei Gravidität IV 501, 522
— bei Hirnaneurysma VI 464
— bei Hypertonie V 388, 401, 422ff.
— bei Kollagenosen II 979ff.
— bei maligner Hypertonie V 422ff., 425, 626ff., 629ff.
— bei Periarteriitis nodosa II 988; VI 326
— bei Phäochromocytom V 659ff.
— im Puerperium VI 522
— bei Riesenzellarteriitis VI 339ff.
— bei Thrombophlebitis VI 500ff.
Retinitis s. u. Retinopathia
Retinopathia albuminurica V 423
— — bei Endokarditis lenta II 720
— angiospastica V 395, *422*ff.
— — bei essentieller Hypertonie V 395, *422*ff.
— — und Gravidität IV 503ff.
— — bei Graviditätstoxikose V 736
— — und Hirndurchblutung V 395
Retinopathia angiospastica bei maligner Hypertonie V 629ff.
— — und Sympathektomie V 479
— arteriosclerotica V 423
— — bei Bleivergiftung V 771
— — und Capillaropathia diabetica VI 550
— — und Capillarpermeabilität VI 550
— — bei Periarteriitis nodosa VI 327
— — bei Vergiftungen V 771
— diabetica IV 354ff., *362*ff.; V 425
— — bei Blutkrankheiten IV 684
— — bei Capillaropathia diabetica VI 550
— — und Capillarpermeabilität VI 549ff.
— — und Gravidität IV 504
— — bei Hämochromatose IV 684
— hypertonica V 395, *422*ff.
— — bei Aortenbogensyndrom V 767
— — und Capillaropathia diabetica VI 550
— — und Capillarpermeabilität VI 550
— — bei Gravidität IV 501ff.
— — bei Graviditätstoxikose V 736
— proliferans VI 550
— — bei Capillaropathia diabetica VI 550
— — und Capillarpermeabilität VI 550
— bei Pseudo-Cushing-Syndrom V 701
— septica bei Endokarditis lenta II 720
Retraktionszeit bei hämorrhagischer Diathese VI 572
— bei Moschcowitz-Symmers-Syndrom VI 572
— und Thrombophlebitis VI 485ff.
Rétrécissement pulmonaire en dorne, Begriff III 35
Retrokardialraum s. u. Herzhinterraum
Retropneumoperitoneum bei Phäochromocytom V 676ff.
Reverin s. a. u. Tetracyline
— bei Endokarditis lenta II 757
— und Herzglykoside I 481
„Reynold-Zahl" und Gefäßgeräusche VI 50

Rhabdomyolipome des Herzens II 1199
Rhabdomyome als Herztumoren II 1179
Rhabdomyosarkome als Herztumoren II 1203
Rhamnose in Glykosiden I 427ff.
Rheoangiogramm s. u. Rheogramm
Rheogramm VI 74ff.
— und Embolie VI 362ff.
— bei Gefäßkrankheiten VI 74ff.
Rheuma s. u. Gelenkrheumatismus
„rheumatic fever", Begriff II 543ff.
Rheumatisches Fieber II 543ff.
— —, ACTH bei II 556, 573, 584, 591, *634*ff., *641*ff.
— — und Adams-Stokes-Syndrom II 272
— —, Ätiologie II 548ff.
— —, Aktivität II 622ff.
— — und Allergie II 543ff., 548ff., *552*ff.
— —, ambulatorisches II 611
— —, Anatomie II 562ff.
— — und angeborene Herzfehler II 154, 276
— — und Angina pectoris III 929ff.
— — bei Angina tonsillaris II 912ff.
— — und Angiographie VI 127ff.
— —, Antesystolie bei II 394, 402
— — und Antihyaluronidase II *549*ff., 573, *593*ff.
— — und Antistreptokinase II 549ff., 573ff., 595ff.
— — und Antistreptolysin II 549ff., 554, 570ff., *590*ff.
— — und Aortenbogensyndrom VI 376ff.
— — und Aorteninsuffizienz II 1294, 1452ff., 1472
— — und Aortenstenose II 1294, 1427ff.
— — und Arrhythmie II 103ff.
— —, Arteriitis rheumatica bei VI 345ff.
— — und Arteriographie VI 127ff.
— — und Atrioventrikulärblock II 223ff., 243ff.
— —, Autoantikörper bei II 555ff., 559ff., 600
Rheumatisches Fieber und bakterielle Endokarditis II 630ff., 667, 683ff., 691, 701ff.
— —, Blutbefund II 556, 569ff., 605, *609*ff.
— — und Blutdruck V 343
— —, Blutgefäße bei II 586, 603ff.
— — und Capillarpermeabilität II 605
— —, Capillarresistenz bei VI 104ff., 564ff.
— — und Commissurotomie II 1385ff., 1387ff.
— — und Coronarsklerose III 922ff., 928ff.
— —, Cortison bei II 570, 573, 584, 609, 633, *634*ff., 641, *642*ff.
— — und C-reaktives Protein II 550ff., 570ff., 596ff.
— —, Diagnose II 620ff.
— —, Differentialdiagnose II 624ff.
— —, Digestionssystem bei II 606
— — und Dystrophie IV 310ff.
— —, Elektrokardiogramm bei II 581ff.
— — und Endangitis obliterans VI 263
— —, Endokarditis bei I 764
— — und Endokarditis chronica fibrosa II 778ff.
— — und Endokarditis fibrinosa II 546ff., 565ff.
— — und Endokarditis lenta II 630ff., 667, 683ff., 691, 701ff.
— — und Endokarditis serosa II 546ff., 564, 605
— — und endokrine Hypertonie V 709
— — und Endomyokardfibrose II 788
— —, Epidemiologie II 550ff.
— — und Erythematodes II 978ff.
— — und essentielle Hypertonie V 343
— —, Extrasystolie bei II 36, 57
— — und Fallotsche Tetralogie III 356
— —, Fieber bei II 568ff.
— — bei Fokaltoxikose II 912ff.
— — und Geschlechtsdisposition II 548ff., *561*ff.
— — und Gravidität IV 488ff.
— —, Hämodynamik II 580ff.
Rheumatisches Fieber und hämorrhagische Diathese IV 564ff.
— —, Haut bei II 602ff.
— —, Heredität II 548ff., 556ff.
— —, Herzbefund bei II 574ff.
— — und Herzblock II 223ff., 243ff.
— — und Herzgeräusche II 575ff.
— — und Herzinfarkt III 929ff.
— — und Herzinsuffizienz I 763ff.
— — und Herzklappenfehler II 547ff., *1288*ff.
— — und Herzmechanik II 580ff.,
— — und Herztöne II 574ff.
— — und Hydralazine V 551
— — und Hypertonie V 343
— — und idiopathische Perikarditis II 1073
— — und Infektionskrankheiten IV 536ff.
— —, Interferenz-Dissoziation bei II 295ff.
— — und Kammertachykardie II 150ff.
— — und Karditis rheumatica II 543ff.
— — und Klima II 544ff., 548ff., 557, *558*ff.
— — und Kollagenosen II 978ff.
— — und kombinierter Tricuspidalfehler II 1513
— — und konstriktive Perikarditis II 1069ff., 1093ff.
— — und Lebensalter II 544ff., 551ff., *560*ff.
— — und Links-Schenkelblock II 356ff.
— — und Lungenödem I 769
— — und Lungenstauung I 768ff., 770
— — und Lutembacher-Syndrom III 282
— — und Mitralfehler II 1294ff., 1320
— — und Mitralinsuffizienz II 1294, 1410ff.
— — und Mitralstenose II 1294ff., *1320*ff.,, 1368ff., 1381ff.
— —, monocyclisches II 611, 613
— —, Myokard bei I 707
— — und Myokarditis I 763ff.; II 870ff., 874ff., 899ff.

Rheumatisches Fieber und Nervensystem II 569, 604, *607* ff.
— —, Niere bei II 603ff., 606ff.
— — und Operabilität IV 630ff.
— — und Panzerherz II 1069ff., 1093ff.
— — und paroxysmale Tachykardie II 130ff., 150ff.
— —, Pathologie II 562ff.
— —, perakutes II 611, 613
— — und Periarteriitis nodosa VI 309ff., 325ff.
— —, Perikarditis bei II 1041, 1044, *1068* ff.
— — und Phlebitis II 604; VI 497
— — und Polyarthritis II 553ff., 560, *601* ff.
— — und Postcommissurotomie-Syndrom II 1394ff.
— — und primäre chronische Polyarthritis II 992
— —, Prognose II 627ff.
— —, Prophylaxe II 552, 657ff.
— — und Pulmonalaneurysma VI 466
— — und Pulmonalsklerose IV 246ff.
— — und Purpura rheumatica VI 564ff.
— —, Pyrazole bei II 569, *651* ff.
— — und Rasse II 546ff., 557ff.
— — und Rechts-Schenkelblock II 352ff., 356ff.
— —, recurrierendes II 611, 612
— — undReizleitungsstörung II 223ff., 243ff.
— — und Respirationssystem II 605ff.
— — und Riesenzellarteriitis VI 336ff.
— —, Salicyl bei II 569, 584, 591, 605, *647* ff.
— — und Scharlach-Myokarditis II 899ff.
— — und Schenkelblock II 352ff., 356ff.
— — und sekundäres Raynaud-Syndrom VI 247ff.
— —, Serologie II *548* ff., 552ff., 573ff., *590* ff.
— — und Serumeiweiß I 249ff.
Rheumatisches Fieber und Streptokokken II 548ff.
— —, subakutes II 611, 612ff.
— —, subklinisches II 611, 613
— —, Symptome II 568ff.
— — und Tachykardie II 9ff., 130ff., 150ff.
— —, Therapie II 634ff.
— — und Thrombophlebitis II 604; VI 497
— — und totaler Block II 243ff.
— — und Tricuspidalinsuffizienz II 1504ff.
— — und Tricuspidalstenose II 1482ff.
— — und Umwelt II 546ff., 557ff.
— —, Verlaufsformen II 610ff.
— —, viscerales II 611
— — und Vorhofflattern II 103ff.
— — und Vorhofflimmern II 103ff.
— — und Vorhofseptumdefekt III 276
— — und Wilson-Block II 356ff.
— —, Wolff-Parkinson-White-Syndrom bei II 394, 402
Rhinitis und Rauwolfia-Alkaloide V 539
Rhodanate s. u. Thiocyanate
rhumatisme cardiaque evolutif de Ribierre-Pichon II 619
— grave, Begriff II 619
— malin, Begriff II 619
„rhythme septal“, Begriff II 278
Rhythmiemaß, Begriff II 21ff.
Rhytmochin II 122
— bei Extrasystolie II 77
Ribose im Adenosin V 201
Ricin und Capillarpermeabilität VI 584
— und Capillarresistenz VI 584
Ricinusöl und Capillarpermeabilität VI 584
— und Capillarresistenz VI 584
Rickettsiosen II 907
— und Angina pectoris III 927
—, Arteriitis bei VI 346
— und Capillarresistenz VI 568
— und Coronarinsuffizienz III 927
— und Endangitis obliterans VI 264
Rickettsiosen und Myokarditis II 874ff., *907*; IV 543ff.
— und Purpura infectiosa VI 568
— und Thrombophlebitis VI 484
Riesenzellarteriitis II 984ff.; III 935; VI 335ff.
—, Ätiologie VI 336ff.
— und Aneurysmen VI 443
— und Angina pectoris III 935
— und Aortenbogensyndrom VI 376
— und Aortenhämatom, intramurales VI 457
—, Definition VI 335
—, Diagnose VI 341
— und Herzinfarkt III 935
—, Morphologie VI 337ff.
—, Pathologie VI 337ff.
— und Periarteriitis nodosa VI 338
—, Prognose VI 342
—, Symptome VI 338ff.
—, Therapie VI 342ff.
— und Vasomotorik VI 338
—, Verlauf VI 341
—, Vorkommen VI 335ff.
Riesenzellen V 663
— bei Echinokokkose II 937ff.
— bei Fiedler-Myokarditis II 955
— bei Grippe-Myokarditis II 924
— bei Herzklappenfehler II 1308ff.
— bei Mitralstenose II 1308ff.
— bei Myokarditis II 876, 937
— bei Myokardtuberkulose II 942
— bei Periarteriitis nodosa VI 311ff., 318
— bei Riesenzellarteriitis VI 335ff.
— bei Tuberkulose II 942
Riesenzellsarkome als Herztumoren II 1203
Rift-valley-Fieber II 931
Ristocetin bei bakterieller Endokarditis II 758
Ritalin V 537; s. a. u. Rauwolfia-Alkaloide
— bei vegetativer Labilität IV 856
Rivadescin bei essentieller Hypertonie V 531, 536
Robinson-Kepler-Power-Test und vegetative Labilität IV 810
Rocky-Mountains-Fieber und Myokarditis II 874, 907
Rodiuran s. a. u. Chlorothiazid
— bei Cor pulmonale IV 176
— als Diureticum I 527ff., 540ff.

Roemheld-Syndrom bei Adipositas IV 384ff.
— bei Druckfall-Syndrom IV 46
— und vegetative Labilität IV 865
Röntgendiagnose I 801ff.
— bei Alternans II 405
— bei Aneurysmen VI 467
— bei angeborenem arteriovenösem Coronaraneurysma III 215
— bei angeborenen arteriovenösen Fisteln VI 470ff.
— bei angeborenem Herzfehler III 139ff.
— bei angeborener Mitralstenose III 550
— bei angeborener Pulmonalinsuffizienz III 566ff.
— bei angeborener Pulmonalstenose III 298ff., *311*ff.
— bei angeborenem Sinus-Valsalvae-Aneurysma III 204, 208ff.
— bei angeborener Tricuspidalstenose III 412ff.
— bei Angina pectoris III 1049ff.
—, Angiographie s. dort
— bei Antesystolie II 391
— bei Aortenaneurysma VI 445ff., 449
— bei Aortenatresie III 562
— bei Aortenbogen-Anomalien III 480ff.
— bei Aorteninsuffizienz I 889; II 1454ff., *1463*ff.
— bei Aortenisthmusstenose III 446, 458ff.; V 756ff.
— bei Aortenstenose II 1437ff.
— bei Aortitis luica VI 356
—, Aortographie s. dort
— bei Aortopulmonalseptumdefekt III 198ff.
—, Arteriographie s. dort
— bei Arteriosklerose VI 419ff.
— bei Arteriosklerosis obliterans VI 433ff.
— bei Arteriosklerosis obliterans diabetica VI 439ff.
— bei arteriovenösen Anastomosen VI 7ff.
— bei arteriovenösen Aneurysmen IV 251ff.
— bei arteriovenösen Fisteln VI 130, 470ff., 479
— bei arteriovenöser Lungenfistel III 386ff.
— bei bakterieller Endokarditis II 726ff.
— bei Belastung IV 765ff.
— bei Beriberi IV 390ff.
— bei Bilharziose IV 239
— und Blutdruck V 783
Röntgendiagnose bei Blutkrankheiten IV 667
— bei Canalis atrioventricularis communis III 294ff.
— der Capillaren VI 146
— bei Carcinoid II 784
— bei Chagas-Myokarditis II 885ff., 932
— nach Commissurotomie II 1400ff.
— bei Cor biloculare III 547ff.
— bei Coronargefäß-Mißbildungen III 570ff.
— bei Cor pulmonale IV 112ff., 151ff.
— bei Cor triatriatum III 554
— bei Dextrokardie III 576ff., 578ff.
— bei Dextroversion III 583ff.
— bei Druckbelastung I 884ff.
— bei Ductus Botalli persistens I 890; III 140ff., 157, *171*ff., 190ff.
— bei Dystrophia myotonica II 970
— bei Ebstein-Syndrom III 417, 422ff.
— bei Echinokokkose II 937ff.
— und Elektrokardiogramm I 802
— bei Embolie VI 365
— bei Endokarditis acuta II 726ff.
— bei endokriner Hypertonie V 676ff.
— bei Fallotscher Tetralogie III 330, 344ff.
— bei Fettembolie IV 134ff.
— bei Fiedler-Myokarditis II 955ff.
— bei Fruchtwasserembolie IV 138
— bei Gefäßkrankheiten VI 117ff.
— bei Gefäßmißbildungen III 480ff.; VI 588
— bei Glykogenose II 966
— bei Gravidität IV 498
— bei Hämangioendotheliom VI 600
— bei Hämangiomen VI 597
— bei Hämochromatose IV 682ff.
— bei Herzaneurysma III 1206ff.
— bei Herzdivertikel III 593ff.
—, Herzfernaufnahme I 802ff.
— der Herzform I 801ff.
— der Herzgröße I 801ff.
— bei Herzinfarkt III 1205ff.
— und Herzschlagvolumen I 820
— des Herztonus I 874ff.
Röntgendiagnose bei Herztrauma II 468ff., 500ff., 520ff.
— bei Herztumoren II 1178ff., *1184*ff.
— bei Hirnbasisaneurysma VI 464
— bei Hydroperikard II 1152ff.
— bei Hyperthyreose IV 324
— bei Hypothyreose IV 331
— und Hypotonie V 783
— bei idiopathischer Herzhypertrophie II 975
— bei idiopathischer Perikarditis II 1051ff., 1074
— bei idiopathischer Pulmonalektasie III 370
— bei intraarterieller Sauerstoffinsufflation VI 210
— bei Karditis rheumatica II 616ff., 652
— bei Kavernomen VI 597
— bei Klippel-Trénaunay-Syndrom VI 588
— bei kombiniertem Aortenfehler II 1478
— bei kombinierten Tricuspidalfehlern II 1514
— bei konstriktiver Perikarditis II 1105ff.
—, Kontrastmittel VI 119ff.
— bei Lävokardie III 590
— bei Luftembolie IV 125
— bei Lungenembolie IV 112ff.
— bei Lungenemphysem IV 178ff.
— bei Lungeninfarkt IV 113ff.
— bei Lungenventransposition III 523, 527
— bei Lymphgefäßinsuffizienz VI 612
— bei Lymphödem VI 612
— bei Lymphogranulomatose IV 680
— bei Marfan-Syndrom III 492
— bei Mitralatresie III 558
— bei Mitralinsuffizienz II 1408ff., *1415*ff.
— bei Mitralstenose II 1342ff.
— bei Myokarditis II 885ff., 911ff.
— bei Myokardose nach Gravidität IV 498
—, Orthodiagraphie I 802ff.
— bei Orthostase IV 733ff.
— bei Pankarditis rheumatica II 616ff.
— bei Panzerherz II 1105ff.
— bei paroxysmaler Tachykardie II 132ff.

Röntgendiagnose bei Periarteriitis nodosa VI 318ff., 330
— bei Perikardcysten II 1140ff.
— bei Perikarddivertikel II 1143ff.
— bei Perikardits II 1046ff.
— bei Perikarditis purulenta II 1085
— bei Perikarditis rheumatica II 616ff.
— bei Perikardtumoren II 1182, 1218ff.
— bei Phäochromocytom V 676ff.
— bei Pneumonie-Myokarditis II 911ff.
— bei Pneumoperikard II 1153ff.
—, Pneumoperitoneum s. dort
— bei Polycythämie IV 666
— bei postthrombotischem Syndrom VI 511ff.
— bei primärer chronischer Polyarthritis II 993
— im Puerperium IV 498
— bei Pulmonalaneurysma III 374ff.; VI 466
— bei Pulmonalarterienaplasie III 382
— bei Pulmonalatresie III 367
— bei Pulmonalektasie III 370
— bei Pulmonalsklerose IV 245
— bei Pulmonalstenose I 884; III 377
—, Pyelographie s. dort
— bei Raynaud-Syndrom VI 227
—, Restblutmenge I 816ff.
—, Retropneumoperitoneum s. dort
— bei rheumatischem Fieber II 616ff., 652, 1070
— bei rheumatischer Perikarditis II 1070
—, Sagittalprojektion I 803ff.
— bei Schenkelblock II 335
—, Schichtverfahren s.u. Tomogramm
— bei Sklerodermie II 990
—, Sportherz I 867ff., 914ff., *922*ff.
— bei Sturge-Weber-Syndrom VI 590
— bei Tachykardie II 132ff.
—, Technik I 808ff.
— bei Teleangiektasien VI 541
—, Teleröntgenographie I 802ff.
— der Terminalstrombahn VI 146ff.
— bei Thoraxdeformation IV 229
Röntgendiagnose bei Thrombose VI 133ff.
— und Thyreoidea IV 331ff.
— bei Transposition der Aorta und Pulmonalis III 499ff.
— bei Transposition der Venae pulmonales III 278ff.
—, Transversalprojektion I 804ff.
— bei Trichinose II 939
— bei Tricuspidalinsuffizienz II 1508ff.
— bei Tricuspidalstenose II 1495ff.
— bei Truncus arteriosus communis persistens III 532, 536ff.
— bei Tumormetastasen IV 238
— bei Typhus-Myokarditis II 906
— bei Valsalva-Versuch IV 775ff.
— bei Varicosis VI 138ff.
— und vegetative Labilität IV 733ff.
— bei Vena cava-Anomalie III 515ff., 519ff.
— bei Ventrikelseptumdefekt III 217ff., *232*ff.
— bei Volumenbelastung I 888ff.
— bei Vorhofflattern II 84ff.
— bei Vorhofflimmern II 84ff.
— bei Vorhofseptumdefekt I 810, 888; III 140, 249, *266*ff.
— bei Wolff-Parkinson-White-Syndrom II 391
Röntgenkymogramm bei Alternans II 405
— bei angeborener Pulmonalstenose III 312ff.
— bei Angina pectoris III 1052ff., 1054ff.
— bei Antesystolie II 391
— bei Aortenbogen-Anomalien III 480ff.
— bei Aorteninsuffizienz I 889; II 1454, 1464ff.
— bei Aortenisthmusstenose III 462ff.
— bei Aortenstenose II 1440ff.
— und Aortographie VI 137
— und Arbeitsbelastung I 857ff.
— bei arteriovenösen Aneurysmen IV 253
— bei bakterieller Endokarditis II 726ff.
— bei Balneotherapie I 663, 681
— und Blutdruck V 783
— bei Blutkrankheiten IV 680
— bei Cor pulmonale IV 156ff.
Röntgenkymogramm bei Dextroversion III 583
— bei Druckbelastung I 884ff.
— bei Ductus Botalli persistens I 890; III 174
— bei Ebstein-Syndrom III 422ff.
— bei Endokarditis acuta II 726ff.
— bei Fallotscher Tetralogie III 349
— bei Gefäßmißbildungen III 480ff.
— bei Hämochromatose IV 682ff.
— und Herzform I 808
— und Herzgröße I 808
— bei Herzinfarkt III 1210ff.
— bei Herztrauma II 505ff.
— bei Herztumoren II 1179ff., *1185*ff.
— bei Hydroperikard II 1153
— bei Hypocalcämie IV 451ff.
— und Hypotonie V 783
— bei kombiniertem Aortenfehler II 1478
— bei konstriktiver Perikarditis II 1108ff.
— bei Lymphogranulomatose IV 680
— bei Mitralinsuffizienz II 1408ff., 1417ff.
— bei Mitralstenose II 1361ff.
— bei Myokarditis II 887ff.
— bei Orthostase IV 734ff.
— bei Panzerherz II 1108ff.
— bei Perikardcysten II 1145ff.
— bei Perikarditis II 1048ff.
— bei Perikardtumoren II 1221ff.
— bei Pulmonalaneurysma III 375
— bei Pulmonalstenose I 884
— bei Schenkelblock II 335
— bei Sportherz I 922ff.
— bei Tricuspidalinsuffizienz II 1508ff.
— bei Tricuspidalstenose II 1497ff.
— und vegetative Labilität IV 734ff.
— bei Ventrikelseptumdefekt III 235ff.
— bei Volumenbelastung I 888ff.
— bei Vorhofflattern II 84ff.
— bei Vorhofflimmern II 84ff.
— bei Vorhofseptumdefekt I 888; III 27ff.
— bei Wolff-Parkinson-White-Syndrom II 391

Röntgenkinematogramm bei angeborenem Herzfehler III 140ff.
— zur Angiokardiographie II 1264ff.
— und Herzform I 807ff., 816ff.
Röntgenschaden und Addison-Syndrom V 798
— und angeborene Herzfehler III 111
— und Blutdruck V 40, 57, 798
— und Cor pulmonale IV 197ff.
— und Erythematodes VI 344
— und Gefäßkrankheiten VI 26
— und Hypertonie V 40, 57, 642
— und Hypotonie V 798
— und Lungenfibrose IV 197ff.
— der Niere V 40, 57
— und renale Hypertonie V 642
Röntgentherapie und angeborene Herzfehler III 111
— und Cor pulmonale IV 197ff.
— bei Cushing-Syndrom V 695ff.
— bei endokriner Hypertonie V 679, 695ff.
— bei essentieller Hypertonie V 490ff.
— bei Gefäßkrankheiten VI 159ff.
— bei Hämangioendotheliom VI 601
— bei Hämangiomen VI 597 599ff.
— bei Hämangiosarkom VI 602
— und Hydroperikard II 1152
— bei Hypertonie V 490ff., 642
— bei Kaposi-Sarkom VI 603
— bei Kavernomen VI 597
— und Lungenfibrose IV 197ff.
— bei Lymphangiom VI 617
— und Lymphgefäßinsuffizienz VI 612
— und Lymphödem VI 612
— bei Nephritis V 645
— bei Phäochromocytom V 679
— und renale Hypertonie V 642
— bei Teleangiektasien VI 542
Röntgentomogramm bei Aortenaneurysma VI 452
Röntgentomogramm bei Aortenbogenanomalien III 482
— bei Aortenisthmusstenose III 459ff.
— bei Cor pulmonale IV 154ff.
— bei Gefäßmißbildungen III 482
— bei Lungenvenentransposition III 523ff.
— bei Mitralstenose II 1363ff.
— bei Perikardcysten II 1145ff.
— bei Perikarddivertikel II 1145ff.
— bei Pulmonalarterienaplasie III 389
—, Sportherz I 868, 916ff.
— bei Vorhofseptumdefekt III 271
Rösttoxine I 968
— und Kollaps I 968
— und Verbrennungsschock I 968, 978
Röteln s. u. Rubeola
Roger-Syndrom s. u. Ventrikelseptumdefekt
Rohkost bei Periarteriitis nodosa VI 334
Rohrer-Kahlstorf-Formel und Herzgröße I 804ff., 826ff.
Rokitansky-Herxheimer-Mönckeberg-Theorie (angeborener Herzfehler) III 41ff., 48
Rokitansky-Wielandsche Trias s. u. Fallotsche Tetralogie
Rolicton, Chemie I 546
— als Diureticum I 546ff.
—, Pharmakologie I 548ff.
Rollprobe bei Arteriosklerosis obliterans VI 433
— bei Endangitis obliterans VI 283
— bei Phlebektasien VI 519
— bei Varicosis VI 519
Ronicol compositum VI 180
— — bei Fettembolie IV 137
— — bei Gefäßkrankheiten VI 179ff.
— —, intraarteriell VI 206
— — zum Hyperämie-Test VI 64
— — bei Migräne VI 254
Roßkastanienextrakte bei Arteriosklerose VI 424
— und Capillarpermeabilität VI 586ff.
— und Capillarresistenz VI 586
— bei Gefäßkrankheiten VI 189, 222
— und Phlebitis VI 507
— bei postthrombotischem Syndrom VI 514
— bei Purpura VI 586
Roßkastanienextrakte bei Thrombophlebitis VI 507
— bei Ulcus cruris VI 514
Roter Hochdruck V 33ff.
Rothsche Arteriitis und Ductus Botalli persistens III 73
— Flecken bei Endocarditis lenta II 720
Rotlauf s. u. Erysipeloid
Roxinil V 533ff.; s. a. u. Rauwolfia-Alkaloide
Rubeola und angeborene Herzfehler III 81, *109*ff.
— und Ductus Botalli persistens III 159
— und Myokarditis II 923
— und Waterhouse-Friderichsen-Syndrom IV 565
Rubeosis diabetica IV 367
— — und Capillaraneurysmen VI 545
— faciei diabetica IV 364
— iritis diabetica IV 363
Rubidium und Extrasystolie II 31
Rückfallfieber und Myokarditis II 874, 910
— und Thrombophlebitis VI 484
Rückwärtsblock II 282ff., 285ff., 290ff.
Ruhe-Dehnungskurven und Herztonus I 876ff.
— und Perikard II 1039
Ruhetherapie s. u. Bettruhe
Ruhr und Addison-Syndrom V 798
— und angeborene Herzfehler III 114
— und Hypotonie V 798
— und infektiöser Schock I 982ff.
— und Kollaps I 957ff., 982
— und Myokarditis II 891, 908; IV 536, 550
— und Schock I 957ff., 982
— und Waterhouse-Friderichsen-Syndrom IV 564
Rulun bei Gefäßkrankheiten VI 186
Rumpel-Leede-Phänomen bei Angiopathia diabetica IV 367
— und Capillarresistenz VI 564
— bei Endokarditis lenta II 693
— bei Purpura rheumatica VI 564
— bei Teleangiektasien VI 541
Rutin s. u. Vitamin P

Sabatier-Doktrin III 70
Sabin-Feldmann-Test bei Endangitis obliterans VI 264
Saccharide bei Gefäßkrankheiten VI 182
Saccharose bei Luftembolie IV 131
Säuglingsintoxikation und Hegglin-Syndrom I 32
Säuglingssterblichkeit bei angeborenem Herzfehler III 108ff.
— bei Aortenatresie III 562
— bei Diabetes mellitus III 111ff.
— bei Graviditätstoxikose IV 505ff., 509, *510*ff.; V 749
— bei Herzkrankheiten IV 487
— bei Hypertonie IV 502ff.
— bei Nephropathie IV 505ff., 509ff.
Säure-Basen-Gleichgewicht und Adipositas IV 231
— bei Anämie IV 650
— bei Angina pectoris III 892
— und Arteriosclerosis obliterans diabetica VI 438
— und Atmung I 195, *203*ff., 301; IV 2ff., 27ff.
— bei Balneotherapie I 687ff.
— bei Belastung IV 766ff.
— und Blutdruck V 26ff.
— bei Blutkrankheiten IV 650
— und Cantharidenblase VI 109
— und Capillarpermeabilität VI 109
— und Carboanhydrase I 214, 536ff.
— und Chlorothiazid I 541ff.
— bei Coma diabeticum IV 375ff.
— bei Conn-Syndrom V 704ff.
— und Coronarinsuffizienz III 892
— bei Cor pulmonale IV 168, 171ff.
— bei Diabetes mellitus IV 375ff.
— und Diurese I 275, 300ff., 527ff., 561, 563ff., 566ff.
— und Diuretica I 527ff., 531ff.
— bei Effort-Syndrom IV 815ff.
— bei Endokarditis lenta II 699ff.
— bei endokriner Hypertonie V 704ff.
— bei essentieller Hypotonie V 789ff.
Säure-Basen-Gleichgewicht und experimenteller Schock I 992
— und Gefäßkrankheiten VI 438
— bei hämorrhagischer Diathese VI 573
— bei hämorrhagischem Schock I 992, 1032
— bei Hepatitis-Myokarditis II 928
— bei Herzinsuffizienz I 130, 195, 203ff., 287ff., 301, 510, 566ff.
— und Höhenadaptation IV 2ff., 27ff.
— und Hypertonie V 704ff.
— und Hypochlorämie I 581ff.
— und Hypokaliämie I 586ff.; IV 420ff.
— bei Hyponatriämie I 568ff.
— bei Hypotonie V 789ff., 806
— bei Infektionskrankheiten IV 541, 562ff.
— und Kaliumstoffwechsel IV 420ff.
— und Kallidin V 226ff.
— und Kallikrein V 212, 220
— und Kationenaustauscher I 557ff.
— und Klima IV 2ff., 27ff.
— bei Kollaps I 992, 1036, 1049
— und Lebensalter IV 623ff.
— und Luftdruck IV 2ff., 27ff.
— bei Luftembolie IV 131
— bei Lungenödem I 130
— und Magnesiumstoffwechsel IV 455ff., 461
— und Mineralstoffwechsel IV 420ff.
— und Morphin I 420
— bei Moschcowitz-Symmers-Syndrom VI 573
— bei Myokarditis II 882
— und Myokardstoffwechsel III 892
— und Narkose IV 595ff.
— und Nebenniere V 116
— und Operabilität IV 623ff., 629ff.
— und Operationen IV 599
— bei Poliomyelitis IV 541
— und Purine I 547ff.
— und Purpura VI 573
— und Quecksilberdiuretica I 532ff.
— und reaktive Hyperämie VI 57ff.
— und Salicyl II 649
— und Sauerstoffmangel IV 2ff., 27ff.
— und Schock I 992
— und Schockniere I 1107ff.
Säure-Basen-Gleichgewicht und Steroide V 116
— und vegetative Labilität V 789ff., 806
Salicylamid bei Karditis rheumatica II 650
Salicylsäure bei Adams-Stokes-Syndrom II 272
— bei allergischer Myokarditis II 950ff.
— bei Antesystolie II 402
— und Antistreptolysin II 591, 648
— bei Arteriitis rheumatica VI 346
— bei Capillarektasien VI 527ff.
— und C-reaktives Protein II 597
—, Dosis II 649
— bei Endangitis obliterans VI 302
— bei Erythromelalgie VI 527
— bei Gefäßkrankheiten VI 302, 333, 342
— bei Karditis rheumatica II 569, 584, 591, 605, 647ff.
— und Myokard II 968
— und Myokarditis II 950ff.
— bei Myokarditis rheumatica II 584
—, Nebenwirkungen II 649ff.
— bei Periarteriitis nodosa VI 333
— bei Perikarditis II 1068, 1071
—, Pharmakologie II 647ff.
— und Phlebitis VI 504ff.
— bei Polyarthritis II 272
— bei Postcommissurotomie-Syndrom II 1394
— bei rheumatischem Fieber II 569, 584, 591, 605, *647*ff., 1071
— bei rheumatischer Perikarditis II 1071
— und Riesenzellarteriitis VI 342
— bei Thrombophlebitis VI 504ff.
— bei Wolff-Parkinson-White-Syndrom II 402
Salmonella choleraesuis II 676
— — und Endokarditis acuta II 731
— — und Endokarditis lenta II 676
— dublin II 676
— schottmuelleri II 676
— sendai II 676
— — und Endokarditis acuta bacterialis II 731
— — und Endokarditis lenta II 676

Salmonella typhimurium II 676
Salmonellainfekte und bakterielle Endokarditis II 676, 760
— und Endokarditis lenta II 676, 760
— und Kollaps I 958
— und Myokarditis II 905ff.
— und Perikarditis purulenta II 1085
— und Schock I 958
—, Therapie II 760
Saluretica I 541
— und Alkalose I 581ff.
— bei angeborenem Herzfehler III 155
— und Blutdruck V 588ff., 594
—, Chemie I 540ff., V 588
— bei Cor pulmonale IV 176
— als Diureticum V 526ff., 540ff.
—, Dosierung I 545
— bei essentieller Hypertonie V 588ff., 594
— bei Gefäßmißbildungen VI 590
— bei Graviditätstoxikose IV 504
— bei Hämangiomen VI 590
— bei Hypertonie V 588ff., 594
— und Hypochlorämie I 581ff.
— und Hypokaliämie I 584ff.
—, Indikation I 542ff.
— bei Infektionskrankheiten IV 556
— und Kollaps IV 603ff.
— in der Kombinationstherapie V 589ff.
— und Leber IV 606
—, Nebenwirkungen I 544; V 594
— und Pharmakologie I 541ff.
— und Schock IV 603ff.
— bei Sturge-Weber-Syndrom VI 590
Salurie als Diureticum I 541; s. a. u. Chlorothiazid
Salvarsan und allergische Myokarditis II 951ff.
— bei Aortis luica VI 357ff.
— und Capillarpermeabilität VI 582
— und Capillarresistenz VI 582
— und Embolie VI 362
— und Gefäßkrankheiten VI 357ff.
— und hämorrhagische Diathese VI 582
— und Lues VI 357ff.
— und Myokarditis II 951ff.
— und Purpura VI 582
Salyrgan als Diureticum I 527ff., 535
— und Leber IV 606
— bei Luftembolie IV 131
Salzmangelsyndrom und Chlorothiazid V 589
— nach Commissurotomie II 1393
— durch Diurese I 563ff.
— durch Diuretica I 563ff.; V 589
— durch Drainage I 561, 563ff.
— bei Herzinsuffizienz I 561, 633ff.
— und Hydrochlorothiazid V 589
— durch Hypertonietherapie V 494, 589
—, Hyponatriämie I 568ff.; IV 440ff.
— und Kollaps IV 602ff., 1005
— bei Mitralstenose II 1393
— durch Punktion I 561, 563ff.
— nach Ödemtherapie I 301
— und Schock IV 602ff., 1005
Sandwich-Position, Begriff II 312
Santonin und Myokard II 968
Sarcoma idiopathicum haemorrhagicum multiplex s. u. Kaposi-Sarkom
Sarkoidose und Atmung IV 81, 199ff.
—, Capillarresistenz bei VI 574
—, Cor pulmonale bei IV 62, 81, 140ff., 199ff., *200*ff.
— und Gasaustausch IV 81, 199ff.
— bei hämorrhagischer Diathese VI 574
— und Lungenfibrose VI 199ff., *200*ff.
— und Lungenkreislauf IV 62, 81, 140ff., 199ff.
— und Myokarditis I 762; II 874ff., *946*ff.; IV 546
— und Purpura bei VI 574
Sarkom und Blutdruck V 40, 602, 605ff.
— und Cor pulmonale IV 233
— und Gefäßmißbildungen VI 589
— und Glomustumoren VI 593
— und Hämangiome VI 589
— als Herztumoren II 1179, *1202*ff.
—, Hypertonie bei V 40, 602, 605ff.
— und Maffucci-Syndrom VI 589
— und Perikarditis II 1044
Sarkom als Perikardtumoren II 1217, *1219*ff.
—, Rechts-Schenkelblock bei II 359ff.
—, renale Hypertonie bei V 40, 602, 605ff.
—, Schenkelblock bei II 359ff.
—, Wilms- s. dort
Sarmentocymarin, Chemie I 427ff.
Sarmentogenin, Chemie I 427ff.
Sarmentose in Glycosiden I 427ff.
Sauerstoff (Blutgase) s. a. u. Hypoxie und Adams-Stokes-Syndrom II 260ff.
— bei Adipositas IV 382ff., 385ff.
— bei allergischer Myokarditis II 952ff.
— bei Anämie III 868ff.; IV 642ff., *648*ff.
— bei angeborenen arteriovenösen Coronaraneurysmen III 215
— bei angeborener arteriovenöser Fistel VI 471
— bei angeborenem Herzfehler III 124, 146ff.
— bei angeborenem perforiertem Sinus-Valsalvae-Aneurysma II 206
— bei angeborener Pulmonalstenose III 302ff., 321ff.
— und Angina pectoris III 847ff.
— bei Aortenatresie III 561
— bei Aorteninsuffizienz V 768
— bei Aortenisthmusstenose 464
— und Arteriosklerose VI 398ff.
— und arteriovenöse Aneurysmen IV 252ff.
— und arteriovenöse Anastomosen VI 7ff.
— bei arteriovenöser Lungenfistel III 388
— und Atmung I 201ff., 215ff., 225ff.
— und Balneotherapie I 686ff.; VI 156ff.
— Belastung IV 766ff., 770ff.
— und Blut IV 4, 11ff., 18, 23, 25ff.
— und Blutbildung I 163ff.
— und Blutdruck I 21ff.; V 26ff., 67, 339ff., 718
— bei Blutkrankheiten IV 642ff., *648*ff.
— und Blutmenge I 138ff., 153ff.
— und Bradykardie II 4ff., 17

Sauerstoff bei Canalis atrioventricularis communis III 294ff.
— und Cantharidenblase VI 109
— und Capillarektasien VI 527ff.
— und Capillaren VI 12
— und Capillarpermeabilität VI 109
— bei Commissurotomie II 1396ff.
— bei Cor biloculare III 546ff.
— und Coronaranastomosen III 706
— und Coronardurchblutung III 680ff., 847ff.
— und Cor pulmonale IV 60, 72ff., 79ff.; 102ff., 122ff. 144ff., 168, 171ff.
— bei Cor triloculare biatriatum III 543ff.
— und Cyanose I 232ff.; VI 530ff.
— und Diurese I 269ff.
— bei Ductus Botalli persistens III 71ff., 164ff., 179ff., 187
— und Effort-Syndrom IV 818
— und Eintauchfuß VI 561
— bei Eisenmenger-Komplex III 218ff.
— bei Endangitis obliterans VI 280ff.
— und Endokarditis lenta II 688
— und Endokarditis serosa II 773ff.
— und Endokardsklerose II 789
— und Endomyokardfibrose II 788
— und Erfrierung I 981; VI 556
— und Ernährung I 417ff.
— und Erythralgie VI 527
— und essentielle Hypertonie V 339ff.
— bei experimenteller Hypertonie V 67
— und experimenteller Schock I 992
— bei Fallotscher Tetralogie III 336ff., 353ff.
— und Fibroelastose II 789
— und Gefäßkrankheiten VI 23ff.
— bei Gravidität IV 485
— und Graviditätstoxikose V 734, 742ff.
— bei hämorrhagischem Schock I 9, 961ff.
— und Herz IV 1ff., 10ff., 13ff., *21*ff.
Sauerstoff und Herzfrequenz II 4ff., 17
— und Herzglykoside I 448ff., 453ff.
— und Herzgröße I 833ff.
— bei Herzinfarkt I 344; III 706ff., 709ff.
— bei Herzinsuffizienz I 20, *188*ff., 196ff., 201ff., 269ff., 767, 775
— und Herzvolumen I 833ff.
— und Hirn IV 7, 10ff., 13ff.
— bei Höhenadaptation IV 1ff.
— und Hypernatriämie IV 444
— bei Hyperthyreose IV 317ff., 326; V 770
— bei Hypertonie V 67, 339ff., 718, 768
— bei Hypoglykämie IV 378ff.
— und Hypothermie IV 618
— bei Hypothyreose IV 333
— bei Infektionskrankheiten IV 531ff.
— und Insulin IV 378ff.
— und Kallikrein V 220
— und Kammerflattern II 177, 179
— und Kammerflimmern II 177, 179
— und Klima IV 1ff.
— im Kollaps I 958, 961ff., 972ff., *987*ff., 1026ff., 1077ff.; IV 11ff., 21ff., *28*ff., 601ff.
— bei konstriktiver Perikarditis II 1096
—, Kreislaufzeitbestimmung I 172
— und Lebensalter IV 620ff.
— und Leber IV 18ff.
— und Lebernekrose I 779
— und Leberstauung I 779, 782
— und Luftdruck IV 1ff., 39ff
— und Luftüberdruck IV 39ff.
— bei Lungenembolie IV 102ff., 122ff.
— bei Lungenemphysem IV 181ff.
— bei Lungenfibrose IV 198ff.
— und Lungenkreislauf IV 72ff., 79ff.
— bei Lungenstauung I 767, 775
— und Mesoappendix-Test V 193
— bei Mitralatresie III 557
— bei Mitralstenose II 1312ff., 1317ff.
— bei Monge-Syndrom IV 34
Sauerstoff und Myokard I 20ff., 188ff.; IV 7, 10ff., 13ff.
— bei Myokarditis II 882
— und Myokardstoffwechsel III 680ff., 847ff.
— und Narkose IV 592ff., 615ff.
— und neurogene Hypertonie V 718
— und neurogener Schock I 972ff.
— und Niere IV 17ff.
— und Ohnmacht IV 760ff., 763
— und Operabilität IV 620ff., 627, 629ff.
— und Operationen IV 599
— bei Orthostase IV 731ff.; V 810
— und Oxytyramin V 180
— bei paroxysmaler Tachykardie II 134ff.
— und Perikarditis II 1096
— bei Perniciosa IV 646ff.; VI 561
— bei Pneumokoniose IV 205ff.
— bei Poliomyelitis V 718
— bei Polycythämie IV 660ff., 667
— bei Pulmonalarterienaplasie III 382
— bei Pulmonalsklerose IV 245ff.
— und Quecksilberdiuretica I 533
— und Renin V 81ff.
— und respiratorische Arrhythmie II 23ff.
— und Saug-Drucktherapie VI 154
— im Schock I 958, 961ff., 972ff., *987*ff., 1026ff., 1077ff.; IV 601ff.
— und Schockniere I 1103ff.
— und Schützengrabenfuß VI 561
— bei Sichelzellanämie IV 240ff.
— bei Silikose IV 205ff.
— bei Sportherz I 936ff.
— bei Sympathicotonie IV 721ff.
— und Tachykardie II 4ff., 17, 134ff.
— bei Taussig-Bing-Komplex III 509
— bei Thoraxdeformation IV 229ff.
— und Thrombophlebitis VI 487ff.
— und Thyreoidea IV 317ff., 326, 333

Sauerstoff bei Transposition der Aorta und Pulmonalis III 498ff., 509
— bei Tricuspidalatresie III 406
— bei Truncus arteriosus communis persistens III 535ff.
— bei Tuberkulose IV 222ff.
— bei Tumormetastasen IV 238ff.
— bei Vagotonie IV 721ff.
— bei Valsalva-Versuch IV 778ff.
— und Vasodepressor material V 193
— und Vasoexcitor material V 193
— und Vasomotorik III 680ff.
— und vegetative Labilität IV 770ff.
— bei Ventrikelseptumdefekt III 218ff., 236ff., 242
— bei Verbrennung I 980; VI 562
— und Verbrennungsschock I 980
— bei Vorhofseptumdefekt III 260ff., 273ff.
Sauerstoffatmung bei angeborenem Herzfehler III 146, 154
— bei Angina pectoris III 1374ff.
— und Atmung IV 28ff.
— bei Coronarinsuffizienz III 1374ff.
— bei Cor pulmonale IV 168, 171ff.
— bei Fettembolie IV 136
— und Globalinsuffizienz IV 84
— bei Herzinfarkt III 1452ff., 1481ff.
— bei Herzinsuffizienz I 137, 419, 594ff.
— und Höhenadaptation IV 28ff.
— bei Kammerflattern II 177
— bei Kammerflimmern II 177
— bei Karditis rheumatica II 657
— und Klima IV 28ff.
— bei Kollaps I 1146ff.
— und Luftdruck IV 28ff.
— bei Luftembolie IV 131
— bei Lungenembolie IV 103, 122ff.
— bei Lungenödem I 137, 594
— bei Migräne VI 254
— zur Narkose IV 614ff.
— bei rheumatischem Fieber II 657
Sauerstoffatmung bei Sauerstoffmangel IV 28ff.
— bei Schock I 1146ff.
Sauerstoffdefizit bei arteriovenösen Aneurysmen IV 253
— und Belastung IV 768
— bei Herztrauma II 509ff.
— und Lebensalter IV 623ff.
— bei Lungenemphysem IV 190
— und Operabilität IV 623ff., 630
— und Narkose IV 615
— bei Pneumokoniose IV 205
— bei Silicose IV 205
—, spirographisches I 190
— bei Vorhofseptumdefekt III 260, 274ff.
Sauerstoffinsufflation, arterielle, und Angiographie VI 119ff., 121
—, —, Apparaturen VI 209
—, —, bei Arteriosclerosis obliterans VI 435
—, —, bei Endangitis obliterans VI 303
—, —, bei Gefäßkrankheiten VI 208ff.
—, —, Komplikationen IV 128, 130; VI 209ff.
—, —, Luftembolie bei IV 128, 130
—, —, Röntgendiagnose VI 119, 121, 210
—, —, Technik VI 208ff.
—, —, Vasomotorik VI 212, 303
Sauerstoffmangel, akuter IV 26ff.
— und arteriovenöse Anastomosen VI 8
— und Atmung IV 2ff., 82
—, Blut bei IV 4, 11ff., 18, 23, 25ff.
— und Blutdruck IV 38
— und Blutkrankheiten IV 659ff.
— und Capillaren VI 12
— und Coronarinsuffizienz IV 37ff.
— und Cor pulmonale IV 60
—, Herz bei IV 1ff., 10ff., 13ff.; IV *21*ff.
— und Herzinfarkt III 1082; IV 37ff.
— und Herzinsuffizienz IV 37
—, Hirn bei IV 7, 10ff., 13ff.
— und Höhenadaptation IV 1ff., 82
— und Hypertonie IV 38
— und Klima IV 1ff., 82
—, Kollaps bei IV 11ff., 21ff., *28*ff., 763
Sauerstoffmangel, Kreislauf bei IV 1ff.
—, Leber bei IV 18ff.
— und Luftdruck IV 1ff., 82
— bei Luftüberdruck IV 39ff.
— und Lungenkreislauf IV 60, 72ff., 82
— und Lungenleiden IV 36ff.
—, Monge-Syndrom bei IV 33ff.
— und Myokard IV 7, 10ff., 13ff.
—, Nervensystem bei IV 7, 10ff., 13ff.
—, Niere bei IV 17ff.
— und Ohnmacht IV 763
— und Polyglobulie IV 659ff.
— und Sportherz I 940ff.
—, vegetative Labilität IV 763
Sauerstoffmangeltheorie der Herzinsuffizienz I 708ff.
— und Myokard I 708ff.
Sauerstoffpartialdruck und Atmung IV 1ff.
— und Herz IV 1ff.
— und Klima IV 1ff.
— und Kreislauf IV 1ff.
— und Luftdruck IV 1ff.
— bei Luftüberdruck IV 39ff.
Sauerstoffschuld I 188ff.
Sauerstoffspannung bei Anämie IV 642ff.
— bei Blutkrankheiten IV 642ff.
— und Herz IV 1ff.
— und Klima IV 1ff.
— und Kreislauf IV 1ff.
— und Luftdruck IV 1ff.
— bei Luftüberdruck IV 39ff.
— bei Lungenembolie IV 103
— und Lungenkreislauf IV 72ff, 79ff.
— und Narkose IV 596
— und Operabilität IV 629
— und Operationen IV 599
Sauerstoffspannungsgradient bei Anämie IV 650
— und Atmung IV 2ff.
— bei Blutkrankheiten IV 650
— bei Höhenadaptation IV 2ff.
— und Klima IV 2ff.
— und Luftdruck IV 2ff.
— und Lungenkreislauf IV 80ff.
— und Narkose IV 596
Sauerstoffvergiftung durch Luftüberdruck IV 39ff.
Sauerstoffwirkung, paradoxe, und Höhenadaptation IV 29ff.
—, —, und Luftdruck IV 29ff.
—, —, bei Sauerstoffmangel IV 29ff.

Scalenus-Syndrom III 1330
— und Gefäßkrankheiten VI 239
— und sekundäres Raynaud-Syndrom VI 239
— und Thrombophlebitis VI 487, 495
— und Vasomotorik IV 864; VI 239
— und vegetative Labilität IV 864
Schädeltrauma und Coronarinsuffizienz III 910
Scharlach und angeborene Herzfehler III 114
—, Antesystolie bei II 395
—, Atrioventrikularblock bei II 224ff.
—, Blutdruck bei V 801ff.
—, Bradykardie bei IV 532
—, Capillarresistenz bei VI 567
— und Gefäßkrankheiten VI 308, 310
—, Glomerulonephritis bei V 613, 615
— bei hämorrhagischer Diathese VI 567, 569
—, Herzblock bei II 224ff.
—, Herzinsuffizienz bei I 763ff.
— und Hypertonie V 613, 615
— und Hypotonie V 801ff.
— und infektiöser Schock I 983ff.
—, Interferenz-Dissoziation bei II 295ff.
— und Kollaps I 983
—, Myokard bei I 707, 763ff.; IV 546
— und Myokarditis s. a. u. Scharlach-Myokarditis I 763ff.; II 870, 874, *898* ff.; IV 546
— und Nephritis V 613, 615
— und Periarteriitis nodosa VI 308, 310
—, Purpura fulminans bei VI 569
—, Purpura infectiosa bei VI 567
—, Rechts-Schenkelblock bei II 35
—, Reizleitungsstörungen bei II 224ff.
— und renale Hypertonie V 613, 615
—, Schenkelblock bei II 357
— und Schock I 983
—, Tachykardie bei II 9ff.; IV 532
—, Waterhouse-Friedrichsen-Syndrom bei IV 565
—, Wenckebachsche Periodik bei II 225
—, Wilson-Block bei II 357
Scharlach, Wolff-Parkinson-White-Syndrom bei II 395
„Scharlachherz", Begriff IV 549
„Scharlachknötchen" IV 549
Scharlach-Myokarditis II 870, 874, *898* ff.
—, Anatomie II 899ff.
—, Elektrokardiogramm bei II 878ff., *901* ff.
—, Häufigkeit II 898ff.
—, Pathologie II 899ff.
—, Prognose II 902
—, septische II 899ff.
—, Symptome II 900ff.
Schaumzellen bei Arteriosklerose VI 384
Scheintod, anoxischer IV 28
Schellong-Test V 782
— und Hypotonie V 783
Schemmsche Therapie bei Herzinsuffizienz I 572
Schenkelblock II 316ff.
—, Ätiologie II 352ff.
— bei allergischer Myokarditis II 951 ff.
—, alternierender II 343ff., 361ff.
—, Anatomie II 181ff., *317* ff.
— bei angeborenem arteriovenösem Coronaraneurysma III 215
— bei angeborenen Herzfehlern II 330, 352ff., 356ff.
— bei angeborenem perforiertem Sinus-Valsalvae-Aneurysma III 207ff.
— bei angeborener Pulmonalinsuffizienz III 565
— bei angeborener Pulmonalstenose III 310
— bei angeborener Tricuspidalinsuffizienz III 431
— bei angeborener Tricuspidalstenose III 412
— bei Angina pectoris III 1034
— und Antesystolie II 387, 389
— bei Aortenaneurysma VI 447
— bei Aortenisthmusstenose III 445, 456ff.; V 756
— bei Aortenstenose II 1444ff.
— und Atrioventrikularblock II 224
—, atypischer II 319
—, ausgesprochener II 323ff.
— bakterielle Endokarditis II 708ff.
—, Bayley-Block II 332ff.
— bei Beriberi IV 392
— bei Blutkrankheiten IV 674
Schenkelblock und Calciumstoffwechsel II 341
— bei Canalis atrioventricularis communis III 293ff.
— bei Carcinoid II 785
— und Carotissinus-Syndrom II 275ff.
— bei Chagas-Myokarditis II 932
— und Chinidin II 121, 165
— und Coronarinsuffizienz III 1034
— bei Cor pulmonale IV 109ff., 159ff.
— bei Dermatomyositis II 992
— bei Diphtherie-Myokarditis II 879ff., 894ff.
—, divergierender II 363ff.
—, doppelseitiger II 361ff.
— bei Ductus Botalli persistens II 330; III 170ff.
— bei Dystrophia myotonica II 971
— bei Dystrophie IV 299
— bei Ebstein-Syndrom III 421ff.
—, Elektrokardiogramm II 316ff., 321ff., 324ff.
— bei Endokardfibrose II 788
— bei Endokarditis lenta II 708ff.
— bei Endomyokardfibrose II 788
— und Extrasystolie II 51ff., 60ff., 159, 341
— bei Fiedler-Myokarditis II 957ff.
—, fokaler II 320, *367* ff.
—, formaler II 323ff.
—, funktioneller II 91, 99, 159
— bei Gelbfieber II 930
—, generalisierter II 372ff.
—, geringgradiger II 323ff.
— und Grippemyokarditis II 925
— bei Hämochromatose IV 683
—, Hämodynamik II 335ff.
—, Häufigkeit II 352ff.
— und Heredoataxie II 973
— bei Herzinfarkt II 348ff.; III 1176, 1198ff.
—, Herztöne bei II 335ff.
— bei Herztrauma II 464ff. 519ff.
— bei Herztumoren II 358ff., 1181ff., *1182* ff.
— bei Hyperkaliämie IV 433
— bei Hyperthyreose II 357; IV 325
— bei Hypothyreose IV 332
— bei idiopathischer Herzhypertrophie II 975
— und idiopathische Pulmonalektasie III 369

Schenkelblock bei Infektionskrankheiten IV 539
—, inkompletter II 317, 323ff.
— und Interferenz-Dissoziation II 295
—, intermittierender II 338ff., 341ff.
— und Kammertachykardie II 156ff., 161ff.
— bei Karditis rheumatica II 585ff., 588
— bei Kollagenosen II 992
—, kompletter II 317, 322ff.
— bei Leptospirosen II 905
— bei Leukämie IV 674
—, Links- s. u. Linksschenkelblock
— bei Lues II 946
— bei Lungenembolie IV 109ff.
— bei Lungenvenentransposition III 529
— bei Lutembacher-Syndrom III 284
—, Majortyp II 322ff.
— und Masern II 922
—, Mechanismus II 317ff.
—, Minortyp II 322ff.
— bei Mitralinsuffizienz II 1422
— bei Mitralstenose II 1338ff.
—, Myokard bei I 707
— bei Myokarditis II 879ff., 884; IV 539
— bei Myokarditis rheumatica II 585ff., 588
— bei Myokardlues II 946
— und Myokardsarkoidose II 948
— bei Myokardtuberkulose II 944
— und Operabilität IV 628
— und paroxysmale Tachykardie II 139, 156ff., 161ff.
—, partieller II 317
—, Pathogenese II 321ff.
—, Pathologie II 181ff., *316*ff.
—, Periinfarction-Block II 368
—, Physiologie II 181ff., *317*ff.
—, Prognose II 375ff.
— und Pulmonalektasie III 369
—, Rechts- s. u. Rechtsschenkelblock
— bei rheumatischem Fieber II 585ff., 588
— und Sarkoidose II 948
—, scheinbarer, bei Extrasystolie II 51ff., 60ff.
— bei Schlafkrankheit II 936
— bei Sportherz I 946
Schenkelblock und Tachykardie II 139ff., 156ff., 161ff., 340
—, Therapie II 377ff.
— und Thyreoidea II 357; IV 325, 332
—, totaler II 361ff.
— und Toxoplasmose II 934
—, transistorischer II 338ff.
— bei Transposition der Aorta und Pulmonalis III 503ff.
— bei Trichinose II 939
— bei Tricuspidalatresie II 359ff.; III 401ff.
— bei Tricuspidalinsuffizienz II 1508ff.
— bei Tuberkulose II 944
—, Typen II 322ff.
— und Überleitungszeit II 347ff.
—, unbeständiger II 338ff.
— bei Ventrikelseptumdefekt III 232
—, vereitelter doppelseitiger II 363ff.
— bei Vorhofflattern II 99
— und Vorhofflimmern II 91ff., 340, 345ff.
— bei Vorhofseptumdefekt II 359; III 249, *264*ff.
—, Vorkommen II 339ff., *352*ff.
— und Wenckebachsche Periodik II 345
—, Wilsonscher s. u. Wilson-Block
— und Wolff-Parkinson-White-Syndrom II 387, 389
Scherisolon salubile und Kollaps I 1145
Schick-Test und rheumatisches Fieber II 554
Schistomatose und Myokarditis II 874, 940
Schizophrenie und Commissurotomie II 1396
— und Hirndurchblutung V 395
Schlaf und Adipositas IV 385
— bei Aortitis luica VI 355
— und arteriovenöse Anastomosen VI 8
— und Atmung IV 27ff., 34
— und Barbiturate V 495
— und Blutdruck V 15, 73, 149, 241, 245ff., 258ff.
— und Coffein IV 826
— bei Cor pulmonale IV 144ff.
— bei Dekompensation V 383
— bei Effort-Syndrom IV 715
— und Entzügelungshochdruck V 149
— bei essentieller Hypertonie V 241, 245ff., 258ff.
Schlaf und experimentelle Hypertonie V 73,149
— und Gefäßkrankheiten VI 314
— und Genußgifte IV 826
— und Herzaktion II 7
— bei Herzglykosidintoxikation I 499
— bei Herzinsuffizienz I 419, 421
— und Herzrhythmus II 21ff.
— bei Höhenadaptation IV 27ff., 34
— und Hypertonie IV 798; V 73, 149, 241, 245ff., 258ff.
— und Hypertonietherapie V 495
— und Hypotonie IV 809
— und Klima IV 27ff., 34
— und Lues VI 355
— und Luftdruck IV 27ff., 34
— bei Minus-Dekompensation V 383
— bei Myokarditis II 902
— und Narkose IV 592
— und Nicotin IV 826
— bei Periarteriitis nodosa VI 314
— bei Plus-Dekompensation V 383
— und respiratorische Arrhythmie II 22
— bei Sauerstoffmangel IV 27ff., 34
— bei Scharlachmyokarditis II 902
— und Sedativa V 495
— bei vegetativer Labilität IV 715, 719, 798ff., 809ff.
— bei Volumenhypertrophie I 753
Schlaftherapie bei Angina pectoris III 1400ff.
— bei Herzinsuffizienz I 421
Schlagverletzung, Gefäßkrankheiten bei VI 24
— und Herztrauma II 492ff.
— und Kollaps IV 762
— und vegetative Labilität IV 762
Schlagvolumen s. u. Herzschlagvolumen
Schlagvolumenhochdruck bei Herzblock V 768ff.
Schlangengift und Blutdruck V 227
— und Bradykinin V 227
— und Capillarpermeabilität I 970; VI 583ff., 586
— und Capillarresistenz VI 105, 583ff., 586
— und hämorrhagische Diathese VI 583ff., 586
— und Kallidin V 227

Schlangengift und Kollaps I 970
— und Purpura VI 583ff., 586
— und Schock I 970
— und Serotonin V 182
Schleimhäute und Adrenalin V 173
— und angeborene Herzfehler II 337ff.
— bei Aortenbogensyndrom VI 378ff.
— bei arteriovenöser Lungenfistel III 386ff.
— und Atmung IV 8, 32
— und Balneotherapie I 680
— und Capillarmikroskopie VI 97ff.
— und Capillarpermeabilität VI 553ff.
— und Capillarresistenz VI 565
— bei Dermatomyositis II 991ff.
— und Dibenamin V 493
— und Dibenzylin V 493
— und Endokarditis lenta II 680, 693
— bei Fallotscher Tetralogie III 337ff.
— und Ganglienblocker V 580ff., 594
— und Gefäßkrankheiten VI 320ff.
— und Gefäßmißbildungen III 386ff.
— und Hämangiome VI 596ff.
— und hämorrhagische Diathese VI 565, 569
— bei Herzinsuffizienz I 775
— bei Höhenadaptation IV 8, 32
— und Hydergin V 492
— und Hypertonietherapie V 492ff.
— bei Infektionskrankheiten IV 563
— bei Kälteurticaria VI 553ff.
— und Klima IV 8, 32
— bei Kollagenosen II 991
— und Luftdruck IV 8, 32
— und Lungenemphysem IV 180ff.
— bei Lungenstauung I 775
— und Lymphangiom VI 616ff.
— und Lymphangitis VI 603ff.
— bei Möller-Barlow-Syndrom VI 579ff.
— bei Moschcowitz-Symmers-Syndrom VI 573
— und Narkose IV 614ff.
— und Noradrenalin V 174
— bei Periarteriitis nodosa VI 320ff.
— bei Polycythämie IV 665
Schleimhäute bei Purpura fulminans VI 569
— bei Purpura rheumatica VI 565
— und Rauwolfia-Alkaloide V 537ff., 594
— und rheumatisches Fieber VI 565
— bei Sauerstoffmangel IV 8, 32
— bei Skorbut VI 579ff.
— bei Teleangiektasien VI 539ff.
— und Thiocyanate V 494
— bei Verbrennung VI 562ff.
— bei Waterhouse-Friedrichsen-Syndrom IV 563
Schleimhautinfarkt und Capillarresistenz VI 579
— und Gefäßkrankheiten VI 320ff.
— und hämorrhagische Diathese VI 579
— bei Möller-Barlow-Syndrom VI 579
— bei Periarteriitis nodosa VI 320ff.
— bei Purpura VI 579
— bei Skorbut VI 579
Schluckakt und Adams-Stokes-Syndrom II 255
— bei Aortenaneurysma VI 448ff.
— bei Aortenbogenanomalien III 480
— und Carotissinussyndrom II 277
— und Extrasystolie II 43
— und Gefäßkrankheiten VI 327
— bei Gefäßmißbildungen III 480
— bei Hypokaliämie I 586
— bei konstriktiver Perikarditis II 1100ff.
— bei Mitralstenose II 1345ff.
— bei Periarteriitis nodosa VI 327
— und Perikarditis II 1045
Schmerz s. a. u. Angina pectoris und Dysbasia intermittens
— bei Akrocyanose VI 533
— bei Angina pectoris III 700ff., *991*ff.
— bei Angina tonsillaris II 914
— bei Aortenaneurysma VI 447
— bei Aortenhämatom, intramuralem VI 458
— bei Aorteninsuffizienz II 1456ff.
— bei Aortenisthmusstenose III 452
Schmerz bei Aortenstenose II 1432ff.
— bei Aortenthrombose VI 372ff.
— bei Aortitis luica VI 355ff.
— bei Arteriosclerosis obliterans VI 431, 433ff.
— bei Arteriosclerosis obliterans diabetica VI 439ff.
— bei Brucellosen II 904
— bei Capillarektasien VI 525ff.
— bei Chagas-Myokarditis II 931ff.
— bei Coronargefäßmißbildungen III 569ff.
— bei Coronarinsuffizienz III 700ff., 991ff.
— bei Coronarspasmen III 834ff.
— bei Cyanose VI 533
— bei Diabetes mellitus VI 439ff.
— bei Diphtheriemyokarditis II 894ff.
— bei Eintauchfuß VI 561
— bei Embolie VI 363ff.
— bei Endangitis obliterans VI 278ff., 281ff.
— bei Erfrierung VI 558
— bei Erythematodes II 976ff.
— bei Erythralgie VI 527
— bei Erythromelalgie VI 525ff.
— bei Fokaltoxikose II 914
— bei Gefäßkrankheiten VI 32ff.
— bei Gefäßmißbildungen III 369; VI 593ff.
— bei Glomustumoren VI 593ff.
— bei Grippemyokarditis II 924ff.
— bei Hämangioendotheliom VI 601
— bei Hämangiomen VI 597
— und Hämangiosarkom VI 602
— und Hämochromatose II 965
— und hämorrhagische Diathese VI 564ff.
— bei Herzinfarkt III 1097ff., 1274ff.
— bei Herztamponade II 1065ff.
— bei idiopathischer Herzhypertrophie II 975
— bei idiopathischer Perikarditis II 1074
— bei idiopathischer Pulmonalektasie III 369
— bei Kaposi-Sarkom VI 602

Schmerz bei Karditis rheumatica VI 564
— bei Kavernomen VI 597
— bei Kollagenosen II 976ff.
— und Kollaps I 957
— bei konstriktiver Perikarditis II 1100ff.
— bei Livedo reticularis VI 535
— bei Lymphgefäßinsuffizienz VI 610, 613
— bei Lymphödem VI 610, 613
— und Malaria II 935
— bei Martorelli-Syndrom VI 381
— bei Migräne VI 249
— bei Mitralstenose II 1321ff.
— bei Möller-Barlow-Syndrom VI 579
— bei Myokarditis II 877ff.
— und Myokardstoffwechsel III 700ff.
— und neurogener Schock I 973
— bei Panzerherz II 1100ff.
— und Parotitis II 928
— und paroxysmale Tachykardie II 131ff.
— bei Periarteriitis nodosa VI 314, 329
— bei Perikardcysten II 1144
— bei Perikarddivertikel II 1144
— bei Perikarditis II 1045ff., 1065ff.
— bei Perniosis VI 559ff.
— bei Phlebektasien VI 519
— bei Phlebitis VI 491ff.
— bei Postcommissurotomie-Syndrom II 1393ff.
— und postthrombotisches Syndrom VI 510ff., 512ff.
—, präkordialer s. u. Angina pectoris
— bei Pulmonalektasie III 369
— bei Purpura rheumatica VI 564ff.
— bei Raynaud-Syndrom VI 225ff.
— und reaktive Hyperämie VI 61
— und rheumatisches Fieber VI 564
— bei Riesenzellarteriitis VI 338ff.
— bei Scharlachmyokarditis II 902
— und Schock I 957
— bei Schützengrabenfuß VI 560ff.
— bei Skorbut VI 579
— und Tachykardie II 131ff.
Schmerz bei Thrombophlebitis VI 491ff.
— bei Thrombose VI 370ff.
— und Toxoplasmose II 934
— bei Tricuspidalstenose II 1490ff.
— bei Typhus-Myokarditis II 906
— und Ulcus cruris VI 381
— bei Varicosis VI 519
— und Vasomotorik VI 61
— bei Verbrennungsschock I 979ff.
Schnappatmung bei Lungenembolie IV 104
Schock I 952ff.
— und Addison-Syndrom V 799
— und Adenosin V 202
— und Adrenalin I 1033, 1043, *1069*ff.
—, Ätiologie I 955ff.
— und Aldosteron I 1074ff.
— und allergische Myokarditis II 952
—, allergischer I 958, 982
— bei Amöbiasis I 1006
— bei Anämie IV 657
— bei Anaesthesie IV 600ff.
—, anaphylaktischer I 958, 982
—, —, und allergische Myokarditis II 949ff.
—, —, bei angeborenem Herzfehler III 71
—, —, bei Echinokokkose II 938
—, —, bei Myokarditis II 938, 949ff.
—, —, und Perikard II 1089
—, —, durch Quecksilberdiuretica I 533
—, Anatomie I 1109ff.
— bei angeborenem perforiertem Sinus-Valsalvae-Aneurysma III 206
— bei Angiokardiographie II 1267ff.
— bei Aortenhämatom, intramuralem VI 458
— bei Aortenstenose I 959; II 1433ff.
— und Arteriosklerose VI 397ff.
—, Begriff I 952ff.
— und Blutdruck I 960ff., 975ff., 987ff., 1004ff., 1019ff., *1034*ff.; V 782ff.
— und Blutgerinnung I 992, 1095ff.
— bei Blutkrankheit IV 657
— und Blutmenge I 149, 153, 161ff., 957ff., 959ff., 966ff., 986ff., *993*ff.
— und Blutverlust I 957, *959*ff., *989*ff., *995*ff.
Schock und Capillarfunktion V 192
— und Capillarpermeabilität I 964, 966ff., 979ff., 983ff., 994ff., *1062*ff.; VI 108, 148, 548, 553ff.
—, chirurgischer IV 599ff.
— und Chylothorax VI 607
— und Coronardurchblutung I 962ff., *1025*ff.; III 692ff.
— und Coronarinsuffizienz III 692ff.
—, Definition I 952ff.
— und Dekompensation V 383
—, Digestionssystem im I 1121
— und Diphtherie-Myokarditis II 893ff.
— und Diurese I 256, 975, 997ff., *1074*ff.
— und Diuretica V 494
— bei Echinokokkose II 938
— und Embolie I 957ff., 964ff., *1112*; VI 361ff.
— und Endokardsklerose II 789
—, erethischer I 1035
— bei Erfrierung I 980ff.
—, experimenteller I 959ff., *989*ff.
— bei Fettembolie IV 133ff.
— und Gefäße I *1111*ff.
— und Gefäßkrankheiten VI 23ff.
— und Graviditätstoxikose IV 517; V 742
— bei Hämochromatose IV 688
—, Hämodynamik beim I 986ff.
—, hämolytischer I 1107, 1117
— bei Hämoperikard I 959; II 1151ff.
—, hämorrhagischer I 957, *959*ff., *989*ff.
—, —, und Coronardurchblutung III 692ff.
—, —, und Coronargefäße III 692ff.
—, —, und Coronarinsuffizienz III 692ff.
—, —, und Myokardstoffwechsel III 692ff.
—, Herz im I 1110ff., *1019*ff.
— und Herzfrequenz I 959, 965ff., 976, 984ff., 987ff., 1010, *1032*ff.
— und Herzglykoside I 465ff., 480
— und Herzgröße I 854
— bei Herzinfarkt I 339ff.; III 1096ff., *1224*ff., 1252ff.; 828ff.

Schock bei Herzkatheterismus II 1258ff.
— bei Herztamponade I 959; II 1075
— bei Herztrauma II 484ff., 501ff., 519ff., 525ff.
— bei Herzversagen I 130, 338ff., 465ff.
— und Hirndurchblutung V 395
— und Histamin V 199, 494
— und Hormone I 964, 970, 976, 1033, 1042ff., *1068*ff.
— und Hyperkaliämie IV 420ff.
— und Hypertensin V 98
— und Hypertonie I 965, 975, 979, 1027, 1031, 1035ff.
— durch Hypertonie-Therapie V 492
— und Hypotonie I 960ff., 975ff., 985ff., 1032, 1034ff.; V 782ff., 799
— bei idiopathischer Perikarditis II 1075
— bei Infektionen I 957, *982*ff.; IV 541, 557ff.; V 803ff.
—, irreversibler I 992
— und Kälteurticaria VI 553ff.
—, kardiogener I 130, 338ff., 465ff., 480, 1025; IV 600ff.
— bei Kohlenoxyd-Vergiftung III 874ff.
— und Kollaps I 955
—, kompensierter I 992
—, latenter I 992
—, Leber im I 957, 968ff., 978ff., 983ff., *988*ff., 1006ff., 1040, 1045, *1077*ff., *1114*ff.; IV 606
—, Lebernekrose bei I 779
—, Lunge im I 975ff., 976, 1009, 1016ff., 1111ff., *1123*ff.
— und Lungenembolie I 346; IV 98, 104ff.
— und Lungenkreislauf I 1016ff.
— und Lungenödem I 131ff.
—, manifester I 992
— und Mesoappendix-Test V 192ff.
— und Mineralhaushalt I 957ff., 966, 970, 979ff., 992, 997ff., *1000*ff.; IV 602ff.
— und Minus-Dekompensation V 383
— und Muskulatur I 958, 960, 965ff., 982, 1009, 1011ff., *1047*ff.

Schock, Myokard beim I 1025ff., *1110*ff.
— und Myokarditis I 348, 959; II 893ff., 917ff., 949
— und Myokardose II 969
— und Myokardstoffwechsel I 27; III 692ff.
— und Narkose IV 595, 599ff.
— und Nebenniere I 957, 964, 983ff., 1005, 1068ff., 1071ff., *1124*
— und Nervensystem I *1112*ff.
—, neurogener I 957, 964ff., *972*ff.; IV 600ff.
—, Niere im I 957ff., 960ff., 968, 980, 985ff., 1035, 1040, 1044, 1074ff., *1097*ff., *1116*ff.; IV 601ff., 605ff.
— und Noradrenalin I 1042, 1069ff.
— und Operationen IV 596ff.
— Operations- I 965ff., 975ff.
—, Pathologie I 1109ff.
—, Pathophysiologie I 986ff.
— und Perikard II 1089
— bei Perikarderguß I 347
— bei Perikarditis II 1075
— und peripherer Gefäßwiderstand I 976ff., 979, 983, 987ff., 1004, 1020ff., *1037*ff.
— bei Poliomyelitis II 917; IV 541
—, postoperativer IV 599ff.
—, primärer I 975ff.
—, progressiver I 992
—, protoplasmatischer I 1002
— und Regelkreis I 959, 960ff., *1054*ff.
— und Renin V 81ff.
—, spinaler I 958
—, Stadien I 992
— und Steroide I 983ff., *1070*ff.
— und Stoffwechsel I 957, 961ff., 981ff., 984ff., 987ff., 1027ff., 1047ff., *1077*ff., *1114*ff.
— bei Tachykardie I 345
—, terminaler I 992
— und Terminalstrombahn I 964, 966ff., 979ff., 983ff., 994ff., 1001ff., 1009, 1012ff., *1062*ff.; VI 20
—, Therapie I 1125ff.
— und Thrombose I 957, 1112
—, Tourniquetscher IV 601
—, traumatischer I 131, 153, 957, 960ff., *964*ff.; IV 599ff.
— bei Trichinose II 939

Schock und Vasodepressor material V 193ff., 203
— und Vasoexcitor material V 192ff.
— und Vasomotorik I 957, 960ff., 966ff., 1035ff., 1039ff.
— und Venensystem I 987ff., 991ff., *1010*ff.
— bei Verbrennung I 968, 977ff.; VI 562ff.
— bei Vergiftungen III 874ff.
— und Wärmeurticaria VI 562
— und Wasserhaushalt I 957, 966, 985ff., 997ff., *1000*ff.
— und Zentralnervensystem I 958, 972ff., 982, 985ff., *1052*ff., *1112*ff.
Schockniere I 1097ff., 1116ff.
—, Anatomie I 1116ff.
—, Diurese bei I 1076ff., 1107ff.
— bei Graviditätstoxikose IV 517
— bei hämorrhagischem Schock I 1101ff., 1105ff., 1108
—, Kollaps bei I 1097ff., 1116ff.
— und Narkose IV 595
— und Nervensystem I 1105ff.
— und Operationen IV 596ff.
—, Pathogenese I 1107ff.
—, Pathologie I 1116ff.
—, Pathophysiologie I 1097ff.
— bei traumatischem Schock I 1097ff.
— und Vasomotorik I 1100ff.
— bei Verbrennung I 1035, 1100, 1117
— bei Verbrennungsschock I 1035, 1100
Schönleinsche Purpura s. u. Purpura rheumatica
Schoenocaulon officinale V 554; s. a. u. Veratrumalkaloide
Schrittmacher (Reizbildung) II 4ff.
— bei Atrioventrikular-Dissoziation II 286ff.
— bei Atrioventrikular-Rhythmus II 278ff.
—, elektrischer, bei Herztrauma II 526
— bei Interferenz-Dissoziation II 290ff.
— bei Luftüberdruck IV 41
— bei Pararhythmie II 285ff., 305
— bei Parasystolie II 298ff., 305
—, wandernder II 44, 184, 208

Schrittmacher, wandernder, bei Atrioventrikularblock II 237
—, —, bei Diphtherie-Myokarditis II 896
—, —, bei Dystrophia musculorum progressiva II 972
—, —, bei Myokarditis II 896, 912
—, —, bei Parotitis II 928
—, —, bei Pneumonie-Myokarditis II 912
—, —, und P-Welle II 208
—, —, bei totalem Block II 237
Schrittmachertheorie des Herzens II 4ff.
Schrumpfniere bei Amyloidose V 617
— bei Bleivergiftung V 771ff.
—, Blutdruck bei V 33ff., 595ff., 608
— und Gefäßkrankheiten VI 317
— und Glomerulonephritis V 617
— und Herzinsuffizienz I 517
—, hydronephrotische V 708
—, Hypertonie bei V 33ff., 595ff., 608
— und maligne Hypertonie V 628ff.
— und Nephritis V 617
—, nephrotische, nach Schockniere I 1121
— und Periarteriitis nodosa VI 317
—, pyelonephritische V 608, 638
—, —, und Hypertonie V 608
—, renale Hypertonie bei V 33ff., 595ff., 608, 617, 628, 638
—, vasculäre V 596ff., 628
—, —, bei Gefäßkrankheiten VI 317
—, —, und Hypertonie VI 596ff., 628
—, —, bei Periarteriitis nodosa VI 317
— bei Vergiftungen V 771ff.
Schüttelfrost bei Aortenhämatom, intramuralem VI 459
— bei bakterieller Endokarditis II 726, 740
— durch Depressan V 235
— bei Endokarditis acuta II 726ff.
— bei Endokarditis lenta II 690ff.
— bei Gefäßkrankheiten VI 313
— und Infektionskrankheiten IV 530ff.
Schüttelfrost bei Lymphangitis VI 603
— bei Periarteriitis nodosa VI 313
— bei Riesenzellarteriitis VI 338
Schützengrabenfuß VI 536, *560*ff.
— und Capillarpermeabilität VI 560ff.
„Schuhanklopferkrankheit" VI 536ff.
Schulter-Hand-Syndrom IV 864
— und Herzinfarkt III 1258ff.
Schußverletzungen und Embolie VI 361ff.
— und Endokarditis lenta II 686
— und Fettembolie IV 132ff.
— und hämorrhagischer Schock I 964ff.
— und Herztrauma II 476ff.
— und Kollaps I 964ff.
— und Perikarditis II 1087
— und Schock I 964ff.
— und traumatische Perikarditis II 1087
— und traumatischer Schock I 964ff.
Schutzblockierung II 285ff.
— und Atrioventrikular-Dissoziation II 286ff.
— und Automatie II 285ff.
— und Interferenz-Dissoziation II 291ff.
— und Pararhythmie II 285ff., 291ff., 297ff., 304ff.
— und Parasystolie II 285ff., 297ff., 304ff.
Schwangerschaftstoxikose s. u. Graviditätstoxikose
Schwarzwasserfieber, Myokard bei II 935
Schwefel und Diurese I 255, 301
— bei Gefäßkrankheiten VI 187
— und Gravidität IV 479
Schwefelbäder bei Gefäßkrankheiten VI 158
Schwefelkohlenstoffvergiftung III 892
— und Arteriosklerose VI 402
—, Blutdruck bei V 618
— und Coronarinsuffizienz III 892
— und Gefäßkrankheiten VI 402
—, Glomerulosklerose bei V 618
—, Hypertonie bei V 618
—, renale Hypertonie bei V 618
Schwefelwasserstoffvergiftung III 892
— und Angina pectoris III 892
— und Coronarinsuffizienz III 892
Schweißsekretion bei Adipositas IV 382ff.
— bei Aneurysmen, arteriovenösen V 769ff.
— bei angeborenem Herzfehler III 452
— bei Angina pectoris III 1006ff.
— bei Aortenaneurysma VI 449ff.
— bei Aortenhämatom, intramuralem VI 458
— bei Aorteninsuffizienz II 1457ff.
— bei Aortenisthmusstenose III 452
— und Atmung IV 34
— bei bakterieller Endokarditis II 690ff., 726ff., 740
— und Balneotherapie I 666
— bei Beriberi IV 390ff.
— und Blutdruck V 802ff.
— und Carboanhydrase I 538ff.
— bei Chagas-Myokarditis II 931ff.
— durch Cholinderivate II 147
— bei Chylothorax VI 607
— bei Coronarinsuffizienz III 1006
— bei Cor pulmonale IV 148
— durch Digitalis I 489ff.
— bei Diphtherie-Myokarditis II 895ff.
— bei Dumping-Syndrom IV 865
— und Dystrophie IV 307
— bei Effort-Syndrom IV 715
— bei Eintauchfuß VI 561
— bei Embolie VI 363ff.
— bei Endokarditis acuta II 726ff.
— bei Endokarditis lenta II 690ff., 740
— bei endokriner Hypertonie V 655, 661
— bei Gefäßkrankheiten VI 43ff., 313, 329ff.
— und Hauttemperatur VI 85ff.
— bei Herzinfarkt I 339; III 1116, 1121
— bei Herztrauma II 503ff.
— und Höhenadaptation IV 34
— bei Hypertonie V 655, 661
— und Hyponatriämie I 572

Schweißsekretion bei Hypotonie IV 809ff., V 802ff.
— und infektiöser Schock I 985ff.
— bei Infektionskrankheiten IV 532ff., 556
— und Kälte-Test IV 784ff.
— bei Karditis rheumatica II 569, 609
— und Klima IV 34
— und Kollaps I 957, 997ff; IV 602ff.
— und Luftdruck IV 34
— bei Luftembolie IV 126
— bei Lungenembolie I 346; IV 104ff.
— und Magnesium-Stoffwechsel IV 458
— und Menopause IV 871
— bei Migräne VI 250
— bei Myokarditis II 895
— bei Ohnmacht IV 760ff.
— und Operationsschock I 966
— bei Orthostase IV 735; V 809ff.
— bei Periarteriitis nodosa VI 313, 329ff.
— bei Perikarderguß I 347
— bei Perniosis VI 561
— bei Phäochromocytom V 655, 661
— bei Pneumonie-Myokarditis II 911
— bei Porphyrie IV 401
—, postinfektiöse IV 566ff.
— bei Postural hypotension IV 736ff.; V 814ff.
— bei Pseudo-Cushing-Syndrom V 701
— bei rheumatischem Fieber II 569, 609
— bei Riesenzellarteriitis VI 338
— und Sauerstoffmangel IV 34
— und Sexualfunktion IV 871
— und Schock I 957, 997ff.; IV 602ff.
— bei Schützengrabenfuß VI 561
— und Sympathektomie V 474ff.
— bei Thalliumvergiftung V 774
— und traumatischer Schock I 966
— bei vegetativer Labilität II 8; IV 715, 719ff., 735, 799, 809ff.
— und Wasserhaushalt I 520
Schwerhörigkeit bei Periarteriitis nodosa VI 326ff.
Schwerhörigkeit durch Salicylsäure II 649
— bei Thrombophlebitis VI 499ff.
Schwielenherz und Fiedler-Myokarditis II 955ff.
Schwindel bei Adams-Stokes-Syndrom II 252ff.
— und Adipositas IV 383
— und angeborene Herzfehler III 337ff.
— bei Angina pectoris III 1006
—, Antihistamine gegen V 496
— bei Aortenbogensyndrom V 767
— bei Aorteninsuffizienz II 1456ff.
— bei Aortenisthmusstenose V 754ff.
— bei Aortenstenose II 1433ff.
— und Atmung IV 27ff.
— und Belastung IV 770
— und Blutdruck IV 809ff.; V 240ff., 387ff.; VI 326ff.
— bei Carotissinusreflex II 145
— bei Carotissinus-Syndrom II 273ff.
— durch Chinidin II 119
— und Coronarinsuffizienz III 1006
— und Dystrophie IV 307
— bei Effort-Syndrom IV 770, 817ff.
— bei Endangitis obliterans VI 294
— bei essentieller Hypertonie V 240ff., 387ff.
— bei Fallotscher Tetralogie III 337ff.
— und Ganglienblocker V 579, 594
— und Gefäßkrankheiten VI 294
— und Genußgifte IV 826
— bei Gravidität IV 482ff.
— bei Hämangiomen VI 598
— und hämorrhagische Diathese VI 572ff.
— bei Herzinfarkt III 1093, 1124
— bei Herztrauma II 504
— bei Höhenadaptation IV 27ff.
— und Hydralazine V 549, 594
— bei Hypertonie V 240ff., 387ff.
— bei Hypotonie IV 738, 809ff.; V 787ff., 814
— bei Kammertachykardie II 152
— bei Kavernomen VI 598
— und Klima IV 27ff.
— und Kollaps IV 760ff.
Schwindel bei konstriktiver Hypotonie V 787ff.
— bei Leukämie IV 670
— und Luftdruck IV 27ff.
— bei Luftembolie IV 127ff.
— und Magnesiumstoffwechsel IV 455ff.
— und Menopause IV 871
— bei Migräne VI 250
— bei Moschcowitz-Symmers-Syndrom VI 572ff.
— und Nicotin IV 826
— und Ohnmacht IV 760ff.
— bei Orthostase IV 735, 738; V 809ff.
— und paroxysmale Tachykardie II 131ff., 152
— bei Periarteriitis nodosa VI 326ff.
— und Phlebitis VI 499ff.
— bei Postural hypotension IV 738; V 814ff.
— und Purpura VI 572ff.
— und Pyrazole II 654
— und Rauwolfia-Alkaloide V 539
— und Salicyl II 649
— bei Sauerstoffmangel IV 27ff.
— durch Sympathektomie V 474ff.
— und Synkardialmassage VI 151
— und Tachykardie II 131ff., 152
— bei Thoraxdeformation IV 229
— bei Thrombophlebitis VI 499ff.
— bei vegetativer Labilität IV 719, 735, 809ff.
— und Veratrumalkaloide V 564
Schwirren bei angeborener Aortenstenose III 435ff.
— bei angeborenem arteriovenösem Coronaraneursyma III 215
— bei angeborenen arteriovenösen Fisteln VI 470ff.
— bei angeborenem Herzfehler III 157, 165, 198, 215
— bei angeborener Pulmonalinsuffizienz III 564
— bei angeborener Pulmonalstenose III 298, 304ff.
— bei Aorteninsuffizienz II 1459
— bei Aortenstenose II 1433ff.
— bei Aortitis luica VI 356
— bei Aortopulmonalseptumdefekt III 198
— bei arteriovenösen Fisteln VI 470ff., 474ff., 478ff.

Schwirren bei arteriovenöser Lungenfistel III 386ff.
— bei Canalis atrioventricularis communis III 293ff.
— bei Ductus Botalli persistens III 157, 165
— bei Fallotscher Tetralogie III 329ff., 338ff.
— bei Foramen ovale persistens III 262
— bei Gefäßmißbildungen III 382, 386ff.; VI 588ff.
— bei Hämangiomen VI 588
— bei Herzdivertikel III 593
— bei Klippel-Trénaunay-Syndrom VI 588
— bei Mitralinsuffizienz II 1412ff.
— bei Mitralstenose II 1323ff.
— bei Pulmonalaneurysma VI 466
— bei Pulmonalarterienaplasie III 382
— bei Transposition der Aorta und Pulmonalis III 499
— bei Tricuspidalatresie III 401ff.
— bei Tricuspidalinsuffizienz II 1508
— bei Tricuspidalstenose II 1495
— bei Truncus arteriosus communis persistens III 535ff.
— bei Ventrikelseptumdefekt III 217ff.
— bei Vorhofseptumdefekt III 261ff.
Scilla bei Cor pulmonale IV 175ff.
— und Extrasystolie II 40ff., 78
Scilla maritima bei Herzinsuffizienz I 426
Scilla-Perpurat I 485
Scillaren, Chemie I 427ff.
— und Diurese I 485
—, Erhaltungsdosis I 476ff., 485
—, Pharmakologie I 431, 436ff., 468ff., 485
—, Resorption I 431, 478, 485
—, Wirkdauer I 436ff., 468ff., 479, 485
Scillarenin, Chemie I 427ff.
Scilloral I 485
Scophedal bei Lungenembolie IV 122
Scopolamin bei Angiographie VI 122
— bei Arteriographie VI 122
— und Herzinfarkt III 1448
— und Kationenaustauscher I 557ff.
— und Lebensalter IV 624
Scopolamin bei Lungenembolie IV 122ff.
— zur Narkose IV 612ff.
— bei Operationen IV 612ff.
— bei vegetativer Labilität IV 854
Scrub-Typhus und Myokarditis II 874; IV 544
Secalealkaloide und Adrenalin V 93
— bei Angina pectoris III 1034ff., *1402*ff.
— bei Aortenisthmusstenose V 763
— und Blutdruck V 93, 98, 151, 398, 445, 475, 492, 509ff.
— und Carotissinus V 715
— und Coronarinsuffizienz III 1034ff., *1402*ff.
— bei Cor pulmonale IV 123ff.
— und Embolie VI 368
— und Endangitis obliterans VI 267
— und essentielle Hypertonie V 398, 445, 475, 492ff., 509ff.
— und experimentelle Hypertonie V 93, 98, 151, 509
— bei Gefäßkrankheiten VI 166ff., 267
— bei Graviditätstoxikose V 398
— und Herzfrequenz II 9
— und Hirndurchblutung V 398
— und Hydralazine V 550
— und Hypertensin V 93
— und Hypertonie V 93, 98, 151, 398, 445, 475, 492, 509ff.
—, intraarteriell VI 402
— und Kammertachykardie II 151ff.
— und Kollaps I 1142
— bei Lungenembolie IV 123ff.
— und Lungenkreislauf IV 71
— bei Migräne VI 253
— bei paroxysmaler Tachykardie II 151ff.
— bei Phlebitis VI 505ff.
— bei postthrombotischem Syndrom VI 514
— und P-pulmonale II 205
— bei Raynaud-Syndrom VI 232
— und Renin V 98
— beim Schock I 1142
— und Sympathektomie V 475
— und Tachykardie II 14ff., 151ff.
Secalealkaloide bei Thrombophlebitis VI 505ff.
— bei Ulcus cruris VI 514
— bei vegetativer Labilität IV 851ff.
— und zentralnervöse Hypertonie V 151
„secousses brusques" IV 762
„secretor state" und rheumatisches Fieber II 556
Sectio caesarea und angeborene Herzfehler IV 493ff.
— — und Endokarditis IV 491
— — bei Graviditätstoxikose IV 506, 509
— — und Herzklappenfehler IV 491
— —, Kreislauf bei IV 486
— — und Lungenembolie IV 95
— — bei Mitralfehler II 1388
— — bei Mitralstenose II 1388
Sedations-Test bei essentieller Hypertonie V 258ff.
—, gekreuzter V 259
Sedativa bei Adams-Stokes-Syndrom II 271
— bei Akrocyanose VI 534
— bei angeborenem Herzfehler III 154
— bei Angina pectoris III 1374, 1397ff.
— bei Antesystolie II 402
— bei Aortenaneurysma VI 450ff.
— bei Aortographie VI 135
— und Blutdruck V 245ff., 257, 258ff.
— und Coronarinsuffizienz III 1374, 1397ff.
— bei essentieller Hypertonie V 245ff., 257, 258ff.
— bei Extrasystolie II 75
— bei Graviditätstoxikose V 750ff.
— bei Herzinsuffizienz I 419ff.
— bei Herztrauma II 525ff.
— bei Hypertonie V 245ff., 257, 258ff.
— bei Luftembolie IV 131
— bei Lungenembolie IV 122
— bei Myokarditis II 892
— bei paroxysmaler Tachykardie II 149ff.
—, Rauwolfia-Alkaloide als V 445, 492, 521ff.
— und renale Hypertonie V 257
— im Sedations-Test V 258ff.
— bei Tachykardie I 461 II 14, 149ff.

Sedativa bei vegetativer Labilität IV 853ff.
— bei Wolff-Parkinson-White-Syndrom II 402
Sedovegan bei vegetativer Labilität IV 860
Seekrankheit und Bradykardie II 16
Segmenttherapie bei Gefäßkrankheiten VI 202
Sehnenfäden, Anatomie II 1291ff.
— und angeborene Herzfehler III 429ff.
— bei angeborener Tricuspidalinsuffizienz III 429ff.
— bei Carcinoid II 784
— bei Commissurotomie II 1382
— bei Endokardfibrose II 786ff.
— bei Endokarditis lenta II 703ff., 709ff.
— bei Endokarditis parietalis fibroplastica II 786ff.
— bei Endokarditis serosa II 774
— bei Endokarditis tuberculosa II 780
—, Entwicklungsgeschichte III 5ff.
— bei Herzinfarkt III 1249ff.
— und Mitralinsuffizienz II 1424
— bei Mitralstenose II 1382
—, Physiologie II 1291ff.
— und Tricuspidalinsuffizienz II 1504ff.
— bei Vorhofanomalie III 19ff.
Sehnenfädenriß bei Tricuspidalinsuffizienz II 1504
Sehstörungen und angeborene Herzfehler II 492
— bei Aortenbogensyndrom VI 377
— bei Aortenhämatom, intramuralem VI 458
— bei Aortenisthmusstenose III 452ff.; V 754ff.
— bei arteriovenösen Fisteln VI 481
— und Atmung IV 27ff.
— und bakterielle Endokarditis II 719
— bei Bleivergiftung V 771ff.
— und Blutdruck V 61ff., 156, 243ff., 387ff., 395, 401ff., *422*ff.
— und Commissurotomie II 1396
— bei Dystrophia myotonica II 970
Sehstörungen bei Endangitis obliterans VI 288
— bei Endokarditis lenta II 719
— bei essentieller Hypertonie V 243ff., 387ff., 395, 401ff., *422*ff.
— bei Fettembolie IV 135ff.
— und Ganglienblocker V 492, 580, 594
— bei Gefäßkrankheiten VI 225
— bei Gefäßmißbildungen VI 590
— und Gravidität IV 504
— bei Graviditätstoxikose V 733ff.
— bei Hämangiomen VI 590
— und Herzglykoside I 499
— bei Hirnbasisaneurysma VI 464
— bei Höhenadaptation IV 27ff.
— bei Hypertonie V 61, 156, 243ff., 387ff., 395, 401ff., *422*ff.
— durch Hypertonie-Therapie V 492
— und Hypotonie IV 809; V 816
— bei idiopathischer Herzhypertrophie II 975
— und Klima IV 27ff.
— nach Kollaps I 1112
— und Luftdruck IV 27ff.
— bei Luftembolie IV 127ff.
— bei maligner Hypertonie V 422, 630ff.
— bei Marfan-Syndrom III 492
— bei Migräne VI 249
— bei Periarteriitis nodosa II 988; VI 326ff.
— bei Phlebitis VI 500ff.
— bei Postural hypotension V 816
— bei Raynaud-Syndrom VI 225
— bei Riesenzellarteriitis VI 339
— bei Sauerstoffmangel IV 27ff.
— nach Schock I 1112
— bei Sturge-Weber-Syndrom VI 590
— durch Sympathektomie V 474ff., 478ff.
— bei Thrombophlebitis VI 500ff.
— bei vegetativer Labilität IV 809
— bei Vergiftungen V 771ff.
Seidenfadendrainage und Lymphgefäßinsuffizienz VI 615
— bei Lymphödem VI 615
Seiden-Nephritis V 39, 54ff., 60
Seifenwasserabort und Kollaps I 1119
— und Schockniere I 1119
Sella turcica bei essentieller Hypertonie V 314
— — bei Raynaud-Syndrom VI 225
Semen sabadillae V 554; s. a. u. Veratrumalkaloide
Senapsyl bei Arteriosklerose VI 426
Senfbäder bei Gefäßkrankheiten VI 156ff.
Senföle und Capillarpermeabilität VI 584
— und Capillarresistenz VI 584
Sepsis und Aneurysma VI 443
— bei Angina tonsillaris II 912ff.
— und Antistreptokinase II 596
— und Atrioventrikularblock II 224ff.
— und bakterielle Endokarditis II 666, 678ff., 688, 724ff., 770ff.
— und Capillarektasien VI 528
— und Capillarresistenz VI 564ff.
— und Commissurotomie II 1388
— und Coronarinsuffizienz III 926ff.
— und Cushing-Syndrom V 695
— und Ductus Botalli persistens III 73
—, Endokarditis bei IV 552ff.
— und Endokarditis acuta II 724ff.
— und Endokarditis bacterialis II 682, 725
— und Endokarditis lenta II 666, 678ff., 682, 688ff., 724ff., 770ff.
— und Erythematodes II 983ff.
— und Erythromelalgie VI 528
— bei Fokaltoxikose II 912ff.
— und Hämoperikard II 1151
— und hämorrhagische Diathese VI 567ff.
— und Herzblock II 224ff.
— und Hypertonie V 695
— und infektiöser Schock I 983, 1071, 1121
— und Karditis rheumatica VI 564
— bei Kollagenosen II 983ff.
— bei Kollaps I 983, 1071, 1121
— und konstriktive Perikarditis II 1058, 1094ff.

Sepsis und Kreislauf IV 533
— lenta s. u. Endokarditis lenta
— und Lymphangitis VI 603ff.
—, lymphangitische II 725
— bei Mitralstenose II 1371ff.
— und Myokarditis II 874, 876ff., 899ff., *903*ff.,; IV 536ff.
— und Myokardstoffwechsel III 926ff.
— und Perikarditis II 1041, 1044
— und Perikarditis purulenta II 904, 1084
— und Phlebitis VI 484ff.
— und Pulmonalaneurysma VI 466
— und Purpura infektiosa VI 567ff.
— und Purpura rheumatica VI 564ff.
— und Reizleitungsstörung II 224ff.
— und rheumatisches Fieber VI 564
— und Scharlach-Myokarditis II 899ff.
—, Schenkelblock bei II 357
— bei Schock I 983, 1071, 1121
— und Schockniere I 1121
— und Thrombophlebitis VI 484ff.
—, thrombophlebitische II 725
—, Waterhouse-Friedrichsen-Syndrom bei IV 563ff.
Septum aorticopulmonale, Begriff III 7
Septumdeviation und angeborener Herzfehler III 41ff.
Septuminfarkt III 1169, *1193*ff.
— und Antesystolie II 396
— und divergierender Schenkelblock II 367
— und Links-Schenkelblock II 350ff.
— und Rechts-Schenkelblock II 349ff., 364
— bei Reticulosarkom IV 677
— und Schenkelblock II 349ff., 364
— und Wilson-Block II 349ff.
— und Wolff-Parkinson-White-Syndrom II 396
Septumperforation III 1246ff.
— bei Herzinfarkt III 1195
— und Schock I 959
Septum primum III 7, 58
Septum secundum III 7 58
Septum spurium III 7
Sero-Pneumoperikard II 1153
Serotonin und Acetylcholin V 185
— und Blutdruck V 75, 150, 161, *181*ff., 251
— bei Carcinoid II 783ff.
— und Carotissinus V 150
—, Chemie II 783
— und Cocain V 185
—, Darstellung V 181ff.
— und essentielle Hypertonie V 251
— und experimentelle Hypertonie V 75, 150, 161, *181*ff.
— und Hexamethonium V 185
— und Histamin V 185
— und Hypertonie V 75, 150, 161, *181*ff., 251
— und Lungenembolie IV 100, 102
—, Nachweis V 183ff.
— und neurogene Hypertonie V 150, 161, 725
— und Nicotin V 185
—, Pharmakologie V 181ff., 184ff.
— und Pilocarpin V 185
— und Rauwolfia-Alkaloide V 525
—, Vorkommen V 183
— und zentralnervöse Hypertonie V 150, 161, 725
Serpagin V 521ff.; s. a. u. Rauwolfia-Alkaloide
Serpasil bei Arrhythmie II 114
— und Blutdruck V 73, 133, 145, 536ff.
— bei essentieller Hypertonie V 536ff.
— und experimentelle Hypertonie V 73, 133, 145
— bei Graviditätstoxikose V 751ff.
— und Hypertonie V 73, 133, 145, 536ff.
— in der Kombinationstherapie V 586ff.
— und Lungenkreislauf IV 72
— und Steroide V 133, 145
— bei Vorhofflimmern II 114
Serpentin V 521ff.; s. a. u. Rauwolfia-Alkaloide
Serpentinin V 521ff.; s. a. u. Rauwolfia-Alkaloide
Serpin V 521ff.; s. a. u. Rauwolfia-Alkaloide
Serpinin V 521ff.; s. a. u. Rauwolfia-Alkaloide
Serratia und Endokarditis lenta II 676
Serumeiweiß s. u. Bluteiweißkörper
Serumelektrophorese bei Myokardose I 33ff.
— und Operabilität IV 626
Seruminjektion und allergische Myokarditis II 951ff.
— und allergische Perikarditis II 1088ff.
— und Coronarinsuffizienz III 894
— bei Diphtherie-Myokarditis II 892
— und Gefäßkrankheiten VI 308ff.
— und Herzinfarkt III 894
— beim Kollaps I 1132ff.
— bei Myokarditis II 892
— und Periarteriitis nodosa VI 308ff.
— und Perikarditis II 1088ff.
— bei Schock I 1132ff.
Serumkrankheit und Angina pectoris III 893
— und Herzinfarkt III 893ff.
Serumlabilitätsproben bei bakterieller Endokarditis II 698ff., 721, 728, 741
— bei Endokardfibrose II 787ff.
— bei Endokarditis acuta bacteria II 728
— bei Endokarditis lenta II 698ff., 721, 741
— bei Endokarditis parietalis fibroplastica II 787
— bei Erythematodes II 982
— bei Herzinfarkt III 721, 1213ff.
— bei Karditis rheumatica II 570ff.
— bei Kollagenosen II 982ff., 985
— und Moschcowitz-Symmers-Syndrom VI 573
— und Purpura VI 573
— bei rheumatischem Fieber II 570ff.
Sexualfunktion s. u. Geschlechtsfunktion
Sexualhormone s. u. Geschlechtshormone
Shanersche Theorie (Transposition der Aorta und Pulmonalis) III 49ff.
Sheehan-Syndrom IV 342ff.
— und Schock I 1112
— und Simmonds-Syndrom IV 342ff.
„Shoshin“ bei Beriberi IV 390, 393ff., 396
Shunt bei angeborenem arteriovenösem Coronaraneurysma III 213ff.
— bei angeborenem Herzfehler III *105*ff., 145

Shunt bei angeborener Mitralstenose III 549
— bei angeborenem perforiertem Sinus-Valsalvae-Aneurysma III 206ff.
— bei angeborener Pulmonalstenose III 298ff., 302ff.
— bei angeborener Tricuspidalstenose III 410
— und Aortenatresie III 40
— bei Aortenisthmusstenose III 71, 447, 451ff., 464ff., 470ff.
— und Aortikopulmonalfistel III 61
— bei Aortopulmonalseptumdefekt III 61ff., 195ff.
— bei Arterienmißbildungen III 66
— bei arteriovenösen Fisteln VI 5ff., 469ff., 473ff.
— bei arteriovenöser Lungenfistel III 388
— und Atmung I 193; IV 37
— bei Canalis atrioventricularis communis III 293ff.
— und Carcinoid II 784
— und Coronarinsuffizienz III 730
— bei Cor triloculare biatriatum III 540ff.
— und Cyanose I 233
— bei Ductus Botalli persistens III 71ff., 74, 160ff.
— bei Ebstein-Syndrom III 419ff.
— bei Eisenmenger-Komplex III 38, 218ff.
— und Endokarditis lenta II 688, 702
— bei Fallotscher Pentalogie III 38
— bei Fallotscher Tetralogie III 36, 330, 336ff., 344ff., 353ff.
— bei Fallotscher Trilogie III 35
— und Geburtsakt IV 492
—, gekreuzter, bei angeborener Pulmonalstenose III 302ff.
—, —, bei angeborener Tricuspidalstenose III 410
—, —, bei Aortopulmonalseptumdefekt III 197
—, —, bei Canalis atrioventricularis communis III 296
—, —, bei Ductus Botalli persistens III 188, 195
—, —, bei Eisenmenger-Komplex III 219
—, —, bei Ventrikelseptumdefekt III 219, 222ff., 227, 240ff.
Shunt bei Gefäßmißbildungen VI 588ff., 591ff.
— und Gravidität IV 492
— bei Hämangiomen VI 588
— und Herzform I 887ff.
— und Herzgröße I 887ff.
—, Herzkatheterismus bei II 1246ff.
— und Höhenadaptation IV 37
— und Klima IV 37
— bei Klippel-Trénaunay-Syndrom VI 588ff.
— und Kreislaufzeit I 170
— und Luftdruck IV 37
— und Lungenembolie IV 106
— bei Lungenvenentransposition III 523ff.
— bei Lutembacher-Syndrom III 283ff.
—, Meßmethoden II 1246ff.
— bei Mitralatresie III 27
— bei Perniosis VI 559
— und Phlebektasien VI 470, 478, 517
—, Polyglobulie bei IV 659
— und postthrombotisches Syndrom VI 511ff.
— und Puerperium IV 492
— bei Pulmonalarterienaplasie III 381
— und Pulmonalsklerose IV 243
— und Pulmonalstenose III 34
— und Rechtsschenkelblock II 330
— und Sauerstoffmangel IV 37
— und Schenkelblock II 330
— bei Taussig-Bing-Komplex III 39, 508
— bei Transposition der Aorta und Pulmonalis III 47ff., *497*ff., 505
— bei Tricuspidalatresie III 35, 400ff., 405
— bei Truncus arteriosus communis persistens III 534ff.
— und Tuberkulose III 129ff.
— und Varicosis VI 470, 478, 517
— bei Vena cava-Anomalie III 515ff.
— bei Ventrikelseptumdefekt III 60, 217ff., 222ff., 240ff.
— als Volumenbelastung I 887ff.
— bei Vorhofseptumdefekt III 249ff.
Shuntumkehr bei angeborener Mitralstenose III 550
Shuntumkehr bei angeborener Pulmonalstenose III 302ff., 318ff.
— bei Aortenisthmusstenose III 451, 457, 464
— bei Aortopulmonalseptumdefekt III 197
— bei Canalis atrioventricularis communis III 296
— bei Cor triloculare biatriatum III 545
— bei Ductus Botalli persistens III 170, 183ff.
— bei Eisenmenger-Komplex III 39, 218ff.
— und Geburtsakt IV 492
— und Gravidität IV 492
— und Puerperium IV 492
— bei Ventrikelseptumdefekt III 217ff., 222ff., 227
— bei Vorhofseptumdefekt III 261ff., 275ff.
Sichelzellenanämie, Cor pulmonale bei IV 62, 240ff.
— und Graviditätstoxikose V 742
Sigmamycin bei bakterieller Endokarditis II 758
Silberdrahtarterien im Augenhintergrund V 422ff.
— bei essentieller Hypertonie V 422ff.
Silicium und Arteriosklerose VI 401ff.
Silikatosen IV 217ff.
— durch Asbest IV 217ff.
— und Cor pulmonale IV 217ff.
—, Kaolin-Pneumokoniose IV 219
—, Talk-Pneumokoniose IV 218ff.
—, Zementstaub-Pneumokoniose IV 219
Silikose IV 204ff.
—, akute IV 215ff.
—, Anatomie IV 206ff.
—, Anthrako- IV 204
— und Atmung IV 205ff.
— und Blutgefäße IV 209ff.
— und Cor pulmonale IV 139, 167ff., 199ff., *204*ff., 251
—, Granulome bei IV 206ff.
— und Lungenemphysem IV 205ff., 211ff.
— und Lungenfibrose IV 199ff., *204*ff.
— und Lungenkreislauf IV 205ff.
— und Monge-Syndrom IV 34
—, Morphologie IV 206ff.
— und Operationen IV 599
—, Pathologie IV 206ff.
— und Perikarditis II 1084, 1089

Silikose und Perikarditis purulenta II 1084
— und Pulmonalsklerose IV 206ff.
—, Symptome IV 213ff.
—, Therapie IV 214ff.
— und Tuberkulose IV 204ff.
Simmonds-Syndrom V 224
— und Gefäßkrankheiten VI 326
— und Kallikrein V 224
— und Kollaps IV 602ff.
— bei Periarteriitis nodosa VI 326
— und Schock IV 602ff.
Sina-Salz I 508ff.
Sinechlor I 509
Singultus bei Herzinfarkt III 1124ff.
— bei Lungenembolie IV 107
— bei Lungeninfarkt IV 107
Sinoaurikulärblock II 181ff., *192*ff., 198
—, Ätiologie II 192ff.
— und Antesystolie II 397
— bidirektionaler II 285
— und Blutdruck V 657ff.
— bei Carotis-Sinus-Syndrom II 272ff.
— und Chinidin II 198
— und Digitalis II 193ff., 198
— und Dissoziation II 285
—, Elektrokardiogramm bei II 194ff.
— bei endokriner Hypertonie V 657ff.
— bei Hypertonie V 657ff.
—, infektiöser II 193
— bei Karditis rheumatica II 589
—, Mechanismus II 192ff.
— bei Myokarditis rheumatica II 589
— und Orthostase IV 739
— und Pararhythmie II 285ff.
— bei Phäochromocytom V 657ff.
— bei Postural hypotension IV 739
—, Prognose II 198
— bei rheumatischem Fieber II 589
—, Symptome II 194ff
—, Therapie II 198
—, toxischer II 193
—, umschriebener II 198ff.
— und vegetative Labilität IV 739
—, Vorkommen II 193ff.
— und Wolff-Parkinson-White-Syndrom II 397
Sinoaurikulärtachykardie II 130ff.
Sintrom bei Gefäßkrankheiten VI 197
— bei Herzinfarkt III 1477ff.
Sinus aortae s. u. Sinus Valsalvae
Sinusarrhythmie II 19ff.
—, Lucianische Perioden II 27
— bei Myokarditis II 901
—, periodische II 26ff.
—, primäre II 21ff.
—, regellose II 21ff., 27
—, respiratorische II 21ff.
— bei Scharlach-Myokarditis II 901
— bei vegetativer Labilität IV 709ff., 787ff.
—, ventrikulophasische, bei totalem Block II 237
Sinusbradykardie II 14ff.
— und Coronardurchblutung III 714
— durch Digitalis I 451, 479ff.; II 19
— bei Dystrophie II 8, 17; IV 295ff.
— und Geburtsakt IV 495
— und Gravidität IV 495
— und Grundumsatz II 18
— und Herzblock II 18
— bei Herzinfarkt III 714ff., 1137
— bei Hypercalcämie IV 447
—, hypothermische II 17ff.
—, infektiöse II 18
— und Kollaps II 17
—, konstitutionelle II 17
— bei Myokarditis II 901
— bei Pankarditis rheumatica II 620
— und Puerperium IV 495
— bei Scharlach-Myokarditis II 901
— bei Sportherz I 927ff.
—, Therapie II 19
—, toxische II 18
— durch Training II 16ff.
— bei vegetativer Labilität IV 787ff.
— und Veratrumalkaloide V 559ff.
—, Vorkommen II 16ff.
Sinus caroticus s. u. Carotissinus
Sinus cavernosus und arteriovenöse Fisteln VI 480
Sinus-cavernosus-Thrombose VI 500
Sinusdenervation bei Carotissinus-Syndrom II 277
Sinusextrasystolie II 32ff., 35ff., *45*ff.
Sinusitis und Gefäßkrankheiten VI 310, 340
— und idiopathische Perikarditis II 1072
Sinusitis und Myokarditis II 899
— und Periarteriitis nodosa VI 310
— und Perikarditis II 1072
— bei Riesenzellarteriitis VI 340
— und Scharlach-Myokarditis II 899
Sinusklappen III 8
Sinusknoten und Adams-Stokes-Syndrom II 256ff.
— und angeborene Herzfehler III 62
— und Atrioventrikular-Dissoziation II 286ff., 290
— und Carotissinus-Syndrom II 272ff.
— und Coronargefäße III 658ff.
—, Entwicklungsgeschichte III 17
— bei Herzinfarkt III 714, 1175
— und Herztonus I 876ff.
— bei Herztrauma II 505ff.
— und Hyperkaliämie IV 422ff., 433
— und Interferenz-Dissoziation II 290ff.
— und Kaliumstoffwechsel IV 422ff., 433
— und Magnesium-Stoffwechsel IV 456ff.
— und Pararhythmie II 258ff.
— bei Parasystolie II 298ff., 305
— bei Pneumonie-Myokarditis II 911
— und Umkehr-Extrasystolie II 310ff.
— und Umkehrrhythmus II 310ff.
— bei Vena-cava-Anomalie III 17
— und Veratrumalkaloide V 559ff.
— und Vorhofseptumdefekt III 62
Sinus-petrosquamosus-Thrombose VI 500
Sinus-petrosus-Thrombose VI 500
Sinusrhythmus und Adams-Stokes-Syndrom II 255ff.
— und Antesystolie II 397
— und Atrioventrikular-Dissoziation II 286ff.
— und Carotissinus-Syndrom II 272ff.
— und Interferenz-Dissoziation II 290ff.
— und Kammerautomatie II 237ff.

Sinusrhythmus und Links-Schenkelblock II 361ff.
— und Pararhythmie II 285ff.
— und Parasystolie II 298ff., 305
— und Rechts-Schenkelblock II 361ff.
— und Schenkelblock II 361ff.
— und Umkehr-Extrasystolie II 310ff.
— und Umkehrrhythmus II 310ff.
— und Wolff-Parkinson-White-Syndrom II 397
Sinus-sagittalis-Thrombose VI 500
Sinus-sigmoides-Thrombose VI 500
Sinustachykardie II 7ff.
— bei allergischer Myokarditis II 953
— und Angina pectoris III 843
— und Antesystolie II 388ff.
— und Balneotherapie I 698
— und Blutdruck II 9, 11; V 154
— bei Blutkrankheiten IV 674
— und Coronarinsuffizienz III 834
— bei Cor pulmonale IV 109ff.
— bei Diphtherie-Myokarditis II 895ff.
—, Elektrokardiogramm bei II 11ff.
— und Entzügelungshochdruck V 154
—, Ermüdungsform II 12
—, Erregungsform II 12
— und experimentelle Hypertonie V 154
— und Geburtsakt IV 495ff.
— bei Gravidität IV 495ff.
— bei Herzneurose IV 821ff.
— bei Herztumoren II 1180ff.
— bei Hypercalcämie IV 447
—, hyperthermische II 9
— bei Hyperthyreose II 4ff., 10; IV 316, 322
— und Hypertonie V 154
— bei Infektionskrankheiten II 9ff.; IV 541
— bei Karditis rheumatica II 590
—, konstitutionelle II 10
— bei Leptospirosen II 905
— bei Leukämie IV 674
— bei Lungenembolie IV 109ff.
— bei Myokarditis II 877ff.; IV 541
— bei Myokarditis rheumatica II 590
Sinustachykardie bei Myokardsarkoidose II 947
— und Myokardstoffwechsel III 834
— und Myokardtuberkulose II 943ff.
—, nervöse II 8ff.
—, orthostatische II 10ff.
—, paroxysmale II 130ff.
— bei Poliomyelitis II 9ff.; IV 541
— bei Psittakose II 926
—, psychische II 8ff.
— bei rheumatischem Fieber II 590
— und Sarkoidose II 947ff.
— bei Scharlach-Myokarditis II 901
— und Schenkelblock II 340
—, Therapie II 14
— und Thyreoidea II 4ff., 10; IV 316, 322
—, toxische II 9ff.
— und Tuberkulose II 943ff.
— bei vegetativer Labilität IV 709ff., 787ff.
—, Vorkommen II 8ff.
— und Wolff-Parkinson-White-Syndrom II 388ff.
Sinus-transversus-Thrombose VI 500
Sinus Valsalvae III 657
— — bei angeborener Aortenstenose III 433
— — und angeborene Herzfehler III 433
— — bei Aortitis luica II 781ff.; VI 351ff.
— — bei Endokarditis lenta II 704, 705, 710, 714
— — bei Endokarditis luica II 781ff.
— — und Gefäßkrankheiten II 781ff.; VI 351ff.
— — bei Herzkatheterismus II 1257ff.
— — und Lues II 781ff.; VI 351ff.
— — bei Marfan-Syndrom III 492
Sinus-Valsalvae-Aneurysma VI 444ff.
—, angeborenes III 56ff., 204ff.
—, —, und Endokarditis III 211
—, —. Komplikationen III 211
— und Coronarinsuffizienz III 833ff.
— bei Endokarditis lenta II 704ff., 710, 714
— und Hämatoperikard II 1151
—. luisches VI 444ff.
— bei Marfan-Syndrom III 492
Sinus-Valsalvae-Aneurysma-Ruptur III 57ff., 204ff.
—, Anatomie III 56ff., *204*ff.
—, Angiokardiographie bei III 210ff.
—, Differentialdiagnose III 211ff.
—, Elektrokardiogramm bei III 204, 207ff.
— und Endokarditis III 211
—, Entwicklungsgeschichte III 56ff., *204*ff.
— und Hämoperikard II 1151
—, Häufigkeit III 205
—, Herzkatheterismus bei III 208ff.
—, Komplikationen III 211
—, Pathologie III 56ff., *204*ff.
—, perforiertes III 204ff.
—, Physiologie III 205ff.
—, Prognose III 211
—, Röntgendiagnose III 208ff.
—, Symptome III 204ff.
—, Therapie III 212
Sinus-Valsalvae-Ruptur bei Endokarditis lenta II 705, 714
Situs inversus III 12, 47, *75*ff.
— — und angeborene Herzfehler III 47ff., 76
— — und Cor biloculare III 546
— — und Dextrokardie III 573ff.
— —, Heredität III 109
— — und Herzinfarkt III 1200
— — und Lävokardie III 589ff.
— — und Lungenvenentransposition III 525, 577
— — und Mesokardie III 589
— — und Transposition der Aorta und Pulmonalis III 47ff., 76
Sjögren-Syndrom und Arteriitis rheumatica VI 346
Skarifikation VI 213
— bei Raynaud-Syndrom VI 234
Skeletsystem und ACTH II 645
— bei Adipositas IV 385
— und angeborene arteriovenöse Fisteln VI 470
— und angeborene Herzfehler III 81, *144*, *151*ff., 337ff.
— bei angeborener Pulmonalstenose III 303ff.
— bei angeborener Tricuspidalinsuffizienz III 431
— und Antesystolie II 394
— bei Aortenaneurysma VI 447ff.

Skeletsystem bei Aortenbogensyndrom V 767
— und Aortenhämatom, intramurales VI 456
— bei Aortenisthmusstenose III 448, 460ff.; V 755
— bei Arteriosclerosis obliterans VI 433ff.
— bei Arteriosclerosis obliterans diabetica VI 439ff.
— bei arteriovenösen Aneurysmen IV 252
— und arteriovenöse Fisteln VI 470, 480
— bei Bilharziose IV 239
— und Blutdruck V 344
— und Blutkrankheiten IV 680
— und Capillarresistenz VI 572ff.
— und Cervicalsyndrom IV 862ff.
— und Cor pulmonale IV 61, 62, 132ff., 140ff., 167ff., 181ff., 221ff., *229*ff.
— und Cortison II 645
— bei Cushing-Syndrom V 683ff.
— bei Dextrokardie III 577
— bei Dextroversion III 587
— bei Diabetes mellitus VI 439ff.
— bei Ductus Botalli persistens III 165
— bei Ebstein-Syndrom III 420ff.
— bei Endangitis obliterans VI 284ff., 294
— und Endokarditis acuta II 725
— und Endokarditis bacterialis II 725
— bei Endokarditis lenta II 693ff.
— bei endokriner Hypertonie V 683ff.
— bei Erythematodes II 976, 978ff.; VI 344ff.
— und essentielle Hypertonie V 344
— bei Fallotscher Tetralogie III 329ff., 337ff.
— und Fettembolie IV 132ff.
— bei Gefäßkrankheiten VI 46, 48
— bei Gefäßmißbildungen VI 587ff.
— bei Glomustumoren VI 593
— und Gravidität IV 496ff.
— bei Hämangioendotheliom VI 601
— bei Hämangiomen VI 138
— und Hämangiome VI 597
Skeletsystem und hämorrhagische Diathese VI 572ff.
— und Herzdivertikel III 593
— bei Herzinfarkt III 1258ff.
— und Herinsuffizienz I 99
— und Hypercalcämie IV 446
— und Hypertonie V 344
— bei Kaposi-Sarkom VI 602
— bei Karditis rheumatica II 553ff., 560ff., *601*ff., 611ff.
— und Kavernome VI 597
— bei Klippel-Trénaunay-Syndrom VI 587ff.
— bei Kollagenosen II 976ff.
— und Lebensalter IV 620ff.
— und Lungenemphysem IV 181ff.
— bei Lymphangiom VI 617
— bei Lymphogranulomatose IV 680
— bei Maffucci-Syndrom VI 589
— und Magnesiumstoffwechsel IV 455ff.
— bei Marfan-Syndrom III 489ff.
— bei Mitralstenose II 1381
— bei Möller-Barlow-Syndrom VI 577ff.
— bei Monge-Syndrom IV 34
— bei Moschcowitz-Symmers-Syndrom VI 572ff.
— und Myokardose II 970
— und Narkose IV 599
— und Operationen IV 599
— bei Periarteriitis nodosa VI 325ff.
— bei Phlebitis VI 487, 495ff.
— und Phlebographie VI 138ff., 142ff.
— bei Pseudo-Cushing-Syndrom V 701
— und Purpura VI 572ff.
— bei rheumatischem Fieber II 553ff., 560ff., *601*ff., 611ff.
— und sekundäres Raynaud-Syndrom VI 234, 236ff., 239ff.
— bei Sklerodemie II 989ff.
— bei Skorbut VI 577ff.
— bei Teleangiektasien VI 541
— und Thrombophlebitis VI 487, 495ff.
— bei Transposition der Aorta und Pulmonalis III 498ff.
— und Tricuspidalinsuffizienz II 1506
— und vegetative Labilität IV 862ff.
— und Venendruck VI 68
— bei Ventrikelseptumdefekt III 217, 226ff.
Skeletsystem bei Vorhofseptumdefekt III 249ff., 261ff.
— und Wolff-Parkinson-White-Syndrom II 394
SKF 688 A s. u. Dibenzylin
„Skimming", Begriff V 191
Sklerodaktylie bei Endangitis obliterans VI 284
— bei Gefäßkrankheiten VI 226
— als Kollagenose II 989
— bei Raynaud-Syndrom VI 226
— bei Sklerodermie II 989
Sklerodermie, II 985, *989*ff.
—, Anatomie II 989ff.
—, Angiographie bei VI 127
—, Arteriographie bei VI 127
— und Atmung IV 81, 197ff., 200
— und Blutdruck V 40
— und Capillarpermeabilität VI 553
—, Cor pulmonale bei IV 61, 62, 81, 140ff., 197ff., 200ff.
— und Endangitis obliterans VI 284
—, Gasaustausch bei IV 81, 197ff., 200
— und Gefäßkrankheiten VI 44
— und Gefäßspinnen VI 543
—, Herz bei II 989ff.
— und Herzinsuffizienz IV 201
— und Hypertonie V 40
— als Kollagenose II 976, 985, 989ff.
—, lokalisierte II 989
— und Lungenfibrose IV 197ff., 199, 200
— und Lungenkreislauf IV 61, 62, 81, 197ff., 200
—, Pathogenese II 989
— und Perikarditis II 1091
—, progressive II 989
— und Raynaud-Syndrom VI 226
— und sekundäres Raynaud-Syndrom VI 248ff.
—, Symptome II 990ff.
—, Therapie II 991
Sklerödem und Gefäßkrankheiten VI 44
— und Raynaud-Syndrom VI 226
Skleromyxödem bei Gefäßkrankheiten VI 44
Sklerose, tuberöse, und Phäochromocytom V 653
Skoliose und Blutdruck V 281
—, Cor pulmonale bei IV 61, 62, 140ff., *229*ff.

Skoliose und essentielle Hypertonie V 281
— und Gravidität IV 496ff.
— und Herzinsuffizienz I 99
— und Narkose IV 599
— und Operationen IV 599
Skorbut VI 577ff.
— und Arteriosklerose VI 417ff.
—, Capillarpermeabilität bei VI 577
—, Capillarresistenz bei VI 577ff.
— und Gefäßkrankheiten VI 417ff.
— und hämorrhagische Diathese VI 577ff.
—, Pathogenese VI 577
Skotom bei Endangitis obliterans VI 288
— und Gefäßkrankheiten VI 288, 339ff.
— bei Migräne VI 249
— bei Riesenzellarteriitis VI 339ff.
— und Vasomotorik VI 249
„Sludge" und Capillarpermeabilität I 994, 1067; VI 552
— und Coronarthrombose III 948, 966ff.
— und Herzinfarkt III 948, 966ff.
— im Schock I 994, 1067, 1112
— und Thrombose I 1112; VI 486
— bei Verbrennung I 994
Smithwicksche Sympathektomie V 471
Sojabohneninhibitor V 222
„Soldiers heart"-Syndrom, Begriff II 8ff.; IV 714
Solebäder I 654ff.
— bei Herzinsuffizienz I 654ff.
Soluphyline als Diureticum I 548
Solusin bei Herzinfarkt III 1481
Somnolenz bei Adipositas IV 385ff.
— und Barbiturate V 492ff.
— durch Digitalis V 494
— bei Hypertonie-Therapie V 492ff.
— und Sedativa V 492ff.
Soroche, Begriff IV 35
„Spätgift" s. u. Tyramin
Spannungskollaps I 977, 1041, 1043, 1060
— bei Infektionskrankheiten IV 531ff., 562
Spannungspneumothorax und Kollaps I 957
Spasmolytica bei Cor pulmonale IV 123ff., 170ff.
— bei Lungenembolie IV 123ff.
Spatium interseptoavalvulare III 7
Spechtschlagphänomen bei Hypokaliämie IV 428
Speichelsekretion durch Cholinderivate II 147
— bei Angina pectoris III 1006
— und Coronarinsuffizienz III 1006
— und hämorrhagische Diathese VI 579
— und Hypertonietherapie V 493
— und Kallikrein V 211ff., 222ff.
— und Karditis rheumatica II 556
— bei Migräne VI 250
— bei Möller-Barlow-Syndrom VI 579
— bei Purpura VI 579
— bei Skorbut VI 579
— und rheumatisches Fieber II 556
— und Veratrumalkaloide V 594
Speicherkrankheiten s. u. Thesaurismosen sowie unter den einzelnen Krankheiten
Sphingomyelinose und Cor pulmonale IV 201, 204
— und Lungenfibrose IV 201, 204
— und Myokard II 967
Sphygmogramm V 278ff.
— bei Aorteninsuffizienz II 1462
— bei Aortenstenose II 1429
— bei Arteriosklerosis obliterans VI 432ff.
— bei arteriovenösen Fisteln VI 477ff.
— bei konstriktiver Perikarditis II 1100ff.
— bei Migräne VI 250
— bei Panzerherz II 1100ff.
— und Pulswelle VI 81
— bei Sportherz I 920ff.
Spiders s. u. Gefäßspinnen
Spiegelbilddextrokardie III 573ff.
—, isolierte III 581
Spina bifida und Dextroversion III 587
Spinalanaesthesie IV 612ff.
— bei Graviditätstoxikose V 745, 749ff.
— als Hyperämietest VI 64
— und Hypertonie V 745, 749ff.
Spinalanaesthesie und Kollaps I 958, 966; IV 600ff.
— und Lebensalter IV 624
— bei Lymphödem VI 615
— und neurogener Schock I 973
— und Operabilität IV 624
— und Operationsschock I 966
— und Schock I 958, 966; IV 600ff.
— und traumatischer Schock I 966
Spiramycin bei bakterieller Endokarditis II 758
Spirochaeta pallida und Aortitis luica VI 349
— — und Arteriitis luica VI 347
Spiroergometrie bei Belastung IV 768ff.
— und vegetative Labilität IV 768ff.
Spirographie bei konstriktiver Perikarditis II 1103
Spirolactone, Chemie I 550
— als Diuretium I 526ff., 550ff.
Spirometrie im Kollaps I 1017ff.
Spitzeninfarkt III 1182
Spitzer-Theorie (Transposition der Aorta und Pulmonalis) III 48
Splanchnicotomie bei Gefäßkrankheiten VI 213
Splanchnicusgefäße als Blutspeicher I 1008
— bei infektiösem Schock I 984ff.
— und Kollaps I 958, 1008ff., 1050ff.
— und neurogener Schock I 976
— und Ohnmacht IV 761
— und Orthostase IV 731ff.
— und primärer Schock I 976
— und Schock I 958, 1008ff., 1050ff.
Splanchnektomie und Blutdruck V 471ff., 486, 489
— bei Hypertonie V 471ff., 486, 489
—, Nebenwirkungen V 486
— und Sympathektomie 471ff., 486, 489
Splenektomie s. u. Milzexstirpation
Spondylitis ancylopoetica Bechterew, Antistreptolysin bei II 591
— — —, Cor pulmonale bei IV 61, 62, 230
— — —, Herz bei II 993

Spondylitis ancylopoetica Bechterew und Narkose IV 599
— — — und Operationen IV 599
Spondylosis deformans und Cor pulmonale IV 230
— — und sekundäres Raynaud-Syndrom VI 239
Spontanblalock III 66
Spontanchylothorax VI 607
Spontanpneumothorax III 1315ff.
— und Cor pulmonale IV 115
Sporotrichose und Myokarditis II 941
Sportherz I 867ff., *913*ff.
—, Anatomie I 733ff.
— und Atmung IV 33
— und Atrioventricular-Dissoziation II 289ff.
—, Atrioventricular-Rhythmus bei II 283
— bei Belastung I 858ff., 937ff.
—, Blutdruck bei I 927, *935*ff., 941ff.
—, Bradykardie bei II 16
— und Cor pulmonale IV 60
—, Dynamik I 734ff.
—, Elektrokardiogramm bei I 927ff., 945ff.; II 208
—, Geschlechtsdisposition I 914ff.
—, Herzform bei I 867ff., 913ff.
—, Herzfrequenz bei I 919ff.
— und Herzgewicht I 869ff.
— und Herzgröße I 816, 823, 830ff., 839ff., 856ff., 867ff., 913ff.
— und Herzvolumen I 829ff., 839ff., 856ff., 913ff., 943ff.
— bei Höhenadaptation IV 33
— und Klima IV 33
—, Kreislauf bei I 935ff.
—, Leistungsbreite I 937ff.
— und Luftdruck IV 33
—, Mechanik I 734ff.
—, Morphologie I 733ff.
—, Myokard bei I 733ff., 868ff.
—, Ökonomie I 736
— bei Sauerstoffmangel IV 33
— und Training I 867ff., *913*ff.
Sprachstörungen bei Aortenaneurysma VI 448
— bei Aortenhämatom, intramuralem VI 458ff.
— und bakterielle Endokarditis II 690ff., 719
Sprachstörungen bei Endokarditis lenta II 690ff., 719
— und Erythematodes II 979ff.
— und Ganglienblocker V 579
— und Gefäßkrankheiten VI 326ff.
— bei Karditis rheumatica II 605
— und Kollagenosen II 979ff.
— bei Luftembolie IV 126
— bei Periarteriitis nodosa VI 326ff.
— bei Porphyrie IV 401
— bei rheumatischem Fieber II 605
spreading factor s. u. Hyaluronidase
Sprechen und Carotissinus-Syndrom II 277
Sprue und Blutdruck V 799, 807
— bei Dystrophia myotonica II 970
— und Hypocalcämie IV 448
— und Hypokaliämie IV 420ff.
— und Hypotonie V 799, 807
— und Mineralstoffwechsel IV 420ff.
— und Myokardose II 969ff.
Sputum, blutiges s. u. Hämoptoe
— bei Bilharziose IV 239
— bei Cor pulmonale IV 173ff.
— bei Fettembolie IV 134ff.
— und Gefäßkrankheiten VI 319
— und Hämosiderose IV 257ff.
— bei Herzinfarkt III 1215ff.
— bei Herzinsuffizienz I 770ff., 775
— bei Herztumoren II 1181
— bei Karditis rheumatica II 605
— bei Lungenembolie IV 106ff.
— bei Lungeninfarkt IV 106
— bei Lungenstauung I 770ff., 775
— bei Mitralstenose II 1314ff., 1319ff.
— bei Periarteriitis nodosa VI 319
— bei Pulmonalsklerose IV 245
— bei rheumatischem Fieber II 605
ST-Strecke (Elektrokardiogramm) bei Adams-Stokes Syndrom II 261ff.
ST-Strecke bei allergischer Myokarditis II 951ff.
— und Amyloidose II 963ff.
— bei Anämie III 872; IV 654
— bei angeborener Aortenstenose III 443
— und angeborene Herzfehler III 401
— bei Angina pectoris III 834ff., *1017*ff.
— bei Antesystolie II 378ff.
— bei Aorteninsuffizienz II 1466ff.
— bei Aortenstenose II 1444ff.
— und Atmung IV 25
— und bakterielle Endokarditis II 708ff.
— und Barbitursäure III 893
— bei Beriberi IV 392
— und Blutdruck V 375ff., 658
— bei Blutkrankheiten IV 654
— bei Canalis atrioventricularis communis III 294
— und Chagas-Myokarditis II 931ff.
— und Chinidin II 121
— bei Coma diabeticum IV 377ff.
— bei Coronargefäß-Mißbildungen III 570ff.
— und Coronarinsuffizienz III 834, *1017*ff.
— bei Cor pulmonale IV 158ff.
— bei Dermatomyositis II 992
— bei Diabetes mellitus IV 377
— bei Diphtherie-Myokarditis II 896
— bei Dumping-Syndrom IV 866
— bei Dystrophia myotonica II 971
— bei Dystrophie IV 297ff.
— bei Echinokokkose II 937ff.
— bei Encephalomyokarditis II 920
— bei Endokarditis lenta II 708ff.
— bei endokriner Hypertonie V 658
— und Erythematodes II 980ff.
— bei essentieller Hypertonie V 375ff.
— bei Fiedler-Myokarditis II 957ff.
— und Fleckfieber II 907
— und Glykoside I 500ff., 502ff.
— und Grippemyokarditis II 925

ST-Strecke bei Hämochromatose II 965; IV 683
— bei hämorrhagischem Schock I 1031
— und Hepatitis II 928
— bei Herzinfarkt II 1083; III 711, 1170ff.
— bei Herzinfarkt-Perikarditis II 1083
— bei Herztrauma II 464ff., 504ff., 519ff.
— bei Herztumoren II 1182, *1184*
— bei Höhenadaptation IV 25
— bei Hypercalcämie IV 452ff..
— bei Hypernatriämie IV 445
— bei Hyperthyreose IV 325
— bei Hypertonie V 375ff., 658
— bei Hypocalcämie IV 451ff.
— bei Hypoglykämie IV 381
— bei Hypokaliämie IV 431ff.
— bei Hyponatriämie IV 445ff.
— bei idiopathischer Herzhypertrophie II 975
— bei idiopathischer Perikarditis II 1074
— bei Infektionskrankheiten IV 539, 551
— und Insulin IV 381
— bei Kala-Azar II 936
— und Kaliumstoffwechsel IV 431ff.
— bei Kammerextrasystolie II 60ff.
— bei Kammerflattern II 174ff.
— bei Kammerflimmern II 174ff.
— bei Karditis rheumatica II 584ff., 616ff.
— und Klima IV 25
— bei Kohlenoxyd-Vergiftung III 873ff.
— und Kollagenosen II 980ff.
— im Kollaps I 1031ff.
— bei konstriktiver Perikarditis II 1118ff.
— bei Leukämie IV 674
— bei Libman-Sacks-Endokarditis II 980ff.
— bei Links-Schenkelblock II 326ff.
— bei Linksverspätung II 373ff.
— bei Lues II 946
— und Luftdruck IV 25
— bei Luftembolie IV 125
— bei Luftüberdruck IV 41
— bei Lungenembolie IV 109ff.
— und Magnesium-Stoffwechsel IV 458ff.
ST-Strecke bei Masern II 922
— und Methylalkohol III 892
— bei Mitralinsuffizienz II 1414ff.
— bei Mononucleose II 927
— bei Myokarditis II 878ff.; IV 539, 551
— bei Myokarditis rheumatica II 584ff., 616ff.
— bei Myokardlues II 946
— bei Myokardose II 969ff.
— bei Myokardsarkoidose II 948
— bei Myokardtuberkulose II 944
— und Nitrobenzol III 891
— bei Orthostase V 809ff.
— bei Pankarditis rheumatica II 620
— bei Panzerherz II 1118ff.
— bei Parotitis II 928
— bei paroxysmaler Tachykardie II 134ff.
— bei Periarteriitis nodosa II 986ff.
— bei Perikarditis II 1055ff., 1118
— bei Perikarditis purulenta II 1085
— bei Perikarditis rheumatica II 619
— bei Perikardtumoren II 1220ff.
— bei Phäochromocytom V 658
— bei Poliomyelitis II 919
— bei Porphyrie IV 398
— bei postsynkopalem Syndrom II 261ff.
— bei posttachykardem Syndrom II 167ff.
— und Psyche III 864ff.
— bei Rechts-Schenkelblock II 329fff.
— bei Rechtsverspätung II 373ff.
— bei rheumatischem Fieber II 584ff., 616ff.
— bei rheumatischer Perikarditis II 1070
— bei Rickettsiosen II 907
— bei Sarkoidose II 948ff.
— bei Sauerstoffmangel IV 25
— bei Scharlach-Myokarditis II 901
— bei Schenkelblock II 324ff.
— bei Schlafkrankheit II 936
— im Schock I 1031ff.
— und Schwefelkohlenstoff III 892
— bei Sinusbradykardie II 15ff.
— bei Sinustachykardie II 12ff.
— bei Sklerodermie II 990
ST-Strecke bei Sportherz I 934ff., 939ff.
— bei Tachykardie II 134ff.
— und Tetrachlorkohlenstoff III 891
— bei Thalliumvergiftung V 773ff.
— und Thyreoidea IV 325
— bei Trichinose II 939
— bei Tricuspidalatresie III 401
— bei Tuberkulose II 944
— bei Typhus-Myokarditis II 906
— bei urämischer Perikarditis II 1082
— bei vegetativer Labilität IV 788ff.
— bei Ventrikelseptumdefekt III 231ff.
— und Veratrumalkaloide V 562
— bei Vergiftungen III 873ff.; V 773ff.
— bei Verspätungskurven II 373ff.
— bei Vorhofextrasystolie II 49ff.
— bei Vorhofseptumdefekt III 266
— bei Wilson-Block II 330ff.
— bei Wolff-Parkinson-White-Syndrom II 378ff.
Stammganglien und Atmung IV 15ff.
— und Barbiturate V 495ff.
— und Blutdruck V 37ff.
— und Capillarektasien VI 525ff.
— bei Chorea II 608
— und Erythromelalgie VI 525
— und Extrasystolie II 43ff.
— und Gefäßkrankheiten VI 328
— und Höhenadaptation IV 15ff.
— und Hypertonie V 37ff.
— und Hypertonie-Therapie V 493ff.
— bei Karditis rheumatica II 608
— und Klima IV 15ff.
— bei Kohlenoxydvergiftung V 774
— und Luftdruck IV 15ff.
— und Periarteriitis nodosa VI 328
— bei rheumatischem Fieber II 608
— und Sauerstoffmangel IV 15ff.
— und Sedativa V 495ff.
— und Substanz P V 205
— bei Vergiftungen V 774

Stannius-Ligatur II 227
— und Herztonus I 876
Staphylococcus s. a. u. Staphylokokkeninfekte
— albus und Endokarditis acuta II 728
— — und Endokarditis lenta II 673, 756ff.
— aureus und Endokarditis acuta II 728
— — und Endokarditis lenta II 673, 756ff.
Staphylokinase bei Gefäßkrankheiten VI 199
Staphylokokkeninfekte und Antistreptokinase II 596
— und Antistreptolysin II 592
— und Arteriosklerose III 924
— und bakterielle Endokarditis II 666ff., 678ff., 689ff., 702ff., 723ff., *728*ff., 755ff.
— bei Coronarinsuffizienz III 924
— und Coronarsklerose III 924
— und C-reaktives Protein II 550ff., 570ff., 596ff.
— und Cushing-Syndrom V 694ff.
— und Endangitis obliterans VI 263ff.
— und Endokarditis acuta II 723ff., 728ff.
— und Endokarditis lenta II 666ff., 669, *678*, 689ff., 702ff., 712, 718, 755ff.
— und endokrine Hypertonie V 694ff.
— und Gefäßkrankheiten III 924; VI 263ff.
— und Hypertonie V 694ff.
— und Karditis rheumatica II 657
— und Myokarditis II 874, 879, 903ff.
— und rheumatisches Fieber II 657
— und Sepsis II 903ff.
—, Therapie II 755ff., 760
Starling-Schade-Mechanismus
— bei hämorrhagischem Schock I 963
— und Schock I 963, 988, 1001ff., 1012ff.
Starlingsche Herzgesetze I 7ff., 832, 850ff., 855ff.
— — bei Anämie IV 659
— — und Herzgröße I 832
— — und Herztonus I 881
— — und Herzvolumen I 832
— — und Schlagvolumen I 832
Staubinden I 136, 326
Staublunge s. u. Pneumokoniose und Silikose
Stauungsbronchitis bei Coronargefäßmißbildungen III 569ff.
— bei Cor triatriatum III 554
— bei Gefäßmißbildungen III 569ff.
— bei Herzinsuffizienz I 775
— bei Infektionskrankheiten IV 556
— bei Karditis rheumatica II 605
— bei Lungenstauung I 775
— bei Mitralstenose II 1314ff., 1321ff., 1381ff
—, Pathologie I 775
— bei rheumatischem Fieber II 605
Stauungscirrhose I 780ff.
— bei Cor pulmonale IV 143ff.
— bei Herzinsuffizienz I 780ff.
— bei konstriktiver Perikarditis II 1103ff.
—, Pathologie I 780ff.
— bei Perikarditis II 1081ff.
— bei Tricuspidalinsuffizienz II 1507
— bei Tricuspidalstenose II 1490ff.
— bei Tuberkulose II 1081ff.
Stauungshochdruck V 37ff. 339ff.
— bei Aorteninsuffizienz V 768
Stauungsinduration, braune I 770
— bei Herzinsuffizienz I 770ff., 775
— bei Leberstauung I 780ff.
— bei Lungenstauung I 770ff., 775
—, rote I 770
Stauungsleber, Anatomie I 776ff.
— und Ascites I 304ff.
—, atrophische I 780ff.
—, ausgelaufene I 776
— und Blutbildung I 165
— und Bluteiweiß I 249ff.
— und Calciumstoffwechsel IV 446ff.
—, chronische I 780ff.
— bei Cor pulmonale IV 143ff.
— bei Endokarditis lenta II 720ff.
— und Herzglykoside I 459, 497
— bei Herzinsuffizienz I 767, 775ff.
— und Hypocalcämie IV 446ff.
Stauungsleber, indurierte I 780ff.
— bei konstriktiver Perikarditis II 1103
—, Lebernekrose bei I 777ff.
—, Morphologie I 776ff.
— bei Myokarditis I 348
— und Ödeme I 249ff.
— bei Panzerherz II 1103
—, Pathologie I 776ff.
— bei Perikarderguß I 347
— bei Perikarditis II 1081, 1103
— bei Tachykardie I 345
— bei Tricuspidalinsuffizienz II 1507
— bei Tricuspidalstenose II 1490ff.
— bei tuberkulöser Perikarditis II 1081
Stauungslunge, Anatomie I 770ff.
— und Atmung I 178ff., 208
— und Balneotherapie I 655ff.
—, Diät bei I 508ff.
— und Elastizität I 178ff.
—, Funktion I 775ff.
— und Herzglykoside I 453ff.
— und Morphin I 420
—, Morphologie I 770ff.
—, Pathologie I 770ff.
— und Säure-Basen-Gleichgewicht I 208
Stauungsmilz bei Endokarditis lenta II 721ff.
— bei Herzinsuffizienz I 783ff.
Stauungsnekrose bei Herzinsuffizienz I 777ff.
Stauungsniere bei Endokarditis lenta II 715ff.
Stauungspapille (Opticus) und Blutdruck V 388, 401
— bei Cor pulmonale IV 148
— bei essentieller Hypertonie V 388, 401
— und Gefäßkrankheiten VI 326
— bei Hypertonie V 388, 401
— bei Periarteriitis nodosa VI 326
— und Sympathektomie V 478
Stauungssyndrom I 775
— und Aderlaß I 590ff.
— bei Anämie IV 652ff., *656*ff.
— bei angeborenem arteriovenösem Coronaraneurysma III 214
— bei angeborenem Herzfehler III 126ff.
— bei angeborenem perforiertem Sinus-Valsalvae-Aneurysma III 207ff.

Stauungssyndrom bei angeborener Pulmonalstenose III 36
— bei angeborener Tricuspidalinsuffizienz III 431ff.
— bei Angina tonsillaris II 913
— bei Aortenatresie III 561
— bei Aorteninsuffizienz II 1457ff.; V 768
— bei Aortenisthmusstenose III 452ff.
— bei arteriovenösen Fisteln VI 276ff.
— und Ascites I 304ff.
— und Atmung I 178ff., 208; IV 21, 37
— und Augenhintergrund V 423
— und Balneotherapie I 655ff.
— bei Beriberi IV 390ff.
— und Blutbildung I 165
— und Blutdruck V 37ff., 339ff., 346ff.
— und Bluteiweiße I 249ff.
— bei Blutkrankheiten IV 652ff., *656*ff.
— und Calciumstoffwechsel IV 446ff.
— und Chagas-Myokarditis II 931
— bei Coma diabeticum IV 376ff.
— und Commissurotomie II 1386ff.
— bei Coronargefäßmißbildungen III 569ff.
— und Coronarinsuffizienz III 569ff.
— und Cor pulmonale IV 59ff., 95ff., 139ff., 201, 214ff.
— bei Cor triatriatum III 553
— und Dekompensation V 382ff.
—, Diät bei I 508ff.
— bei Diabetes mellitus IV 376ff.
— bei Diphtheriemyokarditis II 894ff.
— bei Ebstein-Syndrom III 419ff.
— und Encephalomyokarditis II 920
— bei Endokarditis lenta II 707ff., 720ff.
— bei Erythematodes II 979
— und essentielle Hypertonie V 339ff., 346ff., 384
— bei Fallotscher Trilogie III 36
— bei Fiedler-Myokarditis II 956ff.
— bei Fokaltoxikose II 913
Stauungssyndrom und Geburtsakt IV 486ff.
— bei Gefäßmißbildungen III 569ff.
— bei Gravidität IV 486ff., 497ff.
— bei Hämochromatose IV 682ff.
— bei Hegglin-Syndrom IV 428ff.
— und Herzglykoside I 453ff., 459, 497
— und Herzinfarkt III 1113, 1213, *1215*ff.
— bei Herzinsuffizienz I 767ff., 775, 780ff.
— bei Herztrauma II 502ff.
— bei Herztumoren II 1179ff.
— und Höhenadaptation IV 21, 37
— und Hydroperikard I 347
— bei Hyperthyreose IV 316ff.
— bei Hypertonie V 37, 339ff., 346ff., 384
— und Hypocalcämie IV 446ff.
— und Hypokaliämie I 583
—, Hypophyse bei I 786
— bei idiopathischer Herzhypertrophie II 975
— bei Infektionskrankheiten IV 556
— und Kalium IV 420ff.
— bei Kammertachykardie II 164, 166ff.
— und kardiogener Schock I 1025
— bei Karditis rheumatica II 605, 618
— und Klima IV 21, 37
— bei Kollagenosen II 979
— und Kollaps I 1025, 1115
— bei konstriktiver Perikarditis II 1098, 1100ff.
— und Lebensalter IV 622ff.
—, Lebernekrose bei I 777ff.
—, Leberstauung s. dort
— und Luftdruck IV 21, 37
— und Lungenembolie IV 95ff.
—, Lungenödem bei s. dort
—, Lungenstauung s. dort
— bei Lungenvenentransposition III 527ff.
— und Lymphgefäßinsuffizienz VI 606ff.
— bei Lymphogranulomatose IV 680
— bei Masern II 922
— und Mineralstoffwechsel IV 420ff.
— bei Mitralinsuffizienz II 1408ff., 1411ff.
Stauungssyndrom bei Mitralstenose II 1302ff., 1311ff., 1314ff., 1321, 1355ff., 1381ff.
— und Morphin I 420
— bei Myokarditis I 348; II 618, 887ff.
— bei Myokarditis rheumatica II 618
— und Myokardose II 970
— bei Myokardose nach Gravidität IV 497ff.
—, Nebennieren bei I 787ff.
— und Ödeme I 249ff.
— und Operabilität IV 622ff., 631ff.
— und Operationen IV 606ff.
— bei Pancarditis rheumatica II 620
— bei Panzerherz II 1103
— bei paroxysmaler Tachykardie II 133, 164
— bei Perikarderguß I 347
— bei Perikarditis II 1070, 1103, 1181
— bei Perniciosa IV 652ff.
— und Phlebektasien VI 517ff.
— und Phlebitis VI 487ff.
— und Plus-Dekompensation V 382ff.
— bei Pneumokoniose IV 214ff.
— bei Poliomyelitis II 917
— bei Polycythämie IV 663ff.
—, postoperatives IV 606ff.
— und postthrombotisches Syndrom VI 509ff.
— im Puerperium IV 486ff., 497ff.
— bei Pulmonalaneurysma VI 466
— und Pulmonalsklerose I 775; IV 245
— bei rheumatischem Fieber II 605, 618, 1070
— bei rheumatischer Perikarditis II 1070
— und Säure-Basen-Gleichgewicht I 208
— bei Sauerstoffmangel IV 21, 37
— bei Schock I 1025, 1115
— bei Silikose IV 214ff.
— bei Sklerodermie II 990; IV 201
— bei Tachykardie I 345; II 133ff., 164
— bei Thoraxdeformation IV 229ff.
— und Thrombophlebitis VI 487ff.
— und Thyreoidea I 786ff.; IV 316ff.

Stauungssyndrom bei Transposition der Aorta und Pulmonalis III 499ff.
— bei Tricuspidalinsuffizienz II 1506
— bei Tricuspidalstenose II 1485ff., 1490ff.
— bei tuberkulöser Perikarditis II 1081ff.
— bei Typhus-Myokarditis II 906
— bei Valsalva-Versuch IV 775ff.
— und Varicosis VI 517ff.
— und Vena-cava-inferior-Ligatur I 596ff.
— bei Ventrikelseptumdefekt III 221ff., 226ff.
Steady state und Sportherz I 936
„Steaning bodies" und Hydralazine V 546
Steh-Elektrokardiogramm und Blutdruck V 783
— bei Dystrophie IV 300
— bei Hyperthyreose IV 325ff.
— und Hypotonie V 783
— bei Orthostase V 809ff.
— bei Sportherz I 927ff.
— und Thyreoidea IV 325ff.
Steh-Versuch s. u. Schellong-Test
Steiltyp (Elektrokardiogramm) bei angeborener Aortenstenose III 436ff.
— und angeborene Herzfehler III 170
— bei angeborener Pulmonalstenose III 308ff.
— bei Aortenisthmusstenose III 445, 455ff.
— bei Aortenstenose II 1443ff.
— bei Dextroversion III 584ff.
— bei Ductus Botalli persistens III 170
— und Links-Schenkelblock II 327
— bei Myokarditis II 880
— und Myokardtuberkulose II 948
— und Schenkelblock II 327
— bei Transposition der Aorta und Pulmonalis III 503ff.
— bei Tricuspidalinsuffizienz II 1509
— bei Tuberkulose II 948
— bei Ventrikelseptumdefekt III 229ff.
— bei Vorhofseptumdefekt III 265ff.
— und Wilson-Block II 333
Stellatumexstirpation bei Angina pectoris III 1431
Sterilisation bei angeborenen Herzfehlern IV 493ff.
— und Commissurotomie II 1389
— bei Graviditätstoxikose IV 504
— bei Herzklappenfehlern IV 491
— bei Hypertonie IV 504
— bei Mitralstenose II 1389
Sternalpunktion und Pneumoperikard II 1153
Steroide V 114ff.
— bei Adams-Stokes-Syndrom II 271
— bei Addisonismus V 799ff.
— bei Addison-Syndrom V 797
— bei Adrenalektomie V 490
— und Akromegalie V 704
— bei allergischer Myokarditis II 950ff.
— bei allergischer Perikarditis II 1089
— und Angiopathia diabetica IV 374
— und Antistreptolysin II 643
— bei Aortenbogensyndrom VI 379
— bei Aorteninsuffizienz II 1476
— bei Arteriitis disseminata VI 343ff.
— bei Arteriitis rheumatica VI 346
— und Arteriosklerose IV 374; V 357ff.; VI 390, 413ff.
— und Ascites I 306
— und Blutdruck I 152, 323ff. V 37ff., 46ff., 69ff., 79ff., 112, *113*ff., 315, 319ff. 445, 504, 657, 662, 780ff.
— und Capillarpermeabilität VI 547
— und Capillarresistenz VI 565ff.
— und Capillarspasmen VI 537
— und Carboanhydrase I 536ff.
—, Chemie V 114ff.
— bei Chorea II 609
— bei Conn-Syndrom V 704ff.
— und Coronarinsuffizienz III 792ff.
— und Coronarsklerose III 792ff.
— bei Cor pulmonale IV 169ff.
Steroide und Cushing-Syndrom V 684ff., 687ff.
— bei Cyanose VI 532
— bei Dermatomyositis II 992
— und Diabetes mellitus IV 374
— und Diät V 454
— und Diurese I 255, 269ff., 323ff., 402ff., 510
— als Diuretica I 550ff.
— und DOCA-Hypertonie V 705ff.
— und Endangitis obliterans VI 260, 280, 302
— bei endokriner Hypertonie V 657, 662, 684ff., 687ff.
— bei Erfrierung VI 558
— bei Erythematodes II 979ff.; VI 345
— und essentielle Hypertonie V 315, 319ff., 445, 504, 706
— und essentielle Hypotonie V 791ff.
— und experimentelle Hypertonie V 46ff., 69ff., 79ff., 112, *113*ff.
— und Fiedler-Myokarditis II 955ff., 958
— bei Gefäßkrankheiten VI 189ff.
— bei Gravidität IV 483ff.; V 728ff.
— und Graviditätstoxikose IV 511ff.
— und hämorrhagische Diathese VI 565ff.
—, Herzglykoside als I 426ff., 481
— und Herzhypertrophie V 366
— bei Herzinfarkt I 344ff.; III 722, 1451ff., 1483ff.
— bei Herzinsuffizienz I 125, 236ff., 255, *269*ff., 323ff., 306, 344ff., 402ff.
— und Hypernatriämie IV 444
— und Hypertensin V 100
— und Hypertensinogen V 93
— und Hypertonie V 37ff., 46ff., 69ff., 79ff., 112, *113*ff., 315, 319ff., 445, 504, 657, 662
— und Hypotonie IV 810ff.; V 780ff., 827ff.
— bei idiopathischer Perikarditis II 1076
— bei Infektionskrankheiten IV 556, 559ff.
— bei Karditis rheumatica II 556, 573, 584, 591, 605, 620, *634*ff., *641*ff.

Steroide bei Kollagenosen II 979ff.
— und Kollaps I 975, 983, 1071ff., 1091, *1144*ff.; IV 602ff.
— bei Luftembolie IV 132
— bei Lymphgefäßinsuffizienz VI 615
— bei Lymphödem VI 615
— und Mineralhaushalt V 116ff.
— bei Moschcowitz-Symmers-Syndrom VI 573
— und Myokarditis I 481; II 872, 892
— bei Myokarditis rheumatica II 584
— bei Myokardsarkoidose II 949
— und Myokardstoffwechsel I 28, 33
— zur Narkose IV 592, 613
—, Nebenwirkungen II 645
— und Noradrenalin V 174
— und Ödeme I 236ff., 255, *269*ff., 323ff., 402ff.
— und Operationen IV 596
— und Orthostase IV 810ff., 850, 859ff.
— bei Pancarditis rheumatica II 620
— bei Periarteriitis nodosa II 988; VI 309, 323, 333
— bei Perikarditis II 1071
— bei Perikarditis purulenta II 1086
— bei Phäochromocytom V 657, 662
— und Phlebektasien VI 516
— bei Pneumokoniose IV 215
— bei Postcommissurotomiesyndrom II 633, 1394
— bei postthrombotischem Syndrom VI 513
— bei Postural hypotension IV 740
— und Pseudo-Cushing-Syndrom V 700ff.
— bei Purpura rheumatica VI 565ff.
— bei Raynaud-Syndrom VI 232
— und Renin V 112
— bei rheumatischem Fieber II 556, 573, 584, 591, 605, 620, *634*ff., *641*ff., 1476
— bei rheumatischer Perikarditis II 1071
— bei Riesenzellarteriitis VI 337
— bei Sarkoidose II 949
— und Schock I 975, 983, 1071ff., 1091, *1144*ff.; IV 602ff.
Steroide bei Silikose IV 215
— bei Simmonds-Syndrom V 799ff.
— bei Sklerodermie II 991
— und Thrombophlebitis VI 468
— bei Ulcus cruris VI 513
— und Urticaria VI 547
— bei Varicen VI 516
— und Vasoexcitor material V 195
— und vegetative Labilität IV 810ff., 850, 859ff.
— bei Verbrennung VI 563
— und Wasserhaushalt I 236ff., 255, *269*ff., 323ff., 402ff.; V 116ff.
— bei Waterhouse-Friedrichsen-Syndrom IV 563
STH s. u. Wachstumshormon
Stichverletzung und arteriovenöse Fisteln VI 473
— und Endokarditis lenta II 686
— und Kollaps IV 599ff.
— und Schock IV 599ff.
Stickoxydul zur Durchblutungsmessung V 393
— und Kollaps I 958
— und Lebensalter IV 625
— zur Narkose IV 614ff.
— und Operabilität IV 625
— und Schock IV 958
Stickstoff und Endangitis obliterans VI 280
— und Gefäßkrankheiten VI 280, 317
— bei Herzinfarkt III 721, 1155, *1157*ff., 1354
— bei Periarteriitis nodosa VI 317
Stickstoffhaushalt und Ammoniumchlorid I 561
— und Augenhintergrund V 425
— bei bakterieller Endokarditis II 699, 741
— bei Bleivergiftung V 772
— und Blutdruck V 67ff., 145, 190
— und Capillarresistenz VI 565
— und Cholinmangel V 145
— bei Cor pulmonale IV 105ff., 124
— und Diuretica I 527
— bei Endokarditis lenta II 699, 741
— bei experimenteller Hypertonie V 67ff., 145, 190
— und experimenteller Schock I 992
— und Ganglienblocker V 575, 583ff.
Stickstoffhaushalt bei Gravidität IV 479ff., 505ff.; V 727
— bei Graviditätstoxikose IV 505ff.
— und hämorrhagische Diathese VI 565
— und hämorrhagischer Schock I 992, 1036
— und Hydralazine V 549
— bei Hyperchlorämie I 565
— und Hypertonie V 67ff., 145, 190
— bei Hypochlorämie I 582
— bei Hyponatriämie I 565ff., 568ff.
— und Kallikrein V 220
— im Kollaps I 1098
— bei Lungenembolie IV 105ff., 124
— bei Moschcowitz-Symmers-Syndrom VI 573
— und Operabilität IV 632
— und Operationen IV 596ff.
— und Perikarditis II 1082
— bei Purpura rheumatica VI 565
— und Reizleitungssystem II 372
— und rheumatisches Fieber VI 565
— bei Schockniere I 1098
— und urämische Perikarditis II 1082
— bei Verbrennung VI 563
— bei Vergiftungen V 772
Stickstofflost bei Lymphogranulomatose IV 680ff.
Stilbamidin und Periarteriitis nodosa VI 309
Stilbene und Arteriosklerose VI 390ff., 414
— und Diurese I 550
Stilboestrol und Arteriosklerose VI 390, 414
Still-Syndrom, Herz bei II 993
Stoffwechsel und ACTH II 644ff.
— und Adams-Stokes-Syndrom II 261ff.
— und Adrenalin V 171
— und Amyloidose II 961ff.
— bei Anämie IV 647, 648ff.
— bei Aneurysmen, arteriovenösen V 769ff.
— und angeborene Herzfehler III 81, 111ff.
— und Angiopathia diabetica IV 354ff., 367ff.
— und Arteriosklerose VI 382ff., 390ff., *403*ff.
— und Arteriosklerosis obliterans diabetica VI 438ff.
— und arteriovenöse Anastomose VI 8

Stoffwechsel und Atmung IV 9ff., 14ff.
— und Augenhintergrund V 425
— und Balneotherapie I 672ff., 685ff.
— bei Belastung IV 767ff.
— bei Beriberi IV 391ff., 394ff.
— bei Bleivergiftung V 772
— und Blutdruck V 17ff., 28, 67ff., 145, 149, 353ff., 448ff., 780ff.
— bei Blutkrankheiten IV 647, 648ff.
— und Calciumstoffwechsel IV 452
— und Cantharidenblase VI 110
— und Capillaraneurysmen VI 545
— und Capillaren VI 11
— bei Capillaropathia diabetica VI 549ff.
— und Capillarpermeabilität VI 13ff., 106ff., 110, 549
— und Capillarresistenz VI 104ff., 574
— und Carboanhydrase I 538ff.
— und Carotissinus V 716
— und Cholinmangel V 145
— und Coronarinsuffizienz III 680ff.
— und Coronarsklerose III 749ff.
— und Cortison II 644ff.
— bei Cushing-Syndrom V 684ff., 687ff.
— und Depressan V 234
— und Dermographie VI 40
— und Diabetes mellitus IV 354ff., 367ff.
— und diabetische Glomerulosklerose V 620
— und Diät I 402ff., 417ff.; V 454
— und DOCA V 707
— bei Dystrophia myotonica II 970
— bei Effort-Syndrom IV 815ff.
— bei Embolie VI 361ff.
— und Endangitis obliterans VI 280
— bei endokriner Hypotonie V 661ff., 684ff., 687ff.
— und Entzügelungs-Hochdruck V 149
— und Erfrierung I 981; VI 555
— und Ernährung I 402ff., 417ff.
— und essentielle Hypertonie V 353ff., 448ff.
Stoffwechsel bei essentieller Hypotonie V 788ff.
— bei experimenteller Hypertonie V 67ff., 145, 149
— bei experimentellem Schock I 989ff.
— bei Fallotscher Tetralogie III 336ff.
— bei Fettembolie IV 136
— und Ganglienblocker V 575
— und Gefäße VI 22ff.
— und Gefäßkrankheiten VI 22ff., 280
— und Glomerulosklerose V 620
— bei Glykogenose II 965ff.
— bei Gravidität IV 479ff.
— und Hämochromatose II 964; IV 681ff., 687
— und hämorrhagische Diathese VI 574
— bei hämorrhagischem Schock I 961ff., 992, 1036, 1080
— und Hauttemperatur VI 86
— und Hegglin-Syndrom I 32ff.
— und Hepatitis-Myokarditis II 928
— und Herzaktion II 5, 7
— und Herzatrophie I 759ff.
— und Herzglykoside I 448ff., 481
— bei Herzinfarkt III 709ff., 1157ff.
— bei Herzinsuffizienz I 32ff., 131, 188, 204, 211, 244ff., 323ff., 402ff., 417ff., 504ff., 759ff., 779
— und Höhenadaptation IV 9ff., 14ff.
— und Hydroperikard II 1153
— und Hypertensin V 100ff.
— bei Hyperthyreose IV 316ff., V 770
— bei Hypertonie V 67ff., 145, 149, 353ff., 448ff.
— bei Hypochlorämie I 582
— und Hypokaliämie IV 420ff.
— und Hyponatriämie I 568ff.
— und Hypophysektomie IV 345
— und Hypothermie IV 618
— bei Hypothyreose IV 333
— und Hypotonie V 780, 788ff., 806ff.
— und idiopathische Herzhypertrophie II 974
— und infektiöser Schock I 984ff.
— bei Infektionskrankheiten IV 531ff.
— und Kallikrein V 220
Stoffwechsel bei Karditis rheumatica II 570ff.
— und Klima IV 9ff., 14ff.
— und Kollaps I 957, 961ff., 981, 984ff., *987*ff., 1027ff., *1047*ff., *1077*ff., 1114ff.; IV 601ff.
— und Lebernekrose I 779
— und Leberstauung I 779
— bei Leukämie IV 673
— und Luftdruck IV 9ff., 14ff.
— und Luftüberdruck IV 43,
— bei Lungenembolie IV 108, 124
— und Magnesium-Stoffwechsel IV 457ff.; V 497
— und Myokard I 759ff.
— und Myokardamyloidose II 961ff.
— und Myokarditis II 928
— und Myokardose I 33ff.; II 959ff.
— des Myokards s.u. Myokardstoffwechsel
— und Narkose IV 592ff., 613ff., 617ff.
— und Noradrenalin V 171
— bei Ohnmacht IV 761
— und Operabilität IV 620, 625ff., 629ff., 631ff.
— und Orthostase IV 761
— und Perikarditis II 1082
— und Perniciosa IV 647ff.
— bei Phäochromocytom V 661
— und Phlebektasien VI 516
— bei Polycythämie IV 668
— bei Porphyrie IV 397ff.
— bei postsynkopalem Syndrom II 261ff.
— und postthrombotisches Syndrom VI 511
— bei Postural hypotension IV 739; V 816
— bei Pseudo-Cushing-Syndrom V 701
— und Purpura VI 574
— und Rauwolfia-Alkaloide V 530
— und reaktive Hyperämie VI 57ff.
— und Renin V 100ff.
— bei rheumatischem Fieber II 570ff.
— und Salicyl II 647
— und Sauerstoffmangel IV 9ff., 14ff.
— und Schock I 957, 961ff., 981ff., 984ff., *987*ff., 1027ff., *1047*ff., *1077*ff., 1114ff.; IV 601ff.
— und Steroide II 644ff.
— bei Sympathicotonie IV 721ff.

Stoffwechsel und Terminalstrombahn VI 13ff.
— und Thyreoidea I 599ff.; IV 316ff.
— und Thyreoidea-Hemmung I 599ff.
— bei traumatischem Schock I 965
— bei Tricuspidalstenose II 1491
— und urämische Perikarditis II 1082
— bei Vagotonie IV 721ff.
— und Varicen VI 516
— und Vasoexcitor material V 195
— und Vasomotorik III 680ff.
— und vegetative Labilität IV 761
— bei Verbrennung VI 562ff.
— bei Vergiftungen V 772
— und Wärmetherapie VI 155ff.
Stoffwechseltheorie der Herzinsuffizienz I 708ff.
Stokesscher Kragen bei Aortenaneurysma VI 448
Stomatitis und angeborene Herzfehler III 114
— bei Periarteriitis nodosa VI 320ff.
— durch Quecksilberdiuretica I 533
„Stop-flow"-Methode I 531
„Stoppelfeldlunge" bei Periarteriitis nodosa VI 318
Stoßverletzung und Capillarresistenz VI 102ff.
— und Endangitis obliterans VI 270
— und Gefäßkrankheiten VI 24, 237, 270
— und Herztrauma II 492ff.
— und sekundäres Raynaud-Syndrom VI 237
Strabismus bei Gefäßkrankheiten VI 327
— bei Periarteriitis nodosa VI 327
Strahlenschäden und Addison-Syndrom V 798
— und angeborene Herzfehler III 111
— und Blutdruck V 40, 57
— und Capillarpermeabilität VI 548
— und Cor pulmonale IV 197ff.
— und Entzündung VI 548
— und Erythematodes VI 344
—, Gefäßkrankheiten bei VI 26
— und Hypertonie V 40, 57, 642
Strahlenschäden und Hypotonie V 798
— und Lungenfibrose IV 197ff.
— der Niere V 40, 57
— und renale Hypertonie V 642
Strahlentherapie, Addison-Syndrom durch V 798ff.
— und angeborene Herzfehler III 111
— und Blutdruck V 490ff., 798
— und Cor pulmonale IV 197ff.
— bei Erfrierung VI 558
— bei essentieller Hypertonie V 490ff.
— bei Gefäßkrankheiten VI 159ff.
— bei Gefäßmißbildungen VI 589
— bei Hämangioendotheliom VI 601
—, Hämangiome VI 589, 597, 599ff.
— bei Hämangiosarkom VI 602
— und Hydroperikard II 1152
— bei Hypertonie V 490ff.
—, Hypotonie durch V 798
— bei Kaposi-Sarkom VI 603
— und Kavernome VI 597
— und Klippel-Trénaunay-Syndrom VI 589
— und Lungenfibrose IV 197ff.
— bei Lymphangiom VI 617
— und Lymphgefäßinsuffizienz VI 612
— und Lymphödem VI 612
— bei postthrombotischem Syndrom VI 514
— bei Teleangiektasien VI 542
— bei Ulcus cruris VI 514
Strahlung und Klima IV 1ff., 35
Streptobacillus moniliformis und Endokarditis II 676, 760
— — und Endokarditis lenta II 676
— — und Periarteriitis nodosa VI 309
Streptococcus (s. a. u. Streptokokkeninfekte)
— agalactiae und Endokarditis II 671, 674
— albus und Endokarditis II 673
— bovis und Endokarditis II 671ff.
— cremoris und Endokarditis II 674
Streptococcus durans und Endokarditis II 672ff.
— dysgalactia und Endokarditis II 671
— equi und Endokarditis II 671, 675
— faecalis und Endokarditis II 671ff., 674, 760
— glyceriae und Endokarditis II 671ff.
— haemolyticus bei Endokarditis lenta II 674, 691ff., 718, 760
— — und Karditis rheumatica II 543ff., *548*ff., *590*ff., 657ff.
— humanus und Endokarditis II 671
— lactis und Endokarditis II 674, 736
— liquefaciens und Endokarditis II 671ff., 674
— metamimeticus und Lymphangitis VI 604
— mucosus und Endokarditis II 671
— pyogenes und Endokarditis II 671, 674
— salivarius und Endokarditis II 671ff., 675
— sanguis und Endokarditis II 675, 736
— -viridans und Antistreptokinase II 596
— bei Aortenisthmusstenose III 469ff.
— und bakterielle Endokarditis II *670*ff., 689ff., 718, 751ff.
— und Capillarektasien VI 528
— und Coronarembolie III 973ff.
— und Endokarditis lenta II *670*ff., 689ff., 718, 751ff.
— und Erythromelalgie VI 528
— und Gefäßkrankheiten VI 336ff.
— und Karditis rheumatica II 549ff., 556, 657
— und Meningitis II 719
— und Myokarditis II 903ff.
— und rheumatisches Fieber II 549ff., 556, 657
— bei Riesenzellarteriitis VI 336ff.
— und Sepsis II 903ff.
—, Therapie II 751ff.
— zymogenes und Endokarditis II 671ff.
Streptokinase bei Gefäßkrankheiten VI 199ff.
— bei Karditis rheumatica 549ff., 573ff., 595ff.

Streptokokkeninfekte und Allergie II 543ff., 548ff., *552*ff.
— und angeborene Herzfehler III 114, 469ff.
— bei Angina tonsillaris II 912ff.
— und Antihyaluronidase II *549*ff., 552ff., 573, *593*ff.
— und Antistreptokinase II 549ff., 573ff., 595ff.
— und Antistreptolysin II 549ff., 554, 570ff., 590ff.
— bei Aortenisthmusstenose III 469ff.
— und Arteriosklerose III 925ff.
— und Autoantikörper II 555ff., 600
— und Capillarektasien VI 528
— und Capillarresistenz VI 564ff.
— und Coronarembolie III 973ff.
— und Coronarinsuffizienz III 925ff.
— und Coronarsklerose III 925ff.
— und C-reaktives Protein II 550ff., 570ff., 596ff.
— und Cushing-Syndrom V 694ff.
— und Endangitis obliterans VI 264ff.
— und Endokarditis IV 536ff., 552ff.
— und Endokarditis acuta II 723ff., 727, *728*ff.
— und Endokarditis bacterialis II 666ff., 669ff., 723ff.
— und Endokarditis lenta II 666ff., *669*ff.; s. a. u. Viridansstreptokokken
— und endokrine Hypertonie V 694ff.
— und Erythromelalgie VI 528
— bei Fokaltoxikose II 912ff.
— und Gefäßkrankheiten III 925ff.; VI 310, 336ff.
— bei hämorrhagischer Diathese VI 564ff.
— und Herzinfarkt III 973ff.
— und Hypertonie IV 568; V 694ff.
— und idiopathische Perikarditis II 1073
— und infektiöser Schock I 983ff.

Streptokokkeninfekte, Kammertachykardie bei II 150ff.
— und Karditis rheumatica II 543ff., *548*ff., *590*ff., 657ff.; VI 564
— und Kollaps I 958
— und Kreislauf IV 534ff.
— und Lymphangitis VI 603
— und Lymphgefäßinsuffizienz VI 611
— und Lymphödem VI 611
— und Mitralstenose II 1368ff., 1381ff.
— und Mononucleose II 927
— und Myokarditis II 871ff., 874, 899ff., 903ff.; IV 536ff., 550
— und Myokardstoffwechsel III 925ff.
— und Nephritis IV 536ff.
— und paroxysmale Tachykardie II 150ff.
— und Periarteriitis nodosa VI 310
— und Perikarditis II 1073
— und Perikarditis purulenta II 1085
— und Phlebitis VI 484ff.
— und Polyarthritis IV 536ff.
— und Purpura rheumatica VI 564ff.
— und rheumatisches Fieber II 543ff., *548*ff., *590*ff., 657ff.; VI 564
— und Riesenzellarteriitis VI 336ff.
— und Scharlach-Myokarditis II 899ff.
— und Schock I 958
— und Sepsis II 903ff.
—, Serologie II 548ff., 590ff.
— und Tachykardie II 150ff.
—, Therapie II 751ff.
— und Thrombophlebitis VI 484ff.
— und vegetative Labilität IV 824ff.
—, Viridans-Gruppe s. u. Viridans-Streptokokken
—, Waterhouse-Friedrichsen-Syndrom bei IV 564
Streptokokkenproteinase und Myokarditis II 871
Streptokokkentoxine und Blutdruck V 58
— und Hypertonie V 58
—, kardiotoxische II 554
— und Karditis rheumatica II 554ff.
— und Myokarditis II 871ff.
— und rheumatisches Fieber II 554ff.
Streptokokkenvaccine und Gefäßkrankheiten VI 310

Streptokokkenvaccine bei Karditis rheumatica II 657
— und Periarteriitis nodosa VI 310
— bei rheumatischem Fieber II 657
Streptolysin O und Karditis rheumatica II 549ff., 590ff.
Streptolysin S und Karditis rheumatica II 549ff., 590ff.
Streptomycin bei Adams-Stokes-Syndrom II 272
— bei bakterieller Endokarditis II 748, 754ff.
— und Capillarpermeabilität VI 582
— und Capillarresistenz VI 582
— bei Cor pulmonale IV 170
— bei Endokarditis lenta II 748, *754*ff.
— bei Erythematodes II 983ff.
— bei Gefäßkrankheiten VI 309
— bei idiopathischer Perikarditis II 1075
— und infektiöser Schock I 983ff.
— und Kationenaustauscher I 558
— bei Kollagenosen II 983ff
— und Kollaps I 983ff.
— bei Lungenembolie IV 124
— bei Myokardtuberkulose II 945
— und Periarteriitis nodosa VI 309
— bei Perikarditis II 1075
— bei Perikarditis purulenta II 1086
— und Schock I 983ff.
— bei tuberkulöser Perikarditis II 1079ff.
— bei Tuberkulose II 945
Stress und Arteriosklerose III 792, 795ff., 855
— und Atmung IV 35
— und Blutdruck V 163ff.
— und Coronarinsuffizienz III 855ff.
— und Coronarsklerose III 792, 795ff., 855
— und Endokardfibrose II 786
— und Endokarditis parietalis fibroplastica II 786
— und experimentelle Hypertonie V 163ff.
— bei Gefäßkrankheiten III 792, 795ff., 855
— und Höhenadaptation IV 35

Stress und Hypertonie V 163ff.
— und Klima IV 35
— und Kollaps I 1068ff., 1072ff.; IV 600ff.
— und Luftdruck IV 35
— und Luftüberdruck IV 340ff.
— und Myokardose II 969
— und Myokardstoffwechsel III 855ff.
— bei Phlebitis VI 496
— und Porphyrie IV 402
— und psychosomatische Hypertonie V 163ff.
— und Rauwolfia-Alkaloide V 525
— und Sauerstoffmangel IV 35
— und Schock I 1068ff., 1072ff.; IV 600ff.
— und Thrombophlebitis VI 496
Striae und ACTH II 645ff.
— und Cortison II 645ff.
— bei Cushing-Syndrom V 683ff.
— bei Hypertonie V 683ff., 701
— bei Pseudo-Cushing-Syndrom V 701
Stridor bei Aortenbogen-Anomalien III 480ff.
— bei Gefäßmißbildungen III 480
Stroboskopie VI 98
Strömungs-Calorimetrie VI 90ff.
Strömungswiderstand, peripherer I 72ff.
Stromcapillaren V 191
Strongyloides und Myokarditis II 940
Strontium, radioaktives s. u. Radiostrontium
Strophanthidin, Chemie I 427ff.
Strophanthidol Chemie I 427ff.
Strophanthin I 480ff.
— bei Adrenalektomie V 490
— bei Angina pectoris III 1395ff.
— und Antesystolie II 392
— bei Aorteninsuffizienz II 1476
— bei Arrhythmie II 113ff.
— bei Beriberi IV 396
— und Blutmenge I 149
— und Calcium I 480
— und Calciumstoffwechsel IV 450ff.
—, Chemie I 426ff.
— bei Cor pulmonale IV 122ff., 174ff.
—, Eigenschaften I 431ff., *481*ff.
—, Erhaltungsdosis I 476ff.
Strophanthin, Extrasystolie durch I 462; II 39ff., 44, 77ff.
— und Herzarbeit I 16ff., 25, 55ff., 76
— bei Herzinfarkt I 464; III 1453ff.
— bei Herzinsuffizienz I 55ff., 76
— bei Herzklappenfehlern I 465
— bei Infektionskrankheiten VI 556, 562ff.
— und Interferenz-Dissoziation II 291ff., 295ff.
—, Intoxikation I 461ff.
—, Kammerflattern durch II 171
—, Kammerflimmern durch II 171
— bei Karditis rheumatica II 656
—, Kontraindikation I 461ff.
—, Latenz I 434ff., 481
— bei Lungenembolie IV 122ff.
— bei Myokarditis II 892
— und Operabilität IV 626, 634
— bei paroxysmaler Tachykardie II 147ff.
— bei Pneumonie-Myokarditis II 912
— bei Poliomyelitis II 918
— bei Pseudourämie V 388
—, Resorption I 431, 478, 481
— bei rheumatischem Fieber II 656
—, Sättigung I 474ff.
— und Steroide I 459
— bei Tachykardie II 147ff.
—, Todesfälle I 464; II 78
— bei Vorhofflimmern II 113ff.
—, Wirkdauer I 434ff., 479, 481
—, Wirkung I 16ff., 25, 55ff., 76, 149, 431ff., 434ff., 448ff., 458ff., 464, 468ff., 474ff., *481*ff.
— und Wolff-Parkinson-White-Syndrom II 392
Strophanthus gratus I 429
— bei Herzinsuffizienz I 426
—, Resorption I 431
Strophantosid, Chemie I 427ff.
Strophil bei Herzinsuffizienz I 602
Strophosid bei Arrhythmie II 113ff.
—, Pharmakologie I 481
— bei Vorhofflimmern II 113ff.
Strosperid Chemie I 428ff.
— in Verodigen I 483
Struma und Arrhythmie II 97, 103ff.
—, cardiale I 787
— und Cor pulmonale IV 232
— und Extrasystolie II 71
— und Lymphgefäßinsuffizienz VI 608
— und Perikarditis II 1042
— und Thrombophlebitis VI 487
—, Vorhofflattern bei II 103ff.
—, Vorhofflimmern bei II 103ff.
Strychnin V 250, 257
— bei Extrasystolie II 77
— bei Gefäßkrankheiten VI 188
— bei Infektionskrankheiten IV 562
— und Kälte-Test V 250
— und maligne Hypertonie V 257
— und renale Hypertonie V 257
Stryphnon und Capillarpermeabilität VI 585
— und Capillarresistenz VI 585
— und hämorrhagische Diathese VI 585
— und Purpura VI 585
Sturge-Weber-Syndrom VI 590
— und Teleangiektasien VI 539
Sturzverletzung und arteriovenöse Fisteln VI 473ff.
— und Herztrauma II 492ff.
— und Perikarditis II 1086
— und traumatische Perikarditis II 1086ff.
Subacidität s. u. Achylia gastrica
Subarachnoidalblutung bei angeborenen arteriovenösen Fisteln VI 473
— und bakterielle Endokarditis II 719
— und Blutdruck V 391
— bei Endokarditis lenta II 719
— bei endokriner Hypertonie V 661
— bei essentieller Hypertonie V 391
— und Geburtsakt IV 522
— und Gefäßkrankheiten VI 327
— und Gravidität IV 522
— und Hirnbasisaneurysma VI 464
— bei Hypertonie V 391
— und Lungenödem I 132
— bei Periarteriitis nodosa VI 327

Subarachnoidalblutung bei Phäochromocytom V 661ff.
— bei Teleangiektasien VI 541
Subarachnoidalraum bei Aortenaneurysma VI 449ff.
— und Blutdruck V 157
— und experimentelle Hypertonie V 157
— und Hypertonie V 157
— und zentralnervöse Hypertonie V 157
Subclavia bei Aortenbogen-Anomalien II 478ff.
— und Aortenhämatom, intramurales VI 455
Subclaviaaneurysma VI 463
— bei Endokarditis lenta II 703
Subclavia-Arteriogramm VI 126
Subclavia-carotid-obstructions-Syndrom s. u. Aortenbogensyndrom
Subclaviapuls bei Gefäßkrankheiten VI 49
Subclavia lusoria III 65
Submaxillardrüse und Kallikrein V 211ff.
Subpapillarplexus bei Akrocyanose VI 532ff.
— und Capillarektasien VI 530ff.
— und Capillarpermeabilität VI 552
— und Cyanose VI 530ff.
— bei Erfrierung VI 555
— und Serotonin VI 529
Substanz C (Streptokokken) II 548ff.
Substanz M (Streptokokken) II 549ff.
Substanz P V 203ff., 236
— und Blutdruck V 203ff.
— und Cocain V 205
— und Hexamethonium V 205
— und Hypotonie V 203ff.
— und Nicotin V 205
—, Pharmakologie V 203ff.
— und Tetraäthylammonium V 205
Substanz T (Streptokokken) II 549ff.
Substanz Y (Streptokokken) II 549ff.
Subtosan bei Kollaps I 1133
Succinooxydase IV 319
— und Arteriosklerose VI 419
— und Thyreoidea IV 319
Succinylderivate zur Narkose IV 624
Sudeck-Atrophie und sekundäres Raynaud-Syndrom VI 234, 236ff.
Suicid bei Endangitis obliterans VI 281
Sulfadiazin bei bakterieller Endokarditis II 747
— bei Karditis rheumatica II 657
Sulfanilamid und Diurese I 536ff.
Sulfapyridin und Embolie VI 362
Sulfathaushalt s. u. Schwefelhaushalt
Sulfathiazol und Embolie VI 362
Sulfocyanate s. u. Thiocyanate
Sulfonamide und allergische Myokarditis II 951ff.
— bei angeborenem Herzfehler III 154
— bei bakterieller Endokarditis II 747ff.
—, Bactericidie durch II 748
—, Bakteriostase durch II 748
— und Diurese I 536ff., 540ff.
— und Embolie VI 362
—, Empfindlichkeitstestungen II 749ff.
— und Endokardfibrose II 786
— bei Endokarditis acuta II 730
— bei Endokarditis lenta II 747ff.
— und Endokarditis parietalis fibroplastica II 786
— und Erythematodes II 977ff.
— und Gefäßkrankheiten VI 307ff.
— bei idiopathischer Perikarditis II 1075
— und infektiöser Schock I 983ff.
— und Karditis rheumatica II 552, 657ff.
— und Kollagenosen II 977ff.
— im Kollaps I 983ff.
— und Myokarditis II 874
— und Periarteriitis nodosa VI 307ff., 333
— bei Perikarditis II 1075
— und Perikarditis purulenta II 1084ff.
— und rheumatisches Fieber II 552, 657ff.
— und Schock I 983ff.
— bei Toxoplasmose II 934
Sulkovitch-Probe IV 446
Summationsgalopprhythmus II 885
— bei Myokarditis II 882, 885
„Sumpfphänomen", Begriff I 560ff.
Supracilin bei Erythematodes II 983ff.
Suprarenin s. u. Adrenalin
Supraventrikulärtachykardie II 130ff.
Suprifen und Blutdruck V 499
— bei essentieller Hypertonie V 499
— und Gefäßkrankheiten VI 185
— bei Hypertonie V 499
— bei vegetativer Labilität IV 849
Supronal bei bakterieller Endokarditis II 747
Sustained pressor principle und experimentelle Hypertonie V 188
Symmers-Syndrom s. u. Moschcowitz-Symmers-Syndrom
Sympathektomie und Adrenalektomie V 490
— nach Adson V 471
— bei Akrocyanose VI 534
— bei Angina pectoris III 1430
— und Aortenisthmusstenose III 450
— bei Arteriosklerosis obliterans VI 436
— bei Arteriosklerosis obliterans diabetica VI 440
— bei arteriovenösen Fisteln VI 480
— und Augenhintergrund V 478ff.
— und Blutdruck V 149, 374ff., 390, 397, 408, *470*ff.
— bei Capillarektasien VI 527
— und Capillaren VI 15ff.
— bei Coronarinsuffizienz III 1430ff.
— und Cyanose V 471
— und Elektrokardiogramm VI 374ff.
— und Embolie VI 368
— bei Endangitis obliterans VI 304
— bei endokriner Hypertonie V 649, 679ff.
— und Entzügelungshochdruck V 149
— bei Erfrierung VI 558
— bei Erythralgie VI 527
— und essentielle Hypertonie V 374ff., 390, 397, 408, 470ff.
— und experimentelle Hypertonie V 149
— und Gefäßkrankheiten VI 213ff.
— nach Grimson V 471
— und Hämodynamik V 474ff.
— und hämorrhagischer Schock I 1042
— nach Hinton V 471
— als Hyperämietest VI 64

Sympathektomie und Hypertonie V 149, 374ff., 390, 397, 408 470ff.
—, Indikationen V 487ff.
— und Infektionskrankheiten IV 531ff.
— und Kältetest V 249, 252
— und Kollaps I 1042
—, Komplikationen V 485ff.
— bei Livedo reticularis VI 534
— bei maligner Hypertonie V 629
— und Martorelli-Syndrom VI 381
—, Methoden V 471, 489
—, Mortalität V 481ff.
— und Nierendurchblutung V 408
— und Noradrenalin V 176
— und Oscillogramm VI 80
— nach Peet V 471
— und periarterielle VI 213, 234
— bei Perniosis VI 560
— bei Phäochromocytom 649ff., 679ff.
—, Pharmakologie V 472ff.
— und Raynaud-Syndrom VI 229, 233ff.
— und Schock I 1042
— und Schweißsekretion VI 43ff.
— und Serotonin V 182
— nach Smithwick V 471
— bei Tachykardie II 150
— und Terminalstrombahn VI 15ff.
— und Ulcus cruris VI 381
— und Valsalva-Versuch IV 778
— und Vasomotorik VI 213ff.
— und Venensystem I 87
Sympathicoblastom und Cushing-Syndrom V 695
— und Hypertonie V 695
Sympathicomimetica s. a. u. Adrenalin, Noradrenalin, Sympathol
— bei Adams-Stokes-Syndrom II 265, 267
— und Atrioventriculärblock II 242ff., 250ff.
— und Blutdruck V 70, 166ff., 780ff.
— und Capillarpermeabilität VI 547
— bei Carotis-Sinus-Syndrom II 277
— bei Cyanose VI 532
— und Ergotamin V 93
— bei essentieller Hypotonie V 794
Sympathicomimetica und experimentelle Hypertonie V 70, 166ff.
— bei Gefäßkrankheiten VI 162ff.
— und Hauttemperatur VI 83
— und Herzblock II 194ff., 198, 242ff., 250ff.
— und Herzinfarkt III 1449
— und Herztöne II 575
— und Hypertonie V 70, 166ff.
— bei Hypothyreose V 800
— bei Hypotonie V 780ff., 794, 823ff.
— bei Infektionskrankheiten IV 562
—, intraarteriell VI 204
— bei Interferenz-Dissoziation II 297
— bei Kollaps IV 602ff.
—, Nebenwirkungen II 149
— und Orthostase IV 740
— und Oscillogramm VI 79
— bei Pararhythmie II 297
— und Parasystolie II 302ff.
— bei paroxysmaler Tachykardie II 149
— bei Postural hypotension IV 740ff.
— und Reizleitung II 194, 198, 242ff., 250ff.
— bei Schock IV 602ff.
— und Sinoauriculärblock II 194ff., 198
— bei Tachykardie II 149
— und Terminalstrombahn VI 16
— und totaler Block II 242ff., 250ff.
— und Urticaria VI 547
— bei vegetativer Labilität IV 740, 848ff.
— und Veratrumalkaloide V 558ff.
„Sympathicotonic orthostatism", Begriff IV 732
Sympathicotonie und Akrocyanose VI 533ff.
— bei Aortenbogensyndrom VI 379
— und Arteriosklerose VI 400
—, Begriff IV 712ff., *721*ff.
— und Dermographie VI 40
— und Endangitis obliterans VI 300
— und Gefäße VI 24
— und Gefäßkrankeiten VI 24
— und Kollaps I 974
—, Kreislauf bei IV 721ff.
— bei Livedo reticularis VI 534
— und Lymphgefäßinsuffizienz VI 605ff.
Sympathicotonie und Menopause IV 722ff., 870ff.
— und Migräne VI 251
— und Regelkreis IV 756ff.
— und Roemheld-Syndrom IV 865
— und Schock I 974
— und Sexualfunktion IV 722ff., 870ff.
— bei traumatischen Schock I 974
— bei Valsalva-Versuch IV 778
Sympathicus und Adams-Stokes-Syndrom II 259ff.
— und Adrenalektomie V 490
— und Adrenalin V 166ff.
— und Akrocyanose VI 533
— und angeborene Herzfehler III 450ff.
— bei Angina pectoris III 1430ff.
— bei Aortenaneurysma VI 449ff.
— bei Aortenbogensyndrom VI 379
— bei Aortenisthmusstenose III 450ff.
— bei Arrhythmie II 114
— und Arteriosklerose VI 400
— bei Arteriosklerosis obliterans VI 436
— bei Arteriosklerosis obliterans diabetica VI 440
— und arteriovenöse Anastomosen VI 8
— bei arteriovenösen Fisteln VI 480
— und Atmung IV 12ff., 31ff.
— und Atrioventrikulärblock II 219, 231, 242ff.
— und Atrioventrikular-Dissoziation II 287ff.
— und Banthin V 492
— und Barbiturate V 492ff.
— bei Belastung IV 764ff.
— und Benzodioxan V 493
— bei Beriberi IV 396
— und Blutdruck V 22, 29, 70ff., 73, 149, 155ff., 158, 166ff., 374ff., 390, 397, 408, 445, 470ff., 492ff., 506, 658ff., 679ff., 780ff.
— und Bromide V 492
— bei Capillarektasien VI 525
— und Capillaren VI 13ff.
— und Capillarpermeabilität VI 547
— und Carotissinus V 151, 716
— bei Carotissinus-Syndrom II 277

Sympathicus und Coronardurchblutung III 675ff.
— und Coronargefäße III 670ff., 675ff.
— und Cyanose VI 533
— und Dermographie VI 40
—, und Diabetes mellitus VI 440
— und Dibenamin V 493
— und Dibenzylin V 493
— und Digitalis V 494
— bei Dumping-Syndrom IV 866
— bei Dystrophie IV 296
— und Elektrokardiogramm II 205
— und Endangitis obliterans VI 300, 304
— bei endokriner Hypertonie V 647ff., 658ff., 679ff.
— und Entzügelungs-Hochdruck V 149ff., 155, 717
— bei Erfrierung I 981; VI 558
— bei Erythralgie VI 527
— bei Erythromelalgie VI 525
— und essentielle Hypertonie V 374ff., 390, 397, 408, 470ff., 492ff.
— und essentielle Hypotonie V 790ff.
— und experimentelle Hypertonie V 70ff., 149ff., 155, 158, 166ff.
— und Extrasystolie II 42ff.
— und Ferritin V 493
— und Ganglienblocker V 492, 565ff., 571ff.
— und Gefäßkrankheiten VI 162ff.
— und Genußgifte IV 826
— bei Graviditätstoxikose V 749ff.
— und hämorrhagischer Schock I 1033, 1041ff.
— und Hauttemperatur VI 83, 88
— und Herzaktion II 5ff., 9
— und Herzblock II 194ff., 219, 231
— und Herzgröße I 853ff.
— bei Herzinsuffizienz I 592ff.
— und Herzvolumen I 853ff.
— und Hirndurchblutung V 397, 399
— und Histamin V 494
— und Höhenadaptation IV 12ff, 31ff.
— und Hydergin V 492
— und Hyperämietest VI 64
— und Hyperthyreose IV 317ff.
— und Hypertonie V 70ff., 149ff., 155, 158, 166ff., 374ff., 390, 397, 408, 470ff., 492ff., 658ff.
Sympathicus und Hypertonie-Therapie V 492ff.
— bei Hypoglykämie IV 379
— bei Hypothyreose IV 332ff.
— und Hypotonie V 780ff., 790ff., 807, 810, 823ff.
— und infektiöser Schock I 985ff.
— bei Infektionskrankheiten IV 531ff., 562ff.
— und Insulin IV 379
— und Interferenz-Dissoziation II 291ff., 297
— und Kälte-Test IV 784ff., V 249
— und Kammerflattern II 173ff.
— und Kammerflimmern II 173ff.
— bei Kammertachykardie II 151ff.
— und Klima IV 12ff., 31ff.
— und Kollaps I 974, *987*ff., 1033, 1041ff.; IV 600ff.
— in der Kombinations-Therapie V 586
— und Lebensalter IV 622ff.
— bei Livedo reticularis VI 534
— und Luftdruck IV 12ff., 31ff.
— und Lungenkreislauf IV 69ff.
— und Lymphgefäßinsuffizienz VI 605ff., 613
— bei Lymphödem VI 615
— bei maligner Hypertonie V 629
—, Martorelli-Syndrom VI 381
— und Menopause IV 722ff., 870ff.
— und Narkose IV 592ff.
— und Nicotin IV 826
— und Nierendurchblutung V 408
— und Nitrite V 494
— und Noradrenalin V 166ff.
— und Ohnmacht IV 764
— und Orthostase IV 729ff., 734ff.; V 810
— und Oscillogramm VI 79
— und Pararhythmie II 287ff., 291, 297
— und Parasystolie II 302ff.
— bei paroxysmaler Tachykardie II 149, 151ff.
— bei Perniosis VI 560
— und Phäochromocytom V 647ff., 658ff., 679
—, Pharmakologie V 506ff.
— bei Porphyrie IV 400
Sympathicus und Procain V 492
— und Purine V 494
— und Rauwolfia-Alkaloide V 492, 522ff., 524
— und Raynaud-Syndrom VI 229ff.
— und Regelkreis IV 746ff.
— und Regitin V 493
— und Reizleitung II 194, 219, 231, 242
— und Reizleitungssystem II 182ff.
— und respiratorische Arrhythmie II 21ff.
— bei Riesenzellarteriitis VI 342
— und Roemheld-Syndrom IV 865
— und Sauerstoffmangel IV 12ff., 31ff.
— und Schock I 974, 981, 985ff., *987*ff., 1033, 1041ff.; IV 600ff.
— und Schweißsekretion VI 43ff.
— und Serotonin V 182
— und Sexualfunktion IV 722ff., 870ff.
— und Sinoaurikulärblock II 194
— und Substanz P V 205
— und Sympathektomie V 475ff.
— bei Sympathicotonie s. dort
— und Tachykardie II 5ff., 9, 149, 151; III 845
— und Terminalstrombahn VI 13ff.
— und Thyreoidea IV 317ff., 332ff.
— und totaler Block II 231, 242ff.
— bei traumatischem Schock I 974, 1043
—, Ulcus cruris VI 381
— und Urticaria VI 547
— bei Valsalva-Versuch IV 778ff.
— vegetative Labilität IV 734ff., 798ff., 851ff.
— und Venensystem I 87
— und Veratrin V 492
— und Veratrumalkaloide V 558ff.
— bei Vergiftungen V 807
— bei Vorhofflimmern II 114
— und zentralnervöse Hypertonie V 158
Sympathicusblockade bei Angina pectoris III 1430ff.
— bei Capillarektasien VI 527

Sympathicusblockade und Embolie VI 368
— bei Erfrierung VI 558
— bei Erythralgie VI 527
— bei Gefäßkrankheiten VI 202ff.
— und Kollaps I 1043
— bei Lymphgefäßinsuffizienz VI 615
— bei Lymphödem VI 615
— und Raynaud-Syndrom VI 229, 232
— bei Riesenzellarteriitis VI 342
— und Schock I 1043
— und traumatischer Schock I 1043
Sympathin V 167
— und Blutdruck V 29, 170
—, Pharmakologie V 167, 170
—, Uro- V 168ff.
Sympatol bei Adams-Stokes-Syndrom II 271
— bei Antesystolie II 384
— bei Arteriographie VI 122ff.
— und Blutdruck V 800, 823ff.
— bei Bradykardie II 19
—, Butyl- s. u. Vasculat
— und Chinidin II 120
— bei Cyanose VI 532
— und Dermographie VI 40
— und Hauttemperatur VI 83
— und Herzarbeit I 15; II 19
— und Herzblock II 198
— und Herzinfarkt III 1449
— bei Hypotonie V 800, 823ff.
— bei Migräne VI 254
— bei paroxysmaler Tachykardie II 149
— und Reizleitung II 198
— und Sinoauriculärblock II 198
— bei Tachykardie II 149
— bei vegetativer Labilität IV 849ff.
— bei Wolff-Parkinson-White-Syndrom II 384
„Synchronisation", Begriff bei totalem Block II 239
Syncurin bei Gefäßkrankheiten VI 175
„Syndrom des sensitiven Herzens" s. u. vegetativer Labilität
Syndrom d'hémmorragie par défibrination und Lungenembolie IV 115
„Syndrome en chasse" s. u. Dumping-Syndrom
„Syndrome endocrino-hépatocardiaque" IV 687
Syndrome malin toxiinfectieux tardif IV 565
Synephrin und Blutdruck V 150
— und Carotissinus V 150
— bei Hypotonie V 823
Synkardialmassage VI 150ff.
—, Apparatur VI 151ff.
— bei Endangitis obliterans VI 299ff.
— bei Gefäßkrankheiten VI 150ff.
—, Methodik VI 150ff.
— und Oscillogramm VI 79ff., 152
— und Vasomotorik VI 153
Synkardon s. u. Synkardialmassage
Synkope II 1ff.
— bei Adams-Stokes-Syndrom II 228ff., *251*ff.
— und angeborene Herzfehler III 261
— bei Aortenstenose II 1433, 1447
— und Blutdruck V 780ff.
— durch Carotisreflexe II 144ff.
— bei Carotissinussyndrom II 273ff.
— durch Chinidin II 119
— bei Gravidität IV 488
— und Hypotonie V 780ff., 819
— und Kammerflattern II 174ff.
— und Kammerflimmern II 174ff.
— und Operabilität IV 631
— bei Postural hypotension IV 739
— bei Pulmonalsklerose IV 245
— und Regelkreis IV 756ff.
—, vasovagale IV 735; V 780, 819ff.; s. a. u. Kollaps und Ohnmacht
— bei Vorhofseptumdefekt III 261
Synovia bei rheumatischem Fieber II 601ff.
Synpen bei allergischer Myokarditis II 950ff.
Syringobulbie, Antesystolie bei II 394
—, Wolff-Parkinson-White-Syndrom bei II 394
Syringomyelie und Gefäßkrankheiten VI 242
— und Postural hypotension IV 738; V 814
— und Schweißsekretion VI 43ff.
— und sekundäres Raynaud-Syndrom VI 242
Syringopin bei essentieller Hypertonie V 590
Systole und Aderlaß I 591ff.
— bei Adipositas IV 382ff.
— und Alternans II 405, 408
— bei angeborener Pulmonalinsuffizienz III 565ff.
— bei angeborener Pulmonalstenose III 322ff.
— bei Antesystolie II 390ff.
— bei Aorteninsuffizienz II 1454ff.
— bei Aortenstenose II 1428ff.
— und Arbeitsbelastung I 854ff.
— und arteriovenöse Aneurysmen IV 252
— und Atmung IV 7ff., 11ff., 22ff., 27ff.
— und Balneotherapie I 663ff.
— und Blutdruck V 386
— und Chlorothiazid V 589ff.
— bei Coma diabeticum IV 375
— und Coronardurchblutung III 679ff., 707ff.
— bei Coronarinsuffizienz III 707ff.
— bei Coronarsklerose I 756
— bei Cor pulmonale IV 59ff., 63ff., 87ff., 98, 146ff.
— bei Diabetes mellitus IV 375ff., 378ff.
— und Diuretica V 589ff.
— bei Druckhypertrophie I 740ff.
—, Dynamik I 730ff.
— bei Ebstein-Syndrom III 419
— bei Endokardits lenta II 705ff.
— bei essentieller Hypertonie V 386
— bei Fiedler-Myokarditis II 957ff.
— und Ganglienblocker V 572ff.
— bei Gefügedilatation I 750ff.
— bei hämorrhagischem Schock I 962
— bei Hegglin-Syndrom I 31ff.
— und Herzglykoside I 449
— und Herzgröße I 834, 842ff.
— bei Herzhypertrophie I 734ff., 740ff.
— bei Herzinfarkt III 707ff.
— und Herzmechanik I 853ff.
— bei Herztamponade II 1064ff.
— und Herztöne II 574ff.
— und Herztonus I 876ff.
— bei Herztrauma II 501ff.

Systole und Herzvolumen I 834, 842ff.
— bei Höhenadaptation IV 7ff., 11ff., 22ff., 27ff.
— und Hydro-Chlorothiazid V 589ff.
— bei Hypercalcämie IV 447ff., 449, 451ff.
— bei Hyperthyreose IV *316*ff., *326*ff.
— bei Hypertonie V 386
— bei Hypocalcämie IV 447ff.
— bei Hypokaliämie IV 427ff.
— bei Hypothyreose IV 333ff.
— und Insulin IV 375ff.
— bei Kammerextrasystolie II 70
— bei Karditis rheumatica II 574ff., 580ff.
— und Klima IV 7ff., 11ff., 22ff., 27ff.
— im Kollaps I 962, 1025
— bei konstriktiver Perikarditis II 1100ff., 1122ff.
— und Lebensalter IV 621ff.
— und Luftdruck IV 7ff., 11ff., 22ff., 27ff.
— und Luftüberdruck IV 40ff.
— bei Lungenembolie IV 97ff.
— und Lungenkreislauf IV 63ff., 87ff.
— und Magnesium-Stoffwechsel IV 457ff.
—, Mechanik I 850ff.
— bei Mitralinsuffizienz II 1406ff.
— bei Mitralstenose II 1341ff.
— und Myokard I 730ff.
— bei Myokarditis II 912, 918
— bei Myxödem IV 333ff.
— und Nervensystem I 853ff.
— bei Panzerherz II 1100ff., 1122
— bei paroxysmaler Tachykardie II 132ff.
— und Perikard II 1037ff.
— und Perikardcysten II 1145
— und Perikarddivertikel II 1145
— bei Perikarditis II 1064ff.
— bei Pneumokoniose IV 205ff.
— bei Poliomyelitis II 918
— bei rheumatischem Fieber II 574ff., 580ff.
— und Sauerstoffmangel IV 7ff., 11ff., 22ff., 27ff.
— bei Schenkelblock II 335ff.
— im Schock I 962, 1025
— bei Sichelzellanämie IV 240
— bei Silikose IV 205ff.
— bei Sportherz I 734ff., 872, 921ff.
— bei Tachykardie II 132ff.; III 845

Systole bei Tetanie IV 448ff.
— bei Thorakoplastik IV 225
— und Thyreoidea IV 316ff., 326ff., 333ff.
— bei totalem Block II 229
— und Training I 872
— bei Tricuspidalstenose II 1488
— bei Tuberkulose IV 223ff.
— und Valsalva-Versuch IV 777
— bei Ventrikelseptumdefekt III 220
— bei Volumenbelastung I 887
— bei Volumenhypertrophie I 753
— bei Vorhofflimmern II 79ff.
— und Windkessel V 19ff.
— bei Wolff-Parkinson-White-Syndrom II 390ff.

„Tabakangina" III 884; IV 826
Tabakgenuß und Angina pectoris III 878ff.; IV 826
—, Arrhythmie bei II 105ff.
— und Arteriosklerose VI 400
— und Blutdruck V 217, 263ff.
— und Capillarspasmen VI 537
— und Coronarinsuffizienz III 878ff.
— und Endangitis obliterans VI 265ff.
— und essentielle Hypertonie V 263ff.
— und Extrasystolie II 75
— und Gefäßkrankheiten VI 27
— und Hauttemperatur VI 85
— und Herzinfarkt III 1445
— und Hypertonie V 263ff.
— und Kallikrein V 217
— und Myokard II 968; III 878ff.
— und Raynaud-Syndrom VI 228
— und Sportherz I 942
—, Tachykardie durch II 10
— und Terminalstrombahn VI 16ff.
— bei vegetativer Labilität IV 799ff., 825ff.
—, Vorhofflattern bei II 105ff.
—, Vorhofflimmern bei II 105ff.
Tabakosis IV 221
Tabes dorsalis und Aortitis luica VI 351
— — und Capillarektasien VI 528
— — und Erythromelalgie VI 528

Tabes dorsalis und Postural hypotension IV 738; V 814
Tabeskrisen III 1337
Tacholiquin bei Herzinsuffizienz I 595
Tachyarrhythmie und Antesystolie II 387ff.
— und Gravidität IV 496
— und Operabilität IV 632
—, paroxysmale II 128ff.
—, Therapie II 113ff.
— bei Vorhofflimmern II 81, 90ff., 112ff.
— und Wolff-Parkinson-White-Syndrom II 387ff.
„Tachycardie à centre excitable", Begriff II 128
„Tachycardie paroxystique essentielle", Begriff II 127
„Tachycardies ventriculaires terminales", Begriff II 163
Tachykardie bei Adams-Stokes-Syndrom II 152, 253ff., 257ff.
— bei Addison-Syndrom V 797
— bei Adipositas II 11; IV 382ff.
— und Adrenalin V 174ff.
— und Alternans II 155, 161, 403ff., 409ff.
— bei Anämie IV 644ff., 657ff.
—, Anatomie II 142ff., 161ff.
— bei angeborenem Herzfehler III 155
— bei angeborenem Sinus-Valsalvae-Aneurysma III 206ff.
— und Angina pectoris III 842ff., 1007ff., 1032ff.
— und Angina tonsillaris II 914
— bei Antesystolie II 378, 385, *387*ff., 395ff.
— bei Aortenaneurysma VI 449ff.
— bei Aortenbogensyndrom V 767; VI 378ff.
— bei Aorteninsuffizienz II 1456ff.
— und Aortographie VI 135
— und Arrhythmie II 155ff.
— bei arteriovenösen Fisteln VI 476
— und Atmung IV 11ff., 22ff., 27ff., 31ff., 34
—, atrioventrikuläre II 130ff.
— und Atrioventrikularblock II 237
— bei Atrioventrikular-Rhythmus II 279ff.
—, auriculäre II 130ff., 136ff.
—, Auslösung II 131, 151ff.
— bei bakterieller Endokarditis II 726

Tachykardie und Balneotherapie I 698, 700
— und Benzodioxan V 493, 518
— bei Beriberi IV 390ff.
— und Blutdruck II 9, 11; V 148, 154, 657ff., 780ff., 795
— bei Blutkrankheiten IV 644ff., 657ff.
— bei Brucellosen II 904
— und Calciumstoffwechsel II 149; IV 453
— bei Canalis atrioventricularis communis III 293ff.
— und Carotis-Sinus V 715
— und Carotis-Sinus-Syndrom II 276ff.
— und Chagas-Myokarditis II 932
— durch Chinidin II 40ff., 119, 122
— durch Cholin II 147
— bei Chylothorax VI 607
— und Coffein IV 826
— bei Coma diabeticum IV 375ff.
— und Commissurotomie II 1392
— und Coronardurchblutung III 678ff., 842ff., 1007ff.
— und Coronarinsuffizienz III 842ff., 1007ff., 1032ff.
— bei Cor pulmonale IV 104ff., 109ff., 134ff., 142ff.
— bei Coxsackie-Infekt II 921
— bei Dermatomyositis II 991ff.
— bei Diabetes mellitus IV 375ff.
— durch Digitalis I 490ff.; II 114, 150ff.
— bei Diphtherie-Myokarditis II 878ff., 894ff.
— bei Ductus Botalli persistens III 182
— bei Dystrophia musculorum progressiva II 972
— bei Dystrophie IV 296, 306ff.
— bei Ebstein-Syndrom III 420ff.
— bei Echinokokkose II 938
— bei Effort-Syndrom IV 715
—, Elektrokardiogramm bei II 11ff., 134ff., 153ff.
— bei Elektrounfall III 906ff.
— bei Encephalomyokarditis II 920
— bei Endokarditis IV 551ff.
— bei Endokarditis acuta II 726ff.
Tachykardie bei Endokarditis bakterialis II 726ff.
— bei Endokarditis lenta II 703ff.
— bei endokriner Hypertonie V 657ff.
— bei Entzügelungs-Hochdruck V 148, 154, 716ff.
— und Epilepsie IV 875
— bei Erythematodes II 979ff.
—, essentielle II 128ff., 151ff.
— bei experimenteller Hypertonie I 148, 154
— und experimenteller Schock I 989ff.
— und Extrasystolie II 30, 34, 38, 44, 73ff., 128ff., 132, 136ff., 150ff., 158ff., 161
— bei Fettembolie IV 134ff.
— und Fleckfieber II 907
— und Fokaltoxikose II 914
— und Geburtsakt IV 495ff.
— bei Gefäßkrankheiten VI 228
— und Genußgifte IV 826
— bei Glykogenose II 966
— und Gravidität II 915; IV 486, 488ff., 495ff.
— und Graviditätstoxikose II 915
— bei Grippemyokarditis II 924ff.
— bei Hämochromatose II 965; IV 683
— bei Hämoperikard II 1151ff.
— und hämorrhagischer Schock I 1033
— und Herzblock II 128ff., 139ff., 156ff.
— und Herzglykoside I 450ff., 461, 462, 490ff.; II 114, 150ff.
— und Herzinfarkt I 339, 344; II 150ff., 162ff., 166ff.; III 1081ff., *1133*ff.; V 818ff.
— und Herzinsuffizienz I 66; II 128ff., 150ff., 162ff., 166ff.
— bei Herzkatheterismus II 1259ff.
— bei Herzneurose IV 820ff.
— bei Herztamponade II 1063ff.
— und Herztöne II 575ff.
— bei Herztrauma II 466ff., 497ff., 505ff., 519ff.
— bei Herztumoren II 1180ff.
— und Herzversagen I 338
— und Herzvolumen I 834ff.
— und Höhenadaptation IV 11ff., 22ff., 27ff.
— und Hydralazine V 546
Tachykardie bei Hypercalcämie IV 447
— bei Hypernatriämie IV 446
—, hyperthermische II 9
— bei Hyperthyreose II 4ff., 10, 130ff.; IV 316ff., *322*ff.; V 770
— bei Hypertonie V 148, 154 657ff.
— durch Hypertonie-Therapie V 493
— bei Hypocalcämie IV 448ff.
— bei Hyponatriämie I 574ff.; IV 441ff.
— bei Hypothyreose IV 332ff.
—, Hypotonie bei V 780ff., 795
— bei infektiösem Schock I 984ff.
— bei Infektionen IV 530ff., 541, 551; V 802ff.
— und Interferenz-Dissoziation II 291ff.
— bei Kala-Azar II 936
— und Kallikrein V 216ff., 219
— und kardiogener Schock I 1025
— bei Karditis rheumatica II 574ff., 580ff., 590, 638
— und Klima IV 11ff., 22ff., 27ff.
— bei Kollagenosen II 979ff.
— und Kollaps I 345, 959, 965ff., 984ff., 989ff., 1010, 1025, *1033*ff.; II 9, 131ff., 162ff.; IV 600ff.
—, konstitutionelle II 10
— bei konstriktiver Perikarditis II 1097ff., 1100ff., 1120
— bei Leukämie IV 673ff.
— und Libman-Sacks-Endokarditis II 979ff.
— und Luftdruck IV 11ff., 22ff., 27ff.
— und Luftüberdruck IV 40ff.
— bei Lungenembolie IV 104ff., 109ff.
— bei Lutembacher-Syndrom III 284
— bei Lymphogranulomatose IV 680
— und Magnesium-Stoffwechsel II 148ff., 165ff.; IV 457ff.
— bei Masern II 922
— bei Mitralstenose II 1321ff., 1392
— bei Myokarditis II 877ff.; IV 54
— bei Myokarditis rheumatica II 590
— bei Myokardose II 968ff.
— und Myokardsarkoidose II 947ff.

Tachykardie und Myokardstoffwechsel III 683, 842ff.
— und Myokardtuberkulose II 943ff.
— und Narkose IV 592ff., 613ff.
—, nervöse II 8ff.
—, —, Mechanismus II 134ff., 141, 161ff.
— und Nicotin III 883ff.
— und Noradrenalin V 176
— bei Operationen IV 628ff., 707ff.; V 805
— bei Orthostase II 10; IV 729ff.; V 809ff.
— bei Pankarditis rheumatica II 620
— bei Panzerherz II 1097, 1100ff., 1120
— und Parasystolie II 299
— und Parotitis II 928
—, paroxysmale I 345; II *127*ff.; III 1305
—, —, und Adams-Stokes-Syndrom II 152, 253ff., 258ff.
—, —, bei allergischer Myokarditis II 951ff.
—, —, und Alternans II 409ff.
—, —, Anatomie II 142ff., 161ff.
—, —, bei angeborenem Herzfehler III 155
—, —, und Angina pectoris III 843ff., 1032ff.
—, —, bei Antesystolie II 378, *387*ff., 395ff.
—, —, bei Aorteninsuffizienz II 1456ff.
—, —, und Arrhythmie II 155ff.
—, —, atrioventrikuläre II 130ff.
—, —, auriculäre II 130ff., 136ff.
—, —, Auslösung II 131, 151ff.
—, —, und Balneotherapie I 700
—, —, Begriff II 127
—, —, Blutdruck bei V 780ff., 795
—, —, bei Blutkrankheiten IV 673ff.
—, —, und Calciumstoffwechsel II 149
—, —, und Carotissinus-Syndrom II 276ff.
—, —, durch Chinidin II 119, 122
—, —, durch Cholinderivate II 147
—, —, und Commissurotomie II 1392
Tachykardie, paroxysmale, und Coronardurchblutung III 843ff.
—, —, Coronarinsuffizienz bei III 842ff.
—, —, bei Cor pulmonale IV 109ff.
—, —, Definition II 127
—, —, durch Digitalis I 490ff.; II 114, 151
—, —, bei Ebstein-Syndrom III 420ff.
—, —, bei Echinokokkose II 937
—, —, Elektrokardiogramm bei II 134ff., 153ff., 160
—, —, bei Elektrounfall III 906ff.
—, —, essentielle II 128ff., 151ff.
—, —, und Extrasystolie II 128ff., 132, 136ff., 150ff., 158ff., 161
—, —, Folgen II 166ff.
—, —, Formen II 127ff.
—, —, gemäßigte II 127ff.
—, —, und Gravidität II 915; IV 496
—, —, bei Graviditätstoxikose II 915
—, —, und Hämochromatose II 965; IV 683
—, —, und Herzblock II 128ff., 139ff., 156ff.
—, —, und Herzinfarkt II 150ff., 162ff., 166ff.; III 1081ff.
—, —, und Herzinsuffizienz I 66; II 128ff., 150ff., 162ff., 166ff.
—, —, bei Herzkatheterismus II 1259ff.
—, —, bei Herzneurose IV 821ff.
—, —, bei Herztumoren II 1181ff., 1216
—, —, bei Hyperthyreose II 130ff.; IV 323
—, —, bei Hypothyreose IV 332
—, —, Hypotonie bei V 780ff., 795
—, —, infektiöse II 9ff., 150ff.
—, —, Kammer- II 150ff., s. a. dort
—, — bei Karditis rheumatica II 590
—, —, und Kollaps I 959; II 131ff., 162ff.
—, —, bei konstriktiver Perikarditis II 1120
—, —, bei Leukämie IV 673ff.
Tachykardie, paroxysmale, bei Lungenembolie IV 109ff.
—, —, bei Lutembacher-Syndrom III 284
—, —, bei Lymphogranulomatose IV 680
—, —, und Magnesiumstoffwechsel II 148ff., 165ff.; IV 458ff.
—, —, bei Masern II 922
—, —, Mechanismus II 134ff., 141ff., 161ff.
—, —, bei Mitralstenose II 1392ff.
—, —, bei Myokarditis II 901
—, —, bei Myokarditis rheumatica II 590
—, —, bei Myokardsarkoidose II 948
—, —, und Myokardstoffwechsel III 843ff.
—, —, Myokardtuberkulose II 944
—, —, und Operabilität IV 628
—, —, bei Panzerherz II 1120
—, —, Pathologie II 142ff.; 161ff.
—, —, bei Periarteriitis nodosa II 987ff.
—, —, bei Perikarderguß I 347
—, —, bei Perikarditis II 1120
—, —, bei Pneumonie-Myokarditis II 912
—, —, postoperative IV 607ff.
—, —, Prognose II 143ff., 151, 162ff.
—, —, prolongierte II 128ff.
—, —, Prophylaxe II 144, 149ff.
—, —, und Purine I 547ff.
—, —, und P-Zacken II 207
—, —, bei rheumatischem Fieber II 590
—, —, als Rhythmusstörung II 1ff.
—, —, bei Sarkoidose II 948
—, —, bei Scharlach-Myokarditis II 901
—, —, schnelle II 127ff.
—, —, und Schock I 959
—, —, sinoauriculäre II 130ff.
—, —, Sinus- II 7ff., 130ff., s. a. dort
—, —, supraventrikuläre II 128ff., 130ff., 160
—, —, Symptome II 131ff., 151ff., 160
—, —, terminale II 128ff., 151ff., 163ff.
—, —, Therapie II 143ff., 163ff.

Tachykardie, paroxysmale, und Thyreoidea II 130ff.; IV 323; 332
—, —, toxische II 150ff.
—, —, bei Toxoplasmose II 934
—, —, bei Tuberkulose II 944
—, —, Typ Bouveret-Hoffmann II 128ff.
—, —, Typ Gallavardin II 128ff.
—, —, bei Typhus-Myokarditis II 906
—, —, bei vegetativer Labilität IV 709ff.
—, —, ventrikuläre II 128ff., *151*ff.
—, —, bei Vorhofflattern II 97
—, —, bei Vorhofflimmern II 112ff., 114, 150
—, —, Vorkommen II 130ff., 150ff.
—, —, bei Wolff-Parkinson-White-Syndrom II 378, *387*ff., 395ff.
— bei Periarteriitis nodosa II 985ff.; V 622; VI 315ff.
— bei Perikarditis II 1045ff.
— bei Phäochromocytom V 657ff.
— bei Pneumonie-Myokarditis II 912
— bei Pneumokoniose IV 214ff.
— bei Poliomyelitis II 9ff., 917; IV 541; V 718ff.
— bei Porphyrie IV 397ff.
—, postinfektiöse IV 535, 566ff.
—, postoperative IV 607ff.
— bei Psittakose II 926
—, psychische II 8ff.
— bei Pulmonalsklerose IV 245ff.
— bei Purpura rheumatica VI 565
— und P-Zacken II 207
— und Rauwolfia-Alkaloide V 522
— bei Raynaud-Syndrom VI 228
— und Regelkreis IV 756ff.
— und Regitin V 518
— bei rheumatischem Fieber II 574ff., 580ff., 590, 638
— und Rickettsiosen II 907
— bei Sarkoidose II 947ff.
— bei Sauerstoffmangel IV 11ff., 22ff., 27ff.
— bei Scharlach II 9ff.; IV 532
— bei Scharlach-Myokarditis II 878ff., *900*ff.
Tachykardie und Schenkelblock II 339ff.
— und Schlagvolumen I 834
— und Schock I 959, 965ff., 984ff., 989ff., 1010, 1025, *1033*ff.; IV 600ff.
— bei Silikose IV 214ff.
—, supraventrikuläre, paroxysmale II 128ff., 130ff., 160
—, —, —, atrioventrikuläre II 130ff.
—, —, —, auriculäre II 130ff., 136ff.
—, —, —, Auslösung II 131ff.
—, —, —, Elektrokardiogramm bei II 134ff., 160
—, —, —, und Extrasystolie II 128ff., 132, 136ff.
—, —, —, und Herzblock II 128ff., 139ff.
—, —, —, und Herzinsuffizienz I 66; II 128ff.
—, —, —, bei Herztrauma II 505ff.
—, —, —, Mechanismus II 141ff.
—, —, —, Pathologie II 142ff.
—, —, —, Prognose II 143ff.
—, —, —, Prophylaxe II 144, 149ff.
—, —, —, sinoauriculäre II 130ff.
—, —, —, Symptome II 131ff., 160
—, —, —, Therapie II 143ff.
—, —, —, Vorkommen II 130ff.
— und Sympathektomie V 474ff.
—, Symptome II 8ff., 131ff., 151ff., 160
—, terminale II 128ff., 151ff., 163ff.
—, tetanische IV 448ff.
— bei Thalliumvergiftung V 773ff.
—, Therapie II 14, 143ff., 163ff.
— bei Thoraxdeformation IV 229
— und Thyreoidea II 4ff., 10, 130ff.; IV 316ff., *322*ff., 332ff.
— und totaler Block II 237
—, toxische II 9ff., 150ff.
— und Toxoplasmose II 934
— bei traumatischem Schock I 965ff., 1034
— und Tuberkulose II 943ff.
—, Typ Bouveret-Hoffmann II 128ff.
Tachykardie, Typ Gallavardin II 128ff.
— bei Typhus-Myokarditis II 906
— und Überleitungszeit II 210, 217
— bei Valsalva-Versuch IV 776ff.
— bei Variola II 923
— und Vasomotorik III 678ff., VI 228
— bei vegetativer Labilität IV 705ff., 787ff.
—, ventrikuläre II 128ff., *150*ff.
—, —, Anatomie II 161ff.
—, —, und Arrhythmie II 155ff.
—, —, Auslösung II 151ff.
—, —, durch Chinidin II 119, 122
—, —, durch Cholin II 147
—, —, durch Digitalis I 490ff.; II 114, 151
—, —, Elektrokardiogramm bei II 153ff.
—, —, essentielle II 151ff.
—, —, und Extrasystolie II 128ff., 132, 136ff., 150ff., 158ff., 161
—, —, Folgen II 166ff.
—, —, und Herzinfarkt II 150ff., 162, 166ff.
— —, und Herzinsuffizienz II 150ff., 162ff., 166ff.
—, —, infektiöse II 150
—, —, Mechanismus II 161ff.
—, —, paroxysmale II 150ff.
—, —, Pathologie II 161ff.
—, —, polymorphe II 114
—, —, Prognose II 162ff.
—, —, und supraventrikuläre Tachykardie II 139
—, —, Symptome II 151ff.
—, —, terminale II 151, 163ff.
—, —, Therapie II 163ff.
—, —, toxische II 150ff.
—, —, bei Vorhofflattern II 97
—, —, bei Vorhofflimmern II 112ff., 114, 150
—, —, Vorkommen II 150ff.
—, Vorhof- II 80, 96, 237
—, —, paroxysmale II 130
— und Vorhofflattern II 83ff., 97ff., 128ff.
— bei Vorhofflimmern II 81, 90ff., 92, 112ff., 114, 128ff., 150
— bei Vorhofseptumdefekt III 261ff.
—, Vorkommen II 4ff., 8ff., 130ff., 150ff.
— bei Wolff-Parkinson-White-Syndrom II 378, 385, *387*ff., 395ff.

Tachyphylaxie und Coffein IV 825ff.
— und Genußgifte IV 825ff.
— und Hypertensin V 97
— und Nicotin IV 825
— und Pitressin V 93
— und Renin V 86ff.
— und Serotonin V 184
— bei Vasopressin V 143
— und vegetative Labilität IV 825ff.
Tachypnoe bei Aortographie VI 135
— bei Coronargefäßmißbildungen III 569ff.
— bei Herzinsuffizienz I 178, 183ff., 215ff.
— bei Herztrauma II 508ff.
— und Hydralazine V 546
— im Kollaps I 965, 1018
— bei Lungenembolie IV 103
— bei Lungenvenentransposition III 527
— und Purine I 547ff.
— und Regelkreis IV 757ff.
— im Schock I 965, 1018
— bei traumatischem Schock I 965
— bei Truncus arteriosus communis persistens III 535ff.
— bei vegetativer Dystonie II 8
— bei Vorhofseptumdefekt III 261ff.
Tagesrhythmus bei Aorteninsuffizienz II 1456ff.
— und Belastung IV 827ff.
— und Blutdruck IV 799, 809ff.; V 15, 73, 149, 241, 245ff., 258ff.
— und Capillarresistenz VI 104ff.
— und Entzügelungshochdruck V 149
— bei essentieller Hypertonie V 241, 245ff., 258ff.
— und experimentelle Hypertonie V 73, 149
— und Hauttemperatur VI 86
— und Herzaktion II 7
— bei Herzglykosidvergiftung I 499
— bei Herzinsuffizienz I 419, 421
— und Herzrhythmus II 21ff.
— und Hypertonie IV 799ff.; V 73, 149, 241, 245ff., 258ff.
— und Hypotonie IV 809ff.
— bei Mitralstenose II 1321ff.
— und Oscillogramm VI 78
— und respiratorische Arrhythmie II 22
— und Sympathicotonie IV 722
Tagesrhythmus und Vagotonie IV 722
— bei vegetativer Labilität IV 799ff., 809ff., 827ff.
Takata-Ara-Reaktion bei bakterieller Endokarditis II 741
— bei Endokarditis acuta II 728
— bei Endokarditis lenta II 699
— bei hämorrhagischer Diathese VI 573
— und Moschcowitz-Symmers-Syndrom VI 573
Takayasu-Syndrom s. u. Aortenbogensyndrom
Talk-Pneumokoniose und Cor pulmonale IV 218ff.
Talkum und konstriktive Perikarditis II 1096
Taumasthman bei Cor pulmonale IV 170ff.
Taussig-Anastomose s. u. Blalock-Taussig
Taussig-Bing-Komplex III 39, 53ff., 494, *508*ff.
—, Anatomie III 39
—, Diagnose III 508ff.
— und Entwicklungsgeschichte III 39, 53ff.
—, Pathologie III 39
—, Pathophysiologie III 508ff.
—, Symptome III 509
Teegenuß, Tachykardie durch II 10
— und vegetative Labilität IV 825
Teilbäder bei Akrocyanose VI 534
— bei Angina pectoris III 1373ff., 1418ff.
— bei Cyanose VI 532
— bei Erfrierung VI 557
— bei Gefäßkrankheiten VI 156ff.
— bei Kälteurticaria VI 554
— bei Wärmeurticaria VI 562
Teleangiektasien VI 538ff.
— und arteriovenöse Aneurysmen IV 251, 253
— und arteriovenöse Lungenfistel III 386ff.
— und Blutdruck V 344ff.
— bei Carcinoid II 783
—, erworbene VI 538
— und Erythematodes II 979ff.
—, essentielle VI 539ff.
— bei essentieller Hypertonie V 344ff.
— bei Fallotscher Tetralogie III 337ff.
—, Formen VI 538ff.
Teleangiektasien bei Gefäßmißbildungen VI 587ff.
— bei Hämangiomen VI 587ff.
— bei Herztumoren II 1180ff., 1195
— bei Hypertonie V 344ff.
— und Kaposi-Sarkom VI 602
— bei Klippel-Trénaunay-Syndrom VI 587ff.
— und Kollagenosen II 979ff.
—, kongenitale VI 538
—, Morphologie VI 539ff.
—, Pathogenese VI 539ff.
—, primäre VI 538
—, Prognose VI 543
— und Purpura Majocchi VI 576
—, sekundäre VI 538
—, senile VI 545
—, Symptome VI 540ff.
—, Therapie VI 542ff.
— bei Transposition der Aorta und Pulmonalis III 498ff.
— und Vasomotorik VI 541
Temporalarteriitis s. u. Riesenzellarteriitis
Tensoranalyse V 6ff.
Teratome und Angiome VI 589
— und Gefäßmißbildungen VI 589
— als Herztumoren II 1179
— bei Maffucci-Syndrom VI 589
— und Perikardcysten II 1140ff.
— als Perikardtumoren II 1217, *1218*ff.
Terminalstrombahn VI 13ff.
— bei Akrocyanose VI 532ff.
— und Angiographie VI 146ff.
— und arteriovenöse Anastomosen VI 19
— und Belastung VI 14
— bei Blutkrankheiten VI 570
— bei Capillaraneurysmen VI 545
— bei Capillarektasien VI 525ff.
— bei Capillaropathia diabetica VI 548ff.
— und Capillarpermeabilität VI 548ff., 551ff.
— bei Capillarspasmen VI 536ff.
— und Cyanose VI 530ff.
— bei Dermatosen VI 574
— und Dermographie VI 39ff.
— bei Diabetes mellitus VI 548ff., 574ff.
— bei Eintauchfuß VI 560ff.
— bei Endangitis obliterans VI 283ff.
— bei Entzündung VI 547ff.

Terminalstrombahn bei Erfrierung VI 554ff.
— bei Erythralgie VI 527
— bei Erythromelalgie VI 525ff., 528
— bei Gefäßspinnen VI 543ff.
— bei Glomustumoren VI 593
— bei hämorrhagischem Schock I 962ff.
— bei Infektionen VI 567ff.
— bei intraarterieller Sauerstoffinsufflation VI 211
— bei Kälteurticaria VI 543ff.
— bei Karditis rheumatica VI 564
— im Kollaps I 962ff.
— bei Livedo reticularis VI 534ff.
— bei Möller-Barlow-Syndrom VI 577ff.
— bei Moschcowitz-Symmers-Syndrom VI 570ff.
— bei Perniosis VI 558ff.
—, Physiologie VI 13ff.
— bei Purpura fulminans VI 569ff.
— bei Purpura infectiosa VI 567
— bei Purpura Majocchi VI 576
— bei Purpura rheumatica VI 564ff.
— und Quinckesches Ödem VI 546ff.
— bei Raynaud-Syndrom VI 228
— und Regelkreis VI 13ff.
—, Röntgendiagnose VI 146ff.
— im Schock I 962ff.; VI 20, 548ff.
— bei Schützengrabenfuß VI 560ff.
— und Serotonin VI 529
— bei Skorbut VI 577ff.
— bei Teleangiektasien VI 538ff.
— und Urticaria VI 546ff.
— bei Verbrennung VI 562ff.
— und Vitamine VI 577ff.
— bei Wärmeurticaria VI 561
Terpentinöl und Capillarpermeabilität VI 585
— und Capillarresistenz VI 585
Terramycin s. a. u. Tetracycline
— bei bakterieller Endokarditis II 730, 750ff., 757
— bei Endokarditis acuta II 730
— bei Endokarditis lenta II 750ff., 757
— bei Erythematodes II 983ff.
Terramycin und Kationenaustauscher I 558
— bei Kollagenosen II 983ff.
— bei Periarteriitis nodosa VI 333
Testagar zur Angiographie VI 119ff.
Testes bei Aortenhämatom, intramuralem VI 459
— und Arteriosklerose VI 414
— bei Dystrophia myotonica II 970
— und Endangitis obliterans VI 301
— und Hämochromatose IV 687
— bei Kollagenosen II 976
— und Kollaps I 957, 976
— und neurogene Hypertonie V 721
— und Ohnmacht IV 762
— bei Periarteriitis nodosa II 976; VI 323
— bei Parotitis II 928
— bei Querschnittslähmung VI 721
— und Schock I 957, 976
Testestumoren und Herztumoren II 1207
— und Perikardtumoren II 1225ff.
Testosteron bei Angina pectoris III 1413ff.
— und Arteriosklerose VI 414
— und Blutdruck V 139
— und Coronarsklerose III 790
— und experimentelle Hypertonie V 139
— bei Gefäßkrankheiten VI 190
— und Hypertonie V 139
— und Myokardstoffwechsel I 28, 601
Testosteronpropionat bei Angina pectoris III 1413
— bei Endangitis obliterans VI 261
— bei Gefäßkrankheiten VI 190
Testoviron bei Herzinsuffizienz I 602
Tetanie I 480
— bei Conn-Syndrom V 704
— bei endokriner Hypertonie V 704
—, enterogene VI 452
—, Herz bei IV 448
— und Herzglykoside I 480ff.
— bei Hypertonie V 704
— und Magnesiumstoffwechsel IV 455ff.
Tetanus, Narkose bei IV 618
—, Winterschlaf bei IV 618
Tetanusserum und allergische Myokarditis II 951ff.
— und allergische Perikarditis II 1089
— und Coronarinsuffizienz III 894
— und Herzinfarkt III 894
Tetraäthylammonium s. a. u. Ganglienblocker
— und ACTH V 709
— und Blutdruck V 161, 185, 205, 249, 489, 492, *565*ff., 727
—, Chemie V 565; VI 173
— und Cortison V 709
— bei endokriner Hypertonie V 663, 666
— bei Erfrierung VI 558
— und essentielle Hypertonie V 249, 489, 492, *565*ff.
— bei Gefäßkrankheiten VI 173ff.
— bei Gravidität V 727, 745
— bei Graviditätstoxikose V 727, 745
— zum Hyperämietest VI 64
— und Hypertonie V 161, 185, 249, 489, 492, *565*ff., 727
— und Hypotonie V 205
—, intraarteriell VI 205
— und Kälte-Test V 249
— und Lungenkreislauf IV 72
— bei Phäochromocytom V 663, 666
— bei postthrombotischem Syndrom VI 514
— bei Raynaud-Syndrom VI 232
— und Serotonin V 185
— und Substanz P V 205
— und Sympathektomie V 489
—, Test V 663
— bei Ulcus cruris VI 514
— und Veratrumalkaloide V 558
— und zentralnervöse Hypertonie V 161
Tetraäthylammoniumbromid s. a. u. Ganglienblocker
— und Blutdruck V 205, 249
— bei endokriner Hypertonie V 660, 663
— bei Erfrierung VI 558
— und essentielle Hypertonie V 249
— bei Graviditätstoxikose V 751
— und Hypertonie V 249
—, intraarteriell VI 205
— und Kälte-Test V 249
— bei Phäochromocytom V 663, 666
— bei Raynaud-Syndrom VI 232
—, Test V 663

Tetraäthylammoniumchlorid s. a. u. Ganglienblocker
— und Blutdruck V 161, 727
— bei endokriner Hypertonie V 663ff., 666
— und experimentelle Hypertonie V 161
— bei Gravidität V 727, 745
— bei Graviditätstoxikose V 727, 745
— zum Hyperämietest VI 64
— und Hypertonie V 161, 727
— bei Phäochromocytom V 663ff., 666
—, Test V 663
— und Thyreoidea IV 318
— und zentralnervöse Hypertonie V 161
Tetraäthylammoniumnitrit bei Gefäßkrankheiten VI 179
Tetrachlorkohlenstoffvergiftung III 891
Tetracycline s. a. u. Achromycin, Chlortetracyclin, Oxytetracyclin, Terramycin
— bei Aortitis luica VI 360
— bei bakterieller Endokarditis II 730, 750ff., 755ff.
— und Endokarditis acuta II 730
— bei Endokarditis lenta II 750ff., 755ff.
— bei Erythematodes II 983ff.
— und Herzglykoside I 481
— und Kationenaustauscher I 558
— bei Kollagenosen II 983ff.
— bei Periarteriitis nodosa VI 333
— bei Toxoplasmose II 934
Tetracyn s. a. u. Tetracycline
— bei bakterieller Endokarditis II 757
„Tetravaccin antipyogene" bei Karditis rheumatica II 657
Thalamus und Atmung IV 15ff.
— und Capillarektasien VI 525ff.
— bei Cor pulmonale IV 177
— und Erythromelalgie VI 525ff.
— und Höhenadaptation IV 15ff.
— und Klima IV 15ff.
— und Luftdruck IV 15ff.
— und Regelkreis IV 747ff.
— und Sauerstoffmangel IV 15ff.
— und vegetative Labilität IV 829ff.
Thalliumvergiftung und Blutdruck V 37ff., 716ff.
— und Calciumstoffwechsel IV 447ff.
—, Entzügelungs-Hochdruck bei V 716ff.
—, Hypertonie bei V 37ff., 716ff.
— und Myokardose II 969
— und vegetative Labilität IV 827
Thebain V 521ff.
Theobromin bei Angina pectoris III 1035, *1382*ff.
— bei Arrhythmie II 113ff.
— und Blutdruck V 498ff.
— bei Coronarinsuffizienz III 1035
— bei essentieller Hypertonie V 498ff.
— in Diureticum I 529, *545*ff.
— und Herzmechanik I 854
— bei Hypertonie V 498ff.
— bei Kammertachykardie II 166
— bei paroxysmaler Tachykardie II 166
—, Pharmakologie I 546ff.
— bei Tachykardie II 166
— bei Vorhofflimmern II 113ff.
Theomagnol bei Arteriosklerose VI 426
Theophyllin bei Angina pectoris III 1035, 1374, *1382*ff.
— bei Aortitis luica VI 360
— und Blutdruck V 389, 494, 498ff.
—, Chemie I 546
— und Coronaranastomosen III 706
— bei Cor pulmonale IV 123ff., 170ff.
— als Diureticum I 535, *545*ff.
— bei essentieller Hypertonie V 389, 494, 498ff.
— bei Gefäßkrankheiten VI 180, 184
— bei Herzinfarkt III 706, 1480
— und Hirndurchblutung V 398
— bei Hypertonie V 389, 494, 498ff.
— und Lungenembolie IV 123ff.
— bei Myokarditis II 892
—, Nebenwirkungen V 494
— und Oscillogramm VI 79
—, Pharmakologie I 546ff.
— und Schenkelblock II 342
— und vegetative Labilität IV 849
Theophyllinamin bei essentieller Hypertonie V 498
Thermalbäder VI 513
— bei postthrombotischem Syndrom VI 513
— bei Ulcus cruris VI 513
Thermistoren VI 85
Thesaurismosen und Capillarresistenz VI 575
— und Cor pulmonale IV 201
— und Endokardfibrose II 790
— und Lungenfibrose IV 201
— und Myokardose I 34; II 965ff.
— und Purpura VI 575
Thevanid I 486
Thevetia nereifolia bei Herzinsuffizienz I 430
Thevetin, Chemie I 430
—, Resorption I 431, 468, 486
—, Pharmakologie I 486
Thevetose in Glykosiden I 430
Thiamin bei Beriberi IV 396
Thiazidin und Diurese s. a. u. Chlorothiazid I 540ff.
Thibierge-Weissenbach-Syndrom VI 249
Thiocyanat und Arteriosklerose VI 413
— und Blutdruck V 494, 499ff.
— und Cantharidenblase VI 110
— und Capillarpermeabilität VI 110
— bei essentieller Hypertonie V 494, 499ff.
— bei Hypertonie V 494, 499ff.
— bei maligner Hypertonie V 631
—, Nebenwirkungen V 494, 499ff.
Thioharnstoff und Lungenödem I 131
— und Periarteriitis nodosa VI 309
Thiomerin als Diureticum I 527ff., 535
Thiosorbitol und Diuretica I 530ff.
Thiosulfat und Carotissinus V 150
Thiosulfatclearance bei Graviditätstoxikose IV 506ff., 513
Thiouracil bei Angina pectoris III 1407ff.
— bei Arrhythmie II 114
— und Arteriosklerose VI 413
— und Periarteriitis nodosa VI 309
— bei Vorhofflimmern II 114

Thomasschlacken-Pneumokoniose und Cor pulmonale IV 221
Thorakoplastik, Cor pulmonale bei IV 140ff., 221ff.
Thorakotomie bei Adams-Stokes-Syndrom II 265
— bei angeborenem arteriovenösem Coronaraneurysma III 216
— und arteriovenöse Fisteln VI 474
— und Cor pulmonale IV 62, 122, 127ff., 181ff., 221ff.
—, Luftembolie bei IV 127ff.
— bei Lungenembolie IV 122
— und Lungenemphysem IV 181ff.
— zur Sympathektomie V 471, 489
— und Thrombophlebitis VI 484
Thorax bei angeborener Pulmonalstenose III 304ff.
— bei Aortenaneurysma VI 449
— bei Aortenbogensyndrom V 767
— und Aortenhämatom, intramurales VI 456
— bei Aortenisthmusstenose III 448, 460ff.; V 755
— und Balneotherapie I 654ff., 698
— und Blutdruck V 281
— und commotio cordis II 463ff.
— und compressio cordis II 463ff.
— und contusio cordis II 462ff.
— und Cor pulmonale IV 61, 62, 140ff., 167ff., 181ff., *221*ff., *229*ff.
— bei Ductus Botalli persistens III 165
— bei Effort-Syndrom IV 817
— und essentielle Hypertonie V 281
— bei Fallotscher Tetralogie III 329ff.
— bei Gefäßmißbildungen III 382
— und Gravidität IV 496ff.
— und hämorrhagische Diathese VI 572ff.
— und Herzdivertikel III 593
— und Herzinsuffizienz I 99
— und Herzminutenvolumen V 281
— und Herztrauma II 462ff.
— und Lungenemphysem IV 181ff.
— bei Lungenvenentransposition III 523ff.
Thorax bei Marfan-Syndrom III 491ff.
— bei Moschcowitz-Symmers-Syndrom VI 572ff.
— und Myokardose II 970
— und Narkose IV 599
— und Operationen IV 599
— und Perikard II 1035ff.
— bei Pulmonalarterienaplasie III 382
— und Rechts-Schenkelblock II 357
— und Schenkelblock II 357
— und Thrombophlebitis VI 495
— und Venendruck VI 68
— bei Ventrikelseptumdefekt III 217, 226ff.
— bei Vorhofseptumdefekt III 249ff., 261ff.
— und Wilson-Block II 357
Thoraxinnendruck und Druckbelastung I 891
— und Herzform I 891
— und Herzgröße I 891
— und Herzvolumen I 891
— beim Kollaps I 1013, 1019ff.
— bei Mitralstenose II 1317ff.
— bei Orthostase IV 729
— beim Schock I 1013, 1019ff.
— und Tricuspidalstenose II 1493
— bei Valsalva-Versuch IV 775ff.
— und Venendruck VI 68
— und Volumenbelastung I 892
Thoraxverletzung und Commotio cordis II 463ff.
— und Compressio cordis II 463ff.
— und Contusio cordis II 462ff.
—, Cor pulmonale bei IV 62
— und Hämoperikard II 1150ff.
— und Herztrauma II 462ff.
— und Perikarditis II 1086
— und Pneumoperikard II 1153
—, Rechts-Schenkelblock bei II 357
— und Schenkelblock II 357
— und traumatische Perikarditis II 1086
— und Wilson-Block II 357
Thorazine bei Gefäßkrankheiten VI 201
Thorium zur Angiographie VI 117ff.
— und Capillarpermeabilität VI 582
— und Capillarresistenz VI 582
Thoriumdioxyd s. u. Thorotrast
Thorn-Test bei essentieller Hypotonie V 792
— bei Hypotonie IV 810; V 792
— bei vegetativer Labilität IV 810
Thorotrast zur Angiographie VI 117ff.
—, Chemie VI 119
Thrombangitis obliterans s. u. Endangitis obliterans
Thrombarteriektomie bei Gefäßkrankheiten VI 216ff.
Thrombarteriitis obliterans subclavia carotica s. u. Aortenisthmus-Stenose, umgek.
Thrombarteriitis pulmonalis s. u. Pulmonalsklerose
Thrombelastogramm bei Blutkrankheiten IV 669
— bei Herzinfarkt IV 116
— bei Lungenembolie IV 116, 118ff.
— bei Polycythämie IV 669
Thrombin bei Teleangiektasien VI 542
Thrombocid bei Gefäßkrankheiten VI 195
— bei Phlebographie VI 145ff.
Thrombocyten und Capillarresistenz VI 105, 564ff.
— und Chinidin II 119
— und Chlorothiazid I 544
— und Coronarthrombose III 964ff.
— bei Endangitis obliterans VI 279ff.
— bei Erythematodes II 982ff.
— bei Fallotscher Tetralogie III 356
— und Herzglykoside I 499
— bei Herzinfarkt III 721
— bei Karditis rheumatica VI 564
— bei Kollagenosen II 982ff.
— und Lungenembolie IV 96, 102
— bei Moschcowitz-Symmers-Syndrom VI 570ff.
— bei Periarteriitis nodosa II 988; VI 315
— bei Polycythämie IV 660ff.
— und Purpura fulminans VI 570
— bei Purpura rheumatica VI 564ff.
— bei rheumatischem Fieber VI 564
— und Thrombophlebitis VI 486

Thrombodym und Capillarresistenz VI 105
— bei Endangitis obliterans VI 302
Thromboendarteriitis obliterans pulmonalis IV 249
Thrombokinase bei Adipositas IV 389
— und Angiopathia diabetica IV 371ff.
— und Arteriosklerose IV 371ff.
— und Cor pulmonale IV 115
— und Diabetes mellitus IV 371ff.
— bei Fruchtwasserembolie IV 138
— bei Herzinfarkt III 722
— und Lungenembolie IV 96, 115
— und Thrombophlebitis VI 489
— und Thrombose VI 369ff., 489
— bei Waterhouse-Friderichsen-Syndrom IV 564
Thrombopenie bei Blutkrankheiten IV 675
— und Capillarresistenz VI 570
— und Carboanhydrase I 538ff.
— durch Chinidin II 119
— durch Chlorothiazid I 544
— bei Erythematodes II 982ff.; VI 344
— bei Fallotscher Tetralogie III 356
— durch Herzglykoside I 499
— bei Karditis rheumatica II 605
— bei Kollagenosen II 982ff.
— bei Leukämie IV 675
— bei Moschcowitz-Symmers-Syndrom VI 570ff.
— bei Periarteriitis nodosa II 988; VI 315
— und Purpura fulminans VI 570
— bei rheumatischem Fieber II 605
— bei Waterhouse-Friderichsen-Syndrom IV 564ff.
Thrombophlebitis VI 481ff.
—, abdominale VI 496ff.
—, abortive VI 491
—, Ätiologie VI 483ff.
—, Anatomie VI 482ff.
— und Aneurysmen VI 499
— und Angiographie VI 139
— und Aortenthrombose VI 374
— bei arteriovenösen Fisteln VI 499
—, autochthone VI 500
Trombophlebitis bei bakterieller Endokarditis II 682, 725
— und Belastung VI 44
—, benigne VI 491
— und Blutgerinnung VI 485ff.
— und Coronarinsuffizienz III 1068, 1081, 1239
— und Cor pulmonale IV 92, *250*ff.
—, Definition VI 482ff.
—, Diagnose VI 53, 65, 133, 145; VI *501*ff.
— bei Dystrophie IV 301f.
— bei Eintauchfuß VI 561
— und Embolie VI 507ff.
— bei Endangitis obliterans VI 276ff., 282ff., 490
— und Endokarditis lenta II 682, 725
— bei Erfrierung VI 557
— und Gefäßkrankheiten VI 45, 276ff., 282ff., 312, 342
— und Hämodynamik VI 486ff.
— und Herzinfarkt III 1068, 1081, 1239ff.
— bei Herzkatheterismus II 1261ff.
—, idiopathische IV 95ff., 498, 501
— bei Karditis rheumatica II 604
—, Komplikationen VI 507ff.
— und Lungenembolie IV *91*ff.; VI 492ff., *507*ff.
— und Lymphangitis VI 603ff.
—, maligne VI 491
— migrans VI 491
—, —, bei Endangitis obliterans VI 276ff., 282ff.
—, —, und Gefäßkrankheiten VI 45
—, —, bei Periarteriitis nodosa VI 312
—, Morphologie VI 482ff.
—, Pathologie VI 482ff.
— bei Periarteriitis nodosa VI 312
— bei Perniosis VI 561
— und Phlebektasien VI 497ff., 517ff.
—, Phlebogramm bei VI 139
—, Physiologie VI 488ff.
— und postthrombotisches Syndrom VI 509ff.
—, profunda VI 491ff.
—, Prophylaxe VI 501ff., 506ff.
Thrombophlebitis, pulmonale IV 250
— und rheumatisches Fieber II 604
— und Saug-Drucktherapie VI 155
— bei Schützengrabenfuß VI 561
— und sekundäres Raynaud-Syndrom VI 235
—, septische IV 96
—, superficialis VI 491
—, Symptome VI 490ff.
—, Therapie VI 503ff.
— und Trendelenburg-Test VI 65
— und Varicosis VI 497ff., 517ff.
—, Vasomotorik bei VI 489ff., 492
Thrombophob bei Gefäßkrankheiten VI 222
— bei postthrombotischem Syndrom VI 513
— bei Thrombophlebitis VI 503ff.
Thromboplastin und Cor pulmonale IV 115
— bei Graviditätstoxikose IV 511, 517, 741
— und Lungenembolie IV 115
Thromboplastinogen bei Endangitis obliterans VI 279
Thrombose VI 481ff.
—, abdominale VI 496ff.
— und ACTH II 645
— und Adipositas IV 94, 388, 625
—, Ätiologie VI 483ff.
— und Akrocyanose VI 533
— und Amyloidose II 962
—, Anatomie VI 482ff.
— bei Aneurysmen VI 442ff., 499
— und angeborener Herzfehler III 19, 73, *123*ff.
— bei Angina tonsillaris II 914
— bei Angiokardiographie II 1267ff.
— bei Angiopathia diabetica IV 371
— der Aorta s. u. Aortenthrombose
— bei Aortenaneurysma VI 450
— bei Aortenstenose II 1447
— und Aortographie VI 133ff.
—, Arrhythmie bei II 87, 104ff.
— arterielle VI 369ff., s. a. u. Arterienthrombose
— und Arteriosklerose IV 371, 384; V 362ff.; VI 384ff., 400

Thrombose und Arteriosklerosis obliterans VI 429ff., 435
— und arteriovenöse Aneurysmen IV 254
— bei arteriovenösen Fisteln VI 499
— und arteriovenöse Lungenfistel III 388
—, autochthone VI 500
— und Balneotherapie I 698, 700
— bei Beriberi IV 393
— bei Bettruhe I 416
—, blastomatöse VI 484
— und Blutdruck V 37ff., 391, 596ff., 607
— und Blutgerinnung VI 485ff.
— bei Blutkrankheiten IV 666ff., *669*ff.
— bei Brucellosen II 904
— und Capillarektasien VI 533
— und Capillarresistenz VI 566
— und Carotissinus V 716
— und Carotissinus-Syndrom II 144, 273ff.
— und Chinidin II 120
— bei Coronaraneurysma III 939
— und Coronarembolie III 971ff.
— und Coronarinsuffizienz III 737, 745ff.
— bei Coronarsklerose III 737, 745ff.
— und Cor pulmonale IV 59ff., 62, 91ff., 106ff., 138, 210, 232, 250
— und Cortison II 645
— und Cyanose VI 533
—, Definition VI 482ff.
— bei Dermatomyositis II 991
— und Diabetes mellitus IV 108, 124, 371
—, Diagnose VI 53, 65, 133, 145, *501*ff.
— bei Diphtherie-Myokarditis II 894ff.
— und Diurese I 534, 590
— und Ductus Botalli persistens III 73, 162ff.
— bei Dystrophie IV 301ff.
— und Eintauchfuß VI 561
— und Embolie VI 361ff., 507ff.
— bei Encephalopathie V 391
— bei Endangitis obliterans V 272, 490, 624ff.
— bei Endokardfibrose II 786ff.
Thrombose und Endokarditis lenta II 682, 706ff., 725ff.
— bei Endokarditis parietalis fibroplastica II 786ff.
— bei Endokardsklerose II 790
— bei Endomyokardfibrose II 788
— bei Erfrierung VI 555, 557
— und Ernährung IV 625
— bei Erythematodes VI 344
— bei essentieller Hypertonie V 391
—, Extrasystolie durch II 37, 44
— und Fallotsche Tetralogie III 356ff.
— bei Fiedler-Myokarditis II 957ff.
— und Fokaltoxikose II 914
— bei Fruchtwasserembolie IV 138
— und Gefäße VI 23
— und Gefäßgeräusche VI 53
— und Gefäßkrankheiten VI 23, 45
— bei Graviditätstoxikose V 737
— bei Hämangioendotheliom VI 600
— bei Hämangiomen VI 599
— bei Hämangiosarkom VI 601ff.
— und Hämodynamik VI 486ff.
— und Herzglykoside I 461ff.
— und Herzinfarkt III 1068, 1081ff., *1228*ff., *1239*ff., 1360
— bei Herzinsuffizienz I 416, 461ff., 534, 590, 601ff., 767, 774, 782ff.
— bei Herzkatheterismus II 1259ff.
— bei Herzklappenfehler II 1296ff.
— und Herztrauma II 474, 478ff., 505ff.
— bei Herztumoren II 1180ff., 1191ff.
— bei Hirnbasisaneurysma VI 464
— bei Hyperthyreose IV 327
— und Hypertonie V 37ff., 391, 596ff., 607
—, idiopathische VI 498, 500
— bei idiopathischer Herzhypertrophie II 975
— und Karditis rheumatica II 564ff., 604
— und Körpergewicht IV 625
— bei Kollagenosen II 984ff.
— und Kollaps I 957, 1112ff.; IV 600ff.
Thrombose, Komplikationen VI 507ff.
— und Lebensalter IV 622ff.
— bei Leberstauung I 782ff.
— bei Leukämie IV 675
—, Lokalisation VI 370ff.
— und Lungenembolie IV 59ff., 62, *91*ff.; VI 492ff., *507*ff.
— und Lungeninfarkt IV 106ff.
— und Lungenstauung I 774
— und Lymphangitis VI 603ff.
— und Lymphgefäßinsuffizienz VI 603ff.
— und Lymphödem VI 609ff.
— und Martorelli-Syndrom VI 380
— bei Mitralfehler II 1296ff.
— bei Mitralstenose II 1376ff.
—, Morphologie VI 482ff.
— bei Moschcowitz-Symmers-Syndrom VI 570ff.
— bei Myokarditis II 889ff.
—, bei Myokardose nach Gravidität IV 498
— bei Myokardtuberkulose II 942
— und Narkose IV 617
— bei neurogener Hypertonie V 716
— der Nierengefäße V 37
— und Operationen IV 608ff.,
— bei Paramyloidose II 962ff.
—, Pathologie VI 482ff.
— bei Periarteriitis nodosa II 984ff.; VI 312, 321
— und Perikarditis II 1091
— bei Perniosis VI 561
— und Phlebektasien VI 497ff., 517ff.
— bei Phlebographie VI 145ff. 484, 493
—, Physiologie VI 488ff.
— bei Pneumokoniose IV 210
— bei Polycythämie IV 666ff., 669ff.
—, postoperative IV 608ff., 617
— und postthrombotisches Syndrom VI 509ff.
—, Prophylaxe VI 501ff., 506ff.
— bei Purpura rheumatica VI 566
— und Pyelonephritis V 607
— durch Quecksilberdiuretica I 534
— und Raynaud-Syndrom VI 230
— und renale Hypertonie V 596ff., 607
— und rheumatisches Fieber II 564ff., 604; VI 566

Thrombose und Riesenzellarteriitis VI 336ff.
— und Saug-Drucktherapie VI 154
— und Scharlach-Myokarditis II 899
— und Schock I 957, 1112ff.; IV 600
— und Schützengrabenfuß VI 561
— und sekundäres Raynaud-Syndrom VI 235, 247
— bei Sichelzellanämie IV 240ff.
— bei Silikose IV 210
—, Symptome VI 490ff.
—, Therapie VI 503ff.
— und Thyreoidea IV 327
— und Trauma III 901ff.
— und Trendelenburg-Test VI 65
— und Tricuspidalstenose II 1483
— bei Tuberkulose II 942
— und Ulcus cruris VI 380
— und Varicosis VI 497ff., 517ff.
—, Vasomotorik bei VI 369ff., 489ff.
— und Vena cava inferior-Ligatur I 597
—, Venendruck bei VI 68, 496, 499
— bei Ventrikelseptumdefekt III 223ff.
— Vorhof- II 87, 104ff.
— und Vorhofanomalie III 19
— und Vorhofflattern II 106
— bei Vorhofflimmern II 87 106
— bei Vorhofseptumdefekt III 277
— und Waterhouse-Friedrichsen-Syndrom IV 564ff.
„Thrombotische Mikroangiopathie“ s. u. Moschcowitz-Symmers-Syndrom
Thymektomie und experimentelle Hypertonie V 141
Thymol-Test bei bakterieller Endokarditis II 741
— bei Endokarditis acuta II 728
— bei Endokarditis lenta II 698ff.
Thymus und Cushing-Syndrom V 686ff., 695
— und endokrine Hypertonie V 686ff., 695
— und Enteramin V 182
— und experimentelle Hypertonie V 141
— und Hypertonie V 39ff., 141, 686ff.
Thymuscarcinom, Hypertonie bei V 39ff.
Thymustumoren und Cushing-Syndrom V 686ff., 695
— und endokrine Hypertonie V 39ff., 686ff., 695
Thyreocardiacs IV 329
Thyreoidea und Adams-Stokes-Syndrom II 272
— und Adipositas IV 389
— und Adrenalin IV 317ff., 326; V 169
— und Anaesthesie IV 612
— und angeborene Herzfehler III 115
— und Antesystolie II 382, 394, 402
— und Aortenhämatom, intramurales VI 457
— und Arrhythmie II 97, 103ff., 114
— und Arteriosklerose IV 316ff., *319*ff., 335; V 353; VI 400, 412
— und arteriovenöse Anastomosen VI 6
— bei arteriovenösen Aneurysmen V 769ff.
— und arteriovenöse Fisteln VI 474
— und Atmung I 200
— und Atrioventrikularblock II 248
— und Beriberi IV 392
— und Blutdruck IV 326ff., 333ff.; V 40, 132ff., 145, 159, 780
— und Blutmenge I 154
— und Bradykardie II 4ff., 18
— und Coronarinsuffizienz III 697ff.
— und Coronarsklerose III 792ff.; IV 316ff., *328*ff., *334*ff.
— und Cor pulmonale IV 232
— und DOCA V 132ff., 145
— und Endangitis obliterans VI 261, 294
— bei endokriner Hypertonie V 661
— und experimentelle Hypertonie V 132ff., 145, 159
— und Extrasystolie II 44, 71
— und Gefäßkrankheiten VI 22ff.
— und Gravidität IV 485
— und Hämangioendotheliom VI 601
— und Hämochromatose IV 687
— und Hämodynamik IV 326ff.
Thyreoidea und Hauttemperatur VI 86
— und Herz I 41, 44, 46, 154, 173, 253, 403, 461, 471, 500, 303, 598ff., 787; II 5, 10, 18, 21, 44, 71, 103, 114, 130, 248, 357, 383, 394, 402; IV *316*ff., *330*ff.; V 40, 224, 358, 382
— und Herzinsuffizienz I 41, 44, 46, 154, 173, 200, 253, 403, *598*ff., 787; IV 316ff., *327*ff., *334*ff.; V 382
— und Herzrhythmus II 4ff., 18, 130ff.
— und Hydroperikard II 1152
— und Hypertonie IV 326; V 40, 132ff., 145, 159
— bei Hypophysektomie IV 345ff.
— und Hypotonie V 780ff., 800
— und Kallikrein V 224
— und Karditis rheumatica II 556
— und Kreislauf I 41, 44, 46, 154, 173, 253, 403, 461, 471, 500, 503, 787ff.; II 5, 10, 18, 21ff., 44, 71, 103, 114, 130ff., 248, 357, 383, 394, 402; IV *316*ff., *326*ff., *332*ff.; V 40, 224, 353, 382
— und Kreislaufzeit I 173
— und Lymphgefäßinsuffizienz VI 608
— und Magnesiumstoffwechsel IV 455ff.
— und Menopause IV 870ff.
— und Myokardose II 959ff.
— und Myokardstoffwechsel III 697ff.
— und Narkose IV 613, 617
— und Noradrenalin IV 317ff.; V 169
— und Ödeme I 253
— und Operabilität IV 628
— und paroxysmale Tachykardie II 130ff.
— und Periarteriitis nodosa VI 309, 326
— bei Phäochromocytom V 661
— und Porphyrie IV 402
— und Rauwolfia-Alkaloide V 526
— und Raynaud-Syndrom VI 227
— und respiratorische Arrhythmie II 21ff.
— und rheumatisches Fieber II 556

Thyreoidea und Sexualfunktion IV 870ff.
— bei Simmonds-Syndrom IV 342; V 799ff.
— und Steroide V 132ff., 145
— und Tachykardie II 4ff., 10, 130ff.
— und totaler Block II 248
— und Vorhofflattern II 97, 103ff., 114
— und Vorhofflimmern II 103ff., 114; IV 323ff.,
— und Wolff-Parkinson-White-Syndrom II 382 394, 402
— und zentralnervöse Hypertonie V 159
Thyreoideahemmung bei Angina pectoris III 1407ff.
— bei Herzinsuffizienz I 598ff.
—, Hypotonie bei V 800
Thyreoidektomie und Adrenalin V 169
— bei Angina pectoris III 1429ff.
— und Antesystolie II 382
— und Aortenhämatom, intramurales VI 457
— und Arrhythmie II 114
— und Arteriosklerose VI 413
— und Blutdruck V 132ff., 145, 159
— und DOCA V 132ff., 145
— und experimentelle Hypertonie V 132ff., 145, 159
— bei Herzinsuffizienz I 598
— und Hypertonie V 132ff., 145, 159
— und Noradrenalin V 169
— und Steroide V 132ff., 145
— und Vorhofflimmern II 114
— und Wolff-Parkinson-White-Syndrom II 382
— und zentralnervöse Hypertonie V 159
Thyreoidin bei Hypothyreose IV 332ff.
— bei Hypotonie V 800
Thyreostatica bei Angina pectoris III 1407ff.
— bei Arrhythmie II 114
— bei Herzinsuffizienz I 598ff.
— und Hypotonie V 800
— und Periarteriitis nodosa VI 309
— bei Tachykardie II 14
— bei Vorhofflimmern II 114
Thyreotoxikose s. u. Hyperthyreose
Thyronin und Coronarsklerose III 793
Thyrotropin und experimentelle Hypertonie V 143
— und Hypotonie V 799ff.
Thyroxin bei Adipositas IV 389
— und Arteriosklerose VI 412ff., 428
— und Blutdruck V 143, 780ff.
— und Coronarsklerose III 793
— und experimentelle Hypertonie V 143
— und Herz IV 317ff.
— und Herzaktion II 4ff.
— und Hypertonie V 143
— und Hypotonie V 780ff.
— und Kreislauf IV 317ff.
— und Phlebektasien VI 516
— und Rauwolfia-Alkaloide V 526
— und Varicen VI 516
Tibialisaneurysma bei Endokarditis lenta II 713
Tibialispuls bei Endangitis obliterans VI 281ff.
— bei Gefäßkrankheiten VI 49
Tibialisthrombose VI 370
Ticarda bei Herzinsuffizienz I 420
Tiefebenenkrankheit IV 35ff.
Tietze-Syndrom III 1330
Tiffenau-Test I 187
— bei Adipositas IV 385
— bei Herzinsuffizienz I 187
— bei Lungenemphysem IV 194
— und Operabilität IV 626, 629
„tissue friction", Begriff I 179
„tissue viscance", Begriff I 179
Titrosinasalz I 509
— und experimentelle Hypertonie V 126
Titro-Spezial, Salzersatz I 509
Tolazoline s. u. Priscol
Tomographie s. u. Röntgentomographie
Tonsillektomie bei angeborenem Herzfehler III 154
— und bakterielle Endokarditis II 770ff.
— vor Commissurotomie II 1387ff.
— und Endokarditis lenta II 680, 770ff.
— bei Mitralstenose II 1387
Tonsillitis s. u. Angina tonsillaris
Torelsche Fasern II 199
Torniquetscher Aderlaß I 136
Torulose und Myokarditis II 874, 941
Torus Loweri II 199
Totraumventilation I 193ff.
Tourniquet-Schock I 957, *965*; IV 601
Toxine bei Ankylostoma II 940
Toxine und Blutdruck V 804ff.
— und Capillaren VI 12
— und Capillarpermeabilität VI 581ff.
— und Capillarresistenz VI 581ff.
— und Capillarspasmen VI 537
— und Coronarinsuffizienz III 924
— und Coronarsklerose III 748ff., 924
— bei Diphtherie IV 534, 546ff.
— bei Diphtherie-Myokarditis II 893ff., 897ff.
— und Endangitis obliterans V 626; VI 265ff.
— und Endokarditis IV 552
— und Endokarditis serosa II 773
— und Endomyokardfibrose II 788
— und Entzügelungs-Hochdruck V 716ff.
— und Gefäßkrankheiten VI 27
— und Glomerulonephritis II 915
— bei Hepatitis-Myokarditis II 929
— und Herztonus I 874
— und Hypotonie V 804ff.
— und idiopathische Perikarditis II 1073ff.
— und Infektionskrankheiten IV 530, 533ff.
— und infektiöser Schock I 983ff.
— und Karditis rheumatica II 554ff.
— und Kollaps I 958, *968*ff.; IV 557ff., 601ff.
— und Kreislauf IV 557ff.
— und Lymphangitis VI 603ff.
— und Malaria II 935
— und maligne Hypertonie V 627
— und Myokard II 968
— und Myokarditis IV 540, 546ff., 871ff.
— und Myokardose II 969ff.
— und Myokardsarkoidose II 946ff.
— bei Myokardtuberkulose II 943ff.
— bei Operationen V 805
— bei Periarteriitis nodosa VI 310
— und Perikarditis III 1073ff.
— bei Pneumonie-Myokarditis II 911
— und primärer Schock I 975ff.
— und Purpura VI 581ff.

Toxine und rheumatisches Fieber II 554ff.
— und Sarkoidose II 946ff.
— bei Scharlach IV 534, 546ff.
— und Schock I 958, *968*ff.; IV 601ff.
— und Schockniere I 1107ff.
— und Sportherz I 940ff.
— und Teleangiektasien VI 539
— und traumatischer Schock I 964ff.
— bei Tuberkulose II 943f.
— bei Verbrennung I 968ff., 978ff.; VI 562
— und Verbrennungsschock I 968ff., 978ff.
— und Waterhouse-Friderichsen-Syndrom IV 563ff.
Toxoplasmose und angeborene Herzfehler II 933ff.; III 111
— und Endangitis obliterans VI 264
— und Myokarditis II 933ff.; IV 545
— und Perikarditis purulenta II 1085
Trachea bei Aortenaneurysma VI 448ff.
— bei Aortenbogen-Anomalien III 480ff.
— und Cor pulmonale IV 232
— bei Dextroversion III 587
— bei Gefäßmißbildungen III 480
— bei Glomustumoren VI 594
— und Hämangiome VI 596
— und Kavernome VI 596
— und Luftembolie IV 129ff.
— bei Periarteriitis nodosa VI 319
— bei Teleangiektasien VI 539
Trachealkompression bei Aortenaneurysma VI 448ff.
— und Cor pulmonale IV 232
Tracheitis bei Periarteriitis nodosa VI 319
Tränensekretion und Hydralazine V 594
Trafuril und Gefäßkrankheiten VI 114, 160, 179ff.
— zum Hyperämietest VI 64
— und Karditis rheumatica II 600
— und rheumatisches Fieber II 600
Trafuril-Test VI 64
Training und Adipositas IV 382ff., 625
— bei Angina pectoris III 1423ff.
Training und Arbeitsbelastung I 856ff.
— und Atmung I 192; IV 22ff.
— und Atrioventrikular-Dissoziation II 289ff.
— und Atrioventrikular-Rhythmus II 283ff.
— und Belastung IV 765ff.
— und Blutmenge I 162
—, Bradykardie durch II 16ff.
— und Coronardurchblutung III 823ff.
— und Cyanose VI 531
— und Ernährung IV 625
— bei Gefäßkrankheiten VI 161ff.
— und Herzform I 867ff., *913*ff.
— und Herzgröße I 816, 823, 830ff., 839ff., 856ff., 867ff., *913*ff.
— und Herzmechanik I 829ff., 839ff., 856ff.
— in der Herztherapie I 403, 410, 416
— und Herztonus I 881ff.
— und Herzvolumen I 829ff., 839ff., 856ff., 867ff.
— bei Höhenadaptation IV 22ff.
— und Klima IV 22ff.
— und Knotenrhythmus II 283ff.
— und Körpergewicht IV 625
— und Lebensalter IV 620ff.
— und Luftdruck IV 22ff.
— und Operabilität IV 620ff., 625, 627ff.
— und Phlebektasien VI 517ff.
— bei Sauerstoffmangel IV 22ff.
— und Sportherz I 867ff., *913*ff.
— und Sympathicotonie IV 722
— und Vagotonie IV 722
— und Valsalva-Versuch IV 782ff.
— und Varicosis VI 517ff.
— bei vegetativer Labilität IV 844ff.
Tranquillizer s. u. Ataractica
Transaminasen bei Herzinfarkt III 722ff., 1158ff.
— und Kollaps I 1073
— und Operationen IV 596ff.
— und Schock I 1073
Transkortin und Kollaps I 1073
Transposition der Aorta und Pulmonalis III 45ff., *494*ff.
— — —, Anatomie III 45ff., 494ff.
Transposition der Aorta bei angeborener Mitralstenose III 27
— — — und angeborene Tricuspidalstenose III 409
— — —, Angiokardiographie III 505ff.
— — — und Cor biloculare III 547
— — — und Dextrokardie III 580
— — — und Dextroversion III 583ff.
— — —, Differentialdiagnose III 510ff.
— — — und Ductus Botalli persistens III 495ff., 502ff., 509ff.
— — —, Elektrokardiogramm bei III 502ff.
— — —, Entwicklungsgeschichte III 53ff., 496
— — —, Formen III 494ff.
— — —, Häufigkeit III 496ff.
— — —, Herzkatheterismus bei III 504ff.
— — —, komplette III 494ff.
— — —, korrigierte III 51ff., *509*ff.
— — — und Lävokardie III 590
— — — und Lungenvenentransposition III 51, 497ff., 512ff., 525
— — — und Mitralatresie III 557ff.
— — —, Morphologie III 47ff., 494ff.
— — —, partielle s. u. Taussig-Bing-Komplex
— — —, Pathologie III 45ff., 494ff.
— — —, Pathophysiologie III 497ff.
— — —, Prognose III 509ff.
— — —, Röntgendiagnose III 499ff.
— — — und Situs inversus III 47ff., 76ff.
— — —, Therapie III 511
— — — und Transposition der Venen III 51, 497ff., 512ff.
— — — und Tricuspidalatresie III 24, 398ff.

Transposition der Aorta und Ventrikelseptumdefekt III 60, 497 ff.
— — — und Vorhofseptumdefekt III 497 ff.
Transposition der Venae pulmonales s. u. Lungenvenentransposition
Transposition der Venen III 51, 497 ff.
— —, korrigierte III 51 ff.
— — bei Transposition der Aorta und Pulmonalis III 51, 497 ff., 512 ff.
— — und Vorhofseptumdefekt III 271, 277 ff.
Trapanal zur Narkose IV 624
Traubesche Gefäßgeräusche bei Aorteninsuffizienz II 1462
Trauma und Aneurysmen VI 468
— und angeborene Herzfehler III 81
— und Aortenbogensyndrom V 766
— und Aortenhämatom, intramurales VI 457
—, Arrhythmie bei II 104 ff.
— und Arteriosklerose VI 396
— und Arteriosklerosis obliterans VI 432
— und Arteriosklerosis obliterans diabetica VI 440
— und arteriovenöse Fisteln VI 47, 473
— und Blutdruck V 39 ff., 601 ff.
— und Blutkrankheiten IV 668
— und Capillarpermeabilität VI 108, 553
— und Capillarresistenz VI 102 ff.
— und Capillarspasmen VI 536 ff.
— und Chylothorax VI 607, 613
— und Coronaraneurysma III 939 ff.
— und Coronarembolie III 971 ff.
— und Coronarinsuffizienz III 900 ff.
— und Coronarsklerose III 794, 901 ff.
— und Coronarspasmen III 901 ff.
— und Coronarthrombose III 901 ff., 955 ff.
— und Effort-Syndrom IV 715
— und Embolie VI 362
— und Endangitis obliterans VI 270
Trauma und Entzügelungs-Hochdruck V 716 ff.
— und Erythematodes VI 344
— und Fettembolie IV 132 ff.
— und Gefäßkrankheiten VI 24, 235 ff.
— und Gefäßmißbildungen III 373
— und Glomustumoren VI 593
— und Hämoperikard II 1151
— und hämorrhagischer Schock I 964 ff.
— und Herzinfarkt III 900 ff.
— und Herzversagen I 338
— bei Hirnbasisaneurysma VI 464
— und Hirndruck V 722 ff.
— und Histamin V 199
— und Hypertonie V 39 ff., 601 ff.
— und Kammerflattern II 173
— und Kammerflimmern II 173
— und Kollaps I 957, 960 ff., *964* ff.; VI 599 ff.
— und konstriktive Perikarditis II 1087, 1094
— und Kreislaufversagen I 338
—, Lebernekrose bei I 779
— und Lungenembolie IV 95
— und Lungenödem I 132
— und Lymphangiom VI 617
— und Lymphangitis VI 603 ff.
— und Lymphgefäßinsuffizienz VI 607
— und Lymphödem VI 609, 613
— und maligne Hypertonie V 631
— und Martorelli-Syndrom VI 380
— und Mitralinsuffizienz II 1410
— und Myokardose II 969
— und Narkose IV 617
— und neurogene Hypertonie V 716 ff., 722 ff.
— und neurogener Schock I 973 ff.
— und Niere IV 605 ff.
—, Operationen als IV 596 ff.
— und Operationsschock I 965 ff.
— und Perikard II 104
— und Perikardcysten II 1141
— und Perikarditis II 1041, 1044, *1086* ff.
— und Perikarditis purulenta II 1087
— und Polycythämie IV 668
— und Postcommissurotomie-Syndrom II 1394
Trauma und postthrombotisches Syndrom VI 510 ff.
— und primärer Schock I 975 ff.
— und Pulmonalaneurysma III 373; VI 466
— und Rechts-Schenkelblock II 357
— und renale Hypertonie V 601 ff., 631, 638
— und Schenkelblock II 357
— und Schock I 957, 960 ff., *964* ff.; IV 599 ff.
— und Schockniere I 1097 ff., 1107, 1117
— und sekundäres Raynaud-Syndrom VI 234 ff.
— und Thrombophlebitis VI 483 ff., 494 ff., 499
— und Thrombose VI 483 ff.
— und traumatischer Schock I 964 ff.
— und Tricuspidalinsuffizienz II 1503
— und Ulcus cruris VI 380
— und Vasomotorik VI 235 ff.
— und vegetative Labilität IV 715
—, Vorhofflattern bei II 104 ff.
—, Vorhofflimmern bei II 104 ff.
— und Wilson-Block II 357
— und zentralnervöse Hypertonie V 722 ff.
Treburon bei Gefäßkrankheiten VI 195
Tremor und Angina pectoris III 1006
— bei Hämangiomen VI 598
— bei Kavernomen VI 598
— und Magnesium-Stoffwechsel IV 455 ff.
— bei Periarteriitis nodosa VI 327
— bei vegetativer Labilität IV 798 ff.
„Tremulous incoordination“ II 171
Trenchfoot s. u. Schützengrabenfuß
Trendelenburgsche Operation bei Lungenembolie IV 122
Trendelenburg-Test VI 65 ff.
—, Technik VI 65
Treponema bei Aortitis luica VI 355
— pallidum und Endokarditis II 677
— surati und Endokarditis II 677
Triabrodil zur Angiokardiographie II 1267
Triade de Fallot s. u. Fallotsche Trilogie

Triäthanolamin-Trinitrat bei Angina pectoris III 1379
Triäthanol-Trinitrat bei Gefäßkrankheiten VI 179
Triäthylammoniumbromid und Embolie VI 366
Triamcinolon als Diureticum I 551ff.
— bei Erythematodes II 984
— bei Karditis rheumatica II 644
— bei Kollagenosen II 984
— bei rheumatischem Fieber II 644
Triazine, Chemie I 546
— als Diuretica I 526ff., 546ff.
—, Pharmakologie I 549ff.
Tricarbonsäurecyclus (Krebs-Martius) in Myokard I 19ff.
Trichinose und Capillarpermeabilität VI 584
— und Capillarresistenz VI 584
— und Myokarditis II 874, 938
— und Periarteriitis nodosa VI 308
Trichloräthylen zur Narkose IV 614ff.
Trichloräthylenvergiftung III 891ff.
— und Herzinfarkt III 892
— und vegetative Labilität IV 827
Trichophytie und Lymphangitis VI 604
— und Lymphgefäßinsuffizienz VI 613
— und Lymphödem VI 613
Trichterbrust und Cor pulmonale IV 230
—, Rechts-Schenkelblock bei II 357
—, Wilson-Block bei II 357
Tricuspidalatresie III 395ff.
—, Anatomie III 396ff.
—, Angiokardiographie bei III 406ff.
— und Antesystolie II 396; III 402
— bei Dextroversion III 588
—, Differentialdiagnose III 408
—, Elektrokardiogramm bei III 395, 401ff.
—, Entwicklungsgeschichte III 395ff.
—, Extrasystolie bei II 36ff.
—, Herzkatheterismus bei III 406
— und Links-Schenkelblock II 359
—, Pathologie III 396ff.
—, Physiologie III 400ff.
—, Prognose III 407ff.
— und Rechts-Schenkelblock II 359
Tricuspidalatresie, Röntgendiagnose III 395, 402ff.
— und Schenkelblock II 359; III 401ff.
—, Symptome III 395, 400ff.
—, Therapie III 408
— und Transposition der Aorta und Pulmonalis III 24, 398
— und Tuberkulose III 128
— und Vena cava-Anomalie III 515
— und Wolff-Parkinson-White-Syndrom II 396; III 402
Tricuspidalfehler s. a. u. Tricuspidalinsuffizienz und Tricuspidalstenose
— und Aortenfehler II 1484
— bei Aorteninsuffizienz II 1457ff.
—, kombinierter II 1513ff.
— und Commissurotomie II 1386
—, kongenitale II 1482
— und Mitralfehler II 1484
— und Mitralstenose II 1386
Tricuspidalinsuffizienz II 1289, *1503*ff.
—, Anatomie II 1504ff.; III 25ff.
—, angeborene III 25, 429ff.
—, —, Anatomie III 429ff.
—, —, Differentialdiagnose III 433
—, —, Entwicklungsgeschichte III 429
—, —, Herzkatheterismus III 432
—, —, Physiologie III 430
—, —, Prognose III 432
—, —, Symptome III 431ff.
—, —, Therapie III 433
— bei angeborener Pulmonalstenose III 324
— bei angeborenem Sinus-Valsalvae-Aneurysma III 205, 207ff.; III 211
— bei Aorteninsuffizienz II 1457ff., 1466
— bei Carcinoid II 782ff.
— und Commissurotomie II 1386ff.
— und Cor pulmonale IV 105, 126, 142ff., 214
— bei Cor triatriatum III 554
—, Differentialdiagnose II 1512
—, Elektrokardiogramm bei II 1508ff.
— bei Endokarditis lenta II 703
Tricuspidalinsuffizienz bei Endokarditis rheumatica II 614
— bei Gefäßmißbildungen III 366ff.
—, Herzform bei I 887ff.
—, Herzgröße bei I 887ff.
—, Herzkatheterismus II 1509ff.
— bei Herztrauma II 509ff.
— bei Karditis rheumatica II 614
—, kongenitale, s. u. angeborene Herzfehler
— und Luftembolie IV 126
— bei Lungenembolie IV 105
— bei Mitralstenose II 1350ff., 1376ff., 1386ff.
— bei Myokarditis II 885, 903
—, Pathologie II 1504ff.; III 25ff.
—, Physiologie II 1505ff.
— bei Pneumokoniose IV 214ff.
—, Prognose II 1512
— bei Pulmonalatresie III 366ff.
—, relative, bei Myokarditis II 885
— und rheumatisches Fieber II 614, 1289, 1503ff.
—, Röntgendiagnose II 1508
— bei Sepsis II 903
— bei Silikose IV 214ff.
—, Therapie II 1512
— bei Ventrikelseptumdefekt III 237
— als Volumenbelastung I 887ff.
Tricuspidalklappen bei angeborener Mitralstenose III 27, 549
— bei angeborener Pulmonalstenose III 324
— bei angeborenem Sinus-Valsalvae-Aneurysma III 205, 207ff., 211
— bei angeborener Tricuspidalinsuffizienz III 429ff.
—, Anomalien III 25ff.
— bei Beriberi IV 390
— bei Blutkrankheiten IV 674
— bei Canalis atrioventricularis communis III 291ff.
— bei Carcinoid II 782ff.
— bei Ebstein-Syndrom III 417ff.
— bei Endokarditis acuta II 728
— bei Endokarditis lenta II 666, 702ff.
— bei Endokarditis luica II 781

Tricuspidalklappen bei Endokarditis rheumatica II 614ff.
— und Endokarditis tuberculosa II 780
— bei Endomyokardfibrose II 788
—, Entwicklungsgeschichte III 21ff.
— bei Erythematodes VI 344
— bei Fallotscher Tetralogie III 357
— und Gefäßmißbildungen III 366ff.
—, Hämangioendotheliom der VI 600
— und Herztöne II 574ff.
— bei Herztrauma II 490ff.
— bei Herztumoren II 1179ff.
— bei Karditis rheumatica II 574ff., 614ff.
— bei kombiniertem Tricuspidalfehler II 1513
— bei Leukämie IV 674
— bei Marfan-Syndrom III 491ff.
— bei Mitralstenose II 1325, 1350ff., 1368ff., 1376ff.
— bei Myokarditis II 885, 903
— bei Pulmonalatresie III 366ff.
— bei rheumatischem Fieber II 574ff., 614ff.
— bei Sepsis II 903
— bei Tricuspidalinsuffizienz II 1504ff.
— bei Tricuspidalstenose II 1484ff.
— bei Ventrikelseptumdefekt III 237
— bei Vorhofseptumdefekt III 263ff.
Tricuspidalklappenriß bei Herztrauma II 489ff.
Tricuspidalöffnungston bei Tricuspidalstenose II 1491ff.
Tricuspidalstenose II 1289, 1482ff.
—, Anatomie II 1484ff.
—, angeborene III 37ff., *408*ff.
—, —, Ätiologie III 409
—, —, Anatomie III 37ff., 409ff.
—, —, Angiokardiogramm bei III 415
—, —, bei Dextroversion III 588
—, —, Differentialdiagnose III 415ff.
—, —, und Ebstein-Syndrom III 420
Tricuspidalstenose, angeborene, Elektrokardiogramm bei III 411ff.
—, —, Häufigkeit III 409ff.
—, —, Herzkatheterismus bei III 413ff.
—, —, Physiologie III 410ff.
—, —, Prognose III 415
—, —, Röntgendiagnose III 412ff.
—, —, Therapie III 417
—, —, und Transposition der Aorta und Pulmonalis III 409
—, —, und Vena cava-Anomalie III 513
— und Aortenfehler II 1484
— und Aortenstenose II 1487, 1501
—, Auskultationsbefund II 1492ff.
— bei Canalis atrioventricularis communis III 293ff.
— bei Carcinoid II 784
— und Commissurotomie II 1386
—, Elektrokardiogramm bei II 1498ff.
— und Endokarditis lenta II 1482ff.
—, Häufigkeit II 1482ff.
—, Herzkatheterismus II 1488, 1497, 1499ff.
— bei Herztumoren II 1197ff.
— bei Karditis rheumatica II 634, 1482ff.
—, kongenitale II 1482
— und Mitralfehler II 1484
— und Mitralstenose II 1386, 1488, 1501
—, Pathogenese II 1482ff.
—, Pathologie II 1484ff.
—, Physiologie II 1485ff.
—, P pulmonale bei II 205
—, Prognose II 1500ff.
—, relative II 1503ff., *1512*ff.
—, —, bei Aorteninsuffizienz II 1466
—, —, bei Mitralstenose II 1350ff., 1376ff.
— bei rheumatischem Fieber II 634
—, Röntgenbefunde II 1495ff.
—, Symptome II 1489ff.
—, Therapie II 1501ff.
— durch Tumoren II 358ff.
— bei Vorhofseptumdefekt III 263f.
Tricuspidalvitium und Endokarditis lenta II 702ff.
Trifluormethylverbindungen als Diuretica I 527ff.
Trigeminie II 32ff., 58
— Pseudo- II 310
Trigeminie bei Umkehrextrasystolie II 310ff.
— bei Umkehrrhythmus II 310ff.
Trijodthyronin bei Arteriosklerose VI 428
Trilene zur Narkose IV 615ff.
Trimetaphan Camphorsulfonate s. u. Arfonad und unter Ganglienblocker
Trimethylen zur Narkose IV 614ff.
Triopac zur Angiographie VI 120
Tromexan bei angeborenem Herzfehler III 155
— und Capillarpermeabilität VI 582
— und Capillarresistenz VI 582
— bei Herzinfarkt III 1453ff., 1477
Trommelschlegelfinger bei angeborenem Herzfehler III 81, 144ff., *151*ff.
— bei angeborener Pulmonalstenose III 303
— bei angeborener Tricuspidalinsuffizienz III 431
— bei arteriovenösen Aneurysmen IV 252
— und Atmung IV 34
— bei bakterieller Endokarditis II 740
— bei Bilharziose IV 239
— und Calometrie VI 89
— bei Cor pulmonale IV 144ff.
— bei Ebstein-Syndrom III 420ff.
— bei Endangitis obliterans VI 294
— bei Endokarditis lenta II 693ff.
— bei Fallotscher Tetralogie III 329ff., 337ff.
— bei Gefäßkrankheiten VI 47
— bei Höhenadaptation IV 34
— und Klima IV 34
— und Luftdruck IV 34
— bei Lymphogranulomatose VI 680
— bei Monge-Syndrom IV 34
— bei Polycythämie IV 660
— bei Sauerstoffmangel IV 34
— bei Teleangiektasien VI 541
— bei Transposition der Aorta und Pulmonalis III 498ff.
— bei Tricuspidalinsuffizienz II 1506
— bei Tumormetastasen IV 238ff.
— bei Ventrikelseptumdefekt III 226ff.
— und Vorhofseptumdefekt III 261

Trommelschock I 957, *965*
Trophödem VI 611
„Trophotrop-endophylaktisches System", Begriff IV 726
„trou de Botal" III 8
Truncus arteriosus communis persistens III 29ff.
— — — —, Anatomie III 29ff., 534
— — — —, Angiokardiogramm bei III 538
— — — — conventionalis III 31
— — — — und Cor biloculare III 546ff.
— — — — und Cor triloculare biatriatum III 540ff.
— — — —, Entwicklungsgeschichte III 29ff., 534
— — — —, Formen III 532ff.
— — — —, Häufigkeit III 534
— — — —, Herzkatheterismus bei III 537ff.
— — — — idealis III 31
— — — — und Lungenvenentransposition III 525
— — — —, partieller III 532
— — — —, Pathologie III 29ff., 534ff.
— — — —, Pathophysiologie III 534ff.
— — — —, Rechtsschenkelblock bei II 359
— — — —, Schenkelblock bei II 359
— — — — und Ventrikelseptumaneurysmen III 61
Truncus-brachiocephalicus-Aneurysma VI 462
Truncus brachiocephalicus-Anomalie III 486ff.
Trypaflavin bei bakterieller Endokarditis II 747
— und Capillarpermeabilität VI 106
Trypanosoma cruci und Chagas-Myokarditis II 931, 936
Trypanosoma gambiense und Myokarditis II 936
Trypanosoma rhodesiense und Myokarditis II 936
Trypanosomeninfekte und Myokarditis II 936
Trypanrot zur Blutmengenbestimmung I 139
— zur Kreislaufanalyse I 139; V 279
Trypsin und Blutdruck V 58, 222
— und Bradykinin V 222
— und Depressan V 228
— bei Gefäßkrankheiten VI 200
— und Graviditätstoxikose V 741
— und Hypertonie V 58
— und Hypotonie V 222
— und Kallikrein V 221ff.
— und Kallikreinogen V 222
— und Kollaps I 970
— bei Lungenembolie IV 121
— und Pepsitensin V 102
— bei postthrombotischem Syndrom VI 514
— und Schock I 970
— bei Thrombophlebitis VI 505ff.
— bei Ulcus cruris VI 514
Tryptamin und Acetylcholin V 185
— und Histamin V 185
— und Nicotin V 185
— und Pilocarpin V 185
— und Serotonin V 185
Tryptophan im Renin V 86
— und Serotonin V 182
Tsutsugamushi-Fieber und Myokarditis II 907; IV 544
Tuberkelbacillen und Endokarditis lenta II 666ff., 677
Tuberkulin-Test und rheumatisches Fieber II 554
Tuberkulose und ACTH II 645
— und Adams-Stokes-Syndrom II 272
— und Amyloidose II 960ff.
— und Aneurysmen VI 443ff.
— und angeborener Herzfehler III 77, 109, 114, *125*ff.
— bei angeborener Pulmonalstenose III 77, *127*ff.
—, Antistreptolysin bei II 591
—, Arteriitis tuberculosa bei VI 347
— und Arteriosklerose VI 415
— und Atmung IV 81, 224
—, Atrioventrikularblock II 224ff.
— und Balneotherapie I 698
— und Beriberi IV 390ff.
— und Blutdruck V 37ff., 343ff., 597, *611*ff., 636, 796
Tuberkulose und Bronchialkreislauf IV 77
— und Capillarresistenz VI 564
— und Coronarembolie III 971
— und Coronarinsuffizienz III 803, 938
— und Coronarsklerose III 803, 939
—, Cor pulmonale bei IV 62, 77, 81, 139ff., 167ff., 197ff., 204ff., *221*ff.
— und Cortison II 645
— und Cushing-Syndrom V 695
— und Ductus Botalli persistens III 129
— bei Ebstein-Syndrom III 427
— und Endokarditis II 780; IV 552
— und Endokarditis fibrinosa II 777
— und Endokarditis tuberculosa II 780
— und Endokarditis verrucosa simplex II 777
— und endokrine Hypertonie V 695
—, Entzügelungs-Hochdruck bei V 717ff.
— und Erythematodes II 983ff.
— und essentielle Hypertonie V 343ff.
— und Fallotsche Tetralogie III 128, 357
— und Fallotsche Trilogie III 128
—, Gefäßkrankheiten bei VI 347
— bei Gefäßmißbildungen III 373
— und Hämoperikard II 1151
—, Herzblock bei II 224ff.
— und Hypertonie V 37ff., 343ff., 597, *611*ff., 636
— und Hypokaliämie IV 430
—, Hypotonie bei V 796
— und idiopathische Perikarditis II 1073
— bei Kollagenosen II 983ff.
— und konstriktive Perikarditis II 1079ff., 1093ff.
—, Livedo reticularis bei VI 534ff.
— und Lungenfibrose IV 197ff.
— und Lungenkreislauf IV 62, 77, 81
— und Lutembacher-Syndrom III 130
— und Mitralinsuffizienz III 126

Tuberkulose und Mitralstenose III 126
— und Myokarditis I 762ff.; II 871, 874ff., *941*ff.; IV 545ff.
— und Narkose IV 617ff.
— der Nieren s. u. Nierentuberkulose
— und Operationen IV 599
—, Perikard bei II 942ff., 1041
— und Perikarddivertikel II 1143
—, Perikarditis bei II 942ff., 1041, 1044, *1076*ff.; IV 555
— und Pneumokoniose IV 204ff.
— und Pneumoperikard II 1153
— und Pulmonalaneurysma II 373; VI 466
— und Purpura infectiosa VI 567
— und Purpura rheumatica VI 564
—, Reizleitungsstörungen bei II 224ff.
— und renale Hypertonie V 37ff., 597, *611*ff., 636
— und Sarkoidose IV 200
— und Silikose IV 204ff.
—, Tachykardie bei II 9ff.
— und Thrombophlebitis VI 484, 499
— und Tricuspidalatresie III 128
— bei Ventrikelseptumdefekt III 129
— bei Vorhofseptumdefekt III 129, 277
Tuberkulostatica bei Myokardsarkoidose II 949
— bei Myokardtuberkulose II 945
— bei Perikarditis II 1079ff.
— bei tuberkulöser Perikarditis II 1079ff.
Tubuli (Niere) bei Addison-Syndrom V 799
— bei Anämie IV 648
— bei Angiopathia diabetica IV 364ff.
— bei Aortenisthmus-Stenose V 761
— bei Bleivergiftung V 771ff.
— und Blutdruck V 58ff., 415ff.
— bei Blutkrankheiten IV 648
— und Capillarresistenz VI 565
— und Cortison V 710
— bei Crush-Syndrom I 1119
— bei Diabetes mellitus IV 364ff.
— bei diabetischer Glomerulosklerose V 619
Tubuli bei Endangitis obliterans VI 290ff.
— bei endokriner Hypertonie V 660
— bei essentieller Hypertonie V 415ff.
— bei experimenteller Hypertonie V 58ff.
— bei Gefäßkrankheiten VI 290ff.
— bei Glomerulonephritis V 613
— bei Glomerulosklerose V 619
— bei Gravidität IV 483; V 730
— bei Graviditätstoxikose V 734ff.
— und hämorrhagische Diathese VI 573
— bei hämorrhagischem Schock I 1074
— bei Herzinsuffizienz I 258ff.
— bei Hypertonie V 58ff., 415ff.
— und Hypotonie V 799, 804
— bei Infektionen IV 530, 535; V 804
— im Kollaps I 1074, 1099, *1107*ff., 1112, *1117*ff.
— bei Moschcowitz-Symmers-Syndrom VI 573
— bei Nephritis V 613
— bei Orthostase IV 735; V 813
— bei Perniciosa IV 648
— bei Phäochromocytom V 660
— bei Postural hypotension V 816
— bei Purpura rheumatica VI 565
— bei Pyelonephritis V 609
— und Pyrazole II 654
— im Schock I 1074, 1099, *1107*ff., 1112, *1117*ff.
— bei Schockniere I 1074, *1107*ff., 1112, *1117*ff.
— und Sympathektomie V 480
— bei Thrombophlebitis VI 496ff.
— bei vegetativer Labilität IV 735ff.
— bei Verbrennung I 1119; VI 563
— bei Vergiftungen V 771ff.
Tubulin bei Gefäßkrankheiten VI 186
— bei postthrombotischem Syndrom VI 514
— bei Ulcus cruris VI 514
— und Vasomotorik VI 186, 514
„Tubulorhexis“ bei Schockniere I 1119
Tularämie und Endokarditis lenta II 676
— und Myokarditis II 874, 909
— und Perikarditis purulenta II 1085
Tumoren und Adams-Stokes-Syndrom II 255ff.
— und Adrenalin V 170
— bei Adrenogenitalismus V 701ff.
— und Akromegalie V 704
— und Aldosteron V 711
—, Alternans bei II 410
— und Amyloidose II 960ff.
—, Angiographie bei VI 127ff. 138, 142
— und Aortographie VI 138
— und Arrhythmie II 103ff.
—, Arteriographie bei VI 127ff.
— und Arteriosklerose VI 138, 415
— und Atmung IV 81, 199ff.
— und Atrioventrikularblock II 243, 246ff., 248ff.
—, Atrioventrikular-Dissoziation bei II 290
— und Balneotherapie I 700
— und Beriberi IV 389ff.
— bei Bleivergiftung V 772
— und Blutdruck V 37ff., 251ff., 341ff., 596ff., 601, 602ff., *605*ff., 636
—, Blutkrankheiten als IV 676ff.
— und Bradykardie II 17
— und Capillarektasien VI 528
— und Capillarresistenz VI 574ff.
— und Carotissinus-Syndrom II 274ff.
—, chromaffine s. u. Phäochromocytom
— und Chyloperikard II 1154
— und Chylothorax VI 607
— und Coronarembolie III 972ff.
— und Coronarsklerose III 803
— und Cor pulmonale IV 61ff. 81, 96, 140ff., 199ff., *200*ff., 231, 233, 237ff.
— und C-reaktives Protein II 596
— und Cushing-Syndrom V 684ff., 689, 695
— und Diabetes mellitus IV 362
— und Elephantiasis VI 608
— und Embolie VI 362
— und Endokarditis fibrinosa II 776ff.

Tumoren und Endokarditis lenta II 682
— und Endokarditis verrucosa simplex II 776ff.
— und endokrine Hypertonie bei V 646ff., 682ff., 689, 695
—, Entzügelungshochdruck bei V 716ff.
— und Erythromelalgie VI 528
— und essentielle Hypertonie V 341ff.
—, Extrasystolie bei II 37ff., 43
— und Gasaustausch IV 81, 199ff.
— und Gefäßkrankheiten VI 23ff.
— und Gefäßmißbildungen VI 589
—, Glomerulosklerose bei V 621
— und Glomustumoren VI 593
— und Hämangiome VI 589
— und Hämoperikard II 1151
— bei hämorrhagischer Diathese VI 574
— des Herzens s. a. u. Herztumoren II 1178ff.
— und Herztamponade II 1065
— und Hirndurchblutung V 395
— und Hydroperikard II 1152
—, Hypercalcämie bei IV 446
— und Hypertonie V 37ff., 251ff., 341ff., 596ff., 601, 602ff., *605*ff., 636
—, Kälte-Test bei V 251ff.
— und Kallikrein V 210, 224
— und Kollaps I 1006
— und konstriktive Perikarditis II 1094
— und Lungenembolie IV 96
— und Lungenfibrose IV 199ff., *200*ff.
— und Lungenkreislauf IV 61, 62, 81, 140ff., 199ff.
— und Lungenödem I 132
— der Lymphgefäße VI 616ff.
— und Lymphgefäßinsuffizienz VI 607
— und Lymphödem VI 611ff.
— und Maffucci-Syndrom VI 589
— und Myokarditis I 762; II 864ff., *946*; IV 546
— und Myokardose I 33; II 969
—, Nephrose bei V 621
— und Noradrenalin V 170
— und Panzerherz II 1094
—, Perikard bei II 1041
Tumoren und Perikardcysten II 1140ff.
—, Perikarditis bei II 1041, 1044
— und Perikarditis purulenta II 1084
— als Perikardtumoren II 1182
— und Phlebektasien VI 517ff.
— und Phlebographie VI 142
— und Phlebitis VI 484, 496ff.
— und Pneumoperikard II 1153
—, Postural hypotension bei V 814
— und Purpura VI 574ff.
—, Rechts-Schenkelblock bei II 358
— im Reizleitungssystem II 359ff., 410
— und renale Hypertonie V 596ff., 601, 602ff., *605*ff., 636
—, Schenkelblock bei I 358
— und Schock I 1006
— und sekundäres Raynaud-Syndrom VI 247
— und Serotonin V 186
— und Tachykardie II 9
— und Thrombophlebitis VI 484ff., 496ff., 499ff.
— und totaler Block II 243, 246ff., 248ff.
— und Tricuspidalstenose II 1483
— und Varicosis VI 517ff.
— bei Vergiftungen V 772ff.
— und Vorhofflattern II 103ff.
— und Vorhofflimmern II 103ff.
—, Wilms- V 40
—, Wilson-Block bei II 358
— und zentralnervöse Hypertonie V 724
Tumormetastasen, Atrioventrikularblock II 247, 360
—, Cor pulmonale bei IV 62, 237ff.
— bei Gefäßmißbildungen VI 593
— bei Glomustumoren VI 593
— bei Hämangioendotheliom VI 600
— bei Hämangiosarkom VI 601ff.
— und Herztumoren II 1178ff.
— und konstriktive Perikarditis II 1094
—, Links-Schenkelblock durch II 360
— und Panzerherz II 1094
Tumormetastasen als Perikardtumoren II 1182, 1224ff.
— bei Phäochromocytom V 648
— im Reizleitungssystem II 359ff., 410
— und Schenkelblock II 359ff.
—, totaler Block durch II 247, 360
— und Tricuspidalstenose II 1483
T-Welle (Elektrokardiogramm) und Adams-Stokes-Syndrom II 261ff.
— bei Adipositas IV 388
— bei Allergie III 888
— bei Anämie III 872; IV 654
— bei angeborener Aortenstenose III 443
— bei angeborener Pulmonalstenose III 308ff.
— bei angeborenem Sinus-Valsalvae-Aneurysma III 207
— bei Angina pectoris III 834ff., *1017*ff.
— bei Antesystolie II 378ff.
— bei Aorteninsuffizienz II 1466ff.
— bei Aortenstenose II 1444ff.
— bei Aortopulmonalseptumdefekt III 198
— und Atmung IV 13ff., 25
— bei atrioventrikulärer Reizleitungsstörung II 212ff., 219ff., 236ff.
— und Barbitursäure III 893
— bei Beriberi IV 392
— und Blutdruck V 375ff., 657ff.
— bei Blutkrankheiten IV 654
— bei Canalis atrioventricularis communis III 294
— bei Carcinoid II 784
— und Chinidin II 121
— bei Coma diabeticum IV 376ff.
— bei Coronargefäßmißbildungen III 570ff.
— bei Cor pulmonale IV 109ff., 158ff.
— bei Cor triloculare biatriatum III 542ff.
— bei Dermatomyositis II 992
— bei Dextrokardie III 576ff.
— bei Dextroversion III 584ff.
— bei Diabetes mellitus IV 376ff.
— bei Ductus Botalli persistens III 191
— bei Dumping-Syndrom IV 866
— bei Dystrophie IV 297ff.
— bei Echinokokkose II 937ff.

T-Welle bei Elektrounfall III 906ff.
— bei Endokardfibrose II 787ff.
— bei Endokarditis lenta II 708ff.
— bei Endokarditis parietalis fibroplastica II 787
— bei endokriner Hypertonie V 657ff.
— bei Endomyokardfibrose II 788
—, Ermüdungsform II 12
—, Erregungsform II 12
— bei Erythematodes II 980ff.
— bei essentieller Hypertonie V 375ff.
— bei Extrasystolie II 44
— bei Fallotscher Tetralogie III 341ff.
— bei Fibroelastose II 789
— bei Foramen ovale persistens II 265ff.
— bei Gravidität IV 498
— bei Hämochromatose IV 683
— bei hämorrhagischem Schock I 1031
— und Herzglykoside I 500ff.
— bei Herzinfarkt III 710, *1162*ff., 1170ff.
— bei Herzinfarkt-Perikarditis II 1083
— bei Herztrauma II 464ff., 503ff., 519ff.
— bei Herztumoren II 1182, *1184*
— und Höhenadaptation IV 13ff., 25
— und Hydralazine V 546
— bei Hypercalcämie IV 452ff.
— bei Hyperkaliämie IV 433ff.
— bei Hyperthyreose IV 325ff.
— bei Hypertonie V 375ff., 657ff.
— bei Hypocalcämie IV 451ff.
— bei Hypoglykämie IV 381
— bei Hypokaliämie IV 431ff.
— bei Hyponatriämie IV 445ff.
— bei Hypothyreose IV 332
— bei idiopathischer Herzhypertrophie II 975
— bei idiopathischer Perikarditis II 1074
— bei Infektionskrankheiten IV 539, 541, 551
— und Insulin IV 381
T-Welle und Kaliumstoffwechsel IV 431ff.
— bei Kammerextrasystolie II 60ff.
— bei Kammerflattern II 174ff.
— bei Kammerflimmern II 174ff.
— bei Karditis rheumatica II 584ff., 616ff.
— und Klima IV 13ff., 25
— bei Kohlenoxyd-Vergiftung III 875
— bei Kollagenosen II 980ff.
— im Kollaps I 1031ff.
— bei konstriktiver Perikarditis II 1115ff.
— bei Leukämie IV 674
— bei Libman-Sacks-Endokarditis II 980ff.
— bei Links-Schenkelblock II 326ff.
— bei Linksverspätung II 373ff.
— bei Lues II 946
— und Luftdruck IV 13ff., 25
— bei Luftüberdruck IV 41
— bei Lungenembolie IV 109ff.
— bei Lutembacher-Syndrom III 284
— und Magnesium-Stoffwechsel IV 458ff.
— und Methylalkohol III 892
— bei Mitralinsuffizienz II 1414ff.
— bei Mitralstenose II 1369
— bei Myokarditis II 877, 878ff.; IV 539, 541, 551
— bei Myokarditis rheumatica II 584ff., 616ff.
— bei Myokardose nach Gravidität IV 498
— bei Myokardsarkoidose II 948
— und Nicotin III 881ff., 888
— und Nitrobenzol III 891
— bei Orthostase V 809ff.
— bei Pankarditis rheumatica II 620
— bei Panzerherz II 1115
— bei paroxysmaler Tachykardie II 136ff., 166ff.
— bei Periarteriitis nodosa II 986ff.; VI 316ff.
— bei Perikarditis II 105ff.
— bei Perikarditis purulenta II 1085
— bei Perikarditis rheumatica II 619
— bei Perikardtumoren II 1220ff.
— bei Phäochromocytom V 657ff.
T-Welle bei Poliomyelitis IV 541
— bei Porphyrie IV 398
— bei postsynkopalem Syndrom II 261ff.
— bei posttachykardem Syndrom II 176ff.
— und Psyche III 864ff.
— bei Puerperium IV 498
— bei Pulmonalatresie III 366
— bei Rechtsschenkelblock II 329ff.
— bei Rechtsverspätung II 373ff.
— bei rheumatischem Fieber II 584ff., 616ff.
— bei rheumatischer Perikarditis II 1070
— bei Sarkoidose II 948
— und Sauerstoffmangel IV 13ff., 25
— bei Schenkelblock II 324ff.
— im Schock I 1031ff.
— und Schwefelkohlenstoff III 892
— bei Sinusbradykardie II 15ff.
— bei Sinustachykardie II 9ff.
— bei Sklerodermie II 990
— bei Sportherz I 934ff., 939ff.
— bei Tachykardie II 136ff., 166ff.
— bei Thalliumvergiftung V 773ff.
— und Thyreoidea IV 325, 332
— bei totalem Block II 236ff.
— bei Trichinose II 939
— bei Tricuspidalatresie III 401
— bei vegetativer Labilität IV 787ff.
— bei Ventrikelseptumdefekt III 230ff.
— und Veratrumalkaloide V 559
— bei Vergiftungen III 875; V 773ff.
— bei Verspätungskurven II 373ff.
— bei Verzweigungsblock II 369ff.
— bei Vorhofextrasystolie II 49ff.
— bei Wilson-Block II 330ff.
— bei Wolff-Parkinson-White-Syndrom II 378ff.
Two-step-Test V 257
Tylose zur Arteriographie VI 121
Typhus, Antesystolie bei II 395
—, Atrioventrikularblock bei II 224ff.
—, Blutdruck bei V 801ff.

Typhus, Bradykardie bei II 18; IV 532
— und Capillarresistenz VI 567
— und Coronarinsuffizienz III 926ff.
— und Endangitis obliterans VI 264
—, Endokarditis bei IV 552ff.
— und Endokarditis acuta II 731
— und Gefäßkrankheiten VI 27, 264
—, Herzblock bei II 224ff.
—, Herzinsuffizienz bei I 763ff.
— und Hypertonie IV 569
—, Hypotonie bei V 801ff.
— und infektiöser Schock I 982ff.
— und Kollaps I 958, 982
—, Kreislauf bei IV 562
— und Lymphgefäßinsuffizienz VI 607
—, Myokard bei I 707
—, Myokarditis bei I 763ff.; II 225, 905ff.; IV 544
— und Perikarditis purulenta II 1085
—, Purpura infectiosa bei VI 567
—, Reizleitungsstörungen bei II 224ff.
—, Schenkelblock bei II 357
— und Schock I 958, 982
— und Thrombophlebitis VI 484
—, Wolff-Parkinson-White-Syndrom bei II 395
Typhusvaccine bei Endangitis obliterans VI 301ff.
— bei Gefäßkrankheiten VI 64, 200
— und rheumatisches Fieber II 554
Typus embolicus IV 94
Tyramin und Adrenalin V 166ff., 177ff.
— und Blutdruck V 65, 70, 93, 98, *177*ff.
—, Chemie V 177
— bei experimenteller Hypertonie V 65, 70, 93, 98, *177*ff.
— und Hypertensin V 93, 98
— bei Hypertonie V 65, 70, 93, 98, *177*ff.
— und Mesoappendix-Test V 193
—, Pharmakologie V 177ff.
Tyrosin im Hypertensin V 95ff.
— im Kallidin V 227
— im Kallikrein V 213
— im Renin V 86
— und Tyramin V 177
Tyrosinase und Blutdruck V 102, 501
— bei essentieller Hypertonie V 501
— bei Hypertonie V 501
— und Pepsitensin V 102

Übelkeit s. u. Nausea
Überdruck, atmosphärischer IV 39ff.
Überdruckatmung s. u. Atmung, künstliche
Überleitungsstörungen s. u. Reizleitungsstörungen
Überleitungszeit (Elektrokardiogramm s. u. Atrioventrikularzeit
Übungstherapie s. u. Training
Uhrglasnägel bei Gefäßkrankheiten VI 47
Ulcus cruris bei angeborenen arteriovenösen Fisteln VI 470
— — bei arteriovenösen Fisteln VI 470, 478
— — und Capillarektasien VI 527
— — bei Eintauchfuß VI 561
— — bei Endangitis obliterans VI 282
— — und Erythralgie VI 527
— — bei Gefäßmißbildungen VI 470, 588
— — bei Klippel-Trénaunay-Syndrom VI 588
— — bei Livedo reticularis VI 535
— — bei Martorelli-Syndrom V 344; VI 380
— — bei Perniosis VI 559, 561
— — und postthrombotisches Syndrom VI 510ff.
— — bei Schützengrabenfuß VI 561
— —, Therapie VI 513ff.
— ventriculi, Bradykardie bei II 16
— — und Capillarresistenz VI 577
— — und Coronarinsuffizienz III 1074
— — bei Dermatomyositis II 922
— — bei Endangitis obliterans VI 293
— — bei Gefäßkrankheiten II 987; VI 293, 321
— — und hämorrhagische Diathese VI 577
— — und hämorrhagischer Schock I 957
— — und Herzinfarkt III 1074
Ulcus ventriculi bei Kollagenosen II 987, 992
— — und Kollaps I 957, 1122
— — und Lymphgefäßinsuffizienz VI 607
— — bei Periarteriitis nodosa II 987; VI 321, 341
— — und Purpura VI 577
— — bei Riesenzellarteriitis VI 341
— — und Schock I 957, 1122
— — und Skorbut VI 577
— — und Sympathektomie V 486
— — bei Tricuspidalinsuffizienz II 1506
— — und Tricuspidalstenose II 1490
Ulnarispuls bei Endangitis obliterans VI 282
Ultracorten bei Karditis rheumatica II 644
— bei Schock I 1145
Ultraschallkardiogramm II 1280ff.
— nach Commissurotomie II 1403ff.
— bei kombiniertem Mitralfehler II 1426
—, Methodik II 1280ff.
— bei Mitralinsuffizienz II 1420ff.
— bei Mitralstenose II 1340
Ultraschalltherapie bei Gefäßkrankheiten VI 159, 514
— bei postthrombotischem Syndrom VI 514
— bei Ulcus cruris VI 514
Ultraviolettbestrahlung und Gefäßkrankheiten VI 26, 514
— bei postthrombotischem Syndrom VI 514
— bei Ulcus cruris VI 514
Umbradil zur Angiographie VI 120
Umformungszeit I 15ff.
— bei Aortenstenose II 1430ff.
— bei Herzinsuffizienz I 15ff.
— bei Mitralinsuffizienz II 1406ff.
Umkehrextrasystolie II 72, 290, 296, *309*ff.
—, Anatomie II 315
—, Elektrokardiogramm bei II 311ff.
—, interpolierte II 310
—, Pathologie II 315
—, Physiologie II 309ff.
—, Symptome II 310ff.
—, Therapie II 315
—, Vorkommen II 315ff.
Umkehrrhythmus II 309ff.
—, Anatomie II 315

Umkehrrhythmus, Elektrokardiogramm II 311ff.
—, Pathologie II 315
—, Physiologie II 309ff.
—, Therapie II 315
—, Symptome II 310ff.
—, Vorkommen II 315ff.
Umwelt und angeborene Herzfehler III 113
— und Angina pectoris III 856ff.
— und Aortitis luica VI 349
— und Arteriosklerose III 771ff., 855ff.; VI 391ff., 395ff.
— und Blutdruck V 16ff., *263*ff., 271ff., 446
— und Coronarinsuffizienz III 771ff., 855ff.
— und Coronarsklerose III 771ff., 855ff.
— und essentielle Hypertonie V 263ff., 271ff., 446
— und Gefäßkrankheiten III 771ff., 855; VI 307, 335, 349, 391ff., 395ff.
— und Graviditätstoxikose IV 510
— und Hypertonie V 263ff., 271ff., 446
— und Karditis rheumatica II 546ff., 557ff.
— und Migräne VI 254
— bei Periarteriitis nodosa VI 307
— und rheumatisches Fieber II 546ff., 557ff.
— und Riesenzellarteriitis VI 335
— und vegetative Labilität IV 827, 829ff., 841ff.
„unidirectional block", Begriff II 190, 285
„Unitary nature"-Theorie II 110ff.
Unterdruck, atmosphärischer IV 1ff.; s. a. u. Höhenadaptation und Höhenklima
Unterernährung s. u. Dystrophie
Uracil als Diureticum I 526ff., 546ff., 548
Urämie, Alternans bei II 406
— bei Angiopathia diabetica IV 366ff.
— bei bakterieller Endokarditis II 710, 718, 768
— und Blutdruck V 36, 41ff., 65ff., 281, 307ff., 367, 369, 402, 420ff.
— und Capillarpermeabilität VI 106ff.
— und Capillarresistenz VI 575
Urämie bei Cushing-Syndrom V 695
— bei Diabetes mellitus IV 366ff.
— und Endokarditis fibrinosa II 777
— bei Endokarditis lenta II 710, 718, 745, 768
— und Endokarditis verrucosa simplex II 777
— bei endokriner Hypertonie V 660, 695
— bei Erythematodes II 978ff.
— und essentielle Hypertonie V 307ff., 367, 369, 402, 420ff.
— bei experimenteller Hypertonie V 41ff., 65ff.
— bei Fettembolie IV 136
— bei Fruchtwasserembolie IV 138
— und Ganglienblocker V 580, 594
— bei Gefäßkrankheiten VI 316ff.
— und generalisierte ventriculäre Leitungsstörung II 372
— bei Graviditätstoxikose IV 517; V 748ff.
— und hämorrhagische Diathese VI 575
— und Herzinsuffizienz I 520
— und Hyperkaliämie IV 426
— und Hypertonie V 36, 41ff., 65ff., 281, 307ff., 367, 369, 402, 420ff.
—, Hypocalcämie bei IV 446ff., 448, 452
— und Kallikrein V 208ff.
— und Karditis rheumatica II 607
— bei Kollagenosen II 978ff.
— und Kollaps I 958, 1112
— bei Lungenembolie IV 106ff.
— und Lungenödem I 769
— und Magnesium-Stoffwechsel IV 455ff.
— bei maligner Hypertonie V 629ff., 633ff.
— und Minutenvolumen V 281
— und Myokarditis II 915
— und Myokardose II 969
— und Operabilität IV 629ff., 632
— bei Periarteriitis nodosa VI 316ff.
— und Perikarditis II 1041, 1044, *1082*ff.
— bei Phäochromocytom V 660
—, postoperative IV 607
Urämie und Purpura VI 575
— bei renaler Hypertonie V 629ff., 633ff.
— und rheumatisches Fieber II 607
— und Schock I 958, 1112
— und Sympathektomie V 480
— und Veratrumalkaloide V 594
Uranin und Capillarpermeabilität VI 106
Uraniumsalze und Hypertonie V 57
Urbason bei Karditis rheumatica II 644
— beim Schock I 1145
Ureide IV 592
Ureteratonie bei Gravidität V 728
Ureterdrosselung und Hypertonie V 39ff., 56, *602*ff.
— bei Pyelonephritis V 610
Urethan IV 592
— und Depressan V 228
— und Kallikrein V 220
— und Renin V 98
Urin und Acetylcholin V 209
— und Adenosin V 209
— und Cholin V 209
— und Depressan V 228ff.
— und Histamin V 209
— und Kallidin V 227
— und Kallikrein V 208ff.
„Urina spastica" II 134
Urinbefund bei Angiopathia diabetica IV 354ff., 365ff.; VI 551
— bei Aortenhämatom, intramuralem VI 459
— und Arteriosklerose IV 372
— bei bakterieller Endokarditis II 717, 727, 741ff.
— bei Bleivergiftung V 771ff.
— bei Capillaropathia diabetica VI 551
— und Capillarpermeabilität VI 107, 551
— und Capillarplethysmogramm VI 108
— und Capillarresistenz VI 565
— bei Cushing-Syndrom V 687ff.
— bei Diabetes mellitus IV 354ff., 365ff., 372; V 618ff; VI 551
— bei diabetischer Glomerulosklerose V 618ff.
— bei Endangitis obliterans V 625; VI 290
— bei Endokarditis acuta II 727

Urinbefund bei Endokarditis lenta II 715ff.
— bei endokriner Hypertonie V 659ff., 687ff.
— bei Erythematodes II 983ff.; VI 345
— bei essentieller Hypotonie V 788ff.
— bei Gefäßkrankheiten II 987; V 622, 625; VI 290, 341.
— bei Glomerulonephritis V 613
— bei Glomerulosklerose V 618ff.
— bei Gravidität IV 502ff.
— bei Graviditätstoxikose IV 502ff., 512ff.; V 731, *732*ff.
— bei hämorrhagischer Diathese VI 565, 572, 580
— bei Hypertonie V 596f., 618ff., 625, 631, 633, 659ff., 687ff.
— bei Hypotonie IV 739; V 788ff.
— bei Herzinfarkt III 1155ff., *1157*ff.
— bei Karditis rheumatica II 607; VI 565
— bei Kollagenosen II 983ff.
— im Kollaps I 1076ff., 1098, 1107, 1119
— bei konstriktiver Perikarditis II 1105
— bei Libman-Sacks-Endokarditis II 745
— ein Lymphangitis VI 605
— bei maligner Hypertonie V 631, 633
— bei Möller-Barlow-Syndrom VI 580
— bei Moschcowitz-Symmers-Syndrom VI 572
— bei Nephritis V 613
— bei Nephrose V 617
— und Operabilität IV 626, 632
— und Operationen IV 596ff.
— und Orthostase IV 739
— bei Periarteriitis nodosa II 987; V 622; VI 317ff.
— bei Perikarditis II 1105
— bei Phäochromocytom V 655, 659ff.
— bei Polycythämie IV 665ff.
— bei Porphyrie IV 397
— bei Postural hypotension IV 739
— bei Purpura rheumatica VI 565
— bei Pyelonephritis V 609
— und Quecksilberdiuretica I 532ff.
Urinbefund bei renaler Hypertonie V 596ff.; 618ff., 622, 625, 631, 633
— bei rheumatischem Fieber II 607; VI 565
— bei Riesenzellarteriitis VI 341
— bei Schockniere I 1076ff., 1098, 1107, 1119
— bei Skorbut VI 580
— bei Teleangiektasien VI 541
— bei vegetativer Labilität IV 739
— bei Vergiftungen V 771ff.
Urobilinogen bei Herzinfarkt III 721, 1157
Urocon zur Angiographie VI 120
Urogenitalsystem s. u. Geschlechtsorgane und Niere
Urografin zur Angiographie VI 120
— zur Angiokardiographie II 1265ff.
— zur Aortographie VI 135
Urohypertensin und Hypertonie V 189
Urolithiasis bei Cushing-Syndrom V 684ff.
— bei endokriner Hypertonie V 684ff.
— und Hypertonie V 40, 603, 636
Uroporphyrine bei Porphyrie IV 397
Urosympathin V 168ff., 234
— bei Nephritis V 180
— und Noradrenalin V 168ff.
— und Oxytyramin V 180
Urotropin und Kallikrein V 214
Urticaria VI 546ff.
— bei allergischer Myokarditis II 951ff.
— und Angina pectoris III 893
—, Antistreptolysin bei II 591
— und Capillarpermeabilität VI 546ff.
— und Capillarresistenz VI 574
— und Coronarinsuffizienz III 893
— und Dermographie VI 41
— bei Echinokokkose II 938
— und Endokardfibrose II 786
— und Endokarditis parietalis fibroplastica II 786
— bei Erythematodes II 983ff.
— durch Herzglykoside I 499
— und Herzinfarkt III 893
— und Hydralazine V 551, 594
Urticaria und Hyperkaliämie IV 420ff.
—, Kälte- VI 553ff.
— bei Kollagenosen II 983ff.
— und Periarteriitis nodosa V 621; VI 308
— pigmentosa VI 41
— und Purpura VI 574
— und Quecksilberdiuretica I 534
— und Vasomotorik VI 41
—, Wärme- s. u. Wärmeurticaria
— bei Waterhouse-Friedrichsen-Syndrom IV 565
Uterus und Acetylcholin V 200
— und Adrenalin V 172
— bei Amyloidose II 961ff.
— und arteriovenöse Anastomosen VI 6
— und Blutdruck V 603
— und Cor pulmonale IV 237
— und Depressan V 234
— und Enteramin V 183ff.
— und Fruchtwasserembolie IV 137ff.
— bei Gravidität IV 479ff.
— bei Graviditätstoxikose V 736
— und Herztumoren II 1207
— und Hypertensin V 100ff.
— und Hypertonie V 603
— und Kallidin V 227
— und Kallikrein V 219
— und Lungenembolie IV 95
— und Nephrin V 189
— und Noradrenalin V 172
— bei Paramyloidose II 961
— und Pepsitensin V 102
— bei Phlebitis VI 492ff.
— und Prostaglandin V 207
— und renale Hypertonie V 603
— und Renin V 100
— und Serotonin V 183ff.
— und Substanz P V 203ff.
— bei Teleangiektasien VI 540
— bei Thrombophlebitis VI 492ff.
U-Welle (Elektrokardiogramm) und Adams-Stokes-Syndrom II 261ff.
— bei Atrioventrikularblock II 236ff.
— und Blutdruck V 379
— und Chinidin II 121
— und Diastole V 379
— bei essentieller Hypertonie V 379
— bei Herzinfarkt III 1174
— bei Hypertonie V 379
— bei Hypocalcämie IV 452
— bei Hypokaliämie IV 431ff.
— bei Poliomyelitis II 919

U-Welle bei postsynkopalem Syndrom II 261 ff.
— bei Schenkelblock II 324 ff.
— bei totalem Block II 236 ff.

Vaccine bei bakterieller Endokarditis II 761
— bei Endangitis obliterans VI 301 ff.
— bei Endokarditis lenta II 761
— bei Gefäßkrankheiten VI 64, 200, 301 ff., 308, 310
— zum Hyperämietest VI 64
— bei Karditis rheumatica II 657
— und Periarteriitis nodosa VI 308, 310
— bei rheumatischem Fieber II 657
Vagotonie IV 712, *721* ff.
— und Dermographie VI 40
— und Kälte-Test IV 784 ff.
— und Kollaps I 977
— und konstitutionelle Hypotonie V 786
—, Kreislauf bei IV 721 ff.
— und neurogener Schock I 977
— und primärer Schock I 977
— und Roemheld-Syndrom IV 865
— und vegetative Labilität IV 712 ff., 721 ff.
Vagotonin V 236
Vagus und Acetylcholin V 167, 200
— und Adams-Stokes-Syndrom II 255 ff., 258 ff.
— und Angina pectoris III 85 ff.
— und Antesystolie II 383 ff.
— bei Aortenaneurysma VI 449 ff.
— bei Aortenbogensyndrom VI 379
— bei Aortenhämatom, intramuralem VI 458
— und Arrhythmie II 80, 105 ff.
— und Atmung IV 11 ff., 31 ff.
— bei Atrioventriculärblock II 210 ff., 217, 226, 230 ff.
— und Atrioventricular-Dissoziation II 289 ff.
— und Atrioventricular-Rhythmus II 279 ff., 283 ff.
— und Atrioventricularzeit II 210 ff., 217, 226
— und Balneotherapie I 666 ff.
— bei Beriberi IV 396
Vagus und Blutdruck V 157, 162
— und Bradykardie II 15, 17
— und Carotissinus-Syndrom II 273 ff.; V 818
— und Coronardurchblutung III 675 ff., 851 ff.
— und Coronargefäße III 670 ff.
— und Coronarinsuffizienz III 851 ff.
— und Depressan V 231 ff.
— bei Dystrophie IV 296
— und Elektrokardiogramm II 207 ff., 210, 217, 226
— bei Entzügelungs-Hochdruck V 716 ff.
— und experimentelle Hypertonie V 157, 162
— und Extrasystolie II 42 ff.
— und Ganglienblocker V 569 ff.
— und hämorrhagischer Schock I 1033
— bei Heredoataxie II 973
— und Herzblock II 183 ff., 193 ff., 210, 217, 226, 230 ff.
— und Herzglykoside I 451
— und Herzgröße I 853 ff.
— und Herzmechanik I 853 ff.
— und Herzrhythmus II 5 ff., 9 ff., 15 ff.
— und Herztonus I 875 ff.
— und Herzvolumen I 853 ff.
— und Höhenadaptation IV 11 ff., 31 ff.
— und Hydergin V 512
— bei Hypercalcämie IV 452
— und Hypertensin V 97, 101
— und Hypertonie V 157, 162
— und Hypocalcämie IV 447 ff.
— bei Infektionen IV 532 ff., 562 ff.
— und Kälte-Test IV 784
— und Kammerflattern II 174 ff.
— und Kammerflimmern II 174 ff.
— bei Kammertachykardie II 159 ff., 163 ff.
— und Klima IV 11 ff., 31 ff.
— und Kollaps I 958, 972 ff., 1033; II 17; IV 735, 760 ff.
— und Luftdruck IV 11 ff., 31 ff., 40 ff.
— und Luftüberdruck IV 40 ff.
— und Lungenembolie I 347; IV 99, 102
— und Lungenkreislauf IV 69 ff.
Vagus und Lungenödem I 132
— und Magnesium IV 457 ff.
— und Narkose IV 592 ff., 614 ff.
— und neurogene Hypertonie V 718
— und Nicotin II 10
— und Ohnmacht IV 760 ff.
— und Orthostase IV 735
— und Parasystolie II 298 ff., 302 ff.
— und paroxysmale Tachykardie II 143 ff., 159 ff.
— und Perikard II 1037 ff.
— bei Poliomyelitis V 718
— bei Porphyrie IV 400
— und primärer Schock I 976
— und Regelkreis IV 745 ff.
— und Reizleitungssystem II 183 ff., 193 ff., 210 ff 217, 230 ff.
— und Renin V 97
— und respiratorische Arrhythmie II 21 ff.
— bei Roemheld-Syndrom IV 865
— und Sauerstoffmangel IV 11 ff., 31 ff.
— und Schenkelblock II 356
— und Schock I 958, 972 ff., 1033
— und Serotonin V 184 ff.
— und Sinuauriculärblock II 194 ff.
— und Sportherz I 868, 945
— und Tachykardie II 9 ff., 143 ff., 159 ff., 163 ff.
— und Terminalstrombahn VI 16 ff.
— und Umkehr-Extrasystolie II 315
— und Umkehrrythmus II 315
— und Vagotonin V 207 ff.
— und vegetative Labilität IV 735, 760 ff.
— und Veratrumalkaloide V 557 ff.
— bei Vergiftungen V 807
— und Vorhofflattern II 105 ff.
— und Vorhofflimmern II 80, 105 ff.
— und Wolff-Parkinson-White-Syndrom II 383 ff.
— und zentralnervöse Hypertonie V 157, 162
„Vagusneurose“, Begriff IV 710
Valeriana bei Angina pectoris III 1374
— bei vegetativer Labilität IV 855
Valin im Hypertensin V 97

Valpians-Reaktion V 314
Valsalva-Versuch I 72; II 23; IV 775ff.
— bei Aorteninsuffizienz I 889
— und arteriovenöse Aneurysmen IV 253
— und Blutdruck IV 776ff.; V 252
— und Carotissinus V 252
— bei Cor pulmonale IV 146
— bei Ductus Botalli persistens III 166
— bei essentieller Hypertonie V 252ff.
— bei Graviditätstoxikose V 751
— und Herzgröße I 819, 843; IV 775
— bei Herzinsuffizienz V 252
— und Herztonus I 874ff.
— und Herzvolumen I 843; IV 775
— und Hydralazine V 544, 546
— bei Hyperthyreose IV 322ff.
— bei Hypertonie V 252ff.
— und Kollaps IV 775, 778ff.
— und Luftembolie IV 129
— bei Mitralstenose II 1332
— und Operabilität IV 627
— und Orthostase IV 778ff.
— bei paroxysmaler Tachykardie II 134ff.
— bei Phlebitis VI 496
— und Regelkreis IV 751ff., 778ff.
— und Sportherz I 869
— bei Tachykardie II 134, 144
— bei Teleangiektasien VI 541
— bei Thrombophlebitis VI 496
— und Thyreoidea IV 322ff.
— und vegetative Labilität IV 778ff.
— und Veratrumalkaloide V 559ff.
— bei Volumenbelastung I 889
Valvula mitralis s. u. Mitralklappen
— sinus venosi coronarii III 8
— tricuspidalis s. u. Tricuspidalklappen
— venae cavae caudalis III 8
— venosa Eustachii III 8
— — Thebesii III 8
Valvuloplastik s. u. Commissurotomie
Valvulotomie s. u. Commissurotomie
Vanadiumpentoxyd-Pneumokoniose IV 220
Vancomycin bei Endokarditis lenta II 759ff.
„Vanishing lung“ IV 248
Vaquez-Osler-Syndrom s. u. Polycythämie
Varicellen, Myokarditis bei II 923; IV 543
Varicenexstirpation bei Gefäßkrankheiten VI 222ff.
Varicenverödung VI 522ff.
Varicographie durch Phlebographie VI 138ff.
Varicosis VI 515ff.
— und Adipositas IV 625; VI 516
—, Ätiologie VI 515ff.
— bei angeborenen arteriovenösen Fisteln VI 470
— bei arteriovenösen Fisteln VI 470, 478
—, Begriff VI 515
— und Capillarresistenz VI 576
—, Diagnose VI 65ff.
— bei Endangitis obliterans VI 282
— und Ernährung IV 625
— und essentielle Hypotonie V 791
— bei Gefäßmißbildungen VI 587ff.
— und Hämangiome VI 587ff.
— und Hämangiosarkom VI 601
— und hämorrhagische Diathese VI 576
— und Herzinfarkt III 1468ff.
— und Herzinsuffizienz I 601
— bei Herztumoren II 1180ff., 1195
— und Hypotonie V 791
— bei Klippel-Trénaunay-Syndrom VI 587ff.
— und Körpergewicht IV 625; VI 516
— und Kollaps I 957
— und Lungenembolie IV 91ff.
— und Lungeninfarkt IV 106ff.
—, Morphologie VI 517ff.
— und Operabilität IV 625ff.
— und Orthostase IV 732ff.; VI 516ff., 521ff.
—, Pathologie VI 517ff.
— und Perthestest VI 66
—, Phlebographie bei VI 138ff.
—, Physiologie VI 518ff.
— und postthrombotisches Syndrom VI 510ff.
— und Pratt-Test VI 67
—, primäre VI 515ff.
—, Prophylaxe VI 523ff.
— und Purpura Majocchi VI 576
—, Röntgendiagnose VI 138ff.
— und Schock I 957
—, sekundäre VI 515ff.
Varicosis, Symptome VI 519ff.
—, Tachykardie bei II 11
— und Teleangiektasien VI 540
—, Therapie VI 521ff.
— und Trendelenburg-Test VI 65
—, Vasomotorik bei VI 519, 576
—, Venendruck bei VI 68, 516ff.
—, Vorkommen VI 518
Variola, Capillarresistenz bei VI 568
— und hämorrhagische Diathese VI 568
— und Kreislauf IV 559
— und Myokarditis II 874, *923*
—, Purpura infektiosa bei VI 568
Vasa vasorum, Anatomie VI 2ff.
— — und Aneurysmen VI 443
— — und Aortenhämatom (intramural) VI 454ff.
— — bei Aortitis luica VI 352ff.
— — bei Arteriitis rheumatica VI 345
— — bei Arteriitis tuberculosa VI 347
— — bei Arteriosklerose III 737; VI 386ff., 400
— — und Capillarpermeabilität VI 562
— — bei Coronarsklerose III 737
— — bei Gefäßkrankheiten III 737; VI 312, 345ff., 352ff., 386ff., 400
— — bei Lues VI 352ff.
— — bei Periarteriitis nodosa VI 312
— — bei Thrombophlebitis VI 489
— — bei Tuberkulose VI 347
— — bei Verbrennung VI 562ff.
Vasculat VI 163
—, Chemie VI 163
— bei essentieller Hypertonie V 256, 499
— bei Gefäßkrankheiten VI 163ff., 514
— bei Hypertonie V 256, 499
— bei postthrombotischem Syndrom VI 514
— bei Raynaud-Syndrom VI 232

Vasculat bei renaler Hypertonie V 256
— bei Ulcus cruris VI 514
Vasculitis, allergische s. u. Periarteriitis nodosa
Vasodepressor material V 195
— — und Blutdruck V 193ff., 202ff.
— —, Chemie V 195
— — und Gefäßspinnen VI 544
— — bei Hämochromatose IV 688
— — und Kollaps I 971, 1068, 1080, 1096
— — im Mesoappendixtest V 193ff., 202
— — und Schock I 971, 1068, 1080, 1096
— — und Terminalstrombahn VI 20
Vasodilatation V 197ff.
— und Acetylcholin V 200
— und Adenosin V 201ff.
— und Adrenalin V 408
— bei Akrocyanose VI 532ff.
— und Angina pectoris III 701ff.
— und Angiopathia diabetica VI 549ff.
— bei Arteriosclerosis obliterans VI 432
— und Atmung IV 10ff.
— und Balneotherapie I 666, 680, 684ff.; V 591ff.; VI 156
— und Blutdruck V 197ff., 244ff., 255ff., 408, 780ff.
— und Blutspeicher I 1008ff.
— und Calciumstoffwechsel IV 447ff., 454
— bei Capillarektasien VI 525ff., 528ff.
— bei Capillaropathia diabetica VI 549ff.
— und Capillarresistenz VI 104ff., 575
— bei Cervicalsyndrom IV 864
— bei Coma diabeticum IV 375
— und Coronardurchblutung III 675ff.
— und Coronarinsuffizienz III 701ff.
— und Cyanose VI 530ff.
— und Depressan V 228ff.
— und Dermographie VI 41
— bei Diabetes mellitus IV 364ff., 375; VI 549ff.
— bei Dystrophie IV 303, 305
— bei Eintauchfuß VI 561
— bei Erfrierung VI 555ff.
— und Erythem VI 42
— bei Erythralgie VI 527
Vasodilatation bei Erythromelalgie VI 525ff.
— bei essentieller Hypertonie V 244ff., 255ff., 408
— und essentielle Hypotonie V 790ff.
— und Ganglienblocker V 492, 565ff., 571ff.
— bei Gefäßmißbildungen VI 594
— bei Gefäßspinnen VI 543ff.
— bei Glomustumoren VI 594
— bei Gravidität IV 482ff.
— und hämorrhagische Diathese VI 575ff.
— bei hämorrhagischem Schock I 957, 960ff., 1038ff.
— und Hauttemperatur VI 85ff.
— bei Herzinfarkt III 701ff.
— und Herztrauma II 484ff.
— und Histamin V 29, 159, 198ff.
— bei Höhenadaptation IV 10ff.
— und Hydralazine V 542ff.
— und Hyperämieteste VI 57ff.
— bei Hypercalcämie VI 447ff.
— bei Hypertonie V 244ff., 255ff., 408
— und Hypoglykämie IV 379
— und Hypotonie V 780ff., 790ff.
— bei infektiösem Schock I 983ff.
— bei Infektionen I 983ff.; IV 530ff., 557ff.; V 801
— und Insulin IV 379
— bei intraarterieller Sauerstoffinsufflation VI 212
— und Kallikrein V 216ff.
— und Klima IV 10ff.
— und Kollaps I 957, 960ff., 966, 972ff., 983ff., 993ff., 1038ff., *1047*ff.; IV 600ff.
— bei Livedo reticularis VI 534ff.
— und Luftdruck IV 10ff.
— und Lungenkreislauf IV 69ff.
— und Magnesiumstoffwechsel IV 459ff.; V 497
— bei Martorelli-Syndrom VI 381
— und Mesoappendix-Test V 192ff.
— bei Migräne VI 250ff.
— und Narkose IV 594ff.
— bei neurogenem Schock I 972ff.
— und Nierendurchblutung V 408
Vasodilatation und Nitrite V 494
— bei Ohnmacht IV 760ff.
— und Operationsschock I 966
— bei Perniosis VI 561
— bei Polycythämie IV 666
— bei primärem Schock I 975ff.
— und Prostaglandin V 206
— und Purine V 494
— und Purpura VI 575ff.
— und Purpura Majocchi VI 576
— und Rauwolfia-Alkaloide V 528, 537ff.
— und reaktive Hyperämie VI 57ff.
— und renale Hypertonie V 255ff.
— und Rheogramm VI 74
— bei Sauerstoffmangel IV 10ff.
— und Schock I 957, 960ff., 966, 972ff., 983ff., 993ff., 1038, *1047*ff.; VI 600
— bei Schützengrabenfuß VI 561
— und Serotonin VI 529
— und Substanz P V 204ff.
— und Sympathicotonie IV 725
— bei Teleangiektasien VI 539ff.
— und Terminalstrombahn VI 13ff.
— bei Thrombose VI 369ff.
— und traumatischer Schock I 966
— bei Ulcus cruris VI 381
— und Vagotonie IV 725
— und Vagotonin V 207ff.
— und Vasodepressor material V 193, 195, 202ff.
— und Veratrumalkaloide V 557ff.
— und Vesiglandin V 207, 216ff.
— und Wärmetherapie VI 156
— bei Waterhouse-Friderichsen-Syndrom IV 565ff.
Vasoexcitor material V 195
— — und Adrenalin V 193
— — und Blutdruck V 190ff., 780ff.
— —, Chemie V 195
— — und experimentelle Hypertonie V 190ff.
— — und Hypertonie V 190ff.
— — und Hypotonie V 780ff.
— — und Kollaps I 971, 1068
— — im Mesoappendixtest V 193ff.
— — und Schock I 971, 1068
— — und Terminalstrombahn VI 20

Vasokonstriktion V 166ff.
— und Acetylcholin V 200
— bei Akrocyanose VI 532ff.
— bei Anämie IV 648
— und Angina pectoris III 675ff., 834ff.
— und Angiographie VI 127
— und Angiopathia diabetica VI 549ff.
— bei Aortographie VI 133
— und Arteriographie VI 127
— und Arteriosklerose VI 400, 434
— bei Arteriosklerosis obliterans VI 434
— und Atmung IV 10ff.
— und Belastung III 912ff.
— bei Bleivergiftung III 889; V 772
— und Blutdruck V 166ff., 244ff., 322ff., 387ff., 409, 658ff., 780ff., 791ff.
— bei Blutkrankheiten IV 648; VI 246ff.
— und Blutspeicher I 1008ff.
— und Calciumstoffwechsel IV 447ff., 454
— bei Capillarektasien VI 526ff.
— bei Capillaropathia diabetica VI 549ff.
— und Capillarpermeabilität VI 549ff., 552ff.
— und Capillarresistenz VI 104ff., 575
— bei Carcinoid II 783ff.
— bei Cervicalsyndrom IV 864
— nach Commissurotomie II 1396ff.
— und Coronardurchblutung III 675ff., 691ff., 834
— und Coronarinsuffizienz III 691ff., 834ff.
— und Coronarthrombose III 948ff.
— und Cor pulmonale IV 98ff., 123ff., 172ff., 250
— und Cyanose VI 531ff.
— und Dermographie VI 39ff.
— und Diabetes mellitus VI 549ff.
— bei Druckfall-Syndrom IV 46, 48
— bei Ductus Botalli persistens III 162, 164ff.
— bei Dystrophie IV 303, 305
— bei Eintauchfuß VI 561
— bei Elektrounfall III 904ff.
— bei Embolie VI 364ff.
— und Endangitis obliterans VI 259ff., 272
— bei endokriner Hypertonie V 658ff.
Vasokonstriktion bei Erfrierung I 981ff.; VI 555ff.
— bei Erythematodes II 983ff.; VI 344ff.
— bei Erythralgie VI 527
— bei Erythromelalgie VI 526
— bei essentieller Hypertonie V 244ff., 322ff., 387ff., 409
— und essentielle Hypotonie V 791ff.
— bei experimenteller Hypertonie V 388
— und Ganglienblocker V 566ff., 571ff.
— und Gefäßkrankheiten VI 23ff.
— und Genußgifte IV 826
— bei Glomerulonephritis V 614ff.
— und Graviditätstoxikose IV 512ff., 517ff.; V 731ff., 742
— bei hämorrhagischem Schock I 960ff.
— und Hauttemperatur VI 87
— und Herzinfarkt III 701, 834ff., 981, 1095
— bei Herztrauma II 477ff., 482ff.
— und Histamin V 198ff.
— und Höhenadaptation IV 10ff.
— und Hydralazine V 547
— und Hyperämieteste VI 57ff.
— und Hypertonie V 244ff., 322ff., 387ff., 409, 614ff., 658ff.
— bei Hypocalcämie IV 447ff.
— bei Hypoglykämie IV 380
— und Hypotonie IV 737ff.; V 780ff., 791ff., 816ff.
— bei infektiösem Schock I 985ff.
— bei Infektionen I 985ff.; IV 531ff., 557ff.
— und Insulin IV 380
— bei Kälte-Test IV 783ff.; V 70, 247ff.
— und Klima IV 10ff.
— bei Kollagenosen II 983ff.
— und Kollaps I 960ff., *987*ff., *993*ff., 1035ff., *1039*ff., IV 737ff., 761ff.
— und Konstriktine V 196
— und Lebensalter IV 622ff.
— bei Livedo reticularis VI 534ff.
— und Luftdruck IV 10ff., 42ff.
— und Luftüberdruck IV 42ff.
— und Lungenembolie IV 98ff., 123ff.
Vasokonstriktion und Lungenkreislauf IV 69ff.
— bei maligner Hypertonie V 627
— und Mesoappendix-Test V 192ff.
— bei Migräne VI 249ff.
— bei Mitralstenose II 1304ff., 1314ff.
— und Myokardstoffwechsel III 834ff.
— bei Nephritis V 614ff.
— und neurogener Schock I 974
— und Nicotin III 879ff.; IV 266, 826
— bei Ohnmacht IV 761ff.
— und Operationsschock I 966
— und Orthostase IV 729ff.
— bei Periarteriitis nodosa VI 247, 321, 325
— bei Perniosis VI 559ff.
— bei Phäochromocytom V 658ff.
— bei Phlebektasien VI 519
— bei Phlebitis VI 489ff., 492ff.
— und Plethysmogramm VI 72ff.
— und postthrombotisches Syndrom VI 511ff.
— bei Postural hypotension IV 737ff.; V 816ff.
— und Purpura VI 575
— bei Raynaud-Syndrom VI 223ff.
— und reaktive Hyperämie VI 57ff.
— und Regelkreis IV 747ff.
— bei renaler Hypertonie V 387ff., 614ff.
— bei Sauerstoffmangel IV 10ff.
— und Saug-Drucktherapie VI 154
— und Schock I 960, *987*ff., *993*ff., 1035ff., *1039*ff., 1100ff.
— bei Schockniere I 1100ff.
— bei Schützengrabenfuß VI 561
— bei sekundärem Raynaud-Syndrom VI 234ff.
— und Serotonin II 783ff., VI 529
— bei Sklerodermie II 989ff.
— und Sympathicotonie IV 725
— und Synkardialmassage VI 153
— und Teleangiektasien VI 541
— und Terminalstrombahn VI 13ff.

Vasokonstriktion bei Thrombophlebitis VI 489ff., 492ff.
— und Trauma I 966, 1043; VI 235ff.
— und traumatischer Schock I 966, 1043
— und Trichloräthylen III 891ff.
— und Vagotonie IV 725
— bei Varicosis VI 519
— und Verbrennung I 969ff., 979ff.; VI 562
— und Verbrennungsschock I 969ff., 979ff.
— bei Vergiftungen V 772; VI 243ff.
— und Wärmetherapie VI 155ff.
„Vasolabilität“, Begriff IV 712, 832; s. a. u. vegetativer Labilität
„Vasomotion“, Begriff V 191ff.
Vasomotorenkollaps s. u. Kollaps und Schock
Vasomotorenzentrum bei Aorteninsuffizienz V 768
— und Atmung IV 12ff.
— und Blutdruck V 22ff., 245, 250, 298ff.
— und Blutspeicher I 1009
— bei Erfrierung I 982
— bei essentieller Hypertonie V 245ff., 250, 298ff.
— bei hämorrhagischem Schock I 962ff.
— und Höhenadaptation IV 12ff.
— und Hypertonie V 245, 250, 298ff.
— bei infektiösem Schock I 983ff.
— und Klima IV 12ff.
— und Kollaps I 956, 962ff., 966ff., 972ff., 982ff., 1009, 1056ff.
— und Luftdruck IV 12ff.
— in Narkose IV 614
— bei neurogenem Schock I 972ff.
— und Operationsschock I 966
— und Rauwolfia-Alkaloide V 528
— und Regelkreis IV 745ff.
— und Sauerstoffmangel IV 12ff.
— und Schock I 956, 962ff., 966ff., 972ff., 982ff., 1009, 1056ff.
— und Sympathicotonie IV 725
— und traumatischer Schock I 966
— und Vagotonie IV 725
— bei Valsalva-Versuch IV 778ff.
Vasomotorik und Acetylcholin V *199*ff., 235ff.
— und Adenosin V 201ff., 235ff.
— und Adrenalin V 166ff., 408
— bei Akrocyanose VI 532ff.
— und Allergie VI 23ff., 27, 29ff.
— bei Anämie IV 648
— bei Angina pectoris III 699ff., 834ff.
— und Angiographie VI 122
— bei Angiopathia diabetica IV 364ff.; VI 549ff.
— und Angioxyl V 208, 236
— bei Aorteninsuffizienz V 768
— bei Aortenisthmusstenose III 452
— bei Aortographie VI 133
— und Apoplexie V 387ff.
— und Arteriographie VI 122
— und Arteriosklerose VI 400
— bei Arteriosklerosis obliterans VI 432ff.
— und arteriovenöse Anastomosen VI 8
— und Atmung IV 10ff.
— und Balneotherapie I 665ff., 680, 684ff.; V 591ff.; VI 156
— und Belastung III 912ff.; IV 765ff.
— bei Bleivergiftung III 889; V 772
— und Blutdruck V 22ff., 166ff., 197ff., 244ff., 298ff., 322ff., 387ff., 408ff., 658ff., 780ff.
— bei Blutkrankheiten IV 648, VI 246ff.
— und Blutspeicher I 1008ff.
— und Calciumstoffwechsel IV 447ff., 454
— bei Capillarektasien VI 525ff.
— und Capillaren VI 9ff.
— und Capillarmikroskopie VI 96ff.
— bei Capillaropathia diabetica VI 549ff.
— und Capillarpermeabilität VI 549ff., 552ff.
— und Capillarresistenz VI 104ff., 575
— und Capillarspasmen VI 536ff.
— bei Carcinoid II 782ff.
— und Carotissinus s. dort
— bei Cervicalsyndrom IV 863ff.
— und Chlorothiazid V 589ff.
— bei Coma diabeticum IV 375ff.
Vasomotorik nach Commissurotomie II 1396ff.
— der Coronargefäße III 675ff., 834ff.
— und Coronarinsuffizienz III 691ff., 834ff.
— und Coronarspasmen III 879ff.
— und Coronarthrombose III 948ff.
— und Cor pulmonale IV 98ff., 123ff., 146, 172ff., 250
— und Cyanose VI 530ff.
— und Darmsubstanz V 208, 236
— und Depressan V 209ff., 222. 225, *228*ff.
— und Depressorsubstanzen V 197ff.
— und Dermographie VI 40ff.
— bei Diabetes mellitus IV 364ff., 375ff.; VI 549ff.
— und Digitalis V 494
— bei Diphtherie-Myokarditis II 895ff.
— und Diuretica V 589ff.
— bei Druckfall-Syndrom IV 46, 48
— bei Ductus Botalli persistens III 162, 164ff.
— bei Dumping-Syndrom IV 865
— bei Dystrophie IV 303, 305; V 807
— bei Eintauchfuß VI 561
— bei Elektrounfall III 904ff.
— bei Embolie VI 364ff.
— und Encephalopathie V 387ff.
— und Endangitis obliterans VI 259ff., 277ff.
— bei endokriner Hypertonie V 658ff.
— und Enteramin V 181ff.
— und Epilepsie IV 875
— bei Erfrierung I 981ff.; VI 555ff.
— und Erythem VI 37ff., 42ff.
— bei Erythematodes II 983ff.; VI 344ff.
— bei Erythralgie VI 527
— bei Erythromelalgie VI 525ff., 528ff.
— bei essentieller Hypertonie V 244ff., 298ff.. 322ff., 387ff., 408ff.
— bei essentieller Hypotonie V 786ff., 791ff.
— und experimentelle Hypertonie V 166ff., 388
— und Ganglienblocker V 492, 565ff., 571ff.

Vasomotorik bei Gefäßmißbildungen VI 594
— bei Gefäßspinnen VI 543ff.
— und Genußgifte IV 826
— und Geschlechtsfunktion IV 871
— bei Glomerulonephritis V 614ff.
— bei Glomustumoren VI 594
— bei Gravidität IV 482ff., 512ff.
— bei Graviditätstoxikose IV 512ff., 517ff.; V 731ff., 742
— und Guanidin V 67ff., 190
— und hämorrhagische Diathese VI 569, 576
— bei hämorrhagischem Schock I 957, 960ff., 1038ff.
— und Hauttemperatur VI 36ff., 85ff.
— und Heparin V 504ff.
— bei Herzinfarkt III 701ff., 834ff., 981, 1095; V 818ff.
— bei Herztrauma II 477ff., 482ff.
— und Hirnaneurysma VI 465
— und Hirnsubstanz V 208, 236
— und Histamin V 197ff., 235ff., 494
— bei Höhenadaptation IV 10ff.
— und Hydralazine V 542ff.
— und Hydrochlorothiazid V 589ff.
— und Hyperämieteste VI 57ff., 61ff.
— bei Hypercalcämie IV 447ff.
— und Hypertensin V 80ff., 88, 111ff.
— bei Hypertonie V 166ff., 197ff., 244ff., 298ff., 322ff., 387ff., 408ff., 614ff., 658ff.
— und Hypertonie-Therapie V 492ff.
— bei Hypocalcämie IV 447ff.
— und Hypoglykämie IV 379ff.
— und Hypokaliämie I 586; IV 437
— und Hypotonie IV 737ff.; V 197ff., 780ff., 786ff., 791ff., 816
— bei infektiösem Schock I 983ff.
— bei Infektionen I 938ff.; IV 530ff., 557; V 801ff.; VI 27, 29ff., 569
— und Insulin IV 379ff.
Vasomotorik und intraarterielle Sauerstoffinsufflation VI 212
— und Kälte-Test IV 783ff.; V 70, 247ff.
— bei Kälteurticaria VI 553ff.
— und Kallidin V 224, 226ff.
— und Kallikrein V 208ff., 236
— und Klima IV 10ff.
— bei Kollagenosen II 983ff.
— und Kollaps I 957, 960ff., *987*ff., 993ff., 1035ff.; IV 600ff.
— bei konstriktiver Perikarditis II 1099ff.
— und Lebensalter IV 622ff.
— bei Livedo reticularis VI 534ff.
— und Luftdruck IV 10ff., 42ff.
— und Luftüberdruck IV 42ff.
— und Lungenembolie IV 98ff., 123ff.
— und Lungenkreislauf IV 69ff.
— und Magnesium-Stoffwechsel IV 459ff.; V 497
— bei Malaria II 935
— bei maligner Hypertonie V 627
— bei Martorelli-Syndrom VI 381
— und Menopause IV 871
— im Mesoappendix-Test V 192ff.
— bei Migräne VI 249ff.
— bei Mitralstenose II 1304ff., 1314ff., 1323
— und Myokardstoffwechsel III 834ff.
— und Narkose IV 594ff., 614
— und Nephrin V 179, 188ff.
— bei Nephritis V 614ff.
— bei neurogenem Schock I 972ff.
— und Nicotin III 879ff.; IV 826; VI 16ff., 23ff., 266
— und Nierendurchblutung V 408
— und Nierensubstanz V 208, 236ff.
— und Nitrite V 494
— und Noradrenalin V 166ff.
— bei Ohnmacht IV 760ff.
— bei Operationen I 966; V 805ff.
— und Operationsschock I 966
— und Ornitho-Kallikrein V 225ff.
— und Orthostase IV 729ff.
— und Oscillogramm VI 76ff.
— und Oxytyramin V 179ff.
— bei Panzerherz II 1099ff.
— und Pepsitensin V 93, 102
Vasomotorik bei Periarteriitis nodosa VI 247, 321, 325
— bei Perniosis VI 559ff.
— bei Phäochromocytom V 658ff.
— und Pherentasin V 186ff.
— bei Phlebektasien VI 519
— bei Phlebitis VI 489ff., 492ff.
— und Plethysmogramm VI 72ff.
— bei Polycythämie IV 666
— und postthrombotisches Syndrom VI 511ff.
— bei Postural hypotension IV 737ff.; V 816
— und Pressoreceptoren s. dort
— und Pressorsubstanzen V 166ff.
— bei primärem Schock I 975ff.
— und Prostaglandin V 206ff., 236
— und Pulswelle VI 81ff.
— und Purine V 494
— und Purpura VI 569ff., 575, 376ff.
— bei Purpura infektiosa VI 569
— und Purpura Majocchi VI 576
— und Rauwolfia-Alkaloide V 528, 537ff.
— bei Raynaud-Syndrom VI 223ff.
— und reaktive Hyperämie VI 57ff.
— und Regelkreis IV 745ff.
— bei renaler Hypertonie V 387ff., 614ff.
— und Renin V 80ff., 111ff.
— und Rheogramm VI 74
— bei Riesenzellarteriitis VI 338ff.
— bei Sauerstoffmangel IV 10ff.
— und Saug-Drucktherapie VI 154
— und Schock I 957, 960ff., *987*ff., *993*ff., 1035ff.; IV 600ff.
— bei Schockniere I 1100ff.
— bei Schützengrabenfuß VI 561
— und Schweißsekretion VI 43
— bei sekundärem Raynaud-Syndrom VI 234ff.
— und Serotonin II 783ff.; V 181ff.; VI 529
— bei Sklerodemie II 989ff.; VI 44
— bei Strahlenschäden VI 26
— und 4. Substanz V 208, 236

Vasomotorik und Substanz P V 203ff., 235ff.
— und Sympathektomie V 475ff.
— bei Sympathicotonie IV 721ff.
— und Sympathikus V 445, 492ff., 506ff.
— und Synkardialmassage VI 153
— bei Teleangiektasien VI 539ff.
— der Terminalstrombahn VI 13ff.
— bei Thalliumvergiftung V 774
— bei Thrombophlebitis VI 489ff., 492ff.
— bei Thrombose VI 369ff., 489ff., 492ff.
— und Trauma I 966ff., 1035ff., 1043; VI 235ff.
— und traumatischer Schock I 966ff., 1035ff., 1043
— und Trichloräthylen III 891ff.
— und Tyramin V 177ff.
— und Ulcus cruris VI 381
— und Urohypertensin V 189
— bei Vagotonie IV 721ff.
— und Vagotonin V 207ff., 236
— bei Valsalva-Versuch IV 775ff.
— bei Varicosis VI 519
— und Vasodepressor material V 193, 195, 202ff.
— und Vasoexcitor material V 190ff.
— und Vasopressin V 29, 80, 133, 143
— bei vegetativer Labilität IV 705ff, 710ff.
— und Veratrumalkaloide V 557ff., 594
— bei Verbrennung I 968ff., 979ff.; VI 562
— und Verbrennungsschock I 968ff., 979ff.
— bei Vergiftungen V 772, 807ff.; VI 243ff.
— und Vesiglandin V 207, 236
— bei Vorhofseptumdefekt III 258ff.
— und Wärmetherapie VI 155ff.
— bei Waterhouse-Friderichsen-Syndrom IV 565ff.
Vasoneurose, Capillaren bei VI 12
— und Capillarpermeabilität VI 553
—, Gefäßkrankheiten als VI 224ff.
Vasoneurose und Purpura Majocchi VI 576
—, Raynaud-Syndrom als VI 224ff., 229
Vasopressin und Blutdruck V 29, 80, 133, 143
— und Capillarspasmen VI 537
— und Carotissinus V 150
— und Depressan V 232
— und experimentelle Hypertonie V 80, 133, 143
— und Graviditätstoxikose V 743
— beim Kollaps I 1138
— beim Schock I 1138
Vasoselektan zur Angiographie VI 120
—, Röntgendiagnose VI 120
Vasospasmen III 730
— bei Akrocyanose VI 532
— und Angina pectoris III 834ff.
— und Angiographie VI 127
— und Arteriographie VI 122, 127, 133
— bei Arteriosklerosis obliterans VI 434
— und Balneotherapie VI 156
— und Belastung III 912ff.
— bei Bleivergiftung III 889; V 772
— und Blutdruck V 387ff., 602
— bei Blutkrankheiten VI 246ff.
— und Capillarektasien VI 532
— bei Capillaropathia diabetica VI 550
— und Capillarpermeabilität VI 550ff.
— der Coronargefäße III 834ff. s. a. u. Coronarspasmen
— und Coronarinsuffizienz III 834ff.
— und Coronarthrombose III 948ff.
— und Cyanose VI 532
— bei Eintauchfuß VI 561
— bei Elektrounfall III 904ff.
— bei Embolie VI 364ff.
— und Endangitis obliterans VI 259, 278ff.
— bei Erfrierung VI 555ff.
— bei Erythematodes II 983ff.; VI 344
— bei essentieller Hypertonie V 387ff.
— bei experimenteller Hypertonie V 388
— und Ganglienblocker V 579ff.
— und Gefäßgeräusche VI 53
— und Gefäßkrankheiten VI 23ff., 65
Vasospasmen und Gravidität IV 482
— bei Graviditätstoxikose IV 506, 512ff., 517ff., 731ff.
— bei Herzinfarkt III 834ff., 981, 1095
— bei Hypertonie V 387ff., 602
— bei Hypocalcämie IV 448ff.
— bei Hypoglykämie IV 380
— bei Infektionen IV 559ff.
— und Insulin IV 380
— bei Kollagenosen II 983ff.
— bei Livedo reticularis VI 534ff.
— und Lungenembolie IV 98ff.
— und Magnesium-Stoffwechsel IV 461
— und maligne Hypertonie V 626ff.
— bei Migräne VI 249ff.
— und Myokardstoffwechsel III 834ff.
— bei Periarteriitis nodosa VI 247, 321, 325
— bei Perniosis VI 559ff.
— bei Phlebektasien VI 519
— bei Phlebitis VI 489ff.
— bei Porphyrie IV 399ff.
— und postthrombotisches Syndrom VI 511ff.
— und Purine V 498
— bei Raynaud-Syndrom VI 223ff.
— bei renaler Hypertonie V 387ff., 602
— der Retina V 395
— und Saug-Drucktherapie VI 154
— bei Schützengrabenfuß VI 561
— bei sekundärem Raynaudsyndrom VI 234ff.
— bei Sklerodermie II 989ff.
— und Sympathektomie V 479
— und Synkardialmassage VI 153
— und Teleangiektasien VI 541
— bei Thrombophlebitis VI 489ff., 492ff.
— und Trauma VI 235ff.
— und Trichloräthylen III 891ff.
— bei Varicosis VI 519
— und Veratrumalkaloide V 563ff.
— bei Verbrennung VI 563
— bei Vergiftungen V 772; VI 243ff., 581
— und Wärmetherapie VI 155ff.

Vegetarismus und Blutdruck V 268
„Vegetative Labilität" s. u. Labilität, vegetative
„Vektorielle Bulbusdrehung", Begriff III 6, 9, 44
Vektorkardiographie bei angeborener Aortenstenose III 436 ff.
— bei angeborener Pulmonalinsuffizienz III 565
— bei angeborener Pulmonalstenose III 308 ff.
— bei Angina pectoris III 1029 ff.
— bei Antesystolie II 379 ff.
— bei Aortenatresie III 562
— bei Aortenisthmusstenose III 445, 455 ff.
— bei Aortenstenose II 1443 ff.
— und Blutdruck V 375 ff.
— bei Canalis atrioventricularis communis III 294 ff.
— bei Carcinoid II 785
— bei Coma diabeticum IV 376 ff.
— nach Commissurotomie II 1400 ff.
— bei Cor pulmonale IV 109 ff., 157 ff.
— bei Cor triatriatum III 554
— bei Cor triloculare biatriatum III 541 ff.
— bei Dextrokardie III 576 ff.
— bei Dextroversion III 584 ff.
— bei Diabetes mellitus IV 376 ff.
— bei divergierendem Schenkelblock II 365
— bei Druckfall-Syndrom IV 46
— bei Dystrophie IV 298
— bei Endokardfibrose II 787 ff.
— bei Endokarditis lenta II 709 ff.
— bei Endokarditis parietalis fibroplastica II 787
— bei essentieller Hypertonie V 375 ff.
— bei Fallotscher Tetralogie III 341 ff.
— bei Fiedler-Myokarditis II 958
— bei fokalem Block II 369
— bei Foramen ovale persistens III 264 ff.
— bei Herzinfarkt III 1165 ff., 1205
— bei Hyperthyreose IV 325 ff.
— bei Hypertonie V 375 ff.
Vektorkardiographie bei Kammerextrasystolie II 64 ff.
— bei Kollagenosen II 990
— bei konstriktiver Perikarditis II 1116 ff.
— bei Links-Schenkelblock II 328
— bei Lungenembolie IV 109 ff.
— bei Lungenvenentransposition III 529
— bei Mitralstenose II 1336 ff.
— bei Myokarditis II 958
— bei Myokardose II 969 ff.
— bei Panzerherz II 1116 ff.
— bei Perikarditis II 1055 ff., 1058 ff.
— und P pulmonale II 204
— bei Pulmonalatresie III 366
— bei Rechts-Schenkelblock II 329 ff.
— bei Schenkelblock II 316 ff., 321, 324 ff., 328
— bei Sklerodemie II 990
— bei Sportherz I 931 ff.
— und Thyreoidea IV 325 ff.
— bei Transposition der Aorta und Pulmonalis III 503 ff.
— bei Tricuspidalatresie III 395, 400 ff.
— bei Tricuspidalinsuffizienz II 1504 ff.
— bei Tricuspidalstenose II 1499
— bei Truncus arteriosus communis persistens III 532, 536
— bei vegetativer Labilität IV 791
— bei Verzweigungsblock II 316 ff., 369 ff.
— bei Vorhofflattern II 95
— bei Vorhofseptumdefekt III 249, 264 ff.
— bei Wilson-Block II 331, 332 ff.
— bei Wolff-Parkinson-White-Syndrom II 379 ff.
Vena anonyma bei Tricuspidalstenose II 1498
— axillaris-Thrombose VI 495 ff.
— azygos bei Cor biloculare III 546
— — und Vena cava-Anomalie III 519
— cava, Anatomie VI 3
— —, Anomalien der III 513 ff.
— — bei Aortenaneurysma VI 448
— — und arteriovenöse Fisteln VI 473
— — und Ascites I 304 ff.
Vena cava bei Blutkrankheiten IV 680
— —, Entwicklungsgeschichte III 6 ff.
— — bei Herzinsuffizienz I 595 ff., 789 ff.
— — bei Herztumoren II 1180
— — inferior-Anomalie III 518 ff.
— — —, Ligatur bei Herzinsuffizienz I 595 ff.
— — — bei konstriktiver Perikarditis II 1103
— — — und Schock I 1012 ff.
— — —, Thrombose VI 496 ff.
— — und Lebernekrose I 779
— — bei Lymphogranulomatose IV 680
— —, Mißbildungen V 16 ff.
— — bei Myokarditis II 939
— — und Phlebographie VI 141 ff.
— —, reitende, bei Vorhofseptumdefekt III 251
— — superior und Cor biloculare III 546
— — — bei Herztumoren II 1180
— — — und Perikard II 1037 ff.
— — — sinistra persistens III 16 ff., 513 ff.
— — — — —, Entwicklungsgeschichte III 513 ff.
— — — — —, Physiologie III 515
— — — — —, Röntgendiagnose III 516 ff.
— — — — —, Symptome III 515 ff.
— — — — —, Therapie III 517
— — —, Thrombose II 1180; IV 499 ff.
— — — bei Tricuspidalstenose II 1498
— — — und Vena cava-Anomalie III 515
— — Syndrom bei Herztumoren II 1180
— — Thrombose und Lungenembolie IV 92
— — bei Transposition der Venen III 51
— — bei Trichinose II 939
— — bei Tricuspidalfehler II 1498, 1505

Vena cava bei Tricuspidalinsuffizienz II 1505
— — bei Vorhofseptumdefekt III 251
— femoralis und Hämangiomsarkom VI 601
— — und Phlebektasien VI 518ff.
— — bei Phlebitis VI 483
— — und postthrombotisches Syndrom VI 514
— — und Thrombophlebitis VI 483, 492ff.
— —, Thrombose VI 492ff.
— — und Ulcus cruris VI 514
— — und Varicosis VI 518ff.
— ilica s. u. Beckenvenen
— mesenterica und Schock I 957
— poplitea und postthrombotisches Syndrom VI 515
— —, Thrombose VI 492ff.
— — und Ulcus cruris VI 515
— portae und angeborene arteriovenöse Fisteln VI 470
— — und arteriovenöse Fisteln VI 477
— — und Ascites I 305
— — bei Belastung IV 765ff.
— — bei Herzinsuffizienz I 780ff.
— — bei Höhenadaptation IV 18ff.
— — und Klima IV 18ff.
— — im Kollaps I 1083ff.
— — bei konstriktiver Perikarditis II 1103ff.
— — bei Leberstauung I 780ff.
— — und Luftdruck IV 18ff.
— — bei Luftembolie IV 129
— — und Orthostase IV 731ff.
— — bei Perikarditis II 1103ff.
— — und Phlebektasien VI 517, 521
— — und Phlebitis VI 484ff.
— —, Phlebographie VI 144ff.
— — und Prostaglandin V 206
— — bei Sauerstoffmangel IV 18ff.
— — im Schock I 1083ff.
— — und Sympathektomie V 475
— — und Thrombophlebitis I 957; VI 484ff., 497ff.
— —, Thrombose VI 497ff.
— —, — und Schock I 957
Vena portae und Vena cava-Anomalie III 513
— — und Varicosis VI 517, 521
— saphena bei Gefäßkrankheiten VI 65ff.
— — bei Gefäßmißbildungen VI 588
— — bei Klippel-Trénaunay-Syndrom VI 588
— — beim Perthestest VI 66
— — und Phlebektasien VI 515ff.
— — bei postthrombotischem Syndrom VI 515
— — beim Pratt-Test VI 67
— — im Trendelenburg-Test VI 65ff.
— — und Ulcus cruris VI 515
— — und Varicen VI 515ff., 518ff.
— subclavia-Thrombose VI 495ff.
— — und Lymphgefäßinsuffizienz VI 606ff.
Venektasien s. u. Phlebektasien
Venen und Adenosin V 202
— und Aderlaß I 590ff.
— bei Adipositas IV 385ff.
— und Adrenalin V 174
— bei Akrocyanose VI 533ff.
— bei Alternans II 403ff.
— bei Amyloidose II 961ff.
— bei Anämie IV 646ff., 657
—, Anatomie VI 1, 3ff.
— bei Aneurysmen, arteriovenösen V 769ff.
— bei angeborenen arteriovenösen Fisteln VI 469ff.
— bei angeborener Tricuspidalinsuffizienz III 431
— bei angeborener Tricuspidalstenose III 410
— bei Angiomen VI 587ff.
— bei Angiopathia diabetica IV 363, 374
— bei Antesystolie II 391
— bei Aortenaneurysma VI 448
— bei Arteriitis rheumatica VI 346
— und Arteriographie VI 138
— bei arteriovenösen Fisteln VI 469ff., 473ff.
— und Ascites I 305ff.
— und Ascitespunktion I 560ff.
— und Atmung IV 17ff.
— bei Atrioventrikularblock II 210, 230
— bei Atrioventrikulardissoziation II 287ff.
Venen bei Atrioventrikularrhythmus II 279ff.
— und Augenhintergrund V 423
— und Balneotherapie I 654ff.; V 591ff.
— bei Belastung I 100ff.; IV 765ff.
— bei Beriberi IV 390ff.
— und Blutdruck I 91; V 57, 293ff., 340, 781ff.
— bei Blutkrankheiten IV 646ff., 657
— und Blutmenge I 155, 159, 161ff.
— als Blutspeicher I 1009
—, Blutverteilung I 90ff.
— und Capillarpermeabilität VI 552
— und Capillarresistenz VI 568
— und Carotissinus V 715
— bei Coma diabeticum IV 375ff.
— und Coronarembolie III 972ff.
— und Cor pulmonale I 99; IV 92ff., 98ff., 105ff., 124ff., 132ff., 137ff., 142ff., 209ff., 229, *250*ff.
— bei Cyanose I 233; VI 530ff.
— bei Dekompensation V 382ff.
— und Depressan V 232
— bei Diabetes mellitus IV 363, 374, 375ff.
— und Digitalis V 494
— und Diurese I 85, 91, 113ff.
— und Druckfallsyndrom I 94ff.; IV 47
—, Druckmessung I 93ff.
— bei Ductus Botalli persistens III 161
— bei Dystrophie IV 301ff., 404
— bei Ebstein-Syndrom III 419ff.
— und Elektrokardiogramm II 205
— und Embolie VI 361ff., 363ff.
— bei Endangitis obliterans VI 273ff., 276ff.
— bei Endokardfibrose II 787ff.
— bei Endokarditis parietalis fibroplastica II 787
— bei Endokarditis rheumatica II 614
—, Entwicklungsgeschichte III 3ff., 5ff., *15*ff.
— bei Erfrierung VI 555ff.
— und essentielle Hypertonie V 293ff., 340

Venen bei essentieller Hypotonie V 788ff., 791
— und experimenteller Schock I 991ff.
— bei Fallotscher Tetralogie III 337ff.
— und Fettembolie IV 132ff.
— bei Fiedler-Myokarditis III 957ff.
— bei Fruchtwasserembolie IV 137ff.
— und Ganglienblocker I 592; V 566ff., 572ff.
— und Geburtsakt IV 486ff.
— und Gefäßgeräusche VI 53ff.
— bei Gefäßmißbildungen VI 587ff.
— und Glykoside I 450ff., 453ff., 471ff.
— und Gravidität IV 486ff., 481ff., 497
— bei Graviditätstoxikose IV 513ff.
— bei Hämangioendotheliom VI 600
— und Hämangiome VI 587ff., 595
— bei Hämangiosarkom VI 601
— und Hämatokritwert I 139
— bei Hämoperikard II 1151
— bei hämorrhagischer Diathese VI 576
— bei hämorrhagischem Schock I 957, 960, 987ff., 991ff., 993ff., *1010*ff.
— bei Hegglin-Syndrom IV 428ff.
— bei Herzblock II 210, 230
— des Herzens III 668ff.
— bei Herzinfarkt I 342ff.; III 718, 1215; V 818ff.
— bei Herzinsuffizienz I 83ff., *98*ff., *103*ff., 240ff., 402ff., 767ff., 775ff., 789ff.
— und Herzkatheterismus II 1261ff.
— bei Herzklappenfehler II 1306ff.
— und Herzmechanik I 107ff.
— bei Herztamponade II 1063ff.
— bei Herztrauma II 469, 470ff., 475ff., 520ff.
— bei Herztumoren II 1179ff.
— und Höhenadaptation IV 17ff.
— und Hydralazine V 547ff.
— und Hydroperikard II 1152
— und Hyperämieteste VI 57ff.
— und Hypertensin V 101
Venen bei Hyperthyreose IV 327ff.
— und Hypertonie V 57, 293ff., 340
— bei Hyponatriämie IV 441ff.
— bei Hypothyreose IV 333
— und Hypotonie V 781ff.
— bei infektiösem Schock I 983
— bei Infektionen IV 531ff., 560ff.; V 801ff.
— bei Interferenzdissoziation II 292ff.
— bei Kammertachykardie II 153, 160
— bei Kaposi-Sarkom VI 602
— bei kardiogenem Schock I 1025
— bei Karditis rheumatica II 603, 614
— und Kavernome VI 598
— und Klima IV 17ff.
— bei Klippel-Trénaunay-VI 587ff.
— und Kollaps I 957, 960ff., 987ff., 991ff., *1010*ff., 1031ff., 1112, 1115; IV 600ff.
— bei konstriktiver Perikarditis II 1095, 1099ff.
— und Kreislaufzeit I 175
— und Lagerungsprobe VI 55ff.
— und Lebensalter IV 621ff.
— und Leberstauung I 776ff.
— und Luftdruck IV 17ff.
— und Luftembolie IV 124ff.
— bei Lungenembolie I 346; IV 92ff., 98ff., 105ff., 124ff.
— bei Lungenstauung I 775
— und Lymphangitis VI 603ff.
— und Lymphgefäßinsuffizienz VI 605ff., 609ff.
— und Lymphödem VI 609, 612
— bei Lymphogranulomatose IV 680
— bei Martorelli-Syndrom V 344
—, Mechanik I 85ff.
— und Mineralhaushalt I 85, 97
— bei Minusdekompensation V 383ff.
— bei Mitralstenose II 1306ff., 1314ff.
— bei Moschcowitz-Symmers-Syndrom VI 571ff.
— bei Myokarditis II 887
— des Myokards III 668ff.
— und Narkose IV 592ff.
— bei neurogenem Schock I 927ff.
Venen als Niederdrucksystem I 87ff., 656ff.
— und Niere I 85, 91, 101
— und Noradrenalin V 174
— und Ödeme I 99, 240, 304ff.
— bei Ohnmacht IV 761ff.
— und Operationsschock I 966
— und Orthopnoe I 229ff.
— und Orthostase IV 728ff., 732ff.; V 809ff.
— bei Panzerherz II 1095, 1099ff.
— und paroxysmale Tachykardie II 132ff., 153, 160
— bei Periarteriitis nodosa VI 311ff.
— bei Perikarderguß I 347
— bei Perikarditis II 1063ff.
— bei Perniosis VI 559ff.
— und Perthes-Test VI 66
— bei Phlebektasien VI 515ff.
— bei Phlebitis VI 483ff.
— und Phlebographie VI 138ff.
—, Physiologie I 85ff.; VI 3ff.
— und Plethysmogramm VI 73
— und Pleurapunktion I 559ff.
— bei Plusdekompensation V 382ff.
— bei Pneumokoniose IV 209ff.
— bei Polycythämie IV 663
— und postthrombotisches Syndrom VI 509ff.
— und Postural hypotension IV 737ff.; V 816
— und Pratt-Test VI 67
— bei primärem Schock I 976
— und Pulmonalsklerose I 99
— und Purpura Majocchi VI 576
— bei Raynaud-Syndrom VI 225ff.
— und Reizleitungsstörung II 210
— bei rheumatischem Fieber II 603, 614, 1070
— bei rheumatischer Perikarditis II 1070
— bei Riesenzellarteriitis VI 342
— und Sauerstoffmangel IV 17ff.
— und Schock I 957, 960ff., 987ff., 991ff., *1010*ff., 1031ff., 1112, 1115; IV 600ff.
— bei sekundärem Raynaud-Syndrom VI 235
— bei Silikose IV 209ff.
— bei Sportherz I 944
— bei Sturge-Weber-Syndrom VI 590

Venen und Sympathektomie V 474ff.
— und Synkardialmassage VI 153ff.
— und Tachykardie I 345; II 132ff., 153, 160
— bei Thoraxdeformation IV 229
— bei Thrombophlebitis VI 482ff.
— bei Thrombose VI 482ff.
— und Thyreoidea IV 327ff., 333
— bei totalem Block II 230
— bei Transposition der Aorta und Pulmonalis III 497ff.
— bei Transposition der Venae pulmonales III 277ff.
— bei Transposition der Venen III 51
— und traumatischer Schock I 966
—, Trendelenburg-Test VI 65ff.
— bei Tricuspidalatresie III 401
— und Tricuspidalinsuffizienz II 1505, 1506ff.
— bei Tricuspidalstenose II 1490ff., 1498ff.
— und Tyramin V 179
— bei Valsalva-Versuch IV 775ff.
— bei Varicen VI 515ff.
—, Vasomotorik I 87
— bei vegetativer Labilität IV 737ff.; V 816
— und Vena cava-inferior-Ligatur I 596ff.
— und Vorhofanomalie III 20
— bei Vorhofflattern II 84, 86ff.
— bei Vorhofflimmern II 83
— bei Vorhofseptumdefekt III 257ff.
— und Wasserhaushalt I 85ff., 91, 97
— bei Wolff-Parkinson-White-Syndrom II 391
Venenanomalien III 16ff., 51, 497ff., 513ff.
— bei Aortenatresie III 561ff.
— bei Cor biloculare III 546ff.
— und Dextrokardie III 577ff.
— und Dextroversion III 588
— bei Lävokardie III 590
— der Lunge III 271, 277ff., 522ff.
—, Transpositionen III 51, 497ff.
— bei Vorhofseptumdefekt III 251
Venendruck I 7ff., *92*ff.
— und Adenosin V 202
— und Aderlaß I 590ff.
Venendruck und Adrenalin V 174
— bei Anämie IV 646ff., 657
— bei angeborener Tricuspidalinsuffizienz III 431
— bei arteriovenösen Fisteln VI 68, 475ff.
— und Ascitespunktion I 560ff.
— und Atmung IV 17ff., 37
— und Augenhintergrund V 423
— und Balneotherapie I 654ff.
— bei Belastung I 100ff.; IV 765ff.
— bei Beriberi IV 390ff.
— und Blutdruck I 91; V 340, 632, 785
— bei Blutkrankheiten IV 646ff., 657
— und Blutmenge I 155, 159, 162
— und Capillardruck VI 98ff.
— und Capillarresistenz VI 568
— und Carotissinus V 715
— bei Coma diabeticum IV 375ff.
— bei Cor pulmonale IV 98ff., 124ff., 131, 142ff.
— bei Cyanose I 233; VI 530ff.
— und Dekompensation V 382ff.
— und Depressan V 232
— bei Diabetes mellitus IV 375ff.
— bei Dystrophie IV 304
— bei Ebstein-Syndrom III 419ff.
— bei Endokardfibrose II 787ff.
— bei Endokarditis parietalis fibroplastica II 787
— und essentielle Hypertonie V 340
— bei essentieller Hypotonie V 788ff.
— und experimenteller Schock I 991ff.
— bei Fettembolie IV 134ff.
— bei Fiedler-Myokarditis II 957ff.
— und Ganglienblocker V 566ff., 572ff., 592
— und Gefäßkrankheiten VI 65ff., *68*ff.
— bei Gravidität IV 481ff., 497
— bei Graviditätstoxikose IV 513ff.
— bei Hämoperikard II 1152
— bei hämorrhagischem Schock I 963ff., 991
— bei Hegglin-Syndrom IV 428ff.
Venendruck und Herzfrequenz I 66
— und Herzglykoside I 450ff., 453ff., 471ff.
— bei Herzinfarkt I 342ff.; III 718; V 818ff.
— und Herzinsuffizienz I 7ff., 68ff., *98*ff., 103ff., 240ff., 402ff.
— und Herzmechanik I 107ff.
— bei Herztamponade II 1063ff.
— bei Herztrauma II 469, 470ff., 475ff., 520ff.
— bei Herztumoren II 1179ff.
— und Hirndurchblutung I 82
— und Höhenadaptation IV 17ff., 37
— und Hydralazine V 547ff.
— und Hydroperikard II 1152
— und Hyperämietest VI 60
— und Hypertensin V 101
— bei Hyperthyreose IV 327ff.
— bei Hypertonie V 340, 632
— bei Hypothyreose IV 333
— bei Hypotonie V 785
— bei kardiogenem Schock I 1025
— und Klima IV 17ff., 37
— und Kollaps I 963ff., 976, 991ff., 1012ff., 1031ff., 1115
— bei konstriktiver Perikarditis II 1096ff.
— und Kreislaufzeit I 175
— und Lebensalter IV 621ff.
— und Leberstauung I 781ff.
— und Luftdruck IV 17ff., 37
— bei Luftembolie IV 131
— bei Lungenembolie I 346; IV 98ff., 124ff.
— und Lymphgefäßinsuffizienz VI 605ff.
— und Lymphödem VI 609
— bei Lymphogranulomatose IV 680
— bei maligner Hypertonie V 632
—, Messung I 93; VI 69
— und Mineralhaushalt I 85, 97, 113ff.
— und Minus-Dekompensation V 383ff.
— bei Mitralstenose II 1314ff., 1381ff.
— und Narkose IV 592ff.
— und Niere I 85, 91, 101
— und Noradrenalin V 174
— und Ödeme I 99, 240
— bei Ohnmacht IV 761ff.
— und Operationen V 805ff.
— und Operationsschock I 966
— und Orthopnoe I 229ff.
— bei Orthostase IV 728ff., 732ff.; V 810

Venendruck bei Perikarderguß I 347
— bei Perikarditis II 1063ff.
— bei Perikarditis purulenta II 1085
—, peripherer I 93ff., 243
— und Phlebektasien VI 516ff.
— bei Phlebitis VI 68, 496ff.
— und Pleurapunktion I 559ff.
— und Plus-Dekompensation V 382ff.
— bei Polycythämie IV 663
— und postthrombotisches Syndrom VI 510ff.
— und P pulmonale II 205
— bei primärem Schock I 976
— und Pulmonalsklerose I 99
— und reaktive Hyperämie VI 60
— bei renaler Hypertonie V 632
— bei rheumatischer Perikarditis II 1070
— und Sauerstoffmangel IV 17ff., 37
— und Schock I 963ff., 976, 991ff., 966, 1012ff., 1031ff., 1115
— und Schockniere I 1099
— bei Tachykardie I 345
— und Terminalstrombahn VI 14
— bei Thrombophlebitis VI 68, 496, 499
— und Thyreoidea IV 327ff., 333
— und traumatischer Schock I 966
— bei Tricuspidalinsuffizienz II 1506ff.
— bei Tricuspidalstenose II 1490ff.
— bei Valsalva-Versuch IV 775ff., 781
— und Varicen VI 68, 516ff.
— und Vena cava inferior-Ligatur I 596ff.
— bei Vorhofflimmern II 86ff.
— und Wasserhaushalt I 85, 91, 97, 113ff., 240ff.
—, zentraler I 95ff., 107ff., 242ff., 1012ff.
—, —, und Kollaps I 1012ff.
—, —, bei konstriktiver Perikarditis II 1096ff.
—, —, und Schock I 1012ff.
Venendruckmessung VI 69
Venenexstirpation s. u. Phlebektomie
Venenfüllungszeit bei Endangitis obliterans VI 283
— bei Phlebektasien VI 518ff.
— bei Varicosis VI 518ff.
Venenklappen, Anatomie VI 3ff.
— bei Endangitis obliterans VI 282
— bei Gefäßkrankheiten VI 65ff.
— und Kollaps I 1012
— und Orthostase IV 732ff.
— und Perthestest VI 66
— und Phlebektasien VI 515ff.
— und Phlebitis VI 490
— und postthrombotisches Syndrom VI 510ff.
— und Schock I 1012
— bei Thrombophlebitis VI 490
— und Trendelenburgtest VI 65ff.
— bei Ulcus cruris VI 514ff.
— und Varicen VI 515ff.
Venenligatur bei Phlebektasien VI 522ff.
— bei Thrombophlebitis VI 504ff.
— bei Varicosis VI 522ff.
Venenpuls beim Alternans II 403ff.
— bei angeborener Tricuspidalinsuffizienz III 431
— bei angeborener Tricuspidalstenose III 410
— bei Antesystolie II 391
— bei Aortenaneurysma VI 449ff.
— bei arteriovenösen Fisteln VI 479
— bei Atrioventrikularblock II 210, 230
— bei Atrioventrikular-Dissoziation II 292ff.
— bei Atrioventrikular-Rhythmus II 279ff.
— bei Beriberi IV 390ff.
— bei Cor pulmonale IV 105ff., 142ff.
— bei Herzblock II 210, 230
— und Herztrauma II 509ff.
— bei Interferenz-Dissoziation II 292ff.
— bei Kammertachykardie II 153, 160
— bei Karditis rheumatica II 584
— bei konstriktiver Perikarditis II 1123ff., 1126
— bei Lungenembolie IV 105ff.
— bei Mitralstenose II 1376ff.
— bei Panzerherz II 1123ff., 1126
— und paroxysmale Tachykardie II 132ff., 153, 160
— bei Perikarditis II 1123ff.
—, positiver II 83ff.
Venenpuls und Reizleitungsstörung II 210
— bei rheumatischem Fieber II 584
— und Tachykardie II 132ff., 153, 160
— bei totalem Block II 230
— bei Tricuspidalatresie III 401
— bei Tricuspidalinsuffizienz II 1506ff.
— bei Tricuspidalstenose II 1490ff.
— bei Vorhofflattern II 84
— bei Vorhofflimmern II 83
— bei Wolff-Parkinson-White-Syndrom II 391
Venenthrombose VI 481ff. s. a. u. Thrombophlebitis und Thrombose
Venenverschlußtherapie bei Gefäßkrankheiten VI 149ff.
Venogal und Capillarpermeabilität VI 587
— bei Gefäßkrankheiten VI 189, 222
Venolen bei Akrocyanose VI 532ff.
— und Cyanose VI 531ff.
— bei Erfrierung VI 555
— und Kollaps I 1012ff.
— bei Mitralstenose II 1306ff.
— und Schock I 1012ff.
— bei Teleangiektasien VI 539ff.
Venomotorenzentrum und Ganglienblocker V 573
Venomotorik bei hämorrhagischem Schock I 963
— bei infektiösem Schock I 983
— und Kollaps I 963, 976, 983
— bei konstriktiver Perikarditis II 1099ff.
— bei Panzerherz II 1099ff.
— und Schock I 963, 1011
Venoplant und Capillarpermeabilität VI 587
— bei Gefäßkrankheiten VI 189, 222
Venopressoren und Schock I 1011
Venostasin bei Arteriosklerose VI 424
— und Capillarpermeabilität VI 586
— bei Gefäßkrankheiten VI 189, 222
— bei Thrombophlebitis VI 507
Ventilation, spezifische I 183
Ventilpneumothorax, Cor pulmonale bei IV 62

„Ventricular captures", Begriff II 222, 236
„Ventricular escapes", Begriff II 222
Ventrikel bei Adipositas IV 383ff.
— bei angeborenem arteriovenösem Coronaraneurysma III 215
— bei angeborenem Herzfehler III 12ff., 137, 218ff., 266ff., 283ff., 293ff., 429ff., 551, 563ff.
— bei angeborener Mitralstenose III 551
— bei angeborener Pulmonalinsuffizienz III 563ff.
— bei angeborenem Sinus-Valsalvae-Aneurysma III 205, 208ff.
— bei angeborener Tricuspidalinsuffizienz III 429ff.
— bei Aorteninsuffizienz II 1455ff.
— bei Aortenstenose II 1437 ff.
— bei Canalis atrioventricularis communis III 293ff.
— bei Cor triatriatum III 553ff.
— bei Cor triloculare biatriatum III 539ff.
— bei Dextroversion III 581 ff.
—, dritter III 347, 355
—, —, bei angeborener Pulmonalstenose III 299, 312
—, —, bei Fallotscher Tetralogie III 347, 355
— bei Druckbelastung I 884ff.
— bei Ductus Botalli persistens III 175ff.
— bei Dystrophia myotonica II 970
— bei Eisenmenger-Komplex III 218ff.
—, Entwicklungsgeschichte III 2ff.
— bei Fallotscher Tetralogie III 330ff., 334ff.
— bei Herzdivertikel III 12ff., 592 ff.
— bei Herzhypertrophie I 733ff., 736ff.
— und Herztonus I 875ff.
— bei Herztumoren II 1179ff.
— bei Karditis rheumatica II 567
— bei konstriktiver Perikarditis II 1095ff.
—, Kraftentfaltung I 730ff.
— bei Lävokardie III 590
— bei Lungenembolie IV 95ff.
— und Lungenkreislauf IV 86ff., 95ff.
Ventrikel bei Lungenvenentransposition III 527
— bei Lutembacher-Syndrom III 283ff.
— bei Mesokardie III 589
— bei Mitralatresie III 557ff.
— bei Mitralinsuffizienz II 1405ff.
— bei Mitralstenose II 1311ff., 1342ff.
— bei Myokarditis rheumatica II 567
— bei Myokardsarkoidose II 947ff.
— bei Myokardtuberkulose II 944
—, Panzerherz II 1095ff.
— und Perikard II 1039
— bei rheumatischem Fieber II 567
— bei Sarkoidose II 947ff.
—, singulärer s. u. Cor triloculare biatriatum
—, Strukturdynamik I 727ff.
— bei Transposition der Aorta und Pulmonalis III 48, 501ff.
— bei Tricuspidalatresie III 396ff.
— bei Tricuspidalinsuffizienz II 1505ff.
— bei Tuberkulose II 944
— bei Ventrikelseptumdefekt III 218ff., 221ff.
— bei Vorhofseptumdefekt III 266ff.
Ventrikeldruck bei Amyloidose II 963
— bei angeborener Aortenstenose III 435ff.
— bei angeborenem Herzfehler III 137
— bei angeborener Pulmonalinsuffizienz III 563ff.
— bei angeborener Pulmonalstenose III 302ff., 306ff., 316ff.
— bei angeborenem Sinus-Valsalvae-Aneurysma III 208
— bei angeborener Tricuspidalinsuffizienz III 430ff.
— bei angeborener Tricuspidalstenose III 410, 413ff.
— bei Aortenatresie III 561
— bei Aorteninsuffizienz I 889; II 1455ff., 1458
— bei Aortenstenose II 1429ff., 1443
— bei Aortopulmonalseptumdefekt III 201ff.
— bei Canalis atrioventricularis communis III 293ff.
Ventrikeldruck bei Commissurotomie II 1399ff.
— bei Cor biloculare III 548
— bei Cor triloculare biatriatum III 544
— bei Druckbelastung I 884ff.
— bei Ductus Botalli persistens I 890; III 178ff.
— bei Ebstein-Syndrom III 424ff.
— bei Fallotscher Tetralogie III 334ff., 351ff.
— bei Fiedler-Myokarditis II 957ff.
— und Herzform I 884ff., 894
— und Herzgröße I 884ff., 894
— und Herzkatheter I 881ff.
— bei Herztamponade II 1063ff.
— und Herztonus I 877ff.
— und Herzvolumen I 877ff.
— bei idiopathischer Pulmonalektasie III 370
— im Kollaps I 1021ff.
— bei konstriktiver Perikarditis II 1096ff., *1122*ff.
— bei kombiniertem Mitral-Aortenfehler II 1478ff.
— bei kombiniertem Tricuspidalfehler II 1514
— bei Lungenvenentransposition III 530
— bei Lutembacher-Syndrom III 284
—, Meßmethoden II 1244ff., 1249ff.
— bei Mitralatresie III 558
— bei Mitralinsuffizienz II 1405ff.
— bei Mitralstenose II 1351ff.
— bei Myokarditis II 957
— und Perikard II 1038ff.
— bei Perikarditis II 1063ff.
— bei Pulmonalatresie III 367
— bei Pulmonalektasie III 370
— bei Pulmonalstenose I 884ff.
— bei Sportherz I 922
— bei Taussig-Bing-Komplex III 508
— bei Transposition der Aorta und Pulmonalis III 504
— bei Tricuspidalinsuffizienz II 1505ff.
— bei Tricuspidalstenose II 1486ff.
— bei Truncus arteriosus communis persistens III 534ff.

Ventrikeldruck bei Ventrikelseptumdefekt III 220, 238ff.
— bei Volumenbelastung I 889
— bei Vorhofseptumdefekt III 272ff.
Ventrikelgradient und Blutdruck V 378ff.
— bei essentieller Hypertonie V 378ff.
— bei Herzinfarkt II 351; III 1171
— bei Hypertonie V 378ff.
— bei konstriktiver Perikarditis II 1117
— bei Links-Schenkelblock II 351
— bei Panzerherz II 1117
— bei Schenkelblock II 325ff., 351
— bei vegetativer Labilität IV 791
Ventrikelpunktion bei angeborener Aortenstenose III 434
— bei Aorteninsuffizienz II 1454ff., *1468*ff.
— bei Aortenstenose II 1429ff., 1441ff., 1446
— zur Aortographie VI 131
— bei Gefäßmißbildungen III 367ff.
— und Hämoperikard II 1151, 238ff.
— bei kombiniertem Aortenfehler II 1478
— bei kombiniertem Mitralfehler II 1426
— bei Luftembolie IV 131
— bei Mitralstenose II 1366ff.
— bei Pulmonalatresie III 367ff.
Ventrikelruptur III 1244ff.
Ventrikelseptum bei angeborener Pulmonalstenose III 34ff.
— bei Antesystolie II 392, 397ff.
— und Aortenatresie III 40
— bei arteriovenösen Aneurysmen V 768ff.
— und Atrioventrikularblock II 247
— bei bakterieller Endokarditis II 667, 709ff., 729,
— bei Blutkrankheiten IV 674
— und divergierender Schenkelblock II 367
— bei Ductus Botalli persistens III 174
— bei Eisenmenger-Komplex III 38
— bei Endokarditis acuta II 729
Ventrikelseptum bei Endokarditis lenta II 667ff., 709ff.
—, Entwicklungsgeschichte III 2ff., 6ff.
— bei Fallotscher Tetralogie III 36ff.
— bei Fallotscher Pentalogie III 38
— bei Fallotscher Trilogie III 35ff.
— bei Herzinfarkt II 348ff.
— bei Herztrauma II 482ff., 488ff., 494ff., 504ff., 509ff.
— bei Herztumoren II 247
— bei Infektionen IV 540
—, Kentsches Bündel II 378, 398
— bei Leukämie IV 674
— bei Lues II 945
— und Lungenkreislauf IV 86ff.
— bei Myokarditis IV 540, 567ff.
— bei Myokarditis rheumatica II 567ff.
— und Pararhythmie II 285ff.
— bei Poliomyelitis IV 540
— bei Rechts-Schenkelblock II 333, 348, 359
— bei Reticulosarkom IV 677
— bei Schenkelblock II 323ff., 333, 348, 359, 363
— bei Taussig-Bing-Komplex III 39
— und totaler Block II 247
— bei Transposition der Aorta und Pulmonalis II 47ff.
— bei Tricuspidalatresie III 24
— bei Truncus arteriosus communis persistens III 29ff.
—, Tumoren im II 361
— bei vereiteltem doppelseitigem Schenkelblock II 363
— und Verzweigungsblock II 371
— bei Wilson-Block II 333, 359
— bei Wolff-Parkinson-White-Syndrom II 392, 397ff.
Ventrikelseptumdefekt III 217ff.
—, Anatomie III 60ff., 220
— und angeborene Aortenstenose III 434
— und angeborenes arteriovenöses Coronaraneurysma III 213
Ventrikelseptumdefekt und angeborene Mitralstenose III 27, 549
— und angeborene Pulmonalstenose III 35, 239ff., 298 s. a. u. Fallotscher Tetralogie
— und angeborenes Sinus-Valsalvae-Aneurysma III 205
— bei angeborener Tricuspidalstenose III 409
—, Angiokardiographie bei III 240ff.
— und Aorteninsuffizienz III 242, 244ff.
— und Aortenisthmusstenose III 465
— und Arterienmißbildungen III 66
—, Definition III 218ff.
— und Dextrokardie III 577
—, Differentialdiagnose III 243ff.
— bei Eisenmenger-Komplex III 38, 218ff.
—, Elektrokardiogramm bei III 217, 229ff.
— und Embolie VI 363
— und Endokarditis III 242
— durch Endokarditis lenta II 667ff., 685, 690, 702ff.
—, Entwicklungsgeschichte III 60ff., 219
— bei Fallotscher Pentalogie III 38
— bei Fallotscher Tetralogie III 36ff., 60, *329*ff.
— bei Fallotscher Trilogie III 35ff.
— und Geburtsakt IV 492
— und Gravidität IV 489, 492ff.
—, Häufigkeit III 220
—, Heredität III 109
— und Herzform I 888ff.
— und Herzgröße I 888ff.
— und Herzinsuffizienz III 221ff., *242*
—, Herzkatheterismus bei III 236ff.
— bei Herztrauma II 509ff.
—, Komplikationen III 242
— und Luftembolie IV 125
— und Lungenvenentransposition III 525
— bei Ostium atrioventriculare commune III 22ff.
—, Pathologie III 60ff., 220
—, Physiologie III 220ff.
—, Prognose III 226, *242*ff.
— und Puerperium IV 492
— und Pulmonalaneurysma III 373

Ventrikelseptumdefekt und Pulmonalstenose III 239, 242, 244ff.
— und Rechts-Schenkelblock II 359
—, Röntgendiagnose III 217, 232ff.
— und Schenkelblock II 359
—, Symptome III 217ff., 226ff.
— bei Taussig-Bing-Komplex III 39, 508
—, Therapie III 246ff.
— und Transposition der Aorta und Pulmonalis III 47ff., 60, 497ff., 509ff.
—, traumatischer II 509ff.
— und Tricuspidalatresie III 23ff., 396ff.
— und Tricuspidalstenose III 23ff.
— als Volumenbelastung I 888ff.
— und Vorhofseptumdefekt s. u. Canalis atrioventricularis communis
— und Wolff-Parkinson-White-Syndrom II 394
Ventrikelseptumperforation bei Endokarditis acuta II 729
— bei Endokarditis lenta II 709
Ventrikularisation, Begriff II 1506
Veratramin V 558
Veratridin V 554
Veratrin V 557
— und Alternans II 408
— und Atrioventrikularblock II 227
— und Blutdruck V 73, 159, 248, 492ff., 553ff.
—, Chemie V 554
— bei essentieller Hypertonie V 248, 492ff., 553ff.
— und Herzblock II 227
— und Herztöne II 575
— bei Hypertonie V 73, 159, 248, 492ff., 553ff.
— und Lungenödem I 132
— und Parasystolie II 299
— bei paroxysmaler Tachykardie II 149
— und Reizleitungssystem II 227, 299, 408
— bei Tachykardie II 149
— und totaler Block II 227
— und Vorhofflimmern II 80
Veratrosin V 558 s. a. u. Veratrumalkaloide
Veratroylzygadenin V 554 s. a. u. Veratrumalkaloide
Veratrum album V 554 s. a. u. Veratrumalkaloide
Veratrum viride, Pharmakologie V 554
— — bei Tachykardie II 149
Veratrumalkaloide V 492ff., 553ff., 563ff.
— und Alternans II 408
—, Anwendung V 563ff.
— bei Aortenhämatom, intramuralem VI 462
— und Atrioventrikularblock II 227
— und Blutdruck V 73, 159, 248, 492ff., *553*ff., 594
—, Chemie V 553ff.
—, Dosierung V 563ff.
— und essentielle Hypertonie V 248, 492ff., *553*ff., 594
— und experimentelle Hypertonie V 73, 157, 557
— bei Gravidität IV 482ff., 515; V 746, 749ff., 752ff.
— bei Graviditätstoxikose IV 515; V 746, 752ff.
— und Herzblock II 227
— und Herztöne II 575
— und Hypertonie V 73, 159, 248, 492ff., *553*ff., 594
— und Kälte-Test V 248
— in der Kombinations-Therapie V 585ff.
—, Kontraindikationen V 594
—, Nebenerscheinungen V 492, 564ff., 594
— bei Nephritis V 645
— und Parasystolie II 299
— bei paroxysmaler Tachykardie II 149
—, Pharmakologie V 555ff.
— und Reizleitungsstörung II 227, 299, 408
— bei renaler Hypertonie V 645
— bei Tachykardie II 149
— und totaler Block II 227
— und Vorhofflimmern II 80
—, Vorkommen V 553ff.
— und zentralnervöse Hypertonie V 159
Verbrennung VI 562ff.
— und Addison-Syndrom V 798
— und Arteriosklerose VI 396
— und Blutdruck I 957ff.; IV 599ff.; V 798
— und Blutmenge I 153, 969
— und Capillarektasien VI 528
— und Capillarpermeabilität VI 108, 562ff.
— und Erythromelalgie VI 528
—, Fettembolie bei IV 132ff.
—, Gefäße bei VI 562ff.
— und Histamin V 199
Verbrennung und Hyperkaliämie IV 420ff.
— und Hypotonie V 798
— und Kollaps I 957, 969, 977ff., 1035, 1100, 1114, 1117; IV 599ff.
—, Leber bei I 779, 1114ff.
—, Lebernekrose bei I 779
— und Lymphödem VI 613
— und Myokarditis II 874
— und Myokardose II 969
— und neurogener Schock I 978
— und Niere IV 605ff.
— und primärer Schock I 978
— und Schock I 957, 969, 977ff., 1035, 1100, 1114, 1117; IV 599ff.
— und Schockniere I 1035, 1100, 1117ff.
Verbrennungsniere I 1035, 1100
Verbrennungsschock I 957, 968, 977ff., 1035, 1100, 1114, 1117
Verdauung bei Aortenaneurysma VI 452
— bei Aortenhämatom (intramuralem) VI 458
— und Arrhythmie II 105
— und Blutdruck V 28
— und Carboanhydrase I 538ff.
— und Chinidin II 119
— und Chlorothiazid I 544
— und Digitalis I 489ff.
— bei Endangitis obliterans VI 293
— und Extrasystolie II 43, 75
— und Ganglienblocker V 492ff.
— und Herzaktion II 7
— und Herzglykoside I 478, 489
— und Herzinsuffizienz I 33, 417, 478
— und Hypertonie-Therapie V 492ff.
— und Kationenaustauscher I 555ff.
— bei Kollagenosen II 987
— und Kollaps I 958
— bei Myokardose I 33
— und paroxysmale Tachykardie II 131ff., 144
— bei Periarteriitis nodosa II 987
— und Quecksilberdiuretica I 533ff.
— und Schock I 958
— und Tachykardie II 131ff., 144
— und Vorhofflattern II 105
— und Vorhofflimmern II 105
„Vereitelter doppelseitiger Schenkelblock“ II 363

Vergiftungen s. a. u. den einzelnen Vergiftungen
— und Addison-Syndrom V 798
—, Alternans bei II 408
— und angeborener Herzfehler III 81
— und Angina pectoris III 873ff.
—, Antesystolie bei II 395
— und Arteriosklerose VI 401ff.
— und Atrioventrikulärblock II 227
— und Blutdruck V 37ff., 57ff., 140, 618ff., 771ff., 780ff.
— und Calciumstoffwechsel IV 447ff.
— und Capillarpermeabilität VI 581ff.
— und Capillarresistenz VI 581ff.
— und Capillarspasmen VI 537
— und Coronarinsuffizienz III 873ff.
— und Coronarspasmen III 873ff.
— und Endangitis obliterans VI 267ff.
— und Entzügelungs-Hochdruck V 716ff.
— und experimentelle Hypertonie V 37ff., 57ff., 140ff.
—, Fettembolie bei IV 132ff.
— und Gefäßkrankheiten VI 27, 243ff.
—, Glomerulosklerose bei V 618ff.
— und Hegglin-Syndrom I 32
— und Herzblock II 183, 227
— und Herzinsuffizienz I 32, 44
— und Herzversagen I 338
—, Hypertonie bei V 37ff., 57ff., 140, 618ff., 771ff., 807
—, Hypotonie bei V 780ff. V 798, 807ff.
— und Interferenz-Dissoziation II 291ff.
— und Kollaps I 957ff., 1102
— und Kreislaufversagen I 338
— und Livedo reticularis VI 534ff.
— und Lungenfibrose IV 198ff.
— und Lungenödem I 131ff., 768f.
— und Lungenstauung I 768ff.
Vergiftungen und Magnesiumstoffwechsel IV 455ff.
— und Myokard II 968
— und Myokarditis II 874
— und Myokardose II 969
— und Myokardstoffwechsel III 873ff.
—, Narkose bei IV 618
—, neurogene Hypertonie bei V 722ff.
— und Reizleitung II 183, 227, 291
— und Reizleitungsstörung II 372
—, renale Hypertonie bei V 618ff.
— und Renin V 81ff.
— und Schock I 957ff., 1102
— und Schockniere I 1102
— und sekundäres Raynaud-Syndrom VI 243ff.
— und Sinoaurikulärblock II 183
— und Tumoren V 772
— und vegetative Labilität IV 827
—, Winterschlaf bei IV 618
—, Wolff-Parkinson-White-Syndrom bei II 395
—, zentralnervöse Hypertonie bei V 722ff.
Veriloid V 563; s. a. u. Veratrumalkaloide
Veritol I 15
— bei Herzinfarkt III 1449
— bei Herzinsuffizienz I 15
— und Hypertensin V 98
— bei Hypotonie IV 741; V 823ff.
— bei Orthostase IV 741
— und Pepsitensin V 102
— bei Postural hypotension IV 741
— bei vegetativer Labilität IV 741, 849
Veritol-Test und Hypotonie V 783
— und Operabilität IV 627
Verodigen I 428ff., 483ff.
—, Erhaltungsdosis I 476ff., 483ff.
—, Latenz I 434ff., 483ff.
—, Resorption I 478, 483ff.
—, Wirkung I 434ff., 476, 478, 483ff.
Verodoxin, Chemie I 428ff.
Veronal und essentielle Hypertonie V 257ff.
— und renale Hypertonie V 257
— im Sedations-Test V 258
Veronalvergiftung, Hypotonie bei V 808
Verophen bei Gefäßkrankheiten VI 201
Veroxin bei essentieller Hypertonie V 492
Verschüttung und Herztrauma II 492ff., 514ff.
— und primärer Schock I 976
— und traumatischer Schock I 965ff.
Versene bei Digitalisvergiftung I 498
Verspätungskurven II 317, 320, 373ff.
— bei angeborener Pulmonalinsuffizienz III 565
— bei angeborener Pulmonalstenose III 309ff.
— bei angeborenem Sinus-Valsalvae-Aneurysma III 207
— bei Aortenisthmusstenose V 756
— und Blutdruck V 375ff.
— und Druckbelastung I 885
— bei Ductus Botalli persistens III 168ff.
— bei essentieller Hypertonie V 375ff.
— und Herzinfarkt III 1197
— bei Hypertonie V 375ff.
— bei Tricuspidalatresie III 401ff.
— bei Ventrikelseptumdefekt III 217ff., 229ff.
— bei Vorhofseptumdefekt III 266
—, Vorkommen II 374
Vertavis V 564
Vertebralis bei Arteriitis luica VI 348
Vertebralisaneurysma VI 463
Verteilungsstörung (Lunge) s. u. Partialinsuffizienz
„Vertige laryngé" IV 146
Verzweigungsblock II 181ff., 316ff., 320, *369*ff.
—, Anatomie II 181ff., 316ff.
—, Begriff II 316ff.
— bei Beriberi IV 392
— bei Diphtherie-Myokarditis II 879ff.
— bei Ebstein-Syndrom III 427
—, Elektrokardiogramm II 316ff., 369ff.
— bei Hämochromatose IV 683
— nach Herztrauma II 505ff.
— bei Infektionen IV 539
—, intermittierender II 371ff.
— und Links-Schenkelblock II 371
— bei Masern IV 543
—, Mechanismus II 317ff., 369ff.
— bei Myokarditis II 879ff.; IV 539

Verzweigungsblock, Pathogenese II 321ff.
—, Pathologie II 181, 316ff.
—, Physiologie II 181ff., 317ff., 369ff.
—, postero-caudaler II 368
—, Prognose II 377
—, scheinbarer II 369
—, Vorkommen II 352ff., 357, 371
Vesamin zur Angiographie VI 120
Vesiglandin V 236
Viadril zur Narkose IV 613ff.
Vibrance pericardique isodiastolique bei konstriktiver Perikarditis II 1121
Vibrationsschäden und Capillarspasmen VI 536ff.
— und Embolie VI 362
— und Endangitis obliterans VI 270
— und sekundäres Raynaud-Syndrom VI 237
Vibrio-foetus-Infekte und bakterielle Endokarditis II 673, 731
— bei Endokarditis acuta II 731
— und Endokarditis lenta II 673
Vibrometrie VI 95
„Vigilanz", Begriff IV 798
Vinethene zur Narkose IV 615ff.
Vinylacetat und konstriktive Perikarditis II 1096
Vinylchlorid und konstriktive Perikarditis II 1096
Viralis und Endokarditis lenta II 677
Viridans-Streptokokken-Infekte s. u. Streptococcus-viridans-Infekte
Virilismus bei Adrenogenitalismus V 701ff.
— bei Cushing-Syndrom V 683ff.
Virusinfekte und angeborene Herzfehler III 81ff., 109ff.
— und Angina tonsillaris II 912
—, Atrioventrikularblock bei II 225
—, Blutdruck bei V 803ff.
—, Bradykardie bei II 18
— und Capillarresistenz VI 568ff.
— und C-reaktives Protein II 596ff.
— und Encephalomyokarditis II 919ff.
— und Endangitis obliterans VI 264ff.
Virusinfekte und Endokarditis IV 552ff.
— und Endokarditis lenta II 677
— und Endomyokardfibrose II 788
—, Extrasystolie bei II 36ff.
— und Fiedler-Myokarditis II 954ff.
— und Fokaltoxikose II 912
— und Gefäßkrankheiten VI 264ff.
— und hämorrhagische Diathese VI 568ff.
—, Herzblock bei II 225
— und Herzinsuffizienz IV 556
—, Hypotonie bei V 803ff.
— und idiopathische Perikarditis II 1073
— und Kollaps I 958, 982ff.; II 916
—, Kreislauf bei IV 533, 558ff.
— und Lungenembolie IV 96
— und Lungenemphysem IV 180ff.
— und Lungenfibrose IV 198ff.
— und Myokarditis I 762ff.; II 871ff., 874ff., *915*ff.; IV 539
— und Nephritis IV 536ff.
— und Periarteriitis nodosa VI 308ff.
— und Perikarditis II 1073, 1086; IV 554
— und Phlebitis VI 484ff.
— und Purpura infektiosa VI 568ff.
—, Reizleitungsstörung II 225
— bei Riesenzellarteriitis VI 336ff.
— und Schock I 958, 982ff.
— und Thrombophlebitis VI 484ff.
— und vegetative Labilität IV 824ff.
—, Waterhouse-Friderichsen-Syndrom bei IV 565
„Visceral brain", Begriff IV 829
Viscum album bei essentieller Hypertonie V 503, 586
Vitalkapazität bei Adipositas IV 382ff., 385
— und Atmung IV 21, 32
— bei Balneotherapie I 655
— bei Blutkrankheiten IV 667
— bei Cor pulmonale IV 169, 183ff., 224ff.
— bei Effort-Syndrom IV 815ff.
— und Geburtsakt IV 486ff.
— bei Gefäßmißbildungen III 382
— und Glykoside I 471ff.
— bei Gravidität IV 485
Vitalkapazität bei Herzinsuffizienz I 171, 175, *179*ff., 471
— bei Höhenadaptation IV 21, 32
— bei Hypotonie V 822
— und Klima IV 21, 32
— im Kollaps I 1017
— bei konstriktiver Perikarditis II 1103
— und Luftdruck IV 21, 32
— und Lungenelastizität I 178ff.
— bei Lungenemphysem IV 183ff.
— bei Mitralstenose II 1317ff.
— und Operabilität IV 626, 629ff.
— bei Orthostase IV 728ff.
— und Perikarditis II 1103
— bei Polycythämie IV 667
— im Puerperium IV 486ff.
— bei Pulmonalarterienaplasie III 382
— bei Pulmonalsklerose IV 245ff.
— bei Sauerstoffmangel IV 21, 32
— im Schock I 1017
— bei Tuberkulose IV 224
Vitalrot zur Kreislaufanalyse V 279
Vita maxima IV 620ff.
Vitamine und Addison-Syndrom V 798
— bei Akrocyanose VI 534
— bei allergischer Myokarditis II 950ff.
— und angeborener Herzfehler III 113
— bei Angina pectoris III 1389ff.
— und Angiopathia diabetica VI 549
— und Arteriosklerose V 356; VI 394ff., 402ff., 417ff., 427
— und Beriberi IV 389ff.
— und Blutdruck V 133, 140, 503
— und Capillaropathia diabetica VI 549
— und Capillarpermeabilität VI 549, 586
— und Capillarresistenz VI 105, 565, 585ff.
— und Coronarinsuffizienz III 783ff.
— und Coronarsklerose III 783ff.
— und Cyanose VI 534
— und Diabetes mellitus VI 549
— und Eintauchfuß VI 560

Vitamine bei Endangitis obliterans VI 301
— und Endomyokardfibrose II 788
— und experimentelle Hypertonie V 133, 140
— und Fiedler-Myokarditis II 955
— bei Gefäßkrankheiten VI 177, 191, 333, 394ff., 402ff., 417ff.
— und Gefäßspinnen VI 543
— und Graviditätstoxikose IV 510
— und Herzatrophie I 762
— und Herzinsuffizienz I 27, 42, 44, 59, 128, 505, 762
— und hämorrhagische Diathese VI 565
— und Hypercalcämie IV 446
— und Hypertonie V 133, 140, 503
— und Hypocalcämie IV 446
— und Hypotonie V 798, 807
— und idiopathische Herzhypertrophie II 974
— und Kallikrein V 214
— bei Karditis rheumatica II 657
— und Magnesium-Stoffwechsel IV 461
— und Möller-Barlow-Syndrom VI 577ff.
— und Myokard I 762
— bei Myokarditis II 906, 950ff.
— und Myokardose II 959ff.
— bei Periarteriitis nodosa VI 333
— und Perikarditis II 1089
— bei Phlebitis VI 486
— bei posttachykardem Syndrom II 170
— bei postthrombotischem Syndrom VI 513
— und Purpura VI 565
— bei Purpura rheumatica VI 565
— bei Raynaud-Syndrom VI 232
— bei rheumatischem Fieber II 657; VI 565
— und Skorbut VI 577ff.
— und Steroide V 133, 140
— und Thrombophlebitis VI 486
— und Thyreoidea IV 319
— bei Typhus-Myokarditis II 906
— bei Ulcus cruris VI 513
— bei vegetativer Labilität IV 859ff.
Vitamin A und Angina pectoris III 1390
Vitamin A und Angiopathia diabetica VI 549
— — und Arteriosklerose VI 402, 427
— — und Blutdruck V 503
— — und Capillaropathia diabetica VI 549
— — und Capillarpermeabilität VI 549
— — und Coronarinsuffizienz III 1390
— — und Diabetes mellitus VI 549
— — und essentielle Hypertonie V 503
— — bei Gefäßkrankheiten VI 192ff.
— — und Hypertonie V 503
— — bei Karditis rheumatica II 657
— — bei Raynaud-Syndrom VI 232
— — bei rheumatischem Fieber II 657
— B und Addison-Syndrom V 798
— — und allergische Myokarditis II 950ff.
— — und angeborene Herzfehler III 113
— — bei Angina pectoris III 783, 1390
— — und Angiopathia diabetica VI 549
— — und Arteriosklerose VI 394ff., 427
— — und Beriberi IV 389ff., 396
— — und Blutdruck V 798, 807
— — und Capillaropathia diabetica VI 549
— — und Capillarpermeabilität VI 549
— — und Capillarresistenz VI 580
— — und Coronarinsuffizienz III 783, 1390
— — und Coronarsklerose III 783
— — und Diabetes mellitus VI 549
— — bei Endangitis obliterans VI 301
— — und Fiedler-Myokarditis II 955
— — und Gefäßkrankheiten VI 301, 333
— — und Gefäßspinnen VI 543
— — und Graviditätstoxikose IV 510
— — und hämorrhagische Diathese VI 580
— — und Herzatrophie I 762
Vitamin B und Herzinsuffizienz I 27, 42, 44, 59, 128, 762
— — und Hypotonie V 798, 807
— — und idiopathische Herzhypertrophie II 974
— — und Kallikrein V 214
— — und Kationenaustauscher I 557ff.
— — und Myokard I 762
— — und Myokarditis II 950ff.
— — und Myokardose II 959ff.
— — bei Periarteriitis nodosa VI 333
— — und Purpura VI 580
— — bei Raynaud-Syndrom VI 232
— — und Thyreoidea IV 319
— C bei allergischer Myokarditis II 950ff.
— — und angeborener Herzfehler III 113
— — und Arteriosklerose VI 417ff., 427
— — und Capillarresistenz VI 565, 585
— — bei Gefäßkrankheiten VI 177
— — und hämorrhagische Diathese VI 565
— — und Kallikrein V 214
— — bei Karditis rheumatica II 657
— — und Möller-Barlow-Syndrom VI 577ff.
— — bei Myokarditis II 906, 950ff.
— — und Perikarditis II 1089
— — und Purpura rheumatica VI 565
— — bei rheumatischem Fieber II 657
— — und Skorbut VI 577ff.
— — und Thrombophlebitis VI 486
— — bei Typhus-Myokarditis II 906
— — bei Ulcus cruris VI 513
— D und angeborener Herzfehler III 113
— — und Arteriosklerose VI 402
— — und Blutdruck V 140
— — und Calciumstoffwechsel IV 446
— — und experimentelle Hypertonie V 140
— — und Gefäßkrankheiten VI 402
— — und Hypercalcämie IV 446
— — und Hypertonie V 140

Vitamin D und Hypocalcämie IV 446
— — bei Karditis rheumatica II 657
— — bei rheumatischem Fieber II 657
— E bei Akrocyanose VI 534
— — bei Angina pectoris III 1389ff.
— — und Arteriosklerose V 356; VI 402
— — und Blutdruck V 133
— — und Capillarresistenz VI 580
— — und Coronarinsuffizienz III 1389ff.
— — und Cyanose VI 534
— — und experimentelle Hypertonie V 133
— — bei Gefäßkrankheiten VI 191ff.
— — und hämorrhagische Diathese VI 580
— — und Hypertonie V 133
— — und Magnesium-Stoffwechsel IV 461
— — bei postthrombotischem Syndrom VI 513
— — und Purpura VI 580
— — und Steroide V 133
— P und Blutdruck V 503, 586
— — und Cantharidenblase VI 110
— — und Capillarpermeabilität VI 110, 586
— — und Capillarresistenz VI 105, 565, 580, 586
— — bei essentieller Hypertonie V 503, 586
— — und hämorrhagische Diathese VI 565, 580, 586
— — bei Hypertonie V 503, 586
— — in der Kombinations-Therapie V 586
— — bei Periarteriitis nodosa VI 333
— — bei Purpura VI 565, 580, 586
— — bei Teleangiektasien VI 542
Volhard-Versuch und Blutdruck V 405, 784
— und Capillarpermeabilität VI 105ff.
— bei Endokarditis lenta II 718
— bei essentieller Hypertonie V 405
— bei Hypertonie V 405
— und Hypotonie V 784
— bei konstriktiver Perikarditis II 1105
Volon bei rheumatischem Fieber II 644
Volumenbelastung I 753ff.
— bei angeborener Aortenstenose III 443
— bei angeborenem arteriovenösem Coronaraneurysma III 214
— bei angeborenem Herzfehler III 135ff.
— bei angeborener Pulmonalinsuffizienz III 563ff.
— bei angeborenem Sinus-Valsalvae-Aneurysma III 206ff., 211
— bei Aortenisthmusstenose III 451ff., 471
— bei Aortopulmonalseptumdefekt III 199ff.
— bei arteriovenösen Fisteln III 388ff.; VI 476
— bei arteriovenöser Lungenfistel III 388ff.
— bei Canalis atrioventricularis communis III 293ff.
— bei Ductus Botalli persistens III 160, 163ff.
— bei Ebstein-Syndrom III 419ff.
— bei Fallotscher Tetralogie III 335ff.
— bei Gefäßmißbildungen III 382
— bei Herzdivertikel III 593
— und Herzform I 753f.
— und Herzgröße I 753ff.
— und Herzhypertrophie I 753ff.
— und konstriktive Perikarditis II 1097
— bei Lungenvenentransposition III 522ff.
— bei Mitralinsuffizienz II 1405ff.
— bei Periarteriitis nodosa VI 316ff.
— bei Pulmonalarterienaplasie III 382
— bei Taussig-Bing-Komplex III 508
— bei Transposition der Aorta und Pulmonalis III 508
— bei Tricuspidalinsuffizienz II 1505ff.
— bei Truncus arteriosus communis persistens III 535
— bei Vena cava-Anomalie III 515ff.
— bei Ventrikelseptumdefekt III 221, 225, 232ff.
— bei Vorhofseptumdefekt I 887ff.; III 259ff.
Volumenhypertrophie I 753ff.
Vorderwandinfarkt III 1168, 1175, 1179ff., *1182*ff.
Vorderwandinfarkt, anteroseptaler III 1184
— bei Blutkrankheiten IV 684
— bei Hämochromatose IV 684
— und Links-Schenkelblock II 350ff.
— und Rechts-Schenkelblock II 349ff., 354
—, rudimentärer III 1185
— und Schenkelblock II 349ff., 354
—, supraapikaler II 349; III 1184
— und Wilson-Block II 349ff., 354
Vorhöfe beim Alternans II 407
— bei angeborenem arteriovenösem Coronaraneurysma III 215
— bei angeborener Mitralstenose III 27, 550
— bei angeborenem perforiertem Sinus-Valsalvae-Aneurysma III 204
— bei angeborener Pulmonalstenose III 299ff., 312ff.
— bei angeborener Tricuspidalinsuffizienz III 429ff.
— bei angeborener Tricuspidalstenose III 411ff.
— bei Aortenaneurysma VI 449
— bei Aortenatresie III 560ff.
— bei Aorteninsuffizienz II 1466
— bei Aortenisthmusstenose III 452ff.
— bei Arbeitsbelastung I 868
— bei Atrioventrikular-Dissoziation II 286ff.
— bei Beriberi IV 393
— bei Blutkrankheiten IV 674
— bei Canalis atrioventricularis communis II 294ff.
— und Coronargefäße III 1175
— bei Coronargefäß-Mißbildungen III 570ff.
— bei Cor triatriatum III 551ff.
— bei Dextrokardie III 576ff.
— bei Dextroversion III 584ff.
— bei Diphtherie-Myokarditis II 894ff.
— und Druckbelastung I 884ff.
— bei Ductus Botalli persistens III 171ff.
— bei Dystrophia myotonica II 970
— bei Ebstein-Syndrom III 418ff.
— bei Echinokokkose II 937ff.

Vorhöfe bei Elektrounfall III 904ff.
— und Embolie VI 361ff.
— bei Endangitis obliterans VI 287
— bei Endokardfibrose II 786ff.
— bei Endokarditis parietalis fibroplastica II 786ff.
— bei Endokardsklerose II 789
—, Entwicklungsgeschichte III 2ff., 5ff.
— bei Fallotscher Tetralogie III 348ff., 352ff.
— und Gefäßkrankheiten VI 287
—, Hämangioendotheliom im VI 600
— und Hämoperikard II 1151
— bei Herzdivertikel III 592
— bei Herzinfarkt III 1175
— bei Herzklappenfehler II 1296ff., 1311ff.
— bei Herztamponade II 1063ff.
— und Herztonus I 875ff.
— bei Herztrauma II 488ff., 494ff.
— bei Herztumoren II 1179ff.
— bei Interferenz-Dissoziation II 290ff.
— bei Karditis rheumatica II 567
— im Kollaps I 1012ff.
— bei konstriktiver Perikarditis II 1095ff., 1119ff.
— bei Lävokardie III 590ff.
— bei Leukämie IV 674
— bei Levoatrialcardinalvein III 18
— und Lungenvenentransposition III 522ff., 527
— bei Lutembacher-Syndrom III 283ff.
— bei Lymphogranulomatose IV 680
— bei Mitralfehler II 1296ff., 1311ff.
— bei Mitralinsuffizienz II 1405ff.
— bei Mitralstenose II 1311ff., 1342ff.
— und Myokarditis II 567
— bei Myokarditis rheumatica II 567
— und Myokardsarkoidose II 947ff.
— bei Myokardtuberkulose II 942
— und Nervensystem I 853ff.
— und Ohnmacht IV 760ff.
— und Orthostase IV 729ff.
— und Perikard II 1039
— bei Perikarditis II 1063ff.
Vorhöfe bei Perikardtumoren II 1217ff.
— und Poliomyelitis II 917
— bei rheumatischem Fieber II 567
— bei rheumatischer Perikarditis II 1069
—, Röntgendiagnose I 810ff.
— bei Sarkoidose II 947ff.
— bei Scharlach-Myokarditis II 900ff.
— und Schock I 1012ff.
— bei Sportherz I 868, 915, 944
— bei Transposition der Aorta und Pulmonalis III 501ff.
— bei Trichinose II 939
— bei Tricuspidalatresie III 23
— bei Tricuspidalinsuffizienz II 1505ff.
— bei Tricuspidalstenose II 1485ff., 1495ff.
— bei tuberkulöser Perikarditis II 1079ff., 1107ff.
— bei Tuberkulose II 942
— bei Umkehr-Extrasystolie II 310ff.
— bei Umkehrrhythmus II 310ff.
— bei Valsalva-Versuch IV 775ff.
— bei Vena cava-Anomalie III 17, 513ff.
— bei Ventrikelseptumdefekt III 217ff., 232ff.
— bei Volumenbelastung I 887ff., 891
— bei Vorhofseptumdefekt III 270ff., 253ff., 277
Vorhofaneurysmen und Hämoperikard II 1151
Vorhofanomalien III 19ff.; s. a. u. Cor triatriatum
Vorhofbigeminie II 53
Vorhofdruck II 1244ff., 1249ff., 1275ff.
— bei angeborenem Herzfehler III 136ff.
— bei angeborener Mitralstenose III 550
— bei angeborener Pulmonalstenose III 299ff., 316ff.
— bei angeborener Tricuspidalinsuffizienz III 430ff.
— bei angeborener Tricuspidalstenose III 410, 413ff.
— bei Aortenatresie III 561
— bei Aorteninsuffizienz II 1455ff.
— nach Commissurotomie II 1396ff.
— bei Coronarinsuffizienz III 701
Vorhofdruck bei Cor triatriatum III 553ff.
— bei Druckbelastung I 884ff.
— bei Ductus Botalli persistens I 890
— bei Ebstein-Syndrom III 425ff.
— bei Fallotscher Tetralogie III 352ff.
— bei Herzinfarkt III 701
— bei Herztamponade II 1063ff.
— bei Herztumoren II 1179, 1186ff.
— im Kollaps I 1012ff., 1020ff.; VI 760ff.
— bei kombiniertem Mitral-Aortenfehler II 1479ff.
— bei kombiniertem Tricuspidalfehler II 1514
— bei konstriktiver Perikarditis II 1096ff., *1122*ff.
— bei Lungenvenentransposition III 530
— bei Lutembacher-Syndrom III 283ff.
—, Meßmethoden II 1244ff., 1249ff., 1271ff.
— bei Mitralinsuffizienz II 1405ff.
— bei Mitralstenose II 1311ff., 1333ff., 1365ff.
— und Ohnmacht IV 760ff.
— und Orthostase IV 729ff., 761ff.
— bei Perikarditis II 1063ff.
— bei Pulmonalstenose I 884ff.
— im Schock I 1012ff., 1020ff.
— bei Sportherz I 922
— bei Transposition der Aorta und Pulmonalis III 505
— bei Tricuspidalatresie III 406
— bei Tricuspidalinsuffizienz II 1505ff.
— bei Tricuspidalstenose II 1486ff., 1493ff.
— bei Ventrikelseptumdefekt III 239ff.
— bei Vorhofseptumdefekt III 253ff., 256ff., 275ff.
Vorhofextrasystolie II 32ff., 35ff., *47*ff.
—, blockierte II 49ff., 52ff.
— und Gravidität IV 496
— und Herzblock II 49ff., 52ff., 190
— bei Karditis rheumatica II 589ff.
—, Ketten II 53
— bei Myokarditis rheumatica II 589ff.

Vorhofextrasystolie und Schenkelblock II 51ff.
— und Vorhofflimmern II 37
Vorhofflattern II 78ff.
—, Ätiologie II 102ff.
—, Allgemeines II 1ff.
— und Alternans II 219ff., 409
—, Anatomie II 105ff.
— bei Angina pectoris III 1032ff.
— und Antesystolie II 389ff.
— und Atrioventrikulärblock II 219ff., 237
—, Auslösung II 79ff.
— und Carotissinus-Syndrom II 276
— und Chagas-Myokarditis II 932
—, „Circus movement"-Theorie II 107ff.
— und Commissurotomie II 1385ff., 1392
— bei Cor pulmonale IV 105ff., 109ff.
—, Dauerform II 85ff.
— bei Dystrophia myotonica II 971
— bei Ebstein-Syndrom III 422
—, Elektrokardiogramm II 92ff.
— bei Elektrounfall III 906ff.
— und Embolie VI 361ff.
— bei Encephalomyokarditis II 920
— bei Endokarditis lenta II 708ff.
—, Etappentheorie II 109ff.
— bei Grippemyokarditis II 925
— bei Hämochromatose IV 683
— und Herzblock II 80ff., 98, 189ff., 219ff., 237
— und Herzglykoside I 450ff., *459*ff.
— bei Herzinfarkt III 1175ff.
— und Herzinsuffizienz II 100ff.
— bei Herzkatheterismus II 1259ff.
— bei Herztrauma II 499ff.
— bei Herztumoren II 1180ff., 1183ff.
—, Historisches II 78ff.
— bei Infekten II 104ff.
— bei Karditis rheumatica II 589ff.
—, Klinik II 80ff.
— bei Kohlenoxydvergiftung III 875
— und Kollaps I 959
— bei Leptospirosen II 905
Vorhofflattern bei Lungenembolie IV 105ff., 109ff.
— bei Lutembacher-Syndrom III 283ff.
—, Mechanismus II 106ff.
— bei Mitralinsuffizienz II 1416
— bei Mitralstenose II 1339ff., 1369ff.
— bei Myokarditis II 879ff.
— bei Myokarditis rheumatica II 589ff.
— und Parasystolie II 304
—, paroxysmales II 128ff.
—, partielles II 308
—, Pathologie II 105ff.
— bei Pneumonie-Myokarditis II 912
—, Prognose II 112
—, Prophylaxe II 126
— bei rheumatischem Fieber II 589ff.
— bei Scharlach-Myokarditis II 901
— und Schock I 959
— und Tachykardie II 83ff.
—, terminales II 85ff.
—, Theorien II 107ff.
—, Therapie II 112ff., 123ff.
— und totaler Block II 237
—, „unitary nature"-Theorie II 110ff.
—, unreines II 96
— und Vergiftung III 875
—, Verlauf II 112
— bei Vorhofseptumdefekt III 265ff.
—, Vorkommen II 101ff.
— und Wolff-Parkinson-White-Syndrom II 389ff.
Vorhofflimmern II 78ff.
— und Adams-Stokes-Syndrom II 253ff., 258ff.
—, Ätiologie II 102ff.
— bei allergischer Myokarditis II 953
—, Allgemeines II 1ff.
— und Alternans II 409
— bei Amyloidose II 963ff.
—, Anatomie II 105ff.
— bei angeborenem arteriovenösem Coronaraneurysma III 215
— bei angeborenem Sinus-Valsalvae-Aneurysma III 207ff.
— und Angina pectoris III 843, 1032ff.
— bei Aorteninsuffizienz II 1466ff.
— bei Aortenisthmusstenose III 456ff.
— bei Aortenstenose II 1445ff.
Vorhofflimmern und Atrioventrikularblock II 237
—, Auslösung II 79ff.
— und Balneotherapie I 700
— bei Beriberi IV 392
— und Blutdruck V 657ff.
— und Blutdruckmessung V 3
— bei Brucellosen II 904
— bei Carcinoid II 785
— und Carotissinus-Syndrom II 276ff.
— und Chagas-Myokarditis II 932
—, „Circus movement"-Theorie II 107ff.
— und Commissurotomie II 1385ff., 1391ff.
— und Coronarinsuffizienz III 843
— und Cor pulmonale IV 97ff., 105ff., 109ff.
—, Dauerform II 85ff.
— bei Dermatomyositis II 992
— bei Diphtherie-Myokarditis II 898
— bei Dystrophia myotonica II 971
—, Elektrokardiogramm II 87ff.
— bei Elektrounfall III 906ff.
— und Embolie II 120; VI 361ff.
— bei Endokardfibrose II 788
— bei Endokarditis lenta II 708ff.
— bei endokriner Hypertonie V 657ff.
— bei Endomyokardfibrose II 788
—, Etappentheorie II 109ff.
— und Extrasystolie II 37, 41, 44, 73ff., 189ff.
— bei Fiedler-Myokarditis II 958
— bei Gravidität IV 487, 490ff., 496ff.
— bei Hämochromatose II 965; IV 683
— bei Heredoataxie II 973
— und Herzblock II 80ff., 84ff., 91ff., 105, 189ff.
— und Herzglykoside I 450ff., *459*ff., 471, 479ff.
— bei Herzinfarkt III 1175ff.
— und Herzinsuffizienz I 403; II 101ff., 112ff.
— bei Herzkatheterismus II 1259ff.
— bei Herzneurose IV 821ff.
— bei Herztrauma II 467ff., 498ff., 519ff.
— bei Herztumoren II 1180ff., 1183ff.

Vorhofflimmern, Historisches II 78ff.
— bei Hyperthyreose II 103ff., 114; IV *323*ff.
— bei Hypertonie V 657ff.
— bei idiopathischer Herzhypertrophie II 975
— bei idiopathischer Perikarditis II 1074
— bei Infekten II 104ff.
— und Kammertachykardie II 112, 114, 150ff.
— bei Karditis rheumatica II 589ff.
—, Klinik II 80ff.
— bei Kohlenoxydvergiftung III 875
— bei Kollagenosen II 987
— und Kollaps I 959
— bei konstriktiver Perikarditis II 1119ff.
—, L-Aktionstyp II 80, 89
— bei Leptospirosen II 905
— bei Luftüberdruck IV 41
— und Lungenembolie IV 97, 105ff.
— bei Lutembacher-Syndrom III 283ff.
— und Magnesiumstoffwechsel IV 459
—, M-Aktionstyp II 80
—, Mechanismus II 106ff.
— bei Mitralinsuffizienz II 1416
— bei Mitralstenose II 1322, 1339ff., 1369ff.
— bei Myokarditis II 898
— bei Myokarditis rheumatica II 589ff.
— bei Myokardsarkoidose II 948
— und Myokardstoffwechsel III 843
— bei Myokardtuberkulose II 944
— und Parasystolie II 304
—, paroxysmales II 128ff., 258
—, partielles II 308
—, Pathologie II 105ff.
— bei Periarteriitis nodosa II 987
— bei Perikarditis II 1074
— bei Phäochromocytom V 657ff.
— bei Pneumonie-Myokarditis II 912
— bei Poliomyelitis II 819
—, Prognose II 112
— und Rechts-Schenkelblock II 345
— bei Reticulosarkom IV 678
— bei rheumatischem Fieber II 589ff.
— bei Sarkoidose II 948
Vorhofflimmern bei Scharlach-Myokarditis II 901
— und Schenkelblock II 340, 345ff.
— und Schock I 959
— bei Sklerodermie II 990
— und Tachykardie II 112, 114, 150ff.
—, terminales II 85ff.
—, Theorien II 107ff.
—, Therapie II 112ff.
— und Thrombose II 120
— und Thyreoidea II 103ff., 114; IV *323*ff.
— und totaler Block II 237
— bei Tricuspidalinsuffizienz II 1507ff.
— bei Tricuspidalstenose II 1490ff.
— bei tuberkulöser Perikarditis II 1079
— bei Tuberkulose II 944
—, „unitary nature“-Theorie II 110ff.
— bei Vergiftungen III 875
—, Verlauf II 112
— und Verzweigungsblock II 370
— bei Vorhofseptumdefekt III 283ff.
—, Vorkommen II 101ff.
— und Wilson-Block II 345
Vorhofinfarkte III 1180ff.
— und Hämoperikard II 1151
— bei Periarteriitis nodosa VI 316ff.
Vorhofpfropfung bei Herzkatheterismus II 1261ff.
— bei Infektionskrankheiten IV 532
Vorhofpunktion II 1271ff.
— bei Aortenstenose II 1446
— bei Mitralstenose II 1366ff.
Vorhofruptur III 1245ff.
— bei Blutkrankheiten IV 674
— und Hämoperikard II 1151
— bei Leukämie IV 674
Vorhofseptum bei Eisenmenger-Komplex III 38
—, Entwicklungsgeschichte III 2ff., 5ff.
— bei Fallotscher Tetralogie III 38
— bei Herztrauma II 488ff., 505ff., 511ff.
— bei Pulmonalstenose, angeborener III 34ff.
— bei Transposition der Aorta und Pulmonalis III 47ff.
— bei Tricuspidalatresie III 23ff.
— bei Vorhofanomalie III 19ff.
Vorhofseptumdefekt III 58ff., *249*ff.
Vorhofseptumdefekt, Anatomie III 58ff., 251ff.
— und angeborene Mitralstenose III 58, 249, 265, *282*ff.
— und angeborene Pulmonalstenose III 249, 298
—, Angiokardiographie bei III 275ff.
— bei Aortenatresie III 560ff.
— und Aortenisthmusstenose III 465
— und Arterienmißbildungen III 66
— und Carcinoid II 784
— und Coronarembolie III 972
— und Cor pulmonale IV 232
— bei Cor triatriatum III 552
— bei Cor triloculare biatriatum III 544
— bei Cossio-Syndrom III 59
—, Definition III 249
— und Dextrokardie III 577
—, Differentialdiagnose III 284ff.
— bei Ebstein-Syndrom III 417ff.
— bei Eisenmenger-Komplex III 38ff.
—, Elektrokardiogramm bei II 359; III 249ff., *264*ff.
— und Embolie VI 363
— und Endokarditis III 276
— und Endokarditis lenta II 685, 702ff.
—, Entwicklungsgeschichte III 250ff.
—, Extrasystolie bei II 36ff.
— bei Fallotscher Tetralogie III 38
— und Geburtsakt IV 492
—, Geschlechtsverteilung III 108
— und Gravidität IV 489, 492ff.
—, Häufigkeit III 252
—, Heredität III 109
—, Herzform I 887; III 249, 266ff.
—, Herzgröße I 887; III 249, 266ff.
—, Herzkatheterismus bei III 271ff.
— bei Herztrauma II 511ff.
—, hoher III 251ff.
—, Komplikationen III 276ff.
— und Lungenvenentransposition III 271, 277ff., 522
— bei Lutembacher-Syndrom III *58*, 249, 265, *282*ff.
— bei Marfan-Syndrom III 491ff.
— und Mitralatresie III 557

Vorhofseptumdefekt und Mitralstenose II 58, 249, 265
— bei Ostium atrioventriculare commune III 22ff.
—, Pathologie III 58ff., 251ff.
—, Physiologie III 252ff.
—, Prognose III 277
— und Puerperium IV 492
— und Pulmonalarterienaplasie III 381
— bei Pulmonalatresie III 366
— und Pulmonalsklerose III 277
—, Rechts-Schenkelblock bei II 359; III 249, 264ff.
—, Röntgendiagnose I 810, 888; III 249, *266*ff.
—, Schenkelblock bei II 359; III 249, 264ff.
— und Serotonin II 784
—, Symptome III 249ff., *260*ff.
—, Therapie III 286ff.
—, totaler III 251
— und Transposition der Aorta und Pulmonalis III 47ff., 497ff., 509ff.
—, traumatischer II 511ff.
— und Tricuspidalatresie III 24ff., 395ff.
— und Truncus arteriosus communis persistens III 535
— und Vena cava-Anomalie III 513
— und Ventrikelspetumdefekt s. u. Canalis atrioventricularis communis
— als Volumenbelastung I 887ff.; III 259ff.
— und Vorhofanomalie III 20
Vorhofstätigkeit, heterotope II 286, *307*ff.
Vorhoftachykardie II 80, 96
— und Adams-Stokes-Syndrom II 253ff.
— nach Herztrauma II 505ff.
—, paroxysmale II 80
—, —, und Gravidität IV 496
Vorhofthromben bei Herzklappenfehler II 1296ff.
— und Lungenembolie IV 97
— bei Mitralfehler II 1296ff.
— bei Mitralstenose II 1376ff.
— und Tricuspidalstenose II 1483
— bei Vorhofseptumdefekt III 277
Vorhoftöne bei angeborener Pulmonalstenose III 304ff.
— bei Atrioventrikularblock II 229
— bei Ebstein-Syndrom III 421
Vorhoftöne bei Endokarditis lenta II 704ff.
— bei Endokarditis rheumatica II 576ff.
— bei Karditis rheumatica II 576ff., 583ff.
— und konstriktive Perikarditis II 1120
— bei Myokarditis II 884ff.
— bei rheumatischem Fieber II 576ff., 583ff.
— bei totalem Block II 229ff.
— bei Vorhofseptumdefekt III 262ff.
Vorhofwelle (Elektrokardiogramm) II 184ff. bei Adams-Stokes-Syndrom II 256ff.
— beim Alternans II 407
— bei Amyloidose II 963ff.
— bei Anämie IV 654
— bei angeborener Mitralstenose III 550
— bei angeborener Pulmonalstenose III 310ff.
— bei angeborener Tricuspidalinsuffizienz III 431
— bei angeborener Tricuspidalstenose III 411ff.
— bei Angina pectoris III 1033ff.
— bei Antesystolie II 379ff.
— bei Aortenatresie III 562
— bei Aortenisthmusstenose III 458ff.
— und Atmung IV 25
— bei atrioventrikulärer Reizleitungsstörung II 210ff., 219ff., 232ff.
— bei Atrioventrikular-Dissoziation II 287ff.
— bei Atrioventrikular-Extrasystolie II 56ff.
— bei auriculärer Leitungsstörung II 199ff.
— bei Blutkrankheiten IV 654
—, cardiale II 205
— bei Chagas-Myokarditis II 932
— bei Coma diabeticum IV 376
— bei Cor pulmonale IV 109ff., 187ff.
— bei Cor triatriatum III 554
— bei Cor triloculare biatriatum III 541ff.
—, dextrokardiale II 204; s. a. u. P pulmonale
— bei Dextrokardie III 576ff.
— bei Dextroversion III 584ff.
— bei Diabetes mellitus IV 376
— bei Doppelbelastung II 205
Vorhofwelle bei Ductus Botalli persistens III 191
— bei Dystrophia musculorum progressiva II 972
— bei Dystrophia myotonica II 971
— bei Dystrophie IV 298ff.
— bei Ebstein-Syndrom III 417, 422
— bei Echinokokkose II 937ff.
— bei Endokarditis lenta II 708ff.
— bei Foramen ovale persistens III 265
— bei Glykogenose II 967
— bei Hämangiosarkom VI 601
— bei Hepatitis II 928
— bei Herzinfarkt III 1180ff.
— und Herztöne II 575f.
— bei Herztrauma II 465ff., 498ff.
— bei Höhenadaptation IV 25
— bei Hypercalcämie IV 452ff.
— bei Hyperkaliämie IV 432ff.
— bei Hyperthyreose IV 325
— bei Hypoglykämie IV 381
— bei Hypothyreose IV 332
— und Insulin IV 381
— bei Interferenz-Dissoziation II 292ff.
— und Kaliumstoffwechsel IV 432ff.
— bei Kammerextrasystolie II 60ff.
— bei Kammertachykardie II 153ff., 160
— bei Karditis rheumatica II 582ff.
— und Klima IV 25
— bei Knotenrhythmus II 278ff.
— bei Kohlenoxyd-Vergiftung III 875
— bei konstriktiver Perikarditis II 1119ff.
— bei Lävokardie III 592
— bei Leukämie IV 674
—, linksbetonte II 204ff.; s. a. u. P mitrale
— bei Linksüberlastung II 204ff.; s. a. u. P mitrale
— und Luftdruck IV 25, 41
— bei Lungenembolie IV 109ff.
— bei Lungenvenentransposition III 529ff.
—, mitrale II 204ff.; s. a. u. P mitrale
— bei Mitralatresie III 558

Vorhofwelle bei Mitralinsuffizienz II 1414ff.
—, mitropulmonale II 205ff.
— bei Myokarditis II 878ff.
— bei Myokarditis rheumatica II 582ff.
— bei paroxysmaler Tachykardie II 134ff., 153ff., 160
— bei Periarteriitis nodosa II 986ff.
— bei Pneumonie-Myokarditis II 912
— bei Poliomyelitis II 919
—, pulmonale II 204; s. a. u. P pulmonale
— bei Pulmonalsklerose II 205; IV 245
—, rechtsbetonte II 204f.; s. a. u. P pulmonale
— bei Rechtsüberlastung II 204; s. a. u. P pulmonale
— bei respiratorischer Arrhythmie II 24ff.
— bei rheumatischem Fieber II 582ff.
— bei Sauerstoffmangel IV 25
— bei Scharlach-Myokarditis II 901
— bei Schenkelblock II 317ff.
— und Schwefelkohlenstoff III 892
—, sinistrocardiale II 204ff.; s. a. u. P. mitrale
— bei Sinusextrasystolie II 46ff.
— bei Sinustachykardie II 11ff.
— bei Sportherz I 927ff., 945ff.
— bei Tachykardie II 134ff., 153ff., 160
— und Thyreoidea IV 325, 332
— bei totalem Block II 232ff.
— bei Transposition der Aorta und Pulmonalis III 504
— bei Trichinose II 939
— bei Tricuspidalatresie III 401ff.
— bei Tricuspidalstenose II 1498ff.
— bei Truncus arteriosus communis persistens III 536
— bei Tuberkulose IV 222
— bei Umkehr-Extrasystolie II 310ff.
— bei Umkehrrhythmus II 310ff.
— bei vegetativer Labilität IV 787ff.
Vorhofwelle bei Ventrikelseptumdefekt III 231
— bei Vergiftung III 875
— bei Vorhofextrasystolie II 49ff.
— und Vorhofflattern II 82, 84, *87*ff., 108ff.
— bei Vorhofseptumdefekt III 265ff.
— bei Wenckebachscher Periodik II 215
— bei Wolff-Parkinson-White-Syndrom II 379ff.
—, Zeitdauer II 184ff.

Waaler-Rose-Test bei Erythematodes II 982
— bei Karditis rheumatica II 550ff.
— bei Kollagenosen II 982ff., *985*
Wachstumshormon und Diabetes mellitus IV 374
— und experimentelle Hypertonie V 79, 138, 143
Wärmetherapie VI 155
Wärmeurticaria VI 561ff.
„Wandern des Schrittmachers“ s.u. Schrittmacher, wandernder
Wanderniere s.u. Nephroptose
Warfarin bei Gefäßkrankheiten VI 197
Wasserhaushalt s.a.u. Diurese und Ödeme
— und ACTH II 644ff.
— und Aderlaß I 324ff., 391ff.
— und Adiuretin I 236ff., 275, *280*ff.
— und Aldosteron I 236ff., 255, *269*ff., 323ff., 402ff., 550ff.; V 710ff.
— bei Amyloidose II 963ff.
— bei Anämie IV 645ff., 657
— bei Angina tonsillaris II 914
— bei Angiopathia diabetica IV 366ff.
— bei Aortenstenose II 1448ff.
— bei arteriovenösen Fisteln VI 477
— und Atmung I 329ff.; IV 17ff., 26
— bei Beriberi IV 389ff., 395ff.
— und Blutbildung I 165ff.
— und Blutdruck V 67ff., 75, 116ff., 146, 185ff., 198ff., 220, 241, 259, 307ff., 780ff., 784ff.
— und Blutmenge I 153, 161, 323ff.
— bei Blutkrankheiten IV 645ff., 657
Wasserhaushalt und Cantharidenblase VI 109
— und Capillaren VI 11ff.
— und Capillarpermeabilität VI 105ff., 108, 109
— und Capillarplethysmogramm VI 108
— und Carboanhydrasehemmer I 536ff.
— bei Carcinoid II 783
— bei Chagas-Myokarditis II 931
— und Chlorothiazid I 541ff.; V 589
— und Cholinmangel V 146
— und Commissurotomie II 1387
— bei Conn-Syndrom V 704
— bei Cor pulmonale IV 96, 124, 171ff., 175ff., 214
— und Cortison II 644ff.
— bei Cor triatriatum III 554
— bei Cushing-Syndrom V 683ff.
— und Cyanose VI 531
— bei Diabetes mellitus IV 366ff.; V 618ff.
— bei diabetischer Glomerulosklerose V 618ff.
— und Diät I 402ff., 417ff., *505*ff.
— und Digitalis V 494
— und Diurese I 255ff., 566ff.
— und Diuretica V 494, 589
— bei Dystrophie I 759ff.; IV *293*ff.
— und Embolie I 534, 590
— bei Endangitis obliterans VI 290
— bei Endokarditis lenta II 690ff., 718ff.
— bei endokriner Hypertonie V 662
— und Ernährung I 402ff., 417ff., 504ff.
— bei Erythematodes II 983ff.
— bei essentieller Hypertonie V 241, 259, 307ff., 494
— und essentielle Hypotonie V 790
— bei experimenteller Hypertonie V 67ff., 75, 116ff., 146, 185, 189
— bei Fiedler-Myokarditis II 957ff.
— bei Fokaltoxikose II 914
— und Ganglienblocker V 574ff.
— bei Gefäßkrankheiten V 618ff.; VI 290
— bei Glomerulonephritis II 915; V 613
— bei Glomerulosklerose V 618ff.

Wasserhaushalt bei Glykogenose II 966
— bei Gravidität IV 479ff., 503ff., 511ff.; V 726ff., 731ff.
— bei Graviditätstoxikose IV 503ff., 511ff.; V 726ff., 731ff.
— bei Hämangiosarkom VI 602
— bei Hämochromatose IV 684
— und Herzglykoside I 433ff., *456*ff., 471ff.
— bei Herzinfarkt I 344ff.; III 710, 1221ff.
— bei Herzinsuffizienz I 2, 30, 69ff., 113ff., 129ff., 165ff., *234*ff., *255*ff., *269*ff., 280ff., 290ff., *298*ff., *307*ff., *323*ff., 402ff., 504, *515*ff., 521ff., 566ff.
— bei Herztrauma II 508ff.
— bei Herztumoren II 1179ff.
— und Herzversagen I 338ff.
— und Histamin V 198
— bei Höhenadaptation IV 17ff., 26
— und Hydralazine V 548, 551, 594
— und Hydrochlorothiazid V 589
— und Hypernatriämie IV 440ff.
— und Hypertonie V 67ff., 75, 116ff., 146, 185, 189, 241, 259, 307ff., 600, 613
— und Hypertonie-Therapie V 492ff., 589
— und Hypokaliämie I 584ff.
— und Hyponatriämie I 568ff.; IV 440ff.
— und Hypophysektomie IV 344
— und Hypotonie IV 740; V 780ff., 784ff.
— und infektiöser Schock I 985ff.
— bei Infektionen I 985ff.; IV 556; V 803ff.
— und Infusion I 324ff.
—, Interstitialflüssigkeit I 294ff.
—, intracellulärer bei Ödem I 307ff.
— bei Kala-Azar II 936
— und Kallikrein V 220
— bei Karditis rheumatica II 569, 618
— und Kationenaustauscher I 212, 507, *555*ff.
— und Klima IV 17ff., 26
— bei Kollagenosen II 983ff.
Wasserhaushalt und Kollaps I 957, 997ff., *1000*ff., *1074*ff., *1098*ff., 1114; IV 600ff.
— bei konstriktiver Perikarditis II 1098ff., 1100ff., 1105
— und Lebensalter IV 620ff.
— und Luftdruck IV 17ff., 26
— und Luftembolie IV 131
— und Lungenembolie IV 96, 124
— bei Lungenödem I 131, 137
— und Lymphgefäßinsuffizienz VI 605ff.
— und Lymphödem VI 608ff.
— und Magnesium IV 455ff.
— und Mineralstoffwechsel IV 440ff.
— bei Mitralinsuffizienz II 1408ff.
— bei Mitralstenose II 1381, 1387
— bei Myokarditis II 877ff.
— bei Myokarditis rheumatica II 618
— und Myokardose II 969
— und Myokardstoffwechsel III 710
— und Nebenniere I 236ff., *269*ff., 323ff., 402ff., 510ff., 550ff.; V 116ff.
— und Nephrin I 189
— bei Nephritis V 613
— bei Nephrose V 617
— und Ödeme I 2, 30, 69ff., 113ff., 129ff., 165ff., *234*ff., *255*ff., *269*ff., 280, 290, *298*ff., *307*ff., *323*ff., *402*ff., *417*ff., *504*ff., *515*ff., 521ff.
— und Operabilität IV 620ff., 626
— und Operationen IV 596ff.
— und Operationsschock I 966
— bei Orthostase IV 740; V 810
— bei Pankarditis rheumatica II 620
— bei Panzerherz II 1098ff., 1100ff., 1105
— bei Perikarditis II 1070
— bei Phäochromocytom V 662
— bei Pneumokoniose IV 214ff.
— bei Postural hypotension IV 740
— bei Pseudo-Cushing-Syndrom V 701
— bei Pulmonalsklerose IV 245ff.
— und Punktionsbehandlung I 559ff.
Wasserhaushalt und Purine I 526ff., *545*ff.; V 449
— und Pyrazole II 651, 654
— und Rauwolfia-Alkaloide V 525
— bei renaler Hypertonie V 600, 613
— bei rheumatischem Fieber II 569, 618ff., 1070
— bei rheumatischer Perikarditis II 1070
— bei Sauerstoffmangel IV 17, 26
— bei Scharlach-Myokarditis II 902
— und Schock I 957, 966, 985ff., 997ff., *1000*ff., *1074*ff., *1098*ff., 1114,; IV 600ff.
— bei Schockniere I 1098ff.
— und Serotonin V 185
— bei Silikose IV 214ff.
— bei Simmonds-Syndrom IV 342ff.; V 799
— und Steroide I 269ff.; V 116ff.
— bei Thoraxdeformation IV 229
— und Thrombose I 534, 590
— und traumatischer Schock I 966
— bei Tricuspidalinsuffizienz II 1506ff.
— bei Tricuspidalstenose II 1490ff.
— bei Typhus-Myokarditis II 906
— bei vegetativer Labilität IV 740
— und Vena cava inferior-Ligatur I 596ff.
— und Venendruck I 85, 91, 99, 113ff.
— und Veratrumalkaloide V 559ff.
Wasserintoxikation I 563ff.; IV 440ff.
— durch DOCA V 116
— und Hyponatriämie I 572; IV 440ff.
—, Kreislauf bei IV 441ff.
Wassermann-Reaktion bei Aortitis luica VI 349, 355
— bei Arteriitis luica VI 348
— bei bakterieller Endokarditis II 699, 741
— bei Endokardfibrose II 787ff.
— bei Endokarditis lenta II 699
— bei Endokarditis parietalis fibroplastica II 787
— bei Erythematodes VI 344ff.

Wassermann-Reaktion bei Gefäßkrankheiten VI 307, 348ff., 355
— bei Periarteriitis nodosa VI 307
Wasser- und Konzentrationsversuch s. u. Volhard-Versuch
Waterhouse-Friderichsen-Syndrom IV 563ff.
—, Capillarresistenz bei VI 567ff.
— und hämorrhagische Diathese VI 567ff.
— und infektiöser Schock I 983, 1071
— und Kollaps I 958, 983, 1071
— und Myokarditis II 910
—, Purpura infectiosa bei VI 567ff.
— und Schock I 958, 983, 1071
Weber-Majorsche Hirnsubstanz V 206
Wechselbäder bei Gefäßkrankheiten VI 157
Weckamine und Hauttemperatur VI 83ff.
— bei vegetativer Labilität IV 855, 859
Wedensky-Effekt II 31
„Weiße Flecken", Begriff VI 538
Weltmann-Band bei bakterieller Endokarditis II 698ff., 741
— bei Endokarditis lenta II 698ff.
— bei Herzinfarkt III 721, 1213
— bei Karditis rheumatica II 570ff.
Wenckebachsches Bündel II 199
— — und Vorhofseptumdefekt III 62
Wenckebachsche Periodik II 187, 195, 213ff.
— —, Anatomie II 187ff.
— — und Antesystolie II 390
— — bei Atrioventrikularblock II 213ff.
— —, bedingte II 346
— — und Digitalis II 218ff.
— — und doppelseitiger Schenkelblock II 362
— — und Extrasystolie II 214ff.
— — bei Hämochromatose II 965
— — bei Infekten II 224ff.
— — und Kammerautomatie II 214ff.
Wenckebachsche Periodik bei Karditis rheumatica II 582ff., 616
— — bei Myokarditis II 885ff.
— — bei Myokarditis rheumatica II 582ff., 616
— —, Pathologie II 187ff.
— —, Physiologie II 187
— — bei Pneumonie-Myokarditis II 912
— — bei rheumatischem Fieber II 582ff., 616
— — bei Scharlach-Myokarditis II 901
— — und Schenkelblock II 343, 361ff.
— — und Veratrumalkaloide V 559ff.
— — und Wolff-Parkinson-White-Syndrom II 390
Wenkebachsche Pillen bei Extrasystolie II 76ff.
Wetterfühligkeit und Angina pectoris III 744
— und Atmung IV 1ff., 35
— und Coronarinsuffizienz III 744, 1083ff.
— und Coronarsklerose III 744
— und Herzinfarkt III 1083ff.
— und Höhenadaptation IV 35
— und Luftdruck IV 35
—, Therapie IV 849, 861
— und vegetative Labilität IV 799ff.
Wezler-Bögersche Kreislaufanalyse V 282
— — und Carotissinus V 715
— — und DOCA V 705
— — bei Dystrophie IV 303
— — bei Glomerulonephritis V 614
— — bei Hyperthyreose V 770
— — bei Hypertonie V 614, 656ff., 705
— — und Minutenvolumen V 282
— — bei Phäochromocytom V 656
— — und vegetative Labilität IV 724ff.
Whipple-Syndrom und Myokard II 967
White-Garland-Syndrom III 55
Widerstand, peripherer s. u. Gefäßwiderstand
Widerstandsdilatation, Begriff IV 87
Widerstandshochdruck V 38ff.
— durch DOCA V 705
— bei experimenteller Hypertonie V 68ff.
Widerstandshochdruck und Herzform I 886
— und Herzgröße I 886
— bei Poliomyelitis V 720
—, Röntgendiagnose I 886
— als Volumenbelastung I 886ff.
Wiederbelebungszeit I 14ff.
Wielandsche Trias s. u. Fallotsche Tetralogie
Wildersche Ausgangswertregel und vegetative Labilität VI 723ff.
Wilms-Tumoren als Perikardtumoren II 1225
— und renale Hypertonie V 40, 602, 605
Wilson-Ableitungen (Elektrokardiogramm) bei konstriktiver Perikarditis II 1116ff.
Wilsonblock II 320ff., *331*ff.
—, Ätiologie II 352ff.
— bei allergischer Myokarditis II 951ff.
— bei angeborenem Herzfehler II 356ff.; III 421, 431
— bei angeborenem Sinus-Valsalvae-Aneurysma III 207ff.
— bei angeborener Tricuspidalinsuffizienz III 431
— bei Aortenaneurysma VI 447
— bei bakterieller Endokarditis II 708ff.
— bei Diphtherie-Myokarditis II 898
— bei Dystrophie IV 299
— bei Ebstein-Syndrom III 421ff.
—, Elektrokardiogramm bei II 331ff.
— bei Endokarditis lenta II 708ff.
— und fokaler Block II 368ff.
—, Häufigkeit II 352ff.
— und Herzinfarkt II 349ff.
— bei Herztumoren II 358
— bei Karditis rheumatica II 585ff.
— bei Myokarditis II 585, 898
— bei Myokarditis rheumatica II 585ff.
—, Prognose II 377
— bei rheumatischem Fieber II 585ff.
— und Vorhofflimmern II 345
—, Vorkommen II 339ff., *352*ff.
Windkesselfunktion V 19ff., 287ff.
— bei Aortenbogensyndrom VI 379
— bei Aorteninsuffizienz II 1454ff.

Windkesselfunktion bei Aortenisthmusstenose III 458; V 756ff.
— bei Arteriosklerose III 821ff.
— und arteriovenöse Fisteln VI 476
— und Balneotheapie I 665, 677; V 591
— und Blutdruck V 287ff.
— und Calciumstoffwechsel IV 454
— und Coronarsklerose III 821ff.
— bei Erfrierung I 982
— und essentielle Hypertonie V 287ff.
— bei Gefäßkrankheiten III 821
— bei hämorrhagischem Schock I 960ff., 1041
— und Hypertonie V 287ff.
— und Kollaps I 960ff., 982, 1041
— und Lebensalter IV 621ff.
— im Lungenkreislauf IV 64
— und Regelkreis IV 748
— und Schock I 960ff., 982, 1041
— und Synkardialmassage VI 150ff., 154
— und totaler Herzblock II 230
Winiwater-Bürger-Syndrom s. u. Endangitis obliterans
„Winterbronchitis" bei Mitralstenose II 1321
Winterschlaftherapie bei Chorea II 609
— bei Fettembolie IV 137
— bei Infektionen IV 563
— bei Karditis rheumatica II 609
— und Kollaps I 1142
— bei Luftembolie IV 132
— als Narkose IV 611ff., *617*ff.
— bei rheumatischem Fieber II 609
— und Schock I 1142
Wirbelsäule bei Adipositas IV 385
— bei angeborenem Herzfehler III 338, 491, 577, 587
— bei Aortenaneurysma VI 446, 449
— und Blutdruck V 344
— und Cervicalsyndrom IV 862ff.
— und Cor pulmonale IV 61, 62, 140ff., 167ff., 181ff., *229*ff.
— bei Dextrokardie III 577
— bei Dextroversion III 587
Wirbelsäule bei Endangitis obliterans VI 284
— und essentielle Hypertonie V 344
— bei Fallotscher Tetralogie III 338
— bei Gefäßkrankheiten VI 284
— und Hämangiome VI 597
— und Hypertonie V 344
— und Kavernome VI 597
— bei Marfan-Syndrom III 491
— und Narkose IV 599
— und Operationen IV 599
— bei Phlebitis VI 495
— und sekundäres Raynaud-Syndrom VI 239
— und Thrombophlebitis VI 495
— und vegetative Labilität IV 862ff.
Wirtinger-Theorie (Transposition der Aorta und Pulmonalis) III 48
Wismut bei Aortitis luica VI 357ff.
— und Blutdruck V 58
— und Embolie VI 362
— bei Gefäßkrankheiten VI 357ff., 534ff.
— und Hypertonie V 58
— und Livedo reticularis VI 534ff.
— bei Lues VI 357ff.
Wolff-Parkinson-White-Syndrom II 9, 150ff., *378*ff.
—, Abarten II 385ff.
—, Anatomie II 395ff.
—, angeborenes II 393ff.
—, bei angeborenem Herzfehler III 458
— bei Angina pectoris III 1033ff.
— bei Aortenisthmusstenose III 458
— und Arrhythmie II 387ff.
—, Begriff II 378ff.
— bei Coronarinsuffizienz III 1033ff.
— bei Coronarsklerose III 1033ff.
— bei Diphtherie-Myokarditis II 897
—, Dysrhythmie bei II 387ff.
—, Elektrokardiogramm II 378ff.
—, erworbenes II 393ff.
— und Extrasystolie II 387ff.
—, Häufigkeit II 393ff.
—, Handharmonika-Phänomen II 380, 383ff.
— und Herzinfarkt II 390, 395; III 1200
Wolff-Parkinson-White-Syndrom bei Hyperthyreose II 323, 394, 402
— bei Infektionen IV 539
— und Kammertachykardie II 150ff.
— bei Myokarditis II 881ff., 897; IV 539
— bei Myokardtuberkulose II 944
—, Normalisierung II 382ff.
— und Operabilität IV 628
— bei Parotitis II 928
— und paroxysmale Tachykardie II 378
—, Pathogenese II 397ff.
—, Pathologie II 395ff.
—, Physiologie II 378ff., 391ff.
—, Prognose II 401ff.
—, Pseudonormalisierung II 383
— und Schenkelblock II 387
— und Tachykardie II 150, 378, 385, 387ff., 395ff.
—, Therapie II 402ff.
— und Thyreoidea II 323, 394, 402
— bei Tricuspidalatresie II 396; III 402
— bei Tuberkulose II 944
— und Vorhofflattern II 389
— und Vorhofflimmern II 389ff.
—, Vorkommen II 393ff.
Wolhynisches Fieber und Myokarditis II 908; IV 551
Wucheria bancrofti und Lymphangitis VI 604
Würgreflex nach paroxysmaler Tachykardie II 144
„Wundernetz" bei Diabetes mellitus IV 364

Xal I 509
Xanthin I 546ff. s. a. u. Purine
— bei Angina pectoris III 1035, 1377, *1381*ff.
— und Blutdruck V 389, 400, 494, 498ff.
— bei Coronarinsuffizienz III 1035, 1377, 1381ff.
— als Diureticum I 526ff., 546ff.
— bei essentieller Hypertonie V 389, 400, 494, 498ff.
— bei Gefäßkrankheiten VI 180, 184
— und Hirndurchblutung V 389, 400
—, Nebenwirkungen V 494
—, Pharmakologie I 546ff.
— und Vasomotorik I 546ff.; V 389, 400

Xanthomatose III 755ff.
— und Angina pectoris III 755ff.
— und Arteriosklerose III 755ff.; VI 391ff.
— und Coronarinsuffizienz III 755ff.
— und Coronarsklerose III 755
—, Cor pulmonale bei IV 61ff.
— und Gefäßkrankheiten III 755ff.; VI 391ff.
—, Heredität III 757ff.
— und Herzinfarkt III 756
— und Karditis rheumatica II 557
— und Myokard II 967; III 755
— und rheumatisches Fieber II 557
Xylopropamin bei vegetativer Labilität IV 859
Xyphoidsyndrom, hypersensitives III 1331

Yohimbin s. a. u. Rauwolfia-Alkaloide
— und Blutdruck V 185, 521ff.
— bei essentieller Hypertonie V 521ff.
— und Serotonin V 185
— bei vegetativer Labilität IV 858

Zähne bei angeborenem Herzfehler III 153
— bei Aortenbogensyndrom VI 378
— bei hämorrhagischer Diathese VI 577, 579
— bei Möller-Barlow-Syndrom VI 577, 579
— bei Skorbut VI 577, 579
— und Thrombophlebitis VI 500
Zahninfektionen und Antesystolie II 402ff.
— und bakterielle Endokarditis II 680, 682, 725, 762
— und Blutdruck V 801
— und Capillarresistenz VI 565
— und Endangitis obliterans VI 264
— und Endokarditis acuta II 725, 731
— und Endokarditis lenta II 680, 682, 762
— und Gefäßkrankheiten VI 225, 264, 336, 500
— und hämorrhagische Diathese VI 565
Zahninfektionen und Hypotonie V 801
— und Mitralstenose II 1381
— und Phlebitis VI 500
— und Purpura rheumatica VI 565
— und Raynaud-Syndrom VI 225
— und rheumatisches Fieber VI 565
— und Riesenzellarteriitis VI 336ff.
— und Thrombophlebitis VI 500
— und Wolff-Parkinson-White-Syndrom II 402
Zementstaub-Pneumokoniose und Cor pulmonale IV 219
Zentralisation (Kreislauf) s. u. Kreislaufzentralisation
Zentralnervensystem s. a. u. Hirn und Nervensystem
— bei Adams-Stokes-Syndrom II 251ff., 261
— bei Adipositas IV 385ff.
— und Adrenalin V 171
— bei Anämie IV 643ff., *646*ff.
— und angeborene arteriovenöse Fisteln VI 472ff.
— bei angeborenem Herzfehler III 123ff., 150, 337ff., 356ff., 468ff.
— und Angiokardiographie II 1267ff.
— bei Aortenaneurysma VI 448
— bei Aortenbogensyndrom V 767; VI 379
— bei Aortenhämatom, intramuralem VI 458
— bei Aortenisthmusstenose III 468ff.; V 754ff.
— bei Aortenstenose II 1433ff., 1447
— und Aortographie VI 135
— bei Arteriitis luica VI 348
— bei Arteriitis rheumatica VI 345
— bei Arteriosklerose VI 387ff., 439ff.
— bei Arteriosklerosis obliterans diabetica VI 439ff.
— und arteriovenöse Aneurysmen IV 253
— bei arteriovenöser Lungenfistel III 389
— und Atmung I 176ff., 219ff., 225; IV 7, 10ff., 13ff., 27ff.
— und Atrioventrikular-Dissoziation II 290
Zentralnervensystem bei bakterieller Endokarditis II 690ff., 711, *718*ff., 727ff., 767ff.
— und Barbiturate V 492ff.
— bei Belastung IV 764ff.
— bei Bleivergiftung V 771ff.
— und Blutbildung I 167ff.
— und Blutdruck V 29ff., 37ff., 156ff., 387ff., 492ff., 781ff.
— bei Blutkrankheiten IV 643ff., *646*ff.
— und Bromide V 492
— und Capillarektasien VI 525ff.
— und Carotissinusreflex II 144
— bei Carotissinus-Syndrom II 144, 273; V 818
— bei Chagas-Myokarditis II 931ff.
— und Cheyne-Stokes-Syndrom I 232
— und Coffein IV 826
— bei Coma diabeticum IV 375ff.
— bei Commissurotomie II 1396
— bei Cor pulmonale IV 98ff., 105ff., 124ff., 131ff., 134ff., 146ff., 161ff.
— bei Coxsackie-Infekt II 920ff.
— bei Cushing-Syndrom V 695
— bei Cyanose VI 530ff.
— und Depressan V 232
— bei Diabetes mellitus IV 375ff.; VI 439ff.
— und Digitalis V 494
— bei Digitalisvergiftung I 490, 499
— und Dystrophie IV 311
— bei Effort-Syndrom IV 817ff.
— bei Encephalomyokarditis II 919ff.
— bei Endangitis obliterans V 624; VI 287ff.
— bei Endokardfibrose II 787ff.
— bei Endokarditis acuta II 727, 730
— und Endokarditis fibrinosa II 776ff.
— bei Endokarditis lenta II 690ff., 711, *718*ff., 767ff.
— bei Endokarditis parietalis fibroplastica II 787
— und Endokarditis verrucosa simplex II 776ff.
— bei endokriner Hypertonie V 660ff.

Zentralnervensystem und Entzügelungshochdruck V 156
— bei Erfrierung I 982
— bei Erythematodes II 979; VI 344ff.
— und Erythralgie VI 527
— und Erythromelalgie VI 525
— bei essentieller Hypertonie V 387ff., 492ff.
— bei essentieller Hypotonie V 787ff.
— und experimentelle Hypertonie V 156ff., 388ff.
— und Extrasystolie II 43ff.
— bei Fallotscher Tetralogie III 337ff., 356ff.
— bei Fettembolie IV 134ff.
— bei Fleckfieber II 907
— bei Fruchtwasserembolie IV 137ff.
— und Ganglienblocker V 492ff., 565ff., 575ff., 594
— und Geburtsakt IV 522
— bei Gefäßkrankheiten II 984ff.; V 622, 624; VI 287ff., 326ff., 345ff., 379, 439ff.
— bei Gefäßmißbildungen III 389; VI 472ff., 590
— und Genußgifte IV 825ff.
— bei Glykogenose II 966
— bei Gravidität IV 481ff., 506, 512ff., 517, 522; V 734
— bei Graviditätstoxikose IV 506, 512, 517; V 734
— bei Hämangiomen VI 590, 597
— bei hämorrhagischer Diathese VI 571ff.
— und hämorrhagischer Schock I 1113
— und Hauttemperatur VI 83
— und Heparin V 505
— bei Heredoataxie II 973
— bei Herzinfarkt III 716ff., 1122ff., 1230, 1234ff.
— bei Herzinsuffizienz I 767, 788ff.
— bei Herzklappenfehler II 1298
— bei Hippel-Lindau-Syndrom VI 590
— und Höhenadaptation IV 7, 10ff., 13ff., 27ff.
— und Hydergin V 492
— und Hydralazine V 542ff., 546ff.
— bei Hyperchlorämie I 588
— bei Hyperthyreose IV 321
— und Hypertensin V 97

Zentralnervensytem und Hypertonie V 37ff., 156ff., 387ff., 492ff., 602ff.
— und Hypertonietherapie V 492ff.
— und Hypoglykämie IV 379
— und Hypokaliämie IV 420ff.
— und Hyponatriämie I 474ff.
— und Hypotonie IV 731ff., 761ff.; V 781ff., 812ff.
— bei idiopathischer Herzhypertrophie II 975
— bei infektiösem Schock I 983ff., 985ff.
— bei Infektionen I 983ff.; IV 530, 537
— und Insulin IV 379
— und Kälte IV 618, 784
— und Kälte-Test IV 784
— bei Karditis rheumatica II 569, 604, 607ff., 634
— bei Kavernomen VI 597ff.
— und Klima IV 7, 10ff., 13ff., 27ff.
— bei Kohlenoxydvergiftung V 774
— bei Kollagenosen II 979
— und Kollaps I 958, 972ff., 982ff., 985ff., *1052*ff., *1112*ff.; IV 600ff., 761ff.
— und Kreislauf IV 561ff.
— bei Lues VI 348
— und Luftdruck IV 7, 10ff., 13ff., 27ff.
— bei Luftembolie IV 124ff., 131ff.
— bei Lungenembolie I 347; IV 98ff., 105ff.
— und Lungenödem I 132, 768ff.
— und Lungenstauung I 767ff.
— und Magnesium V 456ff., 497
— bei maligner Hypertonie V 391, 626ff., 629ff., 632ff.
— bei Migräne VI 249ff.
— bei Moschcowitz-Symmers-Syndrom VI 571ff.
— bei Mitralfehler II 1298, 1371ff.
— bei Mitralstenose II 1371ff.
— bei Myokardtuberkulose II 944
— und Narkose IV 592ff., 613ff.
— und neurogene Hypertonie V 712ff.
— und neurogener Schock I 972ff.
— und Nicotin IV 825ff.
— und Noradrenalin V 171

Zentralnervensystem und Novocain V 497ff.
— bei Ohnmacht IV 761ff.
— bei Orthostase IV 731ff., 735, 761ff.; V 812ff.
— bei Parotitis II 927ff.
— bei Periarteriitis nodosa II 984ff.; V 622; VI 326ff.
— bei Perniciosa IV 646ff.
— bei Phäochromocytom V 660ff.
— bei Phlebitis VI 500ff.
— bei Poliomyelitis II 918; V 718
— bei Porphyrie IV 400
— und Postural hypotension V 814
— und primärer Schock I 975ff.
— im Puerperium IV 522
— und Purine I 546ff.
— bei Purpura VI 571ff.
— und Rauwolfia-Alkaloide V 492, 521ff., 594
— und Raynaud-Syndrom VI 230
— und Regelkreis IV 745ff., 753ff.
— bei renaler Hypertonie V 387ff., 602
— und Renin V 97
— bei rheumatischem Fieber II 569, 604, 607ff., 634
— bei Rickettsiosen II 907
— bei Sarkoidose II 947
— und Sauerstoffmangel IV 7, 10ff., 13ff., 27ff.
— und Schock I 958, 972ff., 982ff., 985ff., *1052*ff., *1112*ff.; IV 600ff.
— und Schweißsekretion VI 43ff.
— und Sedativa V 492ff.
— und Serotonin V 182, 186
— bei Sturge-Weber-Syndrom VI 590
— und Sympathektomie V 474ff.
— und Teleangiektasien VI 541
— bei Thalliumvergiftung V 773ff.
— und Thiocyanate V 494
— bei Thrombophlebitis VI 500ff.
— und Thyreoidea IV 321
— bei Toxoplasmose II 933ff.
— bei Tricuspidalatresie III 400ff.
— bei Tuberkulose II 944
— bei Valsalva-Versuch IV 777
—, Vasomotorenzentrum V 22ff., 29, 156

Zentralnervensystem und Vasomotorik V 22ff., 156; VI 230
— bei vegetativer Labilität IV 735, 798ff., 829ff.
— und Veratrin V 492
— und Veratrumalkaloide V 557ff., 592, 594
— bei Verbrennungsschock I 1113
— bei Vergiftungen V 771ff.
— und Venensystem I 87
— bei Waterhouse-Friderichsen-Syndrom IV 563ff.
Zentrum sympathicum und Blutdruck V 22
Zerrungen und Herztrauma II 489ff.
Zinkflockungsreaktion bei Karditis rheumatica II 571
Zinkleimverbände bei Thrombophlebitis VI 504ff.
Zinkpaste bei Ulcus cruris VI 513
Zinkstoffwechsel bei Herzinfarkt III 724
— und Kationenaustauscher I 557ff.
„Zinnoberröte" und Capillarektasien VI 528ff.
Zinnoxd-Pneumokoniose IV 220
„Zitternde Inkoordination" II 171
Zoonosen und Capillarpermeabilität VI 584
—, Capillarresistenz bei VI 569, 584
—, Cor pulmonale bei IV 62, 239ff.
Zoonosen, Extrasystolie bei II 36ff.
— und hämorrhagische Diathese VI 569
— und Lymphangitis VI 604
— und Myokarditis II 871, 874, *931*ff.
—, Perikardcysten bei II 1141
— und Perikarditis purulenta II 1085
— und Purpura infectiosa VI 569
Zunge bei Amyloidose II 961ff.
— bei Gefäßkrankheiten VI 320ff., 327
— bei Lymphangiom VI 616
— bei Periarteriitis nodosa VI 320ff., 327
Zungeninfarkt bei Periarteriitis nodosa VI 320ff.
Zweistufentest bei Gefäßkrankheiten VI 55
Zwerchfell bei Adipositas IV 382ff., 385ff.
— und Atmung I 180, 229
— und Balneotherapie I 655ff.
— bei Dextrokardie III 576ff.
— bei Dextroversion III 583
— bei Coma diabeticum IV 376ff.
— und Cor pulmonale IV 107, 143ff., 256
— bei Diabetes mellitus IV 376ff.
— bei Druckfall-Syndrom IV 46
— bei Gravidität IV 484
Zwerchfell und Hämangiosarkom VI 602
— und Herzdivertikel III 592
— bei Herzinfarkt III 1212
— und Herztonus I 874ff.
— und Herztrauma II 474
— bei konstriktiver Perikarditis II 1103ff., 1113
— bei Lungenembolie IV 107
— bei Lungeninfarkt IV 107
— bei Mitralstenose II 1351ff., 1356ff.
— und Orthostase IV 733ff.
— und Panzerherz II 1103ff., 1113
— und Perikard II 1035ff.
— und Perikarddivertikel II 1142
— bei Perikarditis II 1048ff., 1103ff., 1113
— und Pleurapunktion I 559ff.
— bei Roemheld-Syndrom IV 865
— bei Trichinose III 1319
— bei Tricuspidalinsuffizienz II 1506
— bei Valsalva-Versuch IV 775ff.
— und vegetative Labilität IV 733ff.
— und Vitalkapazität I 180
Zwerchfellflattern III 1319ff.
Zwerchfellhernie III 1317ff.
— und Cor pulmonale IV 256
Zygadenin V 554; s.a.u. Veratrumalkaloide
Zygadenus venenosum V 554; s.a.u. Veratrumalkaloide